NOUVEAUX ÉLÉMENTS

D'ANATOMIE DESCRIPTIVE

ET

D'EMBRYOLOGIE

TRAVAUX DE M. H. BEAUNIS

De l'habitude en général. Thèse pour le doctorat en médecine. Montpellier, in-4, 1856.

Anatomie générale et physiologie du système lymphatique. Thèse de concours pour l'agrégation. Strasbourg, 1863, in-4.

Impressions de campagne — 1870-1871 — Siége de Strasbourg — Campagne de la Loire — Campagne de l'Est (*Gazette médicale de Paris*), 1871-1872.

De l'organisation du service sanitaire dans les armées en campagne. In-8, Paris, 1872.

Articles de critique, de bibliographie et de littérature, dans la *Gazette médicale de Paris*, depuis 1863 jusqu'en 1872.

Programme du cours complémentaire de physiologie fait à la Faculté de médecine de Strasbourg (semestre d'été, 1869). Paris, 1872, 1 vol. in-18 jésus.

TRAVAUX DE M. A. BOUCHARD

Essai sur les gaînes synoviales tendineuses du pied. Thèse pour le doctorat en médecine. Strasbourg, 1856, in-4.

Du tissu connectif. Thèse de concours pour l'agrégation. Strasbourg, 1866, in-8.

Nouveaux éléments de physiologie humaine, par W. WUNDT, traduit de l'allemand par A. Bouchard. Paris, 1872, 1 vol. in-8.

Articles de philosophie médicale et d'histoire des sciences anatomiques dans différents journaux de Médecine depuis 1865 jusqu'en 1870.

CORBEIL. — Typ. et stér. de CRÉTÉ FILS.

NOUVEAUX ÉLÉMENTS

D'ANATOMIE DESCRIPTIVE

ET

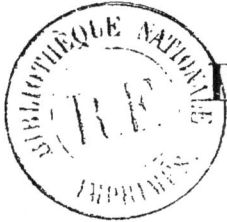

D'EMBRYOLOGIE

PAR

H. BEAUNIS et A. BOUCHARD

Médecins-majors de 1re classe des Hôpitaux militaires
Professeurs agrégés d'anatomie et de physiologie à la Faculté de médecine de Strasbourg

DEUXIÈME ÉDITION

Illustrée de 421 figures dessinées d'après nature et intercalées dans le texte

PARIS

LIBRAIRIE J. B. BAILLIÈRE et FILS

Rue Hautefeuille, 19, près du boulevard Saint-Germain.

LONDRES	MADRID
BAILLIÈRE, TINDALL AND COX	CARLOS BAILLY-BAILLIÈRE
20, King Williams Street	Plaza de Topete, 8

1873

Tous droits réservés.

AVERTISSEMENT DE LA DEUXIÈME ÉDITION

En présentant au public médical la deuxième édition des *Nouveaux Éléments d'anatomie descriptive et d'embryologie*, nous avons peu de chose à ajouter à ce que nous disions au moment de leur apparition.

Le plan général de l'ouvrage n'a pas reçu de modifications ; mais le livre a subi les remaniements rendus nécessaires par les progrès de la science (progrès bien peu sensibles dans ces années si bouleversées) et par les imperfections que les critiques spéciaux ou des lecteurs bienveillants nous ont signalées dans la première édition.

L'angéiologie et la névrologie ont été augmentées de deux appendices sur les anomalies vasculaires et nerveuses.

Quelques figures défectueuses ont été remplacées ; des figures nouvelles ont été ajoutées.

Le texte a été soumis à une révision sévère et les corrections nécessaires ont été faites.

En un mot, les auteurs et les éditeurs se sont efforcés de justifier l'accueil fait à notre livre par les médecins et les élèves, et nous espérons que cette nouvelle édition obtiendra auprès d'eux la même faveur que la première.

Septembre 1872.

H. BEAUNIS et A. BOUCHARD.

PRÉFACE

En écrivant ces *Éléments d'anatomie descriptive et d'embryologie*, nous n'avons pas voulu faire une simple compilation ; nous avons voulu mettre entre les mains des étudiants et des médecins un livre concis et complet, tenant le milieu entre les manuels purs et les traités *in extenso*, se rapprochant des premiers par la forme, des seconds par le fond ; un livre qui pût tenir sa place sur la table de l'amphithéâtre comme sur le bureau du praticien.

Si nous avons réussi dans cette tâche difficile, et si le monde médical accueille avec faveur cette publication, ce n'est pas à nous seuls qu'en devra revenir tout l'honneur : MM. J. B. Baillière en recueilleront une part ; ce sont eux qui en ont conçu l'idée, et qui, s'associant spontanément au mouvement actuel de décentralisation scientifique, se sont adressés à nous, alors qu'à Paris ils eussent trouvé facilement des noms plus connus et plus autorisés que les nôtres.

Les traditions anatomiques de l'École de Strasbourg, la proximité de l'Allemagne et notre position spéciale à l'École militaire instituée près la Faculté de médecine, étaient du reste autant de conditions qui nous ont facilité le travail que nous avons entrepris et devant lequel, sans cela, nous aurions peut-être reculé. Chargés tous deux, depuis plusieurs années, d'un enseignement anatomique, soit à l'École militaire comme répétiteurs, soit à la Faculté comme professeurs agrégés, nous avons vécu au milieu des élèves, nous les avons suivis aux cours, aux conférences, à l'amphithéâtre, aux examens, et nous avons pu voir de près les *desiderata* et les exigences de l'enseignement et des descriptions anatomiques.

Une connaissance suffisante de la littérature scientifique étrangère et surtout de la littérature allemande nous a permis de ne laisser échapper aucune des découvertes récentes dues à nos laborieux voisins et de mettre la partie théorique de ce livre à la hauteur de la science moderne française et étrangère. C'est dire que nous avons mis largement à contribution les travaux de J. Cruveilhier, Velpeau, Coste, Sappey, Ludovic Hirschfeld, Jarjavay, Giraldès, Rouget, C. Morel, J. Villemin, Panas, Perier, Polaillon, B. Anger, Gimbert, etc., en France, et ceux de Henle, Luschka, Kölliker, Bischoff, Ecker, en Allemagne, Sharpey, de Londres, et de tant d'autres à l'étranger.

La partie pratique a été l'objet de soins non moins attentifs. Toujours des dissections sérieuses ont précédé la description, et ce n'est qu'après le contrôle cadavérique que nous avons pris la plume pour la rédaction. Écrit en grande partie le scalpel à la main, ce livre peut être lu de même par l'étudiant auquel il servira de Manuel de dissection. Aussi, partout où il est nécessaire, avons-nous indiqué en tête des chapitres les procédés spéciaux de préparation, afin que le commençant puisse au besoin se retrouver facilement seul et sans maître dans le cours de ses dissections. Des instructions détaillées sur les modes généraux de préparation précèdent du reste chacune des grandes divisions, ostéologie, arthrologie, myologie, angéiologie, etc.

L'ouvrage est divisé en neuf livres et commence par une introduction résumant aussi brièvement que possible les notions élémentaires d'anatomie et d'histologie générales. Chaque livre est à son tour accompagné de considérations préliminaires, dont l'ensemble, réuni à l'introduction, constitue un véritable traité abrégé d'anatomie générale. Une attention particulière a été donnée à ces notions trop souvent écourtées dans les traités élémentaires, négligées à tort par les élèves, et cependant indispensables pour l'étude approfondie des parties spéciales.

Quelques innovations ont été introduites dans ces *Éléments* et seront, nous l'espérons, favorablement accueillies par le lecteur. La physiologie des articulations, cette partie si importante des études anatomiques, a reçu beaucoup de développement et on a cherché à lui donner plus de rigueur et de précision ; un tableau complet des anomalies musculaires a été placé à la fin de la myologie, etc. ; les insertions musculaires ont été indiquées en lignes ponctuées sur les figures d'ostéologie ; enfin, des figures d'ensemble qui résument pour ainsi dire les diverses parties de l'anatomie, et un grand nombre de figures schématiques se rencontrent dans le courant de l'ouvrage.

Autant que possible, et sachant combien il est difficile de changer les habitudes prises, nous avons suivi dans nos descriptions la marche classique ; cependant, dans certains cas, nous nous sommes crus obligés de rompre avec la tradition, mais nous ne l'avons fait qu'avec réserve et appuyés sur l'autorité des faits et sur les recherches scientifiques modernes. Toutes les questions importantes à l'ordre du jour, et en particulier les questions de structure, ont été, non pas traitées à fond (le cadre de l'ouvrage ne le permettait pas), mais du moins indiquées ; pour des sujets si délicats, nous avons dû souvent rester dans le doute en présence des résultats contradictoires obtenus par les observateurs ; souvent aussi nous avons tranché certaines questions dans un sens plutôt que dans l'autre, sans pouvoir toujours, faute de place, expliquer suffisamment les motifs de notre choix.

Pour ne pas augmenter outre mesure le volume de l'ouvrage, les éditeurs ont choisi une disposition typographique qui nous a permis de traiter complétement le sujet et de ne rien sacrifier d'important. Deux variétés de texte ont été adoptées. Les caractères les plus gros sont consacrés à ce qu'on peut appeler l'*anatomie d'amphithéâtre*, c'est-à-dire à tout ce qui exige pour l'étude le secours du scalpel et de la pince. Le petit texte a été réservé pour les généralités, l'embryologie, la physiologie anatomique et l'histologie générale et spéciale, pour toutes les choses en un mot dont l'étude peut être faite en grande partie en dehors de l'amphithéâtre.

Les figures intercalées dans le texte ont été en majeure partie exécutées sous nos yeux, d'après nos préparations, au moyen de la chambre claire, ce qui leur assure un grand degré d'authenticité et d'exactitude. La plupart d'entre elles ont été dessinées par M. Schweitzer et gravées par M. Lévy; nous leur adressons tous nos remercîments pour les soins qu'ils ont apportés à leur exécution. Un certain nombre de figures, surtout pour la splanchnologie, les organes des sens et l'embryologie, ont été empruntées aux meilleures sources originales, dans les ouvrages français et étrangers.

Tel qu'il était conçu, ce livre exigeait un travail de plusieurs années. D'ailleurs la science anatomique offre aujourd'hui un champ tellement vaste, qu'il est bien difficile à un seul homme de l'embrasser dans sa totalité, et encore plus difficile peut-être de la réduire aux proportions nécessaires. Aussi avons-nous associé nos efforts pour le but commun et nous sommes-nous partagés les différents sujets suivant la direction habituelle de nos travaux. La répartition des différents livres de l'ouvrage s'est faite de la façon suivante :

Introduction, *Ostéologie*, *Arthrologie*, *Myologie*, par M. Beaunis; *Angéiologie*, *Névrologie*, par M. Bouchard; *Splanchnologie*, *Organes des sens*, *Du corps humain en général*, *Embryologie*, par M. Beaunis.

Mais cette répartition n'ôte rien à l'homogénéité du livre; toujours un travail de révision, fait en commun, a précédé la remise du manuscrit, et nous acceptons solidairement la responsabilité pleine et entière des opinions émises dans tout l'ouvrage.

Strasbourg, septembre 1867.

H. BEAUNIS et A. BOUCHARD.

TABLE DES MATIÈRES.

LIVRE CINQUIÈME. — NÉVROLOGIE.

LIVRE SIXIÈME. — SPLANCHNOLOGIE.

LIVRE SEPTIÈME. — ORGANES DES SENS.

LIVRE HUITIÈME. — DU CORPS HUMAIN EN GÉNÉRAL.

LIVRE NEUVIÈME. — EMBRYOLOGIE ET DÉVELOPPEMENT DE L'HOMME.

NOUVEAUX ÉLÉMENTS

D'ANATOMIE DESCRIPTIVE

INTRODUCTION

L'*anatomie* (*anatomie,* de ἀνατομή, dissection) étudie la forme et la structure des corps organisés et de leurs parties constituantes. Les sciences anatomiques présentent autant de divisions secondaires qu'il y a de points de vue différents sous lesquels les corps organisés, et en particulier le corps humain, peuvent être envisagés.

A première vue, le corps humain offre des caractères généraux de taille, de grosseur, de forme variables dans de certaines limites, suivant les individus, les sexes, les races, etc. En outre, ce corps peut être divisé en segments, tête, tronc, membres, ayant chacun une configuration particulière. Cette première étude, accessible à tous, familière aux artistes de l'antiquité, indispensable au médecin et au chirurgien, constitue une première branche de l'anatomie, celle qui dans l'ordre historique a précédé toutes les autres, c'est l'*anatomie des formes.*

Si, à cette première vue toute superficielle, succède un examen plus approfondi; si, au lieu de s'arrêter à la configuration extérieure, on dépasse la surface cutanée, on trouve au-dessous de la peau une série d'organes d'apparence et de forme différentes ayant leurs usages spéciaux. Ainsi, à la main par exemple, on rencontre d'abord un tissu formé de filaments entre-croisés dans tous les sens, circonscrivant des espaces ou mailles remplies de graisse (tissu cellulaire sous-cutané), plus profondément une membrane épaisse, résistante, dont les fibres sont serrées et tassées les unes contre les autres (aponévrose), plus profondément encore, des organes rouges capables de se raccourcir sous l'influence de la volonté (muscles), puis des cordons blanchâtres de plusieurs espèces, les uns très-résistants, sortes de cordages inextensibles destinés à rattacher les os entre eux (ligaments) ou les os aux muscles (tendons), les autres, véritables fils conducteurs d'un agent analogue à l'électricité (nerfs), sans lesquels la peau serait insensible ou le muscle immobile ; enfin, côtoyant ou pénétrant tous ces organes, des canaux (artères et veines) remplis du liquide nourricier, le sang. Si, au lieu d'étudier la main, nous prenons une autre région, le ventre par exemple, nous y trouvons, outre des parties analogues à celles qui existent dans la main, des organes de forme tout à fait différente servant à la vie de nutrition, les uns massifs, compactes, comme le foie ou la rate, les autres canaliculés et remplis de matières alimentaires plus ou moins modifiées, comme le tube digestif. Cette étude du corps humain, région par région, et de chaque région couche par couche, est ce qu'on appelle *anatomie topographique* (τόπος, lieu ; γράφειν, écrire), *anatomie des régions* ou encore *anatomie chirurgicale*, à cause de son utilité pour le chirurgien.

Cette étude topographique, excellente pour le praticien déjà familiarisé avec l'anatomie, ne pourrait mener par elle seule à une connaissance approfondie du corps humain. Cette segmentation par régions, réelle pour l'extérieur du corps, devient arbitraire pour les parties sous-jacentes à la peau, et on ne retrouve plus dans les organes profonds les divisions correspondantes aux divisions superficielles des divers segments du corps. Ainsi, si nous suivons les tendons qui se trouvent aux doigts, nous les voyons se prolonger dans la main, la dépasser, arriver à l'avant-bras, et se continuer là avec des muscles allant s'attacher jusqu'à l'os du bras. Au lieu de scinder l'étude de cet organe complet, de ce muscle, allant du bras à l'extrémité des doigts, en cinq études partielles correspondant à chacun des segments partiels du membre, doigts, main, poignet, avant-bras, coude, il est plus rationnel de l'étudier tout d'un trait dans sa totalité et d'une extrémité à l'autre. La même chose peut se faire pour tous les autres organes, os, vaisseaux, nerfs, etc. Pour mettre de l'ordre dans cette étude et passer du simple au composé, on suit une certaine marche ; on commence par étudier les organes qui servent de support à tout le reste, et dont la réunion constitue le squelette, les os, puis leurs moyens d'union ou leurs articulations, et enfin leurs agents moteurs ou muscles. On prend ainsi successivement chacun des grands appareils de l'organisme, et on étudie comme un tout complet chacun des organes entrant dans la composition d'un appareil. C'est là la troisième branche de l'anatomie, *anatomie descriptive* ou *systématique*.

Ce n'est pas là encore le dernier terme de l'analyse anatomique. Les muscles, par exemple, ont tous une certaine couleur, une composition chimique semblable ; ils sont tous composés de fibres agencées d'une certaine façon, la même pour tous ; autrement dit, ils ont des caractères généraux communs, et avant d'étudier chaque muscle en particulier, il sera utile, pour éviter les répétitions, de décrire une fois pour toutes les caractères communs des muscles ou d'étudier les muscles en général. Il en sera de même pour les os, les nerfs, etc. Si maintenant, poussant l'analyse plus loin, au lieu de comparer le muscle au muscle, nous comparons le muscle à l'os, nous trouvons dans ces organes des parties semblables (vaisseaux, nerfs, tissu cellulaire) et des parties différentes et caractéristiques pour chacun, la fibre musculaire d'une part, la cellule osseuse de l'autre. En outre, ces vaisseaux, ces nerfs, ce tissu cellulaire, se composent d'éléments juxtaposés, les uns communs à ces divers tissus, les autres spéciaux à chacun d'eux et caractéristiques, de façon qu'en dernière analyse, chaque partie du corps résulte de l'assemblage d'éléments anatomiques du même genre ou de genre différent ; ces éléments, en s'associant, forment les tissus ; les tissus, par leur combinaison, forment les organes ou les parenchymes ; enfin, tout un groupe d'organes, concourant à une grande fonction, constitue ce qu'on appelle un appareil. L'étude de ces éléments, de ces tissus et des caractères généraux des organes et des appareils, est ce qu'on appelle l'*anatomie générale*. Dans un sens plus restreint, on donne le nom d'*histologie* (ἱστός, tissu ; λόγος, traité) à l'étude des tissus et des éléments anatomiques (1).

(1) On appelle *système* l'ensemble des parties ou des formations similaires (éléments, tissus, organes, appareils) dans l'individu ou dans la série animale. C'est ainsi qu'on dira : système épithélial, système dentaire, système digestif. Le système ne forme donc pas, comme l'enseignent quelques auteurs, un groupe intermédiaire aux tissus et aux organes, mais une annexe de chacun des groupes.

C'est là le dernier terme de l'analyse anatomique. Mais l'homme n'est pas stationnaire ; depuis sa naissance jusqu'à sa mort, son organisation subit des changements qu'il est impossible de négliger ; en outre, depuis le moment où l'ovule est fécondé jusqu'au moment de la naissance, pendant la vie intra-utérine, il se passe une série de modifications successives ayant pour but la formation du nouvel être. La science ne doit donc pas se borner à étudier l'homme adulte et pris à l'état de développement complet ; elle doit de plus le suivre et dans son développement intra-utérin, depuis la fécondation du germe jusqu'à la naissance, *embryologie* (ἔμβρυον, embryon), et dans son accroissement depuis la naissance jusqu'à l'âge adulte, et enfin dans son évolution descendante depuis l'âge adulte jusqu'à la caducité. C'est ce qu'on appelle *anatomie* ou *histoire du développement*. Cette étude de l'évolution humaine peut se faire de deux façons : on peut prendre les éléments, les tissus, les organes, les appareils, et les suivre successivement chacun à leur tour, depuis leur apparition jusqu'à leur mort, ou bien on prend le corps humain à différentes périodes de son existence, et on l'étudie intégralement, comparativement à l'état adulte.

Là s'arrête l'anatomie humaine nécessaire au médecin. On peut encore comparer entre elles les différentes races humaines, *anatomie anthropologique* (ἄνθρωπος, homme), ou comparer l'homme aux autres êtres vivants, *anatomie comparée* ; mais de ces deux sciences, la première, encore à l'état d'ébauche, est du ressort de l'anthropologiste, et la seconde appartient plutôt au naturaliste qu'au médecin. Il en est de même, à plus forte raison, de l'*anatomie philosophique*, qui étudie les lois de l'organisation, et qui est plutôt une branche de la physiologie générale que de l'anatomie.

En résumé, il y a donc quatre divisions principales dans l'anatomie humaine, car l'anatomie des formes et l'anatomie topographique peuvent être rangées dans la même classe sous le nom d'*anatomie des régions*. 1° Anatomie générale, 2° anatomie descriptive, 3° anatomie des régions, 4° anatomie du développement et embryologie. Pour l'intelligence des détails de structure qui doivent se rencontrer dans l'anatomie descriptive, il est nécessaire de donner un court aperçu des principaux points de l'anatomie générale. Le tableau suivant présente le cadre de l'anatomie générale, de ses subdivisions secondaires et des différents objets de son étude.

ANATOMIE GÉNÉRALE.

A. — Histologie.

1° SUBSTANCE ORGANISÉE (PROTOPLASMA).

2° ÉLÉMENTS ANATOMIQUES.

A. Granulations élémentaires. — B. Cellule en général, I. — C. Formes cellulaires diverses.

a) Élément cellulaire primordial.
Ovule.

b) Éléments cellulaires transitoires.
Cellules embryonnaires.

Éléments dérivés des cellules.

c) Éléments cellulaires définitifs :

- 1° Globule rouge, II.
- 2° Globule blanc, III.
- 3° Cellule connective :
  - connective,
  - — plasmatique, V.
  - — adipeuse,
  - — médullaire.
  - carti-lagineuse, IV.
  - Fibre connective, VI.
  - F. élastique, VII.
  - Capillaire, VIII.
- osseuse, IX.
- 4° Cellule contractile, X.
  - Fibre lisse, X.
  - F. striée, XI.
- 5° Cellule nerveuse, XII.
- 6° Cellule épithéliale :
  - épithéliale,
  - — pavimenteuse, XIV.
  - — cylindrique, XIV.
  - — vibratile, XVI.
  - glandulaire.
  - Prismes de l'émail.
  - Fibres du cristallin.
  - Lames cornées, épi-dermiques.
  - Spermatozoïdes.

3° TISSUS.

A. Tissus avec substance intercellulaire et possibilité d'interposition d'éléments différents :

a) Sang et lymphe.

b) Tissus de substance connective :
- 1° Tissu muqueux.
- 2° Tissu cartilagineux.
- 3° Tissu connectif proprement dit.
  - — Tissu conn. ordin.
  - — Tissu élastique.
  - — Tissu réticulaire.
- 4° Tissu osseux.
  - Tissu osseux.
  - Tissu dentaire.

c) Tissu muscul. :
- 1° Lisse.
- 2° Strié.

d) Tissu nerveux :
- 1° Substance bl.
- 2° Substance grise.

B. Tissus sans substance intercellulaire ;

a) Tissu épithélial :
- 1° Simple.
- 2° Stratifié.

b) Tissu glandulaire :
- 1° Vésicules glandu-laires closes.
- 2° Vésicules glandu-laires ouvertes.
  - — en grappe.
  - — en tube.

B. — Anatomie générale proprement dite.

1° ORGANES OU PARENCHYMES

A. Organes profonds ou massifs :

a) Organes conjonctifs :
- 1° Organes fibreux.
  - — Ligaments.
  - — Tendons.
  - — Aponévroses.
- 2° Cartilages.
  - — Cart. vrais.
  - — Fibro-cartilag.
  - — Cartil. réticul.
- 3° Os. Dents.
- 4° Organes lymphoïdes.
  - — Glandes vasc. sang.
  - — Glandes lymphatiq.

b) Muscles.

c) Organes nerveux.
- Centres nerveux.
- Ganglions.
- Nerfs.

B. Organes limitants ou épithéliaux (membranes) :

a) Membranes vascul. :
- Vaisseaux.
  - — sanguins.
  - — lymphatiques.

b) Membranes tégument.
- Membranes séreuses.
- Peau.
- Membranes muqueuses.

c) Membranes glandulaires :
- Glandes simples.
- Glandes composées.

2° APPAREILS.

A. Appareils de la vie de relation :

a) Appareil locomoteur :
- 1° Passif. Os et articulations.
- 2° Actif. Muscles. A. phonateur.

b) Appareils d'innervation.

c) Appareils des sens spéciaux.

B. Appareils de la vie de nutrition :

a) Appareil de la digestion
- — digestif.
- — urinaire.
- — biliaire.
- Organes lymphoïdes.

b) Appareil de la respiration.

c) Appareil de la circulat.
- — sanguin.
- — lymphatique.

d. Appareil de la reproduction.
Appareil reproducteur.
- — mâle.
- — femelle.

3° ORGANISME EN GÉNÉRAL.
Lois de sa structure et de sa forme.

Nota. Les chiffres romains renvoient à la fig. 1re.

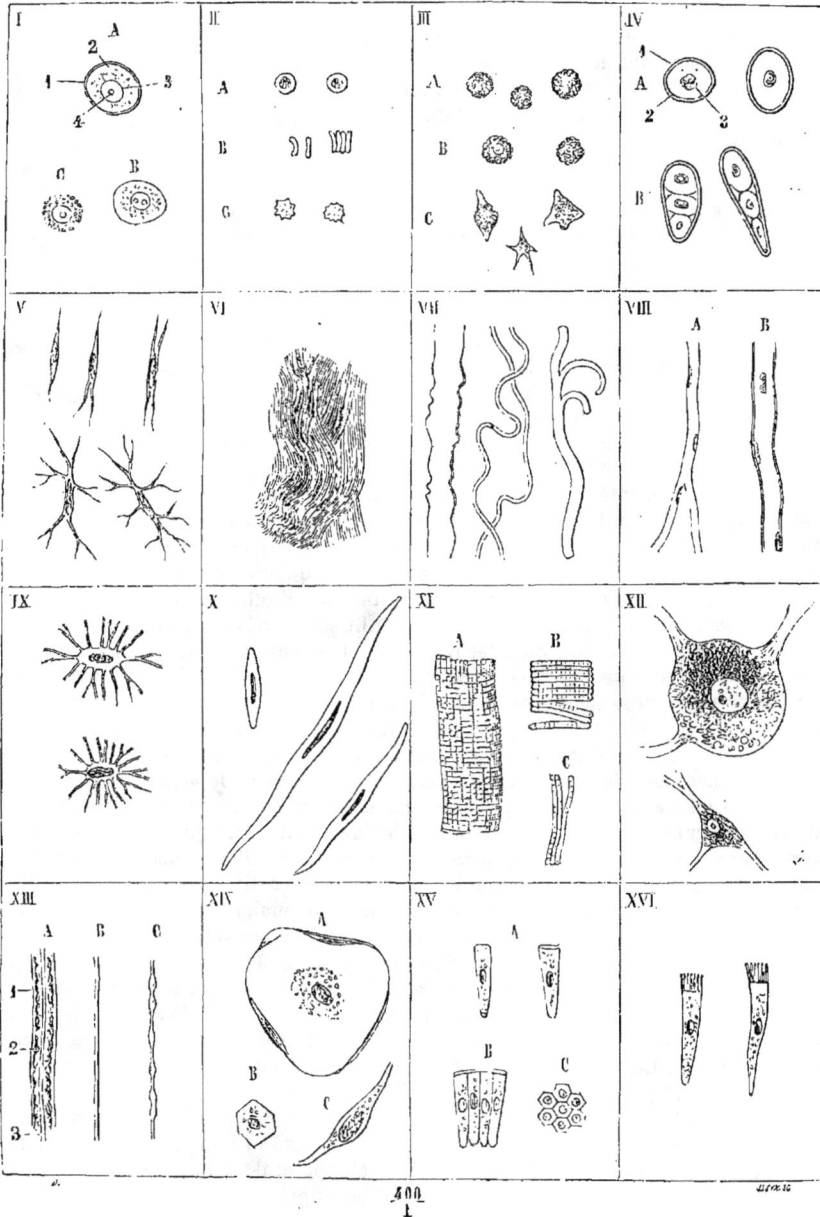

Fig. 1. — *Tableau des principaux éléments anatomiques* (*).

(*) I. Cellule. A. Cellule avec membrane d'enveloppe à double contour ; 1) enveloppe, 2) contenu, 3) noyau, 4) nucléole. B. Cellule avec membrane d'enveloppe à simple contour. C. Globule sans membrane d'enveloppe. — II. Globules sanguins : A, vus de face ; B, vus de côté ; C, globules déformés. — III. Globules blancs : A, sans noyau visible ; B, avec noyau ; C, à l'état de contraction. — IV. Cellule cartilagineuse ; A, simple, 1) capsule de cartilage, 2) membrane d'enveloppe, 3) noyau ; B, capsule de cartilage contenant plusieurs cellules cartilagineuses. — V. Cellule plasmatique. — VI. Tissu connectif fibrillaire. — VII. Fibres élastiques de diverses grosseurs. — VIII. Capillaire sanguin : A, à simple contour ; B, à double contour. — IX. Cellule osseuse.

Substance organisée. — En allant du simple au composé et des parties élémentaires aux organes les plus complexes, on trouve d'abord la *substance organisée*; c'est là le premier degré de l'organisation, dans lequel la substance vivante n'ayant pas encore de forme déterminée, n'étant pas encore *figurée*, appartient plutôt au physiologiste qu'à l'anatomiste.

Éléments anatomiques. — Dans un degré plus avancé, la substance vivante d'amorphe devient figurée; elle est alors sous sa forme la plus simple et comme ébauchée, et se présente à l'état de granulations d'une finesse extrême, protéiques, graisseuses, pigmentaires, solides ou vésiculeuses, *granulations élémentaires* ou *moléculaires*.

Mais il n'y a là qu'une phase rudimentaire et de transition. La vie réelle ne commence qu'à l'apparition de la *cellule*; c'est elle qui forme la base de toute organisation, l'élément primordial de tous les corps vivants, la véritable unité anatomique. Notre corps n'est qu'une agglomération de ces petits organismes dont l'activité partielle produit et maintient l'existence et l'activité du tout.

La *cellule* (*cellula*) dans sa forme type représente une vésicule microscopique contenant dans son intérieur une matière liquide ou semi-liquide et un petit corpuscule, appelé *noyau*. La grandeur des cellules varie dans des limites assez étendues (voy. fig. 1). Leur forme, sphérique ou ellipsoïde pour les jeunes cellules, peut persister à cet état; mais en général, à moins qu'elles ne soient en suspension dans un liquide, elles changent de forme sous l'influence mécanique de la pression des cellules voisines, ou sous des influences vitales (nutrition, mouvements, etc.) Dans ce cas, ou bien les trois diamètres restent égaux, et les cellules prennent la forme d'un polyèdre régulier; ou bien deux diamètres prédominent, le troisième se réduisant plus ou moins, ce qui leur donne une forme lamelleuse; ou enfin un seul des diamètres prédomine, tandis que les deux autres diminuent, et il en résulte une forme allongée, cylindrique ou en fuseau. La cellule type (fig. 1, 1) se compose de trois parties : l'*enveloppe*, le *contenu*, le *noyau*.

La *membrane d'enveloppe* (A, 1), partie secondaire de la cellule, est mince, transparente, amorphe et formée par une substance protéique élastique; elle peut manquer, et dans ce cas le nom de *globule* (n'impliquant pas l'existence d'une cavité) serait préférable. Cependant, comme les propriétés et l'activité de l'organisme élémentaire dépourvu de membrane d'enveloppe sont analogues à celles de l'organisme muni d'une enveloppe, le nom de *cellule* est employé dans les deux cas.

Le *contenu*, beaucoup plus important, se compose de deux parties principales : 1° une masse de substance protéique, semi-liquide, diffluente, souvent contractile, le *protoplasma*, substance véritablement active de la cellule; 2° un liquide intracellulaire de nature variable, tantôt distinct du protoplasma, tantôt mélangé intimement avec lui et pouvant contenir des granulations moléculaires, graisseuses, protéiques et pigmentaires.

Le *noyau* (A, 3), qui avec le protoplasma joue le rôle principal, surtout au point de vue du développement de la cellule, est tantôt massif et homogène, tantôt vésiculaire et formé alors d'une membrane d'enveloppe et d'un liquide dans lequel sont suspendues une ou plusieurs granulations appelées *nucléoles* (de *nucleus*, noyau) A, 4.

Dans les globules proprement dits, ou cellules sans membrane d'enveloppe, l'élé-

— X. Cellule contractile et fibre musculaire lisse. — XI. Fibre musculaire striée : A, à l'état ordinaire ; B, divisée en disques ; C, fibrilles musculaires isolées. — XII. Cellules nerveuses. — XIII. Tubes nerveux : A, tubes à moelle, 1) gaine nerveuse, 2) moelle nerveuse, 3) cylindre de l'axe ; B, tube nerveux sans moelle ; C, tube variqueux. — XIV. Cellules épithéliales pavimenteuses : A, grandes cellules de la muqueuse buccale ; B, cellule pavimenteuse régulière ; C, cellule épithéliale des vaisseaux. — XV. Cellules épithéliales cylindriques : A, vues de côté et isolées ; B, réunies ; C, vues de face. — XVI. Cellules vibratiles.

ment anatomique se réduit à une petite masse de protoplasma contenant un noyau dans son intérieur.

Au point de vue physiologique, les cellules constituent de petits organismes ayant leur vie propre quoique soumise en certaines conditions à celle de l'ensemble dont elles font partie. Elles se meuvent, elles se nourrissent, elles sécrètent, elles se métamorphosent, elles se reproduisent, elles meurent, elles ont en un mot tous les attributs de la vie.

Les phénomènes de mouvement qui se passent dans les cellules, phénomènes étudiés seulement dans ces derniers temps, sont ou du moins ont été à un moment donné de leur existence présentés par toutes les cellules. Ces mouvements dus à la contractilité du protoplasma, que la membrane d'enveloppe, quand elle existe, suit dans ses déplacements, grâce à son élasticité, ont pour but, soit la formation de cellules nouvelles par division des anciennes, soit la nutrition de la cellule par introduction de matières étrangères dans sa substance, soit l'accomplissement de certaines fonctions (cils vibratiles, spermatozoïdes, fibres musculaires). Ces mouvements amènent ou des changements de forme de la cellule, qui de ronde peut devenir étoilée, irrégulière, ou même, ce qui est plus rare, des changements de lieu, de véritables migrations, comme on en a observé sur les globules contenus dans les lacunes du tissu connectif.

La cellule se nourrit ; elle puise dans les liquides nutritifs qui l'entourent les matériaux nécessaires à son accroissement et à ses fonctions ; elle rejette les matériaux de déchet ; elle est donc le siége d'un double travail de composition et de décomposition nutritive, d'assimilation et de désassimilation.

Mais là ne se bornent pas les phénomènes de nutrition des cellules ; elles fabriquent des substances nouvelles, en un mot elles ont des produits, de véritables sécrétions. C'est ainsi que plusieurs des principes constituants de la bile, du suc gastrique, de la salive, se forment de toutes pièces dans leur intérieur. Il est surtout une classe de produits de sécrétion des cellules qui a la plus haute importance au point de vue anatomique ; c'est ce qu'on appelle *substance fondamentale* ou *intercellulaire* ; cette substance en général amorphe qui les entoure comme une sorte de gangue résulte d'une sécrétion des cellules, soit de celles même qu'elle contient, soit de cellules antérieures ; cette sécrétion peut rester liquide et former les liquides intercellulaires, comme le sang, ou se solidifier soit par couches concentriques, soit sans disposition stratifiée apparente et constituer la substance dite *fondamentale* de la plupart des tissus. La membrane d'enveloppe de la cellule paraît n'être du reste qu'un produit de sécrétion du protoplasma qui constitue la masse globulaire originelle. Quelquefois la sécrétion de la cellule, au lieu de se faire sur toute sa périphérie, se fait seulement sur une de ses faces et donne lieu à un épaississement localisé de sa membrane d'enveloppe. C'est ainsi que se forment, par exemple, les membranes dites *cuticulaires* (*cuticula*, de *cutis*).

Les métamorphoses de la cellule sont si variées et s'écartent quelquefois tellement du type normal qu'il est bien difficile de les suivre et que des discussions interminables ont été élevées à ce sujet. C'est grâce à ces métamorphoses que les cellules peuvent s'étirer en fibres, se creuser en canaux, se ramifier en réseaux, se segmenter en fibrilles, se souder en membranes et s'adapter ainsi aux fonctions multiples qu'elles sont aptes à remplir.

La génération des cellules peut se faire de deux façons : 1° au sein d'un liquide (*génération cellulaire libre*); 2° aux dépens de cellules préexistantes (*multiplication cellulaire*). Dans le premier cas, une cellule se développe spontanément dans un liquide générateur ou *blastème* (βλάστημα, germination), par une sorte de cristallisation vitale et sans dériver d'une cellule préexistante. Ce mode de génération cellulaire est très-rare, *si même on doit admettre son existence*. La génération par multiplication cellulaire est seule admise par beaucoup d'auteurs (*omnis cellula a cellula*. Cette multiplication se fait de plusieurs façons : 1° la cellule entière (noyau, contenu, enveloppe) se partage en deux cellules, qui vivent ensuite de leur vie propre ; cette scission, dont le point de départ est dans le noyau, commence par un étranglement se prononçant de plus en plus jusqu'à la séparation totale (*fissiparité*); 2° la scission, au lieu d'être totale, peut n'être qu'incomplète, et ne porte que sur le noyau et tout ou partie du contenu ; dans ce cas, la membrane d'enveloppe de la cellule génératrice ou *cellule-mère* renferme les cellules nouvellement formées ou *cellules-filles, formation endogène* (ἔνδον, en dedans; γενής, engendré).

Tous ces phénomènes d'activité cellulaire varient beaucoup suivant les différents groupes de cellules, et si quelques-unes sont dans un état constant de mutation nutritive et fonctionnelle, il en est d'autres par contre qui ne paraissent vivre que d'une vie latente, jusqu'à ce qu'une impulsion physiologique ou pathologique vienne réveiller leur activité endormie.

La mort des cellules a lieu de diverses manières; tantôt c'est une chute mécanique, comme celle des lamelles superficielles de l'épiderme cutané, tantôt une simple liquéfaction, d'autres fois une véritable transformation chimique, et sous ce rapport la production de graisse dans les cellules ou leur dégénérescence graisseuse est le mode le plus commun de destruction; enfin elles peuvent disparaître en donnant naissance à de nouvelles cellules qui se développent à leurs dépens. Cette mort peut du reste arriver plus ou moins vite, et à ce sujet il y a, quant à la durée de la vie de chaque groupe de cellules, des différences considérables, les unes n'ayant qu'une durée de quelques heures, les autres subsistant pendant presque toute la durée de la vie de l'individu.

Tous les éléments anatomiques de nos tissus et de nos organes sont constitués par des parties qui ont ou qui ont eu au début de leur existence la forme cellulaire ; ce sont donc ou des cellules ou des dérivés de la cellule. Tous ces éléments proviennent d'un élément primordial, l'ovule, qui, produit dans l'organe générateur femelle, l'ovaire, subit sous l'influence fécondante du produit de l'organe générateur mâle une série de modifications aboutissant à la formation de l'embryon. Mais entre l'ovule, point de départ de tous les éléments cellulaires, et les éléments cellulaires définitifs, il existe des éléments cellulaires transitoires, *cellules embryonnaires* qui, ainsi que l'ovule, seront décrits à propos du développement.

Les éléments cellulaires définitifs peuvent être classés en six groupes principaux : globules rouges, globules blancs, cellules connectives, cellules contractiles, cellules nerveuses, cellules épithéliales.

A. *Globules rouges* (fig. 1, II). — Ces globules, en suspension dans le liquide sanguin, ont la forme d'une lentille biconcave ou d'un petit disque aplati, un peu renflé sur ses bords, excavé sur ses faces; ils ont $0^{mm},0077$ de largeur sur $0^{mm},0019$ d'épaisseur en moyenne; ils sont formés d'une substance élastique, qui cède facilement à la pression et revient ensuite à sa première forme ; chez l'homme ils n'ont pas de noyau ; quant à la question de savoir s'ils sont pourvus d'une membrane d'enveloppe, elle est encore indécise.

B. *Globules blancs* (fig. 1, III). — Ces globules, qui ont les plus grandes affinités avec les cellules connectives, forment un groupe d'éléments anatomiques encore très-obscurs dans leur signification. On les rencontre non-seulement dans la lymphe, le chyle, le sang, mais dans les lames du tissu connectif; enfin on retrouve leurs analogues dans les globules purulents. Ces globules blancs sont sphériques, d'une grandeur de $0^{mm},01$ à $0^{mm},012$, granulés, avec ou sans enveloppe et à noyau plus ou moins distinct. Ils sont doués de mouvements, grâce auxquels ils peuvent non-seulement changer de forme (voy. fig. 1, III, C), mais se déplacer, passer, par exemple, des lacunes du tissu connectif, soit dans les radicules lymphatiques, soit dans les transsudations séreuses.

C. *Cellules connectives.* — Les éléments cellulaires connectifs se présentent tantôt sous la forme de globules, c'est-à-dire de petites masses de protoplasma sans membrane d'enveloppe ou de noyaux libres, tantôt sous celle de véritables cellules offrant souvent des prolongements, qui peuvent s'anastomoser avec ceux des cellules voisines, de façon à former un réseau canaliculé plus ou moins perméable aux liquides. Elles sont parsemées dans la trame et la profondeur des tissus et des organes. Elles sont de trois espèces : cellules cartilagineuses, cellules connectives, cellules osseuses.

a) Les cellules cartilagineuses (fig. 1, IV), dont la grandeur varie de $0^{mm},03$ à $0^{mm},023$, sont les plus rapprochées des cellules végétales; elles sont en général sphériques ou un peu allongées, à enveloppe distincte, avec un contenu granulé et un noyau souvent infiltré de graisse, et sont entourées d'une capsule amorphe, *capsule de cartilage,* contenant souvent plusieurs cellules cartilagineuses accolées (fig. 1, IV, B).

b) Les cellules connectives varient beaucoup comme forme et comme grandeur : ou bien elles sont arrondies et sphériques comme les cellules de la moelle des os, ou bien elles présentent des prolongements ramifiés comme les cellules plasmatiques. On en trouve de plusieurs espèces :

1° La *cellule plasmatique* (πλάσμα, formation, fig. 1, V) représente le type de la cellule connective; elle est fusiforme, pourvue d'un noyau apparent et envoie dans tous les sens des prolongements anastomosés avec ceux des cellules voisines (réseau plasmatique). Elle a une grande aptitude à proliférer sous des influences pathologiques et physiologiques, et peut se transformer en cellules cartilagineuse, osseuse, adipeuse, etc.

2° La *cellule adipeuse* (fig. 2 et 3) n'est qu'une cellule connective volumineuse de $0^{mm},023$ en moyenne, sans prolongements et infiltrée de graisse. Elle présente souvent dans son intérieur des cristaux de margarine.

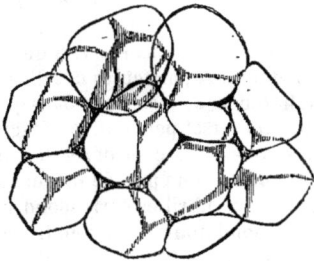

Fig. 2. — *Vésicules adipeuses accolées les unes contre les autres.*

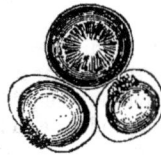

Fig. 3. — *Vésicules adipeuses contenant des cristaux de margarine.*

3° La *cellule médullaire* ou *de la moelle des os* est sphérique, à noyau volumineux, et peut, en se remplissant de noyaux par prolifération, acquérir un grand volume et une forme irrégulière, *plaques multinucléées* ou *myéloplaxes* (μυελός, moelle ; πλάξ, lamelle).

Les éléments connectifs dérivés ont la forme de fibres ou de tubes. Sous la prémière forme ils constituent les fibres connectives et élastiques, sous celle de tubes les vaisseaux capillaires.

1° Les *fibres connectives* sont constituées par des fibrilles d'une ténuité extrême, presque incommensurables (0^{mm},0008 à 0^{mm},0011), réunies en paquets ou en faisceaux onduleux solubles dans l'acide acétique (fig. 1, VI).

2° Les *fibres élastiques* sont tantôt excessivement fines (0^{mm},0011), enroulées autour des faisceaux de fibrilles connectives ou entrecroisées dans tous les sens, tantôt très-volumineuses (0^{mm},01), réfringentes, à contour foncé, se divisant souvent dichotomiquement, ondulées, et, à leur extrémité brisée, se recroquevillant sur elles-mêmes (fig. 1, VII). Les fibres élastiques se distinguent des fibres connectives ordinaires par leur insolubilité dans l'acide acétique, et en général par leur résistance à tous les réactifs.

3° Les *vaisseaux capillaires* (fig. 1, VIII), intermédiaires entre les artères et les veines, ont des tubes à parois transparentes composées d'une membrane amorphe contenant de place en place des noyaux ovales. Leur diamètre varie de 0^{mm},01 à 0^{mm},005.

c) Les *cellules osseuses* ou *ostéoplastes* (ὀστίον, os; πλαστός, formé) ont tout à fait la forme et l'aspect des cellules plasmatiques; elles ont une longueur de 0^{mm},01 à 0^{mm},02 et offrent aussi des prolongements canaliculés anastomosés avec ceux des cellules voisines (fig. 1, IX).

D. *Cellule contractile* ou *musculaire*. — La cellule contractile (fig. 1, X) ou fibrecellule ne se trouve guère chez l'homme que dans les petites artères et quelques autres endroits; elle a la forme d'un fuseau, long de 0^{mm},029, large de 0^{mm},006, constitué par une membrane d'enveloppe anhyste très-mince, un contenu granuleux et un noyau ovale allongé. Les dérivés de la cellule contractile sont la *fibre lisse* et la *fibre striée*.

a) La *fibre lisse* peut être considérée tantôt comme une fibre-cellule excessivement agrandie (utérus gravide), tantôt comme résultant de la soudure bout à bout de fibres-cellules; la fibre lisse possède alors la forme d'un cordon noueux présentant un noyau à chacun de ses renflements.

b) La *fibre striée* est constituée par un petit paquet de fibrilles, *fibrilles musculaires*, enveloppées d'une gaine amorphe, le *sarcolemme* (σάρξ, chair; λίμμα, enveloppe). Chacune de ces fibrilles se compose de particules (*sarcous elements* des Anglais) placées bout à bout; ces particules correspondent aux particules des fibrilles voisines, avec lesquelles elles ont une certaine adhérence, de façon que dans quelques cas les particules situées sur un même plan transversal peuvent se détacher sous forme de disques; aussi, suivant les auteurs, a-t-on pu considérer la fibre musculaire soit comme un faisceau de fibrilles, soit comme une pile de disques superposés comme une pile de monnaie. A la réunion en fibrilles correspond une striation longitudinale; à la réunion en disques correspond une striation en travers, très-nette, qui a fait donner à ces fibres le nom de *fibres striées* (voy. fig. 1, XI). Cette description s'applique surtout à la fibre musculaire isolée et soumise à l'action des réactifs; à l'état vivant, le contenu du sarcolemme forme une masse molle, semi-liquide et dans laquelle les *sarcous elements* sont nettement visibles avec leur disposition régulière, mais dans laquelle toute séparation en disques et en fibrilles est impossible sans altération des propriétés de la fibre élémentaire. La fibre musculaire striée est parsemée de place en place de noyaux, restes des cellules formatrices. Sa largeur est de 0^{mm},02 en moyenne; sa longueur est comparativement beaucoup plus grande, mais ne paraît pas dépasser 0^{mm},03 à 0^{mm},04.

La substance contractile des éléments musculaires, qu'elle soit homogène ou granuleuse, comme dans les fibres lisses, ou segmentée en *sarcous elements*, comme dans la fibre striée, est du protoplasma, se rapprochant de celui qui se trouve dans la plupart des cellules animales ; seulement son activité contractile est très-développée et a des caractères particuliers.

E. *Cellule nerveuse* (fig. 1, XII). — Les cellules nerveuses sont volumineuses ($0^{mm},01$ à $0^{mm},04$ et plus), sphériques et formées par une membrane d'enveloppe excessivement mince, quelquefois à peine visible, un contenu granulé offrant souvent des accumulations de pigment et un noyau volumineux à bords nets avec un nucléole fortement réfringent. D'ordinaire elles présentent des prolongements, dont le nombre peut varier de 1 à 5 et au delà, et qui les mettent en connexion avec d'autres cellules ou avec les fibres nerveuses (fig. 1).

Au point de vue de l'absence ou de la présence de ces prolongements, ainsi que de leur nombre, on les a divisées en apolaires, bipolaires, multipolaires. La cellule nerveuse constitue le véritable centre nerveux, le point auquel aboutissent les excitations parties de la périphérie sensorielle ou d'autres cellules, et d'où partent des incitations soit motrices, soit trophiques ou nutritives, soit purement nerveuses, allant éveiller l'activité de cellules nerveuses d'autres régions. Comme dérivés de la cellule nerveuse, nous avons deux sortes d'éléments : les *fibres nerveuses* d'abord, puis des éléments particuliers plus ou moins rapprochés de la forme cellulaire et situés à la terminaison des nerfs sur les surfaces sensitives ou dans les fibres musculaires. Ces derniers seront décrits avec les organes auxquels ils appartiennent.

La *fibre nerveuse* ou *tube nerveux* (fig. 1, XIII) est un cordon rattachant la cellule nerveuse à la fibre musculaire *(nerf moteur)*, aux surfaces sensibles *(nerf sensitif)*, ou aux surfaces glandulaires *(nerf trophique)*, ou rattachant entre elles deux cellules nerveuses *(nerf commissural)*. La fibre nerveuse, dans son état le plus complet, se compose de trois parties : 1° une gaîne tubuleuse, amorphe, transparente *(gaîne nerveuse)*, analogue au sarcolemme de la fibre musculaire ; 2° un contenu ou *moelle nerveuse*, substance molle, graisseuse, très-réfringente, se coagulant en grumeaux irréguliers après la mort ; 3° enfin dans l'axe de la fibre nerveuse, au centre de la moelle, un cordon de substance arrondie, amorphe *(fibre-axe* ou *cylindre de l'axe)*. Ce dernier paraît être la partie la plus importante et le véritable conducteur de l'influx nerveux ; la moelle agit comme matière isolante, la gaîne nerveuse comme enveloppe protectrice. Ces tubes, composés ainsi de trois parties, sont appelés *tubes nerveux à moelle* ou *à double contour*. Ils ont $0^{um},01$ en moyenne. Dans d'autres fibres nerveuses *(tubes nerveux à simple contour* ou *sans moelle)*, la moelle n'existe pas ; les tubes nerveux sont réduits à une gaîne anhyste indistincte du contenu, et conservent un aspect homogène. Ceux-ci, beaucoup plus fins, n'ont que $0^{mm},002$ de diamètre.

F. *Cellule épithéliale* (ἐπί, sur ; θηλή, mamelon). — Toutes les cellules décrites jusqu'ici sont profondes, c'est-à-dire n'ont aucune relation avec les milieux extérieurs ; les cellules épithéliales, au contraire, sont destinées à limiter les organes, soit du côté des milieux extérieurs, soit du côté d'autres tissus ou d'autres organes, et se trouvent à la surface extérieure du corps et sur les parois des cavités intérieures (1). Elles ont pour fonction principale de protéger les tissus sous-jacents et de veiller sur l'entrée et la sortie des matières, de façon à ne laisser passer de l'intérieur à l'extérieur que les substances inutiles à ces tissus et à ne laisser pénétrer de l'extérieur à l'intérieur que les substances utiles ; elles peuvent enfin transformer au passage

(1) On a donné le nom d'*endothélium* à l'épithélium qui tapisse ces cavités, comme le péritoine.

les substances qui les traversent, et donner naissance à de nouveaux produits. Elles se divisent en deux classes : cellule épithéliale proprement dite et cellule glandulaire.

a) *Cellule épithéliale.*—Elle peut présenter diverses formes, dont les plus importantes sont la forme pavimenteuse, la forme cylindrique ou conique et la forme vibratile. 1° La *cellule pavimenteuse* est celle dans laquelle un des diamètres est diminué d'une façon notable (fig. 1, XIV) ; c'est ordinairement un simple agent de protection ; elle peut avoir des formes irrégulières, comme à la face interne des artères ; elle peut se réduire à une simple lamelle quelquefois même dépourvue de noyau, et constitue alors les *lamelles cornées*, comme dans les parties superficielles de l'épiderme cutané. 2° La *cellule cylindrique* (fig. 1, XV) ou conique, siége de phénomènes vitaux plus actifs, est principalement destinée à l'absorption. La cellule polyédrique forme un intermédiaire entre les deux précédentes. 3° La *cellule vibratile* (fig. 1, XVI) a la forme d'une cellule cylindrique, dont l'extrémité la plus large est garnie de prolongements très-fins, *cils vibratiles*, agités de mouvements continuels (*mouvement vibratile*) et communiquant une impulsion dans une direction donnée, soit aux liquides dans lesquels ils baignent, soit aux particules solides avec lesquelles ils sont en contact. On trouve entre ces diverses formes de cellules épithéliales des formes de transition, et elles peuvent du reste se transformer les unes dans les autres, soit physiologiquement, soit pathologiquement.

Comme dérivés de la cellule épithéliale, on a les lamelles cornées de l'épiderme des ongles et des poils, les fibres du cristallin et les prismes de l'émail des dents.

b) *Cellule glandulaire.* — Elle présente à peu près les mêmes formes que la cellule épithéliale, sauf les formes lamelleuse et vibratile, et peut être polyédrique ou cylindrique. Le contenu des cellules glandulaires est tantôt constitué uniquement par des principes analogues à ceux qui se trouvent dans le sang et les liquides baignant les tissus ; tantôt, au contraire, on y trouve en outre des principes nouveaux créés par l'activité spéciale de la cellule. Ce contenu peut s'échapper au dehors pour constituer la sécrétion de différentes façons, soit par transsudation, et la cellule agit alors comme un filtre laissant passer certaines substances et en arrêtant d'autres, soit par liquéfaction, c'est-à-dire rupture et disparition de la membrane d'enveloppe et expulsion du contenu. Ce produit de sécrétion peut être, au lieu d'un liquide avec ou sans détritus épithéliaux, un véritable élément anatomique figuré. Ainsi les spermatozoïdes ne sont que le produit des cellules glandulaires du testicule.

Tissus. — Les *tissus* sont formés par la juxtaposition des éléments anatomiques, cellules ou dérivés de cellules, que ces éléments anatomiques soient de même nature ou de nature différente. Cette juxtaposition peut se faire de deux façons : ou bien les éléments anatomiques sont situés les uns à côté des autres sans qu'il y ait entre eux d'intervalle appréciable et par suite de substance intercellulaire ; dans ce cas, les éléments sont soudés les uns aux autres par une substance unissante de composition encore peu connue, mais dont on a pu étudier certains caractères à l'aide des réactifs chimiques (les tissus épithéliaux) ; ou bien ces éléments sont isolés les uns des autres, soit par une substance dite *intercellulaire*, soit par l'interposition d'éléments de nature différente (capillaire, tubes nerveux, etc.). A ces deux modes de disposition correspondent deux groupes de tissus : tissus avec substance intercellulaire et possibilité d'interposition d'éléments différents, et tissus sans substance intercellulaire ou tissus épithéliaux.

A. *Tissus avec substance intercellulaire et possibilité d'interposition d'éléments différents.* — La *substance intercellulaire ou fondamentale* qui, dans la plupart de ces tissus, sépare les uns des autres les éléments anatomiques, n'est qu'un produit de sécrétion des cellules ; cette substance peut être interposée en plus ou moins grande quantité entre les éléments cellulaires et présenter tous les degrés de consistance depuis l'état liquide, comme dans le sang, jusqu'à une dureté excessive, comme dans l'ivoire des dents ; habituellement homogène, elle peut dans certains cas prendre l'apparence granuleuse, striée, fibrillaire, lamelleuse, et se creuser de lacunes et de cavités ; de nature protéique, elle peut subir des transformations chimiques, dont la plus importante est la transformation graisseuse ; d'une activité vitale secondaire, elle n'a guère que des fonctions mécaniques de remplissage ou de support pour les éléments anatomiques et n'agit que par ses propriétés physiques de consistance, d'élasticité, de transparence, etc. ; aussi l'activité vitale d'un tissu est-elle en raison directe de la quantité de ses éléments cellulaires et en raison inverse de la quantité de substance fondamentale. La substance fondamentale peut manquer dans certains tissus, sans que pour cela les éléments des tissus soient intimement accolés comme dans les tissus épithéliaux ; c'est ce qui arrive, par exemple, pour les fibres musculaires ; mais, dans ce cas, les vaisseaux, nerfs, et.c, jouent le rôle de substance intercellulaire. Les éléments cellulaires prédominants d'un tissu, et auxquels ce tissu doit ses propriétés physiologiques sont dits *éléments fondamentaux*, et on appelle *éléments accessoires* les éléments interposés entre les éléments fondamentaux et servant à favoriser les fonctions de ces derniers (capillaires, tubes nerveux, fibres connectives et élastiques, cellules connectives, etc.). Enfin il est des tissus dans lesquels il n'y a pas en réalité d'élément anatomique fondamental, comme masse et comme fonction, mais une pure agglomération d'éléments anatomiques ayant à peu près la même valeur. On peut, à ce point de vue, diviser les tissus en trois groupes :

1° Les *tissus simples*, dans lesquels une seule espèce d'élément anatomique est réunie par une substance intercellulaire (ex.: le tissu cartilagineux);

2° Les *tissus composés*, dans lesquels on trouve un élément anatomique fondamental et des éléments accessoires (ex.: le tissu musculaire);

3° Les *tissus mixtes,* dans lesquels toute division en élément fondamental et éléments accessoires est impossible (ex.: le tissu artériel).

Nous allons passer rapidement en revue les principaux tissus.

a) Le *sang* et la *lymphe* peuvent être considérés comme de véritables tissus dans lesquels la substance intercellulaire est restée liquide.

b) Les *tissus de substance connective* forment un groupe très-naturel, comprenant toute une série de tissus que réunissent leur mode de développement, leur composition chimique, leurs fonctions, leurs connexions réciproques, leurs maladies. Nés tous du feuillet moyen du blastoderme et pouvant se transformer les uns dans les autres, ils ont une fonction de remplissage et de soutien et forment une sorte de masse dans l'épaisseur de laquelle sont enfouis les tissus musculaires et nerveux et dont les surfaces et les cavités sont limitées par les tissus épithéliaux. La substance fondamentale de presque tous ces tissus, sauf dans certains cas de transformation chimique (transformation élastique), donne de la colle par l'ébullition. Ce groupe comprend les tissus muqueux, cartilagineux, connectif proprement dit et osseux.

1° *Tissu muqueux* ou *gélatineux* — Il représente le tissu connectif embryonnaire et chez l'adulte ne se rencontre que dans le corps vitré. Il se compose de cellules arrondies ou à prolongements anastomosés, séparées par une substance intercellulaire diffluente.

2° *Tissu cartilagineux*. — La substance fondamentale qui emprisonne les cellules de cartilage, très-rare dans les premiers temps du développement (*corde dorsale*), devient par la suite très-abondante. Elle est hyaline, transparente, amorphe, quelquefois finement granulée, d'autres fois fibreuse ; enfin elle peut se transformer chimiquement en substance élastique. Sous ce rapport, le tissu cartilagineux se divise en trois espèces secondaires basées sur les différences que présente la substance fondamentale : 1° *cartilage vrai* ou *hyalin*, dans lequel la substance fondamentale est hyaline et donne de la colle par l'ébullition ; 2° *cartilage réticulé*, dans lequel elle est formée par de la substance élastique ; 3° *fibro-cartilage*, dans lequel elle est formée par du tissu fibreux. Ces variations de la substance fondamentale sont en rapport avec des variations physiques de consistance et d'élasticité du cartilage. Le tissu cartilagineux précède presque partout dans la formation du squelette l'apparition du tissu osseux. Sa vitalité est en général très-peu active et ses fonctions se bornent à la mise en jeu de ses propriétés physiques d'élasticité et de résistance à la pression.

3° *Tissu connectif proprement dit.* — On trouve dans ce tissu des cellules, des éléments dérivés ou fibres et une substance intercellulaire. Celle-ci se présente sous des aspects très-variables : tantôt homogène, tantôt fibrillaire ou sous forme de membranes, elle peut offrir dans son intérieur des lacunes ou des espaces interstitiels de grandeur et de configuration différentes, qui paraissent constituer l'origine des radicules lymphatiques *(sinus* ou *lacunes lymphatiques)* et dans lesquels on trouve des globules analogues aux globules blancs. Enfin, elle peut subir la transformation élastique et devenir insoluble dans l'eau bouillante et l'acide acétique. Ce tissu connectif, dont la vie physiologique chez l'adulte est à peu près nulle à l'état normal, peut sous l'impulsion de causes morbides reprendre une activité extrême de ses éléments cellulaires ; aussi est-il le tissu germinatif et le terrain par excellence de la plupart des productions pathologiques. Ce tissu se divise en trois espèces secondaires.

Tissu connectif ordinaire. — Sa substance fondamentale est parsemée de cellules plasmatiques plus ou moins nombreuses, formant ou non un réseau anastomotique. Tantôt il est compacte, figuré comme dans les ligaments, et a pour usage principal la résistance à la distension (tissu fibreux ordinaire) ; tantôt il est lâche, sans forme, et ses filaments entre-croisés circonscrivent des mailles qui contiennent des capillaires et des vésicules adipeuses ; il permet le glissement des parties les unes sur les autres ou remplit leurs interstices (tissu cellulaire ordinaire, tissu cellulaire sous-cutané et interstitiel). C'est lui qui, avec les capillaires et les fibres nerveuses qu'il accompagne dans les organes, forme ce que Bichat appelait le *parenchyme de nutrition*. Le tissu médullaire qui constitue la moelle des os peut être considéré comme un tissu composé se rattachant au précédent, mais caractérisé par sa richesse en capillaires sanguins et surtout par la présence de cellules arrondies, cellules médullaires, analogues aux cellules embryonnaires et aux jeunes cellules connectives.

Tissu élastique. — Dans ce tissu la substance fondamentale a subi la transformation élastique et se présente tantôt sous forme de membranes homogènes, quelquefois percées de trous irréguliers *(membranes fenêtrées),* tantôt sous forme de lames ou de réseaux élastiques ; il est ordinairement mélangé en proportions variables au tissu connectif proprement dit. Son nom même indique ses propriétés et ses fonctions. On l'appelle encore *tissu jaune* à cause de sa couleur.

Tissu réticulaire ou *recticulum.* — Ce tissu n'est autre chose qu'un réseau anastomotique de cellules plasmatiques, dont les cellules se sont atrophiées peu à peu, de façon qu'il ne reste plus qu'un réseau de trabécules élastiques de grosseur variable et que les points d'entre-croisement de ces trabécules sont occupés par des nodosités remplaçant les éléments cellulaires primitifs. Ces trabécules circonscrivent des mailles ou des espaces contenant ou bien des globules blancs, comme dans les glandes lymphatiques, ou bien des éléments d'une autre espèce, comme dans les centres nerveux.

4° *Tissu osseux.* — Dans ce tissu la substance intercellulaire, par sa combinaison intime avec les sels calcaires, acquiert une très-grande dureté ; elle est creusée de deux espèces de cavités et de canaux : les unes très-petites, *cavités osseuses*, communiquent entre elles par des canalicules très-fins, *canalicules osseux*, et servent à loger les cellules osseuses et leurs prolongements ; les autres plus larges ont tantôt la forme de canaux anastomosés et contiennent des vaisseaux *(canaux de Havers)*, tantôt celle de cavités irrégulières communiquant toutes entre elles et contenant la moelle des os *(cavités médullaires)*. Le tissu osseux dans lequel sont creusés les canaux de Havers est plus dur et plus compacte que celui dans lequel sont creusées les cavités médullaires ; le premier a reçu le nom de *tissu compacte*, le second celui de *tissu spongieux*. Dans le tissu compacte les cellules osseuses sont rangées par séries concentriques autour d'un canal de Havers comme autour d'un axe (fig. 5.) ; dans le tissu spongieux elles sont plus irrégulièrement disposées et en général parallèles aux parois osseuses des cavités médullaires. Cette substance fondamentale a une disposition stratifiée ou lamelleuse due à son mode de production.

c) *Tissu musculaire.* — Ce tissu n'a pas de substance fondamentale et sous ce rapport se rapproche des tissus épithéliaux ; cela est surtout sensible sur les petites artères, où l'on voit les fibres-cellules accolées étroitement l'une à l'autre sans intervalle appréciable ; mais, à un degré plus élevé, il vient s'interposer, entre les éléments fondamentaux (fibre musculaire primitive), des éléments accessoires, capillaires, nerfs, tissu connectif, qui en remplissent les interstices. On distingue deux espèces de tissu musculaire, suivant la nature des fibres musculaires entrant dans sa composition : le tissu musculaire lisse et le tissu musculaire strié. Dans le tissu musculaire lisse les fibres lisses forment par leur réunion des cordons ou faisceaux aplatis ou arrondis, entourés d'une gaîne de tissu connectif et qui s'agglomèrent pour constituer des faisceaux plus volumineux, parallèles ou entrecroisés. Dans le tissu musculaire strié, les fibres primitives, en général parallèles les unes aux autres, sont séparées des fibres voisines par du tissu connectif contenant des capillaires sanguins et se groupent en faisceaux primitifs, secondaires et tertiaires de plus en plus volumineux, entourés de gaînes connectives.

d) *Tissu nerveux.* — Ce tissu se présente sous deux aspects : *substance grise* et *substance blanche*. La *substance grise* résulte de l'accumulation de cellules nerveuses entremêlées de fibres nerveuses et de tissu connectif réticulaire servant de support aux capillaires. Cette substance grise constitue les parties fondamentales de l'encéphale, de la moelle, des ganglions, et les véritables centres réflexes où aboutissent et d'où partent les tubes conducteurs. On ne sait rien de précis sur la substance fondamentale interposée entre les cellules ; on ignore même si cette substance intercellulaire est de nature connective ou de nature nerveuse. La *substance blanche* est formée par la juxtaposition ou l'entre-croisement de fibres nerveuses sans mélange de cellules, et avec addition de tissu connectif et de capillaires. Cette substance blanche purement conductrice (centripète ou centrifuge) se trouve dans les centres nerveux et dans les nerfs proprement dits.

B. *Tissus épithéliaux sans substance intercellulaire appréciable ni possibilité d'interposition d'éléments différents.* — Ces tissus sont formés par l'accolement des cellules épithéliales ou de leurs dérivés; cet accolement est très-intime, de façon qu'il n'y a pas de substance intercellulaire appréciable, mais simplement une sorte de *matière unissante*, démontrable par certains réactifs, qui la dissolvent en dissociant les cellules, ou la colorent d'une façon différente des cellules elles-mêmes (nitrate d'argent). Ces tissus revêtent la périphérie du corps, de manière que l'organisme est limité de tous côtés par une surface épithéliale; ils revêtent aussi ses cavités intérieures, qu'elles soient closes (vaisseaux, séreuses) ou en communication avec l'extérieur (tube digestif, etc.), et les replis de ces cavités (glandes). Les cellules épithéliales sont toujours appliquées sur une membrane sous-jacente, de nature connective, qui sert de support à des vaisseaux et à des nerfs et favorise la nutrition et l'activité fonctionnelle de l'épithélium dont elle est recouverte. Les cellules présentent donc toujours une face profonde adhérant à la membrane sous-jacente, une face libre tournée vers l'extérieur, des faces latérales contiguës à celles des cellules voisines. Une même étendue de surface pourra donc être couverte par un nombre très-variable de cellules épithéliales, suivant que ces cellules perdront en hauteur pour gagner en superficie, ou gagneront en hauteur pour perdre en épaisseur, et dans le premier cas, la quantité de tissu épithélial étant moindre, l'activité des phénomènes de nutrition sera aussi beaucoup plus faible que dans le second cas; aussi l'épithélium cylindrique indique-t-il une vitalité beaucoup plus énergique que l'épithélium pavimenteux.

Les cellules épithéliales, qui n'ont jamais de substance intercellulaire interposée entre leurs faces contiguës, peuvent présenter, soit du côté de leur face libre, soit du côté de leur face adhérente, des sécrétions qui épaississent sur ces faces la membrane d'enveloppe. Dans le premier cas, la réunion de ces épaississements partiels constitue une membrane continue recouvrant toute la face libre d'un groupe de cellules (*membrane cuticulaire*); dans le second cas, elle constitue une membrane appliquée entre la face profonde des cellules épithéliales et la membrane connective sous-jacente (*membrane basilaire, basement membrane* des auteurs anglais). C'est cette membrane qui, pour les épithéliums glandulaires, forme ce qu'on a appelé la *membrane propre des glandes*.

Il y a deux groupes de tissus épithéliaux : les *tissus épithéliaux proprement dits* ou *épithéliums* et le *tissu glandulaire*.

a) *Épithélium.* — L'épithélium peut être simple ou stratifié. L'*épithélium simple* est celui dans lequel on ne trouve qu'une seule couche de cellules épithéliales; il peut, du reste, être classé d'après la forme des cellules épithéliales qui entrent dans sa composition en épithélium pavimenteux, cylindrique et vibratile. L'*épithélium stratifié*, au contraire, se compose de plusieurs couches superposées de cellules, et par suite présente une bien plus grande épaisseur. Ordinairement les cellules des diverses couches n'ont pas toutes la même forme et la même vitalité. On y retrouve, du reste, les mêmes divisions que dans l'épithélium simple; il peut être pavimenteux, cylindrique ou vibratile; et cette classification se fait d'après la forme des cellules de la couche superficielle.

Les tissus des ongles, des poils, du cristallin, de l'émail, ne sont que des dérivés du tissu épithélial, mais tout à fait transformés et surtout ayant perdu en grande partie l'activité vitale des formations épithéliales.

b) *Tissu glandulaire.* — Les cellules glandulaires, au lieu de s'étaler superficiellement en membranes, comme les cellules épithéliales ordinaires, pénètrent plus ou moins profondément dans les tissus sous-jacents, en formant des culs-de-sac d'où partent des culs-de-sac secondaires plus ou moins nombreux, plus ou moins étendus, plus ou moins ramifiés, de manière à former par leur agglomération une masse compacte, constituée par des culs-de-sac glandulaires venant s'ouvrir médiatement ou immédiatement à la surface d'une membrane épithéliale. La face profonde des cellules glandulaires est séparée des tissus sous-jacents par une membrane amorphe, homogène, assez résistante, qui n'est probablement qu'un produit de sécrétion des cellules glandulaires : c'est la *membrane propre des glandes*. Cette membrane propre peut se présenter sous deux formes différentes, auxquelles correspondent deux classes de glandes :

1° Elle peut former une vésicule close, arrondie, tapissée à sa surface interne d'épithélium glandulaire (vésicule glandulaire de la thyroïde, follicule de Graaf de l'ovaire). Dans ce cas, le produit de sécrétion ne peut sortir que de deux façons : ou par déhiscence, c'est-à-dire par la rupture de la vésicule glandulaire (follicule de Graaf), ou par résorption, les principes de sécrétion une fois produits étant repris au fur et à mesure par le sang.

2° Elle peut former un cul-de-sac ouvert du côté de la surface épithéliale, cul-de-sac qui tantôt est arrondi et volumineux à son fond, rétréci en goulot près de son ouverture (*glande en grappe*), et qui tantôt présente le même calibre dans toute son étendue (*glande en tube*). Dans ce cas (sécrétions ordinaires), le produit de sécrétion s'épanche par l'ouverture du cul-de-sac glandulaire, soit directement à l'extérieur sur une surface épithéliale, soit dans un conduit dit *canal excréteur*, s'ouvrant lui-même au dehors et commun à plusieurs culs-de-sac glandulaires.

Les tissus mixtes, dans lesquels aucun élément anatomique n'est fondamental par rapport à des éléments accessoires comme les tissus des artères, des veines, des lymphatiques et le tissu érectile, seront décrits à propos de l'angéiologie ou de la splanchnologie.

Organes. — Les tissus, par leur agglomération, constituent ce qu'on appelle les *organes* ou des masses ayant une forme et une fonction déterminées. On peut diviser les organes en deux grands groupes : les uns, massifs, pleins, sont situés profondément et représentent la masse principale du corps, comme les os, les muscles, les centres nerveux ; les autres, superficiels ou du moins *limitants*, sont formés par des membranes revêtues d'épithélium et tantôt étalées à la surface du corps et des cavités intérieures (*membranes tégumentaires*), tantôt enroulées en canaux (*membranes vasculaires*), tantôt repliées sur elles-mêmes en masses compactes et profondes (*membranes glandulaires*).

A. *Organes profonds ou massifs.* — Nous y trouvons d'abord tout un groupe d'organes appartenant aux tissus connectifs, les organes fibreux (ligaments, membranes fibreuses, etc.), les cartilages et les fibro-cartilages, les os et peut-être aussi les organes lymphoïdes (glandes vasculaires, sanguines et lymphatiques) ; puis viennent les muscle et enfin les organes nerveux.

a) *Organes connectifs.*

1° *Organes fibreux.* — Ils constituent tantôt des cordons (ligaments ou tendons) reliant les os entre eux ou les os aux muscles, tantôt des membranes enveloppant les muscles ou les masses musculaires (fascias), ou rattachant les muscles aux os (aponévroses d'insertion), ou entourant différents organes (périoste, dure-mère, etc.). Tous ces organes sont formés de tissu fibreux presque pur, dans lequel le tissu jaune élastique se trouve en plus ou moins grande quantité. Leur couleur est blanc mat, nacrée, quelquefois jaunâtre si le tissu élastique y entre en proportion notable. A quelques exceptions près (périoste), leur vitalité est peu énergique, tant à cause du petit nombre de leurs éléments cellulaires que de leur pauvreté en nerfs et en vaisseaux ; leur sensibilité est presque nulle. Ils agissent surtout par leur résistance à la distension, soit comme agents de traction sur les os (tendons et ligaments), soit comme agents de compression (aponévoses de contention des muscles).

2° *Cartilages et fibro-cartilages.* — On les rencontre partout où il y a nécessité d'une élasticité assez grande unie à une résistance notable. C'est ainsi qu'on les trouve autour des cavités, qu'ils maintiennent béantes ou qu'ils ramènent à leur forme naturelle (larynx, nez, etc.), sur les surfaces articulaires des os, où ils luttent contre la pression réciproque qui amènerait l'usure de ces surfaces. Dans le cartilage vrai (cartilage hyalin), c'est la résistance qui domine; dans le cartilage réticulé, c'est l'élasticité; le fibro-cartilage est intermédiaire entre le tissu fibreux et le cartilage vrai.

Les *cartilages vrais* (avec substance intercellulaire amorphe, homogène, donnant de la colle par l'ébullition) sont formés d'une substance d'un blanc nacré, dure, élastique, repoussant le scalpel, tout à fait dépourvue de vaisseaux et de nerfs, et n'ayant par suite qu'une vitalité peu active et une sensibilité nulle. Ces cartilages peuvent n'être que temporaires et précéder chez le fœtus le squelette osseux; les *cartilages temporaires* constituent le *squelette cartilagineux primitif.* Dans le cas contraire, on les appelle *cartilages permanents.* Ces derniers peuvent se diviser en deux classes, suivant qu'ils sont ou non entourés d'une membrane fibreuse ou *périchondre* (περὶ, autour; χόνδρος, cartilage). Les *cartilages périchondriques* (ex. cartilages costaux, cartilages du larynx), étant enveloppés d'une membrane fibreuse plus ou moins vasculaire, qui les isole jusqu'à un certain point des tissus ambiants, ont une vitalité plus active et plus indépendante; ils se vascularisent et s'enflamment plus facilement; les *cartilages sans périchondre* au contraire (ex. cartilages articulaires), sortes de parasites greffés sur les organes ambiants, n'ont pas de vie individuelle et indépendante, mais n'ont qu'une vitalité d'emprunt et toujours rudimentaire; ils ont peu de tendance à la vascularité et à l'inflammation, et leurs maladies sont presque toujours consécutives à celles des tissus voisins.

Les *fibro-cartilages* sont constitués par des cellules cartilagineuses éparses dans une substance fondamentale fibreuse. Leurs caractères physiques les rapprochent à la fois du cartilage vrai et des ligaments. On les trouve surtout dans les articulations, à propos desquelles ils seront étudiés.

Les *cartilages réticulés*, dans lesquels la substance fondamentale est élastique, sont toujours enveloppés d'un périchondre; aussi les réflexions faites à propos des cartilages vrais périchondriques leur sont-elles applicables; ce qui les en distingue, c'est leur couleur mate et un peu jaunâtre et la souplesse et la flexibilité qu'ils doivent à la présence du tissu jaune élastique.

3° *Os.* — Dans les os, et plus encore dans les dents, qu'on peut en rapprocher quoiqu'elles fassent saillie à l'extérieur, la substance connective, grâce au dépôt de sels calcaires, atteint sa plus grande consistance et acquiert une dureté et une résistance qui rendent ces organes propres à servir de charpente aux parties molles et à supporter les pressions les plus considérables. Les os sont des organes déjà beaucoup plus complexes que ceux que nous avons vus jusqu'ici; ainsi, outre le tissu osseux proprement dit, ayant acquis une forme déterminée et spéciale pour chaque os, nous trouvons dans ses lacunes ou cavités médullaires, le tissu médullaire ou moelle osseuse, et à sa surface une membrane fibro-vasculaire, le *périoste* (περὶ, autour, ὀστέον, os) l'enveloppant de toutes parts, sauf sur les endroits revêtus de cartilage articulaire; enfin il est pénétré par des vaisseaux nombreux et par des nerfs; aussi leur vitalité est-elle supérieure à celle des organes précédents.

4° *Organes lymphoïdes.* — Ces organes, bien étudiés seulement dans ces derniers temps, et dont la connaissance est encore incomplète sous bien des rapports, se présentent en général sous la forme d'amas d'aspect glandulaire, constitués par du tissu connectif réticulaire contenant dans ses mailles, comme élément fondamental, des globules blancs. C'est dans cette catégorie d'organes que doivent être rangés provisoirement tous les organes *incertæ naturæ* désignés sous le nom de *glandes lymphatiques* et de *glandes vasculaires sanguines*.

b) *Organes musculaires* ou *muscles*. — Les muscles sont des organes élastiques et contractiles formés par un tissu fondamental, le tissu musculaire, et par des tissus ou des organes accessoires, tendons ou aponévroses d'insertion rattachant les muscles aux os qu'ils doivent mouvoir, vaisseaux, nerfs, tissu connectif, etc. ; ils seront décrits au début de la myologie.

c) *Organes nerveux*. — Ces organes sont : 1° des masses nerveuses centrales ; les unes, très-volumineuses, forment un tout continu sous le nom de *centre nerveux encéphalo-rachidien* (encéphale et moelle) ; les autres, multiples et disséminées sur des points divers de l'organisme, constituent de petits renflements appelés *ganglions* ; 2° des cordons nerveux conducteurs, *nerfs*, ayant leur point de départ ou d'arrivée dans le centre encéphalo-rachidien ou dans les ganglions.

B. *Organes limitants*. — Ces organes limitants sont constitués par des membranes ayant toutes pour caractère général d'être revêtues d'épithélium. Ces membranes se présentent sous trois formes différentes, auxquelles correspondent trois groupes d'organes : membranes vasculaires, membranes tégumentaires, membranes glandulaires.

a) *Membranes vasculaires*. — Dans ce premier groupe, la membrane limitante se dispose en canaux élastiques (artères, veines, lymphatiques), canaux dont la face interne ou épithéliale est en contact avec les liquides, sang, lymphe, chyle, qui circulent dans leur intérieur ; ils jouent le rôle purement physique de conducteurs hydrauliques.

b) *Membranes tégumentaires*. — Dans ce deuxième groupe, la membrane limitante est largement étalée, et quand la forme canaliculée existe, comme à l'intestin, elle n'est que secondaire, tandis que dans le groupe précédent elle est essentielle. En effet, leur usage principal est une fonction de revêtement, de protection ; leur face épithéliale en contact avec les milieux extérieurs, air, aliments, substances étrangères, avec les produits de sécrétion, avec les transsudations des cavités intérieures du corps, constitue entre ces matières et les tissus sous-jacents une barrière vivante qui, dans ce double courant de l'extérieur à l'intérieur et de l'intérieur à l'extérieur, laisse passer certains principes, interdit le passage à d'autres et règle suivant les lois physiologiques les échanges de la nutrition. Outre cette action vitale élective, elles agissent comme agents protecteurs contre les causes mécaniques, pressions, frottements, etc., comme l'épiderme cutané.

1° Les *séreuses* représentent les organes tégumentaires les plus simples : une membrane fibreuse plus ou moins riche en vaisseaux et en nerfs, et une couche simple d'épithélium pavimenteux étalée à sa surface, telle est leur structure. On les rencontre en général partout où des organes frottent les uns contre les autres, sous forme de sacs sans ouverture, adhérant aux deux surfaces frottantes par un tissu cellulaire sous-séreux ; leur face épithéliale est tournée du côté de la cavité de la séreuse ; habituellement cette cavité est réduite à zéro et n'existe que virtuellement, de façon que la couche épithéliale est en contact avec elle-même ; d'autres fois on trouve dans cette cavité une petite quantité d'un liquide clair ou filant (*sérosité, synovie*). Les séreuses sont de trois espèces : les unes, *séreuses proprement dites*, forment des sacs sans ouvertures ([1]) tapissant d'une part la face interne des

---

([1]) Une seule exception existe chez la femme, chez laquelle la cavité péritonéale communique avec l'extérieur par l'ouverture abdominale de la trompe utérine.

grandes cavités du corps (*feuillet pariétal*) et enveloppant d'autre part les organes
contenus dans ces cavités (*feuillet viscéral*), ces deux feuillets sont continus l'un
avec l'autre, c'est-à-dire que, d'un des points de la paroi, le feuillet pariétal se
réfléchit pour aller envelopper les organes et forme ainsi un repli contenant les
vaisseaux et les nerfs qui se rendent à ces organes. Les séreuses de la deuxième
espèce, *synoviales* ou *séreuses articulaires*, appartiennent exclusivement aux articulations et forment, chez l'adulte du moins, non plus des sacs clos, mais des man-
chons allant d'un os à l'autre et contenant dans leur cavité un liquide filant comme
du blanc d'œuf, la *synovie*. La troisième espèce enfin (*bourses muqueuses*) contient
de petites séreuses plus ou moins parfaites existant en nombre variable partout
où se passent des frottements entre des parties molles et des parties dures (bourses
muqueuses musculaires, synoviales tendineuses, bourses muqueuses sous-cutanées).

3° *Peau.* — La peau ou tégument externe, beaucoup plus compliquée comme
structure, à la fois organe de protection et organe tactile, recouvre toute la surface
extérieure du corps, sur laquelle elle se moule en se continuant avec les muqueuses au niveau des ouvertures naturelles. La couche épithéliale, *épiderme* (ἐπί, sur;
δέρμα, peau), au lieu d'être simple, est stratifiée, comme cornée à sa surface et
pourvue d'appendices particuliers, poils et ongles. La membrane fibreuse sous-
jacente, *derme*, épaisse, résistante, élastique, riche en vaisseaux et en nerfs, est
réunie aux organes profonds par un tissu connectif aréolaire, lâche, permettant
des glissements. Enfin elle contient de nombreuses glandes sécrétant la sueur
ou la matière grasse sébacée, glandes qui manquent absolument dans les séreuses.

3° *Muqueuses.* — Les muqueuses ou téguments internes sont tout à fait assimilables à la peau qui aurait perdu la couche cornée de son épithélium. Il y a en
réalité deux grandes muqueuses, l'une gastro-pulmonaire (muqueuses oculaire,
olfactive, intestinale, respiratoire), l'autre génito-urinaire, se continuant toutes
les deux avec la peau par les ouvertures naturelles (palpébrale, nasale, buccale,
anale, urétrale et urétro-vaginale), mais n'ayant pas de continuité entre elles, sauf
dans les premiers temps du développement de l'embryon. Ces muqueuses très-
riches en vaisseaux et en nerfs présentent comme le tégument externe une couche
fibreuse, *derme muqueux*, rattaché aux parties sous-jacentes par un tissu connectif
lâche, sous-muqueux et couverte par un épithélium simple ou stratifié; on y
trouve souvent des éléments musculaires lisses en couches continues, mais ce qui
les caractérise surtout pour la plupart, c'est leur richesse en glandes; en outre,
c'est à leur surface que viennent s'ouvrir les conduits excréteurs des glandes les
plus volumineuses et que se déversent leurs produits de sécrétion.

c) *Membranes* ou *organes glandulaires.* — Ce troisième groupe est en rapport intime avec les téguments externe et interne (peau et muqueuse); on peut, en effet,
les considérer comme de simples dépressions en cul-de-sac de ces membranes, ce
qu'elles sont en réalité dans leur forme la plus simple et dans les premiers temps
de leur développement ; mais ces replis en culs-de-sac, en s'allongeant, se ramifient à l'infini, s'enfoncent peu à peu dans la profondeur des tissus et peuvent y
former des agglomérations d'aspect massif, comparables aux organes profonds, et
ne communiquant plus avec la surface de la *membrane-mère* (peau ou muqueuse)
que par l'étroit orifice du conduit excréteur, dans lequel viennent s'ouvrir les
culs-de-sac glandulaires. Mais en somme, quel que soit leur aspect massif, elles
sont toujours réductibles par la pensée à une surface épithéliale sécrétante, étalée
et développée.

On distingue deux classes de glandes : les *glandes fermées* et les *glandes à conduit
excréteur.*

- 1° La première classe, *glandes fermées*, se compose de glandes dans lesquelles la communication des culs-de-sac sécréteurs avec l'extérieur a été interrompue dans le cours du développement ; telle est la glande thyroïde ; tel est l'ovaire, dont la communication se rétablit temporairement par déhiscence à l'époque de chaque menstruation.

2° La deuxième classe, *glandes à conduit excréteur*, contient deux espèces de glandes : 1° des *glandes en tube*, dont les culs-de-sac sécréteurs ont la forme de tubes ayant à peu près le même calibre dans toute leur étendue ; ainsi les glandes sudoripares, le rein ; 2° des *glandes en grappe*, dans lesquelles le cul-de-sac sécréteur est renflé en ampoule à son extrémité profonde (*acinus*), rétréci en goulot à l'orifice par lequel il s'ouvre soit sur la surface tégumentaire, soit dans un canal excréteur commun; telles sont les glandes salivaires. On trouve du reste de nombreuses formes de transition entre ces deux espèces. Ces glandes à conduit excréteur peuvent être *simples*, c'est-à-dire être constituées par un seul cul-de-sac sécréteur ou par un très-petit nombre de ces culs-de-sac, ou *composées*, c'est-à-dire constituées par un très-grand nombre de culs-de-sac glandulaires.

Appareils. — Les organes et les tissus, en se groupant pour accomplir une fonction déterminée, constituent des appareils. On rattache habituellement ces appareils à trois groupes : appareils de la vie animale ou de relation, appareils de la vie végétative ou de nutrition, et appareils de la reproduction.

Cette division du corps en appareils est sous des rapports bien artificielle et laisse beaucoup à désirer, tant au point de vue anatomique qu'au point de vue physiologique; ainsi, il est des organes qui, comme les glandes vasculaires sanguines, ne se rattachent à aucun appareil ; il en est d'autres par contre qui, comme la langue par exemple, rentrent dans plusieurs appareils à la fois ; aussi ne faut-il accorder à cette division qu'une valeur secondaire, et n'y voir qu'un moyen commode, sinon logique, de partager en quelques groupes les organes constituants du corps humain.

a) *Appareils de la vie de relation.* — Ils forment trois classes : l'appareil locomoteur, l'appareil de l'innervation et les appareils des sens spéciaux.

1° *Appareils de la locomotion.* — Il se divise en appareil passif de la locomotion, constitué par les os et les articulations, et appareil locomoteur actif, constitué par les muscles et destiné soit à déplacer ou à maintenir en situation, les unes par rapport aux autres, les différentes pièces du squelette, soit à déplacer le corps entier par rapport aux milieux ambiants. On peut y rattacher l'appareil phonateur, le larynx.

2° *Appareil de l'innervation.* — Il est formé par les centres nerveux encéphalique, rachidien et ganglionnaires, et par les cordons nerveux qui en partent.

3° *Appareils des sens spéciaux.* — Ils comprennent les appareils olfactif, auditif, visuel, gustatif, tactile. En général, à chacun de ces appareils sont annexés des appareils accessoires destinés à en perfectionner la fonction (ongles pour la peau, appareil lacrymal pour l'œil, etc.).

b) *Appareils de la vie de nutrition.* — Ils se divisent en trois classes : les appareils de la digestion, l'appareil de la respiration et l'appareil circulatoire.

1° *Appareil de la digestion.* — Outre l'appareil digestif proprement dit, on peut y ranger l'appareil urinaire et les organes *incertæ sedis*, comme les glandes vasculaires sanguines.

2° *Appareil de la respiration.* — Cet appareil, destiné à mettre le sang veineux en contact avec l'oxygène de l'air, est constitué par les poumons et les conduits aérifères, bronches, trachée et larynx.

3° *Appareil de la circulation.* — Cet appareil est destiné à contenir des liquides, sang, lymphe, chyle, qu'il fait circuler dans les tissus. Il se compose de deux appareils secondaires : l'*appareil sanguin*, formé par le cœur, les artères, les capillaires et les veines, et qui charrie le sang, par les artères du cœur aux capillaires, et par les veines des capillaires au cœur ; l'*appareil lymphatique,* embranché sur l'appareil précédent, dans lequel il vient verser la lymphe et le chyle.

c) *Appareil de la reproduction.* — Cet appareil, différent dans les deux sexes, comprend deux appareils distincts : un appareil fondamental destiné à la formation du germe, à sa fécondation et à son développement, et un appareil de perfectionnement à la fois mécanique et sensitif, et destiné à la copulation ; c'est l'*appareil érectile.*

Organisme. — Le corps humain résulte de l'assemblage de toutes les parties qui ont été énumérées : éléments, tissus, organes, appareils. On peut l'étudier comme on étudie les diverses parties qui le composent, dans sa structure, dans sa forme extérieure et dans son évolution.

Au point de vue de sa structure, on aurait à étudier les relations qui relient les différents organes ou appareils, soit entre eux, soit avec l'organisme entier, leur mode de répartition et les lois qui règlent la prédominance de tel ou tel organe. Mais cette étude est plutôt du ressort de la physiologie générale ou de l'anatomie philosophique que de l'anatomie descriptive.

Au point de vue de la configuration extérieure, les mêmes réflexions sont applicables si l'on veut rechercher les lois qui la régissent et quels rapports il y a entre les formes extérieures du corps et la conformation et les fonctions des parties internes. Mais si nous restons sur un terrain purement descriptif, l'étude du corps humain considéré dans son ensemble mérite de nous arrêter quelques instants.

Le corps humain se compose de deux parties principales : le tronc, véritable centre de la vie de l'ensemble, divisé lui-même en tête, cou et tronc proprement dit, et les membres, sortes d'appendices au nombre de quatre, deux supérieurs, deux inférieurs, situés symétriquement de chaque côté du tronc.

Le tronc peut être considéré comme constitué par la réunion de deux tubes ou canaux adossés l'un à l'autre suivant leur longueur : l'un postérieur, dorsal ou nerveux, loge les centres de l'innervation (encéphale et moelle); l'autre, antérieur, ventral ou nutritif, loge les organes servant à la vie de nutrition (appareils digestif, respiratoire et génito-urinaire) ; les rapports de volume de ces deux tubes sont inverses si on les examine comparativement à la partie supérieure et à la partie inférieure du tronc; ainsi, à la partie supérieure, le tube dorsal prend un développement énorme en rapport avec le développement de la partie supérieure de l'axe nerveux central ou de l'encéphale, tandis qu'au tube ventral le développement le plus marqué porte sur la partie inférieure ou abdominale. Les parois de ces cavités sont formées par des os et par des parties molles, muscles, vaisseaux, etc. La charpente osseuse, ou le squelette de ces deux cavités, est constituée par une série de segments osseux superposés, vertèbres et appendices vertébraux. Ces segments osseux présentent chacun un corps ou portion centrale (corps vertébral), et la superposition de ces corps donne naissance à une colonne osseuse située le long de la ligne de jonction des deux cavités; de cette colonne centrale partent une série d'arcs divergents; les uns se portent en arrière et forment la ceinture de la cavité dorsale ou nerveuse; ce sont les arcs postérieurs des vertèbres, et le canal qu'ils constituent, à peu près continu et ne présentant que des interruptions régulières et peu étendues, forme dans son ensemble la cavité céphalo-rachidienne, très-dilatée à la tête, où elle est représentée par la cavité crânienne, et très-rétrécie dans le reste du tronc pour former le canal vertébral. Les autres arcs divergents se portent en avant et forment l'enceinte osseuse du canal antérieur ou ventral; mais ils sont très-incomplets et n'existent guère qu'à la tête, où ils constituent les os de la face, et à la partie supérieure du tronc proprement dit ou thorax, où ils sont représentés par les côtes.

Les membres ne présentent pas de cavité intérieure analogue à celle du tronc; ils se composent d'un axe osseux central, formé de segments osseux articulés et mobiles, qui ne sont que des appendices vertébraux ayant pris un développement particulier; autour de cet axe osseux se groupent les parties molles, dont la plus grande masse est formée par les muscles et destinée à mouvoir les diverses pièces de l'axe osseux les unes sur les autres ou à mouvoir les membres sur le tronc.

Le corps humain est symétrique, sauf pour les organes contenus dans toute la partie du tube ventral appartenant au tronc proprement dit; cette symétrie, qui pourtant n'est jamais absolue, existe pour les parties du corps situées de chaque côté d'un plan médian vertical antéro-postérieur, mais elle n'existe pas pour les parties supérieures et inférieures du corps, pas plus que pour les parties antérieures et postérieures. Il y a cependant des analogies qui se retrouvent facilement entre ces parties asymétriques, mais elles n'ont aucune importance au point de vue purement descriptif. Cette symétrie des parties droites et gauches du corps permet pour les organes pairs de n'en décrire qu'un seul, celui du côté opposé n'étant que la répétition du premier, et pour les organes impairs situés sur la ligne médiane, de ne décrire qu'une de ses moitiés latérales, l'autre moitié étant identique à celle-là.

L'étude de l'anatomie descriptive du corps humain sera faite dans l'ordre suivant :

A. Ostéologie. Os.

B. Arthrologie. Articulations.

C. Myologie. Muscles et aponévroses.

D. Angéiologie.

    a) Cœur.

    b) Artères.

    c) Veines.

    d) Lymphatiques.

E. Névrologie.

    a) Centres nerveux.

    b) Nerfs.

F. Splanchnologie.

    a) Organes digestifs.

    b) Appareil respiratoire et larynx.

    c) Organes génito-urinaires.

    d) Glandes vasculaires sanguines et lymphatiques (organes lymphoïdes).

G. Organes des sens.

    a) Organe de la vision.

    b) Organe de l'audition.

    c) Organe de l'olfaction.

    d) Organe du goût.

    e) Peau.

H. Du corps humain en général.

I. Embryologie et développement de l'homme.

Bibliographie. — TRAITÉS GÉNÉRAUX. *Encyclopédie anatomique*, traduite de l'allemand, par Jourdan, 8 vol. in-8°. Paris, 1843-1847. — Bourgery et Jacob, *Traité complet de l'anatomie de l'homme*. Atlas, 8 vol. in-f°. Paris, 1830-1855.

ANATOMIE GÉNÉRALE. Bichat, *Anatomie générale*. 2 vol. in-8°. Paris, 1801. — P.-A. Béclard, *Éléments d'anatomie générale*. 4ᵉ édit. 1 vol. in-8°. Paris, 1865. — Morel et Villemin, *Traité élémentaire d'histologie humaine*. 1 vol. in-8°, avec atlas. Paris, 1864. — Ch. Robin, *Programme du cours d'histologie professé à la Faculté de médecine de Paris*. 2ᵉ édit. 1 vol. in-8°. Paris, 1870. — Todd and Bowman, *The physiological anatomy and physiology of man*. 2 vol. in-8°. London, 1853-1857. — A. Kœlliker, *Éléments d'histologie humaine*, 2ᵉ édit. française, par Marc Sée. 1 vol. in-8°. Paris, 1872. — S. Stricker, *Handbuch der Lehre von den Geweben*, 1 vol in-8°. Leipzig, 1870.

ANATOMIE DESCRIPTIVE. J. Cruveilhier, *Traité d'anatomie descriptive*. 4ᵉ édit. 4 vol. in-8° Paris, 1862-1871. — Sappey, *Traité d'anatomie descriptive*. 2ᵉ édit. 4 vol. in-8°. Paris, 1867-1872 (en cours de publication). — Mayer, *Lehrbuch der Anatomie des Menschen*. 1 vol. in-8°. Leipzig, 1861. — Henle, *Handbuch der systematischen Anatomie des Menschen*. 3 vol. in-8°. Braunschweig, 1855-1871. — ATLAS. Bonamy, Broca et Beau, *Atlas d'anatomie descriptive*. 4 vol. in-4°. Paris, 1841-1866.

ANATOMIE TOPOGRAPHIQUE Gerdy, *Anatomie des formes extérieures*. 1 vol. in-8°. Paris, 1830. — Jarjavay, *Traité d'anatomie chirurgicale*. 2 vol. in-8°. Paris, 1852. — Pétrequin, *Traité d'anatomie pratique médico-chirurgicale*. 2ᵉ édit. 1 vol. in-8°. Paris, 1857. — Malgaigne, *Traité d'anatomie chirurgicale*. 2ᵉ édit. 2 vol. in-8°. Paris, 1859. — Velpeau, *Traité complet d'anatomie chirurgicale, générale et topographique du corps humain*. 3ᵉ édit. Paris, 1837, 2 vol. in-8°, avec atlas de 17 pl. in-4°. — Velpeau, *Manuel d'anatomie chirurgicale*. 2ᵉ édit. 1 vol. in-18. Paris, 1861. — Richet, *Traité pratique d'anatomie médico-chirurgicale*. 3ᵉ édit. 1 vol. in-8°. Paris, 1865. — J. Fau, *Anatomie artistique, élémentaire du corps humain*. Paris, 1865, in-8°, avec 17 pl. col. — Luschka, *Die Anatomie des Menschen*. 3 vol. in-8°. Tübingen, 1862-1867. — B. Anger, *Traité d'anatomie chirurgicale*. 1 vol. in-8°, avec 109 figures. Paris, 1869. — ATLAS. Legendre, *Anatomie chirurgicale homalographique*. 1 vol. in-f°. Paris, 1858. — Béraud, *Atlas complet d'anatome chirurgicale topographique*. 1 vol. in-4°. Paris, 1862. — Paulet et Sarazin, *Traité d'Anatomie topographique*. 1 vol. in-8°, avec atlas in-1°. Paris, 1867-1870. — B. Anger, *Atlas d'Anatomie chirurgicale*. Paris, 1869, in-4°, 17 planches dessinées d'après nature, gravées sur acier, imprimées en couleur, et représentant les régions de la tête, du cou, de la poitrine, de l'abdomen, de la fosse iliaque interne, du périnée, et du bassin, avec texte explicatif.

LIVRE PREMIER

OSTÉOLOGIE

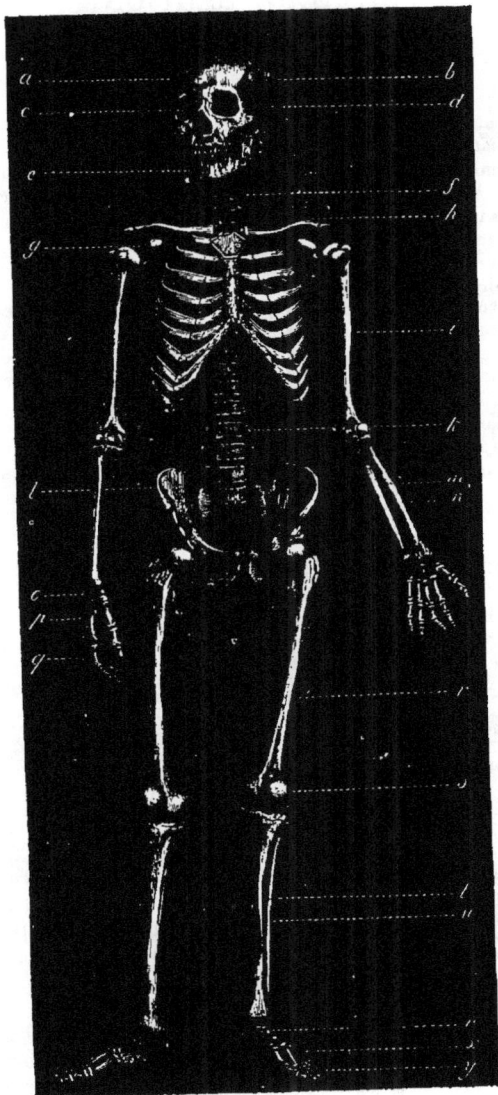

Fig. 4. — *Squelette de l'homme* (*).

(*) *a*) Os frontal. — *b*) os pariétal. — *c*) orbite. — *d*) os temporal. — *e*) mâchoire inférieure. — *f*) vertèbres cervicales. — *g*) omoplate. — *h*) clavicule. — *i*) humérus. — *k*) vertèbres lombaires. — *l*) os iliaque. — *m*) cubitus. — *n*) radius, — *o*) os du carpe. — *p*) os du métacarpe. — *q*) phalanges. — *r*) fémur. — *s*) rotule. — *t*) tibia, — *u*) péroné.— *v*) tarse. — *x*) métatarse. — *y*) phalanges.

PREMIÈRE SECTION

DES OS EN GÉNÉRAL

Préparation. — Pour obtenir les os secs et complétement débarrassés de leurs parties molles, on emploie la macération prolongée. Pour cela, on choisit un sujet adulte, maigre et bien conformé ; on enlève grossièrement les parties molles en désarticulant les principaux segments du corps et en prenant soin de ne pas endommager les surfaces articulaires ; on dépose alors les os dans une cuve à macération remplie d'eau ; cette eau sera renouvelée le plus souvent possible surtout dans les premiers jours ; quand les ligaments et les tendons commencent à se détacher facilement des os, on achève de débarrasser ceux-ci de toutes les parties molles encore adhérentes, en les frottant avec une brosse ou un linge rude, et au besoin, avec une rugine ; enfin, pour avoir les os complétement blancs, on les expose au grand air et à la rosée. Le sternum doit être enlevé avec les cartilages costaux, ruginé avec soin et mis à macérer à part et beaucoup moins longtemps. Toutes ces opérations peuvent durer de trois à huit mois, suivant les sujets. On peut obtenir les os décharnés d'une façon beaucoup plus expéditive par l'ébullition : après les avoir fait dégorger quelques jours dans l'eau ordinaire, on les fait bouillir dans de l'eau additionnée de sous-carbonate de potasse (un kilogramme pour 200 litres). On appelle *squelette naturel* celui dans lequel les ligaments sont conservés ; *squelette artificiel,* celui dans lequel ils sont remplacés par des liens artificiels, laiton, cuivre, etc.

Le squelette (fig. 4), lorsqu'il a atteint son développement complet, ce qui a lieu de 25 à 30 ans environ, se compose de 203 os répartis de la façon suivante [1] :

Tronc : Tête :	Crâne		8
— —	Face		14
—	Colonne vertébrale	24	29
—	Sacrum et coccyx	5	
—	Côtes et sternum		25
—	Os hyoïde		1
Membres :	supérieur		64
—	inférieur (y compris la rotule)		62
	TOTAL		203

Le nombre des pièces osseuses distinctes est beaucoup plus grand pendant la période du développement, car chaque os se compose alors de plusieurs pièces qui se soudent ensemble plus tard ; mais tout ce qui concerne l'histoire des os à cette époque, sera renvoyé au chapitre du développement, et toutes nos descriptions d'ostéologie, comme du reste celles des autres chapitres, ne porteront que sur l'état adulte.

Caractères physiques. — Les os à l'état sec ont une couleur blanc mat si la macération a été complète ; cette couleur est jaunâtre sur les parties de l'os qui

[1] Le nombre des os varie suivant les auteurs, selon qu'ils y rangent ou non les dents, les os sésamoïdes, les rotules, selon qu'ils font de l'occipital et du sphénoïde un seul os ou deux os distincts, etc. Dans le chiffre de 203 os adopté ici, on a compris la rotule ; on a compté le coccyx comme formé de quatre pièces séparées, et l'occipital et le sphénoïde comme deux os distincts ; les dents et les os sésamoïdes n'y sont pas compris.

étaient recouvertes par du cartilage et constituaient des surfaces articulaires ; le cartilage, en se desséchant, forme une sorte de vernis lisse sur la surface articulaire dont on peut ainsi reconnaître facilement l'étendue et les limites, tandis que le reste de la surface osseuse est rugueuse et parsemée de sillons superficiels visibles à l'œil nu. A l'état frais, le périoste et le cartilage qui les recouvrent et le sang qu'ils contiennent donnent aux os un tout autre aspect.

Leur dureté est caractéristique et leur permet d'être des agents de support et de protection pour les parties molles, et des leviers rigides se déplaçant les uns sur les autres sous la traction des muscles. Cette inflexibilité n'est pas absolue ; quelques-uns d'entre eux, les côtes par exemple, présentent une certaine élasticité, en rapport avec les phénomènes mécaniques du thorax dans la respiration. Chez les enfants, ils sont plus flexibles ; ils deviennent au contraire plus durs et plus fragiles chez le vieillard.

Le poids du squelette entier desséché est de 4,800 à 6,400 grammes chez l'homme 3,200 à 4,800 chez la femme. La moitié droite est plus pesante que la moitié gauche, et la partie sus-ombilicale égale en poids la partie sous-ombilicale du squelette (DE LUCA). Le poids spécifique des os est d'environ 1,87 et diminue chez le vieillard.

Composition chimique. — Toutes les analyses des os pèchent en ce qu'on ne peut isoler exactement le tissu osseux de la moelle, des vaisseaux, etc., ce qui fausse les résultats obtenus. Les os se composent chimiquement de deux ordres de substances : des substances organiques, osséine, graisse (provenant de la moelle), et des substances minérales, phosphate de chaux tribasique, phosphate de magnésie, carbonate de chaux, fluorure de calcium et des traces de chlorures, de carbonates alcalins et de fer. On peut isoler ces deux ordres de substances ; en traitant l'os par l'acide chlorhydrique affaibli, on enlève peu à peu les principes minéraux, et la matière organique reste seule en conservant la forme primitive de l'os ; on a alors le *cartilage osseux* à l'état frais ; il est élastique, flexible et jaunâtre ; il se transforme en glutine et donne de la colle par l'ébullition. Par la calcination, au contraire, on peut obtenir l'os complétement privé de matière organique et réduit à ses principes minéraux.

Les proportions des principes les plus importants des os sont les suivantes :

Matière organique...	Osséine...............	30	31
	Graisse................	1	
Substances minérales.	Phosphate de chaux....	60	69
	Carbonate de chaux....	8	
	Phosphate de magnésie.	1	
	TOTAL...........	100	

Les os longs sont en général plus riches en principes minéraux que les os courts. Les os frais contiennent pour la substance spongieuse 12 à 30 pour 100 d'eau, pour la substance compacte 3 à 7 pour 100. L'osséine et le phosphate de chaux paraissent exister dans les os à l'état de composé chimique défini et non à l'état de simple mélange.

Configuration. — Les os, outre leur volume qui varie et les a fait diviser en grands, petits et moyens, présentent une forme générale plus ou moins comparable pour la plupart aux formes géométriques. On les a divisés sous ce rapport en trois classes, suivant la prédominance de leurs diamètres. Dans les *os longs*, un seul diamètre l'emporte sur les deux autres ; dans les *os plats*, deux des diamètres prédominent; dans les *os courts,* aucun des diamètres ne l'emporte sur les autres d'une façon notable. Enfin, il est certains os irréguliers dont la forme ne se prête pas à cette division.

Dans les os situés sur la ligne médiane du corps, les deux moitiés de l'os, par rapport au plan médian, se répètent symétriquement; pour les os situés latéralement, il n'en est plus de même, mais ils sont symétriques par rapport à ceux du côté opposé.

Les os pouvant être comparés à des solides géométriques, on peut admettre aussi pour eux des faces, des arêtes ou bords et des angles. On divise ainsi l'os en un certain nombre de régions dont on étudie successivement les particularités de configuration extérieure. Ces particularités se réduisent à trois : la forme générale, les saillies, les cavités. Au point de vue de la forme générale, telle face peut être plane ou courbe, triangulaire ou polygonale, tel bord rectiligne ou sinueux, tel angle obtus ou aigu, etc.

Les saillies ou *apophyses* (ἀπο, de; φύσις, croissance; ex-croissance) sont les unes articulaires et correspondent à des cavités articulaires d'un autre os, les autres non articulaires et affectent la forme de lignes, empreintes, crêtes, tubérosités, épines, plus ou moins saillantes qui servent à des insertions musculaires (éminences d'insertion), ou se moulent sur la configuration des parties molles (éminences d'impression).

Les cavités sont aussi articulaires ou non articulaires. Les cavités non articulaires servent à donner attache aux muscles (cavités d'insertion), à loger des organes (cavités de réception), au passage de vaisseaux, de nerfs ou de tendons (cavités de transmission), ou enfin forment des espaces vides dans l'intérieur des os *(sinus* ou *cellules).* Ces cavités présentent des formes très-variables, simples dépressions superficielles, fosses profondes, gouttières, cavités anfractueuses, et peuvent être constituées par un seul ou par le concours de plusieurs os.

Les trous ou canaux qui traversent les os sont de deux ordres : les uns, canaux de transmission, servent au passage de nerfs ou de vaisseaux qui ne font que traverser l'os; les autres, canaux de nutrition, contiennent les vaisseaux qui servent à la nutrition de l'os, et sont tantôt assez volumineux, tantôt presque invisibles à l'œil nu.

Rapports des os. — Les os ont avec les parties molles des rapports de continuité et des rapports de contiguïté. Les muscles, les tendons, les ligaments constituent avec les os un tout continu, de façon que, grâce à ces connexions, l'appareil locomoteur (actif et passif) forme un ensemble de pièces réunies sans interruption les unes avec les autres. Les rapports de contiguïté des os peuvent avoir lieu avec tous les organes possibles, muscles, tendons, vaisseaux, nerfs, muqueuses, peau, viscères, et ces rapports, par leurs conséquences pratiques, sont de la plus haute importance pour le médecin.

Division. — Les os se divisent en trois grandes classes : os longs, os plats, os courts :

1° *Os longs.* — Ils existent surtout aux membres et forment les principaux leviers du corps. Ils se composent tous d'une partie médiane allongée ou corps et de deux extrémités ordinairement renflées. Le *corps* ou *diaphyse* (δια, à travers ; φύσις, croissance), habituellement rectiligne, quelquefois tordu sur lui-même, a presque toujours la forme d'un prisme triangulaire et présente par conséquent trois faces et trois bords. Les *extrémités* ou *épiphyses* (ἐπι, sur; φύσις, croissance) ont l'aspect de renflements plus ou moins volumineux présentant des surfaces articulaires de forme variable; de plus, elles sont pourvues de saillies destinées à des insertions musculaires ou ligamenteuses, et de coulisses pour la réflexion et le glissement des tendons. On trouve sur leur surface une grande quantité de trous nourriciers, dont les plus gros donnent passage à des veines; mais le canal nourricier principal répond toujours au corps de l'os.

Si on scie l'os longitudinalement pour étudier sa conformation intérieure, on voit que le corps est dans toute sa longueur creusé d'une cavité cylindrique se terminant en fuseau vers les deux extrémités, c'est le *canal médullaire*; le reste de la diaphyse ou les parois du canal médullaire sont formées par un tissu osseux très-dur à grain très-serré, *tissu compacte*; les deux extrémités, au contraire, sont constituées par un tissu aréolaire, *tissu spongieux*, dont les mailles ou cavités *(cavités médullaires)* communiquent toutes entre elles et sont circonscrites par de fines cloisons osseuses; une lamelle très-mince de tissu compacte entoure la substance spongieuse des extrémités, et vers la diaphyse se continue en s'épaississant avec le tissu compacte des parois du canal médullaire. A ses deux extrémités, le canal médullaire est entrecoupé de filaments osseux très-fins et entre-croisés, constituant ce qu'on a appelé le *tissu réticulaire*, qui n'est qu'une forme du tissu spongieux. A l'état frais, le canal et les cavités médullaires sont remplis d'une substance molle, pulpeuse, vasculaire, *moelle osseuse*.

2° *Os plats.* — Ils présentent deux faces, dont l'une est ordinairement concave, l'autre convexe, et des bords dont le nombre varie suivant la forme même de l'os. Ils appartiennent pour la plupart aux parois des cavités qui logent les différents viscères. Ils sont constitués par une couche de tissu spongieux interposé entre deux lames de tissu compacte. Quelquefois la couche intermédiaire spongieuse manque par places, et l'os est alors réduit à une simple lamelle de tissu compacte (ex. omoplate).

3° *Os courts.* — Ils ont en général une forme plus ou moins régulièrement cuboïde, et par suite on peut leur assigner six faces. On les trouve principalement aux extrémités des membres ou à la colonne vertébrale, où ils constituent par leur agglomération des massifs osseux composés de pièces distinctes. Leur conformation intérieure est absolument identique à celle des extrémités des os longs : une masse de tissu spongieux limitée par une couche mince de tissu compacte.

Structure. — Les os sont des organes dont la composition est très-complexe. La masse de l'os, sa charpente fondamentale, est constituée par le tissu osseux proprement dit; les cavités interceptées par ce tissu (canal et cavités médullaires) sont remplies par une substance molle, pulpeuse, moelle des os; la surface de l'os est limitée et enveloppée par une membrane fibro-vasculaire, le périoste, dans toute sa portion non articulaire, et par du cartilage (cartilage articulaire) dans sa partie articulaire; enfin, l'os reçoit des vaisseaux et des nerfs. Nous allons passer successivement en revue ces différentes parties.

1° *Tissu osseux.* — Ce tissu, composé, comme nous l'avons vu, de substance fondamentale et de cellules osseuses, se présente sous deux formes principales : tissu compacte et tissu spongieux.

Le tissu compacte, tel qu'on l'observe par exemple sur la diaphyse des os longs, est parcouru par un système de canaux vasculaires, *canaux de Havers*, larges de $0^{mm},2$ à $0^{mm},1$, distants les uns des autres de $0^{mm},1$ à $0^{mm},3$, à peu près parallèles entre eux et à l'axe longitudinal de l'os, et communiquant les uns avec les autres par des branches transversales; ces canaux forment donc, grâce à ces anastomoses, un réseau canaliculé dans toute l'étendue du tissu compacte; ce réseau s'ouvre d'une part à la surface de l'os par de très-petits pertuis obliques, continués par des sillons visibles à l'œil nu sous forme de stries longitudinales; d'autre part, à l'intérieur de l'os dans le canal médullaire ; enfin, vers les extrémités de l'os il communique avec les cavités médullaires du tissu spongieux, qui peuvent être considérées comme de simples dilatations irrégulières des canaux de Havers. Ce réseau est occupé par des vaisseaux sanguins qui proviennent des vaisseaux nourriciers de l'os ou des vaisseaux du périoste, et communiquent avec ceux de la moelle osseuse. Les lamelles de la substance fondamentale, ainsi que les cellules osseuses, sont disposées par séries concentriques autour des canaux de Havers comme autour d'un axe commun (fig. 5), et le nombre de ces couches concentriques de lamelles et de cellules osseuses peut varier de 8 à 15 et même en deçà et au delà de ces limites. Le grand axe des cellules osseuses est parallèle à la direction des canaux de Havers, et la plus grande partie des prolongements caniculés de ces cellules se dirige vers le canal de Havers comme vers un centre.

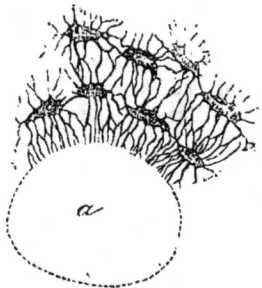

Fig. 5. — *Canal de Havers et cellules osseuses* (*).

Dans les os plats, les canaux de Havers sont parallèles aux deux faces de l'os et semblent partir d'un point central et s'irradier de là dans toutes les directions (ex. pariétal) ; d'autres fois ils sont tous parallèles entre eux (sternum).

Dans le tissu spongieux, ces canaux de Havers sont remplacés par les cavités médullaires et n'existent guère que dans les endroits où ces cavités sont séparées par des cloisons très-épaisses. Dans les cloisons minces, les lamelles et les cellules osseuses sont disposées concentriquement autour des cavités médullaires.

2° *Moelle osseuse.* — La moelle osseuse qui remplit le canal et les cavités médullaires et les plus volumineux des canaux de Havers, est une substance molle, pulpeuse, vasculaire, qui se présente sous deux aspects différents : moelle jaune et moelle rouge ou fœtale.

La moelle jaune est une masse semi-liquide, jaunâtre, existant surtout dans les os longs et contenant 96 pour 100 de graisse, qui lui donne sa couleur. La moelle fœtale est rougeâtre ou rosée et se rencontre surtout dans les os courts, les épiphyses et principalement le corps des vertèbres, les os de la base du crâne, etc. Elle ne contient que des traces de graisse.

La moelle se compose de tissu connectif supportant des vaisseaux et des nerfs, de graisse, de cellules particulières, cellules médullaires et d'une petite quantité de liquide. Le tissu connectif est très-fin et n'existe guère que dans le canal médullaire ; il forme là une trame délicate servant de soutien aux vaisseaux et aux nerfs ainsi qu'aux autres éléments de la moelle ; il ne peut être isolé à l'état de membrane continue, même sur la paroi interne du canal médullaire, où on a décrit à tort une membrane médullaire ou périoste interne. La graisse, très-rare dans la moelle rouge, se trouve tantôt à l'état libre sous forme de gouttelettes, tantôt dans des éléments cellulaires à l'état de vésicule adipeuse. Les cellulaires médullaires, *médulocelles (medulla,* moelle ; *cella*, cellule), très-rares dans la moelle jaune, sont de petites cellules à noyau arrondies ; on trouve en outre dans la moelle des cellules irrégulières, volumineuses, remplies de noyaux, *myéloplaxes* (μυελός; moelle ; πλάξ, lamelle).

3° *Cartilage articulaire.* — Il sera décrit à propos des articulations.

4° *Périoste.* — Le périoste est une membrane fibreuse et vasculaire, blanc jaunâtre ou blanc brillant, enveloppant l'os de tous côtés, sauf aux endroits revêtus de

(*) *a)* Canal de Havers.

cartilage articulaire et dans quelques points où les tendons s'insèrent directement sur les saillies osseuses. Son épaisseur est proportionnelle en général au volume de l'os qu'il recouvre; cependant cette loi souffre de nombreuses exceptions. Dans les points où il est en rapport avec la peau ou avec des parties fibreuses, aponévroses, tendons, ligaments, il est épais et opaque; il est mince et transparent, au contraire, dans les régions où les fibres musculaires s'insèrent directement sur lui.

Son union avec l'os sous-jacent se fait par des prolongements vasculaires allant de ses vaisseaux dans les canaux de Havers, et son adhérence à l'os est en rapport avec le nombre et le degré de ténuité et de délicatesse de ces tractus vasculaires. En général, plus il est mince, moins il est adhérent, tandis qu'un périoste épais adhère fortement à l'os et se laisse difficilement décoller.

L'union du périoste avec les parties molles qui le recouvrent est aussi plus ou moins intime; cette adhérence est très-forte dans les points où il est en contact avec une muqueuse, comme à la voûte palatine; dans ces cas, la couche externe du périoste se soude au tissu connectif de la muqueuse, et les deux membranes deviennent inséparables et n'en forment plus qu'une, dite *fibro-muqueuse*.

Le périoste se compose de trois couches, une externe connective, une moyenne élastique, une interne cellulaire : 1° la couche externe est formée de tissu connectif ordinaire, mélangé de cellules adipeuses; c'est dans cette couche que se ramifient les vaisseaux excessivement nombreux et les nerfs très-fins de cette membrane; 2° la couche moyenne est formée par des fibres élastiques, fines, disposées en réseaux; cette couche, ainsi que la suivante, est traversée par les vaisseaux allant de la couche externe dans les canaux de Havers; 3° la couche interne (blastème sous-périostique), très-mince, en partie confondue avec la précédente et réduite à son minimum chez l'adulte, est très-riche en cellules plasmatiques et joue un rôle très-important dans l'accroissement de l'os.

5° *Vaisseaux des os.* — Les os sont des organes très-vasculaires, comme le prouvent les injections, et cette vascularité existe non-seulement pour le périoste et la moelle, mais encore pour le tissu compacte. Pour les os longs, ces vaisseaux viennent de trois sources; pour la moelle du canal médullaire, de l'artère principale qui passe par le canal nourricier de l'os; pour le tissu spongieux des épiphyses, des artérioles de second ordre pénétrant par les orifices nombreux qu'elles présentent; pour le tissu compacte de la diaphyse, des artérioles et des capillaires provenant du périoste et pénétrant directement dans les canaux de Havers. Il résulte des anastomoses de tous ces vaisseaux de source différente un réseau capillaire très-fin et très-serré, occupant toute l'étendue de l'os. De ce réseau partent des veines, dont les unes accompagnent les artères, dont les autres s'ouvrent isolément, soit sur l'épiphyse, soit sur le tissu compacte de la diaphyse en présentant quelquefois de petites dilatations ampullaires.

Dans les os courts, la distribution vasculaire est à peu près la même que dans les épiphyses des os longs; dans quelques-uns de ces os, les veines sont très-volumineuses (veines des corps des vertèbres). Parmi les os plats, les os du crâne présentent seuls une disposition spéciale due au calibre très-fort de leurs veines, qui cheminent longtemps dans des canaux indépendants (canaux de Breschet), situés entre les deux lames de l'os avant de s'ouvrir à sa surface.

L'existence des lymphatiques dans les os n'est pas encore démontrée.

6° *Nerfs des os.* — Les nerfs des os accompagnent en général les artères et se distribuent presque tous à la moelle. On en a trouvé dans tous les os, sauf les os sésamoïdes et les osselets de l'oreille; certains os (vertèbres) sont beaucoup plus riches en nerfs que d'autres. Dans les os longs, les nerfs peuvent se diviser en diaphysaires et épiphysaires. Tous ces nerfs, du reste, peuvent provenir aussi bien des nerfs encéphalo-rachidiens que du grand sympathique.

Différences de sexe. — Les os de la femme sont plus grêles, plus délicats, moins pesants, moins massifs; leurs courbures, leurs saillies et leurs dépressions sont moins prononcées; ils ont en un mot quelque chose de féminin, plus facile à apprécier *de visu* qu'à décrire. Outre ces caractères généraux, beaucoup d'os présentent dans les deux sexes des particularités distinctives qui seront décrites à propos de chacun d'eux. Les différences d'âge seront examinées à propos du développement.

Outre ces différences naturelles, les os peuvent offrir des différences individuelles tenant aux diversités des habitudes, des professions, des vêtements, etc. Ces déformations portent surtout sur le crâne (déformations crâniennes des peuplades sauvages), le thorax (usage du corset), le pied (emploi de chaussures mal faites), est plutôt du ressort de l'hygiène que de l'anatomie normale.

Propriétés vitales. — La nutrition des os, même chez l'adulte, est assez active, comme le prouvent leurs maladies et les modifications morphologiques qu'ils subissent (agrandissement du sinus, etc.). Cette nutrition a pour agents deux ordres de canaux ou deux réseaux différents : 1° un réseau capillaire contenu dans le périoste, la moelle et les canaux de Havers; 2° un réseau plasmatique formé par la réunion des cellules osseuses et de leurs canalicules anastomosés et n'admettant dans son intérieur que le plasma du sang.

La sensibilité des os, quoique obtuse, est réelle; mais les nerfs des os sont presque tous des nerfs vaso-moteurs destinés à régler la circulation dans les vaisseaux sanguins.

DEUXIÈME SECTION

DES OS EN PARTICULIER

CHAPITRE PREMIER

COLONNE VERTÉBRALE

La colonne vertébrale se compose de vingt-neuf os, vingt-quatre vertèbres, le sacrum et quatre pièces constituant le coccyx. Les vingt-quatre vertèbres sont appelées encore *vraies vertèbres* par opposition avec les *fausses vertèbres*, qui, par leur soudure, constituent le sacrum, par leur réunion le coccyx.

ARTICLE I. — VRAIES VERTÈBRES.

Elles se divisent, suivant les régions qu'elles occupent, en sept cervicales, douze dorsales et cinq lombaires, mais quelle que soit leur région, elles présentent des caractères communs qui doivent être décrits avant leurs caractères distinctifs.

§ I. — Caractères communs des vertèbres.

Chaque vertèbre présente à sa partie antérieure un renflement massif, *corps de la vertèbre* (fig. 6, 1), dont les faces supérieure et inférieure, un peu

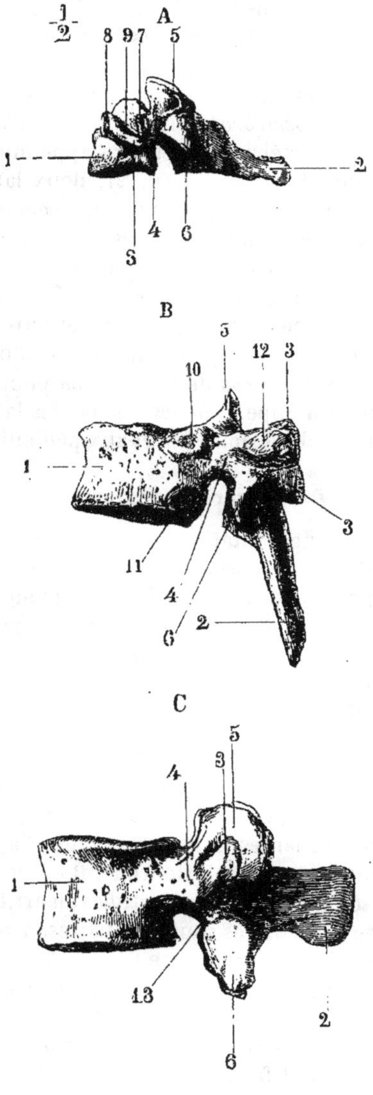

Fig. 6. — *Vertèbres cervicale, dorsale et lombaire* (*).

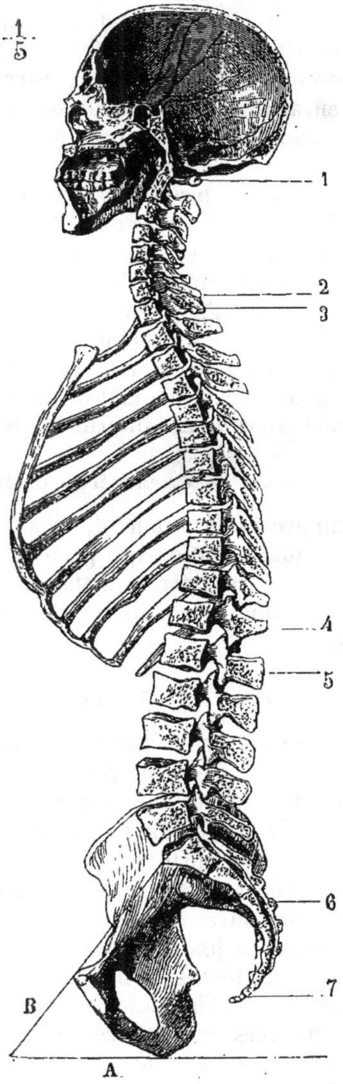

Fig. 7. — *Coupe médiane et antéro-postérieure du crâne et du rachis* (**).

(*) A. Vertèbre cervicale, vue de profil. — B. Vertèbre dorsale. — C. Vertèbre lombaire. — 1) Corps. — 2) Apophyse épineuse. — 3) Apophyse transverse. — 4) Pédicule. — 5) Apophyse articulaire supérieure. — 6) Apophyse articulaire inférieure. — 7) Tubercule postérieur. — 8) Tubercule antérieur des apophyses transverses cervicales. — 9) Crochet du corps de la vertèbre cervicale. — 10) Demi-facette costale supérieure du corps de la vertèbre dorsale. — 11) Demi-facette inférieure. — 12) Facette costale de l'apophyse transverse de la vertèbre dorsale. — 13) Tubercule apophysaire de la vertèbre lombaire.

(**) 1) Première vertèbre cervicale. — 2) Septième vertèbre cervicale. — 3) Première vertèbre dorsale. — 4) Douzième vertèbre dorsale. — 5) Première vertèbre lombaire. — 6) Sacrum. — 7) Coccyx. — A, horizontale ; B, ligne représentant l'inclinaison du bassin par rapport à l'horizon.

excavées, correspondent au corps des vertèbres voisines ; la circonférence du corps est un peu concave de haut en bas dans ses trois quarts antérieurs, où elle constitue les faces antérieure et latérale ; dans le quart postérieur elle est comme tronquée, et circonscrit, avec un demi-anneau, *arc vertébral*, situé en arrière du corps, un orifice ou *trou vertébral* donnant passage à la moelle épinière et à ses enveloppes. De l'arc vertébral partent des appendices divergents, un médian postérieur, *apophyse épineuse* (Fig. 6, 2); deux latéraux, *apophyses transverses* (Fig. 6, 3); enfin, deux ascendants, *apophyses articulaires supérieures* (Fig. 6, 5) et deux descendants, *apophyses articulaires inférieures* (Fig. 6, 6), destinés à s'articuler avec les apophyses de même nom des vertèbres voisines. L'arc vertébral est réuni au corps par une partie rétrécie, *pédicule* (Fig. 6, 4), présentant deux échancrures, une supérieure et une inférieure, qui forment, avec les échancrures des pédicules situés immédiatement au dessus ou au-dessous, des trous, *trous de conjugaison* pour le passage des nerfs émanant de la moelle. On appelle *lames* les parties latérales de l'arc vertébral intermédiaires à l'apophyse épineuse et aux pédicules.

§ II. — Caractères distinctifs des diverses régions.

Comme caractère général, on trouve une augmentation de volume de haut en bas, augmentation qui porte surtout sur les corps et les apophyses épineuses. Les caractères distinctifs spéciaux à chaque région s'effacent en partie à la limite de deux régions, pour faire place à des caractères de transition.

I. Vertèbres cervicales (Fig. 6, A).

Le corps est peu volumineux, plus large dans le sens transversal, aplati en avant, et présente de chaque côté, sur sa face supérieure, un petit crochet vertical (9), et sur sa face inférieure une petite dépression correspondante. Le trou rachidien est triangulaire ; les lames larges et minces : l'apophyse épineuse courte, presque horizontale, creusée inférieurement en gouttière et bifide à son sommet. Les apophyses articulaires sont situées en arrière des apophyses transverses ; leurs facettes articulaires sont circulaires, à peu près planes, inclinées de 45° et regardent les supérieures en haut et en arrière, les inférieures en bas et en avant; celles de droite et de gauche sont dans le même plan. Les apophyses transverses sont situées sur les côtés du corps, creusées en gouttière supérieurement et percées à leur base d'un trou pour le passage de l'artère vertébrale ; elles sont formées par deux branches, l'une postérieure, située en arrière du pédicule et représentant seule l'apophyse transverse véritable (7), l'autre antérieure, située en avant du pédicule et représentant l'analogue d'une côte. La plupart de ces caractères ne s'appliquent pas aux deux premières vertèbres cervicales, qui seront décrites à part.

II. Vertèbres dorsales (Fig. 6, B).

Le corps offre de chaque côté, sur ses parties latérales, en avant des échancrures, deux demi-facettes, l'une supérieure (10), l'autre inférieure (11), pour l'articulation des côtes. Le trou rachidien est petit, ovalaire ; les lames hautes, étroites; l'apophyse épineuse longue, triangulaire, unituberculeuse au sommet, presque verticale. Les apophyses articulaires sont verticales, à facettes planes, et regardent, les supérieures en arrière et en dehors, les inférieures en dedans et en avant; elles sont donc situées chacune dans un plan différent. Les apophyses transverses sont volumineuses, déjetées en arrière, renflées à leur sommet, qui présente en avant une facette articulaire (12) pour la tubérosité de la côte: les échancrures inférieures sont très-profondes, les supérieures à peine indiquées.

III. **Vertèbres lombaires** (Fig. 6, C).

Le corps est très-volumineux; le trou rachidien triangulaire; les lames étroites, épaisses. L'apophyse épineuse est rectangulaire, horizontale, forte, comprimée latéralement. Les apophyses articulaires sont verticales; les supérieures ont des facettes articulaires concaves, regardant en arrière et en dedans, et sont pourvues en arrière d'un tubercule saillant, *tubercule apophysaire* (13), qui représente la véritable apophyse transverse lombaire; les inférieures ont des facettes convexes regardant en dehors et en avant. Les apophyses transverses, mieux appelées *costiformes*, car elles sont en réalité les analogues des côtes, sont longues et minces. Les échancrures inférieures des pédicules sont plus prononcées que les supérieures.

Le tableau suivant résume les principaux caractères différentiels des vertèbres des diverses régions.

		VERTÈBRES	
	CERVICALES.	DORSALES.	LOMBAIRES.
1º Corps....................	crochets verticaux supérieurs.....	demi-facettes costales......... .	»»
2º Trou vertébral...........	triangulaire......	ovalaire......... .	triangulaire.
3º Apophyse épineuse.......	horizontale.......	verticale ou très-oblique........	horizontale.
	bifide au sommet.	unituberculeuse ..	unituberculeuse.
	articulaires inclinées de 45°...	verticales........	verticales,
	planes...........	planes.......... .	concaves ; tuberc. apophysaires.
4º Apophyses.. *supérieures.* regardent en arrière et en haut.		regardent en dehors........	regardent en dedans.
	planes...........	planes......... `	convexes.
inférieures . regardent en avant et en bas.......		regardent en dedans..	regardent en dehors.
	trou de l'artère vertébrale......	facette articulaire costale........	costiformes.
5º Apophyses transverses...	gouttières supérᵉˢ	»»	»»
	bituberculeuses ..	»»	»»
6º Échancrures *supérieures.* plus profondes...		à peine indiquées.	à peine indiquées.
inférieures. moins profondes..		très-profondes ...	très-profondes.

§ III. — Caractères spéciaux de quelques vertèbres.

Dans chaque région certaines vertèbres se distinguent par des caractères particuliers et méritent à cause de cela une description spéciale. Ces vertèbres sont : la première vertèbre cervicale ou atlas, la deuxième ou axis, la septième ou proéminente, puis, parmi les vertèbres dorsales, les première, dixième, onzième et douzième et enfin la cinquième lombaire.

1° Atlas (¹).

Son corps est remplacé par une simple lame, *arc antérieur de l'atlas*, qui présente en avant un tubercule mousse, *tubercule antérieur de l'atlas*, en arrière une facette ovalaire, concave, articulée avec l'apophyse odontoïde de l'axis. Le trou, très large, est occupé dans sa moitié antérieure par cette apophyse odontoïde, véritable représentant du corps de l'atlas, mais détaché de lui et soudé à la deuxième vertèbre cervicale. L'apophyse épineuse manque et est remplacée par un tubercule rudimentaire, *tubercule postérieur de l'atlas*. Les apophyses articulaires sont très-volumineuses et constituent ce qu'on appelle les *masses latérales ;* les facettes articulaires inférieures à peu près planes, circulaires, regardent en dedans et en bas, et s'articulent avec l'axis; les supérieures oblongues, elliptiques, concaves, reçoivent les condyles de l'occipital. Les apophyses transverses, placées en dehors des apophyses articulaires, sont unituberculeuses à leur sommet, et percées d'un trou qui se continue en dedans, derrière l'apophyse articulaire supérieure, avec un canal horizontal aboutissant à l'échancrure supérieure de la vertèbre. Il n'y a pas d'échancrure inférieure.

2° Axis (²).

Son corps est surmonté d'une apophyse haute de 0ᵐ,015 environ, *apophyse odontoïde* ὀδούς, dent; εἶδος, forme), qui est reçue dans la partie antérieure de l'anneau de l'atlas, dont elle représente le corps. Cette apophyse, rétrécie à son insertion au corps de l'axis, *col de l'apophyse odontoïde*, présente sur sa face antérieure une facette convexe, articulée avec la facette concave de l'arc antérieur de l'atlas, et, sur sa face postérieure, une autre facette convexe, articulée avec un ligament, le ligament transverse. Le corps de l'axis offre en avant deux dépressions séparées par une saillie médiane, verticale, à base inférieure ; le trou rachidien a la forme d'un cœur de carte à jouer ; l'apophyse épineuse, très-forte, présente, exagérés, les caractères distinctifs des apophyses épineuses cervicales. Les facettes articulaires supérieures, situées sur les côtés de l'apophyse odontoïde, sont circulaires et regardent en haut et en dehors; les apophyses transverses sont petites, unituberculeuses, creusées en gouttière ; il n'y a pas d'échancrures supérieures. Les autres caractères sont ceux des vertèbres cervicales.

3° Septième vertèbre cervicale ou proéminente.

Son apophyse épineuse est forte, unituberculeuse, longue, et *proémine* à la partie inférieure de la nuque; ses apophyses transverses sont unituberculeuses à leur sommet; quelquefois leur branche antérieure détachée forme une véritable côte rudimentaire.

(¹) Elle est nommée ainsi parce qu'elle supporte la tête comme le géant mythologique Atlas supportait le ciel.
(²) De *axis,* axe.

4° Première, dixième, onzième et douzième vertèbres dorsales.

1° *Première vertèbre dorsale.* — Elle présente de chaque côté de son corps une facette complète supérieure pour la première côte, et en bas un quart de facette pour la deuxième.

2° *Dixième vertèbre dorsale.* — La demi-facette costale inférieure manque.

3° *Onzième vertèbre dorsale.* — Son corps n'a qu'une seule facette costale ; son apophyse transverse, très-courte et offrant trois tubercules à son sommet, n'a pas de facette articulaire.

4° *Douzième vertèbre dorsale.* — Elle a une seule facette costale sur les côtés de son corps, et pas de facette articulaire sur son apophyse transverse. Celle-ci est excessivement courte et présente un tubercule supérieur et postérieur analogue des apophyses transverses dorsales et des tubercules apophysaires lombaires, un tubercule antérieur et inférieur, très-petit, analogue des apophyses costiformes lombaires, et un troisième tubercule intermédiaire aux deux précédents.

5° Cinquième vertèbre lombaire.

La face inférieure de son corps est très-oblique en avant et en bas ; les apophyses articulaires inférieures sont très-écartées ; les apophyses transverses s'élargissent à leur partie inférieure.

ARTICLE II. — FAUSSES VERTÈBRES.

1° Sacrum [1] (Fig. 8, A, B).

Placer en avant et en haut la partie la plus large ou base de l'os ; tourner en avant et en bas la face concave.

Le sacrum est un os impair, large, ayant la forme d'une pyramide aplatie d'avant en arrière, situé entre les os iliaques à la partie postérieure et supérieure du bassin. Il présente une base, un sommet, deux faces et deux bords.

Sa *base* large offre à peu près l'aspect de la face supérieure d'une vertèbre lombaire ; sur la ligne médiane on y trouve une facette ovalaire articulée avec la cinquième vertèbre lombaire et dont le bord antérieur convexe forme la saillie du *promontoire ;* en arrière de cette facette l'ouverture supérieure triangulaire du canal sacré ; sur les côtés deux saillies, apophyses articulaires supérieures (2) et les échancrures des trous de conjugaison ; enfin, tout à fait en dehors deux surfaces triangulaires (A, 3) séparées par un bord mousse de la face antérieure.

Le *sommet* (A, 6) est tronqué, sous forme de facette ovalaire articulée avec le coccyx.

La *face antérieure* (A) est concave, mais de telle façon que, l'incurvation augmente des deux extrémités vers le milieu, l'os offre là comme une sorte d'inflexion brusque ; cette incurvation est plus prononcée chez la femme que chez l'homme. Sur cette face on remarque huit trous, trous sacrés antérieurs (5), disposés en deux rangées longitudinales plus écartées à la partie

---

( ) De *sacer*, sacré ; os sacré.

supérieure ; ces trous, qui diminuent de grandeur de haut en bas, sont nettement circonscrits en dedans, se continuent en gouttière en dehors, et donnent accès dans le canal sacré. Les trois premiers trous de chaque côté sont réunis par trois saillies transversales, traces de la soudure des pièces du sacrum ; la quatrième crête (4) passe au-dessous des deux derniers trous sacrés.

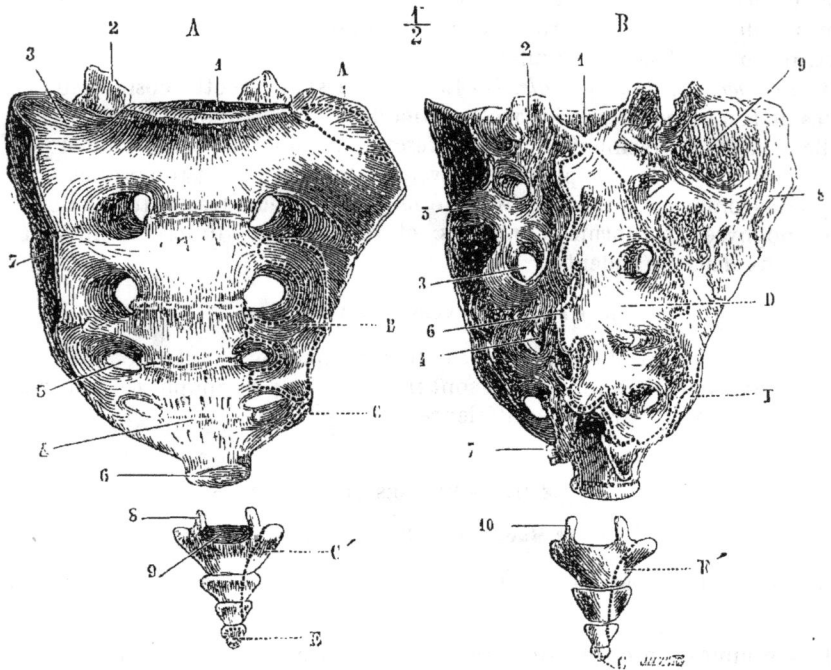

Fig. 8 — *Sacrum et coccyx* (*).

La *face postérieure* (B), moins large que l'antérieure, présente sur la ligne médiane la *crête sacrée* (6) formée par la soudure plus ou moins complète des apophyses épineuses, et aboutissant en bas à une échancrure, ouverture inférieure du canal sacré, qui quelquefois empiète sur la crête sacrée et peut remonter plus ou moins haut. En allant de dedans en dehors, on trouve d'abord une série de rugosités (4) parallèles à la crête sacrée, et se terminant en bas par deux saillies, *cornes du sacrum* (7), arrondies, allongées et articulées avec deux prolongements correspondants du coccyx ; puis la série des trous sacrés postérieurs (3), au nombre de quatre de chaque côté, à bords bien circonscrits et limités en dehors par des tubercules rugueux (5).

(*) A. *Face antérieure :* 1) Base du sacrum. — 2) Apophyses articulaires supérieures. — 3) Surfaces triangulaires latérales de la base. — 4) Lignes ou traces de soudure des vertèbres sacrées. — 5) Trous sacrés antérieurs. — 6) Sommet du sacrum. — 7) Faces latérales. — 8) Cornes du coccyx. — 9) Base du coccyx.

B. *Face postérieure :* 1) Ouverture supérieure du canal sacré. — 2) Apophyses articulaires supérieures. — 3) Trous sacrés postérieurs. — 4) Tubercules internes. — 5) Tubercules externes des trous sacrés. — 6) Crête sacrée. — 7) Cornes du sacrum. — 8) Facette auriculaire. — 9) Rugosités pour des insertions ligamenteuses. — 10) Cornes du coccyx.

Insertions musculaires. — A. Muscle iliaque. — B. Muscle pyramidal. — C, C'. Muscle coccygien. — D. Muscles spinaux postérieurs. — E. Releveur de l'anus. — F, F'. Grand fessier. — G. Sphincter de l'anus.

Les *bords latéraux*, très-minces inférieurement, s'élargissent dans leur moitié supérieure, où ils constituent de véritables faces. Là, ils présentent en avant une facette réniforme (¹), inégale, *facette auriculaire* (B, 8), articulée avec une surface correspondante de l'os iliaque, et, en arrière de cette facette, une surface rugueuse (B, 9), pourvue de nombreux orifices vasculaires.

Le *canal sacré* creusé dans l'épaisseur de l'os forme la partie inférieure du canal vertébral constitué par la superposition des trous vertébraux ; il communique avec l'extérieur par les seize trous sacrés antérieurs et postérieurs.

Différences sexuelles. — Chez la femme, le sacrum est plus large ; sa courbure est plus forte ; sa profondeur (mesurée par une perpendiculaire abaissée du milieu de sa face antérieure sur une ligne joignant sa base à son sommet), qui chez l'homme n'est que de 0ᵐ,015 à 0ᵐ,02, dépasse 0ᵐ,025 chez la femme.

Articulations. — Il s'articule avec quatre os : la cinquième vertèbre lombaire, les deux os iliaques et la première vertèbre coccygienne.

2° Vertèbres coccygiennes ou coccyx (²) (Fig. 8, A, B).

Le coccyx n'est pas en réalité un seul os, mais un composé de quatre pièces, *vertèbres coccygiennes*, distinctes les unes des autres et formant par leur réunion une pyramide osseuse de 0ᵐ,045 de long, continuant le sacrum et terminant la colonne vertébrale. Ces pièces osseuses, aplaties d'avant en arrière et diminuant de volume de haut en bas, sont les rudiments des vertèbres caudales ; sauf la première pièce, elles sont réduites à de simples tubercules sans appendices osseux ; dans toutes, la partie supérieure ou base est plus large que la partie inférieure ou sommet, de façon que la base de la vertèbre coccygienne inférieure déborde le sommet de la vertèbre située immédiatement au-dessus.

A sa partie supérieure, la première pièce présente une ébauche d'apophyse transverse et deux petits prolongements verticaux, *cornes du coccyx* (A, 8 ; B, 10) articulés avec les cornes du sacrum.

Quelquefois, au lieu de quatre, on trouve cinq noyaux osseux, disposition admise comme normale par Sappey. Ces différentes pièces peuvent se souder dans la vieillesse ; on trouve souvent la première pièce du coccyx soudée au sacrum.

CHAPITRE II

CRANE

Le crâne est cette capsule osseuse ovoïde qui contient l'encéphale et communique avec le canal vertébral ou rachidien, dont il n'est que la continuation (Fig. 7). A la partie antéro-inférieure de cette capsule est annexé un appareil osseux très-compliqué, la face, logeant dans des cavités spéciales quelques organes des sens et la partie supérieure du tube digestif. Les os qui le constituent appartiennent les uns exclusivement au crâne, les autres à la face ; il en est enfin qui sont communs aux deux régions ; on les range ha-

(¹) Réniforme, en forme de rein ou de haricot.
(²) De κόκκυξ, coucou : on l'a comparé au bec d'un coucou.

bituellement parmi les os du crâne. En résumé, on a en tout 22 os répartis de la façon suivante :

Os du crâne, 8; 4 impairs : occipital, sphénoïde, ethmoïde, frontal ; 2 pairs : temporal et pariétal.

Os de la face 14; 6 pairs : maxillaire supérieur, palatin, unguis, cornet inférieur, os nasal, os malaire ; 2 impairs : vomer, maxillaire inférieur.

Les os du crâne sont en général des os plats ; ils ont une face extérieure convexe, lisse pour les os de la voûte irrégulière et souvent anfractueuse pour les os de la base, et une face interne concave correspondant à l'encéphale et aux enveloppes cérébrales et moulée sur la forme même de l'encéphale et des autres parties molles contenues dans la cavité crânienne. Cette face présente différentes espèces d'empreintes : les unes, dues aux circonvolutions cérébrales et plus ou moins marquées suivant les sujets, ont la forme de mamelons (*éminences mamillaires*) séparés par des dépressions comparées à l'empreinte laissée par la pulpe du doigt sur de la cire molle, *impressions digitales* (¹) ; les autres, dues à des vaisseaux artériels ou veineux, constituent les premières des sillons étroits, arborescents, les secondes de larges gouttières; enfin les nerfs peuvent aussi laisser sur la face interne de ces os des traces de leur passage. Les os du crâne sont traversés par des trous, des canaux, des fentes, faisant communiquer la cavité crânienne et les cavités de la face soit entre elles, soit avec l'extérieur, et donnant pour la plupart passage à des vaisseaux et à des nerfs. Sur les os de la base du crâne et sur ceux de la face, cette forme d'os plats disparaît plus ou moins pour beaucoup d'entre eux, et se rapproche des os courts ou devient tellement irrégulière qu'il est impossible de les rattacher à un type quelconque.

Comme structure les os du crâne, ceux de la voûte surtout, se composent de deux lames de substance compacte, dont l'interne mince, fragile, a reçu

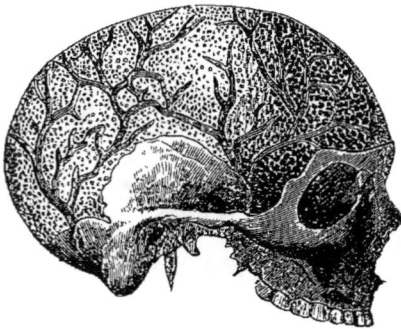

le nom de *lame vitrée;* elles interceptent entre elles une substance spongieuse, le *diploé* (διπλόος, double), dont les mailles, larges et circonscrites par des cloisons épaisses de tissu compacte, diffèrent complétement de la substance spongieuse ordinaire. Dans ce diploé serpentent des canaux veineux, *canaux de Breschet* (Fig. 9), à parois compactes, existant dans le frontal, le pariétal et l'occipital et allant s'ouvrir à la surface des os. Ce diploé manque à peu près com-

Fig. 9. — *Canaux veineux des os du crâne.*

(¹) Les courbures des deux faces ne sont pas exactement parallèles, et les empreintes des circonvolutions cérébrales sur la face interne ne se traduisent pas en général sur la face externe par des saillies ou *bosses* correspondantes. La présence des sinus (voy. plus bas) entre les deux lames de ces os augmente encore la discordance de leurs deux faces. Il est donc impossible par l'inspection de la tête (*crânioscopie*) de reconnaître les saillies partielles des circonvolutions cérébrales; cependant le développement de régions étendues de l'encéphale se traduit à l'extérieur par des saillies correspondantes parfaitement appréciables, et à ce point de vue la crânioscope est une véritable science assise sur des bases sérieuses

piétement dans les os de la base et plusieurs os de la face, où il est remplacé par de la substance spongieuse ordinaire, au rocher, où la substance compacte pure forme la masse de l'os, enfin dans certains os de la face formés en tout ou en partie de lamelles très-minces de tissu compacte, appelées pour ce motif *lames papyracées* (*papyrus*, papier).

Plusieurs de ces os, le frontal, le sphénoïde, le maxillaire supérieur, sont creusés de cavités plus ou moins vastes, résultant de la résorption de la substance spongieuse ou du diploé et constituant les *sinus* [1]. Quand ces sinus, au lieu de former une cavité unique, sont étroits et composés de petites cavités communiquant toutes entre elles, on les appelle *cellules* (cellules ethmoïdales). Ces sinus écartent les deux faces de l'os et s'ouvrent tous dans les fosses nasales, sauf les cellules mastoïdiennes, qui s'ouvrent dans la caisse du tympan.

L'épaisseur des os du crâne, en moyenne de $0^m,003$ à $0^m,004$, varie suivant les régions : elle atteint son minimum sur les parties latérales, où elle descend dans quelques points jusqu'à $0^m,001$, et augmente beaucoup dans les points où des saillies osseuses extérieures et intérieures se correspondent, et surtout aux endroits où se trouvent des sinus ; cette épaisseur varie du reste beaucoup suivant les races, l'âge et surtout les individus.

A l'exception du maxillaire inférieur, mobile sur la mâchoire supérieure, tous les os du crâne et de la face sont articulés entre eux chez l'adulte, de façon à empêcher tout mouvement d'un os sur les os voisins (*sutures du crâne*). Cette immobilité tient à la disposition même des surfaces osseuses en contact et à leur engrènement réciproque ; aussi la macération, au lieu de les disjoindre comme pour les articulations mobiles, laisse-t-elle ces os dans leurs rapports normaux de contiguïté et conserve-t elle intacte la forme de cette boîte osseuse.

La disposition des surfaces osseuses en contact explique la persistance de ces sutures après la macération ; sauf quelques exceptions, ces articulations peuvent se réduire à deux modes de configuration des surfaces : l'*engrènement* et les *biseaux*. L'engrènement a lieu surtout quand les os s'articulent entre eux par leurs bords ; ces bords présentent des dentelures irrégulières plus ou moins développées, s'engrenant avec des dentelures correspondantes de l'os voisin. Dans les biseaux, le contact des deux os a lieu dans une étendue plus grande : un des deux os est taillé en biseau, aux dépens de sa face interne par exemple, et s'applique par cette surface oblique sur l'os voisin taillé en biseau aux dépens de sa face externe, de façon que les faces internes et externes des deux os articulés se continuent immédiatement. Les deux modes, engrènement et biseaux, peuvent du reste être combinés. Enfin, il peut y avoir, mais ce n'est pas là une articulation véritable, simple juxtaposition des deux os.

---

[1] Il ne faut pas confondre ces *sinus* des os du crâne, qui sont remplis d'air sur le vivant, avec les canaux veineux de la dure-mère, appelés aussi *sinus*, et contenus dans les gouttières existant à la face interne des os du crâne.

ARTICLE I. — OS DU CRANE EN PARTICULIER (1).

Préparation. — *Désarticulation des os du crâne.* — Choisir le crâne d'un sujet de quinze à vingt ans ; laisser quelque temps la tête dans l'eau, puis séparer les os en se servant de pinces et des doigts, et en les ébranlant en introduisant un ciseau entre leurs bords contigus. Commencer par les os malaires, qui forment le principal point d'appui de tout le système osseux ; puis enlever les os nasaux, les unguis et successivement tous les autres os, en réservant pour la fin le frontal, le sphénoïde et l'ethmoïde. Cette préparation, qui demande beaucoup de patience et d'adresse, exige une connaissance approfondie des connexions des os du crâne. Un moyen plus simple de désarticuler les os du crâne est de remplir le crâne de haricots secs, de boucher le trou occipital, puis de placer la tête dans l'eau ; les haricots se gonflent, et par leur pression excentrique font éclater le crâne et en disloquent les os ; mais il y en a toujours quelques-uns de brisés : aussi ce moyen est-il à rejeter.

1° Occipital.

La face concave de l'os doit être tournée en avant et en haut ; le grand trou doit être inférieur et dans un plan presque horizontal.

Cet os impair, médian, symétrique, est situé à la partie inférieure et postérieure du crâne qu'il rattache à la première vertèbre cervicale. Il a la forme d'une calotte losangique présentant deux faces, l'une supérieure et interne concave, l'autre externe convexe, quatre bords et quatre angles ; il est percé d'un grand trou, *trou occipital*, qui fait communiquer la cavité crânienne avec le canal rachidien. En avant du trou occipital est le corps de l'os ou *apophyse basilaire ;* en arrière est une lame large et mince, *écaille de l'occipital ;* sur les côtés sont les *parties condyliennes*, par lesquelles la tête appuie sur l'atlas.

A. *Trou occipital.* — Ce trou, analogue des trous vertébraux, est elliptique et rétréci dans sa moitié antérieure ; son plus grand diamètre (0^m,03) est antéro-postérieur.

B. *Corps ou partie basilaire.* — Il est l'analogue du corps des vertèbres ; il a la forme d'une apophyse quadrangulaire qui se dirige en avant et en haut en s'épaississant de plus en plus ; sa face supérieure présente une gouttière inclinée en bas et en arrière et aboutissant au trou occipital (*gouttière basilaire*), et sur les côtés un demi-sillon qui, en se réunissant à un demi-sillon du temporal, forme une rigole qui loge le sinus pétreux inférieur. Sa face inférieure rugueuse constitue la voûte du pharynx et présente, à quelques millimètres en avant du trou occipital, un tubercule médian, *tubercule pharyngien*, et quelquefois une crête transversale à laquelle s'attache l'aponévrose pharyngienne. Son extrémité antérieure s'articule avec le corps du sphénoïde, auquel elle se soude de très-bonne heure (20 ans) ; ce qui a fait décrire par quelques auteurs le sphénoïde et l'occipital comme un seul os, le *sphéno-occipital.* Ses bords latéraux s'articulent par juxta-position avec le rocher.

C. *Écaille.* — Sa face externe convexe offre à son centre une saillie, *pro-*

(1) Le commençant fera bien, pour avoir une idée générale du crâne, avant d'étudier chacun des os en particulier, d'étudier d'abord le crâne considéré dans son ensemble.

tubérance occipitale externe, d'où partent : 1° une crête verticale descendant vers la partie postérieure du trou occipital, *crête occipitale externe* ; 2° deux lignes rugueuses à concavité inférieure se portant transversalement en dehors vers les angles latéraux de l'os, *lignes courbes supérieures*. Ces deux lignes courbes divisent l'écaille en deux portions : l'une supérieure lisse, correspondant à l'occiput ; l'autre inférieure rugueuse, cachée par les muscles de la nuque et servant à leurs insertions ; celle-ci est divisée à son tour en deux parties par deux lignes courbes partant du milieu de la crête occipitale externe parallèlement aux lignes courbes supérieures et intermédiaires à ces lignes et au trou occipital ; ce sont les *lignes courbes inférieures*. Sur la face interne concave on remarque la *protubérance occipitale interne* et la *crête occipitale interne* correspondant à la protubérance et à la crête occipitales externes. Deux gouttières transversales (*gouttières du sinus latéral*) et une gouttière verticale (*gouttière du sinus longitudinal*) situées dans le prolongement de la crête occipitale interne contribuent avec cette crête à diviser cette face interne en quatre fosses, qui logent les supérieures les lobes postérieurs du cerveau, les inférieures le cervelet, *fosses cérébrales* et *cérébelleuses*. Les bords de l'écaille sont dentelés et s'engrènent avec les bords correspondants des temporaux et des pariétaux.

D. *Partie condylienne*. — Sa face inférieure présente sur les parties latérales du trou occipital, dont elle rétrécit la moitié antérieure, deux saillies oblongues, convexes ou *condyles* (χόνδυλος), articulées avec les masses latérales de l'atlas ; en dehors des condyles est une surface rugueuse, quadrilatère, *surface jugulaire* ; en arrière des condyles est une dépression avec un trou, *trou condylien postérieur*, par lequel passe une veine ; en avant se trouve l'orifice inférieur du *canal condylien antérieur* ou canal du nerf hypoglosse, qui passe au-dessus des condyles. Sa face supérieure présente une large gouttière à concavité externe, terminaison de la gouttière du sinus latéral de l'écaille, et dans cette gouttière l'orifice antérieur du trou condylien postérieur. Plus en dedans et sur les côtés des condyles se voit l'orifice interne du canal condylien antérieur. Les bords présentent une saillie correspondant à la surface jugulaire, *apophyse jugulaire* ; en arrière de cette apophyse le bord de l'os s'articule par juxta-position avec la partie mastoïdienne du temporal, et se continue avec les bords de l'écaille ; en avant de cette apophyse, entre elle et les bords de la partie basilaire de l'os, est une grande échancrure subdivisée quelquefois en deux par une saillie osseuse et qui forme avec une échancrure analogue du rocher le *trou déchiré postérieur*.

Structure. — Il ne se présente guère de tissu spongieux ordinaire que dans la moitié antérieure du corps et dans les parties condyliennes ; pour le reste, il a la structure habituelle des os plats du crâne.

Articulations. — Il s'articule avec six os : les temporaux, les pariétaux, les sphénoïdes et l'atlas.

2° Sphénoïde (¹).

Placer les deux apophyses bifurquées en bas, de façon qu'elles soient verticales et que le crochet de la bifurcation interne soit dirigé en arrière.

(¹) De σφήν, coin.

Cet os impair, très irrégulier, est situé à la partie inférieure du crâne, en avant de l'occipital, en arrière de l'ethmoïde. Il présente une partie centrale ou corps, d'où partent six prolongements ; quatre sont transversaux, deux supérieurs et antérieurs, *petites ailes*, deux inférieurs, *grandes ailes ;* les deux autres sont verticaux et dirigés en bas, *apophyses ptérygoïdes* (πτέρυξ, aile).

A. *Corps.* — On peut y décrire six faces.

1° La *face supérieure* présente trois étages appartenant aux trois régions correspondantes de la base du crâne : 1° l'antérieur, un peu excavé, *dépression olfactive*, s'articule en avant, par un bord dentelé et par une crête médiane plus ou moins saillante, avec la lame criblée de l'ethmoïde, et sur les côtés se continue sans interruption avec la face supérieure des petites ailes ; 2° l'étage moyen offre d'avant en arrière une gouttière transversale, *gouttière optique*, pour le chiasma des nerfs optiques, puis une excavation profonde, *selle turcique* ou *fosse pituitaire*, pour la glande du même nom ; enfin une lamelle verticale quadrilatère, *dos de la selle*, qui présente à chacun de ses angles supérieurs une apophyse, *apophyse clinoïde postérieure* (κλίνη, lit), et sur ses bords latéraux deux échancrures : l'une, supérieure, laisse passer des nerfs ; l'autre, inférieure, fait communiquer la gouttière du sinus pétreux inférieur avec la gouttière caverneuse. De chaque côté de la selle turcique est une gouttière antéro-postérieure, *gouttière caverneuse*, qui loge le sinus caverneux et offre souvent à sa partie antérieure une petite saillie, *apophyse clinoïde moyenne*, et à sa partie postérieure et externe une petite lamelle rejoignant la face supérieure du rocher, *lingula ;* 3° l'étage postérieur, formé par la face postérieure du dos de la selle, se continue avec la gouttière basilaire de l'occipital par une surface inclinée, *clivus Blumenbachii.*

2° La *face inférieure* a la forme d'un sablier, étranglée qu'elle est par la partie supérieure et interne des apophyses ptérygoïdes, dont la sépare une rainure profonde oblique en avant et en dehors, trace de la séparation primitive du sphénoïde en deux parties ; elle présente une crête médiane, *bec du sphénoïde*, très-saillante en avant et recouverte par le vomer.

3° La *face antérieure* offre sur la ligne médiane une arête, *crête sphénoïdale*, continue avec le bec du sphénoïde et articulée avec la lame perpendiculaire de l'ethmoïde ; de chaque côté une ouverture arrondie, *orifice des sinus sphénoïdaux ;* plus en dehors une surface rugueuse, articulée en haut avec l'ethmoïde, en bas avec le palatin. La partie inférieure de l'orifice du sinus sphénoïdal est formée par une lamelle, *cornet sphénoïdal* ou *de Bertin* (1), primitivement distincte de l'os : c'est un triangle recourbé constituant une partie de la paroi inférieure et antérieure du sinus ; son angle postérieur s'enfonce dans la rainure oblique qui sépare le corps du sphénoïde de la base des apophyses ptérygoïdes ; l'angle externe s'accole à l'os palatin ; l'angle interne se dirige vers la crête sphénoïdale, qu'il recouvre en s'unissant à celui du côté opposé.

---

(1) Pour bien voir le cornet de Bertin, il faut prendre un sphénoïde sur la tête d'un sujet de quinze à dix-huit ans.

4° La *face postérieure*, quadrilatère, tronquée, se soude de bonne heure à l'apophyse basilaire de l'occipital.

5° Les *faces latérales* donnent naissance par leur partie supérieure et antérieure (*sphénoïde antérieur*) aux petites ailes, par leur partie inférieure et postérieure plus étendue (*sphénoïde postérieur*) et par un tronc commun aux grandes ailes et aux apophyses ptérygoïdes.

B. *Petites ailes* ou *apophyses d'Ingrassias*. — Elles naissent par deux racines : une supérieure, mince, continue à la dépression olfactive du corps de l'os, l'autre inférieure, plus épaisse ; entre les deux est un trou, *trou optique*, qui fait suite à la gouttière optique. De là elles se portent horizontalement en dehors sous forme d'une lamelle très-mince, étroite, *apophyse ensiforme* (*ensis*, épée), articulée avec la partie orbitaire du frontal. De leur base se détache en arrière une apophyse conique, *apophyse clinoïde antérieure*, qui quelquefois se soude à l'apophyse clinoïde moyenne et forme un trou, par lequel passe l'artère carotide interne.

C. *Grandes ailes du sphénoïde*. — Irrégulières, arquées, elles ont trois faces, deux bords et deux extrémités.

1° La *face supérieure* concave fait partie de l'étage moyen de la base du crâne et présente près de sa jonction avec le corps trois orifices : un antérieur, *trou grand rond* pour le nerf maxillaire supérieur, et deux postérieurs, le premier très-grand, *trou ovale*, pour le nerf maxillaire inférieur ; le second arrondi très-petit, situé en arrière et en dehors, *trou petit rond* ou *sphéno-épineux*, pour l'artère méningée moyenne. Entre les petites et les grandes ailes on trouve une fente allongée, large en dedans et en bas, étroite en dehors, *fente sphénoïdale*, faisant communiquer la cavité orbitaire et l'étage moyen de la base du crâne.

2° Les deux *faces antérieures* des grandes ailes sont séparées par une lamelle très-saillante, très-mince, articulée avec le bord interne de la face orbitaire de l'os malaire. La *face externe*, semi-lunaire, convexe, est divisée par une ligne rugueuse en deux portions : une supérieure, appartenant à la fosse temporale ; l'autre inférieure, appartenant à la fosse zygomatique et se continuant insensiblement avec la face externe de l'apophyse ptérygoïde ; on retrouve à son extrémité postérieure les trous ovale et petit rond ; en arrière de ce dernier se détache une petite pointe osseuse, *épine du sphénoïde*. La *face interne* petite, quadrilatère, lisse, fait partie de la paroi externe de l'orbite.

3° Des deux *bords*, l'*externe*, concave, mince et taillé en biseau en avant, épais et dentelé en arrière, s'articule avec le temporal ; l'*interne*, convexe, s'articule par juxta-position avec le bord antérieur du rocher en arrière du pédicule des grandes ailes ; en avant de ce pédicule, il forme d'abord le bord inférieur de la fente sphénoïdale, puis s'élargit en une surface triangulaire rugueuse articulée avec le frontal.

D. *Apophyses ptérygoïdes*. — Ce sont deux apophyses bifurquées à leur sommet, naissant au-dessous de l'origine des grandes ailes et se portant en bas et un peu en avant. Elles se composent de deux lames soudées en haut, séparées en bas et appelées *aile interne* et *aile externe ;* l'aile interne est plus étroite et se termine par un crochet dirigé en arrière et en dehors, et dans lequel glisse le tendon du muscle péristaphylin externe ; l'aile externe est plus étalée et plus large. Entre les deux ailes se trouve une excavation ouverte en arrière, *fosse ptérygoïde,* complétée pour l'échancrure qui sépare le sommet des deux ailes par l'apophyse pyramidale du palatin. A la partie supérieure de cette fosse en dehors de la base de l'aile interne est une petite fossette, fossette *scaphoïde* (σκάφη, nacelle) où s'insère le muscle péristaphylin externe. En avant les deux lames sont réunies, et il en résulte une surface faisant partie de la fosse ptérygo-maxillaire. La face interne de l'apophyse ptérygoïde appartient à la paroi externe des fosses nasales et s'articule par juxta-position avec la lame du palatin ; la face externe appartient à la fosse zygomatique et se continue avec la face externe des grandes ailes. Si on examine la partie antérieure de l'apophyse ptérygoïde, on voit que sa base est percée de trois canaux, qui sont de dehors en dedans : 1° le *trou grand rond ;* 2° le *canal vidien* ou *ptérygoïdien,* à direction antéro-postérieure, où passe le nerf du même nom ; 3° un canal plus étroit et plus court, *canal ptérygo-palatin.* Plus en dedans est une gouttière oblique, qui sépare le corps de l'os de la base de l'apophyse ptérygoïde et marque la trace de la division primitive du sphénoïde en antérieur et postérieur.

Structure. — Dans le corps de l'os sont creusées deux cavités, *sinus sphénoïdaux,* occupant une étendue variable et séparée par une cloison médiane verticale.

Articulations. — Le sphénoïde s'articule avec tous les os du crâne, les palatins, les os malaires et le vomer.

3° Ethmoïde [1].

Placer en haut et en avant l'apophyse triangulaire verticale.

Cet os impair, situé dans l'échancrure du frontal, en avant du sphénoïde, forme une grande partie des parois supérieure et externe de la cloison des fosses nasales. Il se compose de trois parties : une partie médiane horizontale, *lame criblée,* et deux parties latérales, *masses latérales* ou *labyrinthe.*

A. *Lame criblée.* — C'est une lame horizontale, mince, rectangulaire, plus étroite dans le sens transversal et criblée de trous nombreux, disposés sur deux rangées pour le passage des nerfs olfactifs. De ses deux faces partent deux lames verticales, l'une ascendante, l'autre descendante, qui la croisent à angle droit. Le prolongement supérieur, *apophyse crista-galli,* est triangulaire, à bord postérieur très-incliné, à bord antérieur presque vertical ; ce dernier présente en bas deux petites saillies latérales s'unissant à des saillies correspondantes du frontal et circonscrivant avec elles un cul-de-sac, *trou borgne ;* de chaque côté de la base de l'apophyse crista-galli est une fente étroite traversant la lame criblée, *fente du nerf ethmoïdal.* Le prolongement inférieur de la lame criblée ou *lame perpendiculaire de l'ethmoïde,* est quadri-

_____

[1] De ηθμὸς, crible.

latère et fait partie de la cloison des fosses nasales ; son bord antérieur, continu avec le bord antérieur de l'apophyse cristalli-galli, s'articule avec l'épine nasale du frontal et les os propres du nez, son bord postérieur avec la crête du sphénoïde, son bord inférieur avec le vomer en arrière et le cartilage de la cloison en avant ; sa base occupe toute la longueur de la lame criblée. De quatre bords de la lame criblée, les deux latéraux supportent les masses latérales, l'antérieur s'articule avec le frontal, le postérieur avec le sphénoïde.

B. *Masses latérales* ou *labyrinthe.* — Elles sont irrégulièrement cuboïdes et on peut y décrire six faces : 1° la face *supérieure*, située au niveau et en dehors de la lame criblée, présente des demi-cellules et des demi-gouttières, que complètent celles du frontal, *cellules ethmoïdales* et *conduits orbitaires internes ;* 2° la face *inférieure,* par sa moitié postérieure rugueuse, s'articule avec le maxillaire supérieur ; 3° la face *externe* lisse est constituée par une lamelle très-mince, quadrilatère, *os planum, lame papyracée,* qui ferme en dehors le labyrinthe et appartient à la paroi interne de l'orbite ; cet os planum s'articule en haut avec le frontal, en bas avec le maxillaire supérieur, en avant avec l'os unguis, en arrière avec le sphénoïde et le palatin ; 4° la face *interne* irrégulière présente dans sa moitié antérieure une surface creusée de sillons pour les nerfs olfactifs, plus en arrière, deux lames enroulées, à convexité interne, adhérentes aux masses latérales par leur bord supérieur, libres par leur bord inférieur, repliées en dehors et en haut : ce sont les cornets, l'un *supérieur*, plus petit, l'autre *inférieur*, plus volumineux ; entre eux est un espace appelé *méat supérieur*, dans lequel s'ouvre une partie des cellules ethmoïdales ; le cornet moyen s'articule en arrière avec l'os palatin ; 5° la *face antérieure* offre des demi-cavités fermées par l'os unguis; de cette face on voit partir un prolongement irrégulier, *apophyse unciforme* (*uncus*, crochet), qui se porte en bas et en arrière, au-dessous et en dehors du cornet moyen, s'articule avec le cornet inférieur et concourt à rétrécir l'ouverture du sinus maxillaire ; 6° la *face postérieure* offre une surface articulée avec le sphénoïde et le palatin.

Structure. — Presque entièrement constitué par du tissu compacte en lamelles très-minces, il est creusé de cavités irrégulières, qui ont fait donner à ses masses latérales le nom de *labyrinthe*. Sur un ethmoïde désarticulé, ces cellules communiquent de toutes parts avec l'extérieur, sauf du côté de l'os planum ; mais sur un crâne entier les os voisins complètent la fermeture, et toutes les cellules s'ouvrent directement ou indirectement à la face interne des masses latérales, soit au-dessus du cornet supérieur, soit entre lui et le cornet moyen, soit au-dessous de ce dernier. On peut les distinguer d'après leurs rapports avec les os voisins en ethmoïdales, frontales, sphénoïdales, palatines et maxillaires.

Articulations. — Il s'articule avec treize os : le frontal, le sphénoïde, l'unguis, le maxillaire supérieur, les cornets inférieurs, les os nasaux, les palatins, le vomer.

4° Frontal.

Placer en avant la face convexe, en bas la face la plus étroite, qui présente une échancrure médiane.

Cet os impair, en forme de coquille, est situé à la partie supérieure de la face et antérieure du crâne. Il se compose de deux portions : une supérieure verticale, *partie frontale ;* l'autre inférieure horizontale, *partie orbito-nasale.*

A. *Partie frontale.* — 1° Sa *face antérieure*, convexe, bombée et verticale en bas, fuyante en haut, détermine la forme et la saillie du front. On y rencontre sur la ligne médiane des traces de la suture des deux moitiés latérales de l'os primitivement distinctes, suture qui persiste quelquefois à l'état adulte, et en bas une éminence, *bosse nasale*, qui recouvre la racine du nez et est surmontée d'une large surface lisse, *glabelle*. De chaque côté elle présente, dans sa partie moyenne, une saillie, *bosse frontale*, et à sa partie inférieure une nouvelle saillie oblongue, *orcade sourcilière*, correspondant à la partie interne du sourcil, et se continuant avec la bosse nasale médiane ; plus en dehors se trouve une crête à convexité antérieure, très-saillante en bas, et séparant de cette face une surface étroite qui fait partie de la fosse temporale, *surface* et *crête temporales.* 2° Sa *face interne*, concave, parsemée d'élévations (*éminences mamillaires*) et de dépressions (*impressions digitales*), forme les *fosses frontales* et reçoit les lobes antérieures du cerveau ; sur la ligne médiane elle présente une gouttière, *gouttière du sinus longitudinal*, qui se continue en bas avec une crête, *crête frontale*, aboutissant au cul-de-sac du *trou borgne.* 3° Son bord supérieur courbe, dentelé, s'articule avec le bord antérieur des pariétaux, sauf dans la partie correspondante, à la surface temporale où il forme un biseau s'appliquant sur les grandes ailes du sphénoïde. 4° Inférieurement, cette partie verticale est séparée de la partie horizontale de l'os par deux saillies curvilignes, *arcades orbitaires*, entre lesquelles est la bosse nasale.

B. *Partie orbito-nasale.* — Elle se divise en trois régions : une médiane, échancrée ou *nasale*, et deux latérales ou *orbitaires.* 1° La *région nasale* présente une *échancrure* médiane allongée d'arrière en avant, qui reçoit l'ethmoïde ; en avant de l'échancrure est un prolongement, *épine nasale supérieure*, articulée en avant avec les os du nez, en arrière avec la lame perpendiculaire de l'ethmoïde et sur les côtés de laquelle sont deux petites gouttières faisant partie des fosses nasales ; entre l'épine nasale et la bosse nasale est une surface rugueuse articulée avec l'os nasal, et plus en dehors avec l'apophyse montante du maxillaire supérieur. Sur les côtés de l'échancrure nasale se trouvent deux gouttières interrompues par des cloisons transversales, plus profondes en avant, où elles communiquent avec les sinus frontaux ; elles s'articulent avec des gouttières analogues des masses latérales de l'ethmoïde, pour constituer les *cellules ethmoïdales* et les *conduits orbitaires internes.* 2° Les *régions orbitaires* sont formées par une lamelle osseuse très-mince, séparant l'orbite de la cavité crânienne ; elles sont triangulaires et présentent deux faces et trois bords. La *face supérieure* ou cérébrale convexe se continue avec la face interne de la partie frontale de l'os ; la *face inférieure* excavée forme la voûte de l'orbite ; elle présente en dedans une petite dépression pour l'insertion de la poulie du muscle grand oblique de l'œil, en dehors, une fossette large, *fossette lacrymale*, qui loge la glande de ce nom. Des trois bords, l'*interne*, contigu aux gouttières ethmoïdales, s'articule dans son quart antérieur saillant avec l'os unguis (*apophyse orbitaire interne*), dans ses trois quarts postérieurs avec l'os planum de l'ethmoïde ; l'*antérieur* ou *arcade orbitaire* est mousse en dedans, où il présente une échancrure et quelquefois un trou, *échancrure et trou sus-orbitaires ;* il est tranchant et saillant en dehors, *apophyse orbitaire externe*, où il se réunit au postérieur pour former une apophyse, *apophyse zygomatique*, qui descend vers l'os de la pommette ; le *bord postérieur* dentelé est articulé dans sa moitié interne mince avec les petites ailes du sphénoïde, dans sa moitié externe, épaisse et triangulaire avec les grandes ailes.

Structure. — La voûte orbitaire est constituée par une simple lamelle de tissu compacte très-mince et très-fragile. Au niveau de la bosse nasale l'os est creusé de deux cavités, *sinus frontaux*, séparées par une cloison verticale médiane et communiquant avec les demi-cellules antérieures des gouttières ethmoïdales. Leur capacité varie suivant les individus.

Articulations. — Le frontal s'articule avec douze os : les pariétaux, le sphénoïde, l'ethmoïde, les os unguis, les os nasaux, les os malaires, les maxillaires supérieurs.

5° Temporal.

Cet os pair, irrégulier, est situé dans la région inférieure et latérale du crâne et loge dans son épaisseur l'organe de l'audition. Il se divise en deux parties : une partie verticale ou *temporale* proprement dite, une partie oblique, pyramidale, logeant l'organe de l'ouïe, *partie auditive, pyramide* ou *rocher*.

A. *Partie temporale.* — Elle présente dans sa moitié supérieure une lamelle mince, *écaille du temporal*, et dans sa moitié inférieure deux masses osseuses, l'une postérieure, *partie mastoïdienne*, d'où part une apophyse conique verticale, *apophyse mastoïde ;* l'autre antérieure, *partie zygomatique*, d'où naît une apophyse horizontale en forme de crochet dirigé en avant, *apophyse zygomatique*.

a) *Écaille du temporal.* — Elle possède : 1° une *face externe*, lisse, convexe ; 2° une *face interne*, concave, creusée d'un sillon transversal pour l'artère méningée moyenne ; 3° une *demi-circonférence supérieure*, articulée dans sa moitié postérieure taillée en biseau interne avec le pariétal, dans sa moitié antérieure dentelée plus épaisse avec les grandes ailes du sphénoïde ; 4° un *bord inférieur* horizontal, adhérent en avant à la partie zygomatique, en arrière à la partie mastoïdienne.

b) *Partie mastoïdienne.* — Terminée en bas par une apophyse saillante, *apophyse mastoïde* (μαστός, mamelon, elle présente une *face externe*, convexe, rugueuse, séparée de la face externe de l'écaille par une crête appartenant à la crête temporale ; 2° une *face interne* séparée de la face interne de l'écaille par la base de la pyramide, et creusée d'une large gouttière à concavité postérieure faisant partie de la gouttière du sinus latéral ; 3° un *bord postérieur* convexe, dentelé, articulé avec l'occipital, et près de lui un trou aboutissant à la gouttière du sinus latéral, *trou mastoïdien ;* entre ce bord et le bord postérieur de l'écaille est une échancrure qui reçoit l'angle postérieur et inférieur du pariétal, *échancrure pariétale ;* 4° une partie antérieure confondue avec la base de la pyramide. En dedans du sommet de l'apophyse mastoïde est une rainure profonde, *rainure digastrique,* et, plus en dedans, une deuxième rainure plus ou moins marquée, *sillon de l'artère occipitale.*

c) *Partie zygomatique* ([1]). — A sa partie antérieure et inférieure, l'écaille change de direction et se porte transversalement en dedans pour aller se réunir à la partie antérieure du rocher; la trace de cette réunion se voit à la face interne de l'os, sous forme d'une fente irrégulière, et à la face externe, sous forme d'une fente beaucoup plus prononcée, *scissure de Glaser ;* c'est en avant de cette scissure que naît, par deux branches ou racines saillantes, *l'apophyse zygomatique ;* entre ces deux racines est une excavation profonde, *cavité glénoïde* (γλήνη, petite cavité), avec laquelle s'articule le condyle du maxillaire inférieur. Des deux racines, l'une *transverse* ou *articulaire,* convexe, est située en avant de la cavité glénoïde, avec laquelle elle se continue insensiblement; l'autre, *racine antéro-postérieure,* est située en dehors de cette cavité ; à la réunion des deux racines est un tubercule, *tubercule zygomatique,* pour l'insertion d'un ligament. Après sa naissance, l'apophyse zygomatique se porte en avant, en formant une sorte de crochet aplati transversalement; entre sa base et la face externe de l'écaille est une gouttière sur laquelle glisse le muscle temporal : par son sommet, taillé en biseau aux dépens de son bord inférieur, elle s'articule avec l'apophyse de même nom de l'os malaire. Entre la partie zygomatique, en avant, et la partie mastoïdienne, en arrière, est une échancrure convertie en trou par une lamelle osseuse, trou qui forme l'*orifice du conduit auditif externe.*

d) *Pyramide ou rocher.* — Le rocher a la forme d'une pyramide à quatre pans, dirigée obliquement en avant et en dedans, et présentant quatre faces, quatre bords, une base et un sommet. Il loge l'organe de l'audition et offre, dans les régions correspondantes aux parties profondes de cet organe, une dureté caractéristique, qui lui a valu les noms de *rocher, apophyse pierreuse* ou *pétrée.*

1° *Face supérieure.* — Elle présente en arrière et en dehors une saillie, *saillie du canal demi-circulaire supérieur ;* en avant de cette saillie, une ouverture, *hiatus de Fallope,* d'où part un sillon dirigé en avant et en dedans, parallèle au grand axe de la pyramide et aboutissant au canal de Fallope ; en dehors de ce sillon en est un autre, *canal du petit nerf pétreux superficiel,* qui conduit par deux branches dans la caisse du tympan et dans le canal de Fallope. A l'extrémité antérieure de cette face se trouve une dépression, *fossette du nerf trijumeau.* Entre l'hiatus de Fallope, en dedans, et la face interne de l'écaille, en dehors, se voit une lamelle mince, qui forme

---

[1] Dé ζύγωμα, tout corps transversal servant à en joindre deux autres.

le *toit du tympan, tegmen tympani ;* elle se soude à l'écaille, mais on retrouve toujours la trace du lieu de réunion, sous forme d'une fente irrégulière, *fissure pétrosquameuse ;* elle est très-visible sur les temporaux de jeunes sujets.

2° *Face postérieure.* — On y remarque un orifice très-large qui mène dans un canal transversal de 0ᵐ, 006 de long, *trou* et *conduit auditifs internes ;* l'extrémité en cul-de-sac de ce canal est divisée en quatre fossettes par une crête horizontale et une crête verticale se croisant à angle droit ; la fossette supérieure et antérieure possède un seul orifice volumineux, orifice supérieur du canal de Fallope ; les trois autres, par des orifices très-petits et multiples, conduisent dans l'oreille interne. En arrière du trou auditif interne se trouvent deux fentes, l'une supérieure, sans importance, l'autre inférieure, située plus en arrière, *ouverture externe du canal du vestibule.*

3° *Face inférieure.* — Très-irrégulière, déchiquetée, elle présente, en allant de l'apophyse mastoïde vers le sommet du rocher, une apophyse allongée, saillante, dirigée en bas et un peu en avant, *apophyse styloïde* (στῦλος, stylet), et entre les deux un trou, *trou stylo-mastoïden,* orifice inférieur du canal de Fallope. En dedans et en arrière de ce trou et de cette apophyse est une surface déprimée, rugueuse, articulée avec l'apophyse jugulaire de l'occipital. On trouve ensuite une fossette assez profonde, *fosse de la veine jugulaire,* présentant à sa partie externe l'orifice d'un petit conduit qui mène dans le canal de Fallope, *conduit du rameau auriculaire du nerf pneumo-gastrique.* Plus en dedans est l'orifice inférieur large du *canal carotidien,* et dans sa paroi postérieure l'ouverture d'un petit canal conduisant dans la caisse du tympan, *canal tympano-carotidien ;* en dedans, une fossette triangulaire percée d'un trou, *orifice du canal du limaçon ;* dans le triangle compris entre cette fossette, la fosse jugulaire et le canal carotidien, et plus près de ce dernier, est un orifice très-petit, *orifice du canal du nerf de Jacobson,* conduisant dans la caisse du tympan ; enfin, tout à fait près du sommet se trouve une surface irrégulière, rugueuse.

4° *Face antérieure.* — On remarque dans sa moitié externe une lamelle quadrilatère primitivement distincte sous le nom de *cercle tympanique ;* elle complète en bas et en avant l'échancrure existant entre l'apophyse mastoïde en arrière et la partie zygomatique ou la cavité glénoïde en avant ; il en résulte un orifice évasé et un canal, *orifice* et *conduit auditif externes.* Cette lamelle est située en avant de l'apophyse styloïde, qu'elle engaîne par son bord inférieur sans y adhérer, ce qui lui a fait donner le nom d'*apophyse vaginale ;* elle est séparée de la cavité glénoïde par la scissure de Glaser, et forme en arrière pour cette cavité une sorte de paroi verticale non articulaire ; entre elle et le bord antérieur de l'apophyse mastoïde est une fissure, trace de la séparation primitive des deux pièces osseuses. En avant et en dedans de cette lamelle, le reste de la face antérieure est irrégulier et rugueux.

5° *Bords.* — 1° Le *supérieur* saillant présente la *gouttière du sinus pétreux*

supérieur ; 2° l'*inférieur* est formé par le bord inférieur de l'apophyse vaginale ; 3° l'*antérieur* se réunit à l'écaille au niveau de la scissure de Glaser ; il
en résulte un angle rentrant qui reçoit l'extrémité postérieure des grandes
ailes du sphénoïde. A la pointe de l'angle rentrant s'ouvre un canal, *canal
musculo-tubaire,* divisé en deux cloisons secondaires par une cloison osseuse
quelquefois incomplète ; le canal supérieur est le *conduit du muscle du marteau,* l'inférieur est le *conduit osseux de la trompe d'Eustache.* Dans la cloison
qui sépare le canal carotidien du conduit du muscle du marteau, marche
un petit conduit particulier s'ouvrant en dedans sur la paroi antérieure du
canal carotidien, et en dehors à la partie supérieure et interne de la caisse
du tympan, *canal du petit nerf pétreux profond ;* 4° le *bord postérieur* offre,
de la base vers le sommet, une surface rugueuse articulée avec l'apophyse
jugulaire de l'occipital, l'échancrure de la fosse jugulaire, une crête articulée quelquefois avec une crête analogue de l'occipital, l'échancrure de
la fossette triangulaire de la face inférieure du rocher, enfin une surface rugueuse juxtaposée à l'occipital.

6° *Base.* — Confondue en haut avec le reste de l'os, elle présente en bas
l'orifice du conduit auditif externe.

7° *Sommet.* — Il est reçu dans l'angle rentrant formé par le sphénoïde et
l'occipital, et présente l'orifice antérieur du canal carotidien.

8° *Cavités et canaux creusés dans l'épaisseur du rocher.* — L'intérieur du
rocher est parcouru par une série de cavités allant du trou auditif externe
au trou auditif interne, et constituant, par leur réunion, les *cavités auditives,*
qui contiennent les organes fondamentaux de l'audition. On trouve en outre
dans le rocher une série de canaux vasculaires et nerveux qui méritent une
description spéciale.

A. *Cavités auditives.* — Elles seront décrites avec l'organe de l'ouïe.

B. *Conduits traversant le rocher.*

a) *Canal de Fallope ou du nerf facial et ses embranchements.*
Le canal ou aqueduc de Fallope commence à la partie supérieure et antérieure du fond du conduit auditif interne et se termine au trou stylo-
mastoïdien. Dans ce trajet il change plusieurs fois de direction.

1° La première portion, très-courte (0^m,003), perpendiculaire à l'axe du
rocher, se porte en dehors et un peu en avant entre le vestibule en dehors
et le limaçon en dedans, séparée de la face supérieure du rocher par une
très-faible épaisseur de substance osseuse.

2° La deuxième portion, longue de 0^m,01 au moins, à peu près parallèle
à l'axe du rocher, se dirige en arrière, en dehors et un peu en bas ; elle est
d'abord située au-dessus du canal du muscle du marteau, puis entre le canal
demi-circulaire horizontal en haut et en bas la fenêtre ovale, au-dessus de
laquelle il forme une saillie qui se voit sur la paroi interne de la caisse du
tympan. Il contourne ainsi, en présentant une légère concavité inférieure,
la partie supérieure de la caisse et, arrivé à la réunion de cette paroi supérieure et de la postérieure, il change de nouveau de direction.

3° La troisième portion, longue de 0^m,01, descend verticalement derrière la caisse du tympan, s'en écarte de plus en plus et se dévie un peu en dehors pour aboutir au trou stylo-mastoïdien.

Sur ce conduit principal viennent s'embrancher les conduits secondaires suivants :

α Au niveau du premier coude :

1° L'hiatus de Fallope pour le grand nerf pétreux superficiel.

2° En dehors de celui-ci et parallèles à lui un sillon et un conduit pour le petit nerf pétreux superficiel.

β. Dans la partie verticale :

3° Un conduit descendant s'ouvrant sur la paroi externe de la fosse jugulaire et destiné au rameau auriculaire du nerf pneumo-gastrique.

4° Un conduit assez large situé en avant du canal de Fallope et aboutissant au sommet de la pyramide, *canal du muscle de l'étrier.*

5° Le conduit de la corde du tympan quelquefois distinct du canal de Fallope et s'ouvrant à la partie postérieure de la caisse en dedans du cadre de la membrane tympanique en dedans et au niveau de la pyramide.

b) *Canal du nerf de Jacobson.*

Il commence par un petit pertuis à la face inférieure du rocher, entre le canal carotidien et la fosse jugulaire en dedans desquels il est situé. Il se porte verticalement en haut et débouche à la partie inférieure de la caisse du tympan pour se continuer en une gouttière creusée sur le promontoire. A la partie supérieure du promontoire, cette gouttière aboutit à un canal qui se recourbe en avant, passe en dedans du canal du muscle du marteau et arrive à la gouttière située en dehors de l'hiatus de Fallope (gouttière et canal du petit nerf pétreux superficiel); de la gouttière du promontoire partent en avant deux sillons : un supérieur, qui se transforme en canal, longe la cloison osseuse du conduit musculo-tubaire et débouche à la partie antérieure du canal carotidien ; un inférieur qui se dirige en bas et débouche à la partie postérieure de ce canal ; tous deux livrent passage à des filets anastomotiques du nerf de Jacobson avec le plexus carotidien.

c) *Canal carotidien.*

Large de 0^m,003 à 0^m,006, il commence à la face inférieure du rocher en avant de la fosse jugulaire, en arrière de l'apophyse vaginale, se porte verticalement en haut dans une longueur de 0^m,008 à 0^m,009; puis se recourbe en avant et devient parallèle à l'axe du rocher, au sommet duquel il s'ouvre après un trajet horizontal de 0^m,02 le long du bord externe de l'os. Son coude correspond au sommet du limaçon, dont il est séparé par une faible épaisseur; il communique avec la caisse du tympan par deux conduits, mentionnés plus haut à propos du canal du nerf de Jacobson ; il est complété en avant par une petite languette osseuse du sphénoïde (*lingula*).

Articulations. — Le temporal s'articule avec cinq os : l'occipital, le sphénoïde, le pariétal, l'os malaire et le maxillaire inférieur.

6° Pariétal.

Placer en dedans la face concave de façon que les sillons creusés sur cette face se dirigent
en bas et en avant.

Cet os pair, quadrilatère, constitue les parties latérales et supérieures du
crâne. Il a deux faces et quatre bords.

La *face externe* convexe, lisse, présente dans sa partie médiane une saillie,
bosse pariétale; au-dessous de cette bosse une ligne courbe à concavité inférieure, *ligne courbe temporale,* et au-dessous de cette ligne une surface faisant partie de la fosse temporale. La *face interne* concave est creusée de sillons arborescents dirigés en avant et en bas et logeant des branches artérielles; le long de son bord supérieur est une demi-gouttière qui, réunie à
celle du côté opposé, reçoit le sinus longitudinal; sur les côtés de cette gouttière sont des dépressions marquées surtout chez le vieillard, *dépressions de
Pacchioni,* qui logent des granulations de la dure-mère; chaque demi-gouttière présente en arrière un trou, *trou pariétal.*

Le bord *inférieur* concave, taillé en biseau sur sa face externe, s'articule
avec l'écaille du temporal; les trois autres bords sont profondément dentelés et s'articulent : le *supérieur* avec celui du côté opposé, l'*antérieur* avec le
frontal, le *postérieur* avec l'occipital.

Articulations. — Le pariétal s'articule avec cinq os : le frontal, l'occipital, le temporal, le sphénoïde et le pariétal du côté opposé.

7° Maxillaire supérieur.

Placer en bas le bord qui supporte les dents, en tournant sa concavité en dedans; diriger
en avant le bord tranchant de l'apophyse montante verticale.

Cet os pair, irrégulier, constitue, en s'articulant sur la ligne médiane avec
celui du côté opposé, la plus grande partie de la mâchoire supérieure et concourt à la formation des cavités buccale, nasale et orbitaires. Il se compose
d'un *corps* creusé d'une cavité communiquant avec les fosses nasales, *sinus
maxillaire,* et de quatre prolongements : un supérieur mince, *apophyse
montante;* un inférieur, *bord alvéolaire;* un externe, court, *apophyse zygomatique;* un interne, mince, horizontal, *apophyse palatine.*

A. *Corps.* — Il a la forme d'une pyramide triangulaire, dont la base correspond à la paroi externe des fosses nasales et le sommet à l'apophyse zygomatique ; on peut donc lui décrire une base et trois faces.

1° La *base* ou *face interne* ou *nasale* présente l'ouverture du sinus maxillaire, qui occupe près de la moitié de son étendue et a la forme d'un demi-
cercle plus ou moins régulier, offrant à sa partie inférieure une fissure, où
s'introduit une lamelle du palatin; au-dessus de cet orifice est une surface
rugueuse, articulée avec les masses latérales de l'ethmoïde; derrière, une
demi-gouttière oblique, contribuant avec le palatin à former le *conduit
palatin postérieur.* En avant du sinus est une surface triangulaire excavée, aboutissant en haut à une gouttière étroite et profonde, *gouttière du*

canal nasal, dont les deux bords s'articulent avec le cornet inférieur et l'os unguis.

2° La *face supérieure* ou *orbitaire* est triangulaire, inclinée en bas et en dehors et forme le plancher de l'orbite ; elle est traversée par une gouttière, qui, prolongée par la *suture sous-orbitaire,* se continue au-dessous de cette suture avec un canal, *canal sous-orbitaire,* s'ouvrant à la face antérieure de l'os ; avant sa terminaison il émet un canalicule, *conduit dentaire antérieur,* qui va aux alvéoles des dents incisives et canines. Son bord antérieur, mousse en dedans, fait partie du rebord de l'orbite ; en dehors il se confond avec l'apophyse zygomatique ; son bord interne s'articule d'avant en arrière avec l'unguis, l'os planum de l'ethmoïde et le palatin ; son bord externe est séparé de la face orbitaire des grandes ailes du sphénoïde par la *fente sphéno-maxillaire.*

3° La *face antérieure* continue en bas avec le rebord alvéolaire, en haut et en avant avec l'apophyse montante, en arrière avec l'apophyse zygomatique, est un peu excavée (*fosse canine*) et présente à sa partie supérieure l'orifice antérieur du canal sous-orbitaire ou *trou sous-orbitaire,* à 0ᵐ,008 au-dessous du rebord de l'orbite. En bas on remarque les saillies des alvéoles.

4°La *face postérieure* ou *tubérosité maxillaire,* séparée de la précédente par l'apophyse zygomatique, n'offre de particulier que de petits canaux, *conduits dentaires postérieurs,* et tout à fait à sa partie supérieure, à la réunion des trois faces, postérieure, interne et orbitaire, une petite facette triangulaire articulée avec l'apophyse orbitaire du palatin.

B. *Apophyse zygomatique.* — Elle est triangulaire, située à la réunion des faces antérieure, postérieure et orbitaire de l'os et s'articule par une large surface irrégulière avec l'os malaire.

C. *Apophyse palatine.* — Elle est horizontale, quadrilatère, mince en arrière, très-épaisse en avant, et possède une face supérieure qui fait partie du plancher des fosses nasales, et une inférieure qui fait partie de la voûte palatine. Son bord externe se confond avec le corps de l'os ; son bord interne, articulé avec l'apophyse palatine de l'os du côté opposé, est mince en arrière, s'élargit en avant et présente une demi-gouttière, continue en haut avec un canal complet s'ouvrant sur sa face supérieure ; il en résulte, par l'accolement des deux maxillaires supérieurs, un canal en Y, *canal incisif,* à ouverture simple du côté de la bouche, double du côté des fosses nasales (¹) ; le bord postérieur très-mince s'articule avec la lame horizontale du palatin ; le bord antérieur arrondi se continue en dehors avec le bord antérieur de l'apophyse montante et en dedans avec une pointe saillante, dont la réunion à celle du côté opposé constitue l'*épine nasale antérieure et inférieure.*

(¹) Son orifice inférieur offre souvent quatre petits orifices présentant la disposition suivante : deux sont situés de chaque côté de la ligne médiane, *foramina de Stenson,* et laissent passer les vaisseaux palatins antérieurs ; les deux autres, *foramina de Scarpa,* sont situés sur la ligne médiane, l'un en avant, l'autre en arrière des précédents, et laissent passer, le premier le nerf naso-palatin gauche, le second le droit.

D. *Apophyse montante.* — Aplatie transversalement, allongée, elle naît par une base mince à la réunion des deux faces interne et antérieure de l'os. Sa face externe est lisse, sous-cutanée ; sa face interne offre de haut en bas une surface en rapport avec les cellules antérieures de l'ethmoïde, une crête articulée avec le cornet moyen, une surface excavée appartenant au méat moyen et une nouvelle crête articulée avec le cornet inférieur. Son bord antérieur s'articule en haut avec l'os nasal ; plus bas il présente une échancrure qui concourt à former l'ouverture antérieure des fosses nasales et vient se terminer à l'épine nasale antérieure et inférieure ; son bord postérieur devient bifide en bas et se continue avec la gouttière du canal nasal ; la lèvre interne de cette gouttière s'articule avec l'unguis. Son sommet tronqué s'articule avec le frontal.

E. *Bord alvéolaire.* — Il a la forme d'un demi-fer à cheval et présente les alvéoles des dents supérieures. La face interne de ce rebord forme, avec la face inférieure de l'apophyse palatine, la *voûte du palais ;* à l'union des deux faces on trouve un sillon, *sillon palatin postérieur ;* en avant, sur cette même face, on voit partir de l'orifice inférieur du canal incisif une fissure aboutissant entre la canine et l'incisive externe ; c'est la trace de la soudure de l'os incisif ou inter-maxillaire. A la partie antérieure de ce rebord, en dedans de la saillie de l'alvéole de la canine, est une petite fossette, *fossette incisive.*

F. *Sinus maxillaire* ou *antre d'Hygmore.* — Cette cavité creusée dans le corps de l'os a, comme lui, la forme d'une pyramide triangulaire ; sa paroi supérieure, formée par le plancher de l'orbite, est remarquable par sa minceur.

Structure. — La substance spongieuse ne se rencontre qu'au rebord alvéolaire et dans l'apophyse zygomatique.

Articulations. — Le maxillaire supérieur s'articule avec le frontal, l'ethmoïde et tous les os de la face, excepté le maxillaire inférieur.

Variétés. — On trouve quelquefois à la base de l'apophyse montante un petit os isolé, *os lacrymal externe de Rousseau.*

8° Palatin.

Placer en bas, en dehors et en arrière, l'apophyse pyramidale, qui se trouve au point de rencontre de la lame verticale et de la lame horizontale de l'os.

Cet os pair, très-fragile, est situé en arrière des maxillaires supérieurs de chaque côté de la ligne médiane. Il se compose de deux lames réunies à angle droit : l'une *horizontale* ou palatine, l'autre *verticale* plus grande. A la réunion des deux lames on trouve en arrière une apophyse saillante, *apophyse pyramidale ;* sur le bord supérieur de la lame verticale sont deux apophyses séparées par une échancrure : l'une antérieure, *apophyse orbitaire ;* l'autre postérieure, *apophyse sphénoïdale.*

A. *Lame horizontale* (*os quadratum*). — Mince, quadrilatère, elle possède une face supérieure et une face inférieure, qui font partie, la première du plancher des fosses nasales, la deuxième de la voûte palatine ; sur celle-ci se voit en arrière une crête transversale, à laquelle s'attache l'aponévrose du voile du palais, et en avant de cette crête, l'orifice inférieur du canal palatin postérieur. Son bord antérieur s'articule avec le bord postérieur de l'apophyse palatine du maxillaire supérieur ; son bord postérieur concave donne attache au voile du palais et présente en dedans une demi-épine qui, réunie à celle du côté opposé, constitue l'*épine nasale postérieure ;* son bord interne s'unit à celui du côté opposé, et forme une gouttière qui reçoit le vomer.

B. *Lame verticale.* — 1° La *face interne* nasale présente, de haut en bas, une crête transversale articulée avec le cornet moyen, une surface excavée faisant partie du méat moyen, une seconde crête pour le cornet inférieur et en bas une surface appartenant au méat inférieur ; 2° la *face externe* offre, d'avant en arrière, une large surface appliquée sur la partie de la face nasale du maxillaire supérieur située en arrière de l'ouverture du sinus maxillaire, puis une surface lisse, triangulaire en haut, où elle forme le fond de la fosse ptérygo-maxillaire, étroite en bas, où elle forme une gouttière qui se réunit à une gouttière analogue du maxillaire supérieur, pour constituer le *canal palatin postérieur ;* dans cette gouttière se voient deux et quelquefois trois trous, orifices supérieurs des *conduits palatins accessoires ;* plus en arrière on trouve, en haut une lamelle étroite appliquée contre l'apophyse ptérygoïde, en bas une surface triangulaire, rugueuse, appartenant à l'apophyse pyramidale et articulée avec le maxillaire supérieur ; 3° son *bord antérieur*, très-mince, offre une languette engagée dans la fissure de l'orifice du sinus maxillaire qu'elle rétrécit ; 4° son *bord postérieur* appuie sur l'apophyse ptérygoïde ; 5° son *bord supérieur* présente une échancrure profonde, complétée par le sphénoïde *trou sphéno-palatin.*

C. *Apophyse orbitaire.* — Cette apophyse, située en avant du trou sphéno-palatin, et déjetée en dehors, représente une pyramide creusée d'une petite cavité triangulaire ouverte du côté des cellules ethmoïdales postérieures. Elle possède cinq facettes : 1° une *supérieure*, appartenant au plancher de l'orbite, tout à fait en arrière ; 2° une *externe*, dirigée en bas, et faisant partie de la fosse ptérygo-maxillaire, en avant du trou sphéno-palatin ; les trois autres sont articulaires ; 3° l'une en avant avec la facette triangulaire située à la partie postérieure et supérieure du maxillaire supérieur ; 4° l'autre en arrière avec le corps du sphénoïde ; 5° la troisième en dedans avec la partie postérieure et inférieure des masses latérales de l'ethmoïde.

D. *Apophyse sphénoïdale.* — Cette apophyse, située en arrière du trou sphéno-palatin, est une petite lamelle déjetée en dedans, qui s'applique sur la face inférieure du corps du sphénoïde en complétant le *canal ptérygo-palatin ;* sa face inférieure fait partie des fosses nasales, son bord interne arrive jusqu'au vomer.

E. *Apophyse pyramidale* ou *ptérygoïdienne.* — Cette apophyse saillante, triangulaire, déjetée en arrière et en dehors, continue le bord postérieur de la lame verticale. Elle est reçue en arrière dans l'échancrure de l'apophyse ptérygoïde, et présente trois gouttières : une médiane lisse, complétant la fosse ptérygoïde; deux latérales rugueuses, recevant les deux ailes; en dehors elle offre une surface triangulaire rugueuse articulée avec la tubérosité maxillaire du maxillaire supérieur et séparée de la face externe de la lame verticale par la gouttière du canal palatin postérieur; à sa partie inférieure se voient les deux ou trois orifices des conduits palatins accessoires.

Structure. — Sauf l'apophyse pyramidale, il est entièrement composé de tissu compacte.

Articulations. — Le palatin s'articule avec six os : le sphénoïde, l'ethmoïde, le maxillaire supérieur, le cornet inférieur, le vomer et le palatin du côté opposé.

9° Unguis (¹) ou os lacrymal.

Placer en avant, en dehors et en bas, le petit crochet qui termine la crête verticale de l'os.

Cet os pair, très-mince, est situé à la partie interne et antérieure de l'orbite. Il a deux faces et quatre bords.

La *face externe* présente une crête verticale terminée en bas par un petit crochet dirigé en avant et articulé avec la lèvre externe de la gouttière lacrymo-nasale. Cette crête la divise en deux portions inégales, l'une antérieure, étroite, creusée en gouttière, *gouttière lacrymale;* l'autre postérieure, plus large, plane. La *face interne* présente un sillon vertical, profond, correspondant à la crête externe, et deux surfaces convexes : l'une antérieure, appartenant au méat moyen, l'autre postérieure correspondant au labyrinthe.

Bords. — Le *supérieur* s'articule avec l'apophyse orbitaire interne du frontal; l'*inférieur*, par une petite languette, avec l'apophyse lacrymale du cornet inférieur; l'*antérieur*, avec l'apophyse montante du maxillaire supérieur; le *postérieur* dentelé avec l'os planum de l'ethmoïde.

Articulations. — L'unguis s'articule avec quatre os : l'ethmoïde, le cornet inférieur, le frontal et le maxillaire supérieur.

10° Cornet inférieur.

Placer en dedans la lamelle la plus large, en bas le bord convexe régulier de cette lamelle; tourner en arrière l'extrémité la plus effilée.

Cet os pair, très-mince, est situé au-dessous de l'ethmoïde, sur la paroi externe des fosses nasales. Il a deux faces, deux extrémités et deux bords, dont le supérieur supporte trois apophyses.

La *face interne* est convexe et présente un sillon transversal pour une branche artérielle; la *face externe* est concave.

Le *bord inférieur*, un peu convexe, est libre dans les fosses nasales.

(¹) De *unguis*, ongle.

Le *bord supérieur* monte d'abord obliquement en haut et en arrière, en s'articulant avec la crête oblique de la face interne de la branche montante du maxillaire supérieur; puis, au niveau de la gouttière du canal nasal, redescend obliquement en bas et en arrière en s'articulant avec une crête oblique du palatin et en coupant diagonalement l'ouverture du sinus maxillaire. De ce bord partent trois apophyses : deux ascendantes, une descendante. 1° La première, *apophyse lacrymale*, courte, complète la gouttière du canal nasal en s'articulant avec les deux lèvres de cette gouttière et en haut avec l'unguis; 2° la moyenne descendante ou *auriculaire*, est triangulaire, allongée et contribue à fermer la partie inférieure de l'orifice du sinus maxillaire; 3° au-dessus de cette apophyse en est une dernière, *apophyse ethmoïdale*, courte, irrégulière, qui se porte en avant à la rencontre de l'apophyse unciforme de l'ethmoïde et contribue encore à rétrécir l'orifice du sinus maxillaire.

Des deux *extrémités*, la postérieure est plus effilée que l'antérieure.

Articulations. — Le cornet inférieur s'articule avec quatre os : l'ethmoïde, le maxillaire supérieur, l'unguis et le palatin.

11° Os nasal ou os du nez.

Placer en haut l'extrémité épaissie la plus étroite de l'os, en dehors la face convexe, en avant le bord vertical le plus court.

Cet os pair, de forme très-variable suivant les individus et suivant les races, est situé à la racine du nez, de chaque côté de la ligne médiane. Il a deux faces et quatre bords.

La *face externe*, convexe, étroite en haut, large en bas, appartient au dos du nez. La *face interne*, concave, dépend des fosses nasales et est creusée d'un sillon vertical, *gouttière ethmoïdale*, pour le nerf du même nom.

Le *bord supérieur* est formé par une extrémité épaissie, rugueuse, articulée avec le frontal; l'*inférieur*, tranchant, en S, présente une petite échancrure à laquelle aboutit la gouttière ethmoïdale, et s'articule avec les cartilages latéraux du nez; l'*antérieur* s'unit à celui du côté opposé, et les deux réunis forment en haut une crête articulée avec l'épine nasale du frontal, et plus bas une rainure qui reçoit la lame perpendiculaire de l'ethmoïde; le *postérieur* s'articule avec le bord antérieur de l'apophyse montante.

Articulations. — L'os nasal s'articule avec quatre os : le frontal, l'ethmoïde, le maxillaire supérieur et le nasal du côté opposé.

Variétés. — On trouve quelquefois dans l'angle compris entre les deux bords inférieurs des os nasaux, en avant de la lame perpendiculaire de l'ethmoïde, deux petites lamelles osseuses, *os inter-nasaux*.

12° Os malaire (¹) ou jugal.

Placer en dehors la face convexe, en haut et en avant la face concave en forme de demi-croissant, horizontalement en avant l'extrémité la plus étroite de cette face concave.

(¹) De *mala*, joue.

Cet os pair, résistant, forme la saillie de la pommette. Il présente deux faces, quatre bords et quatre angles; aux bords antérieur et supérieur se rattache une lamelle concave, faisant partie de l'orbite, de sorte qu'on peut diviser l'os en deux parties : une partie *malaire* et une partie *orbitaire.*

A. La *face externe*, convexe, est percée d'un trou, *trou malaire*, conduisant à un canal qui traverse l'os. La *face interne*, concave, fait partie de la paroi externe de la fosse zygomatique et présente aussi un trou, deuxième orifice du *canal malaire;* sa partie antérieure et inférieure rugueuse s'articule avec l'apophyse zygomatique du maxillaire supérieur.

B. *Bords.* — Des quatre bords, deux sont supérieurs, deux inférieurs, de façon que les quatre angles sont situés aux extrémités des deux diamètres vertical et horizontal de l'os. 1° Le *bord antérieur* et *inférieur*, rugueux, s'articule avec la partie supérieure de l'apophyse zygomatique du maxillaire supérieur ; 2° l'*inférieur* et *postérieur* est mousse, épais et présente en avant un tubercule saillant, *tubercule malaire;* les deux bords supérieurs sont plus étendus ; 3° le *postérieur,* assez mince, en forme d'S, se continue avec la crête temporale et dans son tiers inférieur s'articule avec l'apophyse zygomatique du temporal ; 4° l'*antérieur*, épais, demi-circulaire, forme le tiers postérieur et inférieur du rebord orbitaire.

De ce bord se détache une lamelle étroite, semi-lunaire, effilée en avant, large en arrière, se portant transversalement en dedans, c'est la *partie orbitaire* de l'os. Elle a une *face supérieure* concave, qui appartient à l'orbite et sur laquelle on trouve un troisième trou malaire ; une *face postérieure,* qui se confond avec la face interne de l'os : un *bord externe*, qui n'est autre chose que le bord antérieur et supérieur de l'os, et un *bord interne* dentelé, irrégulier, articulé en arrière avec la lamelle qui sépare les deux faces antérieures des grandes ailes du sphénoïde, en avant avec le maxillaire supérieur ; entre ces deux articulations, ce bord forme quelquefois par une échancrure l'extrémité antérieure de la fente sphéno-maxillaire, quand elle n'est pas formée par un crochet du maxillaire supérieur ou par un os wormien.

C. *Angles.* — L'*inférieur*, peu saillant, s'articule avec l'apophyse zygomatique du maxillaire supérieur ; le *supérieur*, très-allongé, épais, avec l'apophyse orbitaire externe du frontal ; l'*antérieur*, taillé en biseau inférieurement, s'applique sur le rebord orbitaire du maxillaire supérieur ; le *postérieur* supporte, par les rugosités de son bord supérieur, l'apophyse zygomatique du temporal.

Structure. — Cet os est constitué par un tissu très-dur, compacte. Il est traversé par un canal en Y, dont les trois branches aboutissent aux trois trous malaires.

Articulations. — L'os malaire s'articule avec quatre os : le maxillaire supérieur, le frontal, le sphénoïde et le temporal.

13° Vomer (¹).

Placer en haut et en arrière la partie évasée.

(¹) De *vomer*, soc de charrue.

Cet os impair est constitué par une lame mince, verticale, située sur la ligne médiane, souvent dévié d'un côté ou de l'autre et formant une partie de la cloison des fosses nasales. Il a deux faces et quatre bords.

Les *faces* sont planes et offrent quelquefois un sillon oblique en bas et en avant, *sillon naso-palatin*.

Bords. — L'*inférieur*, horizontal, s'articule avec les branches horizontales des palatins et des maxillaires supérieurs; le *supérieur*, évasé, bifurqué en arrière, présente une gouttière profonde médiane, qui reçoit le bec du sphénoïde et deux larges *ailes* engagées dans les gouttières obliques de la face inférieure du sphénoïde; le bord *postérieur* forme la cloison médiane de l'ouverture postérieure des fosses nasales; l'*antérieur*, très-oblique, s'articule en haut avec la lame perpendiculaire de l'ethmoïde, en bas avec le cartilage de la cloison, et présente ordinairement une rainure profonde, trace de la séparation primitive de l'os en deux lames.

Articulations. — Le vomer s'articule avec six os : le sphénoïde, l'ethmoïde, les maxillaires supérieurs et les palatins.

14° Maxillaire inférieur (Fig. 10).

Cet os impair, en fer à cheval, à concavité postérieure, constitue à lui seul le squelette de la mâchoire inférieure. On le divise en une partie moyenne ou *corps*, et deux prolongements verticaux, situés en arrière, ou *branches* (1); on appelle *angle de la mâchoire* (6), l'angle que le bord postérieur des branches fait avec le bord inférieur du corps.

A. *Corps*. — Il se compose de deux régions présentant des différences notables dans leur développement : l'une inférieure, *partie basilaire* de l'os, l'autre supérieure, supportant les dents, ou *partie alvéolaire*. Il a deux faces et deux bords.

La *face antérieure* (Fig. 15) présente, sur la ligne médiane, un sillon vertical, *symphyse du menton*, trace de la soudure des deux moitiés de l'os : il aboutit en bas à une saillie triangulaire à base large et rugueuse, *éminence mentonnière* (33); sur les côtés, au niveau de la deuxième petite molaire, se rencontre un trou, *trou mentonnier* (35), et plus en arrière une ligne oblique, *ligne maxillaire externe* (36), montant rejoindre le bord antérieur de la branche correspondante. Près du bord supérieur on trouve les saillies des alvéoles, saillies plus prononcées pour les canines.

La *face postérieure* (fig. 10) offre sur la ligne médiane quatre petits tubercules situés près du bord inférieur, *apophyses géni* (10), sur les côtés, elle est partagée par une ligne oblique, *ligne myloïdienne* (μύλοι, dents molaires) ou *maxillaire interne* (7), en deux parties : une supérieure ou linguale, l'autre inférieure, assez profondément excavée en arrière et présentant tout à fait en avant, près de la ligne médiane et du bord inférieur, une petite fossette, *fossette digastrique* (c).

Le *bord supérieur* ou *alvéolaire* est creusé d'une série de cavités ou alvéoles logeant les racines des dents sur lesquelles elles se moulent. Il a une très-grande épaisseur au niveau des dernières molaires, qui sont déjetées en dedans ; sa forme générale est celle d'un fer à cheval un peu tronqué en avant ; aussi les incisives supérieures débordent-elles en avant les incisives inférieures.

Le *bord inférieur* est très-épais, résistant, et a une courbure analogue à celle du bord supérieur, mais plus grande à cause de l'obliquité du corps de l'os.

B. *Branches.* — Elles sont quadrilatères et présentent deux faces et quatre bords.

La *face interne* offre, à sa partie moyenne, un orifice qui mène dans un

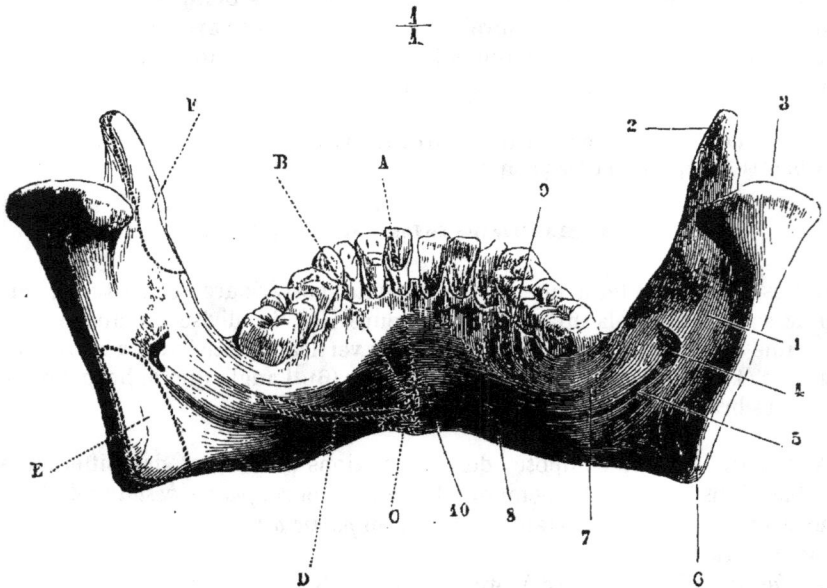

Fig. 10. — *Maxillaire inférieur, face postérieure* (*).

canal, *canal dentaire inférieur* (4), orifice limité en dedans par une pointe osseuse saillante, et d'où part un petit sillon dirigé obliquement en bas et en avant, *sillon mylo-hyoïdien* (5) ; au niveau de l'angle de la mâchoire elle est couverte de rugosités très-prononcées. La *face externe* est rugueuse au même niveau et déjetée en dehors.

Bords. — Le *bord inférieur* se confond avec le bord inférieur du corps. Le *supérieur* présente deux apophyses, séparées par une échancrure profonde, à bords minces, *échancrure sigmoïde* (ressemblant à un sigma ς) ; l'apophyse antérieure (2) ou *coronoïde* (¹) est mince, triangulaire ; la postérieure ou *condyle* (3), articulée avec le temporal, est une saillie oblongue dont le grand axe est perpendiculaire au plan de la branche du maxillaire ; il est supporté par une portion plus étroite, *col du condyle*, excavé à sa partie interne et antérieure pour l'insertion du muscle ptérygoïdien externe. Le *bord postérieur* est mousse, arrondi ; l'*antérieur* forme une gouttière, dont la lèvre externe tranchante se continue en haut avec le bord antérieur de l'apophyse coronoïde, en bas avec la ligne maxillaire externe, dont le bord interne effacé se perd en haut sur la face interne de l'apophyse coronoïde et en bas se prolonge dans la ligne myloïdienne.

L'*angle de la mâchoire*, variable aux différents âges, est chez l'adulte de 120 degrés en moyenne; quelquefois il se rapproche de l'angle droit. Il est plus grand chez l'enfant et le vieillard.

Structure. — Cet os est parcouru par un canal, *canal dentaire inférieur*, qui commence au niveau du trou dentaire ; il est plus rapproché de la face interne de l'os et suit la ligne myloïdienne jusqu'au niveau de l'incisive moyenne en se rétrécissant de plus en plus; au niveau de la deuxième petite molaire il se met en communication avec l'extérieur par un canal très-court et large aboutissant au trou mentonnier. Du canal dentaire partent des canalicules secondaires, qui se rendent à chaque alvéole.

Articulations. — Le maxillaire inférieur s'articule avec les deux temporaux.

ARTICLE II. — DU CRANE CONSIDÉRÉ DANS SON ENSEMBLE.

Préparation. — Pour bien étudier le crâne dans son ensemble, deux coupes sont nécessaires : 1° une coupe transversale séparant la base de la voûte : pour la pratiquer, il suffit de tendre circulairement autour du crâne un fil passant à 0ᵐ,01 au-dessus de la bosse nasale et à 0ᵐ,01 au-dessus de la protubérance occipitale externe, et de suivre sur l'os, avec un crayon, le contour du fil ; la scie n'aura qu'à parcourir le tracé pour donner une coupe régulière ; 2° une coupe verticale antéro-postérieure et médiane, conduite d'après le même procédé, en prenant la précaution d'incliner un peu le trait de la scie à gauche de la ligne médiane, quand on arrive aux fosses nasales, pour éviter la cloison. A cette double coupe, qui peut être faite sur le même crâne, on peut joindre : 1° une coupe transversale et verticale passant par le milieu des fosses nasales; 2° une coupe latérale antéro-postérieure passant entre l'apophyse styloïde et l'apophyse mastoïde en dehors du trou ovale et séparant du reste du crâne l'apophyse mastoïde, l'arcade zygomatique, l'écaille du temporal, la plus grande partie des grandes ailes du sphénoïde, l'os malaire, l'apophyse malaire du maxillaire supérieur et la moitié externe de la cavité orbitaire. Cette coupe permet de voir la fosse ptérygomaxillaire.

La distinction du crâne en *crâne proprement dit* et *face* est de la plus haute importance physiologique à cause des fonctions différentes des ces deux régions; mais anatomiquement, il est impossible, au point de vue descriptif, de les isoler complétement, toute la moitié antérieure de la base du crâne étant commune au crâne et à la face.

Nous décrirons, dans le crâne, sa conformation intérieure et sa conformation extérieure.

(¹) De κορώνη, corneille ; qui ressemble au bec d'une corneille.

§ I. — Conformation intérieure du crâne.

Pour étudier la conformation intérieure du crâne, on le suppose divisé en deux portions, appelées *voûte* et *base*, par un plan transversal passant par la bosse nasale et par la protubérance occipitale externe.

II. Voûte du crâne (Fig. 11).

Elle présente, d'avant en arrière, les os frontal, pariétal, temporal, occipital, et les sutures : 1° fronto-pariétale, transversale ; 2° *sagittale* ou inter-

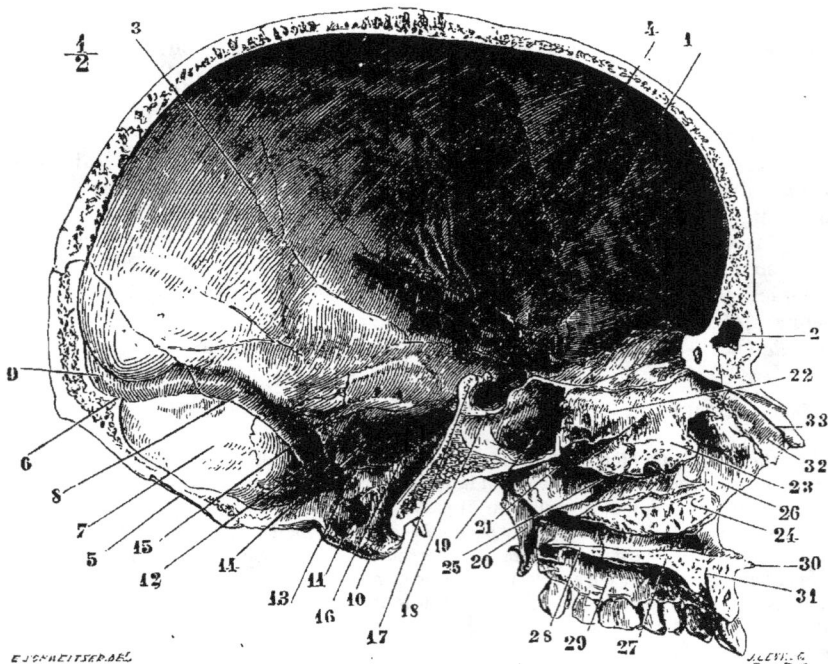

Fig. 11. — *Coupe médiane et antéro-postérieure du crâne et de la face* (*).

pariétale, à direction antéro-postérieure ; 3° *lambdoïde*, ou occipito-pariétale (en forme de lambda) Λ ou de V ouvert en arrière) ; 4° temporo-pariétale, et 5° sphéno-pariétale (avec l'extrémité des grandes ailes).

On y trouve les détails de conformation suivants : 1° sur la ligne médiane

(*) 1) Frontal. — 2) Sinus frontal. — 3) Pariétal. — 4) Sillons de l'artère méningée moyenne. — 5) Occipital. — 6) Protubérance occipitale interne. — 7) Fosse cérébelleuse. — 8) Gouttière du sinus latéral. — 9) Sa prolongation dans le sinus longitudinal. — 10) Condyles de l'occipital. — 11) Trou condylien antérieur. — 12) Face postérieure du rocher. — 13) Trou déchiré postérieur. — 14) Conduit auditif interne. — 15) Sinus pétreux supérieur. — 16) Sinus pétreux inférieur. — 17) Dos de la selle turcique. — 18) Selle turcique. — 19) Sinus sphénoïdal. — 20) Aile interne de l'apophyse ptérygoïde. — 21) Trou sphéno-palatin. — 22) Cornet supérieur. — 23) Cornet moyen. — 24) Cornet inférieur. — 25) Méat moyen et ouverture du sinus maxillaire. — 26) Apophyse montante du maxillaire supérieur. — 27) Apophyse palatine. — 28 Lame horizontale du palatin. — 29) Voûte palatine. — 30) Épine nasale antérieure et inférieure. — 31) Conduit incisif. — 32) Os nasal. — 33) Sillon du nerf ethmoïdal.

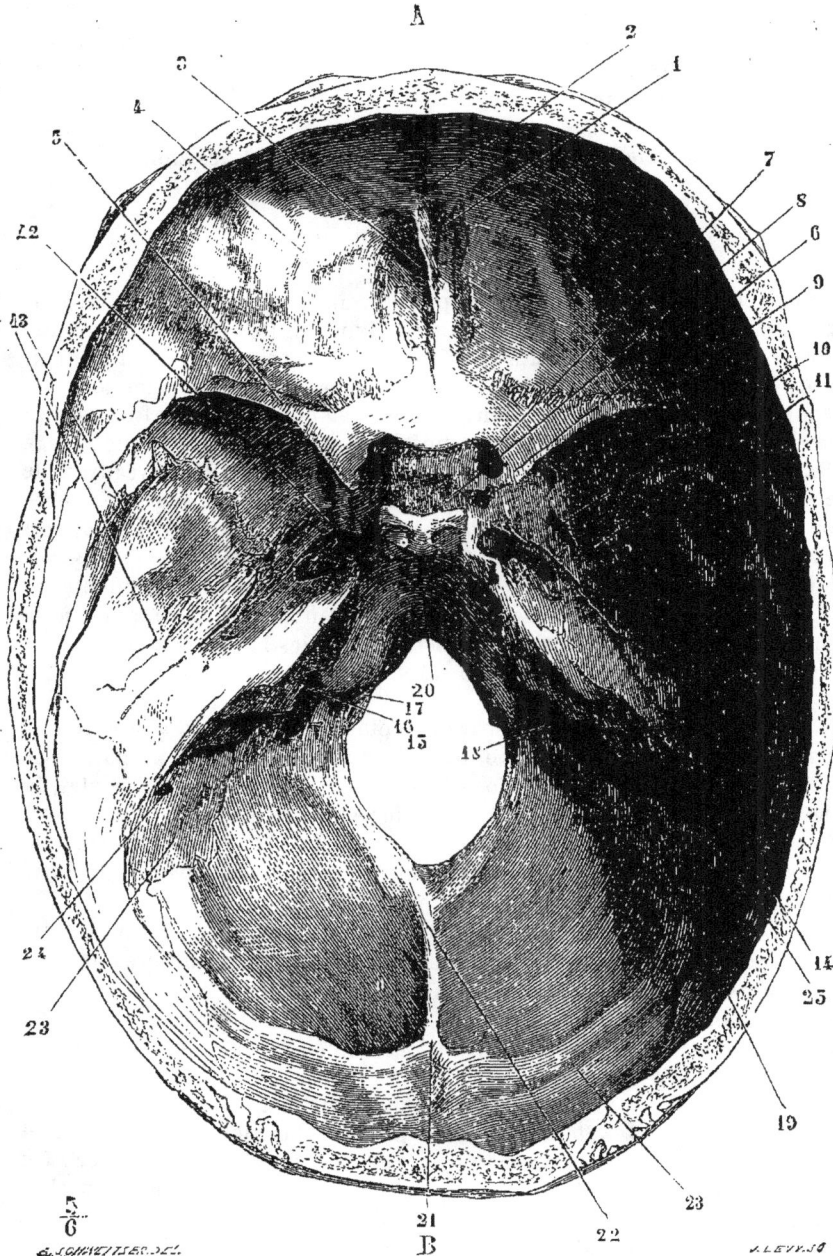

Fig. 12. — *Base du crâne ; face interne* (*).

(*) A. Partie antérieure. — B. Partie postérieure. — 1) Apophyse crista-galli. — 2) Trou borgne. — 3) Lame criblée. — 4) Éminences mamillaires. — 5) Apophyses d'Ingrassias. — 6) Apophyses clinoïdes antérieures. — 7) Trou optique. — 8) Selle turcique. — 9) Trou grand rond. — 10) Trou ovale. — 11) Trou petit rond. — 12) Trou déchiré antérieur. — 13) Sillons de l'artère méningée moyenne. — 14) Hiatus de Fallope. — 15) Trou occipital. — 16) Trou déchiré postérieur. — 17) Trou condylien antérieur. — 18) Trou condylien postérieur. — 19) Conduit auditif interne. — 20) Gouttière basilaire. — 21) Protubérance occipitale interne. — 22) Crète occipitale interne. — 23) Gouttière du sinus latéral. — 24) Trou mastoïdien. — 25) Gouttière pétreuse supérieure.

BRAUNIS et BOUCHARD, 2e édit.

5

et d'avant en arrière, le trou borgne, la gouttière du sinus longitudinal avec les trous pariétaux, les dépressions de Pacchioni et la protubérance occipitale interne ; 2° sur les parties latérales, les fosses frontales et les sillons arborescents de l'artère méningée moyenne (4), les fosses occipitales postérieures, et, dans toute son étendue, des impressions digitales et des éminences mamillaires.

II. Base du crâne (Fig. 12).

La face interne de la base du crâne présente une partie centrale correspondant au sphénoïde et formée par la selle turcique (8). De cette partie, comme centre, partent quatre fosses triangulaires, dont les sommets se réunissent au niveau de la selle turcique et dont les bases curvilignes correspondent à la circonférence crânienne. Le triangle antérieur correspond au front par sa base et se trouve situé sur un plan supérieur aux autres ; il forme l'étage supérieur de la base du crâne et loge les lobes antérieurs du cerveau ; 2° le triangle postérieur, très-excavé et très-étendu, correspond par sa base curviligne à l'occiput, et loge le cervelet ; il est sur un plan inférieur par rapport aux autres, et constitue l'étage inférieur ; 3° les deux autres triangles, situés sur un plan intermédiaire aux précédents, qu'ils séparent, présentent, par leur réunion, la forme d'un sablier, dont l'étranglement correspond à la selle turcique et les extrémités évasées aux parties latérales du crâne ; ils forment l'étage moyen de la base du crâne.

A. *Étage supérieur*. — Il est séparé de l'étage moyen par la gouttière optique et le bord postérieur des petites ailes du sphénoïde avec les apophyses clinoïdes antérieures (6). Il est formé par la partie orbitaire du frontal, la lame criblée de l'ethmoïde et la partie antérieure du sphénoïde ; ces os sont réunis par les sutures : 1° fronto-ethmoïdale en forme de fer à cheval à ouverture postérieure ; 2° sphéno-ethmoïdale continuée de chaque côté par 3° la suture fronto-sphénoïdale.

On y remarque d'avant en arrière : 1° sur la ligne médiane, le trou borgne (2) et l'apophyse crista-galli (1) ; 2° sur les côtés, deux gouttières antéro-postérieures profondes, avec les trous de la lame criblée (3), et en arrière les dépressions olfactives : plus en dehors, la saillie de la voûte orbitaire du frontal avec ses impressions digitales et ses éminences mamillaires (4).

B. *Étage moyen*. — Séparé de l'étage inférieur par le bord supérieur du rocher et le dos de la selle, il est formé par le sphénoïde (grandes ailes et selle turcique) et par le temporal (écaille et face supérieure du rocher). On y rencontre les sutures sphéno-temporales entre le bord antérieur du rocher et l'écaille du temporal, d'une part, et de l'autre entre le bord postérieur et l'extrémité des grandes ailes.

Il présente, dans sa partie moyenne, la face supérieure du corps du sphénoïde (gouttière optique et trous optiques, selle turcique, dos de la selle avec ses apophyses clinoïdes postérieures et ses échancrures latérales) ; sur les côtés, la fente sphénoïdale, les gouttières caverneuses avec les apophyses clinoïdes moyennes et le *trou déchiré antérieur* (12), orifice irrégulier, situé au sommet du rocher, dans l'angle rentrant du corps et des grandes ailes du sphénoïde ; à sa partie postérieure s'ouvre le canal carotidien. Plus en dehors on trouve la face concave des grandes ailes avec les trous grand rond (9), ovale (10) et petit rond (11) ; de ce dernier partent deux sillons qui se portent, l'un en avant, l'autre en arrière, sur la face interne de l'écaille, *sillons de l'artère méningée moyenne* (13). En arrière, enfin, est la face supérieure du rocher avec l'hiatus de Fallope (14) et l'hiatus parallèle du petit nerf pétreux superficiel, la dépression du nerf trijumeau, la fissure pétro-squameuse et la saillie du canal demi-circulaire supérieur.

C. *Étage inférieur de la base du crâne.* — Formé par deux os, l'occipital et le temporal (face postérieure du rocher et partie mastoïdienne), il présente la suture qui les réunit ; cette suture qui, dans sa moitié antérieure, se fait par juxta-position avec le rocher, dans sa moitié postérieure par engrènement avec la partie mastoïdienne, offre à son milieu un orifice déchiqueté, *trou déchiré postérieur* (18), qui résulte de la réunion d'échancrures correspondantes des deux os ; ce trou, large, irrégulier, ordinairement inégal des deux côtés du crâne, est divisé par une crête osseuse en deux parties, une extérieure, étroite, triangulaire, l'autre postérieure, arrondie, *golfe de la veine jugulaire.* A la partie postérieure de ce trou aboutit une large gouttière, *gouttière du sinus latéral* (23), qui se porte en dehors, puis en haut, puis en dedans, en sillonnant profondément la région mastoïdienne du temporal, et arrive avec celle du côté opposé à la protubérance occipitale interne ; une d'entre elles, ordinairement la droite, se continue avec la gouttière du sinus longitudinal.

Cet étage postérieur présente en outre : 1° sur la ligne médiane, et d'avant en arrière, le dos de la selle, la gouttière basilaire avec les sinus pétreux inférieurs, le trou occipital avec l'orifice interne du trou condylien antérieur (17), la crête occipitale interne et sa protubérance terminale ; 2° sur les côtés, la face postérieure du rocher avec le conduit auditif interne et l'ouverture du canal du vestibule, puis les fosses occipitales inférieures, séparées du rocher par les gouttières latérales.

§ II. — Conformation extérieure du crâne.

Au point de vue descriptif, on peut diviser le crâne en cinq régions : une supérieure ou *voûte*, deux latérales ou *temporo-zygomatiques*, une inférieure ou *basilaire*, une antérieure ou *faciale*. Aux régions latérales, antérieure et inférieure, sont annexées des cavités anfractueuses qui méritent une description spéciale. L'os maxillaire inférieur étant isolé et formant à lui seul le squelette de la mâchoire inférieure, il n'y aura pas à revenir sur sa description.

1. Face supérieure ou voûte crânienne.

Elle est limitée par une ligne qui suivrait les arcades orbitaires, la ligne courbe temporale et la ligne demi-circulaire supérieure de l'occipital. Elle est constituée par le frontal, les pariétaux et l'occipital, réunis par les sutures fronto-pariétale, sagittale et lambdoïde ; de chaque côté de la suture sagittale et un peu en arrière est le trou pariétal. En avant, on voit, sur la ligne médiane, la trace de la suture bi-frontale quelquefois persistante, et sur les côtés les saillies des bosses frontales et pariétales.

II. Face latérale ou temporo-zygomatique (Fig. 13).

Cette face est limitée en haut par la ligne courbe temporale (11); en avant

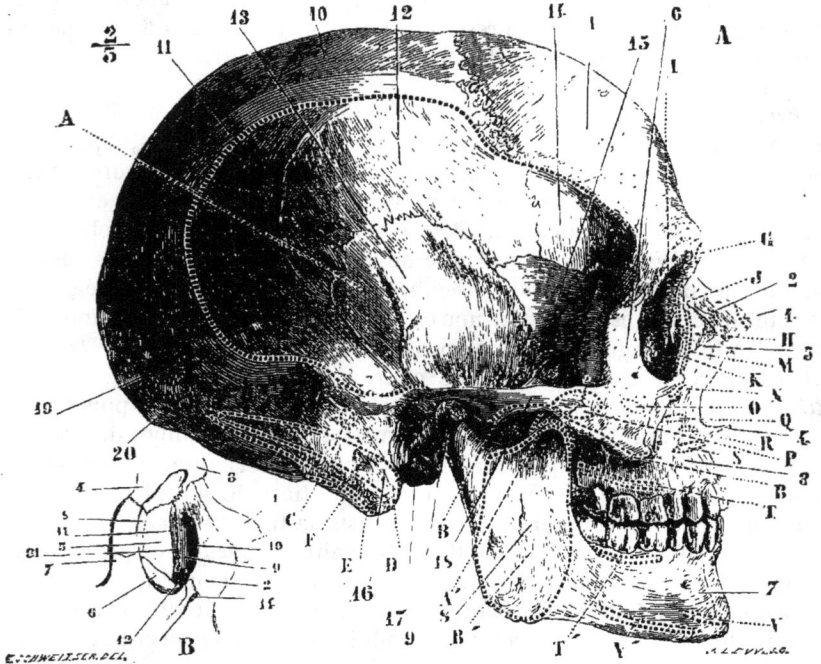

Fig. 13. — *Face latérale du crâne* (*).

par les deux bords postérieurs de l'os malaire se réunissant pour former l'arcade zygomatique, et par la tubérosité malaire du maxillaire supérieur; en arrière par l'apophyse mastoïde, le bord inférieur du rocher et l'apophyse styloïde, l'épine du sphénoïde et le bord postérieur de l'aile externe de l'apo-

(*) A. *Face latérale du crâne* : 1) Frontal. — 2) Os nasal. — 3) Maxillaire supérieur. — 4) Épine nasale antérieure et inférieure. — 5) Apophyse montante. — 6) Os malaire. — 7) Corps du maxillaire inférieur. — 8) Branche du maxillaire inférieur. — 9) Condyle. — 10) Pariétal. — 11) Ligne courbe temporale. — 12) Fosse temporale. — 13) Écaille du temporal. — 14) Surface temporale du frontal. — 15) Grandes ailes du sphénoïde. — 16) Apophyse mastoïde. — 17) Conduit auditif externe. — 18) Arcade zygomatique. — 19) Occipital. — 20) Protubérance occipitale externe.

B. *Gouttière lacrymale* : 1) Os nasal. — 2) Apophyse montante du maxillaire supérieur. — 3) Bosse nasale du frontal. — 4) Apophyse orbitaire externe. — 5) Os unguis. — 6) Face orbitaire du maxillaire supérieur. — 7) Os malaire. — 8) Os planum de l'ethmoïde. — 9) Gouttière lacrymale. — 10) Sa lèvre antérieure. — 11) Sa lèvre postérieure. — 12) Orifice supérieur du canal nasal. — 31) Suture de l'unguis et de l'apophyse montante. — 14) Trou sous-orbitaire.

Insertions musculaires. A, A'. Temporal. — B, B'. Masséter. — C. Auriculaire postérieur. — D. Sterno-mastoïdien. — E. Splénius. — F. Petit complexus. — G. Sourcilier. — H. Tendon direct de l'orbiculaire des paupières. — I. Tendon réfléchi. — J, K. Orbiculaire des paupières. — L. Pyramidal. — M. Releveur superficiel de l'aile du nez et de la lèvre supérieure. — N. Releveur profond. — O. Petit zygomatique. — P. Grand zygomatique. — Q. Canin. — R. Transverse du nez. — S. Myrtiforme. — T, T'. Buccinateur. — V. Carré du menton. — V'. Triangulaire des lèvres.

physe ptérygoïde. Les deux extrémités de la ligne courbe temporale se continuent avec le bord supérieur d'une arcade, arcade zygomatique (18), très-large en avant où elle est formée par l'os malaire, étroite en arrière où elle est due à l'apophyse zygomatique du temporal. Le bord inférieur de cette arcade se termine en avant à l'angle inférieur de l'os malaire ; en arrière il se recourbe en dedans (racine transverse de l'apophyse zygomatique), et se réfléchit ensuite en avant pour se continuer avec une crète transversale existant sur la face externe des grandes ailes du sphénoïde (*crête temporo-zygomatique*). Cette crète divise cette face latérale en deux parties : une supérieure, plus large, plus superficielle, *fosse temporale* (12) ; une inférieure plus profonde, qu'on pourrait aussi considérer comme appartenant à la base du crâne, *fosse zygomatique*.

A. *Fosse temporale.* — Elle est formée d'arrière en avant, en haut, par le pariétal et le frontal, en bas par l'écaille du temporal (13), la partie supérieure des grandes ailes du sphénoïde (15) et la face postérieure de l'os malaire. On y trouve de haut en bas, les sutures : 1° fronto-pariétales ; 2° temporo et sphéno-pariétales, sphéno et jugo-frontales ; 3° temporo-sphénoïdale et sphéno-jugale. Cette fosse, très-large, en rapport avec le développement du muscle temporal, se termine en avant par une gouttière verticale formée par l'os malaire, et en bas et en arrière par une gouttière oblique creusée sur la racine de l'arcade zygomatique et servant au glissement du muscle.

B. *Région zygomatique.* — Elle est constituée, d'arrière en avant, par le temporal, le sphénoïde, une petite partie du palatin, le maxillaire supérieur et une petite portion de la face postérieure de l'os malaire. On y remarque les sutures temporo-sphénoïdale (entre l'angle rentrant du temporal et la grande aile du sphénoïde), ptérygo-palatine, palatino-maxillaire et maxillo-jugale. Cette région est divisée par la racine transverse de l'arcade zygomatique en deux parties, une postérieure ou glénoïdienne, une antérieure ou fosse zygomatique.

1° La partie postérieure présente le conduit auditif externe et la cavité glénoïde avec la scissure de Glaser.

2° La *fosse zygomatique* est très-incomplète et n'a que quatre parois : 1° la *supérieure* est formée par la partie de la grande aile du sphénoïde située au-dessous de la crète temporo-zygomatique et offre en arrière les trous ovale et petit rond ; 2° l'*interne* est formée par l'aile externe de l'apophyse ptérygoïde et complétée en bas et en avant par l'apophyse pyramidale du palatin ; 3° l'*antérieure* est constituée par la tubérosité maxillaire du maxillaire supérieur ; elle est convexe en dedans et concave en dehors, où elle se continue sans ligne de démarcation avec la face postérieure de l'os malaire ; elle est séparée en haut des grandes ailes du sphénoïde par une fente, *fente sphéno-maxillaire*, qui conduit dans l'angle inférieur et externe de la cavité orbitaire ; 4° la paroi *externe* est formée simplement par la face interne de l'arcade zygomatique ; mais quand le maxillaire inférieur est en position, elle est complétée par la face interne de sa branche montante. Les parois postérieure et inférieure manquent. A la réunion de la paroi interne et de la paroi antérieure se trouve une fente verticale assez large, conduisant dans une arrière-cavité (*arrière-cavité de la fosse zygomatique, fosse ptérygo-maxillaire, fosse sphéno-maxillaire*). Cette fosse ptérygo-maxillaire, ouverte en dehors du côté de la fosse zygomatique, en avant et en haut du côté de la fente sphéno-maxillaire, est limitée en avant par la tubérosité maxillaire, en arrière par la partie antérieure de l'apophyse ptérygoïde, en dedans par la lame verticale du palatin. Cinq trous ou canaux osseux y aboutissent : 1° un en dedans et en haut, *trou sphéno-palatin*, circulaire, formé par le bord supérieur échancré du palatin et le sphénoïde ; 2° un inférieur, *canal palatin postérieur*, dirigé verticalement en bas et allant s'ouvrir à la partie postérieure et externe de la voûte palatine ; trois postérieurs, qui sont de dedans en dehors ; 3° le *canal ptérygo-palatin ;* 4° le *canal vidien* ou *ptérygoïdien*, et 5° le *trou grand rond*.

III. **Base du crâne** (Fig. 14).

Elle se compose de trois régions situées dans des plans différents : 1° une région postérieure, large, triangulaire, formée par toute la partie de l'occipital sous-jacente à la ligne courbe supérieure et par la face inférieure du rocher ; 2° une portion verticale présentant l'ouverture postérieure des fosses nasales, et sur les côtés les apophyses ptérygoïdes ; 3° une partie antérieure horizontale ou voûte palatine.

A. *Région postérieure.* — Elle est limitée par la ligne courbe supérieure (46), le bord postérieur de l'apophyse mastoïde (26), l'apophyse vaginale (29) et le bord inférieur du rocher, et en avant par la trace de la soudure transversale de la partie basilaire de l'occipital (38) et du corps du sphénoïde. Elle comprend toute la partie de l'occipital sous-jacente à la ligne courbe supérieure, une petite portion de la région mastoïdienne du temporal et la face inférieure du rocher. Elle ne présente que les sutures occipito-temporales, car la suture occipito-sphénoïdale disparaît habituellement chez l'adulte par la soudure des deux os. En avant de l'apophyse jugulaire (41), la suture pétro-occipitale offre deux caractères remarquables : les os sont simplement juxtaposés et forment en arrière, par l'accolement d'échancrures correspondantes, une large ouverture, *trou déchiré postérieur* (40), divisée habituellement par une lamelle de séparation en deux ouvertures secondaires, l'une postéro-externe, plus large, ayant la forme d'une dilatation globuleuse, *golfe de la veine jugulaire*, l'autre antéro-interne, plus étroite, irrégulière ; il est rare que les trous déchirés postérieurs aient le même aspect et la même grandeur à droite et à gauche. Plus en avant, le sommet du rocher intercepte, avec l'angle rentrant constitué par l'occipital et le sphénoïde, un nouvel orifice triangulaire plus irrégulier, *trou déchiré antérieur* (39), au niveau duquel débouche, en arrière, l'extrémité antérieure du canal carotidien. (Pour les faces inférieures de l'occipital et du rocher, je renvoie à la description spéciale de ces os.)

B. *Région moyenne.* — Elle est dans un plan à peu près vertical, avec une

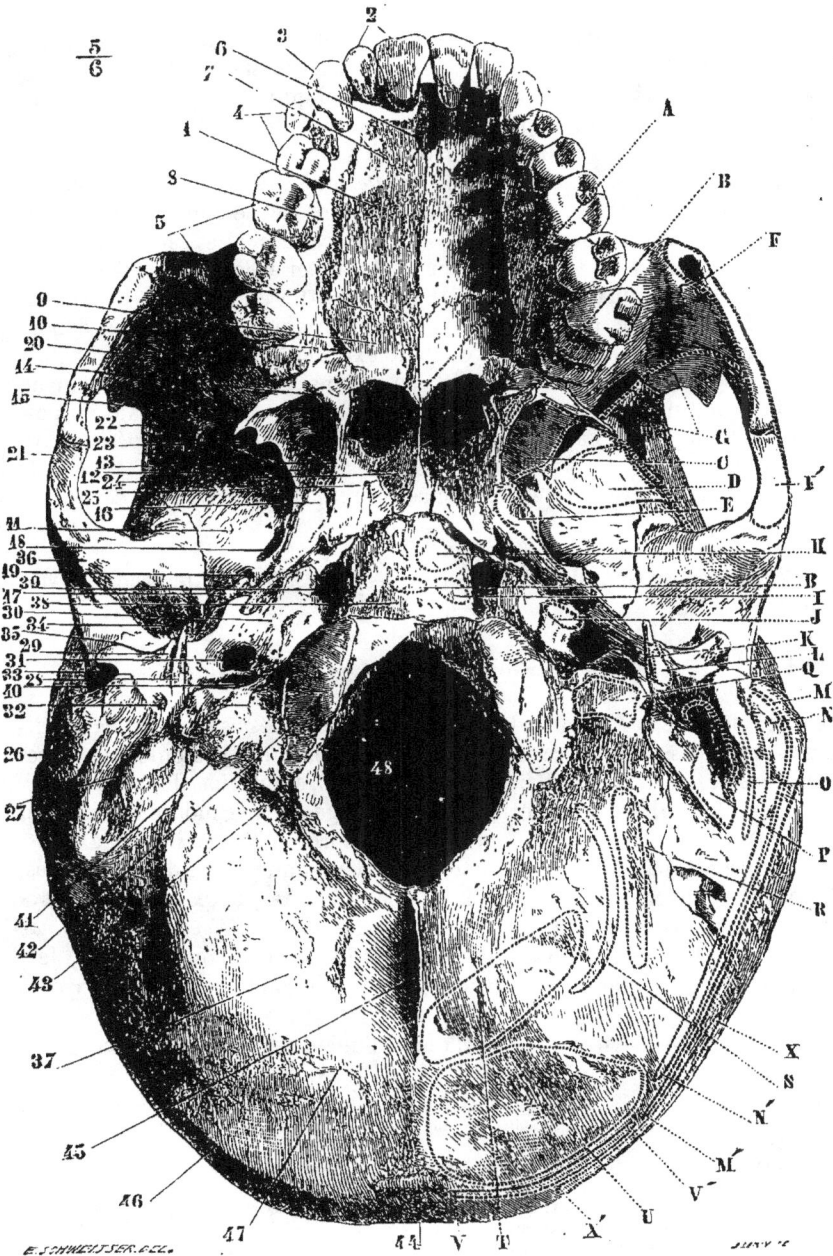

Fig. 14. — *Base du crâne; face inférieure* (*).

E. SCHWEITZER DEL.

(*) 1) Voûte palatine. — 2) Incisives. — 3) Canines. — 4) Petites molaires. — 5) Grosses molaires. — 6) Canal incisif. — 7) Suture de l'os intermaxillaire. — 8) Sillon palatin postérieur. — 9) Lame horizontale du palatin. — 10) Canal palatin postérieur. — 11) Grandes ailes du sphénoïde. — 12) Fosse ptérygoïde. — 13) Aile interne de l'apophyse ptérygoïde. — 14) Crochet de l'aile interne. — 15) Aile externe. — 16) Fossette scaphoïde. — 17) Épine du sphénoïde. — 18) Trou ovale. — 19) Trou petit rond. — 20) Face postérieure de

légère obliquité en avant et en bas. On y remarque, au milieu, l'ouverture postérieure des fosses nasales, et, sur les côtés, les fosses ptérygoïdes.

Les *fosses ptérygoïdes* (12) sont formées par l'apophyse ptérygoïde du sphénoïde, et complétées par l'apophyse pyramidale du palatin. Profondes et larges en bas, elles sont étroites en haut, où se trouve, en dehors de la base de l'aile interne, une petite fossette, *fossette scaphoïde* (16), pour l'insertion du péristaphylin externe ; plus en dehors est une petite gouttière située en arrière des trous ovale et petit rond, sur les grandes ailes, et se dirigeant vers l'angle rentrant du temporal pour se continuer avec la partie antérieure du canal musculo-tubaire du rocher ; cette gouttière loge la partie cartilagineuse de la trompe d'Eustache. La fosse ptérygoïde est limitée en dehors par le bord postérieur déchiqueté de l'aile externe, qui, plus large que l'interne, se déjette fortement en dehors ; en dedans, par le bord postérieur de l'aile interne, qui présente en haut une échancrure correspondant au passage de la trompe, en bas le crochet de réflexion du tendon du péristaphylin externe.

L'ouverture postérieure des fosses nasales sera décrite avec les cavités de la face.

C. *Région antérieure* ou *voûte palatine.* — Elle sera décrite avec la cavité buccale.

IV. Région antérieure ou faciale (Fig. 15).

Elle est formée par la partie inférieure du frontal, les os nasaux, les maxillaires supérieurs, les malaires et le maxillaire inférieur et présente les sutures fronto-nasale, fronto-maxillaire et fronto-malaire, internasale, naso-maxillaire, maxillo-malaire et intermaxillaire. Large dans sa moitié supérieure, elle se termine de chaque côté par une saillie prononcée, saillie de la pommette, et se rétrécit dans ses deux tiers inférieurs, au niveau des mâchoires. Elle offre les ouvertures antérieures de quatre cavités, deux supérieures symétriques, *cavités orbitaires*, une médiane, *ouverture antérieure des fosses nasales*, une inférieure transversale, susceptible d'être complétement fermée par le rapprochement des mâchoires, et donnant accès dans la cavité buccale.

Chacune de ces cavités doit être l'objet d'une description spéciale.

l'os malaire. — 21) Arcade zygomatique. — 22) Crête temporo-zygomatique. — 23) Fente sphéno-maxillaire. — 24) Vomer. — 25) Conduit ptérygo-palatin. — 26) Apophyse mastoïde. — 27) Rainure digastrique. — 28) Apophyse styloïde. — 29) Apophyse vaginale. — 30) Face inférieure du rocher. — 31) Canal carotidien. — 32) Trou stylo-mastoïdien. — 33) Conduit auditif externe. — 34) Cavité glénoïde. — 35) Scissure de Glaser. — 36) Tubercule de la racine de l'apophyse zygomatique. — 37) Occipital. — 38) Apophyse basilaire. — 39) Trou déchiré antérieur. — 40) Trou déchiré postérieur. — 41) Apophyse jugulaire. — 42) Condyles de l'occipital. — 43) Trou condylien postérieur. — 44) Protubérance occipitale externe. — 45) Crête occipitale externe. — 46) Ligne demi-circulaire supérieure. — 47) Ligne demi-circulaire inférieure. — 48) Trou occipital.

Insertions musculaires. — A. Azygos de la luette. — B. Constricteur supérieur du pharynx. — C. Ptérygoïdien interne. — D. Ptérygoïdien externe. — E. Péristaphylin externe. — F F'. Masséter. — G. Temporal. — H. Grand droit antérieur de la tête. — I. Petit droit antérieur de la tête. — J. Péristaphylin interne. — K. Stylo-pharyngien. — L. Stylo-hyoïdien. — M M'. Sterno-mastoïdien. — N N'. Splénius. — O. Petit complexus. — P. Digastrique. — Q. Droit latéral. — R. petit oblique. — S. Grand droit postérieur de la tête. — T. Petit droit postérieur. — U. Grand complexus. — V V'. Trapèze. — X X'. Occipital.

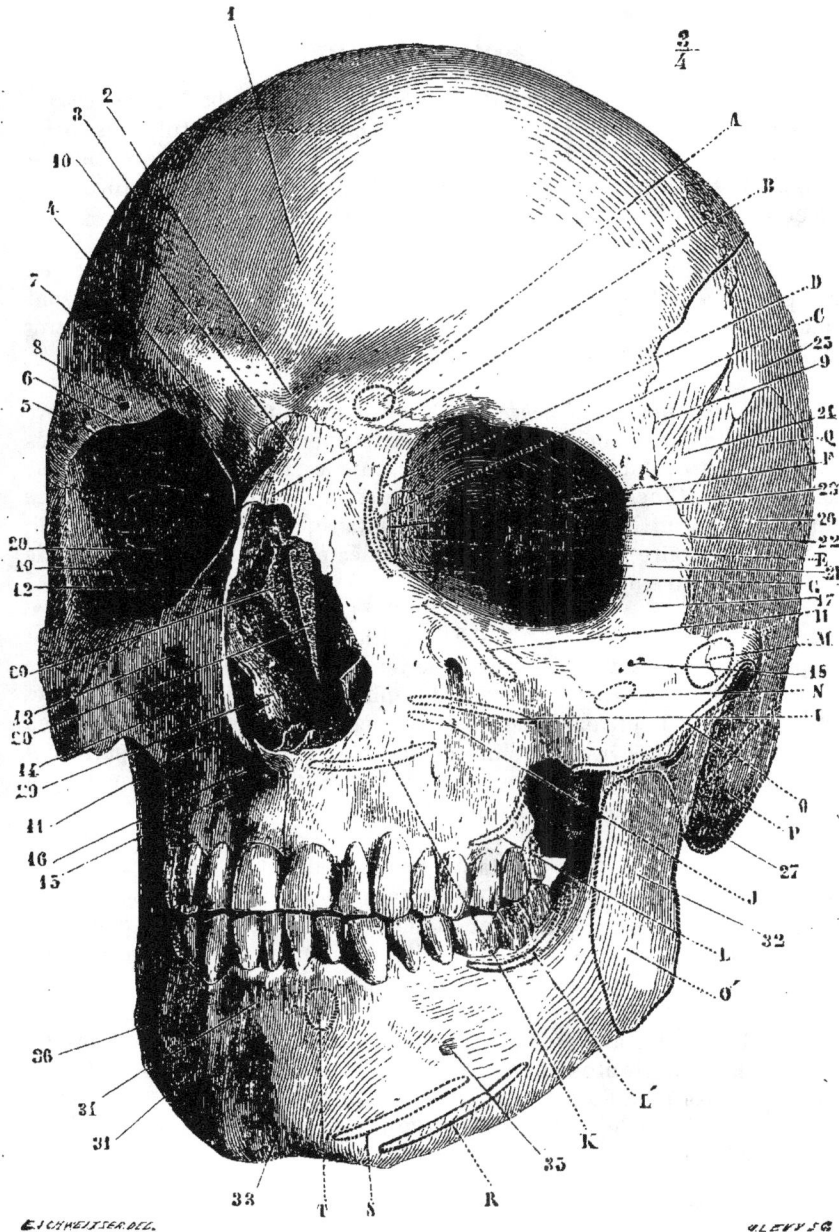

Fig. 15. — *Face antérieure du crâne et de la face* (*).

(*) 1, Frontal. — 2) Bosse nasale. — 3) Bosse frontale. — 4) Arcade sourcilière. — 5) Face orbitaire du frontal. — 6) Arcade orbitaire. — 7) Échancrure sus-orbitaire. — 8) Trou sus-orbitaire accessoire. — 9) Crête temporale du frontal. — 10) Os nasaux. — 11) Os maxillaire supérieur. — 12) Son apophyse montante. — 13) Trou sous-orbitaire. — 14) Fosse canine. — 15) Fossette incisive. — 16) Épine nasale antérieure et inférieure. — 17) Os malaire. — 18) Trou malaire. — 19) Face orbitaire de l'os malaire. — 20) Face orbitaire des grandes ailes du sphénoïde. — 21) Fente sphénoïdale. — 22) Trou optique. — 23) Gouttière lacrymale. —

1° Cavités orbitaires.

Elles ont la forme de pyramides quadrangulaires, dont la base ou ouverture antérieure regarde un peu en bas, de façon que leurs axes prolongés en arrière se couperaient à $0^m,05$ environ en avant de la protubérance occipitale interne. Elles ont quatre parois, quatre angles, une base ou ouverture orbitaire et un sommet.

A. *Paroi supérieure* ou *voûte orbitaire*. — Très-mince, elle est formée en avant par le frontal, en arrière par les petites ailes du sphénoïde ; ces os sont réunis par la suture fronto-sphénoïdale. Elle a une concavité fortement prononcée surtout en dehors pour la glande lacrymale, *fossette lacrymale*.

B. *Paroi inférieure ou plancher*. — Elle est constituée d'avant en arrière par une petite portion de l'os malaire, la face supérieure du maxillaire supérieur et la facette orbitaire du palatin et présente les sutures correspondantes ; plane, fortement inclinée en bas et en dehors, elle est traversée d'arrière en avant par une gouttière, gouttière sous-orbitaire, continuée par un canal, canal sous-orbitaire, dont la trace est indiquée par une fissure de l'os ; elle sépare l'orbite du sinus maxillaire.

C. *Paroi interne* (Fig. 13, B). — Elle est formée d'avant en arrière par l'apophyse montante du maxillaire supérieur (2), l'unguis (5), l'os planum de l'ethmoïde (8) et une petite portion du sphénoïde réunis par trois sutures verticales. Un peu convexe, à peu près parallèle au plan médian, elle offre en avant la *gouttière lacrymale* (9), limitée par deux bords saillants appartenant à l'apophyse montante du maxillaire supérieur et à l'unguis (10 et 11), et continue en bas avec le canal nasal (12).

D. *Paroi externe*. — Très-résistante, épaisse, elle est formée en avant par l'os malaire, en arrière par la facette orbitaire de la grande aile du sphénoïde ; elle est fortement oblique en avant et en dehors, de façon que les plans prolongés des parois externes des deux orbites se coupent au dos de la selle turcique. On y trouve l'orifice orbitaire du canal malaire.

E. *Angles*. — Des angles supérieurs l'externe est occupé par les sutures fronto-malaire et fronto-sphénoïdale ; l'interne par les sutures du frontal avec l'apophyse montante du maxillaire, l'unguis, l'ethmoïde et de ce dernier avec le sphénoïde ; cet angle interne présente tout à fait en arrière, au sommet de l'orbite, un trou large, circulaire, *trou optique*, et plus en avant

24) Face temporale des grandes ailes du sphénoïde. — 25) Pariétal. — 26° Écaille du temporal. — 27) Apophyse mastoïde. — 28) Lame perpendiculaire de l'ethmoïde. — 29) Cornet inférieur. — 30) Cornet moyen. — 31) Corps de la mâchoire inférieure. — 32) Ses branches. — 33) Éminence mentonnière. — 34) Fossette incisive. — 35) Trou mentonnier. — 36) Ligne maxillaire externe.
Insertions musculaires. — A. Sourcilier. B. Pyramidal. — C. Tendon direct de l'orbiculaire des paupières. — D, E. Orbiculaire des paupières. — F. Tendon réfléchi de l'orbiculaire. — G. Releveur superficiel de l'aile du nez et de la lèvre supérieure. — H. Releveur profond. — I. Canin. — J. Transverse du nez. — K. Myrtiforme. — L, L'. Buccinateur. — M. Grand zygomatique. — N. Petit zygomatique. — O, O', Masséter. — P. Sterno-mastoïdien. — Q. Temporal. — R. Triangulaire des lèvres. — S. Carré du menton. — T. Houppe du menton.

deux orifices plus petits, *conduits orbitaires internes antérieur et postérieur*. Des deux angles inférieurs, l'interne occupé par les sutures du maxillaire avec l'unguis et l'ethmoïde et du palatin avec l'ethmoïde est très-obtus, de façon que les parois interne et inférieure semblent se continuer; à sa partie antérieure est l'extrémité inférieure de la gouttière lacrymale et l'orifice supérieur du canal nasal. L'angle inférieur et externe, formé en avant par l'os malaire, offre dans sa moitié postérieure une fente, fente sphéno-maxillaire conduisant dans les fosses ptérygoïde et ptérygo-maxillaire.

F. *Base* ou *rebord orbitaire* (Fig. 15). — En haut elle est constituée par le frontal et prend le nom d'*arcade orbitaire* (6); cette arcade tranchante et saillante en dehors est mousse en dedans, où se trouve une échancrure, *échancrure sus-orbitaire* (7), quelquefois convertie en trou, *trou sus-orbitaire*. Le rebord orbitaire est mousse dans sa partie inférieure et externe correspondante à l'os malaire. En dedans et en haut ce rebord est à peine indiqué par l'apophyse orbitaire interne du frontal et la partie supérieure de l'apophyse montante; mais plus bas il redevient tranchant et constitue la lèvre antérieure de la gouttière lacrymale.

G. *Sommet.* — Le sommet est occupé par une fente large en dedans et en bas, étroite en haut et en dehors, où elle empiète un peu sur l'angle supérieur externe, *fente sphénoïdale*. Elle présente un bord supérieur presque transversal, qui répond à la face inférieure des petites ailes du sphénoïde et offre en dedans, au-dessous du trou optique, une saillie osseuse pour le tendon de Zinn, et un bord inférieur oblique appartenant aux grandes ailes et pourvu d'une saillie, où s'attache le tendon du droit externe.

H. *Canal nasal.* — Ce canal, qui fait suite à la gouttière lacrymale et conduit dans le méat inférieur des fosses nasales, est formé en dehors et en avant par une gouttière creusée sur le bord postérieur de l'apophyse montante du maxillaire supérieur et la partie voisine de la face interne du même os, gouttière lacrymo-nasale, qui constitue près des trois quarts du pourtour du canal; il est complété en dedans et en arrière par des lamelles osseuses très-minces, l'unguis en haut, l'apophyse lacrymale du cornet inférieur en bas. Ce canal, un peu comprimé transversalement et légèrement concave en dedans, a une longueur de $0^m,011$ environ; dans sa partie la plus étroite, qui correspond à peu près au tiers supérieur, il a $0^m,004$ dans son diamètre transversal, puis s'évase en descendant pour s'ouvrir à la partie supérieure et antérieure du méat inférieur.

2° Fosses nasales.

La cavité nasale a la forme d'une cavité irrégulière, comprimée transversalement, plus large en bas qu'en haut, où elle se termine par une sorte de gouttière curviligne antéro-postérieure et possédant une ouverture antérieure ou faciale et une ouverture postérieure ou gutturale. Elle est divisée par une cloison médiane, verticale et antéro-postérieure, en deux cavités symétriques ou fosses nasales; enfin à chacune des fosses nasales sont annexées des cavités accessoires ou sinus creusées dans les os ambiants. On décrit aux fosses nasales deux parois, l'une interne, l'autre externe, un plancher ou paroi inférieure, une voûte ou paroi supérieure, deux ouvertures, et enfin des cavités accessoires ou sinus.

A. *Paroi interne ou cloison des fosses nasales.* — Elle est constituée en haut par la lame perpendiculaire de l'ethmoïde, en bas par le vomer, et présente en avant une échancrure, où se place le cartilage de la cloison. Cette cloison est souvent déjetée d'un côté ou de l'autre.

B. *Paroi externe* (Fig. 11). — Elle est formée par six os : l'ethmoïde, le maxillaire supérieur, le palatin, le sphénoïde, le cornet inférieur et l'unguis. Sur cette face on trouve de haut en bas trois lamelles ou *cornets* adhérents par leur bord supérieur à cette paroi, et s'enroulant en dehors par leur bord inférieur libre. Ces cornets divisés en supérieur (22), moyen (23) et inférieur (24), circonscrivent, avec la paroi externe des fosses nasales, des espaces ou *méats* divisés en supérieur, moyen et inférieur. Les deux cornets supérieurs appartiennent à l'ethmoïde ; le *supérieur* est très-petit, tout à fait rejeté en arrière (22) et ne s'aperçoit pas par l'ouverture antérieure des fosses nasales ; le *moyen* (23), plus long, s'avance jusque vers le tiers antérieur de la paroi ; l'*inférieur* (24), le plus long de tous, est un os distinct et atteint par son extrémité l'ouverture antérieure des fosses nasales.

Méats. — 1° Le *méat supérieur*, très-petit, situé au-dessous du cornet supérieur, présente en arrière le trou sphéno-palatin, qui conduit dans la fosse ptérygo-maxillaire, en avant l'ouverture des cellules ethmoïdales moyennes. 2° Le *méat moyen*, compris entre la face externe du cornet moyen et la paroi externe des fosses nasales, est formé d'avant en arrière par l'apophyse montante du maxillaire supérieur, l'unguis, l'apophyse lacrymale du cornet inférieur, l'ethmoïde, le palatin et l'apophyse ptérygoïde ; on y trouve en avant et en haut un orifice conduisant dans les sinus frontaux, *infundibulum*, et en bas et en arrière du précédent l'orifice du sinus maxillaire. 3° Le *méat inférieur* est compris entre le cornet inférieur d'une part et le maxillaire supérieur et le palatin de l'autre ; il est plus étendu et présente à la partie antérieure et supérieure l'orifice inférieur du canal nasal, précisément à l'endroit où le bord supérieur du cornet inférieur change brusquement de direction.

C. *Voûte des fosses nasales* (Fig 11). — Très-étroite transversalement et réduite à une simple gouttière, elle se divise en trois parties : 1° une antérieure, oblique en bas et en avant, formée par la face postérieure des os du nez et les gouttières de l'épine nasale du frontal ; 2° une moyenne, horizontale, partie culminante de la voûte, constituée par la lame criblée de l'ethmoïde ; 3° une postérieure, oblique en bas et en arrière, représentée par les faces antérieure et inférieure du corps du sphénoïde, offrant la première l'ouverture du sinus spénoïdal (19), la deuxième l'orifice postérieur du conduit ptérygo-palatin.

D. *Plancher des fosses nasales.* — Ce plancher assez large, long d'environ 0^m,045, concave transversalement, est presque horizontal avec une légère pente vers la partie postérieure. Il est formé par l'apophyse palatine du maxillaire supérieur dans ses trois quarts antérieurs, et dans son quart postérieur par la lame horizontale du palatin. En avant, tout près de la ligne médiane, se trouve un conduit qui se réunit à celui du côté opposé et débouche par un canal simple à la partie antérieure de la voûte palatine (*canal incisif* ou *palatin antérieur*).

E. *Ouverture antérieure des fosses nasales* (Fig. 15). — Large de $0^m,022$ à sa base sur une hauteur de $0^m,03$ et plus, comparée pour sa forme à un cœur de carte à jouer, elle est circonscrite à sa partie supérieure tronquée par le bord inférieur des os du nez, en bas et sur les côtés par l'apophyse montante du maxillaire supérieur ; à sa partie inférieure, sur la ligne médiane, est la saillie plus ou moins marquée de l'épine nasale antérieure et inférieure.

F. *Ouverture postérieure des fosses nasales* (Fig. 14). — Cette ouverture, située dans un plan oblique en bas et en avant, est divisée par le bord postérieur du vomer (24) en deux ouvertures symétriques, correspondant à chacune des fosses nasales; chacune de ces ouvertures secondaires est quadrangulaire, large de $0^m,013$, haute de $0^m,025$, et limitée en bas par la lame horizontale du palatin, en haut par le sphénoïde et une petite lamelle de l'apophyse sphénoïdale du palatin, en dedans par le vomer, en dehors par le palatin et l'apophyse ptérygoïde.

G. *Dimensions.* — Le plus grand diamètre vertical des fosses nasales est de $0^m,05$; le plus grand diamètre antéro-postérieur d'une ouverture à l'autre est de $0^m,07$ à $0^m,08$. Le diamètre transversal diminue depuis $0^m,015$ (plancher) jusqu'à $0^m,003$ (partie la plus étroite de la voûte).

H. *Sinus des fosses nasales.* — On peut les diviser de la façon suivante :

1° Sinus ouverts sur la voûte des fosses nasales, au-dessus du cornet supérieur ; sinus sphénoïdaux et cellules ethmoïdales postérieures;

2° Sinus ouverts dans le méat supérieur ; cellules ethmoïdales moyennes;

3° Sinus ouverts dans le méat moyen ; cellules ethmoïdales antérieures, sinus frontaux, sinus maxillaires.

3° Cavité buccale.

Cette cavité, très-incomplète quand les parties molles sont enlevées, n'est formée que par la voûte palatine et la face interne du corps du maxillaire inférieur.

A. *Voûte palatine* (Fig. 14). — Elle est constituée par quatre os, les maxillaires supérieures en avant et les palatins en arrière, et présente par conséquent quatre sutures se croisant à angle droit. Elle est limitée en arrière par un bord tranchant, mince, appartenant au palatin et offrant sur la ligne médiane une apophyse saillante, *épine nasale postérieure*, en avant et sur les côtés par le rebord alvéolaire parabolique de la mâchoire supérieure. Ce *rebord alvéolaire*, très-épais, n'a pas la même direction que la voûte palatine et fait un angle avec elle; tandis que celle-ci est à peu près horizontale, le rebord alvéolaire est presque vertical sur les côtés, oblique à sa partie antérieure et excave ainsi la voûte palatine, dont la profondeur varie du reste suivant les sujets. Cette surface est rugueuse et présente une saillie médiane antéro-postérieure, qui aboutit en avant à l'orifice antérieur du canal incisif (6). En arrière et sur les côtés on trouve une crête transversale, où s'insère l'aponévrose du voile du palais; et en avant de cette crête l'orifice du canal palatin postérieur (10); de ce canal part une gouttière anfractueuse (8), qui longe de chaque côté l'angle de réunion de la voûte et du rebord alvéolaire.

B. *Maxillaire inférieur.* — La partie linguale de sa face interne sus-jacente la ligne myloïdienne fait seule partie de la cavité buccale et ne mérite pas de description spéciale.

§ III. — Caractères généraux du crâne.

1° *Dimensions.* — Voici les dimensions moyennes des diamètres principaux du crâne : le diamètre antéro-postérieur depuis l'occipital jusqu'au bord inférieur du front a 0^m,170 ; dans l'attitude normale de la tête, il fait un angle de 20° avec l'horizon ; le diamètre transversal maximum a 0^m,135 et coupe le précédent à la réunion des deux tiers antérieurs et du tiers postérieur ; le diamètre vertical maximum a 0^m,130 et coupe le diamètre antéro postérieur en arrière du précédent. Ces diamètres, susceptibles de très-grandes variétés individuelles, sont plus petites chez la femme.

2° *Capacité.* — On apprécie la capacité du crâne, entre autres procédés, en mesurant la quantité de plomb de chasse que contient un crâne dont on a bouché les orifices (procédé de Morton). La capacité moyenne est dans les races germaniques de 1534 centimètres cubes; dans la race nègre d'Afrique, de 1371 centimètres ; dans la race australienne, 1227 centimètres.

3° *Forme.* — La forme du crâne n'est jamais tout à fait symétrique. Mais indépendamment de ces différences d'un côté à l'autre, qui sont en général très-peu marquées, la forme des crânes varie énormément suivant les individus et suivant les races. On apprécie ces variations de forme soit en mesurant les différents diamètres et la capacité des crânes, soit simplement en les examinant sous diverses faces. On a cherché à classer les crânes d'après ces variétés de forme et, à ce point de vue, Retzius les a divisés en *brachycéphales* [1] ou têtes courtes et *dolichocépha'es* [1] ou têtes longues ; dans les brachycéphales le diamètre transversal se rapproche du diamètre antéro-postérieur ; dans les dolichocéphales, il s'en écarte ; si l'on représente par une grandeur fixe (100) la longueur du diamètre antéro-postérieur, la longueur du diamètre transversal (*indice céphalique*) est de 80 et au delà pour les brachycéphales, de 77 et au-dessous pour les dolichocéphales ; les crânes dont l'indice céphalique est entre 77 et 8'' sont intermédiaires.

On a pris une autre base de classification dans la saillie des mâchoires, saillie très-prononcée chez les nègres; on a appelé *crânes prognathes* [2] ceux dont les mâchoires proéminent en avant, et *crânes orthognathes* [2] ceux où la direction des dents et des mâchoires se rapproche de la verticale ; le prognathisme peut tenir à l'obliquité des rebords alvéolaires avec ou sans obliquité des dents.

[1] βραχὺς, court ; δολιχὸς, allongé, et κεφαλή, tête.
[2] πρὸ, en avant ; ὀρθὸς, droit, et γνάθος, mâchoire.

On a proposé différents procédés graphiques pour apprécier les rapports d'étendue du crâne et de la face ; le plus connu et le plus simple est l'*angle facial de Camper*. Camper menait, sur le profil d'un crâne ou d'une tête, une ligne du centre du conduit auditif externe à l'épine nasale antérieure et inférieure (*ligne auriculaire*), et une deuxième ligne tangente à la bosse nasale et au rebord alvéolaire (*ligne faciale*) ; ces deux lignes en se coupant faisaient un angle, angle facial, d'autant plus aigu que la cavité crânienne était plus étroite ; cet angle est de 70° à 75° pour nègre, de 80° au moins pour le blanc. Ce procédé très-simple et applicable sur le vivant était fautif en ce que la saillie de la bosse nasale dépend surtout de la grandeur des sinus frontaux ; aussi prend-on aujourd'hui pour point de départ supérieur de la ligne faciale le *point sus-nasal* situé immédiatement au-dessus de cette bosse nasale. En réunissant les deux lignes de Camper par une troisième allant du point sus-nasal au centre du conduit auditif externe, on a le *triangle facial de Cuvier*, qui permet de comparer l'aire de la face à l'aire du crâne.

Angle de Welcker. — Welcker a indiqué un procédé excellent, mais applicable seulement sur le squelette ; à la base du crâne, au niveau de la selle turcique, on trouve une inflexion des trois os, occipital, sphénoïde, ethmoïde, qui composent cette base sur la ligne médiane ; on peut mesurer cet angle d'inflexion en menant deux lignes : une de l'angle de la selle turcique à la réunion de l'os nasal et du frontal, l'autre du même point au bord antérieur du trou occipital ; cet angle est d'autant plus petit que les dents sont plus verticales et le crâne plus développé ; ainsi, en allant du plus petit angle au plus grand, on trouve la série suivante en rapport avec le degré d'intelligence : homme, femme, enfant, animal, tandis que l'angle de Camper est plus grand chez l'enfant que chez l'adulte. Cet angle de Welcker est de 134° chez l'Européen, de 138° à 150" chez les nègres.

4° *Différences de race.* — Elles ne sont pas encore très-bien connues. Les crânes de nègres présentent en général les caractères suivants : dolichocéphalie ; front étroit, fuyant ; pariétaux très-étendus ; trou occipital allongé, rejeté en arrière ; face développée ; racine du nez large ; orbites triangulaires ; ouverture nasale plus large que haute ; prognathisme ; mâchoire inférieure massive avec une branche verticale courte et large, réunie au corps sous un angle obtus ; dents fortes, longues ; angle de Camper, 70° à 75°, descendant quelquefois jusqu'à 65° ; angle de Welcker, 138° à 150° ; capacité crânienne, 1371 centimètres cubes en moyenne.

5° *Différences d'âge.* — Par les progrès de l'âge, les sutures se soudent peu à peu de la table interne vers la table externe, d'abord la suture pariétale, puis les sutures fronto-pariétale et lambdoïde, et les canaux veineux que contenaient les os s'anastomosent entre eux (voy. Fig. 9) ; en même temps les os s'amincissent, et à la face interne des pariétaux on remarque des dépressions irrégulières plus ou moins profondes, dues à la présence des granulations de Pacchioni.

Os wormiens ([1]). — Il peut se former au niveau des sutures des îlots osseux détachés des os voisins ; ces îlots variables comme forme, comme grandeur, comme nombre, ont cependant des lieux d'élection, dont le principal est la suture lambdoïde. On y trouve souvent un os triangulaire (*os triquètre, os épactal*) quelquefois double, souvent très-volumineux et pouvant comprendre même toute la partie supérieure de l'écaille de l'occipital ; ces os wormiens se rencontrent encore : 1° au crâne, aux deux angles inférieurs du pariétal, etc. ; 2° à la face, dans la cavité orbitaire, à la suture incisive, etc. Ils comprennent tantôt toute l'épaisseur de l'os, tantôt sa partie superficielle seulement.

([1]) Ils ont reçu leur nom d'Olaüs Wormius, qui les a décrits un des premiers.

§ IV. — Trous et canaux de la base du crâne avec les vaisseaux et nerfs qui les traversent.

Trous de la lame criblée .... Nerfs olfactifs ; artères ethmoïdales antérieure et postérieure ; nerf ethmoïdal.

Trou optique .... Nerf optique ; artère ophthalmique.

Fente sphénoïdale .... Nerfs ophthalmique de Willis, moteur oculaire commun, pathétique, moteur oculaire externe ; racine sympathique du ganglion ophthalmique ; veine ophthalmique.

Trou grand rond .... Nerf maxillaire supérieur.

Trou ovale .... Nerf maxillaire inférieur ; artère petite méningée.

Trou petit rond .... Artère méningée moyenne.

Canal vidien .... Nerf vidien ; artère vidienne.

Trou déchiré antérieur .... Rameau carotidien du nerf vidien.

Hiatus de Fallope .... Grand nerf pétreux superficiel ; artère du nerf facial.

Conduit parallèle à cet hiatus .... Petit nerf pétreux superficiel.

Trou condylien antérieur .... Nerf hypoglosse ; branche de l'artère pharingienne inférieure ; veine correspondante.

Trou condylien postérieur ...... Veine de communication du sinus latéral et de la veine cervicale profonde.

Trou mastoïdien .... Veine de communication du sinus latéral et de la veine cervicale profonde ; branche méningienne de l'artère occipitale.

Conduit auditif interne .... Nerfs auditif, facial et intermédiaire de Wrisberg.

Canal du vestibule .... Branche veineuse se jetant dans le sinus pétreux inférieur.

Trou déchiré postérieur .... Nerfs glosso-pharyngien, pneumo-gastrique et spinal ; veine jugulaire interne ; branche méningienne de l'artère pharyngienne inférieure.

Scissure de Glaser .... Artère tympanique ; corde du tympan ; ligament antérieur du marteau.

Trou stylo-mastoïdien .... Nerf facial ; artère stylo-mastoïdienne.

Canal du limaçon .... branche veineuse se jetant dans la veine jugulaire interne.

Canal du nerf de Jacobson ...... Nerf du même nom.

Canal carotidien .... Artère carotide interne ; plexus carotidien du grand sympathique.

Trou sphéno-palatin .... Nerfs sphéno-palatins ; artère sphéno-palatine.

Canal ptérigo-palatin .... Nerf pharyngien de Bock ; artère ptérygo-palatine.

Grand canal palatin postérieur ... Grand nerf palatin ; artère palatine supérieure.

Canaux palatins post accessoires. Nerfs palatins postérieurs ; branches de l'artère palatine supérieure.

Canal polotin antérieur .... Nerf naso-palatin ; artère sphéno-palatine.

Trou orbitaire interne antérieur.. Nerf ethmoïdal ; artère ethmoïdale antérieure.

Trou orbitaire interne postérieur. Artère ethmoïdale postérieure ; filet nerveux méningien.

Trou sus-orbitaire .... Nerf frontal externe ; artère sus-orbitaire.

Canal sous-orbitaire .... Nerf sous-orbitaire ; artère sous-orbitaire.

Canal malaire .... Nerf temporo-malaire ; branche malaire de l'artère lacrymale.

CHAPITRE III

THORAX

Le squelette du thorax est constitué en arrière par les vertèbres dorsales, en avant par le sternum, de chaque côté par douze côtes, qui, sauf les deux dernières, rattachent les vertèbres dorsales au sternum par l'intermédiaire des cartilages costaux.

1° Sternum (Fig. 16).

Placer en avant la face convexe, en haut l'extrémité la plus large.

Le sternum est un os impair, aplati d'avant en arrière, ayant à peu près une longueur de $0^m,20$ sur une largeur moyenne de $0^m,04$; son bord supérieur se trouve à la hauteur du bord inférieur de la deuxième vertèbre dorsale, son extrémité inférieure à celle de la dixième ; l'extrémité supérieure est en outre plus rapprochée du rachis que l'inférieure, de façon que l'os a une inclinaison totale de 70° sur l'horizon.

Il se divise en trois portions soudées incomplétement chez l'adulte : une partie supérieure, haute de $0^m,045$, plus large et plus épaisse que le reste de l'os, *manche* ou *poignée* du sternum, *manubrium* (6) ; 2° une partie moyenne, qui chez l'homme a au moins le double de la hauteur du manche, c'est le *corps* (7) ; 3° une partie inférieure, beaucoup plus mince, plus étroite, variable de forme, effilée ou arrondie à son extrémité, quelquefois bifurquée, présentant souvent un ou plusieurs orifices ; c'est l'*appendice xiphoïde* (ξίφος, épée) (8).

Le sternum a deux bords latéraux, un bord supérieur, un sommet formé par l'appendice xiphoïde et deux faces.

1° Le *bord supérieur*, épais, offre trois échancrures : une médiane, *fourchette du sternum*, deux latérales convexes d'avant en arrière articulées avec la clavicule.

2° Les *bords latéraux* présentent sept échancrures semi-lunaires correspondant aux cartilages costaux des sept premières côtes ; ces échancrures diminuent de profondeur et d'étendue de haut en bas ; la première, située immédiatement au-dessous de la facette claviculaire du bord supérieur, et la moitié supérieure de la deuxième appartiennent au manche du sternum ; toutes les autres appartiennent au corps de l'os, sauf la dernière demi-facette, qui appartient à l'appendice xiphoïde.

3° Des deux faces, l'*antérieure* est convexe, bombée, la *postérieure* légèrement concave ; on trouve quelquefois sur ces faces des lignes saillantes, transversales, réunissant les échancrures des bords de l'os et indiquant la trace de la soudure des différentes pièces du sternum.

Structure. — Le sternum est un os composé de tissu spongieux, il reçoit par sa face postérieure des filets nerveux venant des cinq premiers nerfs intercostaux.

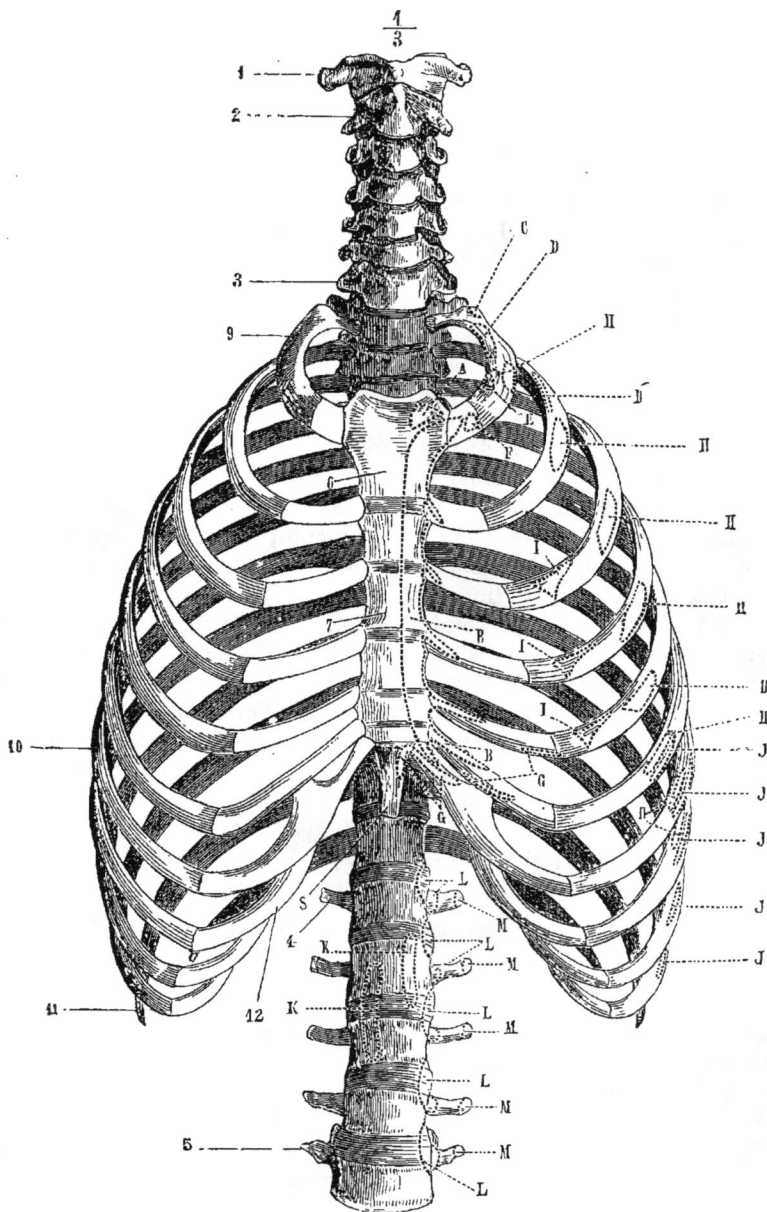

Fig. 16. — *Thorax, face antérieure* (*).

(*) 1) Atlas. — 2) Axis. — 3) Septième vertèbre cervicale. — 4) Première vertèbre lombaire. — 5) Cinquième vertèbre lombaire. — 6) Poignée du sternum. — 7) Corps du sternum. — 8) Appendice xiphoïde. — 9) Première côte. — 10) Septième côte. — 11) Onzième côte. — 12) Cartilage costal de la première fausse côte.

Insertions musculaires. — A. Sterno-mastoïdien. — B. Grand pectoral. — C. Premier surcostal. — D. Insertion du scalène postérieur à la première côte. — D', Son insertion à la deuxième côte. — E. Scalène antérieur. — F. Sous-clavier. — G. Grand droit antérieur de l'abdomen. — H. Grand dentelé. — I. Petit pectoral. — J. Grand oblique de l'abdomen. — K. Piliers du diaphragme. — L. Psoas. — M. Carré des lombes.

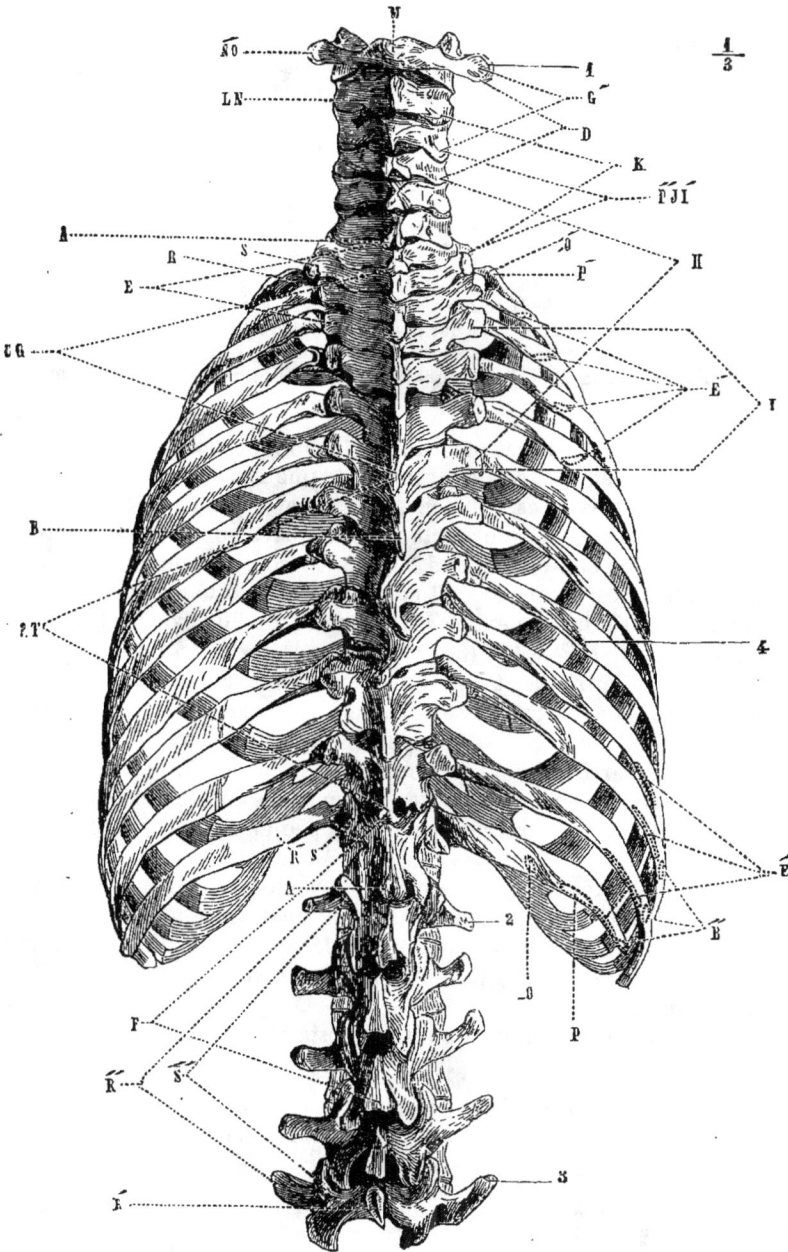

Fig. 17. — *Thorax, face postérieure* (*).

(*) 1) Atlas. — 2) Première vertèbre lombaire. — 3) Cinquième vertèbre lombaire. — 4) Angle des côtes. *Insertions musculaires.* — A. Insertion du trapèze aux apophyses épineuses, depuis la sixième vertèbre cervicale A jusqu'à la dixième vertèbre dorsale A'. — B à B'. Insertions du grand dorsal (sixième vertèbre dorsale à la cinquième vertèbre lombaire). — B". Insertions costales du grand dorsal. — C. Rhomboïde. — D. Angulaire de l'omoplate. — E. Insertions épineuses du petit dentelé supérieur. — E'. Ses insertions

Variétés. — On trouve quelquefois sur la fourchette du sternum, en dedans des facettes claviculaire, deux petits osselets, *os sus-sternaux*, comparables en forme et en grandeur au pisiforme et adhérents au ménisque de l'articulation sterno-claviculaire.

Articulations. — Le sternum s'articule avec les clavicules et les sept premiers cartilages costaux de chaque côté.

2° Côtes (Fig. 16 et 17).

Placer en dedans la face concave, en bas la gouttière qu'elle présente, en avant l'extrémité creusée d'une facette ovalaire. Si la côte n'a pas de face concave (première côte), placer en dedans le bord concave, en haut la face qui possède un tubercule saillant sur ce bord concave, et en arrière de ce tubercule une dépression en gouttière. Dans les deux dernières côtes l'extrémité antérieure, au lieu d'être aussi large que le reste, est effilée et se termine en pointe.

Les côtes ont la forme d'arcs osseux aplatis, obliques en bas et en avant ; elles présentent en général trois courbures : 1° une *courbure suivant les faces*, de manière qu'une des faces, l'interne, est concave, tandis que l'autre est convexe ; cette courbure est plus forte dans le quart ou le cinquième postérieur de la côte, où elle correspond à la gouttière des poumons, que dans les quatre cinquièmes antérieurs, et ce changement brusque de courbure est indiqué, surtout à la face externe, par une sorte d'inflexion et d'épaississement appelé *angle des côtes* (fig. 17) ; 2° une *courbure suivant les bords*, telle que pour les deuxième, troisième et quatrième côtes, le bord supérieur est concave (pour la première, c'est le bord interne), tandis que de la cinquième à la dixième le bord supérieur a la forme d'un S italique très-allongé, concave en arrière, convexe en avant ; 3° une *courbure de torsion*, nulle pour la première côte, à peine sensible pour la deuxième, et qui, pour les autres, fait que la face externe regarde un peu en bas en arrière ; un peu en haut en avant.

La *longueur* des côtes, très-faible pour la première, augmente graduellement de la deuxième à la huitième, pour diminuer de nouveau jusqu'à la douzième. Les chiffres suivants donnent une idée de ces variations : première côte 0^m,085 ; deuxième 0^m,18 ; huitième 0^m,32 ; dixième 0^m,274 ; onzième 0^m,20 ; douzième 0^m,113.

Les côtes se composent d'une extrémité postérieure, d'un corps et d'une extrémité antérieure.

1° L'*extrémité postérieure* présente trois parties : tout à fait en arrière, la *tête de la côte*, pourvue d'une surface articulaire simple pour les première, onzième et douzième côtes, double pour les autres et divisée en deux par une

costales. — F. Insertions épineuses du petit dentelé inférieur. — F'. Ses insertions costales. — G. Splénius. — G'. Ses insertions cervicales supérieures. — H. Grand complexus. — J. Insertions inférieures du transversaire du cou. — J'. Ses insertions supérieures. — J. Petit complexus. — K. Scalène postérieur. — L. Grand droit postérieur de la tête. — M. Petit droit postérieur. N. Insertion inférieure du grand oblique. — N'. Ses insertions supérieures. — O. Petit oblique. — PP'. Faisceaux externes du sacro-lombaire (les faisceaux intermédiaires ne sont pas figurés). — P''. Insertion du sacro-lombaire aux vertèbres cervicales. — QQ'. Faisceaux de renforcement inférieur et supérieur du sacro-lombaire (les faisceaux intermédiaires ne sont pas figurés). — RR'. Insertions costales supérieure et inférieure du long dorsal (les faisceaux intermédiaires ne sont pas figurés). — R''. Insertions du long dorsal aux apophyses costiformes lombaires. — SS'. Faisceaux vertébraux supérieur et inférieur du long dorsal (les faisceaux intermédiaires ne sont pas figurés). — S''. Insertions du long dorsal aux apophyses articulaires lombaires. — T'. Insertions des faisceaux épineux du long dorsal.

crête saillante ; 2° une partie rétrécie ou *col*, rugueuse en arrière ; 3° une saillie ou *tubérosité*, située en arrière à la réunion du corps et du col, et sur laquelle se voit une surface articulaire convexe, tournée en bas et en arrière, et surmontée en dehors de rugosités pour des insertions ligamenteuses ; elle manque aux deux dernières côtes.

2° Le *corps* offre une face interne concave, pourvue en bas d'une gouttière, *gouttière costale ;* une face externe convexe, et deux bords, un supérieur, mousse, légèrement excavé en gouttière ; un inférieur, tranchant, formant la lèvre externe et inférieure de la gouttière costale.

3° L'*extrémité antérieure* est excavée et aussi épaisse au moins que le reste de l'os, sauf pour les onzième et douzième côtes, qui se terminent en pointe.

Caractères distinctifs. — 1° *Première côte.* — Très-large, surtout en avant, courte, elle n'a qu'une courbure suivant les bords ; sa tête a une seule facette vertébrale ; sa face supérieure présente un tubercule situé près de son bord interne, *tubercule du scalène antérieur*, en arrière et en dehors duquel est une dépression en gouttière, *gouttière de l'artère sous-clavière.*

2° *Deuxième côte.* — Moins large et plus longue que la première, elle a, outre la courbure des bords, une courbure des faces et une très-légère courbure de torsion. Vers la partie moyenne de sa face externe se trouve une empreinte rugueuse pour le grand dentelé.

3° La *onzième* et la *douzième côte* n'ont pas de tubérosité ; elles ont une seule facette vertébrale et une extrémité antérieure effilée. La onzième a une gouttière costale très-peu marquée ; la douzième n'en a pas trace et n'a pas d'angle des côtes.

Structure. — Elles sont formées de tissu spongieux avec une mince lame enveloppante de tissu compacte.

Variétés. — On observe quelquefois des cas d'augmentation du nombre des côtes, tantôt aux dépens des branches antérieures des apophyses transverses des dernières vertèbres cervicales et surtout de la septième, tantôt aux dépens des apophyses costiformes lombaires. On rencontre plus rarement une diminution de nombre.

CHAPITRE IV

OS DU MEMBRE SUPÉRIEUR

Le membre supérieur se compose de quatre segments, qui sont, de la racine vers l'extrémité, l'épaule, le bras, l'avant-bras et la main.

ARTICLE I. — OS DE L'ÉPAULE.

L'épaule forme une demi-ceinture osseuse entourant la partie supérieure du thorax et constituée en avant par la clavicule, en arrière par l'omoplate ; fixée en avant au sternum par des ligaments et reliée à celle du côté opposé par le ligament interclaviculaire, elle est tout à fait libre en arrière, où l'omoplate ne fait que s'appliquer sans adhérence sur la face postérieure du thorax.

1° **Clavicule** (Fig. 18).

Placer en dehors l'extrémité aplatie de l'os, en bas la face la plus rugueuse et creusée d'une gouttière, en avant la convexité de la courbure de la partie interne de l'os.

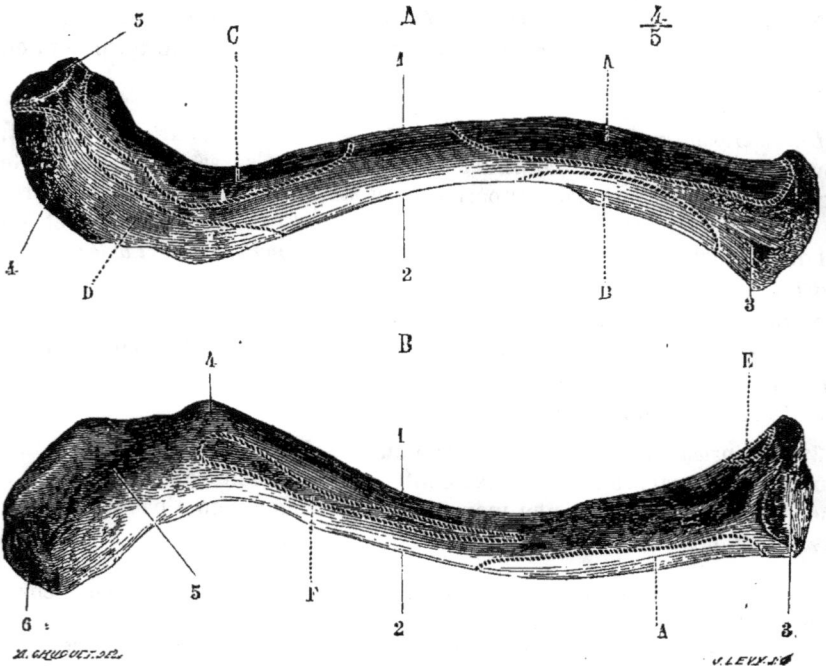

Fig. 18. — *Clavicule du côté gauche* (*).

Cet os pair, long de $0^m,15$ environ, est dirigé en dehors, en arrière et un peu en haut, et présente deux courbures en forme d'S italique, l'une interne, occupant les deux tiers de l'os, et convexe en avant, l'autre externe, concave. Au point de vue de ses rapports avec les os voisins, on peut le diviser en trois segments : un interne, prismatique, triangulaire, allant de son extrémité sternale jusqu'à l'endroit où il croise la première côte ; un moyen arrondi, répondant au premier espace intercostal et à la deuxième

(*) A. *Face supérieure.* — 1) Bord antérieur. — 2) Bord postérieur. — 3) Extrémité interne. — 4) Extrémité externe. — 5) Facette acromiale.
B. *Face inférieure.* — 1) Bord postérieur. — 2) Bord antérieur. — 3) Facette sternale. — 4) Rugosités pour le ligament conoïde. — 5) Ligne rugueuse pour l'insertion du ligament trapézoïde. — 6) Facette acromiale de la clavicule.
Insertions musculaires. — A. Grand pectoral. — B. Sterno-mastoïdien. — C. Deltoïde. — D. Trapèze. — E. Sterno-hyoïdien. — F. Sous-clavier.

côte ; un externe aplati de haut en bas, articulé en dedans avec l'apophyse coracoïde, en dehors avec l'acromion.

On lui décrit deux faces, deux bords et deux extrémités.

La *face supérieure* (A) est convexe, lisse, sous-cutanée ; la *face inférieure* (B) présente : en dedans une facette non constante et quelquefois une tubérosité articulée avec la première côte ; dans sa partie moyenne une gouttière, *gouttière du sous-clavier ;* plus en dehors une ligne rugueuse, oblique en dehors et en avant (4, 5), reliée à l'apophyse coracoïde de l'omoplate par les ligaments coraco-claviculaires ; puis une surface aplatie.

Le *bord antérieur*, épais et convexe en dedans, est plus mince et concave en dehors dans son tiers externe ; le *bord postérieur* est concave et convexe en sens inverse du précédent ; il présente le conduit nourricier de l'os.

L'*extrémité interne*, prismatique, triangulaire, volumineuse, est pourvue d'une facette articulaire convexe irrégulière, dont l'angle le plus saillant est dirigé en bas et en arrière (B, 3). L'*extrémité externe* ou acromiale aplatie offre une facette ovalaire plane regardant en dehors, en avant et en bas, et articulée avec l'acromion (A, 5).

La clavicule est plus courbée chez l'homme que chez la femme ; la droite est ordinairement plus courbée que la gauche.

Structure. — Elle n'a qu'un canal médullaire incomplet et peu distinct.

Articulations. — Elle s'articule avec deux os, le sternum et l'omoplate.

2° **Omoplate** (Fig. 19).

Placer en avant la face concave, en bas l'angle le plus aigu, en dehors et un peu en avant celui des deux angles supérieurs qui supporte une facette concave ovalaire.

Cet os pair, large, aplati, triangulaire, a deux faces, trois bords et trois angles. Sa hauteur, d'environ 0^m,17, est à peu près le double de sa plus grande largeur. Dans la position normale du bras pendant le long du corps, il s'étend sur la face postérieure du thorax depuis le premier espace intercostal jusqu'à la septième côte, et son bord interne est aussi éloigné du sommet des apophyses transverses que celles-ci des apophyses épineuses des vertèbres ; dans cette position, le centre de la cavité glénoïde se trouve à la hauteur de la face inférieure de la quatrième vertèbre dorsale.

1° *Face antérieure* (A). — Elle est concave (*fosse sous-scapulaire*) et présente des crêtes obliques (2) pour des insertions musculaires.

2° *Face postérieure* (B). — Elle est divisée en deux portions par l'*épine de l'omoplate* (3), apophyse triangulaire, volumineuse, aplatie de haut en bas, s'élevant graduellement du bord interne vers le bord externe de l'os, et située à la réunion de ses trois quarts inférieurs et de son quart supérieur. La partie de la face postérieure sus-jacente à l'épine constitue la *fosse sus-épineuse*, la partie sous-jacente la *fosse sous-épineuse*. Les deux faces de l'épine se continuent avec ces deux fosses ; son bord postérieur, épais, rugueux, commence près du bord interne ou spinal par une surface triangulaire lisse (5); son bord externe est lisse, concave; à la réunion de ces deux bords l'épine se prolonge en haut et en dehors en s'élargissant et forme une apophyse aplatie d'arrière en avant et de haut en bas, l'*acromion* (ἄκρος, sommet ; ὦμος, épaule). L'acromion présente une face postéro-supérieure convexe (4), continue au bord postérieur de l'épine ; une face antéro-inférieure concave (A, 14), continue au bord externe de l'épine ; un bord supérieur concave pourvu en avant d'une facette (A, 15) articulée avec l'extrémité externe de la clavicule ; un bord inférieur convexe et un sommet. La fosse sous-épineuse (B, 2) offre en dehors une crête (8) parallèle au bord externe de l'os, et sé-

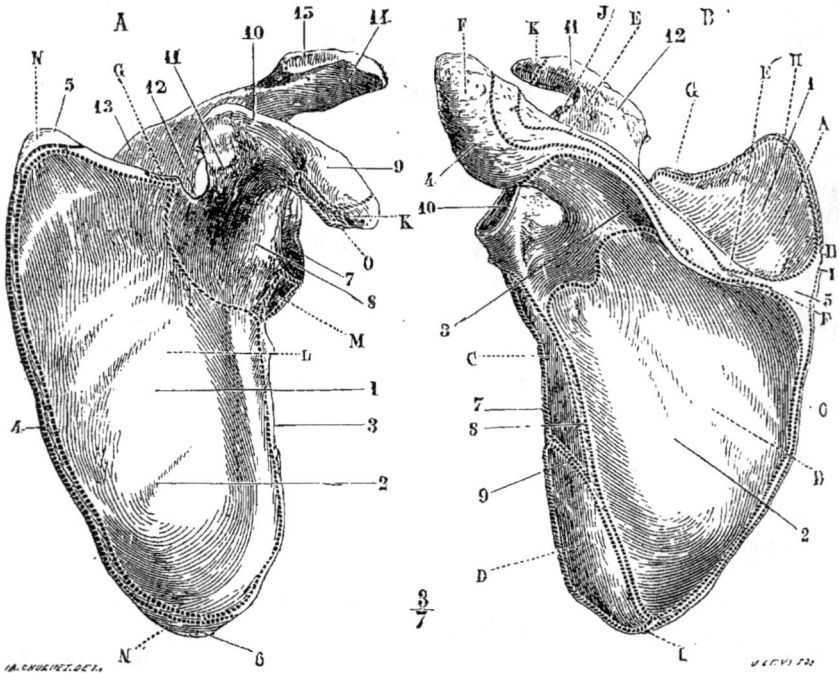

Fig. 19. — *Omoplate du côté gauche* (*).

parant de cette fosse une bande osseuse longitudinale divisée elle-même, par une crête oblique (9), en deux surfaces secondaires, l'une supérieure, l'autre inférieure, servant à des insertions musculaires.

3° *Bord supérieur*. — Très-court, mince, il offre à sa partie externe une petite échancrure, *échancrure coracoïdienne* ou *sus-scapulaire* (A, 12), et en dehors de cette échancrure une apophyse, *apophyse coracoïde* [1] (A, 9 ; B, 11) recourbée à la manière d'un doigt à demi-fléchi ; sa face convexe, rugueuse, regarde en dedans ; sa face concave, lisse, regarde en dehors ; son sommet est dirigé en dehors et en avant ; sa base est couverte de rugosités (A, 11) pour des insertions ligamenteuses.

4° *Bord interne* ou *spinal.* — Il est mince, oblique en haut et en dedans dans ses deux tiers inférieurs ; au niveau de la naissance de l'épine de l'omoplate, il éprouve un changement de direction et se porte en haut et en dehors.

5° *Bord externe* ou *axillaire.* — Épais, il se termine au-dessous de la cavité glénoïde par une surface excavée triangulaire.

6° *Angles.* — Des trois angles de l'omoplate, l'*angle externe* seul mérite une description spéciale : il est comme tronqué et occupé par une fossette concave ovalaire, à grand diamètre vertical, articulée avec l'humérus, *cavité glénoïde* (A, 7), et supportée par une portion rétrécie, *col de l'omoplate* (A, 8).

Structure. — La substance spongieuse n'existe guère qu'aux angles inférieur et externe, au bord axillaire de l'os, dans l'épine, l'acromion et l'apophyse coracoïde. Les fosses sus et sous-épineuses sont formées par une lamelle mince de tissu compacte.

Articulations. — Elle s'articule avec deux os, la clavicule et l'humérus.

ARTICLE II. — OS DU BRAS.

Humérus (Fig. 20).

Placer en haut l'extrémité qui porte une tête sphérique, de façon que cette tête soit dirigée en dedans ; placer en avant la gouttière verticale de cette extrémité supérieure.

L'humérus est un os pair, long d'environ 0^m,32, tordu sur son axe. Il a un corps et deux extrémités.

1° *Corps.* — Il a trois faces et trois bords. La *face postérieure* (B), plus large en bas qu'en haut, offre à sa partie moyenne une gouttière oblique en bas et en dehors, *gouttière radiale* ou *de torsion* (B, 7), sensible aussi sur les bords interne et externe et sur la face externe de l'os. La *face externe* présente à sa partie moyenne une empreinte rugueuse en forme de V à pointe inférieure, *empreinte deltoïdienne* (A, 9). La *face interne* est lisse ; on y voit le trou nourricier de l'os. Des trois *bords*, l'externe et l'interne, mousses en haut, se prononcent de plus en plus en bas, surtout l'externe ; l'antérieur, au contraire, est plus saillant dans sa partie supérieure.

2° *Extrémité supérieure.* — Elle est volumineuse, arrondie et pourvue de trois renflements, un en dedans, articulaire, *tête de l'humérus*, deux en dehors et en avant, non articulaires ou *tubérosités*. La *tête de l'humérus* [1] représente le tiers d'une sphère à peu près parfaite ; la réunion de la tête

---

[1] De κόραξ, corbeau, comparée à un bec de corbeau.

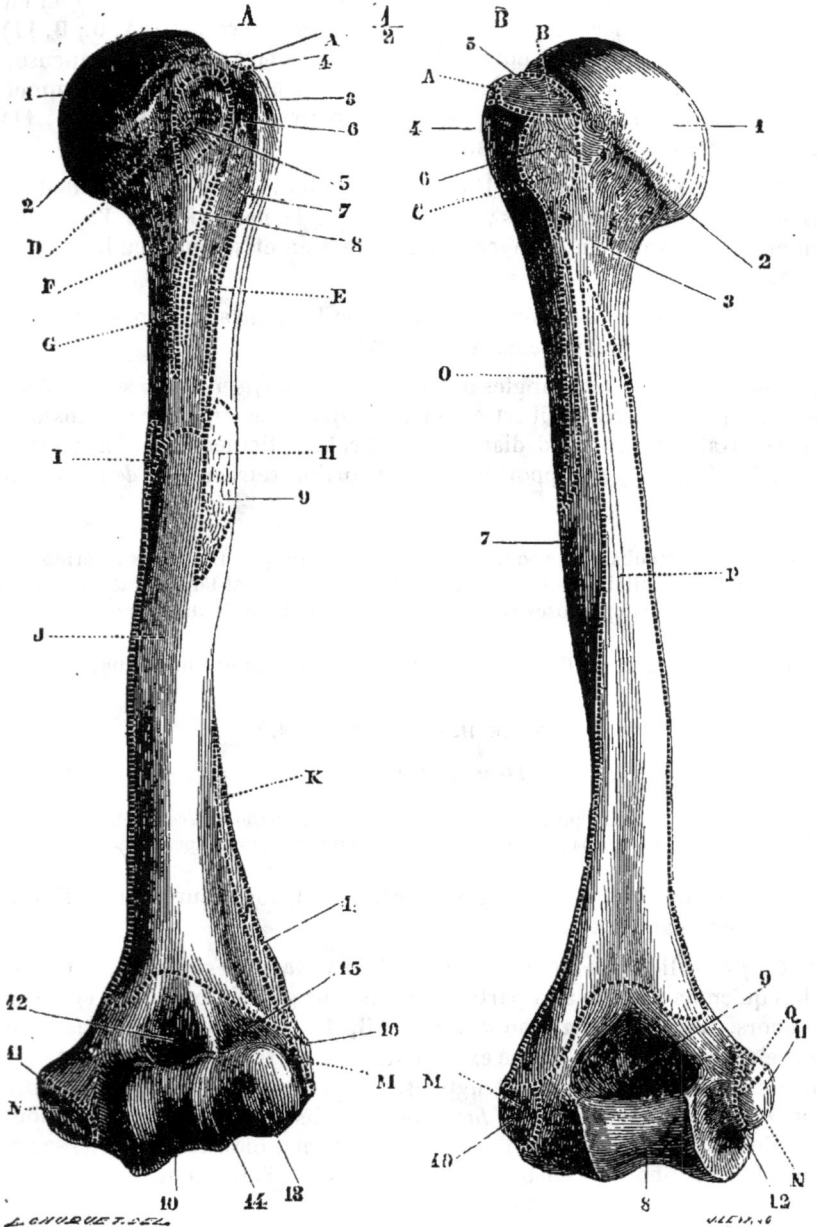

Fig. 20. — *Humérus du côté gauche* (*).

(*) A. *Face antérieure.* — 1) Tête de l'humérus. — 2) Col anatomique. — 3) Grand trochanter. — 4) Sa facette supérieure. — 5) Petit trochanter. — 6) Coulisse bicipitale. — 7) Sa lèvre antérieure. — 8) Sa lèvre postérieure. — 9) Empreinte deltoïdienne. — 10) Trochlée. — 11) Épitrochlée. — 12) Cavité coronoïde. — 13) Condyle. — 14) Rainure de séparation du condyle et de la trochlée. — 15) Cavité sus-condylienne. — 16) Épicondyle.

B. *Face postérieure.* — 1) Tête de l'humérus. — 2) Col anatomique. — 3) Col chirurgical. — 4) Grand tro-

au reste de l'humérus se fait suivant une ligne circulaire ou collet un peu rétréci, *col anatomique* (2) ; un plan passant par le col anatomique fait avec l'horizon un angle de 40°, et regarde en haut, en dedans et un peu en arrière ; une perpendiculaire à ce plan représente l'axe du col et fait avec l'axe du corps de l'humérus un angle de 130°. Les *tubérosités* de l'humérus sont au nombre de deux : 1° l'une plus volumineuse, externe, *grosse tubérosité* ou *grand trochanter* ([1]) (A, 3 ; B, 4), est surmontée de trois facettes (A, 4 ; B, 5, 6), supérieure, moyenne et inférieure pour des insertions musculaires ; 2° l'autre *petite tubérosité* ou *petit trochanter* (A, 5) est antérieure. Les deux tubérosités sont séparées par une gouttière verticale profonde, *gouttière bicipitale* (A, 6), dont le bord antérieur rugueux se continue avec le bord antérieur de l'os, le bord postérieur avec la petite tubérosité. La réunion de l'extrémité supérieure et du corps de l'humérus porte le nom de *col chirurgical* (B, 3).

3° *Extrémité inférieure.* —Elle est aplatie d'avant en arrière et se recourbe en avant en même temps qu'elle s'élargit transversalement. La partie moyenne du cette extrémité est occupée par deux surfaces articulaires empiétant du côté antérieur : l'une interne, plus étendue, en forme de poulie, *trochlée humérale* (*trochlea*, poulie) (A, 10 ; B, 8), à bord interne plus saillant que l'externe ; l'autre, externe, plus petite, arrondie, c'est le *condyle* de l'humérus (A, 13) ; le condyle et le bord externe de la trochlée sont réunis par une petite rainure antéro-postérieure (A, 14). La trochlée est surmontée en arrière d'une grande excavation, *fosse olécrânienne* (B, 9), en avant d'une fosse moins profonde, *fosse coronoïdienne* (A, 12) ; en avant et au-dessus du condyle on trouve aussi une petite dépression, *dépression sus-condylienne* (A, 15). Aux deux extrémités du diamètre transversal de l'extrémité inférieure sont deux renflements osseux et deux apophyses : l'une interne, très-saillante, surmontant la trochlée, *épitrochlée* (A, 11) ; l'autre externe, moins proéminente, *épicondyle* (A, 16).

Structure. — L'humérus est creusé d'un grand canal médullaire de 0m,15 à 0m,18 de longueur.

Variétés. — Il présente quelquefois à la partie inférieure de sa face interne, à 0m,04 au-dessus du rebord supérieur de la trochlée, une apophyse osseuse, circonscrivant parfois avec l'épitrochlée et un ligament une ouverture elliptique où passent l'artère humérale et le nerf médian.

Articulations. — L'humérus s'articule avec trois os : l'omoplate, le cubitus et le radius.

ARTICLE III. — OS DE L'AVANT-BRAS (Fig. 21).

L'avant-bras se compose de deux os : l'un interne, le *cubitus ;* l'autre ex-

chanter. — 5) Sa facette moyenne. — 6) Sa facette inférieure. — 7) Gouttière radiale. — 8) Trochlée. — 9) Cavité olécrânienne. — 10) Épicondyle. — 11) Épitrochlée. — 12) Gouttière du nerf cubital.

Insertions musculaires. — A. Sus-épineux. — B. Sous-épineux. — C. Petit rond. — D. Sous-scapulaire. E. Grand pectoral. — F. Grand dorsal. — G. Grand rond. — H. Deltoïde. — I. Coraco-brachial. — J. Brachial antérieur. — K. Long supinateur. — L. Premier radial externe. — M. Tendon des muscles épicondyliens. — N. Tendon des muscles épitrochléens. — O. Vaste externe. — P. Vaste interne. — Q. Rond pronateur.

([1]) τροχαντήρ, de τροχάζειν, tourner ; tubérosité rotatrice.

terne, le *radius*, interceptant entre eux un espace, *espace interosseux*. Chacun de ces deux os, légèrement excavé en avant, a la forme d'un prisme triangulaire et présente trois faces, dont l'une est extérieure par rapport à l'axe du membre, dont les deux autres, antérieure et postérieure, se réunissent sous un angle aigu en formant un bord tranchant tourné vers l'espace interosseux. Les trous nourriciers des deux os sont sur la face antérieure. Leurs extrémités ont un volume inverse, la plus volumineuse étant pour le cubitus, la supérieure, pour le radius l'inférieure ; en outre, le radius est débordé en haut par le cubitus, et le cubitus très-légèrement débordé en bas par le radius ; enfin les deux os ont une longueur inégale, le radius ayant environ $0^m,22$ et le cubitus $0^m,25$.

1° Cubitus (A, B, 1).

Placer en haut son extrémité la plus volumineuse, en avant l'échancrure articulaire qu'elle présente, en dehors la petite facette concave située sur les côtés de l'os, au-dessous de cette échancrure.

1° *Corps.* — Il diminue de volume de haut en bas, et présente trois faces et trois bords. La *face antérieure* est creusée en gouttière, la *face interne* convexe, la *face postérieure* (B, 4) divisée par une crête longitudinale (B, 6) en deux parties, l'une externe excavée, l'autre interne plus étroite ; une ligne oblique (5) en isole supérieurement une surface triangulaire pour le muscle anconé. Des trois *bords*, l'antérieur est mousse, le postérieur saillant, sous-cutané, *crête du cubitus ;* l'externe tranchant limite en dedans l'espace interosseux.

2° *Extrémité supérieure.* — Elle a la forme d'un crochet épais constitué par deux apophyses : l'une verticale, *olécrâne* [1] (A, B, 2), l'autre horizontale, *apophyse coronoïde* (A, 3), qui circonscrivent une cavité articulaire, *grande cavité sigmoïde* (A, 2). L'*olécrâne*, qui prolonge l'axe du cubitus, offre une face postérieure, rugueuse, une antérieure faisant partie de la grande cavité sigmoïde, deux bords sinueux, un col étranglé la réunissant au reste de l'os, un sommet terminé en avant par une saillie en forme de bec. L'*apophyse coronoïde* présente une face inférieure rugueuse, une face supérieure qui appartient à la grande cavité sigmoïde, un sommet demi-circulaire tranchant. La *grande cavité sigmoïde* occupe la concavité du crochet formé par les deux apophyses ; elle est pourvue d'une saillie verticale allant du bec de l'olécrâne au sommet de l'apophyse coronoïde et s'articule avec la trochlée humérale. Au côté externe de l'apophyse coronoïde se trouve la *petite cavité sigmoïde* (A, 4), sorte d'échancrure concave dont le bord supérieur se continue avec la partie coronoïdienne de la grande cavité sigmoïde ; elle s'articule avec le radius. Au-dessous d'elle est une excavation rugueuse pour l'insertion du court supinateur.

3° *Extrémité inférieure.* — Elle se renfle un peu, en formant la tête du cubitus, articulée en bas avec le ligament triangulaire, en dehors avec le radius, et présente à son côté interne une petite apophyse saillante, *apophyse sty-*

[1] De ὠλένη, coude, et κάρηνον, tête, tête du coude.

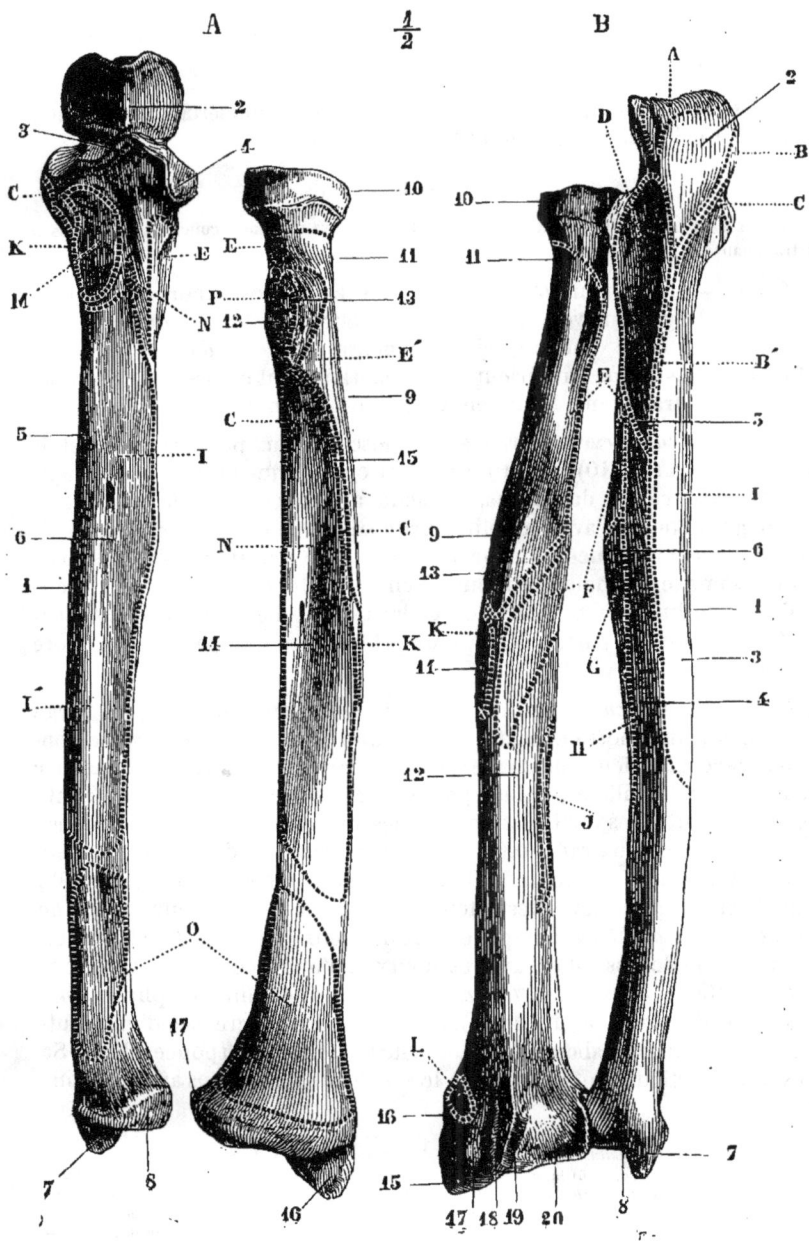

Fig. 21. — *Os de l'avant-bras du côté gauche* (*).

(*) A. *Face antérieure.* — 1) *Cubitus.* — 2) Grande cavité sigmoïde. — 3) Apophyse coronoïde. — 4) Petite cavité sigmoïde. — 5) Face interne. — 6) Face antérieure. — 7) Apophyse styloïde. — 8) Surface articulaire radiale et tête du cubitus. — 9) *Radius.* — 10) Tête du radius. — 11) Col du radius. — 12) Tubérosité bici-pitale. — 13) Partie de la tubérosité occupée par la bourse séreuse. — 14) Face antérieure. — 15) Ligne oblique du bord antérieur. — 16) Apophyse styloïde. — 17) Petite cavité sigmoïde.

loïde (7), séparée en arrière de la tête par une gouttière, gouttière du cubital postérieur (B, 8).

Articulations. — Le cubitus s'articule avec trois os : l'humérus, le radius et le pyramidal, par l'intermédiaire du ligament triangulaire.

2° Radius.

Placer en haut l'extrémité la moins volumineuse ; en avant la face concave, en dedans le bord tranchant.

1° *Corps.* — De ses trois *faces*, l'antérieure et la postérieure légèrement excavées s'élargissent vers la partie inférieure ; l'externe, convexe, offre à sa partie moyenne une empreinte rugueuse, *empreinte du rond pronateur* (B, 14). Des trois *bords*, l'antérieur et le postérieur sont mousses ; l'interne au contraire, très-tranchant, limite en dehors l'espace interosseux.

2° *Extrémité supérieure.* — Elle se compose de deux parties : la *tête* et le *col* du radius. La *tête* (10) est un renflement cylindrique dont la partie supérieure excavée, *cupule* du radius, s'articule avec le condyle de l'humérus, et le pourtour convexe avec la petite cavité sigmoïde (*bordure articulaire du radius*). Le col (11) a une longueur de 0ᵐ,02 et se réunit au corps en faisant avec son axe un angle obtus ouvert en dehors et en arrière. A la réunion du col et du corps se trouve en dedans une tubérosité, *tubérosité bicipitale* (A, 12), dont la partie postérieure est rugueuse, la partie antérieure (13) lisse.

3° *Extrémité inférieure.* — Elle est volumineuse, quadrilatère, plus large transversalement et possède quatre faces et une base. La *face antérieure*, continue à la face antérieure de l'os, est lisse, excavée et terminée en bas par un rebord mousse saillant ; la face *postérieure*, inégale, convexe, présente une série de gouttières verticales ou obliques, qui sont de dehors en dedans : 1° la gouttière des deux radiaux (B, 17, 18), subdivisée en deux par une crête verticale ; 2° la gouttière profonde oblique du long extenseur du pouce (19) ; 3° la gouttière large des muscles extenseur commun et extenseur propre de l'index (20). La *face interne* comprise entre les deux branches de bifurcation du bord interne de l'os est excavée et pourvue d'une facette concave articulée avec la tête du cubitus ; la *face externe* a la forme d'une apophyse, *apophyse styloïde du radius* (A, 16 ; B, 15), épaisse à sa base et creusée d'une gouttière, gouttière du long abducteur et du court extenseur du pouce (B, 16). Sa base excavée s'articule en dehors avec le scaphoïde, en dedans avec le semilunaire.

B. *Face postérieure.* — 1) *Cubitus.* — 2) Olécrâne. — 3) Face interne. — 4) Face postérieure. — 5) Ligne oblique supérieure de cette face. — 6) Ligne de séparation de cette face. — 7) Apophyse styloïde. — 8) Gouttière du cubital postérieur. — 9) *Radius.* — 10) Tête. — 11) Col. — 12) Face postérieure. — 13) Face externe. — 14) Empreinte du rond pronateur. — 15) Apophyse styloïde. — 16) Gouttière du long abducteur et du court extenseur du pouce. — 17) Gouttière du premier radial externe. — 18) Gouttière du deuxième. — 19) Gouttière du long extenseur du pouce. — 20) Gouttière de l'extenseur commun des doigts et de l'extenseur propre de l'index.
Insertions musculaires. — A. Triceps. — B B'. Cubital antérieur. — C. Fléchisseur superficiel. — D. Anconé. — E. Court supinateur. — F. Long abducteur du pouce. — G. Long extenseur du pouce. — H. Extenseur propre de l'index. — 11' Fléchisseur profond des doigts. — J. Court extenseur du pouce. — K. Rond pronateur. — L. Grand supinateur. — M. Brachial antérieur. — N. Fléchisseur propre du pouce. — O. Carré pronateur. — P. Biceps.

Articulations. — Le radius s'articule avec quatre os : l'humérus, le cubitus, le scaphoïde et le semi-lunaire.

ARTICLE IV. — OS DE LA MAIN (Fig. 22 et 23).

Les os de la main se composent de trois segments, augmentant de longueur de haut en bas : le carpe, le métacarpe et les doigts ; en tout, 27 os.

§ 1. — Carpe (Fig. 22).

Le carpe se compose de huit os disposés sur deux rangées et qui sont de dehors en dedans ou du bord radial vers le bord cubital de la main ; pour la première rangée : le scaphoïde (3), le semi-lunaire (4), le pyramidal (5) et le pisiforme (6) ; pour la deuxième : le trapèze (7), le trapézoïde (9), le grand os (10) et l'os crochu (11). Chacun de ces osselets formé de substance spongieuse est plus ou moins régulièrement cuboïde et présente par suite six faces. Sauf le pisiforme situé hors rang, ces os sont placés côte à côte dans chaque rangée et se correspondent par des faces latérales articulaires, excepté pour les deux faces externes de chaque rangée, qui sont libres ; les faces antérieures et postérieures non articulaires correspondent aux côtés palmaire et dorsal de la main ; les faces supérieures et inférieures articulaires s'articulent avec la rangée opposée, et, de plus, pour la première rangée avec le radius et le ligament triangulaire, pour la deuxième avec les métacarpiens.

La *première rangée* offre : 1° une face supérieure convexe formée par le scaphoïde, le semi-lunaire et le pyramidal, et articulée avec le radius et le ligament triangulaire ; 2° une face inférieure convexe en dehors (scaphoïde), concave en dedans (scaphoïde, semi-lunaire et pyramidal), articulée avec la deuxième rangée (voy. Fig. 45) ; 3° une face dorsale convexe, à laquelle le pisiforme ne prend aucune part non plus qu'aux deux précédentes ; 4° une face palmaire concave, présentant en dehors l'apophyse saillante du scaphoïde, en dedans la saillie du pisiforme.

La *deuxième rangée* présente : 1° une face supérieure concave en dehors (trapèze et trapézoïde), convexe en dedans (grand os et os crochu), articulée avec la première rangée (voy. Fig. 45) ; 2° une face inférieure très-irrégulière articulée avec les métacarpiens et qui sera décrite plus loin ; 3° une face dorsale convexe ; 4° une face palmaire terminée par deux apophyses : l'une, interne, crochet de l'os crochu ; l'autre, externe, formée par le trapèze.

Ces deux rangées, par leur réunion, constituent un massif osseux aplati d'avant en arrière, creusé en gouttière antérieurement, haut de 0^m,025 à 0^m,030, large de 0^m,05 à 0^m,06, dont le sommet arrondi correspond à l'avant-bras, la base irrégulièrement échancrée au métacarpe. La *face antérieure* (Fig. 22) a l'aspect d'une gouttière due non-seulement à la forme même des os du carpe, mais à la présence de quatre apophyses, deux internes, l'une supérieure, arrondie, due au pisiforme, l'autre inférieure, située un peu en dehors ou crochet de l'os crochu ; deux externes, l'une supérieure, appartenant au scaphoïde, l'autre inférieure, appartenant au trapèze ; en dedans de celle-ci, le trapèze est creusé d'une gouttière, *gouttière du grand palmaire*.

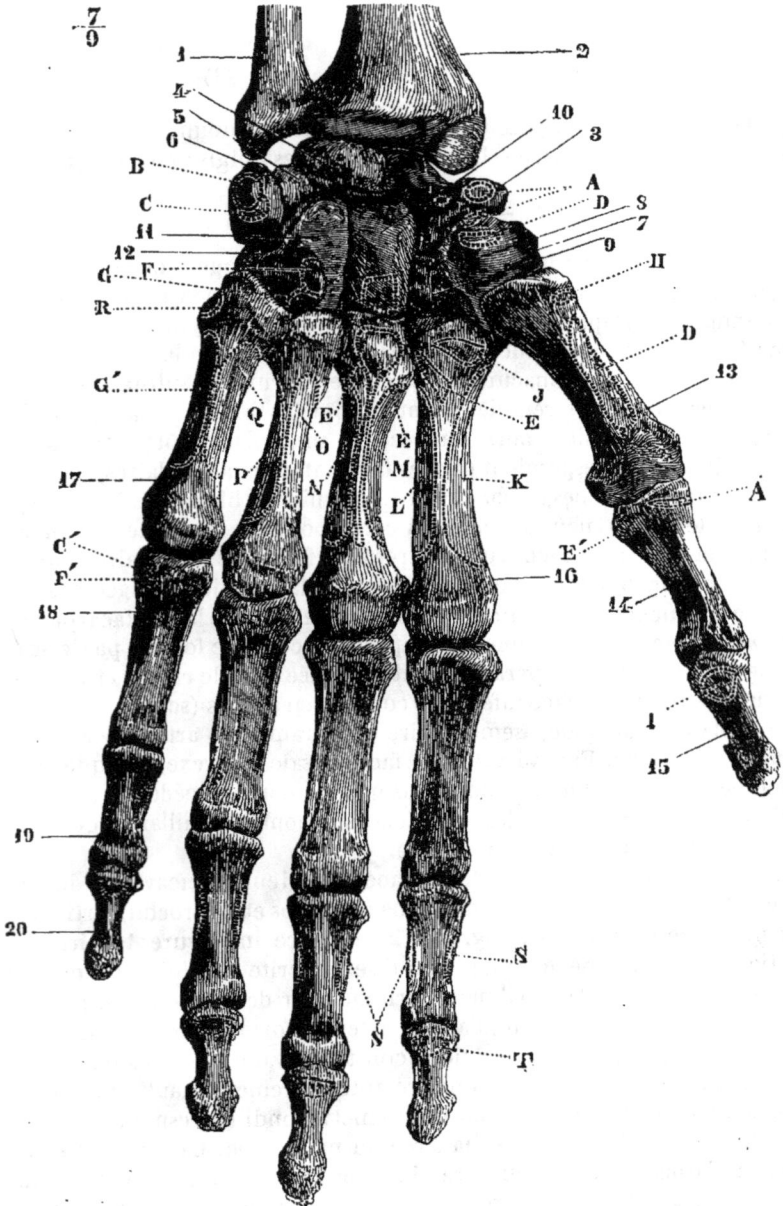

Fig. 22. — *Os de la main gauche ; face antérieure* (*).

(*) 1) Cubitus. — 2) Radius. — 3) Scaphoïde. — 4) Semi-lunaire. — 5) Pyramidal. — 6) Pisiforme. —
7) Trapèze. — 8) Gouttière du trapèze. — 9) Trapézoïde. — 10) Grand os. — 11) Os crochu. — 12) Crochet
de l'os crochu. — 13) Métacarpien du pouce. — 14) Première phalange du pouce. — 15) Deuxième phalange
du pouce. — 16) Deuxième métacarpien. — 17) Cinquième métacarpien. — 17) Cinquième métacarpien. —
18) Première phalange. — 19) Deuxième phalange. — 20) Troisième phalange.

OS DU CARPE EN PARTICULIER (Fig. 22 et 23).

1° Première rangée.

A. SCAPHOÏDE (3).

Placer en bas sa facette concave, en dehors son apophyse pointue, en arrière la gouttière transversale séparant deux facettes articulaires.

Il se compose de deux parties : une partie externe saillante, *apophyse du scaphoïde*, et une partie interne ou *corps de l'os*. Sa face antérieure est triangulaire ; sa face postérieure est réduite à une gouttière transversale, qui sépare les facettes articulaires correspondant au radius et à la deuxième rangée ; sa face supérieure est convexe dans sa partie interne articulée avec le radius, rugueuse et concave dans sa partie externe appartenant à l'apophyse de l'os ; sa face inférieure offre une partie interne concave, presque verticale, articulée avec le grand os, et une partie externe, convexe, articulée avec le trapèze et le trapézoïde et réunie à la précédente sous un angle aigu. La face interne répond au semi-lunaire ; la face externe est formée par la pointe de l'apophyse du scaphoïde.

Il s'articule avec cinq os : le radius, le semi-lunaire, le grand os, le trapèze et le trapézoïde.

B. SEMI-LUNAIRE (4).

Placer en haut sa facette convexe, en avant la face non articulaire la plus large, en dehors l'angle inférieur aigu réunissant la face inférieure à une des faces latérales.

Ses faces antérieure et postérieure ne présentent rien de particulier ; sa face supérieure convexe est articulée avec le radius, sa face inférieure concave avec le grand os, sauf une petite facette allongée d'avant en arrière, articulée avec l'os crochu ; ses facettes latérales planes correspondent au scaphoïde et au pyramidal.

Il s'articule avec cinq os : le radius, le scaphoïde, le pyramidal, le grand os et l'os crochu.

C. PYRAMIDAL (5).

Placer en dedans le sommet de la pyramide, en haut la facette convexe, en avant la petite facette circulaire.

Sa face antérieure offre en dedans une petite facette circulaire convexe pour le pisiforme ; sa face postérieure est rugueuse ; sa face supérieure s'articule avec le cubitus par l'intermédiaire du ligament triangulaire, sa face inférieure, concave en dedans, un peu convexe en dehors, avec l'os crochu, sa face externe lisse avec le semi-lunaire ; sa face interne mousse forme le sommet de la pyramide.

Il s'articule avec quatre os : le semi-lunaire, le pisiforme, l'os crochu et médiatement le cubitus.

D. PISIFORME (6).

Tourner en arrière la facette articulaire, en haut la gouttière que présente l'os, en dedans la saillie pointue et rugueuse.

Il a la forme d'un ovoïde, pourvu en arrière d'une surface articulaire à peu près plane, entourée d'un léger étranglement et articulée avec le pyramidal.

Il s'articule avec un seul os : le pyramidal.

Insertions musculaires. — A. Court abducteur du pouce. — B. Cubital antérieur. — C. C'. Court abducteur du petit doigt. — D D'. Opposant du pouce. — E E'. Court adducteur du pouce. F F'. Court fléchisseur du petit doigt. — G G'. Opposant du petit doigt. — H. Long abducteur du pouce. — I. Long fléchisseur du pouce. — J. Grand palmaire. — K. Premier interosseux dorsal. — L. Premier interosseux palmaire. — M. Deuxième interosseux dorsal. — N. Troisième interosseux dorsal. — Q. Deuxième interosseux palmaire. — P. Quatrième interosseux dorsal. — Q. Troisième interosseux palmaire. — R. Cubital postérieur. — S. Fléchisseur superficiel. — T. Fléchisseur profond.

OSTÉOLOGIE.

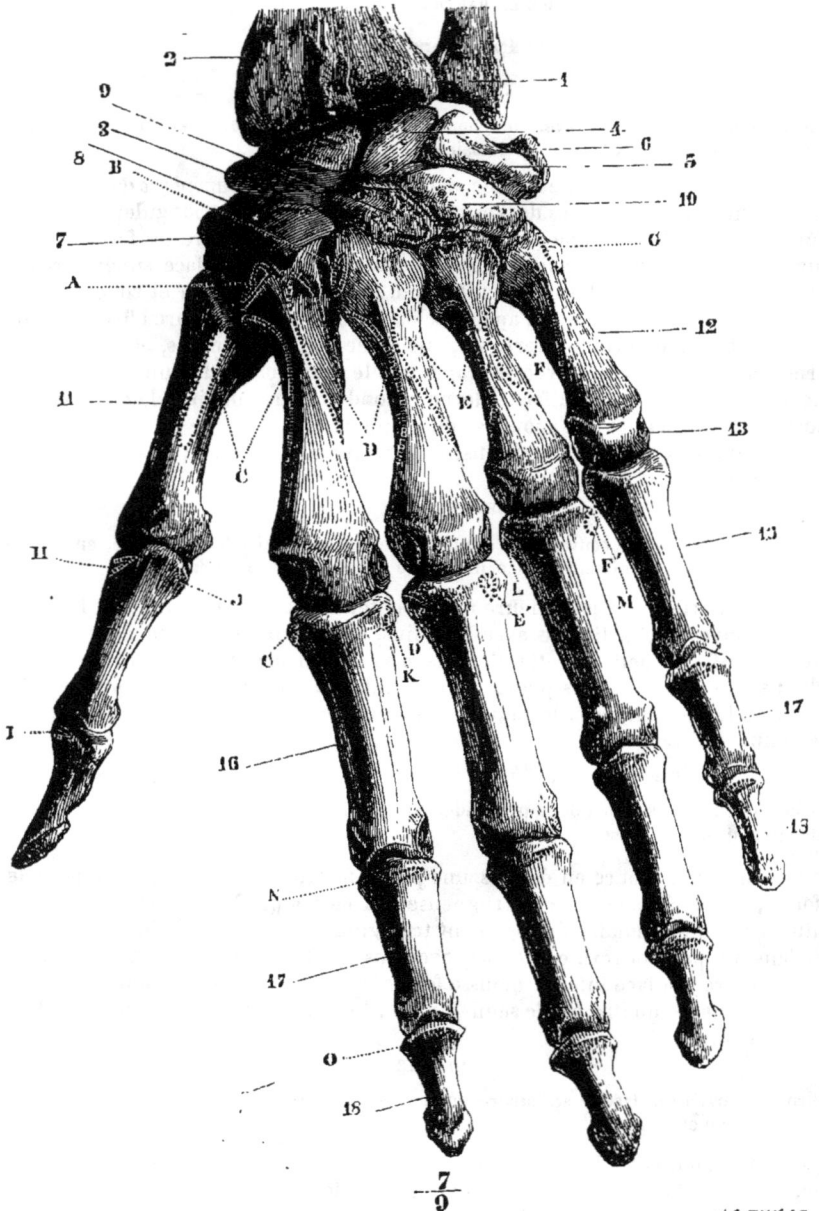

Fig. 23. — *Os de la main gauche ; face postérieure* (*).

(*) 1) Cubitus. — 2) Radius. — 3) Scaphoïde. — 4) Semi-lunaire. — 5) Pyramidal. — 6) Pisiforme. — 7) Trapèze. — 8) Trapézoïde. — 9) Grand os. — 10) Os crochu. — 11) Premier métacarpien. — 12) Cinquième métacarpien. — 13) Tête des métacarpiens. — 16) Premières phalanges des doigts. — 17) Deuxièmes phalanges. — 18) Troisièmes phalanges.

2° Deuxième rangée.

A. TRAPÈZE (7).

Placer en avant la face pourvue d'une crête saillante, en bas et en dehors la facette articulaire en forme de selle, convexe dans un sens, concave dans l'autre.

Sa face antérieure offre une gouttière (Fig. 22, 8) limitée en dehors par une crête verticale (*gouttière du grand palmaire*) ; sa face postérieure est rugueuse ; sa face supérieure, un peu concave, répond au scaphoïde ; sa face inférieure est divisée par un angle saillant en deux facettes secondaires : l'une externe plus large, convexe d'avant en arrière, concave de dehors en dedans pour le premier métacarpien ; l'autre interne ovale pour le deuxième ; sa face externe rugueuse n'a rien de particulier ; sa face interne excavée s'articule avec le trapézoïde.

Il s'articule avec quatre os : le scaphoïde, le trapézoïde et les premier et deuxième métacarpiens.

B. TRAPÉZOIDE (Fig. 22, 9 ; Fig. 23, 8).

Placer en arrière la face convexe non articulaire la plus large, en bas la facette divisée en deux parties par une crête mousse ; en dehors celle de ces demi-facettes qui est convexe.

Sa face antérieure est très-petite ; sa face postérieure large ; sa face supérieure, étroite, concave, répond au scaphoïde ; sa face inférieure forme un angle saillant articulé avec le deuxième métacarpien ; sa face externe répond au trapèze ; sa face interne au grand os.

Il s'articule avec quatre os : le scaphoïde, le trapèze, le grand os et le deuxième métarcapien.

C. GRAND OS (Fig. 23, 9 ; Fig. 22, 10).

Placer en haut son extrémité arrondie ou tête, en arrière la partie la plus large de sa base, en dedans sa facette articulaire un peu concave.

Il se compose de deux parties : un *corps* ou base et une partie supérieure arrondie ou *tête*. Les faces antérieure et postérieure rugueuses n'ont rien de particulier ; la face inférieure est séparée par deux crêtes mousses en trois facettes : une externe concave pour le deuxième métacarpien, une moyenne très-large pour le troisième, une interne très-étroite pour le quatrième ; sa face supérieure convexe s'articule avec le semi-lunaire ; sa face externe présente en haut une facette convexe articulée avec le scaphoïde, en bas une facette plane pour le trapézoïde ; sa face interne légèrement concave correspond à l'os crochu.

Il s'articule avec sept os : le scaphoïde, le semi-lunaire, l'os crochu, le trapézoïde et les deuxième, troisième et quatrième métacarpiens.

D. OS CROCHU OU UNCIFORME (Fig. 22, 11 ; Fig. 23, 10).

Placer l'os de façon que son crochet soit placé à la partie inférieure, qu'il soit dirigé en avant et que sa concavité regarde en dehors.

Sa face antérieure a la forme d'un triangle rectangle, dont le côté interne est vertical et le côté inférieur horizontal ; on y remarque une apophyse en forme de crochet, *apophyse unciforme* (Fig. 22, 12), concave en dehors ; sa face postérieure

---

Insertions musculaires. — A. Premier radial externe. — B. Deuxième radial externe. — C. Premier interosseux dorsal. — D D'. Deuxième interosseux dorsal. — E E'. Troisième interosseux dorsal.— F F'. Quatrième interosseux dorsal. — G. Cubital postérieur. — H. Court extenseur du pouce — I. Long extenseur du pouce. — J. Court abducteur du pouce. — K. Premier interosseux palmaire. — L. Deuxième interosseux palmaire. — M. Troisième interosseux palmaire. — N. Insertion de l'extenseur commun à la deuxième phalange. — O. Insertion à la troisième phalange.

n'a rien de particulier. Sa face supérieure oblique possède tout à fait en haut une facette oblongue étroite pour le semi-lunaire ; tout le reste de son étendue répond au pyramidal ; sa face inférieure est divisée en deux facettes : une externe pour le quatrième métacarpien, l'autre interne pour le cinquième. Sa face externe verticale s'articule avec le grand os, sauf en avant et en bas, où elle est rugueuse pour des insertions ligamenteuses ; sa face interne est réduite à un simple bord.

Il s'articule avec cinq os : le pyramidal, le semi-lunaire, le grand os et les quatrième et cinquième métacarpiens.

§ II. — Métacarpe (Fig. 22 et 23).

Placer en bas l'extrémité arrondie ou tête, en avant la partie concave de l'os. La base, ou partie supérieure fournit les caractères distinctifs.

Caractères distinctifs des métacarpiens. — *Premier métacarpien:* court, très-volumineux ; placer en dehors le bord le plus mince. *Deuxième :* tourner en dehors le tubercule saillant triangulaire de la base, qui est profondément échancrée; placer en dedans celle des faces latérales qui porte des facettes articulaires. *Troisième:* sa base a des facettes articulaires sur ses deux faces latérales; il se distingue du quatrième par l'apophyse saillante de sa base, apophyse qui doit être tournée en dehors. *Quatrième:* il n'a pas d'apophyse à son extrémité supérieure ; placer du côté externe l'empreinte rugueuse existant sur la face supérieure de sa base. *Cinquième:* une seule facette latérale articulaire d'un côté de sa base ; tourner cette face en dehors.

Le métacarpe se compose de cinq os, appelés de dehors en dedans ou du bord radial vers le bord cubital, 1er, 2e, 3e, 4e et 5e métacarpiens, interceptant entre eux des espaces, *espaces interosseux,* et disposés en deux masses : la masse interne, constituée par les quatre derniers métacarpiens, forme une sorte de grillage grâce aux articulations qui relient leurs deux extrémités ; la masse externe est formée par le premier métacarpien qui, par sa mobilité (opposition du pouce), l'indépendance de son extrémité inférieure, l'analogie que cette extrémité présente avec une première phalange (voir le développement), se distingue des quatre autres.

Les métacarpiens sont des os longs dont la longueur, plus faible pour le premier, diminue assez régulièrement du deuxième au cinquième. Ils ont un corps et deux extrémités.

I. *Caractères communs aux quatre derniers métacarpiens.* — *Corps.* — Un peu concave du côté palmaire, il présente deux faces latérales et une face dorsale qui forme un triangle à base inférieure, dont l'angle supérieur se prolonge en un bord mousse jusqu'à l'extrémité supérieure de l'os; la hauteur de ce triangle dorsal diminue du deuxième au cinquième métacarpien. Le trou nourricier est situé au côté externe et monte obliquement vers l'extrémité supérieure de l'os.

Base ou *extrémité supérieure.* — Plus large en arrière, caractéristique pour chaque métacarpien, elle a des faces antérieure et postérieure rugueuses et non articulaires; une face supérieure articulée avec le carpe, des faces latérales articulées, sauf pour les métacarpiens extrêmes, avec les os voisins.

Tête ou *condyle* ou *extrémité inférieure.* — C'est une tête arrondie, sphérique, empiétant sur la face palmaire; du côté dorsal, elle est séparée de la base du triangle dorsal par une gouttière transversale; son bord antérieur saillant est surmonté d'une excavation profonde où se voient des trous nourriciers; sur les deux faces latérales se trouvent des dépressions rugueuses.

II. *Caractères distinctifs des métacarpiens.* — 1° *Premier métacarpien.* — Court, volumineux, il représente à la fois le premier métacarpien et la première phalange du pouce. Son corps est large, prismatique, triangulaire, à bords mousses, à face dorsale convexe; son extrémité supérieure articulée avec le trapèze offre une surface concave d'avant en arrière, convexe transversalement, prolongée en avant par une pointe saillante. Sur son extrémité inférieure se voient deux convexités séparées par une gouttière médiane; son trou nourricier, analogue à celui des premières phalanges, est situé à son côté interne et descend obliquement vers son extrémité inférieure; c'est l'inverse de ce qui se passe pour les autres métacarpiens.

2° *Deuxième métacarpien.* — Sa base a trois facettes carpiennes: une médiane concave, articulée avec l'angle saillant du trapézoïde; une interne étroite, avec le grand os; une externe, avec le trapèze. Elle présente, en outre, deux facettes latérales situées du même côté et articulées avec le troisième métacarpien; en dehors elle offre sur sa face dorsale un tubercule triangulaire, tubercule du premier radial externe.

3° *Troisième métacarpien.* — Sa base possède une facette supérieure pour le grand os, deux facettes latérales externes pour le deuxième métacarpien, deux facettes latérales internes pour le quatrième. En dehors et du côté dorsal est une apophyse saillante, *apophyse styloïde.*

4° *Quatrième métacarpien.* — Sa base présente une facette supérieure pour l'os crochu, et en dehors de cette facette une empreinte rugueuse; une facette latérale interne pour le cinquième métacarpien; deux facettes latérales externes, l'une supérieure indivise, pour le grand os, l'autre inférieure, divisée en deux, pour le troisième métacarpien.

5° *Cinquième métacarpien.* — On trouve sur sa base une facette supérieure pour l'os crochu, une facette latérale externe pour le quatrième métacarpien, et en dedans une tubérosité rugueuse.

§ III. — Doigts.

Distinction des premières, deuxièmes et troisièmes phalanges. — 1° *Premières phalanges :* facette supérieure concave; poulie inférieure ; 2° *deuxièmes phalanges :* l'extrémité supérieure a deux surfaces concaves séparées par une crête mousse antéro-postérieure; poulie inférieure; 3° *troisièmes phalanges :* extrémité supérieure analogue à celle des deuxièmes ; l'extrémité inférieure présente un renflement rugueux et n'a pas de facette articulaire. Pour toutes, tourner en arrière la face convexe. La distinction des phalanges des différents doigts et de celles de droite et de gauche n'a aucune utilité.

Les doigts, sauf le pouce, se composent chacun de trois segments ou phalanges, appelées, en allant de la racine des doigts vers leur extrémité libre, premières, deuxièmes et troisièmes, ou encore phalanges, phalangines et phalangettes. Le pouce n'a que deux phalanges. La longueur des phalanges diminue pour chaque doigt de haut en bas; mais la longueur des phalanges de même rang n'est pas la même pour les différents doigts, ce qui est cause de l'inégalité de longueur de ces derniers. Les phalanges, malgré leur brièveté, sont de véritables os longs, présentant, par conséquent, comme structure un canal médullaire, et comme conformation extérieure un corps et deux extrémités.

A. *Premières phalanges.* — Le corps est du côté dorsal fortement convexe transversalement, faiblement convexe de haut en bas; du côté palmaire il offre une concavité assez prononcée. L'extrémité supérieure est creusée d'une petite cavité articulée avec la tête du métacarpien ; l'extrémité inférieure, plus large transversalement, représente une petite poulie empiétant sur la face palmaire.

B. *Deuxièmes phalanges.* — Leur extrémité supérieure, au lieu d'une facette simple, concave, a deux facettes concaves séparées par une crête mousse antéro-postérieure et articulées avec la poulie inférieure de la première phalange. L'extrémité inférieure présente une petite poulie.

C. *Troisièmes phalanges.* — Leur extrémité supérieure ressemble à celle des deuxièmes phalanges; on y remarque deux saillies transversales, l'une dorsale, l'autre palmaire, pour l'attache des tendons. L'extrémité inférieure aplatie, rugueuse, constitue la *tubérosité unguéale.*

CHAPITRE V

OS DU MEMBRE INFÉRIEUR

Le membre inférieur se compose de quatre segments osseux, qui sont de la racine du membre vers l'extrémité : le bassin, la cuisse, la jambe et le pied.

ARTICLE I. — OS DU BASSIN.

Le bassin, formé par la réunion du sacrum, du coccyx et des os iliaques, représente une ceinture osseuse, évasée à sa partie supérieure. Le sacrum et le coccyx ont été décrits avec la colonne vertébrale.

Os iliaque, os coxal, os innominé [1] (Fig. 24 et 25).

Placer en avant et en bas la partie de l'os percée d'une large ouverture, en dehors celle de ses faces qui présente une cavité hémisphérique, de façon que l'échancrure existant sur le pourtour du rebord de cette cavité, soit dirigée exactement en bas.

Cet os, pair, large, volumineux, irrégulier, étranglé dans sa partie moyenne peut être considéré comme formé de deux lames triangulaires réunies par leurs sommets, mais situées dans des plans différents, comme si elles avaient subi un mouvement de torsion ; au lieu de réunion des deux triangles se trouve une cavité hémisphérique, articulée avec le fémur, ca-

---

[1] *Iliacus,* de *ilia,* flancs (os des îles) ; *coxalis,* de *coxa,* hanche.

vité cotyloïde (Fig. 25, 9). Le triangle supérieur a reçu le nom d'*ilium* ou *ilion*. Le triangle inférieur est percé d'une large ouverture, *trou obturateur*[1] (*trou ovale*, *trou sous-pubien*) et constitue un anneau osseux, présentant deux

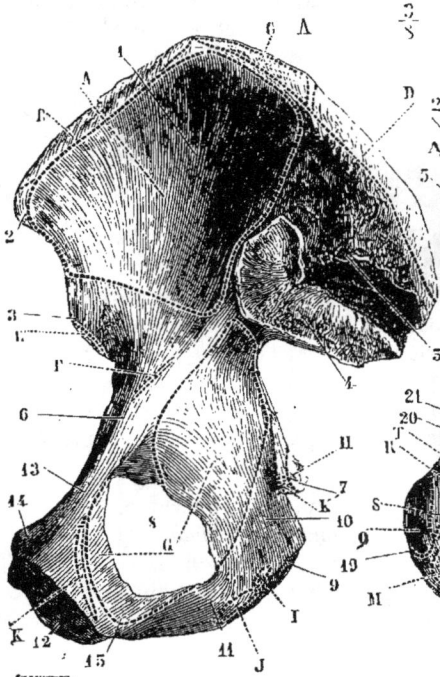

Fig. 24. — *Os iliaque du côté droit, face interne* (*).

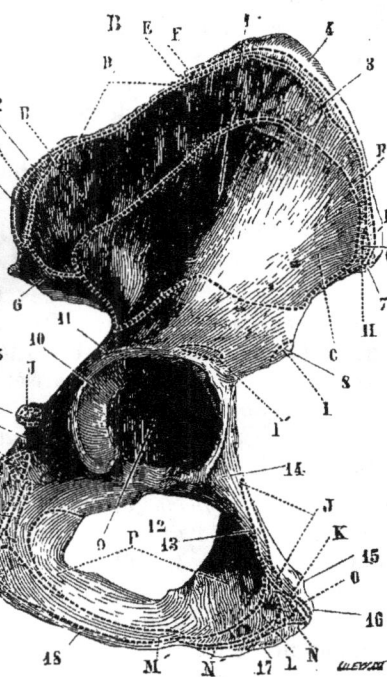

Fig. 25. — *Os iliaque du côté droit, face externe* (**).

[1] La dénomination de trou obturateur, quelque mauvaise qu'elle soit, mérite d'être conservée, car elle a été appliquée aussi à la membrane qui ferme cette ouverture, aux vaisseaux et nerfs qui la traversent. Le terme *sous-pubien* consacre une erreur anatomique ; ce trou, dans la position normale de l'os, est situé non en dessous, mais en arrière du pubis, et mériterait plutôt le nom de *rétro-pubien*.

(*) 1) Fosse iliaque interne. — 2) Épine iliaque antérieure et supérieure. — 3) Épine iliaque antérieure et inférieure. — 4) Facette auriculaire. — 5) Rugosités pour des insertions ligamenteuses. — 6) Éminence iléo-pectinée. — 7) Épine sciatique. — 8) Trou obturateur. — 9) Ischion. — 10) Sa branche supérieure. — 11) Sa branche inférieure. — 12) Pubis. — 13) Sa branche supérieure. — 14) Épine du pubis. — 15) Branche inférieure du pubis.

Insertions musculaires. — A. Muscle iliaque. — B. Transverse de l'abdomen. — C. Carré des lombes. — D. Masse commune. — E. Droit antérieur de la cuisse. — F. Petit psoas. — G. Obturateur interne. — H. Ischio-coccygien. — I. Transverse du périnée. — J. Ischio-caverneux. — K, K'. Releveur de l'anus.

(**) 1) Fosse iliaque externe. — 2) Ligne demi-circulaire supérieure. — 3) Ligne demi-circulaire inférieure. — 4) Crête iliaque. — 5) Épine iliaque postérieure et supérieure. — 6) Épine iliaque postérieure et inférieure. — 7) Épine iliaque antérieure et supérieure. — 8) Épine iliaque antérieure et inférieure. — 9) Arrière-fond de la cavité cotyloïde. — 10) Partie articulaire de cette cavité. — 11) Sourcil cotyloïdien. — 12) Trou obturateur. — 13) Surface pectinéale. — 14) Éminence iléo-pectinée. — 15) Épine du pubis. — 16) Angle du pubis. — 17) Pubis. — 18) Branche inférieure de l'ischion. — 19) Ischion. — 20) Gouttière pour le passage de l'obturateur interne. — 21) Épine sciatique.

Insertions musculaires. — A. Muscle grand fessier. — B. Moyen fessier. — C. Petit fessier. — D. Grand dorsal. — E. Petit oblique. — F. Grand oblique. — G. Tenseur du fascia lata. — H. Couturier. — I. Droit antérieur de la cuisse. — I'. Son tendon réfléchi. — J. Pectiné. — K. Premier adducteur. — L. Petit adducteur. — M ; M'. Grand adducteur. — N, N'. Droit interne. — O. Grand droit antérieur de l'abdomen. — P. Obturateur externe. — Q. Biceps et demi-tendineux. — R. Demi-membraneux. — S. Carré fémoral. — T. Jumeau inférieur. — U'. Jumeau supérieur.

renflements, l'un antérieur, *pubis* (*pubere*, se couvrir de poils) (Fig. 24, 12), l'autre postérieur, *ischion* (ἰσχίον) (Fig. 24, 9). Chacune de ces tubérosités a deux branches, qui complètent l'anneau osseux, une supérieure ou *ascendante*, qui les relie à la cavité cotyloïde, l'autre inférieure ou *descendante*, qui relie entre elles les deux tubérosités [1]. Cette division de l'os coxal en trois parties: *ilion*, *pubis*, *ischion*, n'existe en réalité que pendant la période du développement de l'os; à partir de l'âge adulte, il n'y a plus qu'une seule pièce osseuse.

L'os iliaque a deux faces, quatre bords et quatre angles.

A. *Face externe* ou *fessière* (Fig. 25). — Elle offre de haut en bas:

1° La *fosse iliaque externe* (1), surface large, triangulaire, sinueuse, divisée en trois surfaces secondaires inégales par deux lignes courbes, rugueuses, à concavité antérieure, qui partent du bord supérieur de la fosse iliaque et se portent au bord postérieur de l'os; l'une, *ligne courbe supérieure* (2), située tout à fait en arrière, et très-courte, commence à peu de distance de l'angle supérieur et postérieur de l'os; l'autre, très-longue, *ligne courbe inférieure* (3), part de l'angle antéro-supérieur et rejoint la précédente vers le bord postérieur de l'os.

2° La *cavité cotyloïde*, *acetabulum* [2], profonde, hémisphérique, circonscrite par un rebord saillant un peu sinueux, *sourcil cotyloïdien* (11), interrompu à sa partie inférieure par une échancrure profonde, *échancrure cotyloïdienne*. Cette cavité se divise en deux parties, l'une articulaire, lisse, périphérique (10), ayant la forme d'un fer à cheval ou d'un croissant à concavité inférieure, dont les deux cornes arrondies correspondent aux deux bords de l'échancrure cotyloïdienne; l'autre non articulaire, centrale, rugueuse, déprimée, *arrière-fond de la cavité cotyloïde* (9), comprise dans la concavité du croissant et dans laquelle donne accès l'échancrure cotyloïdienne.

3° Le *trou obturateur* (12), ovale chez l'homme, triangulaire chez la femme, surmonté d'une gouttière, *gouttière obturatrice* ou *sous-pubienne*; le pourtour de ce trou est formé par les branches de l'ischion et du pubis, et en avant par une surface quadrilatère large, appartenant au corps du pubis.

B. *Face interne* ou *pubienne* (Fig. 24). — Elle présente des parties correspondantes à celles qu'on trouve sur la face externe:

1° Dans les deux tiers antérieurs de la surface correspondante à la fosse iliaque externe, une excavation lisse, *fosse iliaque interne* (1); dans le tiers postérieur une surface rugueuse, *tubérosité iliaque* (3), offrant en bas une facette articulée avec le sacrum, *facette articulaire* (4);

2° Une surface lisse, quadrilatère, formant le fond de la cavité cotyloïde et séparée de la fosse iliaque interne par une crête, *crête du détroit supérieur du bassin*;

---

[1] Le nom de *branche horizontale* donné à la branche supérieure du pubis n'est pas exact dans la position normale de l'os.

[2] κοτύλη, chose creuse; cotyle, mesure de capacité ancienne; *acetabulum*, vase destiné à mesurer du vinaigre.

3° Le trou obturateur et son pourtour.

C. *Bords.* — Des quatre bords, le supérieur et l'inférieur sont convexes, l'antérieur et le postérieur concaves.

1° Le *bord supérieur* ou *crête iliaque*, courbé en S, très-épais, surtout à la réunion de son quart postérieur et de ses trois quarts antérieurs, est divisé, au point de vue de ses insertions musculaires, en lèvre interne, lèvre externe et interstice ; il aboutit en avant et en arrière à deux saillies, *épines iliaques antérieure* (Fig. 25, 7) et *postérieure* (Fig. 25, 5).

2° Le *bord inférieur* se compose de deux parties faisant entre elles un angle obtus : l'une antérieure, épaisse, ovalaire, s'articule avec une surface correspondante de l'os du côté opposé, en formant la *symphyse du pubis ;* l'autre, postérieure, plus mince, va rejoindre la tubérosité de l'ischion (branches inférieures du pubis et de l'ischion).

3° Le *bord antérieur*, concave, offre de haut en bas l'*épine iliaque antérieure et supérieure* (Fig. 25, 7) ; une échancrure ; l'*épine iliaque antérieure et inférieure* (id., 8) ; une gouttière où glisse le psoas ; une éminence, *éminence iléo-pectinée* (14) ; une surface triangulaire, *surface pectinéale* (13), ayant pour base l'éminence iléo-pectinée, pour côtés, en dehors, un bord épais allant rejoindre le sourcil cotyloïdien, en dedans, une crête saillante, *crête pectinéale*, continue avec la crête du détroit supérieur, et pour sommet une saillie ou *épine du pubis* (15) ; enfin, à peu de distance, l'*angle du pubis* (16), angle droit que fait le bord antérieur avec le bord inférieur de l'os.

4° Le *bord postérieur* présente de haut en bas : l'*épine iliaque postérieure et supérieure* (Fig. 25, 5) ; une échancrure ; l'*épine iliaque postérieure et inférieure* (id., 6) ; une profonde échancrure, *échancrure sciatique*, divisée en deux échancrures secondaires, l'une *supérieure*, plus grande, l'autre *inférieure* plus petite, par une saillie osseuse, *épine sciatique* (21) ; enfin, la tubérosité de l'*ischion* ou *tubérosité sciatique*, épaisse, rugueuse, convexe en dehors, lisse et un peu concave en dedans.

D. Les *angles*, déjà décrits avec les bords, sont formés, les deux supérieurs, par l'épine iliaque antérieure et supérieure et l'épine iliaque postérieure et supérieure, les inférieurs, par l'angle du pubis et l'ischion.

Structure. — Cet os est formé de tissu spongieux compris entre deux lames de tissu compacte ; c'est dans l'arrière-fond de la cavité cotyloïde et dans le milieu des fosses iliaques qu'il a sa plus faible épaisseur.

Articulations. — L'os coxal s'articule avec trois os : le sacrum, le fémur, et l'os iliaque du côté opposé.

ARTICLE II. — OS DE LA CUISSE.

Fémur (Fig. 26).

Placer en haut l'extrémité coudée de l'os, en dedans la tête hémisphérique qu'elle supporte, en arrière le bord tranchant de l'os. Qnand on fait reposer l'extrémité inférieure par ses deux saillies sur un plan horizontal, l'os prend naturellement sa position normale.

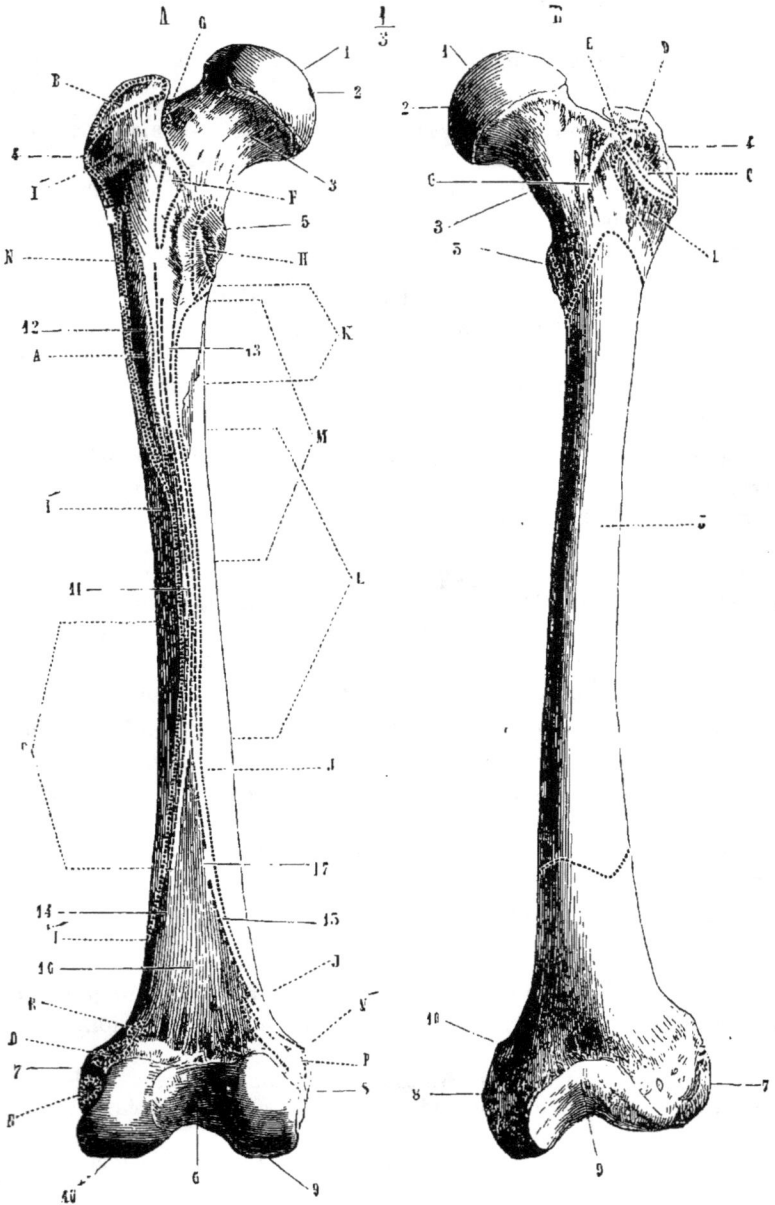

Fig. 26. — *Fémur du côté gauche* (*).

(*) A. *Face postérieure.* — 1) Tête. — 2) Dépression du ligament rond. — 3) Col. — 4 Grand trochanter. — 5) Petit trochanter. — 6) Échancrure inter-condylienne. — 7) Tubérosité externe. — 8) Tubérosité interne. — 9) Condyle interne. — 10) Condyle externe. — 11) Ligne âpre. — 12) Sa bifurcation supérieure et externe. — 13) Sa bifurcation supérieure et interne. — 14) Sa bifurcation inférieure et externe. — 15) Sa bifurcation inférieure et interne. — 16) Espace poplité. — 17 Passage des vaisseaux fémoraux.

Le fémur est le plus long et le plus volumineux des os du corps (0^m, 44 à 0^m,45); il a une direction oblique en bas et en dedans, due à ce que, des deux condyles qui forment son extrémité inférieure, l'interne, en plaçant l'os verticalement, déborde l'externe de plus de 0^m, 01, et que ces deux condyles reposent sur un même plan horizontal représenté par l'extrémité supérieure du tibia. Il présente, en outre, une courbure à concavité postérieure, et, à son extrémité supérieure, une partie coudée, appelé *col*, qui supporte la *tête* de l'os, articulée avec l'os iliaque.

A. *Corps.* — Prismatique et triangulaire dans sa partie moyenne, il s'épaissit et perd cette forme en se rapprochant des extrémités. Il a trois *faces :* une antérieure, convexe, et deux latérales, l'une interne, excavée, l'autre externe se continuant insensiblement avec la première. Des trois bords, l'interne et l'externe sont mousses ; le postérieur, au contraire, est très-saillant, rugueux, *ligne âpre*, et se bifurque aux deux extrémités ; en haut, ces bifurcations, dont l'externe (A, 12) est la plus longue et la plus forte, se rendent à deux tubérosités, grand et petit trochanters ; en bas elles se terminent aux tubérosités des deux condyles et interceptent entre elles un espace triangulaire, *espace poplité* (A, 16) ; la bifurcation interne s'efface en partie pour le passage des vaisseaux fémoraux (A, 17). On trouve sur ce bord le conduit nourricier de l'os dirigé en haut.

B. *Extrémité supérieure.* — On y rencontre : 1° l'extrémité supérieure de l'os ou région trochantérienne ; 2° le col du fémur ; 3° la tête du fémur.

1° *Région trochantérienne.* — Elle se compose de deux tubérosités, l'une plus grosse, externe et supérieure, *grand trochanter* (A, 4), l'autre plus petite, interne et inférieure, *petit trochanter* (A, 5), entre lesquelles naît le col du fémur. Le grand trochanter prolonge le corps de l'os ; il a une face externe saillante, rugueuse ; une face interne moins étendue, profondément excavée (*cavité digitale*), et trois bords, dont le supérieur est le plus saillant. Le petit trochanter est un simple tubercule conique, situé à la terminaison supérieure de la face interne. Ces deux éminences sont réunies en arrière par une crête saillante, en avant par une ligne rugueuse (B, 6) constituant la base du col.

2° *Col du fémur.* — Il a la forme d'un cône tronqué, aplati d'avant en arrière, inséré par sa base sur la partie supérieure et interne du fémur et supportant, par son autre extrémité, la tête du fémur. Sa base est circonscrite en haut par le grand trochanter et la cavité digitale, en bas par le petit trochanter, en avant et en arrière par la ligne rugueuse et la crête intertro-

B. *Face antérieure.* — 1, 2, 3, 4, 5) Idem que dans A. — 6) Ligne intertrochantérienne. — 7) Tubérosité externe. — 8) Tubérosité interne. — 9) Surface rotulienne. — 10) Tubercule du grand adducteur.
Insertions musculaires. — A. Grand fessier. — B. Moyen fessier. — C. Petit fessier. — D. Pyramidal. — E. Obturateur interne et jumeaux. — F. Carré crural. — G. Obturateur externe. — H. Psoas et iliaque. — I. Vaste externe (ses insertions au-dessous du grand trochanter). — I'. Ses insertions à la ligne âpre. — J. Vaste interne. — K. Pectiné. — L. Moyen adducteur. — M. Petit adducteur. — N, N'. Grand adducteur. — O. Courte portion du biceps. — P. Jumeau interne. — Q. Jumeau externe. — R. Plantaire grêle. — S. Poplité. — Pour les muscles K, L, M, N, O, les lignes de repère qui répondent aux deux extrémités des lignes d'insertion de ces muscles à la ligne âpre n'ont pas été prolongées jusqu'à ces insertions pour ne pas compliquer la figure ; il suffira de les prolonger par la pensée.

chantérienne. Il a une face antérieure, large, presque plane ; une face postérieure convexe de haut en bas, concave dans l'autre sens; un bord inférieur oblique mousse ; un bord supérieur concave de la base du col à la tête du fémur. Il a une longueur moyenne de 0^m,04 ; son axe fait avec l'axe du corps un angle de 120 à 130°.

3° *Tête du fémur.* — Elle forme un peu plus d'une demi-sphère ; elle est creusée, vers le milieu de sa surface, d'une dépression plus rapprochée du bord inférieur que du bord supérieur, *dépression du ligament rond* (A, 2).

C. *Extrémité inférieure.* — Volumineuse, quadrangulaire, elle se termine par deux éminences articulaires, *condyles du fémur*, fortement convergentes en avant, où elles sont réunies par une surface excavée articulée avec la rotule, *surface rotulienne* ou *trochlée fémorale* (B, 9). Les condyles sont séparés en bas et en arrière par une échancrure profonde, *échancrure intercondylienne* (A, 6), large de 0^m,02 environ. La partie inférieure de chaque condyle est convexe, articulaire, se continue en avant avec la trochlée fémorale, et se termine en arrière par une surface courbe de plus petit rayon. Les faces latérales extérieures des deux condyles sont rugueuses et saillantes, et constituent les *tubérosités interne* et *externe* du fémur; l'interne est surmontée par un tubercule, *tubercule du grand adducteur* (B, 10), où finit la bifurcation inférieure interne de la ligne âpre.

Structure. — Le fémur est creusé d'un canal médullaire, dont les parois ont jusqu'à 0^m,006 d'épaisseur vers le milieu du corps; les extrémités sont spongieuses. Le tissu spongieux du col présente une disposition particulière : les lamelles qui le constituent se croisent à angle aigu, en venant soit de la partie supérieure, soit de la partie inférieure du col ; une disposition analogue existe au niveau de l'extrémité trochantérienne de l'os ; dans la tête les lamelles s'irradient dans toutes les directions. Chez le vieillard le tissu du col du fémur subit une raréfaction notable qui le rend très-fragile.

Articulations. — Le fémur s'articule avec trois os : l'os iliaque, le tibia et la rotule.

ARTICLE III. — OS DE LA JAMBE (Fig. 27).

La jambe se compose de deux os : un interne, le *tibia*, l'autre externe, le *péroné*, auxquels on peut joindre la *rotule*.

1° **Tibia** (Fig. 27, 1).

Placer en haut l'extrémité la plus volumineuse ; en avant le bord tranchant ; en dedans la saillie qui déborde l'extrémité inférieure de l'os.

Cet os, le plus volumineux des deux os de la jambe, est dirigé verticalement et présente, à partir de la réunion de son tiers moyen à son tiers inférieur (endroit le plus mince de l'os), une sorte de torsion de son extrémité inférieure, dont la portion externe se porte en arrière; il en résulte que les axes transversaux des facettes articulaires supérieures et inférieures se croisent suivant un angle de 20°, et que, grâce à cette disposition, les pieds, dans la station ordinaire, au lieu d'être parallèles, font un angle ouvert en avant.

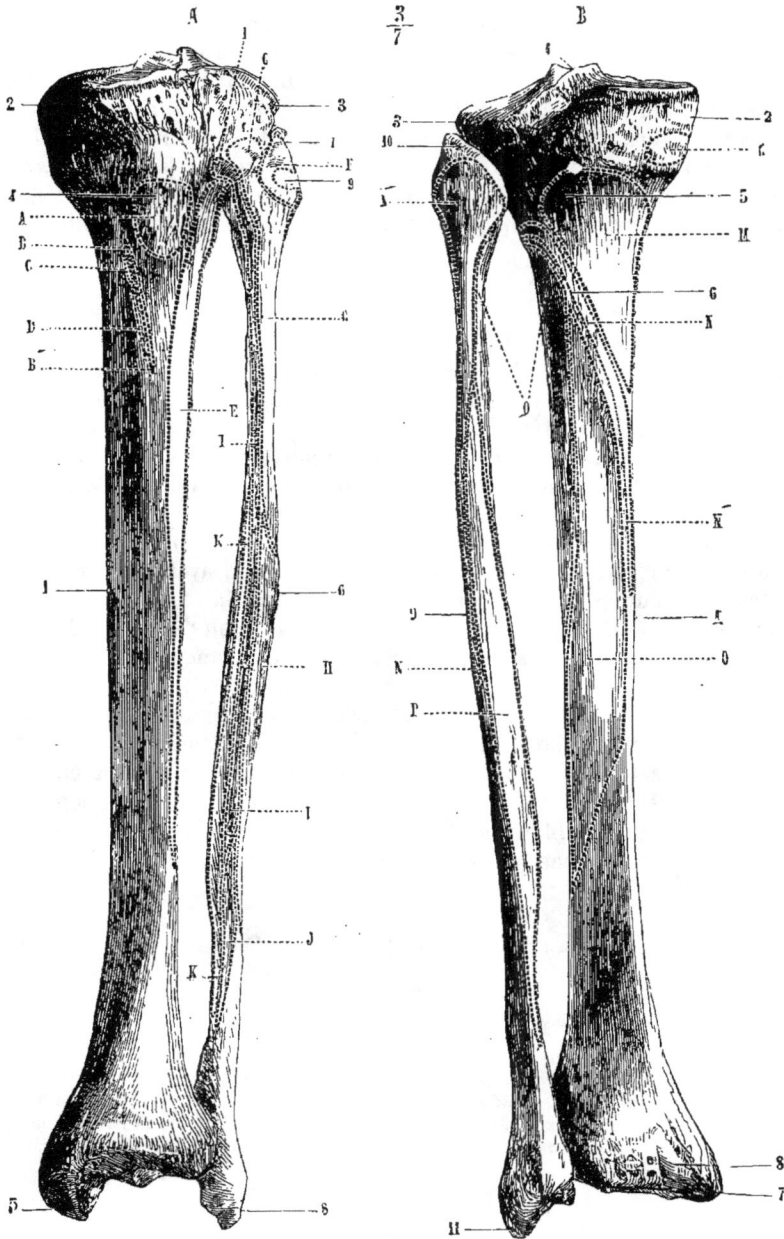

Fig. 27. — *Os de la jambe* (*).

(*) A. *Face antérieure.* — 1) *Tibia.* — 2) Tubérosité interne. — 3) Tubérosité externe. — 4) Tubérosité antérieure. — 5) Malléole interne. — 6) *Péroné.* — 7) Tête du péroné. — 8) Malléole externe. — 9) Insertion du ligament latéral externe.

B. *Face postérieure.* — 1) *Tibia.* — 2) Tubérosité interne. — 3) Tubérosité externe. — 4) Épine inter-condy-

A. *Corps.* — Il a la forme d'un prisme triangulaire. De ses trois *faces*, l'externe, excavée, devient antérieure en bas; l'interne est convexe, souscutanée; la postérieure, plane, offre en haut une ligne (B, 6) oblique en bas et en dedans, qui limite une surface triangulaire, *surface poplitée* (B, 5), et un peu au-dessous, l'orifice du conduit nourricier de l'os, dirigé en bas. Les trois *bords* sont très-accusés, surtout l'antérieur, qui a reçu le nom de *crête du tibia;* il a la forme d'un *S* italique très-allongé, concave en dehors supérieurement, concave en dedans inférieurement; le bord externe se bifurque en bas.

B. *Extrémité supérieure.* — Très-volumineuse, plus étendue dans le sens transversal, elle se termine par une sorte de plateau horizontal divisé en trois parties : une médiane, étroite, rugueuse, présentant vers son milieu une éminence, *épine du tibia,* deux latérales très-peu excavées, articulées avec les condyles du fémur, ce sont les *condyles* ou *cavités glénoïdes* du tibia. Des renflements de l'extrémité supérieure, qui supportent les deux condyles, sont les *tubérosités* du tibia; l'externe possède en arrière une petite facette circulaire, presque horizontale, articulée avec le péroné ; en avant, une saillie, *tubercule du jambier antérieur;* l'interne est creusée d'une gouttière transversale pour le tendon du demi-membraneux. En avant, ces deux tubérosités sont réunies par une surface plane, triangulaire, aboutissant en bas à une saillie, *tubérosité antérieure* du tibia (A, 4), d'où part le bord antérieur de l'os ; en arrière elles sont séparées par une échancrure.

C. *Extrémité inférieure.* — Peu volumineuse, quadrangulaire, plus large en dehors et en avant, elle se termine par une facette trapézoïde, excavée, articulée avec l'astragale. En dedans on remarque une apophyse épaisse tronquée à son sommet, *malléole interne* (A, 5); son bord postérieur est creusé d'une gouttière oblique en bas et en dedans, *gouttière du tibial postérieur* (B, 8) ; sa face externe triangulaire, très-légèrement concave, s'articule avec le péroné.

Articulations. — Le tibia s'articule avec trois os : le fémur, le péroné et l'astragale.

2° **Péroné** [1] (Fig. 27, A. 6, B, 9).

Placer en bas l'extrémité aplatie qui présente une facette verticale, tourner cette facette en dedans ; placer en avant la concavité de l'os, ou, si cette concavité est peu marquée, placer en arrière la pointe saillante de l'extrémité supérieure. La facette verticale de l'extrémité inférieure ne s'articule pas avec le tibia, dont elle doit dépasser le niveau, mais avec l'astragale.

[1] De περόνη, agrafe.

---

tienne. — 5) Surface poplitée. — 6) Ligne oblique limitant en bas cette surface. — 7) Malléole interne. — 8) Gouttière du tibial postérieur. — 9) *Péroné.* — 10) Tête du péroné. — 11) Malléole externe.

Insertions musculaires. — A. Tendon rotulien. — B. Couturier. — C. Droit interne. — D. Demi-tendineux. E. Jambier antérieur. — F. Biceps. — G. Long péronier latéral. — H. Court péronier latéral. — I. Long extenseur commun des orteils. — J. Péronier antérieur. — K. Extenseur propre du gros orteil. — L. Demi-membraneux. — M. Poplité. — N, N'. Soléaire. — O. Long fléchisseur commun des orteils. — P. Long fléchisseur propre du gros orteil. — Q. Tibial postérieur.

Cet os, très-long, très-grêle, est situé en bas au côté externe du tibia, ne haut à son côté externe et postérieur.

A. Le *corps*, prismatique, triangulaire, présente une torsion de ses faces, parallèle à l'enroulement des muscles qui, d'externes, deviennent postérieurs par rapport à l'os ; chacune des trois faces change ainsi de direction ; la face interne devenant postérieure en bas, la face postérieure interne, la face externe antérieure. Les trois bords, antérieur, externe et interne, très-tranchés, subissent la même déviation. Sur la face interne se trouve une crête qui la divise en deux portions, *crête interosseuse*, qui en bas se continue avec le bord interne dévié de l'os et donne attache à la membrane interosseuse. Le trou nourricier, dirigé obliquement de haut en bas, se trouve sur la face postérieure de l'os.

B. *Extrémité supérieure* ou *tête du péroné*. — Elle possède une facette presque plane, légèrement oblique en bas et en dedans, articulée avec le tibia, et en arrière une apophyse saillante, *apophyse styloïde* du péroné.

C. L'*extrémité inférieure* ou *malléole externe*, allongée, aplatie de dehors en dedans, offre sur sa face interne une facette verticale, articulée avec l'astragale, et, en arrière de cette facette, une dépression rugueuse pour des insertions ligamenteuses. Son sommet descend plus bas que celui de la malléole interne.

Articulations. — Il s'articule avec deux os : le tibia et l'astragale.

3° Rotule.

Placer en bas la pointe, en arrière la face articulaire de l'os ; en dedans la facette la moins large de cette face articulaire.

Cet os, court, aplati d'avant en arrière, triangulaire, a deux faces, deux bords, une base et un sommet.

La *face antérieure*, rugueuse, convexe, offre des sillons verticaux et des orifices vasculaires ; la *face postérieure* présente en haut une surface ovale, à grand axe transversal, articulée avec le fémur, et divisée par une crête mousse verticale en deux facettes excavées, l'une, plus large, externe, l'autre, interne, plus étroite et plus déclive. La base est épaisse ; ses *bords* latéraux sont minces ; son *sommet* constitue une pointe saillante en bas, formée aux dépens de la moitié antérieure de l'épaisseur de l'os.

La rotule est considérée comme un os sésamoïde ; cependant comme elle est le représentant à la jambe de l'apophyse olécrâne du cubitus, il est plus juste de la rattacher aux os constituant le squelette que de la classer dans les os sésamoïdes.
Articulations. — Elle s'articule avec un seul os : le fémur.

ARTICLE IV. — OS DU PIED (Fig. 28 et 29).

Le pied se compose, comme la main, de trois parties, qui sont, d'arrière en avant, le *tarse*, le *métatarse* et les *orteils*, comprenant en tout 26 os.

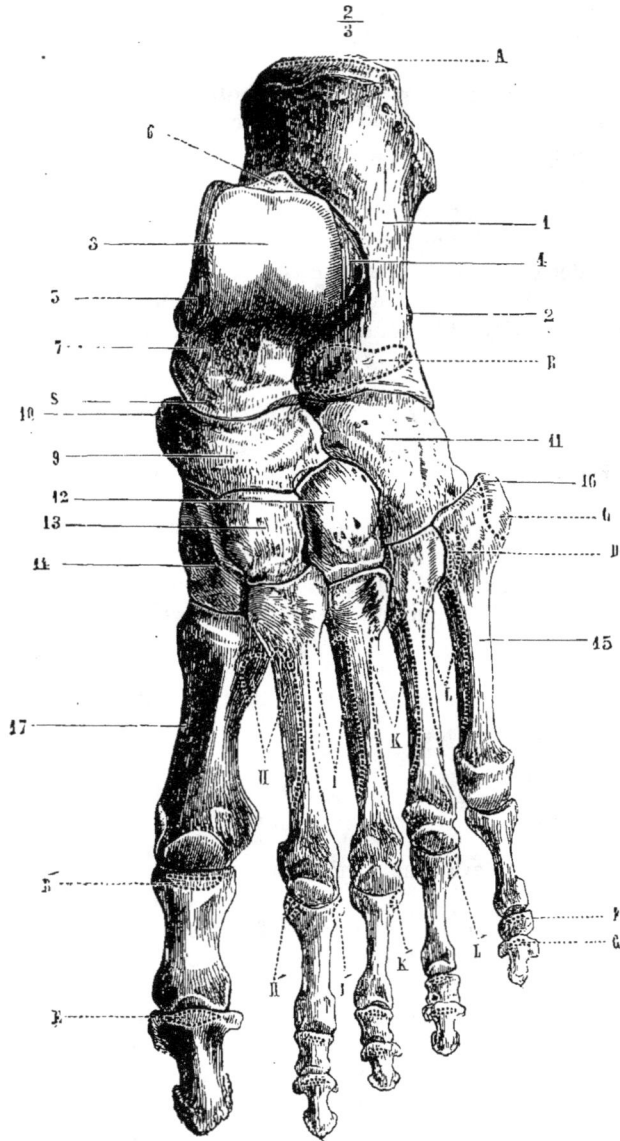

Fig. 28. — *Pied du côté gauche, face dorsale* (*).

(*) 1) Calcanéum. — 2) Tubercule des péroniers latéraux. — 3) Surface articulaire médiane de l'astragale. — 4) Sa facette malléolaire externe. — 5) Sa facette malléolaire interne. — 6) Gouttière du long fléchisseur propre du gros orteil. — 7) Col de l'astragale. — 8) Tête de l'astragale. — 9) Scaphoïde. — 10) Son apophyse. — 11) Cuboïde. — 12) Troisième cunéiforme. — 13) Deuxième cunéiforme. — 14) Premier cunéiforme. — 15) Cinquième métatarsien. — 16) Son apophyse. — 17) Premier métatarsien.

Insertions musculaires. — A. Tendon d'Achille. — B. Pédieux. — B'. Insertion de son tendon interne à la première phalange du gros orteil. — C. Court péronier latéral. — D. Péronier antérieur. — E. Long extenseur du gros orteil. — F. Extenseur commun des orteils ; son insertion à la deuxième phalange. — G. Son insertion

§ I. — Tarse.

Le tarse, analogue du carpe, se compose de sept os divisés en deux rangées; la première rangée, moins régulièrement disposée qu'à la main, est
constituée par trois os seulement : un supérieur, l'*astragale* (Fig. 28, 3), seul
articulé avec les os de la jambe; un inférieur, le *calcanéum* (1) ou os du talon; un antérieur, le *scaphoïde* (¹) (9); la deuxième rangée se compose de
quatre os situés côte à côte sur la même ligne et articulés en avant avec les
métatarsiens; ce sont, de dedans en dehors, les premier (14), deuxième (13)
et troisième (12) *cunéiformes* et le *cuboïde* (11). Tous ces os sont formés de
tissu spongieux entouré d'une lame mince de tissu compacte.

1° Astragale (Fig. 28, 3).

Placer en avant la tête arrondie de l'os, en haut sa facette convexe semi-cylindrique, en
dehors la facette triangulaire à pointe inférieure saillante.

Cet os, irrégulièrement cuboïde, situé entre le calcanéum et les os de la
jambe, se compose d'une partie antérieure arrondie ou *tête* (8), réunie au
corps de l'os par un étranglement ou *col* (7); il présente six faces.

La face *supérieure* possède une partie articulaire plus large en avant, fortement convexe d'avant en arrière, légèrement excavée transversalement, articulée avec le tibia; en avant de cette facette, une dépression profonde, appartenant au col et la séparant de la tête de l'astragale.

La face *externe* est pourvue d'une facette triangulaire, articulée avec le péroné, *facette malléolaire externe;* sa base curviligne se réunit sous un angle
droit à la poulie de la face supérieure; son sommet supérieur correspond à
une apophyse saillante, *apophyse externe de l'astragale ;* ses deux bords et son
sommet sont cernés par une gouttière rugueuse à insertions ligamenteuses.
En avant d'elle est une excavation profonde faisant partie du corps de l'os.

La face *interne* présente en haut une facette articulaire, *facette malléolaire
interne*, en forme de faux à pointe dirigée en arrière, réunie à la face supérieure sous un angle obtus, et au-dessous de cette facette, des dépressions
profondes et des rugosités.

La face *postérieure* est réduite à une simple gouttière oblique en bas et en
dedans, *gouttière du long fléchisseur du gros orteil* (Fig. 28, 6), et limitée
par deux tubercules, dont l'externe est le plus saillant.

La face *antérieure*, convexe, arrondie, *tête de l'astragale*, plus large que
haute, empiète en dedans sur la face interne; elle s'articule avec le scaphoïde.

La face *inférieure* offre deux facettes articulées toutes deux avec le calcanéum, l'une postérieure et externe, concave, l'autre antérieure et interne,
convexe, subdivisée souvent en deux facettes secondaires; entre les deux est
une gouttière profonde, *gouttière du sinus du tarse*. Les grands axes des

---

(¹) Le scaphoïde a été classé à tort parmi les os de la deuxième rangée ; il est le représentant du scaphoïde du carpe et appartient par conséquent à la première rangée du tarse.

à la troisième phalange. — H. Premier interosseux dorsal. — H'. Son insertion à la première phalange. —
I, I' Deuxième interosseux dorsal. — K, K'. Troisième interosseux dorsal. — L, L'. Quatrième interosseux
dorsal.

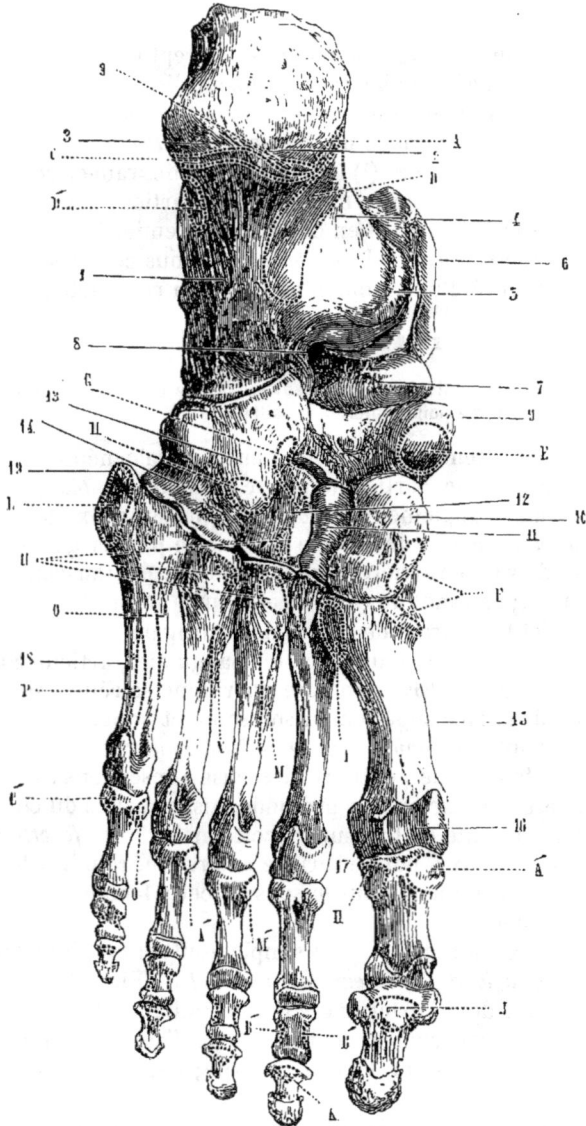

Fig. 29. — *Pied du côté gauche, face inférieure* (*).

(*) 1) Face inférieure du calcanéum. — 2) Sa tubérosité interne. — 3) Sa tubérosité externe. — 4) Gouttière du calcanéum. — 5) Sa petite apophyse. — 6) Astragale. — 7) Tête de l'astragale. — 8) Sinus du tarse. — 9) Scaphoïde. — 10) Premier cunéiforme. — 11) Deuxième cunéiforme. — 12) Troisième cunéiforme. — 13) Cuboïde. — 14) Gouttière du long péronier latéral. — 15) Premier métatarsien. — 16) Gouttière de l'os sésamoïde interne. — 17) Gouttière de l'os sésamoïde externe. — 18) Cinquième métatarsien. — 19) Son apophyse.
Insertions musculaires. — A. Court abducteur du gros orteil. — A'. Insertion à la première phalange du gros orteil du court abducteur et du court fléchisseur du gros orteil. — B. Court fléchisseur commun. — B' Son insertion à la deuxième phalange. — C. Court abducteur du petit orteil. — C'. Son insertion à la pre-

deux facettes et la gouttière qui les sépare sont dirigés obliquement en avant et en dehors.

Articulations. — L'astragale s'articule avec quatre os : le tibia, le péroné, le calcanéum et le scaphoïde.

2° **Calcanéum** (¹) (Fig. 28, 1; Fig. 29, 1).

Placer en dedans la face excavée en forme de large gouttière ; en haut l'apophyse aplatie, qui constitue le bord le plus saillant de cette gouttière ; en avant l'extrémité de l'os qui porte des facettes articulaires.

Cet os, quadrangulaire, allongé, à grand axe parallèle à l'axe du pied, comprimé transversalement, est situé à la partie postérieure et inférieure du pied, au-dessous de l'astragale, en arrière du cuboïde. Son tiers antérieur, moins haut, a reçu le nom de *grande apophyse du calcanéum ;* on appelle *petite apophyse* la saillie qui surmonte la gouttière de la face interne et qui supporte une apophyse articulaire ; le reste de l'os est le *corps du calcanéum.*

La *face supérieure*, dans son tiers postérieur, est étroite, rugueuse, concave d'avant en arrière, convexe transversalement et déborde plus ou moins l'astragale en arrière suivant la saillie du talon. Dans les deux tiers antérieurs elle est articulée avec l'astragale par deux facettes séparées par une gouttière très-large en dehors, qui forme, avec la gouttière correspondante de l'astragale, un canal oblique ou *sinus du tarse ;* la facette postérieure est convexe ; l'antérieure, concave, est quelquefois divisée en deux facettes secondaires, l'une antérieure, plus petite, l'autre postérieure, plus grande, supportée par la petite apophyse du calcanéum.

La *face inférieure*, excavée d'avant en arrière, convexe transversalement, est rugueuse, étroite ; elle présente en arrière deux tubérosités séparées par une échancrure, l'une interne, plus volumineuse (Fig. 29, 2), l'autre externe, plus petite (3), par lesquelles le talon appuie sur le sol, et en avant une pointe saillante, *tubérosité antérieure du calcanéum.*

La *face externe* est rugueuse, plane, verticale, et offre en avant un tubercule au-dessous et au-dessus duquel sont les gouttières du long et du court péronier latéral.

La *face interne*, lisse, forme une gouttière due principalement à la saillie de la petite apophyse du calcanéum, sous laquelle passent les tendons des muscles postérieurs et profonds de la jambe.

La *face postérieure* convexe est lisse dans sa moitié supérieure, rugueuse dans sa moitié inférieure plus large, qui donne attache au tendon d'Achille et se termine en bas aux deux tubérosités interne et externe.

La *face antérieure*, articulée avec le cuboïde, concave de haut en bas, con-

---

(¹) *Calcaneum*, de *calx*, talon.

miere phalange avec le court fléchisseur. — D, D'. Accessoire du long fléchisseur commun. — E. Jambier postérieur. — F. Jambier antérieur. — G. Court fléchisseur du gros orteil. — H. Adducteur oblique du gros orteil. — H'. Insertion antérieure des adducteurs oblique et transverse et de la partie externe du court fléchisseur du gros orteil. — I. Long péronier latéral. — K. Long fléchisseur commun des orteils. — L. Court péronier latéral. — M, M'. Premier interosseux plantaire. — N, N'. Deuxième interosseux plantaire. — O, O'. Troisième interosseux plantaire. — P. Opposant du petit orteil.

vexe transversalement, coupée obliquement aux dépens de la face interne, a la forme d'un triangle rectangle à base supérieure, dont les angles arrondis et dont l'hypoténuse correspondrait à la réunion de la face antérieure et de la face interne.

Articulations. — Le calcanéum s'articule avec deux os : l'astragale et le cuboïde.

3° Scaphoïde (Fig. 28, 9 ; Fig. 29, 9).

Placer en arrière la facette concave, en dedans et en bas l'apophyse saillante de l'extrémité la plus pointue de l'os, en haut la partie de la circonférence la plus régulièrement convexe.

Il a la forme d'un disque ovale concavo-convexe à grand axe transversal, dirigé un peu en bas et en dedans; il sépare la tête de l'astragale des cunéiformes. Il a deux faces et une circonférence.

Sa *face postérieure*, concave, s'articule avec la tête de l'astragale; sa *face antérieure*, convexe, est divisée en trois facettes : une interne, semi-elliptique, pour le premier cunéiforme ; une moyenne, triangulaire, pour le deuxième ; une externe, ovalaire, à base supérieure, pour le troisième.

La *circonférence*, rugueuse, assez régulièrement convexe en haut, inégale en bas, est prolongée en dedans par une tubérosité saillante, *apophyse du scaphoïde* (Fig. 28, 10), et pourvue en dehors d'une facette cuboïdienne, qui n'existe pas toujours.

Articulations. — Le scaphoïde s'articule avec cinq os : l'astragale, les trois cunéiformes et le cuboïde.

4° Premier cunéiforme ou grand cunéiforme (Fig. 28, 14 ; Fig. 29, 10).

Placer en haut le tranchant du coin, en tournant en arrière la partie oblique la plus longue du tranchant et en avant sa partie horizontale ; placer en dedans la face convexe dépourvue de facette articulaire. Il se distingue des autres par son volume.

Comme les autres os cunéiformes, il a une base, un tranchant et deux faces latérales: une face antérieure ou métatarsienne et une face postérieure ou scaphoïdienne.

La *base* est convexe, non articulaire et continue avec les deux faces latérales; le *tranchant* se divise en deux parties faisant entre elles un angle obtus, l'une antérieure, très-courte, horizontale; l'autre postérieure, beaucoup plus longue, qui se dirige obliquement en bas, en arrière et en dedans. La *face latérale interne* est convexe, rugueuse et pourvue, en bas et en avant, d'une empreinte pour l'attache du jambier antérieur; la *face latérale externe* présente une facette articulaire étroite, en équerre, qui longe son bord supérieur et son bord postérieur; elle s'articule avec le deuxième cunéiforme, sauf tout à fait en avant, où, à l'endroit où le tranchant du coin change de direction, se trouve une petite facette quadrangulaire articulée avec le deuxième métatarsien; le reste de la face est rugueux et inégal. La *face antérieure*, un peu convexe, en forme de haricot, à grand diamètre vertical, s'articule avec le premier métatarsien; la *face postérieure*, concave, répond à la facette interne du scaphoïde.

Articulations. — Le premier cunéiforme s'articule avec quatre os : le scaphoïde, le deuxième cunéiforme, les premier et deuxième métatarsiens.

5° Deuxième ou petit cunéiforme (Fig. 28, 13; Fig. 29, 11).

Placer en haut sa base, en arrière sa facette triangulaire concave, en dehors celle des faces latérales qui ne présente de facette articulaire que dans sa partie postérieure et dont la partie antérieure est rugueuse. Il se distingue du troisième en ce que sa base est presque aussi large que longue.

Il a la forme parfaite d'un coin. Sa base, tournée en haut, est rugueuse, presque carrée; son tranchant est en partie caché entre les deux autres cunéiformes.

Sa face latérale *interne* présente une facette en équerre articulée avec le premier cunéiforme, facette qui occupe sa partie postérieure et arrive par sa branche horizontale jusqu'à son bord antérieur. La face latérale *externe* a, pour s'articuler avec le troisième cunéiforme, une facette plus large en haut, mais n'occupant que sa moitié postérieure, et séparée en haut du bord antérieur de l'os par une gouttière rugueuse. La face *postérieure*, concave, triangulaire, s'articule avec la facette médiane du scaphoïde; la face *antérieure*, un peu convexe, avec le deuxième métatarsien.

Articulations. — Le deuxième cunéiforme s'articule avec quatre os : le premier et le deuxième cunéiformes, le scaphoïde et le deuxième métatarsien.

6° Troisième ou moyen cunéiforme (Fig. 28, 12; Fig. 29, 12).

Placer en haut sa base, en dehors le bord convexe de cette base, en arrière la partie de l'os qui supporte les facettes les plus étendues. Il se distingue du deuxième, parce que sa longueur est près du double de sa largeur.

Intermédiaire, comme volume, entre le premier et le deuxième cunéiforme, il a une longueur à peu près double de sa largeur; il subit une sorte d'inflexion latérale, visible surtout sur sa base, de façon que son bord externe forme un angle saillant, son bord interne un angle rentrant. Sa *base,* plane, rugueuse, est tournée en haut; son *tranchant* est inégal, épais. Sa face latérale *interne* est divisée en deux parties par une gouttière profonde verticale; la facette postérieure large s'articule avec le deuxième cunéiforme, l'antérieure étroite avec le deuxième métatarsien. La face latérale *externe* offre, en arrière, une facette semi-elliptique pour le cuboïde; elle est rugueuse dans le reste de son étendue, sauf en avant, où elle a quelquefois une petite facette articulée avec le quatrième métatarsien. Ses faces *antérieure* et *postérieure* triangulaires s'articulent, la première avec le troisième métatarsien, la seconde avec la facette externe du scaphoïde.

Articulations. — Le troisième cunéiforme s'articule avec six os : le scaphoïde, le deuxième cunéiforme, le cuboïde et les deuxième, troisième et quatrième métatarsiens.

7° Cuboïde (Fig. 28, 11; Fig. 29, 13).

Placer en bas la face creusée d'une gouttière profonde, en avant la partie de cette face qui présente cette gouttière, en dedans et en haut la face plane qui offre une facette articulaire à sa partie postérieure et supérieure.

Cet os a plutôt la forme d'un coin, dont le tranchant, situé au bord externe du pied, résulterait de la réunion des faces dorsale et plantaire; ce tranchant est en outre rétréci d'avant en arrière par une convergence des deux faces antérieure et postérieure vers le bord externe.

La face *dorsale* est rugueuse, plane, fortement inclinée en bas vers le bord externe du pied. La face *plantaire* est parcourue obliquement de dehors en dedans par une crête mousse, saillante, *crête* ou *tubérosité du cuboïde*, en avant de laquelle est une gouttière, *gouttière du long péronier latéral* (Fig. 29, 14); en arrière de cette crête est une surface triangulaire rugueuse, qui, sur un pied articulé, se prolonge en arrière et en dedans au-dessous du calcanéum. La face *postérieure*, articulée avec le calcanéum, concorde par sa forme et ses courbures avec la face antérieure de cet os. La face *antérieure* est divisée par une crête verticale en deux facettes : l'une interne quadrangulaire pour le quatrième métatarsien ; l'autre externe triangulaire, plus large, pour le cinquième. La face *interne* plane offre, en arrière et en haut, une large facette pour le troisième cunéiforme et souvent, en arrière de celle-ci, une autre facette réunie à la précédente sous un angle obtus pour le scaphoïde. La face *externe*, réduite à un simple bord, est très-courte, excavée et forme le point de départ de la gouttière du long péronier latéral.

Articulations. — Le cuboïde s'articule avec cinq os : le calcanéum, le troisième cunéiforme, les quatrième et cinquième métatarsiens et quelquefois le scaphoïde.

§ II. — Métatarse.

Pour les quatre derniers métatarsiens, placer en avant la tête arrondie, en bas la concavité de l'os, en dehors l'angle aigu formé par la réunion de la face postérieure avec une des faces latérales de la base ou la partie de cette base qui fait le plus saillie en arrière. Pour le premier métatarsien, placer en dedans la concavité de la facette tarsienne, en bas la partie la plus saillante de sa base. On reconnaîtra les différents métatarsiens aux caractères suivants : pour le premier, il se reconnaît à première vue par son volume ; pour les quatre derniers, on les reconnaîtra à la disposition des facettes latérales de leur base ; ainsi, deuxième métatarsien : quatre facettes sur une des faces latérales de la base ; troisième : deux facettes d'un côté, une seule de l'autre ; quatrième : une seule facette de chaque côté ; cinquième : une seule facette latérale, et, de l'autre côté, une tubérosité saillante. Comme moyen mnémotechnique, on remarquera que le nombre des facettes latérales décroît du deuxième au cinquième métatarsien.

Le métatarse se compose de cinq os articulés en arrière avec la deuxième rangée du tarse, en avant avec les premières phalanges, et appelés premier, deuxième, etc., cinquième métatarsien, en allant du bord interne vers le bord externe du pied. Le plus court et en même temps le plus volumineux est le premier ; le deuxième est le plus long, puis du troisième au cinquième ils décroissent de longueur, mais d'une façon presque insensible.

Chaque métatarsien a un *corps* et deux *extrémités*. Le *corps* est prismatique, triangulaire, un peu excavé du côté plantaire, et présente trois faces : une dorsale qui, en allant du deuxième au cinquième, se réduit de plus en plus à une crête, et deux latérales, qui regardent, l'interne, en bas et en dedans, l'externe, en haut et en dehors.

L'*extrémité tarsienne* ou *base* est épaisse et offre une face postérieure articulée avec le tarse, deux faces latérales articulées avec les métatarsiens voisins, et quelquefois avec les os du tarse, une face dorsale large et une plantaire étroite, rugueuse, tous deux non articulaires ; cette base est en général coupée obliquement, de façon que sa face postérieure n'est pas perpendiculaire à l'axe de l'os, mais oblique en arrière et en dehors.

La *tête* ou *extrémité antérieure* est, sauf pour le premier, comprimée transversalement, plus étendue du côté plantaire et terminée là par deux tubercules ; en arrière de cette tête, du côté dorsal, se trouvent aussi deux tubercules saillants.

Caractères distinctifs des métatarsiens. — 1° *Premier métatarsien.* — Il est court, très-volumineux ; ses trois faces et ses trois bords sont bien marqués ; sa *base* possède en arrière une facette réniforme à concavité externe, articulée avec le premier cunéiforme et terminée en bas par une forte saillie osseuse, *tubérosité du premier métatarsien.* Sa *tête,* volumineuse, plus étendue tranversalement, est creusée à sa partie inférieure de deux gouttières séparées par une crête antéro-postérieure et logeant des os sésamoïdes.

2° *Deuxième métatarsien.* — Sa base offre en dedans une seule facette circulaire pour le premier cunéiforme, en dehors deux facettes séparées par une gouttière transversale et divisées, chacune, par une crête mousse, en deux facettes secondaires articulées, les postérieures, avec le troisième cunéiforme, les antérieures avec le troisième métatarsien.

3° *Troisième métatarsien.* — Sa base présente en dedans deux facettes séparées par une gouttière triangulaire et articulées avec le deuxième métatarsien, en dehors une seule facette ovalaire pour le quatrième.

4° *Quatrième métotarsien.* — Sa base offre en dedans une facette pour le troisième métatarsien et quelquefois une petite facette supplémentaire étroite pour le troisième cunéiforme ; en dehors elle s'articule par une large facette triangulaire limitée en avant par une gouttière oblique avec le cinquième métatarsien.

5° *Cinquième métatarsien.* — Sa base possède en dedans une facette pour le quatrième métatarsien ; en dehors une apophyse saillante en arrière et en dehors, *apophyse styloïde du cinquième métatarsien* (Fig. 29, 19).

§ III. — Phalanges.

Analogues à celles des doigts, elles s'en distinguent, sauf celles du gros orteil dont le volume est énorme, par une sorte d'atrophie sensible surtout pour les deuxièmes et les troisièmes, atrophie qui porte principalement sur le corps de ces phalanges.

CHAPITRE VI

HOMOLOGIE DES OS DU MEMBRE SUPÉRIEUR ET DU MEMBRE INFÉRIEUR

Les membres supérieurs et inférieurs, formés sur le même type et constitués par la réunion d'os homologues, n'en présentent pas moins des différences résultant de la diversité de leurs fonctions. Aux membres supérieurs, tout est sacrifié à la mobilité; aux membres inférieurs, au contraire, c'est la solidité qui domine, tandis que la mobilité est restreinte comme étendue et comme direction. Ces différences se caractérisent surtout aux deux extrémités des membres, dans la ceinture osseuse (épaule ou bassin), qui les rattache au tronc, et dans l'appendice multiple (main ou pied), qui les termine. Une revue rapide fera saisir ces différences. Tandis que l'omoplate, allégée le plus possible de substance osseuse, est suspendue librement au tronc par la clavicule, et communique ainsi au bras qu'elle supporte la double mobilité de l'omoplate sur la clavicule et de la clavicule sur le sternum, le bassin constitue avec le sacrum une ceinture volumineuse, invariable, immobile, fournissant un point d'attache solide aux membres inférieurs; tandis que la tête de l'humérus déborde de tous côtés la cavité glénoïde si superficiellement excavée et acquiert ainsi une facilité extrême de déplacement dans tous les sens, la tête du fémur est enfoncée dans l'excavation profonde de la cavité cotyloïde et perd au profit de la solidité une grande étendue de mouvement; tandis qu'à l'avant-bras le radius tourne autour du cubitus en entraînant la main en pronation ou en supination, à la jambe les deux os correspondants fortement articulés constituent un tout à peu près immobile. La main enfin, lâchement unie au radius, présente au plus haut point cette prédominance de la mobilité sur la résistance; ses trois segments, carpe, métacarpe, doigts, augmentent successivement de longueur; les os du carpe excessivement réduits sont disposés sur deux rangées et, dans chaque rangée, placés côte à côte, et le premier métacarpien, par sa mobilité sur le trapèze, permet les mouvements d'opposition du pouce. Le pied, au contraire, pris dans la mortaise tibio-péronière comme dans un étau, voit ses trois segments, tarse, métatarse, orteils, diminuer de longueur d'arrière en avant; non-seulement la partie servant à la résistance, le tarse, a pris un développement extrême, mais les os de la première rangée, réduits à trois au lieu de quatre, comme au carpe, ont subi des déplacements spéciaux ayant tous pour résultat la solidité; un seul d'entre eux, l'astragale, s'articule avec les os de la jambe, et transmet le poids du corps au reste du pied formant voûte pour résister à la pression; enfin le premier métatarsien, perdant le mouvement d'opposition, devient parallèle aux autres et constitue avec le calcanéum un des principaux points d'appui du pied sur le sol.

Ces différences n'empêchent cependant pas de retrouver les homologies des os du membre supérieur et du membre inférieur; mais, pour les retrouver, il faut partir d'un point incontestable, qui permette ensuite, grâce à leurs connexions, de préciser dans chaque membre les os correspondants; ce point incontestable, c'est l'homologie du gros orteil et du pouce. Il faut dans cette comparaison faire la part de la torsion de l'humérus et supposer l'humérus détordu et rectiligne comme le fémur; on retrouve alors facilement les parties correspondantes. Le tableau suivant place en regard les os homologues des membres supérieur et inférieur.

MEMBRE SUPÉRIEUR.	MEMBRE INFÉRIEUR.
Pouce.	Gros orteil.
Carpe :	**Tarse :**
Trapèze.	Premier cunéiforme.
Trapézoïde.	Deuxième cunéiforme.
Grand os (moins la tête).	Troisième cunéiforme.
Os crochu.	Cuboïde.
Scaphoïde.	Scaphoïde.
Semi-lunaire et tête du grand os.	Astragale.
Pyramidal.	Calcanéum partie antérieure).
Pisiforme.	Calcanéum (partie postérieure).
Avant-bras :	**Jambe :**
Cubitus (moins la grande cavité sigmoïde et l'olécrâne).	Péroné (l'apophyse styloïde représente l'apophyse coronoïde du cubitus).
Grande cavité sigmoïde du cubitus.	Tubérosités externe et antérieure du tibia.
Olécrâne.	Rotule ([2]).
Radius.	Tibia (moins la tubérosité externe et la tubérosité antérieure).
Humérus :	**Fémur :**
Condyle.	Condyle externe.
Trochlée.	Surface rotulienne et condyle externe.
Épaule ([1]) :	**Bassin** (moins le sacrum) :
Omoplate.	Os iliaque (moins le pubis).
Cavité glénoïde.	Cavité cotyloïde.
Bord axillaire.	Bord antérieur.
Bord spinal.	Crête iliaque.
Échancrure coracoïdienne	Échancrure ischiatique.
Angle inférieur.	Épine iliaque antéro-supérieure.
Fosse sous-scapulaire.	Fosse iliaque interne.
Fosses sus et sous-épineuses.	Fosse iliaque externe.
Épine et acromion.	Pas de représentant.
Apophyse coracoïde.	Ischion.
Clavicule.	Pubis.

[1] Chez certains marsupiaux le péroné s'articule avec le condyle externe du fémur, et la soudure qui se trouve chez l'homme et qui a amené le volume énorme de l'extrémité supérieure du tibia, n'existe pas.

[2] Les homologies du bassin et de l'épaule sont beaucoup plus compliquées et plus difficiles à interpréter; mais les limites de ce livre ne permettent pas d'entrer dans plus de détails. Voyez sur ce sujet les mémoires suivants : Ch. Martins, *Nouvelle comparaison des membres pelviens et thoraciques* (*Annales des sciences naturelles*, 4 série, t. VIII, 1857). *Mémoire sur l'ostéologie comparée du coude et du genou* (Id., t. XVII, 1862). Foltz, *Homologie des membres pelviens et thoraciques de l'homme* (*Journal de la physiologie*, 1863).

CHAPITRE VII

APPAREIL HYOIDIEN

Os hyoïde (Fig. 30).

Placer en arrière sa concavité, en haut le bord qui supporte les deux petits prolongements ou petites cornes.

L'os hyoïde est un os impair, en forme de fer à cheval, situé à la partie supérieure et antérieure du cou, à la hauteur du corps de la troisième vertèbre verticale dans la position droite de la tête.

Il se compose de cinq pièces, qui restent souvent distinctes chez l'adulte, et sont réunies par du cartilage : une médiane, *corps* (1) ; deux latérales, *grandes cornes* (2), horizontales; deux supérieures verticales, *petites cornes* (3).

Le *corps* (1), deux fois plus large que haut, est concave en arrière, convexe en avant, où il est partagé par deux crêtes, l'une transversale (5), l'autre verticale (4), en quatre fossettes pour des insertions musculaires; les bords supérieur et inférieur ne présentent rien de particulier; les deux extrémités sont soudées aux grandes et aux petites cornes.

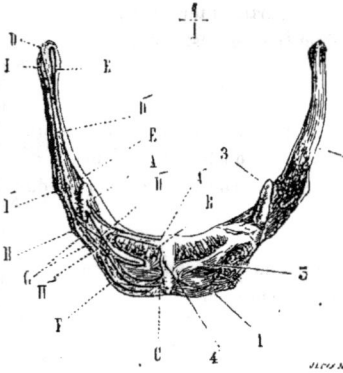

Fig. 30. — *Os hyoïdien* (*).

Grandes cornes (2). — Longues de 0m,03, à 0m,035, elles offrent à leur base deux faces et deux bords comme le corps de l'os, puis, en se portant en arrière, elles se tordent autour de leur axe longitudinal en s'amincissant de façon que leur face antérieure devient supérieure, leur face postérieure inférieure, et se terminent par un petit tubercule arrondi recouvert toute la vie d'une couche de cartilage hyalin. Elles sont quelquefois unies au corps par une véritable articulation mobile.

Les *petites cornes* (3) ont la forme et le volume d'un grain de riz : longues de 0m,008, elles naissent du bord supérieur de l'os à la réunion du corps et des grandes cornes et se dirigent en arrière et un peu en dehors. Elles sont habituellement mobiles sur le reste de l'os.

L'appareil hyoïdien de l'homme est représenté, non-seulement par l'os hyoïde, mais par le ligament stylo-hyoïdien et l'apophyse styloïde du temporal, qui forment avec les petites cornes une chaîne rattachant l'os hyoïde à la base du crâne.

Bibliographie. — Albinus, *De ossibus corporis humani*, in-8. Leyde, 1736 ; et *Icones ossium*, in-4. Leyde, 1737. — Bertin, *Traité d'ostéologie*. Paris, 1783. — Rouget, *Développement et structure du système osseux*, in-8. Paris, 1856. — Thomas, *Éléments d'ostéologie comparée*, 1 vol. in-8. Paris, 1865. — L. Holden, *Human osteology*. London, 1869.

(*) 1) Corps. — 2) Grandes cornes. — 3) Petites cornes. — 4) Crête verticale médiane de la face antérieure. — 5) Crête transversale.

Insertions musculaires. — A A' Génio-glosse. — B. Génio-hyoïdien. — C. Mylo-hyoïdien. — D D' Hyo-glosse. — E. Constricteur moyen du pharynx. — F. Sterno-hyoïdien. — G. Stylo-hyoïdien. — H H' Omo-hyoïdien. — I I' Thyro-hyoïdien.

LIVRE DEUXIEME

ARTHROLOGIE

PREMIÈRE SECTION

DES ARTICULATIONS EN GÉNÉRAL

Les os peuvent être réunis entre eux ou bien par une masse intermédiaire connective (fibreuse ou fibro cartilagineuse), pleine et solide (Fig. 31, A), *sutures* ou *synarthroses* (σὺν, avec ; ἄρθρωσις, articulation), ou bien par des moyens d'union in-

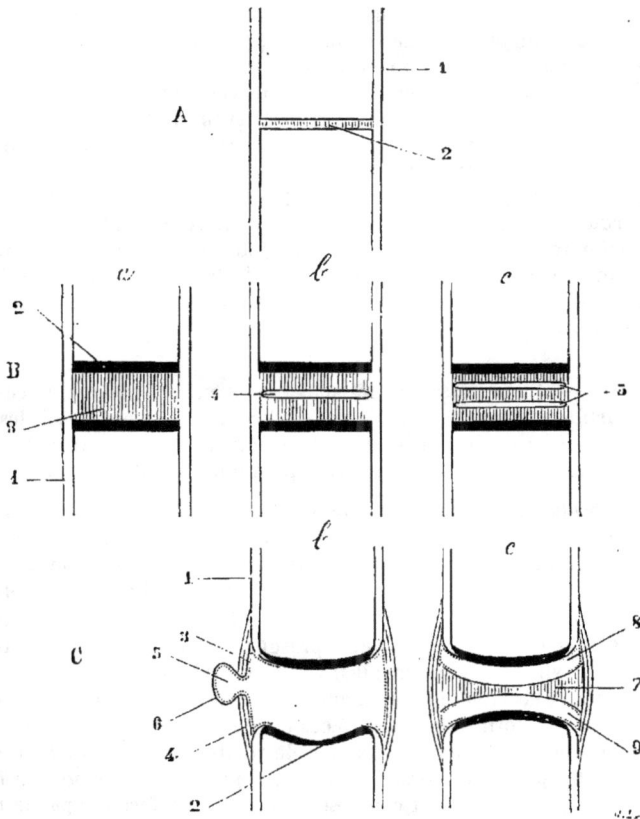

Fig. 31. — *Différentes classes d'articulations ; figure schématique* (*).

(*) A. *Sutures.* — 1. Périoste. — 2. Ligament sutural. — B. *Amphiarthroses.* — a) *Premier degré :* 1) Périoste. — 2) Cartilage articulaire. — 3) Ligament inter-articulaire. — b) *Deuxième degré.* — 4) Cavité unique dans le ligament inter-articulaire. — c) *Troisième degré.* — 5) Cavité double dans le ligament inter-articulaire. — C. *Diarthroses.* — b) *Diarthroses simples.* — 1) Périoste. — 2) Cartilage articulaire. — 3) Couche épithéliale de la synoviale (ligne ponctuée). — 4) Capsule fibreuse. — 5) Cul-de-sac de la synoviale. — 6) Lame fibreuse de la synoviale. — c) *Diarthroses doubles.* — 7) Ménisque inter-articulaire. — 8 et 9) Cavités des deux synoviales.

terceptant, avec les surfaces articulaires en contact, une cavité dite *cavité articu-laire* (C), *diarthroses* (διά et ἄρθρωσις). Dans les *synarthroses* (A), la masse ligamen-teuse intermédiaire est toujours très-étroite ; le périoste se continue sans interruption d'un os à l'autre, et l'articulation est réduite à son minimum. Dans les *diarthroses* (C b), l'articulation atteint une bien plus grande complexité ; les surfaces osseuses sont d'abord recouvertes d'une couche de cartilage, dit *cartilage articulaire* (2), sur lequel s'arrête le périoste (1) ; d'un os à l'autre s'étend une membrane mince en forme de manchon, *membrane synoviale*, constituée par une couche interne épi-théliale (3) et une couche externe fibreuse (6), et cette membrane est renforcée par des ligaments périphériques continus avec le périoste des os. Dans la cavité articulaire, réduite à peu près à 0° par le contact intime des surfaces articulaires, est un liquide, la *synovie*, qui facilite le glissement. D'autres fois les surfaces arti-culaires (C c), ne concordant pas, sont séparées par un ligament inter-articulaire (7) adhérent aux ligaments périphériques et divisant la cavité articulaire en deux cavités secondaires (8 et 9), pourvues chacune d'une synoviale, *diarthroses doubles*.

Entre ces deux degrés extrêmes on trouve des degrés intermédiaires constituant un troisième ordre mixte, celui des *symphyses* (1), *hémiarthroses* ou *amphiarthroses* (B), qui représentent la transition entre les sutures et les diarthroses. Dans ces symphyses les surfaces osseuses sont encroûtées de cartilage (2) ; la masse ligamen-teuse unissante (3) est plus épaisse que dans la suture, et par suite permet une certaine mobilité des os en contact ; tantôt cette masse est pleine et solide, comme dans la suture ; tantôt, au contraire, elle est creusée d'une cavité centrale(C b) ou plus rarement de deux (C c), comme les *diarthroses*, dont elle représente ainsi les deux degrés rudimentaires ; mais, caractère distinctif important, cette cavité n'est jamais tapissée d'une synoviale. Un coup d'œil jeté sur la figure fera comprendre facilement comment l'appareil articulaire se perfectionne de A en C. Nous allons étudier successivement, au point de vue anatomique, les diarthroses, les sym-physes et les sutures.

A. *Diarthroses.* — Elles possèdent les parties suivantes : 1° des surfaces articu-laires ; 2° le cartilage de revêtement de ces surfaces ; 3° la synoviale ; 4° les moyens d'union ou ligaments ; ce sont là les parties fondamentales ; en outre, on y trouve des parties accessoires, tendons, muscles, parties molles ambiantes, etc.

a) *Surfaces articulaires.* — Elles appartiennent pour les os courts à leurs faces ou à leurs apophyses ; pour les os longs, à leurs épiphyses ; elles sont lisses et unies sur l'os sec et présentent une couleur jaunâtre, due à la dessiccation du cartilage articulaire, qui forme une sorte de vernis ; sur l'os frais, elles ont une blancheur mate, due à la présence du cartilage articulaire. Elles appartiennent en général à des surfaces géométriques et peuvent être presque toutes ramenées au plan et aux surfaces courbes, cylindre ou sphère ; il n'y a là cependant qu'une approximation, et en réalité elles s'écartent notablement des surfaces calculables. Le meilleur moyen d'apprécier la forme de ces surfaces est de conduire par leurs différents points des coupes perpendiculaires aux axes de rotation de l'articulation. Ces sur-faces sont tantôt simples, c'est-à-dire formées uniquement d'une portion de plan, de cylindre ou de sphère ; tantôt composées, c'est-à-dire formées par la réunion de plusieurs surfaces simples, plan et cylindre, sphère et cylindre, etc. Les surfaces articulaires d'un os concordent habituellement avec celles de l'autre ; ainsi à une concavité d'un des os correspond sur l'autre os une convexité de même rayon ; mais dans beaucoup d'articulations ceci n'arrive pas et on trouvera par exemple

---

(1) σύμφυσις de σύν, avec, et φύσις, production ; hémiarthrose, de ἥμισυς, moitié, et ἄρθρωσις ; amphiarthrose, de ἀμφί, de part et d'autre, et ἄρθρωσις.

deux convexités se correspondant; dans ces cas la non-concordance est ordinaire-ment corrigée par un ligament interarticulaire interposé entre les deux os et s'a-daptant à leurs courbures par ses deux faces (C, 7).

L'étendue des surfaces articulaires, sauf le cas de surfaces planes, n'est jamais la même dans les deux os, ce qui rendrait les mouvements impossibles; habituel-lement la surface convexe a plus d'étendue que la surface concave.

b) Cartilage articulaire ou d'encroûtement. — Il forme une couche lisse et polie, dont l'épaisseur proportionnelle en général à l'étendue des surfaces articulaires ($0^{mm},25$ à $0^m,004$) diminue du centre à la périphérie sur les surfaces convexes, de la périphérie au centre sur les surfaces concaves; aussi modifie-t-elle notable-ment la forme des surfaces articulaires, et *ces dernières doivent-elles être toujours étudiées sur des os frais* et non sur des os secs, où le cartilage est réduit à une la-melle très-mince. Sa couleur est blanc mat quand on a enlevé la couche de synovie qui le lubrifie et lui donne un aspect luisant. Fortement élastique, il repousse le scalpel et offre une très-grande résistance à la pression; il est assez fragile et sa cassure se fait dans le sens de son épaisseur. Il n'a pas de périchondre; seule-ment, tout à fait à sa limite, la terminaison du périoste empiète un peu sur lui. Comme structure, il est formé par du cartilage hyalin dont les cellules superfi-cielles allongées sont parallèles à la face libre, tandis que les profondes sont dis-posées en séries longitudinales et perpendiculaires à la surface de l'os. Sur une coupe on voit que la réunion à l'os sous-jacent se fait suivant une ligne sinueuse; la sur-face osseuse présente de petites dentelures ou inégalités microscopiques s'engré-nant avec des rugosités correspondantes du cartilage. Il ne contient ni vaisseaux ni nerfs.

Le cartilage articulaire vit en parasite sur l'os, et sa nutrition très-peu active se fait par simple imbibition; sa sensibilité est nulle. Ses propriétés, toutes physiques, d'élasticité et de résistance lui permettent d'amortir les pressions et les chocs que subissent les os et maintenir la forme des surfaces articulaires. La pression exer-cée par les os les uns contre les autres paraît être la condition indispensable de l'existence du cartilage et de sa nutrition normale, car il disparaît dans les endroits où cette pression a cessé de se produire.

c) Synoviale. — La synoviale est une membrane très-mince, formant dans son type le plus simple une sorte de tube ouvert aux deux bouts ou de manchon allant d'un os à l'autre et inséré par ses deux ouvertures à la limite du cartilage et des surfaces articulaires. Les ouvertures de la synoviale s'accommodent naturellement à la con-figuration de la périphérie des surfaces articulaires, et par suite peuvent être extrêmement variées; en outre, elle peut, au lieu de s'attacher à deux os seule-ment, s'attacher à plusieurs, et alors présenter non plus la forme d'un manchon, mais celle d'un sac offrant autant d'ouvertures qu'il y a de surfaces articulaires auxquelles elle prend insertion. Elle peut présenter enfin, d'une part, des *culs-de-sac* ou prolongements (C, 5) de forme variable, dirigés vers l'extérieur et se glissant entre les parties molles ambiantes ou entre celles-ci et les os: de l'autre, des replis dirigés vers l'intérieur de la cavité et contenant de la graisse ou engaînant des tendons (*franges synoviales graisseuses, replis synoviaux,* etc.). La cavité interceptée par la synoviale et les cartilages articulaires constitue la cavité articulaire; cette cavité est ordinairement réduite à 0° à l'état normal, à cause du contact parfait des surfaces et n'existe qu'à l'état de simple fente linéaire. On trouve pourtant dans la cavité articulaire, soit entre les deux surfaces accolées, sous forme de couche très-mince, soit accumulée dans les culs-de-sac de la synoviale, une petite quan-tité d'un liquide alcalin, filant, incolore ou jaunâtre, contenant de la mucine, la *synovie.* La synovie sert soit à remplir les vides existant entre les surfaces articulaires non concordantes, soit, pour les surfaces concordantes, à faciliter leurs glissements en maintenant leur adhésion.

Structure. — La synoviale se compose de deux couches : une couche externe fibreuse, une couche interne épithéliale.

1° La couche externe est tantôt soudée intimement aux tissus ambiants, capsule fibreuse, ligaments, etc., de façon que sa séparation en est très-difficile ; d'autres fois elle leur est unie lâchement par un tissu cellulaire sous-synovial ; enfin, dans certains endroits on trouve dans le tissu sous-synovial des pelotons adipeux plus ou moins volumineux, envoyant souvent vers l'intérieur de la cavité articulaire des prolongements graisseux revêtus par la synoviale. Cette couche fibreuse, très-mince, très-vasculaire, se laisse facilement isoler, soit chez le nouveau-né, soit chez l'adulte au niveau des replis synoviaux. Elle présente à sa face interne des prolongements très-fins, sous forme de filaments ramifiés flottant sous l'eau, *villosités synoviales;* de ces villosités les unes sont vasculaires, les autres sans vaisseaux ; elles sont constituées par une substance homogène granuleuse avec des noyaux ovales; leur longueur varie de $0^{mm},05$ à $0^{mm},5$ et plus.

2° La couche interne, épithéliale, est formée par un épithélium pavimenteux ordinairement simple, quelquefois stratifié, et qui manque ordinairement sur les villosités.

Insertions de la synoviale. — Elle s'attache sur le cartilage à peu près à l'endroit où celui-ci cesse d'être recouvert par le périoste; seulement il arrive souvent qu'au lieu de quitter immédiatement l'os pour se porter à l'os opposé, elle s'étend plus ou moins loin sur le périoste et le tapisse à une distance variable de la limite du cartilage, puis se réfléchit de ce point pour aller rejoindre l'autre os. Il faut donc distinguer dans ce cas le *point d'insertion* de la synoviale, qui se trouve toujours à la limite du cartilage articulaire, et le *point de réflexion* de cette synoviale qui est variable. On peut ainsi, pour la plupart des articulations, tracer sur l'os deux lignes : 1° la *ligne d'insertion* de la synoviale, qui se confond avec la périphérie de la surface articulaire, et 2° la *ligne de réflexion* ou la réunion des points de réflexion de la synoviale ; la ligne de réflexion, toujours extérieure à la ligne d'insertion, tantôt se confond presque avec celle-ci, tantôt s'en écarte plus ou moins ; dans ce dernier cas, la portion de la surface de l'os comprise entre les deux lignes et tapissée par le périoste de la synoviale, est dite *intra-articulaire*, quoique en réalité elle soit en dehors de la cavité de la synoviale. Dans le langage usuel on emploie souvent le mot *insertion* de la synoviale, au lieu de *réflexion*.

Vaisseaux et nerfs. — Les synoviales sont très-vasculaires; leurs capillaires constituent un réseau très-serré à mailles arrondies qui se distribue dans la couche fibreuse et arrive jusque sous l'épithélium ; ces capillaires forment au bord du cartilage des anses empiétant quelquefois sur lui. Les nerfs y sont assez nombreux et donnent à ces membranes une vive sensibilité.

d) Ligaments. — Les ligaments sont de deux espèces : les uns, *ligaments périarticulaires*, situés en dehors de l'articulation et allant d'un os à l'autre, renforcent la synoviale et empêchent les surfaces osseuses de s'écarter ; ils agissent surtout par la résistance à la traction; les autres, *ligaments interarticulaires*, sont interposés entre les surfaces osseuses, qu'ils servent à compléter, et agissent surtout par leur résistance à la pression.

1° *Ligaments périarticulaires.* — On les divise en capsules fibreuses et ligaments auxiliaires.

Capsules fibreuses. — La synoviale est renforcée par des faisceaux fibreux appliqués sur sa surface externe ; dans la plupart des cas, ces faisceaux, se moulant sur la forme même de la synoviale, constituent un deuxième manchon emboîtant le manchon synovial, c'est la *capsule fibreuse*. Cette capsule, très-adhérente et quelquefois à peine isolable de la synoviale, présente ordinairement des ouvertures qui laissent passer des culs-de-sac de cette dernière (Fig. 31, C b, 5), en ne leur fournissant qu'une expansion fibreuse très-mince. L'épaisseur de cette capsule varie suivant les endroits où on la considère et suivant le sens même des mouvements ; en général, c'est aux extrémités des axes de rotation qu'elle est le plus épaisse, et on a souvent décrit comme ligaments spéciaux et distincts ces simples épaississements de la capsule.

Ligaments auxiliaires. — Outre la capsule fibreuse de renforcement, on trouve encore autour de la plupart des articulations des ligaments auxiliaires indépendants de cette capsule ; ce sont des cordons, des rubans, des membranes de forme et d'aspect différents, situés dans les diarthroses au point de sortie ou sur le trajet des axes de rotation. Ils sont quelquefois très-courts et, au lieu d'être situés latéralement, interposés entre deux surfaces osseuses contiguës, articulaires dans une partie seulement de leur étendue ; on les appelle alors *ligaments interosseux*.

2° *Ligaments interarticulaires.* — Ceux-ci peuvent être marginaux ou centraux, c'est-à-dire sous forme de bourrelets marginaux ou de ménisques interarticulaires.

Bourrelets marginaux. — Ils constituent le bord d'une cavité articulaire ; ce sont des anneaux fibreux dont la coupe est triangulaire ; ils présentent une base appliquée sur le rebord de la cavité, une face interne ordinairement encroûtée de cartilage continuant la surface de la cavité de réception, une face externe capsulaire donnant attache à la capsule fibreuse, une arête tranchante libre dans la cavité articulaire (ex. : bourrelet glénoïdien de l'omoplate).

Ménisques interarticulaires. — Ils sont très-répandus ; on les trouve (sauf quelques exceptions, ex. : articulation atloïdo-axoïdienne) partout où les surfaces articulaires ne concordent pas ou du moins partout où la discordance est trop prononcée : ainsi quand deux surfaces convexes sont en regard l'une de l'autre. Ils ont la forme de lames, dont l'épaisseur, variable pour chaque articulation, est pour un ménisque donné plus grande à la périphérie qu'au centre, et présentent deux faces ordinairement encroûtées de cartilages, moulées sur les surfaces osseuses correspondantes, et un bord périphérique adhérent à la face interne de la capsule fibreuse (Fig. 31, C c). Ils divisent ainsi la cavité articulaire en deux chambres et l'articulation en deux articulations distinctes ayant chacune sa synoviale. Quelquefois ils sont incomplets, soit qu'ils n'occupent qu'une partie de l'espace interarticulaire, soit que leur centre soit percé d'un trou par lequel les deux chambres communiquent. On trouve, du reste, des formes de transition entre les bourrelets glénoïdiens et les ménisques parfaits.

Tous ces ligaments sont constitués par du tissu fibreux compacte, avec des cellules plasmatiques et du tissu élastique en plus ou moins grande quantité. Dans les ligaments interarticulaires se rencontrent souvent des cellules de cartilage, ce qui les rapproche des fibro-cartilages ; aussi les appelle-t-on souvent *fibro-cartilages interarticulaires*. Ils sont très-pauvres en vaisseaux et en nerfs ; quelques-uns même et les parties profondes de tous en sont tout à fait dépourvus. Aussi leur nutrition est-elle très-peu active, leur sensibilité à peu près nulle et leur rôle est-il un rôle purement passif et mécanique.

Organes accessoires. — Les parties molles ambiantes ont une très-grande importance dans la constitution des articulations; les tendons des muscles, les aponévroses de contention viennent renforcer l'action des ligaments; certains muscles contractent des adhérences avec la capsule fibreuse et la synoviale et les empêchent de s'invaginer entre les surfaces articulaires; des pelotons graisseux environnent dans certains points l'articulation, et forment des masses de remplissage mobiles comblant les vides qui ont lieu entre les os dans les divers mouvements; enfin les artères, avant de se distribuer à la synoviale, se disposent en réseaux anastomotiques autour de l'articulation, arrangement qui favorise la circulation collatérale.

B. *Hémiarthroses ou symphyses* (Fig. 31, B). — Dans cette classe d'articulations la lamelle cartilagineuse qui recouvre les surfaces osseuses se continue insensiblement avec une masse de tissu fibreux qui réunit les deux os. Quand une cavité existe dans cette masse, ce qui arrive souvent, les lamelles cartilagineuses restent revêtues d'une couche de tissu fibreux, riche en cellules de cartilage et poussant de nombreux prolongements dans la cavité centrale; il n'y a pas du reste trace de synoviale; la cavité (très-variable comme disposition et comme forme) a pour limites ce fibro-cartilagineux et est remplie en partie par les prolongements qui en partent. Dans quelques cas, cette cavité peut être double. La capsule fibreuse est représentée là par l'anneau fibro-cartilagineux épais qui réunit les deux os. Quelquefois l'hémiarthrose atteint un développement plus complet et se rapproche de la diarthrose; on peut alors trouver dans la cavité une ébauche de membrane synoviale.

C. *Synarthroses ou sutures.* — Dans la suture la masse interarticulaire, interposée entre les deux bords contigus des deux os, est formée par du tissu fibreux, *ligament sutural*, improprement appelé *cartilage sutural*.

Mécanisme des articulations. — Au point de vue des mouvements, les articulations se partagent en deux grandes classes : les articulations mobiles, les articulations immobiles. Dans les articulations immobiles, nous trouvons les sutures; dans les articulations mobiles, les symphyses et les diarthroses. Les premières ne présentent rien de particulier au point de vue de leur mécanisme. Il n'en est pas de même des deux autres, qui demandent à être examinées avec soin.

Les mouvements ou les déplacements d'un os sur un autre peuvent s'accomplir de deux façons différentes : par *balancement* et par *glissement*.

1° Dans le *balancement*, réservé plus spécialement aux symphyses et à quelques diarthroses peu étendues (Ex. : arthrodies vertébrales), le mouvement se passe de la façon suivante : la surface articulaire de l'os mobile, primitivement parallèle à celle de l'os fixe, lui devient oblique, et cette destruction du parallélisme des deux surfaces amène une inclinaison latérale de l'os mobile; les surfaces s'écartent donc d'un côté et se rapprochent de l'autre, de façon que dans les symphyses la masse ligamenteuse est tirée d'un côté, refoulée de l'autre, tandis que dans les diarthroses le vide angulaire existant entre les deux surfaces est comblé par la synovie et par les parties molles refoulées par la pression atmosphérique. Ce mouvement, qui s'exécute dans tous les sens indistinctement, ne présente aucune précision et ne peut jamais être très-étendu, car il est bien vite arrêté par la résistance des ligaments; il a du reste d'autant plus d'étendue que la masse ligamenteuse qui sépare les deux surfaces est plus épaisse.

2° Dans le *glissement*, spécial aux grandes articulations diarthrodiales, le contact des surfaces articulaires ne s'abandonne jamais et la cavité articulaire est en réalité reduite à zéro dans tous les mouvements de l'articulation, car on peut faire abstraction de la mince couche de synovie interposée entre les surfaces articulaires. Pour que ce contact existe, les surfaces articulaires doivent donc concorder exactement : à une concavité de l'une doit correspondre une convexité de l'autre, ainsi par exemple à une sphère pleine, une sphère creuse de même rayon. Ce contact parfait des surfaces articulaires est maintenu par plusieurs causes : par l'élasticité des parties molles et principalement des muscles et des ligaments, par la pression atmosphérique qui s'exerce sur toute la surface du corps et pousse les unes contre les autres les surfaces articulaires, et enfin par l'attraction moléculaire ou par l'adhésion de ces surfaces entre elles et avec la mince couche de synovie interposée.

Pour que deux surfaces parfaitement concordantes puissent glisser l'une sur l'autre sans abandonner leur contact, il faut une des deux conditions suivantes : ou bien que la forme des surfaces puisse changer, c'est-à-dire qu'elles présentent une élasticité très-grande, ou bien, si leur forme est invariable (ce qui est à peu près le cas pour les surfaces articulaires), qu'elles appartiennent à des surfaces géométriques jouissant de propriétés particulières. Ainsi un cachet qui s'est imprimé sur la cire ne peut se mouvoir sur son empreinte sans qu'il y ait écartement des surfaces.

Les surfaces qui satisfont à ces deux conditions, *glissement sans abandon du contact*, *invariabilité de forme*, et qui sont employées dans la construction des articulations, sont les surfaces de progression, les surfaces de rotation et les hélices. Ces surfaces sont toutes engendrées par une ligne dite *ligne génératrice* ; ainsi une ligne droite, en progressant dans une direction rectiligne parallèlement à elle-même, engendre un plan, en tournant à la même distance d'une autre ligne servant d'axe et en lui restant parallèle, engendre un cylindre, etc. ; enfin les hélices sont engendrées par la combinaison d'un mouvement de progression avec un mouvement de rotation autour d'un axe. Quoique les surfaces en hélice existent en réalité dans l'économie animale (ex. : dans l'articulation du coude), on peut cependant les négliger et considérer toutes les surfaces articulaires comme appartenant à des surfaces de progression ou à des surfaces de rotation et les faire dériver toutes de trois formes principales : le *plan*, le *cylindre* et la *sphère*. Quoiqu'il n'y ait là qu'une approximation, elle suffit pour l'étude complète du mécanisme des articulations.

Dans tous les mouvements nous supposerons qu'une des surfaces osseuses est *fixe* et l'autre *mobile*. On appelle *excursion* du mouvement l'étendue du mouvement opéré par la surface mobile. Cette excursion se mesure : 1° pour les surfaces planes ou de progression, par la distance qui existe entre les deux positions extrêmes que prend un point quelconque de la surface mobile au début et à la fin du mouvement ; 2° pour les surfaces de rotation, par la longueur de l'arc décrit par un point de la surface mobile dans les mêmes conditions, ou encore par l'angle qui mesure cet arc. Ainsi (Fig. 32) l'angle *a* intercepté par les lignes *a* X, *a* X' représente l'excursion de l'os mobile A sur l'os fixe B. Le plan dans lequel se meut ce point s'appelle *plan de glissement* ou *plan de rotation* ; le plan de rotation est toujours perpendiculaire à l'*axe de rotation*. Pour les surfaces courbes, il y a une infi-

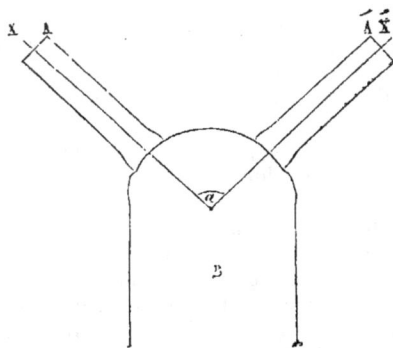

Fig. 32. — *Excursion du mouvement d'un os sur l'autre ; figure schématique.*

nité de plans de rotation ; mais on est convenu d'appeler plan de rotation proprement dit le plan dans lequel se meut un point moyen situé à égale distance des deux extrémités de la surface articulaire. Dans les surfaces planes tous les points se meuvent dans le même plan, et il y a par conséquent un seul plan de rotation.

Différentes formes de surfaces articulaires. — A. *Surfaces articulaires dérivées du plan.* — Le plan peut être engendré de deux façons : ou par la progression d'une droite qui glisse en avançant et parallèlement à elle-même, ou par la rotation d'une droite tournant autour d'un axe qui lui est perpendiculaire. Nous avons dans ce genre d'articulations deux sortes de mouvements correspondant aux deux modes de génération du plan : 1° un mouvement de progression, par lequel une des surfaces glisse tout d'une pièce en avançant sur l'autre, et 2° un mouvement de rotation autour d'un axe perpendiculaire aux deux surfaces osseuses ; cet axe s'appelle *axe de rotation*, et on appelle *plan de rotation* le plan dans lequel se meut un point quelconque pris sur la surface mobile ; le plan de rotation est toujours perpendiculaire à l'axe et se confond avec la surface tournante.

Aux surfaces planes correspond un premier genre de diarthroses, l'*arthrodie*, le plus simple et le moins important. Dans les arthrodies les surfaces articulaires sont en général très-peu étendues ; aussi se joint-il souvent aux glissements un véritable balancement avec écartement des surfaces. Du reste, ces mouvements sont toujours très-limités. Comme moyens d'union, on trouve habituellement une simple capsule fibreuse renforçant la synoviale.

B. *Surfaces articulaires dérivés du cylindre.* — Ces surfaces peuvent être simples ou composées. Dans le premier cas, les surfaces appartiennent à un cylindre ou à une portion de cylindre de même rayon ; dans le second, elles sont formées par la réunion de plusieurs portions de cylindres de rayons différents.

a) *Surfaces cylindriques simples.* — Le cylindre peut être engendré de trois façons différentes : 1° par la progression d'un cercle avançant parallèlement à lui-même, en décrivant avec son centre une ligne droite ; 2° par le mouvement de rotation d'une droite parallèle à une autre droite servant d'axe et tournant autour de cet axe en restant toujours à la même distance ; 3° par le mouvement en hélice de cette droite progressant en même temps que se fait son mouvement de rotation. Aux trois modes de génération du cylindre correspondent trois espèces de mouvements : 1° un cylindre creux peut glisser sur un cylindre plein comme les tubes d'une lorgnette ; 2° il peut tourner simplement autour du cylindre plein sans avancer ; 3° il peut combiner les deux mouvements et exécuter un mouvement en spirale, c'est-à-dire tourner en avançant.

Au cylindre appartient un deuxième genre de diarthroses, la *trochoïde* (*ginglyme*) (¹) *latéral* de quelques auteurs). Dans cette articulation une des surfaces osseuses est formée par un cylindre osseux plein, l'autre par un cylindre creux ou plutôt par un anneau qui en général est seulement en partie osseux et complété par un ligament semi-annulaire ; tantôt c'est le cylindre plein qui tourne dans le cylindre creux (articulation radio-carpienne supérieure), tantôt c'est l'inverse (articulation de l'apophyse odontoïde et de l'atlas), mais toujours l'axe de rotation se confond avec l'axe même du cylindre plein.

Les surfaces osseuses de la trochoïde sont loin d'être en réalité des surfaces cylindriques parfaites et se rapprocheraient plutôt d'un tronc de cône ; mais cela a peu d'importance au point de vue du mécanisme de ces articulations. L'excursion du mouvement de la trochoïde est variable et peut être assez étendue.

_____

(¹) Trochoïdes, de τροχός, roue, et εἶδος, forme ; ginglyme, de γίγγλυμος, charnière.

b) *Surfaces cylindriques composées*. — Dans ce cas les surfaces articulaires sont engendrées non plus par une ligne droite, mais par une ligne irrégulière, brisée ou sinueuse, de façon que des coupes perpendiculaires à l'axe de rotation et menées à des endroits différents représentent toujours des cercles, mais des cercles qui ne sont pas de même rayon, tandis que par des coupes passant par l'axe de rotation perpendiculairement aux précédentes, on obtient la ligne génératrice, qui présente la forme d'une poulie ou d'une mortaise. Comme il n'y a qu'une seule génératrice, il n'y a aussi qu'une seule espèce de mouvements dans cette articulation.

Aux surfaces cylindriques composées correspond le troisième genre de diarthroses, la *charnière* ou *ginglyme angulaire*. Dans ce cas, les axes des cylindres ou des surfaces cylindriques articulaires sont perpendiculaires à l'axe même des os qui les supportent, tandis que dans la trochoïde ils se confondent avec cet axe ; il en résulte que, dans la rotation de ces surfaces cylindriques, l'os mobile subit un déplacement angulaire, par lequel il se rapproche ou s'écarte de l'os fixe. L'axe de rotation dans la charnière coïncide toujours avec l'axe de rotation du cylindre plein, et cet axe est toujours unique ; aussi n'y a-t-il de mouvements possibles que dans un seul plan de rotation, mouvements angulaires de flexion et d'extension. Les ligaments sont toujours latéraux, c'est-à-dire situés aux deux extrémités de l'axe de rotation, des deux côtés de l'articulation. On a divisé ce genre *charnière* en deux sous-genres : la *trochlée* ou *poulie* (ex. : articulation du coude), et la *mortaise* (ex. : articulation tibio-tarsienne) ; mais cette distinction est tout à fait superflue, et le mécanisme est absolument le même pour tous les deux.

C'est dans ces articulations en charnière qu'on rencontre souvent des surfaces en hélice, par exemple au coude, et, dans ce cas, un point donné de la surface tournante, au lieu de décrire un cercle, décrit une hélice et par suite ne reste pas dans le même plan ; mais ces écarts, quoique quelquefois assez marqués, peuvent être négligés sans que les résultats soient faussés.

C. *Surfaces articulaires dérivées de la sphère*. — Elles sont au nombre de trois : les surfaces sphériques pures, les surfaces condyliennes ou condyles, et les surfaces en selle.

a) *Surfaces sphériques pures, énarthrose* (ex. : articulation coxo-fémorale). — La sphère peut être engendrée par la rotation d'un cercle autour de tous les axes passant par le centre de la sphère. Il y a donc pour les surfaces sphériques concordantes une infinité d'axes de rotation et de plans de rotation, et par suite une sphère creuse peut tourner sur une sphère pleine dans tous les sens et dans toutes les directions possibles.

A ces surfaces correspond l'*énarthrose ;* dans ce cinquième genre de diarthroses, il y a une infinité d'axes de rotation ; mais pour analyser les mouvements de l'os qui supporte le segment de sphère mobile, on peut considérer trois axes principaux correspondant aux trois dimensions du solide sphérique ou à trois de ses diamètres se coupant à angle droit. De là vient qu'on classe souvent les énarthroses dans les articulations à trois axes, en négligeant tous les axes intermédiaires. On a alors trois directions de mouvement, correspondant à ces trois axes, deux mouvements dans lesquels la surface sphérique mobile se déplace angulairement avec l'os qui la porte, mouvements angulaires se croisant réciproquement à angle droit, et un troisième mouvement par lequel la surface sphérique mobile tourne sur elle-même par un mouvement de rotation. Ainsi dans la Fig. 32, le mouvement angulaire consiste en un déplacement de l'os A, qui se porte en A' en tournant autour de l'axe *a*, et le mouvement de rotation consiste dans un mouvement par lequel l'os A tourne sans se déplacer autour de l'axe *a*X.

Ces deux genres de mouvements, mouvements angulaires et mouvements de rotation, peuvent en définitive se faire autour de tous les diamètres intermédiaires. Mais outre ces deux genres de mouvements il en est un troisième que l'os mobile peut exécuter sur l'os fixe, c'est le mouvement par lequel la surface osseuse mobile glisse sur la périphérie de la surface fixe, de façon que l'os passe successivement par toutes les positions extrêmes des différents mouvements angulaires et décrit un cône dont le sommet est au centre de la sphère fixe et dont la base circulaire (ou plus ou moins exactement circulaire) est tracée par l'extrémité opposée de l'os mobile; c'est la *circumduction*. Tous les mouvements de l'énarthrose se font dans la cavité de ce cône; en d'autres termes, il circonscrit l'excursion de tous les mouvements de l'articulation.

Dans les énarthroses l'appareil ligamenteux est constitué par une capsule fibreuse.

b) *Surfaces condyliennes, condyles* (ex. : articulation radio-carpienne) — Les surfaces condyliennes sont engendrées par la rotation d'un cercle autour d'un axe traversant ce cercle sans passer par son centre; suivant que la ligne génératrice ou l'arc a plus ou moins de 180°, le solide engendré a une forme comparable à celle d'une orange ou à celle d'un ovoïde à extrémités aiguës. Les surfaces condyliennes sont constituées par un segment d'un solide de ce genre. Elles présentent donc, et ceci se voit très-bien sur deux coupes perpendiculaires l'une à l'autre, dans un sens une courbure faible ou à grand rayon, dans un sens perpendiculaire au précédent une courbure forte ou à petit rayon, et par suite deux axes de rotation se croisant à angle droit sans se couper et situés tous les deux du même côté de l'interligne articulaire, mais à des hauteurs différentes. Il y a donc deux plans de rotation et deux sortes de mouvements se croisant à angle droit dans quatre directions différentes; ordinairement le mouvement qui a le plus d'étendue est celui qui correspond à l'axe de rotation de la plus forte courbure.

Comme moyens d'union on trouve une capsule fibreuse habituellement renforcée aux quatre extrémités des deux axes de rotation et surtout aux extrémités de l'axe correspondant à la plus forte courbure.

c) *Surfaces en selle, articulations en selle ou par emboîtement réciproque* (ex. : articulation du trapèze et du premier métacarpien). — Les surfaces en selle sont engendrées par un arc de cercle qui tourne autour d'un axe, en dirigeant sa convexité du côté de l'axe; il en résulte un solide dont la surface a la forme d'une selle ou d'une ceinture; si l'on suppose l'axe de rotation vertical, elle sera concave de haut en bas, convexe transversalement.

Ces surfaces forment un dernier genre de diarthroses, *articulations en selle* ou *par emboîtement réciproque*. Dans ces articulations la surface de chacun des deux os est alternativement convexe et concave : convexe dans un sens, concave dans le sens opposé, de façon que nous retrouvons là, comme dans les condyles, deux axes de rotation perpendiculaires l'un à l'autre; mais la différence existe en ce que dans les condyles les deux axes de rotation sont situés du même côté de l'interligne articulaire et passent par le même os, tandis que dans les surfaces en selle un des axes de rotation passe d'un côté de l'interligne et l'autre du côté opposé. Pour cette articulation on a, comme pour la précédente, deux axes et deux plans de rotation et par suite deux genres de mouvements dans quatre directions différentes opposées deux à deux. Comme ligaments, on a habituellement une capsule fibreuse.

Articulations discordantes. — Nous avons supposé jusqu'ici que toutes les surfaces articulaires diarthrodiales sont parfaitement concordantes et que le contact de ces surfaces est intime et ne s'abandonne jamais. Mais ces deux conditions ne se présentent pas toujours. Certaines surfaces (par exemple la cupule du radius et le condyle huméral) peuvent être parfaitement concordantes dans certains mouvements et ne l'être pas dans d'autres ; leur contact, intime dans le premier cas, s'abandonne dans le second. Dans d'autres articulations la concordance n'est jamais parfaite, cependant l'écart est si faible qu'on peut le négliger. Mais il en est d'autres dans lesquelles la discordance est la règle, et qui méritent de former une classe à part sous le nom d'*articulations à surfaces discordantes* ou plus simplement d'*articulations discordantes*.

Dans ces articulations (par exemple articulation temporo-maxillaire) à une surface convexe correspond une autre surface convexe, ou simplement une surface concave de plus grand rayon, de façon que les deux surfaces ne se touchent que par quelques points. Pour avoir une idée nette de ces surfaces, il faut les examiner non pas sur les os secs, où la couche cartilagineuse desséchée a perdu son épaisseur et la surface articulaire sa forme, mais sur les os frais. Ces articulations discordantes peuvent se diviser en deux classes : les *articulations à ménisque* et les *articulations sans ménisque*.

1° *Articulations à ménisque* (ex. : articulation temporo-maxillaire). — Dans cette classe, entre les surfaces articulaires discordantes vient s'interposer un ménisque ou ligament interarticulaire, dont les deux faces concordent avec chacune des surfaces osseuses et qui par suite a généralement la forme biconcave. Il résulte que le ménisque transforme en réalité cette articulation en une articulation double et que chacune des articulations secondaires représente une articulation à surfaces concordantes, qui doit être étudiée à part et qui peut être rangée dans l'un des genres admis plus haut pour les diarthroses. Seulement, à cause de l'élasticité du ménisque, l'invariabilité de formes d'une des surfaces articulaires n'existe plus, ce qui modifie les résultats et augmente le jeu de chacune des deux articulations. En résumé, ces articulations peuvent rentrer dans la classe des diarthroses à surfaces concordantes sous le nom d'*articulations doubles*. Il arrive souvent (ex. : genou) que le ménisque est incomplet et que la division en deux articulations secondaires n'est qu'ébauchée ; mais si l'articulation reste simple anatomiquement, puisqu'elle n'a qu'une seule synoviale, elle peut, au point de vue physiologique, se dédoubler comme les précédentes.

2° *Articulations sans ménisque* (ex. : articulation atloïdo-axoïdienne). — Dans ce cas les deux surfaces discordantes, habituellement convexes, ne sont pas séparées par un ménisque interarticulaire et n'ont que quelques-uns de leurs points en contact ; l'articulation reste simple et le vide partiel existant entre les deux surfaces, vide qui varie d'étendue suivant les mouvements, est rempli par la synovie et par les parties molles ambiantes.

Jusqu'ici, pour simplifier les cas, nous avons considéré les deux surfaces articulaires en contact comme des surfaces continues appartenant chacune à un seul os ; mais cela n'arrive pas toujours et, en réalité, il peut se présenter des cas plus complexes. Il peut se faire que plusieurs os se réunissent pour constituer une surface articulaire ; on en a un exemple au poignet (articulation radio-carpienne), où le condyle carpien résulte de la réunion de trois os ; on a alors une articulation *composée*. Une autre construction est celle dans laquelle les surfaces articulaires, au lieu d'être continues, se dédoublent, de façon à figurer deux articulations distinctes, tout en appartenant à un os. Dans ce cas, les surfaces articulaires sont séparées par une simple échancrure plus ou moins profonde (ex. : articulation de l'astragale et du calcanéum). On peut appeler ces articulations *articulations dédoublées*. D'autres fois enfin les surfaces articulaires appartenant au même os sont complètement distinctes et séparées l'une de l'autre anatomiquement ; tels sont les condyles du maxillaire inférieur, les condyles de l'occipital ; mais ces deux articulations sont physiologiquement solidaires, soit qu'elles aient un axe de rotation commun, comme les condyles de l'occipital, soit que chacune ait son axe de rotation distinct, comme pour les condyles du maxillaire inférieur. Ce sont là les *articulations conjuguées*, dans lesquelles on peut faire rentrer aussi les surfaces articulaires appartenant non plus à un seul os, mais encore à un système composé de plusieurs pièces osseuses solidement attachées et se mouvant tout d'une pièce ; telles sont les articulations des arcs sterno-costaux avec le rachis.

Dans le mécanisme d'une articulation les points importants à connaître sont les axes de rotation, les plans de rotation et l'étendue ou l'excursion des mouvements. Ces données une fois acquises, le mécanisme de l'articulation est complétement connu.

1° Pour trouver l'*axe de rotation*, ou les axes de rotation d'une articulation s'il y en a plusieurs, on peut employer plusieurs moyens. Un premier fait, c'est que toujours l'axe de rotation traverse l'os qui supporte la surface convexe ou du moins se trouve de son côté. La direction de l'axe est indiquée approximativement par la direction des mouvements qu'exécute l'os mobile ; ces mouvements se font dans un certain plan, plan de rotation, et l'axe est toujours perpendiculaire à ce plan. L'examen des courbures de la surface osseuse, quand elles sont très-précises et régulières, peut aussi à première vue indiquer la position de l'axe de rotation, qui passe forcément par leur centre. Mais pour arriver à une précision absolue, il faut employer les moyens suivants, qui se contrôlent l'un par l'autre et sont indispensables quand on veut connaître parfaitement le mécanisme d'une articulation donnée. Le premier moyen consiste à enfoncer des aiguilles dans l'os traversé par l'axe de rotation aux deux points de sortie de cet axe, dont on connaît déjà approximativement la direction par les moyens précédents. On cherche alors par tâtonnement le point où l'aiguille, lorsqu'on imprime des mouvements à l'os qui la porte, reste sans se déplacer et ne fait que tourner sur elle-même ; cette aiguille prolongée indique la direction de l'axe de rotation. Le deuxième moyen consiste à trouver le plan de rotation d'une surface articulaire ; la perpendiculaire passant par le centre du plan de rotation coïncide avec l'axe de rotation.

2° Pour trouver le *plan de rotation*, on se sert du procédé suivant : on enfonce en des endroits différents des aiguilles assez fortes dans l'os qui supporte la surface concave, de façon que la pointe de l'aiguille, dépassant un peu la surface concave, aille égratigner la surface convexe. Alors on imprime des mouvements à l'articulation ; les pointes des aiguilles entraînées dans le déplacement de la surface osseuse concave gravent sur le cartilage de l'autre surface osseuse des lignes superficielles ou des *tracés*. Comme ils sont situés dans le plan de rotation, il suffit de mener des coupes par ces tracés pour avoir la forme exacte des courbures articulaires et trouver facilement l'axe de rotation. Il peut arriver que le tracé, comme dans la trochlée humérale, décrive non plus un cercle, mais un pas de vis ; alors il ne se trouve plus dans un seul et même plan et il est impossible de mener une coupe en le suivant, ce qui fait immédiatement reconnaître que l'on a affaire à une surface en hélice ; cependant si le pas de vis est peu prononcé et l'écart du tracé faible, on peut mener une coupe approximative et chercher l'axe de rotation comme dans les cas simples.

3° L'étendue du mouvement ou l'*excursion* du mouvement est soumise à plusieurs conditions, qui peuvent la faire varier. Une condition *sine qua non* du mouvement des diarthroses, c'est que les deux surfaces osseuses n'aient pas la même étendue ; il n'y a d'exception que pour les arthrodies, dans lesquelles les glissements sont très-limités. Dans toutes les autres une des surfaces, et c'est toujours la surface convexe, est plus étendue que l'autre ; il en résulte qu'une partie de la surface convexe, tantôt d'un côté, tantôt d'un autre, est toujours à découvert ; ceci est surtout sensible pour la tête de l'humérus par rapport à la cavité glénoïde.

Les mouvements des articulations trouvent leur limite ou dans les os eux-mêmes ou dans les parties molles, surtout les ligaments. Dans le premier cas les mouvements sont limités par la rencontre de parties osseuses péri-articulaires venant se heurter l'une contre l'autre et agissant comme surfaces d'arrêt ; telle est la rencontre de l'olécrâne et de la cavité olécrânienne dans l'articulation du coude ; dans ce cas, une fois les deux surfaces d'arrêt en contact, le mouvement ne peut continuer ; en effet, s'il continuait, il faudrait que du côté opposé à l'arrêt les surfaces osseuses pussent s'écarter et c'est justement à quoi les ligaments périphériques s'opposent par leur tension. Dans le second cas les surfaces osseuses n'interviennent en rien dans la limitation des mouvements, qui est due à la seule résistance des ligaments. Les ligaments du reste n'agissent pas seuls ; les parties molles ambiantes interviennent aussi, et l'excursion des mouvements est en général plus limitée sur le vivant que sur le cadavre, sur un membre intact que sur une articulation dépouillée de ses parties molles ambiantes.

Il résulte de tout ceci que, dans les deux positions extrêmes d'un mouvement donné autour d'un axe de rotation, la tension des ligaments et des parties molles atteint son maximum, et qu'elle décroît peu à peu à mesure que l'os mobile prend une position intermédiaire à ces deux positions extrêmes, où alors cette tension est réduite au minimum ; c'est cette position intermédiaire qu'on appelle *position moyenne* des articulations ; c'est celle dans laquelle les ligaments et toutes les parties ambiantes sont dans le plus grand relâchement possible, et dans laquelle nous éprouvons le moins de fatigue ; c'est celle que nous prenons instinctivement pendant le sommeil ; celle enfin que prennent les membres lorsque des liquides pathologiques viennent à remplir et à distendre la cavité articulaire.

Il faut distinguer dans le mouvement d'une articulation le mouvement de la surface articulaire et le mouvement de l'os lui-même qui supporte cette surface. Il peut se faire que ces deux mouvements soient différents et que, par exemple, à un mouvement de rotation de la première corresponde un mouvement angulaire du second (ex. : flexion du fémur sur le bassin). Ceci arrive pour les os dans lesquels la partie osseuse qui supporte la surface articulaire n'est pas dans l'axe même de l'os, mais fait un angle avec lui ; le fémur en offre l'exemple le plus remarquable ; il forme avec son col qui supporte la tête du fémur un levier coudé, grâce auquel les mouvements de rotation de la tête peuvent se transformer en mouvements angulaires de l'extrémité inférieure du fémur et *vice versâ*.

Dans les mouvements qui se passent entre deux os, le plus souvent un des os est habituellement fixe, l'autre mobile ; mais les rôles peuvent être intervertis et l'os fixe peut dans certaines conditions devenir à son tour mobile sur l'autre ; tel est l'humérus qui se meut sur le cubitus dans l'exercice du trapèze. Ceci, du reste, ne change rien au mécanisme articulaire.

Dans certaines régions, comme dans le pied, le poignet, il s'accumule un grand nombre d'articulations dont les mouvements partiels amènent des mouvements de totalité du segment correspondant du membre. Ces mouvements partiels des articulations ayant toujours une très-faible excursion et se perdant dans les mouvements d'ensemble, sont quelquefois très-difficiles à analyser, tandis que pour de grandes articulations indépendantes, comme la hanche, l'analyse du mécanisme articulaire est beaucoup plus simple.

Le tableau suivant résume les classes et les genres d'articulations.

	SURFACES ARTICULAIRES.	AXES DE ROTATION.	MOUVEMENTS.	LIGAMENTS.	EXEMPLES.
A. **Sutures**	Biseaux...... / Engrènement......	Nul......	Nul......	Ligament sutural....	Sutures du crâne.
B. **Symphyses**	Revêtement cartilagineux..	Nul......	Balancement......	Ligament interarticulaire avec ou sans cavité, sans membrane synoviale.....	Symphyse pubienne.
C. **Diarthroses.** *a)* DIARTHROSES CONCORDANTES.	Revêtem. cartilagineux.. / Surfaces de glissement. / Surfaces concordantes.	Un ou plusieurs.. / Idem......	Glissement...... / Idem......	Synoviale...... / Lig. de renforcement.. / Idem......	
PLAN... 1° *Arthrodie*.	Surfaces planes......	Un....	Balancement. / Glissements rudimentaires...	Ligament capsulaire..	Articulations des cunéiformes.
CYLINDRE. 2° *Trochoïde*.	Surf. cylindriq. simple..	Un......	Rotation......	Ligam. semi-annulaire.	Articulation radio-cubitale supérieure.
3° *Charnière*.	Surf. cylindr. composées	Un......	Rotation de la surface cylindrique. / Mouvement angulaire de l'os...	Deux ligam. latéraux..	Trochlée huméro-cubit. / Mortaise tibio-tarsienne.
SPHÈRE. 1° *Enarthrose*.	Surface sphérique pure.	Une infinité (3 axes)	Rotation...... / Mouvements angulaires. / Circumduction......	Capsule fibreuse.....	Articulation coxo-fémorale.
2° *Condylarthrose*.	Deux courbures de rayon différent...	Deux......	Deux mouvements angulaires se croisant et d'étendue inégale...	Capsule fibreuse et deux ligaments latéraux de renforcement......	Articulation radio-carpienne.
3° *Articulation en selle*.	Surface alternativement concave et convexe...	Deux......	Deux mouvements angulaires se croisant...	Capsule fibreuse.....	Articulation trapézo-métacarpienne.
b) DIARTHROSES DISCORDANTES.	Surfaces discordantes...	Un ou plusieurs...	Glissement......	Synoviale...... / Lig. de renforcement.	
1° *Simples*	Deux surfaces convexes.	Idem......	Idem......	Idem......	Articulat. atloïdo-axoïdienne.
2° *Doubles*	Ménisque interarticulair.	Différents p. chacune des deux articulations	Idem......	Idem......	Articulat. temporo-maxillaire.

DEUXIÈME SECTION

DES ARTICULATIONS EN PARTICULIER

Préparation. — Choisir un sujet maigre, un peu infiltré, à charpente osseuse développée. Enlever peu à peu les parties molles qui entourent l'articulation en conservant les tendons des muscles qui s'attachent dans le voisinage ; respecter les ligaments et redoubler d'attention quand on approche de la synoviale et surtout des prolongements qu'elle envoie dans les parties ambiantes. Pour cela, il sera utile de l'insuffler au moyen d'un tube effilé introduit obliquement à travers ses parois, ou mieux au moyen d'un tube à robinet qu'on introduit à frottement dans un trou percé sur une des surfaces articulaires. Faire des coupes dans différentes directions pour bien voir l'épaisseur du cartilage articulaire et la forme des surfaces. Ces coupes, quand elles sont faites sur des membres congelés, peuvent porter sur des articulations entières (os et parties molles); elles ont alors l'avantage de conserver parfaitement les surfaces articulaires dans les différentes positions qu'on a données à l'articulation. Chercher par les procédés indiqués plus haut (voy. p. 134) les axes et les plans de rotation et l'excursion des mouvements. Ces préceptes généraux peuvent s'appliquer à toutes les articulations.

CHAPITRE PREMIER

ARTICULATIONS DE LA COLONNE VERTÉBRALE

Préparation. — Pour voir les ligaments situés dans l'intérieur du canal rachidien (ligaments jaunes et grand ligament vertébral postérieur), il faut séparer le rachis en deux parties, l'une antérieure, l'autre postérieure, par un trait de scie vertical passant au niveau des pédicules des vertèbres en arrière des corps. Pour voir le disque intervertébral et le noyau central, pratiquer des coupes transversales et verticales.

Les articulations vertébrales se divisent en trois groupes: 1° articulations des vraies vertèbres entre elles ; 2° articulations des fausses vertèbres ou coccygiennes et sacro-coccygiennes ; 3° articulations de l'atlas, de l'axis et de l'occipital.

ARTICLE I. — ARTICULATIONS DES VRAIES VERTÈBRES.

Les vertèbres s'articulent par leur corps et par leurs apophyses articulaires; en outre les lames et les apophyses épineuses ont été rattachées à distance par des ligaments.

§ I. — Articulations des corps des vertèbres.

Ce sont des *symphyses*. Les faces supérieures et inférieures des corps vertébraux, recouvertes d'une couche de cartilage de 0ᵐ,001 d'épaisseur, interceptent des espaces lenticulaires remplis par un ligament interarticulaire ou *disque intervertébral*. En avant et en arrière l'articulation est renforcée par deux ligaments étendus d'un bout à l'autre de la colonne vertébrale, *grands ligaments vertébraux antérieur et postérieur*.

1° *Disque intervertébral* (fig. 33, B, 1). — Il a la forme d'une lentille biconvexe et se compose de deux parties bien distinctes sur une coupe transversale : 1° une partie centrale ou *noyau du disque* (1), molle, élastique, fai-

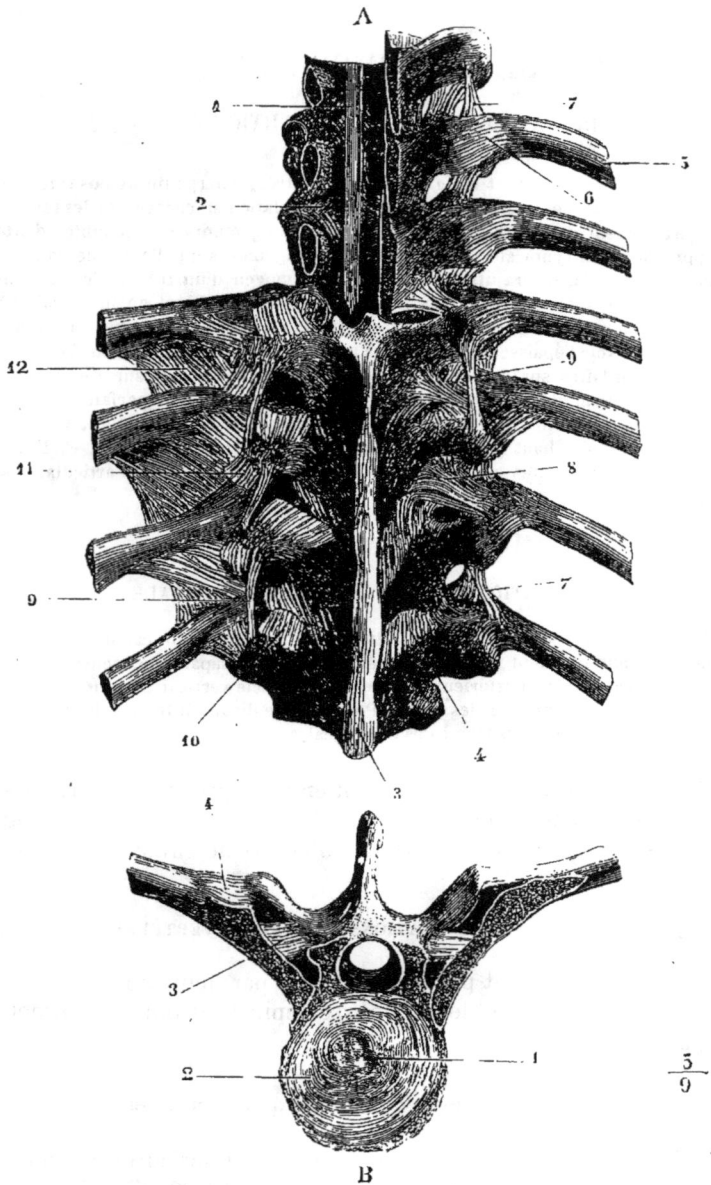

Fig. 33. — *Articulations vertébrales et costo-vertébrales, face postérieure* (*).

(*) A. *Face postérieure.* — 1) Ligament vertébral postérieur. — 2) Son élargissement au niveau de ses insertions aux disques. — 3) Ligament surépineux. — 4) Ligaments jaunes. — 5) Cinquième côte. — 6. Ligament costo-transversaire. — 7) Ligament cervico-transversaire supérieur externe. — 8) Ligament cervico-transversaire supérieur interne. — 9) Ligament allant du sommet d'une apophyse transverse à l'autre. — 10) Tendons du transversaire épineux. — 11) Tendons des faisceaux transversaires du long dorsal et des surcostaux. — 12) Aponévrose interosseuse.

B. *Coupe du disque intervertébral entre deux vertèbres dorsales.* — 1) Partie centrale du disque. — 2) Partie périphérique. — 3) Ligament cervico-transversaire inférieur. — 4) Ligament costo-transversaire.

sant saillie à la surface de la coupe, et, par suite, comprimée à l'état normal entre les deux vertèbres superposées; elle est pourvue d'une cavité centrale anfractueuse remplie de prolongements multiples; 2° une partie périphérique ou *anneau fibreux* (2) constituée par des zones concentriques, s'emboîtant les unes dans les autres, et formées chacune de fibres obliques entre-croisées en sautoir; elles deviennent de plus en plus riches en fibres élastiques à mesure qu'on se rapproche du noyau.

2° *Ligament vertébral commun antérieur* (fig. 34, 1, 2). — Il forme un long ruban nacré, étendu depuis l'apophyse basilaire de l'occipital jusqu'au sacrum sur les faces antérieures du corps des vertèbres, auxquelles il prend des insertions par ses fibres profondes; large à son origine, au niveau de l'atlas et de l'axis (ligaments *occipito-atloïdien* et *atloïdo-axoïdien* antérieur), il se rétrécit au dos, s'élargit aux lombes et se perd sur la face antérieure du sacrum et du coccyx; sa partie médiane, plus épaisse (1), est séparée des parties latérales (2) par des gouttières longitudinales, qui donnent passage aux vaisseaux des corps des vertèbres.

3° *Ligament vertébral commun postérieur* (fig. 33; A, 1). — Étendu, comme le précédent, du bord antérieur du trou occipital au sacrum, il recouvre la face postérieure du corps des vertèbres et ne peut être vu qu'après l'ablation de l'arc postérieur et

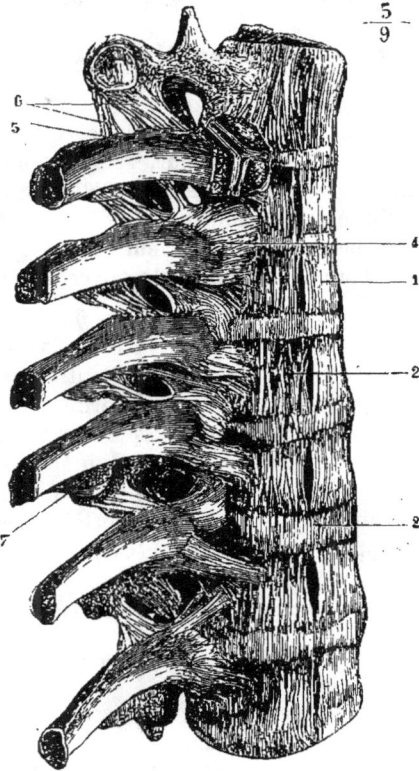

Fig. 34. — *Articulations vertébrales et costovertébrales, face antérieure et latérale* (*).

des apophyses épineuses; large en haut, où il recouvre le ligament occipito-axoïdien médian et est fortement adhérent à la dure-mère, il prend ensuite une forme festonnée, due à ce qu'il se rétrécit au niveau des corps vertébraux avec lesquels il ne contracte aucune adhérence, et s'élargit au contraire au niveau des disques auxquels il s'attache (2); entre sa face antérieure et la face postérieure des corps passent des branches veineuses transversales.

§ II. — Articulations des apophyses articulaires.

Ce sont des *arthrodies*, sauf les articulations des lombes qui se rapproche-

(*, 1) Grand ligament vertébral antérieur. — 2) Ses parties latérales. — 3) Saillie du disque intervertébral. — 4) Ligament costo-vertébral antérieur ou rayonné. — 5) Coupe de la tête de la côte et de l'articulation de la tête avec les vertèbres pour montrer le ligament interosseux et les deux articulations. — 6) Ligament cervico-transversaire supérieur externe.

raient plutôt des articulations condyliennes. Les surfaces articulaires, à peu près planes au cou et au dos, courbes aux lombes, sont encroûtées d'une mince couche de cartilage.

Une capsule synoviale, très-lâche au cou et aux lombes, va d'une surface osseuse à l'autre et est renforcée en dehors par des fibres ligamenteuses, en dedans par la partie avoisinante des ligaments jaunes.

§ III. — Ligaments des lames et des apophyses épineuses (Fig. 33, A).

1° *Ligaments des lames* (Fig. 33, A, 4); *ligaments jaunes.* — Ces ligaments, ainsi nommés à cause de leur couleur et formés de lames épaisses de tissu élastique à peu près pur, remplissent les fentes existant entre les arcs postérieurs des vertèbres et complètent la paroi postérieure du canal rachidien ; ils s'insèrent en haut à la face antérieure des lames de la vertèbre supérieure et en bas au bord supérieur des lames de la vertèbre située au-dessous; chacun d'eux forme un angle ouvert en avant, saillant en arrière.

2° *Ligaments des apophyses épineuses.* — Ils sont de deux espèces : 1° les premiers, *ligaments interépineux,* sont des membranes tendues de champ d'une apophyse épineuse à l'autre et semblent continuer l'arête postérieure des ligaments jaunes; ils se terminent en arrière par un bord épais allant du sommet d'une apophyse épineuse à l'autre ; 2° les seconds, *ligaments surépineux* (3), constituent un cordon épais qui passe sur le sommet des apophyses épineuses, et sur le bord postérieur des ligaments interépineux depuis le sacrum jusqu'à la septième vertèbre cervicale ; à partir de là, il se porte vers la protubérance occipitale externe, en envoyant des expansions fibreuses aux apophyses épineuses de chaque vertèbre cervicale et prend le nom de *ligament de la nuque* ou *ligament cervical postérieur.*

ARTICLE II. — ARTICULATIONS DES FAUSSES VERTÈBRES.

1° *Articulations coccygiennes.* — On trouve entre les pièces du coccyx, comme entre les vertèbres, un disque intervertébral et des fibres antérieures et postérieures, mais tout cela à l'état rudimentaire. Une assez grande mobilité existe entre la première et la deuxième pièce du coccyx.

2° *Articulation sacro-coccygienne.* — Elle présente : 1° un disque intervertébral souvent ossifié; 2° un *ligament sacro-coccygien antérieur* composé de fibres superficielles entre-croisées en X, allant de la cinquième vertèbre sacrée à l'extrémité du coccyx, et de fibres profondes non entre-croisées ; 3° un *ligament sacro-coccygien postérieur,* allant des bords de l'échancrure et des cornes du sacrum au coccyx, et fermant en bas le canal sacré, sauf une fente médiane, à travers laquelle on aperçoit le cordon fibreux terminal de la dure-mère, qui vient s'attacher à la partie supérieure du coccyx ; 4° des *ligaments sacro coccygiens latéraux,* qui réunissent les apophyses transverses de la dernière vertèbre sacrée et la première vertèbre coccygienne.

ARTICLE III. — ARTICULATIONS DE L'ATLAS, DE L'AXIS ET DE L'OCCIPITAL (Fig. 35).

Préparation. — Enlever la base du crâne avec les quatre ou cinq premières vertèbres cervicales et ne laisser de l'occipital que les parties avoisinant les condyles ; détacher l'arc posté-

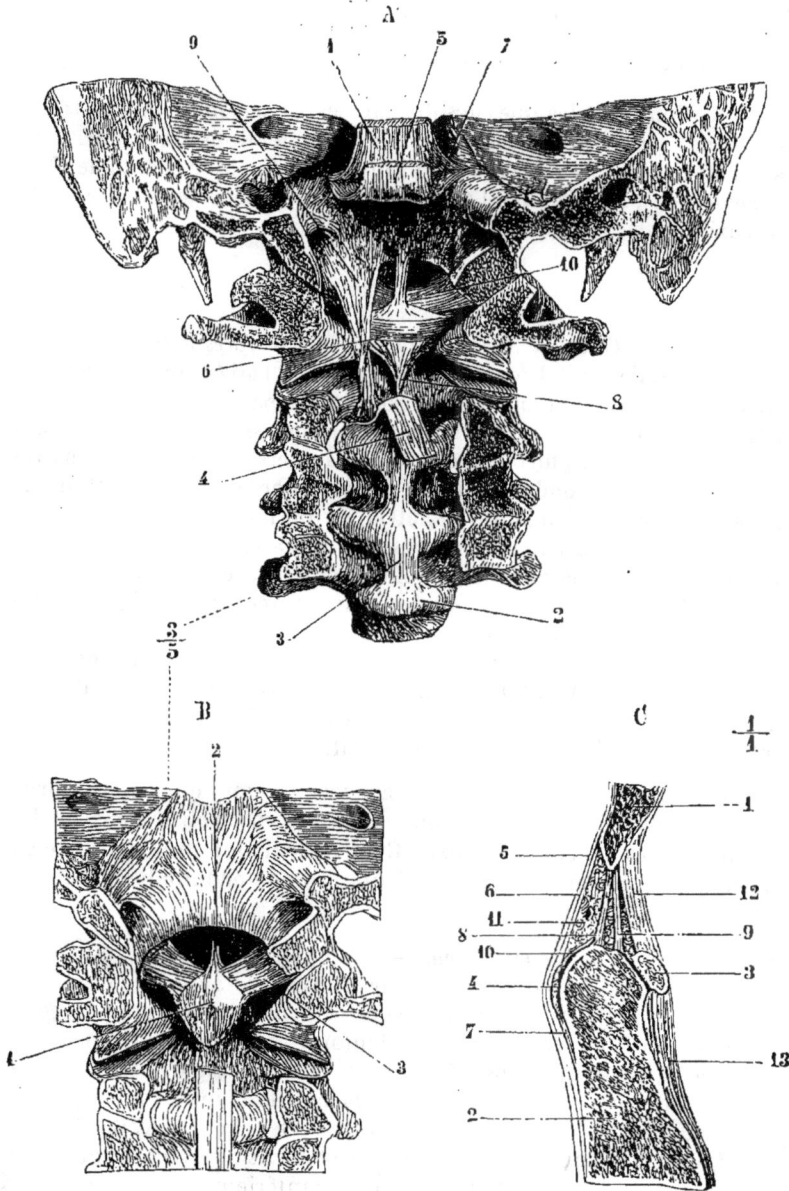

Fig. 35. — *Ligaments des articulations de l'atlas, de l'axis et de l'occipital* (*).

(*) A. *Ligament croisé.* — (La partie postérieure de l'occipital, les lames et les apophyses épineuses des vertèbres cervicales ont été enlevées pour mettre à découvert la partie postérieure des corps vertébraux.) — 1) Dure-mère relevée. — 2) Disques intervertébraux. — 3) Ligament vertébral postérieur. — 4) Le même ligament coupé et rabattu. — 5) Le même, coupé et relevé. — 6) Ligament transverse. — 7) Sa branche supérieure. — 8) Sa branche inférieure. — 9) Ligament occipito-atloïdien latéral. — 10) Ligaments odontoïdiens latéraux.

B. *Ligaments odontoïdiens.* — 1) Apophyse odontoïde. — 2) Ligament odontoïdien moyen. — 3) Ligaments odontoïdiens latéraux.

C. *Coupe antéro-postérieure et médiane de ces articulations.* — 1) Occipital. — 2) Axis. — 3) Arc antérieur

rieur des vertèbres et la partie postérieure de l'occipital par un trait de scie vertical. Pour voir l'ordre de superposition des différents faisceaux, pratiquer une coupe verticale médiane et antéro-postérieure passant par l'apophyse odontoïde.

Ces articulations sont les unes des diarthroses, *articulations de l'atlas avec l'occipital et de l'atlas avec l'axis*, les autres des articulations à distance, constituées par des ligaments rattachant l'occipital à l'apophyse odontoïde (*ligaments odontoïdiens*), l'occipital à l'atlas (*ligaments occipito-atloïdiens*), et enfin l'atlas à l'axis (*ligaments otloïdo-axoïdiens*).

A. DIARTHROSES.

a) *Articulation de l'atlas et de l'occipital.* — Les *surfaces articulaires*, convexes du côté de l'occipital, concaves du côté de l'atlas, sont ovalaires, à grand diamètre convergent en avant et constituées par les condyles de l'occipital et les facettes articulaires supérieures des masses latérales de l'atlas. Leur courbure est moins forte dans le sens transversal que dans le sens antéro-postérieur, et les condyles de l'occipital débordent en avant et en arrière les surfaces correspondantes de l'atlas, ce qui indique le sens principal du mouvement; le bord externe des facettes de l'atlas est plus relevé que leur bord interne. Ces deux surfaces sont encroûtées de cartilage ; il est quelquefois interrompu sur les condyles, suivant une ligne oblique qui les divise en deux facettes secondaires.

La *synoviale*, assez lâche, s'attache sur l'occipital un peu au delà des surfaces articulaires, du côté interne comme du côté externe; elle est entourée d'un tissu connectif lamelleux et renforcée par les ligaments qui vont de l'atlas et de l'apophyse odontoïde à l'occipital.

b) *Articulation de l'atlas et de l'axis.* — En même temps que l'atlas tourne autour de l'apophyse odontoïde comme autour d'un pivot, il glisse sur les facettes supérieures du corps de l'axis. Cette articulation se divise donc en deux articulations secondaires: l'articulation atloïdo-odontoïdienne, l'articulation atloïdo-axoïdienne.

1° *Articulation atloïdo-odontoïdienne.* — L'apophyse odontoïde est reçue dans un anneau ostéo-fibreux formé en avant par l'arc antérieur de l'atlas, qui présente une petite facette ovalaire concave, en rapport avec une facette convexe correspondante de l'apophyse odontoïde; en arrière cet anneau est formé par un ligament qui divise l'ouverture de l'atlas en deux ouvertures secondaires, l'une, postérieure, destinée à la moelle, l'autre, antérieure, à l'apophyse odontoïde. C'est le *ligament transverse* (Fig. 35, A, 6). Ce ligament, haut de 0ᵐ,01 dans son milieu, épais de 0ᵐ,002, s'insère de chaque côté en dedans des masses latérales de l'atlas; sa face antérieure concave se moule sur la face postérieure de l'apophyse odontoïde et a la forme d'un demi-entonnoir, dont le bord inférieur, semi-circulaire, étrangle le col de la dent.

de l'atlas. — 4) Coupe du ligament transverse. — 5) Grand ligament vertébral postérieur. — 6) Branche supérieure du ligament croisé. — 7) Sa branche inférieure. — 8) Ligament suspenseur de la dent ; son faisceau postérieur. — 9) Son faisceau antérieur. — 10) Petit faisceau rattachant le ligament transverse au ligament suspenseur. — 11) Masse de tissu cellulo-graisseux avec des veines. — 12) Ligament occipito-atloïdien antérieur. — 13) Ligament atloïdo-axoïdien antérieur.

De ses bords supérieur et inférieur partent deux ligaments verticaux faibles, qui lui ont fait donner le nom de *ligament croisé ;* la branche supérieure (7) va au bord antérieur du trou occipital, en se confondant avec la continuation du ligament vertébral postérieur ; la branche inférieure (8) va à la face postérieure de l'axis. Les deux facettes de l'apophyse odontoïde, celle de l'atlas et la face antérieure du ligament transverse sont encroûtées de cartilage.

Deux *synoviales* facilitent le glissement : l'une, *antérieure*, entre l'arc antérieur de l'atlas et l'apophyse odontoïde ; l'autre, *postérieure*, entre le ligament transverse et l'apophyse odontoïde ; celle-ci présente trois culs-de-sac : un supérieur, qui se prolonge sous la branche supérieure du ligament transverse, deux latéraux, qui embrassent les parties latérales de l'apophyse odontoïde. Quelquefois il y a communication de ces deux synoviales.

2° *Articulation atloïdo-axoïdienne.* — Les surfaces articulaires (masses latérales de l'atlas et facettes articulaires supérieures de l'axis) offrent une configuration spéciale, très-importante au point de vue des mouvements de rotation de la tête ; mais cette configuration ne se voit bien que sur les surfaces fraîches encore recouvertes de leur cartilage, et disparaît en partie sur les os secs. Les facettes articulaires de l'axis présentent une crête transversale saillante qui leur donne une forme en d'os d'âne et sépare chaque facette en deux parties légèrement convexes, l'une antérieure, l'autre postérieure. Du côté de l'atlas on trouve aussi une crête transversale analogue qui divise chaque facette en deux parties légèrement concaves, l'une antérieure, l'autre postérieure. C'est donc une *diarthrose discordante.*

La *synoviale* est très-lâche, riche en prolongements synoviaux et entourée partout de substance molle cellulo-graisseuse ; elle communique quelquefois avec la synoviale atloïdo-odontoïdienne.

B. ARTICULATIONS A DISTANCE OU LIGAMENTS DE RENFORCEMENT.

a) *Ligaments odontoïdiens.* — Ces ligaments se rendent de l'apophyse odontoïde à l'occipital ; ils sont au nombre de trois : deux latéraux, un médian.

1° *Ligaments odontoïdiens latéraux* (Fig. 35, B, 3). — Ce sont deux faisceaux fibreux très-forts, qui partent des parties latérales et supérieures de la dent et se portent un peu obliquement en haut et en dehors pour aller se fixer à la partie interne des condyles de l'occipital, plus près de leur extrémité antérieure ; les faisceaux supérieurs vont sans interruption d'un condyle à l'autre en passant sur le sommet de la dent (*ligament transverse occipital de Lauth*). Ces ligaments maintiennent très-solidement l'apophyse odontoïde.

2° *Ligament odontoïdien moyen* ou *ligament suspenseur de la dent* (2). — Beaucoup plus faible, il se compose de deux faisceaux : l'un antérieur aplati (C, 9), naissant immédiatement au-dessus de la facette atloïdienne de la dent ; l'autre postérieur (8), important seulement au point de vue morphologique (Voy. développement du rachis), naissant de la partie postérieure du sommet de la dent ; tous deux s'insèrent en haut, l'un près de l'autre, au bord antérieur du trou occipital.

b) *Ligaments occipito-atloïdiens* — L'arc antérieur et l'arc postérieur de l'atlas sont rattachés aux bords du trou occipital par deux ligaments en forme de membranes servant à fermer la cavité rachidienne à ce niveau. Le postérieur est une simple membrane, qui ne présente rien de particulier. L'antérieur, plus épais, n'est que le commencement du ligament vertébral antérieur.

c) *Ligaments atloïdo-axoïdiens.* — Des membranes analogues rattachent les deux arcs antérieur et postérieur de l'atlas au corps et à l'arc postérieur de l'axis.

d) *Ligaments occipito-axoïdiens.* — Ils vont du bord antérieur du trou occipital à la partie postérieure du corps de l'axis, et sont recouverts par la partie supérieure du ligament vertébral commun postérieur qu'il faut enlever pour les voir. Ils sont au nombre de trois : un médian, vertébral, dont une languette, sous le nom de *branche supérieure du ligament croisé,* va se fixer au bord supérieur du ligament transverse, et deux latéraux (A, 9), obliques en bas et en dedans ; ils se fixent tous trois en bas, à la face postérieure du corps de l'axis.

Nerfs des articulations vertébrales. — Pour la capsule de l'articulation atloïdo-occipitale, ils viennent du premier nerf cervical ; pour les autres capsules articulaires, ils viennent des branches postérieures des nerfs rachidiens. Les synoviales des articulations des apophyses articulaires cervicales sont assez riches en filets nerveux.

ARTICLE IV. — DE LA COLONNE VERTÉBRALE EN GÉNÉRAL.

La colonne vertébrale, considérée dans son ensemble, os et ligaments, se compose de deux pyramides adossées par leurs bases, l'une supérieure, constituée par les vingt-quatre vraies vertèbres, l'autre inférieure, occupant seulement le cinquième de la hauteur totale et comprenant le sacrum et le coccyx.

Direction. — La colonne supérieure repose sur le sacrum de façon qu'une ligne verticale, passant par l'apophyse odontoïde de l'axis, tombe à peu près sur le corps de la dernière vertèbre lombaire. Il y a, du reste, à ce sujet des variétés individuelles très-grandes, et, chez le même individu, des variations tenant à des conditions diverses (voy. Fig. 36).

Courbures. — La colonne vertébrale n'est pas rectiligne ; elle présente des courbures antéro-postérieures, au nombre de quatre, qui changent alternativement de côté et correspondent à chacune des régions du rachis ; deux de ces courbures ont leur convexité dirigée en avant ; ce sont celles des régions cervicale et lombaire ; c'est l'inverse pour les deux autres. Le passage d'une courbure à la suivante se fait d'une façon graduée, sauf à la réunion de la cinquième vertèbre lombaire et du sacrum, où une inflexion brusque donne naissance à un angle saillant en avant appelé *promontoire.*

Les points culminants de ces courbures sont : la quatrième vertèbre cervicale, la septième dorsale, la troisième lombaire et la quatrième vertèbre sacrée ; ces courbures, à peine marquées chez le nouveau-né (Fig. 36, G), sont dues en partie à la configuration même des os (forme en coin à base postérieure des vertèbres dorsales, courbure du sacrum), et en partie à l'action musculaire. Il y a une certaine solidarité entre ces courbures ; quand l'une d'elles s'exagère, celles de sens opposé s'exagèrent aussi de façon à rétablir l'équilibre du rachis et à maintenir sa verticalité (courbures de compensation).

Outre ces courbures antéro-postérieures, on a décrit une courbure latérale, attribuée par Bichat à la prédominance d'action des muscles du côté

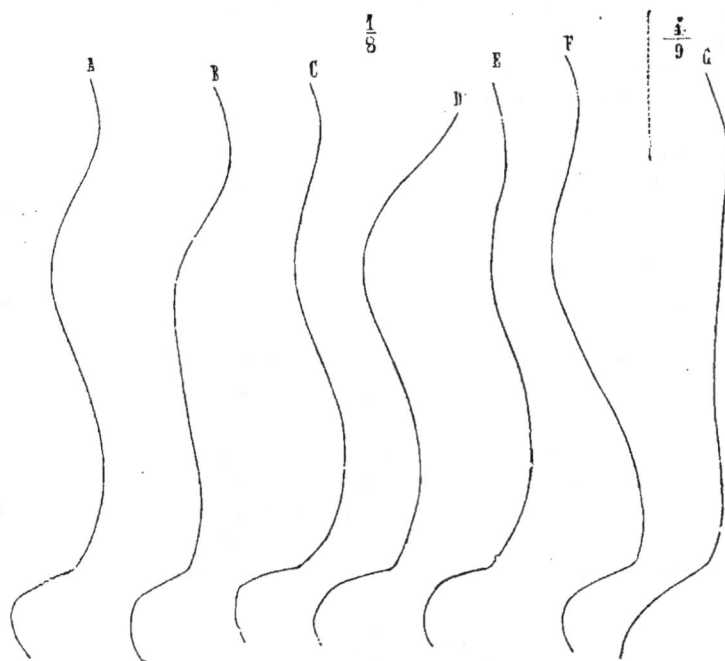

Fig. 36. — *Courbures de la colonne vertébrale dans diverses conditions* (*).

droit et à l'inclinaison habituelle du côté opposé pour rétablir l'équilibre. Cette courbure aurait sa concavité à gauche, au niveau des troisième, quatrième et cinquième vertèbres dorsales ; mais c'est plutôt une simple dépression due à la présence de l'aorte, car elle n'est pas transposée chez les gauchers, et elle l'est, au contraire, dans le cas de transposition des viscères.

Dimensions. — Il faut distinguer, dans les dimensions du rachis, la *longueur* mesurée par une ligne qui passerait par les centres des disques et des corps en suivant les sinuosités de la colonne, et la *hauteur* ou la distance existant entre son sommet et la ligne horizontale menée par l'extrémité du coccyx. La longueur, peu variable suivant les individus, est en moyenne de 0^m,75.

(*) A. Dans la station ordinaire, l'intestin vide. — B. Dans la station ordinaire, après le repas. — C. Dans la position militaire. — D. La tête inclinée en avant. — E. Les bras étendus horizontalement (ces différentes courbures ont été prises sur le vivant par Parow). — F. Courbure de la colonne vertébrale, d'après Meyer, prise sur le cadavre ; la verticale abaissée de l'apophyse odontoïde de l'axis passe au niveau du corps de la troisième vertèbre sacrée. — G. Courbure de la colonne vertébrale du nouveau-né, d'après Horner.

La hauteur qui, à longueur égale, peut varier d'après le degré des courbures, est en moyenne de 0ᵐ,67, qui se subdivisent de la façon suivante : cou, 0ᵐ,108; dos, 0ᵐ,27; lombes, 0ᵐ,168; sacrum et coccyx, 0ᵐ,124. Le milieu de la hauteur totale correspond à la onzième vertèbre dorsale. Une station prolongée peut amener dans la hauteur du rachis une diminution de quelques millimètres tenant et à l'augmentation des courbures, et à l'aplatissement des disques intervertébraux.

Les disques forment environ le quart de la longueur totale du rachis; ces rapports de longueur des disques et des corps vertébraux, importants pour la flexibilité de l'ensemble, varient du reste suivant les diverses régions; au cou ils forment un peu plus du quart de la longueur des corps vertébraux ; au dos, le septième seulement; aux lombes, un peu plus du tiers.

Description. — La colonne vertébrale se compose en réalité de deux parties : 1° une colonne pleine, continue, ostéo-fibreuse, élastique, constituée par la superposition des corps et des disques vertébraux; 2° un canal formé par la série des arcs vertébraux, les ligaments jaunes et la face postérieure des corps; canal qui loge la moelle dans son intérieur et se hérisse à l'extérieur d'apophyses servant à des articulations ou à desinsertions musculaires. Au point de vue descriptif on peut étudier d'abord sa configuration extérieure, puis le canal rachidien. Le sacrum et le coccyx seront décrits avec le bassin.

a. *Configuration extérieure.* — 1° *En avant*, le rachis a l'aspect d'une colonne plane au cou, cylindrique dans le reste de son étendue, noueuse à cause de la saillie des disques intervertébraux; cette colonne, abstraction faite de l'atlas, s'élargit de haut en bas jusqu'au sacrum; cependant cette augmentation de volume ne se fait pas uniformément ; elle est interrompue par une sorte de rétrécissement, marqué surtout au niveau de la cinquième vertèbre dorsale.

2° Sur les *faces latérales* on trouve, d'avant en arrière : 1° les faces latérales des corps; 2° les trous de conjugaison, séparés par les pédicules et augmentant en général de diamètre de haut en bas; 3° la série des apophyses transverses, situées, au cou, sur les côtés du corps et du pédicule, au dos, en arrière du pédicule, et se replaçant aux lombes sur le côté des corps, de façon que la courbe formée par la série de ces apophyses se porte fortement en arrière dans la région dorsale. Mais si on examine plus attentivement cette ligne des apophyses transverses, surtout sur un rachis articulé avec les côtes, on voit qu'on peut la subdiviser en deux séries : l'une, *antérieure* ou *costale*, située sur les côtés des corps, en avant des trous de conjugaison, et constituée de haut en bas par les branches antérieures des apophyses transverses cervicales, les côtes et les apophyses costiformes lombaires; l'autre, *postérieure* ou *transversaire*, située derrière la précédente et en arrière des trous de conjugaison et formée par la branche postérieure des apophyses transverses cervicales, les apophyses transverses dorsales et les tubercules apophysaires des vertèbres lombaires.

3° La *face postérieure* présente sur la ligne médiane la crête sinueuse des apophyses épineuses surmontée par le ligament surépineux. Cette crête la divise en deux gouttières, *gouttières vertébrales*, limitées en dehors par les apophyses transverses et dont le fond est constitué par les lames et plus en dehors par les apophyses articulaires et la face postérieure des apophyses transverses. Ces gouttières, larges au cou, se rétrécissent au dos et s'élargissent de nouveau aux lombes, où elles sont divisées en deux par la saillie des apophyses articulaires ; enfin elles se rétrécissent de haut en bas de chaque côté de la crête sacrée, en présentant l'ouvertures des trous sacrés postérieurs. Elles logent les muscles spinaux postérieurs.

b. *Canal vertébral.* — Il s'étend depuis l'anneau de l'atlas jusqu'à la première vertèbre coccygienne (Fig. 7). Sa forme dépend de la forme des trous rachidiens ; triangulaire au cou, il est arrondi au dos, redevient triangulaire aux lombes, prend au sacrum la forme d'un croissant à concavité antérieure, pour se terminer en pointe au coccyx. Son calibre varie avec la mobilité du rachis ; il est plus large dans les régions les plus mobiles (cou et lombes), plus étroit par contre au dos. A l'état sec, il présente en arrière des fentes transversales situées entre les arcs postérieurs des vertèbres ; ces fentes, sauf la première (entre l'occipital et l'atlas), sont divisées par les apophyses articulaires en trois ouvertures secondaires, deux latérales, *trous de conjugaison*, une médiane, *fissure intervertébrale*, semi-lunaire au cou, triangulaire aux lombes ; très-abordables dans ces deux régions, à cause de l'horizontalité des apophyses épineuses, tout à fait couvertes au contraire au dos, à cause de l'obliquité de ces mêmes apophyses, ces fissures intervertébrales sont fermées à l'état frais par les ligaments jaunes ; au sacrum, elles n'existent plus et sont comblées par une masse osseuse, sauf quelquefois à l'extrémité inférieure.

Chez la femme la colonne vertébrale est un peu moins longue, les apophyses transverses thoraciques plus déjetées en arrière ; la partie lombaire est plus longue (pour le sacrum, voy. le bassin). Chez le vieillard le rachis s'incurve en avant.

Mécanisme du rachis. — Le rachis forme au point de vue anatomique l'axe et comme le centre du squelette ; au point de vue fonctionnel, il représente à la fois une colonne élastique et mobile et un canal protecteur pour la moelle épinière.

L'*élasticité* du rachis est en raison directe de la hauteur des disques par rapport à la hauteur des corps ; grâce à cette élasticité, il amortit comme un ressort les chocs, qui sans cela se transmettraient avec toute leur intensité, soit à la tête qu'il supporte, soit à la moelle qu'il loge dans son intérieur.

La *mobilité* du rachis dépend aussi de la hauteur des disques ; si cette seule cause était en jeu, ces disques formant le tiers de la colonne lombaire, le quart de la colonne cervicale, le septième de la colonne dorsale, la région la plus mobile serait la région lombaire, et cependant elle ne vient qu'en deuxième ligne et après la région cervicale. C'est qu'un autre élément intervient : la configuration des apophyses articulaires, et à ce point de vue les apophyses articulaires cervicales, par leur inclinaison à 45° et par la laxité de leur capsule, se prêtent à des mouvements qu'arrêtent la direction verticale et l'engrènement des apophyses articulaires lombaires.

Avant d'étudier les mouvements du rachis, il faut étudier son état d'équilibre dans l'immobilité, tel qu'il se rencontre par exemple dans la station.

Équilibre du rachis. — Le poids des viscères, qu'on peut considérer comme suspendus à la face antérieure du rachis, tend continuellement à l'incliner en avant ; contre cette force *continue* luttent des puissances *continues* élastiques, non susceptibles par conséquent de se fatiguer comme des muscles : c'est d'une part le noyau du disque intervertébral, qui par son élasticité repousse l'un de l'autre les corps des vertèbres voisines ; ce sont d'autre part les ligaments jaunes, qui tendent à rapprocher les apophyses épineuses, et par suite favorisent cet écartement des corps. Le rachis se trouve ainsi maintenu dans la rectitude et les muscles n'ont plus à agir que dans des cas spéciaux.

Mouvements du rachis. — Les mouvements partiels, presque insaisissables, d'une vertèbre sur une autre, arrivent en se totalisant à produire des mouvements assez étendus de la colonne vertébrale.

Le rachis peut exécuter trois sortes de mouvements autour de trois axes principaux : 1° autour d'un axe transversal (flexion et extension) ; 2° autour d'un axe antéro-postérieur (inclinaison latérale) ; 3° autour d'un axe vertical (torsion ou rotation).

1° *Mouvements autour d'un axe transversal (flexion et extension).* — Dans ce mouvement, l'axe de rotation passe à peu près transversalement par le noyau des disques ; dans la flexion, les apophyses articulaires supérieures glissent de bas en haut sur les inférieures en s'en écartant en bas ; celles de la région cervicale par la direction de leurs facettes favorisent ce mouvement d'ascension ; cette flexion est limitée par la résistance à la traction des ligaments surépineux et des ligaments jaunes, et par la résistance à la pression du noyau des disques, enfin par la configuration même des facettes articulaires, surtout à la région lombaire. Dans l'extension l'inverse a lieu, et sa limite plus facilement atteinte se trouve dans la résistance de l'anneau fibreux des disques intervertébraux. L'excursion totale de ce mouvement est d'environ un angle droit, et la région cervicale y prend la plus grande part.

2° *Mouvements autour d'un axe antéro-postérieur (inclinaison latérale).* — Cet axe passe par le noyau des disques et est perpendiculaire à un plan qui joindrait les facettes des apophyses articulaires de droite et de gauche de la vertèbre correspondante. Cet axe varie donc d'une région à l'autre : horizontal aux lombes, où les apophyses articulaires sont verticales, il s'incline de plus en plus en avant et en bas, à mesure qu'on remonte vers la région cervicale, à cause de l'obliquité des apophyses articulaires qui se rapprochent de plus en plus de l'horizontale. Il en résulte que l'inclinaison latérale existe à peu près seule et sans mélange aux lombes ; mais qu'à mesure qu'on monte, il vient s'y ajouter un mouvement de torsion de la colonne vertébrale, sensible surtout au cou, et grâce auquel, en même temps que le rachis s'incline d'un côté, les corps vertébraux tournent leur face antérieure du même côté. Ce mouvement d'inclinaison latérale est limité, outre la résistance des ligaments, par la direction verticale des facettes articulaires de la région lombaire et d'une partie de la région dorsale.

3° *Mouvements autour d'un axe vertical (torsion ou rotation).* — Ils accompagnent à peu près invariablement l'inclinaison latérale, de façon que ces deux genres de mouvements, théoriquement isolables, sont en réalité confondus dans la nature.

Muscles moteurs du rachis. — 1° *Flexion.* — Grand droit antérieur de l'abdomen, grand oblique, petit oblique, sterno-mastoïdien, scalène, long du cou.

2° *Extension.* — Interépineux du cou, long épineux du dos, splénius du cou, long dorsal, sacro-lombaire, transversaire du cou, transversaire épineux, intertransversaires postérieurs du cou, intertransversaires des lombes, angulaire, surcostaux.

3° *Inclinaison latérale.* — Scalènes, intertransversaires du cou et des lombes, carré des lombes, transversaire du cou, sacro-lombaire, angulaire, surcostaux.

4° *Rotation de la face antérieure du tronc du même côté.* — Petit oblique de l'abdomen, splénius, long dorsal, faisceaux supérieurs du long du cou.

5° *Rotation du côté opposé.* — Grand oblique de l'abdomen, transversaire épineux, faisceaux inférieurs du long du cou.

Mouvements de la tête ; mécanisme des articulations de l'atlas, de l'axis et de l'occipital. — Les mouvements de la tête sur le rachis sont de trois espèces : 1° des mouvements de rotation, par lesquels la face se tourne à droite ou à gauche; 2° des mouvements de flexion et d'extension, par lesquels la tête s'incline en avant ou se relève; 3° des mouvements d'inclinaison latérale, par lesquels la tête s'incline à droite et à gauche : les premiers se passent dans l'articulation de l'atlas et de l'axis, les deuxièmes et les troisièmes dans celle de l'atlas et de l'occipital.

1° *Mécanisme de l'articulation atloïdo-axoïdienne (mouvement de rotation).* — La tête tourne autour d'un axe vertical passant par l'apophyse odontoïde; dans la position normale de la tête regardant directement en avant, l'atlas (Fig. 37, 2) repose par sa crête transversale sur la crête mousse analogue des facettes articulaires supérieures du corps de l'axis; les facettes articulaires sont donc toutes les deux en contact par des surfaces convexes, et il reste en avant et en arrière un vide rempli par la synovie et les parties molles. Dès que l'atlas abandonne cette position, la crête de sa facette articulaire descend d'un côté en avant, de l'autre en arrière, et d'un côté la demi-facette antérieure de l'atlas (4) correspond à la demi-facette postérieure de l'axis, avec laquelle elle concorde parfaitement, tandis que de l'autre sa demi-facette postérieure (3) s'applique sur la demi-facette antérieure de l'axis. Il exécute donc autour de l'apophyse odontoïde non-seulement un simple mouvement de rotation, mais un double mouvement en pas de vis, grâce auquel la tête s'abaisse en même temps qu'elle tourne (voy. la figure); ceci se voit facilement si on scie horizontalement l'arc antérieur de l'atlas et l'apophyse odontoïde; en imprimant des mouvements à l'atlas sur l'axis,

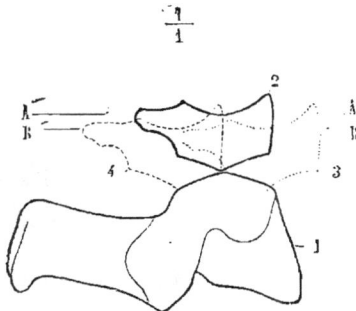

Fig. 37. — *Mécanisme de l'articulation atloïdo-axoïdienne* (*).

on voit à chaque mouvement de rotation l'atlas s'abaisser et l'apophyse odontoïde dépasser la surface de la coupe de l'atlas, si la coupe a été pratiquée la tête maintenue dans la position droite. L'excursion totale de ce mouvement est de 60° au plus.

2° *Mécanisme de l'articulation occipito-atloïdienne.* — Elle a deux espèces de mouvements : flexion et extension d'une part, inclinaison latérale de l'autre.

Les mouvements de *flexion* et d'*extension* s'exécutent autour d'un axe transversal,

(*) 1) Coupe antéro-postérieure et latérale de l'axis passant par le milieu d'une de ses deux facettes articulaires supérieures ; elle représente en même temps la projection de celle du côté opposé. — 2) Coupe antéro-postérieure de l'atlas passant par une de ses masses latérales, dans la position droite de la tête ; elle représente en même temps la projection de celle du côté opposé. — 3, 4) Positions prises par les deux facettes de droite et de gauche de l'atlas dans la rotation de la tête. — A, A'. Ligne de niveau des condyles de l'occipital dans la position droite de la tête. — B, B'. Ligne de niveau des condyles dans la rotation de la tête ; la distance entre ces deux lignes mesure l'abaissement de la tête dans la rotation.

qui passe par le bord externe supérieur des deux facettes atloïdiennes et traverse les apophyses mastoïdes. L'excursion de ce mouvement est d'environ 45°.

Les mouvements d'*inclinaison latérale* se font autour d'un axe antéro-postérieur, situé plus haut que le précédent, à cause de la différence de courbure des condyles de l'occipital dans le sens antéro-postérieur et dans le sens transversal. L'inclinaison de la tête s'accompagne d'un léger mouvement de rotation, par lequel, en même temps que la tête s'incline à droite, la face se tourne du côté gauche.

Ces différents mouvements sont limités par la rencontre des os et par la résistance des ligaments, et surtout des ligaments odontoïdiens latéraux. Ils sont tendus tous les deux dans la flexion, tandis que dans l'inclinaison latérale et dans la rotation celui du côté opposé est seul tendu.

Muscles moteurs. — 1° *Rotation de la tête du même côté.* — Splénius, grand droit postérieur, grand oblique de la tête, grand droit antérieur, petit droit antérieur.

2° *Rotation du côté opposé.* — Sterno-mastoïdien, trapèze, grand complexus.

3° *Flexion.* — Grand droit antérieur de la tête ; petit droit antérieur, droit latéral, muscles de la région sus et sous-hyoïdienne (accessoirement).

4° *Extension.* — Trapèze, splénius, grand complexus, grand et petit droits postérieurs de la tête, petit oblique de la tête.

5° *Inclinaison latérale.* — Trapèze, splénius, petit complexus, petit oblique de la tête, droit latéral, sterno-mastoïdien.

CHAPITRE II

ARTICULATIONS DU CRANE

1° Sutures du crâne.

On trouve pour ces articulations une substance fibreuse (improprement appelée *cartilage sutural*), interposée entre les surfaces osseuses en contact et renforcée par le périoste qui se continue d'un os sur l'autre.

Entre l'occipital et le corps du sphénoïde cette substance est du véritable cartilage, qui disparaît de très-bonne heure par la soudure des deux os.

Le trou déchiré antérieur est comblé par du tissu connectif, dont la partie inférieure sous forme de lame membraneuse s'étend de l'occipital aux grandes ailes du sphénoïde, en passant sur le sommet du rocher et en contractant des adhérences avec la partie cartilagineuse de la trompe d'Eustache.

On trouve encore d'autres ligaments, qui servent en général à compléter des trous ou des canaux osseux.

2° Articulation temporo-maxillaire.

C'est une articulation à ménisque du genre des articulations *condyliennes*.

Surfaces articulaires. — Le *condyle* du maxillaire inférieur, dont le grand axe presque transversal est dirigé un peu en avant et en dehors, présente une facette elliptique fortement convexe d'arrière en avant, qui empiète plus sur la face antérieure que sur la face postérieure. Du côté du temporal on trouve une surface convexe d'une courbure de 0^m,01 de rayon, formée par la *racine transverse* de l'apophyse zygomatique et se continuant en arrière avec la partie antérieure concave de la cavité glénoïde. Une très-mince couche de cartilage recouvre ces surfaces.

Les surfaces osseuses ne sont pas en contact immédiat ; elles sont séparées par un *ménisque* fibreux qui divise l'articulation en deux articulations distinctes ; ce ménisque est elliptique, à grand diamètre transversal ; ses deux faces concaves se moulent sur les deux courbures convexes de la racine transverse et du condyle ; sa partie médiane plus mince est quelquefois percée d'un orifice.

Synoviales. — La capsule synoviale adhérant circulairement aux bords du ménisque, il y a en réalité deux synoviales distinctes : la *supérieure*, plus lâche, s'attache en avant au bord antérieur de la racine transverse, en arrière à la partie la plus profonde de la cavité glénoïde en avant de la scissure de Glaser, en dehors au tubercule externe de l'apophyse zygomatique, en dedans près de la suture sphéno-temporale un peu en dehors de l'épine du sphénoïde ; la synoviale *inférieure* s'insère aux bords de la facette du condyle ; sa partie antérieure donne attache, ainsi que le ménisque, à un faisceau du ptérygoïdien externe.

Tout l'espace compris entre la partie postérieure de l'articulation et la paroi antérieure du conduit auditif est rempli par une masse molle élastique, riche en veines, comprimée ou dilatée suivant les mouvements de la mâchoire.

Ligaments. — Ils sont au nombre de trois : 1° un *ligament latéral externe* fort, qui va obliquement en bas et en arrière du tubercule externe de l'apophyse zygomatique à la partie externe du col du condyle ; 2° un *ligament latéral interne*, qui naît de l'épine du sphénoïde et de la partie voisine de l'écaille du temporal et se divise en deux faisceaux, l'un postérieur plus court allant à la partie interne du col du condyle, l'autre antérieur plus long allant à l'épine dentaire (*ligament sphéno-maxillaire*) ; entre les deux passe l'artère maxillaire interne ; 3° le *ligament stylo-maxillaire*, allant de l'apophyse styloïde à l'angle de la mâchoire.

Mécanisme. — L'articulation temporo-maxillaire constitue en réalité quatre articulations distinctes : deux supérieures, deux inférieures, qui forment par leur réunion, à cause de la dépendance des deux moitiés du maxillaire inférieur, une articulation *conjuguée double*.

Dans l'articulation *supérieure* (ménisque et racine transverse), le ménisque représente la partie mobile ; il se meut, en entraînant avec lui le condyle de la mâchoire, autour d'un axe transversal, commun aux deux articulations de droite et de gauche et qui passerait à peu près au point d'insertion supérieur du ligament latéral externe.

Dans l'articulation *inférieure* (condyle et ménisque), le ménisque représente la partie fixe, et le condyle roule autour d'un axe transversal commun aux deux articulations de droite et de gauche et répondant à peu près à l'insertion inférieure du ligament latéral externe.

Les mouvements de totalité de la mâchoire sont de trois espèces : 1° abaissement et élévation ; 2° mouvement en avant et en arrière ; 3° mouvements de latéralité. Dans les deux premiers mouvements le mécanisme est identique dans les articulations de droite et de gauche.

1° *Abaissement et élévation* (ouverture et occlusion de la bouche). — Dans l'abaissement il y a deux mouvements distincts, pouvant se passer en deux temps successifs ou en un seul temps ; supposons-les d'abord se passant en deux temps successifs.

Premier temps (Fig. 38, A). Le mouvement se passe dans l'articulation supérieure ; le ménisque se porte d'arrière en avant sous la racine transverse, en entraînant avec lui le condyle et toute la mâchoire inférieure ; il n'y a aucun mouvement dans l'articulation inférieure ; la mâchoire est projetée en avant et s'abaisse en

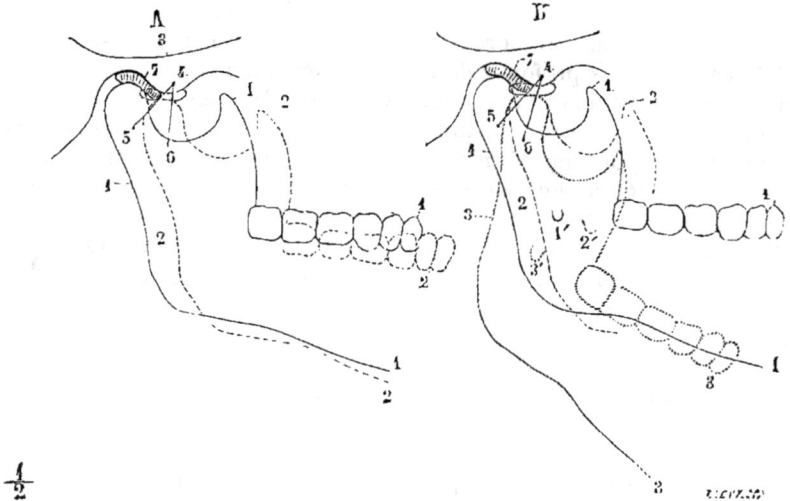

.Fig. 38. — *Mécanisme de l'articulation temporo-maxillaire, figure schématique* (*).

totalité de toute la distance verticale existant entre le niveau du fond de la cavité glénoïde et le niveau inférieur de la racine transverse, de façon qu'il y a un léger écartement des mâchoires.

Deuxième temps (B). Le mouvement se passe dans l'articulation inférieure ; le condyle, une fois arrivé avec le ménisque sous la racine transverse, tourne autour de son axe, tandis que le ménisque reste immobile, d'où abaissement du maxillaire.

Ces deux mouvements, au lieu de se faire en deux temps et successivement, peuvent se faire en un seul temps et simultanément ; dans ce cas, en même temps que le ménisque est entraîné en avant dans l'articulation supérieure, le condyle

(*) A. *Mouvement en avant du maxillaire inférieur.* — 1) Maxillaire inférieur. — 2) Sa nouvelle position. — 3) Arcade zygomatique. — 4) Tubercule externe de l'apophyse zygomatique et insertion du ligament latéral externe. — 5, 6) Points d'insertion inférieurs du ligament latéral externe. — 7) Ménisque dans ses deux positions, ancienne (ombré) et nouvelle (indiqué au trait).
B. *Mouvement d'abaissement du maxillaire inférieur.* — 1) Position primitive de l'os. — 2) Position intermédiaire, ou premier temps de l'abaissement. — 3) Position finale, ou dernier temps de l'abaissement. — 1', 2', 3') Positions successives que prend l'orifice supérieur du canal dentaire ; les autres chiffres comme à la figure précédente.

subit un double mouvement : un mouvement de translation, dans lequel il suit le ménisque, et un mouvement de rotation autour de l'axe de l'articulation inférieure, par lequel la mâchoire est abaissée [1].

L'abaissement est limité par la résistance des ligaments et surtout du ligament latéral externe.

Dans l'élévation les phénomènes inverses se passent.

2° *Mouvements en avant et en arrière (projection et rétrogradation)*. — Soit par exemple le mouvement en avant; ce mouvement est identique au premier temps du mouvement d'abaissement, auquel il n'y a qu'à se reporter (A). Ce mouvement peut se borner là, et par conséquent se passer exclusivement dans l'articulation supérieure, ou être suivi d'un léger mouvement d'élévation se passant dans l'articulation inférieure et destiné à rétablir le contact des maxillaires qui se sont écartés dans le premier temps.

3° *Mouvements de latéralité*. — Dans ce cas, les mouvements diffèrent dans les articulations de droite et de gauche. D'un côté les mouvements se passent comme dans la projection en avant, c'est-à-dire que le condyle se porte sous la racine transverse; de l'autre côté le condyle reste enfoncé dans la cavité glénoïde et ne fait que tourner autour d'un axe vertical et pivoter sur lui-même pour permettre les mouvements du condyle opposé. Dans ces mouvements, qui ont pour résultat un frottement des molaires supérieures contre les inférieures, ordinairement chacun des condyles sert alternativement de pivot à celui du côté opposé.

Muscles moteurs. — 1° *Abaissement.* — Digastrique, muscles sous-hyoïdiens, peaucier.

2° *Élévation.* — Masséter, temporal, ptérygoïdien interne.

3° *Mouvement en avant.* — Ptérygoïdien externe.

4° *Mouvement en arrière.* — Digastrique.

5° *Mouvements de latéralité.* — Ptérygoïdiens interne et externe et digastrique.

3° Ligaments de l'os hyoïde.

L'os hyoïde est rattaché à l'apophyse styloïde par un ligament *stylo-hyoïdien*, arrondi, jaunâtre, très-riche en fibres élastiques, et allant de l'apophyse styloïde aux petites cornes. On trouve souvent dans son épaisseur deux ou trois petits noyaux cartilagineux arrondis.

CHAPITRE III

ARTICULATIONS DU THORAX

I. ARTICULATIONS DU STERNUM (Fig. 39).

Rarement le sternum forme, même chez l'adulte, un os complet; ordinairement il se compose de trois pièces : la poignée, le corps et l'appendice xiphoïde, réunies par deux symphyses. On trouve, en effet, entre les surfaces osseuses recouvertes d'une mince couche de cartilage un disque de tissu fibreux, épais de $0^m,006$ entre la poignée et le corps (8), un peu moins entre

---

[1] Dans ces mouvements du maxillaire inférieur, l'orifice supérieur du canal dentaire subit des déplacements assez notables, dont on peut se convaincre en examinant sur la fig. 38, B les positions diverses 1', 2', 3' que prend cet orifice.

le corps et l'appendice; quelquefois le disque supérieur présente une cavité, et il peut y avoir une véritable articulation. La réunion du corps et de
la poignée peut se faire sous un angle plus ou moins obtus. En avant du sternum se trouvent des faisceaux fibreux obliques, entre-croisés, très-adhérents
à l'os, en arrière des faisceaux longitudinaux lâches.

II. CARTILAGES COSTAUX (Fig. 16).

Ce sont des lames élastiques qui complètent l'arc costal et prolongent jusqu'au sternum les côtes dont ils ont la forme générale. Les sept premiers
s'articulent avec les sept facettes latérales des bords du sternum; les trois
suivants avec les bords inférieurs des cartilages sus-jacents; les deux derniers sont tout à fait libres dans les parois abdominales. Quelquefois le huitième arrive jusqu'au sternum (Fig. 39).

Leur longueur suit à peu près les mêmes variations que celle des côtes ;
elle augmente du premier ($0^m,035$) au septième ($0^m,08$) et diminue ensuite
jusqu'au dixième ($0^m,06$) ; les onzième et douzième sont très-courts et n'ont
guère plus de $0^m,01$ à $0^m,015$. En général, sauf pour le deuxième, qui a la
même épaisseur partout, et pour le premier, qui est plus large en dedans,
leur largeur diminue vers leur extrémité sternale ; cette diminution est plus
sensible pour les derniers.

Leur direction varie en raison de la position des extrémités antérieures
des côtes par rapport au sternum : le premier est un peu oblique en bas et
en dedans, le deuxième à peu près horizontal ; les suivants sont obliques en
haut vers le sternum, et d'autant plus qu'ils sont plus inférieurs ; seulement,
à partir du cinquième ou du sixième, ce n'est qu'après avoir suivi pendant
quelque temps la direction des côtes qu'ils se recourbent en haut pour atteindre le sternum.

Ils sont formés par du cartilage hyalin enveloppé d'un périchondre
épais. Par les progrès de l'âge ils deviennent le siége d'altérations diverses,
et principalement d'une ossification qui leur enlève une partie de leur élasticité.

III. ARTICULATIONS DES DIVERSES PIÈCES DU THORAX.

Le sternum, les cartilages costaux, les côtes et les vertèbres sont reliés
entre eux par des articulations nombreuses, articulations costo-vertébrales,
chondro-costales, chondro-sternales.

1° Articulations costo-vertébrales.

Préparation. — Pour voir le ligament interosseux costo-vertébral, sa continuité avec le
disque intervertébral et les deux synoviales distinctes, enlever par un trait de scie transversal et vertical toute la partie antérieure saillante de la tête de la côte. Pour voir le ligament
cervico-transversaire inférieur, situé entre le col de la côte et l'apophyse transverse, faire une
coupe horizontale du col de la côte et de l'apophyse transverse.

Les côtes s'articulent avec les vertèbres par leur tête, *articulation costo-
vertébrale* proprement dite, et par leur tubérosité, articulation *costo-transversaire ;* enfin des ligaments rattachent le col de la côte aux apophyses transverses, *ligaments cervico-transversaires*.

A. *Articulations costo-vertébrales* (Fig. 34). — Ce sont des *arthrodies*. La tête de la côte présente un angle saillant mousse et deux demi-facettes reçues dans une cavité de réception formée par les demi-facettes des corps des vertèbres et le disque intervertébral.Un ligament demi-articulaire (5),allant de la tête de la côte au disque intervertébral, sépare l'articulation en deux, une supérieure, une inférieure, ayant chacune une synoviale.

Les premières, onzièmes et douzièmes côtes, s'articulant avec une seule vertèbre, n'ont pas de ligament interosseux, et il n'y a pour leur articulation qu'une seule synoviale.

L'articulation est renforcée en avant par un ligament assez fort, *ligament costo-vertébral antérieur* ou *rayonné*, allant en éventail de la tête de la côte à la partie voisine du corps des vertèbres (4), et qu'on peut diviser en trois faisceaux, dont le supérieur et l'inférieur sont surtout très-distincts.

B. *Articulation costo-transversaire* (Fig. 33). — Ce sont des *énarthroses* rudimentaires. Les apophyses transverses des dix premières vertèbres dorsales présentent des facettes concaves, les tubérosités des côtes des facettes convexes regardant en bas et en arrière. Une synoviale lâche réunit les deux surfaces osseuses. On trouve pour cette articulation un ligament très-fort, *ligament costo-transversaire* (A, 6), épais, court, allant obliquement en haut et en dehors du sommet de l'apophyse transverse à la partie externe de la tubérosité de la côte. Les onzièmes et douzièmes côtes n'ont pas d'articulation costo-transversaire.

C. *Ligaments cervico-transversaires.* — Ils se divisent en deux groupes : 1° un groupe supérieur, qui rattache le col de la côte à l'apophyse transverse de la vertèbre supérieure (*ligaments cervico-transversaires supérieurs*) ; 2° un groupe inférieur, qui le rattache à celle de la vertèbre inférieure (*ligaments cervico-transversaires inférieurs*).

a) *Ligaments cervico-transversaires supérieurs* ([1]). — Ils sont au nombre de deux : 1° l'un *externe*, oblique en haut et en dehors, va du bord supérieur du col de la côte à l'apophyse transverse de la vertèbre supérieure; il est habituellement composé de deux faisceaux, dont le plus faible est en dehors et croise la direction de l'autre; il forme le bord externe d'une ouverture arrondie, par où passe le nerf intercostal (Fig. 33, A, 7) ; 2° l'autre *interne* est situé en arrière du précédent, dont il est séparé par la branche dorsale du nerf intercostal ; il est oblique en sens inverse et va du col de la côte à l'apophyse transverse de la vertèbre supérieure et aux rugosités de son apophyse articulaire inférieure (Fig. 33, A, 8).

b) *Ligament cervico-transversaire inférieur* ([2]). — Il forme une masse ligamenteuse remplissant avec du tissu graisseux l'espace existant entre la face postérieure du col de la côte et l'apophyse transverse de la vertèbre inférieure (Fig. 33, B, 3).

Comme annexes on trouve des ligaments allant du sommet d'une apophyse transverse à l'autre (Fig. 33, A, 9). Enfin, de la douzième côte part

([1])Ligament transverso-costal supérieur de Cruveilhier, costo-transversaire inférieur de Bichat.
([2])Ligament interosseux transverso-costal de Cruveilhier, costo-transversaire moyen de Bichat.

un ligament *lombo-costal*, allant se confondre avec le ligament iléo-lombaire.

2° **Articulations chondro-costales** (Fig. 39).

L'extrémité externe du cartilage est convexe et reçue dans la facette concave de l'extrémité antérieure de la côte correspondante ; les deux surfaces

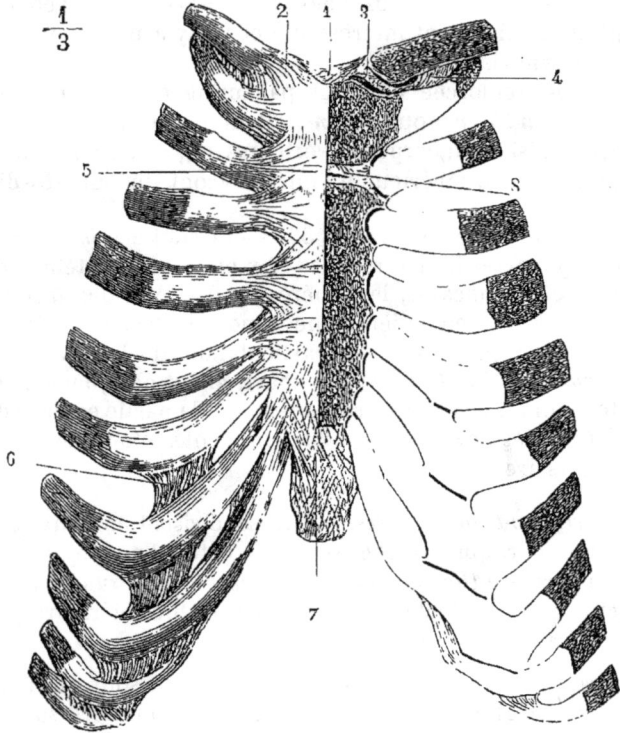

Fig. 39. — *Articulations chondro-sternales et chondro-costales* (*).

s'engrènent par de petites rugosités microscopiques, et le périoste passe sans interruption de la côte sur le cartilage et complète l'union.

3° **Articulations des cartilages costaux entre eux** (Fig. 39).

Elles existent pour les cartilages qui n'arrivent pas jusqu'au sternum, sauf les deux derniers, ainsi qu'entre les cinquième et sixième, et sixième et septième ; le périchondre, passant d'un cartilage sur l'autre, fait l'office de ligament ; elles présentent quelquefois des synoviales distinctes. On a décrit sous le nom de *ligaments intercostaux* des faisceaux à peu près verticaux, existant surtout du troisième au septième espace, et remplissant l'intervalle qui se trouve entre le muscle intercostal externe et le sternum.

(*) 1) Ligament interclaviculaire. — 2) Ligament sterno-claviculaire. — 3) Ménisque interarticulaire. — 4) Ligament costo-claviculaire. — 5) Ligament rayonné antérieur. — 6) Ligaments des cartilages costaux. — 7) Ligaments de l'appendice xiphoïde. — 8) Articulation du deuxième cartilage costal et des deux premières pièces du sternum. — Chez ce sujet les huit premiers cartilages costaux s'articulaient avec le sternum.

4° Articulations chondro-sternales (Fig. 39).

La soudure du premier cartilage au sternum est complète. Pour le deuxième et pour le septième, qui correspondent aux disques unissants des trois pièces du sternum, l'articulation est double, et il y a une sorte de ligament interosseux allant du disque au cartilage et analogue au ligament interosseux costo-vertébral. Pour les autres cartilages, on trouve une seule cavité articulaire, mais pas de synoviale distincte. En avant et en arrière, il y a des faisceaux fibreux entre-croisés qui se jettent sur les deux faces du sternum (*ligaments rayonnés antérieurs* et *postérieurs*).

Des sixième et septième cartilages costaux partent des faisceaux entre-croisés, qui se rendent à l'appendice xiphoïde, *ligament costo-xiphoïdien* (7).

Nerfs. — Les nerfs de ces articulations viennent des branches cutanées thoraciques des nerfs intercostaux.

IV. THORAX EN GÉNÉRAL (Fig. 16 et 17).

Le thorax a la forme d'une cage conique un peu comprimée d'avant en arrière ; sur une coupe transversale, il est réniforme à cause de la saillie des corps des vertèbres. Cette cage est constituée par quatre parois : une antérieure, une postérieure, deux latérales.

1° La *paroi antérieure* est formée par le sternum, les cartilages costaux et l'extrémité antérieure des côtes ; elle a une longueur mesurée à celle du sternum ($0^m,20$) sur la ligne médiane et présente en bas une large échancrure, *angle épigastrique*, dont le sommet tronqué correspond à l'appendice xiphoïde, et les bords au septième cartilage costal, et aux cartilages des fausses côtes ; sur les hommes bien conformés il est de 60° à 70°. Cette paroi antérieure est presque plane et a une inclinaison de 70° environ par rapport à l'horizon.

2° La *paroi postérieure* est formée par les vertèbres dorsales et les côtes jusqu'à l'angle des côtes ; elle a une hauteur d'à peu près $0^m,25$ et représente la partie la plus fixe de la cage thoracique.

3° Les *parois latérales* convexes sont formées par les côtes depuis l'angle des côtes jusque près de leur extrémité antérieure.

La cage thoracique est très-incomplète, et présente une ouverture supérieure, une ouverture inférieure et les espaces intercostaux.

1° *Ouverture supérieure.* — Elle est constituée par la première vertèbre dorsale, la première côte et le bord supérieur du sternum. Sa forme est invariable dans les divers mouvements du thorax. Elle est comprise dans un plan oblique, de façon que son extrémité antérieure est dans l'expiration à $0^m,035$, dans l'inspiration à $0^m,023$ au dessous de son extrémité postérieure.

2° *Ouverture inférieure.* — Elle est constituée par la douzième vertèbre dorsale, la douzième côte, les cartilages des fausses côtes et de la septième côte et l'appendice xiphoïde ; elle est comprise dans deux plans, qui se coupent en faisant un angle obtus ouvert en haut, un plan postérieur passant par les deux dernières côtes et oblique en bas et en avant, et un plan antérieur oblique en haut et en avant, passant par l'extrémité antérieure des deux dernières côtes, le bord des cartilages des fausses côtes et l'appendice xiphoïde.

3° *Espaces intercostaux.* — Ils sont au nombre de onze de chaque côté ; leur longueur correspond à la longueur des arcs costaux qui les interceptent ; la largeur de chaque espace augmente d'arrière en avant jusqu'à l'articulation chondro-costale, puis va ensuite en diminuant ; la largeur de tous les espaces diminue de haut en bas, sauf pour les deux derniers.

Dimensions. — Pour le diamètre vertical on a en avant 0^m,145, hauteur du sternum ; en arrière 0^m,27, hauteur de la colonne dorsale. Les dimensions transversales augmentent de la première à la huitième côte, puis restent stationnaires à la neuvième et à la dixième, pour diminuer ensuite. Voici les chiffres de ces diamètres pour les douze paires de côtes, en allant de la première à la douzième :

Côtes	1re	2^e	3^e	4^e	5^e	6^e	7^e	8^e	9^e	10^e	11^e	12^e
Diamètre transversal (en centimètres)	11	16,5	20,5	22	23	24	24,5	25,5	25,5	25	23	22

Les diamètres horizontaux antéro-postérieurs varient suivant l'inclinaison du sternum ; ils sont, sur la ligne médiane, quand on les prend dans l'intérieur du thorax :

Au niveau de la fourchette sternale........................... 0^m,045
A la hauteur de l'extrémité sternale de la deuxième côte....... 0^m,075
A la hauteur de l'extrémité sternale de la troisième côte...... 0^m,095
A la hauteur de l'extrémité sternale de la quatrième côte...... 0^m,105
Au niveau du sommet de l'appendice xiphoïde.............. 0^m,115

Sur les côtés on a les diamètres horizontaux suivants, entre l'extrémité sternale des côtes et les points de niveau correspondants de la paroi postérieure :

EXTRÉMITÉ sternale DES CÔTES.	POINT DE NIVEAU DE LA PAROI POSTÉRIEURE.	DISTANCE en CENTIMÈTRES.
I.	Extrémité vertébrale de la cinquième côte	7
II.	— de la septième côte..................	10
III.	— de la huitième côte...................	12
IV.	— de la neuvième côte...................	13
V.	— de la dixième côte....................	13
VI.	Milieu de l'extrémité vertébrale de l'espace intercostal entre la dixième et la onzième côte.....................	13,5
VII.	Extrémité vertébrale de la onzième côte..........	14
VIII.	Apophyse transverse de la première vertèbre lombaire....	14,5
IX.	Cinq centimètres en dehors du corps de la deuxième lombaire	16
X.	Sept centim. et demi en dehors du corps de la troisième lombaire..	15
XI.	Huit centimètres en dehors du corps de la troisième lombaire	6,5
XII.	Idem. Idem.	6 (1)

(1) Ces chiffres sont empruntés à l'anatomie topographique de Luschka (*Die Anatomie des Menschen.* Tubingue 1862-1863, 1er volume).

Mécanisme du thorax. — Les côtes et les cartilages costaux forment, avec le rachis et le sternum, une sorte de charpente maintenue par l'élasticité même de ses parties composantes dans une certaine position, qu'on peut appeler *position d'équilibre*, et qui correspond à l'état de l'expiration ordinaire non forcée. La cage thoracique peut être tirée de cette position d'équilibre par des puissances musculaires, soit pour augmenter sa capacité (inspiration), soit pour la diminuer (expiration forcée). Dans les deux cas, il se passe dans le thorax des mouvements de deux espèces : 1° des mouvements de torsion permis par l'élasticité des côtes et des cartilages costaux, mouvements moléculaires incalculables répartis dans toute l'étendue des parties élastiques du thorax ; 2° des mouvements de glissement ou mieux des déplacements se faisant dans les articulations costo-vertébrales ou costo-sternales et autour d'axes de rotation parfaitement définis.

Les mouvements articulaires des côtes se font donc soit sous l'influence de puissances actives musculaires, écartant le thorax de sa forme naturelle, soit, lorsque celles-ci ont cessé d'agir, sous l'influence de puissances purement élastiques, ramenant le thorax à sa position d'équilibre et à sa forme naturelle.

Les mouvements articulaires des côtes sont de deux espèces : les uns ont pour résultat les variations du diamètre antéro-postérieur, les autres celles des diamètres transverses.

1° *Augmentation du diamètre antéro-postérieur.* — Cette augmentation se fait par un mouvement d'élévation de l'extrémité antérieure de la côte, écartant par conséquent cette extrémité de la colonne vertébrale. Dans ce mouvement l'axe de rotation passe par la tête de la côte et par la tubérosité, c'est-à-dire par les deux articulations costo-vertébrales et est tangent au col de la côte ; cet axe est donc dans un plan à peu près horizontal, mais dirigé obliquement en arrière et en dehors et d'autant plus que l'on considère une côte plus inférieure ; il en résulte que les axes des mouvements des deux côtes symétriques du même arc costal se croisent en formant un angle obtus à sommet antérieur. L'extrémité sternale des côtes étant située plus bas que l'extrémité vertébrale, il résulte de la direction même de l'axe de rotation que le bout sternal de la côte, en se soulevant, tend à *s'écarter du plan médian du corps.* C'est en effet ce qu'on voit si on fait mouvoir les côtes après avoir enlevé leurs connexions avec le sternum. Les extrémités antérieures des côtes tendent donc à s'écarter l'une de l'autre, et d'autant plus qu'elles sont plus inférieures. Mais leur attache au sternum empêche ce mouvement d'écartement et ne laisse subsister que le soulèvement, accompagné d'une torsion de l'arc chondro-costal, qui se courbe comme un ressort et lutte contre leur tendance à l'écartement.

Le sternum se trouvant fixé à l'extrémité antérieure des côtes, il les suit dans leur ascension et par conséquent s'éloigne de la colonne vertébrale, et ce mouvement est plus prononcé à son extrémité inférieure, qu'à son extrémité supérieure, à cause de la forte obliquité des côtes inférieures (voy. Fig. 40) : c'est là ce qu'on a appelé à tort *bascule du sternum.*

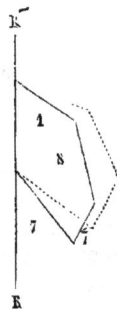

Fig. 40.—*Mouvements du sternum ; figure schématique* (*).

2° *Augmentation des diamètres transversaux.* — Qu'on suppose un instant le sternum immobile comme le rachis ; la côte pourra exécuter un mouvement autour d'un axe antéro-postérieur, passant en avant par l'articulation chondro-sternale, en arrière par le col de la côte (milieu des deux articulations costo-vertébrale et

(*) R, R'. Rachis. — 1) Première côte. — 7) Septième côte. — 7') Son cartilage costal. — S) Sternum. La ligne ponctuée indique la position nouvelle prise par ces diverses parties dans l'inspiration.

costo-transversaire); dans ce mouvement la convexité de la côte ou le point culminant de sa courbure se relève, et s'écarte par conséquent du plan médian du corps; le même mouvement se passant dans la côte symétrique, il y aura augmentation du diamètre transversal pour cet arc costal, et ainsi de suite pour tous les autres.

Supposons maintenant qu'au lieu de se passer isolément, les deux mouvements qui viennent d'être analysés se fassent simultanément et qu'en même temps que le bout sternal de la côte s'élève en repoussant le sternum en avant, la convexité de cette côte se porte en haut, on aura agrandissement simultané des diamètres antéro-postérieurs et des diamètres transverses, et c'est en effet ce qui a lieu dans la respiration.

La diminution des diamètres du thorax se fait par un mécanisme inverse.

Les vraies côtes et les premières fausses côtes prennent seules une part active à ces mouvements du thorax, et parmi ces côtes toutes n'y entrent pas pour une quantité égale. Ainsi la première côte n'a que le premier mouvement, celui d'élévation de son extrémité antérieure, et ce n'est guère que vers la troisième côte que le mouvement d'agrandissement transversal commence à se manifester. La plus grande somme d'ampliation a lieu au niveau de l'appendice xiphoïde. La grande mobilité des deux dernières côtes libres en avant dans les parois abdominales n'a aucune importance au point de vue des mouvements respiratoires.

Muscles moteurs. — 1° *Élévation des côtes* (inspirateurs). — Diaphragme, scalènes, intercostaux internes (?) et externes, sur-costaux, sous-costaux (?); accessoirement: grand pectoral, petit pectoral, grand dorsal.

2° *Abaissement des côtes* (expirateurs). — Grand droit de l'abdomen, grand oblique, petit oblique, transverse, petit dentelé postérieur et inférieur.

CHAPITRE IV

ARTICULATIONS DU MEMBRE SUPÉRIEUR

ARTICLE I. — ARTICULATIONS DE L'ÉPAULE.

§ I. — Articulations de la clavicule.

La clavicule s'articule par son extrémité interne avec le sternum, *articulation sterno-claviculaire*, par son extrémité externe avec l'acromion, *articulation acromio-claviculaire;* cette dernière articulation est renforcée par des ligaments allant de l'apophyse coracoïde à la clavicule, *ligaments coraco-claviculaires.*

1° **Articulation sterno-claviculaire** (Fig. 39).

C'est une articulation à *ménisque.*

Surfaces articulaires. — Non-seulement l'extrémité interne de la clavicule dépasse de $0^m,015$ sous forme de saillie arrondie le bord supérieur de la facette sternale, mais encore les surfaces ne concordent pas. La facette sternale est à peu près concave transversalement; la facette claviculaire plus étendue, concave en dedans et en haut, fortement convexe en dehors et en bas, est très-irrégulière. Les deux sont recouvertes d'un revêtement fibro-cartilagineux de $0^m,0015$ d'épaisseur.

Ménisque (3). — Entre les deux surfaces et s'adaptant à leur configuration on trouve un ménisque de $0^m,003$ à $0^m,004$ d'épaisseur en moyenne ; ce ménisque, épais à son bord interne, adhère à la partie de la clavicule qui déborde la facette sternale par des faisceaux fibreux très-forts et par des fibres beaucoup plus faibles au bord interne saillant de la facette sternale ; aussi suit-il la clavicule dans ses mouvements ; en dehors il s'arrondit et va se perdre dans le périchondre du premier cartilage costal et le ligament costo-claviculaire.

Synoviales. — Ce ménisque partage l'articulation en deux chambres pourvues chacune d'une synoviale ; l'inférieure ne présente rien de particulier ; la supérieure envoie en dehors un prolongement entre la face inférieure de la clavicule et la face supérieure du premier cartilage costal, prolongement qui forme quelquefois une petite synoviale distincte. Ces synoviales sont renforcées en avant et en arrière par des fibres décrites sous le nom de *ligaments antérieur et postérieur.*

Ligaments. — Les ligaments de renforcement sont le ligament interclaviculaire et le ligament costo-claviculaire. 1° Le *ligament interclaviculaire* (1) est un faisceau épais, commun aux deux articulations et allant d'une clavicule à l'autre, en passant comme un pont sur le bord supérieur du sternum ; il adhère de chaque côté à la partie interne du ménisque ; 2° le *ligament costo-claviculaire* (4) est un ligament fort, aplati, allant de la partie supérieure du premier cartilage costal à la partie interne de la clavicule ; il est quelquefois remplacé par une masse fibro-cartilagineuse, quelquefois même par une véritable articulation diarthrodiale avec synoviale.

Nerfs. — Ils sont fournis par les deux branches les plus internes des nerfs sus-claviculaires du plexus cervical.

2° Articulation acromio-claviculaire.

C'est une *arthrodie.* Les *surfaces articulaires* sont ovalaires, à peu près planes et tapissées d'un revêtement fibreux très-épais, surtout du côté de l'acromion, et quelquefois détaché en partie de manière à former un ménisque plus ou moins complet dans l'intérieur de l'articulation.

La *synoviale*, simple ordinairement, à moins de division complète de l'articulation en deux cavités par un ménisque parfait, est renforcée par des faisceaux périphériques, dont les supérieurs, très-épais et résistants, sont décrits sous le nom de *ligament supérieur.*

3° Ligaments coraco-claviculaires (Fig. 41).

Ces ligaments, très-forts, rattachent la face inférieure de la clavicule à l'apophyse coracoïde. Ils sont au nombre de deux, et forment par leur réunion une bourse triangulaire plus large en haut et ouverte en avant et en dedans.

Le côté antérieur et externe de cette bourse est formé par le *ligament trapézoïde* (B, 5), faisceau quadrangulaire aplati, allant de la partie supérieure de la base de l'apophyse coracoïde à la face inférieure de la clavicule, qui présente là une ligne rugueuse ; le côté postérieur et interne est formé par le *ligament conoïde* (B, 4), faisceau triangulaire inséré par son sommet à une saillie du bord interne de l'apophyse coracoïde près de sa base, et par sa partie élargie en éventail au bord postérieur de la clavicule et aux rugosités voisines de sa face inférieure. Ces ligaments sont très-résistants et tiennent l'omoplate solidement attachée à la clavicule.

Mécanisme des articulations de la clavicule et de l'omoplate. — A. *Articulation sterno-claviculaire.* — Dans cette articulation les surfaces articulaires sont tellement inégales que, malgré la présence de deux synoviales, elle ressemble presque autant à une symphyse très-mobile qu'à une diarthrose. Elle a deux espèces de mouvements : 1° des mouvements autour d'un axe antéro-postérieur (abaissement et élévation) ; 2° des mouvements autour d'un axe vertical (mouvements en avant et en arrière). Dans tous l'extrémité interne de la clavicule suit un mouvement inverse de celui de son extrémité externe ; ainsi, si l'extrémité externe se porte en arrière, l'extrémité interne se porte en avant ; l'os représente donc un levier à branches très-inégales, tournant autour d'un point fixe situé très-près de son extrémité interne, à peu près à l'attache du ligament costo-claviculaire, et l'arc de cercle décrit par la branche interne du levier se traduit à l'extrémité de la branche externe par un arc de cercle beaucoup plus grand et une excursion étendue des mouvements. Ces mouvements, du reste, sont toujours assez restreints, limités qu'ils sont par la rencontre des os ou la résistance des ligaments.

Muscles moteurs. — 1° *Élévation de la clavicule.* — Trapèze, faisceau externe du sterno-mastoïdien.

2° *Abaissement.* — Grand pectoral, deltoïde, sous-clavier.

3° *Mouvement en avant.* — Sous-clavier, grand pectoral et deltoïde (quand le bras est porté en avant).

4° *Mouvement en arrière.* — Trapèze, sterno-mastoïdien.

5° *Coaptation de l'articulation sterno-claviculaire.* — Sous-clavier. — Tous les muscles qui meuvent le moignon de l'épaule meuvent en outre indirectement la clavicule.

B. *Articulation omo-claviculaire.* — Le plan de l'omoplate forme avec la clavicule un angle embrassant le contour supérieur du thorax ; l'attache de la clavicule à l'apophyse coracoïde se faisant par des ligaments qui présentent une certaine longueur, cet angle est susceptible de varier, autrement dit la face concave de l'omoplate peut se coller contre le thorax ou peut s'en écarter. Outre ce mouvement, l'omoplate peut exécuter sur la clavicule une sorte de mouvement de sonnette autour d'un axe passant par les articulations acromio-claviculaires et coraco-claviculaires ; dans ce mouvement la face antérieure de l'omoplate glisse contre la face dorsale du thorax, comme s'il y avait là une véritable articulation, et l'angle externe de l'omoplate et avec lui le bras peut se trouver abaissé ou élevé ; dans cet abaissement du moignon de l'épaule, le bord spinal de l'omoplate est à peu près vertical et le bord axillaire oblique ; c'est l'inverse dans l'élévation.

La position de l'omoplate, par rapport au thorax, peut varier suivant les individus, et ces variations ont une grande influence sur la forme du thorax, des épaules et du cou. Les différences que présente la forme de ces régions dans les deux sexes tiennent en grande partie à ces différences de position de l'omoplate.

Les mouvements d'abaissement et d'élévation de l'épaule se composent donc de deux mouvements distincts : un mouvement se passant dans l'articulation sterno-claviculaire, et un mouvement se passant dans l'articulation omo-claviculaire. Les mouvements de ces deux articulations peuvent se combiner de toutes les façons possibles, et ne se font pour ainsi dire jamais isolément sur le vivant.

Muscles moteurs. — 1° *Élévation du moignon de l'épaule.* — Trapèze, grand dentelé (ses faisceaux inférieurs).

2° *Abaissement.* — Petit pectoral, grand dorsal, rhomboïde, angulaire, grand dentelé (faisceau supérieur).

3° *Mouvement en avant.* — Grand pectoral, sous-clavier.

4° *Mouvement en arrière.* — Trapèze, sterno-mastoïdien.

§ II. — Articulation scapulo-humérale (Fig. 41).

Préparation. — Enlever le deltoïde ; disséquer avec précaution les tendons des muscles qui s'insèrent au grand et au petit trochanter ; redoubler d'attention au niveau du tendon du sous-scapulaire où se trouve le prolongement sous-scapulaire de la synoviale, et à la partie inférieure de la capsule, là où s'engage le tendon du biceps.

C'est une *énarthrose.* Les *surfaces articulaires* sont constituées par la tête de l'humérus et la cavité glénoïde. La *tête de l'humérus* représente un peu plus du tiers d'une sphère de 0^m,025 de rayon ; cependant elle n'appartient pas à une sphère parfaite, mais plutôt à un ellipsoïde à grand axe vertical ; elle a un revêtement cartilagineux de 0^m,002 à son milieu et qui décroît d'épaisseur sur les bords ; son étendue est à celle de la cavité comme 3 : 1.

La *cavité glénoïde* a la forme d'un ovoïde à grosse extrémité tournée en bas, et de même rayon que la tête ; à l'inverse de celle-ci, son revêtement cartilagineux est moins épais au centre que sur les bords, où il atteint 0^m,003. A son pourtour on trouve un bourrelet fibreux prismatique-triangulaire, haut de 0^m,004, appliqué par sa base sur le rebord de la cavité, et par son bord tranchant sur la tête de l'humérus, *bourrelet glénoïdien ;* sa face interne se continue insensiblement avec la surface de la cavité glénoïde.

Cette cavité de réception de la tête humérale, très-imparfaite, est complétée en haut et en arrière par une voûte ostéo-fibreuse, *voûte acromio-coracoïdienne,* formée par l'apophyse coracoïde (A, 3), l'acromion (2), et dans l'intervalle par le *ligament acromio-coracoïdien* (4), membrane fibreuse, triangulaire, dense, allant du sommet de l'acromion au bord externe et postérieur de l'apophyse coracoïde.

Une *capsule,* constituée par la soudure intime de la synoviale et de la capsule fibreuse, réunit les deux os. Elle a la forme d'un cône tronqué dont la base, à peu près circulaire, s'attacherait au col anatomique, et le sommet tronqué elliptique, au pourtour de la cavité glénoïde. Cette capsule est assez lâche pour permettre, après l'ablation des muscles, un écartement de plus de 0^m,02 entre les deux os.

La *synoviale,* très-pauvre en prolongements synoviaux, s'insère du côté de l'omoplate, sur le bord tranchant du bourrelet glénoïdien, sauf en haut, où cette insertion a lieu en dehors du bourrelet ; sur l'humérus elle s'insère au col anatomique, sauf en bas, où elle s'attache à une certaine distance de la limite du cartilage. Cette synoviale présente deux prolongements : 1° un prolongement sous-scapulaire (A, 7), situé entre la concavité de l'apophyse cora-

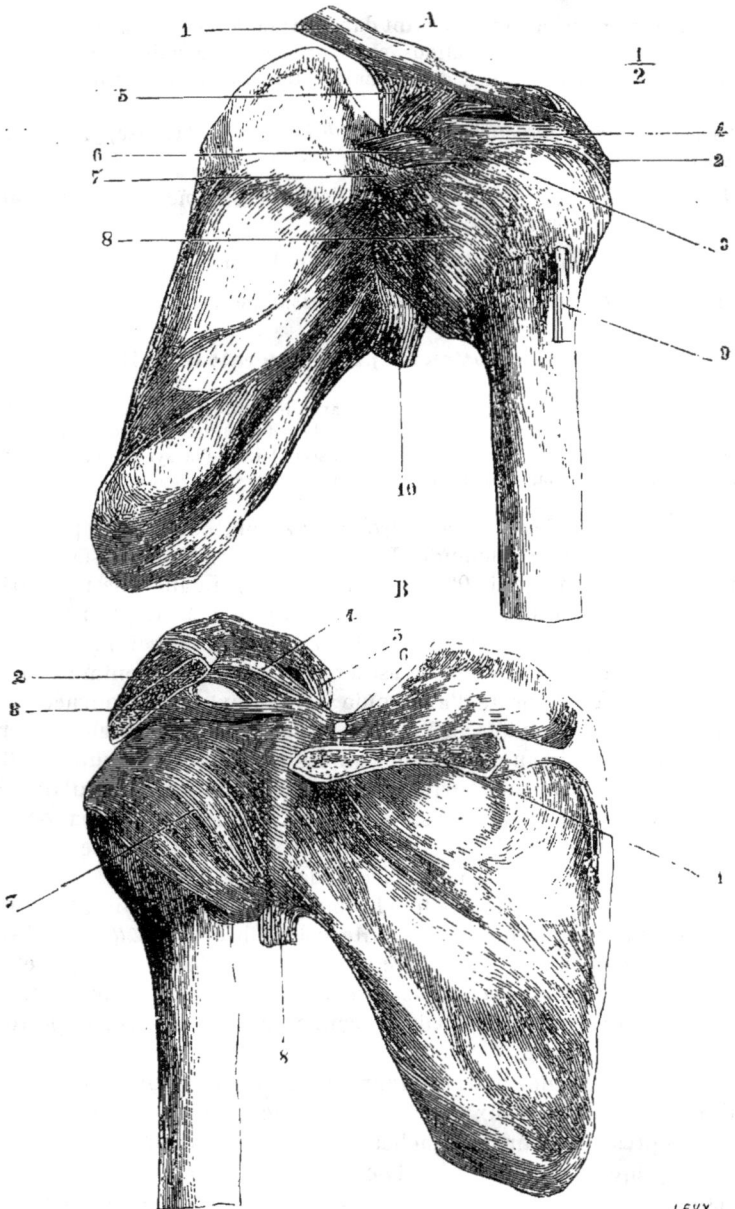

Fig. 41. — *Articulation scapulo-humérale* (*).

(*) A. *Face antérieure*. — 1) Clavicule. — 2) Acromion. — 3) Apophyse coracoïde. — 4) Ligament acromio-coracoïdien. — 5) Ligaments coraco-claviculaires. — 6) Tendon du sous-scapulaire. — 7) Prolongement sous-scapulaire. — 8) Capsule articulaire. — 9) Tendon de la longue portion du biceps. — 10) Tendon du triceps.

B. *Face postérieure*. — Une partie de l'épine de l'omoplate a été enlevée. — 1) Base de l'épine. — 2) Sommet de l'acromion. — 3) Ligament acromio-coracoïdien. — 4) Ligament conoïde. — 5) Ligament trapézoïde. — 6) Ligament sus-coracoïdien. — 7) Partie postérieure de la capsule. — 8) Tendon du triceps.

coïde et le tendon du sous-scapulaire, et communiquant avec la synoviale par une ouverture arrondie à bords tranchants ; 2° un prolongement qui enveloppe comme une gaîne le tendon du biceps (9) au moment où il pénètre dans l'articulation, et tapisse la gouttière bicipitale en formant un petit cul-de-sac à la partie inférieure de cette gouttière.

La *capsule fibreuse* est constituée principalement par des fibres longitudinales ; beaucoup plus épaisse et plus forte en avant et en haut qu'en arrière et en bas, elle est renforcée en haut par un ligament, *ligament coraco-huméral* ou *ligament suspenseur de l'humérus*, qui va du bord externe de l'apophyse coracoïde à la partie supérieure et postérieure de la capsule, et de plus par les tendons des muscles sus et sous-épineux en arrière, sous-scapulaire en avant, dont les insertions se confondent avec la capsule.

Le tendon de la longue portion du biceps, qui s'engage dans la cavité articulaire par la gouttière bicipitale et va se bifurquer en se continuant avec la partie supérieure du bourrelet glénoïdien, forme un vrai ligament interarticulaire.

Artères. — Elles viennent des circonflexes et de la sus-scapulaire. — Les *nerfs* viennent en avant de l'axillaire, en arrière du nerf sus-scapulaire.

Mécanisme. — Ce qui distingue par-dessus tout cette énarthrose, c'est une excessive mobilité, due au peu d'étendue de la cavité de réception et à la laxité de la capsule ; de sorte que les mouvements ne sont arrêtés qu'au bout d'un certain temps par la rencontre des surfaces osseuses ou par la résistance des ligaments. Dans ces mouvements la capsule fait des plis du côté où elle est relâchée, plis adhérents en général à quelques fibres des muscles dont la contraction a amené le mouvement.

La tête de l'humérus étant à peu près sphérique, il y a une infinité d'axes de rotation passant par le centre de la tête ; on peut donc avoir des mouvements dans toutes les directions possibles. Cependant on peut les rattacher à trois directions principales ; on a alors les trois mouvements suivants : adduction et abduction, rotation, mouvement en avant et en arrière.

1° *Adduction et abduction.* — L'humérus se meut dans un plan tangent à la face postérieure du thorax, par conséquent autour d'un axe antéro-postérieur, dirigé un peu en dedans et en avant ; l'excursion de ce mouvement ne dépasse guère un angle droit ; mais si les articulations sterno-claviculaires et omo-claviculaires interviennent, le bras peut être élevé jusqu'à prendre une position verticale. L'abduction est limitée surtout par la rencontre de la grosse tubérosité et du bord supérieur de la cavité glénoïde, l'adduction par la tension du ligament coraco-huméral.

2° *Rotation.* — Elle se fait autour d'un axe passant par le centre de la tête et le centre du condyle de l'extrémité inférieure de l'humérus, de façon que son axe prolongé constitue l'axe même de rotation du radius autour du cubitus (voy. Fig. 44).

3° *Mouvement en avant et en arrière.* — Si le bras est pendant, l'humérus se meut dans un plan dirigé en avant et un peu en dedans ; s'il a été préalablement placé dans l'abduction, il se meut dans un plan horizontal ; dans ce cas la grosse tubérosité glisse contre la voûte acromio-coracoïdienne, qui constitue alors une sorte de cavité supplémentaire, ayant une bourse séreuse qui facilite le glissement.

Dans les différentes positions prises par la tête dans ces mouvements, les deux tiers de la tête sont toujours en dehors des limites de la cavité ; seulement la portion *extra-glénoïdienne* de la tête varie comme forme et comme répartition de surface ; dans les mouvements d'avant en arrière, par exemple, la tête déborde la cavité de tous les côtés, et la partie extra-glénoïdienne représente une sorte de surface annulaire ; dans d'autres cas, au contraire, la partie extra-glénoïdienne est reportée d'un seul côté (ex. : dans l'abduction) ; aussi est-ce dans ces positions qu'il y a le plus de facilité pour les déplacements.

Le contact de la tête avec la cavité est maintenu par la pression atmosphérique ; mais cette pression seule ne suffit pas, du moins dans toutes les positions du bras. Il faut qu'il existe une certaine tension musculaire empêchant les plis de la capsule très lâche de l'articulation d'être repoussés par la pression atmosphérique et de s'invaginer entre les surfaces articulaires. Les muscles sous-scapulaires, sus et sous-épineux agissent très efficacement sous ce rapport. Le deltoïde agit de même pour maintenir la partie supérieure de l'humérus appliquée contre la voûte acromio-coracoïdienne. Cependant, même sur le cadavre, il est certaines positions dans lesquelles, même après l'ablation des muscles, la tête reste en contact avec la cavité : telles sont une forte rotation de l'humérus en dedans ou une adduction forcée.

Muscles moteurs. — 1° *Adduction.* — Grand pectoral, coraco-brachial, triceps, court chef du biceps, grand dorsal, grand rond, petit rond sous-épineux, sous-scapulaire.

2° *Abduction.* — Deltoïde, sus-épineux.

3° *Rotation en dedans.* — Grand pectoral, grand dorsal, grand rond, sous-scapulaire.

4° *Rotation en dehors.* — Sous-épineux, petit rond.

5° *Mouvement en avant.* — Grand pectoral, biceps, coraco-brachial, faisceaux antérieurs du deltoïde.

6° *Mouvement en arrière.* — Grand dorsal, faisceaux postérieurs du deltoïde.

ARTICLE II. — ARTICULATIONS DE L'AVANT-BRAS.

Le radius s'articule avec le cubitus par ses deux extrémités, *articulation radio-cubitale supérieure et inférieure,* et l'espace restant entre les deux os est occupé par une membrane ligamenteuse, *membrane interosseuse.*

1° Articulation radio-cubitale supérieure.

Surfaces articulaires. — La *tête du radius* présente un rebord annulaire cylindrique de $0^m,012$ de rayon, reçu dans un anneau ostéo-fibreux constitué dans son quart interne par la petite cavité sigmoïde du cubitus, et dans ses trois quarts externes par un ligament, le *ligament annulaire.* Ce ligament est un anneau épais, évasé. haut de $0^m,01$ environ, qui s'attache aux deux extrémités de la petite cavité sigmoïde ; sa circonférence inférieure, plus étroite, s'applique sur le col du radius et maintient la tête dans sa situation ; sa face interne, lisse, est en rapport avec le rebord de la tête du radius ; sa face externe se confond avec le ligament latéral externe et est recouverte par le court supinateur.

La *synoviale* de cette articulation n'est qu'un prolongement de celle du coude et sera décrite avec elle.

2° Articulation radio-cubitale inférieure.

Surfaces articulaires. — La cavité de réception de la tête du cubitus est formée en partie par le radius, en partie par un ligament ou ménisque, *ligament triangulaire.* La facette cubitale du radius, *petite cavité sigmoïde du radius*, est une petite excavation de 0^m,009 de hauteur et se continue en formant un angle arrondi avec la face supérieure concave du ligament triangulaire; ce ligament fibro-cartilagineux s'attache par sa base au radius à l'angle que forme la facette cubitale avec la facette carpienne, et, par son sommet, à la partie externe de l'apophyse styloïde du cubitus depuis sa base jusqu'à son sommet; cette insertion se fait par l'intermédiaire d'un faisceau fibreux assez long pour permettre au fibro-cartilage de suivre les mouvements du radius sur le cubitus. Ce ligament, plus épais sur ses bords qu'à sa partie moyenne, où il a 0^m,001, présente une face supérieure articulée avec la partie inférieure de la tête du cubitus, et une face inférieure qui continue la facette carpienne du radius et s'articule avec le pyramidal. Il forme donc une sorte de ménisque interarticulaire entre le cubitus et le pyramidal. La tête du cubitus, quelquefois arrondie (femmes), est ordinairement divisée en deux parties: une verticale, correspondant au radius; une inférieure, oblique en bas et en dedans, corespondant au ligament triangulaire.

La *synoviale*, distincte de la synoviale radio-carpienne, sauf quelques cas de communication par une fente du ligament triangulaire, se prolonge au-dessus des surfaces articulaires du radius et du cubitus dans une certaine étendue en formant là un petit cul-de-sac entre les deux os.

La *capsule fibreuse* est assez forte, mais a une grande laxité.

3° Membrane interosseuse (Fig. 82, B, 4).

Cette membrane, insérée aux bords interosseux des deux os de l'avant-bras, est formée de faisceaux fibreux obliques en bas et en dedans; elle ferme l'espace interrosseux et laisse seulement, en haut et en bas, deux ouvertures pour le passage des vaisseaux.

A la partie supérieure de l'espace interosseux on trouve un faisceau fibreux arrondi, *ligament de Weitbrecht* (5), dirigé en bas et en dehors en sens inverse des fibres de la membrane interosseuse et allant de la partie externe de l'apophyse coracoïde à la partie interne du radius, au-dessous de la tubérosité bicipitale.

ARTICLE III. — ARTICULATION DU COUDE (Fig. 42).

Préparation. — Éviter d'ouvrir la synoviale, qui est excessivement mince à sa partie postérieure et externe au niveau de l'anconé. Deux coupes sont très-utiles pour étudier cette articulation : 1° l'une, verticale, passant par le milieu de la trochlée et de la grande cavité sigmoïde; 2° l'autre, verticale aussi, séparant le condyle de l'humérus de la trochlée et laissant le ligament latéral externe attaché à l'épicondyle ; en renversant ce fragment externe de l'humérus, on voit très-bien comment le ligament latéral externe se continue avec le ligament annulaire du radius. Pour bien voir ce ligament annulaire, on peut aussi scier le col du radius et enlever la tête du radius de son anneau ostéo-fibreux.

Cette articulation est une *charnière.*

Surfaces articulaires. — L'humérus présente en dedans la trochlée articulée avec la grande cavité sigmoïde, en dehors le condyle articulé avec la cupule du radius.

1° *Articulation huméro-cubitale.* — La *trochlée humérale* est parcourue d'avant en arrière par une gouttière médiane, qui se continue avec deux surfaces convexes, l'une interne, plus étendue et terminée en dedans par un bord tranchant, *bord cubital*, descendant plus bas que l'externe; l'autre externe, plus étroite, se terminant par un bord, *bord radial de la trochlée*, à partir duquel commence la surface articulaire radiale de l'humérus. Sur une coupe antéro-postérieure, le rayon de courbure de la trochlée est de $0^m,015$ à son bord interne, de $0^m,012$ à son bord externe et de $0^m,010$ à la gouttière médiane; le cercle de cette dernière est à peu près complet (Fig. 43), car il n'est interrompu que dans une étendue de $0^m,002$ à $0^m,003$ par l'épaisseur de la cloison formant le fond des deux cavités olécrânienne et coronoïdienne.

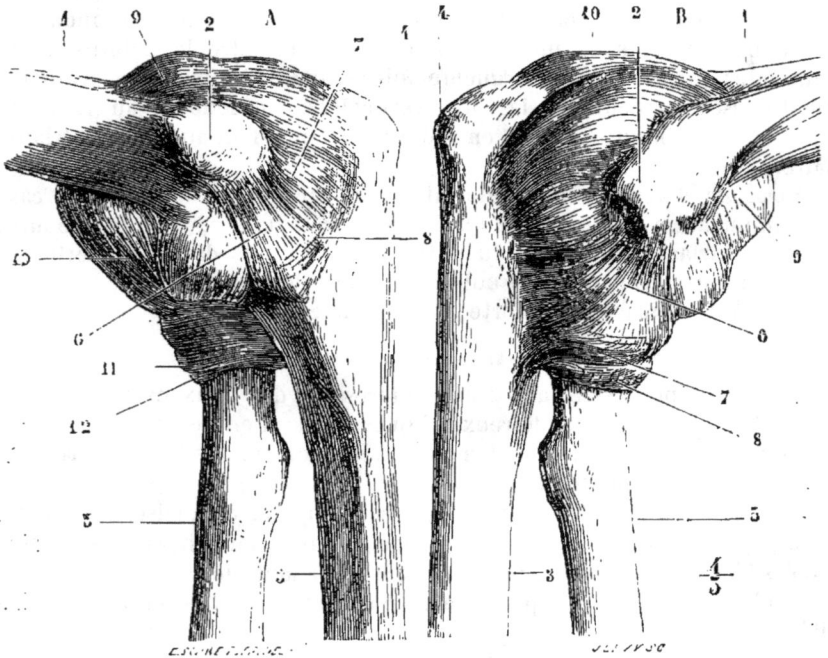

Fig. 42. — *Articulations du coude* (*).

La *grande cavité sigmoïde* se moule sur la configuration de la trochlée, seulement elle présente moitié moins d'étendue et n'embrasse guère que la moitié de la trochlée dans sa concavité.

2° *Articulation huméro-radiale*. — Le *condyle* de l'humérus, beaucoup plus étendu en avant qu'en arrière, représente un segment de sphère imparfaite dont le centre tombe sur l'axe de rotation de l'articulation du coude; ce condyle est réuni au bord radial de la trochlée par une surface étroite, oblique

(*) A. *Face latérale interne* (la capsule a été insufflée). — 1) Humérus. — 2) Épitrochlée. — 3) Cubitus. — 4) Olécrâne. — 5) Radius. — 6) Ligament latéral interne; faisceau coracoïdien. — 7) Ligament latéral interne; faisceau olécrânien. — 8) Bandelette transversale. — 9) Cul-de-sac olécrânien. — 10) Partie antérieure de la capsule. — 11) Ligament annulaire. — 12) Cul-de-sac annulaire de la capsule.
  B. *Face latérale externe*. — 1) Humérus. — 2) Épicondyle. — 3) Cubitus. — 4) Olécrâne. — 5) Radius. — 6) Ligament latéral interne. — 7) Ligament annulaire. — 8) Cul-de-sac annulaire de la synoviale. — 9) Cul-de-sac sus-coronoïdien. — 10) Cul-de-sac sus-olécrânien.

en bas et en dedans, articulée avec une sorte de troncature existant sur le
bord de la cupule du radius; cette cupule est moins étendue que la surface
du condyle, de façon qu'il n'y a jamais qu'une portion de ce condyle en
contact avec le radius.

Ces surfaces articulaires sont encroûtées d'un cartilage de $0^m,002$ environ d'épaisseur, qui manque quelquefois sur la cavité sigmoïde suivant une
ligne transversale, trace de la séparation de l'apophyse coronoïde et de l'o-
lécrâne.

Synoviale. — Son insertion se fait en quelques endroits à une certaine distance des surfaces articulaires, et si on suit sa ligne d'insertion (ligne de
réflexion) sur les trois os, on trouve les dispositions suivantes : 1° sur l'*humérus*, en la faisant partir de l'extrémité antérieure du bord interne de la trochlée, elle s'élève en cernant la fosse coronoïde, et formant là un premier
cul-de-sac, redescend vers l'extrémité antérieure du bord externe de la trochlée, remonte immédiatement en cernant la petite fosse sus-condylienne,
gagne le bord externe du condyle, puis son bord postérieur, et là, s'attache
juste à la limite du cartilage jusqu'à la fosse olécrânienne, au fond de laquelle elle s'insère près de son bord supérieur en formant un vaste cul de-
sac, redescend ensuite en arrière, puis au-dessous de l'épitrochlée, en restant
à $0^m,006$ ou $0^m,008$ de distance du bord interne de la trochlée, et regagne
son point de départ; 2° sur le *cubitus*, son insertion se fait du côté interne,
à la limite du cartilage; du côté externe à une distance qui atteint $0^m,003$
à $0^m,004$ au-dessous de la petite cavité sigmoïde, et $0^m,005$ sur l'olécrâne, en
arrière du bord externe de la grande cavité sigmoïde; 3° sur le *radius*, elle
s'insère suivant une ligne circulaire à la partie supérieure du col du radius,
au-dessous du rebord articulaire.

Cette synoviale, riche en prolongements synoviaux et entourée, surtout en
avant et en arrière, de pelotons graisseux volumineux, présente plusieurs
prolongements importants : 1° un large cul-de-sac, *sus-olécrânien*, remontant
entre la face postérieure de l'humérus et le triceps; 2° un cul-de-sac antérieur, *sus-coronoïdien;* 3° en dehors de celui-ci, un plus petit cul-de-sac,
sus-condylien; 4° un *petit cul-de-sac annulaire*, situé autour du col du radius
et au-dessous du ligament annulaire (Fig. 42, A, 12, B, 8).

Ligaments. — On trouve deux ligaments latéraux : l'un interne, l'autre
externe, puis des faisceaux de renforcement situés en avant et en arrière de
l'articulation.

1° *Ligament latéral interne* (Fig. 42, A). — Il se compose de fibres très-
fortes, en éventail, allant, de la partie postérieure et inférieure de l'épitrochlée, s'irradier en s'insérant au bord interne de l'olécrane et de l'apophyse
coronoïde; ces dernières insertions sont recouvertes par une bandelette transversale (8), qui va du bord interne de l'olécrane au bord interne de l'apophyse coronoïde; en avant, ce ligament se confond avec l'insertion des
muscles épitrochléens.

2° *Ligament latéral externe* (Fig. 42, B). — Confondu en grande partie
avec les insertions des muscles épicondyliens et surtout du court supinateur,
il part de l'épicondyle et se jette, en s'élargissant, sur le ligament annulaire;

sans prendre aucune insertion au radius, dont il ne peut gêner en rien les mouvements de rotation.

3° *Faisceaux de renforcement*. — 1° *En avant*, on trouve des fibres verticales, qui partent du pourtoûr supérieur de la fosse coronoïde, et des fibres obliques, qui vont en général de la partie interne vers le ligament annulaire; 2° *en arrière*, il y a des fibres arciformes à concavité supérieure, allant

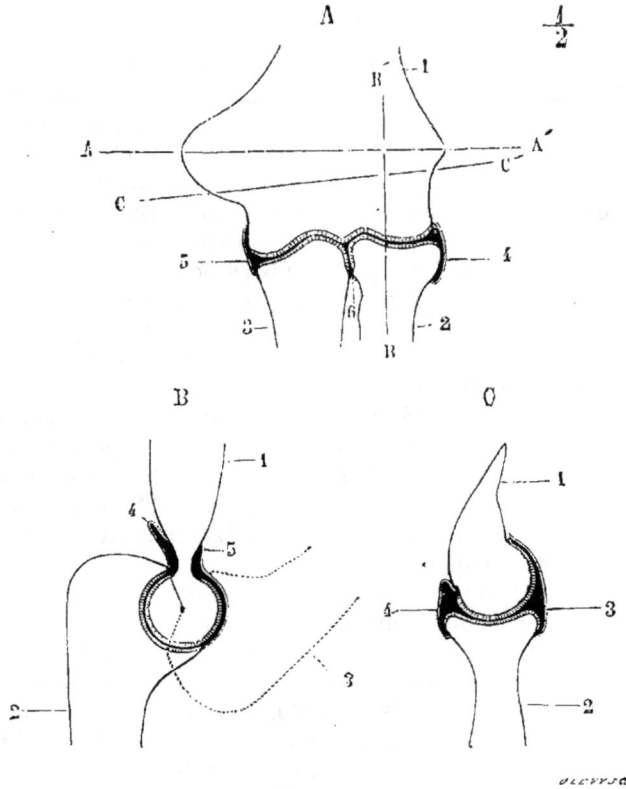

Fig. 43. — *Coupes de l'articulation du coude* (*).

d'un bord à l'autre de la concavité olécrânienne et se continuant en dedans jusqu'à l'épitrochlée; ces fibres en arcs circonscrivent, avec le bord supérieur de la fosse olécrânienne, une ouverture ovalaire par où le cul-de-sac postérieur de la synoviale fait hernie dans les mouvements d'extension; en dedans et en dehors le tendon du triceps a des adhérences avec la capsule,

(*) A.*Coupe transversale*. — 1) Humérus. — 2) Radius.— 3) Cubitus. — 4, 5) Synoviale. — 6) Cul-de-sac annulaire de la synoviale. — A, A'. Ligne joignant l'épitrochlée à l'épicondyle. — B, B'. Axe de rotation du radius autour du cubitus. — C, C'. Axe de rotation des mouvements de flexion et d'extension du coude.

B. *Coupe verticale antéro-postérieure de la trochlée et de la grande cavité sigmoïde*. — 1) Humérus. — 2) Cubitus dans l'extension. — 3) Cubitus dans la flexion. — 4) Cul-de-sac postérieur. — 5) Cul-de-sac antérieur de la synoviale.

C. *Coupe verticale antéro-postérieure du condyle et du radius*. — 1) Humérus. — 2) Radius. — 3) Partie antérieure. — 4) Partie postérieure de la synoviale.

il en est de même pour le tendon de l'anconé et des muscles épicondyliens. En dehors, la capsule est excessivement mince entre le tendon de l'anconé et l'insertion externe du triceps, et renforcée plus bas par des faisceaux assez forts, allant du cubitus au radius ; toute cette partie postéro-externe est recouverte par le muscle anconé.

Artères. — Elles viennent de l'humérale profonde, des collatérales interne et externe de l'humérale, des récurrentes radiales et cubitales et forment un réseau péri-articulaire.

Nerfs. — En arrière l'articulation reçoit un filet du nerf cubital qui accompagne la branche collatérale de l'humérale profonde et un filet du nerf de l'anconé. En avant elle reçoit des filets du radial, du médian et du musculo-cutané.

Mécanisme des articulations du coude et de l'avant-bras. — 1° *Articulation du coude.* — C'est une véritable charnière. Il n'y a que deux mouvements possibles autour d'un seul axe de rotation : la flexion, qui rapproche l'avant-bras du bras, et l'extension, qui met l'avant-bras et le bras sur le prolongement d'une même ligne droite. L'axe de rotation est transversal (Fig. 43, A, C, C') et passe au dessous du point le plus saillant des tubérosités interne et externe de l'humérus ; cet axe n'est pas perpendiculaire à la direction de l'humérus et du cubitus, mais un peu oblique en bas et en dedans, et il en résulte que les deux os forment entre eux dans la flexion un angle aigu, grâce auquel le cubitus se porte en dedans vers la ligne médiane, et dans l'extension un angle obtus ouvert en dehors.

La flexion peut être portée jusqu'à la rencontre de l'apophyse coronoïde et du fond de la cavité coronoïde ; dans ce mouvement la capsule fait un pli en avant, et les surfaces articulaires huméro-cubitales et huméro-radiales sont en contact intime. L'extension va jusqu'à la rencontre du bec de l'olécrâne et de la fosse olécrânienne ; le pli de la capsule existe en arrière ; dans ce mouvement la cupule du radius abandonne en partie le condyle, qu'elle déborde en arrière d'une étendue notable et fait une saillie marquée à la partie postérieure et externe de l'articulation. L'excursion de ces deux mouvements est d'environ 140°.

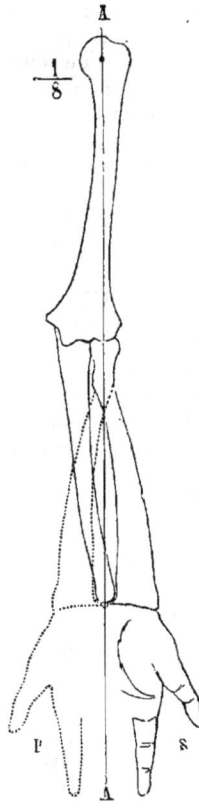

Fig. 44.

Mécanisme de la pronation et de la supination (*).

2° *Mouvements du radius sur le cubitus ; pronation et supination* (Fig. 44). — Dans ces mouvements le radius seul est mobile et tourne autour d'un axe (A), qui passe en haut par le centre de la tête du radius, en bas par le centre de la tête du cubitus, axe qui, prolongé du côté de l'humérus, va joindre le centre de la tête humérale. La main à peu près libre de toute articulation avec le cubitus, grâce au ligament triangulaire, suit le radius dans ses mouvements.

Dans la *supination* (S), le bras étant supposé pendant le long du corps, la face pal-

(*. A. Axe des mouvements de pronation et de supination. — S. Supination. — P. Pronation.

maire de la main est tournée en avant ; le radius est situé au côté externe du cubitus et parallèle à lui. Dans la *pronation* complète (P), la face palmaire de la main est tournée en arrière et le radius croise le cubitus en avant, de façon que sa partie inférieure se place en dedans du cubitus. L'attitude normale est celle dans laquelle la face palmaire de la main est tournée vers le plan médian du corps, ou demi-pronation. Ces mouvements, du reste, peuvent s'exécuter soit dans la flexion, soit dans l'extension de l'avant-bras.

Trois articulations prennent part à ces mouvements : les articulations radio-cubitale supérieure, radio-cubitale inférieure et huméro-radiale. 1° Dans l'articulation *radio-cubitale supérieure,* le radius tourne autour de son axe en glissant par la surface convexe de son rebord articulaire dans la petite cavité sigmoïde du cubitus ; l'absence d'insertions ligamenteuses au radius et la laxité du petit cul-de-sac annulaire de la synoviale facilitent ce glissement ; 2° dans l'articulation *radio-cubitale inférieure,* le radius tourne autour d'un axe passant par la tête du cubitus, et entraîne dans son mouvement le ligament triangulaire mobile à son insertion à l'apophyse styloïde, et avec lui toute la main ; 3° dans l'articulation *huméro-radiale,* la cupule du radius tourne sur le condyle de l'humérus en même temps que son bord tronqué glisse sur la surface oblique intermédiaire au condyle et au bord externe de la trochlée à la manière des roues d'angle. Lorsque la pronation ou la supination s'accompagnent de flexion ou d'extension de l'avant-bras, la cupule du radius subit donc un double mouvement simultané sur le condyle, un mouvement de rotation autour d'un axe vertical et un mouvement de rotation autour d'un axe transversal. Lorsque l'extension de l'avant-bras se combine avec la supination, le bras entier forme un angle obtus ouvert en dehors ; lorsqu'elle se combine avec la pronation, il devient rectiligne. L'excursion de la pronation et de la supination est de près de deux angles droits.

Muscles moteurs. — 1° *Flexion.* — Biceps, brachial antérieur, muscles épitrochléens, huméro-radial, premier radial externe.

2° *Extension.* — Triceps, anconé.

3° *Pronation.* — Rond pronateur, carré pronateur ; accessoirement : grand palmaire, premier radial externe.

4° *Supination.* — Biceps, court supinateur.

ARTICLE IV. — ARTICULATIONS DE LA MAIN.

Préparation. — Il y a deux moyens de préparer ces articulations : ou de conserver les synoviales, et alors la dissection isolée des ligaments est impossible, ou de préparer les ligaments isolés sans s'inquiéter des synoviales.

Ces articulations peuvent se diviser en articulations de la racine de la main, articulations métacarpo-phalangiennes et articulations des phalanges.

l. ARTICULATIONS DE LA RACINE DE LA MAIN.

Ces articulations comprennent plusieurs articulations distinctes, ayant chacune leurs synoviales et leurs mouvements, mais l'appareil ligamenteux leur étant en partie commun, il est préférable de les grouper dans la même étude. Nous décrirons d'abord les surfaces articulaires et les synoviales, puis l'appareil ligamenteux périphérique. Ces articulations comprennent cinq articulations secondaires, les articulations : 1° radio-carpienne ; 2° carpo-carpienne ; 3° du pyramidal et du pisiforme ; 4° carpo-métacarpienne ; 5° du trapèze et du premier métacarpien.

1° **Articulation radio-carpienne** (Fig. 45, 2).

C'est une articulation *condylienne composée*. La cavité formée par la facette inférieure du radius et le ligament triangulaire, reçoit le condyle formé par le scaphoïde, le semi-lunaire et le pyramidal. Ce condyle, fortement convexe d'arrière en avant, forme sur une coupe transversale environ le sixième d'un cercle de 0m,035 de rayon; il est complété par deux petits ligaments inter-osseux, assez minces, mais résistants, allant des bords latéraux des facettes articulaires de chaque os à l'os voisin, et fermant toute communication entre la cavité articulaire radio-carpienne et celle du carpe.

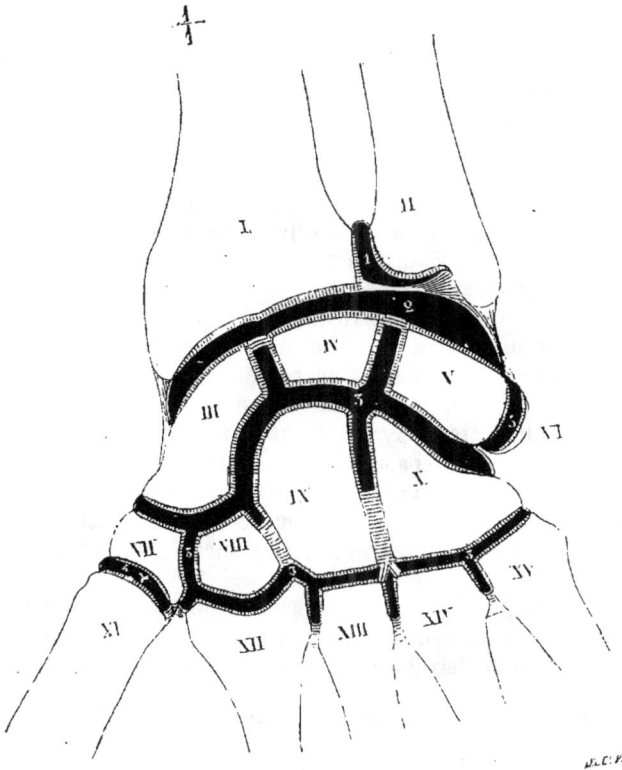

Fig. 45. — *Synoviales du poignet* (*).

Du côté de la cavité de réception, la facette radiale est divisée en deux par-ties par une petite crête fibro-cartilagineuse antéro-postérieure, une interne quadrangulaire, pour le semi-lunaire, une externe triangulaire, pour le sca-phoïde; le ligament triangulaire s'articule avec le pyramidal, qui s'en écarte

(*) I. Radius. — II. Cubitus. — III. Scaphoïde. — IV. Semi-lunaire. — V. Pyramidal. — VI. Pisiforme. — VII. Trapèze. — VIII. Trapézoïde. — IX. Grand os. — X. Os crochu. — XI. Premier, XII. Deuxième, XIII. Troisième, XIV. Quatrième, XV. Cinquième métacarpiens. — 1) Synoviale radio-cubitale inférieure. — 2) Synoviale radio-carpienne. — 3) Synoviale générale du carpe. — 4) Synoviale trapézo-métacarpienne. — 5) Synoviale du pisiforme.

du reste très-facilement, surtout dans la flexion complète. Ces surfaces sont revêtues d'un cartilage de près de $0^m,002$ d'épaisseur.

La *synoviale*, riche en replis synoviaux, s'attache à la limite du cartilage ; exceptionnellement elle peut communiquer avec les synoviales radio-cubitale inférieure, carpienne et pisi-pyramidale.

2° Articulation carpo-carpienne (Fig. 45, 3).

C'est une articulation très-complexe. Ses surfaces articulaires sont formées en haut par la face inférieure des os de la première rangée, moins le pisiforme ; en bas, par la face supérieure des os de la deuxième. Sa disposition, assez irrégulière, est la suivante : chaque rangée présente une partie concave et une partie convexe ; pour la première rangée, la convexité est externe et formée par le scaphoïde ; la concavité interne, beaucoup plus étendue, est constituée par la facette concave du scaphoïde, le semi-lunaire et le pyramidal ; pour la deuxième rangée, la concavité est externe et formée par le trapèze et le trapézoïde ; la convexité interne, par la tête du grand os et l'os crochu. Ce changement de courbure se fait de la façon suivante, bien sensible sur une coupe transversale : en suivant de dehors en dedans la configuration de la surface inférieure, on trouve d'abord une concavité peu prononcée, due au trapèze et au trapézoïde, puis, subitement, un changement de direction et une ligne abrupte verticale, aboutissant à une tête formée par le grand os et le sommet un peu tronqué de l'os crochu, et enfin une pente douce, oblique en bas et en dedans, appartenant à l'os crochu, et même légèrement excavée à sa partie interne ; on trouve en effet une sorte d'ébauche d'articulation en selle entre le pyramidal et l'os crochu.

Deux *ligaments interosseux* épais, allant du trapézoïde au grand os, et du grand os à l'os crochu (voy. Fig. 45) et s'insérant à la partie non articulaire de leurs faces latérales, tiennent solidement ces os en contact. Les faces latérales contiguës des os de chaque rangée sont planes et ne présentent rien de particulier.

La *synoviale* communique avec celle de l'articulation carpo-métacarpienne ; elle présente deux petits culs-de-sac ascendants entre le scaphoïde et le semi-lunaire, d'une part, et ce dernier os et le pyramidal, de l'autre.

3° Articulation du pyramidal et du pisiforme (Fig. 45, 5).

Le pyramidal s'articule par une petite facette convexe avec la facette concave du pisiforme. La synoviale, lâche, s'attache à $0^m,004$ du bord libre de la facette du pisiforme légèrement étranglé à ce niveau.

4° Articulation carpo-métacarpienne (Fig. 45).

Surfaces articulaires. — L'interligne articulaire est très-irrégulier ; en faisant abstraction de l'articulation trapézo-métacarpienne, il a la direction générale d'une ligne qui passerait par l'extrémité supérieure du cinquième métacarpien, et par la saillie externe de l'extrémité supérieure du deuxième, points qu'on peut sentir à travers la peau (*ligne de direction*) ; l'interligne articulaire ne descend pas à plus de $0^m,008$ au-dessous de cette ligne, et il ne la dépasse guère qu'au niveau de l'apophyse externe du troisième métacarpien (voy. Fig. 23). En allant de dehors en dedans, on trouve : 1° une mortaise formée en dehors par le trapèze, en dedans, par une facette très-petite du grand os, au fond ou au milieu, par la face inférieure convexe du trapézoïde ; cette mortaise évasée reçoit l'extrémité supérieure du deuxième métacarpien ; la facette interne de la mortaise est quelquefois cachée par l'apophyse styloïde du troisième métacarpien ; 2° un V ouvert en haut, dont la branche externe, très-longue, s'articule avec le troisième métacarpien, la branche interne, très-courte, avec le quatrième métacarpien ; 3° un nouveau V ouvert en haut, à branches à peu près égales, formé par l'os crochu, et dont la branche externe, presque horizontale, s'articule avec le quatrième métacarpien, la branche interne, oblique en haut et en dedans, avec le cinquième.

Un *ligament interosseux*, divisé souvent en deux faisceaux, un antérieur, un postérieur, se porte de la face interne du grand os à la face interne du troisième métacarpien ; un ligament analogue, mais moins fort et confondu en partie avec le précédent, se porte de la face externe de l'os crochu à la face interne du quatrième métacarpien. On trouve, en outre, entre les quatre derniers métacarpiens, des ligaments interosseux très-courts et forts, unissant les faces latérales de leurs bases, et insérés à la partie rugueuse non articulaire de ces faces.

La *synoviale*, commune avec celle du carpe, envoie des culs-de-sac, qui descendent entre les bases des métacarpiens jusqu'aux ligaments interosseux. Il y a quelquefois une synoviale isolée pour le quatrième et le cinquième métacarpien, mais ordinairement le ligament interosseux laisse entre le grand os et le troisième métacarpien un espace libre par lequel la communication se fait.

5° Articulation trapézo-métacarpienne (Fig. 45, 4).

C'est le type des *articulations en selle*. La surface articulaire du trapèze, concave de dedans en dehors, convexe d'avant en arrière, appartient à un rayon de $0^m,012$ environ dans le premier sens, de $0^m,015$ dans le second. Celle du premier métacarpien est convexe et concave en sens inverse ; mais le contact des deux surfaces est plus intime dans le sens transversal.

La *synoviale*, assez lâche, s'attache sur le trapèze, à $0^m,002$ de la limite du cartilage, de façon à former une sorte de repli synovial annulaire. Malgré sa laxité, elle a beaucoup de force, entourée qu'elle est par une capsule fibreuse résistante. On voit, en somme, que pour ces cinq articulations il n'y a que quatre synoviales.

Ligaments des articulations de la racine de la main.

Abstraction faite des ligaments interosseux déjà décrits, les capsules de ces diverses articulations sont renforcées par des faisceaux fibreux périphériques, qui peuvent être groupés en dorsaux, palmaires et latéraux internes et externes.

Ces ligaments sont plus serrés et plus résistants du côté palmaire que du côté dorsal, où ils laissent entre leurs faisceaux des intervalles par lesquels les synoviales font hernie ; ils sont en outre plus prononcés sur le bord radial et le bord cubital du carpe, et sont beaucoup plus lâches du côté de l'avant-bras que du côté des métacarpiens.

Ces ligaments sont, les uns superficiels, les autres profonds. Les *ligaments profonds* sont de petits trousseaux fibreux très-courts, qui vont d'un os à l'os voisin et ne méritent pas de description spéciale ; on a ainsi des ligaments intercarpiens, carpo-métacarpiens, intermétacarpiens, dorsaux et palmaires.

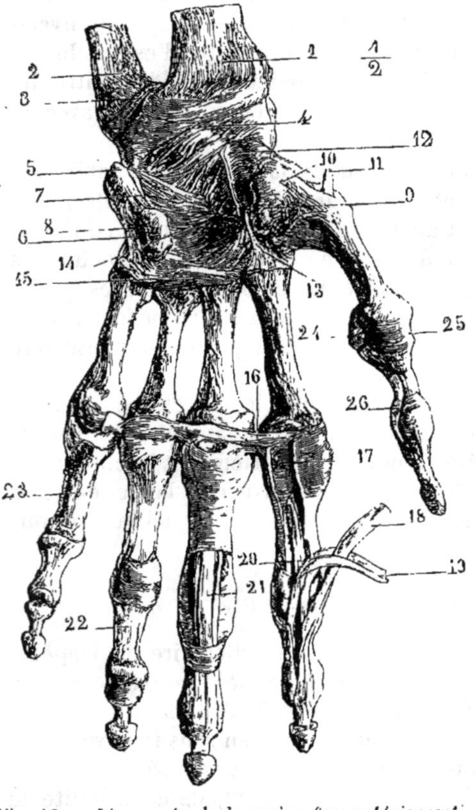

Les *ligaments superficiels* ont une disposition particulière, variable suivant la région de la main qu'ils occupent. Sur la *face dorsale* on remarque surtout un faisceau oblique, allant du radius au pyramidal, et un faisceau transversal, allant du pyramidal au scaphoïde ; le point le plus solidement fixé paraît être l'angle saillant du scaphoïde, reçu dans l'angle rentrant du trapézoïde et du grand os. A la *face palmaire*, les faisceaux ont une direction rayonnée, et, partant du grand os comme centre, s'irradient dans toutes les directions (Fig. 46, 14), en dedans, vers l'os crochu, le pisiforme et le pyramidal ; en dehors, vers le trapézoïde, le trapèze, le scaphoïde, l'apophyse styloïde du radius et la gaîne du grand palmaire ; en bas, vers les métacarpiens ; en haut on trouve une sorte d'arcade fibreuse, allant de l'apophyse styloïde du radius au pyramidal, *ligament radio-carpien* (4). Sur le bord radial de la main, des faisceaux allant, les uns assez forts, de l'apophyse styloïde du radius au scaphoïde, les autres, moins forts, du scaphoïde au trapèze, ont été décrits comme *ligament latéral externe*. Sur le bord cubital, des faisceaux assez faibles vont de l'apophyse styloïde du cubitus au pyramidal, et du pyramidal à l'os crochu et forment le *ligament latéral interne*.

Fig. 46. — *Ligaments de la main ; face antérieure (*).*

(*) 1) Radius. — 2) Cubitus. — 3) Capsule de l'articulation radio-cubitale inférieure. — 4) Ligament radio-carpien. — 5) Pisiforme. — 6) Os crochu. — 7) Ligament pisi-unciformien. — 8) Ligament pisi-métacarpien. 9) Trapèze. — 10) Capsule trapézo-métacarpienne. — 11) Tendon du long abducteur du pouce. — 12) Gouttière du grand palmaire. — 13) Tendon du grand palmaire. — 14) Ligament rayonné. — 15) Ligament transversal recouvrant la base des métacarpiens. — 16) Ligament transverse du métacarpe (l'articulation métacarpo-phalangienne du petit doigt a été ouverte). — 17) Gaîne des tendons fléchisseurs. — 18) Tendon du fléchisseur profond. — 19) Tendon du fléchisseur superficiel. — 20) Repli synovial. — 21) Tendons en position dans leur gaîne. — 22) Gaîne complétement enlevée. — 23) Idem. — 24) Os sésamoïde externe. — 25) Ligament latéral externe. — 26) Tendon du long fléchisseur propre du pouce.

Sur ce bord cubital de la main, le pisiforme est maintenu solidement par deux ligaments : un ligament *pisi-unciformien* (7), court, qui va au crochet de l'os crochu ; un ligament *pisi-métacarpien* (8), long et fort, allant au cinquième métacarpien.

Outre ces ligaments, on trouve, à la face palmaire du carpe, une forte bandelette ligamenteuse, *ligament annulaire antérieur du carpe*, qui convertit en canal la gouttière du carpe. Cette bandelette, haute de $0^m,02$, s'attache en dedans au pisiforme, au crochet de l'unciforme et au ligament pisi-unciformien ; en dehors, à la tubérosité du scaphoïde et à la crête du trapèze. Ses fibres sont transversales, et les plus profondes vont se confondre, en se recourbant en arrière, avec les ligaments carpiens antérieurs ; son bord supérieur se continue avec l'aponévrose de l'avant-bras ; son bord inférieur forme une arcade à concavité inférieure ; sa face antérieure contracte des adhérences avec l'aponévrose palmaire qui la recouvre.

Les *artères* des articulations du poignet viennent des artères dorsales du carpe et du métacarpe, branches de la radiale, des artères interosseuses et transverse antérieure du carpe, branches de la cubitale, enfin de l'arcade palmaire profonde. — Les *nerfs* sont en arrière la terminaison de la branche profonde du nerf radial, en avant la terminaison du nerf interosseux du médian, et un rameau récurrent de la branche profonde du cubital.

II. ARTICULATIONS MÉTACARPO-PHALANGIENNES.

Surfaces articulaires. — La tête du métacarpien est reçue dans une cavité de moitié moins d'étendue, creusée sur l'extrémité supérieure de la première phalange et appartenant à une courbure de rayon plus grand. Cette cavité est complétée en avant par un ligament épais de $0^m,002$, *ligament glénoïdien*, dont le bord inférieur se continue avec le bord antérieur de la cavité de la phalange, et dont la face antérieure se confond avec la gaîne des tendons fléchisseurs des doigts. Les ligaments glénoïdiens des quatre derniers doigts sont unis entre eux par une bandelette transversale, *ligament transverse du métacarpe* (16), qui n'est autre chose que la partie inférieure épaissie de l'aponévrose interosseuse. Le ligament glénoïdien de l'articulation du pouce contient deux os sésamoïdes ; on en trouve aussi exceptionnellement au deuxième et au cinquième doigt.

La *synoviale*, très-lâche, mince, est renforcée sur les côtés par les tendons des interosseux et des lombricaux, en avant par la gaîne des fléchisseurs, en arrière par les tendons extenseurs.

Des *ligaments latéraux* forment le principal moyen d'union ; ces ligaments, très-forts, triangulaires, s'attachent par leur sommet au tubercule postérieur de la face latérale de la tête du métacarpien ; de là les fibres s'irradient et s'attachent, les antérieures au ligament glénoïdien, les postérieures à la partie latérale de la phalange. Le ligament latéral externe est plus fort que l'interne.

Nerfs. — Ce sont de longs filets grêles de la branche profonde du nerf cubital et des filets des nerfs collatéraux dorsaux et palmaires.

III. ARTICULATIONS DES PHALANGES.

Sauf la disposition des surfaces articulaires qui, au lieu d'une énarthrose, forment une articulation trochléenne où la poulie est constituée par l'extré·mité inférieure de la phalange supérieure, ces articulations présentent la même disposition que les précédentes. On y trouve, comme dans celles-ci, un ligament glénoïdien et des ligaments latéraux, seulement ces ligaments latéraux sont plus courts et l'articulation beaucoup plus serrée, de façon que tout mouvement de latéralité est impossible.

Les *nerfs* viennent des branches collatérales palmaires.

Mécanisme des articulations de la main. — 1° *Mécanisme des articulations du poignet.* — Les mouvements de la main, abstraction faite des mouvements de pronation et de supination, se passent autour d'axes perpendiculaires à l'axe de l'avant-bras et peuvent être réduits à deux : 1° un mouvement se faisant autour d'un axe transversal, allant du bord cubital au bord radial de la main, flexion et extension ; 2° un mouvement d'inclinaison latérale, se faisant autour d'un axe an·téro-postérieur perpendiculaire au précédent, inclinaison radiale, inclinaison cubitale.

Mais à chacun de ces mouvements prennent part deux articulations distinctes : l'articulation radio-carpienne et l'articulation de la première rangée du carpe avec la seconde. Les axes de ces articulations sont bien tous les deux perpendiculaires à l'axe de l'avant-bras, mais ils ne sont pas parallèles entre eux ; ils se croisent et l'endroit de leur entre-croisement se trouve à peu près à la tête du grand os, véritable centre de tous les mouvements du carpe. L'axe de l'articulation radio-carpienne (A, A', Fig. 47) est oblique de dehors en dedans et d'arrière en avant, et peut être

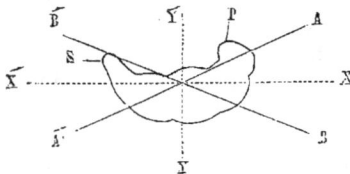

Fig. 47. — *Mécanisme des articulations du poignet* (*).

représenté par une ligne sortant d'un côté à l'extrémité de l'apophyse styloïde du radius, et de l'autre au pisiforme ; il est donc situé tout entier au-dessous de l'interligne articulaire ; l'axe de l'articulation carpo-carpienne B, B' est oblique en sens inverse, c'est-à-dire de dedans en dehors et d'arrière en avant, et va de la pointe de l'apophyse du scaphoïde au dos de l'os crochu ; il coupe deux fois l'interligne articulaire. De cette obliquité des axes il résulte, et on le voit facilement en jetant un coup d'œil sur la figure, que : 1° pour l'articulation radio-carpienne, la main s'incline dans la flexion du côté radial, dans l'extension du côté cubital ; 2° pour l'articulation carpo-carpienne, c'est l'inverse : la main dans la flexion s'incline du côté cubital, dans l'extension du côté radial.

Supposons maintenant que la flexion se fasse simultanément dans les deux articulations, les mouvements d'inclinaison latérale, étant de sens opposé dans chaque articulation, se détruisent, et on aura la flexion pure, comme si elle se passait autour de l'axe X X', diagonale des deux axes A, A', B, B' ; de même pour l'extension. Supposons, au contraire, que dans l'articulation radio-carpienne il y ait flexion, dans l'articulation carpo-carpienne extension, les mouvements de sens op-

(*) Projection de la première rangée du carpe. — P. Pisiforme. — S. Scaphoïde. — A, A'. Axe de l'articulation radio-carpienne. — B, B'. Axe de l'articulation de la première et de la deuxième rangée du carpe. — X, X'. Axe des mouvements de flexion et d'extension. — Y, Y'. Axe des mouvements d'inclinaison latérale.

posé, flexion et extension se détruiront, et il ne restera que le mouvement d'inclinaison radiale pure (somme des mouvements partiels d'inclinaison radiale propres à la flexion de la première articulation et à l'extension de la seconde), et ce mouvement se fera comme autour d'un axe unique Y, Y', deuxième diagonale des axes des deux articulations; de même l'inclinaison sur le bord cubital aura lieu par l'extension de la première articulation combinée avec la flexion de la seconde. Ceci explique comment les mouvements d'inclinaison latérale ne sont possibles ni dans l'extrême flexion ni dans l'extension extrême, et comment aussi la flexion et l'extension sont impossibles avec des mouvements extrêmes d'inclinaison latérale.

Dans ces mouvements les articulations radio-carpienne et carpo-carpienne forment deux véritables charnières; car on peut faire abstraction de ces mouvements imperceptibles de rotation du carpe autour d'un axe vertical. Dans la flexion radio-carpienne le pyramidal s'écarte fortement du ligament triangulaire; il s'en rapproche dans l'extension. L'excursion de la flexion et de l'extension est de plus de deux angles droits; celle de l'inclinaison latérale, de 45° à 50°.

Muscles moteurs. — 1° *Flexion de la main* : grand palmaire, palmaire grêle, cubital antérieur, huméro-radial, fléchisseurs superficiel et profond des doigts, long fléchisseur propre du pouce, long abducteur du pouce.

2° *Extension de la main* : premier et deuxième radial externe, extenseur commun des doigts, extenseur propre du petit doigt, cubital postérieur, court extenseur et long extenseur du pouce, extenseur propre de l'index.

3° *Inclinaison radiale* : grand palmaire, premier et deuxième radial externe, long abducteur du pouce, long et court extenseur du pouce.

4° *Inclinaison cubitale* : cubital antérieur, cubital postérieur.

2° *Mécanisme de l'articulation carpo-métacarpienne.* — Le deuxième et le troisième métacarpien sont à peu près immobiles sur le carpe; le quatrième présente déjà une assez grande mobilité plus prononcée encore pour le cinquième; ce dernier forme avec la facette interne de l'os crochu une véritable articulation en selle, et sa surface articulaire, convexe d'avant en arrière, concave transversalement, a une disposition inverse de celle du premier métacarpien; il y a là une sorte d'ébauche du mouvement d'opposition.

L'articulation *trapézo-métacarpienne* jouit d'une très-grande mobilité; elle a deux espèces de mouvements, qui se passent autour de deux axes perpendiculaires l'un à l'autre, adduction et abduction d'une part, flexion et extension de l'autre. 1° *Adduction et abduction :* l'axe de rotation est à peu près antéro-postérieur et traverse l'extrémité supérieure du premier métacarpien; dans ce mouvement l'extrémité supérieure convexe de l'os glisse transversalement sur la facette concave du trapèze dans un plan tangent à la face dorsale du deuxième métacarpien; l'excursion de ce mouvement, très-faible, d'environ 35°, est limitée du côté de l'adduction par la rencontre des deux métacarpiens, du côté de l'abduction par la résistance de la capsule. 2° *Flexion et extension* : la concavité du premier métacarpien glisse sur la convexité du trapèze autour d'un axe passant transversalement par ce dernier os; la position oblique du trapèze, par rapport aux autres os du carpe, fait que dans la flexion le premier métacarpien se place vis-à-vis des autres (*opposition du pouce*). Dans ce mouvement, dont l'excursion est d'environ 45°, les surfaces articulaires ne sont pas exactement concordantes; dans la flexion les surfaces des deux os s'écartent en arrière; dans l'extension le métacarpien déborde la partie postérieure du trapèze.

Muscles moteurs de l'articulation trapézo-métacarpienne. — 1° *Flexion* : court abducteur, court fléchisseur du pouce, opposant.

2° *Extension* : long extenseur et court extenseur du pouce.

3° *Adduction* : court adducteur du pouce.

4° *Abduction* : long abducteur du pouce.

3° *Mécanisme des articulations métacarpo-phalangiennes.* — Elles représentent des énarthroses, dont certains mouvements sont limités par la présence des ligaments latéraux : 1° la *flexion* et l'*extension* se font autour d'un axe transversal, passant par la tête du métacarpien en avant des insertions supérieures des ligaments latéraux ; ces mouvements sont limités par la résistance de ces ligaments dont la partie glénoïdienne est tendue dans l'extension, la partie phalangienne dans la flexion ; leur excursion, très-variable suivant les individus, dépasse toujours un angle droit ; 2° l'*adduction* et l'*abduction*, limitées aussi par la résistance des ligaments latéraux, se font autour d'un axe antéro-postérieur ; 3° en outre, la laxité de la capsule permet de légers mouvements de rotation autour d'un axe vertical.

Muscles moteurs. — a) *Première phalange du pouce.* — 1° *Flexion* : court abducteur, court fléchisseur, court adducteur et long fléchisseur du pouce.

2° *Extension* : long et court extenseur du pouce.

3° *Adduction* : court adducteur du pouce.

4° *Abduction* : long abducteur du pouce.

b) *Premières phalanges des quatre derniers doigts.* — 1° *Flexion* : interosseux, lombricaux, fléchisseur superficiel et profond.

2° *Extension* : extenseur commun des doigts.

3° *Adduction* (par rapport à l'axe de la main) : interosseux palmaires.

4° *Abduction* : interosseux dorsaux.

4° *Mécanisme des articulations des phalanges.* — A cause de la forme en poulie des surfaces et de la disposition serrée des articulations, il n'y a que deux mouvements possibles, flexion et extension, autour d'un axe transversal passant en avant de l'insertion supérieure des ligaments latéraux ; ce sont donc de véritables charnières, la partie antérieure de ces ligaments limite l'extension ; la partie postérieure la flexion.

Muscles moteurs des deuxièmes phalanges. — a) *Deuxième phalange du pouce.* — 1° *Flexion* : long fléchisseur du pouce.

2° *Extension* : long extenseur du pouce, court adducteur, court abducteur et court fléchisseur du pouce.

b) *Deuxièmes phalanges des quatre derniers doigts.* — 1° *Flexion* : fléchisseur superficiel.

2° *Extension* : interosseux, lombricaux, extenseur commun des doigts (accessoirement).

Muscles moteurs des troisièmes phalanges. — 1° *Flexion* : fléchisseur profond. 2° *extension* : interosseux, lombricaux.

CHAPITRE V

ARTICULATIONS DU MEMBRE INFÉRIEUR

ARTICLE I. — ARTICULATIONS DU BASSIN.

Les articulations du bassin sont, outre les articulations sacro-coccygiennes et coccygiennes, déjà décrites à propos de la colonne vertébrale : 1° l'arti-

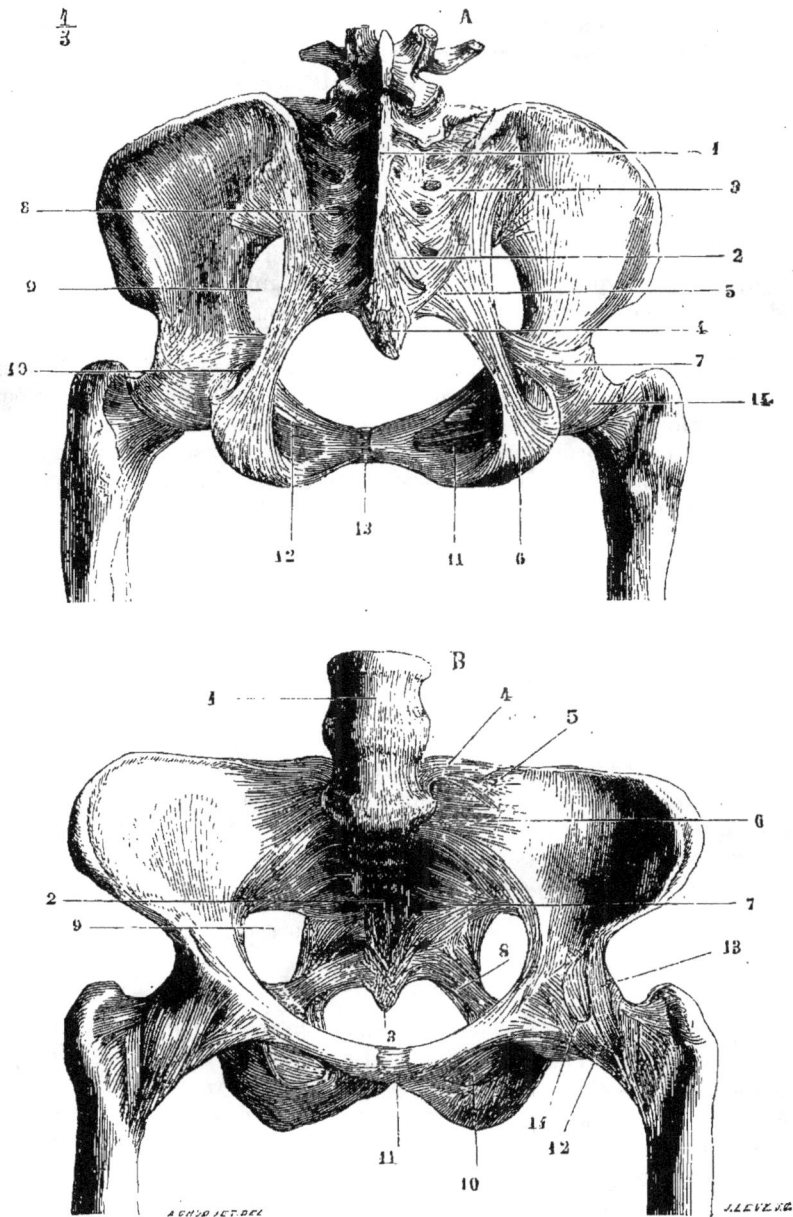

Fig. 48. — *Ligaments du bassin* (*).

(*) A. *Face postérieure.* — 1) Crête sacrée. — 2) Ligaments sacro-coccygiens postérieurs. — 3) Ligament sacro-iliaque postérieur. — 4) Ligaments coccygiens postérieurs. — 5, 6) Grand ligament sacro-sciatique. — 7) Petit ligament sacro-sciatique. — 8) Trous sacrés postérieurs. — 9) Grande échancrure sacro-sciatique. — 10) Petite échancrure sciatique. — 11) Membrane obturatrice. — 12) Gouttière obturatrice. — 13) Symphyse pubienne. — 14) Partie postérieure de la capsule coxo-fémorale.

culation du sacrum avec l'os iliaque, ou sacro-iliaque ; 2° l'articulation des deux os iliaques entre eux, ou symphyse pubienne ; enfin, des articulations à distance : ligament iléo-lombaire, ligaments sacro-sciatiques et membrane obturatrice.

1° Articulation sacro-iliaque.

On la regarde à tort comme une symphyse, puisqu'elle présente une véritable synoviale.

Surfaces articulaires. — Ce sont les surfaces auriculaires du sacrum et de l'os iliaque ; presque planes chez l'enfant, irrégulières et rugueuses chez l'adulte, elles sont recouvertes d'une couche de cartilage, hyalin dans la profondeur, fibreux superficiellement, et plus épais sur le sacrum que sur l'os iliaque. Ces surfaces sont inclinées en haut, en arrière et en dedans, de façon que le sacrum, dans la station droite, au lieu de former un coin à base postérieure enfoncé entre les os iliaques, et tendant à résister aux pressions venant d'en haut, forme un coin à base inférieure agissant en sens opposé ; cet effet est contre-balancé par des rugosités et des saillies, par lesquelles les deux os s'engrènent exactement.

Synoviale. — Fortement tendue en arrière, entre les surfaces articulaires, elle s'attache en avant sur les faces antérieures du sacrum et de l'os iliaque, à une petite distance du revêtement cartilagineux des facettes articulaires, de façon à former là un petit cul-de-sac, où la synoviale peut s'accumuler.

Ligaments. — En avant, en haut et en bas, la synoviale est renforcée par des faisceaux fibreux, décrits à part sous le nom de *ligaments antérieur*, *supérieur* et *inférieur*. En arrière, l'excavation profonde triangulaire comprise entre les tubérosités iliaques et le sacrum, est remplie par une masse ligamenteuse très-puissante, dont les fibres profondes transversales, entremêlées de tissu graisseux, forment le *ligament sacro-iliaque interosseux*, tandis que les fibres superficielles, obliques en dedans, verticales en dehors, constituent le *ligament sacro-iliaque postérieur* (A, 3).

Nerfs. — Cette articulation reçoit à sa partie postérieure des filets des trois nerfs sacrés supérieurs.

2° Symphyse du pubis.

Surfaces articulaires. — Elles sont formées en arrière par une facette elliptique-convexe, à crêtes rugueuses transversales, parallèles à celle du côté opposé, dont elle est écartée de 0m,008 environ; en avant, les surfaces, coupées obliquement aux dépens de la face antérieure de l'os, interceptent entre elles un espace triangulaire à base antérieure, large de 0m,02. Ces surfaces sont revêtues d'un cartilage hyalin de 0m,002 à 0m,003 d'épaisseur.

Disque interpubien. — L'espace existant entre les deux surfaces est rempli par du tissu fibreux et fibro-cartilagineux, présentant habituellement à son

B. *Face antérieure.* — 1) Vertèbre lombaire. — 2° Face antérieure du sacrum. — 3) Coccyx. — 4, 5) Ligament iléo-lombaire. — 6) Ligament sacro-iliaque supérieur. — 7) Ligament sacro-iliaque antérieur. — 8) Petit ligament sacro-sciatique. — 9) Grande échancrure sciatique. — 10) Membrane obturatrice. — 11) Symphyse du pubis. — 12) Capsule de l'articulation coxo-fémorale. — 13) Ligament de Bertin. — 14) Bourse séreuse du psoas.

milieu une cavité étroite, qui n'existe qu'en arrière, entre les facettes ovalaires parallèles. Cette cavité peut présenter toutes les variétés intermédiaires
entre l'état de simple fente rudimentaire et celui d'une cavité pourvue d'une
vraie membrane synoviale ; elle manque souvent chez les hommes (une fois
sur trois), presque jamais chez les femmes ; elle est quelquefois double.

Ligaments périphériques. — Ils sont au nombre de quatre, continus sans
ligne de démarcation avec le tissu fibreux du disque interpubien, et formés
par des faisceaux plus ou moins épais allant d'un os à l'autre ; le *postérieur*
mince, l'*antérieur* et le *supérieur* plus épais, ne présentent rien de particulier ; l'*inférieur*, ou *ligament sous-pubien*, ou *triangulaire*, très-épais, occupe
le sommet de l'arcade pubienne, et par son bord inférieur concave se continue avec les deux bords de cette arcade dont il émousse l'angle supérieur.

3° Articulations à distance.

Ligament iléo-lombaire (B, 4, 5). — Étendu de la cinquième vertèbre
lombaire à l'os iliaque, il se confond avec la partie inférieure du feuillet
antérieur de l'aponévrose du transverse, qu'il renforce ; il est constitué par
des faisceaux horizontaux épais, allant de l'apophyse transverse de la cinquième vertèbre lombaire au bord supérieur de l'os iliaque, et par des faisceaux obliques, se portant aux ligaments sacro-iliaques antérieurs et postérieurs.

Ligaments sacro-sciatiques. — Ils sont au nombre de deux. Le premier,
grand ligament sacro-sciatique (A, 5, 6), épais et fort, triangulaire, s'insère
par sa base élargie aux épines iliaques postérieures, et au bord du sacrum
et des deux premières vertèbres coccygiennes ; d'autre part, il s'attache en
s'élargissant un peu à la lèvre interne de l'ischion, et forme avec cette tubérosité une gouttière pour l'obturateur interne ; son bord interne concave
fait partie du détroit inférieur du bassin, son bord externe, presque vertical,
convertit la grande échancrure sciatique, comprise entre le sacrum et l'os
iliaque, en une vaste ouverture divisée elle-même en deux ouvertures secondaires, par le *petit ligament sacro-sciatique* (A, 7), faisceau fibreux, allant, de
l'épine sciatique, se jeter sur la face antérieure du grand ligament. L'ouverture supérieure (A, 9) ovale, *grande échancrure sciatique*, donne passage
au muscle pyramidal, au grand nerf sciatique, aux vaisseaux et aux nerfs
fessiers, ischiatiques et honteux internes ; l'ouverture inférieure, plus étroite,
triangulaire, *petite échancrure sciatique*, laisse passer l'obturateur interne et
le nerf et les vaisseaux honteux internes.

Membrane obturatrice (A, 11, B, 10). — Elle est constituée par des faisceaux entre-croisés, qui ferment le trou obturateur, aux bords duquel elle
s'insère ; en haut seulement elle présente un bord libre, tendu entre les
deux lèvres de la gouttière obturatrice, et circonscrit avec cette gouttière un
orifice (A, 12), pour le passage du nerf et des vaisseaux obturateurs. Elle
sépare l'un de l'autre les deux muscles obturateurs interne et externe qui
y prennent des insertions.

4° Du bassin, considéré dans son ensemble.

1° *Conformation du bassin.* — A. *Surface extérieure.* — Elle présente, en avant, la symphyse du pubis, les branches du pubis et le trou obturateur ; sur les côtés, le reste de la face externe de l'os iliaque et les cavités cotyloïdes, en arrière la face postérieure du sacrum et du coccyx et les ligaments sacro-sciatiques.

B. *Surface intérieure.* — Beaucoup plus importante à cause de son rôle dans le mécanisme de l'accouchement, elle est divisée en deux parties par un étranglement circulaire, constitué sur les côtés par la crête du détroit supérieur de l'os iliaque, en arrière par la base même du sacrum, en avant par la crête pectinéale, c'est le *détroit supérieur* du bassin ; la partie de l'excavation située au-dessus du détroit supérieur forme le *grand bassin ;* la partie située au-dessous forme le *petit bassin.*

Le *grand bassin,* largement échancré en avant, offre en arrière l'angle sacro-vertébral ou *promontoire,* et sur les côtes les fosses iliaques internes.

Le *petit bassin* est limité par deux ouvertures : l'une supérieure, l'autre inférieure, appelées *détroits* à cause de leur étroitesse par rapport à l'excavation intermédiaire. Le *détroit supérieur* a une forme variable, que l'on peut rattacher, avec Weber, aux quatre formes suivantes : ovalaire, circulaire, carrée et triangulaire ; son diamètre transversal l'emporte sur son diamètre antéro-postérieur diminué encore par la saillie du promontoire. Le *détroit inférieur* présente en avant une échancrure, *l'arcade pubienne;* dans le reste de son étendue il est limité par la tubérosité de l'ischion, le bord interne du grand ligament sacro-sciatique et le coccyx en arrière. L'excavation du petit bassin présente : 1° en avant, sur la ligne médiane, la symphyse du pubis fortement inclinée en bas et en arrière et plus en dehors le trou obturateur et les branches osseu-

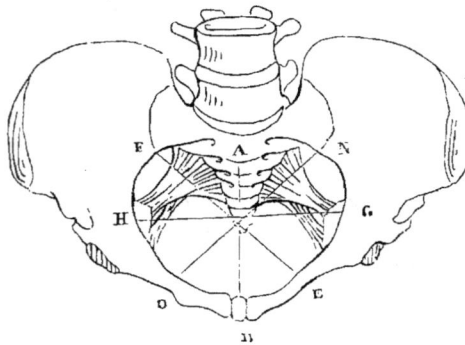

Fig. 49. — *Détroit supérieur du bassin* (*).

ses qui le circonscrivent ; 2° en arrière la surface osseuse sacro-coccygienne presque plane dans la région de la première et de la deuxième vertèbre sacrée, concave dans le reste de son étendue ; 3° sur les côtés deux surfaces quadrangulaires lisses, correspondant au fond de la cavité cotyloïde et plus en arrière la grande et la petite échancrure sciatique.

2° *Différences sexuelles du bassin.* — Elles tiennent aux usages spéciaux du bassin chez la femme ; leur formule générale est celle-ci : prédominance des diamètres horizontaux chez la femme, des diamètres verticaux chez l'homme.

Chez la femme le sacrum est plus large, plus concave, le promontoire moins saillant, ce qui donne au détroit supérieur la forme elliptique ; les fosses iliaques sont plus horizontales, les épines iliaques plus écartées ; le petit

(*) A B. Diamètre antéro-postérieur. — G H. Diamètre transversal. — N O, E F. Diamètres obliques.

bassin est moins profond, mais plus spacieux ; il diminue moins rapidement de capacité de haut en bas ; le détroit inférieur est plus grand ; l'arcade pubienne a une courbure plus large ; ses bords sont dejetés en avant et en dehors ; elle forme un angle de 95° ; le trou obturateur est triangulaire.

Chez l'homme on trouve les caractères inverses : le détroit supérieur, à cause de la saillie du promontoire, a la forme d'un cœur de carte à jouer ; le sacrum est plus long, plus étroit, plus droit ; les branches du pubis convergent fortement en avant vers la symphyse ; l'angle de l'arcade pubienne est de 75° ; le trou obturateur est ovalaire.

3° *Mesures du bassin*. — *Diamètre du bassin*. — Ces mesures n'ayant d'utilité qu'au point de vue de l'accouchement seront données d'après des bassins de femme. Voici le tableau des différents diamètres du détroit supérieur, du détroit inférieur et de l'excavation (c'est-à-dire d'un plan passant par le milieu de la symphyse et la ligne d'union de la deuxième et de la troisième vertèbre sacrée).

	Diamètre antéro-postérieur.	Diamètre transversal.	Diamètre oblique.
Détroit supérieur.............	0m,11	0m,135	0m,12 (1)
Excavation	0m,13	0m,115	0m,135 (2)
Détroit inférieur.............	0m,11 (0m,13)	0m,11	0m,11 (3)

En résumé, les diamètres de l'excavation sont plus grands en général que ceux des détroits ; on voit aussi que les diamètres prédominants ne sont pas les mêmes pour les diverses régions. Grâce à la mobilité du coccyx, le diamètre antéro-postérieur du détroit inférieur peut, lorsque cet os est repoussé en arrière, être porté de 0m,11 à 0m,13.

La *profondeur* du petit bassin est beaucoup plus grande en arrière, où elle atteint 0m,135, mesure d'une ligne allant du promontoire au milieu de la ligne qui joint les deux ischions ; en avant elle a pour mesure la hauteur de la symphyse pubienne 0m,04 à 0m,045.

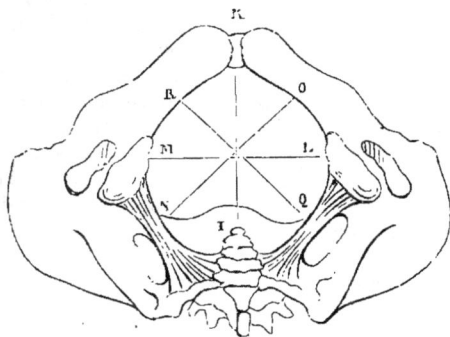

Fig. 50. — *Détroit inférieur du bassin* (*).

L'*axe du bassin* est une ligne également distante des points opposés de ses parois. A cause de la direction à peu près plane de la face antérieure des deux premières vertèbres sacrées, cet axe doit être divisé en deux parties : une supérieure rectiligne faisant dans la station droite avec le plan du détroit supérieur un angle de 90°, et qui prolongée passerait près de l'ombilic, et

(1) Ligne allant de l'articulation sacro-iliaque à l'éminence iléo-pectinée du côté opposé.

(2) Ligne allant du bord supérieur de la grande échancrure sciatique au bord supérieur de la gouttière obturatrice du côté opposé.

(3) Ligne allant du milieu du grand ligament sacro-sciatique à la réunion des deux branches inférieures du pubis et de l'ischion.

(*) I K, Diamètre antéro-postérieur. — M L. Diamètre transverse. — N O, Q R, Diamètres obliques.

une partie inférieure courbe concentrique à la courbure des trois dernières vertèbres sacrées et du coccyx.

Inclinaison du bassin. — On appelle inclinaison du bassin l'angle que le plan du détroit supérieur ou une ligne allant du promontoire à la partie supérieure de la symphyse fait avec l'horizon. Cet angle est d'environ 60° chez la femme dans la station droite ordinaire; il est un peu plus faible chez l'homme; il varie du reste chez le même individu avec le degré d'écartement et avec la rotation des fémurs. L'angle que fait avec l'horizon le détroit inférieur ou une ligne allant de la pointe du coccyx au bord inférieur de la symphyse est plus variable; il a environ 10°.

Mécanisme du bassin. — Comme il n'y a à peu près aucune mobilité des pièces du bassin les unes sur les autres, en exceptant le coccyx, les articulations pubiennes et sacro-iliaques ne servent guère qu'à augmenter l'élasticité de l'ensemble et à décomposer les chocs auxquels cet ensemble est soumis. Cependant dans certains cas, et spécialement dans la grossesse, ces articulations et surtout la symphyse du pubis peuvent acquérir une certaine mobilité.

Le bassin constitue une voûte appuyée sur deux piliers, qui sont dans la station debout les fémurs, dans la station assise les ischions, voûte dont les os iliaques forment les parties latérales et le sacrum la clef de voûte; mais le sacrum, au lieu de représenter, comme dans les clefs de voûte ordinaires, un coin à base supérieure, représente à cause de l'inclinaison du bassin un coin à base inférieure que le poids du corps tend à enfoncer vers le bassin (voy. la Fig. 51); aussi est-il rattaché aux os iliaques par des ligaments très-puissants, ligaments sacro-iliaques postérieurs, situés en arrière de son point de contact avec les os iliaques. Ces os iliaques représentent donc une sorte de levier articulé avec le sacrum. La pression exercée de haut en bas sur le sacrum fait que cet os tend à s'enfoncer dans le bassin, et tire en dedans par l'entremise des ligaments sacro-iliaques postérieurs la partie supérieure du levier iliaque ou la partie rétro-sacrée; par suite la partie cotyloïdienne du levier tend à se porter en dehors et à s'écarter de celle du côté opposé; mais la symphyse du pubis, par sa tension, maintient solidement unies les branches des pubis et s'oppose à leur écartement. Les ligaments de cette symphyse sont donc soumis à une distension continue et jouent le rôle d'une corde qui maintient rapprochées les deux extrémités d'un arc.

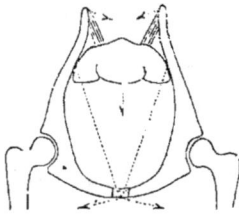

Fig. 51.
Mécanisme du bassin (*).

ARTICLE II. — ARTICULATION COXO-FÉMORALE.

C'est une *énarthrose*.

Surfaces articulaires. — Elles sont constituées d'une part par la cavité cotyloïde de l'os iliaque, de l'autre par la tête du fémur.

1° *Cavité cotyloïde.* — Elle appartient à une sphère de 0ᵐ,022 à 0ᵐ,023 de rayon; elle est limitée par un rebord onduleux, *sourcil cotyloïdien*, dont les dépressions correspondent à la réunion des trois pièces primitives de l'os iliaque; ce rebord est fortement échancré à sa partie inférieure, *échancrure cotyloïdienne*. Toute la cavité n'est pas articulaire; la partie articulaire, en-

(*) Les flèches indiquent les directions dans lesquelles sont tirées les diverses parties du bassin.

croûtée d'un cartilage de $0^m,002$ d'épaisseur, a la forme d'un fer à cheval à concavité inférieure, dont l'extrémité antérieure est aiguë, la postérieure arrondie ; le reste de la cavité, *arrière-fond de la cavité cotyloïde*, est déprimé et compris entre la concavité du fer à cheval et l'échancrure cotyloïdienne en bas, et occupée à l'état frais par de la graisse, des replis synoviaux et le ligament rond. La cavité cotyloïde ne forme pas tout à fait une demi-sphère, car les coupes menées par ses différents diamètres ne mesurent jamais plus de 180°, et la plupart mesurent moins ; mais elle est complétée et agrandie par un bourrelet fibreux, grâce auquel elle constitue plus d'une demi-sphère.

Le *bourrelet cotyloïdien*, analogue du bourrelet glénoïdien, est un bourrelet prismatique haut de $0^m,008$ en moyenne, dont la base, large de $0^m,004$, s'applique sur le sourcil cotyloïdien qu'il contribue à aplanir, et dont la face interne se continue avec la face interne de la cavité articulaire ; il ne s'interrompt pas au niveau de l'échancrure cotyloïdienne, mais passe comme un pont au-dessus d'elle, *ligament transverse de l'acétabulum*, et la convertit en un trou donnant passage à une branche de l'artère obturatrice ; il est formé par du tissu fibreux et recouvert à sa face interne par une mince couche de cartilage.

2° *Tête du fémur*. — Elle appartient à une sphère du même rayon que la cavité ; mais sa surface articulaire est plus étendue et elle représente plus d'une demi-sphère. Elle est revêtue d'un cartilage de $0^m,003$ à $0^m,004$ d'épaisseur vers le milieu et qui manque au niveau de la dépression du ligament rond.

Synoviale. — Du côté de l'os iliaque elle s'attache au sourcil cotyloïdien en dehors de la base du bourrelet, ou bien à la face externe du bourrelet, de façon que ce dernier se trouve compris dans la cavité articulaire. Du côté du fémur elle s'attache en avant à la base du col à la ligne intertrochantérienne, en arrière à la réunion du tiers externe et des deux tiers internes de sa face postérieure ; cependant elle ne cesse pas là, mais elle tapisse le col du fémur en adhérant à son périoste et ne cesse en réalité qu'au bord de la tête du fémur, là où commence le cartilage. Il en résulte que toute la face antérieure du col et son bord supérieur, ainsi qu'une partie de sa face postérieure et de son bord inférieur, sont compris dans la cavité articulaire ou mieux dans l'intérieur de la capsule fibreuse, car ces parties sont en dehors de la cavité de la synoviale.

Ligaments. — On trouve une capsule fibreuse et un ligament interarticulaire ou ligament rond.

1° *Capsule fibreuse*. — Elle constitue un manchon fibreux doublant la synoviale et allant du pourtour de la cavité cotyloïde à la base du col du fémur. On peut y distinguer des faisceaux circulaires et des faisceaux longitudinaux. Les faisceaux circulaires sont surtout accumulés à la partie postérieure et inférieure de la capsule, où ils forment une *zone orbiculaire* (Fig. 48, A, 14) assez forte, embrassant comme un demi-anneau la partie postérieure du col. Une partie de ces fibres circulaires partent de l'épine iliaque antéro-inférieure pour y revenir après avoir contourné le col. Dans les faisceaux

longitudinaux on distingue trois groupes principaux : 1º des fibres antérieures ilio fémorales, qui vont de l'épine iliaque antéro-inférieure à la
ligne intertrochantérienne et constituent un ligament très-fort, épais en
moyenne de près de 0^m,01, *ligament antérieur* ou *de Bertin* (Fig. 48, B, 13) ;
2º des fibres ischio-capsulaires allant de l'ischion se perdre dans la zone
orbiculaire ; 3º des fibres pubo-fémorales moins fortes et de disposition variable. La partie postérieure du col est à peu près libre d'insertions capsulaires.
Ces fibres longitudinales présentent, en outre, une sorte de disposition en
spirale autour du col du fémur, grâce à laquelle leur torsion est augmentée
dans l'extension, diminuée dans la flexion.

Les endroits les plus faibles de la capsule sont la partie inférieure en dedans et en dehors de la zone orbiculaire, ainsi que la partie de cette capsule
qui se trouve en dedans du ligament de Bertin et qui correspond à la bourse
du psoas (Fig. 48, B, 14) ; quelquefois même elle est percée là d'un trou,
par lequel la synoviale articulaire communique avec la bourse séreuse du
psoas. La capsule est du reste renforcée dans ses endroits faibles en avant
par le psoas, en bas par l'obturateur externe.

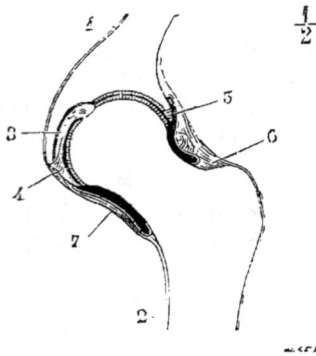

Fig. 52. — *Coupe transversale et verticale
de l'articulation coxo-fémorale* (*).

2º *Ligament rond* (Fig. 52, 3). — Ce ligament a la forme d'un triangle aplati de
dehors en dedans, dont la base correspond
au ligament transverse de l'acétabulum,
la pointe à la dépression de la tête du fémur. Assez variable comme force et comme
disposition, il s'insère en bas aux deux
bords de l'échancrure cotyloïdienne, à la
partie voisine de l'arrière-fond et au ligament transverse. Il est entouré par la synoviale et présente dans son intérieur des
vaisseaux allant se rendre à la tête du fémur. La face interne est en rapport avec
l'arrière-fond de la cavité cotyloïde, auquel il est rattaché par un repli synovial,
sa face externe avec la tête du fémur.

Vaisseaux et nerfs. — Les *artères* viennent des artères circonflexes interne et externe, fessière, ischiatique et obturatrice ; cette dernière fournit un rameau qui
pénètre par l'échancrure cotyloïdienne dans le ligament rond et va gagner la tête
du fémur par les trous de sa dépression centrale. Les *nerfs* sont : en avant, des
filets venant de la branche du nerf obturateur, qui va à l'obturateur externe, et
des branches musculaires du nerf crural ; en arrière, des filets fournis par le nerf
ischiatique et par le nerf sciatique, soit directement, soit par sa branche du carré
crural.

Mécanisme. — Le segment de sphère pleine représenté par la tête du fémur a
plus d'étendue que la cavité cotyloïde osseuse, dont tous les diamètres ont moins
d'une demi-circonférence ; par l'addition du bourrelet cotyloïdien la cavité articulaire constitue plus d'une demi-sphère ; on a ainsi une disposition analogue à
ce qui s'appelle *noix* en mécanique ; mais elle en diffère cependant en ce que le

(*) 1) Os iliaque. — 2) Fémur. — 3) Ligament rond. — 4) Ligament transverse de l'acétabulum. — 5) Bourrelet cotyloïdien. — 6, 7) Capsule fibreuse articulaire.

bourrelet cotyloïdien n'étant pas inflexible, mais élastique, ne pourrait s'opposer à la chute de la tête du fémur et à la séparation des surfaces articulaires si d'autres causes n'intervenaient. Ces causes sont l'adhésion des surfaces, la tonicité des parties molles et enfin la pression atmosphérique. Les expériences suivantes, dues aux frères Weber et devenues classiques, démontrent l'action de la pression atmosphérique : 1° on peut inciser transversalement toutes les parties molles de la cuisse au niveau de l'articulation, y compris la capsule fibreuse, sans que la tête sorte de sa cavité ; 2° quand on fait par l'intérieur du bassin un trou au plancher de la cavité cotyloïde, la tête se détache de la cavité ; quand on replace la tête au contact et qu'on bouche le trou avec le doigt pour empêcher l'accès de l'air, la tête reste accolée à la cavité. Le bourrelet cotyloïdien agit donc comme une sorte de soupape ; il fait ventouse sur la tête du fémur, et empêche dans les divers mouvements de cette dernière la pénétration d'un liquide, ou celle de l'air si l'articulation est ouverte. Cette influence de la pression atmosphérique s'exerce surtout pendant la flexion du membre ; car pendant l'extension la tête, par la tension du ligament antérieur, se met forcément en contact intime avec la cavité ; il ne peut y avoir extension du fémur sans qu'il y ait en même temps accolement exact des deux surfaces.

L'étendue des mouvements du fémur est augmentée par ce fait que la tête appartient à un plus grand segment de sphère que la cavité, et présente une surface articulaire plus étendue, il y a donc une certaine excursion de mouvement possible avant que le col vienne affleurer le bourrelet cotyloïdien. Du reste, l'arrêt dû à cet affleurement n'est pas brusque à cause de l'élasticité du bourrelet.

Les mouvements du fémur, se passant entre des surfaces à peu près exactement sphériques, peuvent se faire autour d'une infinité d'axes de rotation ; cependant sur le vivant ils se font suivant trois directions principales et autour de trois axes de rotation perpendiculaires l'un à l'autre.

1° *Flexion et extension.* — Elles ont lieu autour d'un axe transversal passant par les centres des têtes des deux fémurs. Leur excursion est de 135° ou d'un angle droit et demi ; la flexion est limitée par la rencontre des faces antérieures de la cuisse et du tronc ; l'extension par le ligament antérieur. Dans l'extension complète, tous les autres mouvements, sauf la flexion, sont impossibles ; ce qui assure la stabilité du tronc dans la station.

2° *Rotation en dehors et en dedans.* — Elle se fait autour d'un axe vertical dirigé suivant la longueur de la cuisse ; son excursion est d'un angle droit. Elle est limitée par la résistance de la capsule et surtout du ligament de Bertin.

3° *Adduction et abduction.* — Ces mouvements se passent autour d'un axe antéro-postérieur perpendiculaire au précédent et ont aussi une excursion de 90° ; l'abduction est limitée par la rencontre du rebord cotyloïdien et du col ; l'adduction par la tension du ligament rond ; toutes deux comme la rotation, soit en dedans soit en dehors, par la tension du ligament de Bertin ; il en résulte que ces quatre mouvements sont incompatibles avec l'extension forcée et ne peuvent se faire qu'avec la flexion, qui relâche le ligament antérieur. C'est dans l'abduction que la tête du fémur présente le plus de points de sa surface en dehors de la cavité.

Le rôle du ligament rond est interprété différemment par les auteurs ; les uns, se basant sur son absence constatée dans quelques cas, sur son peu de résistance dans quelques autres, le regardent comme un simple repli destiné à supporter des vaisseaux (Henle) ; les autres, à cause de la tension incontestable qu'il présente dans l'adduction, lui donnent pour rôle principal de limiter ce mouvement. Il est tendu en outre dans la rotation en dehors, la cuisse étant fléchie ; ainsi, par exemple, il maintient le genou élevé lorsqu'on place le bord externe du pied sur le genou du côté opposé.

Muscles moteurs de l'articulation. — 1° *Flexion* : psoas et iliaque, couturier, droit antérieur, pectiné, faisceaux antérieurs du moyen fessier.

2° *Extension* : grand fessier, faisceaux postérieurs du moyen fessier.

3° *Rotation en dehors* : grand fessier, faisceaux postérieurs du moyen et du petit fessier, pyramidal, obturateur interne et jumeaux, carré crural, obturateur externe, adducteur, psoas et iliaque.

4° *Rotation en dedans* : faisceaux antérieurs du moyen et du petit fessier.

5° *Adduction* : adducteurs, droit interne, pectiné.

6° *Abduction* : grand, moyen et petit fessiers, pyramidal.

ARTICLE III. — ARTICULATION DU GENOU.

Cette articulation, très-complexe anatomiquement, présente : 1° des surfaces articulaires complétées par des ménisques, ligaments semi-lunaires; 2° des ligaments interarticulaires ou ligaments croisés; 3° une synoviale; 4° des ligaments périphériques.

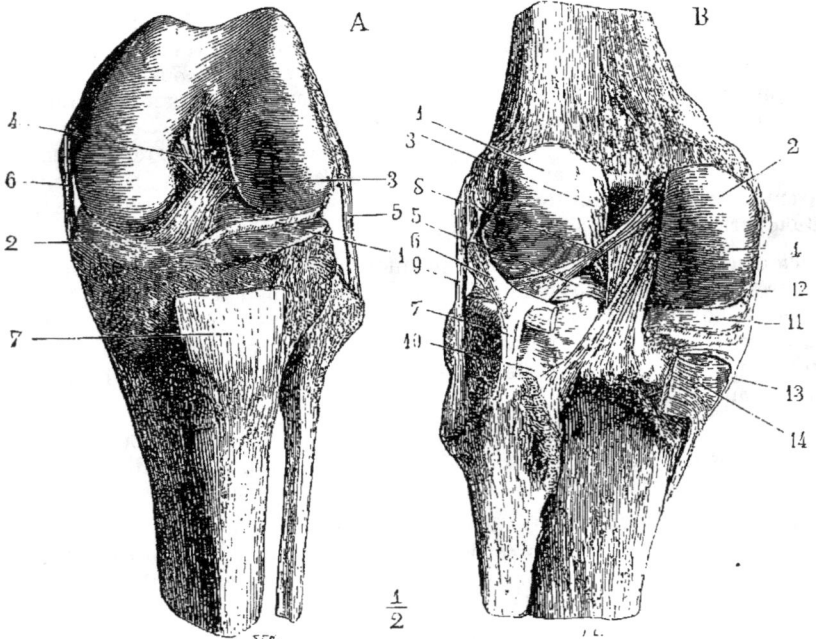

Fig. 53. — *Ligaments du genou* (*).

Surfaces articulaires. — Elles appartiennent au fémur, au tibia et à la ro-

(*) A. *Face antérieure.* — 1) Ligament semi-lunaire externe. — 2) Ligament semi-lunaire interne. — 3) Ligament croisé antérieur. — 4) Ligament croisé postérieur. — 5) Ligament latéral externe. — 6) Ligament latéral interne. — 7) Tendon rotulien.
B. *Face postérieure.* — 1) Condyle externe. — 2) Condyle interne. — 3) Insertion supérieure du ligament croisé antérieur. — 4) Ligament croisé postérieur. — 5) Ligament semi-lunaire externe. — 6, Tendon du muscle poplité. — 7) Ligament le rattachant au péroné. — 8) Faisceau de renforcement du ligament semi-lunaire externe. — 9) Ligament latéral externe. — 10 Capsule de l'articulation péronéo-tibiale. — 11) Ligament semi-lunaire interne. — 12) Ligament latéral interne. — 13 Son prolongement au-dessus du tendon du demi-membraneux.

tule et sont encroûtées d'une couche de cartilage épaisse de 0^m,003 à 0^m,004.

1° *Fémur*. — La surface appartenant au fémur est divisée en trois portions : une médiane ou rotulienne, deux latérales ou condyliennes. La *surface rotulienne, trochlée fémorale*, présente en son milieu une rainure verticale ; ses parties latérales sont convexes, l'externe plus que l'interne, qui est
aussi moins large et moins longue. Les *surfaces condyliennes* convexes sont
séparées de la surface rotulienne par deux gouttières obliques, dont la plus
marquée appartient au condyle externe et qui ne sont autre chose que des
empreintes indiquant l'endroit où s'arrêtent les bords antérieurs des ligaments semi-lunaires à la fin de l'extension. Le rayon de courbure des condyles augmente d'arrière en avant, surtout pour le condyle interne ; en outre,
l'externe est plus bombé transversalement et en définitive se rapproche plus
de la forme sphérique.

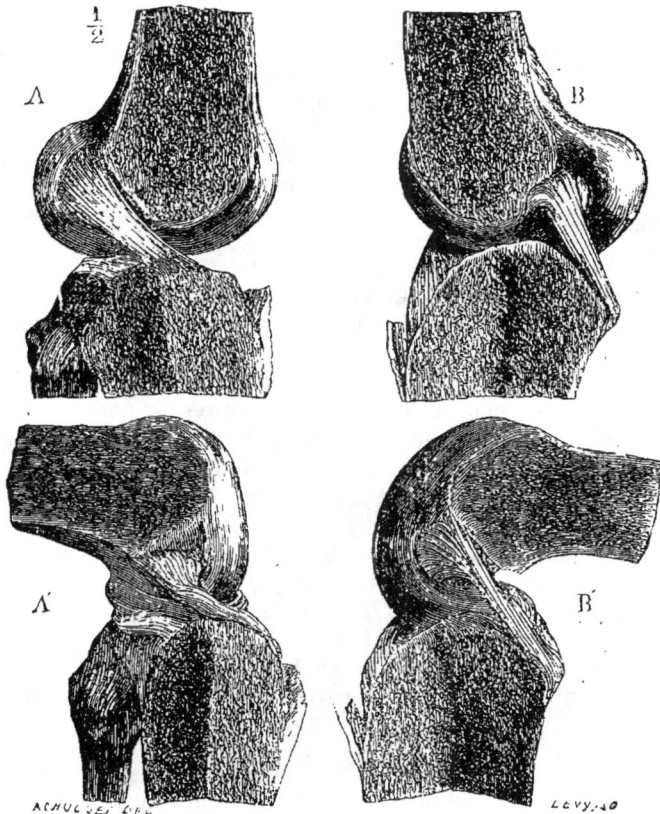

Fig. 51. — *Ligaments croisés* (*).

2° *Rotule*. — La surface de la rotule, très-faiblement concave de haut en bas, est fortement convexe transversalement. La partie interne de cette face est étroite et abrupte.

3° *Tibia.* — La partie supérieure du tibia représente une sorte de plateau horizontal divisé par l'épine du tibia et les échancrures attenantes en deux surfaces articulaires presque planes ou cavités glénoïdes du tibia, sur lesquelles les condyles du fémur reposent comme des roues sur le sol, c'est-à-dire par quelques-uns de leurs points seulement.

4° *Ménisques* ou *ligaments semi-lunaires* (Fig. 53, A, 1, 2). — La concordance des surfaces est complétée par deux ménisques fibreux en forme de croissant, l'un interne, l'autre externe. Chacun d'eux présente deux pointes s'attachant, pour l'externe en avant et en arrière de l'épine du tibia, pour l'interne en avant et en arrière des insertions du précédent ; les insertions antérieures des deux ligaments semi-lunaires sont séparées par l'attache inférieure du ligament croisé antérieur ; leur bord convexe, épais de 0^m,005 en moyenne, correspond à la périphérie des cavités glénoïdes du tibia ; leur bord central concave, dentelé, tranchant, excessivement mince, vient affleurer l'endroit où le fémur est en contact avec le tibia ; leurs deux faces encroûtées de cartilage se moulent, la supérieure sur le fémur, l'inférieure sur le tibia. L'externe, à cause de ses insertions près de l'épine du tibia, est presque circulaire ; l'interne a la forme d'un croissant. Ils sont reliés en avant par une bande fibreuse, qui réunit leurs bords convexes, *ligament jugal.*

Ligaments croisés. — Ce sont deux ligaments très-forts, se croisant dans le sens antéro-postérieur et dans le sens transversal, remplissant en partie l'échancrure intercondylienne et allant du tibia aux faces intérieures des deux condyles.

L'*antérieur* (Fig. 53, A, 3 et Fig. 54, A, A′) s'attache en bas entre les insertions antérieures des deux ligaments semi-lunaires, se porte en haut et en dehors et va s'insérer au condyle externe près de sa facette articulaire, à la partie postérieure de l'échancrure intercondylienne, suivant une ligne verticale dans l'extension (Fig. 54, A), horizontale dans la flexion (A′).

Le *postérieur* (Fig. 53, B, 4 et Fig. 54, B, B′), très-fort, large, épais, s'attache en bas à une échancrure située à la partie postérieure du tibia entre les deux condyles, derrière l'insertion postérieure du ligament semi-lunaire interne ; de là il se porte en haut et en avant presque verticalement et va s'attacher au condyle interne à la partie antérieure de l'échancrure intercondylienne, en s'élargissant en éventail. De sa partie postérieure se détache un faisceau fibreux allant à la partie postérieure du ligament semi-lunaire externe (Fig. 53, B, 8) [1].

Synoviale. D'une étendue en rapport avec l'étendue des surfaces osseuses, elle s'insère à la limite du cartilage d'encroûtement des facettes articulaires ; en passant du fémur sur le tibia, au niveau des ligaments semi-lunaires, elle adhère au bord convexe de ces ligaments et sa couche épithéliale se prolonge

___

[1] Avec les initiales des adjectifs indiquant la position des insertions inférieures et supérieures de ces ligaments au tibia et aux condyles, on a composé un mot qui peut servir à les retenir : A, E, P, I, antérieure externe ; postérieur interne.

même un peu sur leurs surfaces supérieure et inférieure, en se continuant avec le cartilage qui les revêt; au niveau des ligaments croisés elle tapisse toute la partie antérieure et latérale de ces ligaments, qu'elle réunit dans une gaîne commune, ne laissant libre que leur partie postérieure.

Les deux ligaments croisés, ainsi réunis par ce repli de la synoviale, forment une cloison incomplète s'avançant dans l'intérieur de l'articulation et la divisant en deux chambres, l'une interne, l'autre externe, contenant chacune un des condyles et communiquant en avant. Chacune de ces chambres est à son tour divisée par les ligaments semi-lunaires en deux chambres secondaires: l'une supérieure, l'autre inférieure, communiquant par l'ouverture centrale de ces ligaments.

En avant la synoviale, au lieu de se porter directement du fémur au bord supérieur de la rotule, forme un cul-de-sac plus ou moins profond au-dessus de cet os, en avant du fémur et derrière le tendon du triceps. Au-dessous de la rotule la synoviale se porte en bas et en arrière vers le tibia et se trouve refoulée par un peloton adipeux très-volumineux, formant coussinet entre la rotule et le tibia; de ce peloton part un repli fibreux, enveloppé par une gaîne de la synoviale, repli qui se porte en arrière et va se fixer à la partie supérieure et antérieure de l'échancrure intercondylienne; c'est le *ligament adipeux*.

La synoviale présente plusieurs prolongements :

1° Un cul-de-sac sus-rotulien derrière le triceps, remontant ordinairement à 0^m,05 au-dessus du bord supérieur de la rotule, par suite d'une communication qui se fait entre lui et la bourse séreuse, primitivement distincte, située derrière le tendon de ce muscle. Il reste habituellement un pli demi-circulaire, trace de l'ouverture de communication de cette bourse avec la séreuse articulaire. Très-souvent, chez les enfants, la bourse du triceps est distincte de la synoviale du genou.

2° Un prolongement, *bourse séreuse poplitée*, situé au-dessous du tendon du poplité et dont l'ouverture de communication présente une disposition très-variable.

3° Un prolongement embrassant le tendon du demi-membraneux, distinct de la synoviale articulaire dans les premiers temps de la vie et qui chez l'adulte en reste distinct dans la moitié des cas.

Ligaments périphériques. — Ils se divisent en antérieurs, postérieurs et latéraux.

1° *Ligaments antérieurs.* — Superficiellement on trouve des fibres appartenant à l'aponévrose fémorale et séparées de la peau au niveau de la rotule par la *bourse séreuse prérotulienne sous-cutanée*. Au-dessous est le *ligament rotulien :* ce ligament, long de 0^m,045, large de 0^m,025, épais de 0^m,004 à 0^m,005, s'étend de la partie inférieure de la rotule à la tubérosité antérieure du tibia ; entre sa face profonde et la partie supérieure lisse de cette tubérosité antérieure est une bourse séreuse, *bourse sous-rotulienne*, ne communiquant jamais avec l'articulation. Des faisceaux minces aplatis, *ligaments latéraux de la rotule*, partant des bords latéraux de la rotule et allant s'attacher au condyle, maintiennent la rotule en situation.

2° *Ligaments postérieurs*. — La partie postérieure de l'appareil ligamenteux articulaire, par ses ouvertures nombreuses pour le passage de vaisseaux, par les pelotons graisseux mêlés à ses fibres, par ses adhérences avec les tendons des muscles sus-jacents et la disposition entre-croisée de ses faisceaux, présente une disposition très-irrégulière. Le principal faisceau fibreux provient de l'épanouissement du tendon du demi-membraneux, et se porte obliquement de bas en haut et de dedans en dehors, pour se perdre dans la demi-capsule qui revêt le condyle externe, *ligament poplité oblique ;* un autre faisceau épais, résistant, se rend du tendon du poplité à la tête du péroné (Fig. 53, B, 7).

3° *Ligament latéral externe* (Fig. 53, A 5 ; B, 9). — C'est un cordon nettement séparé de la capsule par de la graisse et qui va de la saillie de la tubérosité externe du fémur à la tête du péroné, où son insertion est embrassée par celle du tendon du biceps.

4° *Ligament latéral interne* (Fig. 53, A, 6 ; B, 12). — Aplati, en éventail, plus large que l'interne, mal limité en arrière, il s'attache en haut à la tubérosité interne du fémur, en bas à la partie postérieure et supérieure de la face interne du tibia, en recouvrant le tendon antérieur du demi-membraneux ; ses fibres profondes sont soudées à la périphérie du ligament semi-lunaire interne. Il est à peu près aussi tendu dans la flexion que dans l'extension, contrairement au ligament latéral externe, qui, très-tendu dans l'extension, est très-relâché dans la flexion.

Vaisseaux et nerfs. — Les *artères* viennent de la grande anastomotique, des branches articulaires de la poplitée et de la récurrente tibiale antérieure, et forment autour de l'articulation un réseau artériel remarquable. — *Nerfs*. L'articulation reçoit en avant des filets provenant du nerf saphène interne, des nerfs musculaires du triceps et des filets du nerf sciatique poplité externe, accompagnant l'artère articulaire supérieure et externe ; en arrière des rameaux des nerfs poplités interne et externe, dont l'un pénètre avec l'artère articulaire moyenne ; en dedans une branche du nerf poplité interne pénétrant avec l'articulaire inférieure ; en dehors un filet du nerf tibial antérieur accompagnant l'artère récurrente tibiale.

Mécanisme. — L'articulation du genou se compose en réalité de trois articulations distinctes, dont l'action combinée produit les mouvements de totalité de l'articulation : 1° celle des condyles du fémur avec les ligaments semi-lunaires ou articulation supérieure ; 2° celle des ligaments semi-lunaires avec le tibia ou articulation inférieure ; 3° enfin l'articulation supplémentaire de la rotule avec le fémur. Les deux premières sont des articulations *conjuguées*, et peuvent se subdiviser à leur tour chacune en deux articulations secondaires : l'une interne, l'autre externe, appartenant pour les deux articulations supérieures à la classe des *condyles*, pour les deux articulations inférieures difficilement réductibles à une classe définie ; l'articulation rotulienne est une *trochlée*. L'ensemble qui en résulte constitue une *charnière*, mais une charnière très-imparfaite ; car elle permet, comme mouvements de totalité, non-seulement la flexion et l'extension, mais encore la rotation.

1° *Flexion et extension*. — Ces mouvements, qui se passent principalement dans l'articulation supérieure (celle des condyles et des ligaments semi-lunaires), se font autour d'un axe horizontal traversant les condyles au niveau de l'insertion des ligaments latéraux. Dans l'extension le tibia et les ligaments semi-lunaires glissent d'arrière en avant sur les condyles du fémur ; c'est l'inverse dans la flexion. Mais à cause de la divergence et de la forme des deux condyles le mouvement serait très restreint si la surface tibio-semi-lunaire ne subissait pas au fur et à mesure de son glissement une modification de forme, qui lui permît de s'adapter exactement à la forme de la nouvelle portion du condyle fémoral avec laquelle elle se trouve à chaque instant en contact. En effet, en cherchant isolément l'axe de rotation pour le mouvement de chacun des ligaments semi-lunaires sur le condyle correspondant, on voit que les axes des condyles de droite et de gauche ne coïncident pas, mais passent pour chacun d'eux par les insertions du ligament croisé et du ligament latéral, et que par suite ces axes se croisent dans l'échancrure intercondylienne, en formant un angle obtus ouvert en haut. Il en résulte que le mouvement total autour de l'axe oblique de chaque condyle peut être décomposé en deux mouvements secondaires : 1° un mouvement pur de flexion et d'extension autour d'un axe transversal (première composante), identique pour les articulations interne et externe ; 2° un mouvement en sens contraire des deux ligaments semi-lunaires autour d'un axe vertical (deuxième composante), et grâce auquel ces ligaments se rapprochent en avant dans l'extension, en arrière dans la flexion.

L'*extension* est arrêtée, dès que le tibia et le fémur forment une ligne droite, par la tension des ligaments croisés et du ligament latéral externe et par le contact du bord antérieur des ligaments semi-lunaires avec le sillon de séparation de la surface rotulienne et des surfaces condyliennes du fémur. Le ligament semi-lunaire externe atteint sa limite d'extension avant le ménisque interne, et, pendant que ce dernier termine son mouvement, l'externe subit un mouvement de rotation, grâce auquel la pointe du pied se porte un peu en dehors à la fin de l'extension complète. L'extension ne permet pas d'autre mouvement que la flexion, ce qui assure la solidité du membre inférieur dans la station et dans la marche. Dans la *flexion* tous les ligaments sont relâchés ; elle peut être portée jusqu'à la rencontre de la jambe et de la cuisse. L'excursion entre la flexion et l'extension est de 160° environ.

2° *Rotation*. — Elle se passe principalement dans les articulations du côté externe, à cause de la mobilité plus grande du ménisque externe, du relâchement plus marqué du ligament latéral externe pendant la flexion, et enfin de la forme plus régulièrement sphérique du condyle du même côté. Cette rotation, par laquelle la pointe du pied se porte en dehors ou en dedans, a lieu autour d'un axe vertical passant par la partie interne de l'épine du tibia. Impossible dans l'extension absolue, presque nulle dans la flexion complète, elle est surtout facile dans les positions intermédiaires. Dans la rotation en dedans le croisement des ligaments croisés est encore augmenté, ce qui limite très-vite ce mouvement ; ils sont décroisés, au contraire, dans la rotation en dehors, qui est arrêtée par la résistance des ligaments latéraux. L'excursion de la rotation varie suivant le degré de flexion du tibia sur le fémur ; elle est de 20° environ pour un angle de flexion de 150°, de 30° pour un angle de flexion de 90° ; de 40° pour un angle de flexion de 60°.

La *rotule*, qui constitue à la fois un organe de protection pour la partie antérieure de l'articulation et une poulie de renvoi pour le tendon de l'extenseur de la jambe, est fixée solidement au tibia par le ligament rotulien ; aussi présente-t-elle des rapports différents dans les divers mouvements de l'articulation. Dans l'extension son bord supérieur atteint et dépasse même le bord supérieur, et sa partie interne le bord interne de la trochlée fémorale ; dans cette position, si elle n'est pas fixée par la contraction de l'extenseur, elle présente une très-grande mobilité transversale, à cause de la concordance imparfaite des surfaces articulaires. Dans la flexion à angle droit du tibia sur le fémur, il y a correspondance parfaite et contact intime des surfaces articulaires rotulienne et fémorale. A mesure que la flexion augmente, la rotule se place en avant de la fosse intercondylienne et se porte vers le bord externe du fémur, et dans la flexion extrême sa moitié inférieure répond à la partie supérieure du tibia.

Muscles moteurs de l'articulation. — 1° *Flexion :* biceps, demi-tendineux, demi-membraneux, couturier, droit interne, jumeaux, poplité.

2° *Extension :* triceps, tenseur du fascia lata.

3° *Rotation en dedans :* demi-tendineux, demi-membraneux, couturier, droit interne, tenseur du fascia lata (très-faiblement), poplité.

4° *Rotation en dehors :* biceps.

ARTICLE IV. — ARTICULATIONS PÉRONÉO-TIBIALES.

Le péroné s'articule avec le tibia par ses deux extrémités. Entre les deux os existe, comme à l'avant-bras, un espace, *espace interosseux,* dont le maximum de largeur est de 0^m,024. Cet espace est fermé par la *membrane interosseuse* mince, surtout en haut, à fibres obliques en bas et en dehors et présentant à la partie supérieure un orifice pour le passage des vaisseaux tibiaux antérieurs. Elle s'insère, en dedans, au bord externe du tibia, en dehors, à la crête interosseuse de la face interne du péroné, et, dans son tiers inférieur, au bord antérieur du même os.

Articulation péronéo-tibiale supérieure. — Elle présente des facettes articulaires à peu près planes, d'une inclinaison se rapprochant de l'horizontale, et une synoviale renforcée par une capsule fibreuse. Cette synoviale communique exceptionnellement avec celle du genou, principalement chez les vieillards, par l'intermédiaire de la bourse séreuse poplitée.

Articulation péronéo-tibiale inférieure. — Il n'y a pour cette articulation ni surfaces articulaires encroûtées de cartilage, ni synoviale propre. Les deux os sont réunis par deux ligaments péronéo-tibiaux inférieurs, l'un antérieur, fort, l'autre postérieur, qui complètent la mortaise tibio-péronière, et par un ligament interosseux très-résistant. Dans l'espace intercepté par les surfaces osseuses et par ces ligaments, pénètre un prolongement de la synoviale tibio-tarsienne.

Nerfs. — L'articulation péronéo-tibiale supérieure reçoit des filets nerveux en arrière de la branche du nerf poplité interne qui va au muscle poplité, en avant de la branche tibiale antérieure qui fournit aussi au côté externe du genou.

ARTICLE V. — ARTICULATIONS DU PIED.

§ I. — Articulation tibio-tarsienne.

C'est une *charnière* formée par l'astragale, d'une part, par la mortaise tibio-péronière de l'autre.

Surfaces articulaires. 1° *Astragale.* — Elle présente : 1° une surface supérieure convexe d'arrière en avant, légèrement concave transversalement ; sur une coupe antéro-postérieure on voit qu'elle forme environ le quart d'un cercle de 0^m,02 de rayon ; elle est plus étroite en arrière qu'en avant (il y a une différence d'un sixième), ce qui est dû à l'obliquité de son bord externe, son bord interne restant à peu près parallèle à l'axe longitudinal du pied ; 2° deux faces latérales réunies chacune à la face supérieure par un bord courbe mousse et se continuant avec elle sans interruption de revêtement cartilagineux ; la face interne fait un angle obtus avec la face supérieure, à laquelle elle est unie par un bord mousse très-épais ; la face externe verticale s'y réunit à angle droit par un bord tranchant, tronqué vers son tiers postérieur ; elle est triangulaire, terminée en bas par une pointe saillante, et plus étendue que l'interne, qui est falciforme.

$$\frac{2}{3}$$

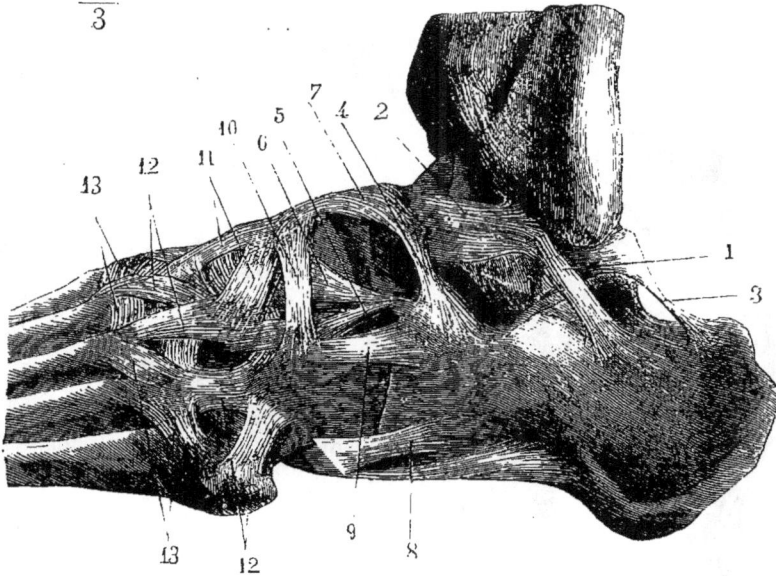

Fig. 55. — *Ligaments de la face externe et du dos du pied* (*).

2° *Mortaise tibio-péronière.* — Moulée en partie sur la poulie astragalienne, et comme elle plus large en avant qu'en arrière, elle présente seulement une moins grande étendue d'avant en arrière (dans le rapport de 2 à 3), de façon qu'il reste toujours une portion de surface astragalienne non couverte par la mortaise. Sa largeur est en outre susceptible de varier, grâce à la mobilité légère du péroné sur le tibia. Cette mortaise est complétée par les ligaments péronéo-tibiaux inférieurs, antérieur et postérieur. Ces surfaces articulaires, ainsi que celle de l'astragale, ont un revêtement cartilagineux de 0m,001 à 0m,002 d'épaisseur.

Synoviale. — Insérée au pourtour des surfaces articulaires, elle se pro-

(*) 1) Ligament péronéo-calcanéen. — 2) Ligament péronéo-astragalien antérieur. — 3) Ligament astragalo-calcanéen postérieur. — 4) Ligament calcanéo-astragalien interosseux. — 5) Branche externe. — 6) Branche interne du ligament en V. — 7) Ligament astragalo-scaphoïdien supérieur. — 8) Ligament calcanéo-cuboïdien externe. — 9) Ligament calcanéo-cuboïdien supérieur. — 10) Ligament scaphoïdo-cuboïdien. — 11) Ligaments allant du scaphoïde aux cunéiformes. — 12) Ligaments tarso-métatarsiens. — 13) Ligaments métatarsiens.

longe un peu en avant sur la partie supérieure du col de l'astragale, qui est compris partiellement dans la cavité articulaire ; en haut elle se glisse entre le tibia, le péroné et les ligaments péronéo-tibiaux inférieurs, et forme là un cul-de-sac qui remonte jusqu'à une hauteur de 0^m,01. Forte et tendue sur les parties latérales, elle est mince et lâche en avant et en arrière et en rapport dans ces deux sens avec de forts paquets adipeux.

Ligaments. — Il n'y a de véritables ligaments qu'en dedans et en dehors ; en avant et en arrière ils sont réduits à de minces fibres obliques entre lesquelles la synoviale fait hernie.

1° *Ligament latéral interne ou deltoïdien.* — Très-fort, épais, triangulaire, il s'attache au sommet et aux deux bords de la malléole interne, et, de là, rayonne en éventail et va s'insérer à la partie dorsale du scaphoïde, à la petite apophyse du calcanéum, et à la partie postérieure de l'astragale ; ses fibres profondes vont à toute la face interne de ce dernier os.

2° *Ligaments latéraux externes.* — Ils sont au nombre de trois : 1° un ligament *péronéo-astragalien antérieur* (Fig. 55, 2), très-court, qui va du bord antérieur de la malléole externe à l'astragale, en avant de la facette articulaire ; 2° un ligament *péronéo-calcanéen* (Fig. 55, 1), oblique en bas et en arrière, allant du sommet de la malléole à la face externe du calcanéum ; et enfin, 3° un ligament *péronéo-astragalien postérieur* (Fig. 56, 3), transversal, qui naît dans la fossette postérieure et interne de la malléole, et va en dedans se fixer à deux saillies limitant la gouttière du long fléchisseur du pouce.

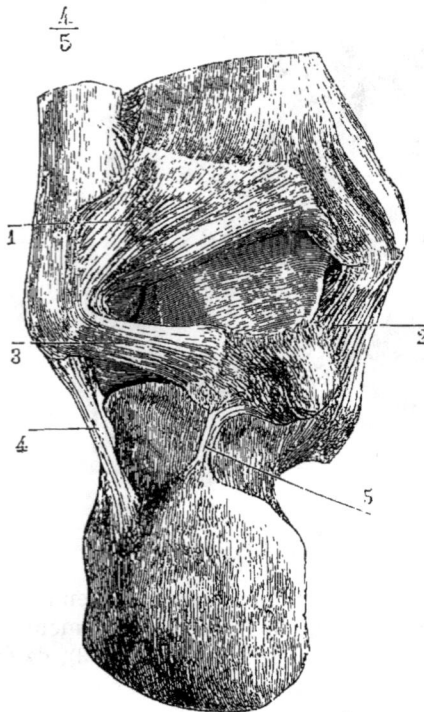

Fig. 56. — *Ligaments postérieurs du pied* (*).

§ II. — Articulations du tarse.

Préparation. — Mêmes observations que pour les articulations du carpe. Pour la face plantaire, ouvrir la gaîne du long péronier latéral pour arriver sur les ligaments profonds. Pour bien voir la cavité de réception de la tête de l'astragale et comment elle est complétée par les ligaments, détacher cette tête du corps de l'os et l'extraire de sa cavité. Une préparation

---

(1) 1) Ligament péronéo-tibial postérieur. — 2) Ligament latéral interne de l'articulation tibio-tarsienne. — 3) Ligament péronéo-astragalien postérieur. — 4) Ligament péronéo-calcanéen. — 5) Ligament astragalo-calcanéen.

qui donne une bonne idée des interlignes articulaires du pied consiste à faire sécher un pied débarrassé grossièrement de ses parties molles, à l'exception des ligaments, puis à ouvrir ses articulations par la face dorsale.

Ces articulations peuvent, au point de vue anatomique, être divisées en quatre, d'après le nombre des synoviales ; au point de vue physiologique, elles sont au nombre de trois : 1° articulation sous-astragalienne ; 2° articulation calcanéo-cuboïdienne ; 3° articulation du scaphoïde avec les cunéiformes et le cuboïde.

1° Articulation sous-astragalienne.

C'est dans cette articulation que se passent les mouvements d'adduction et d'abduction du pied. Elle se subdivise en deux articulations secondaires ayant chacune leur synoviale distincte : l'une postérieure, celle du corps de l'astragale avec le calcanéum ; l'autre antérieure, celle de la tête de l'astragale avec le calcanéum et le scaphoïde. Ces deux articulations sont séparées par un ligament très-fort, remplissant le sinus du tarse et formé de faisceaux fibreux obliques allant de la gouttière de l'astragale à la gouttière correspondante du calcanéum, *ligament calcanéo-astragalien interosseux* (Fig. 55, 4) ; il constitue un puissant moyen d'union entre les deux os.

A. ARTICULATION SOUS-ASTRAGALIENNE POSTÉRIEURE.

Les *surfaces articulaires*, parfaitement concordantes, convexes du côté du calcanéum, concaves du côté de l'astragale, représentent un segment de sphère, dont le grand axe est à peu près transversal.

La *synoviale* se prolonge vers la partie externe du sinus du tarse, où elle est presque en contact avec la synoviale tibio-tarsienne ; elle forme un cul-de-sac à sa partie postérieure.

Deux *ligaments* renforcent cette articulation, l'un postérieur oblique (Fig. 55, 3), allant de la saillie externe de la gouttière du long fléchisseur du pouce à la partie postérieure du calcanéum ; l'autre interne, presque horizontal, allant de la saillie interne de cette gouttière à la petite apophyse du calcanéum.

B. ARTICULATION SOUS-ASTRAGALIENNE ANTÉRIEURE (ASTRAGALO-CALCANÉO-SCAPHOÏDIENNE).

Surfaces articulaires. — La tête de l'astragale, fortement convexe de haut en bas, un peu moins convexe transversalement dans le sens de son plus grand diamètre, est logée dans une cavité de réception en partie osseuse, en partie ligamenteuse. Cette cavité est formée en arrière par la facette antérieure concave du calcanéum, en avant par la concavité du scaphoïde, et complétée en dedans par un ligament fibro-cartilagineux, ligament *calcanéo-scaphoïdien inférieur* (Fig. 57, 8, 10), qui remplit l'espace triangulaire ouvert en dedans formant lacune entre les deux os, en dehors par un ligament étendu du calcanéum, entre sa facette astragalienne antérieure et sa facette cuboïdienne, à la partie externe du scaphoïde, *branche interne du ligament en* V (Fig. 55, 6). Pour bien voir cette cavité de réception, il faut enlever la tête de l'astragale.

Synoviale. — Elle ne présente rien de particulier ; elle tapisse les ligaments qui complètent la cavité articulaire.

Ligaments. — Outre les ligaments calcanéo-scaphoïdiens inférieurs et la branche interne du ligament en V déjà décrite à propos de la cavité de réception, on ne trouve guère qu'un ligament *astragalo-scaphoïdien dorsal*

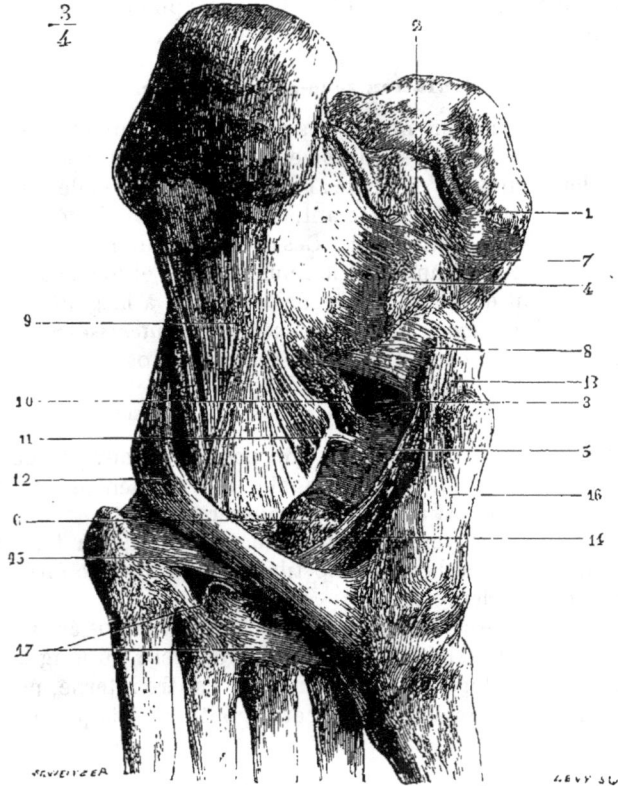

Fig. 57. — *Ligaments de la face plantaire du pied* (*).

(Fig. 55, 7), mince, aplati, allant du col de l'astragale au dos du scaphoïde.

2° Articulation-calcanéo-cuboïdienne.

C'est une articulation *en selle.*

Surfaces articulaires. — Le calcanéum est convexe de dehors en dedans, concave de haut en bas ; le cuboïde a des courbures inverses.

(*) 1) Malléole interne. — 2) Astragale. — 3) Tête de l'astragale. — 4) Petite apophyse du calcanéum. — 5) Scaphoïde. — 6) Troisième cunéiforme. — 7) Ligament latéral interne tibio-tarsien. — 8) Ligament calcanéo-scaphoïdien inférieur. — 9) Grand ligament calcanéo-cuboïdien plantaire. — 10) Ligament calcanéo-scaphoïdien profond. — 11) Ligament cuboïdo-scaphoïdien. — 12) Tendon du long péronier latéral. — 13) Tendon du jambier postérieur. — 14) Son expansion aux métatarsiens et au troisième cunéiforme. — 15) Ligament allant du cinquième métatarsien au troisième cunéiforme. — 16) Ligament allant du scaphoïde au premier cunéiforme. — 17) Ligaments intermétatarsiens plantaires.

Synoviale. — Elle n'offre rien de spécial.

Ligaments. — Ils sont au nombre de trois : 1° un supérieur, *ligament calcanéo-cuboïdien dorsal* (Fig. 55, 9), aplati; 2° un interne, *branche externe du ligament en V* (Fig. 55, 5), qui va du calcanéum à la partie supérieure et interne du cuboïde et forme, avec un ligament allant du même point du calcanéum au scaphoïde, un V ouvert en avant, *ligament en V*, appelé aussi à tort *ligament en Y*; 3° un inférieur, extrêmement fort, *grand ligament plantaire* (Fig. 57, 9), composé de deux couches, une superficielle, allant des tubérosités du calcanéum à la crête du cuboïde et au troisième cunéiforme, dépassant même cette crête en passant sous le tendon du long péronier latéral pour se terminer à la base des quatre derniers métatarsiens; une profonde, allant de la face intérieure du calcanéum à la crête du cuboïde et à la partie de l'os située en arrière de cette crête.

3° Articulation scaphoïdo-cuboïdo-cunéenne.

Surfaces articulaires. — Les trois cunéiformes et le cuboïde s'articulent entre eux par des facettes latérales planes, et le scaphoïde s'articule par trois facettes triangulaires, à peu près planes, avec les trois cunéiformes, et présente quelquefois une quatrième facette en contact avec une facette correspondante du cuboïde.

Synoviale. — Il y a habituellement une seule capsule synoviale pour ces articulations.

Ligaments. — Les trois cunéiformes et le cuboïde sont réunis entre eux par trois sortes de ligaments allant d'un os à l'os voisin, les ligaments dorsaux, plantaires et interosseux, qui maintiennent leurs surfaces étroitement accolées. En outre, chacun de ces quatre os est uni au scaphoïde par un ligament dorsal et un ligament plantaire ; on trouve de plus un ligament interosseux oblique, allant du scaphoïde au cuboïde.

§ III. — Articulations tarso-métatarsiennes.

Surfaces articulaires. — L'interligne articulaire est convexe en avant et interrompu par l'enclavement dans la mortaise des trois cunéiformes du deuxième métatarsien, qui dépasse en arrière le premier métatarsien de $0^m,009$, et le troisième de $0^m,004$. Cet interligne, à peu près transversal au niveau du premier métatarsien, devient ensuite très-oblique en dehors et en arrière, de façon que l'extrémité externe de l'interligne se trouve à $0^m,03$ en arrière de son extrémité interne.

Synoviale. — Il y en a ordinairement trois pour cette articulation : 1° une entre le premier métatarsien et le premier cunéiforme ; 2° une entre les deuxième et troisième métatarsiens, et les deuxième et troisième cunéiformes ; 3° une enfin pour le cuboïde et les deux derniers métatarsiens. La deuxième communique ordinairement avec la synoviale de l'articulation scaphoïdo-cuboïdo-cunéenne par les interstices articulaires existant entre le deuxième et les deux autres cunéiformes (voy. Fig. 58).

Ligaments. — Les bases des métatarsiens sont d'abord reliées entre elles par des fibres transversales fortes, formant des ligaments dorsaux, plantaires et interosseux; ces deux derniers manquent entre le premier métatarsien et le deuxième. En outre, chacun d'eux est relié aux os du tarse par des ligaments, qui, pour chaque métacarpien, présentent les dispositions suivantes : pour le premier, c'est une véritable capsule fibreuse renforcée surtout en bas par un très-fort ligament plantaire. Le deuxième métatarsien a trois ligaments dorsaux, le rattachant à chacun des cunéiformes, deux ligaments plantaires l'unissant au deuxième et au troisième cunéiforme, et un ligament *interosseux*, venant du premier cunéiforme, et qui est la clef de l'articulation. Ceux qui rattachent le troisième au troisième cunéiforme n'offrent rien de particulier, sauf un ligament interosseux, qui sera décrit plus loin. Le quatrième et le cinquième présentent des ligaments dorsaux et des ligaments plantaires, parmi lesquels on distingue surtout des fibres transversales (Fig. 57, 15), allant du troisième cunéiforme à l'apophyse du cinquième métatarsien et couvertes en partie par le tendon du long péronier latéral.

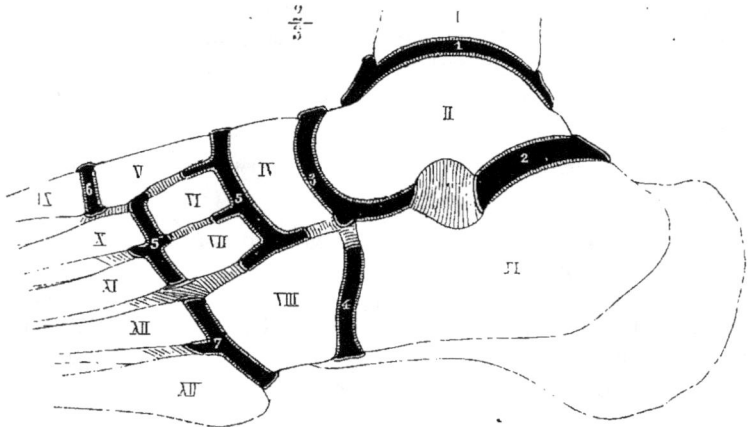

Fig. 58. — *Synoviales du tarse* (*).

Cette articulation est pourvue de deux ligaments *interosseux* très-forts: l'un, *interne*, déjà décrit, va du premier cunéiforme au deuxième métatarsien; l'autre, *externe*, se compose de deux faisceaux croisés, venant, l'un, de la partie supérieure et externe du troisième cunéiforme, l'autre, de la partie inférieure et interne du cuboïde, et se portant à la facette latérale externe du troisième métatarsien et quelquefois au quatrième. Ces ligaments interosseux empêchent les communications des trois synoviales de cette articulation.

(*) 1. Tibia. — 11. Astragale. — 111. Calcanéum. — 1V. Scaphoïde. — V. Premier, VI. Deuxième, VII. Troisième cunéiformes. — VIII. Cuboïde. — IX. Premier, X. Deuxième, XI. Troisième, XII. Quatrième, XIII. Cinquième métatarsiens.
1) Synoviale tibio-tarsienne. — 2) Synoviale sous-astragalienne postérieure. — 3) Synoviale sous-astragalienne antérieure. — 4) Synoviale calcanéo-cuboïdienne. — 5) Synoviale scaphoïdo-cunéenne se prolongeant 5) pour former celle des deuxième et troisième métatarsiens avec les deux derniers cunéiformes.— 6) Synoviales du premier métatarsien et du premier cunéiforme. — 7) Synoviales des deux derniers métatarsiens du cuboïde.

Vaisseaux et nerfs. — Les *artères* des articulations tarsiennes et tarso-métatarsiennes sont fournies en avant par les branches malléolaires de la tibiale antérieure, les branches dorsales du tarse et du métatarse de la pédieuse et la terminaison de la péronière antérieure; en arrière par les branches de la péronière postérieure et de la tibiale postérieure, et à la face plantaire par des rameaux des artères plantaires interne et externe. Les *nerfs* proviennent en avant du nerf tibial antérieur, en arrière du nerf tibial postérieur.

§ IV. — Articulations métatarso-phalangiennes.

Ce sont des articulations *condyliennes*.

Surfaces articulaires. — La *tête* des métatarsiens comprimée latéralement se compose de deux parties ayant des courbures différentes et séparées par un angle mousse; la supérieure, qui empiète sur la face dorsale de l'os plus que pour les métacarpiens, est plus courte et fortement convexe; l'inférieure est plus longue et moins bombée. Cette tête est reçue dans une *cavité de réception* formée de deux parties : une partie supérieure osseuse, c'est la cavité de la première phalange correspondant à la courbure supérieure du condyle; une partie inférieure fibro-cartilagineuse, épaisse de $0^m,002$ et moulée sur la courbure inférieure du condyle, *ligament glénoïdien* ou *capsulaire;* les ligaments capsulaires de tous les métatarsiens sont réunis entre eux du côté plantaire par une bandelette transversale, *ligament transverse du métatarse.*

Synoviale. — Une synoviale lâche existe pour chacune des articulations métatarso-phalangiennes. En outre, entre les faces correspondantes des condyles des métatarsiens voisins se trouvent de petites bourses séreuses communiquant quelquefois avec les synoviales articulaires.

Ligaments. — Ils sont situés sur les parties latérales et au nombre de deux : l'un interne, l'autre externe; ils s'attachent en arrière à des tubercules situés à la partie supérieure des condyles, et de là se portent en bas et en avant sur les côtés de la cavité articulaire de la phalange et du ligament capsulaire. Ils sont tendus dans la flexion, relâchés dans l'extension.

L'articulation *métatarso-phalangienne du gros orteil* présente des caractères spéciaux; la tête du métatarsien, beaucoup plus volumineuse, offre à sa partie inférieure deux gouttières séparées par une crête saillante et logeant deux os sésamoïdes existant dans le ligament capsulaire.

Nerfs. — Ces articulations sont innervées par des filets du nerf plantaire externe.

§ V. — Articulations des phalanges.

Elles sont identiques aux articulations correspondantes des doigts.

Mécanisme du pied. — Le pied représente une voûte surbaissée ayant trois points d'appui : 1° en arrière, les tubérosités du calcanéum; 2° en avant et en dedans, la tête du premier métatarsien avec ses deux sésamoïdes; 3° en avant et en dehors, la tête du cinquième métatarsien. On peut négliger à ce point de vue les orteils, simples appendices mobiles n'ayant à peu près aucun rôle dans la mécanique de la station.

Cette voûte, très-prononcée au côté interne du pied, descend en pente douce vers le bord externe, de façon que l'angle d'inclinaison que font les métatarsiens avec le sol diminue du premier au cinquième dans les proportions suivantes : premier, 40°; deuxième, 35°; troisième, 30°; quatrième, 25°; cinquième, 20°. Les lignes intermédiaires entre ces trois points d'appui constituent ce qu'on peut appeler les *bords* ou les *arcs* de la voûte. Le *bord* ou *arc interne*, le plus long, fortement concave, est formé d'arrière en avant par le calcanéum, l'astragale et le scaphoïde, le premier cunéiforme et le premier métatarsien ; l'*arc externe*, constitué par le calcanéum, le cuboïde et le cinquième métatarsien, est plus bas et son point culminant est à une très-faible distance du sol ; le bord antérieur répond aux têtes des métatarsiens. Deux des points d'appui de la voûte, le calcanéum et la tête du premier métatarsien, sont relativement à peu près immobiles et invariables, ainsi que le bord interne ; au contraire, le troisième point d'appui et les deux autres bords sont très-mobiles et variables. Ainsi, lorsque le pied supportant le poids du corps se pose sur le sol, la tête du cinquième métatarsien cède à la pression et remonte au point que les têtes des métatarsiens et le bord externe du pied, principalement l'apophyse du cinquième métatarsien, se rapprochent du sol et quelquefois même arrivent au contact. Dans ce cas, le pied repose sur le sol, non plus par trois points, mais par une ligne courbe, partant en avant de la tête du premier métatarsien pour aboutir en arrière aux tubérosités du calcanéum, en suivant les têtes des métatarsiens et le bord externe du pied. Le pied dans cette position ne constitue plus une voûte ordinaire, mais bien plutôt une *demi-coupole* à ouverture interne, qu'on peut compléter par le rapprochement des bords internes des deux pieds. Cette mobilité du bord externe et du bord antérieur du pied lui permet de s'adapter plus facilement aux inégalités et à l'inclinaison du sol.

Cette voûte du pied, susceptible du reste de très-grandes variétés individuelles, tantôt fortement prononcée (*pied cambré*), tantôt excessivement surbaissée (*pied plat*), protége efficacement contre la compression les parties molles de la région plantaire. Elle est maintenue par la configuration même des os (forme en coin des cunéiformes, arc-boutant constitué par l'astragale entre le calcanéum et le scaphoïde), par la résistance des ligaments et surtout du grand ligament plantaire, enfin par des muscles et des aponévroses, tibial postérieur, court fléchisseur commun des orteils et aponévrose plantaire dans le sens antéro postérieur, long péronier latéral et abducteur transverse dans le sens transversal].

Mouvements du pied. — Les mouvements du pied, par rapport à la jambe, sont de deux espèces et se répartissent sur deux articulations distinctes : la flexion et l'extension appartiennent à l'articulation tibio-tarsienne, l'adduction et l'abduction à l'articulation sous-astragalienne.

1° *Articulation tibio-tarsienne.* — C'est une *charnière* : l'axe des mouvements presque horizontal traverse l'astragale près de sa face inférieure et sort, en dehors, à la pointe de la facette articulaire externe, en dedans au-dessous du bord inférieur de la facette latérale interne, à un tubercule surmonté de trous vasculaires. Dans la flexion la pointe du pied se relève, elle s'abaisse dans l'extension [1]. Cet axe est à peu près perpendiculaire au bord interne mousse de la poulie astragalienne. La mortaise tibio-péronière ayant moins d'étendue d'avant en arrière que la poulie astragalienne (: : 2 : 3), n'occupe dans la station droite que la partie moyenne de cette dernière. Les surfaces articulaires étant plus larges en avant qu'en arrière, le tibia et le péroné s'écartent l'un de l'autre dans la flexion et se rapprochent au contraire dans l'extension, ce dont on peut s'assurer facilement en

_____

[1] Pour beaucoup d'auteurs allemands c'est l'inverse ; les mots *flexion plantaire* et *flexion dorsale* employés par quelques auteurs seraient peut-être plus convenables.

faisant mouvoir les deux os après les avoir sciés au-dessus de l'interligne articulaire. Ces variations de largeur de la mortaise sont permises par la flexibilité du péroné et la mobilité de l'os dans l'articulation péronéo-tibiale supérieure. Dans l'extension la partie la moins large de l'astragale venant se placer dans la partie la plus large de la mortaise, il peut y avoir alors des mouvements de latéralité autour d'un axe vertical, mouvements impossibles dans la flexion. La flexion et l'extension ont pour limite la rencontre des surfaces osseuses. Leur excursion est d'environ un angle droit.

2° *Articulation sous-astragalienne.* — Le deuxième mouvement du pied, *adduction* et *abduction*, se passe dans l'articulation sous-astragalienne. Dans ce mouvement le calcanéum et le scaphoïde et avec eux le reste du pied se meuvent autour d'un axe oblique, dirigé en haut et en avant et dont les points de sortie seraient à la partie supérieure et antérieure du col de l'astragale d'une part, et de l'autre sur la face externe du calcanéum à l'insertion inférieure du ligament péronéo-calcanéen. Cet axe, susceptible de varier suivant les individus et sur lequel tous les expérimentateurs ne sont pas d'accord, traverse l'astragale, le calcanéum et le ligament interosseux astragalo-calcanéen, qui représente une sorte de point fixe autour duquel se meut le calcanéum. Dans l'*adduction*, la pointe du pied se tourne en dedans vers le plan médian du corps, et la pointe du pied se dévie en dedans en même temps que le bord externe s'abaisse ; dans ce mouvement la tête de l'astragale est à découvert dans sa partie supérieure et externe ; la partie antérieure du calcanéum suit ce mouvement, tandis que la partie de l'os postérieure au ligament interosseux et avec elle le talon se portent en sens inverse. Cette adduction est limitée par la rencontre de la petite apophyse du calcanéum avec la partie interne et postérieure du col de l'astragale. Dans l'*abduction*, les phénomènes inverses se passent jusqu'à ce qu'elle soit arrêtée par la rencontre de l'apophyse externe de l'astragale et la partie supérieure du calcanéum.

Les autres *articulations tarsiennes* (articulations calcanéo-cuboïdienne et scaphoïdo-cuboïdo-cunéenne) prennent une part plus ou moins active à l'adduction et à l'abduction ; en outre, elles y ajoutent des mouvements, grâce auxquels la voûte du pied tend à se creuser dans l'adduction et à s'aplanir dans l'abduction. Sous ces deux rapports l'articulation calcanéo-cuboïdienne a surtout beaucoup d'importance. Dans l'adduction le cuboïde se porte de haut en bas et de dehors en dedans sur la face convexe du calcanéum, comme pour s'enfoncer au-dessous de la tête de l'astragale ; c'est l'inverse dans l'abduction.

Les articulations *tarso-métatarsiennes* sont très-serrées ; il y a immobilité presque absolue du deuxième et du troisième métatarsien ; pour le quatrième et surtout pour le cinquième, il y a une légère mobilité ; il en est de même pour le premier ; quelquefois même on trouve entre lui et le premier cunéiforme une ébauche d'articulation en selle, rappelant de loin celle du trapèze et du premier métacarpien et comme un rudiment des mouvements d'adduction et d'abduction.

Pour les articulations *métatarso-phalangiennes*, l'extension est beaucoup plus étendue que la flexion ; dans cette dernière les ligaments latéraux sont tendus, tandis que dans l'extension ils sont relâchés, ce qui permet alors une inclinaison latérale.

Muscles moteurs du pied. — 1° *Flexion* : tibial antérieur, extenseur propre du gros orteil, extenseur commun des orteils, péronier antérieur.

2° *Extension* : triceps sural, long péronier latéral, court péronier latéral, long fléchisseur commun des orteils, tibial postérieur, fléchisseur propre du gros orteil.

3° *Adduction* : tibial antérieur, tibial postérieur, extenseur propre du gros orteil, triceps sural.

4° *Abduction :* long péronier latéral, court péronier latéral, extenseur commun des orteils et péronier antérieur.

Muscles moteurs des phalanges. — A. *Premières phalanges.* — 1° *Flexion :* interosseux, lombricaux, fléchisseurs des orteils, abducteur du gros orteil, abducteur oblique, abducteur du petit orteil.

2° *Extension :* extenseur commun des orteils, extenseur propre du gros orteil, pédieux.

3° *Adduction par rapport à l'axe du deuxième métatarsien :* interosseux plantaires.

4° *Abduction :* interosseux dorsaux.

B. *Deuxièmes phalanges.* — 1° *Flexion :* court fléchisseur commun, fléchisseur propre du gros orteil.

2° *Extension :* interosseux lombricaux, pédieux, long extenseur commun des orteils, extenseur propre du gros orteil.

C. *Troisièmes phalanges.* — 1° *Flexion :* long fléchisseur commun des orteils.

2ᵉ *Extension :* interosseux, lombricaux, extenseur commun des orteils, pédieux.

Bibliographie. — J. Weitbrecht, *Syndesmologia, sive Historia ligamentorum corporis humani.* Paris, 1742, in-4°, 26 planches. — Langenbeck, *Icones anatomicæ. Osteologia et syndesmologia, tabulæ XVII,* in-fol. Paris, 1839. — G. H. Humphrey, *A treatise on the human skeleton including the joints.* In-8°, 60 planches. London, 1858. — Henke, *Handbuch der Anatomie und Mechanik der Gelenke,* in-8°. Leipzig, 1863. — Luschka, *Die Halbgelenke des menschlichen Kœrpers,* in-4°. Leipzig, 1858.

LIVRE TROISIÈME

MYOLOGIE

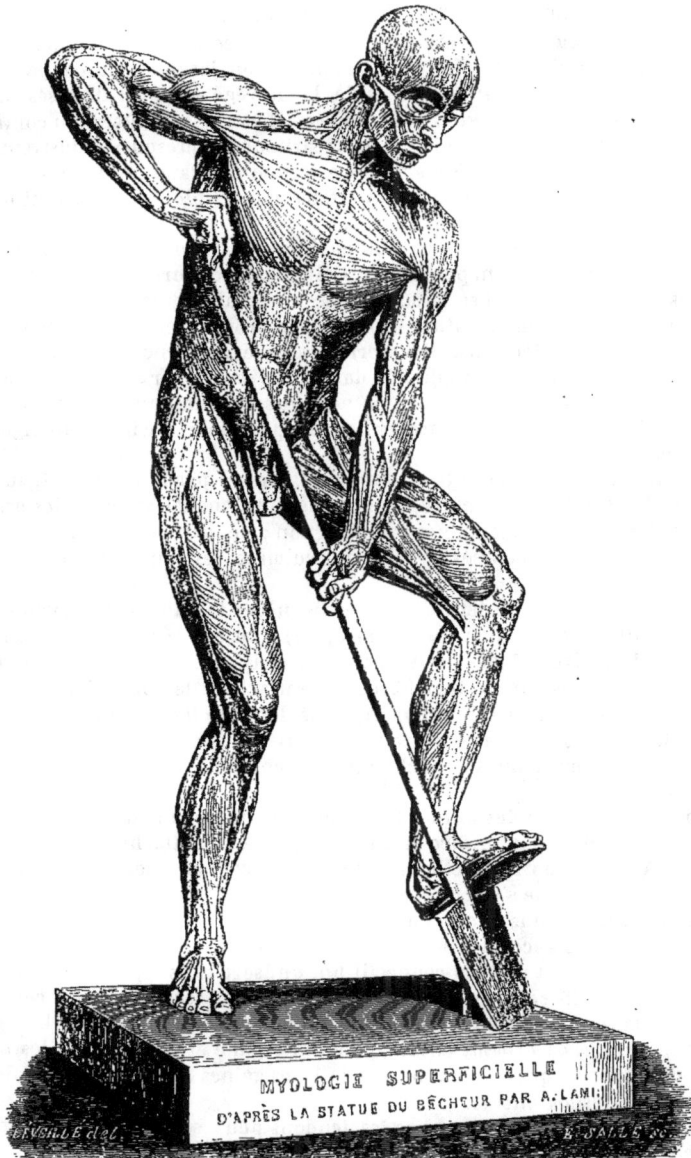

Fig. 59. — *Myologie superficielle.*

PREMIÈRE SECTION

DES MUSCLES EN GÉNÉRAL

Les muscles se divisent en deux grandes classes correspondant aux deux divisions de l'élément musculaire : les muscles striés et les muscles lisses. Les premiers sont soumis, sauf le cœur, à l'influence de la volonté ; la plupart constituent, comme *muscles du squelette*, les organes actifs de la locomotion ; quelques-uns s'étalent sous la peau, qu'ils font glisser sur les parties sous-jacentes (*muscles peauciers*) ; d'autres enfin sont annexés aux organes de la vie végétative ou disposés autour des ouvertures naturelles (*muscles splanchniques*). Les muscles lisses, au contraire, se dérobent à l'influence de la volonté et appartiennent presque exclusivement à la sphère de la vie végétative. Nous ne nous occuperons dans ce livre que du premier groupe, laissant même de côté les muscles splanchniques, qui seront décrits avec les organes auxquels ils sont annexés.

Les muscles sont très-nombreux (400 environ), et, pour s'y reconnaître, il a fallu donner à chacun un nom particulier. Cette nomenclature était très-imparfaite jusqu'à ces derniers temps et se faisait un peu au hasard ; aujourd'hui, grâce surtout à Chaussier, une nomenclature rationnelle a prévalu, et les muscles sont dénommés d'après leurs deux insertions principales (ex. : sterno-hyoïdien) ; cependant cette méthode n'est pas appliquée dans toute sa rigueur ; beaucoup de muscles tirent leur nom de leur fonction (ex. : fléchisseur commun des doigts), et, ce qui est plus fâcheux, l'usage a conservé beaucoup de noms anciens sans signification précise.

Les muscles sont des organes très-complexes, formés par l'union du tissu musculaire avec d'autres tissus. En outre, à ces muscles viennent s'annexer des organes accessoires destinés à perfectionner leur fonction ; ce sont les fascias ou aponévroses de contention, les bourses séreuses musculaires, les gaînes synoviales tendineuses, etc.

Un muscle se compose de deux éléments distincts : 1° une masse charnue, contractile, constituée par du tissu musculaire, *corps* ou *ventre* du muscle dont elle forme la partie active ; 2° des parties passives, résistantes, *tendons* ou *aponévroses d'insertion*, constituées par du tissu fibreux et rattachant le corps charnu aux organes qu'il doit mouvoir. Ordinairement, dans les muscles du squelette, chaque extrémité du ventre musculaire est rattachée aux os par un tendon ; quelquefois cependant une des extrémités s'attache directement à l'os et le muscle n'a qu'un seul tendon.

Ces tendons présentent des formes très-variables, dépendant de la forme même du muscle et de celle de la surface osseuse à laquelle ils s'attachent. Quant à leur structure et à leurs propriétés, elles sont tout à fait comparables à celles des ligaments, et il est inutile de s'y arrêter.

Le corps charnu du muscle est constitué par l'assemblage des fibres musculaires primitives. Ces fibres s'accolent en restant parallèles et forment des faisceaux dits *primitifs* ; entre elles est un tissu connectif fin, qui sert de support aux vaisseaux ; les faisceaux primitifs se groupent ensuite en faisceaux secondaires, et ceux-ci à leur tour en faisceaux tertiaires, dont la réunion constitue le muscle. Une gaîne connective, *perimysium externe*, enveloppe tout l'organe et envoie entre les divers faisceaux des cloisons, qui donnent naissance à des gaines tertiaires, secondaires et primitives, *perimysium interne*.

L'union des fibres musculaires avec les tendons peut se faire de deux façons : ou bien en ligne droite, et la fibre musculaire semble se continuer avec une fibre tendineuse (Fig. 60, A) ; ou bien obliquement, c'est-à-dire que la fibre musculaire s'implante sur le tendon en faisant avec lui un angle aigu (Fig. 60, B, C, D). Quel que soit le cas, il n'y a jamais continuité de la fibre musculaire et de la fibre tendineuse ; mais la première se termine par une extrémité arrondie, recouverte par le sarcolemme, qui forme là un cul-de-sac et s'enfonce dans une dépression correspondante du tendon. Il en est de même quand la fibre musculaire, au lieu de naître par l'intermédiaire d'un tendon, naît directement d'un os ou d'un cartilage ; elle se comporte alors avec le périoste ou le périchondre comme avec la fibre tendineuse.

L'union des tendons avec les os et les cartilages se fait de deux manières : ou bien le tendon se continue avec le périoste de l'os en confondant ses fibres avec lui, ou bien il naît directement de l'os sans l'intermédiaire du périoste, et s'implante par ses fibres dans des dépressions irrégulières de la surface osseuse, avec laquelle il contracte une union intime. Dans ce cas, on trouve ordinairement dans le tendon au voisinage de l'os des cellules de cartilage (ex. : tendon d'Achille). Sur les parties fibreuses (capsules articulaires, sclérotique, etc.), l'union se fait par continuation des fibres du tendon et de celles de la membrane d'insertion.

Vaisseaux. — Les muscles sont très-riches en vaisseaux. Ceux-ci sont fournis par une ou plusieurs artères accompagnées ordinairement chacune par deux veines ; le réseau capillaire qui en résulte est caractéristique ; il est formé par des vaisseaux longitudinaux interposés entre les fibres musculaires primitives, de telle façon que chaque fibre est en rapport au minimum avec deux capillaires sanguins ; ces vaisseaux sont réunis par des branches transversales anastomotiques, de manière que le réseau se compose de mailles rectangulaires très-régulières, dont la longueur ne dépasse jamais 0^m,001 et dont la largeur dépend de l'épaisseur de la fibre musculaire primitive. Aussi plus les fibres primitives d'un muscle sont fines, plus ce muscle reçoit-il de sang. Les capillaires des muscles sont excessivement fins et leur calibre descend souvent au-dessous de celui des globules sanguins. Les tendons et les organes accessoires, tels que les aponévroses, sont, à l'exception des bourses séreuses et surtout des freins des tendons, très-pauvres en vaisseaux. Les lymphatiques n'ont pas encore été démontrés dans les muscles.

Nerfs. — Les nerfs, après avoir pénétré dans un muscle, s'y disposent en plexus terminaux ; ces plexus sont constitués par un réseau de mailles allongées, dont les mailles terminales ont la forme d'anses ; mais ces anses, regardées autrefois comme la véritable terminaison des nerfs dans les muscles, ne sont autre chose que les dernières ramifications anastomotiques, et contiennent ordinairement une à trois fibres nerveuses primitives. Les rameaux qui pénètrent dans les muscles se composent surtout de tubes nerveux larges (90 pour 100) ; une fois arrivés dans l'intérieur du muscle, leur calibre diminue, et dans les plexus terminaux les tubes nerveux sont très-minces, transparents et prennent l'aspect des tubes nerveux sans moelle. Les fibres nerveuses primitives subissent des divisions nombreuses avant d'arriver à la fibre musculaire, et on a calculé sur le muscle peaucier de la grenouille qu'une fibre nerveuse pouvait fournir à vingt fibres musculaires primitives (Reichert). Quant à la terminaison ultime des tubes nerveux et à leur mode de jonction avec l'élément contractile, il résulte des recherches les plus récentes que le tube nerveux terminal arrivé à la fibre musculaire présente un renflement (*plaque terminale* de Rouget) placé probablement à l'intérieur du sarcolemme et en contact immédiat avec la substance contractile. Quant aux parties accessoires des muscles, ce qui a été dit de leurs vaisseaux peut s'appliquer aussi aux nerfs.

Le muscle, envisagé comme organe et au point de vue de l'anatomie descriptive, présente à considérer sa situation, sa forme, son volume, ses insertions, l'agencement de ses fibres et ses anomalies; enfin les muscles s'associent pour constituer des groupes que rapprochent à la fois leurs connexions anatomiques et leurs fonctions.

Situation. — Les muscles peuvent être sous-cutanés ou sous-aponévrotiques ; les premiers, désignés sous le nom de *muscles peauciers*, ont peu d'extension chez l'homme ; on ne les trouve guère qu'à la face, au cou et à la paume de la main ; une au moins de leurs insertions se fait à la face profonde de la peau, qu'ils déplacent sur les parties sous-jacentes ou plissent dans différentes directions. Les muscles *sous-aponévrotiques* sont séparés de la peau par une aponévrose quelquefois très-mince et par le tissu cellulaire sous-cutané; ils peuvent occuper toutes les régions du corps; au tronc, ils complètent les parois des grandes cavités, et sont situés soit à l'extérieur de ces cavités (ex.: grand dentelé), soit à leur intérieur (ex. : diaphragme), soit dans les interstices que laissent entre eux les os qui constituent les parois de ces cavités (ex. : muscles intercostaux). Aux membres, ils forment une masse épaisse, volumineuse, surtout au niveau de la diaphyse, et qui se groupe autour du squelette comme autour d'un axe.

Dans ces différentes régions, les muscles sont rarement réduits à une seule couche ; ils forment habituellement plusieurs couches superposées, de façon qu'on distingue des muscles superficiels et des muscles profonds. Dans ces diverses situations les muscles ont des rapports très-variables; les plus importants sont ceux qu'ils affectent avec les artères; celles-ci, situées dans les interstices musculaires, marchent en général parallèlement à un muscle qui constitue leur muscle *satellite*, et sert dans la ligature de point de repère pour arriver sur l'artère ; quelques muscles sont traversés par des artères, ordinairement au niveau de leurs insertions osseuses (anneau du grand adducteur, arcade du soléaire). Les nerfs peuvent aussi traverser les muscles (ex. : coraco-huméral et nerf musculo-cutané); mais il n'y a pas là ces arcades fibreuses qui existent au niveau du passage des artères ; le nerf traverse simplement le tissu du muscle, sans que celui-ci éprouve à son niveau de modification de structure.

Forme. — Les muscles peuvent, au point de vue de leur forme, être divisés en deux grandes classes : les uns, orbiculaires, décrivent un cercle plus ou moins complet, plus ou moins régulier, et se rencontrent, pour nous limiter aux muscles striés volontaires, autour des ouvertures naturelles (bouche, anus), qu'ils ont pour fonction de rétrécir ou d'oblitérer ; ce sont les *sphincters* ; les autres, allant d'un os à un autre os, déplacent l'os mobile par rapport à l'os fixe, et ont en général des fibres à direction rectiligne ; ils forment les *muscles du squelette*. Entre ces deux classes on peut ranger comme intermédiaires deux groupes secondaires : 1° les *diaphragmes* (diaphragme, mylo-hyoïdien, releveur de l'anus), dont les fibres, curvilignes à l'état de repos, convergent vers un centre ou vers la ligne médiane du corps et s'aplanissent dans la contraction en diminuant la capacité de la cavité à la paroi de laquelle ils concourent ; 2° les muscles *semi-cylindriques* (muscles larges de l'abdomen), qui font aussi partie des parois d'une cavité qu'ils compriment à la façon d'une sangle ; leurs fibres sont en général parallèles et non plus convergentes comme celles des diaphragmes.

On divise les muscles du squelette en muscles longs, muscles courts et muscles larges.

1° Les muscles *longs* sont situés surtout aux membres et dans les parties superficielles ; ils sont pourvus ordinairement de gaines aponévrotiques distinctes et ont une direction parallèle à l'axe du membre, ainsi qu'à la direction des vaisseaux et nerfs principaux dont ils constituent les muscles satellites. Ils sont tantôt aplatis et comme rubanés, tantôt ramassés sur eux-mêmes et fusiformes.

2° Les muscles *courts* se trouvent surtout dans les couches profondes des membres autour des articulations, on les rencontre encore autour du rachis, dont ils meuvent les pièces multiples : leur direction est très-variable, souvent transversale par rapport à l'axe du membre; ils sont en général dépourvus de gaîne aponévrotique propre.

3° Les muscles *larges* font partie des parois des grandes cavités sur lesquelles ils sont étalés sous forme de membranes musculaires minces ; leurs insertions se font par des aponévroses dites *aponévroses d'insertion* ; leurs fibres ont une direction entre-croisée par rapport à celle des fibres des muscles sus et sous-jacents (ex. : muscles de l'abdomen). Les muscles courts et les muscles larges peuvent du reste affecter des formes variables; ils peuvent être triangulaires, carrés, rectangulaires, trapézoïdes, etc.

Deux formes particulières de muscles méritent une mention spéciale ; ce sont les muscles réfléchis et les muscles digastriques. 1° Les muscles *réfléchis*, arrivés à un certain point de leur trajet, changent brusquement de direction, et leur tendon se réfléchit soit dans une gouttière osseuse, soit dans un anneau fibreux, comme dans une poulie, pour aller gagner son lieu d'insertion (ex. : péristaphylin externe, grand oblique de l'œil)..Cette réflexion complète n'existe que pour un petit nombre de muscles; mais au voisinage des articulations beaucoup de muscles éprouvent un certain degré de réflexion qui modifie leur direction primitive ; en effet, les extrémités articulaires des os présentent en général un volume assez considérable et, de plus, des saillies osseuses (*prolongements trochléaires des os*) creusées de gouttières qui forment de véritables poulies de réflexion, et font que le muscle, au lieu de s'insérer parallèlement à l'os mobile, s'y insère, non pas perpendiculairement, mais sous un angle d'incidence assez fort. 2° Les muscles *digastriques* se composent de deux ventres musculaires séparés par un tendon ou une aponévrose intermédiaire ; ils sont souvent réfléchis (ex. : digastrique, omo-hyoïdien).

Volume. — Le volume des muscles est en rapport avec la quantité et la longueur des fibres qui les constituent; il varie à l'infini, et entre le triceps crural et le muscle de l'étrier, par exemple, on trouve tous les degrés intermédiaires. La constitution individuelle, le sexe, l'âge, les professions, les habitudes exercent une influence puissante sur le volume des muscles. Ce volume, étant en rapport avec la quantité de substance contractile, permet de mesurer la force d'un muscle ; mais le poids nous offre un moyen plus commode et plus rigoureux d'apprécier exactement la puissance et l'énergie de contraction d'un muscle. Le poids de la masse musculaire du corps (tendons compris) peut être évalué approximativement à 35 kilogrammes, c'est-à-dire à plus de la moitié du poids total du corps.

Insertions. — Les insertions d'un muscle se font tantôt par des fibres musculaires s'implantant sur le tissu fibreux du périoste, tantôt par des tendons ou des aponévroses ; dans le premier cas elles ne laissent aucune trace sur l'os ; dans le second, on trouve souvent des empreintes plus ou moins rugueuses et d'autant plus marquées que le muscle est plus volumineux et son tendon plus ramassé sur lui-même ; il semble que la substance osseuse compacte s'accumule en plus grande quantité au fur et à mesure de l'effort de traction exercé par le muscle sur un point de l'os. Les formes des tendons d'insertion varient extrêmement, et ces variations sont en rapport d'une part avec la forme même de la surface osseuse d'insertion, de l'autre avec le mode d'union des fibres musculaires et des fibres tendineuses; ils peuvent être aplatis, arrondis, prismatiques, creusés en goutttière, tordus sur leur axe, etc. Tantôt leur longueur est très-faible, comme dans la plupart des muscles courts, tantôt au contraire elle est extrême, comme dans certains muscles longs des membres (ex. : demi-tendineux). Quant aux aponévroses d'insertion, elles ne peuvent se distinguer que par leur plus ou moins d'étendue ou d'épaisseur. Beaucoup de muscles, sans avoir de tendons distincts, s'insèrent cependant par des fibres tendineuses ordinairement assez courtes et mélangées intimement aux fibres musculaires (ex. : intercostaux).

Un certain nombre de muscles s'insèrent à la fois par une de leurs extrémités, quelquefois par les deux, à plusieurs points d'un même os ou à plusieurs os différents ; les muscles longs des membres, par exemple, peuvent avoir deux ou trois tendons distincts, deux ou trois *chefs* (d'où les noms de *biceps*, *triceps*, etc.) ; d'autres fois c'est le tendon même du muscle qui se divise en plusieurs tendons secondaires (ex. : tendons extenseurs des phalanges), ou qui envoie des expansions fibreuses allant se perdre dans une aponévrose (ex. : biceps brachial), dans un autre tendon (ex. : lombricaux, ou dans une capsule articulaire (ex. : demi-membraneux). Les muscles larges, à cause de leur étendue, s'insèrent habituellement à plusieurs os ; lorsque ces os sont, comme au thorax, régulièrement disposés, les insertions se font par des faisceaux ou des digitations régulières donnant au bord adhérent du muscle une apparence dentelée ou festonnée (ex. : grand dentelé). Lorsqu'un muscle s'insère à deux os voisins, il arrive souvent que d'un os à l'autre est tendue une arcade fibreuse à laquelle s'attachent les fibres musculaires (ex. : arcade du soléaire) ; ces arcades peuvent donner passage à des vaisseaux.

Les rapports des muscles et des tendons avec les articulations ont la plus grande importance pratique, et à ce point de vue on peut les diviser en trois classes, suivant les rapports qu'ils ont avec l'articulation : les uns, *intra-articulaires*, comme le tendon du biceps, sont situés à l'intérieur de l'articulation et se trouvent en contact immédiat avec les surfaces articulaires ; les autres, qu'on pourrait appeler *synarticulaires*, sont soudés à la capsule qui entoure l'articulation et représentent de véritables ligaments actifs (ex. : muscles sus-et sous-épineux) ; les derniers enfin, ou *périarticulaires*, n'ont que des rapports de contiguïté avec la capsule fibreuse, dont ils renforcent les points faibles. Ces muscles syn- et périarticulaires servent, non-seulement à renforcer l'articulation, mais encore à empêcher le refoulement de la synoviale et de la capsule dans les mouvements des os et leur invagination entre les surfaces articulaires ; cet effet est surtout sensible pour les articulations qui, comme celle de l'épaule, offrent une très-grande laxité.

Les insertions musculaires et tendineuses se font tantôt presque parallèlement au plan de la surface osseuse d'insertion, tantôt avec une certaine obliquité. Mais il faut distinguer dans le mode d'insertion des tendons sur les os deux faits d'une importance très-différente : 1° la direction du tendon par rapport au plan de la surface osseuse d'insertion ; 2° la direction du tendon par rapport à la direction du levier osseux à mouvoir. Deux exemples feront bien comprendre cette différence : les fibres tendineuses du deltoïde sont à peu près parallèles à la surface osseuse de l'humérus sur laquelle elles s'insèrent, et en même temps leur direction est parallèle à celle de l'axe de l'humérus, et nous verrons qu'il y a là, au point de vue de l'effet utile du muscle, une condition désavantageuse ; le carré pronateur, au contraire, présente des fibres tendineuses parallèles à la surface du radius sur laquelle elles s'enroulent, mais perpendiculaires à l'axe de cet os ; il est admirablement disposé au point de vue physiologique. Les muscles longs des membres sont en général parallèles à la direction des leviers osseux qu'ils doivent mouvoir ; aussi rencontre-t-on presque toujours au voisinage des articulations des saillies qui font l'office de poulies de réflexion, de façon que les tendons puissent s'attacher avec une certaine obliquité par rapport à la surface d'insertion. Du reste, cette inclinaison du tendon sur l'os peut varier aux divers moments de l'action d'un muscle.

Agencement des fibres d'un muscle. — Les fibres d'un muscle peuvent être parallèles entre elles ou bien avoir une direction rayonnée : dans ce dernier cas, ou bien une des insertions est ramassée sur un point rétréci, tandis que l'autre au contraire s'étale sur une grande surface osseuse (ex. : temporal) ; ou bien d'un point central partent des fibres irradiées dans toutes les directions (ex. : diaphragme). Lorsque les fibres sont parallèles, ce qui est le cas le plus commun, elles peuvent se continuer avec les fibres tendineuses (voy. Fig. 60, A) ; mais ceci n'existe guère que pour les muscles larges et minces (muscles larges de l'abdomen, intercostaux), dont les insertions sont linéaires et se font sur une grande étendue. La plupart des autres muscles devant réunir ces deux conditions opposées : grande quantité de fibres musculaires et petite surface d'insertion, nécessitaient des dispositions spéciales. L'agencement qui satisfait à ces deux conditions peut se résumer dans la loi suivante : la fibre musculaire, au lieu de se continuer fibre à fibre avec la fibre tendineuse, se jette sur elle obliquement, de façon qu'une seule fibre tendineuse peut donner insertion à un nombre indéterminé de fibres musculaires. Dans ce cas habituellement les deux extrémités du muscle présentent une disposition inverse (Fig. 60, B, C, D). Ainsi si à une extrémité l'aponévrose d'insertion est à la face superficielle, à l'autre elle sera à la face profonde (Fig. 60, B, C) ; si à une extrémité le tendon forme un cône plein (D), à l'autre il formera un cône creux ; le muscle est dit alors *penniforme*, parce que les fibres se rendent sur le tendon central comme les barbes d'une plume sur leur tige : dans l'exemple B, au contraire, le muscle est dit *semi-penniforme*.

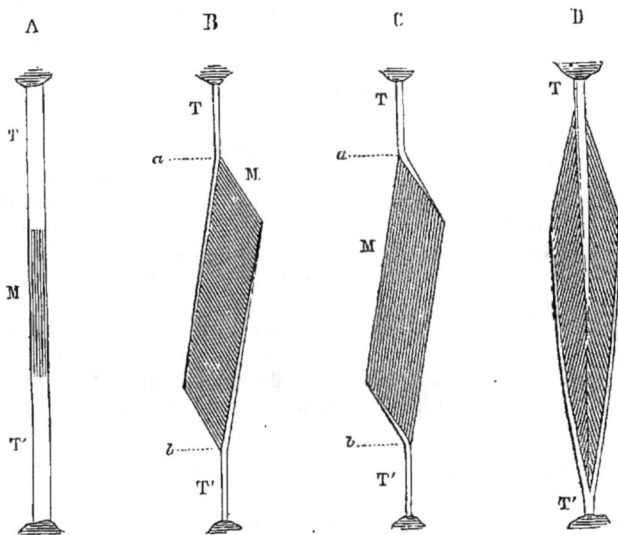

Fig. 60. — *Agencement des fibres d'un muscle* (*).

Cet agencement de fibres nous montre qu'on doit distinguer avec soin la longueur d'un muscle, la longueur de son ventre charnu et la longueur des fibres musculaires. Le premier terme s'applique au muscle en totalité, le tendon compris ; le deuxième au corps charnu du muscle, abstraction faite de son tendon ; le troisième aux faisceaux musculaires qui constituent ce corps charnu ; cette dernière notion est la plus importante, car elle nous indique seule le degré de raccourcissement dont le muscle est susceptible et par suite l'étendue possible du mouve-

(*) M. Corps charnu du muscle. — T T'. Tendon. — a b) Longueur du corps charnu musculaire. — A, B, C, D. Divers modes d'agencement des fibres musculaires.

ment qu'il est destiné à effectuer. C'est là une notion qu'on ne doit jamais perdre
de vue, et on se tromperait étrangement si on voulait apprécier le degré de raccourcissement d'un muscle d'après la longueur de son corps charnu. Ainsi, dans
les deux muscles B et C (Fig. 60), les corps charnus ont la même longueur *ab* ; mais
les fibres musculaires de C ont une longueur trois fois plus grande que celles
de B, et par suite son raccourcissement sera trois fois plus considérable ; en revanche, son énergie sera trois fois plus faible, B ayant trois fois plus de fibres charnues
et pouvant soulever un poids triple. On peut comparer à ce point de vue le soléaire
et le couturier.

Les fibres d'un seul et même muscle n'ont pas toutes nécessairement la même
longueur ; ceci est surtout sensible pour les muscles larges et plats ; ces différences de longueur tiennent du reste à la position même des os auxquels elles s'insèrent et aux mouvements dont ces os sont susceptibles.

Anomalies. — Les anomalies sont très-fréquentes dans le système musculaire,
sans que cependant on ait pu encore fixer les lois qui les régissent. On peut les
classer en trois groupes : anomalies par défaut, anomalies par excès et variétés
simples.

1° *Anomalies par défaut.* — Un muscle peut manquer complétement ; ce cas se
présente rarement, sauf pour quelques muscles à fonction inférieure (ex. : palmaire grêle) ; au lieu d'un muscle on voit plus souvent manquer un simple fais
ceau musculaire. Dans ce cas il arrive souvent qu'un muscle voisin, par une sorte
de balancement, présente un développement plus considérable d'un de ses faisceaux ou même qu'un faisceau surnuméraire vienne remplacer le muscle ou le
faisceau absent. Quelquefois un simple cordon fibreux représente l'organe qui
manque.

2° *Anomalies par excès.* — Il peut y avoir augmentation du nombre de faisceaux
d'un muscle, soit que les faisceaux nouveaux aient la même disposition que les
faisceaux normaux, soit qu'ils aient une disposition et des insertions spéciales.
D'autres fois les muscles sont doubles et au lieu d'un seul muscle on en a deux,
tantôt parfaitement identiques l'un à l'autre, tantôt présentant chacun des différences de volume, de situation ou d'origine. Enfin, on peut rencontrer de véritables muscles *surnuméraires*, sans analogue à l'état normal dans le corps humain,
mais dont on a pu souvent retrouver les analogues dans le système musculaire de
la série animale ; ces muscles surnuméraires ont été bien étudiés dans ces derniers
temps et on en a décrit un assez grand nombre ; ils paraissent, du reste, se rattacher chacun à un type dont ils ne s'écartent pas beaucoup plus que les muscles
normaux.

3° *Variétés.* — Les variétés musculaires proprement dites peuvent porter sur la
structure du muscle et son origine. 1° Dans les variétés de structure, la plus cu-
rieuse est celle où le muscle se dédouble en deux faisceaux ou en deux couches, et
il y a là une sorte d'état intermédiaire qui conduit, si les faisceaux résultant de la
division sont assez volumineux, aux muscles doubles mentionnés ci-dessus. D'autres fois il y a un simple déplacement de parties ; le ventre charnu du muscle, au
lieu de se trouver à sa place habituelle, se sera déplacé, se sera reporté, par
exemple, d'une extrémité à l'autre ; ailleurs ce sera le tendon ou l'intersection
fibreuse d'un muscle digastrique qui manquera, ou, au contraire, il pourra
s'en former sur un muscle qui en est privé habituellement ; les variétés les
plus rares portent sur les changements de longueur du ventre charnu, et surtout
des fibres musculaires. 2° Les anomalies d'origine sont très-fréquentes ; elles affectent tantôt tout le muscle, tantôt un seul ou plusieurs de ses faisceaux, et ne paraissent être soumises à aucune règle ; souvent le muscle prend ou jette au pas-

sage un faisceau à un organe voisin (os, cartilage, aponévrose, tendon), quelquefois
même à un organe éloigné ; d'autres fois c'est à un muscle voisin, et souvent l'é-
change est complet et chacun des deux muscles s'envoie réciproquement un
faisceau.

Les muscles sont en général groupés en grandes masses, contenues souvent
dans une loge aponévrotique distincte ; ces muscles, outre leurs connexions anatomiques, ont des affinités physiologiques intimes ; c'est ainsi qu'on a les groupes
des adducteurs, des fléchisseurs, des extenseurs, etc. Les muscles qui composent ces
groupes ont souvent des insertions communes, de sorte qu'il est quelquefois difficile de décider si on a affaire à un seul muscle à plusieurs chefs ou à un groupe de
muscles à insertion commune ; la question a, du reste, peu d'importance au point
de vue pratique.

Organes accessoires. — Ils comprennent les aponévroses, les bourses séreuses musculaires, les gaînes synoviales tendineuses et les os sésamoïdes.

Les *aponévroses de contentions* ou *fascias* forment des gaînes enveloppant toute la
masse musculaire d'un membre ou d'une région ; de la face profonde de ces gaînes
partent des cloisons dites *intermusculaires*, qui se rendent aux bords et aux saillies
des os, et divisent la grande gaîne en loges secondaires, où sont placés les différents
groupes de muscles ; d'autres cloisons forment des loges distinctes pour des muscles
isolés, principalement pour les muscles superficiels ; ces gaînes musculaires, en se
rapprochant des articulations, se continuent avec les gaînes tendineuses et les bords
des coulisses osseuses qui contiennent les tendons. Ces aponévroses naissent des
saillies osseuses par des fibres denses entre-croisées ordinairement à angle droit et
nattées d'une façon très-serrée, qui leur donne une très-grande résistance ; outre
ces fibres propres, elles reçoivent des expansions fibreuses des tendons voisins, et
les muscles qui leur fournissent ces expansions peuvent, par leur intermédiaire,
les tirer dans certains sens ; aussi ont-ils reçu le nom de muscles *tenseurs des aponévroses* ; quelques-uns (ex. : palmaire grêle, tenseur du fascia lata) se terminent
même en entier dans une aponévrose. Leur épaisseur est très-variable, suivant la
région qu'elles occupent dans certains points, principalement au voisinage des articulations, elles sont renforcées par des bandelettes destinées à brider les tendons
des muscles qui se réfléchissent sur leur face profonde comme sur une poulie ;
ceci se voit surtout au cou-de-pied et au poignet, où, par les mouvements angulaires du pied et de la main, les tendons subissent un véritable changement de
direction. Cette épaisseur devient énorme dans certaines parties et surtout dans les
régions où existent des masses musculaires puissantes (cuisses, lombes, etc.). Ces
aponévroses exercent sur les muscles contenus dans leur gaîne une compression
permanente, qui doit rendre leur contraction plus énergique ; aussi, à l'incision
d'une aponévrose chez un sujet jeune et vigoureux, voit-on les fibres musculaires
faire hernie entre les lèvres de la boutonnière aponévrotique.

Les rapports des aponévroses avec les muscles sous-jacents varient : tantôt l'aponévrose est sans adhérence aucune avec le muscle qu'elle recouvre ; un tissu cellulaire fin, lamelleux l'en sépare, et elle s'en détache aisément ; d'autres fois elle
sert en même temps d'aponévrose d'insertion et donne attache aux fibres musculaires ; d'autres fois enfin, de sa face profonde se détachent une multitude de prolongements pénétrant dans le muscle et le divisant en faisceaux distincts (ex. :
grand fessier, deltoïde).

Bourses séreuses musculaires et gaînes synoviales tendineuses. — Aux endroits où des
muscles ou des tendons frottent contre des surfaces dures, on trouve en général
des membranes séreuses facilitant le glissement. Ces séreuses sont de deux espèces :
1° les unes, *bourses séreuses musculaires*, improprement appelées *bourses muqueuses*,

représentent des sacs clos, dont une moitié correspond au muscle, et l'autre à la surface sur laquelle il glisse ; elles ont en général une forme orbiculaire qui se démontre par l'insufflation ou l'injection, mais qui, du reste, est susceptible de varier par les prolongements qu'elles envoient dans les interstices musculaires, ou par la configuration même des parties ; 2° les autres, *gaines synoviales tendineuses*, se rencontrent dans les coulisses fibreuses ou ostéo-fibreuses des tendons et surtout au voisinage des articulations ; dans ce cas la séreuse a la forme d'un manchon dont la surface concave intérieure correspond au tendon, et la surface extérieure convexe à la paroi de la coulisse tendineuse ; ordinairement le tendon, au lieu d'être libre dans toute son étendue, est rattaché à la paroi de la coulisse par des replis séreux, minces, vasculaires ou *freins des tendons* (*vincula tendinum*). Ces bourses séreuses musculaires et tendineuses ont la structure normale des séreuses (épithélium parvimenteux simple et couche fibreuse sous-épithéliale), mais trèssouvent, à la suite des pressions et des frottements, l'épithélium tombe par places ; dans ce cas il peut arriver, et cela se rencontre dans les gaines synoviales tendineuses, que de la substance cartilagineuse se développe, soit sur le tendon, soit sur les parois de la coulisse qu'il traverse, dans les endroits où les pressions sont très-fortes.

Les bourses séreuses musculaires et tendineuses, quand elles se trouvent au voisinage des articulations, peuvent, par suite des frottements et des pressions, finir par communiquer avec la synoviale articulaire dont elles paraissent être des prolongements ; ceci explique comment ces prolongements ou culs-de-sac des synoviales articulaires présentent de si grandes variétés individuelles ; en général, ils se rencontrent plus fréquemment chez les vieillards et chez les hommes livrés aux travaux du corps, tandis que chez les enfants on trouve souvent ces bourses séreuses parfaitement distinctes de la synoviale articulaire.

Les *os sésamoïdes* ([1]) sont de petits osselets n'appartenant pas au squelette régulier et développés dans l'épaisseur des tendons. Ceux-ci présentent souvent, surtout dans les endroits exposés à de fortes pressions, des noyaux cartilagineux (ex. : tendon du long péronier latéral) ; ces noyaux cartilagineux peuvent s'ossifier et constituer alors les os sésamoïdes. Ces os se rencontrent dans certains tendons d'une façon régulière, comme aux tendons des muscles courts du pouce et du gros orteil. Tantôt ils sont enveloppés de tous côtés par la substance fibreuse du tendon, tantôt, au contraire, une de leurs faces reste libre et s'articule avec un os voisin. Ils ont la structure des os.

Composition chimique. — La fibre musculaire primitive se compose de deux parties principales : la substance contractile et le sarcolemme. Le sarcolemme ressemble chimiquement au tissu élastique. Quant à la substance contractile, elle est formée essentiellement de *syntonine* ou *fibrine musculaire* associée à une matière colorante rouge de nature spéciale, qui se rapproche de l'hématine. Le suc musculaire, qu'on obtient par expression, contient les produits de décomposition du muscle : créatine, créatinine, acide inosique, acide lactique ; la chair musculaire contient en outre des sels. Quant aux autres produits qu'on trouve dans le muscle, albumine, graisse, substance collagène, etc., ils proviennent des tissus accessoires intimement mêlés aux fibres musculaires et dont on ne peut les isoler par l'analyse, tissu connectif, graisse, sang, vaisseaux, etc. La chair musculaire contient 25 p. 100 de matières solides et 15 p. 100 de syntonine.

Propriétés physiques. — La *couleur* des muscles est d'un rouge plus ou moins foncé ; pâles chez les enfants et chez les individus anémiques, ils sont rouges chez

---

([1]) On a comparé leur forme à celle d'une graine de sésame.

les adultes et les individus vigoureux. Cette teinte est due à la matière colorante spéciale comparable, mais non identique avec l'hématine ; cette matière rougit au contact de l'oxygène ; aussi les muscles d'un cadavre, laissés quelque temps à découvert, prennent-ils une couleur rutilante.

La *ténacité* du muscle est assez considérable, moins pourtant que celle des tendons ; un plantaire grêle peut supporter, sans se rompre, un poids de 40 kilogrammes.

L'*élasticité* du muscle est plus faible que celle du caoutchouc, mais aussi cette élasticité est parfaite ; en d'autres termes, il se laisse distendre par de très-faibles tractions, mais reprend ensuite exactement sa forme primitive. A l'état de repos le muscle est cependant toujours dans un certain état de tension [1] ; aussi voit-on, en coupant un muscle par le milieu, les deux fragments s'écarter l'un de l'autre. Le muscle à l'état de contraction a une force élastique un peu plus faible que celle du muscle inactif, c'est-à-dire qu'il est plus facilement extensible. Cette faiblesse d'élasticité des muscles fait qu'ils n'opposent presque pas de résistance aux muscles antagonistes et qu'après la cessation d'action des antagonistes ils reprennent leur première forme sans mouvements violents et désordonnés.

Propriétés vitales. — La *nutrition* et la *sensibilité* musculaires ne concernant que très-indirectement le mécanisme même de la contraction musculaire, n'ont pas à nous occuper ici.

Contractilité musculaire. — La contractilité est cette propriété que possède la fibre musculaire, de se raccourcir sous l'influence d'un excitant (influx nerveux, électricité, agents mécaniques, etc.). C'est elle qui produit le phénomène appelé *contraction musculaire*.

La contraction musculaire s'accompagne de modifications physiques (thermiques, électriques, sonores, etc.) et chimiques ; mais nous ne parlerons ici que des phénomènes anatomiques de la contraction musculaire et des modifications physiques ou mécaniques indispensables pour comprendre les mouvements qu'elle est destinée à exécuter.

Phénomènes anatomiques de la contraction musculaire. — Si la fibre musculaire est fixée par ses deux extrémités à des points mobiles qu'elle soit en état de rapprocher, au moment de sa contraction elle se raccourcit en masse en augmentant d'épaisseur, en même temps que ses stries transversales se rapprochent ; c'est absolument la même chose que pour un fil de caoutchouc auquel on laisse reprendre sa forme après l'avoir étiré. Si, au lieu d'être fixée, la fibre primitive est libre par ses deux extrémités ou par l'une d'elles, le raccourcissement semble se propager, par une série d'ondulations, dans les diverses parties de la fibre. De la réunion de tous ces raccourcissements partiels résulte le raccourcissement total du muscle. Seulement il est plus que probable que toutes les fibres d'un muscle ne se contractent pas en même temps pour produire le raccourcissement, et qu'à un moment donné, une partie seulement des fibres est en état de contraction.

Le raccourcissement du muscle *sur le vivant* ne dépasse guère un tiers de la longueur primitive (longueur des faisceaux musculaires) ; plusieurs causes empêchent le raccourcissement d'être porté plus loin : résistance des muscles antagonistes dont la tension augmente à chaque instant, configuration des articulations, poids des leviers osseux à mouvoir, tension des parties molles ; au contraire, une fois détachés du corps et libres de toutes connexions, les muscles peuvent se raccour-

---

[1] C'est cette tension passive, élastique, qui a été appelé et par beaucoup d'auteurs *tonicité* ; mais ce nom doit être réservé à un état de contraction active, permanente, mais faible ; et qui serait sous la dépendance de l'innervation médullaire et de la circulation sanguine, état sur lequel les auteurs sont loin de s'accorder.

cir des huit dixièmes de leur longueur. A mesure que le muscle se raccourcit, il augmente d'épaisseur et forme alors, du moins pour les muscles superficiels, une saillie parfaitement apparente sous la peau ; en même temps il acquiert une dureté considérable chez les sujets vigoureux, dureté due à la résistance opposée au raccourcissement par ses deux points d'attache et à la tension qu'elle lui communique; en effet, un muscle détaché et libre, en état de contraction, constitue une masse molle et sans consistance.

Mécanique musculaire. — Quand deux os sont réunis par une articulation et qu'un muscle va de l'un à l'autre, il peut se présenter deux cas : ou bien le muscle est rectiligne, ou bien il est réfléchi.

Dans le premier cas, le muscle en se contractant tendra à rapprocher ses deux points d'insertion, et la résultante du raccourcissement de toutes ses fibres pourra être représentée par une ligne idéale allant du centre d'une des insertions au centre de l'autre, ligne qui suffira pour figurer graphiquement le muscle lui-même et sa direction. De même les os peuvent être représentés par des lignes idéales figurant l'axe de l'os (voy. Fig. 61). Le muscle en se contractant exerce une traction égale sur ses deux points d'insertion, et tend à les déplacer l'un vers l'autre d'une quantité égale ; mais les obstacles qui s'opposent à ce déplacement peuvent différer à chacun des deux points d'insertion, de façon que l'un d'eux peut se déplacer seulement d'une quantité très-faible ou même rester immobile ; de là la distinction des insertions d'un muscle en *insertion fixe* et *insertion mobile*; mais ces mots n'ont en réalité qu'une valeur tout à fait relative ; l'insertion fixe pourra dans certaines circonstances devenir insertion mobile et *vice versa*; cependant pour la plupart des muscles une des insertions joue le plus habituellement le rôle de point fixe, et c'est en général celle qui est la plus rapprochée de l'axe du tronc ou de la racine des membres.

Si le muscle est réfléchi, il pourra arriver deux cas : 1° ou bien le point de réflexion est mobile et les insertions sont fixes; alors ce point de réflexion se rapprochera d'une droite joignant les deux points d'insertion du muscle; c'est de cette façon qu'agissent les muscles curvilignes à insertions fixes qui compriment les organes contenus dans une cavité; 2° ou bien le point de réflexion est fixe ; alors chacune des insertions se rapproche du point de réflexion et nous rentrons dans le cas des muscles à direction rectiligne; ici du reste, comme ci-dessus, une des insertions du muscle peut être fixe et l'autre se rapproche seule du point de réflexion; dans ce cas, le muscle, au point de vue physiologique, peut être considéré comme partant de son point de réflexion, et on peut faire abstraction de toute la partie intermédiaire entre ce point et l'insertion fixe.

Si maintenant nous examinons les différentes positions qu'un muscle en état de contraction peut imprimer à un os mobile par rapport à un os fixe, nous trouverons les cas suivants (Fig. 61) :

1° *Le muscle fait avec l'os mobile un angle aigu* MM' A (Fig. 61, I).

Le muscle MM' tire le point mobile M' dans la direction M' M; il représente une force qu'on peut décomposer en deux composantes : 1° l'une M'a, parallèle à l'os mobile et se confondant avec son axe, tend à presser cet os contre l'os fixe dans l'articulation A; cette partie de la force est donc complètement perdue pour le mouvement; 2° l'autre composante M' b, perpendiculaire à l'os mobile, entraîne le point mobile M' dans la direction M' b; celle-là est seule utile. En comparant les deux figures I et I', on voit que plus l'angle intercepté par les deux os est obtus, plus il y a de force perdue, et qu'à mesure que cet angle se rapproche d'un angle droit, la quantité de force utilisée M' b devient plus grande.

2° *Le muscle fait avec l'os mobile un angle droit* (II).

Dans ce cas, toute la force est utilisée et le point mobile M' est tiré dans la direction même du muscle M' M; c'est ce qu'on appelle le *moment* d'un muscle.

3° *Le muscle fait avec l'os mobile un angle obtus* A M' M (III).

Nous retrouvons là encore les deux composantes comme dans le premier cas : 1° l'une M' *a* tire le point mobile M' dans la direction M' *a* et tend à écarter l'os mobile de l'os fixe dans l'articulation A ; c'est donc l'inverse de ce que nous avons vu précédemment : mais son effet est toujours perdu pour le mouvement de l'os ; 2° l'autre composante M' *b* tire le point M' dans la direction M' *b* et possède seule un effet utile. On comprend maintenant l'utilité des saillies articulaires sur lesquelles les tendons se réfléchissent ; en augmentant l'angle d'incidence du muscle sur l'os mobile, elles favorisent d'autant l'action de la force motrice. Il est important de remarquer que, suivant qu'un muscle sera au début ou à la fin de sa contraction, il y aura pression des surfaces articulaires les unes contre les autres, ou tendance à l'écartement de ces surfaces. Beaucoup de muscles ne passent pas par les trois positions que nous avons étudiées et cessent d'agir avant d'avoir atteint leur moment, c'est-à-dire le point où leur traction s'exerce perpendiculairement à l'os mobile. Quoi qu'il en soit, tous les mouvements imprimés à un os par la contraction d'un muscle peuvent être ramenés à un des trois cas précédents.

Nous avons supposé un muscle tendu sur une seule articulation et allant d'un os à l'os contigu ; mais il y a des muscles tendus sur plusieurs articulations et dont les contractions peuvent par conséquent s'exercer sur plusieurs os à la fois. Ici le problème est plus complexe ; on peut toujours, il est vrai, apprécier l'action d'un muscle sur une articulation donnée, en supposant toutes les autres fixes et les passer ainsi en revue les unes après les autres ; mais on n'a pas là ce qui se passe en réalité, et ces mouvements, que nous supposons se faire successivement, se font simultanément et se modifient les uns les autres.

Dans tous ces mouvements, l'os mobile représente un levier dont le point d'appui est à l'articulation avec l'os fixe, la puissance au lieu d'insertion du muscle moteur, la résistance en un point quelconque variable où vient s'appliquer la résultante des actions de la pesanteur et des obstacles au déplacement de l'os mobile (résistance des antagonistes, tension des parties molles, etc.). Suivant les positions respectives de ces trois points, l'os mobile représentera un levier du premier, du deuxième ou du troisième genre ; les leviers du troisième genre sont les plus usités dans l'économie animale, et s'ils sont défavorables au point de vue

Fig. 61.

Positions d'un os mobile par rapport à un os fixe.

de la force, ils sont du moins très-favorables au point de vue de la vitesse du mouvement.

Un muscle n'agit jamais seul, tous les segments osseux dont se compose le squelette ayant une certaine mobilité les uns sur les autres ; pour qu'un muscle dé-

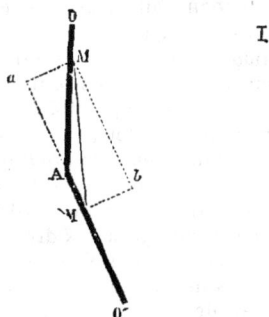

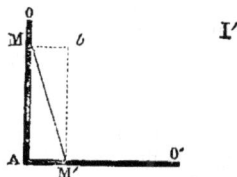

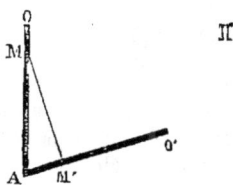

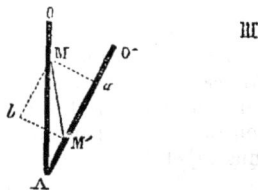

place par une de ses extrémités un os donné, il faut que l'autre extrémité soit immobile et que par suite l'os qui lui donne attache soit fixé par d'autres muscles, et ainsi de suite de proche en proche jusqu'aux parties centrales du squelette ; pour les mouvements peu énergiques cette fixation, n'ayant pas besoin d'être absolue, s'opère soit par l'influence mécanique de la pesanteur, soit par des contractions tellement faibles qu'elles passent inaperçues et que tout se fait à notre insu ; mais cette énergie paraît dans toute son intensité quand nous voulons exécuter un mouvement exigeant un très-grand déploiement de force musculaire ; alors tous les muscles entrent en contraction, et le squelette forme un tout rigide et inflexible qui donne un point d'appui solide aux muscles spécialement chargés du mouvement à exécuter ; c'est ce qu'on voit, par exemple, dans l'effort.

Les mouvements produits par la contraction musculaire peuvent être envisagés de deux façons différentes 1° on peut avoir égard aux mouvements d'un os isolé sur un autre os, autrement dit aux mouvements se passant dans une articulation; 2° on peut avoir égard aux divers mouvements que peut produire un muscle donné en le supposant agir isolément.

Les mouvements d'un os sur un autre sont en général le fait non pas d'un seul, mais de plusieurs muscles dits *congénères*; c'est ainsi qu'on a pu créer des groupes de fléchisseurs, d'extenseurs, etc., qui agissent probablement tous ensemble pour produire un mouvement donné. Il est du reste très-difficile de faire la part de chacun des muscles qui composent un groupe dans l'exécution d'un mouvement.

Les mouvements que peut accomplir un muscle agissant isolément ont été l'ojet de recherches assez nombreuses ; c'est là, il est vrai, une manière artificielle d'envisager l'action d'un muscle ; car sur le vivant la contraction isolée d'un muscle en vue d'un mouvement donné est un fait tout à fait exceptionnel. Cependant il y a là des indications précieuses et qu'on aurait tort de négliger ; malheureusement pour beaucoup de muscles nous sommes encore dans l'incertitude la plus absolue.

Pour arriver à connaître l'action d'un muscle, on peut employer plusieurs procédés, applicables les uns sur le cadavre, les autres sur le vivant. A priori, la direction d'un muscle indique déjà le déplacement qu'il pourra faire subir à l'os mobile et le sens de ce déplacement. On peut y arriver encore en cherchant dans quelle situation les fibres musculaires éprouvent le plus grand relâchement possible. Sur le vivant la méthode de *faradisation localisée* de Duchenne, de Boulogne, a permis d'électriser isolément une grande quantité de muscles et d'étudier les mouvements qu'ils produisent. Enfin on utilise encore à ce point de vue les faits pathologiques; c'est ainsi que les paralysies musculaires, en abolissant certains mouvements et les contractures ou contractions permanentes des muscles, en plaçant les os dans des positions déterminées, ont fourni des données précieuses sur ce point de physiologie musculaire.

Un seul et même muscle peut avoir une action très-différente par ses différents faisceaux, et il est prouvé que, malgré l'homogénéité apparente d'un corps charnu, certaines portions de ce corps peuvent rester inactives pendant que les autres se contractent ; il peut même y avoir antagonisme entre deux portions d'un même muscle, et dans ce cas, si le muscle entier se contracte, les actions contraires s'annulent. C'est à ce point de vue qu'on considère souvent dans les muscles une action principale dans laquelle toutes les fibres interviennent, et des actions accessoires dans lesquelles une partie seulement des fibres se contractent. On dit encore qu'un muscle agit accessoirement quand il ne fait que contribuer pour une faible part à un mouvement exécuté plus spécialement par un autre muscle.

Les muscles produisant des mouvements absolument contraires sont appelés muscles *antagonistes*; tels sont les fléchisseurs et les extenseurs. A l'état inactif les os prennent une position moyenne intermédiaire entre les deux positions extrêmes amenées par la contraction des antagonistes ; cette position moyenne peut du reste varier suivant la prédominance de tel ou tel groupe, car il y a rarement égalité de masse et par suite de tension élastique entre deux groupes opposés ; ainsi pour les membres inférieurs le poids des extenseurs est plus du double de celui des fléchisseurs (Weber).

Rigidité cadavérique. — Le muscle conserve encore un certain temps après la mort son excitabilité et ses propriétés physiques. Le premier phénomène indiquant la mort du muscle est la rigidité dite *cadavérique.* Elle paraît à une époque très-variable et qui peut osciller d'un quart d'heure à vingt heures après la mort, et marche en général de haut en bas ; les membres prennent l'attitude demi-fléchie ; les muscles deviennent durs, rigides ; en même temps ils perdent leur excitabilité ; leur élasticité devient moins parfaite ; leur cohésion diminue et ils se déchirent assez facilement. Cet état dure plus ou moins longtemps et est en général d'autant plus court que le début a été plus rapide. Dès qu'il a cessé, les muscles sont livrés aux phénomènes chimiques de la décomposition putride. Cette rigidité paraît tenir à la coagulation de la syntonine ou du contenu de la fibre musculaire primitive.

DEUXIÈME SECTION

DES MUSCLES EN PARTICULIER

Préparation. — L'étude des muscles peut précéder sans inconvénient celle des articulations ; mais une connaissance parfaite du squelette est indispensable. Avant de préparer une région, l'élève devra l'étudier, les os à la main et en s'aidant des planches, de façon à en avoir une idée nette. On choisira de préférence des sujets jeunes, vigoureux, non infiltrés, peu chargés de graisse. La préparation des muscles consiste à les isoler les uns des autres et des organes voisins ; les premières fois on fera bien d'enlever toutes les autres parties et de ne conserver que les muscles, plus tard on conservera les principaux troncs vasculaires et nerveux. L'incision de la peau doit être en général parallèle à la direction du muscle dont elle dépassera les insertions et coupée à ses deux extrémités par deux incisions perpendiculaires, de façon à ce qu'on ait deux lambeaux rectangulaires ; la direction de l'incision variera du reste suivant la configuration même de la région disséquée. L'incision doit comprendre la peau, le fascia superficialis et l'aponévrose d'enveloppe ; on formera ainsi un lambeau qu'on disséquera, en conduisant le scalpel dans le sens des fibres musculaires ; on aura soin d'enlever avec ce lambeau le tissu cellulaire qui recouvre le muscle et pénètre entre ses faisceaux ; *les insertions musculaires doivent être isolées complètement et avec le plus grand soin jusqu'à l'os.* On disséquera de même les muscles profonds, soit, si on le peut, en écartant les muscles superficiels, soit en coupant ces derniers en travers par leur milieu. Pour cette dissection les muscles doivent toujours être tendus. Pour préparer les aponévroses d'enveloppe, il suffit d'enlever la peau et le fascia superficialis, ainsi que tout le tissu cellulaire et la graisse qui recouvrent l'aponévrose. Pour les bourses séreuses musculaires et les gaines synoviales tendineuses, il faut beaucoup d'attention pour ne pas les léser ; du reste on les injecte et on les insuffle comme pour les synoviales articulaires. Dans l'intervalle de deux dissections, la préparation doit être recouverte par les deux lambeaux cutanés soigneusement réappliqués pour éviter la dessiccation, surtout celle des tendons ; chez les sujets infiltrés, il sera quelquefois avantageux au contraire de laisser les muscles à découvert pendant un certain temps.

CHAPITRE PREMIER

MUSCLES DU DOS ET DE LA NUQUE

Ces muscles se divisent en trois groupes : muscles superficiels, muscles de la nuque et muscles spinaux postérieurs.

ARTICLE I. — MUSCLES SUPERFICIELS (Fig. 62).

Préparation. — Tendre ces muscles par un billot placé sous la poitrine. Inciser la peau le long des apophyses épineuses depuis la protubérance occipitale externe jusqu'au coccyx ; faire tomber sur cette incision verticale trois incisions transversales : 1° la première allant de la protubérance occipitale externe à la base de l'apophyse mastoïde en suivant la ligne demi-circulaire supérieure ; 2° la seconde allant de la septième vertèbre cervicale à l'extrémité externe de la clavicule ; 3° la troisième allant du coccyx au milieu de la crête iliaque. Immédiatement sous la peau on trouve le trapèze en haut et le grand dorsal en bas ; les disséquer en enlevant avec la peau une lame celluleuse mince qui les recouvre et y adhère intimement. Redoubler d'attention au niveau des insertions occipitales du trapèze et des insertions vertébrales du grand dorsal qui se font par des aponévroses minces. Isoler avec précaution le tendon du grand dorsal de celui du grand rond pour ne pas léser la bourse séreuse qui les sépare. Le rhomboïde est mis à découvert par l'incision du trapèze. Pour voir les petits dentelés supérieur et inférieur, il faut inciser le rhomboïde et le grand dorsal, ce dernier dans sa portion charnue, en prenant soin de ne pas endommager l'aponévrose mince du petit dentelé inférieur.

Ces muscles, larges, minces, étalés sur les parties postérieures et latérales du tronc et du cou, forment trois plans : 1° un superficiel, comprenant en haut le trapèze, en bas le grand dorsal ; 2° un moyen, constitué par le rhomboïde ; 3° un profond, formé par les petits dentelés et leur aponévrose.

1° Trapèze (Fig. 62, 1).

Ce muscle, large, triangulaire, s'attache en dedans aux *apophyses épineuses des dix premières vertèbres dorsales* et aux ligaments interépineux correspondants, à l'*apophyse épineuse de la septième vertèbre cervicale*, au *ligament de la nuque*, et en haut au *tiers interne de la ligne courbe occipitale supérieure* (Fig. 14, VV'). Ces insertions se font par des fibres aponévrotiques plus ou moins longues qui forment, à la hauteur des premières vertèbres dorsales avec celles du côté opposé, un large ovale (2), et au niveau de ses insertions inférieures, un petit triangle aponévrotique nacré. De là, ses fibres convergent vers le moignon de l'épaule et vont s'attacher, les supérieures obliques en bas et en avant, au *tiers externe du bord postérieur de la clavicule* (Fig. 18, D), les moyennes plus ou moins horizontales, au *bord supérieur de l'acromion* et de l'*épine de l'omoplate* (Fig. 19, EE'), les inférieures obliques en haut et en dehors, à une aponévrose triangulaire qui se fixe à la *partie interne de l'épine de l'omoplate*, en glissant sur la surface plane, triangulaire de cette épine, dont elle est séparée quelquefois par une bourse séreuse.

Rapports. — Outre les muscles profonds, il recouvre un peu en bas le grand dorsal ; en haut, il forme, avec celui du côté opposé, une sorte de capuchon (*m. cucullaris*).

Nerfs. — Il est innervé par le spinal et par des rameaux des branches antérieures des troisième et quatrième nerfs cervicaux.

Action. — 1° Pris en totalité, il élève l'omoplate et porte le moignon de l'épaule en haut, en arrière et en dedans. 2° Le faisceau cléido-occipital étend la tête, l'incline de son côté, et tourne la face du côté opposé ; s'il prend son point fixe à l'occipital, il élève la clavicule et peut concourir à l'inspiration. 3° Les fibres qui vont à l'acromion et à la moitié externe de l'épine sont spécialement élévateurs

$\frac{1}{5}$

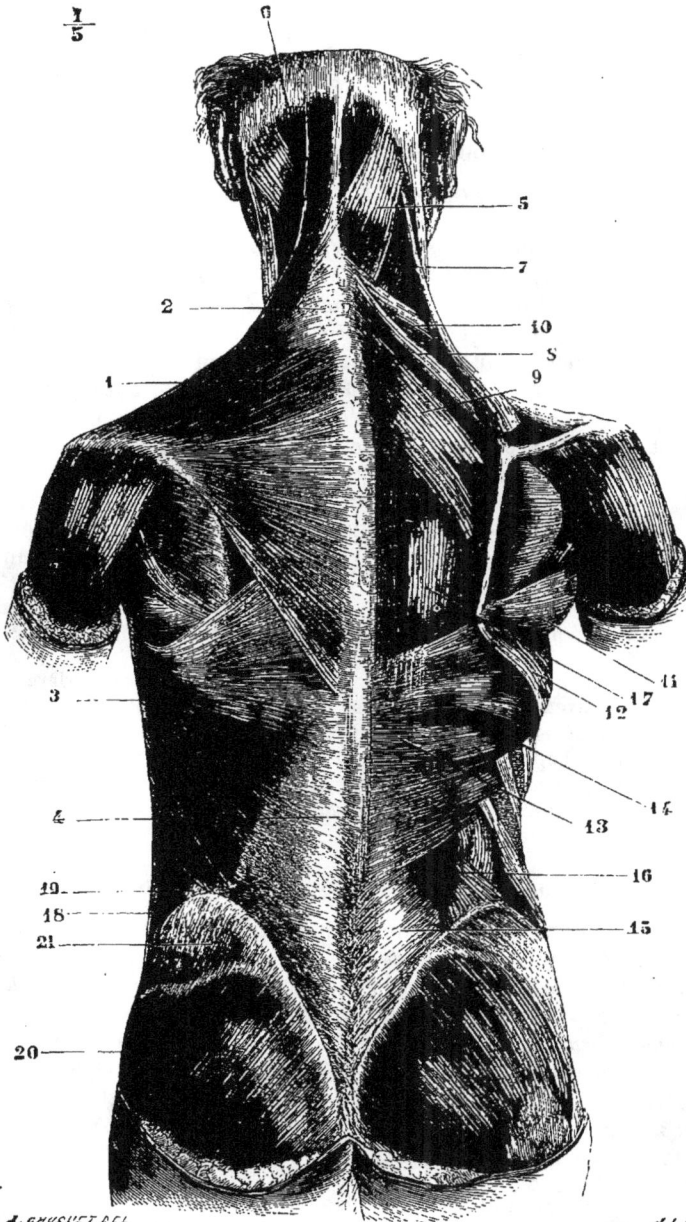

Fig. 62. — *Muscles superficiels du dos et de la nuque* (*).

(*) 1) Trapèze. — 2) Son ovale aponévrotique. — 3) Grand dorsal. — 4) Son aponévrose. — 5) Splénius. — 6) Grand complexus. — 7) Angulaire de l'omoplate. — 8, 9) Rhomboïde. — 10) Petit dentelé postérieur et supérieur. — 11) Grand rond. — 12) Grand dentelé. — 13) Aponévrose du petit dentelé postérieur et inférieur. — 14) Petit dentelé postérieur et inférieur. — 15) Aponévrose de la masse commune. — 16, 17) Muscles spinaux postérieurs. — 18) Grand oblique de l'abdomen. — 19) Espace triangulaire de Petit. — 20) Grand fessier. — 21) Aponévrose du moyen fessier.

de l'épaule et de l'acromion (action de hausser les épaules; muscle du dédain, du doute). 4° Les faisceaux inférieurs rapprochent l'omoplate de la ligne médiane et effacent les épaules. Quand les deux trapèzes agissent simultanément, la tête est étendue directement.

2° Grand dorsal (Fig. 6?, 1).

Ce muscle, très-large (*latissimus dorsi*), couvre en bas la partie postérieure et latérale du tronc et s'attache en dehors et en haut à l'humérus.

Ses insertions fixes se font aux *apophyses épineuses des six dernières vertèbres dorsales* de *toutes les vertèbres lombaires*, à la *crête sacrée* et au *tiers postérieur de la crête iliaque* (Fig. 25, D), par une aponévrose (4) triangulaire, large en bas (feuillet superficiel de l'aponévrose abdominale postérieure);à ces fibres se joignent des languettes charnues provenant de la *face externe des quatre dernières côtes* (Fig. 17, B″). De là les fibres se portent en dehors en se ramassant vers l'angle inférieur de l'omoplate, le recouvrent, en reçoivent souvent un petit faisceau accessoire, et après s'être tordues sur elles-mêmes contournent le bord inférieur du grand rond (11), et constituent un tendon aplati qui se place en avant du tendon du grand rond, et va s'attacher au *fond de la coulisse bicipitale* de l'humérus (Fig. 20, F). Entre les deux tendons se trouve souvent une bourse séreuse. Ce tendon envoie une expansion fibreuse à l'aponévrose brachiale.

Nerfs. — Il est innervé par une branche collatérale du plexus brachial.

Action. — 1° Il abaisse l'humérus, et porte le bras en dedans et en arrière en lui faisant subir un mouvement de rotation en dedans (¹) (très-faible d'après Duchenne), envertu duquel sa face antérieure est tournée vers la ligne médiane. 2° Il abaisse le moignon de l'épaule en faisant tourner l'omoplate en sens inverse du trapèze ; il efface les épaules et redresse le tronc (position du port d'armes). 3° En prenant son point fixe à l'humérus, il peut élever les côtes (inspiration) et soulever le tronc (action de grimper).

3° Rhomboïde (Fig. 62, 8, 9).

Ce muscle, losangique, mince, divisé en deux faisceaux, s'attache en dedans à la *partie inférieure du ligament de la nuque* et à l'*apophyse épineuse de la septième vertèbre cervicale* (*petit rhomboïde 8*), et aux *apophyses épineuses des cinq premières vertèbres dorsales*, ainsi qu'aux ligaments interépineux correspondants (*grand rhomboïde 9*). De là, ses fibres se portent obliquement en bas et en dehors, et vont s'attacher au *bord spinal de l'omoplate* (Fig. 19, I) de la façon suivante : 1° au niveau de l'épine par un faisceau distinct (petit rhomboïde) ; 2° depuis cette épine jusqu'à l'angle inférieur, tantôt directement à l'os, tantôt par une arcade aponévrotique longeant son bord spinal.

Nerfs. — Il est innervé par une branche collatérale du plexus brachial.

Action. — Dans le premier temps de son action, il imprime à l'omoplate un mouvement de rotation par lequel son angle inférieur se porte en dedans et le bord spinal prend une direction oblique en bas et en dedans.Dans un deuxième temps, il produit l'élévation en masse du scapulum (Duchenne). Il est en outre fixateur de l'omoplate dont il applique le bord spinal contre le tronc.

4° Petits dentelés postérieurs (Fig. 62).

Ces petits muscles, très-minces, au nombre de deux de chaque côté, complètent la gaîne des muscles des gouttières vertébrales.

1° *Petit dentelé postérieur et supérieur* (10).

Il s'attache en dedans, par une aponévrose très-mince, au *ligament de la nuque*, aux *apophyses épineuses de la septième vertèbre cervicale* et des *trois premières dorsales* et aux ligaments interépineux; de là, ses fibres se portent obliquement en dehors et en bas, et vont s'attacher par quatre languettes charnues à la *face externe des deuxième, troisième, quatrième et cinquième côtes*, en dehors de l'angle des côtes (Fig. 17, E').

2° *Petit dentelé postérieur et inférieur* (14).

Plus large que le précédent, il s'attache en dedans, par une aponévrose mince, aux *apophyses épineuses des deux dernières vertèbres dorsales* et des *trois premières lombaires;* de là ses fibres se dirigent en haut et en dehors, en sens inverse du précédent, et vont s'attacher, par quatre languettes se recouvrant de haut en bas, au *bord inférieur des quatre dernières côtes* (Fig. 17, F').

3° *Aponévrose des petits dentelés.*

Cette aponévrose, très-mince, nacrée, assez résistante, tendue entre les deux muscles, s'attache en dedans à la crête épinière, en dehors à l'angle des côtes et s'enfonce en haut entre le petit dentelé supérieur et le splénius, pour se perdre entre ces muscles.

Nerfs. — Le petit dentelé supérieur est innervé par la branche du rhomboïde, l'inférieur par celle du grand dorsal; tous les deux reçoivent en outre des filets des nerfs intercostaux.

Action. — Ils tendent l'aponévrose intermédiaire et forment une gaîne de contention pour les muscles spinaux. Leur action sur les côtes, surtout celle du petit dentelé supérieur, doit être à peu près nulle.

ARTICLE II. — MUSCLES DE LA NUQUE (Fig. 63).

Préparation. — Ces muscles sont mis à découvert par l'ablation successive des muscles plus superficiels. Le petit complexus et le transversaire du cou présentent seuls des difficultés; pour le premier, il faut commencer sa préparation par son insertion mastoïdienne; pour le second, on le trouve le long du bord inférieur du splénius.

Ces muscles, recouverts en partie par le trapèze, sont d'autant plus courts qu'ils sont plus profonds; quelques-uns des superficiels s'étendent jusqu'à la région dorsale, de même que quelques-uns des muscles des gouttières vertébrales atteignent la région de la nuque. Ils se divisent en plusieurs couches : 1° la première est formée en dehors par l'angulaire de l'omoplate (8), en dedans par le splénius (2); 2° au-dessous on trouve, de dedans en dehors, les muscles grand complexus (4), petit complexus (5) et transversaire du cou (7) et les faisceaux supérieurs du sacro-lombaire (10); 3° la couche profonde est constituée par les muscles agissant sur les articulations de l'atlas, de l'axis et de l'occipital, muscles grands et petits droits postérieurs de

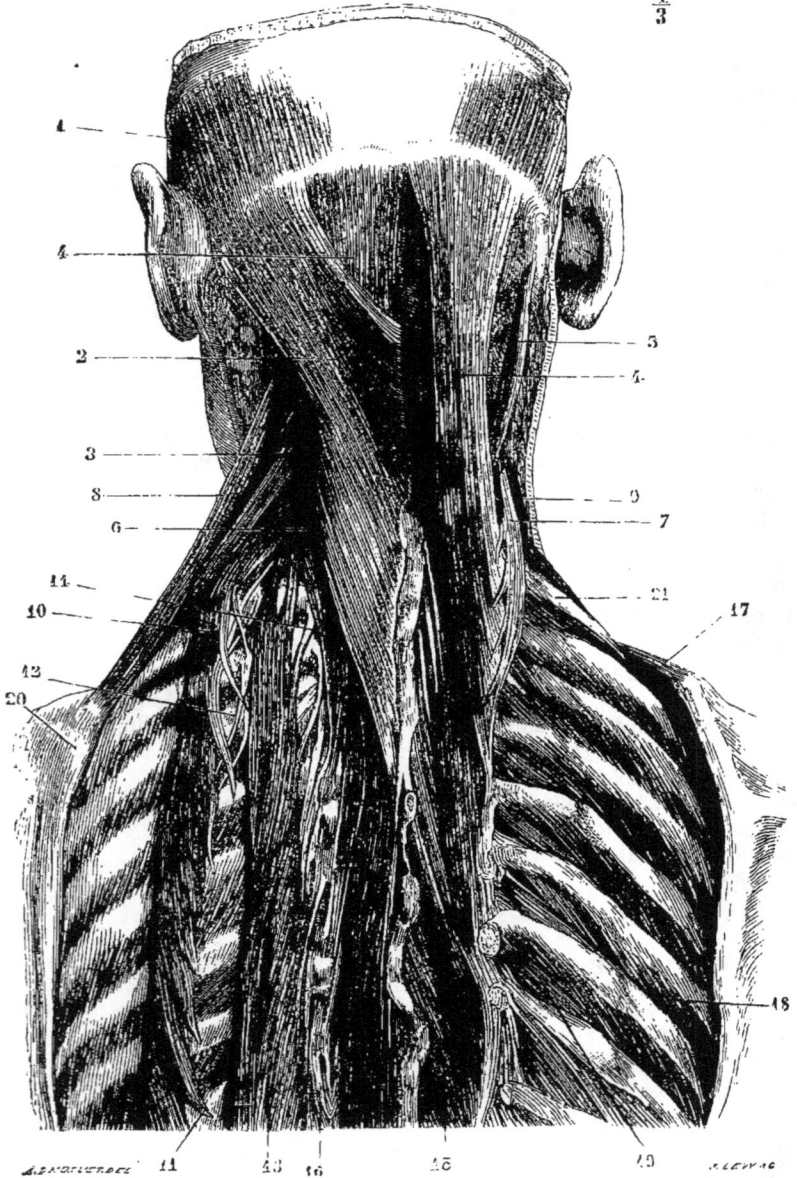

Fig. 63. — *Muscles de la nuque* (*).

(*) 1) Occipital. — 2) Splénius. — 3) Scalène postérieur. — 4) Grand complexus. — 5) Petit complexus. — 6) Transversaire du cou. — 7) Le même, renversé en dehors. — 8) Angulaire de l'omoplate. — 9) Scalène antérieur. — 10) Sacro-lombaire. — 11) Ses faisceaux de renforcement. — 12) Ses faisceaux de terminaison. — 13) Long dorsal. — 14) Ses faisceaux de terminaison transversaires. — 15) Transversaire épineux. — 16) Série des apophyses transverses. — 17) Première digitation du grand dentelé. — 18) Intercostaux externes. — 19) Surcostaux. — 20) Omoplate. — 21) Deuxième côte.

la tête, grands et petits obliques (Fig. 64), et plus bas, par la partie cervicale du transversaire épineux.

1° **Angulaire de l'omoplate** (Fig. 63, 8).

Ce muscle allongé, situé sur les parties latérales de la nuque, s'attache en haut aux *tubercules postérieurs des quatre premières vertèbres cervicales*, en dehors des insertions du splénius, du transversaire du cou et du sacro-lombaire. Ces insertions se font par quatre petits tendons, auxquels font suite des faisceaux charnus qui se réunissent pour aller s'attacher à l'*angle de l'omoplate* et à la *partie du bord spinal située au-dessus de l'épine*(Fig . 19, H).

Nerfs. — Il est innervé par une branche collatérale du plexus brachial et par des rameaux des branches antérieures des quatrième et cinquième nerfs cervicaux.

Action. — Elle est identique à celle du rhomboïde, moins la fixation du bord spinal.

2° **Splénius** (¹) Fig. 63, 2).

Ce muscle, large, aplati, divisé en deux faisceaux, s'attache en dedans au *ligament de la nuque*, aux *apophyses épineuses de la septième vertèbre cervicale* et des *cinq premières vertèbres dorsales* et aux ligaments interépineux par de courtes fibres aponévrotiques. De là, ses fibres se portent en haut et en dehors, et se partagent en deux faisceaux : 1° le faisceau supérieur, plus considérable, *splénius de la tête*, va s'attacher par une aponévrose dense et serrée à la *moitié postérieure de la face externe de l'apophyse mastoïde* et aux *deux tiers externes de la ligne courbe occipitale supérieure* (Fig. 13, E ; Fig. 14, NN'); 2° le faisceau inférieur, *splénius du cou*, va s'insérer aux *tubercules postérieurs des apophyses transverses de l'atlas, de l'axis et de la troisième vertèbre cervicale*.

Rapports. — Entre les bords internes des deux splénius est un espace triangulaire dans lequel on voit les grands complexus. Leur bord inférieur est longé par le transversaire du cou.

Nerfs. — Il est innervé par des rameaux des branches antérieures des troisième et quatrième nerfs cervicaux et par des rameaux du grand nerf occipital.

Action. — Le splénius de la tête étend la tête, l'incline de son côté et fait tourner la face du même côté. Le splénius du cou est rotateur dans le même sens des trois premières vertèbres cervicales et surtout de l'atlas. Quand les deux splénius se contractent, la tête est étendue directement.

3° **Grands complexus** (Fig. 63, 4).

Ce muscle, épais, large en haut, s'attache, à sa partie inférieure, aux *tubercules des apophyses articulaires des quatre dernières vertèbres cervicales* et aux *apophyses transverses des six premières vertèbres dorsales*, par des languettes tendineuses situées, pour les vertèbres dorsales, en dedans de celles du trans-

(¹) σπλήνιον, compresse.

versaire du cou, pour les vertèbres cervicales, en dedans de celles du petit complexus. Il reçoit en outre des languettes accessoires très-minces des *apophyses épineuses des première et deuxième vertèbres dorsales.* De là, ses fibres se portent presque verticalement en haut, en formant deux faisceaux plus ou moins distincts, l'un interne, *biventer cervicis,* interrompu à son milieu par un tendon aplati ; l'autre externe, plus large, entrecoupé aussi par une intersection aponévrotique en zigzag. Les insertions supérieures se font sur les côtés de la crête occipitale externe, *au-dessous de la ligne courbe occipitale supérieure,* et à la *moitié interne de la ligne courbe occipitale inférieure* (Fig. 14, U).

Rapports. — Les bords internes des grands complexus forment les bords de la gouttière médiane de la nuque, dont la dépression est déterminée par une lamelle fibreuse placée de champ entre les deux muscles, et allant du ligament de la nuque aux apophyses épineuses des vertèbres cervicales. Le long de ses insertions inférieures, se trouve le transversaire du cou, dont il est séparé en bas par le splénius, en haut par le petit complexus.

Nerfs. — Il est innervé par la branche postérieure du premier nerf cervical et par le grand nerf occipital.

Action. — Il étend la tête et tourne la face du côté opposé.

4° Petit complexus (Fig. 63, 5).

Ce petit muscle, situé en dehors du précédent, naît en bas, par cinq languettes minces, tendineuses, de la partie externe des *tubercules des apophyses articulaires des cinq dernières vertèbres cervicales,* puis monte, en formant un petit faisceau aplati qui va s'attacher au *bord postérieur* et au *sommet de l'apophyse mastoïde* (Fig. 14, O). De son bord postérieur se détache ordinairement un faisceau allongé qui va au transversaire du cou. Il est coupé près de sa partie supérieure par une intersection aponévrotique.

Nerfs. — Il est innervé par le grand nerf occipital.

Action. — Il incline la tête latéralement.

5° Transversaire du cou (Fig. 63, 6, 7).

Ce petit muscle s'attache en bas par de petits tendons aux *apophyses transverses des deuxième, troisième, quatrième, cinquième et sixième vertèbres dorsales,* en dehors des insertions du grand complexus ; en haut il s'attache aux *tubercules postérieurs des apophyses transverses des cinq dernières vertèbres cervicales,* en se confondant avec les tendons du scalène postérieur.

Rapports. — Il longe le bord inférieur du splénius, les insertions inférieures du grand complexus ; il est séparé en haut de ce dernier par le petit complexus, qui s'interpose entre les deux ; en dehors il est en rapport avec le sacro-lombaire, et en bas avec le long dorsal.

Petit transversaire du cou ou accessoire du petit complexus de Luschka. — Entre le transversaire du cou et le petit complexus existe souvent un petit muscle difficilement isolable, qui naît par cinq tendons des apophyses transverses des deux premières vertèbres dorsales et des trois dernières cervicales et va à l'apophyse transverse de l'atlas en envoyant un faisceau au petit complexus.

Nerfs. — Le transversaire du cou est innervé par les branches postérieures des derniers nerfs cervicaux et des premiers nerfs dorsaux.

Action. — Il est extenseur de la colonne vertébrale.

6° Grand droit postérieur de la tête (Fig. 64, 1).

Ce petit muscle forme un faisceau rubané, épais, qui s'insère en bas à la *crête supérieure de l'apophyse épineuse de l'axis*, se porte en haut et en dehors en subissant un mouvement de torsion par lequel sa face externe devient postérieure, et va s'attacher, en s'élargissant un peu, à la *partie externe de la ligne demi-circulaire inférieure*, qui présente une crête saillante à ce niveau (Fig. 14, S). Les deux muscles grands droits interceptent avec l'occipital un triangle dans lequel se voient les muscles petits droits.

Nerfs. — Il est innervé par la branche postérieure du premier nerf cervical et par des rameaux du grand nerf occipital.

Action. — Il est extenseur de la tête et rotateur de la face du même côté.

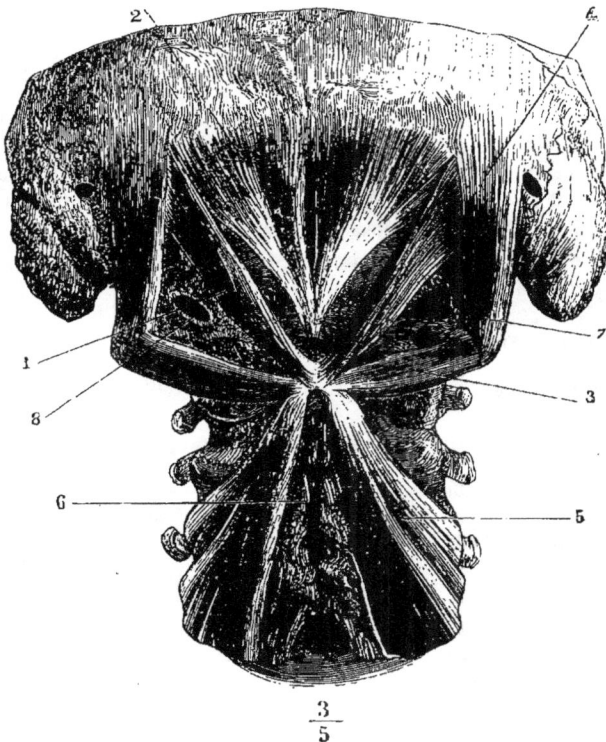

$$\frac{3}{5}$$

Fig. 64. — *Muscles profonds de la nuque* (*).

(*) 1) Grand droit postérieur. — 2) — Petit droit postérieur. — 3) Grand oblique. — 4) Petit oblique. — 5) Faisceaux supérieurs du transversaire épineux. — 6) Intercépineux. — 7) Gouttière de l'artère vertébrale. — 8) Orifice pour le passage du premier nerf cervical.

7° Petit droit postérieur de la tête (Fig. 64, 2).

Ce petit muscle, triangulaire, en éventail, s'attache en bas au *tubercule postérieur de l'atlas*, par une aponévrose nacrée, occupant le tiers inférieur du muscle, et va de là, en s'élargissant, s'insérer à la *moitié interne de la ligne courbe occipitale inférieure et de la surface sous-jacente* (Fig. 14, T).

Nerfs. — Il est innervé par la branche postérieure du premier nerf cervical.

Action. — Il est extenseur de la tête.

8° Grand oblique ou oblique inférieur de la tête (Fig. 64, 3).

Ce muscle, épais, dirigé de bas en haut, de dedans en dehors et d'arrière en avant, s'attache en dedans à une *fossette de l'apophyse épineuse de l'axis*, en dehors à la partie postérieure et inférieure de l'*apophyse transverse de l'atlas*.

Nerfs. — Il est innervé par la branche postérieure du premier nerf cervical et des rameaux du grand nerf occipital.

Action. — Il fait tourner la face de son côté.

9° Petit oblique ou oblique supérieur de la tête (Fig. 64, 4).

Ce petit muscle, dirigé en haut et en arrière, s'insère en bas à la partie supérieure du *sommet de l'apophyse transverse de l'atlas*, au-dessus et en dehors du grand oblique, en arrière du droit latéral, et se rend de là à l'*occipital*, au-dessus et en dehors de l'insertion du grand droit postérieur, en dedans du trou mastoïdien et de la suture temporo-occipitale (Fig. 14, R). Il forme, avec le droit latéral, un triangle, dont ce dernier constitue le côté antérieur et l'occipital le côté supérieur.

Nerfs. — Il est innervé par la branche postérieure du premier nerf cervical.

Action. — Il est extenseur de la tête et l'incline latéralement.

ARTICLE III. — MUSCLES SPINAUX POSTÉRIEURS (Fig. 65).

Préparation. La préparation de ces muscles, longue et laborieuse surtout pour des débutants, sans présenter cependant de difficultés réelles, consiste à isoler exactement chacun des faisceaux multiples qui composent ces muscles. Cet isolement est quelquefois rendu difficile par les languettes charnues qu'ils s'envoient réciproquement, languettes qu'on est souvent obligé d'inciser. Pour voir les faisceaux profonds du sacro-lombaire et du long dorsal, il faut renverser ces muscles en dehors après avoir disséqué leur face extérieure. Pour le transversaire épineux, on ne doit pas se contenter de le mettre simplement à découvert, mais enlever successivement ses couches superficielles pour étudier ses faisceaux profonds. Après ces muscles, on fera bien d'étudier immédiatement les surcostaux mis à nu par la préparation.

Ces muscles, appelés encore *muscles des gouttières vertébrales*, ont une disposition très-compliquée; ils forment deux couches. La couche superficielle se compose de faisceaux allongés, à peu près verticaux, constituant deux muscles, l'un externe, sacro-lombaire (9), l'autre interne, long dorsal (4);

$\frac{1}{4}$

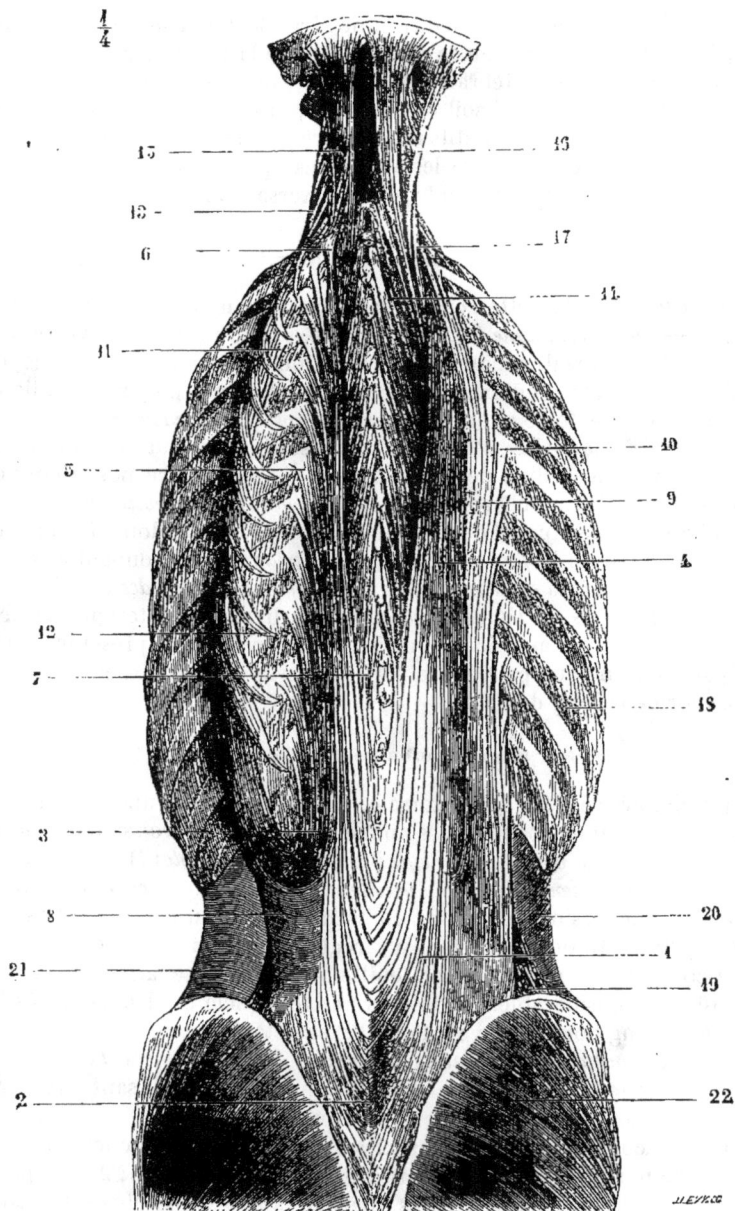

Fig. 65. — *Muscles spinaux postérieurs* (*).

(*) 1) Masse commune. — 2) Partie de cette aponévrose qui donne naissance au long dorsal. — 3, 4) Long dorsal. — 5) Ses faisceaux externes. — 6) Sa terminaison. — 7) Long épineux du dos. — 8, 9) Sacro-lombaire. — 10) Ses faisceaux de terminaison. — 11) Les mêmes, vus le muscle renversé en dehors. — 12) Ses faisceaux de renforcement. — 13) Ses faisceaux de terminaison cervicaux. — 14) Transversaire épineux. — 15) Grand complexus. — 16) Petit complexus. — 17) Transversaire du cou. — 18) Intercostaux externes. — 19) Carré des lombes. — 20) Petit oblique de l'abdomen. — 21) Transverse de l'abdomen. — 22) Grand fessier.

au-dessous de cette couche on trouve une série de faisceaux multiples plus courts, à direction oblique, ou se rapprochant de la transversale et qui remplissent les gouttières vertébrales; on en a fait un seul muscle, le transversaire épineux (14), quoiqu'il soit composé de plusieurs couches. Enfin, à ces muscles on peut annexer de petits muscles très-courts, allant d'une vertèbre à l'autre, les uns, tendus entre les apophyses épineuses, muscles interépineux; les autres, entre les apophyses transverses, muscles intertransversaires.

I. COUCHE SUPERFICIELLE.

Les deux muscles de cette couche naissent par une masse charnue, indivise, appelée *masse commune* (1). Cette masse, située sous l'aponévrose d'insertion du grand dorsal, occupe la gouttière lombo-sacrée et détermine, par sa saillie, la rainure médiane correspondante à la crête épinière. Elle est recouverte par une forte aponévrose, *aponévrose de la masse commune*, à la face profonde de laquelle elle prend des insertions et qui se prolonge en haut jusque vers le milieu de la région dorsale sur la face postérieure des deux muscles. Cette aponévrose s'attache à l'*épine iliaque postérieure et supé-*. *rieure*, et à la partie voisine de la crête iliaque par un tendon très-fort, aux saillies rugueuses de la *face postérieure du sacrum*, correspondant aux apophyses transverses, à la *crête sacrée*, aux *apophyses épineuses des vertèbres lombaires et des dernières vertèbres dorsales*, et aux ligaments interépineux. Née de ces insertions, la masse commune se porte en haut et présente bientôt une séparation en deux parties; la partie externe forme le sacro-lombaire, l'interne forme le long dorsal.

1° Sacro-lombaire (Fig. 65, 8, 9).

Ce muscle, arrivé à la région dorsale, va s'attacher, par une série de faisceaux terminés par des bandelettes aponévrotiques et décroissant de volume de bas en haut, à la *partie externe de l'angle des douze côtes* (10), et, au cou, aux *tubercules postérieurs des apophyses transverses des cinq dernières vertèbres cervicales*, en dehors des insertions du transversaire du cou (13). Ces languettes aponévrotiques, se détachant régulièrement de son bord externe, ont fait comparer ce muscle à une feuille de palmier. Le faisceau de la dernière côte est considérable. Si on renverse le muscle en dehors, après l'avoir isolé du long dorsal, on voit alors (12) se détacher de *la partie interne de l'angle des douze côtes* des faisceaux, *faisceaux de renforcement du sacro-lombaire*, allant se jeter dans la face profonde du muscle, qui, sans eux, serait bien vite épuisé.

On a divisé ce muscle en trois muscles distincts, souvent facilement isolables : 1° une portion lombaire, s'arrêtant à la septième côte ; 2° une partie dorsale, allant des six ou sept côtes inférieures aux cinq côtes supérieures et aux deux dernières vertèbres cervicales ; 3° une partie cervicale (*cervical descendant* des auteurs), allant des cinq ou six premières côtes aux vertèbres cervicales.

2° Long dorsal (Fig. 65, 3, 4).

Ce muscle, né de la partie interne de la masse commune, présente trois ordres de faisceaux de terminaison : des faisceaux externes ou costaux, des faisceaux moyens ou transversaires et des faisceaux internes ou épineux.

1° Les *faisceaux de terminaison externes*, visibles seulement après le renversement en dehors du sacro-lombaire (5), s'attachent par des languettes aponévrotiques minces aux *apophyses costiformes des vertèbres lombaires* et aux *douze côtes en dehors de la tubérosité costale*.

2° Les *faisceaux de terminaison moyens ou transversaires*, qu'on ne peut voir qu'après avoir renversé le long dorsal en dehors et séparé ce muscle de ses connexions avec les faisceaux internes, s'attachent par une série de languettes aux *tubercules apophysaires des vertèbres lombaires* et aux *apophyses transverses des vertèbres dorsales* (Fig. 63, 14).

3° Les *faisceaux internes ou épineux*, décrits par beaucoup d'auteurs comme un muscle distinct, sous le nom de *long épineux du dos*, se composent de faisceaux allant des *apophyses épineuses lombaires* aux *apophyses épineuses dorsales* (Fig. 65, 7); ces faisceaux, très-variables en nombre et qui semblent se détacher du bord interne du long dorsal, remontent quelquefois jusqu'à la première vertèbre dorsale et descendent jusqu'à la deuxième vertèbre sacrée.

II. COUCHE PROFONDE.

Transversaire épineux (Fig. 65, 14 ; Fig. 64, 5).

Ce muscle, très-compliqué, se compose de faisceaux multiples qui occupent les gouttières vertébrales depuis l'axis jusqu'à la partie inférieure du sacrum. Ces faisceaux sont d'autant plus courts et se rapprochent d'autant plus de l'horizontale qu'ils sont plus profonds, de façon qu'on peut diviser ce muscle en trois couches ou plans, un superficiel, transversaire épineux proprement dit ; un moyen, muscle compliqué de l'épine ; un profond, muscles rotateurs des vertèbres.

1° *Transversaire épineux.* — Ses faisceaux, obliques en haut et en dedans, vont des *apophyses transverses des douze vertèbres dorsales* aux *apophyses épineuses des cinq premières vertèbres dorsales et des cinq dernières cervicales ;* il manque dans les régions lombaire et sacrée.

2° *Muscle compliqué de l'épine (multifidus).* — Il s'étend depuis l'axis jusqu'à la partie inférieure de la gouttière sacrée ; il se compose de faisceaux obliques naissant en dehors de la *face postérieure du sacrum* et du ligament sacro-iliaque postérieur, des *tubercules apophysaires des vertèbres lombaires*, des *apophyses transverses des vertèbres dorsales* et des *tubercules des apophyses articulaires des vertèbres cervicales*. En dedans, ils s'attachent au *bord inférieur et à la pointe des apophyses épineuses* depuis la cinquième vertèbre lombaire jusqu'à l'axis. Les faisceaux superficiels plus longs couvrent trois vertèbres.

3° *Muscles rotateurs des vertèbres.* — Ces muscles, qui vont d'une vertèbre à l'autre, n'existent qu'à la région dorsale. Les uns, *rotateurs longs*, s'attachent au *bord supérieur de l'apophyse transverse de la vertèbre inférieure*, et à la *partie latérale de la racine de l'apophyse épineuse de la vertèbre supérieure ;* les autres, *rotateurs courts*, presque horizontaux, quadrangulaires, s'insèrent au *bord supérieur de l'apophyse transverse de la vertèbre inférieure* et au *bord inférieur de l'arc vertébral*, situé immédiatement au-dessus.

III. MUSCLES INTERVERTÉBRAUX.

1° Interépineux (Fig. 64, 6).

Ces muscles n'existent qu'à la région cervicale et à la région lombaire ; ce sont de petits faisceaux doubles pour chaque espace interépineux et allant d'une apophyse épineuse à l'autre ; ils sont séparés au cou par le ligament de la nuque, aux lombes par les ligaments interépineux. On trouve souvent au cou, au-dessus des interépineux, des faisceaux, très-variables du reste, allant des apophyses épineuses des cinquième et sixième vertèbres cervicales à celles des deuxième, troisième et quatrième (*long épineux du cou*).

2° Muscles intertransversaires.

Ces muscles n'existent aussi qu'aux régions cervicale et lombaire.

1° *Intertransversaires du cou* (Fig. 76). — Ils se divisent en antérieurs et postérieurs, séparés par les branches antérieures des nerfs cervicaux. Ils vont des deux lèvres de la gouttière des apophyses transverses cervicales à la partie inférieure de l'apophyse transverse de la vertèbre située immédiatement au-dessus. Les premiers intertransversaires présentent seuls quelque chose de particulier ; l'antérieur (Fig. 76, 7), situé en dedans du postérieur et presque sur le même plan, s'attache en haut, à la base de l'apophyse transverse de l'atlas, au-dessous du petit droit antérieur, et en bas, à la base de l'apophyse transverse de l'axis. Le postérieur (Fig. 76, 8), situé en dehors du précédent, s'insère en haut près du sommet de l'apophyse transverse de l'atlas, en bas au sommet de l'apophyse transverse de l'axis. Les derniers vont de la septième vertèbre cervicale à la première dorsale.

2° *Intertransversaires des lombes.* — Ces muscles, quadrilatères, au nombre de cinq de chaque côté, vont d'une apophyse costiforme à l'autre ; le premier va de la douzième dorsale à la première lombaire.

Nerfs. — Les muscles spinaux postérieurs sont innervés par les branches postérieures des nerfs rachidiens.

Remarques générales.

On voit que tous ces muscles peuvent se réduire d'après leurs insertions à quatre groupes, groupes dans lesquels on peut comprendre les muscles de la nuque, puisque la protubérance et la crête occipitales externes représentent l'apophyse épineuse, et les apophyses mastoïdes les apophyses transverses de la vertèbre occipitale.

1° *Faisceaux épineux.* — Ils vont des apophyses épineuses aux apophyses épineuses et étendent directement la colonne vertébrale (interépineux, long épineux du dos et du cou quand il existe, petit droit postérieur).

2° *Faisceaux transversaires.* — Ils vont des apophyses transverses aux apophyses transverses et inclinent latéralement la colonne vertébrale (intertransversaires, droit latéral et droit antérieur de la tête, sacro-lombaire, transversaire du cou, petit complexus, petit oblique, intercostaux et surcostaux).

3° *Faisceaux transversaires épineux.* — Ils sont obliques en haut et en dedans et vont des apophyses transverses aux apophyses épineuses ; ils font tourner la colonne vertébrale du côté opposé (transversaire épineux, grand complexus).

4° *Faisceaux épineux transversaires*. — Ces faisceaux obliques en sens inverse, c'est-à-dire en haut et en dehors, vont des apophyses épineuses aux apophyses transverses et font tourner la face antérieure du rachis de leur côté (splénius, long dorsal, grand oblique et grand droit postérieur de la tête). L'action du long dorsal doit être à peine sensible à cause de sa direction presque verticale.

Tous ces muscles du reste, sauf les muscles intertransversaires antérieurs du cou et les petits droits antérieur et latéral, sont extenseurs de la colonne vertébrale.

CHAPITRE II

MUSCLES DE L'ABDOMEN

Préparation. — Placer un billot sous les reins du sujet pour tendre les muscles. Inciser la peau sur la ligne médiane depuis l'appendice xiphoïde jusqu'au pubis en respectant l'ombilic ; faire tomber sur cette incision deux incisions transversales, partant l'une de l'appendice xiphoïde, l'autre de l'ombilic, et une incision oblique partant du pubis et suivant le pli de l'aine et la crête iliaque. Enlever avec la peau une lame celluleuse adhérente qui recouvre le grand oblique ; à la partie inférieure, près du pubis, conserver le cordon spermatique ou le ligament rond qui sortent par une ouverture de l'aponévrose ; conserver, s'il est possible, une lame fibreuse mince (fascia de Cooper) qui recouvre le cordon et se continue avec les bords de cette ouverture. Pour mettre à découvert le petit oblique, détacher le muscle grand oblique près de ses insertions costales et iliaques ; puis conduire une incision transversale depuis l'épine iliaque antérieure et supérieure jusqu'au lieu de soudure des aponévroses des deux muscles grand et petit obliques, et mener de là une incision vers le pubis ; on forme ainsi un lambeau aponévrotique triangulaire qui comprend l'anneau inguinal externe, lambeau dont la base est à l'arcade crurale et qui, rabattu, permet de voir les fibres inférieures du petit oblique et leurs rapports avec le cordon. Pour arriver sur le transverse, inciser avec précaution le petit oblique le long de la crête iliaque ; le transverse s'en distingue par la direction de ses fibres ; faire pour la partie inférieure du petit oblique un lambeau triangulaire analogue à celui qui a été fait pour l'aponévrose du grand oblique ; pour pouvoir suivre les insertions postérieures du transverse jusqu'à la colonne vertébrale, il faut placer le cadavre sur le côté ; les insertions costales de ce muscle qui se font à l'intérieur du thorax ne peuvent être bien vues qu'après l'ouverture de l'abdomen et par le mode de préparation employé pour le diaphragme et le traingulaire du sternum ; on peut renvoyer leur étude au moment où l'on s'occupera de ces derniers muscles. Pour mettre à découvert le muscle grand droit, il faut inciser l'aponévrose qui le recouvre en dehors de la ligne blanche et la détacher avec précaution des intersections fibreuses du muscle auxquelles elle est très-adhérente. L'étude du carré des lombes peut être remise au moment où l'on verra le muscle psoas et iliaque. Les préparations indiquées ci-dessus pour les muscles grand et petit obliques et le transverse serviront aussi pour le canal inguinal. Mais pour avoir une idée nette de ce canal et du fascia transversalis, il faut le préparer par le côté abdominal, comme dans la Fig. 70. Pour cela on détache par un trait de scie toute la paroi antérieure du bassin, en arrière de l'épine iliaque antérieure et supérieure, et avec elle toute la paroi abdominale antérieure. On n'a plus alors qu'à enlever le péritoine et à disséquer avec précaution couche par couche.

Ces muscles sont tous pairs ; les uns sont situés sur les parties latérales de l'abdomen, et composés de fibres obliques pour les deux muscles superficiels, grand et petit obliques, transversales pour le plus profond, transverse de l'abdomen ; les autres sont situés sur les côtés de la ligne médiane et composés de fibres à direction générale verticale ; ce sont : en avant le grand droit antérieur de l'abdomen et son accessoire, le pyramidal ; en arrière, le carré des lombes profondément placé au-dessous des muscles spinaux postérieurs.

$$\frac{1}{5}$$

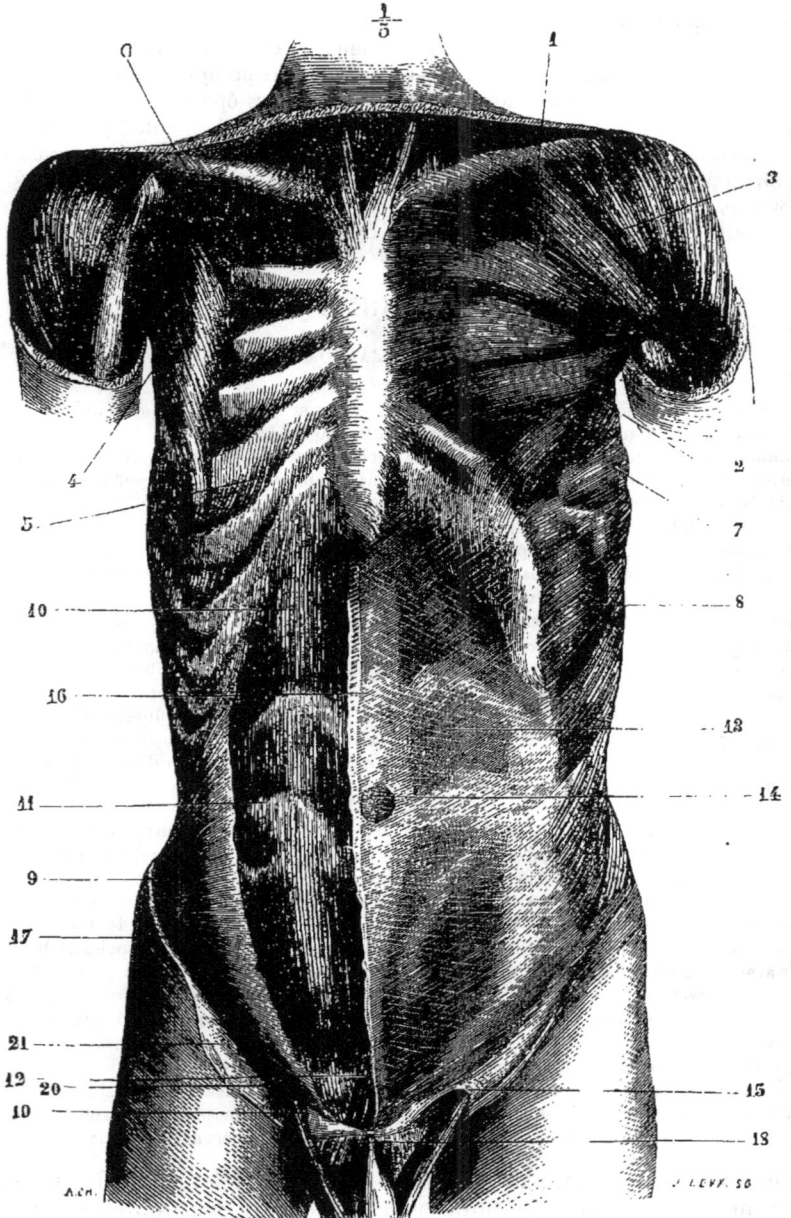

Fig. 66. — *Muscles du tronc; face antérieure* (*).

(*) 1, 2) Grand pectoral. — 3) Deltoïde. — 4) Petit pectoral. — 5) Muscles intercostaux. — 6) Premier intercostal. — 7) Grand dentelé. — 8) Grand oblique de l'abdomen. — 9) Petit oblique. — 10) Grand droit antérieur de l'abdomen. — 11) Intersection aponévrotique de ce muscle. — 12) Pyramidal. — 13) Aponévrose du grand oblique. — 14) Ombilic. — 15) Anneau inguinal externe. — 16) Ligne blanche. — 17) Aponévrose du petit oblique. — 18) Ligament suspenseur du pénis. — 19) Cordon spermatique. — 20) Fibres inférieures du petit oblique formant le crémaster.

1° Grand oblique de l'abdomen (Fig. 66, 8,13; Fig. 71, 17).

Ce muscle, large, quadrilatère, dont l'épaisseur ne dépasse jamais $0^m,01$, s'insère à la *face externe des huit dernières côtes* (Fig. 16, J), par des digitations qui forment, par leur réunion, une ligne dentelée, oblique en bas, en arrière et en dehors, et qui s'entre-croisent, les supérieures avec les quatre digitations inférieures du grand dentelé, les inférieures avec les insertions costales du grand dorsal; ces digitations augmentent d'épaisseur jusqu'à la huitième côte pour diminuer de la huitième à la douzième. De là, ses fibres se portent obliquement en bas, en avant et en dedans, d'autant plus qu'elles sont plus inférieures, et vont s'attacher, celles des deux dernières digitations, à la *lèvre externe de la moitié antérieure de la crête iliaque*, celles de toutes les autres, à une *large aponévrose* quadrilatère (Fig. 66, 13); cette aponévrose du grand oblique se termine en avant, suivant une ligne verti-

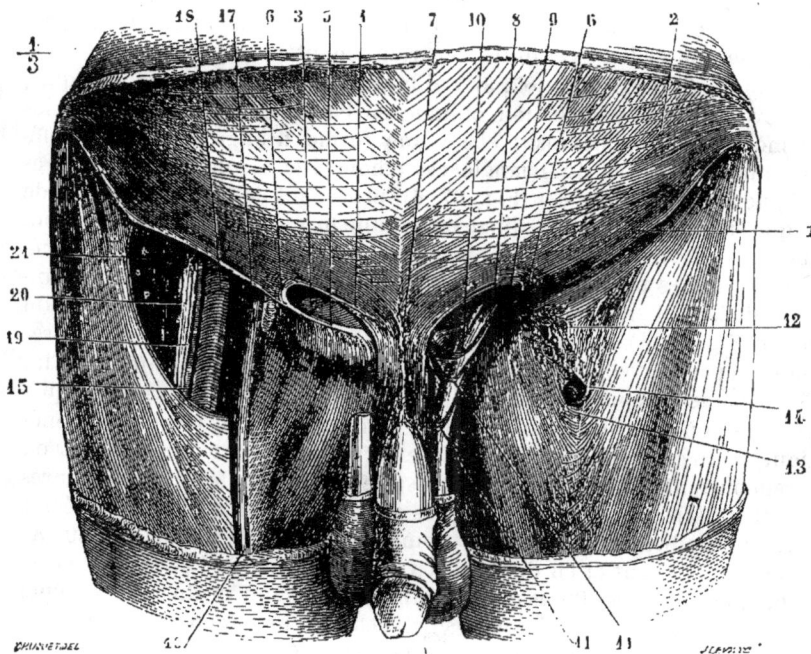

Fig. 67. — *Canal inguinal et canal crural; partie superficielle* (*).

cale allant de l'appendice xiphoïde à la symphyse du pubis; en bas, suivant une ligne oblique, entre la symphyse et l'épine iliaque antérieure et supérieure.

1° *Entre l'appendice xiphoïde et la symphyse*, l'aponévrose, après avoir passé

(*) 1) Arcade crurale. — 2) Aponévrose du grand oblique. — 3) Anneau inguinal externe. — 4) Pilier interne. — 5) Pilier externe. — 6) Fibres arciformes. — 7) Ligament suspenseur du pénis. — 8) Cordon spermatique passant sur 9) le pilier externe. — 10, 11) Anses du crémaster. — 12) Fascia cribriformis. — 13) Ligament falciforme. — 14) Embouchure de la veine saphène interne. — 15) Fascia iliaca coupé. — 16) Veine saphène interne. — 17) Veine crurale. — 18) Artère crurale. — 19, 20) Nerf crural. — 21) Psoas.

en avant du muscle grand droit, en se soudant au feuillet superficiel de l'aponévrose du petit oblique, se termine en s'entre-croisant sur la ligne médiane avec celle du côté opposé (de façon que ses fibres se continuent en partie avec celles du petit oblique du côté opposé) et constitue ainsi un raphé médian, la *ligne blanche*.

2° *Entre la symphyse et l'épine iliaque antérieure et supérieure* elle se termine de la façon suivante : entre ces deux points osseux est tendue une bandelette aponévrotique, *ligament de Fallope* ou *de Poupart*, *arcade crurale* (Fig. 69, B, 1), formée en partie par des fibres propres, en partie par les fibres aponévrotiques du grand oblique et spécialement par celles qui proviennent des faisceaux musculaires situés immédiatement au-dessus de l'épine iliaque (Fig. 69, B, 6). Cette arcade crurale est soudée dans son tiers externe au fascia iliaca (3) ; dans ses deux tiers internes elle est libre et constitue avec le bord antérieur de l'os iliaque une ouverture (5) par laquelle s'engagent les vaisseaux fémoraux (7, 8). Les fibres aponévrotiques du grand oblique se jettent obliquement sur cette arcade, qu'elles contribuent en grande partie à former. En dedans, ces fibres s'écartent en interceptant une ouverture, *anneau inguinal externe* (Fig. 67, 3), qui laisse passer le cordon spermatique ; cette ouverture a une direction oblique en bas et en dedans, comme les fibres mêmes de l'aponévrose ; elle a une forme triangulaire à base inférieure, mais le sommet du triangle est émoussé et arrondi par des fibres curvilignes, *fibres arciformes* (Fig. 67, 6), provenant de l'arcade crurale, de sorte que l'anneau présente ordinairement une forme ovalaire ou elliptique. Les bords de l'anneau se perdent peu à peu dans une lame celluleuse, *fascia de Cooper*, qui se prolonge sur le cordon. Les faisceaux qui limitent l'anneau en dedans et en dehors ont reçu le nom de *piliers*. Le *pilier interne* ou *supérieur* (Fig. 67, 4) s'attache au pubis en avant de la symphyse, en s'entre-croisant en partie avec celui du côté opposé ; le *pilier externe* ou *inférieur* (Fig. 67, 5) s'attache à l'épine du pubis et, par ses fibres superficielles, va jusqu'à la symphyse où elles présentent aussi un entre-croisement. Les fibres aponévrotiques situées en dehors du pilier externe éprouvent, au moment où elles rencontrent l'arcade crurale, une sorte de torsion, les plus inférieures devenant supérieures et les supérieures antérieures ; un groupe se réfléchit en arrière du pilier externe sous le nom de *ligament de Colles* (Fig. 69, A, 16), se dirige en haut et en dedans, et va se continuer de l'autre côté de la ligne médiane avec des fibres aponévrotiques du grand et du petit oblique du côté opposé ; un autre groupe se réfléchit en arrière et va s'attacher à la crête pectinéale en constituant le *ligament de Gimbernat* (Fig. 69, B, 2). Ce ligament, qui n'est autre chose qu'un élargissement de l'arcade crurale, forme une lamelle triangulaire de 0^m,015 de long, dont le bord antérieur répond à l'arcade crurale, le postérieur à la crête pectinéale, dont le bord externe, concave, limite en dedans l'anneau crural ; sa face postérieure se continue avec la face supérieure de l'arcade crurale.

Rapports. — Ce muscle est recouvert d'une lamelle celluleuse mince, adhérente. Il est recouvert dans une petite partie de son étendue en haut, par le grand pectoral, en bas et en arrière par le grand dorsal. Son bord postérieur limite, avec le bord antérieur du grand dorsal, un triangle, dont la base est à la crête iliaque, *triangle de Petit* (Fig. 62, 19).

Nerfs. — Il est innervé par les nerfs intercostaux et par les rameaux des grande
et petite branches abdomino-scrotales du plexus lombaire.

Action. — Conjointement avec les muscles petit oblique et transverse, ces muscles rétrécissent transversalement la cavité abdominale. En outre, ils abaissent les

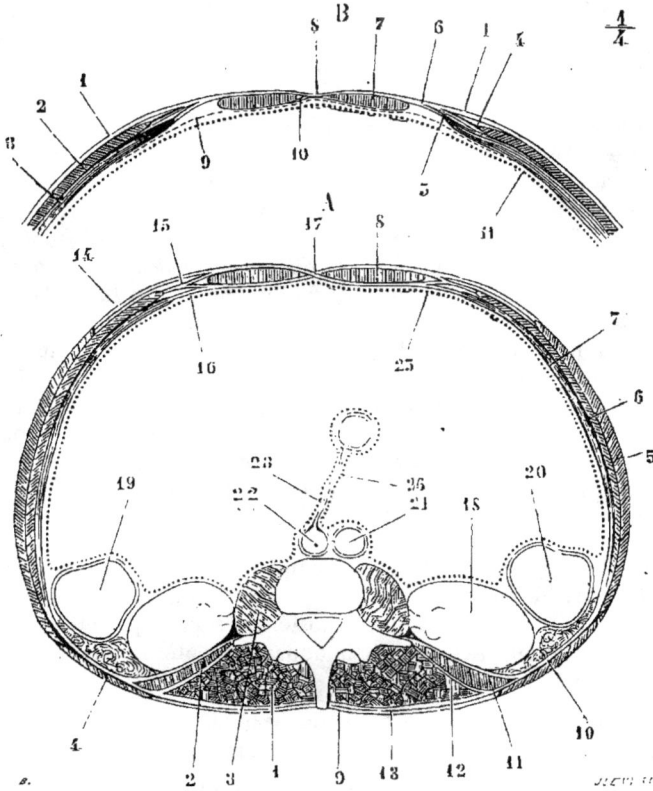

Fig. 68. — *Aponévroses de l'abdomen; coupe transversale des parois abdominales* (*).

côtes et sont expirateurs et fléchisseurs du tronc. Quand un muscle grand oblique
d'un seul côté se contracte, il fait tourner la face antérieure du tronc du côté
opposé.

(*) A. *Coupe transversale au niveau des reins*. — 1) Muscles spinaux postérieurs. — 2) Carré des lombes.
— 3) Psoas. — 4) Grand dorsal. — 5) Grand oblique. — 6) Petit oblique. — 7) Transverse. — 8) Grand
droit antérieur. — 9) Aponévrose du grand dorsal. — 10) Aponévrose du transverse. — 11) Son feuillet antérieur. — 12) Son feuillet moyen. — 13) Son feuillet postérieur. — 14) Aponévrose du grand oblique. —
15) Aponévrose du petit oblique. — 16) Aponévrose du transverse. — 17) Ligne blanche. — 18) Rein. — 19)
Côlon descendant. — 20) Côlon ascendant. — 21) Veine cave inférieure. — 22) Aorte. — 23) Artère allant
de l'aorte à l'intestin, représentant l'artère mésentérique. — 25) Péritoine. — 26) Mésentère.
B. *Coupe transversale au niveau du quart inférieur du grand droit antérieur*. — 1) Aponévrose du grand
oblique. — 2) Petit oblique. — 3) Transverse. — 4) Aponévrose du petit oblique. — 5) Aponévrose du transverse. — 6) Les trois aponévroses réunies passant en avant du grand droit. — 7) Grand droit de l'abdomen.
— 8) Ligne blanche. — 9) Fascia transversalis. — 10) Pli semi-lunaire de Douglas. — 11) Péritoine.

2° **Petit oblique de l'abdomen** (Fig. 66, 9).

Ce muscle, plus large en avant qu'en arrière, un peu moins épais que le précédent, s'attache en arrière à l'*aponévrose abdominale postérieure*, dans la moitié inférieure de la région lombaire, et par elle aux *apophyses épineuses*, aux *trois quarts antérieurs de la crête iliaque* et au *tiers externe de l'arcade crurale* (Fig. 69, A, 14). De là ses fibres se portent, les supérieures obliquement en haut et en avant les moyennes transversalement, les inférieures obliquement en bas et en avant, et se terminent de la façon suivante : les supérieures vont s'attacher aux *trois dernières côtes,* par des digitations continues, au niveau des deux derniers espaces intercostaux, avec les muscles intercostaux internes, et dans l'intervalle des côtes et du pubis à une lame aponévrotique. Cette aponévrose, *feuillet moyen de l'aponévrose abdominale antérieure, aponévrose du petit oblique,* se divise en deux feuillets au niveau du bord externe du muscle droit (Fig. 68, A, 15) ; l'antérieur se soude à l'aponévrose du grand oblique et passe en avant du grand droit ; le postérieur s'unit à l'aponévrose du transverse, et passe en arrière du même muscle, sauf dans son quart inférieur (Fig. 68, B) ; ces deux feuillets se rejoignent ensuite à la ligne blanche. Les fibres les plus inférieures vont constituer le crémaster (Fig. 69, A, 15) ; celles qui viennent immédiatement au-dessus vont s'attacher les unes au pubis, en arrière du ligament de Gimbernat, entre ce ligament et la symphyse, les autres au ligament de Colles.

Rapports. — Recouvert par le grand oblique, il recouvre le transverse ; son bord postérieur, libre dans sa moitié supérieure, continu dans sa moitié inférieure avec l'aponévrose abdominale postérieure, est représenté par une ligne allant de l'extrémité externe de la douzième côte à l'apophyse épineuse de la troisième vertèbre lombaire.

Nerfs. — Il est innervé par les nerfs intercostaux et des rameaux des grandes et petites branches abdomino-scrotales du plexus lombaire.

Action. — Quand les deux muscles petits obliques se contractent simultanément, ils ont la même action que le grand oblique (rétrécissement transversal de la cavité abdominale, expiration, flexion du tronc). Quand le muscle d'un seul côté se contracte, il fait tourner la face antérieure du tronc de son côté et est antagoniste du grand oblique.

3° **Transverse de l'abdomen** (Fig. 72, 6).

Ce muscle, quadrilatère, plus mince que les précédents, et qui semble la continuation du triangulaire du sternum, s'insère à la *face interne des six dernières côtes* par des digitations entre-croisées (et pour les trois dernières continues) avec celles du diaphragme, aux *trois quarts antérieurs de la lèvre interne de la crête iliaque,* et dans l'intervalle par une aponévrose très-forte, à la colonne vertébrale lombaire. Cette aponévrose, *aponévrose abdominale postérieure* (Fig. 68, A, 10), qui reçoit aussi l'aponévrose du petit oblique, se divise en trois feuillets : un *postérieur* (13), qui se fixe aux apophyses épineuses en se soudant à l'aponévrose du grand dorsal ; un *moyen* (12), qui va au sommet des apophyses transverses ; un *antérieur* (11), plus mince, qui se rend à la face antérieure de ces mêmes apophyses. Ces trois feuillets circonscrivent deux loges, une postérieure, pour les muscles spinaux postérieurs (1); une antérieure, pour le carré des lombes (2). De ces différentes insertions les fibres du transverse se portent horizontalement en avant et se rendent à une aponévrose, *feuillet postérieur de l'aponévrose abdominale antérieure* (Fig. 68, A, 16), qui passe en arrière du muscle droit en se soudant au feuillet postérieur de l'aponévrose du petit oblique, et arrive ainsi jusqu'à la ligne blanche. Dans le quart inférieur du muscle droit elle se comporte d'une façon différente; au lieu de passer en arrière du muscle droit, elle passe en avant de lui (Fig. 68, B, 5); une partie seulement de cette aponévrose reste en arrière du muscle droit et forme là un repli plus ou moins large, *pli semi-lunaire de Douglas* (Fig. 70, 7), dont le bord interne vertical correspond à la ligne blanche, dont le bord externe concave, falciforme, laisse à découvert la plus grande partie de la face postérieure du muscle droit, dont la pointe s'attache à la symphyse du pubis dans une étendue variable, dont la base se continue avec le reste de l'aponévrose; c'est sous ce pli que s'engagent les vaisseaux épigastriques pour pénétrer dans la gaîne du muscle droit (Fig. 70, 18). Ces plis semi-lunaires de Douglas peuvent présenter de grandes variétés dans leur disposition.

Nerfs. — Il est innervé par les nerfs intercostaux et par des rameaux des grande et petite branches abdomino-scrotales du plexus lombaire.

Action. — Il constitue une ceinture qui embrasse la cavité abdominale et la rétrécit transversalement; en portant les côtes en dedans, il est expirateur.

4° Grand droit antérieur de l'abdomen (Fig. 66, 11).

Ce muscle, allongé, vertical, plus large en haut qu'en bas, s'attache en bas au *pubis*, par un tendon aplati divisé en deux parties, un faisceau externe inséré au bord supérieur du pubis entre l'épine et la symphyse, et un faisceau interne, qui s'entre-croise en avant de la symphyse avec celui du côté opposé et se perd dans l'aponévrose crurale et la gaîne du pénis. De là les fibres se portent verticalement en haut et se terminent par trois faisceaux distincts, attachés, l'interne à l'*appendice xiphoïde* et au *cartilage de la septième côte*, le moyen à *celui de la sixième*, l'externe, plus volumineux, au *cartilage de la cinquième* (Fig. 16, G). Ce muscle est interrompu par des *intersections aponévrotiques* transversales, au nombre de deux à quatre, occupant toute la largeur du muscle et intimement unies au feuillet antérieur de sa gaîne; elles ne sont autre chose que des rudiments très-incomplets de côtes abdominales. Les bords internes des deux muscles droits interceptent un espace fibreux, *ligne blanche*. Le muscle grand droit est contenu dans une gaîne, complète en avant, où elle est formée par la réunion de l'aponévrose du grand oblique et du feuillet antérieur de l'aponévrose du petit oblique, auxquelles s'ajoute en bas celle du transverse; la paroi postérieure est formée par la soudure de l'aponévrose du transverse et du feuillet postérieur de l'aponévrose du petit oblique; elle manque en haut dans la partie thoracique du muscle et en bas dans l'espace laissé libre par les plis semi-lunaires de Douglas; cependant il est toujours séparé du péritoine par le fascia transversalis (Fig. 66, B, 9).

Pyramidal (Fig. 66, 12). — Au grand droit est annexé un petit muscle triangulaire, le pyramidal, situé en avant de son insertion inférieure. Ce muscle, long de 0^m,06 environ, manquant quelquefois, plus développé chez les enfants, s'attache par sa base au *pubis*, entre l'épine et la symphyse, et par son sommet se continue avec un tendon qui se perd dans la ligne blanche et constitue, avec celui du côté opposé, un cordon fibreux, qui peut être suivi jusqu'à l'ombilic.

Nerfs. — Le grand droit est innervé par les nerfs intercostaux et par des rameaux des grande et petite branches abdomino-scrotales du plexus-lombaire.

Action. — Il prend ordinairement son point fixe en bas et fléchit le tronc. Si la flexion est empêchée par les extenseurs, il abaisse les côtes et est expirateur ;

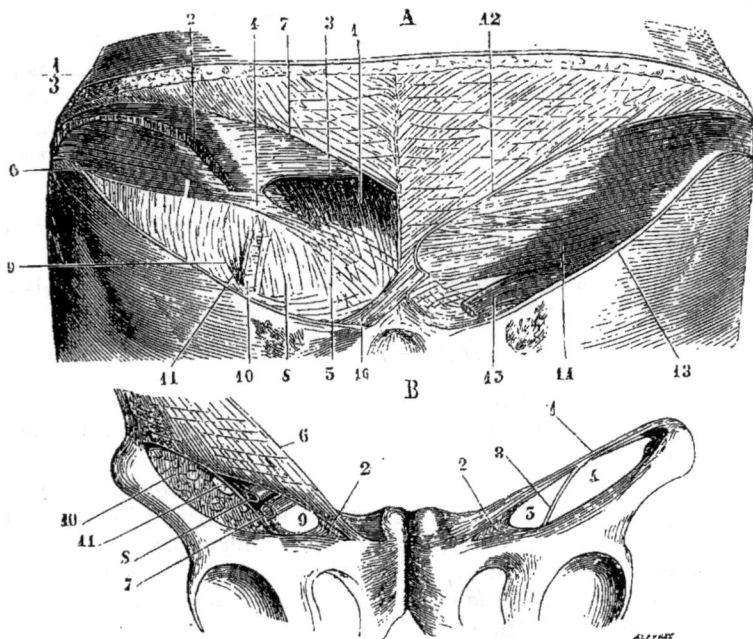

Fig. 69. — *Canal inguinal et canal crural ; partie profonde* (*).

enfin il peut comprimer les viscères abdominaux et s'opposer à la pression des viscères, qui tendent à repousser en avant la paroi abdominale antérieure. Le pyramidal est tenseur de la ligne blanche.

(*) A. 1) Muscle grand droit antérieur de l'abdomen. — 2) Muscle petit oblique échancré. — 3) Son aponévrose coupée pour montrer le muscle droit. — 4, 5) Aponévrose du transverse passant en avant du muscle droit. — 6) Muscle transverse. — 7) Aponévrose du grand oblique coupée pour montrer les parties sous-jacentes. — 8) Fascia transversalis. — 9) Ses fibres arciformes limitant l'anneau inguinal interne. — 10) Vaisseaux épigastriques vus par transparence à travers ce fascia transversalis. — 11) Anneau inguinal interne. — 12) Aponévrose du grand oblique coupée. — 13) Arcade crurale. — 14) Muscle petit oblique. — 15) Cordon et crémaster. — 16) Ligament de Colles.

B. 1) Arcade crurale. — 2) Ligament de Gimbernat. — 3) Fascia iliaca. — 4) Ouverture pour le passage du psoas et du nerf crural. — 5) Ouverture pour le passage des vaisseaux fémoraux. — 6) Aponévrose du grand oblique. — 7) Veine crurale. — 8) Artère crurale. — 9) Anneau crural. — 10) Psoas. — 11) Nerf crural.

5° **Carré des lombes** (Fig. 91).

Ce muscle, épais, quadrilatère, situé en dehors du psoas, en avant des muscles spinaux postérieurs, se compose de trois sortes de faisceaux intimement unis chez l'homme : 1° les faisceaux *ileo-costaux*, constituant le bord externe du muscle, vont de la *crête iliaque* au *bord inférieur de la douzième côte ;* 2° les faisceaux *lombo-costaux* vont de la *partie antérieure des apophyses transverses des trois ou quatre dernières vertèbres lombaires* à la *douzième côte ;* 3° les faisceaux iléo-lombaires situés à la face postérieure du muscle vont de la *crête iliaque* et du ligament iléo-lombaire à la *face postérieure des apophyses transverses de toutes les vertèbres lombaires.*

Rapports. — Il est en rapport en avant avec le rein et le côlon.

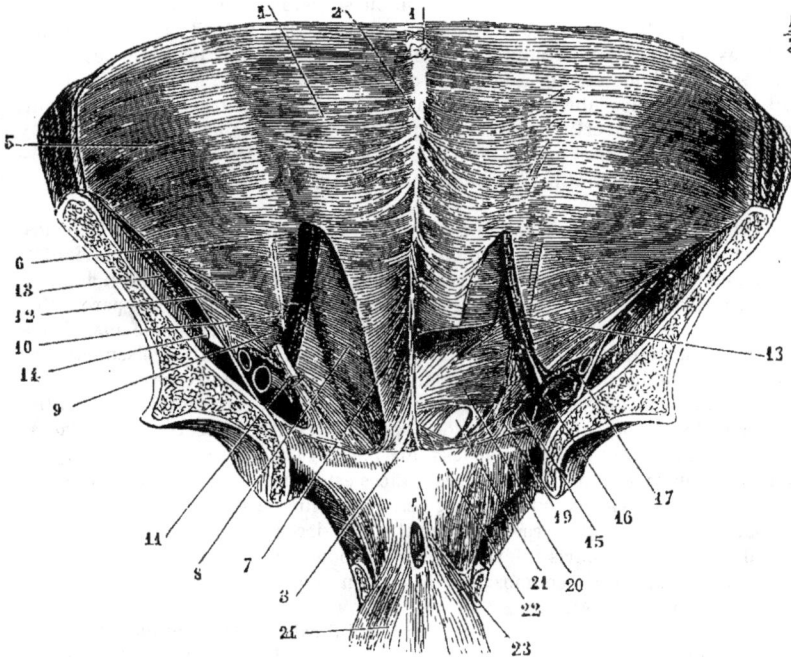

Fig. 70. — *Canal inguinal et canal; crural, vus par le côté abdominal* (*).

Nerfs. — Il est innervé par le douzième nerf intercostal et des branches antérieures des deux premiers nerfs lombaires.

Action. — Il incline latéralement la colonne vertébrale et le tronc ; par ses insertions costales il abaisse la douzième côte.

(*) 1) Ombilic. — 2) Ligne blanche. — 3) Adminiculum lineæ albæ. — 4) Aponévrose du transverse. — 5) Muscle transverse. — 6) Passage de l'aponévrose du transverse en avant du muscle droit. — 7) Pli semilunaire de Douglas. — 8) Fascia transversalis. — 9) Anneau inguinal interne. — 10) Partie verticale des fibres arciformes circonscrivant cet anneau. — 11) Canal déférent. — 12) Fascia iliaca. — 13) Psoas. — 14) Nerf crural. — 15) Anneau crural. — 16) Veine crurale. — 17) Artère crurale. — 18) Vaisseaux épigastriques. — 19) Ligament de Gimbernat. — 20) Fibres inférieures du transverse, mises à nu par l'ablation de la partie inférieure du grand droit. — 21) Anneau inguinal externe. — 22) Ligament de Colles. — 23) Ligaments pubo-vésicaux. — 24) Vessie rabattue.

Aponévroses abdominales. — Ligne blanche. — Canal inguinal.

Aponévroses abdominales. — Les aponévroses d'insertion ont déjà été décrites avec les muscles ; il ne reste plus à parler que des aponévroses de contention. A l'extérieur, le muscle grand oblique est recouvert par une lame celluleuse mince, adhérente, se continuant avec celle qui recouvre le grand dentelé et le grand pectoral. Dans l'intérieur de la cavité abdominale et sous le péritoine, en arrière du muscle transverse, se trouve une lame fibreuse, le *fascia transversalis.* Cette aponévrose n'a pas de limites bien tranchées en haut et en dehors ; en bas elle contracte des adhérences avec le bord postérieur de l'arcade crurale, puis se continue au-dessous de cette arcade en envoyant dans le canal crural une gaîne qui accompagne les vaisseaux et en formant entre la veine crurale et le ligament de Gimbernat le *septum crural* ; en dedans le *fascia transversalis* passe en arrière du muscle droit et va jusqu'à la ligne blanche en se soudant au pli semi-lunaire de Douglas. A sa partie inférieure et externe, au niveau de l'endroit où le canal déférent et les vaisseaux constituant le cordon se réunissent pour traverser les parois abdominales, il leur fournit une gaîne qui les accompagne ; à ce niveau, il s'épaissit et présente des fibres arciformes à concavité supérieure (Fig. 70, 10), qui circonscrivent une ouverture recouverte par le péritoine déprimé en fossette en cet endroit ; c'est l'*anneau inguinal interne* ou *abdominal* ; les vaisseaux épigastriques (Fig. 70, 18) occupent le côté inférieur et interne de cet anneau.

Ligne blanche. — La ligne blanche est l'espace intercepté par les bords internes des muscles droits. Cet intervalle, dont la plus grande largeur, correspondant à l'ombilic, est d'environ 0^m,025, se rétrécit en haut et surtout en bas, où il devient presque linéaire ; sa largeur varie du reste avec l'état de distension des parois abdominales. Sur la ligne médiane, elle présente un raphé fibreux, appelé aussi *ligne blanche* par beaucoup d'auteurs ; ce raphé est constitué par l'entre-croisement des fibres aponévrotiques des trois muscles larges de l'abdomen, entre-croisement qui se fait de telle façon que les fibres du grand oblique d'un côté semblent se continuer avec celles du petit oblique du côté opposé. Ces fibres s'écartent par places et interceptent ainsi des orifices, par lesquels passent des vaisseaux, des nerfs, des pelotons graisseux ; le plus large de ces orifices est l'ombilic, qui donnait passage chez le fœtus aux vaisseaux ombilicaux ; cette ouverture, située un peu au-dessus de la partie moyenne du corps chez l'adulte, est irrégulièrement quadrilatère, obturée dans ses trois quarts inférieurs par un bouchon fibreux dû à la soudure cicatricielle des parties qui composaient le cordon ombilical, perméable au contraire dans son quart supérieur.

Vue par sa face postérieure, la partie sous-ombilicale de la ligne blanche présente un raphé fibreux, partant de l'ombilic et se terminant en bas au pubis en s'élargissant un peu (Fig. 70, 3) ; c'est l'*adminiculum lineæ albæ.* De ce raphé rayonnent latéralement de petits tractus transversaux se perdant dans l'aponévrose du transverse.

Canal inguinal. — Le canal inguinal est le trajet que suit le cordon en traversant les parois abdominales. Le cordon pénètre par l'anneau inguinal externe et sort du canal par l'anneau inguinal interne ou abdominal. Ce trajet d'un anneau à l'autre est légèrement oblique en bas et en dedans, comme l'arcade crurale, qui en constitue la paroi inférieure ; sa paroi antérieure est formée par l'aponévrose du grand oblique ; quelques faisceaux lâches du petit oblique et du transverse s'interposent entre cette paroi et le cordon ; sa paroi postérieure est constituée par le *fascia transversalis* ; mais entre ce fascia et le cordon on trouve encore des fibres aponévrotiques et musculaires provenant du petit oblique et surtout du transverse.

Ces dernières, presque verticales, vont se fixer au bord supérieur du pubis en arrière du ligament de Gimbernat, et forment le muscle *pubo-transversal de Luschka*. La paroi supérieure est constituée par les fibres des muscles petit oblique et transverse. Les deux orifices ont été décrits : l'externe avec l'aponévrose d'insertion du grand oblique, l'interne ou abdominal avec la *fascia transversalis*. La longueur du canal inguinal mesurée des centres des deux orifices est de $0^m,035$ à $0^m,04$. L'orifice abdominal est à peu près sur le milieu d'une ligne menée de l'épine iliaque à l'épine du pubis, et son bord inférieur est à $0^m,01$ environ au-dessus de l'arcade crurale.

CHAPITRE III

MUSCLES DU THORAX

Ces muscles forment plusieurs groupes : 1° les uns, extérieurs au thorax, se portent de ses parois aux os du membre supérieur ; ce sont le grand et le petit pectoral, le sous-clavier et le grand dentelé ; 2° d'autres complètent les parois du thorax et remplissent les intervalles interceptés par les côtes, ce sont les intercostaux, auxquels s'annexent les sur-costaux et les sous-costaux ; 3° enfin, dans l'intérieur même du thorax, on rencontre deux muscles, le triangulaire du sternum et le diaphragme.

I. MUSCLES EXTRA-THORACIQUES.

Préparation. — Faire une incision verticale sur la ligne médiane depuis l'extrémité supérieure du sternum jusqu'à l'appendice xiphoïde ; faire une deuxième incision suivant tout le bord antérieur de la clavicule jusqu'à l'acromion, et de son extrémité externe mener une incision verticale jusqu'à l'insertion inférieure du deltoïde. L'étude du peaucier du cou qui recouvre la partie supérieure du grand pectoral devrait précéder celle de ce dernier mucle, et, dans ce cas, l'incision claviculaire doit être très-superficielle et ne comprendre que la peau. Si, au contraire, on ne veut pas respecter le peaucier, l'incision doit comprendre toutes les couches jusqu'aux fibres musculaires. Le petit pectoral et le sous-clavier sont mis à découvert par l'incision du grand pectoral ; le sous-clavier est contenu dans une gaîne aponévrotique assez résistante. Pour voir le muscle grand dentelé appliqué contre la paroi latérale du thorax, il faut écarter l'omoplate de cette paroi et enlever tout le tissu cellulaire du creux de l'aisselle ; cet écartement est facilité si on a préalablement scié la clavicule à sa partie moyenne ; on voit la face interne de ce muscle en renversant en dehors le bord spinal de l'omoplate ; pour cela, le sujet doit être placé comme pour la préparation des muscles du dos.

1° **Grand pectoral** (Fig. 66, 1).

Ce muscle, large, épais, forme une saillie triangulaire à la partie supérieure et antérieure du thorax.

Il s'attache en dedans aux *deux tiers internes du bord antérieur de la clavicule* (Fig. 18, A, *faisceau claviculaire*), à la *face antérieure du sternum* (Fig. 16, B, aux *cartilages des six premières côtes*, très-près du sternum pour les supérieures, plus en dehors pour les inférieures, enfin par un faisceau inférieur à l'aponévrose du grand oblique. Les faisceaux provenant des cartilages costaux forment une couche profonde, quelquefois bien distincte de la couche superficielle qui provient de la clavicule et du sternum. Ses fibres sont souvent divisées, par une ligne celluleuse, en deux portions : une portion supérieure, comprenant celles qui naissent de la clavicule et de la première pièce du sternum (1), et une portion inférieure ou sterno-costale (2).

Nées de ces différentes insertions, les fibres se portent, les supérieures, obliquement en bas et en dehors, les inférieures, au contraire, en sens inverse, en s'enfonçant successivement sous les supérieures, de façon à amener une sorte de croisement au bord inférieur de l'aisselle. Ce croisement se continue sur le tendon du muscle, qui représente une sorte de gouttière aplatie, ouverte en haut, et peut être considéré comme constitué par deux lamelles, une antérieure, qui reçoit les fibres de la portion supérieure, une postérieure, qui reçoit les fibres de la portion inférieure. Ces deux lamelles se réunissent enfin pour aller s'attacher au *bord antérieur de la coulisse bicipitale* (Fig. 20, E). La lamelle profonde se divise et forme une sorte de gaîne pour le tendon du long chef du biceps. Le tendon du grand pectoral envoie une expansion à l'aponévrose du bras. Une bourse séreuse sépare quelquefois ses deux tendons d'insertion.

Rapports. — Il forme la paroi antérieure du creux de l'aisselle ; son bord externe est séparé du bord antérieur du deltoïde par un interstice celluleux et quelquefois par un espace triangulaire occupé par la veine céphalique et une branche de l'artère acromio-thoracique.

Nerfs. — Il est innervé par une branche collatérale du plexus brachial.

Action. — Il porte le bras en avant en même temps qu'il le place dans l'adduction et lui imprime un mouvement de rotation en dedans. Si le faisceau sterno-claviculaire ou supérieur se contracte seul, il soulève l'épaule en arrondissant le dos et en excavant le creux qui existe entre l'épaule et la poitrine (action de porter un fardeau sur les épaules ; attitude de supplication, de peur, contractions convulsives du frisson fébrile, etc.). Si les bras sont placés horizontalement dans l'abduction, il les porte en avant et les rapproche en leur conservant la position horizontale. S'ils sont élevés verticalement, il les abaisse dans un plan antéro-postérieur. Quand le faisceau sterno-costal ou inférieur se contracte seul, l'épaule est abaissée et le bras porté en dedans et en avant. S'il prend un point fixe à l'humérus, il soulève le tronc (action de grimper). Il est plus que douteux que par ses fibres costales il puisse élever les côtes et être inspirateur : l'attitude prise par les asthmatiques a pour but principal de débarrasser le thorax du poids des membres supérieurs, de façon à donner moins de travail aux muscles inspirateurs (Fick).

2° Petit pectoral (Fig. 66, 4).

Ce muscle, mince, triangulaire, s'attache en bas à la *face externe des troisième, quatrième et cinquième côtes* (Fig. 16, I), par des languettes aponévrotiques qui donnent naissance aux fibres charnues ; celles-ci se réunissent et vont s'insérer par un tendon aplati au *bord antérieur de l'apophyse coracoïde*, près de son sommet (Fig. 19, O). Il fait partie de la paroi antérieure de l'aisselle.

Nerfs. — Il est innervé par une branche collatérale du plexus brachial.

Action. — Il abaisse le moignon de l'épaule et soulève l'angle inférieur de l'omoplate, qu'il écarte des parois thoraciques. En prenant son point fixe à l'omoplate, il peut élever les côtes et être inspirateur.

3° Sous-clavier.

Ce petit muscle, très-grêle, arrondi, situé sous la clavicule, s'attache en

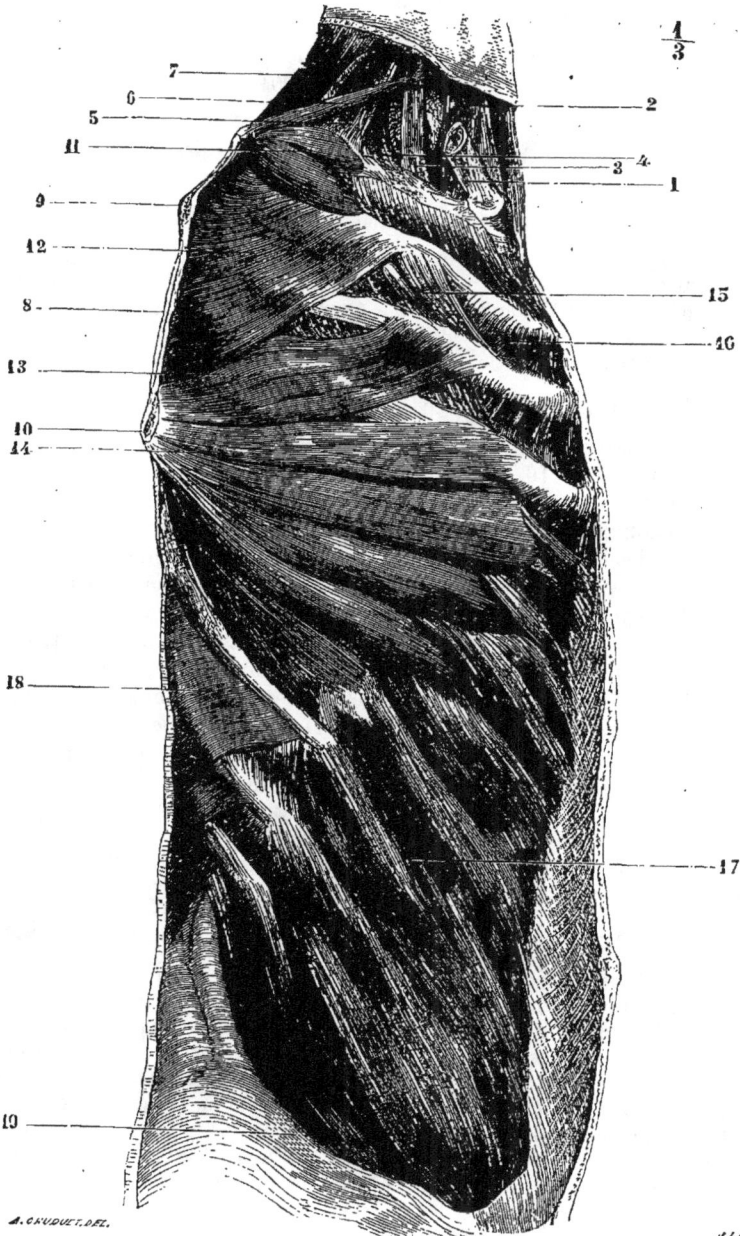

$\frac{4}{3}$

Fig. 71. — *Muscles de la région latérale et profonde du tronc* (*).

(*) 1) Clavicule. — 2) Sterno-mastoïdien. — 3) Scalène antérieur. — 4, 5) Scalène postérieur. — 6) Omo-hyoïdien. — 7) Angulaire de l'omoplate. — 8) Bord spinal de l'omoplate (l'omoplate a été enlevée, à l'exception d'une bande osseuse très-étroite longeant le bord spinal). — 9) Naissance de l'épine de l'omoplate le long du bord spinal. — 10) Angle inférieur de l'omoplate. — 11) Digitations supérieures du grand dentelé. — 12, 13) Ses digitations moyennes. — 14) Ses digitations inférieures. — 15) Intercostaux externes. — 16) Intercostaux internes. — 17) Grand oblique de l'abdomen. — 18) Petit dentelé postérieur et inférieur. — 19) Crête iliaque.

dedans, par un tendon conique, au *cartilage de la première côte* (Fig. 16, F), et, en dehors, à la *partie externe de la face inférieure de la clavicule* (Fig. 18, F).

Rapports. — Il est séparé de la première côte par les vaisseaux axillaires et le plexus brachial.

Nerfs. — Il est innervé par une branche collatérale du plexus brachial.

Action. — Il applique solidement l'extrémité interne de la clavicule contre le sternum, et assure ainsi la coaptation des deux surfaces articulaires, que le poids du membre supérieur tend à chaque instant à écarter l'une de l'autre. Il ne peut avoir l'action inspiratrice qu'on lui attribue, car il est incapable de produire l'élévation de la première côte.

4° Grand dentelé (Fig. 71, 11, 12, 13, 14).

Ce muscle, très-large, situé sur les parties latérales du thorax, s'étend des *huit premières côtes* (Fig. 16, H) au *bord spinal de l'omoplate* (Fig. 19, N). Ses attaches aux côtes se font par neuf digitations disposées suivant une ligne dentelée à concavité postérieure. Ces digitations constituent trois faisceaux distincts : les deux premières (11) naissent de la première et de la deuxième côte et forment un petit muscle épais allant s'insérer à la partie supérieure du bord spinal de l'omoplate ; les deux suivantes (12, 13) s'insèrent à la deuxième côte (qui donne ainsi naissance à deux digitations) et à la troisième, et constituent une lame musculaire très-mince, qui va s'attacher à presque tout le bord spinal de l'omoplate ; enfin, les digitations suivantes se réunissent et forment un corps charnu épais (14), qui s'attache à l'extrémité inférieure du bord spinal de l'omoplate. Les insertions costales descendent souvent jusqu'à la neuvième et même la dixième côte.

Rapports. — Ce muscle forme la paroi interne du creux axillaire. Ses digitations inférieures sont sous-cutanées et, dans la contraction du muscle, font saillie sous la peau.

Nerfs. — Il est innervé par le nerf thoracique inférieur du plexus brachial.

Action. — Il applique le bord spinal de l'omoplate contre le thorax conjointement avec le rhomboïde et lui donne ainsi une fixité favorable aux mouvements du bras ; en outre, il tire l'omoplate en avant et intervient, par exemple, dans l'action de traîner un fardeau derrière soi. Ses faisceaux inférieurs, qui sont les plus forts et les plus nombreux, portent en avant l'angle inférieur de l'omoplate et élèvent le moignon de l'épaule. Le faisceau supérieur est antagoniste de l'inférieur sous ce rapport, et il abaisse le moignon de l'épaule ; mais, à cause de son infériorité de volume, l'action totale du muscle est une élévation du moignon. Son action inspiratrice est douteuse ; cependant lorsque, conjointement avec le rhomboïde, il a élevé et fixé l'omoplate, il peut élever les côtes. (Duchenne.)

II. MUSCLES-INTERCOSTAUX.

Préparation — Elle n'offre aucune difficulté ; ces muscles sont à découvert par l'ablation des muscles précédents. Les sous-costaux ne peuvent être vus que par l'intérieur du thorax sur les côtés du rachis.

Ces muscles complètent les parois thoraciques et remplissent les vides des espaces intercostaux. Ils forment pour chaque espace deux couches : l'une externe, intercostaux externes ; l'autre interne, intercostaux internes ; chacune de ces couches n'occupe pas toute la longueur de l'espace intercostal ; ils manquent dans une certaine étendue, les intercostaux externes en avant, les intercostaux internes en arrière. A ces muscles s'en ajoutent d'autres qui les complètent, aux intercostaux externes les sur-costaux, aux intercostaux internes les sous-costaux.

1° *Intercostaux externes* (Fig. 71, 15 ; Fig. 63, 18).

Ces muscles s'attachent en haut à la *lèvre externe de la gouttière du bord inférieur de la côte supérieure*, et en bas au *bord supérieur de la côte* qui est au-dessous. Leurs insertions commencent en arrière, 1° en haut, près de la tubérosité de la côte supérieure ; 2° en bas, près de l'angle de la côte. Les fibres sont donc obliques en bas et en dehors, ou mieux, s'écartent en bas du rachis, considéré comme axe. En avant, pour les espaces intercostaux supérieurs, ils se terminent à $0^m,015$ à $0^m,025$ du cartilage costal ; puis, à partir de la septième côte, ils empiètent sur l'espace intercartilagineux; et aux deux derniers espaces atteignent l'extrémité des côtes. Ces muscles diminuent d'épaisseur d'arrière en avant.

2° *Sur-costaux* (Fig. 63, 19).

Ces muscles, au nombre de douze de chaque côté, triangulaires, sont situés à la partie postérieure du thorax, en dedans des insertions postérieures des intercostaux externes, avec lesquels leur bord externe se confond. Ils s'attachent en haut au *sommet de l'apophyse transverse*, et en bas s'élargissent et se rendent au *bord supérieur et à la face externe de la côte inférieure*. Les inférieurs sont plus distincts des intercostaux que les supérieurs ; ils sont souvent renforcés par des faisceaux sautant un côte, *longs sur-costaux*.

3° *Intercostaux internes* (Fig. 71, 16).

Ces muscles s'attachent en haut à la *lèvre interne de la gouttière costale*, et en bas au *bord supérieur* et à la *face interne de la côte inférieure ;* ils présentent une obliquité en sens inverse de celle des intercostaux externes, et atteignent en avant le sternum ; en arrière, au contraire, ils s'arrêtent à l'angle des côtes. Plus minces que les intercostaux externes, ils augmentent d'épaisseur d'arrière en avant ; dans leur partie libre ils sont recouverts par une simple lamelle aponévrotique. Le premier intercostal s'irradie de la première à la deuxième côte, ce qui lui donne un aspect différent des suivants (Fig. 66, 6).

4° *Sous-costaux* (Fig. 91, 13).

L'espace laissé libre entre le bord postérieur des intercostaux internes et le corps des vertèbres est rempli en partie par des muscles rubanés, larges de $0^m,03$ à $0^m,04$, allant d'une côte à l'autre en sautant une côte intermédiaire et ayant la direction des intercostaux internes ; en bas ils sont très-rapprochés du rachis.

Nerfs. — Les intercostaux et sous-costaux sont innervés par les nerfs intercostaux, les sur-costaux par les branches postérieures des nerfs thoraciques.

Action. — L'action des intercostaux a donné lieu à des controverses sans fin, qui ne sont pas encore terminées. La discussion des principales opinions émises dépasserait les bornes d'un livre élémentaire ([1]). Pour nous tous ces muscles sont inspirateurs, mais ils n'agissent que lorsque la première côte a été fixée ; le doute ne paraît guère exister que pour la partie des intercostaux internes recouverte par les intercostaux externes, et comme c'est la plus faible et la moins épaisse, cela n'a pas une très-grande importance. Les sur-costaux sont des inspirateurs énergiques. Les intercostaux jouent encore le rôle de ligaments élastiques destinés à maintenir la tension de l'espace intercostal et à l'empêcher de se bomber, soit en dedans, soit en dehors, sous la pression extra-thoracique de l'air extérieur dans l'inspiration, ou sous la pression intra-thoracique dans l'expiration.

III. MUSCLES INTRA-THORACIQUES.

Préparation. — Pour voir le triangulaire du sternum, il faut détacher la paroi antérieure du thorax en sciant les côtes du voisinage des cartilages costaux comme dans la Figure 72. On étudiera en même temps les insertions supérieures et antérieures du transverse de l'abdomen. Pour le diaphragme, il faut ouvrir la cavité abdominale et enlever tous les viscères qu'elle contient. Cette ablation doit être faite avec précaution, surtout au niveau du bord postérieur du foie, où on est obligé de couper la veine-cave inférieure, car le moindre trou fait au diaphragme produit un affaissement. L'œsophage et la veine-cave inférieure doivent être liés et incisés au-dessous de la ligature. Ceci fait, il n'y a plus qu'à enlever le péritoine à l'aide des pinces à dissection et du manche du scalpel.

1° **Triangulaire du sternum** (Fig. 72, 5).

Ce muscle, situé à la face interne de la paroi thoracique antérieure, naît de l'extrémité interne des *cartilages costaux des quatrième, cinquième, sixième et septième côtes*, des parties attenantes de la *face postérieure du sternum* et des *bords de la moitié supérieure de l'appendice xiphoïde du sternum*. De là il se rend par des faisceaux distincts à *l'extrémité externe des cartilages costaux des sixième, cinquième, quatrième, troisième et quelquefois deuxième côtes*.

Nerfs. — Il est innervé par des branches des nerfs intercostaux.

Action. Il abaisse les cartilages costaux et concourt à l'expiration.

2° **Diaphragme** (Fig. 73).

Le diaphragme constitue une cloison séparant la cavité thoracique de la cavité abdominale. Il a la forme d'une voûte dont la concavité regarde en

---

([1]) Consulter sur cette question : Hamberger, *De respirationis mechanismo et usu genuino. Diss.* Ienæ, 1748. — Haller, *Elementa physiologiæ.* — Freudelenberg, *Diss. de sterni costarumque in respiratione vera genuinaque motus ratione.* Gœtting., 1779. — Budge, *Ueber die Wirkung der M. intercostales (Archiv für physiol. Heilkunde.* 1857). — Schœmaker, *Ueber die Wirkung der M. intercostales (Archiv. für die hollændisch. Beiträge.* 1859). — Kœster, *Ueber die Wirkung der Respirations-muskeln, namentlich der M. intercostales (Archiv. für die hollændischen Beiträge,* 1860). — Bæumler, *Beobachtungen und Geschichtliches über die Wirkung der Zwischenrippenmuskeln. Diss.* Erlangen, 1860. — Merkel, *Anthropophonik.* 2ᵉ édit. 1863. — Meissner, *Bericht über die Fortschritte der Anatomie und Physiologie* de Henle et Meissner (années 1856 et suiv.)

bas et en avant, et se compose d'une partie périphérique, ascendante, à peu près verticale, et d'une partie centrale qui représente le point culminant de la voûte.

La partie centrale est aponévrotique (*centre phrénique*) ; elle n'est pas horizontale, mais son plan s'incline à gauche et en avant, et l'inclinaison est telle que la partie postérieure du centre phrénique est à $0^m,03$ au-dessus de

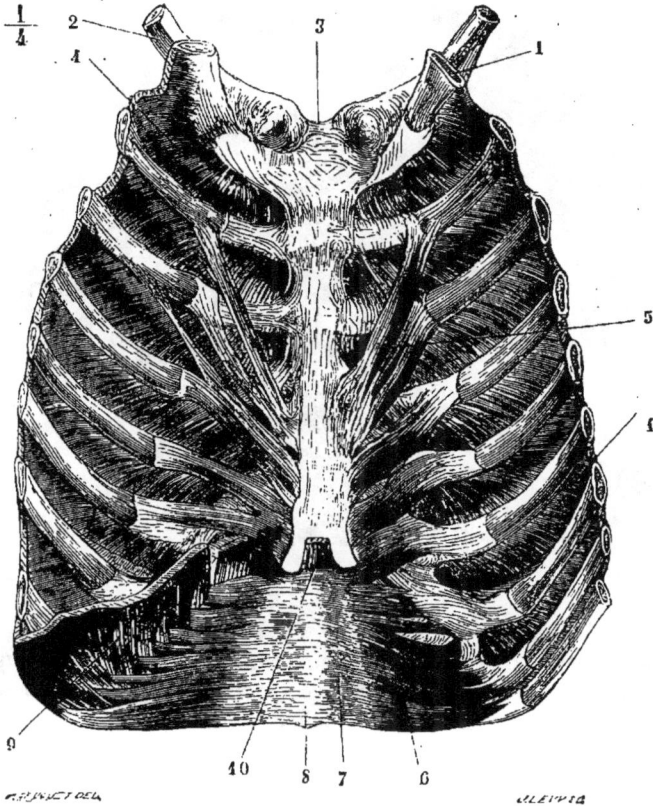

Fig. 72. — *Triangulaire du sternum* (*).

l'antérieure. Sur les côtés, il remonte plus haut à droite qu'à gauche, et dans l'expiration (ou sur le cadavre) son point culminant se trouve à droite et répond à un plan horizontal passant par l'échancrure sternale du cinquième cartilage costal.

La partie périphérique, musculaire, s'insère en bas au pourtour de l'ouverture inférieure du thorax et va rejoindre la partie centrale ; très-courte en avant, où elle répond à l'échancrure antérieure de la paroi thoracique, elle est beaucoup plus haute en arrière et sur les côtés. Elle constitue avec la

(*) *Face postérieure de la paroi thoracique antérieure.* — 1) Première côte. — 2) Clavicule. — 3) Ligament inter-claviculaire. — 4) Premier intercostal interne. — 5) Triangulaire du sternum. — 6) Transverse de l'abdomen. — 7) Son aponévrose. — 8) Partie postérieure de la ligne blanche. — 9) Diaphragme. — 10) Languette xiphoïdienne du diaphragme.

paroi interne du thorax et les muscles intercostaux un espace très-étroit en bas au niveau de la partie inférieure du thorax, et qui s'élargit en haut, espace dans lequel sont reçus le cul-de-sac de la plèvre et le bord inférieur des poumons. La plèvre ne pénètre pas jusqu'à la partie inférieure de cet

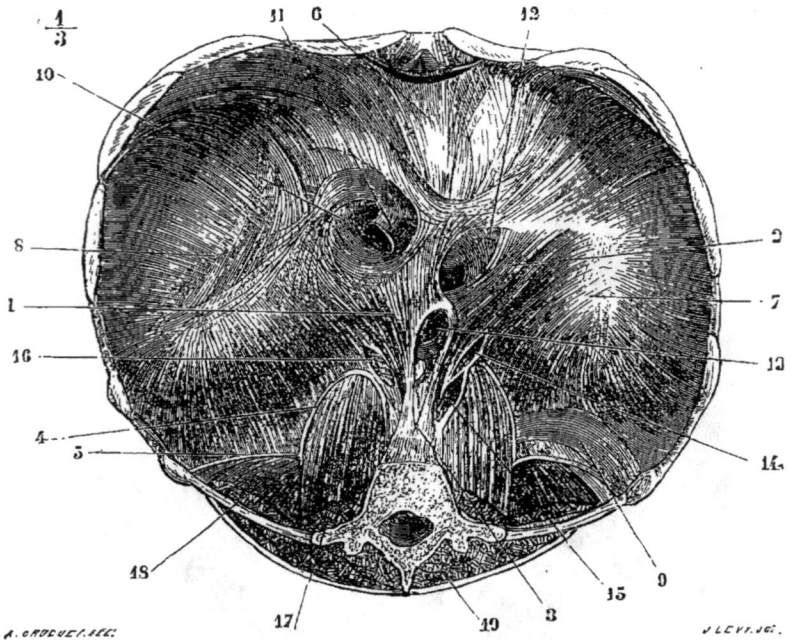

Fig. 73. — *Diaphragme, face inférieure* (*).

espace ; elle s'arrête à une certaine hauteur, et dans tout le reste de son étendue le diaphragme est immédiatement accolé aux parois thoraciques, dont le sépare seulement un tissu cellulaire lâche.

1° *Centre phrénique.*

Ce centre, d'où les fibres musculaires rayonnent vers tous les points de l'ouverture inférieure du thorax, a la forme d'un triangle à angles arrondis et à base tournée en arrière, et présente trois lobes ou folioles (ce qui l'a fait comparer à une feuille de trèfle, *trèfle aponévrotique*) ; le lobe antérieur ou moyen (Fig. 73, 6), court et large, est un peu incliné à gauche ; le gauche (7) est le plus petit ; le droit (8) est plus large et souvent aussi plus long. Entre le lobe droit et le lobe moyen est une ouverture aponévrotique quadrangulaire ou arrondie (10) pour le passage de la veine cave inférieure ; des

(*) 1, 2) Diaphragme ; fibres charnues s'irradiant des piliers. — 3) Piliers. — 4) Arcade du psoas. — 5) Ligament cintré. — 6) Lobe moyen du centre phrénique. — 7) Lobe gauche. — 8) Lobe droit. — 9) Fibres arciformes. — 10) Ouverture de la veine cave inférieure. — 11) Veine cave inférieure. — 12) Ouverture œsophagienne. — 13) Ouverture aortique. — 14, 15) Ouvertures accessoires du côté gauche pour la veine semi-azygos et les nerfs splanchniques. — 16) Ouverture pour le passage de la veine azygos et des nerfs splanchniques du côté droit. 17) Psoas. — 18) Carré des lombes. — 19) Muscles spinaux postérieurs.

adhérences fibreuses rattachent les parois de la veine aux bords de cet orifice. Le centre phrénique se compose de fibres antéro-postérieures disposées en éventail, croisées par d'autres fibres transversales curvilignes, très-visibles surtout autour de l'orifice de la veine cave.

2° *Partie musculaire ou périphérique.*

On peut diviser les fibres musculaires allant de l'ouverture thoracique inférieure à la périphérie du centre phrénique, en fibres vertébrales, fibres sternales et fibres costales.

A. FIBRES VERTÉBRALES. — Ces fibres naissent : 1° du corps des troisième et quatrième vertèbres lombaires (piliers du diaphragme) ; 2° de deux arcades aponévrotiques sous lesquelles passent le psoas et le carré des lombes.

a) *Piliers du diaphragme* (3). — Ces piliers, au nombre de deux, naissent par des fibres tendineuses continues au ligament vertébral antérieur de la *face antérieure du corps des troisième et quatrième vertèbres lombaires* (Fig. 16, K), le droit, plus rapproché de la ligne médiane, est aussi plus long et plus épais ; chacun d'eux présente deux faces latérales et un bord antérieur saillant. A la hauteur du disque intervertébral de la douzième dorsale et de la première lombaire, les fibres internes restées tendineuses des deux piliers se réunissent et circonscrivent ainsi un orifice elliptique aponévrotique, *orifice aortique* (13), par lequel passent l'aorte et le canal thoracique. Les fibres musculaires continuent leur trajet, puis plus haut elles s'entre-croisent et limitent ainsi une nouvelle ouverture à bords musculaires, qui laisse passer l'œsophage et les nerfs pneumogastriques (12). En dehors des piliers se trouve souvent un petit faisceau, *pilier accessoire,* variable comme disposition et naissant de la partie latérale de la deuxième vertèbre lombaire ; entre lui et la face externe du pilier principal de son côté se trouve une fente allongée, quelquefois double (14, 15, 16), où passent les grands et souvent les petits nerfs splanchniques et les veines azygos à droite et semi-azygos à gauche. Le grand sympathique passe en dehors du pilier accessoire dans une ouverture distincte.

b) *Arcades du diaphragme.* — De la partie externe du corps de la première vertèbre lombaire et de la première arcade aponévrotique d'insertion du psoas part un tendon aplati, qui passe en avant du psoas et va se fixer, en s'enfonçant entre le bord externe du psoas et le carré des lombes, au bord supérieur de la racine de l'apophyse transverse de la première vertèbre lombaire (4). De ce point part une deuxième arcade, *ligament cintré du diaphragme* (5), qui est tendue sur le carré des lombes, s'unit à son tendon, et va se fixer à l'extrémité de la douzième côte. De ces deux arcades partent des fibres charnues, qui vont s'attacher aux bords postérieurs des lobes latéraux du centre phrénique.

B. FIBRES STERNALES. — Elles forment un faisceau aplati, large de 0^m,02 (Fig. 72, 10), qui naît de la *face interne de l'apophyse xiphoïde ;* ses bords circonscrivent, avec les fibres costales antérieures, deux fentes où passent les vaisseaux mammaires internes ; la fente droite est recouverte par la plèvre.

C. Fibres costales. — Les insertions costales se font à la *face interne des six dernières côtes* (septième, huitième et neuvième cartilages costaux, et huitième, neuvième, dixième, onzième et douzième côtes), par six digitations ; les trois premières s'entre-croisent sans se continuer (Fig. 72, 9) avec celles du transverse : les trois dernières se continuent avec elles. En outre, près de l'extrémité antérieure des quatre derniers espaces intercostaux se trouvent des arcs tendineux, dont la convexité est tournée vers le rachis et qui donnent aussi naissance aux fibres charnues. Entre les fibres costales les plus postérieures et les fibres naissant du ligament cintré se voit un espace triangulaire par lequel apparaît la plèvre.

Rapports. — Sa face concave, tapissée par le péritoine, recouvre à droite le foie, à gauche la rate et la grosse tubérosité de l'estomac ; en arrière sa partie vertébrale répond au pancréas, à la troisième portion du duodenum, aux reins. Sa face convexe est recouverte au niveau du centre phrénique par le péricarde, qui y adhère, et dans tout le reste de son étendue par la plèvre pariétale, sauf au-dessous du cul-de-sac pleural, où ses fibres costales sont immédiatement en contact avec la paroi thoracique.

Nerfs. — Il est innervé par le nerf phrénique et reçoit, en outre, quelques filets très-fins des six derniers nerfs intercostaux (Luschka).

Action. — C'est le muscle inspirateur par excellence. Par sa contraction, ses courbures s'aplanissent et il subit un abaissement total, peu marqué pour le centre phrénique, qui correspond au péricarde et au cœur, très-marqué au contraire pour les parties latérales, qui correspondent aux poumons ; cet abaissement agrandit le diamètre vertical du thorax. En outre, les fibres costales, prenant leur point d'appui sur le centre phrénique fixé par ses adhérences au péricarde et la résistance des viscères abdominaux, élèvent les six dernières côtes, et comme ces côtes ne peuvent s'élever qu'en se portant en même temps en dehors, il y a agrandissement des diamètres transversaux du thorax. Du reste, la cavité abdominale a la forme d'un ovoïde à grand axe vertical, et quand cet ovoïde est comprimé par la contraction du diaphragme, ses diamètres transversaux augmentent aux dépens du diamètre vertical. Dans ces contractions du diaphragme l'ouverture œsophagienne seule peut être rétrécie par les fibres musculaires qui en constituent les bords.

Aponévroses du thorax.

Le muscle grand pectoral est recouvert par une aponévrose mince, qui se continue en haut avec l'aponévrose superficielle du cou, en dehors avec celle du deltoïde ; en bas et du côté de l'aisselle, l'aponévrose thoracique tapisse le grand dentelé et devient très-forte au niveau du creux axillaire, où elle reçoit une expansion du tendon du grand pectoral ; là elle est tendue entre le grand pectoral en avant, le grand dorsal en arrière, le grand dentelé en dedans, l'aponévrose brachiale en dehors et forme la paroi inférieure ou la base de la cavité axillaire.

Au-dessous du grand pectoral se trouve une autre aponévrose, dont l'épaisseur augmente de dedans en dehors et de bas en haut et qui constitue avec les muscles pectoraux la paroi antérieure du creux axillaire, *aponévrose coraco-claviculaire*. Elle s'attache en haut à la face inférieure de la clavicule, aux deux bords de la gouttière du sous-clavier, dont elle forme la gaine, au bord interne de l'apophyse coracoïde, -

à la face externe des cartilages des quatre premières côtes et aux ligaments costo-
et coraco-claviculaires; de là elle descend au-dessus des vaisseaux et des nerfs de
l'aisselle et, arrivée au bord supérieur du petit pectoral, se dédouble pour l'engaîner; au bord inférieur du muscle les deux feuillets se réunissent, descendent derrière le grand pectoral et vont se souder derrière son bord inférieur à l'aponévrose
du creux axillaire, dont ils maintiennent la concavité (*ligament suspenseur de Gerdy*).

La région coracoïdienne de l'aisselle présente souvent plusieurs bourses séreuses
non constantes, en rapport soit avec l'aponévrose coraco-claviculaire, soit avec le
tendon du petit pectoral, ou situées dans l'angle formé par les ligaments coraco-
claviculaires (Gruber).

La face interne de la cage thoracique est tapissé par une aponévrose, *aponévrose
endo-thoracique*, qui recouvre les parois costales, le diaphragme et le triangulaire
du sternum; elle ne présente une certaine épaisseur qu'au niveau des vaisseaux
mammaires internes.

CHAPITRE IV

MUSCLES DU COU

Préparation. — Placer un billot sous la partie supérieure du thorax pour tendre les muscles. Faire une incision verticale depuis la symphyse du menton jusqu'à la partie inférieure
du manche du sternum; faire partir des deux extrémités de cette incision deux incisions secondaires, l'une supérieure longeant le bord inférieur de la mâchoire et dépassant la base de
l'apophyse mastoïde, l'autre inférieure suivant la clavicule à deux travers de doigt au-dessous
d'elle et allant jusqu'à l'épaule; ces incisions doivent être très superficielles et ne pas intéresser le peaucier. Commencer la dissection du peaucier près de la symphyse. On mettra
successivement tous les autres muscles à découvert par l'incision des muscles superficiels, et
il n'y a pas besoin pour cela d'indications spéciales. Les seules précautions à prendre sont les
suivantes : il est préférable d'inciser le sterno-mastoïdien tout près de l'apophyse mastoïde;
il est plus facile de rétablir ainsi les rapports du muscle avec les organes profonds; on peut
au besoin, du reste, attacher l'extrémité coupée avec un fil qu'on enroule autour de l'oreille
pour le maintenir en place quand on veut étudier ses rapports; pour mettre à nu le mylo-
hyoïdien, il faut détacher le ventre antérieur du digastrique près de ses insertions à la mâchoire inférieure; pour arriver au génio-hyoïdien, il faut inciser le mylo-hyoïdien sur la ligne
médiane, le détacher de ses insertions hyoïdiennes et le renverser en haut. On ne peut voir
les muscles prévertébraux d'une façon complète qu'en pratiquant la *coupe du pharynx* (voir
Pharynx), et il vaut mieux remettre leur étude à ce moment.

Les muscles du cou se divisent en plusiêurs groupes : 1° les muscles de la
nuque, déjà vus à propos de la partie postérieure du tronc; 2° les muscles
de la région antérieure et superficielle du cou; 3° les muscles de la région
latérale; 4° les muscles prévertébraux.

ARTICLE I. — MUSCLES DE LA RÉGION ANTÉRIEURE DU COU.

Ces muscles, sauf un seul, le peaucier du cou, sont tous sous-aponévrotiques.

§ I. — **Mucsles sous-cutanés.**

Peaucier du cou (Fig. 74).

Ce muscle, large et mince, étendu sur les parties latérales et antérieures du
cou, s'insère en bas à l'aponévrose du grand pectoral et du deltoïde, jusqu'au
niveau de la deuxième côte, à l'aponévrose du trapèze et du sterno-mastoïdien
et jusqu'à l'aponévrose parotidienne. De là ses fibres se portent en haut et en

dedans, et, arrivées à la mâchoire inférieure, s'attachent en partie au corps même de la mâchoire, tandis que les autres se continuent avec les muscles carré du menton et triangulaire de la lèvre inférieure ; un faisceau isolé (distinct du risorius de Santorini) se rend à la commissure des lèvres.

Son bord interne, rectiligne, forme avec celui du côté opposé un triangle allongé à base inférieure, laissant à découvert l'articulation sterno-clavicu-

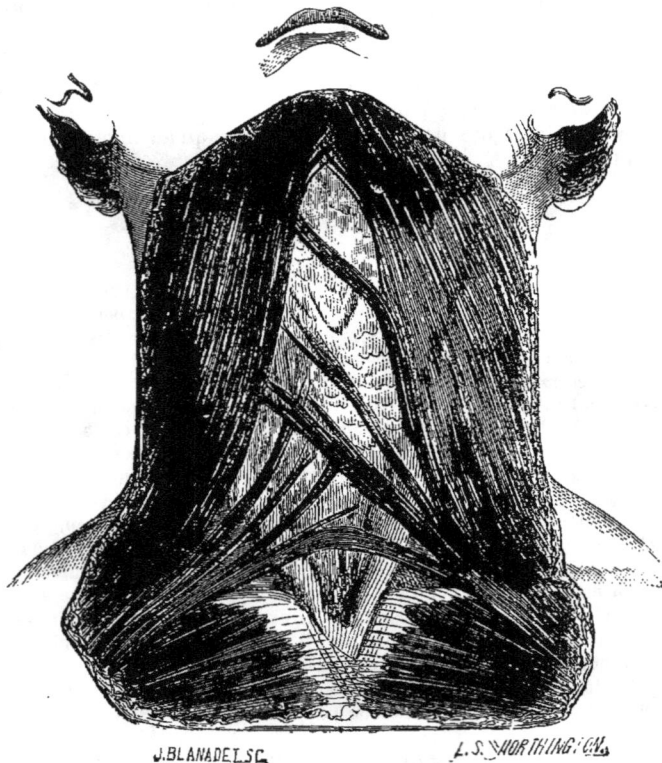

J.BLANADEL SC.   L. S. WORTHING: GN.

Fig. 74. — *Muscle peaucier du cou* (*).

laire et l'origine sternale du sterno-mastoïdien ; le sommet du triangle arrive plus ou moins près de la mâchoire inférieure ; son bord externe, dentelé, irrégulier, recouvre le bord antérieur du trapèze, et croise le maxillaire inférieur en avant de l'angle de la mâchoire.

Rapports. — Sa face superficielle est unie à la peau par une lamelle celluleuse mince ; sa face profonde a des adhérences avec l'aponévrose superficielle du cou. Sa largeur est mesurée en haut par la largeur même de la moitié latérale du maxillaire et en bas par presque toute la longueur de la clavicule. Les veines jugulaire externe et antérieure sont situées au dessous de lui.

(*) D'après B. Anger, *Nouveaux éléments d'Anatomie chirurgicale*. Paris, 1869, p. 467.

Nerfs. — Il est innervé par le nerf facial et reçoit, en outre, quelques rameaux des branches superficielles du plexus cervical.

Action. — Son usage principal est de tendre dans l'inspiration la peau de la région sus-claviculaire et d'empêcher ainsi les parois des veines jugulaires externe et antérieure de s'affaisser sous la pression de l'air extérieur, ce qui rendrait difficile le retour du sang veineux (Foltz). En outre, il est abaisseur de la lèvre inférieure (expression de tristesse, d'effroi).

§ II.— Muscles sous-aponévrotiques.

Ces muscles sont, les uns superficiels, sterno-mastoïdiens, et s'étendent de la tête au thorax; les autres, profonds, et rattachent les uns, muscles sus-hyoïdiens, l'os hyoïde à la tête, les autres, muscles sous-hyoïdiens, l'os hyoïde au thorax et au membre supérieur.

I. MUSCLES SUPERFICIELS.

Sterno-mastoïdien (Fig. 15, 1).

Ce muscle, épais, rectangulaire, contourne en spirale les parties latérales et antérieure du cou; il se compose de deux faisceaux réunis à leur partie supérieure.

Le *faisceau interne* ou *sternal* (3), plus considérable, s'insère par un tendon aplati à la *partie supérieure de la face antérieure du sternum* (Fig. 16, A); le *faisceau externe* ou *clavicule* (2) s'attache au *tiers interne de la face supérieure de la clavicule* (Fig. 18, B) par des fibres aponévrotiques, et va se réunir au précédent, qu'il recouvre en partie; la division en deux faisceaux subsiste quelquefois jusque près de l'apophyse mastoïde. Ces deux faisceaux sont séparés en bas par un interstice celluleux de largeur variable. Les insertions supérieures se font à la moitié antérieure de la *face externe de l'apophyse mastoïde* et aux *deux tiers externes de la ligne courbe occipitale supérieure*, par des fibres aponévrotiques entre-croisées avec celles du splénius (Fig. 14, MM'; Fig. 13, D).

Rapports. — Ce muscle est renfermé dans une gaîne aponévrotique, et quand cette gaîne n'est pas incisée, ses bords sont tendus par l'aponévrose et il recouvre une plus grande partie des organes sous-jacents; mais une fois la gaîne incisée et le muscle disséqué, il se rétrécit dans son milieu, et ses deux bords deviennent concaves au lieu de rester rectilignes. Les rapports de ce muscle sont très-importants. Couvert par le peaucier, l'aponévrose, la veine jugulaire externe et le plexus cervical superficiel, il recouvre les muscles sous-hyoïdiens, la partie supérieure des muscles digastrique, splénius, angulaire, scalènes, la veine jugulaire interne, l'artère carotide interne, l'anse de l'hypoglosse, le plexus cervical profond et les nerfs pneumo gastrique, grand sympathique et spinal. Son bord postérieur forme le côté antérieur d'un triangle dont le trapèze forme le côté postérieur et la clavicule la base, *triangle sus-claviculaire.* Son bord antérieur, saillant sous la peau, surtout en bas, constitue avec celui du côté opposé un triangle à sommet inférieur.

Nerfs. — Il est innervé par le spinal et la branche antérieure du troisième nerf cervical.

$\frac{3}{5}$

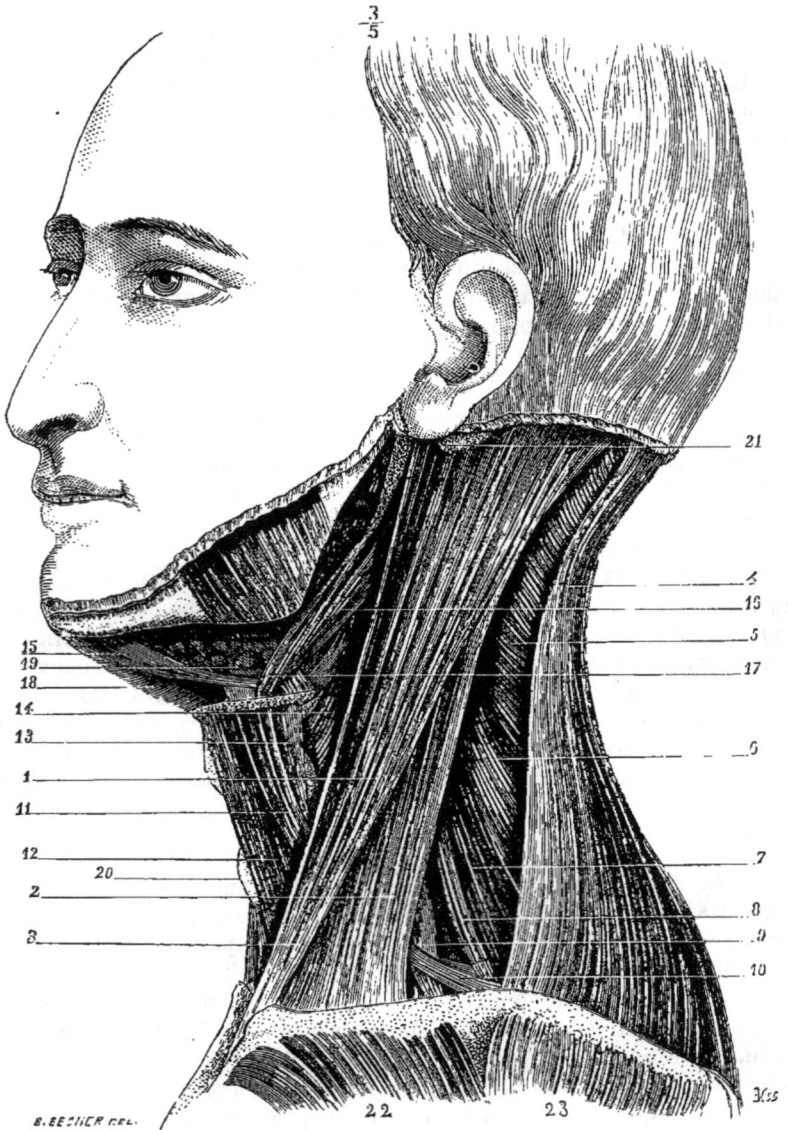

Fig. 75. — *Muscles du cou ; couche superficielle* (*).

(*) 1) Sterno-mastoïdien. — 2) Son faisceau claviculaire. — 3) Son faisceau sternal. — 4) Trapèze. — 5, Splénius. — 6) Angulaire de l'omoplate. - 7, 8) Scalène postérieur. - 9) Scalène antérieur. — 10, 11) Omo-hyoïdien. — 12) Sterno-hyoïdien. — 13) Thyro-hyoïdien. — 14) Sterno-thyroïdien. — 15, 16) Digastrique. — 17) Stylo-hyoïdien. — 18) Mylo-hyoïdien. — 19) Glande sous-maxillaire. — 20) Glande thyroïde. — 21) Apo-physe mastoïde. — 22) Grand pectoral. — 23) Deltoïde.

Action. — Il incline la tête de son côté et fait tourner la face du côté opposé ; cette action appartient presque exclusivement au faisceau sternal. Quand il se contracte avec celui du côté opposé, son insertion supérieure se trouvant en arrière de l'axe de rotation de l'articulation occipito-atloïdienne, il est très-faiblement extenseur de la tête et non pas fléchisseur, comme le prétendent quelques auteurs ; seulement cette insertion se trouvant à peu de distance de cet axe, il suffit que la tête ait été préalablement fléchie par d'autres muscles (muscles prévertébraux), pour que son insertion, se déplaçant, devienne antérieure à cet axe et pour qu'il devienne fléchisseur. Il est, en outre, fléchisseur de la partie cervicale du rachis. Quand son point fixe est à la tête, il peut par son faisceau sternal élever le thorax ou le fixer et favoriser l'inspiration, par son faisceau claviculaire soulever la clavicule et l'épaule.

II. MUSCLES SUS-HYOÏDIENS.

Ces muscles sont au nombre de quatre : trois pairs, deux superficiels, digastrique et stylo-hyoïdien, un profond, génio-hyoïdien, séparés par un muscle impair, médian, ou mylo-hyoïdien.

1° Digastrique (Fig. 75, 15, 16.)

Ce muscle se compose de deux ventres charnus réunis par un tendon médian et constitue une arcade à concavité supérieure.

Le *ventre postérieur* (16), oblique en bas et en avant, plus long que l'antérieur, s'attache à la *rainure digastrique de l'apophyse mastoïde* (Fig. 14, P) ; le *ventre antérieur* (Fig. 75, 15), oblique en haut et en avant, se fixe dans la *fossette digastrique du maxillaire inférieur* (Fig. 10, C). Le tendon de réunion, long de 0^m,05 à peu près, traverse le muscle stylo-hyoïdien, et est rattaché à l'os hyoïde par une expansion aponévrotique insérée à l'*extrémité externe du corps de l'os hyoïde* et à la partie voisine de la *grande corne*. Quelquefois le stylo-hyoïdien forme à ce tendon un véritable canal fibreux, tapissé par une petite bourse séreuse.

Rapports. — Son arcade embrasse la glande sous-maxillaire ; il recouvre les muscles styliens, la veine jugulaire interne, les artères carotides interne et externe et le nerf grand hypoglosse. Son ventre postérieur est accolé en dedans au muscle droit latéral et entre les deux muscles émerge la branche externe du nerf spinal.

Nerfs. — Son ventre postérieur est innervé par le nerf facial, et reçoit en outre quelques filets du glosso-pharyngien ; son ventre antérieur est innervé par le nerf mylo-hyoïdien.

Action. — Il élève l'os hyoïde par la contraction simultanée de ses deux ventres ; si chacun des deux ventres agit seul, ils le portent en même temps, l'antérieur en avant, le postérieur en arrière. Si l'os hyoïde est fixé, il abaisse la mâchoire inférieure ; cet abaissement est empêché par les muscles élévateurs, il peut faire rentrer le condyle dans la cavité glénoïde après la contraction du ptérygoïdien externe, dont il est l'antagoniste direct ; il joue donc un rôle important dans les mouvements de latéralité de la mâchoire inférieure. Il est probable que son ventre postérieur peut exercer une certaine compression sur la parotide et contribuer à expulser la sécrétion de cette glande.

2° Stylo-hyoïdien (Fig. 75, 17).

Ce muscle, grêle, allongé, faisant partie des trois muscles styliens, s'attache en haut à la *partie postérieure de la base de l'apophyse styloïde* (Fig. 14, L), se porte en bas, en avant et en dedans et va s'insérer au *corps de l'os hyoïde* (Fig. 30, G); il est traversé par le tendon médian du digastrique, auquel il offre comme une poulie de renvoi. Il a les mêmes rapports que le digastrique.

Nerfs. — Il est innervé par le facial et des filets du glosso-pharyngien.

Action. — Il élève l'os hyoïde en le portant en arrière.

3° Mylo-hyoïdien (Fig. 76, 13).

Ce muscle, impair, médian, naît de toute la *ligne mylo-hyoïdienne du maxillaire inférieur* (Fig. 10, D). De là ses fibres se portent, les antérieures à un raphé médian aponévrotique, allant du corps de l'os hyoïde à la symphyse, les postérieures au *corps de l'os hyoïde* (Fig. 30, C).

Rapports. — Ce muscle, véritable diaphragme, forme le plancher de la bouche, et constitue une sorte de sangle à concavité supérieure, tendue d'une moitié de la mâchoire à l'autre. Sa face buccale concave correspond au muscle génio-hyoïdien, à la glande sublinguale, aux nerfs lingual et hypoglosse et au canal de Wharton; sa face convexe répond à la glande sous-maxillaire, dont un prolongement contourne son bord postérieur pour se placer sur sa face buccale.

Nerfs. — Il est innervé par le nerf mylo-hyoïdien.

Action. — En se contractant, de courbe il tend à devenir rectiligne, et soulève tous les organes situés au-dessus de lui et en particulier la langue, qu'il refoule et comprime contre la voûte palatine ; il joue un rôle important dans les actes qui précèdent immédiatement la déglutition. Il peut, en outre, exercer une compression sur les glandes sublinguales et favoriser l'expulsion de leur produit de sécrétion.

4° Génio-hyoïdien (Fig. 222, 19).

Ces muscles, situés sous le mylo-hyoïdien, en allant de la peau vers la cavité buccale, se présentent sous la forme de petits faisceaux triangulaires antéro-postérieurs, situés de chaque côté de la ligne médiane, dont la pointe s'attache aux *apophyses géni-inférieures* (Fig. 10, B), et la base à la *partie supérieure du corps de l'os hyoïde* (Fig. 30, B).

Nerfs. — Ils sont innervés par l'hypoglosse.

Action. — Ils tirent en avant et en haut l'os hyoïde.

III. MUSCLES SOUS-HYOÏDIENS.

Ces muscles, minces, aplatis, sont au nombre de quatre de chaque côté, superficiellement le sterno-hyoïdien et l'omo-hyoïdien, profondément le sterno-thyroïdien et le thyro-hyoïdien. Tous ces muscles sont situés en avant de la trachée et du larynx.

1° **Sterno-hyoïdien** (Fig. 75, 12).

Ce muscle, un peu plus étroit à sa partie supérieure qu'à sa partie inférieure, s'attache en bas à la *partie postérieure du sternum*, au-dessous de la
facette claviculaire, au *côté interne du bord supérieur du premier cartilage
costal* et à la *partie postérieure de l'extrémité interne de la clavicule*
(Fig. 18, E). En haut, il s'insère au *bord inférieur du corps de l'os hyoïde*,
plus ou moins près de la ligne médiane (Fig. 30, F). Ses fibres sont très-
souvent coupées dans sa moitié inférieure par une intersection tendineuse
mince.

Les bords internes de ces deux muscles forment un triangle allongé à base
inférieure, qui laisse voir l'angle saillant du cartilage thyroïde, l'isthme de la
glande thyroïde et la partie inférieure et interne des muscles sterno-thyroïdiens. Leur face postérieure est séparée de la membrane thyro-hyoïdienne,
tantôt par une bourse séreuse, qui se prolonge sur la face concave de l'os
hyoïde, tantôt simplement par du tissu cellulaire lamelleux.

Nerfs. — Il est innervé par l'anse de l'hypoglosse.

Action. — Il abaisse l'os hyoïde.

2° **Omoplato- ou omo-hyoïdien** (Fig. 76, 9, 10).

Ce muscle, mince, très-long, digastrique, se compose de deux ventres séparés par un tendon médian et ayant une direction différente. Le *ventre inférieur*, presque parallèle à la clavicule en arrière de laquelle il est situé, naît
du *bord supérieur de l'omoplate* en dedans de l'échancrure coracoïdienne
(Fig. 19, G) et se porte obliquement en haut et en dedans, à la rencontre du
ventre supérieur. Celui-ci, presque vertical, est situé en dehors du sterno-
hyoïdien, dont il s'écarte un peu en bas, et va s'attacher au *bord inférieur du
corps de l'os hyoïde* en dehors du précédent (Fig. 30, H). Le tendon occupe
le point où les deux ventres changent de direction et se réunissent. Le muscle
forme donc dans sa totalité une courbe angulaire à concavité externe et supérieure. Cette courbe est maintenue par une aponévrose tendue entre les deux
muscles et qui sera décrite avec les aponévroses du cou.

Rapports. — Il recouvre et croise les scalènes, le plexus brachial, la veine
jugulaire interne et l'artère carotide primitive.

Nerfs. — Il est innervé par l'anse de l'hypoglosse.

Action. — Il abaisse l'os hyoïde. Mais son rôle principal est de tendre l'aponévrose
cervicale qui réunit les deux muscles, et de prévenir l'affaissement des veines profondes du cou pendant l'inspiration.

3° **Sterno-thyroïdien** (Fig. 76, 12).

Ce muscle, plus large que le sterno-hyoïdien qu'il dépasse en bas par son
bord interne, en haut par son bord externe, et dont il croise un peu la direction, s'insère en bas à la *face postérieure du sternum*, au-dessous du sterno-
hyoïdien, et en haut à la *ligne oblique du cartilage thyroïde*, et en avant par

$$\frac{3}{5}$$

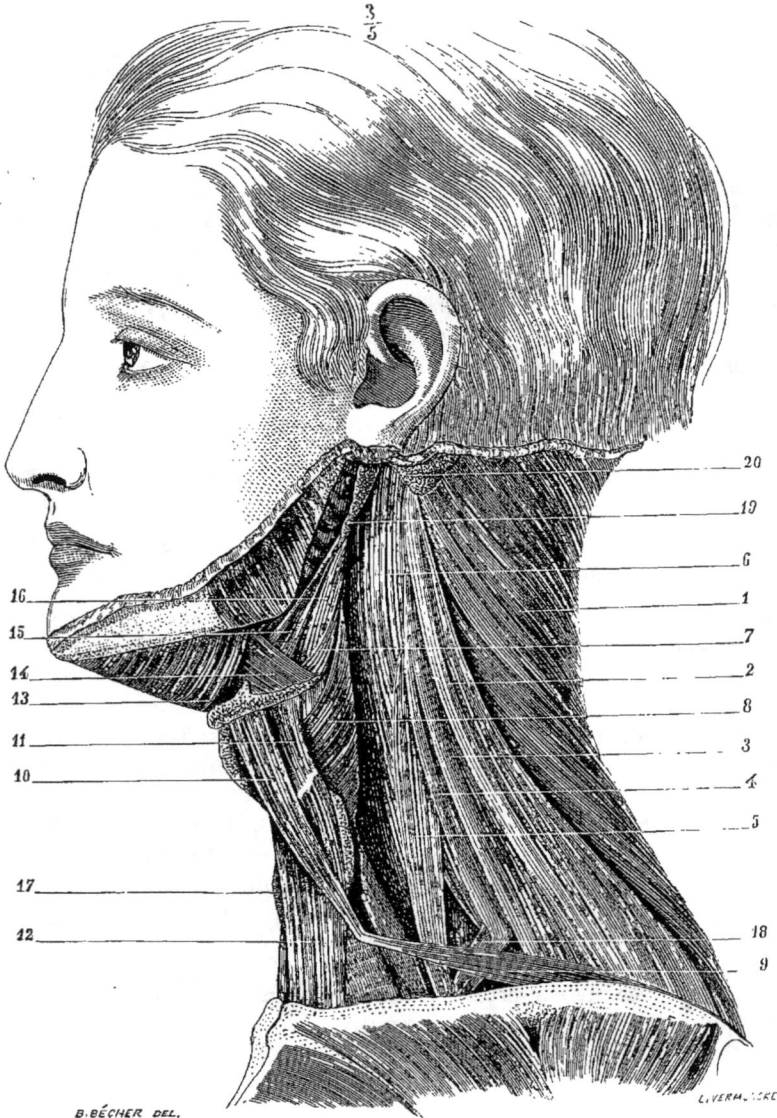

B. BÉCHER DEL.   L. VERM...CKEN SC.

Fig. 76. — *Muscles du cou; couche profonde* (*).

(*) 1) Splénius. — 2) Angulaire de l'omoplate. — 3, 4) Scalène postérieur. — 5) Scalène antérieur. — 6) Muscles prévertébraux. — 7) Constricteur moyen du pharynx. — 8) Constricteur inférieur. — 9, 10) Omo-hyoïdien. — 11) Thyro-hyoïdien. — 12) Sterno-thryroïdien. — 13) Mylo-hyoïdien. — 14) Hyo-glosse. — 15) Stylo-glosse. — 16) Stylo-pharyngien. — 17) Glande thyroïde. — 18) Première côte. — 19) Apophyse styloïde. — 20) Apophyse mastoïde.

quelques fibres dépassant cette ligne et suivant le bord interne du thyro-hyoïdien aux grandes cornes de l'os hyoïde. Son bord interne forme avec celui du côté opposé un triangle allongé à base supérieure.

Rapports. — Il recouvre la glande thyroïde, la trachée, les veines jugulaire interne et sous-clavière, la carotide primitive, et à droite le tronc brachio-céphalique.

Nerfs. — Il est innervé par l'anse de l'hypoglosse.

Action. — Il abaisse le cartilage thyroïde et presse la glande thyroïde contre le larynx et la trachée.

4° **Thyro-hyoïdien** (Fig. 76, 11).

Ce muscle, court, large, quadrilatère, s'attache en bas à la *ligne oblique du cartilage thyroïde* et en haut au *bord inférieur du corps et des grandes cornes de l'os hyoïde* (Fig. 30, I). Il recouvre le cartilage thyroïde et la membrane thyro-hyoïdienne.

Nerfs. — Il est innervé par un rameau de l'hypoglosse.

Action. — Il abaisse l'os hyoïde ou élève le cartilage thyroïde, suivant qu'il prend son point fixe en bas ou en haut.

ARTICLE II. — MUSCLES DE LA RÉGION LATÉRALE DU COU.

Ils sont au nombre de deux : le scalène antérieur et le scalène postérieur.

1° **Scalène antérieur** (Fig. 76, 5 ; Fig. 77, 11).

Ce muscle naît des *tubercules antérieurs des apophyses tranverses des troisième, quatrième, cinquième et sixième vertèbres cervicales;* de là il se dirige obliquement en bas et en dehors et va s'attacher par un fort tendon arrondi au *tubercule de la face supérieure de la première côte* (Fig. 16, E).

Rapports. — Il est recouvert en avant par la clavicule, le sous-clavier, la veine sous-clavière, l'omo-hyoïdien, et longé par le nerf phrénique. En arrière, il est séparé du scalène postérieur par un triangle, dont la première côte forme la base, et qui contient en bas l'artère sous-clavière, en haut le plexus brachial. Son bord interne répond au sac pleural.

Nerfs. — Il est innervé par les branches antérieures des quatre premiers nerfs cervicaux.

Action. — Il élève la première côte et est inspirateur ; mais il sert surtout à la fixer de façon à permettre l'élévation successive des autres côtes par les intercostaux ; il agit donc surtout au début de l'inspiration et plus énergiquement chez la femme, où la respiration présente le type costal supérieur. En prenant son point fixe à la première côte, il incline latéralement la colonne vertébrale.

2° **Scalène postérieur** (Fig. 76, 3, 4 ; Fig. 77, 12).

Ce muscle, divisé par beaucoup d'auteurs en deux faisceaux correspondants à sa double insertion inférieure, s'attache en haut aux *tubercules postérieurs des apophyses transverses des six dernières vertèbres cervicales* et souvent aussi à l'atlas ; les fibres venant de la septième forment habituellement un petit faisceau distinct (Fig. 77, 13). De là ses fibres se portent à la *face supérieure de la première côte* (Fig. 16, D), en arrière de la gouttière de l'artère sous-clavière, *scalène moyen* (Fig. 76, 4), et au *bord supérieur de la*

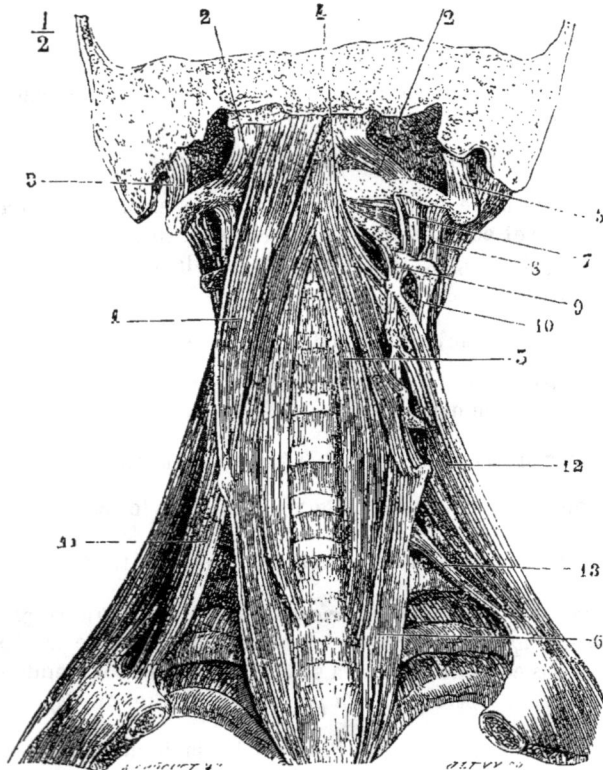

Fig. 77. — *Muscles prévertébraux* (*).

deuxième côte (Fig. 16, D') pour constituer le scalène postérieur proprement dit (Fig. 76, 3).

Nerfs. — Il est innervé par les branches antérieures des troisième et quatrième nerfs cervicaux et par des branches collatérales du plexus brachial et en particulier par le nerf du rhomboïde.

Action. — Elle est la même que celle du scalène antérieur ; il élève, en outre, la seconde côte.

ARTICLE III. — MUSCLES PRÉVERTÉBRAUX (Fig. 77).

Ces muscles sont au nombre de quatre de chaque côté : le grand droit an-

(*) 1) Grand droit antérieur. — 2) Petit droit antérieur. — 3) Petit droit latéral. — 4) Long du cou, ses faisceaux supérieurs. — 5) Ses faisceaux internes. — 6) Ses faisceaux inférieurs. — 7) Premier intertransversaire antérieur. — 8) Premier intertransversaire postérieur. — 9) Deuxième intertransversaire antérieur. — 10) Deuxième intertransversaire postérieur. — 11) Scalène antérieur. — 12) Scalène postérieur. — 13) Faisceau isolé du scalène postérieur naissant de la septième vertèbre cervicale.

térieur, le petit droit antérieur, le long du cou et le petit droit latéral. On peut y rattacher aussi les muscles intertransversaires antérieurs du cou, décrits avec les muscles de la nuque.

1° Grand droit antérieur (Fig. 77, 1).

Ce muscle, large en haut, terminé en pointe inférieurement, s'attache en bas aux *tubercules antérieurs des apophyses transverses des troisième, quatrième, cinquième et sixième vertèbres cervicales,* en dehors des tendons du long du cou, en dedans de ceux des scalènes, et va en haut s'insérer à une *fossette de l'apophyse basilaire* (Fig. 14, H), en avant et à côté du tubercule pharyngien. A sa face antérieure il est interrompu par une intersection aponévrotique.

Nerfs. — Il est innervé par les branches antérieures des quatre premiers nerfs cervicaux.

Action. — Il incline la tête en avant et lui imprime un léger mouvement de rotation, qui tourne la face de son côté.

2° Petit droit antérieur (Fig. 77, 2).

Ce petit muscle, situé au-dessous et en dehors du précédent, naît de la partie antérieure des *masses latérales de l'atlas* et de la *base de son apophyse transverse,* se porte obliquement en haut et en dedans, et va s'attacher à la *partie inférieure de l'apophyse basilaire de l'occipital* (Fig. 14, I), en arrière et un peu en dehors du grand droit, et à la masse fibreuse qui remplit la suture pétro-occipitale. Il recouvre l'articulation occipito-atloïdienne.

Nerfs. — Il est innervé par une branche antérieure du premier nerf cervical.

Action. — Elle est la même que celle du grand droit.

3° Long du cou (Fig. 77, 4, 5, 6).

Ce muscle, triangulaire, allongé, se compose de trois parties : deux externes obliques, l'une supérieure (4), l'autre inférieure (6), une interne longitudinale (5).

1° La *partie supéro-externe* (4) s'attache en bas aux *tubercules antérieurs des apophyses transverses des troisième, quatrième et cinquième vertèbres cervicales,* et en haut au *tubercule antérieur de l'atlas ;* 2° la *partie inféro-externe* (6) va des *tubercules antérieurs des apophyses transverses des sixième et septième vertèbres cervicales* au *corps des trois premières vertèbres dorsales ;* 3° la *partie interne* (5) va du *corps des trois premières vertèbres dorsales et des trois dernières cervicales* au *corps des deuxième, troisième et quatrième vertèbres cervicales.*

Nerfs. — Il est innervé par les branches antérieures des deuxième, troisième et quatrième nerfs cervicaux.

Action. — Il incline la colonne vertébrale en avant et fait tourner sa face antérieure de son côté par ses fibres supérieures, du côté opposé par les inférieures.

4° Petit droit latéral (Fig. 77, 3).

Ce petit muscle, très-légèrement oblique en haut et en dedans, s'attache en bas à la partie supérieure de *l'apophyse transverse de l'atlas*, près de son sommet, en haut à la *surface jugulaire de l'occipital*, en arrière du trou déchiré postérieur (Fig. 14, Q). Immédiatement en avant de lui se trouve la veine jugulaire interne.

Nerfs. — Il est innervé par la branche antérieure du premier nerf cervical.

Action. — Il incline la tête latéralement.

Petit transversaire antérieur du cou. — On trouve souvent dans cette région un petit muscle très-grêle, caché par le grand droit antérieur et naissant par quatre tendons minces de la pointe des tubercules antérieurs des apophyses transverses des quatre dernières vertèbres cervicales, pour aller s'attacher par deux tendons à l'apophyse transverse de l'axis et à la base de celle de l'atlas (Luschka).

Aponévroses du cou (Fig. 78).

On peut distinguer dans les aponévroses du cou une aponévrose superficielle, une moyenne et une profonde ou aponévrose prévertébrale.

1° *Aponévrose superficielle* (A). — Elle enveloppe dans une gaîne générale tous les muscles du cou, excepté le peaucier. Ses insertions se font en haut : au bord inférieur du maxillaire inférieur, à l'apophyse mastoïde et à la ligne courbe occipitale supérieure ; dans l'intervalle elle se prolonge sur la parotide en constituant l'aponévrose parotidienne. En bas elle s'attache en avant au sternum par deux feuillets, dont l'un, antérieur, se fixe à la face antérieure de l'os, l'autre, postérieur, au ligament interclaviculaire ; entre les deux est un espace triangulaire rempli par du tissu cellulaire et contenant une arcade veineuse qui réunit les deux veines jugulaires antérieures ; en dehors, elle s'attache à la clavicule, et en arrière elle se perd sous le trapèze. Elle se dédouble deux fois : une première fois pour former une gaîne très-forte au sterno-mastoïdien, gaîne dont le feuillet superficiel est rattaché à l'aponévrose massétérine par un faisceau de renforcement très-résistant, qui fixe le muscle à l'angle de la mâchoire inférieure ; elle se dédouble une deuxième fois pour engaîner le trapèze ; mais là, sauf à sa partie supérieure, l'aponévrose est réduite à un tissu cellulo-fibreux mince, peu résistant. Il en est de même dans le creux sus-claviculaire, sauf à l'abouchement de la veine jugulaire externe dans la veine sous-clavière, où l'on trouve une arcade fibreuse très-forte.

2° *Aponévrose moyenne* (B). — *Dans sa partie médiane,* elle s'insère en haut à la ligne mylo-hyoïdienne du maxillaire inférieur ; de là elle descend, tapisse le mylo-hyoïdien, enveloppe le ventre antérieur du digastrique en se soudant avec son tendon et avec l'aponévrose qui le rattache à l'os hyoïde ; plus en arrière elle passe sous la glande sous-maxillaire, dont elle complète la gaîne, et va se fixer enfin au corps de l'os hyoïde. De l'os hyoïde elle descend en avant de la trachée, en formant avec l'aponévrose superficielle des gaînes pour les muscles sterno-hyoïdiens et thyroïdiens, et se rend à la face postérieure du sternum.

Sur les côtés elle a une disposition plus compliquée. Elle s'attache en haut au ligament stylo-maxillaire, à l'apophyse styloïde, aux bords antérieur et externe du trou déchiré postérieur et au rocher près du canal carotidien ; de là elle descend le long du ligament stylo-maxillaire, en formant le fond de l'excavation parotidienne, puis en avant des vaisseaux, constitue la paroi antérieure de leur gaîne et va se fixer au bord postérieur du cartilage de la première côte et à la première côte ; en passant, elle rencontre l'omo-hyoïdien et lui fournit une gaîne en contractant des adhérences avec son tendon ; en arrière elle se jette sur l'aponévrose prévertébrale, en avant sur le feuillet profond de la gaîne du sterno-mastoïdien et complète ainsi la gaîne des vaisseaux B′ dont elle forme la paroi interne. En dehors du sterno-mastoïdien, elle se porte de la première côte à la clavicule, ferme en haut la cavité axillaire et constitue au-dessus de la première côte une arcade pour le passage de la veine sous-clavière. En bas au niveau de l'ouverture supérieure du thorax, dans l'intervalle de l'aponévrose prévertébrale et de la première côte, elle se prolonge dans la cavité thoracique et se perd dans le feuillet fibreux du péricarde. L'omo-hyoïdien constitue son muscle tenseur.

3° *Aponévrose prévertébrale* (C). — Elle est placée en arrière de l'œsophage, en avant des muscles prévertébraux; elle s'attache en haut au corps de l'occipital, en dehors aux tubercules antérieurs des apophyses transverses; en bas elle se perd

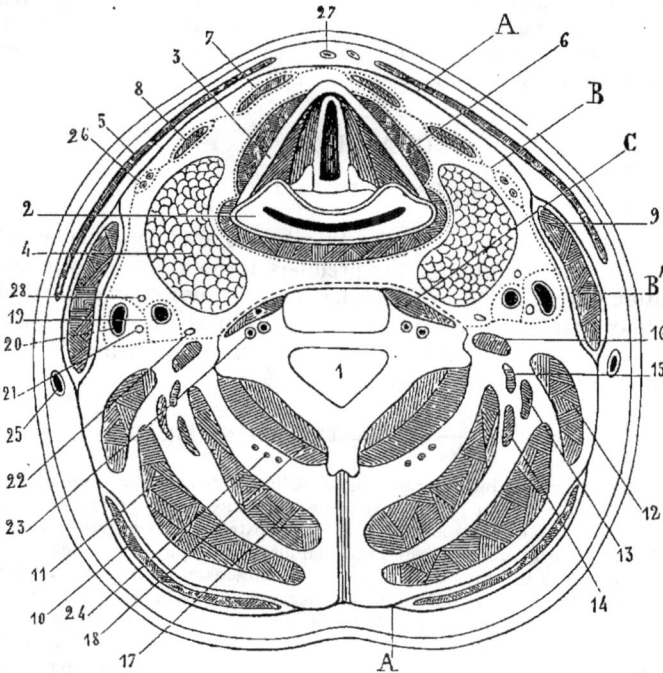

Fig. 78. — *Coupe horizontale du cou au niveau de la quatrième vertèbre cervicale* (*).

en avant du rachis; de sa partie antérieure se détache une lamelle, qui va se fixer au feuillet profond de la gaîne du sterno-mastoïdien et constitue la paroi externe de la gaîne des vaisseaux.

Il y a donc, outre les gaînes musculaires, une gaîne pour la trachée et l'œsophage et une gaîne distincte de chaque côté pour les artères carotide primitive et interne,

(*) 1) Trou vertébral. — 2) Pharynx. — 3) Cartilage thyroïde. — 4) Glande thyroïde. — 5) Peaucier du cou. 6) Sterno-thyroïdien. — 7) Sterno-hyoïdien. — 8) Omo-hyoïdien — 9) Sterno-mastoïdien. — 10) Trapèze. — 11) Splénius. — 12) Angulaire de l'omoplate. — 13) Sacro-lombaire. — 14) Petit complexus. — 15) Transversaire du cou. — 16) Scalène postérieur. — 17) Grand complexus. — 18) Transversaire épineux. — 19) Carotide primitive. — 20) Veine jugulaire interne. — 21) Nerf pneumogastrique. — 22) Nerf grand sympathique. — 23) Artère et veine vertébrales. — 24) Vaisseaux cervicaux profonds. — 25) Veine jugulaire externe. — 26) Vaisseaux thyroïdiens supérieurs. — 27) Veine jugulaire antérieure. — 28) Branche descendante du nerf hypoglosse. — A) Aponévrose cervicale superficielle. — B) Aponévrose cervicale moyenne. — B′ Gaîne des vaisseaux. — C) Aponévrose prévertébrale.

la veine jugulaire interne et le nerf pneumogastrique ; cette gaîne a quatre parois : une postérieure formée par l'aponévrose prévertébrale, une antérieure par l'aponévrose moyenne en haut et le feuillet profond de la gaîne du sterno-mastoïdien en bas, une interne par l'aponévrose moyenne, une externe par le feuillet allant de l'aponévrose prévertébrale à la gaîne du sterno-mastoïdien ; cette gaîne est elle-même subdivisée par une cloison fibreuse en deux gaînes secondaires, l'une pour l'artère, l'autre pour la veine et le pneumogastrique.

Les veines du cou, au moment où elles traversent ces différentes aponévroses, en reçoivent des tractus fibreux et contractent des adhérences qui, lorsque l'aponévrose est tendue, maintiennent les veines béantes. Cette tension de l'aponévrose, produite par la contraction des muscles et spécialement de l'omo-hyoïdien, empêche les veines de s'affaisser sous la pression de l'air extérieur pendant l'inspiration, et par suite favorise la circulation veineuse, qui sans cela serait entravée dans ce temps de la respiration.

CHAPITRE V

MUSCLES DE LA TÊTE

Ces muscles se divisent en muscles épicrâniens, muscles de la face et muscles de la mâchoire inférieure. Les premiers forment une calotte musculo-aponévrotique sur la voûte du crâne ; les seconds, insérés en général par une de leurs deux extrémités à la peau, sont distribués autour des ouvertures naturelles de la face ; les derniers produisent les mouvements d'élévation et de latéralité de la mâchoire inférieure.

ARTICLE I. — MUSCLES ÉPICRANIENS (Fig. 79).

Préparation. — Faire une incision sur la ligne médiane depuis la racine du nez jusqu'à la protubérance occipitale externe ; de son extrémité antérieure mener jusqu'à l'os malaire une incision dans la direction de l'arcade orbitaire ; de son extrémité postérieure en conduire une le long de la ligne courbe supérieure de l'occipital jusqu'à l'apophyse mastoïde. Ces incisions de la peau doivent être très-superficielles pour ne pas intéresser les muscles et l'aponévrose, dont la dissection réclame du reste les plus grandes précautions. Pour les trois muscles auriculaires, il faut, pour s'assurer de leur position, tirer l'oreille successivement en bas, en avant et en arrière, c'est-à-dire dans la direction de chacun de ces muscles ; on voit alors se former un pli cutané correspondant à chaque muscle auriculaire, et il suffit de l'inciser pour tomber sur les fibres charnues, et qu'on suivra ensuite jusqu'à leurs insertions épicrâniennes et auriculaires.

Ces muscles, étalés, très-minces, forment quatre groupes : un antérieur ou frontal, un postérieur ou occipital, deux latéraux ou auriculaires ; tous ces muscles se rendent sur les bords d'une aponévrose, *aponévrose épicrânienne,* qui recouvre comme une calotte la voûte du crâne ; aussi pourraient-ils être considérés comme un seul muscle polygastrique, muscle épicrânien.

1° *Aponévrose épicrânienne.* — C'est une lame forte, nacrée, très-adhérente à la face profonde du cuir chevelu, mobile, au contraire, sur les os et de forme quadrangulaire.

2° *Occipital* (Fig. 63, 1). — Ce muscle s'attache en bas aux *deux tiers externes de la ligne courbe occipitale supérieure* (Fig. 14, XX'), en haut, au bord postérieur de l'aponévrose épicrânienne.

$\frac{3}{5}$

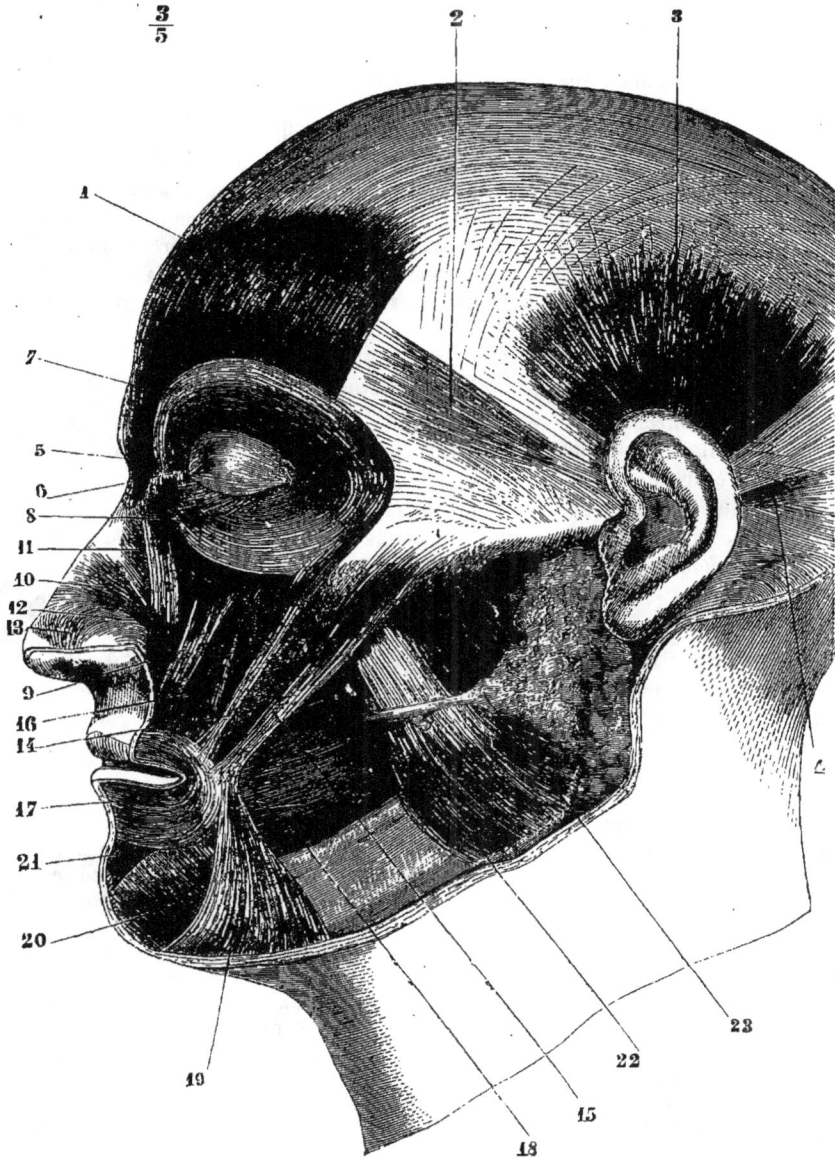

Fig. 79. — *Muscles de la tête ; couche superficielle* (*).

3° *Muscle frontal* (Fig. 79, 1). — Ce muscle, séparé de celui du côté opposé par une languette de l'aponévrose avançant sur la ligne médiane, s'attache en haut au bord antérieur de l'aponévrose épicrânienne ; en bas ses fibres s'insèrent, les unes à la peau de la région du sourcil et de la région du nez, les autres aux os, près de l'angle interne de l'œil (apophyse montante du maxillaire supérieur et os nasaux) ; il envoie en outre des faisceaux à l'orbiculaire. Le faisceau musculaire le plus interne, qui vient de la *partie inférieure de l'os nasal* (Fig. 15, B), constitue un petit muscle à part, le *pyramidal* (Fig. 79, 5), qui, en haut, prend aussi quelques insertions à la peau de la racine du nez. Les fibres des pyramidaux s'entre-croisent souvent sur la ligne médiane. Les muscles frontal et occipital ont leurs fibres dirigées dans le même sens, c'est-à-dire d'avant en arrière, et la continuité est établie par les fibres antéro-postérieures de l'aponévrose épicrânienne.

4° *Muscles auriculaires*. — Ces muscles, au nombre de trois de chaque côté, auriculaires antérieur, supérieur et postérieur, s'attachent tous à l'aponévrose épicrânienne.

a) Le muscle *auriculaire antérieur, attrahens auriculam* (Fig. 79, 2), très-mince, quelquefois à peine visible, s'attache à la *partie antérieure du conduit auditif cartilagineux*.

b) Le muscle *auriculaire supérieur, attollens auriculam* (Fig. 79, 3), large, rayonné, s'insère à la *convexité de la fossette de l'anthélix*.

c) Le muscle *auriculaire postérieur, retrahens auriculam* (Fig. 79, 4), se compose de un ou deux petits faisceaux allant de l'aponévrose épicrânienne, au niveau de l'apophyse mastoïde (Fig. 13, C), à la *convexité de la conque*.

Nerfs. — Tous ces muscles sont innervés par le nerf facial. L'occipital reçoit en outre de fins filets du petit nerf occipital.

Action. — Tous ces muscles sont tenseurs de l'aponévrose épicrânienne ; ils peuvent en outre la faire mouvoir, et avec elle le cuir chevelu, soit d'avant en arrière (point fixe à l'occipital), soit d'arrière en avant (point fixe au frontal). Quand cette aponévrose est fixée par l'occipital, le frontal prend son point fixe à ses insertions épicrâniennes et élève les sourcils en plissant transversalement la peau du front ; au point de vue physiognomonique, c'est le muscle de l'attention, et par ses contractions d'intensité variable il peut en rendre les différents degrés et les divers modes (surprise, admiration, ébahissement, épouvante). Le pyramidal prend son point fixe en bas, plisse transversalement la peau de la racine du nez et abaisse la peau de la région intersourcilière ; il est donc physiologiquement antagoniste du frontal. Sa contraction rend les sentiments tristes et concentrés et s'associe ordinairement à celle du sourcilier pour l'expression agressive, dure (muscle de l'agression). L'action des trois auriculaires, très-variable suivant les individus, se déduit facilement de leur situation.

ARTICLE II. — MUSCLES DE LA FACE.

Préparation. — Faire une incision verticale et médiane allant de la racine du nez à la lèvre supérieure ; inciser de même la lèvre inférieure jusqu'à la partie inférieure du menton ; faire tomber sur cette incision verticale médiane trois incisions transversales ; la première, partant de la racine du nez et passant au-dessus de l'arcade orbitaire ; la seconde, partant de la commissure des lèvres et allant jusque près de l'oreille ; la troisième, suivant le bord inférieur de la mâchoire inférieure et dépassant un peu l'angle du maxillaire. Ces incisions doivent être très-superficielles pour ne pas intéresser les fibres charnues. Cette dissection est très-difficile et demande beaucoup d'attention et de patience ; autant que possible, on enlèvera avec la peau le tissu cellulaire et la graisse qui recouvrent les fibres charnues. Comme ces fibres charnues s'insèrent en beaucoup d'endroits à la peau, on est obligé de les couper ; mais il faut le faire le plus près possible de leur insertion cutanée, sans cela la préparation aurait un aspect haché, qu'il est impossible, du reste, d'éviter pour certains muscles. On doit redoubler d'attention au niveau de la partie palpébrale de l'orbiculaire des paupières, du transverse du nez et du *risorius de Santorini*. Certains muscles, par exemple le myrtiforme et la houpe du menton, ne peuvent être vus complétement qu'alors qu'on les dissèque du côté de la muqueuse, après avoir renversé les lèvres en dehors. Pour disséquer le buccinateur, on tend le muscle en gonflant les joues par de l'étoupe introduite dans la cavité buccale ; pour voir les insertions postérieures de ce muscle, il faut détacher par un trait de scie la branche de la mâchoire du reste de l'os ; aussi son étude doit elle être renvoyée après celle des muscles de la mâchoire inférieure. C'est surtout pour la préparation des muscles de la face qu'il importe de choisir un sujet maigre et bien musclé.

Ces muscles se divisent en trois groupes disposés autour des orifices des paupières, des narines et des lèvres. Tous sont innervés par le nerf facial.

I. MUSCLES DE L'ORIFICE PALPÉBRAL.

1° **Orbiculaire des paupières** (Fig. 79, 7).

Ce muscle, très-mince, disposé en sphincter autour de l'orifice palpébral, se divise en trois portions ou zones concentriques, qui sont, en allant de la périphérie vers le bord libre des paupières : 1° une portion orbitaire ou extra-palpébrale ; 2° une portion intra-palpébrale ou palpébrale proprement dite et 3° une portion ciliaire ou lacrymale. Cette dernière portion, à cause de ses rapports avec le sac lacrymal, sera décrite avec l'appareil lacrymal.

1° *Zone orbitaire* ou *extra-palpébrale*. — Cette zone, qui dépasse le bord orbitaire, s'attache aux bords supérieur et inférieur d'une petite bandelette fibreuse, *ligament palpébral interne*, qui lui sert de tendon, *tendon direct de l'orbiculaire* (Fig. 79, 6), et qui se fixe en dedans à la *crête lacrymale de l'apophyse montante* (Fig. 15, C) ; elle s'insère en outre au *bord interne de l'orbite*, au-dessus et au-dessous de ce tendon (Fig. 15, D, E). De là les fibres se portent en dehors, les supérieures en haut, les inférieures en bas, pour se réunir en dehors de l'angle externe de l'œil, en formant un cercle presque complet. Elle envoie souvent quelques faisceaux au frontal.

2° *Zone palpébrale*. — Cette zone, plus mince et plus pâle, située dans l'épaisseur des paupières, s'attache en dedans au tendon direct ; en dehors, au lieu de se confondre entre elles, comme pour la zone précédente, les supérieures et les inférieures s'attachent aux deux bords d'un ligament analogue au ligament palpébral interne et appelé *ligament palpébral externe*, de façon qu'il y a en réalité deux muscles palpébraux, un supérieur et un inférieur.

Rapports. — Ce muscle recouvre le frontal, le sourcilier, les insertions supérieures des releveurs superficiel et profond. Ses rapports avec le sac lacrymal seront étudiés à propos de ce dernier.

Action. — La partie orbitaire ne prend pas une part directe à l'occlusion des paupières ; elle ne fait que plisser la peau, surtout à l'angle externe de l'œil, où elle détermine des plis radiés. La partie palpébrale, en abaissant la paupière supé-

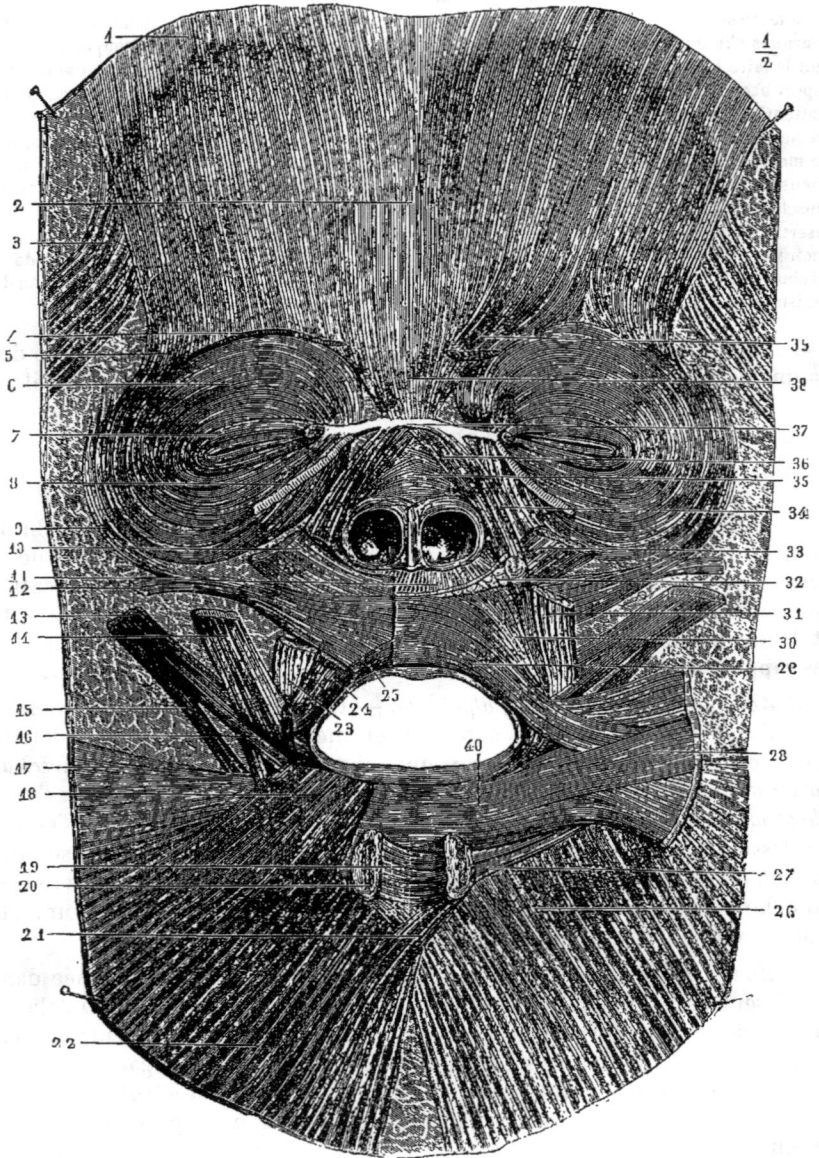

Fig. 80. — *Muscles de la face disséqués en conservant leurs insertions cutanées et en sacrifiant leurs insertions osseuses* (d'après Anger) (*).

(*) 1) Aponévrose occipito-frontale. — 2) Fibres médianes du frontal. — 3) Fibres se rendant du muscle auriculaire antérieur au frontal. — 4) Coupe du sourcilier. — 5) Fibres se rendant de la partie externe de l'orbiculaire dans le frontal. — 6) Fibres moyennes du frontal. — 7) Fibres les plus internes du frontal. — 8) Lame fibreuse, dite tendon réfléchi de l'orbiculaire. — 9) Fibres d'anastomose entre l'orbiculaire et le petit

rieure et élevant l'inférieure, produit l'occlusion. En outre, elle peut par sa contraction exercer une compression sur l'œil et par suite influencer la circulation et la pression intra-oculaire. Enfin cette portion palpébrale, en se contractant, tire en avant le ligament palpébral interne confondu avec la paroi antérieure du sac lacrymal, écarte cette paroi de la paroi postérieure et par suite dilate le sac.

2° Muscle sourcilier (Fig. 81, 9).

Ce muscle naît de la *partie interne de l'arcade sourcilière* (Fig. 15, A), se porte en dehors et en haut en décrivant une concavité inférieure, et va se terminer en partie dans la peau du sourcil, en partie en se continuant avec l'orbiculaire, avec lequel il est quelquefois décrit.

Rapports. — Il est recouvert par le frontal et l'orbiculaire, dont il croise les fibres pour arriver à la peau.

Action. — Il porte en bas et en dedans la partie externe du sourcil; il rapproche les deux sourcils en même temps que leur partie interne s'élève un peu. Il exprime la souffrance et en général les sentiments tristes (muscle de la douleur).

II. MUSCLES DES LÈVRES.

Ces muscles se composent : 1° de muscles dilatateurs, allant soit à la lèvre supérieure, soit à l'inférieure, soit à la commissure ; 2° de muscles constricteurs, l'un de l'ouverture labiale, orbiculaire des lèvres, l'autre de la cavité buccale, buccinateur.

1° Grand zygomatique (Fig. 79, 15).

Ce muscle s'attache par des fibres aponévrotiques à l'*os malaire* et à la partie voisine de l'*apophyse zygomatique* (Fig. 15, M), puis se porte en bas, en dedans et en avant vers la commissure des lèvres, et se perd, soit dans la peau de la commissure, soit en se continuant avec les fibres du triangulaire de la lèvre inférieure.

Action. — Il relève la commissure en la tirant en dehors ; c'est le muscle du rire.

2° Petit zygomatique (Fig. 79, 14).

Ce petit muscle, situé en avant du précédent, naît de l'*os malaire*, en avant du grand zygomatique (Fig. 15, N) et va s'attacher à la peau de la lèvre supérieure, en dehors du releveur profond. Il reçoit souvent des fibres de l'orbiculaire des paupières, qui peut même constituer le muscle en totalité (Fig. 77).

Action. — Il relève la lèvre supérieure.

3° Releveur superficiel de l'aile du nez et de la lèvre supérieure (Fig. 79, 8).

Ce muscle s'attache en haut *en avant du rebord orbitaire, à la crête de la*

zygomatique. — 10) Grand zygomatique. — 11) Myrtiforme. — 12) Petit zygomatique. — 13, 14, 15, 16) Muscles de la commissure des lèvres. — 17) Peaucier. — 18) Carré du menton. — 19) Houppe du menton. — 20) Son insertion osseuse. — 21) Entre-croisement des deux peauciers. — 22) Peaucier gauche. — 23, 24, 25) Muscles de la commissure des lèvres. — 26) Peaucier droit. — 27) Fibres allant de l'orbiculaire à la houppe du menton. — 28) Buccinateur. — 29) Fibres supérieures et sous-muqueuses de l'orbiculaire. — 30, 31, 32) insertion osseuse de l'orbiculaire. 33) Canin. — 34, 35, 36) Muscles du nez. — 37) Périoste des os propres du nez au niveau du tendon direct de l'orbiculaire. — 18) Muscles pyramidaux. — 30) Sourcilier.

branche montante du maxillaire supérieur (Fig. 15, G) ; de là il descend en longeant l'aile du nez, à laquelle il envoie quelques fibres, et se perd dans la peau de la lèvre supérieure.

Action. — Il élève l'aile du nez et la lèvre supérieure.

4° Releveur profond de l'aile du nez et de la lèvre supérieure (Fig. 79, 9).

Ce muscle, large, quadrilatère, situé en dehors et un peu au-dessous du précédent, s'attache en haut à l'*os maxillaire supérieur, au-dessus du trou sous-orbitaire*, dans une étendue de $0^m,02$ environ (Fig. 15, H). De là ses fibres se portent à la peau de l'aile du nez dans toute sa hauteur et à la peau de la lèvre supérieure.

Action. — Il dilate l'aile du nez (action de flairer) et élève la lèvre supérieure. Ces trois muscles, petit zygomatique, releveur superficiel, releveur profond, par leur) contraction simultanée expriment le mécontentement, la tristesse ; ce sont les muscles du *pleurer* ; ils sont donc antagonistes du grand zygomatique.

5° Canin (Fig. 81, 20).

Ce muscle, situé profondément au-dessous du releveur profond, s'attache en haut à la *partie supérieure de la fosse canine, au-dessous du trou sous-orbitaire* (Fig. 15, I) ; de là ses fibres descendent presque verticalement et se terminent dans la peau de la lèvre supérieure ; quelques-unes se continuent avec le triangulaire de la lèvre inférieure.

6° Risorius de Santorini.

Ce petit muscle, rattaché souvent au peaucier du cou, se compose de fibres insérées en arrière à l'aponévrose parotidienne et croisant la direction des fibres du peaucier pour aller se perdre dans la commissure.

7° Triangulaire des lèvres (Fig. 79, 19).

Ce muscle s'insère par sa base à la *face antérieure du maxillaire inférieur près de son bord inférieur* (Fig. 15, R), par des fibres aponévrotiques ; de là il se porte en haut vers la commissure des lèvres en se rétrécissant et s'y continue en grande partie avec le grand zygomatique et le canin ; quelques fibres se perdent dans la peau.

Action. — Il abaisse les commissures et exprime les passions tristes et le mépris.

8° Carré du menton (Fig. 81, 16).

Ce muscle, large, s'attache en bas à la *ligne oblique externe du maxillaire inférieur*, au-dessus et en avant du triangulaire, en dedans du trou mentonnier (Fig. 15, S); de là ses fibres se portent obliquement en dedans et en haut et vont s'attacher à la peau de la lèvre inférieure.

Action. — Il abaisse la lèvre inférieure ; par leur contraction simultanée les deux muscles la tendent en même temps qu'ils l'abaissent et contribuent à exprimer l'effroi.

9° Houppe du menton (Fig. 81, 17).

Ces petits muscles, situés sur les côtés de la ligne médiane, ont la forme de deux cônes aplatis latéralement insérés par leur sommet au *maxillaire inférieur sur les côtés de la symphyse* (Fig. 15, T), au-dessous des incisives, et dont la base inférieure se perd dans la peau du menton.

Action. — Ils soulèvent la lèvre inférieure en déterminant un froncement de la peau du menton.

10° Orbiculaire des lèvres (Fig. 81, 12).

Ce muscle, qui occupe l'épaisseur des lèvres, forme autour de l'orifice buccal un sphincter constitué en partie par des fibres provenant des différents muscles aboutissant à cet orifice, en partie par des fibres propres décrites sous des noms différents.

A la lèvre supérieure, les faisceaux les plus supérieurs, au lieu de se continuer avec ceux du côté opposé, se portent à la peau de la sous-cloison des narines, *muscle abaisseur de la sous-cloison, muscle moustachier* (Fig. 81, 13); d'autres faisceaux, plus profonds, s'attachent au-dessus du bord alvéolaire, entre la première incisive et la canine, et se portent en bas et en dehors pour se fixer à la peau de l'angle externe des lèvres, et se perdre dans le sphincter, *muscle incisif de la lèvre supérieure.*

A la lèvre inférieure, des fibres analogues partent de la mâchoire inférieure, au niveau de la canine, et se portent en dehors à la lèvre inférieure, *muscle incisif de la lèvre inférieure.*

Les fibres les plus internes de l'orbiculaire forment un cercle complet; les fibres périphériques se continuent avec celles du buccinateur, des releveurs, etc.

Action. — Il a pour effet l'occlusion de la bouche; mais cette occlusion peut se faire de différentes façons, soit que les lèvres se rapprochent simplement l'une de l'autre en conservant leur forme, soit que, le muscle se contractant à la manière d'un sphincter, l'orifice buccal représente une sorte d'entonnoir à bords froncés.

11° Buccinateur (Fig. 81, 14, et 228, 4).

Ce muscle, souvent décrit avec l'orbiculaire sous le nom de *buccinatolabial*, a trois insertions fixes: une supérieure, une inférieure, une postérieure. 1° En haut, il s'attache au *maxillaire supérieur* (Fig. 15, L), *au-dessus du rebord alvéolaire*, jusqu'à la deuxième petite molaire en avant; 2° en bas il s'insère au *maxillaire inférieur* (Fig. 15, L'), *au-dessous du rebord alvéolaire*, vis-à-vis de ses insertions supérieures; 3° en arrière il s'attache à une bandelette aponévrotique, *aponévrose buccinato-pharyngienne*, qui va de l'aile interne de l'apophyse ptérygoïde au maxillaire inférieur, au niveau de la deuxième molaire. A cette bandelette s'attache aussi le constricteur supérieur du pharynx, qui semble, sauf cette intersection aponévrotique, la continuation du buccinateur. De ces trois insertions les fibres se portent en avant vers la commissure et se continuent en grande partie avec l'orbiculaire, les supérieures dans la lèvre inférieure, les inférieures dans la lèvre supérieure.

Rapports. — Couvert en avant par le triangulaire, le grand zygomatique et le peaucier, en arrière il s'enfonce profondément sous la branche montante du maxillaire inférieur dont il est séparé par une *boule graisseuse* cons-

$$\frac{3}{5}$$

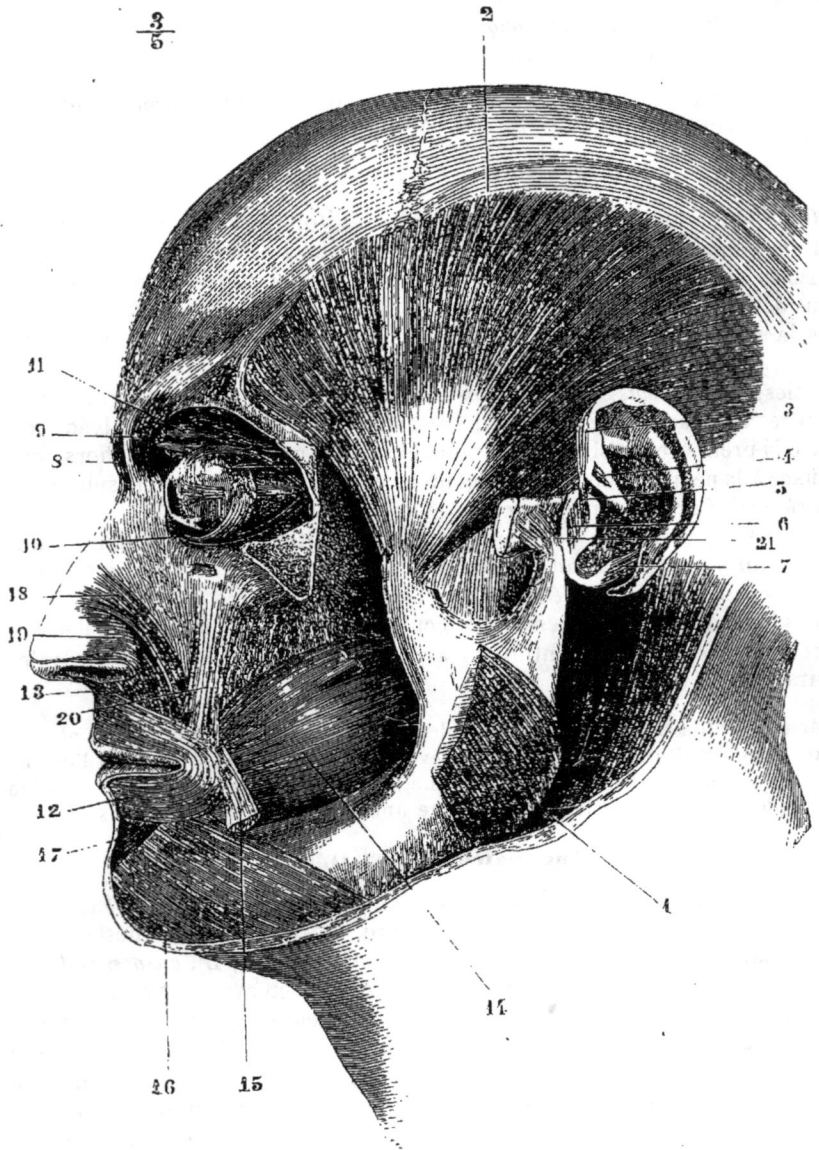

Fig. 81. — *Muscles de la tête; couche profonde* (*).

tante ; il est appliqué sur la muqueuse buccale, dont le sépare une couche de glandules. Le canal de Sténon le traverse à sa partie postérieure. Ce muscle est recouvert par une aponévrose épaisse, qui semble un épanouissement de la gaîne fibreuse du canal de Sténon, et se continue en arrière jusqu'a l'aponévrose buccinato-pharyngienne.

Nerfs. — Outre des rameaux du facial, il reçoit des filets du nerf buccal.

Action. — Quand les joues sont distendues (air, aliments, etc.), il sert par sa contraction à rétrécir la cavité buccale et à expulser les matières qu'elle contient, soit du côté de l'extérieur, soit du côté du pharynx. En outre, il repousse en dedans des arcades dentaires les parcelles alimentaires qui s'accumulent entre les dents et les joues. Il a donc un rôle important dans la mastication, le jeu des instruments à vent, etc.

III. MUSCLES DU NEZ.

Ils peuvent se diviser en dilatateurs et constricteurs. Les constricteurs sont le transverse, le myrtiforme et l'abaisseur de la cloison, déjà décrit à propos de l'orbiculaire ; les dilatateurs sont les releveurs superficiel et profond, déjà décrits avec les muscles des lèvres, et le dilatateur de l'aile du nez.

1° **Transverse du nez** (Fig. 81, 18).

Ce muscle, étranger à l'aile du nez, s'attache au *maxillaire supérieur*, entre les insertions du canin et celles du myrtiforme (Fig. 15, J) ; de là ses fibres se portent en s'élargissant sur le dos du nez et se continuent par une lame fibreuse soudée à la peau avec le muscle du côté opposé. On trouve souvent au-dessus de lui, plus près de la racine du nez, d'autres fibres transversales très-pâles, *muscle transverse supérieur* (Fig. 79, 11).

2° **Myrtiforme** (Fig. 81, 19).

Ce muscle, large, mince, contigu au transverse, s'attache en bas au *maxillaire supérieur*, suivant une ligne transversale (Fig. 15, K) au-dessous de l'orifice des fosses nasales et de l'insertion du précédent ; de là ses fibres se portent à la peau de l'aile du nez et de la sous-cloison des narines, en décrivant une concavité antérieure et inférieure. Il est situé immédiatement sous la muqueuse.

Action. — Il est constricteur des narines, surtout de leur orifice supérieur, et donne à la voix un timbre particulier (*muscle nasillard*).

3° **Dilatateur de l'aile du nez** (Fig. 79, 13).

Ce petit muscle, triangulaire, plus ou moins distinct suivant les sujets, est situé à la partie externe de la narine. Il s'attache en bas par un petit tendon à la peau du bord externe de l'ouverture de la narine et à la branche externe du cartilage de l'aile du nez : de là ses fibres rayonnent en éventail et se portent à la peau de la partie supérieure de l'aile du nez, suivant une ligne à concavité inférieure ; ses fibres postérieures semblent se continuer avec le myrtiforme. Ce petit muscle, complétement passé sous silence par beaucoup d'auteurs, est décrit d'une façon très-diverse par les anatomistes ; il manque souvent.

Action. — Il porte en dehors la partie externe de la narine et agrandit son orifice inférieur.

ARTICLE III. — MUSCLES DE LA MACHOIRE INFÉRIEURE.

Préparation. — Le masséter ne présente rien de particulier. Pour mettre à découvert le temporal, on incise l'aponévrose temporale à son insertion à l'arcade zygomatique, ou détache par deux traits de scie la portion de cette arcade qui donne attache au masséter, et on la renverse en dehors avec ce muscle. Pour les ptérygoïdiens, on peut les étudier par leur partie externe, ou par leur partie interne. Pour les étudier par leur partie externe, après avoir complétement enlevé le masséter, on détache par deux traits de scie, l'un vertical, l'autre transversal, toute la partie de la branche du maxillaire inférieur qui supporte l'apophyse coronoïde, en rapprochant autant que possible les sections des bords postérieur et inférieur de cette branche. Pour les disséquer par leur partie interne, on peut se servir d'une tête sur laquelle on a pratiqué soit une coupe antéro-postérieure, soit la coupe du pharynx.

Ces muscles sont au nombre de quatre de chaque côté, deux situés à l'extérieur du crâne, ce sont le masséter et le temporal ; deux à la partie interne de la mâchoire inférieure, ce sont les ptérygoïdiens interne et externe.

1° Masséter (Fig. 79, 22).

Ce muscle, court, épais, quadrilatère, s'attache en haut au *bord inférieur de l'arcade zygomatique* (Fig. 13, B) et à la *partie voisine de sa face interne* (Fig. 14, FF'), par une aponévrose forte occupant toute la partie antérieure du muscle. De là ses fibres se portent en bas et en arrière pour s'insérer à *l'angle de la mâchoire* et à la *partie voisine de la face externe de la branche verticale* (Fig. 13, B'). Les fibres insérées à la partie postérieure de l'arcade zygomatique se dirigent verticalement en bas et forment un plan profond séparé des fibres superficielles par le nerf massétérin et un tissu cellulaire lamelleux.

Rapports. — Ce muscle, qu'engaîne une lame fibreuse (*aponévrose massétérine*), est recouvert en arrière par la glande parotide, en avant et en haut par le grand zygomatique et croisé par le canal de Sténon et les branches du nerf facial ; son bord postérieur est embrassé par la parotide, son bord antérieur, longé par l'artère faciale, est séparé du buccinateur par une boule graisseuse volumineuse. Il existe quelquefois une bourse séreuse entre sa face profonde et l'articulation temporo-maxillaire.

Nerfs. — Il est innervé par le nerf massétérin du maxillaire inférieur.

Action. — Il élève la mâchoire inférieure.

2° Temporal (Fig. 81, 2).

Ce muscle, large, triangulaire, s'attache en haut à toute l'étendue de la *fosse temporale* (Fig. 13, A), à la face profonde d'une aponévrose, *aponévrose temporale*, et, par quelques faisceaux difficiles à séparer du masséter à la face interne de l'arcade zygomatique. De là ses fibres convergent vers l'*apophyse coronoïde* (Fig. 10, F), à laquelle elles s'attachent par un tendon épais reçu avant son insertion dans une gouttière formée par la naissance de l'arcade zygomatique.

Rapports. — Ce muscle est recouvert, outre l'aponévrose épicrânienne et les muscles auriculaires antérieur et supérieur, par une aponévrose propre, *aponévrose temporale;* celle-ci s'attache en haut au pourtour de la fosse temporale et en bas se divise en deux feuillets séparés par de la graisse, un superficiel qui s'attache à la lèvre externe de la racine zygomatique, un profond qui se perd à sa face interne. Son insertion inférieure est cachée par l'arcade zygomatique et le masséter. Il recouvre la fosse temporale et le ptérygoïdien externe.

Nerfs. — Il est innervé par les branches temporales profondes du maxillaire inférieur.

Action. — Il élève la mâchoire inférieure.

3° **Ptérygoïdien interne** (Fig. 222, 13).

Ce muscle, situé à la partie interne de la branche du maxillaire, est comparable, comme forme et direction, au masséter (*masséter interne*). Il s'attache en haut à la *fosse ptérygoïde* (Fig. 14, C), en bas à la *partie interne de l'angle de la mâchoire* (Fig. 10, E).

Rapports. — Ce muscle est en rapport en dehors avec la branche de la mâchoire, les vaisseaux et nerfs dentaires et le nerf lingual, en dedans avec le péristaphylin externe et le pharynx.

Nerfs. — Il est innervé par une branche du nerf maxillaire inférieur.

Action. — Il élève la mâchoire inférieure.

4° **Ptérygoïdien externe** (Fig. 222, 14).

Ce muscle, court, épais, presque horizontal, s'attache en dedans par deux chefs distincts à la *face externe de l'apophyse ptérygoïde*, d'une part, à la *fosse zygomatique*, et à la *crête temporo-zygomatique* de l'autre (Fig. 14, D). De là ses fibres vont s'insérer à la *partie interne excavée du col du condyle* ainsi qu'à la capsule et au bord antérieur du ménisque de l'articulation temporo-maxillaire.

Rapports. — Ce muscle est en rapport en haut avec la partie supérieure de la fosse zygomatique, dont le séparent des plexus veineux, en dedans avec le ptérygoïdien interne. Des plexus veineux séparent aussi ses deux faisceaux.

Nerfs. — Il est innervé par une branche du nerf maxillaire inférieur.

Action. — Il porte le condyle de la mâchoire en avant; quand un seul muscle se contracte, il est l'agent principal du mouvement de latéralité de la mâchoire.

CHAPITRE VI

MUSCLES DU MEMBRE SUPÉRIEUR

ARTICLE I. — MUSCLES DE L'ÉPAULE.

Préparation. — Détacher le membre supérieur du tronc en sciant la clavicule. Faire une incision circulaire vers la partie moyenne du bras et faire tomber sur cette incision une incision verticale partant de l'acromion. Comprendre dans le lambeau cutané l'aponévrose qui recouvre le deltoïde. Pour bien voir les insertions humérales des sus et sous-épineux, il faut, après avoir incisé le deltoïde, enlever la clavicule et scier l'acromion à sa base. Le petit rond est très-souvent confondu avec le sous épineux, mais leurs tendons d'insertion sont toujours distincts. Le sous-scapulaire n'offre aucune difficulté.

Les muscles de l'épaule se rendent de l'omoplate et de la clavicule à l'humérus. Un seul de ces muscles, le sous-scapulaire, est situé en avant de l'omoplate ; les autres sont situés en arrière de cet os. Ceux-ci sont divisés en deux couches : 1° une couche superficielle, dont les fibres ont une direction générale verticale, et composée par un seul muscle, le deltoïde ; 2° une couche profonde, à fibres transversales, composée de quatre muscles, qui sont, de haut en bas, le sus-épineux, le sous-épineux, le petit rond et le grand rond ; ces trois derniers naissent de la fosse sous-épineuse.

1° **Deltoïde** (Fig. 82, A, 1).

Ce muscle, épais, triangulaire, à base supérieure curviligne, s'attache en haut, vis-à-vis des insertions du trapèze, au *tiers externe du bord antérieur de la clavicule* (Fig. 18, C), au *bord externe de l'acromion* et au *bord inférieur de l'épine de l'omoplate* dans toute sa longueur (Fig. 19, FF') ; cette dernière insertion se fait par une aponévrose qui s'amincit en arrière et se continue avec celle qui revêt le sous-épineux. De là ses fibres convergent vers l'*empreinte deltoïdienne de l'humérus* (Fig. 20, H), où elles s'attachent par un tendon étroit en forme de V, continuation d'une aponévrose qui paraît d'abord sur la face profonde et les deux bords du muscle. Son aponévrose d'enveloppe envoie entre les fibres du muscle des cloisons qui le divisent en faisceaux distincts.

Rapports. — Il recouvre l'articulation scapulo-humérale et les muscles insérés aux deux tubérosités de l'humérus, en avant le sous-scapulaire, l'apophyse coracoïde et les tendons qui s'y insèrent, en arrière, les sous-épineux, petit rond et triceps. Son bord antérieur est séparé du bord supérieur du grand pectoral par un interstice celluleux qui s'élargit en haut et loge la veine céphalique et une branche de l'artère acromio-thoracique. Entre sa face profonde et la grosse tubérosité de l'humérus est une *bourse séreuse sous-deltoïdienne.*

Nerfs. — Il est innervé par le nerf circonflexe. La partie claviculaire reçoit quelques filets du nerf thoracique antérieur du plexus brachial.

Action. — Il soulève le bras ; mais cette action exige la fixation préalable de l'omoplate par le grand dentelé, le trapèze et le rhomboïde. Ce soulèvement du bras ne peut dépasser 90°, c'est-à-dire l'horizontale, tant que l'omoplate conserve sa position normale. Les différents faisceaux peuvent agir isolément ; alors les fibres

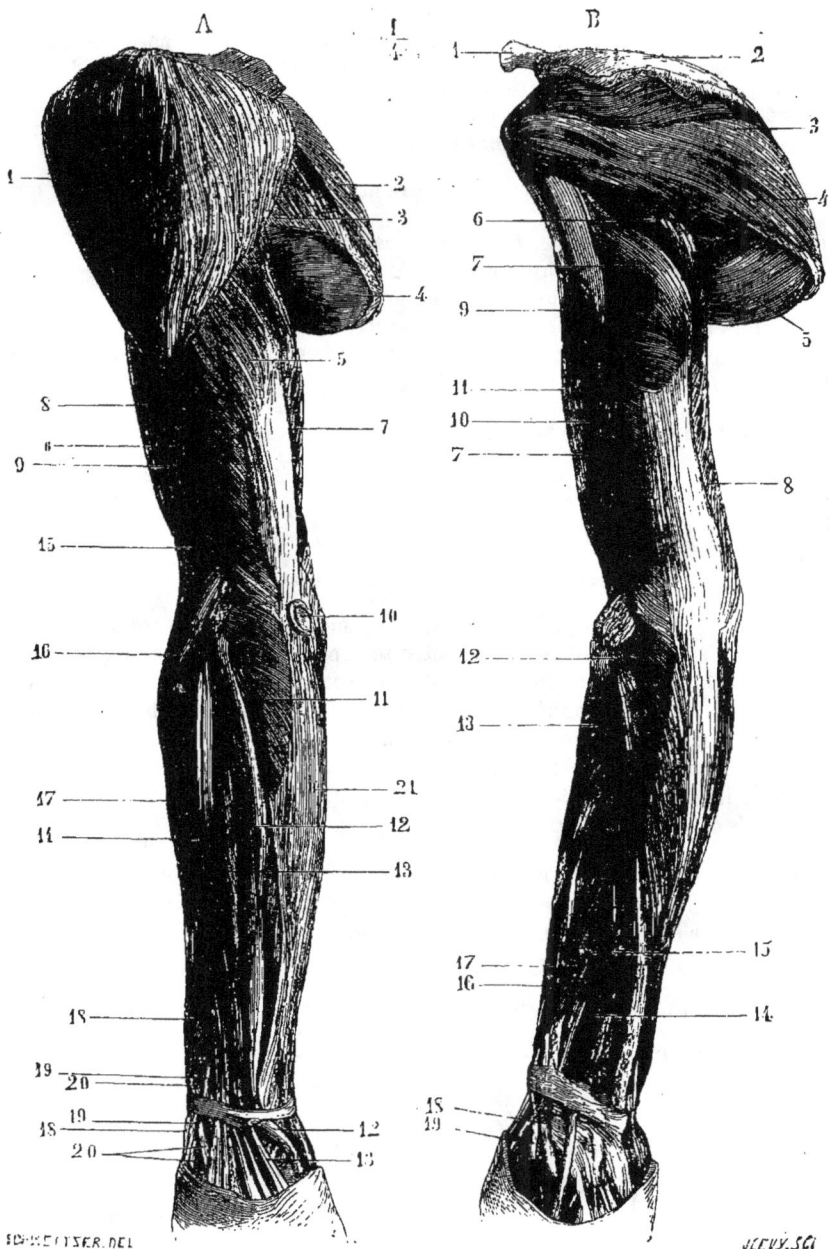

Fig. 82. — *Muscles du bras ; face postérieure* (*).

*. A. *Couche superficielle.* — 1) Deltoïde. — 2) Sous-épineux. — 3) Petit rond. — 4) Grand rond. — 5, 6 Vaste externe. — 7) Vaste interne. — 8) Biceps. — 9) Brachial antérieur. — 10) Bourse séreuse sus-olécrânienne ouverte. — 11) Ancoué. — 12) Cubital postérieur. — 13 Extenseur propre du petit doigt. — 14 Extenseur commun des doigts. — 15 Long supinateur. — 16 Premier radial externe. — 17) Deuxième

antérieures portent le bras en avant (action de croiser les bras, de porter la main sur l'épaule opposée), les postérieures en arrière. Le point fixe peut du reste être à l'humérus et le point mobile à l'omoplate, comme dans l'action de grimper. Le parallélisme de ses fibres au levier qu'elles doivent mouvoir est une condition désavantageuse compensée par leur multiplicité.

2° Sus-épineux.

Ce muscle s'attache aux *deux tiers internes de la fosse sus-épineuse* (Fig. 19, A) et à la face profonde d'une aponévrose qui convertit cette fosse en une loge ostéo-fibreuse. Ces fibres donnent naissance à un tendon qui passe sous l'acromion et la partie externe de la clavicule, se soude à la partie supérieure de la capsule articulaire et va s'attacher à la *facette supérieure de la grosse tubérosité de l'humérus* (Fig. 20, A).

Nerfs. — Il est innervé par le nerf sus-scapulaire du plexus brachial.

Action. — Il est abducteur et légèrement rotateur en dedans de l'humérus ; mais il a surtout pour effet de renforcer la capsule et de maintenir la tête humérale appliquée contre la cavité glénoïde.

3° Sous-épineux (Fig. 82, B, 3).

Ce muscle, épais, large, triangulaire, s'attache à toute la *fosse sous-épineuse* (Fig. 19, B), sauf une bande osseuse étroite séparée du reste par une crête, qui longe le bord axillaire de l'omoplate ; il prend en outre des insertions à la face profonde d'une aponévrose qui recouvre le muscle. Ses fibres forment deux faisceaux, un supérieur, venant de la face inférieure de l'épine de l'omoplate, un inférieur, beaucoup plus volumineux, venant de la fosse sous-épineuse ; ils se réunissent en un tendon aplati, qui va s'attacher à la *facette moyenne de la grosse tubérosité de l'humérus* (Fig. 20, B).

Rapports. — Recouvert par le deltoïde et le trapèze, il recouvre la partie postérieure de la capsule, avec laquelle il contracte des adhérences ; son bord inférieur est séparé du petit rond par un interstice celluleux souvent à peine apparent.

Nerfs. — Il est innervé par la branche sus-scapulaire du plexus brachial.

Action. — Il est rotateur de l'humérus en arrière et en dehors.

4° Petit rond.

Ce petit muscle s'attache, dans la *fosse sous-épineuse* (Fig. 19, C), aux deux tiers supérieurs de la bande osseuse étroite qui longe le bord axillaire, en confondant plus ou moins ses insertions avec celles du sous-épineux

radial externe. — 18) Long abducteur et court extenseur du pouce. — 19) Long extenseur du pouce. — 20) Tendons des radiaux externes. — 21) Cubital antérieur recouvert de son aponévrose.
B. *Couche profonde.* — 1) Clavicule. — 2) Acromion et épine de l'omoplate. — 3) Sous-épineux. — 4) Sa partie inférieure confondue ici avec le petit rond. — 5) Grand rond. — 6) Longue portion du triceps. — 7) Vaste externe. — 8) Vaste interne. — 9) Insertion du deltoïde. — 10) Brachial antérieur. — 11) Biceps. — 12) Anconé. — 13) Court supinateur. — 14) Extenseur propre de l'index. — 15) Long extenseur du pouce — 16) Court extenseur du pouce. — 17) Long abducteur du pouce. — 18) Deuxième radial externe. — 19) Premier radial externe.

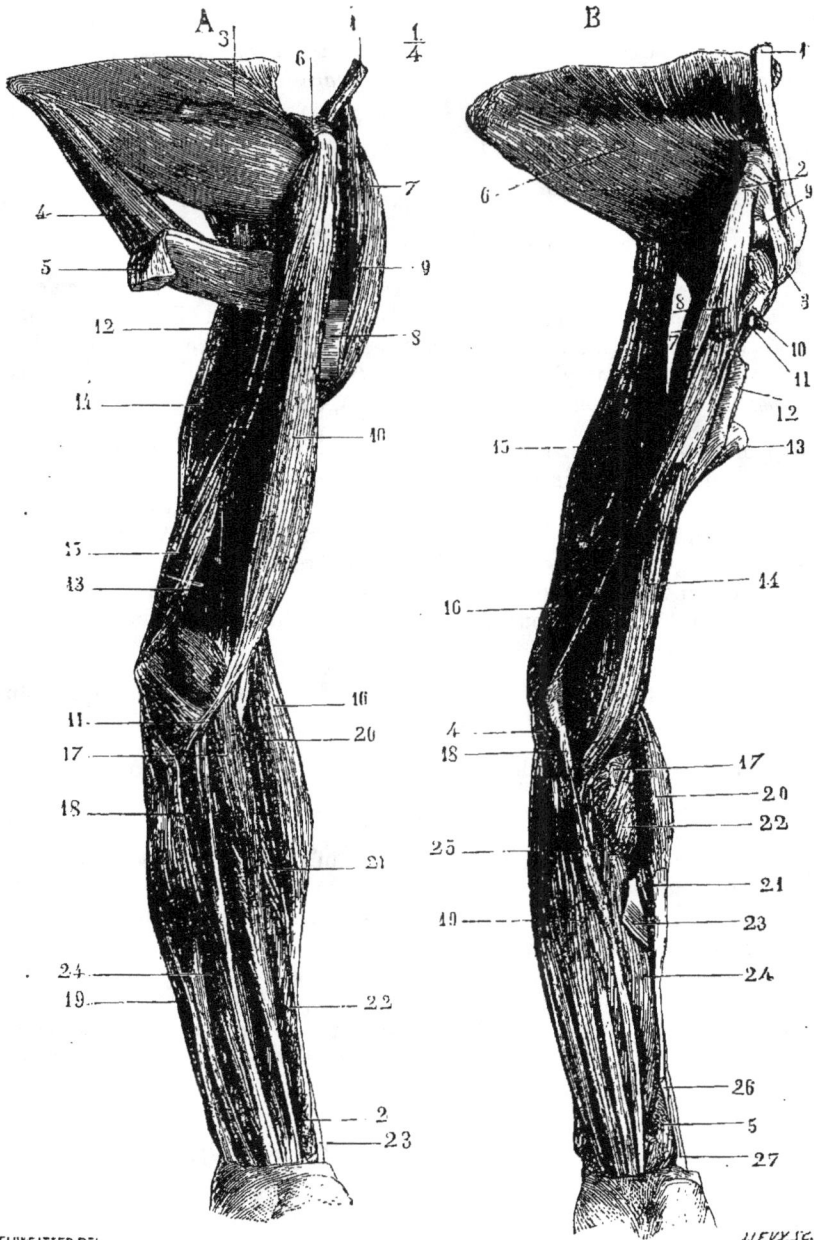

Fig. 83. — *Muscles du bras ; face antérieure* (*).

ECHWEITSER.DEL   J.LEVY.SC.

(*) A. *Couche superficielle.* — 1) Clavicule. — 2) Apophyse styloïde du radius. — 3) Sous-scapulaire. — 4) Grand rond. — 5) Tendon du grand dorsal. — 6) Tendon du petit pectoral coupé près de son insertion. — 7) Deltoïde. — 8) Tendon du grand pectoral renversé en dehors. — 9) Tendon de la courte portion du biceps. — 10) Biceps. — 11) Son expansion aponévrotique. — 12) Coraco-brachial. — 13) Brachial antérieur. — 14) Longue portion du triceps. — 15) Vaste interne. — 16) Long supinateur. — 17) Grand palmaire. —

(ce qui les fait réunir en un seul muscle par plusieurs anatomistes). De là ses fibres se portent sur un tendon qui se soude en partie à la capsule et va s'attacher à la *facette inférieure de la grosse tubérosité de l'humérus* (Fig. 29, C).

Nerfs. — Il est innervé par une branche du nerf circonflexe.

Action. — Il a la même action que le sus-épineux.

5° Grand rond (Fig. 82, B, 5).

Ce muscle, épais, très-fort, s'attache à la *partie inférieure et externe de la fosse sous-épineuse* (Fig. 19, D), près de l'angle inférieur de l'omoplate, au-dessous du précédent. De là ses fibres se portent obliquement en haut et en dehors sur un tendon aplati, large de $0^m,04$ environ, qui va se fixer à la *lèvre postérieure de la coulisse bicipitale* (Fig. 20, G).

Rapports. — Le grand rond a des rapports intimes avec le grand dorsal (voy. Fig. 62) ; ce dernier est d'abord placé en arrière du grand rond, puis il le contourne de façon que son tendon est placé en avant de celui du grand rond, dont il est séparé par une bourse séreuse. A son insertion humérale, le grand rond est recouvert en arrière par la longue portion du triceps, qui passe entre son bord supérieur et le bord inférieur du petit rond ; en avant il est en rapport avec le coraco-brachial et la courte portion du biceps.

Nerfs. — Il est innervé par une des branches sous-scapulaires inférieures du plexus brachial.

Action. — Il est congénère du grand dorsal.

6° Sous-scapulaire (Fig. 83, A, 3).

Ce muscle, épais, triangulaire, remplit à lui seul la *fosse sous-scapulaire.* Il s'attache à toute l'étendue de cette fosse (Fig. 19, L) : 1° aux crêtes obliques qui la traversent, par des aponévroses donnant naissance à trois ou quatre faisceaux charnus ; 2° aux dépressions comprises entre ces crêtes par des fibres musculaires formant quatre ou cinq faisceaux situés entre les précédents et dont la base est tournée vers le bord spinal. Toutes ces fibres, auxquelles viennent souvent s'en joindre d'autres provenant du tendon de la longue portion du triceps, constituent un tendon qui se soude à la capsule et va s'attacher à la *petite tubérosité de l'humérus* (Fig. 20, D) ; les fibres les

---

18) Petit palmaire. — 19) Cubital antérieur. — 20) Court supinateur. — 21) Rond pronateur. — 22 Fléchisseur propre du pouce. — 23) Tendon du long abducteur du pouce. — 24 Fléchisseur superficiel des doigts.

B. *Couche profonde.* — 1) Clavicule. — 2) Apophyse coracoïde. — 3) Acromion. — 4) Épitrochlée. — 5 Apophyse styloïde. — 6) Sous-scapulaire. — 7) Coraco-brachial. — 8) Courte portion du biceps. — 9) Bourse séreuse sous-coracoidienne. — 10) Tendon de la longue portion du biceps. — 11) Cul-de-sac de la synoviale entourant ce tendon. — 12) Tendon du grand pectoral. — 13) Tendon du deltoïde. — 14) Brachial antérieur. — 15) Longue portion du triceps. — 16) Vaste interne. — 17) Tendon du biceps. — 18) Aponévrose d'insertion des muscles épitrochléens. — 19) Fléchisseur profond des doigts. — 20) Premier radial externe. — 21 Deuxième radial externe. — 22) Court supinateur. — 23) Rond pronateur. — 24 Fléchisseur propre du pouce. — 25) Faisceau de ce muscle venant de l'épitrochlée. — 26 Tendon du long supinateur. — 27 Tendon du long abducteur du pouce.

plus superficielles de ce tendon dépassent cette insertion et convertissent en canal ostéo-fibreux la gouttière bicipitale.

Un prolongement de la synoviale articulaire se glisse entre le tendon et la concavité de l'apophyse coracoïde ; on trouve quelquefois à cet endroit une bourse séreuse distincte. Une autre bourse séreuse existe entre la face antérieure du sous-scapulaire et les tendons des muscles qui s'insèrent à l'apophyse coracoïde (Fig. 83, B, 9).

Nerfs. — Il est innervé par les branches sous-scapulaires supérieures et inférieures du plexus brachial.

Action. — Il est rotateur en dedans de l'humérus; en outre, il l'abaisse et le porte dans l'adduction. Il renforce la partie antérieure de la capsule articulaire.

ARTICLE II. — MUSCLES DU BRAS.

Préparation. — Faire une incision longitudinale sur la face antérieure du bras et du tiers supérieur de l'avant-bras. L'insertion supérieure du long chef du biceps ne peut être étudiée qu'après l'articulation scapulo-humérale, son tendon étant contenu dans l'intérieur de l'articulation ; respecter l'expansion fibreuse qui se porte de son tendon inférieur à la partie interne de l'aponévrose antibrachiale. Les autres muscles ne présentent rien de particulier.

Ces muscles sont au nombre de quatre, et appartiennent, trois à la région antérieure, le biceps, le coraco-brachial et le brachial antérieur ; un à la région postérieure, le triceps.

1° **Biceps** (Fig. 83, A, 10).

Ce muscle, allongé, superficiel, est divisé supérieurement en deux portions ou chefs, la longue portion et la courte portion.

La *longue portion* (Fig. 83, A, 9) naît de la *partie supérieure du rebord de la cavité glénoïde* (Fig. 19, J) par un tendon qui se continue avec le bourrelet glénoïdien ; ce tendon, situé dans la cavité articulaire, contourne la tête de l'humérus en dehors et en avant, se place dans la coulisse bicipitale convertie en canal par des fibres aponévrotiques, et, au sortir de cette coulisse, constitue un ventre charnu, qui se réunit à celui de la *courte portion*. Celle-ci naît du *sommet de l'apophyse coracoïde* (Fig. 19, K), par un tendon aplati commun avec celui du coraco-brachial situé en dedans de lui. Le corps charnu unique, résultant de l'union de ces deux chefs, descend le long du bras et à sa partie inférieure donne naissance à un tendon aplati (Fig. 83, B, 17), qui s'enfonce entre le brachial antérieur et le court supinateur et s'attache à la *moitié postérieure de la tubérosité bicipitale* (Fig. 21, P), en se tordant un peu sur lui-même. De la face antérieure de ce tendon se détache, au-dessus du pli du coude, une *expansion aponévrotique* (Fig. 83, A, 11), qui se dirige en dedans et en bas et se jette dans l'aponévrose antibrachiale.

Rapports. — L'artère humérale, dont il constitue le muscle satellite, longe son bord interne. Le tendon du long chef est accompagné dans la coulisse bicipitale par un prolongement de la synoviale, qui l'engaîne et descend plus ou moins bas (Fig. 83, B, 11) ; une bourse séreuse existe sous l'apophyse coracoïde, entre les tendons réunis du biceps et du coraco-brachial et le sous-scapulaire (Fig. 83, B, 9) ; enfin, une bourse séreuse distincte se rencontre à son insertion inférieure, entre son tendon et la moitié antérieure de la tubérosité bicipitale.

Nerfs. — Il est innervé par le nerf musculo-cutané.

Action. — Il agit sur trois articulations : radio-cubitale, huméro-cubitale, scapulo-humérale. Pour la première, il est supinateur; ce mouvement est très-énergique, car dans la pronation son tendon s'enroule autour du radius perpendiculairement à l'axe de l'os; pour la deuxième, il fléchit l'avant-bras sur le bras; pour la troisième enfin, il élève le bras et le porte en avant. En outre, par son expansion fibreuse, il est tenseur de l'aponévrose antibrachiale, et par le tendon de sa longue portion il maintient, dans la rotation en dehors, la tête de l'humérus appliquée contre la cavité glénoïde.

2° **Coraco-brachial** (Fig. 83, A, 12).

Ce muscle, peu volumineux, s'attache en haut au *sommet de l'apophyse coracoïde* (Fig. 19, K) avec la courte portion du biceps ; cette insertion se fait par une aponévrose mince, qui donne naissance aux fibres charnues. Bientôt les deux muscles se séparent et le coraco-brachial va s'attacher par un tendon aplati à la *face interne de l'humérus, au niveau de son tiers moyen* (Fig. 20, I).

Rapports. — Recouvert par le deltoïde et le grand pectoral, il est en rapport en arrière avec le sous-scapulaire dont son tendon est séparé par une bourse séreuse déjà mentionnée pour le biceps, plus bas avec les tendons du grand dorsal et du grand rond. L'artère humérale longe sa face interne. Il est traversé par le nerf musculo-cutané (*muscle perforé de Cassérius*).

Nerfs. — Il est innervé par le nerf musculo-cutané.

Action. — Il élève le bras et le porte en même temps en avant et en dedans.

3° **Brachial antérieur** (Fig. 83, B, 14).

Ce muscle, large, épais, s'attache par des fibres charnues *aux deux faces* et *au bord antérieur de l'humérus* (Fig. 20, J), et aux aponévroses intermusculaires interne et externe, à partir de l'empreinte deltoïdienne. De là ses fibres se portent sur un tendon qui paraît sur le bord interne du muscle et va s'attacher, suivant une ligne oblique en bas et en dehors, à des rugosités de la partie interne et inférieure de l'*apophyse coronoïde* (Fig. 21, M). Quelques fibres musculaires profondes vont s'attacher à la paroi antérieure de la capsule articulaire du coude, qu'il recouvre immédiatement.

Nerfs. — Il est innervé par le nerf musculo-cutané.

Action. — Il est fléchisseur de l'avant-bras sur le bras. En outre, il protége et soutient la partie antérieure de la capsule articulaire et forme en avant un véritable ligament actif.

4° **Triceps brachial** (Fig. 82, B, 6, 7, 8).

Ce muscle, très-volumineux, occupe toute la région postérieure du bras et se divise supérieurement en trois chefs, un long, deux courts, qui se réunissent pour aller s'insérer à l'olécrâne.

1° La partie moyenne ou *longue portion* (Fig. 82, B, 6) s'attache à l'*excavation triangulaire située au haut du bord axillaire de l'omoplate*, sous la cavité glénoïde (Fig. 19, M), par un tendon soudé à la partie inférieure de la capsule et qui envoie une expansion à la face antérieure du tendon du grand dorsal. Le ventre charnu qui en résulte subit une sorte de torsion, par laquelle sa face externe devient antérieure et son bord interne postérieur.

2° La partie externe ou *vaste externe* (Fig. 82, B, 7) s'insère par une aponévrose forte à l'humérus, au-dessus de la gouttière radiale (Fig. 20, O), suivant une ligne oblique partant de l'extrémité inférieure de la grosse tubérosité et se dirigeant vers le bord externe, au tiers moyen duquel elle se termine. Ses fibres se rendent sur la face antérieure et sur le bord externe de l'aponévrose qui fait suite à la longue portion.

3° La portion interne ou *vaste interne* (Fig. 82, B, 8) s'attache à toute la partie de la face postérieure de l'humérus située au-dessous de la gouttière radiale (Fig. 20, P). Ses fibres vont, les unes en dedans, les autres en dehors, et s'attachent à la face antérieure et aux deux bords de l'aponévrose de terminaison du triceps.

Le tendon terminal, très-fort et recevant des fibres charnues jusqu'à son insertion inférieure, s'attache à la *partie supérieure et postérieure de l'olécrâne* (Fig. 21, A).

Rapports. — Entre le vaste interne et le vaste externe passent dans la gouttière radiale le nerf radial et l'artère humérale profonde. Entre son tendon et la partie supérieure de l'olécrâne se trouve une bourse séreuse, distincte primitivement du cul-de-sac sus-olécrânien de la synoviale articulaire.

Nerfs. — Il est innervé par le nerf radial.

Action. — Il est extenseur de l'avant-bras sur le bras. En outre la longue portion maintient solidement la tête humérale appliquée contre la cavité glénoïde dans l'abaissement du bras par l'action du grand dorsal et du grand pectoral.

ARTICLE III. — MUSCLES DE L'AVANT-BRAS.

Préparation. — Prolonger l'incision longitudinale faite au bras sur la face antérieure de l'avant-bras et de la main jusqu'à l'extrémité du doigt médius ; cette incision doit être faite en plusieurs temps et à mesure qu'on dissèque chaque région. Cette incision comprendra à l'avant-bras la peau et l'aponévrose antibrachiale, mais à la main elle doit être superficielle et ne comprendre que la peau. Comme les muscles superficiels prennent une partie de leurs insertions supérieures à la face profonde de l'aponévrose, on doit laisser cette dernière sur les muscles dès qu'on rencontre des adhérences entre elle et les fibres charnues. Aavnt d'étudier les tendons des fléchisseurs à la paume de la main, il sera utile d'étudier préalablement l'aponévrose palmaire et le muscle palmaire cutané, qui doivent disparaître dans la préparation. Quand on est arrivé à la région palmaire, on fera une incision transversale très-superficielle le long de la base des métacarpiens et on renversera les deux lambeaux en dedans et en dehors. Pour maintenir dans leur position normale les tendons fléchisseurs et extenseurs, on conservera, en avant, le ligament annulaire antérieur du carde, en arrière, une bandelette assez large du ligament annulaire postérieur. Aux doigts, les tendons fléchisseurs sont contenus dans des gaînes qu'on étudiera d'abord par leur face extérieure et qu'on ouvrira ensuite pour examiner la disposition des tendons contenus dans ces gaînes ; cette disposition étant la même pour tous les doigts, il suffira d'ouvrir cette gaîne sur un seul, le médius par exemple. En arrière, il n'y a pas de gaînes pour les tendons extenseurs.

Ces muscles, au nombre de vingt, se divisent en trois régions : muscles de la région antérieure, muscles de la région externe, muscles de la région postérieure.

I. MUSCLES DE LA RÉGION ANTÉRIEURE (Fig. 84 et 85).

Ces muscles se répartissent en trois couches : 1° la couche superficielle se compose de cinq muscles dont les insertions supérieures remontent jusqu'à l'humérus et se font à l'épitrochlée par un tendon commun (Fig. 20, N), *muscles épitrochléens ;* ce sont, de dehors en dedans, le rond pronateur, le grand palmaire, le palmaire grêle, le fléchisseur superficiel des doigts et le cubital antérieur ; 2° la couche moyenne est formée par des muscles allant des os de l'avant-bras aux doigts, le long fléchisseur propre du pouce en dehors, le fléchisseur profond des doigts en dedans ; 3° la couche profonde est constituée par un seul muscle allant du radius au cubitus et n'occupant que le quart inférieur de l'avant-bras, le carré pronateur.

Nerfs. — Tous ces muscles, sauf le cubital antérieur et les deux faisceaux internes du fléchisseur profond des doigts innervés par le nerf cubital, sont innervés par le nerf médian.

1° **Rond pronateur** (Fig. 84, A, 5).

Ce muscle, qui forme la saillie interne oblique du pli du coude, s'attache en haut à l'*épitrochlée* et un peu *au bord interne de l'humérus* (Fig. 20, Q), et à la *partie interne de l'apophyse coronoïde du cubitus* en dedans du brachial antérieur (Fig. 21, K). Bientôt ses fibres donnent naissance à un tendon, qui paraît sur la face antérieure du muscle, se porte obliquement en bas et en dehors, s'enroule autour du radius et va se fixer à l'empreinte rugueuse existant *vers le tiers moyen de la face externe de cet os* (Fig. 21, K).

Rapports. — Recouvert par l'aponévrose et à son insertion radiale par l'huméro-radial, les radiaux externes et l'artère radiale, il recouvre le brachial antérieur et le fléchisseur superficiel. Le nerf médian passe entre ses deux faisceaux supérieurs d'insertion.

Action. — Il est pronateur et, de plus, fléchisseur de l'avant-bras.

2° **Grand palmaire** (Fig. 84, A, 7).

Ce muscle, situé en dedans du précédent, s'attache en haut à l'*épitrochlée* par le tendon commun des muscles épitrochléens, descend un peu obliquement en bas et en dehors, et donne naissance, un peu au-dessus du milieu de l'avant-bras, à un tendon aplati ; arrivé au carpe, ce tendon s'enfonce dans une gaîne spéciale formée par le scaphoïde, la gouttière du trapèze et la portion externe du ligament annulaire antérieur du carpe et s'attache en s'élargissant à la partie antérieure de *la base du deuxième métacarpien* (Fig. 22, J) ; il est accompagné dans cette gaîne par une bourse séreuse distincte.

Rapports. — Il est recouvert à l'avant-bras par l'aponévrose et la peau, sous lesquelles son tendon fait une saillie prononcée : au poignet il s'enfonce profondément sous les muscles du pouce. Il recouvre le fléchisseur superficiel et le tendon du fléchisseur propre du pouce, qu'il croise. Son bord externe est longé par l'artère radiale.

Action. — Il est fléchisseur de la main sur l'avant-bras en même temps qu'il l'incline sur le bord radial ; cette action s'exerce surtout sur l'articulation radiocarpienne. Accessoirement il est fléchisseur de l'avant-bras sur le bras et même légèrement pronateur.

3° Palmaire grêle (Fig. 84, A, 8).

Ce petit muscle, qui manque environ une fois sur huit, situé en dedans du précédent, s'attache en haut *au tendon commun des muscles épitrochléens,* et, après un trajet de 0ᵐ,10, constitue un tendon grêle, aplati, qui descend un peu obliquement en dehors ; au niveau du poignet il passe en avant du ligament annulaire du carpe et s'épanouit dans *l'aponévrose palmaire* en envoyant une expansion au court abducteur du pouce (Fig. 95, 2). Son tendon, très-superficiel, saillant sous la peau, est contenu dans une gaîne aponévrotique distincte.

Action. — Il est tenseur de l'aponévrose palmaire et accessoirement fléchisseur de la main sur l'avant-bras.

4° Fléchisseur superficiel (Fig. 84, B, 10).

Ce muscle, épais, large, complétement visible après l'ablation des précédents, s'étend de l'épitrochlée, du radius et du cubitus aux deuxièmes phalanges des quatre derniers doigts.

Il s'attache en haut à l'*épitrochlée* par un tendon commun, à *la partie interne de l'apophyse coronoïde du cubitus* et à *l'interstice de la ligne oblique de la face antérieure du radius* (Fig. 21, C). Nées de ces origines, les fibres charnues se placent sur les deux plans ; le plan superficiel est destiné aux tendons du médius et de l'annulaire (Fig. 84, B, 11 et 12) ; le tendon du médius (12) reçoit les fibres venant du radius ; celui de l'annulaire (11), les fibres venant du cubitus ; tous deux en reçoivent du tendon épitrochléen ; le plan profond et interne, conique, simple, venant de l'épitrochlée, fournit les tendons de l'index et du petit doigt. Ces tendons, ainsi superposés deux par deux, passent sous le ligament annulaire de la gouttière du carpe, avec les tendons du fléchisseur profond. Quant à la terminaison de ces tendons, elle sera décrite avec les tendons de ce dernier muscle.

Rapports. — Recouvert en partie par le rond pronateur, le grand palmaire, le palmaire grêle et le cubital antérieur, il recouvre le nerf médian, l'artère cubitale et les muscles fléchisseurs profond des doigts et propre du pouce.

Action. — Il fléchit les deuxièmes phalanges des doigts ; dans ce mouvement les doigts se rapprochent de l'axe de la main.

5° Cubital antérieur (Fig. 84, A, 9).

Ce muscle, le plus interne de la région antérieure, s'insère en haut *à l'épi-*

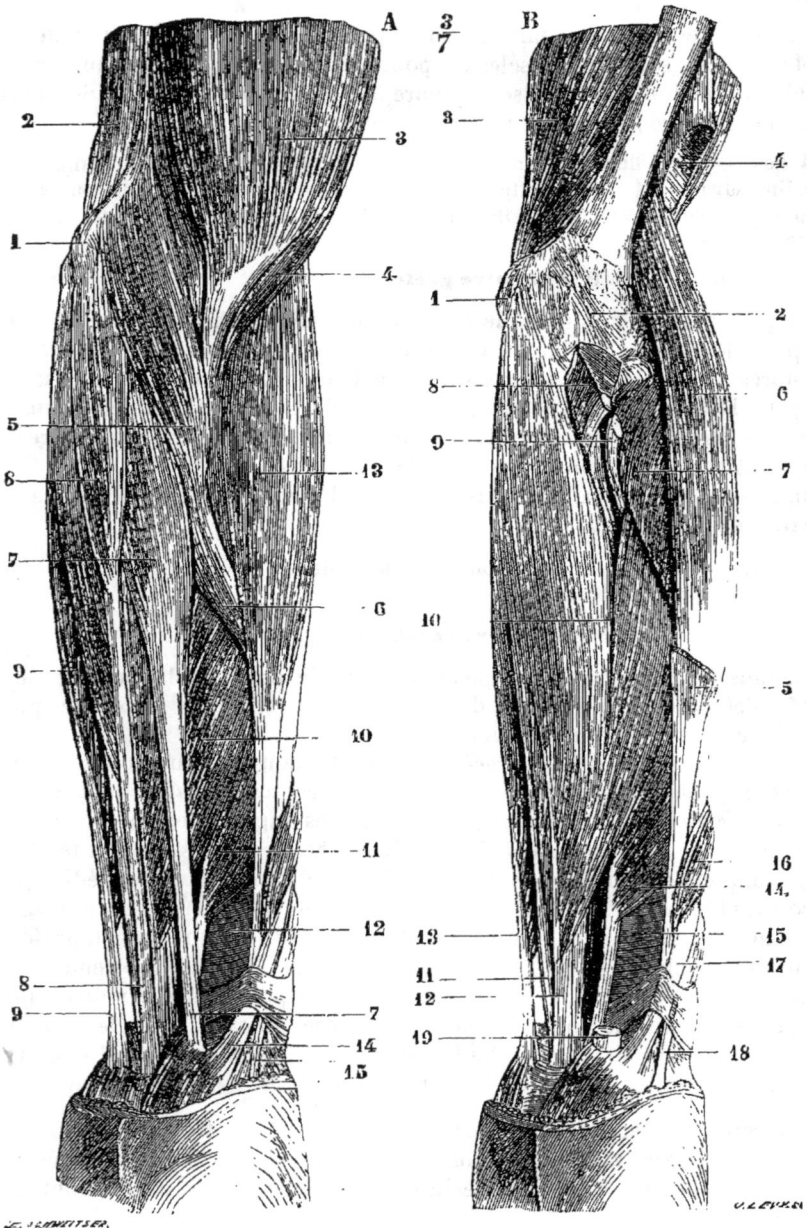

Fig. 84. — *Muscles de la région antérieure de l'avant-bras ; partie superficielle.*(*).

(*) A. *Première couche.* — 1) Épitrochléc. — 2) Triceps. — 3) Biceps. — 4) Brachial antérieur. — 5) Rond pronateur. — 6) Son tendon. — 7) Grand palmaire. — 8) Petit palmaire. — 9) Cubital antérieur. — 10. Fléchisseur superficiel des doigts. — 11) Fléchisseur propre du pouce. — 12) Carré pronateur. — 13) Huméro-radial. — 14) Long abducteur du pouce. — 15) Court extenseur du pouce.

trochlée et *à l'olécrâne* (Fig. 21, B) et à une arcade fibreuse intermédiaire sous laquelle passe le nerf cubital, enfin à l'aponévrose antibrachiale, et par elle à la crête du cubitus. Le tendon épais qui naît de ses fibres charnues paraît sur le bord antérieur du muscle et va se fixer au *pisiforme* (Fig. 22, B) ; le ligament allant du pisiforme au cinquième métacarpien continue physiologiquement son tendon qui peut être considéré comme s'insérant au cinquième métacarpien après avoir subi une réflexion au niveau du pisiforme. Une petite synoviale existe quelquefois entre son tendon et le pisiforme.

Rapports. — Recouvert par l'aponévrose, il recouvre le fléchisseur superficiel, le fléchisseur profond et le carré pronateur ; l'artère cubitale, placée d'abord au-dessous de lui, longe ensuite le bord externe de son tendon.

Nerfs. — Il est innervé par le nerf cubital.

Action. — Il fléchit la main sur l'avant-bras en l'inclinant sur le bord cubital ; son action s'exerce surtout sur l'articulation radio-carpienne. Accessoirement il est fléchisseur de l'avant-bras.

6° **Fléchisseur profond des doigts** (Fig. 85, A, 4).

Ce muscle, situé sous les deux précédents, se rend du cubital aux troisièmes phalanges des quatre derniers doigts.

Il s'attache en haut aux *deux tiers supérieurs des faces interne et antérieure du cubitus* (Fig. 21, I) et au ligament interosseux ; de là ses fibres charnues se divisent en deux faisceaux, un interne (Fig. 85, A, 6) pour le petit doigt, l'annulaire et le médius, un externe (5) pour l'indicateur, et donnent naissance à quatre tendons soudés entre eux (sauf celui de l'index) par des brides fibreuses, et qui se placent sous les tendons du fléchisseur superficiel. Arrivés aux doigts, les tendons des fléchisseurs superficiel et profond se comportent de la façon suivante : au niveau du tiers supérieur de la première phalange, le tendon du fléchisseur superficiel (Fig. 46, 19), d'abord cylindrique, s'aplatit en gouttière en se moulant sur le tendon du fléchisseur profond et se bifurque ; chacune des branches latérales de la bifurcation contourne les parties latérales du tendon du fléchisseur profond, puis passe au-dessous de lui ; là, ces deux branches se soudent au niveau de l'articulation de la première et de la deuxième phalange et forment ainsi une boutonnière traversée par le tendon du fléchisseur profond ; puis elles s'écartent de nouveau pour aller s'insérer aux crêtes des bords des deuxièmes phalanges. Ce tendon est rattaché aux phalanges, depuis sa soudure jusqu'à son insertion, par une bride synoviale (Fig. 46, 20) qui remonte jusque vers le milieu de la première phalange.

Le tendon du fléchisseur profond (Fig. 46, 18), situé d'abord sous le précédent, traverse sa boutonnière, se place en avant de lui et va s'attacher en

B. *Deuxième couche.* — 1) Épitrochlée. — 2) Partie antérieure de la capsule articulaire. — 3) Triceps. — 4) Long supinateur coupé à son insertion supérieure. — 5) Idem, à son insertion inférieure. — 6) Premier radial externe. — 7) Court supinateur. — 8) Brachial antérieur coupé à son insertion inférieure. — 9) Tendon du biceps. — 10) Fléchisseur superficiel. — 11) Tendon de l'annulaire. — 12) Tendon du médius. — 13) Cubital antérieur. — 14) Fléchisseur propre du pouce. — 15) Carré pronateur. — 16) Long abducteur du pouce. — 17) Son tendon. — 18) Court extenseur du pouce. — 19) Tendon du grand palmaire.

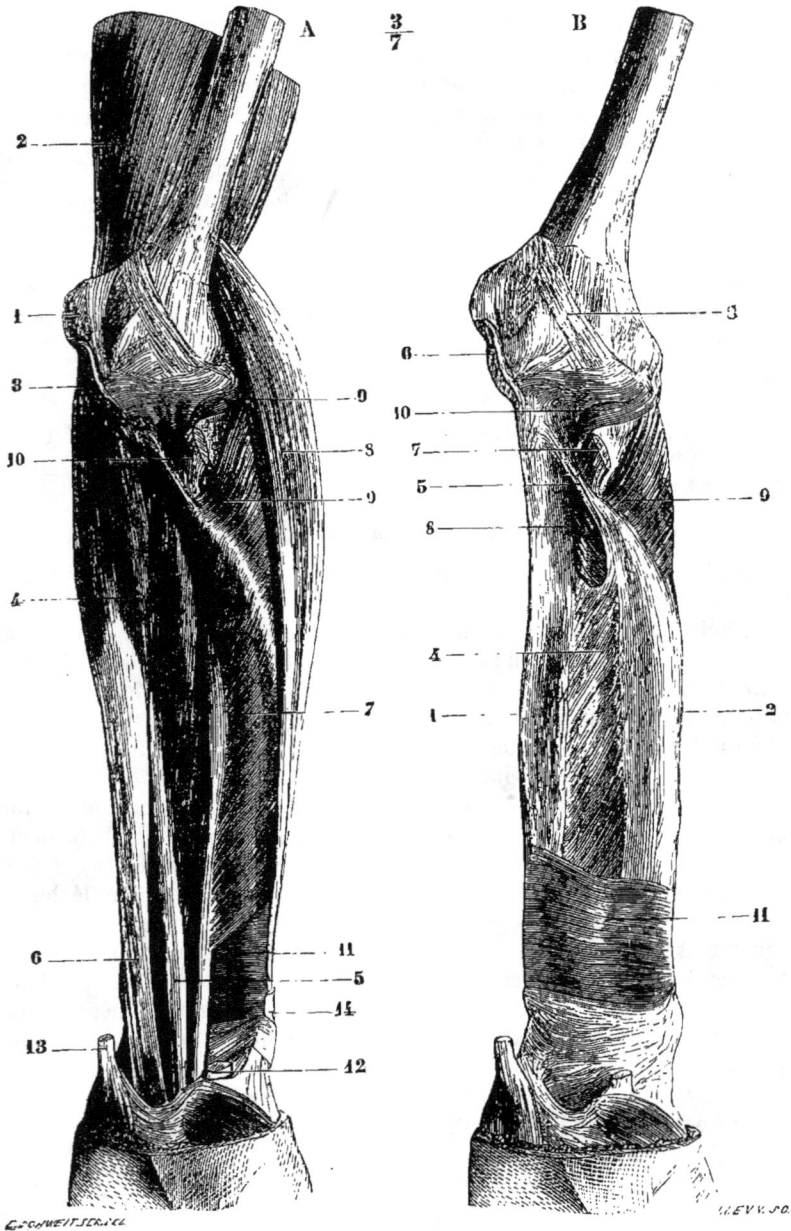

Fig. 85. — *Muscles de la région antérieure de l'avant-bras ; partie profonde* (*,.

(*) A. *Première couche.* — 1) Épitrochlée. — 2) Triceps. — 3) Insertion coupée du fléchisseur superficiel.
— 4) Fléchisseur profond. — 5) Faisceau de l'indicateur. — 6) Faisceau des trois derniers doigts. — 7) Fléchisseur propre du pouce. — 8) Deuxième radial externe. — 9) Court supinateur. — 10) Tendon du biceps. —

s'élargissant à la partie antérieure, rugueuse, triangulaire de la base de la troisième phalange. Il est rattaché à la deuxième phalange par une bride synoviale, qui l'accompagne jusqu'à son insertion. Une mince ligne de séparation en deux moitiés latérales existe sur sa face antérieure. (Pour les synoviales qui accompagnent les tendons des fléchisseurs superficiel et profond, voy. *Synoviales de la main.*)

Lombricaux (Fig. 88, 9).

Aux tendons du fléchisseur profond sont annexés de petits muscles, les lombricaux, au nombre de quatre, désignés sous les noms de premier, deuxième, troisième et quatrième lombrical, en allant de l'index vers le petit doigt. Ils naissent des tendons du fléchisseur profond au-dessous du ligament annulaire, le premier et le deuxième, du bord radial des tendons de l'index et du médius, le troisième par deux chefs des tendons du médius et de l'annulaire, le quatrième de ceux de l'annulaire et du petit doigt. De là ils se portent au côté externe des quatre derniers doigts et se terminent en se réunissant aux tendons des interosseux (voy. *Muscles interosseux*).

Nerfs. — Les deux faisceaux internes du fléchisseur profond sont innervés par le nerf cubital, les deux faisceaux externes par le nerf médian. Les deux lombricaux internes (troisième et quatrième) sont innervés par le nerf cubital, les deux lombricaux externes (premier et second) par le nerf médian.

Action. — Il fléchit les troisièmes phalanges des doigts. Les lombricaux fléchissent les premières phalanges et étendent les deux dernières.

7° Fléchisseur propre du pouce (Fig. 85, A, 7).

Ce muscle, situé en dehors du précédent, s'attache *aux trois quarts supérieurs de la face antérieure du radius* (Fig. 21, N), à l'aponévrose interosseuse, et, par une languette, *à l'apophyse coronoïde du cubitus*. De là, les fibres, auxquelles s'ajoute souvent un petit faisceau venu de l'épitrochlée (Fig. 83, B, 25), se rendent sur un tendon, qui longe le bord externe du muscle, passe sous le ligament annulaire dans le canal radio-carpien, en dehors des tendons des fléchisseurs communs, et va s'attacher à la *deuxième phalange du pouce* (Fig. 22, I).

Action. — Il fléchit la deuxième phalange du pouce.

8° Carré pronateur (Fig. 85, B, 11).

Ce muscle, épais, quadrilatère, à fibres transversales, situé à la partie inférieure et profonde de l'avant-bras, s'attache en dedans *au quart inférieur de la face antérieure et du bord interne du cubitus* (Fig. 21, O), en dehors, *au quart inférieur du bord externe et de la face antérieure du radius* (Fig. 21, O). Par sa face profonde il contracte des adhérences avec la capsule radio-carpienne.

Action. — Il est pronateur.

11) Carré pronateur. — 12) Tendon du grand palmaire. — 13) Tendon du cubital antérieur. — 14) Tendon du long abducteur du pouce.
 B. *Deuxième couche.* — 1) Cubitus. — 2) Radius. — 3) Partie antérieure de la capsule articulaire du coude. — 4) Membrane interosseuse. — 5) Corde de Weitbrecht. — 6) Insertion coupée du fléchisseur superficiel. — 7) Tendon du biceps. — 8, 9, 10) Court supinateur. — 11) Carré pronateur.

II. MUSCLES DE LA RÉGION EXTERNE.

Ce groupe se compose de quatre muscles : 1° trois allongés, côtoyant le radius et allant de l'humérus à l'extrémité inférieure de l'avant-bras et à la main ; ce sont, en allant de la superficie vers la profondeur, l'huméro-radial, le premier radial externe et le deuxième radial externe ; 2° un très-court, profond, n'occupant que le tiers supérieur de l'avant-bras, et appartenant en même temps aux régions antérieure et postérieure, c'est le court supinateur.

Nerfs. — Tous ces muscles sont innervés par le nerf radial.

1° Huméro-radial ou long supinateur (Fig. 84, A, 13).

Ce muscle, allongé, aplati, formant la saillie externe du pli du coude, s'attache en haut au *tiers inférieur du bord externe de l'humérus* (Fig. 20, K), et à l'aponévrose intermusculaire externe, et donne naissance, au tiers inférieur de l'avant-bras, à un tendon aplati, qui va s'insérer à *la base de l'apophyse styloïde du radius* (Fig. 21, L).

Rapports. — L'artère radiale longe son bord interne.

Action. — Il est fléchisseur de l'avant-bras sur le bras et réciproquement. *Il n'est pas supinateur* ou ne peut l'être que très-faiblement et dans la pronation forcée ; par contre, dans la supination forcée, il est très-faiblement pronateur. Outre la flexion, son principal usage est de tirer le radius parallèlement à son axe et d'appliquer fortement la cupule du radius contre le condyle huméral. Cette action s'exerce principalement lorsque la main soulève un fardeau qui par son poids tend à entraîner le radius et à écarter sa cupule du condyle. C'est une action analogue à celle du sous-clavier sur la clavicule et l'articulation sterno-claviculaire.

2° Premier radial externe (Fig. 84, B, 6).

Ce muscle s'attache en haut à *la partie inférieure du bord externe de l'humérus* (Fig. 20, L), au-dessous du précédent, et, vers le milieu de l'avant-bras, constitue un tendon aplati, qui passe sous les muscles long abducteur et court extenseur du pouce, se dirige en arrière, se loge dans une gouttière du radius (Fig. 21, B, 17) et va se fixer à *la partie postérieure de la base du deuxième métacarpien* (Fig. 23, A).

Action. — Il est extenseur de la main et l'incline en même temps sur le bord radial ; son action se fait surtout sentir sur l'articulation carpo-carpienne.

3° Deuxième radial externe (Fig. 85, A, 8).

Ce muscle, plus épais que le précédent, s'attache à *l'épicondyle* (Fig. 20, M) par un tendon commun avec les muscles superficiels de la face postérieure de l'avant-bras ; il prend aussi des insertions à l'aponévrose et à une cloison fibreuse qui le sépare de l'extenseur commun des doigts. Son tendon paraît sur la face antérieure du muscle, vers son tiers supérieur, descend en se dirigeant un peu en arrière, se place dans la même gouttière que le premier radial en dedans duquel il est situé (Fig. 84, 6), passe sous les tendons des muscles long abducteur, court et long extenseurs du pouce, et va s'attacher à *l'apophyse postérieure de la base du troisième métacarpien* (Fig. 23, B).

Les tendons des radiaux sont unis par du tissu fibreux, et celui du deuxième l'est au radius par un tissu connectif lâche. Dans la gouttière du radius ils sont accompagnés par une synoviale tendineuse (voy. *Synoviales de la main et du poignet*). On trouve quelquefois une petite synoviale entre leurs tendons et la base du métacarpien. Entre la partie supérieure du deuxième radial et le court supinateur se trouve un tissu cellulaire lamelleux et comme une ébauche de bourse séreuse intermusculaire.

Action. — Il étend directement la main. Il sert en outre à tendre la partie antérieure de la capsule du coude.

4° Court supinateur (Fig. 85, B, 8, 9, 10).

Ce muscle, enroulé autour du tiers supérieur du radius, prend ses insertions fixes au ligament latéral externe suivant une ligne demi-circulaire, horizontale, et, par ce ligament, *à l'épicondyle, au bord externe du cubitus* et *à l'excavation située au-dessous de la petite cavité sigmoïde* (Fig. 21, E). De là ses fibres se portent aux *faces postérieure, externe et antérieure du radius* en embrassant l'insertion du biceps, et à *la ligne oblique de la face antérieure du radius* (Fig. 21, E, E'). Ce muscle est traversé par la branche profonde du nerf radial.

Gruber a décrit, sous le nom de *tenseur postérieur du ligament annulaire*, un petit faisceau profond existant trois fois sur quatre, appliqué sur le segment postérieur externe du ligament annulaire ; il naît du cubitus au-dessous de la petite cavité sigmoïde et se porte en haut et en arrière en croisant les fibres du court supinateur pour s'attacher à la partie externe du ligament annulaire. Un faisceau analogue existe quelquefois en avant, *tenseur antérieur du ligament annulaire*.

Action. — Il est l'agent essentiel de la supination conjointement avec le biceps.

III. MUSCLES DE LA RÉGION POSTÉRIEURE (Fig. 86).

Ces muscles, au nombre de huit, se divisent en deux couches : une superficielle, une profonde. 1° La couche superficielle se compose de muscles insérés tous en haut à l'épicondyle par un tendon commun (Fig. 20, M) (*muscles épicondyliens*), et dirigés de haut en bas et de dehors en dedans ; ce sont, en allant du bord radial vers le bord cubital, l'extenseur commun des doigts, l'extenseur propre du petit doigt, le cubital postérieur et l'anconé. L'insertion par le tendon commun se fait par une sorte de cône aponévrotique, divisé par une cloison fibreuse en autant de loges secondaires qu'il y a de muscles, de façon que chaque muscle s'attache à l'aponévrose antibrachiale et aux cloisons qui le séparent des muscles voisins. 2° La couche profonde se compose de quatre muscles, insérés en haut aux os de l'avant-bras, et dirigés en sens inverse des précédents ; ce sont, en allant de dehors en dedans, les long abducteur, court extenseur et long extenseur du pouce, et l'extenseur propre de l'index. Tous ces muscles, sauf l'anconé, passent derrière le poignet dans des coulisses ostéo-fibreuses et sont entourés de gaînes synoviales, qui seront décrites plus loin.

Nerfs. — Tous ces muscles sont innervés par le nerf radial.

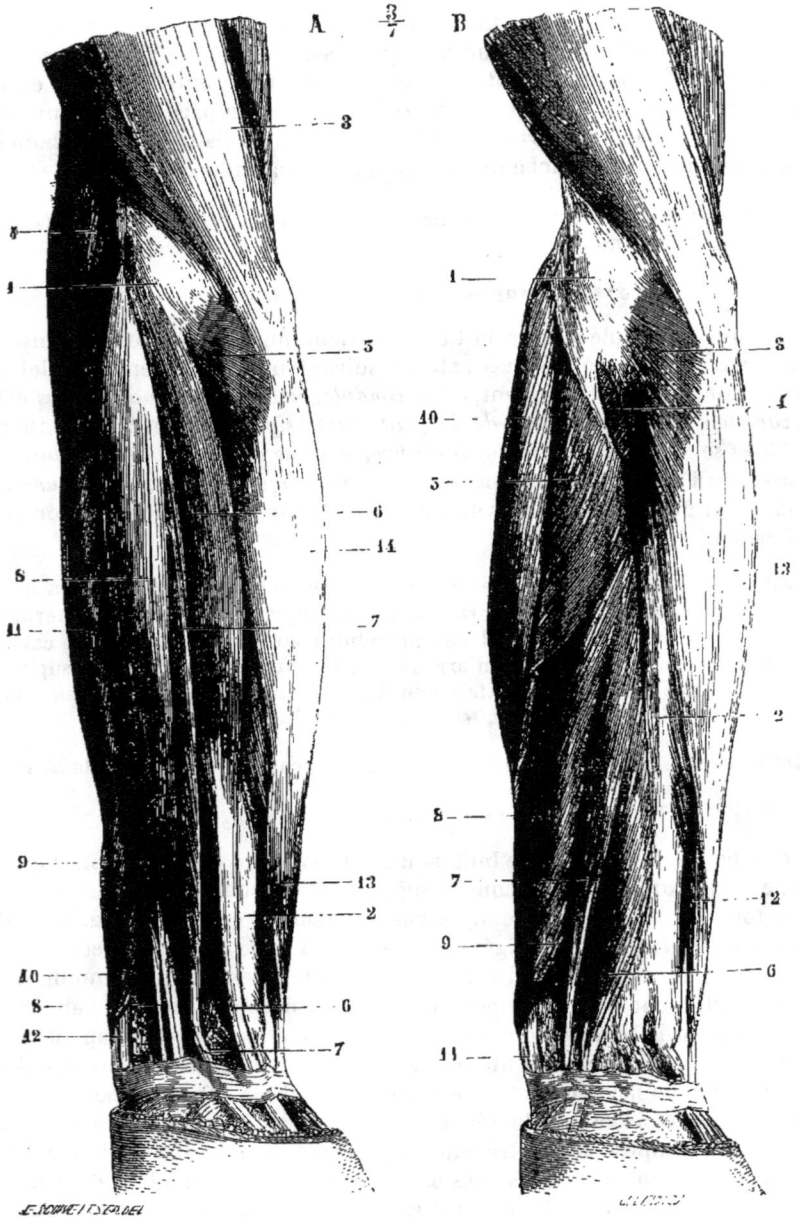

Fig. 86. — *Muscles de la région postérieure de l'avant-bras* (*).

(*) A. *Couche superficielle.* — 1) Épicondyle. — 2) Cubitus. — 3) Triceps. — 4) Long supinateur. — 5) Anconé. — 6) Cubital postérieur. — 7) Extenseur propre du petit doigt. — 8) Extenseur commun des doigts. — 9. Long abducteur du pouce. — 10) Court extenseur du pouce. — 11) Radiaux externes. — 12) Leur tendon. — 13) Cubital antérieur. — 14) Son aponévrose.

I. — COUCHE SUPERFICIELLE.

1° Extenseur commun des doigts (Fig. 86, A, 8).

Ce muscle s'attache en haut *à l'épicondyle*, par le tendon commun, et au ligament latéral externe du coude; de là ses fibres forment trois faisceaux charnus, un externe pour l'index, un moyen pour le médius, un interne pour l'annulaire et le petit doigt. A ces faisceaux succèdent quatre tendons aplatis qui passent dans une gouttière du radius (Fig. 21, B, 20) sous le ligament annulaire du carpe et se dirigent vers les quatre doigts correspondants, en s'envoyant réciproquement des languettes transversales ou obliques (Fig 87, 9), visibles à travers la peau. Au niveau de la tête des métacarpiens, chaque tendon se comporte de la façon suivante : de sa face profonde part une expansion fibreuse, blanc mat, qui s'insère en s'étalant à la partie postérieure et supérieure de la première phalange en contractant des adhérences avec la partie postérieure de la capsule métacarpo-phalangienne ; à ce niveau, une lame fibreuse contournant les côtés de l'articulation le rattache à la gaîne des fléchisseurs ; en outre, les bords latéraux de ce tendon reçoivent, dans toute l'étendue de la première phalange, des fibres provenant des interosseux et des lombricaux (Fig. 87, 10), et il en résulte une gouttière tendineuse large en haut, qui embrasse toute la face dorsale de la première phalange. A ce niveau, le tendon s'aplatit et se divise bientôt en trois languettes : une *médiane* plus mince (11), qui se réunit aux fibres tendineuses provenant des interosseux et des lombricaux et s'attache à la *base de la deuxième phalange;* deux *latérales* (12) plus fortes, qui, arrivées sur le dos de la deuxième phalange, se réunissent et vont s'attacher à la *base de la troisième phalange*. Les tendons extenseurs ne sont pas, comme les fléchisseurs, contenus dans une gaîne distincte ostéo-fibreuse.

Action. — Il étend les premières phalanges des doigts; dans ce mouvement les doigts s'écartent de l'axe de la main. Il n'agit qu'accessoirement sur les deux dernières phalanges.

2° Extenseur propre du petit doigt (Fig. 86, A, 7).

Ce muscle, très-grêle, s'attache en haut au *tendon commun des muscles épicondyliens;* son tendon passe dans une gouttière spéciale du cubitus, et se réunit au tendon de l'extenseur commun.

3° Cubital postérieur (Fig. 86, A, 6).

Ce muscle s'attache à l'*épicondyle* par le tendon commun, et par l'aponévrose antibrachiale à la crête du cubitus. Les fibres charnues donnent naissance à un tendon épais, qui paraît sur le bord postérieur du muscle, passe dans une gouttière du cubitus et va s'attacher *à l'extrémité supérieure du cinquième métacarpien* (Fig. 23, G). Il existe quelquefois une bourse séreuse entre la tête du radius et sa partie supérieure.

B. *Couche profonde.* — 1) Épicondyle. — 2) Cubitus. — 3) Ancôné. — 4) Tendon des muscles épicondyliens, coupé. — 5) Court supinateur. — 6) Extenseur propre de l'index. — 7) Long extenseur du pouce. — 8) Long abducteur du pouce. — 9) Court extenseur du pouce. — 10) Deuxième radial externe. — 11) Son tendon. — 12) Cubital antérieur. — 13) Son aponévrose.

Action. — Il est extenseur de la main et l'incline sur le bord cubital. Il exerce surtout son action sur l'articulation radio-carpienne.

4° Anconé (Fig. 86, A, 5).

Ce muscle, très-court, triangulaire et qui semble une continuation du triceps (Fig. 82, A, 11), s'attache *à l'épicondyle* par un tendon distinct du tendon commun des muscles épicondyliens. De là ses fibres se portent *à la partie externe de l'olécrâne* et *au cinquième supérieur de la face postérieure du cubitus* (Fig. 21, D). Il recouvre immédiatement la synoviale du coude, qui envoie un prolongement sous son tendon.

Action. — Il est extenseur de l'avant-bras ; en outre, il protége l'articulation et évite le pincement de la capsule et son invagination entre les surfaces articulaires huméro-radiales dans les mouvements d'extension.

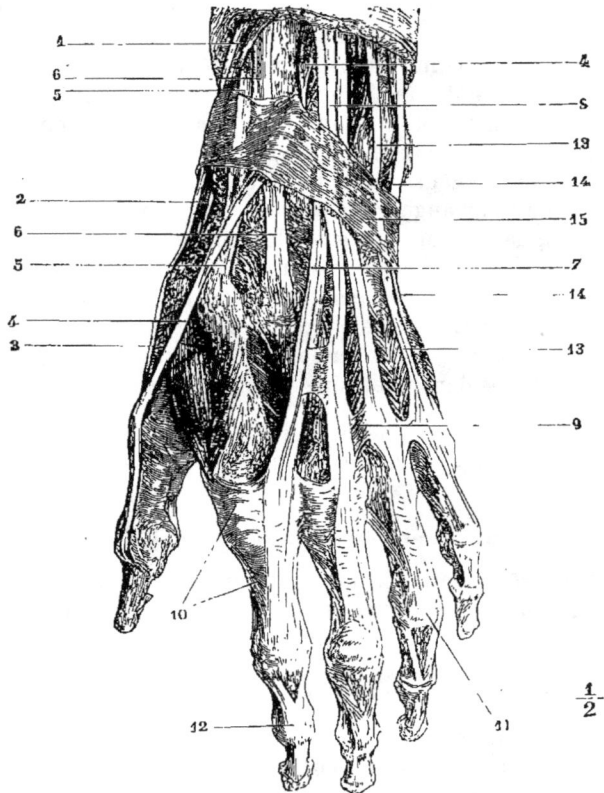

$$\frac{1}{2}$$

Fig. 87. — *Face dorsale de la main* (*).

(*) 1) Tendons des long abducteur et court extenseur du pouce. — 2) Tendon du long abducteur. — 3) Tendon du court extenseur. — 4. Long extenseur du pouce. — 5) Tendon du premier radial externe. — 6) Tendon du deuxième radial externe. — 7) Tendon extenseur de l'index.— 8) Tendon extenseur du médius. — 9) Expansions fibreuses réunissant les tendons extenseurs. — 10) Expansion du premier interosseux dorsal allant au tendon de l'extenseur. — 11) Languette médiane du tendon de l'extenseur allant à la deuxième phalange. — 12) Languettes latérales allant à la troisième. — 13) Extenseur propre du petit doigt. — 14) Cubital postérieur. — 15 Ligament annulaire dorsal du carpe.

II. — COUCHE PROFONDE.

5° Long abducteur du pouce (Fig. 86, B, 8).

Ce muscle s'attache aux *faces postérieures du cubitus et du radius* (Fig. 21, F), se porte obliquement en dehors et donne naissance à un tendon aplati, souvent double, qui contourne le radius, croise les deux muscles radiaux, passe avec le court extenseur du pouce dans une gouttière située sur la partie externe de l'extrémité inférieure du radius (Fig. 87, 2) et va s'attacher à *l'extrémité supérieure du premier métacarpien* (Fig. 22, H).

Action. — Il est fléchisseur et abducteur du premier métacarpien et de la main.

6° Court extenseur du pouce (Fig. 86, B, 9).

Ce muscle, situé en dedans du précédent, dont il a la direction et les rapports, s'attache en haut *au radius* (Fig. 21, J) et au ligament interosseux, et en bas *à l'extrémité supérieure de la première phalange du pouce* (Fig. 23, H).

Action. — Il est extenseur de la première phalange du pouce et abducteur du premier métacarpien et de la main.

7° Long extenseur du pouce (Fig. 86, B, 7).

Ce muscle qui, avec l'extenseur propre de l'index, constitue le groupe interne moins oblique de la couche profonde, s'attache en haut *au cubitus* (Fig. 21, G) et à l'aponévrose interosseuse, et en bas *à la deuxième phalange du pouce* (Fig. 23, I) par un tendon qui passe dans une gouttière oblique du radius et croise les tendons des radiaux. Ce tendon (Fig. 87, 4) limite en dedans une excavation (*tabatière anatomique*), limitée en dehors par les tendons réunis des court extenseur et long abducteur du pouce.

Action. — Il est extenseur des deux phalanges du pouce, adducteur et extenseur du premier métacarpien et extenseur de la main.

8° Extenseur propre de l'index (Fig. 86, B, 6).

Ce muscle, situé au-dessous du précédent, s'attache en haut *au cubitus* (Fig. 21, H) et à l'aponévrose interosseuse, et donne naissance à un tendon, qui passe dans la gaîne de l'extenseur commun et va se souder au bord cubital du tendon de ce muscle destiné à l'indicateur.

ARTICLE IV. — MUSCLES DE LA MAIN.

Préparation. — Un seul muscle est sous-cutané, le palmaire cutané, situé près du bord cubital de la main. Pour mettre ensuite à découvert les muscles du pouce et du petit doigt, il faut enlever une aponévrose mince qui les recouvre, l'aponévrose palmaire et les tendons fléchisseurs et les autres parties qui remplissent le creux palmaire. Un seul de ces muscles présente quelques difficultés, le court fléchisseur du pouce, dont le faisceau profond confond ses insertions avec le court adducteur du pouce. Pour les interosseux, il faut enlever tous les tendons extenseurs et fléchisseurs jusqu'à la racine des doigts et détacher avec précaution une aponévrose mince qui les recouvre en avant et en arrière ; on peut faciliter cette dissection en coupant le ligament transverse du métacarpe et en isolant les unes des autres les têtes des métacarpiens.

Un seul de ces muscles, le palmaire cutané, est sous-cutané ; tous les autres sont sous-aponévrotiques. Ceux-ci, au nombre de quatorze, se divisent en trois groupes : 1° le groupe externe, affecté aux mouvements du pouce et du premier métacarpien, *muscles de l'éminence thénar* [1]; 2° le groupe interne pour le petit doigt, *muscles de l'éminence hypothénar ;* 3° un groupe moyen destiné aux quatre derniers doigts et occupant les espaces intermétacarpiens, *muscles interosseux.*

§ I. — Muscle sous-cutané.

Palmaire cutané (Fig. 95, 14).

Ce petit muscle recouvre les deux tiers supérieurs de l'éminence hypothénar. Ses faisceaux, variables en nombre et en volume, dirigés transversalement, naissent en dehors de la partie interne de l'aponévrose palmaire moyenne et de fibres tendineuses plus profondes provenant du ligament annulaire du carpe, et se terminent en dedans par autant de petits tendons aplatis, très-minces, qui se perdent dans la peau du bord cubital de la main.

Nerfs. — Il est innervé par le nerf cubital.

Action. — Il fronce la peau du bord cubital de la main.

§ II. — Muscles sous-aponévrotiques.

I. MUSCLES DE L'ÉMINENCE THÉNAR.

Ils se partagent en deux groupes : l'un, externe, qui forme la saillie de la racine du pouce et se compose de trois muscles, le *court abducteur du pouce,* le *court fléchisseur* et l'*opposant;* l'autre, interne, plus profond, constitué par un seul muscle, le *court adducteur du pouce.*

1° Court abducteur du pouce ou scaphoïdo-phalangien (Fig. 88, 1).

Ce muscle, aplati, le plus superficiel et le plus externe de la région, s'insère en haut, de dehors en dedans, par de courtes fibres aponévrotiques, à *l'apophyse du scaphoïde et un peu au trapèze* (Fig. 22, A), à la gaîne du grand palmaire et à l'aponévrose antibrachiale, et au ligament annulaire du carpe ; il reçoit en outre des expansions tendineuses du long abducteur du pouce (Fig. 88, 2) et du palmaire grêle. Les fibres antérieures du muscle donnent naissance à un tendon aplati, qui s'insère à la *crête transversale externe de l'extrémité supérieure de la première phalange* (Fig. 22, A'); les fibres postérieures se rendent à une lame aponévrotique, qui contourne la partie externe et supérieure de la première phalange pour se jeter sur le bord externe du tendon du long extenseur du pouce, dont ses fibres croisent plus ou moins obliquement la direction (Fig. 89, E).

Rapports. — Recouvert par l'aponévrose palmaire à laquelle il adhère supérieurement, il recouvre les muscles opposant et court fléchisseur qui forment une loge pour le recevoir.

Nerfs. — Il est innervé par le nerf médian.

Action. — 1° Il fléchit la première phalange du pouce en la faisant tourner de

[1] De θέναρ, paume de la main, *vola.*

debors en dedans de façon que sa face antérieure *s'oppose* à la face palmaire de l'index et du médius; 2º il étend la deuxième phalange; 3º il fléchit (opposition du pouce), le premier métacarpien, et le porte dans l'adduction.

2º Court fléchisseur du pouce (Fig. 88; 3).

Ce muscle, épais, situé à la partie interne de l'éminence thénar, se divise en deux faisceaux, qui forment une gouttière de réception pour le long fléchisseur du pouce. Le *faisceau superficiel* s'insère en haut, au *trapèze*, au-dessous des insertions de l'opposant, ou plutôt à la *partie inférieure et externe du ligament annulaire du carpe;* le *faisceau profond* s'attache à la *partie antérieure et interne de la capsule de l'articulation trapézo-métacarpienne* et à une *bandelette nacrée* qu'on peut suivre jusqu'au grand os et qui donne aussi attache à des fibres du court adducteur du pouce. Nées de ces insertions, ses fibres se divisent en deux faisceaux : 1º celles du *faisceau externe*, plus

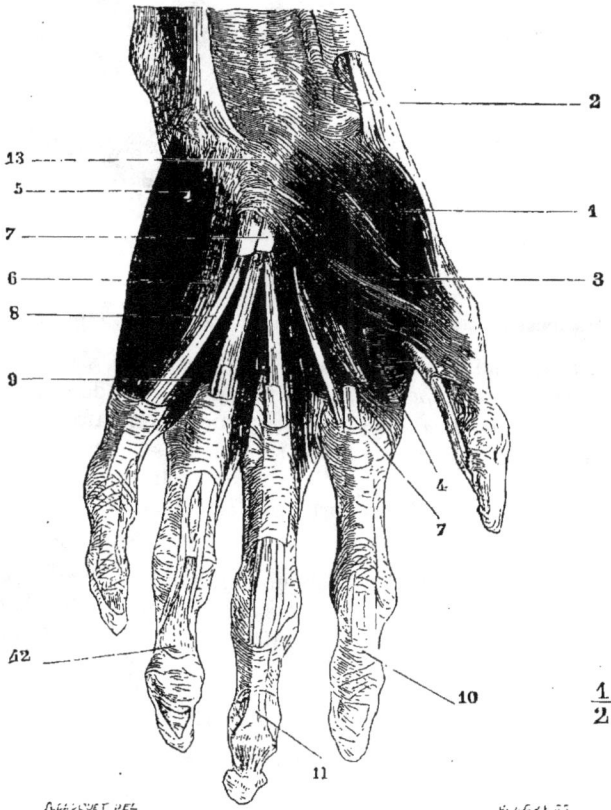

Fig. 88. — *Muscles de la main; couche superficielle* (*).

(*) 1) Court abducteur du pouce. — Tendon du long abducteur du pouce. — 3) Court fléchisseur du pouce. — 4) Court adducteur du pouce. — 5) Abducteur du petit doigt. — 6) Court fléchisseur du petit doigt. — 7) Tendons du fléchisseur superficiel, coupés. — 8) Tendons du fléchisseur profond. — 9) Lombricaux. — 10) Gaine des fléchisseurs. — 11) Tendon du fléchisseur profond. — 12) Tendon du fléchisseur superficiel. — 13) Ligament annulaire antérieur du carpe.

considérables, se rendent en partie à un tendon qui s'attache à l'*os sésamoïde externe*, en partie au tendon du court abducteur et se confondent avec la partie externe et postérieure de la capsule articulaire métacarpo-phalangienne; 2° les fibres du *faisceau interne*, confondues en partie avec celles du court adducteur, se rendent à l'*os sésamoïde interne* [1].

Nerfs. — Il est innervé par le nerf médian.

Action. — Le faisceau externe a la même action que le court abducteur, mais l'opposition est encore plus complète et se fait aux quatre derniers doigts; le faisceau interne a la même action que le court adducteur.

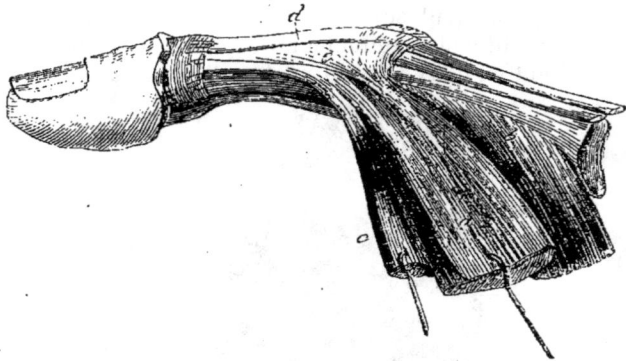

Fig. 89. — *Pouce, vu du côté externe* (*).

3° Opposant du pouce ou trapézo-métacarpien (Fig. 90, 3).

Ce muscle, triangulaire, situé en dehors du précédent, s'attache en haut à la *partie antérieure du trapèze* (Fig. 22, D), en dehors de la gouttière du grand palmaire, à la partie antérieure du ligament annulaire du carpe, par une série de petits faisceaux tendineux superficiels et par des fibres charnues, et plus profondément à la partie antérieure de la capsule articulaire trapézo-métacarpienne. De là ses fibres se portent au *bord externe* et à la partie voisine de la *face antérieure du premier métacarpien* (Fig. 22, D).

Rapports. — Couvert par le court abducteur, dont le sépare une lamelle aponévrotique mince, il est logé dans une excavation profonde, triangulaire, circonscrite par le court fléchisseur, le métacarpien et le trapèze, et qui se voit bien après l'ablation du muscle.

Nerfs. — Il est innervé par le nerf médian.

Action. — Il fléchit le premier métacarpien et le porte dans l'adduction.

4° Court adducteur du pouce ou métacarpo-phalangien (Fig. 90, 4).

Ce muscle, triangulaire, remplit la moitié externe du creux palmaire. Il

---

[1] Ces fibres sont réunies par beaucoup d'auteurs au court adducteur du pouce.

(*) *a*) Muscle court abducteur. — *b*) Muscle opposant. — *c*) Partie externe du court fléchisseur. — *d*) Tendon du long extenseur. — *e*) Expansion aponévrotique du court abducteur allant au tendon du long extenseur.

s'attache en dedans aux fibres ligamenteuses qui tapissent le fond de la gouttière du carpe, au *grand os*, à la *partie antérieure du troisième métacarpien dans
toute sa longueur* (Fig. 22, E), à la *partie supérieure du deuxième métacarpien*,
au-dessous de l'insertion du grand palmaire, et enfin, par ses fibres les plus
inférieures, au *ligament transverse du métacarpe*, en arrière de la gaîne des
fléchisseurs du médius et de l'annulaire ([1]). De là ses fibres se ramassent et
donnent naissance à un tendon, qui s'insère à l'*os sésamoïde interne* et à la
tubérosité interne et supérieure de la première phalange du pouce (Fig. 22, E');
de ce tendon part une aponévrose, qui se porte au bord interne du tendon
du long extenseur du pouce. Il recouvre les interosseux du premier et du
deuxième espace.

Nerfs. — Il est innervé par le nerf cubital.

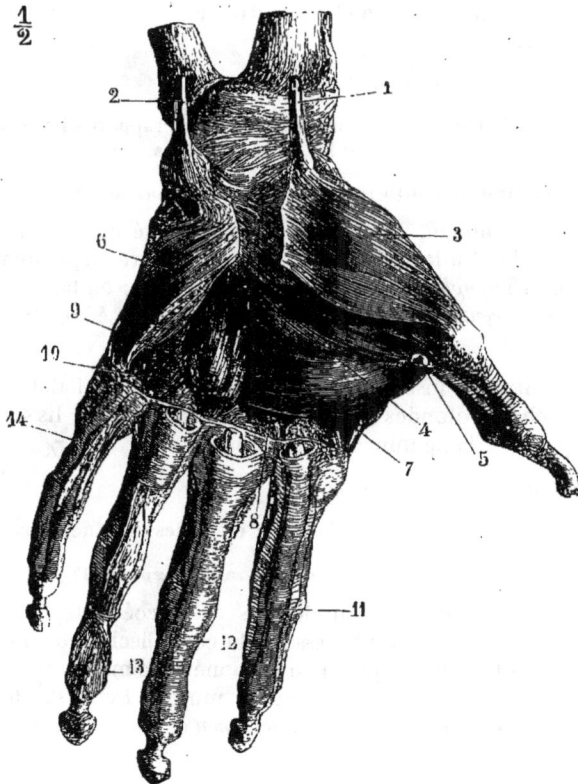

Fig. 90. — *Muscles de la main ; couche profonde* (*).

([1]) Ces faisceaux, très-développés chez certains sujets, représentent à la main l'analogue de
l'adducteur transverse du gros orteil.

(*) 1) Tendon du grand palmaire. — 2) Tendon du cubital antérieur. — 3) Opposant du pouce. — 4) Court
adducteur du pouce. — 5) Gaîne du long fléchisseur du pouce. — 6) Opposant du petit doigt. — 7, 8, 9, 10)
Muscles interosseux. — 11, 12) Gaines des tendons fléchisseurs. — 13) Tendon du fléchisseur profond. — 14)
Tendon du fléchisseur superficiel.

Action. — Il étend la deuxième phalange du pouce, fléchit la première et porte le premier métacarpien dans l'adduction en le rapprochant du deuxième.

II. MUSCLES DE L'ÉMINENCE HYPOTHÉNAR.

Ils sont au nombre de trois, et correspondent comme disposition et comme insertions aux trois muscles du groupe externe de l'éminence thénar ; ce sont : l'abducteur du petit doigt, le court fléchisseur et l'opposant.

1° Abducteur du petit doigt ou pisiphalangien (Fig. 88, 5).

Ce muscle, allongé, fusiforme, situé à la partie superficielle et interne de l'hypothénar, s'insère en haut au *pisiforme* (Fig. 22, C) et au ligament pisi-métacarpien ; en bas il s'attache à *la partie supérieure et interne de la première phalange* (Fig. 22, C′), par un tendon mince, qui fournit une expansion à la capsule métacarpo-phalangienne et une autre au tendon de l'extenseur propre du petit doigt.

Nerfs. — Il est innervé par le nerf cubital.

Action. — Il porte le petit doigt dans l'abduction par rapport à l'axe de la main, fléchit sa première phalange et étend les deux dernières.

2° Court fléchisseur du petit doigt ou unci-phalangien (Fig. 88, 6).

Ce petit muscle, allongé, manquant souvent, situé en dehors du précédent, s'attache en haut à la partie interne et antérieure du ligament annulaire du carpe et à *l'apophyse de l'os crochu* (Fig. 22, F) ; en bas il se fixe à la *partie interne de la première phalange*, au-dessous du précédent (Fig. 22, F′), par un tendon aplati.

Rapports. — Entre ses insertions supérieures et celles de l'abducteur s'enfoncent les branches profondes du nerf cubital et de l'artère. Ils sont séparés de l'opposant par une lame mince celluleuse.

Nerfs. — Il est innervé par le nerf cubital.

Action. — Il fléchit la première phalange et étend les deux dernières.

3° Opposant du petit doigt ou unci-métacarpien (Fig. 90, 6).

Ce muscle, triangulaire, situé au-dessous des précédents, s'attache en haut à *l'apophyse de l'os crochu*, au-dessous du court fléchisseur (Fig. 22, G), et au ligament annulaire du carpe par une aponévrose mince et nacrée, qui recouvre presque toute la face antérieure du muscle. De là ses fibres vont s'insérer au *bord interne du cinquième métacarpien et à la partie voisine de sa face antérieure* (Fig. 22, G′).

Nerfs. — Il est innervé par le nerf cubital.

Action. — Il porte le cinquième métacarpien en avant et le rapproche de l'axe de la main ; il y a en effet une ébauche de mouvement d'opposition pour le petit doigt, mouvement qui se fait sentir jusqu'au quatrième.

III. MUSCLES INTEROSSEUX.

Les muscles interosseux sont situés dans chaque espace interosseux, au nombre de deux par espace, et divisés en *dorsaux* et *palmaires*. Comme il y a quatre espaces interosseux, il devrait y avoir huit muscles interosseux, mais on élimine habituellement le muscle court adducteur du pouce, à cause de ses insertions spéciales, ce qui réduit à sept le chiffre total des interosseux : quatre dorsaux, trois palmaires.

Ces petits muscles vont des faces latérales des métacarpiens à la partie latérale et supérieure des premières phalanges (voy. Fig. 22 et 23, leurs insertions aux os); par leur contraction ils inclinent latéralement ces phalanges, et, par suite, portent le doigt correspondant en dedans ou en dehors.

Les lois suivantes permettront de se reconnaître facilement dans leurs insertions et, dans leur action; ces lois sont basées sur les rapports de ces muscles avec l'axe de la main passant par le médius et le troisième métacarpien (voy. Fig. 91).

1° LOI D'ACTION DES INTEROSSEUX.— Les *interosseux dorsaux sont abducteurs* par rapport à l'axe de la main, c'est-à-dire qu'ils éloignent le doigt correspondant de cet axe; les *interosseux palmaires sont adducteurs*.

2° LOI D'INSERTION DES INTEROSSEUX. — Les *interosseux dorsaux* s'insèrent : 1° en haut, *aux faces latérales des deux métacarpiens de l'espace qu'ils occupent*, savoir : à toute la face latérale du métacarpien supportant le doigt qu'ils sont destinés à mouvoir, et à la moitié postérieure de la face latérale du métacarpien opposé du même espace ; 2° en bas, au côté de la première phalange le plus éloigné de l'axe de la main. — Les *interosseux palmaires* s'atta-

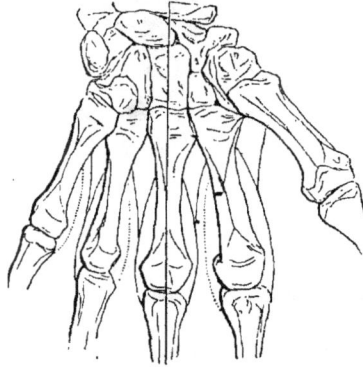

Fig. 91. — *Muscles interosseux; figure schématique* (*).

chent : 1° en haut, à la moitié antérieure de la face latérale du métacarpien qui supporte le doigt qu'ils sont destinés à mouvoir, par conséquent *à un seul métacarpien;* 2° en bas, au côté de la première phalange le plus rapproché de l'axe de la main.

Il en résulte les conséquences suivantes : 1° les interosseux dorsaux sont plus volumineux; seuls visibles à la face dorsale de la main, ils sont encore visibles à la face palmaire, à côté des interosseux palmaires; leur insertion supérieure se fait toujours par deux chefs entre lesquels s'engagent les artères perforantes; 2° le médius, ne pouvant subir que des mouvements par lesquels il est écarté de l'axe de la main, a deux interosseux dorsaux et pas d'interosseux palmaire (voy. Fig. 91); l'index et l'annulaire ont chacun un interosseux dorsal et un interosseux palmaire; le petit doigt n'a qu'un interosseux palmaire.

Ces muscles portent le nom de premier, deuxième, troisième, quatrième interosseux dorsal, et de premier, deuxième, troisième interosseux palmaire, en comptant du pouce vers le petit doigt. Les insertions supérieures se font

(*) Les lignes pleines indiquent les interosseux dorsaux, les lignes ponctuées les interosseux palmaires.

par des fibres musculaires; les insertions inférieures se font, par un tendon aplati, à la partie latérale de la base des premières phalanges, suivant une ligne transversale; ce tendon contracte des adhérences avec la capsule de l'articulation métacarpo-phalangienne et envoie une expansion fibreuse triangulaire au bord correspondant du tendon de l'extenseur, expansion dont une partie se confond, s'il y a lieu, avec l'expansion d'un muscle lombrical; en outre, un faisceau (Fig. 92, c) va s'attacher à la phalangette en se confondant avec les languettes latérales du tendon de l'extenseur commun.

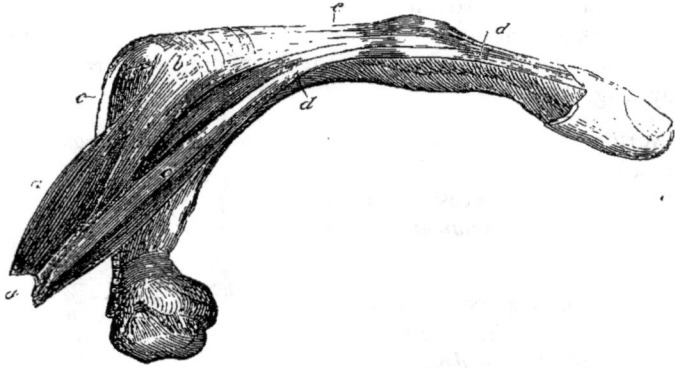

Fig. 92. — *Doigt annulaire de la main droite et son interosseux abducteur* (*).

Un seul de ces muscles mérite une mention particulière par son volume et le passage de l'artère radiale entre ses deux faisceaux d'insertion: c'est le premier interosseux dorsal; c'est lui qui forme la saillie oblongue, visible sur le dos de la main au côté externe du métacarpien de l'index. La présence de cette saillie est du reste le meilleur moyen de retrouver immédiatement les deux formules de l'action et de l'insertion des interosseux.

Nerfs. — Ils sont innervés par le nerf cubital.

Action. — Outre leur action abductrice et adductrice étudiée plus haut, les interosseux sont fléchisseurs des premières phalanges et extenseurs des deux dernières.

Mouvement des doigts.

Il faut distinguer dans les mouvements des doigts les mouvements isolés des phalanges et des doigts, et les mouvements associés de plusieurs doigts.

Les mouvements indépendants et isolés des phalanges présentent quelques particularités: les mouvements de la première et de la deuxième sont tout à fait indépendants les uns des autres; mais il n'en est pas de même de ceux de la deuxième et de la troisième, qui s'associent presque inévitablement. Ces mouvements des phalanges peuvent s'associer de différentes manières, et certaines de ces associations nous sont plus familières que d'autres, soit naturellement, soit par l'habitude, et sont utilisées dans les arts manuels, le dessin, l'écriture, etc. C'est ainsi que les deux mouvements exécutés dans l'acte d'écrire résultent l'un d'une association des mouvements d'extension de la première phalange et de flexion des deux

(*) *a*) Faisceau phalangien de l'interosseux.— *b*) Attache du faisceau phalangien à l'extrémité supérieure de la première phalange. — *c*) Faisceau phalangettien de l'interosseux. — *d*) Tendon phalangettien de l'interosseux. — *e*) Tendon de l'extenseur.

dernières (action simultanée de l'extenseur commun et des fléchisseurs), l'autre d'une association des mouvements de flexion de la première phalange et d'extension des deux dernières (interosseux et lombricaux).

L'indépendance des mouvements de flexion et d'extension des différents doigts est loin d'être absolue. Des conditions anatomiques (union des tendons par des brides fibreuses, absence de séparation des faisceaux musculaires, etc.) opposent de grands obstacles à cette indépendance. Cependant l'index jouit d'une indépendance presque complète. Il y a du reste sous ce rapport de très-grandes variétés individuelles, dues à des dispositions acquises et surtout à l'exercice.

Le tableau suivant résume les mouvements des doigts :

Mouvements des doigts.

	1re PHALANGE.	2e PHALANGE.	3e PHALANGE.
Flexion.	Interosseux. Lombricaux.	Fléchisseur superficiel.	Fléchisseur profond.
Extension.	Extenseur commun.	Interosseux. Lombricaux.	Interosseux. Lombricaux.
Adduction.	Interosseux palmaires.	» »	» »
Abduction.	Interosseux dorsaux.	» »	» »

Mouvements du pouce.

	1er MÉTACARPIEN.	1re PHALANGE.	2e PHALANGE.
Flexion (opposition).	Court abducteur. Court fléchisseur. Opposant. Long abducteur.	Court abducteur. Court fléchisseur. Court adducteur.	Long fléchisseur.
Extension.	Long extenseur. Court extenseur.	Long extenseur. Court extenseur.	Court abducteur. Court fléchisseur. Court adducteur. Long extenseur.
Adduction.	Tous les muscles du thénar. Long extenseur.	» »	» »
Abduction.	Long abducteur. Court extenseur.	» »	» »

Aponévroses du membre supérieur.

A. APONÉVROSES DE L'ÉPAULE.

Le muscle sous-scapulaire est recouvert par une lamelle mince, qui s'attache aux bords de la fosse sous-scapulaire et qui mérite à peine le nom d'aponévrose. A la partie postérieure de l'omoplate, les aponévroses sont plus fortes et complètent les gaînes ostéo-fibreuses du sus-épineux d'une part, du sous-épineux et du petit rond de l'autre. Le deltoïde est contenu dans une gaîne aponévrotique, dont le feuillet profond est constitué par la partie sous-deltoïdienne de l'aponévrose sous-épineuse, et le feuillet superficiel par une lame insérée en haut à la clavicule, à l'acromion et à l'épine de l'omoplate et se perdant en bas dans l'aponévrose brachiale.

B. APONÉVROSE BRACHIALE (Fig. 93).

Cette aponévrose, très-forte en arrière, plus mince en avant, est la continuation de l'aponévrose axillaire et des aponévroses de l'épaule, et reçoit en outre des fibres de renforcement des tendons du grand pectoral et du deltoïde. De sa face profonde se détachent deux cloisons intermusculaires, l'une interne allant au bord interne de l'humérus, l'autre externe à son bord externe. Ces cloisons interceptent avec l'humérus deux gaînes, l'une postérieure pour le triceps (B), l'autre antérieure A subdivisée elle-même en deux gaînes secondaires, une superficielle pour le biceps et le coraco-brachial, une profonde pour le brachial antérieur. L'aponévrose brachiale offre trois ouvertures principales : la plus importante, interne, semi-lunaire, située au-dessous du milieu du bras, donne passage à la veine basilique et au nerf cutané interne ; les deux autres sont externes et donnent passage l'une, située au tiers inférieur du bras, à la branche cutanée du nerf radial, l'autre, tout à fait en bas, à la branche cutanée du musculo-cutané.

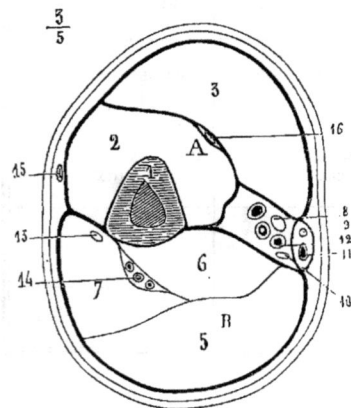

Fig. 93. — *Aponévrose brachiale. Coupe du bras dans sa partie moyenne* (*).

C. APONÉVROSE ANTIBRACHIALE (Fig. 94).

Cette aponévrose enveloppe tout l'avant-bras, sauf la crête du cubitus, à laquelle s'insèrent ses fibres annulaires et qui est placée sous la peau. Continuation de l'aponévrose brachiale, elle est renforcée par des fibres venant de l'expansion du biceps, du tendon du triceps, de l'épitrochlée et de l'épicondyle. Cette aponévrose, plus épaisse en arrière qu'en avant, donne attache par sa partie profonde aux muscles superficiels de l'avant-bras (muscles épicondyliens et épitrochléens) et envoie entre eux des cloisons qui circonscrivent des cônes creux correspondant à chaque muscle. Des cloisons aponévrotiques plus ou moins prononcées isolent les uns des autres les muscles des trois régions et les muscles superficiels de chaque région ; la gaîne du palmaire grêle, tout à fait superficielle, mérite une mention spéciale. Quant aux muscles profonds, à la région antérieure ils n'ont pas de gaîne spéciale ; à la région externe, le court supinateur seul en a une ; à la région postérieure on en

(*) A) *Loge aponévrotique antérieure*. — 1) Humérus. — 2) Brachial antérieur. — 3) Biceps. — 4) Loge des vaisseaux. — B) *Loge aponévrotique postérieure*. — 5) Longue portion du triceps. — 6) Vaste interne. — 7) Vaste externe. — 8) Artère humérale. — 9) Nerf médian. — 10) Nerf cubital. — 11) Veine basilique. — 12) Nerf brachial cutané interne. — 13) Nerf radial. — 14) Artère humérale profonde. — 15) Veine céphalique. — 16) Nerf musculo-cutané.

trouve deux : une pour le long abducteur et le court extenseur du pouce, l'autre pour le long extenseur du pouce et l'extenseur propre de l'index.

A la partie inférieure de l'avant-bras, l'aponévrose antibrachiale se comporte d'une façon différente en avant et en arrière. En avant, elle se continue avec le ligament annulaire antérieur du carpe. En arrière, elle s'épaissit, se renforce de fibres obliques en bas et en dedans et constitue le *ligament annulaire dorsal du carpe*. A ce niveau elle contracte, par sa face profonde ou par les cloisons qui en partent, des adhérences avec les crêtes osseuses qui limitent les goutières de l'extrémité inférieure du radius et du cubitus, et forme ainsi avec ces os des canaux ostéofibreux, dans lesquels passent les tendons des muscles postérieurs et externes de l'avant-bras qui se rendent à la main.

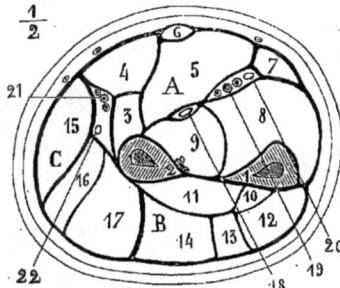

Fig. 94. — *Aponévrose anti brachiale.— Coupe de l'avant-bras à sa partie moyenne* (*).

D. APONÉVROSES DE LA MAIN (¹).

Ces aponévroses sont les unes profondes, les autres superficielles. Les aponévroses profondes ou *interosseuses* recouvrent, soit en avant, soit en arrière, les muscles interosseux. Les aponévroses superficielles sont situées : l'une à la face palmaire, *aponévrose palmaire*, l'autre à la face dorsale, *aponévrose dorsale de la main*.

a) *Aponévrose palmaire.*

Cette aponévrose recouvre en dedans et en dehors, où elle est très-mince, les muscles des éminences thénar et hypothénar et, dans sa partie moyenne, beaucoup plus forte, s'étend comme un pont fibreux d'une éminence à l'autre pour protéger les tendons fléchisseurs, les nerfs et les vaisseaux de la paume de la main.

1° *Aponévrose palmaire moyenne* (Fig. 95, 3).— Cette aponévrose, très-forte et très-résistante, forme un angle dont les bords correspondent aux deux éminences thénar et hypothénar et la base au niveau de la tête des métacarpiens. Elle se compose de fibres superficielles et de fibres profondes.

Les fibres les plus superficielles (3) ne paraissent être autre chose que l'épanouissement du tendon du palmaire grêle (1), qui s'étalerait en éventail en arrivant à la paume de la main. Ces fibres, arrivées à la base de l'aponévrose palmaire, se ramassent pour former quatre languettes minces, qui se rendent vers la racine des doigts pour s'y terminer d'une façon qui sera décrite plus tard, *languettes cutanées de l'aponévrose palmaire* (9).

Au-dessous de ces fibres superficielles on trouve un plan profond constitué par des fibres transversales et obliques. Elles proviennent de la face antérieure et du

¹ Maslieurat-Lagémard, *De l'anatomie descriptive et chirurgicale des aponévroses et des membranes synoviales de la main* (*Gazette médicale de Paris*, 1810).

(*) A) *Loge aponévrotique antérieure.* — 1) Cubitus. — 2) Radius. — 3) Rond pronateur. — 4) Grand palmaire. — 5) Fléchisseur superficiel. — 6, Palmaire grêle. — 7) Cubital antérieur. — 8) Fléchisseur profond. — 9) Fléchisseur propre du pouce.

B) *Loge postérieure.* — 10) Long extenseur du pouce. — 11) Long abducteur du pouce. — 12) Cubital postérieur. — 13) Extenseur propre du petit doigt. — 14) Extenseur commun des doigts.

C. *Loge externe.* — 15) Long supinateur. — 16) Premier radial externe. — 17) Second radial externe. — 18) Nerf médian. — 19) Artère cubitale. — 20) Nerf cubital. — 21) Artère radiale. — 22) Branche antérieure du nerf radial.

bord inférieur du ligament annulaire du carpe, d'une expansion fibreuse partant du pisiforme, des aponévroses palmaire interne et externe. Les fibres transversales sont surtout très-prononcées à la base de l'aponévrose, au niveau des articulations métacarpo-phalangiennes et du pli cutané palmaire inférieur. Elles forment là une bandelette forte, large de près de 0^m,01 (7), croisant transversalement les fibres

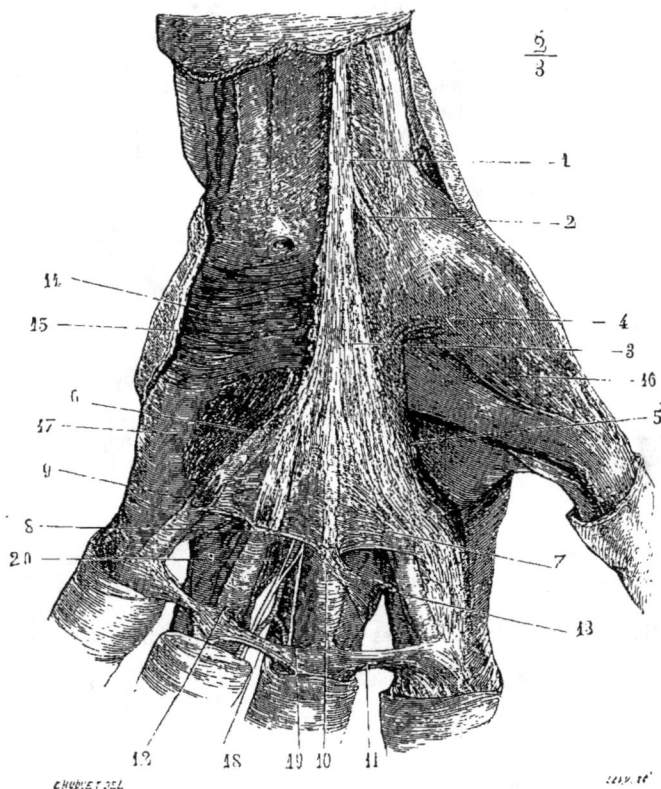

Fig. 95. — *Aponévrose palmaire* (*).

verticales et allant en s'élargissant un peu du bord interne au bord externe de la main.

Les connexions de l'aponévrose palmaire avec les parties voisines sont très-importantes et présentent une assez grande complication.

A. *Connexions avec la peau*. — Sa face antérieure séparée de la peau par du tissu cellulo-adipeux donne attache en dedans et en haut au palmaire cutané; de cette face se détachent une quantité de petites brides fibreuses allant à la face profonde

(*) 1) Tendon du palmaire grêle. — 2) Son expansion à l'aponévrose de l'éminence thénar. — 3) Fibres longitudinales de l'aponévrose palmaire. — 4) Sa continuation avec l'aponévrose de l'éminence thénar. — 5) Section de l'aponévrose.— 6) Sa réflexion en dedans. — 7) Fibres transversales. — 8) Soudure de ses fibres à la gaîne des tendons. — 9) Languettes cutanées de l'aponévrose. — 10) Section des languettes cutanées. — 11) Arcades aponévrotiques interdigitales. — 12) Leur continuité avec les languettes cutanées. — 13) Ligament transverse du métacarpe. — 14) Palmaire cutané. — 15) Section de la peau au bord cubital de la main. — 16) Aponévrose de l'éminence thénar. — 17) Aponévrose de l'éminence hypothénar. — 18) Artère collatérale des doigts. — 19) Nerf collatéral des doigts. — 20) Lombricaux.

de la peau, surtout au niveau des plis que présente cette dernière. Mais c'est surtout à la racine des doigts que se rencontre une disposition particulière très-remarquable. Si on suit les quatre languettes cutanées provenant des fibres superficielles de l'aponévrose, on les voit se terminer en partie dans la peau du pli digito-palmaire, en partie en se confondant avec des lamelles fibreuses transversales (11) tout à fait sous-cutanées, tendues entre les racines des doigts ; ces lamelles, *arcades fibreuses interdigitales,* ont une concavité inférieure correspondant aux replis interdigitaux, et sont bien visibles quand on écarte les deux doigts voisins pour augmenter leur tension ; au niveau des doigts elles se continuent par des fibres en X avec un fascia blanchâtre, qui se perd dans le tissu cellulo-adipeux des phalanges.

B. *Connexions avec les tendons fléchisseurs.* — Si l'on incise, pour les rabattre en haut, les quatre languettes cutanées de l'aponévrose palmaire, on voit alors que la bandelette fibreuse transversale correspondant au pli palmaire inférieur se comporte de la façon suivante. Au niveau des tendons fléchisseurs de chaque doigt elle se soude (8) à la gaîne des tendons, qui peut en être considérée comme un épanouissement ; en effet, en détachant la partie supérieure de l'aponévrose palmaire et en la renversant en bas, on voit se détacher de sa face profonde des cloisons verticales au nombre de huit, qui passent l'une en dedans, l'autre en dehors des tendons fléchisseurs de chaque doigt, en remontant plus haut du côté interne, et se jettent sur l'aponévrose interosseuse antérieure ; elles forment ainsi quatre gaînes, dans lesquelles s'engagent les tendons fléchisseurs. Il résulte de cette disposition qu'on trouve à ce niveau en arrière de l'aponévrose sept arcades ou mieux sept canaux fibreux, quatre dans lesquels sont les tendons fléchisseurs et qui se continuent avec les gaînes des tendons ; trois intermédiaires à ceux-ci et constitués, en avant par l'aponévrose palmaire, en arrière par le ligament transverse du métacarpe (13) ou la partie inférieure épaissie de l'aponévrose interosseuse antérieure, sur les côtés par les gaînes des fléchisseurs et les cloisons qui se détachent de la face profonde de l'aponévrose palmaire ; ces trois canaux donnent passage aux vaisseaux et nerfs collatéraux des doigts (18, 19) et aux lombricaux (20) contenus dans une petite gaîne spéciale.

C. *Terminaison de l'aponévrose palmaire en dedans et en dehors.* — a) *En dehors :* elle se continue au niveau des muscles court abducteur et court fléchisseur du pouce avec une lame cellulo-graisseuse qui les recouvre, mais qui est distincte de la lamelle aponévrotique mince constituant la gaîne propre de ces muscles. Au-dessous du court adducteur, elle va, en formant une gaîne au premier lombrical, s'insérer à la partie externe de la première phalange de l'index et de la gaîne de ses tendons fléchisseurs. — b) *En dedans :* en haut elle fournit des insertions au palmaire cutané ; plus bas, elle se jette en se recourbant en dedans du tendon du fléchisseur du petit doigt sur l'aponévrose interosseuse et la partie supérieure et interne de la première phalange du petit doigt.

2° *Aponévrose palmaire externe* (Fig. 95, 16). — Mince, assez résistante, distincte de la lame cellulo-adipeuse, qui continue le bord externe de l'aponévrose palmaire moyenne, elle recouvre les muscles court abducteur, court fléchisseur et adducteur du pouce. En dehors elle s'insère au bord externe du premier métacarpien, en dedans à l'aponévrose interosseuse antérieure le long du troisième métacarpien en suivant les insertions de l'adducteur du pouce ; en haut elle semble une expansion du long abducteur du pouce. La loge qu'elle constitue est divisée en loges secondaires, qui séparent les différents muscles du pouce.

3° *Aponévrose palmaire interne* (Fig. 95, 17). — Son feuillet antérieur passe en avant du court abducteur et du court fléchisseur du petit doigt ; ce feuillet part du bord interne de l'aponévrose palmaire moyenne et va s'attacher au bord interne du cinquième métacarpien sur une arcade fibreuse située en dedans de l'opposant. Son feuillet postérieur passe entre l'opposant et les interosseux du quatrième espace et va au bord antérieur du cinquième métacarpien. Il en résulte une loge divisée en deux loges secondaires : une superficielle pour le court abducteur et le court fléchisseur, une profonde pour l'opposant.

b) *Aponévrose dorsale.*

Cette aponévrose mince, continue en haut avec le ligament annulaire dorsal du carpe, est soudée aux bords des tendons extenseurs qu'elle réunit, et se continue avec avec eux sur la face dorsale des phalanges. Un tissu cellulaire lâche la sépare de la peau et de l'aponévrose interosseuse postérieure.

c) *Aponévroses interosseuses.*

Ces deux aponévroses, l'une dorsale, l'autre palmaire, complètent avec les faces latérales des métacarpiens les gaines des interosseux. L'aponévrose antérieure s'épaissit à sa partie inférieure et forme, en avant de la tête des métacarpiens, cette bandelette transversale qui, isolée du reste par la dissection, porte le nom de *ligament transverse du métacarpe.*

E. GAINES TENDINEUSES DES DOIGTS.

Ces gaines commencent en haut au-dessus de la base des premières phalanges et se terminent en bas à la base des troisièmes. Elles se composent de deux parties : une partie palmaire, déjà décrite à propos de l'aponévrose palmaire, et une partie digitale. Celle-ci est constituée par des gouttières fibreuses complétant avec la face antérieure des phalanges le canal ostéo-fibreux qui contient les tendons fléchisseurs. Ces gouttières s'attachent aux bords latéraux des premières et deuxièmes phalanges, qui dans certains endroits (trois quarts supérieurs de la première phalange, tiers moyen de la deuxième) présentent des crêtes rugueuses; en bas elles se terminent au niveau de la base des troisièmes phalanges en se soudant insensiblement au tendon du fléchisseur profond; en haut elles se continuent avec les gaines formées par l'aponévrose palmaire; ces gaines sont très-faibles au niveau des articulations, pour permettre les mouvements, et réduites quelquefois à une toile mince ; elles sont très-épaisses au contraire au niveau des crêtes rugueuses marginales signalées plus haut, et restent béantes après l'ablation des tendons; les parties épaissies cessent brusquement au lieu de se continuer insensiblement avec les parties minces de ces gaines. Elles se composent en général de fibres transversales blanc nacré et de fibres obliques entre-croisées en X et visibles surtout au voisinage des articulations. La paroi postérieure de la gaine est formée par le périoste des phalanges, et dans les intervalles des os par la partie antérieure épaissie de la capsule articulaire décrite à part sous le nom de *ligament glénoïdien.*

Gaines synoviales du poignet et de la main.

Préparation. — Pour insuffler ou injecter ces gaines synoviales, on pique leurs parois avec un tube très-fin, dirigé très-obliquement ; de cette façon, le tube une fois retiré, la matière injectée ou l'air ne peuvent refluer par l'ouverture qu'on peut du reste fermer au besoin de diverses façons (ligatures, torsion, etc.). Il faut de grandes précautions pour ne pas ouvrir ces gaines dans leur dissection.

A. SYNOVIALES POSTÉRIEURES DU POIGNET.

En allant du bord radial vers le bord cubital, on trouve des gaines ostéo-fibreuses pour les tendons des muscles suivants : 1° long abducteur et court extenseur du pouce ; 2° radiaux externes ; 3° long extenseur du pouce ; 4° extenseur commun des doigts et extenseur propre de l'index ; 5° extenseur propre du petit doigt ; 6° cubital postérieur.

Chacune de ces gaînes est tapissée par une synoviale, qui a la forme d'un manchon, dont un feuillet tapisse la paroi de la gaîne, l'autre le tendon ; le point de réflexion d'un feuillet à l'autre forme en haut et en bas un cul-de-sac et peut se faire à un niveau plus ou moins élevé, d'où dépend la longueur de la gaîne.

Voici les dispositions ordinaires de ces synoviales, susceptibles du reste de grandes variétés individuelles :

1° *La gaîne commune des longs abducteur et court extenseur du pouce* remonte à 0^m,02 au-dessus de l'apophyse styloïde ; en bas, elle se bifurque, et la bifurcation du court extenseur atteint l'extrémité supérieure du premier métacarpien.

2° *La gaîne des radiaux* communique souvent avec celle du long extenseur du pouce. Elle remonte à 0^m,025 au-dessus de l'interligne articulaire et descend en bas en se bifurquant jusque près de leur insertion. Il peut arriver que le premier radial externe ait une gaîne à part remontant quelquefois très-haut. Au-dessus de cette gaîne des radiaux, on trouve, souvent, entre ces muscles et les long abducteur et court extenseur du pouce, une bourse séreuse oblongue située le long du bord externe de l'avant-bras au-dessus de son quart inférieur.

3° *La gaîne du long extenseur du pouce* communique souvent avec celle des radiaux ; elle remonte en haut à 0^m,025 au-dessus de l'interligne articulaire et descend jusqu'au métacarpien.

4° *La gaîne commune de l'extenseur commun des doigts et de l'extenseur propre de l'index* remonte moins haut que les précédentes (0^m,015 à 0^m,02 et descend en dedans jusqu'à la base du quatrième doigt, mais pour l'index elle n'atteint pas le métacarpe.

5° *La gaîne de l'extenseur du petit doigt* atteint en haut le même niveau que la précédente, en bas elle atteint le milieu du cinquième métacarpien.

6° *La gaîne du cubital postérieur* remonte en haut à 0^m,015 au-dessus de l'apophyse styloïde du cubitus, en bas elle va jusqu'à l'extrémité supérieure du cinquième métacarpien.

B. SYNOVIALES ANTÉRIEURES DU POIGNET ET DE LA MAIN (Fig. 96).

Les synoviales antérieures affectées aux tendons fléchisseurs se présentent sous des formes très-variables, qu'on peut rattacher à deux types extrêmes, entre lesquels on trouve tous les degrés intermédiaires.

1° *Dans le premier type* (A), qui, quoique peu fréquent, représente le type vrai, on trouve deux synoviales au poignet et cinq synoviales pour les doigts : 1° des *synoviales du poignet*, l'une, *externe*, entoure le tendon du long fléchisseur du pouce ; elle remonte jusqu'au niveau de l'articulation radio-carpienne et descend jusqu'au niveau de l'articulation métacarpo-phalangienne ; l'autre, *interne*, entoure les tendons des fléchisseurs superficiel et profond ; elle remonte en haut au même niveau que la précédente ; en bas elle forme quatre culs-de-sacs correspondant aux quatre derniers doigts ; les trois culs-de-sac externes descendent un peu au-dessous de la base des métacarpiens ; le quatrième ou celui du petit doigt descend jusque près de l'articulation métacarpo-phalangienne ; 2° les *gaînes synoviales des doigts* tapissent les gaînes ostéo-fibreuses des tendons fléchisseurs superficiel et profond, et entourent ces tendons ; elles ne remontent pas à la même hauteur pour le pouce, le petit doigt et les trois doigts médians. Pour ceux-ci elles ne remontent que jusqu'à l'articulation métacarpo-phalangienne et forment là, par conséquent, un cul-de-sac assez éloigné des culs-de-sac correspondants de la synoviale interne du poignet ; celles du pouce et du petit doigt, au contraire, remontent jusqu'à la rencontre des culs-de-sac correspondants des synoviales du poignet, dont elles ne sont séparées que par des lamelles très-minces.

2° *Dans le second type* (B), ces cloisons qui séparent ces culs-de-sac du pouce et du poignet se détruisent ; en même temps au poignet une communication s'établit entre les deux synoviales du long fléchisseur du pouce et des fléchisseurs com-

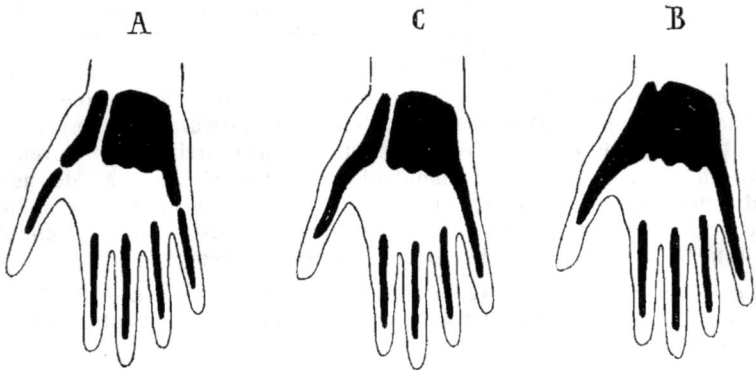

A   C   B

Fig. 96. — *Synoviales antérieures du poignet et de la main* (*).

muns des doigts, et alors on n'a plus qu'une seule grande synoviale, qui envoie deux prolongements pour le pouce et le petit doigt, les trois synoviales des doigts médians restant distinctes. La communication des deux gaînes du poignet, variable comme disposition, se fait toujours, en arrière des tendons de l'index, par une ouverture plus ou moins large.

Comme formes intermédiaires, les plus fréquentes sont : 1° celles où l'on a deux synoviales au poignet se prolongeant, l'interne jusqu'au petit doigt, l'externe jusqu'au pouce (C) ; 2° celle où, la gaîne digitale du pouce communiquant avec la synoviale externe du poignet, la gaîne digitale du petit doigt est indépendante de la gaîne interne du poignet.

Ces synoviales du poignet, lorsqu'elles sont distendues par l'insufflation, l'injection ou des liquides pathologiques, se trouvent étranglées à leur partie moyenne dans le canal inextensible radio-carpien, et dilatées au-dessus et au-dessous du ligament annulaire du carpe, ce qui leur donne la forme d'un sablier.

Tous les tendons fléchisseurs, sauf le tendon du fléchisseur superficiel du petit doigt, libre dans toute son étendue, sont reliés entre eux par des lames celluleuses assez fortes, qui les rattachent à la paroi antérieure de la gaîne ; ces adhérences sont surtout très-prononcées pour le tendon superficiel de l'annulaire.

Les gaînes synoviales des doigts présentent des replis fibro-séreux (freins des tendons) rattachant les tendons à la paroi postérieure de la gaîne et déjà décrits à propos des tendons fléchisseurs.

CHAPITRE VII

MUSCLES DU MEMBRE INFÉRIEUR

ARTICLE I. — MUSCLES DU BASSIN.

Les muscles du bassin occupent la région antérieure et la région postérieure.

§ 1. — Muscles de la région antérieure.

Préparation. — L'abdomen une fois ouvert et les organes qu'il contient enlevés, décoller le péritoine qui revêt les régions iliaque et lombaire ; détacher le fascia iliaca en conservant la bandelette tendineuse du petit psoas qui va s'attacher à l'éminence iléo-pectinée.

Dans cette région on ne trouve qu'un seul muscle, le psoas et iliaque, auquel est annexé un petit muscle, le petit psoas.

Psoas et iliaque (Fig. 97).

Ce muscle se compose de deux portions ayant une insertion inférieure commune, le grand psoas et le muscle iliaque.

1° *Grand psoas* (Fig. 97, 1). — Il s'insère en haut *sur les parties latérales des disques intervertébraux*, depuis la douzième vertèbre dorsale jusqu'au sacrum, et, dans l'intervalle des disques, à des arcades tendineuses circonscrivant, avec les gouttières du corps des vertèbres lombaires, des ouvertures pour le passage des artères et des veines lombaires ; il s'insère en outre *au bord inférieur des apophyses transverses des vertèbres lombaires* et aux alentours de la partie supérieure de l'articulation sacro-iliaque. De là ses fibres charnues se réunissent en un faisceau fusiforme, qui descend un peu obliquement en dehors, se réfléchit sur le bord antérieur de l'os iliaque, se porte ensuite en arrière, et, après avoir reçu, sur le bord externe de son tendon, les fibres du muscle iliaque, va s'attacher au *petit trochanter* (Fig. 26, H).

2° La portion *iliaque* (Fig. 97, 3), aplatie, triangulaire, naît de *la fosse iliaque interne* (Fig. 24, A) par des fibres charnues qui convergent vers le tendon du grand psoas et se confondent avec lui vers son bord externe.

3° *Petit psoas* (Fig. 97, 2). — Ce petit muscle, qui manque souvent, s'attache en haut au *corps de la douzième vertèbre dorsale*, descend, en formant un faisceau aplati, en avant du grand psoas, et se perd en bas au niveau de l'*éminence iléo-pectinée* (Fig. 24, F), dans le périoste de l'os coxal et le fascia iliaca.

Rapports. — Le psoas répond en avant à l'arcade du diaphragme, au rein, au côlon, aux vaisseaux iliaques externes et, plus bas, à l'arcade crurale et au nerf crural. En arrière il recouvre les apophyses transverses lombaires, le carré des lombes, le bord antérieur de l'os iliaque et l'articulation coxo-fémorale. En dedans il répond au corps des vertèbres lombaires, aux vaisseaux iliaques externes, à l'artère fémorale et au bord externe du pectiné ; en dehors au couturier et au droit antérieur.

$$\frac{3}{8}$$

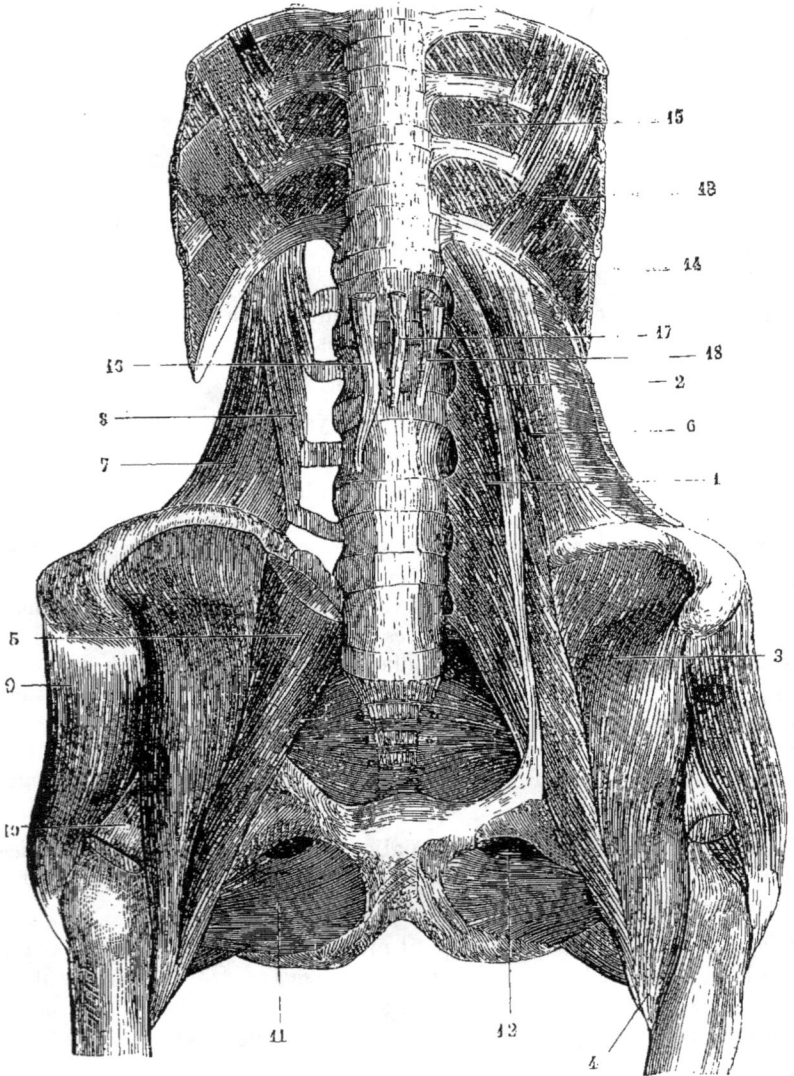

Fig. 97. — *Psoas et iliaque et carré des lombes* (*).

(*) 1) Grand psoas. — 2) Petit psoas. — 3) Iliaque. — 4) Insertion au petit trochanter. — 5) Psoas coupé. — 6) Carré des lombes. — 7) Ses faisceaux externes. — 8) Ses faisceaux internes. — 9) Moyen fessier. — 10) Tendon du droit antérieur coupé. — 11) Obturateur externe. — 12) Gouttière obturatrice. — 13) Sous-costaux. — 14) Intercostaux internes. — 15) Intercostaux externes. — 16) Pilier droit du diaphragme. — 17, 18) Pilier gauche naissant par deux faisceaux.

Il est recouvert d'une aponévrose, le fascia iliaca ; ses fibres sont réunies par un tissu cellulaire très-délicat, qui donne à ce muscle une texture très-fine. Dans son épaisseur se trouve le plexus lombaire. Entre sa face profonde et la partie antérieure de la capsule de l'articulation coxo-fémorale se rencontre une bourse séreuse communiquant quelquefois avec la synoviale articulaire ; une autre bourse séreuse plus petite existe près de son insertion inférieure, entre son tendon et le petit trochanter.

Le muscle iliaque répond en avant, au cœcum à droite, à l'S iliaque à gauche, et recouvre la fosse iliaque interne. Au-dessous de l'arcade crurale il a les mêmes rapports que le psoas.

Nerfs. — Ces muscles sont innervés par les branches collatérales du plexus lombaire (psoas) et du nerf crural (iliaque).

Action. — Il est fléchisseur de la cuisse sur le bassin et en même temps rotateur de la cuisse en dehors. Si le fémur est fixe, il fléchit le bassin et le tronc et tourne sa face antérieure du côté opposé.

§ II. — Muscles de la région postérieure.

Préparation. — Tendre les muscles par un billot placé sous l'abdomen. Faire à la peau une incision verticale allant de l'anus aux apophyses épineuses des vertèbres lombaires ; faire tomber sur cette incision deux autres incisions, l'une supérieure, horizontale au niveau de la crête iliaque, l'autre, inférieure, oblique, suivant le pli de la fesse. Enlever l'aponévrose qui recouvre le grand fessier en même temps que le lambeau cutané, en disséquant chaque faisceau du muscle dans toute sa longueur avant de passer aux faisceaux suivants. Pour mettre à découvert le moyen fessier, couper le grand fessier près de ses insertions pelviennes et le renverser en dehors. Pour isoler le petit moyen du fessier, commencer la dissection par le bord postérieur. L'obturateur externe est mis à découvert par l'ablation du carré crural ; il sera utile de l'étudier par sa face antérieure, après avoir enlevé les adducteurs, le pectiné et le psoas et iliaque. Les autres muscles ne présentent pas de difficulté. Pour voir la partie intrapelvienne de l'obturateur interne et du pyramidal, il faut faire une coupe verticale antéropostérieure du bassin, ou bien désarticuler l'os iliaque du côté opposé à la préparation. Les bourses séreuses de ces divers muscles, surtout celles de l'obturateur interne et des jumeaux, demandent une attention spéciale.

Les muscles de la région postérieure du bassin se divisent en quatre couches : 1° la première formée par le grand fessier ; 2° la deuxième, par le moyen fessier ; 3° la troisième, par le petit fessier, le pyramidal, l'obturateur interne et les jumeaux et le carré crural ; 4° la quatrième, par l'obturateur externe.

I. PREMIÈRE COUCHE.

Grand fessier (Fig. 100, A, 1).

Ce muscle, qui forme la saillie de la fesse et dont l'épaisseur atteint plus de $0^m,025$, est large, rhomboïdal et présente quatre bords ; deux de ces bords sont verticaux et correspondent à ses insertions ; les deux autres sont obliques en bas et en dehors, et vont, le supérieur, de la partie postérieure de la crête iliaque au sommet du grand trochanter ; l'inférieur, qui détermine le pli de la fesse, du sommet du coccyx à la réunion du tiers supérieur et du tiers moyen du fémur ; ce bord inférieur qui, dans la station droite, recouvre la tubérosité de l'ischion, dans la station assise la laisse à découvert.

Insertions. — Ses insertions internes se font à l'aponévrose du moyen fessier (Fig. 100, A, 3), à *la ligne courbe postérieure de l'os coxal* et à *la partie la plus reculée de la fosse iliaque externe* (Fig. 25, A), à l'aponévrose de la masse commune, à *la partie externe du sacrum et aux bords du coccyx* (Fig. 8, FF') et à la partie postérieure du grand ligament sacro-sciatique. De là ses fibres se portent obliquement en bas et en dehors et s'attachent à la *bifurcation externe de la ligne âpre* (Fig. 26, A), depuis le grand trochanter jusqu'au tiers moyen du fémur, par un tendon épais qui s'enfonce en bas entre le vaste externe et le grand adducteur en envoyant une expansion à l'aponévrose crurale.

Il est recouvert par une aponévrose, qui envoie dans son épaisseur des cloisons fibreuses le divisant en faisceaux distincts et volumineux. Deux bourses séreuses séparent son tendon du grand trochanter et du vaste externe ; on en trouve quelquefois une troisième entre sa face profonde et l'ischion.

Rapports. — Recouvert par une couche graisseuse plus ou moins épaisse, il recouvre les muscles de la deuxième et de la troisième couche, la partie supérieure des muscles postérieurs de la cuisse, le grand adducteur, les vaisseaux et nerfs fessiers supérieurs et inférieurs et le grand nerf sciatique. Son bord supérieur aminci s'applique sur l'aponévrose du moyen fessier.

Nerfs. — Il est innervé par le nerf fessier inférieur.

Action. — Il est extenseur et rotateur en dehors de la cuisse. Si le fémur est fixé, il étend le bassin sur la cuisse et fait tourner sa face antérieure du côté opposé ; il agit dans le saut, la course, l'action de monter un escalier ; etc. Le rôle qui lui est attribué dans la station droite, reviendrait d'après Duchenne, aux muscles moyen et petit fessiers et aux muscles postérieurs de la cuisse.

II. DEUXIÈME COUCHE.

Moyen fessier (Fig. 100, B, 1).

Ce muscle, rayonné, en éventail, s'attache en haut *à la fosse iliaque externe dans l'espace compris entre les deux lignes courbes* (Fig. 25, B), *aux trois quarts antérieurs de la lèvre externe de la crête iliaque* et à la face profonde d'une aponévrose partant de cette crête, enfin *à l'épine iliaque antérieure et supérieure* par une bandelette commune avec le tenseur du fascia-lata. De là ses fibres convergent vers le *grand trochanter* et s'insèrent par un tendon court et aplati à sa face externe, suivant une ligne oblique en bas et en avant (Fig. 26, B). Entre ce tendon et le grand trochanter se trouve une bourse séreuse.

Rapports. — Recouvert par une aponévrose brillante, et dans sa partie postérieure par le grand fessier, il recouvre le petit fessier, dont le bord antérieur se confond avec le sien ; son bord postérieur répond au bord supérieur du pyramidal, et à la sortie des vaisseaux et nerfs fessiers supérieurs.

Nerfs. — Il est innervé par le nerf fessier supérieur, qui le pénètre par sa face profonde.

Action. — Les différents faisceaux, quand ils agissent isolément, n'ont pas la même action ; le faisceau moyen est abducteur de la cuisse ; l'antérieur est fléchisseur et rotateur en dedans ; cette action de flexion est surtout marquée quand la cuisse est déjà à demi fléchie sur le bassin ; le faisceau postérieur est extenseur et rotateur en dehors. Il peut donc être à la fois, suivant les fibres qui se contractent, congénère ou antagoniste du grand fessier. Quand il se contracte en totalité, il est abducteur et extenseur. C'est lui qui agit surtout dans la station droite. (Duchenne.)

III. TROISIÈME COUCHE.

La troisième couche se compose de plusieurs muscles, qui rayonnent du bassin vers le grand trochanter ; de ces muscles, les uns s'attachent à l'extérieur du bassin (petit fessier, jumeaux, carré crural), les autres à l'intérieur (pyramidal et obturateur interne). En allant d'avant en arrière et de haut en bas, on trouve successivement le petit fessier, le pyramidal, l'obturateur interne avec les jumeaux, le carré crural. Les quatre derniers ont reçu le nom collectif de *muscles pelvi-trochantériens*.

1° **Petit fessier** (Fig. 99, B, 4).

Ce muscle, disposé en éventail très-régulier, s'attache en haut à *toute la partie de la fosse iliaque externe sous-jacente à la ligne courbe antérieure*, et *à la partie antérieure de la crête iliaque* (Fig. 25, C); de là ses fibres se portent sur la face profonde d'un tendon aplati et allongé qui va s'insérer au *bord antérieur et à la partie antérieure du bord supérieur du grand trochanter* (Fig. 26, C). Les fibres, qui s'attachent à la fosse iliaque et à l'épine iliaque, forment souvent deux faisceaux distincts.

Son bord antérieur est fréquemment confondu avec celui du moyen fessier, comme s'il se réfléchissait en dehors pour se continuer avec ce dernier, de sorte que la séparation des deux muscles à ce niveau est quelquefois difficile. Une bourse séreuse sépare son tendon du grand trochanter.

Rapports. — Recouvert par le moyen fessier, il recouvre la partie supérieure de la capsule de l'articulation coxo-fémorale, dont il est séparé par une lamelle aponévrotique, et à laquelle son tendon envoie une expansion fibreuse.

Nerfs. — Il est innervé par le nerf fessier supérieur.

Action. — Il est abducteur de la cuisse et rotateur en dedans par ses fibres antérieures, en dehors par les postérieures.

2° **Pyramidal** (Fig. 100, B, 4).

Ce muscle, allongé, fusiforme, situé en partie dans la cavité pelvienne, s'étend presque transversalement vers le grand trochanter avec une légère obliquité en bas et en dehors.

Il s'insère en dedans par trois digitations, à *la face antérieure du sacrum*, au niveau des gouttières des deuxième, troisième et quatrième trous sacrés (Fig. 8, B), à la face antérieure du grand ligament sacro-sciatique et à la partie supérieure de l'échancrure sciatique. De là ses fibres se réunissent en un faisceau qui sort du bassin par la grande échancrure sciatique, et se termine par un tendon qui s'attache *au bord supérieur du grand trochanter* (Fig. 26, D), derrière le petit fessier, au-dessus de l'obturateur interne.

Rapports. — Dans le bassin il est en rapport, en avant, avec le rectum, les vaisseaux hypogastriques et le plexus sacré. Hors du bassin, il répond, en avant, à l'articulation coxo-fémorale, en arrière du grand fessier ; son bord supérieur, contigu au bord postérieur du moyen fessier, en est séparé par l'émergence des vaisseaux et nerfs fessiers supérieurs ; sous son bord inférieur, contigu à l'obturateur interne, émergent les vaisseaux et nerfs fessiers inférieurs et honteux internes, le grand nerf sciatique et le nerf de l'obturateur interne.

Nerfs. — Il est innervé par une branche collatérale du plexus sacré.

Action. — Il est abducteur, rotateur en dehors, et extenseur de la cuisse.

3° Obturateur interne et jumeaux (Fig. 100, B, 5).

Ce muscle, rayonné, situé en partie dans la cavité pelvienne, se réfléchit derrière la branche supérieure de l'ischion et se réunit là à deux petits faisceaux musculaires, muscles jumeaux, avec lesquels il s'insère au grand trochanter.

Il s'insère en dedans à la face interne de l'os iliaque (Fig. 24, G), *à tout le pourtour du trou obturateur, à la face interne de la membrane obturatrice,* et à l'arcade fibreuse, convertissant en canal la gouttière obturatrice ; de là ses fibres convergent vers la petite échancrure sciatique, se réfléchissent dans une gouttière située au-dessus de l'ischion, et vont s'attacher, par un tendon fasciculé qui paraît sur la face profonde du muscle, *au bord supérieur du grand trochanter,* au-dessous du pyramidal (Fig. 26, E). Au niveau de sa réflexion, ce muscle est reçu dans une gouttière constituée par deux faisceaux charnus accessoires, muscles *jumeaux,* l'un *supérieur,* naissant de *l'épine sciatique* (Fig. 25, U), l'autre *inférieur,* de *la partie supérieure de l'ischion* (Fig. 25, T); ces muscles se réunissent au tendon de l'obturateur interne pour aller s'attacher avec lui au grand trochanter.

On trouve une bourse séreuse au point de réflexion du muscle, entre la face profonde du muscle et la gouttière sus-ischiatique ; une autre existe entre son tendon et la gouttière des jumeaux ; elles communiquent quelquefois.

Rapports. — Dans le bassin, il est en rapport en arrière avec l'aponévrose pubienne et le releveur de l'anus, dont il est séparé dans sa partie inférieure par la graisse de l'excavation ischio-rectale ; il sort du bassin par la petite échancrure sciatique, où passent aussi les vaisseaux honteux internes et le nerf du même nom. Hors du bassin, il recouvre l'articulation coxo-fémorale et est recouvert par le grand nerf sciatique, les vaisseaux et nerfs fessiers inférieurs et le muscle grand fessier.

Nerfs. — L'obturateur interne et le jumeau supérieur sont innervés par le nerf de l'obturateur interne, branche du plexus sacré; le jumeau inférieur l'est par une branche du nerf du carré crural.

Action. — Il est rotateur en dehors de la cuisse.

4° Carré crural (Fig. 100,B, 6).

Ce muscle, quadrangulaire, exactement transversal, s'attache en dedans au *bord externe de l'ischion* (Fig. 25, S), en avant du demi-membraneux ; en dehors à une *crête située entre le grand et le petit trochanter*, crête intertrochantérienne (Fig. 26, F). Il est souvent séparé du petit trochanter par une bourse séreuse.

Rapports. — Recouvert par le grand fessier, le grand nerf sciatique et les vaisseaux et nerfs fessiers inférieurs, il recouvre l'obturateur externe et le petit trochanter. Son bord supérieur est contigu au jumeau inférieur, son bord inférieur au bord supérieur du grand adducteur, dont le séparent les vaisseaux circonflexes internes, mais avec lequel il est souvent en partie confondu.

Nerfs. — Il est innervé par une branche collatérale postérieure du plexus sacré.

Action. — Il est rotateur en dehors de la cuisse.

IV. QUATRIÈME COUCHE.

Obturateur externe (Fig. 99, B, 7).

Ce muscle, aplati, triangulaire, s'attache *au pourtour du trou obturateur* (Fig. 25, P), sauf en dehors, et *à la face antérieure de l'aponévrose obturatrice ;* de là ses fibres, divisées souvent en deux ou trois faisceaux, se portent en dehors vers un tendon qui va s'attacher au fond de la *cavité digitale* (Fig. 26, G).

Rapports. — Recouvert en avant par le pectiné, les adducteurs et le psoas et iliaque, en arrière par le carré crural, il forme une sorte de sangle sous le col du fémur et renforce la partie inférieure de la capsule articulaire; son bord supérieur correspond exactement à l'échancrure cotyloïdienne.

Nerfs. — Il est innervé par une branche du nerf obturateur.

Action. — Il est rotateur de la cuisse en dehors; en outre, il constitue au-dessous du col du fémur une véritable sangle, qui le soutient, et protège l'échancrure cotyloïdienne et la partie inférieure de la capsule.

ARTICLE II. — MUSCLES DE LA CUISSE.

Préparation. — Faire une incision longitudinale sur la face antérieure ou sur la face postérieure de la cuisse, suivant qu'on commence la préparation par la région antérieure ou par la région postérieure, et prolonger cette incision jusqu'au tiers supérieur de la jambe. Faire en avant une incision oblique dans la direction de l'arcade crurale, depuis le pubis jusqu'à l'épine iliaque antérieure et supérieure, et la dépassant même pour aller rejoindre l'incision transversale faite pour la préparation des muscles postérieurs du bassin. Ces muscles ne présentent aucune difficulté. On fera bien de lier la veine crurale et la saphène qui, sans cela, donneraient beaucoup de sang pendant la dissection. Pour le muscle tenseur du fascia lata, conserver une bandelette de l'aponévrose depuis son corps charnu jusqu'au tibia.

Ces muscles se composent de trois espèces de faisceaux : 1° les uns, mono-articulaires, vont du bassin au fémur ou du fémur aux os de la jambe ;

2° les autres, bi-articulaires, vont du bassin aux os de la jambe. Les premiers n'agissent que sur les mouvements d'une articulation, les seconds sur ceux de la hanche et du genou. Ces muscles forment trois groupes : un antérieur, un interne, un postérieur.

I. MUSCLES ANTÉRIEURS DE LA CUISSE.

Les muscles antérieurs de la cuisse sont au nombre de trois : deux superficiels, le couturier et le tenseur du fascia lata, un profond, le triceps fémoral.

1° Couturier (Fig. 98, A, 4).

Ce muscle, le plus long de tous les muscles du corps, large de deux travers de doigt, aplati, décrit une spirale allongée de la partie supérieure et externe de la cuisse à la partie supérieure et interne de la jambe.

Il s'attache en haut, par de courtes fibres tendineuses, *à l'épine iliaque antérieure et supérieure* (Fig. 25, H), *à la moitié supérieure de l'échancrure sous-jacente*, et à l'aponévrose d'insertion du tenseur du fascia lata. De là ses fibres se portent en bas, en dedans et un peu en arrière, se placent derrière le condyle interne du fémur et donnent naissance à un tendon qui se réfléchit d'arrière en avant, et va s'attacher en s'élargissant à la *crête du tibia* (Fig. 27, B), au-dessous du ligament rotulien (Fig. 101, 4). Du bord inférieur de ce tendon part une expansion fibreuse se jetant dans l'aponévrose jambière.

Une bourse séreuse sépare son tendon (Fig. 101, 4) de ceux du droit interne (Fig. 101, 5) et du demi-tendineux (Fig. 101, 6), qu'il recouvre et avec lesquels il constitue ce qu'on a appelé la *patte d'oie*.

Rapports. — Superficiel, contenu dans une gaîne formée par un dédoublement du fascia lata, il recouvre de haut en bas le psoas et iliaque, le droit antérieur et le vaste interne, le pectiné, le premier adducteur, le grand adducteur, le droit interne, le ligament latéral interne de l'articulation du genou. Il a des rapports très-importants avec l'artère fémorale, dont il est le muscle satellite.

Nerfs. — Il est innervé par une branche musculo-cutanée du nerf crural.

Action. — Il est fléchisseur de la jambe sur la cuisse; puis, une fois la jambe fléchie, il fait tourner le tibia en dedans autour de son axe longitudinal. Accessoirement il peut fléchir la cuisse sur le bassin.

2° Tenseur du fascia lata (Fig. 98, A, 3).

Ce muscle, court, épais, situé à la partie supérieure et externe de la cuisse, s'attache en haut à *l'épine iliaque antérieure et supérieure* (Fig. 25, G) par des fibres unies aux insertions antérieures du moyen fessier ; arrivé à la réunion du tiers supérieur et du tiers moyen de la cuisse, il se continue avec une bandelette épaisse, *ligament iléo-fémoral*, en partie confondu avec le fascia lata, mais qu'on peut suivre cependant jusqu'au tubercule externe de la tubérosité antérieure du tibia ; elle envoie une aponévrose fibreuse au bord externe de la rotule.

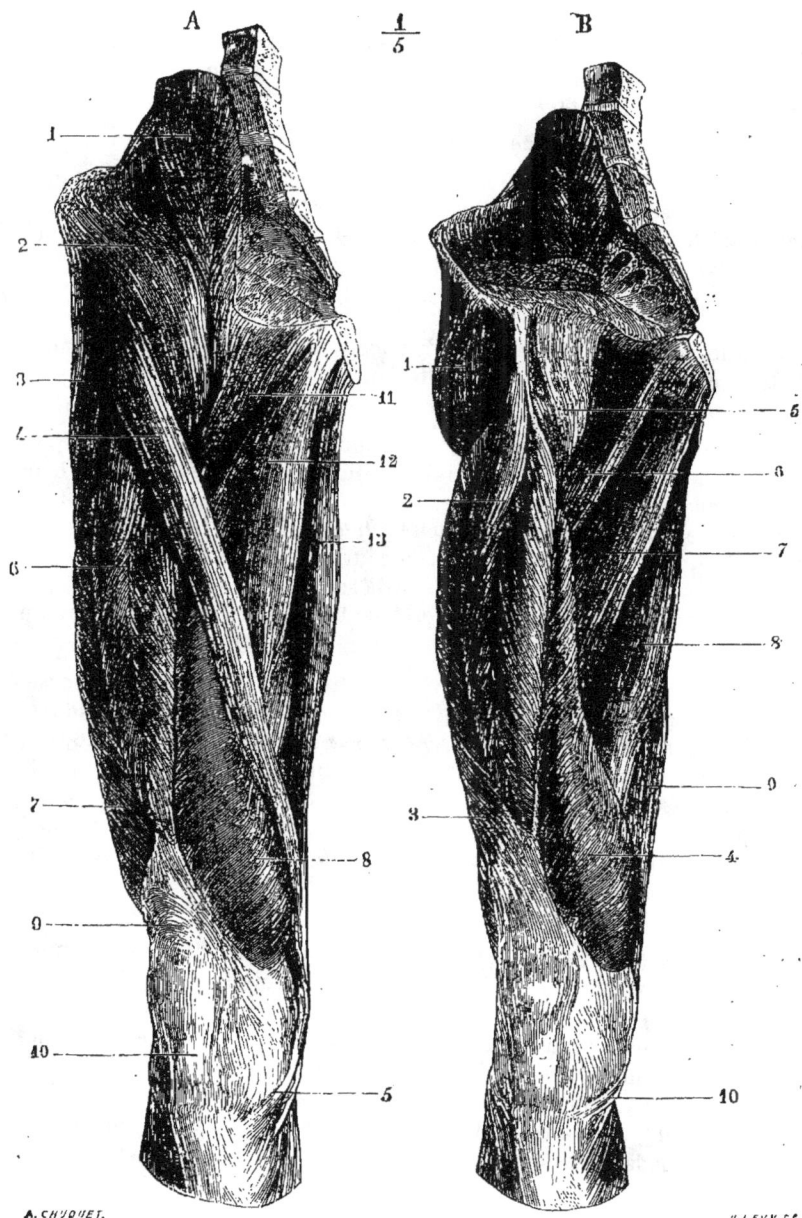

A. CHUQUET.   U.LEVV.SC.

Fig. 98. — *Muscles antérieurs de la cuisse* (*).

(*) A. *Couche superficielle*. — 1) Psoas. — 2) Iliaque. — 3) Tenseur du fascia lata. — 4) Couturier. —
5) Son tendon. — 6) Droit antérieur. — 7) Vaste externe. — 8) Vaste interne. — 9) Tendon du triceps. — 10 Tendon rotulien. — 11) Pectiné. — 12) Moyen adducteur. — 13) Droit interne.
   B. *Couche profonde*. — 1) Moyen fessier. — 2) Droit antérieur. — 3) Vaste externe. — 4) Vaste interne. —
5) Capsule articulaire coxo-fémorale. — 6) Pectiné. — 7) Petit adducteur. — 8) Grand adducteur. — 9) Demi
membraneux. — 10 Tendon du demi-tendineux.

Rapports. — Il recouvre le droit antérieur et le vaste externe ; en haut il est contigu au moyen fessier et au couturier, puis ces deux muscles s'en écartent de plus en plus en descendant.

Nerfs. — Il est innervé par une branche du nerf fessier supérieur.

Action. — Il est fléchisseur et très-faiblement rotateur en dedans de la cuisse. Conjointement avec le grand fessier, dont il corrige l'obliquité, il contribue à tendre le *fascia lata* dans une direction verticale ; il est, en outre, fixateur de la rotule. Il agit puissamment dans la station pour maintenir le bassin.

3° Triceps fémoral (Fig. 98, B, 3, 4 ; Fig. 99, A, 9, 10, 11, 12).

Ce muscle, représentant à la cuisse du triceps brachial, se compose comme lui de trois chefs : un long, le droit antérieur ; deux courts, le vaste interne et le vaste externe.

1° *Droit antérieur* (Fig. 98, B, 2). — Ce muscle, fusiforme, allongé, plus superficiel que les deux autres, suit l'obliquité du fémur. Il s'attache en haut à *l'épine iliaque antérieure et inférieure* (Fig. 25, I), par un tendon très-fort, *tendon direct*, et *sur le rebord de la cavité cotyloïde* (Fig. 25, I'), par un autre tendon aplati, *tendon réfléchi*, qui suit la courbure de ce rebord, et se jette sur le bord externe du tendon direct. De là ses fibres se rendent à une aponévrose qui paraît d'abord à la face postérieure du muscle et constitue un tendon épais allant s'attacher à la rotule (Fig. 98, A, 9).

2° *Vaste externe* (Fig. 99, A, 9, B, 11). — Cette portion, très-volumineuse, naît de *la base du grand trochanter, d'une ligne rugueuse allant du grand trochanter à la ligne âpre* et *de toute la lèvre externe de la ligne âpre* (Fig. 26, 11'), par une aponévrose nacrée occupant presque toute la face externe du muscle et donnant naissance aux fibres charnues par sa face profonde. De là ses fibres se portent plus ou moins obliquement en bas et en avant à une aponévrose qui occupe la face profonde du muscle et va s'attacher à la partie externe de la base de la rotule en se confondant avec le tendon du droit antérieur.

3° *Vaste interne* (Fig. 99, A, 10, 11). — Il forme une sorte de manchon musculaire mince enveloppant immédiatement les trois faces du fémur. *Sa portion interne* (10), *vaste interne proprement dit*, s'attache *à la lèvre interne de la ligne âpre*, depuis le grand trochanter jusqu'à son quart inférieur, par des fibres aponévrotiques unies à celles des adducteurs ; sa portion externe (1), *muscle crural* des auteurs (11), naît du fémur *depuis le bord interne jusqu'à la ligne âpre* (Fig. 26, J). De là ses fibres descendent, les internes en dehors, les externes en dedans, les moyennes verticalement, et se terminent sur une vaste aponévrose en partie cachée par le droit antérieur et le vaste externe et attachée au tendon du droit antérieur et à la rotule. Les fibres musculaires descendent beaucoup plus bas que du côté externe.

L'insertion rotulienne de ces trois faisceaux se fait *à la base, aux deux bords et à la face antérieure de la rotule,* par des fibres tendineuses disposées par

_____

(1) Pour beaucoup d'auteurs, le triceps fémoral se compose en réalité de quatre chefs : le vaste externe, le vaste interne, le crural et le droit antérieur, et prend le nom de *quadriceps fémoral.*

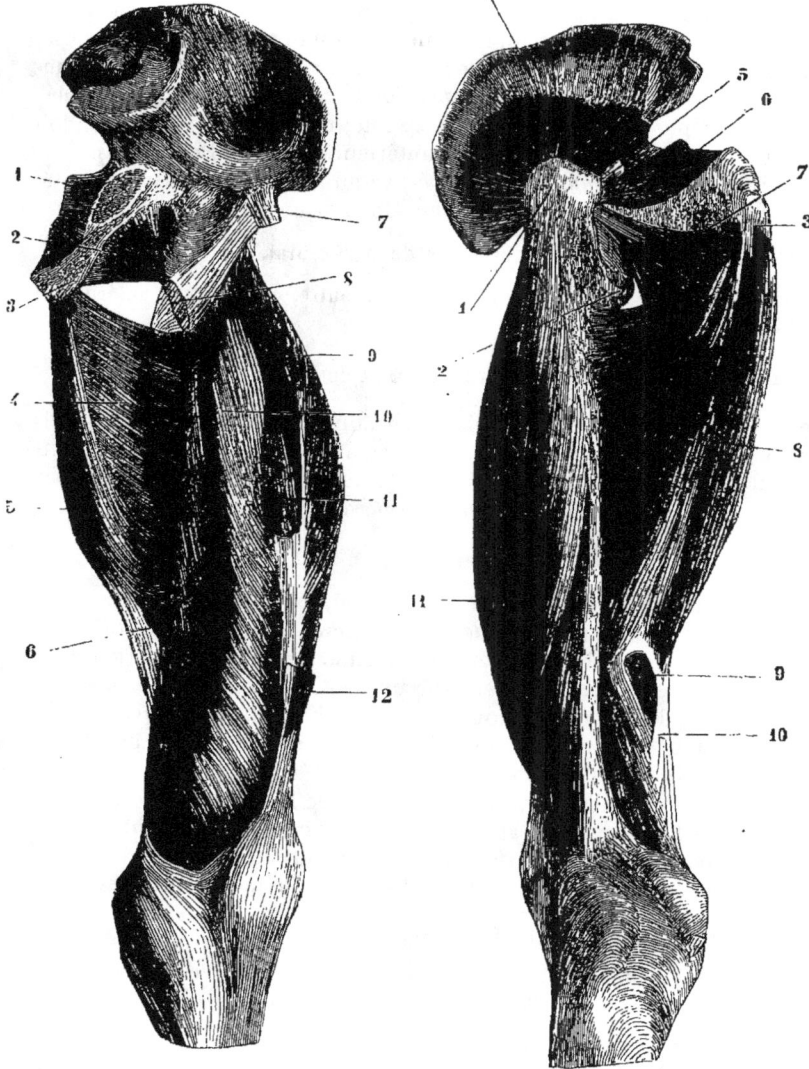

Fig. 99. — *Muscles triceps fémoral et grand aaducteur* (*).

(*) A. *Face antérieure de la cuisse.* — 1) Obturateur interne. — 2) Obturateur externe. — 3) Ischion. — 4) Grand adducteur. — 5) Sa partie interne. — 6) Anneau des adducteurs. — 7) Tendon direct du droit antérieur. — 8) Tendon du psoas et iliaque. — 9) Vaste externe. — 10) Vaste interne. — 11) Muscle crural. — 12) Tendon inférieur du droit antérieur coupé.

B. *Face postérieure.* — 1) Grand trochanter. — 2) Petit trochanter. — 3) Ischion. — 4) Petit fessier. — 5) Tendon du pyramidal. — 6) Obturateur interne et jumeaux. — 7) Obturateur externe. — 8) Grand adducteur. — 9) Orifice inférieur de l'anneau des adducteurs. — 10) Tendon du grand adducteur. — 11) Vaste externe.

couches. La couche là plus superficielle de ce tendon est souvent soulevée et séparée des couches plus profondes par une bourse séreuse entrecoupée de filaments fibreux, *bourse prérotulienne profonde*. Entre cette couche superficielle et l'aponévrose d'enveloppe du membre est une autre bourse séreuse, *bourse prérotulienne moyenne* ou *sous-aponévrotique*, qu'il ne faut pas confondre avec la bourse séreuse sous-cutanée. De la rotule part un ligament décrit déjà à propos de l'articulation du genou ; c'est le ligament ou tendon rotulien qui va se fixer à la tubérosité antérieure du tibia (Fig. 27, A).

Un faisceau distinct (*muscle sous-crural*) va du tiers moyen de la face antérieure du fémur au cul-de-sac supérieur de la synoviale du genou.

Nerfs. — Il est innervé par des branches du nerf crural.

Action. — Il étend la jambe sur la cuisse ; en outre, par le droit antérieur il fléchit la cuisse sur le bassin.

II. MUSCLES DE LA RÉGION INTERNE DE LA CUISSE. — ADDUCTEURS.

Ces muscles sont au nombre de cinq, le pectiné, le droit interne et les trois adducteurs, et constituent une masse musculaire volumineuse, qui remplit le triangle formé par le bassin en haut, le fémur en dedans, et en dehors par une ligne allant du pubis au condyle interne du fémur.

1° **Droit interne** (Fig. 98, A, 13).

Ce muscle, mince, allongé, à peu près vertical, longe le côté interne de la cuisse. Il s'attache en haut *le long de la symphyse du pubis* (Fig. 25, NN′) suivant une ligne étroite allant de l'épine pubienne à la branche inférieure de l'ischion ; de là ses fibres se portent sur un tendon, qui occupe d'abord le bord postérieur du muscle, contourne la partie postérieure des tubérosités internes du fémur et du tibia, se réfléchit en avant sous le tendon du couturier (Fig. 101, 5) et va s'attacher à *la crête du tibia* (Fig. 27, C), au-dessus du tendon du demi-tendineux, en constituant avec lui la partie profonde de la patte d'oie. Il recouvre les adducteurs et le ligament latéral interne du genou. Une bourse séreuse existe entre les tendons du droit interne et du demi-tendineux et le tibia ; une autre entre eux et le tendon du couturier.

Nerfs. — Il est innervé par le nerf obturateur.

Action. — Il est adducteur du fémur quand celui-ci est dans l'extension. Il est fléchisseur de la jambe et en même temps rotateur du tibia en dedans.

2° **Pectiné** (Fig. 98, A, 11).

Ce muscle, court, aplati, quadrangulaire, situé en dedans du psoas, s'attache en haut *à la crête pectinéale* et *à la surface triangulaire située en avant de cette crête* (Fig. 25, J) ; de là ses fibres se portent en bas, en dehors et en arrière et vont s'attacher au-dessous du petit trochanter *à la bifurcation interne de la ligne âpre* (Fig. 26, K).

Rapports. — Il recouvre l'articulation coxo-fémorale, le deuxième adducteur et l'obturateur externe ; son bord interne répond au premier adducteur, son bord externe au psoas et iliaque ; sa face antérieure, recouverte par une lame aponévrotique, forme la paroi postérieure et interne du canal crural.

Nerfs. — Il est innervé par une branche du nerf crural (branche de la gaîne des vaisseaux fémoraux) et reçoit quelquefois des filets du nerf obturateur.

Action. — Il est fléchisseur, adducteur et rotateur en dehors de la cuisse (action de croiser les jambes).

3° Premier ou moyen adducteur (Fig. 98, A, 12).

Ce muscle, épais, triangulaire, est situé entre le droit interne et le pectiné. Il s'attache en haut *à l'épine du pubis* (Fig. 25, K) par un tendon ramassé, auquel succède une masse musculaire volumineuse, qui va s'insérer au *tiers moyen de la ligne âpre* (Fig. 26, L) par des fibres aponévrotiques confondues avec les insertions du grand adducteur. Recouvert à ses insertions fémorales par le couturier, il recouvre le petit et le grand adducteur.

Nerfs. — Il reçoit des branches du nerf obturateur et du nerf crural.

Action. — Il est fléchisseur, adducteur et rotateur en dehors de la cuisse.

4° Deuxième ou petit adducteur (Fig. 98, B, 7).

Triangulaire, moins volumineux que le précédent et situé au-dessous de lui, il s'insère en haut *au-dessous de l'épine du pubis* (Fig. 25, L), en dehors du droit interne, en dedans de l'obturateur externe et s'attache en bas vers le *tiers moyen de la ligne âpre* (Fig. 26, M), en confondant ses insertions avec celles du grand et du moyen adducteur. Son bord interne, qui s'applique sur le grand adducteur, en est quelquefois peu distinct.

Nerfs. — Il est innervé par une branche du nerf obturateur.

Action. — Identique à celle du premier adducteur.

5° Troisième ou grand adducteur (Fig. 99, A, 4, B, 8).

Ce muscle, très-épais, triangulaire, forme à lui seul la plus grande partie de la masse musculaire interne de la cuisse.

Il s'attache en haut à la *tubérosité de l'ischion* et *à toute sa branche inférieure* (Fig. 25, MM') par de courtes fibres aponévrotiques qui donnent naissance aux fibres charnues ; celles-ci se divisent en deux portions : l'une externe, l'autre interne. Les fibres externes (Fig. 99, A, 4) se portent en dehors, les supérieures transversalement, les inférieures très-obliquement *à tout l'interstice de la ligne âpre* (Fig. 26, NN'), en se confondant avec l'insertion des autres adducteurs, et en interceptant avec l'os des anneaux ostéo-fibreux pour le passage des artères perforantes ; la partie supérieure forme quelquefois un faisceau distinct, décrit par quelques auteurs comme un muscle adducteur particulier (Fig. 100, B, 7). Les fibres internes (Fig. 99, A, 5), descendent presque verticalement et donnent naissance à un tendon qui paraît sur le bord interne du muscle et va s'insérer au *tubercule saillant du condyle interne du fémur* (Fig. 26, B, 10).

Au niveau de la bifurcation interne de la ligne âpre (Fig. 26, A, 17), l'apo-

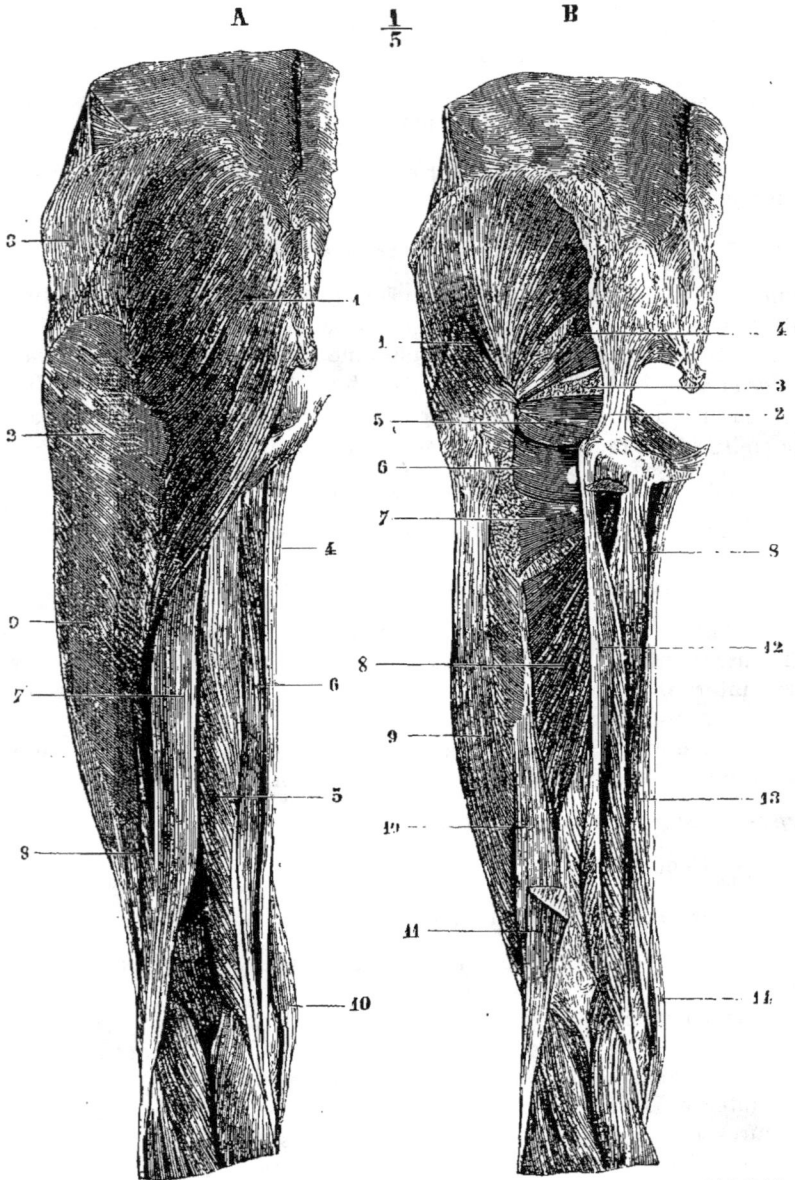

Fig. 100. — *Muscles postérieurs de la cuisse* (*).

(*) A. *Couche superficielle.* — 1) Grand fessier. — 2) Son aponévrose d'insertion. — 3) Aponévrose du moyen fessier. — 4) Droit interne. — 5) Demi-tendineux. — 6) Demi-membraneux — 7) Longue portion du biceps. — 8) Courte portion du biceps. — 9) Aponévrose du vaste externe. — 10) Couturier.

B. *Couche profonde.* — 1) — Moyen fessier. — 2) Grand ligament sacro-sciatique. — 3) Petit ligament sacro-sciatique et épine sciatique. — 4) Pyramidal. — 5) Obturateur interne et jumeaux. — 6) Carré crural. — 7, Partie supérieure du grand adducteur. — 8) Grand adducteur. — 9) Vaste externe. — 10) Courte portion du biceps. — 11) Longue portion du biceps coupée. — 12) Tendon du demi-membraneux. — 13) Droit interne. — 14) Couturier.

névrose d'insertion du muscle, très-épaissie, circonscrit avec cette ligne une ouverture fibreuse ovalaire (Fig. 99, A, 6, B, 9), par laquelle passent l'artère et la veine fémorales, *anneau des adducteurs ;* cette ouverture ovalaire est complétée et convertie en canal, en avant, par une lamelle aponévrotique passant en avant des vaisseaux, et allant se confondre avec les insertions du vaste interne, en arrière par des expansions fibreuses la rétrécissant à sa partie inférieure.

Rapports. — Il est recouvert par les moyen et petit adducteurs, le pectiné, le couturier, et recouvre les muscles postérieurs de la cuisse. Son bord interne répond au droit interne et plus bas au couturier, son bord supérieur au carré crural.

Nerfs. — Il reçoit en avant des branches du nerf obturateur, en arrière des branches collatérales du grand nerf sciatique.

Action. — Il est adducteur de la cuisse et rotateur en dehors, sauf pour sa partie inférieure qui est rotatrice en dedans (position du pied dans l'étrier).

II. MUSCLES DE LA RÉGION POSTÉRIEURE.

Ces muscles, au nombre de trois, partent tous de l'ischion ; de là ils se partagent en deux faisceaux, l'un interne, composé du demi-tendineux et du demi-membraneux ; l'autre externe, constitué par un seul muscle, le biceps, auquel s'adjoint un court chef venant de la ligne âpre ; ils s'écartent à mesure qu'ils descendent et circonscrivent à la partie inférieure le creux du jarret ou *creux poplité*.

1° Demi-tendineux (Fig. 100, A, 5).

Ce muscle, fusiforme, le plus superficiel des muscles de la région interne, s'attache en haut à *l'ischion* (Fig. 25, Q) par un tendon commun avec le biceps, descend le long du bord interne de la cuisse et se termine par un tendon long et mince (Fig. 101, 6) qui passe derrière la tubérosité interne du tibia, puis au-dessous d'elle, se réfléchit en avant et va s'attacher à *la crête du tibia* (Fig. 27, C) en s'accolant au bord inférieur du tendon du droit in-

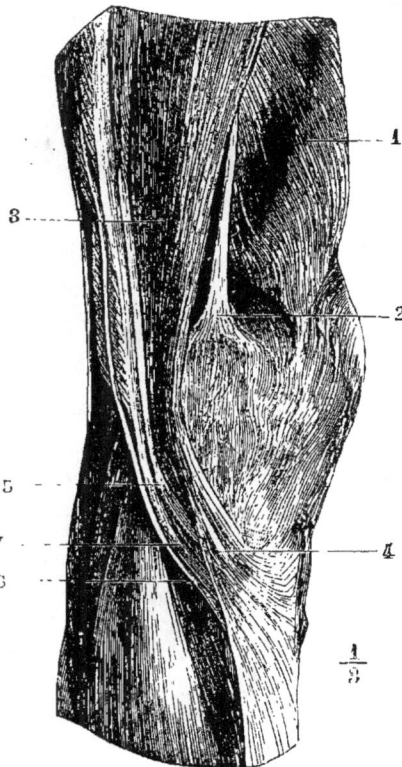

Fig. 101. — *Région interne du genou et patte d'oie* (*).

(*) 1) Vaste interne. — 2) Tendon du grand adducteur. — 3) Couturier. — 4) Son tendon et l'expansion fibreuse qu'il envoie à l'aponévrose jambière. — 5) Droit interne. — 6) Demi-tendineux. — 7) Demi-membraneux.

terne et en formant, avec lui et le tendon du couturier qui les recouvre tous les deux, l'expansion aponévrotique appelée *patte d'oie*.

Il recouvre le demi-membraneux. On a déjà mentionné la bourse séreuse qui existe entre son tendon commun d'origine et celui du demi-membraneux, ainsi que celles qui se rencontrent entre son tendon inférieur et le tibia d'une part, et le tendon du couturier de l'autre.

Nerfs. — Il est innervé par des branches collatérales du grand nerf sciatique.

Action. — Il est extenseur de la cuisse, fléchisseur et rotateur en dedans de la jambe.

2° Demi-membraneux (Fig. 100, B, 12).

Ce muscle, très-volumineux dans sa partie inférieure, naît en haut de l'ischion (Fig. 25, R), en avant des précédents, par un tendon épais, creusé en gouttière pour recevoir le tendon commun du biceps et du demi-tendineux et qu'on peut suivre sur le bord externe du muscle jusqu'à son tiers inférieur. De là ses fibres, très-courtes, se rendent sur une aponévrose occupant la moitié inférieure du bord interne du muscle et formant un tendon épais (Fig. 101, 7), qui, arrivé à l'articulation du genou, se divise en trois portions : 1° la portion externe se réfléchit en dehors et en haut (Fig. 102, 9) pour former le *ligament poplité* de l'articulation ; 2° la partie antérieure (Fig. 102, 6) se réfléchit en avant, dans la gouttière horizontale de la tubérosité interne du tibia et s'attache à l'extrémité de cette gouttière (Fig. 27, L) ; 3° la partie moyenne descendante (Fig. 102, 8) continue la direction du muscle et s'attache en s'élargissant à la partie postérieure de la *tubérosité du tibia*.

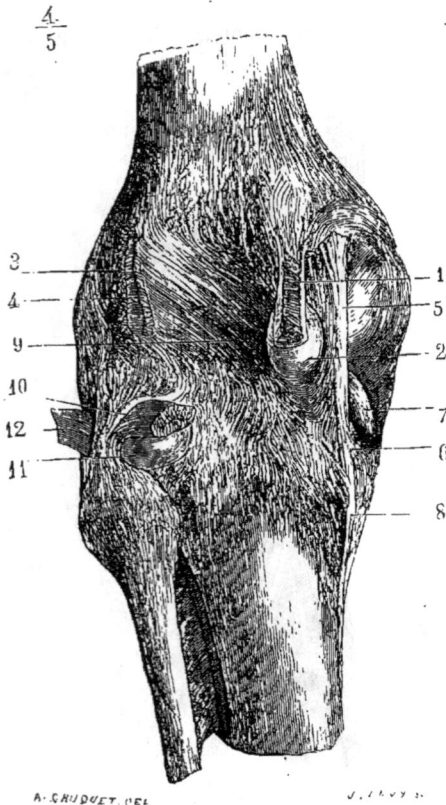

A. CHUQUET. del   J. LÉVY s.

Fig. 102. — *Synoviales tendineuses et tendons du creux poplité* (*).

Recouvert par le demi-tendineux et le biceps, il recouvre le

(*) 1) Insertion du jumeau interne. — 2) Sa bourse séreuse. — 3) Insertion du jumeau externe. — 4) Insertion du palmaire grêle. — 5) Tendon du demi-membraneux avant sa division en trois tendons secondaires. — 6) Son tendon antérieur. — 7) Bourse séreuse de ce tendon. — 8) Son tendon inférieur. — 9) Son tendon réfléchi. — 10) Tendon du poplité. — 11) Sa bourse séreuse. — 12) Tendon du biceps rabattu.

carré crural, le grand adducteur et le jumeau interne de la jambe. Entre son tendon antérieur et le tibia existe une bourse séreuse (Fig. 102, 7), communiquant ordinairement avec la synoviale articulaire du genou.

Nerfs. — Il est innervé par des branches collatérales du nerf sciatique.

Action. — Il est fortement extenseur de la cuisse, fléchisseur et rotateur en dedans de la jambe.

3° **Biceps crural** (Fig. 100, A, 7, 8; B, 10, 11).

Ce muscle, allongé, fusiforme, naît de la partie externe de la *tubérosité de l'ischion* (Fig. 25, Q) par un tendon épais qui lui est commun avec le demi-tendineux, *long chef du biceps* (Fig. 100, A, 7) ; il se sépare bientôt de ce muscle, et vers le tiers inférieur de la cuisse reçoit un faisceau de renforcement, *court chef du biceps* (Fig. 100, B, 10) venant de *la partie moyenne de la ligne âpre* (Fig. 26, O). Les deux chefs une fois réunis vont s'attacher au *tubercule moyen de la tête du péroné* (Fig. 27, F) par un fort tendon qui embrasse la partie postérieure et externe du ligament latéral externe du genou et envoie une expansion fibreuse à la tubérosité externe du tibia et à l'aponévrose de la jambe.

Une bourse séreuse existe entre son tendon commun d'origine et celui du demi-membraneux; une autre se rencontre aussi quelquefois entre son tendon inférieur et le ligament latéral externe.

Nerfs. — Il est innervé par des branches collatérales du nerf sciatique.

Action. — Il est extenseur de la cuisse, fléchisseur et rotateur en dehors de la jambe.

ARTICLE III. — MUSCLES DE LA JAMBE.

Préparation. — Mener une incision longitudinale depuis la rotule jusqu'à la base du troisième orteil, le long de la face antérieure de la jambe et du dos du pied ; faire tomber sur cette incision une incision ovalaire, passant en avant du cou-de-pied, sous les malléoles, et se terminant à la partie inférieure du talon; faire une troisième incision curviligne à concavité postérieure suivant sur le dos du pied la racine des cinq orteils. L'étude des tendons que les muscles postérieurs et externes de la jambe envoient au pied et aux orteils devra être faite en même temps que celle des muscles de la région plantaire. Une partie des muscles de la jambe prenant en haut des insertions à la face profonde de l'aponévrose jambière, cette aponévrose devra être respectée dès qu'on rencontrera des adhérences avec les fibres charnues. On laissera au niveau du cou-de-pied une bandelette d'aponévrose (ligaments annulaires) pour maintenir les tendons en place et voir leur réflexion sous ces ligaments annulaires. La dissection de ces muscles ne présente du reste rien de particulier. Pour les gaines synoviales tendineuses, prendre les mêmes précautions qu'à la main.

I. MUSCLES DE LA RÉGION ANTÉRIEURE (Fig. 103, A).

Ils sont au nombre de trois, qui sont de dedans en dehors : le jambier antérieur, le long extenseur du gros orteil et l'extenseur commun des orteils.

1° **Jambier ou tibial antérieur** (Fig. 103, A, 1).

Ce muscle s'attache en haut à la *tubérosité externe du tibia, pourvue pour cette insertion d'un tubercule saillant, aux deux tiers supérieurs de sa face*

A $\frac{1}{4}$ B

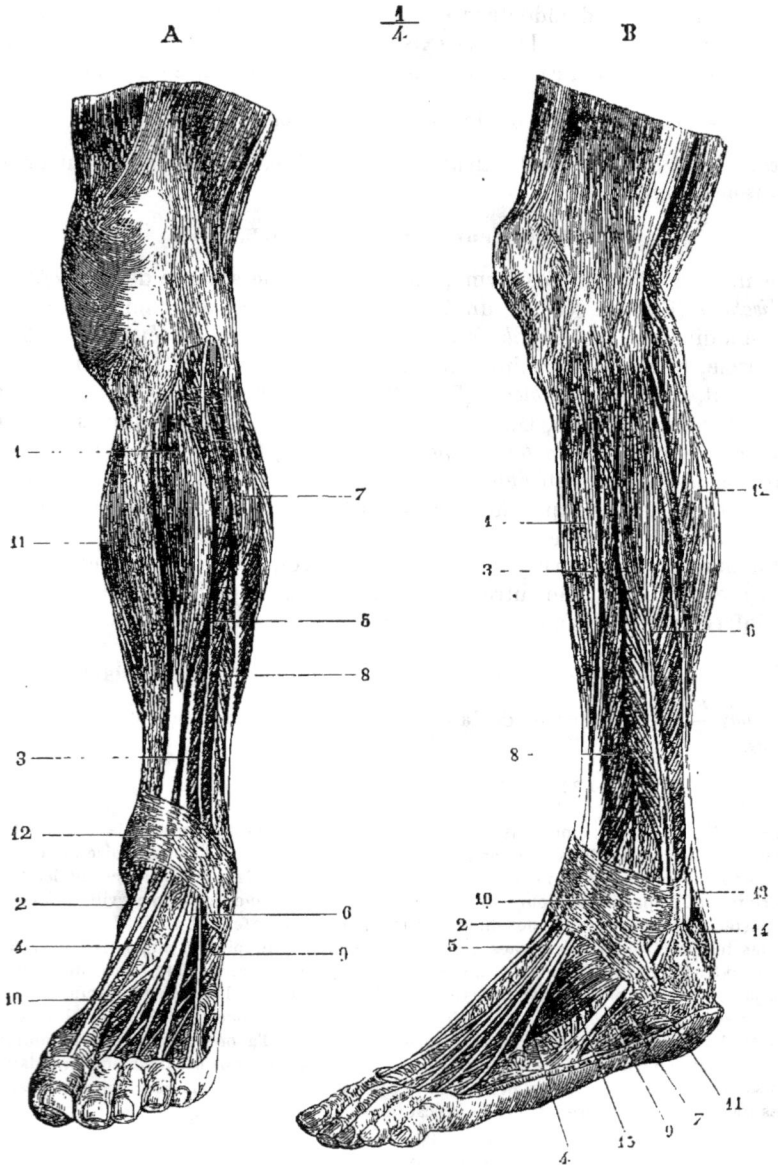

A CHUQUET.DEL.   J. LEVY. SC

Fig. 103. — *Muscles de la jambe* (*).

(*) A. *Région antérieure*. — 1) Jambier antérieur. — 2) Son tendon, — 3) Extenseur propre du gros orteil.
— 4) Son tendon. — 5) Extenseur commun des orteils. — 6) Ses tendons. — 7) Long péronier latéral. —
8) Court péronier latéral. — 9) Pédieux. — 10) Tendon du pédieux se réunissant à celui de l'extenseur du gros
orteil. — 11) Triceps sural. — 12) Ligament annulaire antérieur du tarse.

externe (Fig. 27, E), à la face profonde de l'aponévrose jambière et à une cloison aponévrotique qui le sépare de l'extenseur commun, enfin à la partie interne de la membrane interosseuse. De là ses fibres charnues se rendent sur un tendon, qui apparaît sur la face antérieure du muscle, vers le milieu de la jambe, passe dans une gaîne spéciale très-mince sous le ligament annulaire antérieur du tarse, et va s'insérer à *la partie interne du premier cunéiforme* (Fig. 29, F) en envoyant une expansion au premier métatarsien.

Rapports. — Recouvert par l'aponévrose jambière, il répond en dedans au tibia, en dehors à l'extenseur commun des orteils en haut, et plus bas à l'extenseur propre du gros orteil ; le nerf et les vaisseaux tibiaux postérieurs longent profondément son côté externe. Son tendon fait une saillie très-forte à la partie interne et antérieure du cou-de-pied. Une bourse séreuse, qui remonte à 0^m,04 au-dessus de l'interligne articulaire radio-carpien, accompagne son tendon sous le ligament annulaire du tarse ; on en rencontre une autre plus petite entre son tendon et la face interne du premier cunéiforme.

Nerfs. — Il est innervé par des rameaux collatéraux du sciatique poplité externe et des branches du nerf tibial antérieur.

Action. — Il fléchit le pied sur la jambe et en même temps lui imprime un mouvement par lequel le bord interne du pied est élevé, la plante du pied renversée en dedans et la pointe du pied placée dans l'adduction.

2° Extenseur propre du gros orteil (Fig. 103, A, 3).

Ce muscle, aplati, demi-penniforme, caché à son origine entre le précédent et le long extenseur commun des orteils, ne commence guère que vers le tiers moyen de la jambe.

Il s'attache en haut à la *face interne du péroné* (Fig. 27, K) et au ligament interosseux ; de là ses fibres vont à un tendon qui apparaît sur le bord antérieur du muscle vers le milieu de la jambe, passe sous le ligament annulaire dans une gaîne spéciale et va s'attacher à la *base de la deuxième phalange du gros orteil* (Fig. 28, E). Du bord interne de son tendon naît souvent une expansion fibreuse qui va à la première phalange du gros orteil.

Rapports. — Il répond en dedans au jambier antérieur, en dehors au long extenseur commun, qui le recouvrent en haut, en avant à l'aponévrose jambière. Le nerf et les vaisseaux tibiaux antérieurs longent son côté interne ; sur le dos du pied la pédieuse est en dehors de son tendon. Une bourse séreuse, commençant immédiatement au-dessus de l'interligne articulaire tibio-tarsien, accompagne son tendon jusqu'au delà de l'articulation métatarso-phalangienne et même jusque vers le milieu de la première phalange [1].

[1] A. Bouchard, *Essai sur les gaînes synoviales tendineuses du pied*, in-4°. Strabourg, 1856.

B. *Région externe.* — 1) Jambier antérieur. — 2) Son tendon. — 3) Extenseur commun des orteils. — 4) Tendon du péronier antérieur. — 5) Tendon de l'extenseur propre du gros orteil. — 6) Long péronier latéral. — 7) Son tendon. — 8) Court péronier latéral. — 9) Son tendon. — 10) Ligament annulaire antérieur du tarse. — 11) Gaînes des péroniers latéraux, distinctes à ce niveau. — 12) Triceps sural. — 13) Tendon d'Achille. — 14) Bourse séreuse et tendon d'Achille. — 15) Pédieux.

Nerfs. — Il est innervé par des branches du tibial antérieur.

Action. — Il est extenseur du gros orteil et fléchisseur du pied, qu'il porte en même temps dans l'adduction.

3° **Long extenseur commun des orteils** (Fig. 103, A, 5).

Ce muscle, demi-penniforme, s'attache en haut *à la tubérosité externe du tibia, aux trois quarts supérieurs de la face interne du péroné* (Fig. 17, I), à la membrane interosseuse, à la face profonde de l'aponévrose jambière, et enfin à des cloisons aponévrotiques, qui le séparent en dedans du jambier antérieur, en dehors des péroniers latéraux. De là les fibres se rendent sur un tendon, qui paraît vers le tiers moyen de la jambe sur le bord antérieur du muscle et se divise bientôt en deux parties : une interne pour les deuxième, troisième et quatrième orteils, l'autre externe pour le cinquième ; ces tendons passent sous le ligament annulaire du tarse, dans une gaîne spéciale et, après avoir reçu des expansions des lombricaux, vont se terminer de la même façon que l'extenseur des doigts, c'est-à-dire par une languette moyenne, à la *deuxième phalange* (Fig. 28, F) et par deux languettes réunies à la *phalange unguéale* (Fig. 28, 6). Ils fournissent aussi une expansion fibreuse à la première phalange.

A ce muscle est annexé un faisceau, décrit par quelques auteurs comme un muscle distinct sous le nom de *péronier antérieur* (Fig. 103, B, 4), mais ordinairement confondu au moins en haut avec le précédent. Ce faisceau s'attache en haut au *tiers inférieur de la face interne du péroné* (Fig. 27, J) et en bas par un tendon contenu dans la même gaîne que les tendons de l'extenseur commun à la *partie dorsale de la base du cinquième métatarsien* (Fig. 28, D).

Rapports. — Ce muscle répond en dedans d'abord au jambier antérieur et au nerf et aux vaisseaux tibiaux antérieurs, puis à l'extenseur propre du gros orteil ; en dehors aux péroniers latéraux. Une bourse séreuse, remontant en haut à 0^m,04 au-dessus du sommet de la malléole externe et descendant un peu au-dessous de l'articulation astragalo-scaphoïdienne, sépare ses tendons de la face profonde du ligament annulaire ; une autre bourse séreuse sépare la face profonde de ses tendons de la capsule articulaire tibio-tarsienne.

Nerfs. — Il est innervé par des branches du sciatique poplité externe et du nerf tibial antérieur.

Action. — Il est extenseur des phalanges (spécialement des premières) et fléchisseur et abducteur du pied. Il élève le bord externe du pied et dirige sa pointe en dehors. Son action fléchissante est moins prononcée que celle du jambier antérieur ; son action abductrice par contre est plus marquée que l'action adductrice de ce dernier. Par l'action simultanée de ces deux muscles on a la flexion pure avec prédominance très-légère de l'abduction.

II. MUSCLES DE LA RÉGION EXTERNE (Fig. 103, B).

Ces muscles sont au nombre de deux : le long péronier latéral et le court péronier latéral.

1° **Long péronier latéral** (Fig. 103, 6).

Ce muscle, très-allongé, penniforme, est situé en haut à la face externe de la jambe, en bas sous la plante du pied.

Il s'insère en haut à la *tête du péroné*, en embrassant l'insertion du ligament latéral externe de l'articulation du genou, à la partie voisine de la *tubérosité externe du tibia*, au *tiers supérieur de la face externe du péroné* (Fig. 27, 6), à l'aponévrose jambière et aux cloisons aponévrotiques, qui le séparent des muscles antérieurs et postérieurs de la jambe. De là ses fibres se rendent sur un tendon aplati, qui apparaît sur la face externe du muscle vers le milieu de la jambe, descend le long de la partie externe de la jambe, puis se place derrière la malléole externe dans une coulisse spéciale et se dirige ensuite en avant et en bas le long de la face externe du calcanéum; arrivé au bord externe du cuboïde, il se place dans la gouttière de la face inférieure de cet os, parcourt la plante du pied obliquement de dehors en dedans et d'arrière en avant (Fig. 57, 12) et va se fixer à la *partie externe de la base du premier métatarsien* (Fig. 29, I).

Ses insertions supérieures se font par deux chefs : l'un antérieur, l'autre postérieur, circonscrivant une fente par laquelle passe le nerf sciatique poplité externe. Dans la gouttière du cuboïde son tendon renferme un noyau fibro-cartilagineux et quelquefois un os sésamoïde. Son tendon subit deux réflexions successives : l'une au niveau de la malléole externe, l'autre au niveau du bord externe du cuboïde.

Rapports. — *A la jambe :* Recouvert par l'aponévrose jambière, il recouvre le péroné et le court péronier latéral ; des cloisons aponévrotiques le séparent de l'extenseur commun des orteils en avant, du soléaire et du fléchisscheur propre du gros orteil en arrière. — *Au pied :* Il est appliqué immédiatement contre les os et reçu dans une gouttière complétée par le grand ligament plantaire et recouvert par toute la masse musculaire de la plante du pied. Derrière la malléole son tendon, placé dans la même gaîne que celui du court péronier latéral, est accompagné par une synoviale qui remonte de $0^m,05$ environ au-dessus du sommet de cette malléole, et en bas se bifurque à $0^m,01$ au-dessous de ce sommet pour accompagner isolément les tendons des long et court péroniers latéraux jusqu'au niveau de l'articulation calcanéo-cuboïdienne ; une deuxième gaîne synoviale entoure son tendon dans la région plantaire.

Nerfs. — Il est innervé par des branches du nerf musculo-cutané.

Action. — Il abaisse fortement le bord interne du pied, relève le bord externe, et par suite renverse la plante en dehors et augmente la courbure transversale de la voûte plantaire; en outre, il tourne la pointe en dehors et, une fois cette action produite, peut devenir extenseur du pied sur la jambe.

2° **Court péronier latéral** (Fig. 103, B, 8).

Ce muscle, penniforme, sous-jacent au précédent, s'attache en haut *aux deux tiers inférieurs de la face externe du péroné* (Fig. 27, H) et aux cloisons aponévrotiques intermusculaires; son tendon, qui paraît presque immédiatement sur la face externe du muscle, descend accompagné par les fibres musculaires jusqu'à la malléole externe, se place dans la même gouttière et dans la même gaîne que le long péronier latéral, se réfléchit à angle droit sur cette malléole, se place sur la face externe du calcanéum dans une gaîne spéciale et va s'attacher à *l'apophyse du cinquième métatarsien* (Fig. 28, C). Du bord supérieur de son tendon se détache souvent une expansion fibreuse, qui se rend au tendon du cinquième orteil de l'extenseur commun.

La gaîne ostéo-fibreuse des péroniers, simple en haut, derrière la malléole, se divise à 0ᵐ,01 au-dessous de celle-ci en deux canaux distincts; cette division en deux canaux est due à une cloison fibreuse attachée à une saillie osseuse du calcanéum et formant éperon du côté du canal simple. La disposition de la synoviale a été décrite plus haut.

Nerfs. — Il est innervé par des branches du musculo-cutané.

Action. — Il élève le bord externe du pied, tourne sa pointe en dehors et renverse en dehors la plante du pied. Une fois cette action produite, il peut étendre le pied sur la jambe. En portant le cinquième métatarsien dans l'abduction, il contribue à élargir la plante du pied.

III. MUSCLES DE LA RÉGION POSTÉRIEURE (Fig. 104).

Cette région se compose de deux couches : l'une superficielle, l'autre profonde. La couche superficielle, très-épaisse, formant la saillie du mollet, est constituée par le triceps crural et un petit faisceau accessoire, le plantaire grêle. La couche profonde se compose de quatre muscles : un supérieur, très-court, allant de la jambe au fémur, le poplité; trois inférieurs, allant des os de la jambe au pied ou aux orteils; ce sont, en allant de dedans en dehors, le long fléchisseur commun des orteils, le jambier postérieur et le fléchisseur propre du gros orteil.

1° Triceps sural et plantaire grêle (Fig. 104, A).

Le triceps sural se compose de deux couches musculaires superposées : l'une superficielle, naissant du fémur, constituée par deux muscles, muscles *jumeaux* ou *gastrocnémiens* (γαστὴρ, ventre ; κνήμη, jambe); l'autre profonde, naissant des os de la jambe et formée par un seul muscle, le *soléaire* (*solea*, plante du pied). Ces trois muscles se rendent à un tendon commun très-fort, *tendon d'Achille*, qui va s'attacher au calcanéum.

1° *Jumeaux* (Fig. 104, A, 11). — Ils forment deux ventres musculaires convergeant en bas et soudés entre eux au-dessous du genou par une cloison fibreuse médiane. Le *jumeau interne*, plus volumineux, naît au-dessus du condyle interne du fémur, *de la terminaison de la bifurcation interne de la ligne âpre* (Fig. 26, P), en arrière du tubercule d'insertion du grand adducteur; une bourse séreuse (Fig. 102, 2) facilite son glissement. Le *jumeau externe*, qui s'élève moins haut au-dessus du condyle externe, naît d'*un tubercule surmontant une dépression où s'insère le poplité* (Fig. 16, O); son tendon d'insertion contient quelquefois un os sésamoïde. Les fibres musculaires des deux jumeaux se rendent à la face postérieure d'une aponévrose qu'ils lais-

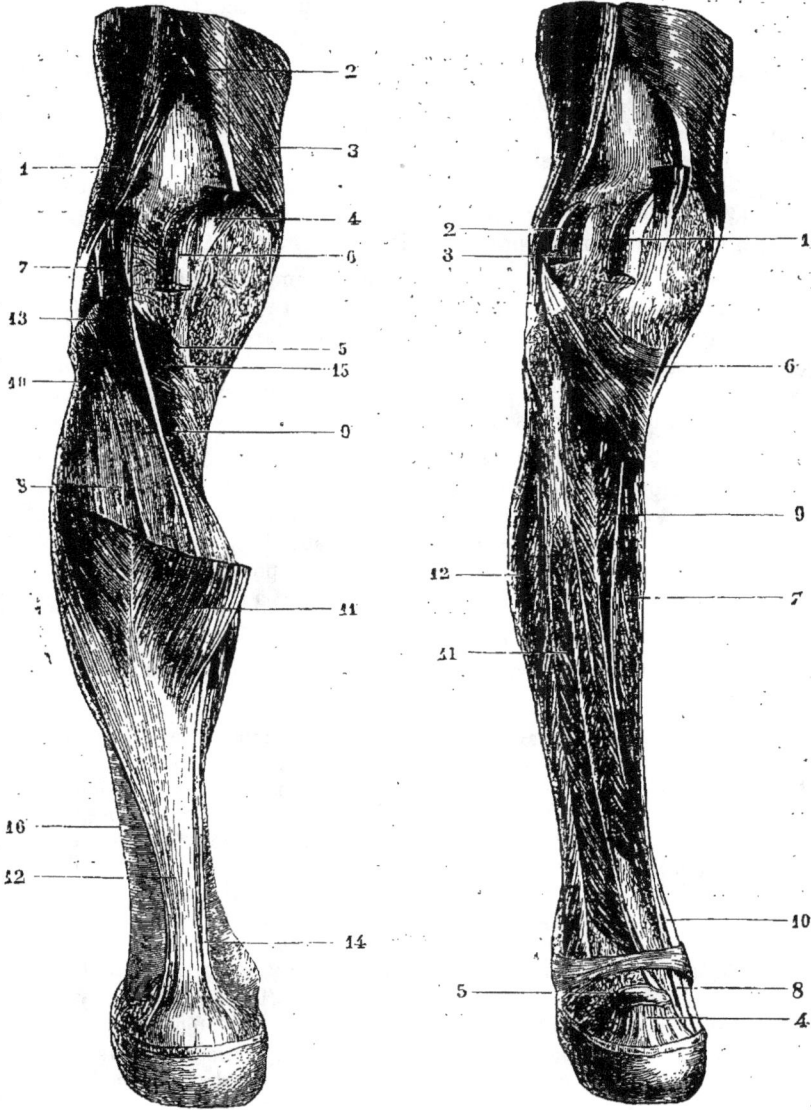

A.GHUQUET.DEL   LEVY.SC

Fig. 104. — *Muscles postérieurs de la jambe* (*).

(*) A. *Couche superficielle* (les jumeaux enlevés). — 1) Biceps fémoral. — 2) Grand adducteur. — 3) Vaste interne. — 4) Tendon du demi-membraneux. — 5) Aponévrose continue à son tendon et recouvrant la partie interne du poplité. — 6) Jumeau interne coupé à son insertion supérieure. — 7) Jumeau externe. — 8) Soléaire. — 9) Arcade du soléaire. — 10) Arcade du nerf poplité externe. — 11) Jumeaux coupés à leur insertion inférieure. — 12) Tendon d'Achille. — 13) Plantaire grêle. — 14) Son tendon. — 15) Poplité. — 16) Feuillet profond de l'aponévrose jambière postérieure.

B. *Couche profonde.* — 1) Jumeau interne. — 2) Jumeau externe. — 3) Plantaire grêle. — 4) Tendon

sent à découvert sur la ligne médiane, en interceptant ainsi une surface nacrée en V à pointe supérieure et à base continue avec l'aponévrose du soléaire.

2° *Soléaire* (Fig. 104, A, 8). — Le soléaire s'attache *à la tête et au tiers supérieur de la face postérieure du péroné, à la ligne oblique du tibia,* au-dessous du poplité, et *au tiers moyen de son bord interne* (Fig. 27, NN′), enfin à une arcade aponévrotique allant du tibia au péroné. De là les fibres musculaires se rendent à une cloison verticale médiane qui sépare le muscle en deux moitiés latérales, et à une aponévrose qui occupe sa face postérieure et va se réunir à celle des jumeaux pour constituer le tendon d'Achille.

3° *Tendon d'Achille* (Fig. 104, A, 12). — Il commence à la face postérieure du muscle vers le tiers moyen de la jambe, mais reçoit encore des fibres charnues par sa face antérieure; il a 0^m,015 de largeur dans sa partie moyenne et s'élargit en bas pour s'insérer à *la moitié inférieure de la face postérieure du calcanéum* (Fig. 28, A). Entre lui et la partie supérieure lisse de cette face est une bourse séreuse (Fig. 103, B, 14).

4° *Plantaire grêle* (Fig. 104, A, 13). — Ce muscle fusiforme, dont le corps charnu n'a pas plus de 0^m,07 à 0^m,08, naît du fémur (Fig. 26, R) *en dedans du jumeau externe,* quelquefois de la capsule fibreuse articulaire, puis donne naissance à un tendon très-grêle, qui se place d'abord entre les jumeaux et le soléaire, puis au côté interne du tendon d'Achille, pour aller s'insérer soit au côté interne de ce tendon, soit au calcanéum, soit à l'aponévrose qui revêt les muscles profonds.

Nerfs. — Ces muscles sont innervés par des branches collatérales du sciatique poplité interne.

Action. — Le triceps sural est extenseur du pied sur la jambe; en même temps il renverse la plante du pied en dedans et tourne sa pointe du côté interne. Il ne produit donc pas l'extension pure, mais l'extension avec adduction. Pour avoir l'extension pure, il faut l'action simultanée du long péronier latéral, qui contre-balance l'adduction par son effet abducteur. Les jumeaux peuvent agir comme fléchisseurs de la jambe sur la cuisse et *vice versa.*

2° **Poplité** (Fig. 104, B, 6).

Ce muscle, aplati, triangulaire, situé dans le creux du jarret, s'insère en haut à *une dépression de la tubérosité externe du fémur* (Fig. 26, 5) au-dessous du jumeau externe; son tendon est caché par le ligament latéral externe du genou et enveloppé par un prolongement de la synoviale articulaire (Fig. 102, 11). De ce tendon partent des fibres musculaires qui vont s'attacher à *la surface triangulaire de la face postérieure du tibia* (Fig. 27, M) *au-dessus de la ligne oblique.* Il est recouvert par une lamelle aponévrotique provenant d'une expansion fibreuse du demi-membraneux, lamelle dont la face profonde donne insertion à ses fibres charnues (Fig. 104, A, 5).

---

d'Achille coupé à son insertion. — 5) Sa bourse séreuse ouverte. — 6) Poplité. — 7) Long fléchisseur commun des orteils. — 8) Son tendon. — 9) Jambier postérieur. — 10) Son tendon. — 11) Fléchisseur propre du gros orteil. — 12) Péroniers latéraux.

Nerfs. — Il est innervé par des branches collatérales du sciatique poplité interne.

Action. — Ce muscle est fléchisseur de la jambe et rotateur du tibia en dedans ; cette dernière action est plus marquée dans la flexion, parce qu'alors il est perpendiculaire à l'axe du tibia. En outre, il est tenseur de la capsule articulaire du genou et sert à fixer solidement le condyle externe pendant la flexion.

3° Long fléchisseur commun des orteils (Fig. 104, B, 7).

Ce muscle, allongé, penniforme, le plus interne des muscles profonds de la jambe, s'attache en haut *à la ligne oblique* et *au tiers moyen de la face postérieure du tibia* (Fig. 27, O). De là ses fibres se rendent sur un tendon, qui apparaît d'abord sur le côté interne et postérieur du muscle. Ce tendon se place dans la gouttière de la malléole interne, dans la même gaîne que le tendon du jambier postérieur, en arrière duquel il est situé et dont il est séparé par une cloison fibreuse ; au-dessous de la malléole interne il change de direction, se porte en avant sous l'astragale et la petite apophyse du calcanéum et, arrivé à la plante du pied (Fig. 106, 2), se dirige obliquement en avant et en dehors, en passant sous le tendon du long fléchisseur du gros orteil, auquel il envoie une expansion fibreuse (Fig. 106, 4). Enfin, après avoir reçu par son côté externe l'accessoire du long fléchisseur, il se divise en quatre tendons pour les quatre derniers orteils ; ces tendons se comportent avec ceux du court fléchisseur commun comme à la main ceux du fléchisseur profond avec ceux du fléchisseur superficiel, c'est-à-dire qu'ils les perforent pour aller s'attacher *à la base des phalanges unguéales* (Fig. 29, K).

Derrière la malléole le tendon est enveloppé par une gaîne synoviale, qui commence au-dessus de la malléole et va jusqu'au scaphoïde. Une autre bourse séreuse existe pour chacun des doigts dans la gaîne occupée par les tendons secondaires et s'étend du tiers antérieur des métatarsiens à l'extrémité antérieure de la deuxième phalange.

Ce muscle est recouvert au pied par le court fléchisseur commun et l'abducteur du gros orteil.

Nerfs. — Il est innervé par des branches du tibial postérieur.

Action. — Il est fléchisseur des troisièmes phalanges, et pendant la marche et la station presse ces phalanges et la pulpe des orteils contre le sol ; il renforce en même temps la voûte du pied dans le sens longitudinal. Enfin il peut devenir, cette action épuisée, extenseur du pied sur la jambe.

4° Jambier ou tibial postérieur (Fig. 104, B, 9).

Ce muscle, épais, penniforme, s'attache *à la ligne oblique du tibia* et *à la partie la plus externe de la face postérieure de cet os*, *à la partie de la face interne du péroné située en arrière du ligament interosseux* (Fig. 27, Q) et à ce ligament interosseux. Ses insertions péronières et tibiales sont séparées pour le passage de l'artère tibiale antérieure. Une aponévrose verticale, placée de champ dans l'épaisseur du muscle, reçoit les fibres charnues par ses deux faces latérales et apparaît à la face postérieure et au bord interne du muscle ; elle forme ainsi un tendon qui se place derrière la malléole interne, en avant du tendon du long fléchisseur commun, dont il est séparé par une cloison fibreuse, se réfléchit sous cette malléole et va s'attacher à l'*apophyse du sca-phoïde* (Fig. 29, E), en envoyant une expansion très-forte au premier cunéi-forme. Il envoie des expansions fibreuses accessoires au troisième cunéiforme et aux deuxième et quatrième métatarsiens.

A partir du moment où son tendon s'engage derrière la malléole interne, il est contenu dans une gaîne fibreuse et enveloppé d'une bourse séreuse, qui commence à 0^m,05 au-dessus de la malléole interne et le laisse d'abord tout à fait libre dans sa gaîne ; à la plante du pied, au contraire, il est soudé par sa face plantaire aux parois de la gaîne qui le contient ; la séreuse ne tapisse que sa partie supérieure et se prolonge en forme de cul-de-sac entre lui et le ligament calcanéo-scaphoïdien inférieur sous lequel il est situé ; à ce niveau il présente un noyau fibro-cartilagineux et quelquefois un os sé-samoïde.

Nerfs. — Il est innervé par des branches du tibial postérieur.

Action. — Il est extenseur et adducteur du pied. Il élève son bord interne, tourne sa pointe en dedans et excave sa voûte plantaire. Par sa situation sous le ligament calcanéo-scaphoïdien inférieur, il supporte la tête de l'astragale et l'empêche de s'enfoncer dans sa cavité de réception calcanéo-scaphoïdienne.

5° Long fléchisseur propre du gros orteil (Fig. 104, B, 11).

Ce muscle, très-volumineux, prismatique, s'attache en haut *aux deux tiers inférieurs de la face postérieure du péroné* (Fig. 27, P) et à des cloisons aponé-vrotiques, qui le séparent en dedans du jambier postérieur, en dehors des péroniers latéraux. De là les fibres se jettent sur un tendon, qui paraît pres-que immédiatement à la face postérieure et au bord interne du muscle et n'est abandonné que tout à fait en bas par les fibres musculaires. Une fois libre, ce tendon se place dans une gouttière oblique creusée sur le tibia, puis sur l'astragale et se réfléchit en avant dans la gouttière calcanéenne ; arrivé à la plante du pied, il croise le tendon du long fléchisseur commun en pas-sant au-dessus de lui (Fig. 106, 3), en reçoit une expansion fibreuse, se place dans une gouttière formée par les deux parties du court fléchisseur du gros orteil et va s'attacher à l'extrémité postérieure de la *phalange unguéale* (Fig. 29, J).

Une bourse séreuse accompagne son tendon ; elle commence au niveau de l'interligne articulaire tibio-tarsien, pour se terminer à la plante du pied avant l'entre-croisement de son tendon avec celui du long fléchisseur com-mun. Une autre bourse séreuse accompagne son tendon dans la gaîne plan-taire du gros orteil.

Nerfs. — Il est innervé par des branches du nerf tibial postérieur.

Action. — Il est fléchisseur du gros orteil et extenseur du pied.

ARTICLE IV. — MUSCLES DU PIED.

Préparation. — Pour les muscles de la plante du pied faire une incision cutanée partant du calcanéum et venant aboutir à la racine du gros orteil en longeant le bord externe du pied et la racine des orteils. Pour mettre à nu les muscles profonds, on peut couper par le milieu les muscles superficiels, mais il vaut mieux détacher par un trait de scie la partie inférieure du calcanéum à laquelle s'insèrent ces muscles superficiels ; on peut ainsi, quand on le veut, rétablir les rapports normaux. Il n'y a qu'un seul muscle au dos du pied, le pédieux, et sa préparation ne présente aucune difficulté.

Ces muscles se divisent en muscles du dos du pied, muscles de la région plantaire et muscles interosseux.

§ I. — Région dorsale du pied.

Pédieux (Fig. 103, B, 15).

Ce muscle s'étend du calcanéum aux quatre premiers orteils. Il s'attache en arrière à *la partie antérieure et externe de la face supérieure du calcanéum* (Fig. 28, B) par des aponévroses divisant le muscle en plusieurs faisceaux, dont l'interne, quelquefois bien distinct, a été décrit à part sous le nom de *court extenseur du gros orteil*. Ces faisceaux charnus, au nombre de quatre, donnent chacun naissance à un petit tendon qui, pour le premier faisceau, va s'attacher à la première phalange du gros orteil (Fig. 28, B), et pour les trois autres au bord externe des tendons de l'extenseur commun. Le tendon du cinquième orteil en est dépourvu.

Recouvert par les tendons des extenseurs, il recouvre les interosseux ; son bord interne est longé par l'artère pédieuse qu'il recouvre.

Nerfs. — Il est innervé par des branches du nerf tibial antérieur.

Action. — Il redresse l'action oblique de l'extenseur commun des orteils. Son faisceau interne étend la première phalange du gros orteil.

§ II. — Région plantaire du pied.

Les muscles plantaires, tous sous-aponévrotiques, se divisent en trois groupes : muscles de la région plantaire moyenne, muscles de la région plantaire interne ou du gros orteil, et muscles de la région plantaire externe, ou du petit orteil.

I. MUSCLES DE LA RÉGION PLANTAIRE MOYENNE.

Ce sont le court fléchisseur commun des orteils, l'accessoire du long fléchisseur et les lombricaux.

1° Court fléchisseur commun des orteils (Fig. 105, 1).

Ce muscle s'attache en arrière à *la tubérosité interne et inférieure du calcanéum, à l'échancrure qui sépare les deux tubérosités* (Fig. 29, B), et à la face supérieure de l'aponévrose plantaire moyenne ; après un certain trajet, il se divise en quatre faisceaux, auxquels font suite quatre tendons, qui se placent sous les tendons du long fléchisseur commun des orteils et se comportent avec eux comme les tendons du fléchisseur superficiel des doigts avec ceux du fléchisseur profond, c'est-à-dire qu'ils se bifurquent en se laissant perforer par les tendons du long fléchisseur commun, et vont s'attacher par deux languettes *aux bords des deuxièmes phalanges* (Fig. 19, B').

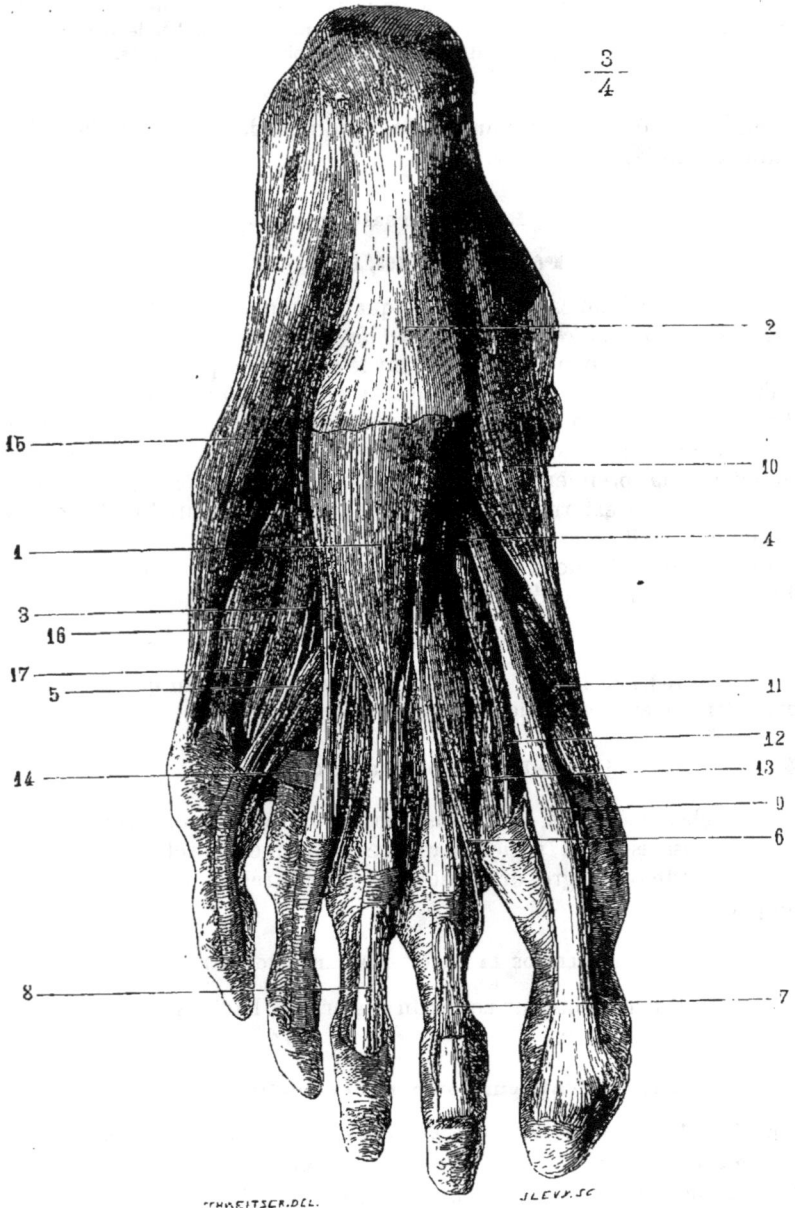

Fig. 105. — *Muscles de la région plantaire ; couche superficielle* (*).

(*) 1) Court fléchisseur commun des orteils. — 2) Aponévrose plantaire. — 3) Tendon du court fléchisseur allant au.cinquième orteil. — 4) Tendon du long fléchisseur commun. — 5) Tendon du long fléchisseur commun allant au cinquième orteil. — 6) Premier lombrical. — 7) Gaine du deuxième orteil ouverte ; le tendon du long fléchisseur est enlevé en partie. — 8) Gaine du troisième orteil ouverte ; les tendons sont conservés dans leur gaine. — 9) Tendon du long fléchisseur propre du gros orteil. — 10) Court abducteur du gros orteil.

Recouvert par l'aponévrose plantaire moyenne, ce muscle recouvre le long fléchisseur commun et son accessoire, ainsi que les lombricaux.

Nerfs. — Il est innervé par une branche du nerf plantaire interne.

Action. — Il fléchit les deuxièmes phalanges des quatre derniers orteils et maintient efficacement la voûte du pied dans le sens longitudinal.

2° Accessoire du long fléchisseur (Fig. 106, 1).

Ce muscle, quadrilatère (*caro quadrata*), aplati, s'attache en arrière par des fibres musculaires *à la partie inférieure de la gouttière interne du calcaneum et de la partie interne de sa face inférieure* (Fig. 29, D) et par un tendon mince *à la partie postérieure et externe de cette face* (Fig. 29, D'). En avant ses fibres se jettent, les internes sur la face inférieure, les externes sur le bord externe du tendon du fléchisseur commun. Il recouvre le calcanéum et le ligament calcanéo-cuboïdien inférieur.

Nerfs. — Il est innervé par une branche du nerf plantaire externe.

Action. — Il redresse l'action du long fléchisseur commun.

3° Lombricaux (Fig. 106, 5).

Ces muscles, tout à fait analogues aux lombricaux de la main, sont au nombre de quatre : le premier (en commençant par le bord interne du pied) s'attache au côté interne du tendon du fléchisseur commun qui se rend au deuxième orteil, les trois autres à l'angle rentrant des autres tendons. Ils s'attachent tous en avant, en partie au côté interne de la face dorsale de la première phalange, en partie aux tendons des extenseurs.

Nerfs. — Le premier et le deuxième lombrical sont innervés par les branches collatérales du nerf plantaire interne, les troisième et quatrième par la branche profonde du nerf plantaire externe.

Action. — Leur action est la même que celle des lombricaux de la main.

II. MUSCLES DE LA RÉGION PLANTAIRE INTERNE.

Ces muscles sont : le court abducteur du gros orteil, le court fléchisseur et le court adducteur.

1° Court abducteur du gros orteil (Fig. 105, 10) (¹).

Ce muscle s'attache *à la tubérosité interne du calcanéum* (Fig. 29, A), au

---

(¹) On le décrit souvent sous le nom de court adducteur ; on considère alors son action par rapport à l'axe médian du corps ; mais il vaut mieux, comme à la main, prendre comme axe des mouvements l'axe même du pied ; à ce point de vue ce muscle est abducteur. Cette dénomination a l'avantage de rappeler celle des muscles homologues de l'éminence thénar. Il en est de même du court adducteur du gros orteil, que quelques auteurs décrivent sous le nom de court abducteur.

— 11) Partie interne du court fléchisseur du gros orteil. — 12) Sa partie externe. — 13) Adducteur oblique. — 14) Adducteur transverse. — 15) Court abducteur du cinquième orteil. — 16) Court fléchisseur. — 17) Troisième interrosseux plantaire.

ligament annulaire interne, à l'aponevrose plantaire interne et à une aponévrose qui recouvre sa face profonde. De là ses fibres se rendent sur un tendon qui s'attache à l'os sésamoïde interne et *à la partie interne de la base de la
première phalange* (Fig. 29, A′).

Nerfs. — Il est innervé par une branche du nerf plantaire interne.

Action. — Il est abducteur du gros orteil par rapport à l'axe du pied, et en même
temps fléchisseur de la première phalange du gros orteil et extenseur de la
deuxième. En outre, il raccourcit en l'excavant le bord interne du pied.

2° **Court fléchisseur du gros orteil** (Fig. 107, 3 et 4).

Ce muscle, bifide antérieurement, s'attache en arrière au *troisième cunéiforme* et à une expansion du tendon du jambier postérieur. Il se bifurque
bientôt et se divise en deux ventres, qui interceptent une gouttière où se
loge le tendon du long fléchisseur propre du gros orteil. Le *ventre interne*
(Fig. 106, 6) va s'attacher à *l'os sésamoïde interne* avec le court abducteur, le *ventre externe* (Fig. 106, 3) à l'*os sésamoïde externe* avec l'adducteur
oblique.

Nerfs. — Il est innervé par une branche du nerf plantaire interne.

Action. — Il est fléchisseur de la première phalange du gros orteil.

3° **Court adducteur du gros orteil** (Fig. 107, 1, 2).

Ce muscle se compose de deux faisceaux ayant une insertion phalangienne
commune à l'os sésamoïde externe, et deux insertions fixes distinctes, décrites souvent comme deux muscles différents, sous les noms d'*adducteur
oblique* et d'*adducteur transverse*.

L'*adducteur oblique* (Fig. 107, 1) naît du *bord inférieur du troisième cunéiforme, de la partie antérieure et interne du cuboïde et de la base des troisième et
quatrième métatarsiens* (Fig. 29, H); il forme un faisceau épais, qui se réunit
au faisceau externe du court fléchisseur.

L'*adducteur transverse* (Fig. 107, 2) naît des *ligaments glénoïdiens des trois
dernières articulations métatarso-phalangiennes* par trois petits faisceaux tendus transversalement au dessous de ces articulations, faisceaux qui vont se
réunir à l'adducteur oblique et s'insérer à l'*os sésamoïde externe*.

Nerfs. — Il est innervé par la branche profonde du plantaire externe.

Action. — Il est adducteur du gros orteil. L'adducteur oblique peut aider
l'action du court fléchisseur. L'adducteur transverse contribue à maintenir la
voûte du pied dans le sens transversal et à empêcher l'écartement des têtes des
métatarsiens.

III. MUSCLES DE LA RÉGION PLANTAIRE EXTERNE.

Ces muscles sont au nombre de trois : le court abducteur du petit orteil,
le court fléchisseur et l'opposant.

1° **Court abducteur du petit orteil** (Fig. 105, 5).

Ce muscle naît de *la tubérosité externe du calcanéum* (Fig. 29, C) au-dessus

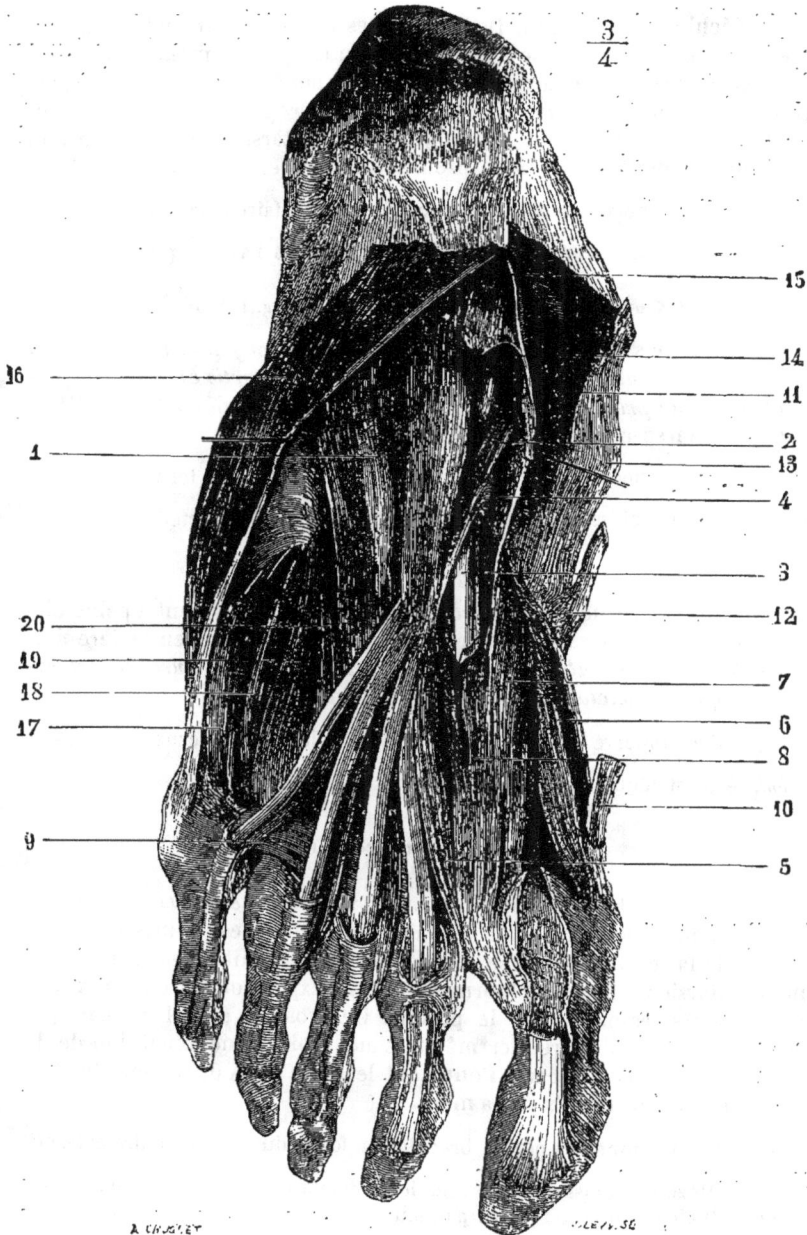

Fig. 106. — *Muscles de la région plantaire ; couche moyenne* (*).

(*) 1) Accessoire du long fléchisseur commun des orteils. — 2) Tendon du long fléchisseur commun des orteils. — 3) Tendon du fléchisseur propre du gros orteil. — 4) Expansion fibreuse qui réunit les deux tendons. — 5. Premier lombrical. — 6) Faisceau interne du court fléchisseur du gros orteil. — 7) Faisceau externe du court fléchisseur du gros orteil. — 8) Adducteur oblique du gros orteil. — 9) Adducteur transverse. — 10) Tendon du court abducteur du gros orteil. — 11) Partie postérieure de ce muscle, coupée. — 12) Insertion du

du court fléchisseur commun. De là ses fibres se portent sur un tendon, qui envoie une expansion fibreuse à l'apophyse du cinquième métatarsien, sont renforcées par des fibres charnues venant de l'aponévrose plantaire externe et vont s'attacher à *la partie externe de la première phalange du petit orteil* (Fig. 29, C'). De l'expansion du cinquième métatarsien part un cordon fibreux, qui se rend à la base de la première phalange.

Nerfs. — Il est innervé par une branche du nerf plantaire externe.

Action. — Il est abducteur du petit orteil par rapport à l'axe du pied.

2° Court fléchisseur du petit orteil (Fig. 107, 5).

Ce petit muscle s'attache en arrière à *la gaîne du long péronier latéral et à l'apophyse du cinquième métatarsien*, en avant à *la partie externe de la première phalange du premier orteil* ou même au ligament glénoïdien de l'articulation métatarso-phalangienne.

Nerfs. — Il est innervé par une branche du nerf plantaire externe.

Action. — Il est fléchisseur de la première phalange du petit orteil.

3° Opposant du petit orteil.

Ce petit muscle, situé sous le précédent, dont il est souvent à peine distinct et avec lequel il est ordinairement décrit, s'attache en arrière à *la gaîne du long péronier latéral*, et en avant à *la moitié antérieure du bord externe du cinquième métatarsien* jusqu'à la tête de l'os.

Nerfs. — Il est innervé par une branche du nerf plantaire externe.

Action. — Il est adducteur du petit orteil.

§ III. Muscles interosseux.

Ces muscles sont divisés en *interosseux dorsaux* et *interosseux plantaires* ; ils ont la même disposition qu'à la main, sauf pour les points suivants : 1° au lieu de faire passer l'axe par le troisième, on le fait passer par le deuxième métatarsien ; 2° ils ne fournissent pas d'expansion fibreuse aux tendons extenseurs des orteils ; 3° le premier interosseux dorsal ne naît pas par son chef interne du premier métatarsien, mais d'une expansion de la gaîne du long péronier latéral. Pour tout le reste on peut se reporter à la description des interosseux de la main.

Nerfs. — Ils sont innervés par la branche profonde du nerf plantaire externe.

Action. — Ils sont fléchisseurs des premières phalanges. Les interosseux dorsaux sont abducteurs, les interosseux palmaires adducteurs, par rapport à l'axe du pied.

tendon du jambier antérieur. — 13) Insertion du tendon du jambier postérieur. — 14) Aponévrose plantaire moyenne incisée et rejetée en dedans. — 15) Ligament annulaire du tarse. — 16) Court abducteur du petit orteil. — 17) Court fléchisseur du petit orteil. — 18) Troisième interosseux plantaire. — 19) Quatrième interosseux dorsal. — 20) Deuxième interosseux plantaire.

$\frac{3}{4}$

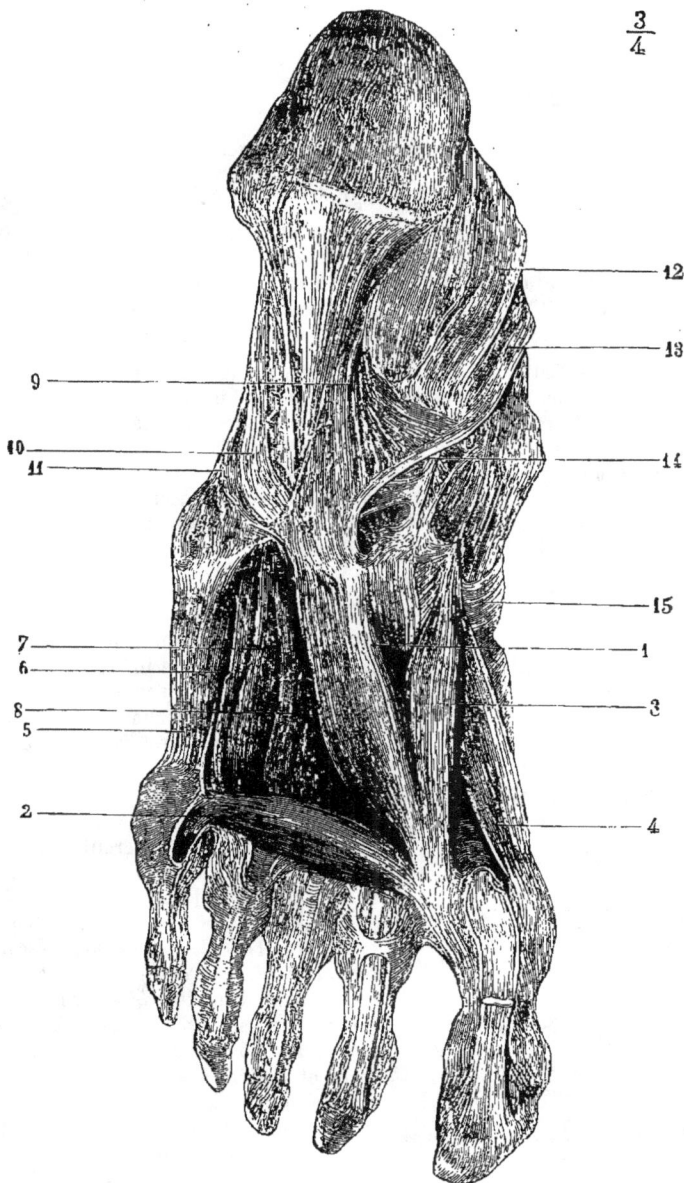

Fig. 107. — *Muscles de la région plantaire ; couche profonde* (*).

(*) 1) Adducteur oblique. — 2) Adducteur transverse. — 3) Court fléchisseur du gros orteil ; son faisceau externe. — 4) Son faisceau interne. — 5) Court fléchisseur du petit orteil. — 6) Troisième interrosseux plantaire. — 7) Quatrième interrosseux dorsal. — 8) Deuxième interrosseux plantaire. — 9) Grand ligament calcanéo-cuboïdien plantaire. — 10) Gaîne du long péronier latéral. — 11) Gaîne du court péronier latéral. — 12) Gaîne ouverte du long fléchisseur propre du gros orteil. — 13) Gaîne ouverte du long fléchisseur commun des orteils. — 14) Partie de cette gaîne sur laquelle vient s'épanouir le faisceau interne du grand ligament plantaire. — 15) Tendon du jambier antérieur.

Aponévroses du membre inférieur.

Ces aponévroses se divisent, d'après les régions, en aponévroses de la hanche, de la cuisse, de la jambe et du pied.

A. APONÉVROSES DE LA HANCHE.

En arrière on trouve l'aponévrose fessière, en avant le *fascia iliaca*.

1° *Aponévrose fessière*. — Les muscles grand et moyen fessier sont recouverts par une aponévrose qui s'insère à la crête sacrée et à la lèvre externe de la crête iliaque ; très-adhérente au grand fessier, elle envoie entre ses faisceaux des cloisons fibreuses et fournit une lamelle mince séparant le grand du moyen fessier : en bas elle se perd au-dessous du grand fessier dans une lamelle celluleuse mince.

2° *Fascia iliaca*. — Cette aponévrose, qui recouvre le psoas et iliaque, s'attache en dedans et de haut en bas le long du bord interne du psoas, aux corps des vertèbres lombaires, au détroit supérieur et à l'éminence iléo-pectinée ; en dehors elle s'insère aux apophyses transverses lombaires et à la lèvre interne de la crête iliaque. Au niveau de l'arcade crurale, elle s'unit à sa moitié externe, puis au-dessous d'elle s'enfonce avec le psoas, qu'elle suit jusqu'à son insertion, et se continue en dehors avec l'aponévrose qui revêt le triceps crural. Le petit psoas s'y termine en partie et représente le muscle tenseur de cette aponévrose.

B. APONÉVROSES DE LA CUISSE (Fig. 108).

L'aponévrose de la cuisse (*fascia lata*), très-forte, résistante, plus épaisse en dehors qu'en dedans, s'insère en haut à l'ischion, à la branche inférieure du pubis, au pubis, à l'arcade crurale ; à l'épine iliaque antérieure et supérieure, à la crête iliaque, au grand trochanter, et se continue avec l'aponévrose fessière et le *fascia iliaca*. La partie qui naît de la crête iliaque forme une bandelette épaisse de $0^m,06$ à $0^m,08$ de large (*ligament ilio-tibial*), qu'on peut suivre jusqu'au tubercule du condyle externe du tibia. En bas elle se continue avec l'aponévrose jambière.

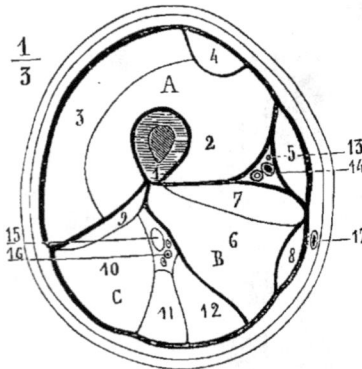

Fig. 108. — *Aponévrose crurale. Coupe de la cuisse à la partie moyenne.*

De sa face profonde partent deux cloisons intermusculaires, *cloisons intermusculaires interne et externe*, allant à la ligne âpre et constituant deux loges, qui contiennent, l'une, les muscles de la région antérieure (A), l'autre, les muscles des régions interne et postérieure (B, C) ; une troisième cloison, moins forte, isole ces deux derniers groupes de muscles. Quelques muscles ont des gaines propres, quelquefois très-fortes ; tels sont à la région antérieure le tenseur du *fascia lata*, le couturier, le droit antérieur, à la région interne, le droit interne.

(*) A. *Loge aponévrotique antérieure*. — 1) Fémur. — 2) Vaste interne. — 3) Vaste externe. — 4) Droit antérieur. — 5) Couturier.

B. *Loge postérieure interne*. — 6) Grand adducteur. — 7) Moyen adducteur. — 8) Droit interne.

C. *Loge postérieure externe*. — 9) Courte portion du biceps. — 10) Longue portion du biceps. — 11) Demi-tendineux. — 12) Demi-membraneux. — 13) Nerf saphène interne. — 14) Artère fémorale. — 15) Grand nerf sciatique — 16) Branche de l'artère fémorale profonde avec ses veines. — 17) Veine saphène interne.

Canal crural (¹). — Pour pénétrer du bassin dans la cuisse, les vaisseaux fémoraux passent sous l'arcade crurale et traversent un orifice triangulaire (Fig. 69, B, 5), *anneau fémoro vasculaire*; cet anneau, désigné par quelques auteurs sous le nom d'*anneau crural*, est triangulaire et a environ $0^m,045$ de longueur; son bord antérieur est formé par l'arcade crurale, son bord externe par le *fascia iliaca* (3), son bord interne par la branche supérieure du pubis; l'angle postérieur très-obtus correspond à l'éminence iléo-pectinée, l'angle externe tranchant à la réunion de l'arcade crurale et du *fascia iliaca*, l'angle interne mousse, arrondi, au bord concave libre du ligament de Gimbernat (2). Le plan de cet anneau dans la station droite est à peu près horizontal.

Les vaisseaux fémoraux, depuis l'anneau fémoro-vasculaire jusqu'à l'anneau du grand adducteur qu'ils traversent pour pénétrer dans le creux poplité, sont contenus dans une gaîne aponévrotique accolée étroitement aux vaisseaux dans ses trois quarts inférieurs, évasée au contraire et s'en écartant en dedans dans son quart supérieur, de façon à donner à cette gaîne la forme d'un entonnoir, dont la partie évasée serait constituée par le quart supérieur, et le goulot par les trois quarts inférieurs de la gaîne. L'endroit où la partie évasée se continue avec le goulot correspond à l'embouchure de la veine saphène interne dans la veine fémorale.

1° *Dans ses trois quarts inférieurs*, la gaîne aponévrotique des vaisseaux est à peu près triangulaire; sa paroi postérieure est formée par l'aponévrose des adducteurs; la paroi antérieure par un feuillet profond du *fascia lata*, qui passe en arrière du couturier et constitue le feuillet postérieur de la gaîne de ce muscle; sa paroi externe repond aux insertions du vaste interne.

2° *Dans son quart supérieur*, la gaîne aponévrotique des vaisseaux s'évase surtout du côté interne pour aller s'insérer au pourtour de l'anneau fémoro-vasculaire; elle est triangulaire et présente trois parois : une paroi postérieure et externe formée par le *fascia iliaca*, une paroi postérieure et interne formée par l'aponévrose qui recouvre le pectiné; ces deux aponévroses, par leur réunion, constituent une gouttière, dont l'angle adhère dans l'intervalle des deux muscles à l'éminence iléo-pectinée et à la capsule coxo-fémorale. La paroi antérieure est tendue comme un pont fibreux de l'une à l'autre et n'est autre chose que le feuillet superficiel de l'aponévrose fémorale; elle adhère en haut à l'arcade crurale; cette paroi antérieure circonscrit avec les deux parois postérieures deux angles internes et externes aigus. Les vaisseaux fémoraux occupent les deux tiers externes de ce canal triangulaire, l'artère (Fig. 69, B, 8) en dehors, la veine en dedans (7); l'espace qui reste entre la veine et l'angle interne du canal contient des ganglions lymphatiques et du tissu cellulaire et constitue l'*entonnoir* ou *canal crural*. L'ouverture supérieure de cet entonnoir ou *anneau crural* (Fig. 67, B, 9) est formée par la partie interne de l'anneau fémoro-vasculaire; il a pour limites : en avant l'arcade crurale, en arrière la crête pectinéale et la partie supérieure de l'aponévrose du pectiné, en dedans le bord concave du ligament de Gimbernat, en dehors la veine fémorale. C'est par cet anneau que s'engage l'intestin dans la hernie crurale. Sur cette ouverture est tendue une lamelle celluleuse, *septum crural* ou *de Cloquet*. En bas, ce canal crural se termine en cul-de-sac au niveau de l'embouchure de la saphène; sa longueur totale est d'environ $0^m,04$.

Le feuillet superficiel du *fascia lata*, qui forme la paroi antérieure du canal fémoro-vasculaire, se comporte différemment au niveau des vaisseaux et au niveau du canal crural. Au niveau des vaisseaux il est épais, résistant; au niveau du canal crural, au contraire, il est mince et criblé de pertuis, qui laissent passer des lymphatiques et lui ont fait donner le nom de *fascia cribriformis* (Fig. 67, 2). Si par

(¹) Deville, *Des hernies crurales,* in-8°. Paris, 1853.

la dissection on enlève ce *fascia cribriformis*, il ne reste plus que la partie épaissie de l'aponévrose sous la forme d'un repli, *repli falciforme*, à bord interne tranchant et concave et dont la corne inférieure passe sous l'embouchure de la saphène, tandis que la corne supérieure se porte en haut et en dedans, et va s'attacher à l'arcade crurale près du ligament de Gimbernat. On a alors en dedans de la veine fémorale une excavation, *fosse ovale*, nettement limitée en dehors et en bas, et qui en dedans se perd insensiblement dans la courbure de la cuisse. Le *fascia cribriformis*, qui recouvre cette fosse ovale, se continue en haut et en dehors avec le *fascia lata* et le bord tranchant du ligament falciforme; mais en bas et en dedans il se continue avec le tissu cellulaire sous-cutané et ne contracte pas d'adhérences avec l'aponévrose crurale. Ces connexions expliquent comment, suivant les auteurs, on a pu rattacher le *fascia cribriformis* tantôt à l'aponévrose fémorale, tantôt au *fascia superficialis*.

Dans le canal fémoro-vasculaire les vaisseaux sont entourés d'une gaine fibreuse propre, *gaine des vaisseaux*, qui se moule sur les parois du canal et s'évase comme lui à la partie supérieure en s'écartant de la veine. Cette gaine fibreuse s'attache en haut à la crête pectinéale et au bord concave du ligament de Gimbernat, avec lequel elle se continue; en arrière de l'arcade crurale elle se continue avec le *fascia transversalis*.

C. APONÉVROSE DE LA JAMBE (Fig. 109).

Cette aponévrose se continue en haut avec l'aponévrose fémorale et reçoit des expansions fibreuses du biceps du couturier, du droit interne, du demi-tendineux et du demi-membraneux; elle présente, en outre, des fibres propres venant, en haut, de la tête du péroné et de la tubérosité antérieure du tibia, et, dans toute l'étendue de la jambe, de la crête du tibia. En bas elle se continue avec les ligaments annulaires de la région tibio-tarsienne.

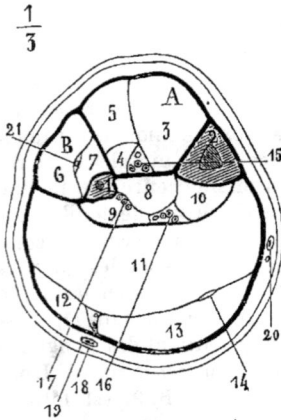

Fig. 109. — *Aponévrose jambière. Coupe de la jambe à la partie moyenne* (*).

Par sa face profonde elle adhère dans toute son étendue à la face interne du tibia et s'y confond avec le périoste; de cette face profonde partent deux cloisons intermusculaires: l'une antérieure, allant au bord antérieur du péroné et séparant l'extenseur commun des doigts des péroniers latéraux; l'autre postérieure, allant à son bord externe et séparant ces derniers muscles des muscles postérieurs. Elle circonscrit ainsi trois gaines: 1° une antérieure (A) pour les muscles extenseurs, qui prennent en haut des insertions à la face profonde de l'aponévrose; 2° une externe (B) pour les péroniers latéraux, gaine qui se dévie comme eux pour se placer derrière la malléole externe; 3° une postérieure (C) pour les muscles postérieurs, gaine divisée elle-

(*) A. *Loge aponévrotique antérieure.* — 1) Péroné. — 2) Tibia. — 3) Jambier antérieur. — 4) Extenseur propre du gros orteil. — 5) Extenseur commun des orteils. — B. *Loge aponévrotique externe.* — 6) Long péronier latéral. — 7) Court péronier latéral. — C. *Loge postérieure.* — 8) Tibial postérieur. — 9) Fléchisseur propre du gros orteil. — 10) Fléchisseur commun des orteils. — 11) Soléaire. — 12) Jumeau externe. — 13) Jumeau interne. — 14) Tendon du plantaire grêle. — 15) Vaisseaux et nerfs tibiaux antérieurs. 16) — Vaisseaux et nerfs tibiaux postérieurs. 17) Vaisseaux péroniers. — 18) Nerf saphène externe. — 19) Veine saphène externe. — 20) Veine saphène interne. — 21) Nerf musculo-cutané.

même en deux loges secondaires par une lamelle qui sépare le triceps sural des muscles profonds. Ce feuillet profond, au niveau du tendon d'Achille, constitue avec le feuillet surperficiel une gaîne pour ce tendon ; sur ses bords ces deux feuillets se soudent et sont fortement tendus.

En se prolongeant de la jambe sur le pied, l'aponévrose jambière s'épaissit et forme trois ligaments : ligaments annulaires antérieur, interne et externe.

1° *Ligament annulaire antérieur* (Fig. 103, A, 12). — A la partie inférieure de la jambe l'aponévrose présente des fibres de renforcement transversales ; mais le véritable ligament annulaire antérieur est formé par des fibres obliques en bas et en dehors, allant de la malléole interne à la partie antérieure et externe du calcanéum, et tendues en écharpe sur le cou-de-pied. Ce ligament renforcé par des fibres de sens contraire, se jetant sur son bord inférieur (*ligament croisé*), détermine la formation de trois gaines : une interne pour le jambier antérieur, une moyenne pour le long extenseur du gros orteil et les vaisseaux et nerfs tibiaux antérieurs, une externe pour l'extenseur commun et le péronier antérieur.

2° *Ligament annulaire interne.* — Il naît de la malléole interne et se porte en rayonnant vers l'apophyse du scaphoïde et le côté interne du calcanéum, où il s'unit étroitement aux insertions du court abducteur du gros orteil (Fig. 106, 13). De sa face profonde partent deux cloisons formant trois loges, destinées d'avant en arrière aux tendons du jambier postérieur, du long fléchisseur commun et du long fléchisseur propre du gros orteil. Entre ces deux derniers muscles ses fibres superficielles s'écartent des fibres profondes et forment une quatrième gaîne pour le nerf et les vaisseaux tibiaux postérieurs.

3° *Ligament annulaire externe* (Fig. 103, B, 11). — Il va de la malléole externe au bord externe du calcanéum et au bord externe du pied, où il contracte des adhérences avec le court abducteur du petit orteil. Il constitue deux gaines pour les péroniers latéraux.

D. APONÉVROSES DU PIED.

a. *Aponévroses dorsales du pied.*

On trouve d'abord : 1° une aponévrose superficielle, mince, continue en haut avec le ligament annulaire antérieur, sur les côtés avec l'aponévrose plantaire ; ensuite 2° une deuxième aponévrose recouvrant le pédieux et le séparant des tendons extenseurs ; enfin 3° au-dessous de ce muscle l'aponévrose interosseuse dorsale, tendue entre les métatarsiens.

b. *Aponévrose plantaire* (Fig. 110).

Elle comprend une aponévrose moyenne et des aponévroses latérales.

1° *Aponévrose plantaire moyenne.* — Composée surtout de fibres longitudinales, elle est soudée en arrière au court fléchisseur commun des orteils. En arrière elle s'insère aux tubercules du calcanéum ; en avant elle se divise en quatre lamelles, qui se dirigent vers les quatre derniers orteils et se comportent comme pour l'aponévrose palmaire. Sur les côtés elle se continue en partie avec les aponévroses latérales, tandis qu'une portion se recourbe profondément et va s'attacher en dedans au ligament calcanéo-cuboïdien, en dehors au cinquième métatarsien.

2° *Aponévrose plantaire interne.* — Assez mince, elle se continue en arrière avec le ligament annulaire interne, et en dedans s'attache au bord interne du tarse et au tendon du jambier postérieur, en se continuant aussi en partie avec l'aponé=

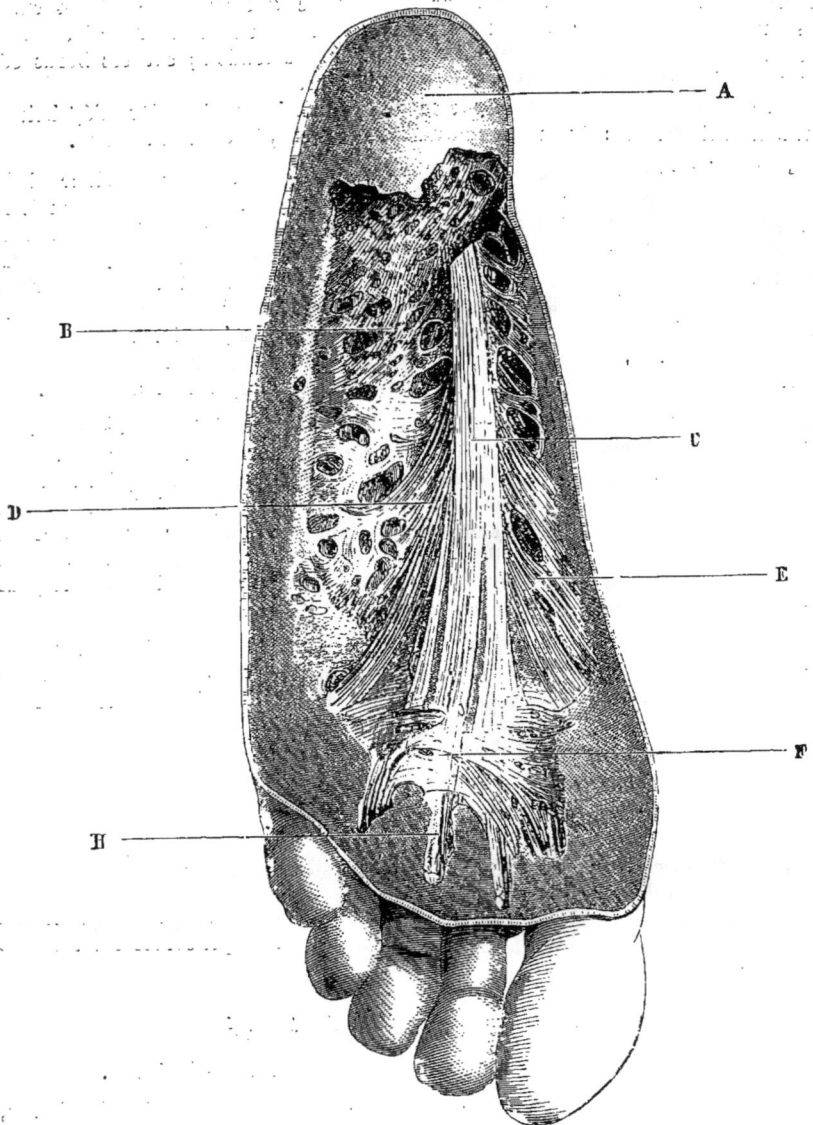

Fig. 110. — *Aponévrose plantaire superficielle* (*).

(*) A) Tissu cellulaire sous-cutané du talon ; — B) Partie interne de l'aponévrose plantaire ; — C) Fibres longitudinales médianes ; — D) Fibres se rendant dans la partie profonde du derme ; — E) Fibres digitales ; — F) Fibres transversales. (V. Anger, *Anatomie chirurgicale*, p. 1029.)

vrose dorsale superficielle ; en dehors elle s'attache au ligament calcanéo-cuboïdien.

3° *Aponévrose plantaire externe.* — Plus forte, elle présente en dehors une bandelette fibreuse très-épaisse, large de plus de $0^m,01$, recouvrant le court abducteur du petit orteil et allant se fixer à l'apophyse du cinquième métatarsien (*ligament calcanéo-métatarsien*).

Ces aponévroses forment trois gaines : 1° une moyenne, pour les muscles de la région moyenne, le court adducteur du gros orteil et les tendons des long fléchisseur commun et long fléchisseur propre du gros orteil ; 2° une externe, pour les muscles du petit orteil ; 3° une interne, pour les muscles court abducteur et court fléchisseur du gros orteil.

Les gaines digitales du fléchisseur des orteils sont tout à fait semblables à celle des doigts et ne méritent pas de description spéciale.

CHAPITRE VIII

ANOMALIES MUSCULAIRES ([1])

Accessoire du long fléchisseur commun des orteils	Faisceau surnuméraire naissant de la partie postérieure du tibia. — Il envoie des faisceaux aux tendons du court fléchisseur commun des orteils.
Adducteur oblique du gros orteil........	Faisceau surnuméraire allant à la base de la première phalange du deuxième orteil. — Les fibres venant de la base du deuxième métatarsien forment un faisceau distinct.
Angulaire de l'omoplate..	Double. — Augmentation de nombre de ses faisceaux d'origine. Faisceaux venant : de toutes les vertèbres cervicales ; des apophyses épineuses des deuxième, troisième et quatrième vertèbres dorsales ; de la deuxième côte ; de l'apophyse mastoïde. — Il envoie des faisceaux au trapèze, au scalène postérieur, à l'aponévrose du petit dentelé supérieur. — Il est divisé en deux faisceaux dans toute son étendue.
Auriculaire postérieur....	Il s'étend quelquefois jusqu'à la protubérance occipitale externe.
Biceps fémoral..	Absence du court chef (1). — Chef surnuméraire naissant : de la partie supérieure de la ligne âpre ; de l'ischion ; de l'aponévrose fémorale ; du tendon du grand fessier. — Faisceau partant du long chef et allant s'unir par une expansion fibreuse au tendon d'Achille.
Biceps huméral..........	Absence d'un des deux chefs. — Séparation complète des deux chefs. — Multiplicité des insertions supérieures jusqu'à cinq chefs venant : des grande et petite tubérosités de l'humérus ; de la coulisse bicipitale ; du bord interne de l'humérus dans son tiers moyen ; de la face externe de l'humérus ; de la capsule scapulo-humérale ; du coraco-brachial ; du deltoïde ; du sus-épineux.—Multiplicité des insertions inférieures ; faisceaux allant : à l'épitrochlée ; à l'apophyse coronoïde du cubitus ; à la capsule du coude ; à la bourse séreuse du tendon du biceps ; au brachial antérieur ; au grand palmaire ; au rond pronateur ; au fléchisseur superficiel des doigts. Insertion surnuméraire au radius. Le tendon de la longue portion sort entre le faisceau claviculaire et le faisceau sternal du grand pectoral.

([1]) Les chiffres placés entre parenthèses indiquent le nombre de fois que l'anomalie s'est présentée.

Brachial antérieur.......	Sa division complète en deux ventres. — Faisceaux surnuméraires allant : au cubitus ; au radius ; à l'aponévrose antibrachiale ; au rond pronateur ; au fléchisseur superficiel.
Bulbo-caverneux........	Quelques-uns de ses faisceaux peuvent manquer, surtout le faisceau profond annulaire. Ce faisceau annulaire est superficiel (1).
Carré fémoral..........	Absence (1).
Carré pronateur.... ...	Absence (1). Sa division en deux couches de fibres de direction différente ; sa division en trois couches.
Coraco-brachial.	Muscle coraco-brachial accessoire. — Faisceau surnuméraire allant de la base de l'apophyse coracoïde à l'humérus, au-dessous de la petite tubérosité. — Sa division en deux chefs supérieurement. — Il envoie un tendon à l'aponévrose intermusculaire interne. — Il envoie un faisceau à la capsule articulaire (muscle coraco-capsulaire). — Son insertion inférieure descend plus ou moins bas.
Court abducteur du petit doigt.......	Faisceau surnuméraire venant : du ligament annulaire ; du corps du cubitus ; du cinquième métacarpien ; du cubital antérieur. — Division dans toute sa longueur en deux ventres, dont l'un remplace le court fléchisseur.
Court abducteur du pouce.	Il reçoit un chef du palmaire grêle ; de l'opposant. Il reçoit deux chefs surnuméraires, l'un de l'apophyse styloïde du radius, l'autre du tendon du premier radial externe.
Court extenseur du pouce.	Absence. Il est soudé au long abducteur. Il augmente de volume aux dépens du long abducteur. — Il donne deux tendons, dont l'un va à la base du premier métacarpien.
Court fléchisseur commun des orteils........	Le tendon du cinquième orteil manque souvent. — Faisceau surnuméraire naissant du tendon du long fléchisseur commun et fournissant les tendons des quatrième et cinquième orteils.
Court fléchisseur du petit doigt.................	Absence assez fréquente.
Court fléchisseur du pouce.	Absence. — Remplacé par un faisceau de l'abducteur ou de l'opposant.
Court péronier latéral....	Muscle accessoire (quelquefois il y en a deux) attaché en bas au calcanéum et situé derrière le muscle normal. — Il envoie : une expansion fibreuse au quatrième interosseux dorsal ; un faisceau musculaire au tendon de l'extenseur commun.
Court supinateur........	Faisceau surnuméraire allant de la partie antérieure de l'apophyse coronoïde du cubitus à la partie antérieure du ligament annulaire (muscle tenseur antérieur du ligament annulaire). — Os sésamoïde dans son tendon épicondylien.
Couturier...............	Absence. — Double (très-rare). — Divisé suivant sa longueur en deux faisceaux, dont l'un s'attache au fémur. — Interruption de ses fibres par une intersection tendineuse qui peut être soudée au fascia lata. — Une partie de ses insertions supérieures se fait à l'arcade crurale.
Cubital antérieur........	Muscle surnuméraire allant du quart inférieur de la face antérieure du cubitus à l'os crochu. — Faisceaux musculaires tendus transversalement de l'épitrochlée au cubitus au-dessus du nerf cubital. — Son tendon donne des fibres au ligament annulaire antérieur du carpe.
Cubital postérieur.......	Il donne souvent un tendon mince, qui va se réunir à celui de l'extenseur propre du petit doigt. — Il fournit une expansion tendineuse à la cloison qui le sépare de l'extenseur propre du petit doigt.

Deltoïde............. Absence de la partie claviculaire. — Extension de cette partie claviculaire jusqu'à l'extrémité sternale de la clavicule. — Faisceaux surnuméraires naissant : du bord externe de l'omoplate entre le sous-épineux et le petit rond ; de l'aponévrose sous-épineuse. — Insertions supérieures divisées en trois faisceaux ; faisceau claviculaire distinct du reste du muscle. — Pas de séparation entre lui et le grand pectoral.

Demi-membraneux....... Absence (très-rare). — Représenté par un cordon fibreux allant de l'ischion au condyle interne du fémur (1). — Muscle surnuméraire allant de la ligne âpre au condyle interne du fémur. — Son dédoublement en deux muscles.

Diaphragme......... Faisceaux musculaires surnuméraires transversaux passant en avant ou en arrière de l'aorte. — Faisceaux situés au milieu du centre phrénique. — Arcade tendineuse du carré des lombes remplacée par des fibres musculaires (fig. 73, 9). — Faisceau allant du bord de l'orifice œsophagien à l'œsophage. — Faisceau allant du cartilage de la neuvième côte à celui de la septième et au bord du sternum du côté opposé (voy. Bourgery, pl. 75, 2). — Faisceau naissant de la moitié gauche du centre phrénique et se portant à droite en avant de l'œsophage ; là il se divise en deux languettes, l'une qui descend se perdre dans le péritoine en avant des insertions vertébrales droites, l'autre qui va à la face inférieure du foie s'unir au canal veineux (*muscle hépatico-diaphragmatique de Knox*).

Digastrique......... Anomalies très-fréquentes du ventre antérieur. — Ventre antérieur surnuméraire situé en dedans du ventre normal et allant à l'aponévrose du mylo-hyoïdien. — Faisceau surnuméraire allant de l'angle de la mâchoire se jeter dans le ventre antérieur. — Entre-croisement des faisceaux internes des ventres antérieurs des deux muscles sur la ligne médiane. — Une portion d'un ventre antérieur se rend au bord interne de l'autre. — Le ventre antérieur se termine dans l'aponévrose du mylo-hyoïdien. — Le ventre antérieur droit se divise en deux faisceaux s'insérant de chaque côté de la ligne médiane.

Droit latéral......... Son dédoublement en deux faisceaux.

Extenseur commun des doigts.......... Absence du faisceau du petit doigt (fig. 87). — Muscle surnuméraire naissant du cubitus (au-dessus de la tête) et du radius (saillie interne de la gouttière du long extenseur du pouce) et allant par quatre tendons aux tendons de l'extenseur commun, ou seulement à ceux de l'index et du médius ; il représente le pédieux. — Faisceau surnuméraire allant au médius et provenant : du ligament annulaire ; du quatrième métacarpien ; du radius. — Sa division en plusieurs ventres charnus (2 à 5). — Le chef de l'index naît du deuxième radial externe.

Extenseur propre de l'index......... Absence. — Son remplacement par un court muscle naissant du ligament annulaire ou de la base du troisième métacarpien. — Augmentation du nombre des ventres charnus : deux ventres charnus ; le deuxième plus profond envoie un tendon au médius, ou deux à l'index et au médius, où trois tendons à l'index, au médius et à l'annulaire. — Le muscle se divise en plusieurs tendons allant à l'index seul, ou à l'index et au médius.

Extenseur propre du gros orteil......... Muscle surnuméraire allant au premier métatarsien ou à la première phalange ou bien aux deux à la fois.

Extenseur propre du petit doigt ....

Absence. — Son remplacement par un tendon provenant de l'extenseur commun ou du cubital postérieur. — Sa division en deux tendons, dont l'un va quelquefois au quatrième doigt.

Fléchisseur profond des doigts ....

Augmentation du nombre des faisceaux. — Faisceau surnuméraire venant de la masse commune des muscles superficiels. — Faisceau venant du long fléchisseur du pouce et s'unissant au tendon de l'index.

Fléchisseur propre du pouce

Faisceau surnuméraire venant : de l'épitrochlée (fig. 80, B, 25); du radius ; du grand palmaire ; du rond pronateur ; du fléchisseur superficiel. — Il envoie un faisceau au tendon de l'index du fléchisseur profond. — Il remplace le faisceau du petit doigt du fléchisseur superficiel.

Fléchisseur superficiel des doigts ....

Le faisceau du petit doigt manque ; les insertions radiales manquent. — Son remplacement par un muscle propre naissant de l'aponévrose palmaire et du ligament annulaire (2). Le faisceau de l'index vient de l'apophyse coronoïde du cubitus. — Faisceaux surnuméraires venant : de la tubérosité bicipitale du radius ; du rond pronateur ; du biceps ; du brachial antérieur ; du ligament annulaire.

Génio-hyoïdien ....

Double de chaque côté. — Faisceau surnuméraire triangulaire allant se perdre dans les fibres du génio-glosse. — Soudure des deux muscles.

Grand adducteur ....

Faisceau distinct naissant de l'ischion et rejoignant le muscle près de son anneau.

Grand complexus ....

Faisceau d'union entre lui et le long dorsal. — De son intersection fibreuse part un faisceau qui va au ligament de la nuque.

Grand dentelé ....

Absence (1). — Absence de la première digitation. Absence de la deuxième et de la troisième. Absence de la partie moyenne, remplacée par une mince aponévrose. — Faisceaux profonds surnuméraires naissant des premières côtes. Digitation des neuvième et dixième côtes. — Un faisceau profond né de la deuxième côte s'insère isolément à toute la longueur du bord spinal depuis l'épine. — Faisceau profond partant de la deuxième côte et allant rejoindre l'attache de l'angulaire de l'omoplate. — La digitation inférieure se continue avec une digitation du grand oblique. — Fournit un faisceau à l'aponévrose du bras ; à l'aponévrose axillaire.

Grand dorsal ....

Ses insertions supérieures peuvent atteindre celles du rhomboïde. — Faisceau simple ou double naissant de l'angle inférieur de l'omoplate. — Faisceau supérieur surnuméraire mince allant de l'apophyse épineuse de la 5e vertèbre dorsale à l'angle inférieur de l'omoplate. — Les faisceaux costaux se terminent dans l'aponévrose du creux axillaire ; ils s'unissent au tendon du grand pectoral ; ils s'attachent à l'apophyse coracoïde ; faisceau allant de son bord inférieur à l'olécrâne. — L'expansion fibreuse qu'il envoie à l'aponévrose axillaire reçoit un faisceau du grand pectoral.

Grand droit antérieur de l'abdomen ....

Ses insertions supérieures ne s'étendent pas jusqu'à la cinquième côte (fig. 66). — Elles dépassent la cinquième côte et peuvent monter jusqu'à la deuxième et au sternum. — Nombreuses variétés de ses intersections tendineuses.

Grand droit postérieur de la tête ....

Son dédoublement en deux faisceaux. — Son absence.

Grand fessier	Son dédoublement en deux couches : une profonde, une super-ficielle. — Les insertions inférieures (sacrum et coccyx) donnent un muscle distinct (*agitator caudæ*). — Il est soudé au pyramidal.
Grand oblique de l'abdomen	Son aponévrose manque dans sa moitié inférieure (1).
Grand oblique de la tête..	Faisceau surnuméraire allant à l'apophyse mastoïde.
Grand palmaire	Il reçoit un faisceau venant du radius ; du tendon du biceps ; du fléchisseur superficiel. — Il s'insère à la base du troisième métacarpien. Son tendon envoie une expansion : au trapèze ; à la base du troisième métacarpien ; à la base du quatrième.
Grand pectoral	Absence de la partie claviculaire (assez fréquente). Absence partielle de la partie sterno-costale. Large espace vide entre la partie claviculaire et la partie sternale. — Faisceau surnuméraire naissant du grand oblique de l'abdomen, de l'aponévrose du grand dentelé et s'ajoutant au bord inférieur du muscle. — Faisceau profond surnuméraire allant des deuxième et troisième cartilages costaux et de la partie voisine du sternum, et se rendant au feuillet profond de la gaine du deltoïde (2). — Faisceau surnuméraire partant de la sixième côte, suivant le bord inférieur du muscle, descendant le long du bord interne du bras et s'insérant par un tendon grêle à l'épitrochlée (des deux côtés). — Son tendon reçoit un petit faisceau musculaire de l'aponévrose intermusculaire interne. — De son bord inférieur se détachent des faisceaux, qui vont avec le petit pectoral s'attacher à l'apophyse coracoïde ou se recourber en bas dans les muscles fléchisseurs du bras. Son tendon envoie une languette au petit trochanter.
Huméro-radial	Absence (1). — Double. — Sa division complète en deux faisceaux. — Faisceau surnuméraire venant : du radius ; du brachial antérieur ; du fléchisseur superficiel. — Faisceau surnuméraire allant au radius. — Insertion inférieure, au trapèze, au scaphoïde. — Fournit un faisceau au long abducteur du pouce ; au fléchisseur propre du pouce ; au tendon du premier radial externe ; au court supinateur.
Intercostaux internes	Le dernier et l'avant-dernier peuvent manquer.
Interépineux du cou	Ils s'étendent entre les arcs des vertèbres.
Interosseux de la main...	Doubles. — Même disposition qu'au pied, l'axe se trouvant au deuxième métacarpien.
Intertransversaire du cou.	Absence du premier intertransversaire antérieur. — Muscles intertransversaires surnuméraires dépassant plusieurs vertèbres.
Jambier antérieur	Muscle accessoire. — Faisceau allant du bord antérieur du tibia au ligament croisé. — Faisceau allant à l'aponévrose dorsale du pied.
Jumeaux de la jambe	Troisième chef (moyen) naissant : du condyle externe et de la paroi postérieure de la capsule (2) ; de l'aponévrose de la jambe ; du long chef du biceps. — Faisceaux surnuméraires du jumeau interne ou externe. — Jumeau interne naissant d'un arc tendineux allant de la tubérosité externe du fémur à la surface poplitée.
Jumeaux pelvi-trochantériens.	Absence des deux jumeaux ; absence du jumeau supérieur.

Lombricaux de la main... Absence du quatrième. — Premier lombrical naissant : du tendon du long fléchisseur du pouce ; d'un muscle supplémentaire de l'avant-bras. — Deuxième : deux chefs supérieurs. — Troisième et quatrième naissant par un seul chef du bord radial du troisième et du quatrième tendon du fléchisseur profond. — Insertions inférieures : bifurquées, à deux phalanges ; se font au bord cubital de la première phalange. Le premier et le deuxième s'insèrent au médius.

Lombricaux du pied...... Absence du deuxième ; absence des deux moyens. — Deux lombricaux dans le deuxième espace, pas dans le premier. — Chefs accessoires venant des tendons.

Long abducteur du pouce. Division en deux ventres — Réduit à un très-petit faisceau. — Tendon surnuméraire allant s'attacher au trapèze ; expansion au court abducteur du pouce ; cette expansion forme quelquefois un petit muscle surnuméraire distinct du court abducteur du pouce et ayant les mêmes insertions inférieures. — Il reçoit un faisceau charnu du long supinateur.

Long du cou............ Il reçoit un faisceau d'insertion de la tête de la première côte.

Long extenseur commun des orteils............ Ventre spécial pour le quatrième orteil, d'où partaient quatre tendons allant au quatrième métatarsien et aux trois phalanges (1). — Il envoie une expansion tendineuse à l'extenseur propre du gros orteil.

Long fléchisseur commun des orteils ... . Le tendon du deuxième orteil manque. — Quelquefois double. — Chef surnuméraire venant : du péroné ; du tibia ; du calcanéum ; de la gaîne du long péronier latéral ; du tibia postérieur ; du fléchisseur du gros orteil ; de l'aponévrose jambière. — Faisceau distinct pour le deuxième orteil. — Soudure des tendons du court et du long fléchisseur commun (quatrième et cinquième orteils). — Muscle surnuméraire naissant de la partie inférieure du tibia et allant dans la gaîne du long fléchisseur à la capsule de l'articulation tibio-tarsienne (*tenseur de la capsule tibio-tarsienne*).

Long fléchisseur du gros orteil................ Son tendon s'unit à celui du long fléchisseur commun. — Fournit des tendons aux doigts externes.

Long péronier latéral.... Muscle surnuméraire naissant entre le long et le court et unissant son tendon à celui du long péronier latéral (1). — Soudure du long et du court péronier latéral.

Moyen adducteur........ Sa division en deux faisceaux.

Moyen fessier....... .... Il s'insère au grand trochanter par deux tendons distincts. — De son bord inférieur se détachent des faisceaux se rendant au tendon du pyramidal. — Il est complètement soudé au petit fessier.

Obturateur interne....... Il reçoit des faisceaux de renforcement de la troisième vertèbre sacrée.

Omo-hyoïdien... .... Variétés très-fréquentes : 20 anomalies (17 fois le ventre postérieur) sur 373 cadavres (Turner). — Absence. — Absence du ventre postérieur. — Muscle double : deux ventres postérieurs, deux ventres antérieurs. Division du ventre antérieur en deux. Faisceaux accessoires allant au sterno-hyoïdien ; au stylo-hyoïdien, à l'aponévrose cervicale. Faisceau accessoire provenant : de la clavicule ; du cartilage thyroïde. Ventre postérieur allant à la clavicule ; naissant de tout le bord supérieur de l'omoplate. — Faisceau surnuméraire du ventre postérieur, allant : à l'aponévrose du cou ; à la clavicule ; à la première côte. — Absence du tendon moyen. — Augmentation de ce tendon aux dépens des ventres charnus. — Il envoie un faisceau au sterno-mastoïdien.

Orbiculaire des paupières.	Il envoie un faisceau au grand zygomatique. — Muscle surnuméraire naissant de la partie orbitaire de l'os malaire et se perdant dans le tissu connectif de l'angle externe de l'œil (plusieurs fois).
Palmaire cutané	Absence.
Palmaire grêle	Anomalies très-fréquentes. — Absence du muscle d'un ou des deux côtés ; souvent remplacé par des muscles accessoires. Double d'un ou des deux côtés. — Division en deux ventres. — Division en deux tendons. — Muscle surnuméraire en dedans du muscle normal, allant aussi à l'aponévrose palmaire ; ordinairement superficiel, quelquefois profond. — Son insertion supérieure se fait : à la tubérosité bicipitale ; au radius, avec le fléchisseur superficiel ; à l'apophyse coronoïde du cubitus ; à l'aponévrose antibrachiale. Il reçoit des faisceaux accessoires du radius ; du cubitus. — Son insertion inférieure se fait au tendon du fléchisseur superficiel ; au cubitus ; aux os du carpe ; à l'aponévrose antibrachiale. — Son tendon envoie des expansions fibreuses aux muscles superficiels ou profonds de l'hypothénar ; il se soude au tendon du cubital antérieur. — Son ventre charnu occupe le tiers inférieur ou le tiers moyen. Il occupe toute la longueur du muscle. Le muscle est réduit à un long tendon.
Peaucier du cou	Fibres se détachant de son bord interne et allant aux parties latérales du cartilage thyroïde près de son bord supérieur. Fibres externes allant : à la partie inférieure du cartilage de l'oreille ; à l'apophyse mastoïde. Faisceau transversal surnuméraire transversal allant de la clavicule à l'aponévrose du deltoïde Fibres internes s'entre-croisant en avant du sternum et allant vers le deuxième et le troisième cartilage costal du côté opposé. — Faisceau surnuméraire à concavité supérieure, naissant de la ligne courbe occipitale supérieure, passant sous l'oreille et allant se perdre en rayonnant au-dessus de l'arcade zygomatique (2).
Pectiné	Union de ses fibres à celles du premier adducteur.
Pédieux	Absence du quatrième faisceau. — Augmentation du nombre de ses faisceaux ; double tendon au deuxième orteil ; tendon au cinquième orteil. Division de ses tendons en deux. — Faisceau surnuméraire propre pour le gros orteil naissant par deux chefs distincts des deuxième et troisième orteils.
Péronier antérieur	Absence. — Il envoie un tendon au tendon extenseur du cinquième ou du quatrième orteil ou au quatrième interosseux dorsal.
Petit adducteur	Sa division en deux faisceaux.
Petit complexus	Sa division en deux ventres par une intersection tendineuse.
Petit dentelé supérieur et postérieur	Le nombre des digitations est réduit à trois. — Il peut être augmenté jusqu'à six.
Petit droit antérieur du cou	Il est renforcé à son bord interne par un faisceau naissant de la deuxième vertèbre cervicale à côté du premier intertransversaire antérieur.
Petit droit postérieur de la tête	Dédoublement en deux faisceaux. Son absence.
Petit oblique de l'abdomen.	Il s'insère souvent aux quatre dernières côtes.

Petit pectoral .... Absence (?). Absence de sa digitation moyenne. — Faisceaux surnuméraires provenant : du sternum ; du cartilage de la première côte ; des côtes supérieures. — Expansion à la capsule scapulo-humérale. Tout le muscle va s'attacher à la capsule scapulo-humérale, au bord de la cavité glénoïde, à la grosse tubérosité de l'humérus, au tendon du sus-épineux, au ligament acromio-coracoïdien.

Petit rond .... Souvent confondu avec le sous-épineux.

Plantaire grêle .... Absence (fréquente). Double. — Il naît : du péroné ; de l'aponévrose du muscle poplité. — Il reçoit un chef surnuméraire de l'espace poplité ou de la capsule du genou. Il se termine dans l'aponévrose jambière.

Premier radial externe... Il reçoit un faisceau du deuxième. Il lui en envoie un. — Il se divise en deux tendons, dont l'un va avec le deuxième radial au troisième métacarpien. — Les deux muscles s'envoient réciproquement chacun un tendon ou un faisceau musculaire. — Les deux tendons se soudent.

Psoas et iliaque .... Absence du petit psoas. — Présence de deux petits psoas, dont l'un naît du corps de la troisième vertèbre lombaire. Le tendon du petit psoas se divise ; une division va à la crête iléo-pectinée, l'autre à la symphyse sacro-vertébrale. — Il s'attache entre le petit trochanter et la crête du fémur. — Le tendon du petit psoas envoie par ses deux bords des fibres au grand psoas. — Les insertions supérieures ou inférieures du grand psoas forment un faisceau distinct. — Le muscle iliaque présente un petit faisceau distinct naissant de l'épine iliaque antérieure et inférieure et allant à la capsule coxo-fémorale, *m. ilio-capsulo-trochantérien* (très-fréquent). — Muscle allant de la face antérieure du corps des deux premières vertèbres lombaires aux trois dernières (*psoas accessoire*).

Ptérygoïdien externe. .... Faisceau surnuméraire allant de la crête temporo-zygomatique au bord postérieur de l'aile externe de l'apophyse ptérygoïde (fréquent). — Faisceau allant de l'épine du sphénoïde au bord postérieur de l'aile externe de l'apophyse ptérygoïde. — Faisceau allant de la fosse ptérygoïde au ligament sphéno-maxillaire.

Pyramidal (de l'abdomen). Absence d'un seul côté ou des deux côtés (fréquente). — Il peut y en avoir deux d'un côté ou des deux côtés. Il peut y en avoir trois. — Il peut remonter à une hauteur variable, inégale des deux côtés.

Pyramidal (du bassin).,.. Sa division en deux faisceaux par le grand nerf sciatique (fréquente).

Rhomboïde .... Son insertion peut s'étendre jusqu'à la quatrième cervicale ou la cinquième dorsale. — Il envoie un faisceau au grand rond. — Les insertions des deux rhomboïdes se croisent. — Il se divise en deux faisceaux ; en deux couches. — Il se soude au bord supérieur du grand dorsal.

Rond pronateur .... Chef surnuméraire venant : de l'humérus, du biceps, du brachial antérieur. (La première anomalie est liée quelquefois au développement de l'apophyse sus-épitrochléenne de l'humérus ; entre les deux chefs peut passer alors le paquet vasculo-nerveux.)

Sacro-lombaire ... . Les faisceaux de renforcement supérieurs ou inférieurs peuvent manquer.

Scalènes.............. { Absence du scalène antérieur. — Scalènes surnuméraires : faisceaux distincts pouvant aller aux quatre premières côtes ; faisceaux allant d'un scalène à l'autre. — Un faisceau venant de la septième vertèbre cervicale se perd dans le sommet du cul-de-sac pleural. — Le scalène postérieur reçoit des faisceaux de l'angulaire. — Scalène antérieur divisé en deux faisceaux par l'artère sous-clavière (plusieurs cas).

Second radial externe.... { Absence. — Il envoie un tendon au deuxième et au troisième métacarpien. — Il se soude au premier, qui semble alors se diviser en deux tendons.

Soléaire.............. { Soléaire surnuméraire formant une couche mince au-dessous du muscle normal. — Reçoit un faisceau de l'aponévrose profonde. — S'insère par un tendon distinct au calcanéum.

Sous-clavier........... { Absence. — Remplacé par un muscle allant du cartilage de la première côte au bord supérieur de l'omoplate et à l'apophyse coracoïde. — Muscle surnuméraire s'attachant au bord supérieur de l'omoplate (trois cas, toujours à gauche). — Dédoublement ; le muscle antérieur s'attache à l'apophyse coracoïde, le postérieur au bord supérieur de l'omoplate. — Faisceau surnuméraire ou expansion fibreuse allant à l'apophyse coracoïde. — Faisceau surnuméraire venant de l'angulaire.

Sous-scapulaire......... { Sa division complète en deux faisceaux. — Faisceaux surnuméraires (1 fois sur 30) passant ordinairement au-dessus du nerf circonflexe. — Faisceau distinct naissant de la partie inférieure du bord externe de l'omoplate. — *Muscle sous-scapulaire accessoire* naissant de la partie supérieure du bord axillaire, en avant de la longue portion du triceps et de la capsule et s'attachant à l'humérus entre le sous-scapulaire et le grand rond. — Faisceau allant de son tendon à la peau du creux axillaire.

Splénius.............. { Faisceaux surnuméraires naissant des apophyses épineuses des deux dernières vertèbres cervicales ou des deux premières dorsales, et passant *en arrière* du petit dentelé supérieur pour se réunir au splénius du cou. — Le splénius de la tête présente deux faisceaux distincts pour l'apophyse mastoïde et l'occipital.

Sterno-hyoïdien......... { Naît exclusivement de la clavicule. — Le muscle est double. — Un faisceau se perd dans le ligament interclaviculaire. — Il envoie un faisceau au sterno-mastoïdien. — Son intersection tendineuse est soudée au tendon de l'omo-hyoïdien.

Sterno-mastoïdien....... { Troisième chef naissant de la partie externe de la clavicule. — Faisceau partant de la partie externe de la clavicule et se rendant aux apophyses tranverses des quatrième et cinquième vertèbres cervicales. — Faisceau se détachant du bord antérieur et allant : à l'angle de la mâchoire ; à la face interne de la conque. — Faisceau allant au peaucier du cou. Augmentation de largeur du chef claviculaire.

Sterno-thyroïdien....... { Naît du cartilage cricoïde. — Un faisceau se perd dans l'aponévrose sous-maxillaire.

Stylo-hyoïdien.......... { Absence d'un côté ou des deux. — Double. — Muscle surnuméraire allant à la petite corne, *stylo-chondro-hyoïdien*. — Muscle surnuméraire allant à l'extrémité mousse de la grande corne (1). — Reçoit un faisceau surnuméraire du maxillaire inférieur. — Envoie un faisceau au stylo-glosse ; au tendon du digastrique.

Sur-épineux du cou....... | Absence. — Réduits à quelques faisceaux.

Thyro-hyoïdien	Faisceau surnuméraire allant de la pointe de la grande corne de l'os hyoïde au sommet de la grande corne du cartilage thyroï'e, *m. thyro-hyoïdien latéral de Grüber*. — Muscle *cricohyoïdien* allant du cartilage cricoïde à l'os hyoïde. — Faisceau allant du bord interne du muscle à la glande thyroïde, *m. élévateur de la glande thyroïde*. — Le muscle se continue avec le muscle thyro-hyoïdien.
Transverse de l'abdomen.	Absence.
Trapèze	Une portion du muscle peut manquer : portion médiane (1) ; insertions occipitales ; insertions vertébrales, soit en haut (premières vertèbres cervicales), soit en bas (dernières vertèbres dorsales ; dans un cas il n'allait que jusqu'à la quatrième) ; insertions claviculaires. — Son dédoublement en deux couches. — Faisceau accessoire allant de l'apophyse mastoïde à l'acromion. — De son bord antérieur se détache un faisceau tendineux allant au sternum en arrière de l'omo-hyoïdien. — Les insertions claviculaires peuvent s'étendre et atteindre le sterno-mastoïdien.
Triangulaire des lèvres...	Quelquefois divisé en trois parties, deux latérales et une médiane transversale, *m. transverse du menton*. — Quelquefois on trouve un tendon dans son milieu.
Triceps brachial	Quatrième chef naissant : de l'apophyse coracoïde ; du bord de la cavité glénoïde ; du tendon du sous-scapulaire ; de la capsule articulaire et se réunissant au long chef.

Muscles surnuméraires.

Peaucier de la nuque	Fibres transversales couvrant les insertions supérieures du trapèze et suivant la ligne courbe occipitale supérieure (Cruveilhier).
Transverse de la nuque...	Couvert par les insertions du trapèze ; naît de la protubérance occipitale externe et de la partie interne de la ligne courbe supérieure et va en dehors à la partie externe de cette ligne et au sterno-mastoïdien.
Occipito-scapulaire	Naît de l'occipital en dedans du splénius, et va à la naissance de l'épine de l'omoplate en passant au-dessus du splénius et du rhomboïde.
Transverse du dos	Aplati, situé le long du bord interne du long dorsal ; naît par trois tendons grêles des apophyses transverses des sixième, septième et huitième vertèbres dorsales et s'attache à l'apophyse transverse des deuxième et troisième vertèbres dorsales (dans la moitié des cas).
Cervico-costo-huméral....	Va de la petite tubérosité de l'humérus et de là par deux tendons à l'apophyse transverse de la sixième vertèbre cervicale et à l'extrémité antérieure de la première côte (un cas ; Gruber).
Grand droit latéral de l'abdomen	Situé entre le grand et le petit oblique ; naît du milieu du bord inférieur de la dixième côte et va au milieu de la crête iliaque (un cas ; Kelch).
Pubio-péritonéal	Muscle naissant du pubis derrière le ligament de Gimbernat, et se terminant dans le fascia transversalis et le péritoine sous l'ombilic.

Sternal................ Situé au-dessus du grand pectoral ; naît de la gaîne du grand droit et des côtes inférieures et se porte en haut au côté externe du sternum ; existe d'un seul côté ou des deux côtés (5 fois sur 100).

Accessoire du petit droit latéral................ Va de l'apophyse transverse de l'atlas à l'apophyse mastoïde.

Muscles claviculaires surnuméraires............ Autour de la clavicule se groupent un certain nombre de muscles surnuméraires qu'on peut classer ainsi :

1° *Muscle sus-claviculaire.* — Ordinairement c'est un petit faisceau qui naît de la partie supérieure et antérieure du manche du sternum, passe en avant de l'articulation sterno-claviculaire, longe la partie supérieure de la clavicule et s'insère près de son extrémité externe (6 fois sur 83 sujets ; Hyrtl). — Les deux extrémités du muscle peuvent se terminer à la clavicule et former avec cet os une fente pour le passage des nerfs sus-claviculaires (*muscle sus-claviculaire propre de Gruber*). — Son extrémité externe peut se terminer dans l'aponévrose du cou (Rambaud et Carcassone).

2° *Muscle préclaviculaire.* — Il va du sternum ou de l'articulation sterno-claviculaire au bord antérieur de la clavicule en avant du sous-clavier. Son extrémité externe peut aller à l'apophyse coracoïde.

3° *Muscle interclaviculaire.* — Faisceau situé en avant du ligament interclaviculaire et unissant les extrémités internes des deux clavicules (Hyrtl).

4° *Muscle sous-clavier surnuméraire.* — (Voy. anomalies du sous-clavier.)

Transverse du cou....... Naît de la face postérieure du cartilage de la première côte près de son bord supérieur, se porte derrière l'extrémité interne de la clavicule, dont la sépare l'insertion du sterno-hyoïdien, et s'irradie en faisceaux tendineux qui se perdent dans l'aponévrose moyenne à la partie inférieure du cou.

Stylo-maxillaire......... Va du sommet de l'apophyse styloïde au ménisque de l'articulation temporo-maxillaire.

Pétro-hyoïdien........... Va de l'épine du sphénoïde et du rocher à l'os hyoïde.

Gléno-brachial........... Va de la petite tubérosité de l'humérus à la partie supérieure de la cavité glénoïde.

Cubito-carpien........... Naît de la face antérieure du cubitus sous le carré pronateur et va au trapèze et au scaphoïde.

Radio-carpien............ Naît de la face externe du radius entre l'insertion du rond pronateur et celle du grand supinateur, et va : à la gaîne du grand palmaire et au trapèze ; au grand os, à la base du deuxième métacarpien, du troisième, du quatrième.

Muscle cutané de la main. Naît du bord externe de la première phalange du pouce avec le court abducteur et va à la peau de l'éminence thénar ; long de 0m,03 à 0m,04, large de quelques millimètres (presque constant ; Lépine).

Court extenseur de la main Naît du ligament annulaire ; du pyramidal ; du quatrième et du cinquième métacarpien, et va à la base de la première phalange de l'annulaire, de l'index, du médius.

Muscle surnuméraire de l'hypothénar.......... Allongé, grêle, fusiforme, naît de la partie interne et supérieure du ligament annulaire et du tendon du palmaire grêle, et va à la partie supérieure et antérieure de la première phalange du petit doigt ; sous le palmaire cutané.

Sacro-coccygien postérieur.	Fibres minces allant du sacrum ou de l'épine iliaque postérieure et inférieure au coccyx, *extenseur du coccyx de Theile* (fréquent'.
Ischio-pubien	Faisceau aplati, appliqué à la face interne du bord inférieur de l'os iliaque entre deux feuillets fibreux ; en avant il s'attache au bord inférieur de la symphyse, en arrière à une bande tendineuse rattachant le grand ligament sacro-sciatique à l'aponévrose obturatrice (5 fois sur 20 sujets ; figuré par Santorini).
Muscle cutané du pied	Même disposition qu'à la main, mais plus petit (manque souvent ; Lépine).

Bibliographie. — B. S. Albinus, *Historia musculorum hominis,* in-4°. Lgd. Bat. 1734. — Id., *Tabulæ sceleti et musculorum hominis,* in-fol. atl. Lgd. Bat. 1747. — G. B. Günther, *Die chirurgische Muskellehre in Abbildungen.* Hamburg 1850. — Ch. Morel, *Développement et structure du système musculaire,* in-4°. Paris 1856.

LIVRE QUATRIEME

ANGÉIOLOGIE

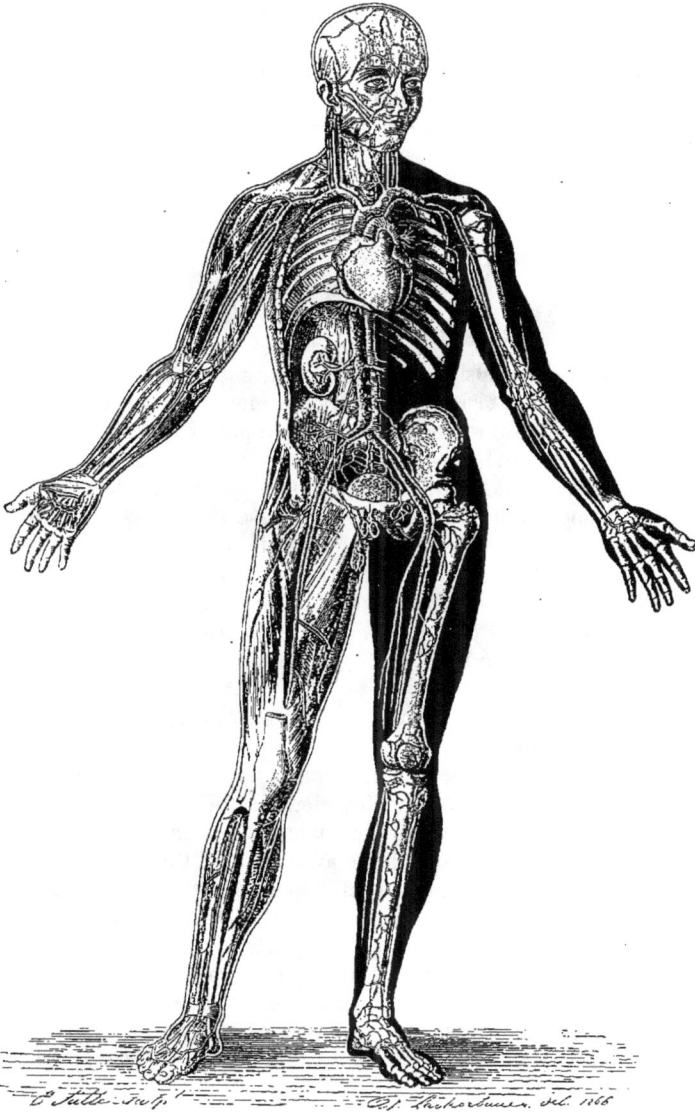

Fig. 111. — Angéiologie générale. (Benjamin Anger, *Nouveaux éléments d'anatomie chirurgicale*, Paris, 1869.)

L'angéiologie (ἀγγεῖον, vaisseau; λόγος, discours) comprend l'étude des canaux parcourus par le sang, le chyle ou la lymphe (fig. 111). Le sang est lancé par le cœur dans des vaisseaux appelés *artères*, qui, par leurs divisions successives, atteignent aux limites de l'organisme. Elles se continuent par l'intermédiaire des *capillaires* avec d'autres canaux nommés *veines*, qui ramènent le sang des extrémités vers le cœur. Le mouvement régulier et circulaire dont est animé le liquide sanguin dans l'intérieur de ces vaisseaux constitue la circulation.

A ce système est adjoint une troisième espèce de vaisseaux, *chylifères, lymphatiques*, dont le tronc commun s'abouche dans le système circulatoire général. Ces vaisseaux ramènent à la masse sanguine, soit des parties réparatrices, soit le liquor transsudé des capillaires dans l'intimité des tissus et non utilisé par ces derniers.

Puisque le sang se meut, il faut un organe chargé de lui imprimer le mouvement. Cet organe, c'est le cœur.

L'étude de l'angéiologie se trouve donc divisée en quatre sections : 1° *Cœur*; 2° *artères*; 3° *veines*; 4° *lymphatiques*.

PREMIÈRE SECTION

DU CŒUR

Le cœur, organe d'impulsion de la masse sanguine, est un muscle creux, situé dans le médiastin antérieur, entre les poumons, qui s'écartent en avant pour le loger, et le diaphragme, sur lequel il repose par sa face inférieure. En avant le cœur est protégé par le sternum et par l'extrémité sternale des côtes gauches. Il n'est pas très-rare de le trouver séparé de ces dernières par une lame du poumon gauche qui s'interpose en partie entre lui et les parois thoraciques. Le cœur est entouré de toutes parts par une poche fibroséreuse, connue sous le nom de *péricarde*. C'est à la soudure de cette poche avec le centre phrénique que le cœur doit sa fixité dans la poitrine. Les gros vaisseaux lui forment une sorte de pédicule, auquel il est comme suspendu. Il se trouve en avant de l'aorte, de l'œsophage et de la colonne vertébrale.

La direction du cœur est oblique d'arrière en avant, de droite à gauche et un peu de haut en bas.

Il est difficile de déterminer sur le cadavre les rapports exacts du cœur avec les parois thoraciques. Dès que l'on vient, en effet, à ouvrir la poitrine, les poumons se rétractent et le cœur suit nécessairement leur déplacement.

Voici les rapports que le cœur affecte avec la paroi thoracique; il est bon de remarquer néanmoins que ce ne sont là que des moyennes variables chez chaque individu, suivant la configuration du thorax. La figure 112 et la figure schématique 247 indiquent ces rapports avec le plus grand soin; dans la première le thorax est divisé sur la ligne médiane par un plan antéro-postérieur, dans la seconde les organes sont vus de face.

L'oreillette droite occupe l'espace compris entre le cartilage de la troisième côte droite et celui de la sixième, elle s'étend transversalement jusqu'à $0^m,035$ ou $0^m,04$ de la ligne médiane.

L'oreillette gauche occupe le troisième espace intercostal gauche et est recouverte en partie par la portion du sternum qui prolonge cet espace, elle ne s'étend transversalement qu'à peu de distance du bord sternal.

Les ventricules occupent l'espace compris entre le bord supérieur de la troisième côte gauche et le bord inférieur de la cinquième, transversalement ils s'étendent dans leur partie moyenne jusqu'à 0^m,08 de la ligne médiane ; leur extrémité inférieure, la pointe du cœur se trouve dans le sixième espace et est à 0^m,08 ou 0^m,09 de la ligne médiane.

L'artère pulmonaire répond à l'articulation du cartilage de la troisième côte gauche avec le sternum, elle déborde un peu les bords supérieur et inférieur de ce cartilage.

L'aorte est recouverte par la partie supérieure du sternum, à partir du niveau des troisièmes côtes jusqu'au niveau du bord inférieur des premières.

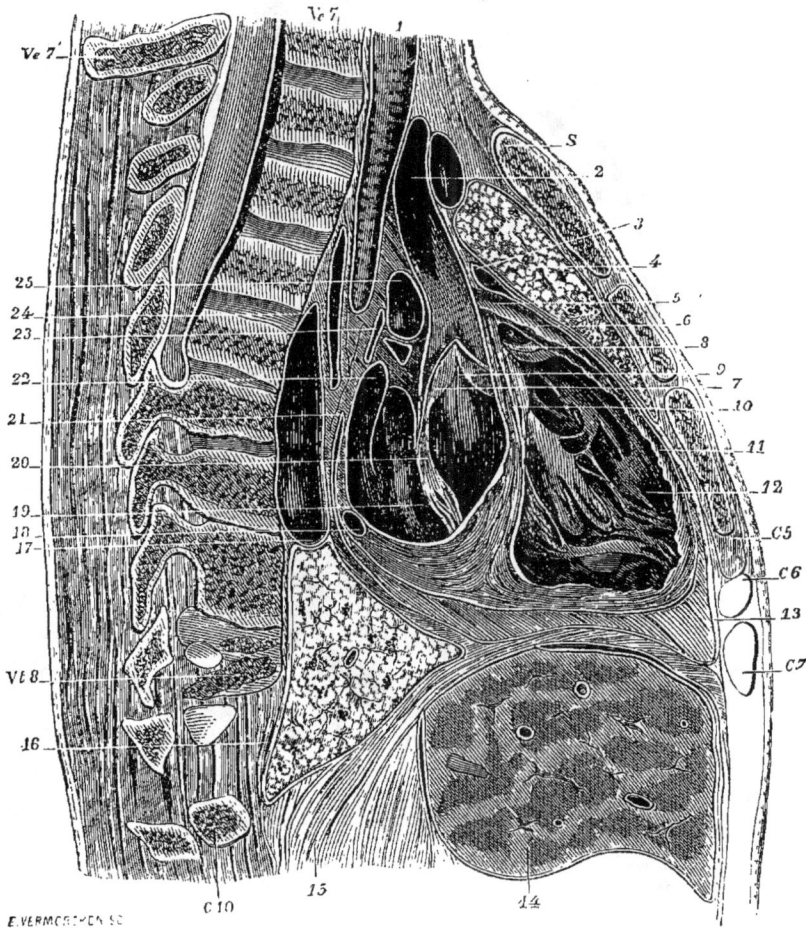

Fig. 112. — *Coupe médiane du thorax, moitié gauche* (*).

(*) S. Sternum ; C5 à C7 cartilage de la cinquième à la septième côte ; C10 tête de la dixième côte ; Ve7 corps Ve 7' épine de la septième vertèbre cervicale ; Vt8 Corps de la huitième vertèbre thoracique. — 1) Trachée. — 2) Aorte ascendante. — 3) Rétroversion antérieure dans le viscère du feuillet pariétal du péricarde.

La veine cave supérieure répond au bord droit du sternum qu'elle déborde à droite, elle s'étend du cartilage de la première côte droite jusqu'au niveau du bord inférieur de la troisième.

Ces mensurations indiquées par Sappey ont été vérifiées par nous-même, mais nous le répétons, ce sont des moyennes.

Le cœur est formé de deux moitiés analogues soudées l'une à l'autre. Ces deux moitiés sont en relation, la droite avec le sang veineux, la gauche avec le sang artériel. Elles sont adossées et complétement séparées par une cloi-

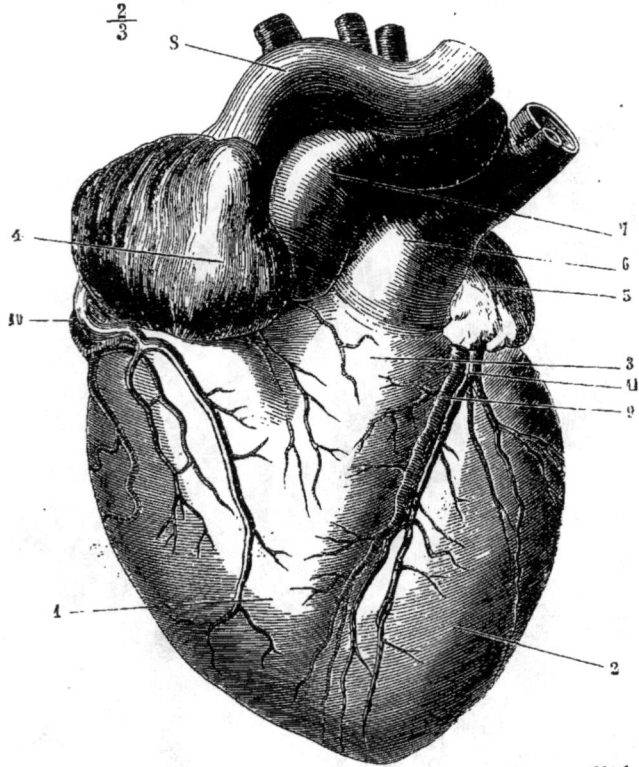

Fig. 113. — *Face antérieure du cœur* (d'après Bourgery) (*).

— 4) Lobe supérieur de l'aile gauche du poumon. — 5) Conus arteriosus. — 6) Tronc de l'artère pulmonaire. — 7) Lobe semi-lunaire de l'aorte. — 8) Lobe semi-lunaire droit de l'artère pulmonaire coupé au bord d'insertion. — 9) Cavité du ventricule gauche. — 10) Septum des ventricules. — 11) Cloison anérieure du ventricule droit. — 12) Cavité du ventricule droit. — 13) Péricarde dans son passage sur le diaphragme. — 14. Foie. — 15) Partie vertébrale du diaphragme. — 16) Lobe inférieur du poumon gauche. — 17) Aorte descendante. — 18) Sinus coronaire. — 19) Bord postérieur de l'ouverture gauche de l'atrioventricule. — 20) Appendice antérieur de la valve mitrale. — 21) Rétroversion postérieure dans le viscère du feuillet pariétal du péricarde. — 22) Abouchement d'une veine pulmonaire. — 23) Feuillets du péricarde. — 24) OEsophage. — 25) Artère pulmonaire droite. (Pirogoff, *Anat. topogr.*, fascicule 2, a, tab. VII, fig. 2).

(*) 1) Ventricule droit. — 2) Ventricule gauche. — 3) Infundibulum. — 4) Auricule droite. — 5) Auricule gauche. — 6) Artère pulmonaire. — 7) Artère aorte. — 8) Veine cave supérieure avec une partie du tronc veineux brachio-céphalique gauche. — 9) Artère coronaire gauche ou antérieure. — 10) Artère coronaire droite ou postérieure. — 11) Branche antérieure de la veine coronaire.

son médiane. On peut grossièrement les comparer chacune à un cône dont le sommet est à la pointe du cœur. Entre la base de ce cône et le sommet se trouve un étranglement transversal qui sépare chaque moitié en deux parties distinctes, mais communiquant ensemble. La cavité la plus rapprochée de la base prend le nom d'*oreillette*, l'autre celui de *ventricule*.

Le volume du cœur varie évidemment à chaque instant sur le vivant, suivant que le cœur est contracté ou relâché. Il pourra varier également sur le cadavre : 1° suivant qu'il sera ou non distendu par du sang, et 2° suivant le moment où on l'examinera, pendant ou après la rigidité cadavérique. Nous donnons les chiffres obtenus par Bouillaud. Ils sont des moyennes déduites d'un très-grand nombre de mensurations, et n'ont aucune valeur absolue. Il est bien entendu qu'ils se rapportent à l'âge adulte.

De l'origine de l'aorte à la pointe du cœur.	0^m,098
Du bord gauche au bord droit (au niveau de la base). .	0^m,107
Circonférence à la base.	0^m,238

Quant au poids moyen, il varie entre 200 grammes (Cruveilhier) et 250 grammes (Bouillaud).

ARTICLE I. — CONFORMATION EXTÉRIEURE DU CŒUR.

Face antérieure ou sternale (Fig. 113). — Quand le cœur est sorti de la poitrine avec l'origine des gros vaisseaux, si on le regarde par sa face antérieure, on n'aperçoit que les ventricules; les oreillettes sont cachées par les vaisseaux. On voit alors une surface convexe avec un sillon étendu de la base à la pointe, qui divise cette face antérieure en deux moitiés inégales. Dans le sillon se trouvent l'artère coronaire antérieure accompagnée de ses veines et des lymphatiques. Le ventricule gauche, en raison de sa plus grande épaisseur, fait une saillie plus considérable en avant que le ventricule droit. Celui-ci se continue vers la base, avec l'artère pulmonaire, par un renflement, sous forme de cône tronqué : c'est l'*infundibulum*, la partie la plus saillante de la face antérieure du cœur. En arrière et un peu à droite de cette artère, on voit naître un second vaisseau dont l'origine au ventricule gauche est cachée : c'est l'aorte.

Latéralement et toujours à la base du cœur, on voit deux appendices terminés à angle arrondi, plus ou moins dentelé, dont l'un, celui du côté droit, embrasse l'origine de l'aorte, tandis que l'autre, celui du côté gauche, vient affleurer jusqu'au niveau de la continuation de l'infundibulum avec l'artère pulmonaire. Ce sont les *auricules* ou *appendices des oreillettes*.

Le bord droit du cœur est oblique; le gauche est très-épais et convexe.

La pointe du cœur n'est pas formée par la juxta-position régulière des extrémités des deux ventricules. En effet, celui du côté gauche descend un peu plus bas que celui du côté droit. De plus, la continuité du sillon antérieur avec le sillon postérieur au niveau de cette pointe lui donne un aspect plus ou moins bifide.

Si l'on vient à détacher soigneusement les artères pulmonaire et aorte au niveau de leur origine aux ventricules correspondants, on peut étudier la

face antérieure des oreillettes. Elle présente une courbure à concavité antérieure, qui embrasse les vaisseaux. On n'y remarque aucune séparation médiane, aucun sillon (voy. Fig. 119).

Face postérieure du cœur (Fig. 114). — Elle est divisée en deux parties
fort distinctes par un sillon transversal qui sépare les oreillettes des ventricules. Ce sillon est rempli par des veines et des branches artérielles, ainsi
que par du tissu adipeux. Le sillon interventriculaire est très-marqué et
perpendiculaire au sillon transversal ; il loge les branches des artères et
veines coronaires postérieures. La ligne interauriculaire est marquée, mais

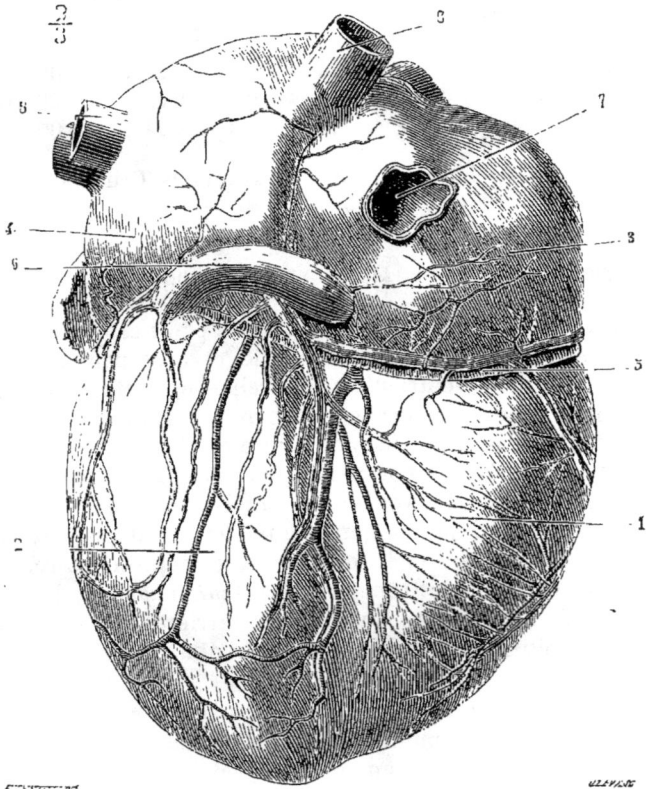

Fig. 114. — *Face postérieure du cœur* (d'après Bourgery) (*).

moins prononcée que le sillon interventriculaire ; elle n'est pas droite et
décrit une courbe à concavité dirigée à droite.

La face postérieure des ventricules est à peu près plane, quoique légèrement convexe pour le ventricule gauche.

(*) 1) Ventricule droit. — 2) Ventricule gauche. — 3) Oreillette droite. — 4) Oreillette gauche. — 5) Artère coronaire droite. — 6) Grande veine coronaire. — 7) Embouchure de la veine cave inférieure dans l'o-
reillette droite. — 8, 8) Embouchure des veines pulmonaires dans l'oreillette gauche.

La face postérieure des oreillettes est convexe ; tout près de sa partie médiane, mais plus près du sillon interauriculo-ventriculaire que du bord supérieur des oreillettes, se voit une ouverture très-large : c'est l'*embouchure de la veine cave inférieure*. Plus haut, sur la partie médiane de la base de l'oreillette droite, l'on trouve l'*ouverture de la veine cave supérieure*. Au-dessous du sinus de la veine cave inférieure, l'on aperçoit, à peu près au milieu de la ligne interauriculo-ventriculaire, l'*embouchure de la grande veine coronaire*.

La face supérieure de l'oreillette gauche est légèrement oblique de haut en bas et de droite à gauche. On y voit l'*ouverture des quatre veines pulmonaires*, dont deux sont supérieures et deux inférieures.

Aux oreillettes sont joints latéralement deux appendices à bords déchiquetés, connus sous le nom d'*auricules*. On les a comparés à une oreille de chien. Par leur base elles se continuent avec l'oreillette correspondante ; par leur sommet plus ou moins dentelé, elles se contournent en avant et viennent, ainsi que nous l'avons dit plus haut, apparaître sur la face antérieure du cœur.

ARTICLE II. — CONFORMATION INTÉRIEURE DU CŒUR.

VENTRICULE DROIT (Fig. 115). — On a comparé la forme de sa cavité à une pyramide triangulaire, qui présenterait par conséquent trois faces, une base et un sommet.

Les faces de ce ventricule sont concaves, sauf la face interne, qui est convexe et formée par la cloison interventriculaire. A peu près lisses dans la partie la plus rapprochée de la base, ces faces sont au contraire, dans tout le reste de leur étendue, hérissées de saillies musculaires très-nombreuses. Ces saillies, connues sous le nom de *colonnes charnues du cœur*, ont été divisées en trois classes ; les unes, *muscles papillaires*, de forme conoïde, fixées par leur base sur les parois du ventricule, se terminent à leur sommet par de petites cordes tendineuses qui vont aboutir à la valvule tricuspide. Les colonnes de la deuxième classe adhèrent par leurs deux extrémités aux parois du ventricule, mais en sont détachées dans leur partie médiane ; celles de la troisième classe, au contraire, font saillie dans l'intérieur de la cavité, bien qu'elles soient fixées aux parois par toute leur longueur ; ces dernières sont les plus petites. Les colonnes charnues de deuxième et troisième ordres sont très-nombreuses, surtout vers la pointe du cœur. Celles de premier ordre sont dans le ventricule droit, au nombre de quatre à cinq, se divisent à leur sommet et fournissent autant de tendons distincts qu'il y a de divisions.

C'est par sa base que le ventricule droit communique avec l'oreillette d'une part et avec l'artère pulmonaire de l'autre, au moyen de deux ouvertures distinctes.

Orifice auriculo-ventriculaire. — Sappey a fait fort judicieusement remarquer que cet orifice, loin d'être elliptique, ainsi qu'on l'a dit, est circulaire comme toutes les autres ouvertures cardiaques, et que cette forme particulière n'est due qu'à la déformation et à l'affaissement du cœur à l'état de vacuité.

Aux bords de cet orifice est fixé un repli membraneux appelé *vavule tri-cuspide* (*tres*, trois ; *cuspis*, pointe) ou *triglochine* (τρεῖς trois, γλωχίν, angle). Elle présente deux bords et deux faces ; le bord supérieur est fixé au pour-tour de l'anneau fibro-cartilagineux auriculo-ventriculaire, le bord inférieur est libre et irrégulièrement festonné. Les anciens anatomistes n'avaient reconnu sur ce bord que trois festons principaux, d'où le nom qu'ils ont donné à cette valvule. En la détachant circulairement, on voit qu'elle pré-sente quatre angles, dont un plus petit que les autres. Les deux faces de la valvule regardent, l'une la cavité, l'autre la paroi du ventricule ; la première

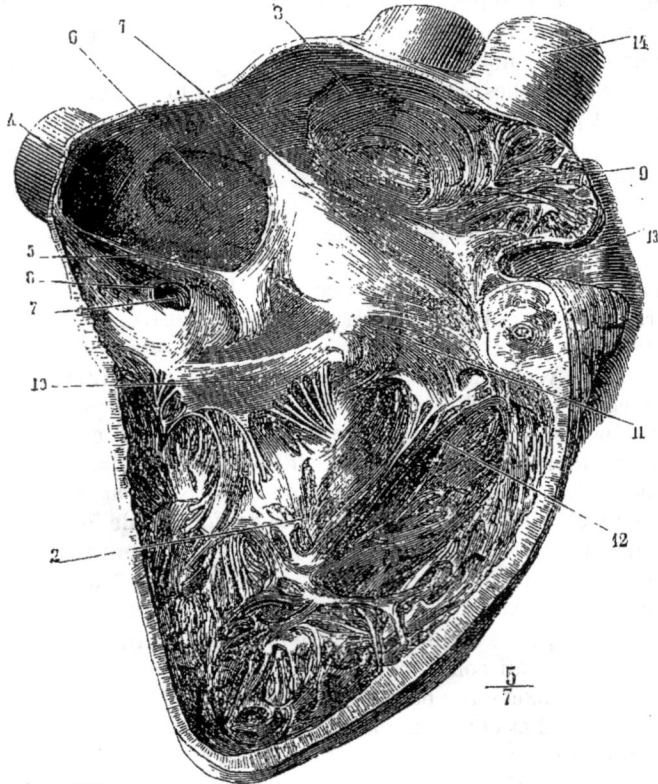

Fig. 115. — *Surface interne de l'oreillette et du ventricule droits* (*).

est lisse ; c'est sur la seconde et sur le bord libre que viennent s'insérer les tendons provenant des colonnes charnues.

Orifice pulmonaire. — Tandis que l'ouverture précédente est située en arrière et à droite, l'orifice pulmonaire est en avant, à gauche et plus élevé.

(*) 1) Oreillette droite. — 2) Ventricule droit. — 3) Ouverture de la veine cave supérieure. — 4) Ouverture de la veine cave inférieure. — 5) Valvule d'Eustache. — 6) Fosse ovale limitée par l'anneau de Vieussens. — 7) Ouverture de la grande veine coronaire. — 8) Valvule de Thébésius. — 9) Auricule. — 10 et 11) Valvule ricuspide avec les cordages tendineux qui s'y fixent. — 12) Infundibulum se prolongeant en haut et en avant. — 13) Artère pulmonaire. — 14) Aorte.

Plus petit que le précédent, il en est séparé par une saillie musculeuse qui affecte la forme d'un croissant à concavité inférieure. Cette saillie limite, à l'intérieur du ventricule droit, l'infundibulum, qui se porte en haut et à gauche pour aboutir à l'orifice pulmonaire.

Cet orifice est circulaire et présente trois valvules connues sous le nom de *valvules sigmoïdes ;* on les compare à des nids de pigeons ; elles présentent deux faces et deux bords. La face supérieure concave est dirigée vers l'artère, la face inférieure convexe vers l'infundibulum. Le bord inférieur ou adhérent est inséré sur l'anneau fibro-cartilagineux de cet orifice; le bord supérieur est libre et contient à sa partie moyenne un petit nodule fibro-cartilagineux, désigné sous le nom de *nodule de Morgagni*.

VENTRICULE GAUCHE (Fig. 116). — Les parois de ce ventricule sont beau-

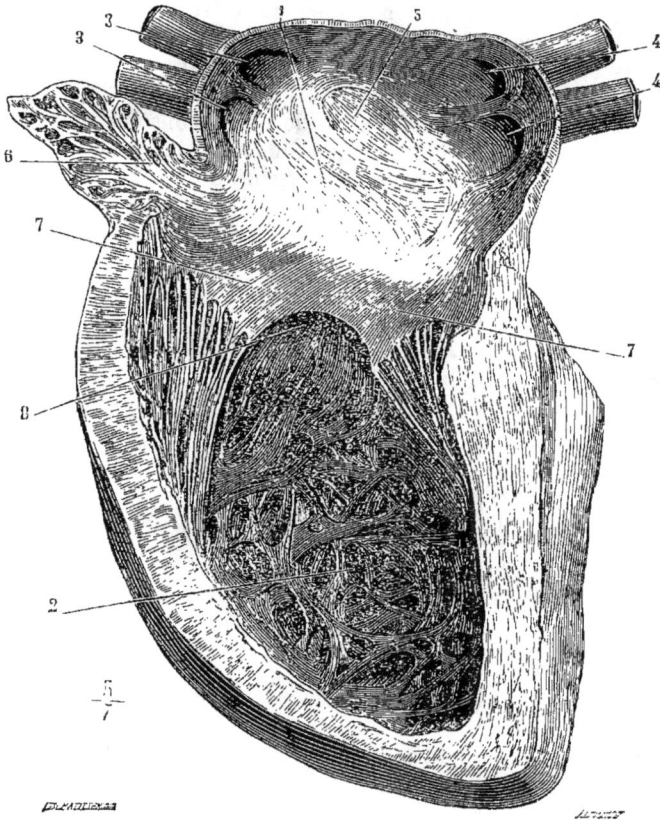

Fig. 116. — *Surface interne de l'oreillette et du ventricule gauches* (*).

coup plus épaisses que celles du précédent ; on les évalue à 0ᵐ,015. Cette

(*) 1) Oreillette gauche. — 2) Ventricule gauche. — 3, 3, 4, 4) Ouvertures des veines pulmonaires. — 5) Empreinte de la fosse ovale dans l'oreillette gauche (elle était mieux marquée sur le sujet qui a servi à la préparation qu'elle ne l'est d'habitude). — 6) Auricule gauche. — 7, 7) Valvule mitrale. — 8) Le ventricule se continue en dessous de la valvule mitrale pour aboutir à l'orifice aortique.

épaisseur indique une force de propulsion plus grande et en rapport avec la plus grande étendue du chemin à parcourir par le sang.

On a comparé la forme de ce ventricule à un ovoïde aplati de dehors en dedans. Les faces sont concaves et recouvertes par de nombreuses colonnes charnues des trois classes analogues à celles du ventricule droit. Dans le ventricule gauche il n'existe que deux colonnes de premier ordre ou muscles papillaires, naissant l'une sur la face antérieure, l'autre sur la face postérieure. Ces muscles se divisent en faisceaux secondaires, d'où partent un grand nombre de tendons, allant aux deux moitiés correspondantes de la valvule mitrale.

Orifice auriculo-ventriculaire gauche. — Il est arrondi et muni d'une valvule disposée comme celle du ventricule droit, mais dont le bord libre moins irrégulièrement découpé ne présente que deux valves distinctes, ce qui lui a fait donner le nom de *bicuspide.* On l'a encore comparée à une mitre d'évêque renversée, d'où le nom de *valvule mitrale.* dont on se sert habituellement.

Les deux valves de cette valvule sont de dimensions inégales ; celle de droite est plus grande et plus longue que celle de gauche. La résistance de la mitrale paraît plus forte que celle de la tricuspide.

Orifice aortique (Fig. 117). — Tout à fait analogue à l'orifice pulmonaire.

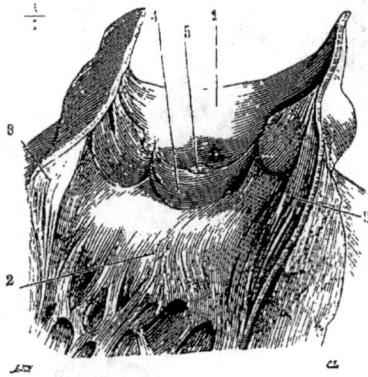

Fig. 117. — *Orifice aortique du ventricule gauche* (*).

du ventricule droit, il présente comme lui des valvules sigmoïdes disposées de la même façon et contenant chacune un *nodule de Morgagni.* Cet orifice n'est pas séparé de l'orifice auriculo-ventriculaire gauche par une saillie musculaire, comme nous l'avons vu pour le ventricule droit. Les deux orifices gauches sont situés à la même hauteur et contigus ; la valvule mitrale.

(*) La moitié droite de la valvule mitrale est divisée longitudinalement par le milieu. — 1) Aorte ouverte. — 2) Ventricule gauche. — 3, 3) Valve de la mitrale incisée sur la ligne médiane ; les deux lambeaux sont rejetés pour montrer qu'elle seule sépare l'orifice auriculo-ventriculaire de l'orifice aortique. — 4) Valvule sigmoïde. — 5) Nodule de Morgagni.

s'adosse par la moitié droite de son bord adhérent à la valvule sigmoïde aortique correspondante; il suffit de diviser la première pour arriver à l'orifice aortique.

OREILLETTE DROITE (Fig. 115). — La cavité de l'oreillette droite est ovoïde, en faisant abstraction de l'auricule, dont la forme est triangulaire. On considère généralement à l'oreillette trois faces et deux extrémités. La *face interne* ou interauriculaire présente un peu au-dessous et en arrière de sa partie centrale une dépression connue sous le nom de *fosse ovale*. Elle est limitée à son pourtour par un anneau musculeux saillant, *anneau de Vieussens*. Cet anneau est incomplet et ordinairement interrompu en bas et en arrière. En avant et en bas, la fosse ovale se continue avec une saillie membraneuse, qui aboutit à la veine cave inférieure, c'est la *valvule d'Eustache*. Nous y reviendrons tout à l'heure. A la partie supérieure et antérieure de la fosse ovale on peut, en glissant le manche d'un scalpel entre la saillie de l'anneau de Vieussens et la lame qui constitue la fosse ovale proprement dite, passer de l'oreillette droite dans l'oreillette gauche. Cette communication n'est pas constante, mais très-fréquente. Elle ne saurait permettre au sang de suivre cette voie; les deux lames de la fissure s'aplatissent l'une contre l'autre dès que la pression augmente dans l'oreillette.

La fosse ovale est le vestige du *trou de Botal*, qui chez le fœtus fait communiquer largement les deux oreillettes. Vers la fin du deuxième mois de la vie intra-utérine, on voit s'élever de la partie inférieure et postérieure de ce trou une valvule à forme de croissant, qui augmente successivement d'étendue, de telle sorte qu'à la naissance elle arrive à fermer entièrement l'ouverture. La fissure que nous avons signalée plus haut est due à ce que la valvule s'est incomplétement soudée à l'anneau musculeux qui limite le pourtour du trou de Botal et qui est l'anneau de Vieussens.

La *face antéro-inférieure* présente l'orifice auriculo-ventriculaire.

La *face externe* est tapissée par un assez grand nombre de colonnes charnues de troisième ordre. Elles sont entre-croisées dans différents sens; celles de la partie la plus antérieure de la face externe se continuent avec les colonnes charnues que l'on trouve dans l'auricule.

L'*extrémité antérieure* ou *supérieure* de l'oreillette présente à sa partie inférieure l'ouverture de l'auricule. Cet appendice, de forme triangulaire, à base dirigée dans l'oreillette, présente sur sa surface interne un grand nombre de colonnes charnues de troisième ordre entre-croisées en tout sens. Au-dessus de l'ouverture de l'auricule se trouve dans l'oreillette l'orifice de la veine cave supérieure, orifice très-large, dépourvu de valvule et dirigé presque directement en haut.

Sur l'*extrémité inférieure* ou *postérieure* on trouve également deux ouvertures; l'une, plus externe et plus élevée, est l'orifice de la veine cave inférieure. Cette veine s'ouvre horizontalement dans l'oreillette, en se dilatant et constituant ainsi le *sinus de la veine cave inférieure*. La demi-circonférence inférieure est entourée d'une valvule, *valvule d'Eustache*, qui se dirige en dedans vers la cloison et s'y continue avec la partie inférieure et antérieure de l'anneau musculeux qui limite le trou de Botal. Cette valvule est semi-lunaire, son bord libre est concave et regarde en haut, son bord adhérent est convexe; l'une de ses faces regarde la veine cave, l'autre l'oreillette. Très-développée chez le fœtus, où elle divise pour ainsi dire l'oreillette en deux cavités distinctes, elle s'atrophie petit à petit à mesure que le trou de Botal s'oblitère. Chez l'adulte cette valvule ne peut fermer que le tiers ou la moitié tout au plus de l'ouverture de la veine cave inférieure. Je n'insiste pas ici sur le rôle qu'elle joue dans la circulation fœtale ; cette question sera traitée au chapitre de l'embryologie.

Tout auprès de la cloison interauriculaire et à peu de distance également du sillon interauriculo-ventriculaire, se trouve dans l'oreillette droite l'*ouverture de la grande veine coronaire*. Elle est garnie d'une valvule, *valvule de Thébésius :* cette valvule est incomplète et ne peut guère empêcher le reflux du sang.

Oreillette gauche (Fig. 116). — De forme cuboïde et de capacité un peu moindre que celle de l'oreillette droite, cette cavité cardiaque nous présente sur sa face inférieure l'*orifice auriculo-ventriculaire gauche*, qui est arrondi.

La *face antérieure* de l'oreillette gauche est lisse et convexe en dedans.

La *face externe* présente en avant l'ouverture de l'auricule gauche, dont la conformation est analogue à celle de l'auricule droite; elle est également hérissée de colonnes charnues de troisième ordre.

La *face interne* chez le fœtus présente l'ouverture du trou de Botal, et chez l'adulte le relief de la fosse ovale.

La *face supérieure* présente quatre ouvertures disposées deux à deux. Ce sont les *orifices des veines pulmonaires*. On n'y trouve pas de valvules. Celles du côté droit s'ouvrent dans l'oreillette gauche, très-près de la cloison interauriculaire.

ARTICLE III. — TEXTURE DU CŒUR.

Le cœur est un organe musculaire, c'est un muscle creux. Quoiqu'il ne soit pas soumis à l'empire de la volition, il est formé de fibres musculaires striées, qui sont plus fines que celles des muscles ordinaires. Leur striation est plus manifeste dans le sens longitudinal que dans le sens transversal. Elles se laissent facilement séparer sous le microscope en petits disques. Le caractère spécial que présentent les fibrilles musculaires du cœur, c'est d'être ramifiées et anastomosées entre elles par de petites branches transversales ou obliques. Il est probable que cette disposition particulière, qui ne se rencontre que dans le cœur et la langue, est, comme on l'a dit, destinée à assurer une contraction plus instantanée, plus uniforme des fibres du cœur.

Voilà donc un muscle qui présente la striation de ses fibrilles et sur lequel la volonté n'a pas de prise. Il s'éloigne ainsi de tous les autres muscles de l'économie. C'est que la contraction du cœur est rapide, sous l'influence de son excitant spécial. La striation n'est donc pas un caractère propre aux muscles volontaires ; elle doit être rapportée à la nécessité de l'instantanéité de la contraction, quel que soit du reste l'excitant du muscle. La différence entre les muscles volontaires et involontaires ne saurait donc exister dans un caractère microscopique, mais bien plutôt dans leurs rapports différents avec le système nerveux.

Anneaux fibro-cartilagineux du cœur (Fig. 118).— Avant d'étudier la marche et le trajet des fibres musculaires du cœur, il est indispensable de décrire les anneaux ou zones sur lesquels elles viennent s'implanter.

On trouve dans le cœur, à la base des ventricules, quatre anneaux fibro-cartilagineux, correspondant aux quatre orifices ventriculaires. Les deux anneaux artériels sont antérieurs, les deux anneaux auriculo-ventriculaires sont postérieurs. Ces deux derniers sont situés sur la même ligne transversale et adossés par leur partie moyenne. Dans l'angle curviligne antérieur qu'ils forment se trouve l'anneau aortique, au devant duquel et un peu à gauche, mais sur un plan plus élevé, on voit celui de l'artère pulmonaire. Ces anneaux fibro-cartilagineux envoient chacun

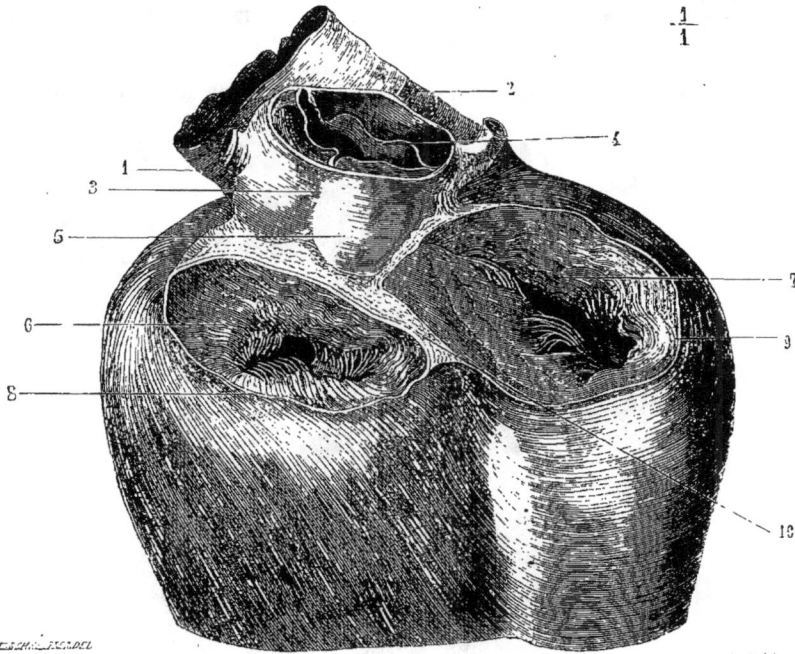

Fig. 118. — *Anneaux fibro-cartilagineux auriculo-ventriculaires* (d'après Parchappe) (*).

des prolongements, qui pénètrent dans l'épaisseur des valvules auriculo-ventriculaires et sigmoïdes. Ces valvules s'y insèrent par leur bord adhérent.

Dans le point d'adossement des zones auriculo-ventriculaires et aortiques se trouve quelquefois un noyau incrusté de phosphate calcaire. Cette disposition normale chez les grands animaux a été désignée chez eux sous le nom d'*os du cœur*.

L'étude du trajet et de la direction des fibres musculaires du cœur est fort difficile. Les travaux de Gerdy semblaient avoir fixé la science sur ce sujet, mais des études récentes, faites en Allemagne par Ludwig, Winckler, et en Angleterre par Pettigrew, remettent tout en question. Il est donc nécessaire d'attendre de nouvelles recherches pour établir d'une manière définitive ce point délicat des sciences anatomiques.

Nous décrirons d'abord les fibres musculaires du cœur, d'après les travaux de

Gerdy et de Cruveilhier, et, pour terminer, nous donnerons les conclusions du travail de Winckler, sans nous prononcer entre les deux opinions.

Et d'abord il faut remarquer que les fibres musculaires qui constituent les oreillettes sont distinctes de celles des ventricules.

FIBRES MUSCULAIRES DES VENTRICULES. — Les anneaux fibro-cartilagineux que nous avons décrits plus haut doivent être considérés comme le squelette du cœur. Sur ces anneaux s'insèrent des fibres qui, par des trajets variés et compliqués, reviennent à leur point d'origine, soit directement, soit indirectement par l'intermédiaire des cordages tendineux fixés aux valvules tricuspide et mitrale. Nous avons vu, en effet, que ces valvules adhèrent aux anneaux par un de leurs bords.

On considère le cœur comme formé de deux poches musculaires accolées comme deux canons de fusils, réunies par un sac musculeux commun aux deux poches et

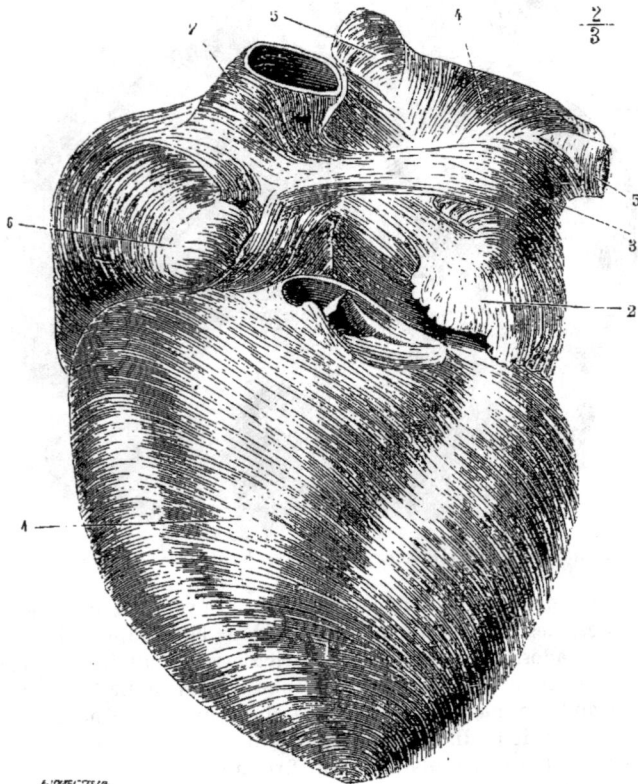

Fig. 119. — *Fibres unitives antérieures du cœur, et fibres de la face antérieure des oreillettes* (d'après Bourgery) (*).

les recouvrant en dehors et en dedans. Il y a donc ainsi dans le cœur des fibres propres à chaque ventricule et des fibres communes aux deux.

(*) 1) Fibres unitives antérieures. — 2) Fibres de l'auricule gauche. — 3) Fibres communes aux deux oreillettes. — 4) Fibres propres de l'oreillette gauche. — 5, 5) Fibres qui entourent les veines pulmonaires gauches. — 6) Fibres de l'auricule droite. — 7) Fibres qui entourent la veine cave supérieure.

Les *fibres propres* à chaque ventricule s'insèrent par leurs deux extrémités sur les deux anneaux de ce ventricule et forment ainsi des anses emboîtées les unes dans les autres dans les parois de l'organe, « comme des cornets de papier d'iné-« gale grandeur, dont les plus petits seraient régulièrement emboîtés dans les plus « grands et qu'on aurait aplatis en une lame triangulaire. »

Les *fibres communes* aux deux ventricules ont été désignées par Gerdy sous le nom de *fibres unitives*.

Les fibres unitives *antérieures* (Fig. 119) occupent toute la face sternale du cœur. Elles partent des orifices pulmonaire, aortique et mitral, descendent obliquement sur la face antérieure de l'organe et arrivent ainsi à la pointe du cœur.

Les fibres antérieures se réfléchissent alors et pénètrent par un trajet spiroïde dans l'intérieur du ventricule, pour revenir soit à leurs points d'origine en formant la partie interne du sac commun, soit en constituant les muscles papillaires. En se réfléchissant à la pointe du cœur, pour pénétrer dans l'intérieur de l'organe et en former la face interne, les fibres musculaires se groupent, se serrent, se réunissent sous forme de tourbillon et décrivent ainsi un véritable huit de chiffre. Par l'anse inférieure du 8, qui est très-courte, elles circonscrivent une sorte de petit pertuis, de petit canal, par lequel on peut, avec un stylet fin, pénétrer dans l'intérieur du ventricule.

Les fibres unitives *postérieures* (Fig. 121) recouvrent la face diaphragmatique du cœur. Elles partent des anneaux fibreux auriculo-ventriculaires et se dirigent obliquement vers le bord droit ou tranchant du ventricule. A ce niveau elles rencontrent les fibres unitives antérieures et s'engagent au-dessous d'elles (Fig. 120, 3),.

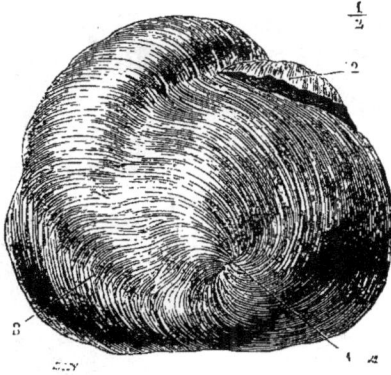

Fig. 120. — *Tourbillon de la pointe du cœur* (d'après Bourgery) (*).

pour arriver les plus inférieures jusqu'au tourbillon de la pointe, tandis que les autres, de beaucoup les plus nombreuses, se réfléchissent en anses simples sur toute la longueur du bord droit du cœur. Comme les précédentes, les fibres unitives postérieures remontent jusqu'aux anneaux fibreux, ou bien elles vont former les muscles papillaires.

D'après cette description, qui résume les idées de Gerdy, il n'y a dans les fibres unitives que des fibres à anse et des fibres contournées en huit de chiffre. Elles ont toutes une moitié superficielle et une moitié profonde correspondant aux faces externe et interne des ventricules.

(*) 1) Tourbillon et pertuis de la pointe. — 2) Auricule. — 3) Entre-croisement des fibres unitives antérieures et postérieures.

Dans leur trajet, les fibres à anse appartiennent par leurs deux moitiés à des
ventricules différents et à des parois opposées. Une fibre qui par sa moitié superficielle appartient à la paroi antérieure du ventricule droit, servira par sa moitié
profonde à former la paroi postérieure du ventricule gauche.

Les fibres en huit de chiffre appartiennent par leurs deux moitiés à des ventricules différents, mais à des parois semblables ; ainsi une fibre de la paroi antérieure du ventricule gauche ira par sa moitié profonde dans la paroi antérieure du
ventricule droit. La cloison des ventricules est formée par des fibres adossées et
n'a pas d'existence propre.

Winckler a repris en 1865 l'étude des fibres musculaires du cœur (1). Il admet :

1° Que les fibres unitives antérieures et postérieures ne forment qu'une couche
assez mince, qui prend part au tourbillon et pénètre dans l'intérieur du ventricule
gauche, où elles s'écartent et vont pour la plus grande partie se jeter dans les

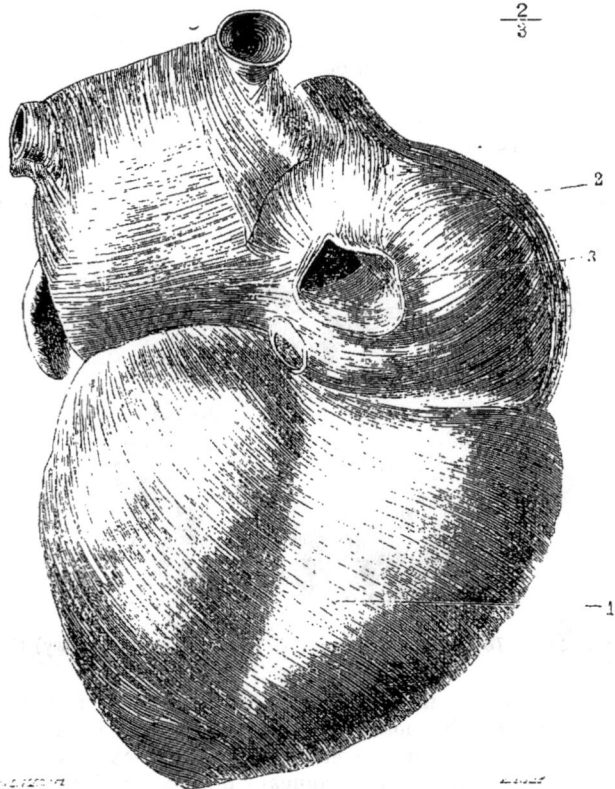

Fig. 121. — *Fibres unitives postérieures du cœur et fibres de la face postérieure des oreillettes ;*
(d'après Bourgery) (*).

(1) F. N. Winckler, *Beiträge zur Kenntniss der Herzmusculatur (Archiv für Anatomie,*
Physiologie, etc., von Reichert und Dubois-Reymond, Mai u. Juni 1865. Heft II. u. III).

(*) 1) Fibres unitives postérieures. — 2) Fibres de l'oreillette droite. — 3) Fibres de la veine cave inférieure.

muscles papillaires de ce ventricule ; un très-petit nombre d'entre elles remontent le long de la paroi interne et arrivent jusqu'aux anneaux.

2° Que les fibres propres des ventricules ne forment pas une véritable couche moyenne distincte de la couche interne, que ces fibres sont constituées comme toutes les autres fibres du cœur ; qu'elles forment des anses, des spirales, dont les parties sont tantôt superficielles et tantôt profondes ; que ces anses ou spirales s'entre-croisent sous des angles extrêmement variés et constituent ainsi ce que l'on a désigné sous le nom de *fibres propres des ventricules*. Il est impossible, d'après lui, de les séparer en couches, en lames distinctes à cause de leur entre-croisement.

Ces fibres ne prennent pas toutes part à la formation du tourbillon, et, comme les précédentes, se jettent pour la plupart dans les muscles papillaires. La cloison est formée par des segments de ces anses ou spirales, qui suivent ce trajet avant d'arriver aux parois ventriculaires.

L'ancienne définition de Winslow, acceptée par tout le monde : *Le cœur est composé de deux sacs musculeux renfermés dans un troisième musculeux également*, n'est donc plus vraie d'après l'anatomiste allemand.

Quant au trajet des fibres musculaires, voici ses conclusions :

1° *Fibres superficielles ou accessoires (Nebenmusculatur)*. — Elles partent des anneaux fibro-cartilagineux auriculo-ventriculaires, se dirigent vers la pointe, forment le tourbillon et pénètrent dans le ventricule gauche pour former les muscles papillaires. Elles décrivent à peu près un tour de spire.

2° *Fibres profondes ou essentielles (Hauptmusculatur)*.

a) *Première espèce*. — Leur trajet est à peu près analogue à celui des précédentes, mais leur direction est plus oblique et elles décrivent à peu près deux tours de spire.

b) *Deuxième espèce*. — Elles partent du côté droit de l'anneau aortique, passent à travers la cloison, se dirigent en avant, apparaissent dans le sillon longitudinal antérieur, contournent le ventricule gauche, puis les deux ventricules par un ou deux tours de spire, et pénètrent dans le ventricule gauche par le tourbillon.

c) *Troisième espèce*. — Elles naissent du côté gauche de l'anneau aortique, longent le pourtour de l'ouverture auriculo-ventriculaire gauche, décrivent des anses qui entourent le ventricule gauche et se divisent dans le sillon longitudinal postérieur en deux branches, dont l'une pénètre dans le ventricule droit pour en former les muscles papillaires, tandis que l'autre se dirige vers la pointe pour prendre part au tourbillon.

d) *Quatrième espèce*. — Les deux extrémités de ces fibres se trouvent dans les muscles papillaires du ventricule gauche ; chacun des deux bouts de l'anse entoure alors le ventricule gauche et se dirige vers le ventricule droit, tandis que le sommet de l'anse se trouve au bord de l'ouverture auriculo-ventriculaire gauche. Ce sont ces deux espèces de fibres c et d qui forment les anses de la base des ventricules.

e) *Cinquième espèce*. — Ces fibres proviennent de l'anneau aortique, décrivent un certain nombre de tours de spire autour du ventricule gauche en passant à travers la cloison, et pénètrent enfin dans ce ventricule par le tourbillon.

Nous avons de notre côté tenté quelques recherches sur la disposition des fibres musculaires du cœur. Comme Winckler nous avons trouvé des fibres superficielles ou accessoires en couche mince et des fibres essentielles ou profondes, dont le trajet nous a paru beaucoup moins compliqué que ne l'admet l'auteur allemand. C'est une question à revoir.

FIBRES MUSCULAIRES DES OREILLETTES. — Sur la face antérieure des oreillettes on trouve une bande musculaire allant de l'oreillette droite à l'oreillette gauche et se jetant des deux côtés sur les auricules. Cette bande est donc commune aux deux oreillettes, dont elle constitue les fibres unitives (Fig. 119, 3).

Quant aux fibres propres à chaque oreillette, on peut les diviser : 1° en fibres qui entourent les orifices des veines ; 2° fibres intermédiaires aux auricules et aux ouvertures veineuses ; 3° fibres en anse autour des orifices auriculo-ventriculaires ; 4° fibres entre-croisées et formant la partie la plus profonde de la paroi des oreillettes. En s'adossant, ces fibres constituent la cloison dans laquelle on remarque surtout l'anneau de Vieussens, qui forme une espèce de sphincter. La majeure partie des fibres musculaires des oreillettes forment des anses simples embrassant ces cavités comme des écharpes. Il serait du reste nécessaire de voir surgir de nouveaux travaux sur ce sujet.

Vaisseaux du cœur. — Le cœur reçoit deux *artères*, dites *coronaires* ou *cardiaques*, qui forment deux cercles réciproquement perpendiculaires autour de lui. Elles seront décrites plus loin (Fig. 124). Les *veines des ventricules* suivent d'abord le trajet des artères, se réunissent plus tard en un seul tronc, la *grande veine coronaire*, qui vient s'ouvrir à la face postérieure de l'oreillette droite, près de la ligne interauriculo-ventriculaire (Fig. 114, 6). Quelques veinules, venant du ventricule droit, ne s'abouchent pas dans ce tronc, mais s'ouvrent isolément dans l'oreillette droite ; ce sont les *veines cardiaques de Galien*. Lannelongue a décrit en 1867 une circulation veineuse auriculaire spéciale. J'ai répété et fait répéter ses recherches, les résultats que j'ai obtenus se trouvent longuement consignés dans la thèse d'un de mes élèves que la mort a enlevé trop tôt à la science (1). Les veinules des oreillettes ne se rendent que très-rarement dans la veine coronaire, celles de l'oreillette droite s'ouvrent directement dans cette cavité, celles de l'oreillette gauche s'y rendent en partie en passant par la cloison, tandis qu'il en est d'autres qui s'abouchent dans la cavité auriculaire gauche elle-même où elles versent ainsi du sang noir. Dans les parois musculaires des oreillettes sont creusés des canaux revêtus par un simple prolongement de l'endocarde ; ces canaux, lieu de réunion de la plupart des veinules auriculaires, s'ouvrent dans la cavité des oreillettes par des *foramina* au nombre de trois ou quatre dans le cœur droit et de un ou deux dans le cœur gauche. Ces foramina sont toujours pour chaque oreillette reliés entre eux par des canaux d'union intrapariétaux. Lannelongue décrit un élargissement infundibuliforme faisant suite aux foramina, il ne m'a pas été possible de le constater. Quant aux *lymphatiques*, on les voit suivre les artères et les veines et se jeter dans les ganglions bronchiques au-dessous de la bifurcation de la trachée.

Nerfs du cœur. — Les nerfs du cœur proviennent des pneumogastriques et des ganglions cervicaux du grand sympathique. Les filets nerveux partis de ces origines se réunissent au-dessous de la crosse de l'aorte pour constituer un plexus, qui d'autres fois est remplacé par un ganglion dit *ganglion de Wrisberg*. De là partent des branches nerveuses très-ténues, qui suivent les artères et gagnent la profondeur de l'organe. Mais outre ces nerfs, le cœur possède en lui-même une chaîne de ganglions situés dans son épaisseur et lui formant ainsi un petit système nerveux spécial. Ces ganglions sont au nombre de trois. Le premier, *ganglion du sinus de la veine cave, ganglion de Remak*, est placé à l'embouchure de la veine cave inférieure. Le second, *ganglion de Bidder* ou *ganglion ventriculaire*, est adossé à la valvule auriculo-ventriculaire gauche. Le troisième, *ganglion auriculaire* ou *ganglion de Ludwig*,

---

(1) A. Renoult, *Du rôle du système vasculaire dans la nutrition en général et dans celle du muscle et du cœur en particulier.* (Thèse de Strasbourg 1869.)

se trouve dans la paroi même de l'oreillette droite. En 1864, Lee décrivit un riche plexus ganglionnaire existant entre l'aorte et l'artère pulmonaire au-dessous du péricarde viscéral. Les filets des pneumogastriques et du sympathique viennent, d'après lui, se rendre dans ce plexus, duquel partent des branches nombreuses, qui se ramifient sur les ventricules et qui présentent sur leur trajet de nombreux renflements ganglionnaires. Ce travail a été très-vivement attaqué en Angleterre et n'a été jusqu'ici appuyé par aucun anatomiste. Quoi qu'il en soit, l'innervation du cœur ne nous est pas encore bien connue au point de vue anatomique. Quant à l'action physiologique des différents nerfs cardiaques, elle est encore soumise aux discussions des observateurs. Ce serait nous écarter de notre plan que de nous y arrêter; nous nous bornons à recommander la lecture des articles de physiologie clinique publiés par G. Sée [1].

Le cœur est toujours plus ou moins chargé de tissu adipeux, dont la quantité varie avec le sexe et l'âge. La graisse se dépose principalement dans les sillons autour des vaisseaux et s'étend alors de proche en proche sur l'organe.

ARTICLE IV. — PÉRICARDE.

Le péricarde est une poche fibro-séreuse qui entoure le cœur de toute part, sans le contenir dans sa cavité. Il est formé d'une lame fibreuse, épaisse, résistante, constituée par des fibres connectives, entremêlées d'un grand nombre de réseaux élastiques et tapissée à sa surface interne d'une ou de plusieurs couches d'épithélium. Au niveau des gros vaisseaux, un peu au-dessus de leur origine, cette lame se dédouble, la partie la plus extérieure, qu'on a décrite sous le nom de *feuillet fibreux*, se continue sur les vaisseaux en s'unissant peu à peu à leur tunique externe. La partie la plus interne, *feuillet séreux du péricarde*, beaucoup plus mince et ne comprenant que les couches épithéliales avec un substratum de fibres élastiques et connectives, se réfléchit au contraire sur les vaisseaux, enveloppe les deux artères dans une gaîne commune, tapisse seulement la moitié antérieure des veines caves, et arrive ainsi sur le cœur, qu'elle recouvre. Le feuillet séreux adhère aux fibres musculaires, excepté au niveau de quelques points, des sillons par exemple, où il en est séparé par du tissu adipeux, qui peut former quelquefois toute une couche sous-séreuse.

Le péricarde peut être comparé, pour sa forme, à un cône dont la base serait en bas et le sommet en haut. La base repose sur le centre phrénique du diaphragme, et y adhère intimement, surtout dans sa moitié antérieure.

Le sommet se continue sur les vaisseaux en leur formant des gaînes, qui s'identifient bientôt avec leur tunique externe.

La surface externe du péricarde est en rapport avec la plèvre médiastine et est longée latéralement par les nerfs phréniques et les artères diaphragmatiques supérieures; en arrière elle est en rapport avec l'œsophage, l'aorte, la veine azygos et le canal thoracique, qui la séparent de la colonne vertébrale. (Pour les rapports du péricarde avec les parois thoraciques, voy. plus haut, p. 366).

Vaisseaux. — Les artères péricardiques sont très-grêles et proviennent des dia-

[1] G. Sée, *Gazette des Hôpitaux*, 1865, nos 7 et 8.

phragmatiques supérieures, des bronchiques et des médiastines. Elles sont accompagnées de veinules correspondantes.

Nerfs. — Les nerfs du péricarde proviennent des phréniques et du récurrent droit. On y trouve aussi des filets sympathiques, qui accompagnent les vaisseaux.

ARTICLE V. — ENDOCARDES.

Les quatre cavités du cœur sont tapissées par une membrane mince et blanchâtre. Celle qui revêt l'oreillette se continue sans ligne de démarcation par-dessus les valvules auriculo-ventriculaires avec celle du ventricule. Il y a donc un endocarde pour le cœur droit et un pour le cœur gauche. Ces membranes sont minces dans les ventricules, un peu plus épaisses dans l'oreillette gauche, et sont constituées par un substratum de fibres connectives et élastiques, recouvert d'une couche épithéliale pavimenteuse. Elles se continuent sans interruption, celle du côté droit avec la tunique interne des veines caves, et avec celle de l'artère pulmonaire, en tapissant les valvules sigmoïdes de ce dernier vaisseau ; celle du côté gauche avec la tunique interne des veines pulmonaires, de l'aorte et des artères cardiaques.

DEUXIÈME SECTION

DES ARTÈRES.

Préparation. — Pour étudier le système artériel, on a recours aux injections de matière solidifiable. Les injections sont ou générales ou partielles, suivant les préparations que l'on se propose d'obtenir. Les injections poussées par les gros troncs donnent en général de meilleurs résultats que celles qui se font par les artères de moyen calibre.

Quand l'on veut faire une injection générale et que l'on désire remplir les branches les plus fines des vaisseaux, il faut préalablement échauffer le sujet en le plongeant pendant deux à trois heures dans un bain. Après l'en avoir retiré, on ouvre la cage thoracique en ayant soin de détacher les cartilages aussi près du sternum que possible, à cause du voisinage de l'artère mammaire interne ; il est facile alors, soit de luxer la partie supérieure de cet os dans ses articulations claviculaires, soit de le scier en travers au-dessus de l'articulation de sa première pièce avec la seconde. Par l'ouverture ainsi obtenue, on pénètre dans la poitrine ; on recherche l'aorte et on l'isole. On ouvre ce vaisseau, et dans son intérieur on fait pénétrer un tube métallique, qu'il faut avoir soin de fixer solidement au moyen de plusieurs tours de fil. Il faut se servir dans ces injections de tubes dont l'ouverture est aussi grande que possible pour éviter le refroidissement. Une bonne précaution consiste à chauffer au préalable le tube métallique. L'on peut encore obtenir une bonne injection générale en faisant pénétrer le liquide par l'une des carotides primitives, et de préférence celle du côté gauche. Le seul inconvénient qui en résulte est de perdre ainsi une certaine quantité de matière à injection, qui pénètre dans le cœur en forçant les valvules sigmoïdes de l'aorte.

Il est nécessaire, quand on fait une injection partielle, de choisir de préférence la plus grosse artère de la région. Une précaution qui ne saurait être trop recommandée, consiste à lier au préalable tous les troncs artériels qui de cette région s'étendent au loin. C'est ainsi que, pour obtenir une injection parfaite des artères du tronc, il est indispensable de lier d'abord les carotides, les sous-clavières et les crurales ; tout l'effort tendra alors à faire pénétrer le liquide dans les branches de l'aorte descendante. Nous reviendrons sur tous ces détails que l'expérience enseigne du reste à tous ceux qui fréquentent assidûment les amphithéâtres.

Pour faire une bonne injection, il faut, avant tout, préparer la matière coagulable. Il est d'usage de se servir d'un mélange de suif et de cire, coloré par du vermillon pour les artères et par du bleu de Prusse pour les veines. Plus la quantité de cire est grande, plus l'injection devient cassante ; si au contraire le suif est employé seul, elle est trop molle. Une proportion un peu forte de cette dernière substance rend l'injection plus pénétrante. On augmente encore cette propriété de pénétration en injectant à l'avance dans les vaisseaux une petite quantité d'essence de térébenthine. Le liquide obtenu par la fusion du mélange de cire et de suif doit être assez chaud pour que sa fluidité soit parfaite, sans cependant être bouillant. Dans ce dernier cas il y aurait une véritable coction des parois vasculaires ; elles pourraient même être désorganisées et livrer passage au liquide, qui se répandrait dans les tissus ambiants. La seringue préalablement chauffée sera chargée de liquide ; on en expulsera l'air qui pourrait y avoir pénétré, et l'injection sera poussée par la canule placée dans le vaisseau. Le premier effort sera énergique ; dès que l'on sentira une résistance, la pression devra diminuer et s'exercer ensuite d'une manière constante jusqu'à ce que le piston soit repoussé par la pression intérieure. La seringue sera retirée et la canule fermée par un bouchon en bois préparé d'avance ; si, au contraire, on se sert d'une canule à robinet, il suffira de fermer celui-ci jusqu'au complet refroidissement.

Si l'on veut obtenir des injections très-fines, comme celles destinées à l'étude de la distribution vasculaire dans l'intimité des organes, on se sert de liquides froids, de vernis à l'alcool, d'essence de térébenthine, que l'on colore avec du vermillon.

Pour préparer une artère, il convient de l'isoler des parties voisines, surtout des veines qui l'entourent ; il faut avoir soin de vider ces dernières avant de les sectionner, sans cela le sang tacherait la préparation et en rendrait l'étude difficile. Quant aux muscles et aux nerfs, il est important de les ménager pour se rendre compte de leurs rapports avec les artères.

Autant que possible il faut préparer les artères en allant du tronc vers les rameaux ; quelquefois cependant, pour les vaisseaux profonds, il est opportun de suivre une marche inverse et de commencer par disséquer les branches. En toute circonstance il est avantageux de préparer toutes les divisions collatérales et terminales d'un vaisseau, l'on aura ainsi sous les yeux une vue d'ensemble qui restera facilement gravée dans la mémoire.

CHAPITRE PREMIER

DES ARTÈRES EN GÉNÉRAL

Les artères sont des canaux membraneux élastiques et contractiles destinés à conduire à la périphérie le sang expulsé par les ventricules. A chaque ventricule correspond un tronc artériel : à droite, l'*artère pulmonaire*, chargée de porter aux poumons le sang veineux revenu des extrémités ; à gauche, l'*artère aorte* qui retourne à nos tissus le liquide nourricier oxygéné dans l'appareil respiratoire. Ces deux troncs vasculaires se continuent par quelques-unes de leurs parties constituantes avec les membranes propres du cœur. Ils présentent tous deux à leur origine des replis valvulaires, connus sous le nom de *valvules sigmoïdes*, qui s'opposent au reflux du liquide vers la cavité ventriculaire. Nous avons déjà étudié ces valvules en parlant de la conformation intérieure des ventricules. Nous n'y reviendrons pas. La complète analogie que présentent les deux systèmes artériels *aortique* et *pulmonaire* nous permet de ne pas les séparer dans ces considérations préliminaires. Nous ferons remarquer seulement que si le système aortique est très-prédisposé aux altérations pathologiques, séniles surtout, il n'en est pas de même du système pulmonaire. La raison de cette différence nous échappe jusqu'ici, il suffit de l'indiquer.

Le trajet à parcourir du ventricule droit au poumon est incomparablement moins grand que celui du ventricule gauche à la périphérie de l'organisme, ce qui explique facilement la différence d'épaisseur, de force par conséquent des deux ventricules.

Nous pouvons dire, par abstraction, qu'il n'y a réellement dans le corps humain que deux troncs artériels : l'un, l'*artère pulmonaire* ; l'autre, l'*artère aorte*, d'où partent des branches se divisant à l'infini. Mais pour la simplification du langage anatomique, on est convenu de donner le nom de *troncs* aux principales divisions qui s'en détachent. Des troncs partent des *branches*, des branches des *rameaux*, des rameaux des *ramuscules*. Il est aisé de comprendre qu'en continuant ces divisions, nous arriverions aux *capillaires*, terme final du système artériel. Ce mode de distribution rappelle à l'esprit l'idée d'un arbre étendu du cœur à la périphérie.

En comparant le calibre d'un tronc artériel à celui des deux branches de bifurcation qu'il émet, on trouve que toujours la somme de ces deux derniers l'emporte sur le premier. Il en est ainsi jusqu'à la terminaison de l'arbre artériel. Si nous réunissions par la pensée toutes ces divisions vasculaires, si nous les étalions en surface, nous obtiendrions un cône dont le sommet serait représenté par la surface de section de l'aorte à son point de départ, et la base par la surface de section idéale des ramuscules artériels les plus ultimes au moment où ils se continuent avec les capillaires.

C'est en général au niveau des grandes segmentations du corps que se font les principales divisions artérielles. A la base du cou, l'aorte fournit les *branches de la tête et des membres supérieurs*; à l'angle sacro-vertébral naissent les *iliaques*; au coude, l'*humérale* fournit les *radiale* et *cubitale*; au genou, la *poplitée* se divise en *tibiale antérieure* et *tronc tibio-péronier*. On peut dire d'une manière générale que chez l'homme et les animaux supérieurs les grosses divisions artérielles correspondent, ou à peu près, aux différentes articulations. Mais à cette règle les exceptions sont nombreuses, et il importe au chirurgien de connaître toutes les variétés que peut présenter l'origine des grosses divisions artérielles.

Pour les *rameaux* et les *ramuscules*, la régularité d'*origine*, de *direction* et de *volume* est encore beaucoup moins grande; non-seulement ces divisions secondaires et tertiaires ne se correspondent pas toujours chez deux individus, mais elles diffèrent quelquefois chez le même sujet d'un côté du corps à l'autre.

Les divisions artérielles ne sont pas régulièrement dichotomiques; en effet, chaque tronc générateur fournit des *branches collatérales* et des *branches terminales*. Les premières, d'ordinaire beaucoup plus grêles, sont destinées à nourrir les organes voisins; les secondes, plus volumineuses, continuent la direction du tronc et vont au loin jouer le même rôle par rapport à d'autres organes.

Les artères partent du tronc suivant des angles différents; tantôt l'angle est aigu, c'est la disposition la plus habituelle et la plus favorable à la circulation; tantôt l'angle est droit, comme pour les *artères rénales*, par exemple; d'autres fois même l'angle est obtus, et alors le cours du sang est récurrent, comme dans les *intercostales aortiques*.

Si l'on vient à ouvrir une artère, comme l'*iliaque primitive* par exemple, au niveau de la bifurcation du tronc aortique, on trouve dans son intérieur, au point de division, un repli en forme de croissant, auquel a été donné le nom d'*éperon*. La concavité du croissant est dirigée vers le cœur quand l'angle de séparation est aigu, et vers les extrémités quand cet angle est obtus. Inséré par sa base sur le point de bifurcation du vaisseau, l'éperon s'avance en s'amincissant dans l'intérieur du tronc générateur et joue le même rôle que les doubles plans inclinés placés au devant des arches d'un pont et destinés à rompre le courant.

Sur le vivant, les artères sont cylindriques. Sur le cadavre, au contraire, alors qu'elles sont intactes, elles sont aplaties : mais dès qu'on vient à les inciser et à permettre l'introduction de l'air dans leur intérieur, on les voit aussitôt reprendre la forme cylindrique.

Les vaisseaux artériels sont très-régulièrement calibrés, de telle sorte que jamais dans l'état physiologique elles ne présentent ni dilatation ni étranglement. Cette règle ne subit que de rares exceptions; à la crosse de l'aorte, aux extrémités des collatérales des doigts et à la carotide primitive qui au niveau de sa bifurcation présente souvent un renflement assez prononcé, connu sous le nom de *sinus de la carotide*. Sappey croit que cette dernière dilatation est toujours due à une altération sénile; je l'ai trouvée chez des jeunes sujets, dont les vaisseaux artériels ne présentaient aucune dégénérescence pathologique. Béclard a dit que les *vertébrales*, les *rénales* et les *spléniques* s'élargissent en s'éloignant du cœur. Richet n'a jamais pu retrouver cette disposition qui, si j'en crois mes propres recherches, doit être tout à fait anormale. Le *calibre* des artères est toujours déterminé : 1° par la longueur du trajet qu'elles ont à parcourir et 2° par les fonctions de l'organe auquel elles se rendent. Citons par exemple la rénale et la splénique qui, quoique très-courtes, sont aussi volumineuses et même plus grosses que la brachiale. — A sa sortie du cœur l'aorte mesure 28 mill. de diamètre, son calibre diminue progressivement et n'est plus au moment de sa terminaison en iliaques primitives que de 20 mill. de diamètre. Comme l'a fait Henle, nous classerons les artères suivant leur calibre en six groupes différents : les chiffres indiqués dans le tableau ci-dessous sont des moyennes qui peuvent varier suivant les individus et même dans les deux moitiés du corps. En décrivant les artères en particulier, nous ferons toujours suivre leur nom d'un chiffre romain qui suffira, en se reportant au tableau ci-joint, pour donner une idée suffisante de leur calibre :

EXEMPLE.

I. = 8 millimètres.............		Carotide primitive.
II. = 6 —	....	Brachiale.
III. = 5 —	....	Cubitale.
IV. = 3,5 —	....	Temporale.
V. = 2 —	....	Auriculaire postérieure.
VI. = De 1 à 0,5 millimètres....		Sus-orbitaire.

En général, les artères affectent une direction droite et rectiligne ; mais si l'organe auquel elles se rendent est d'une structure délicate, si le choc trop énergique de la colonne liquide peut lui être nuisible, elles s'incurvent et deviennent flexueuses. Les artères présentent encore cette disposition lorsqu'elles se trouvent dans des parties dont les mouvements sont nombreux et étendus, ou dont le volume est sujet à des variations considérables, comme les labiales, les utérines. Quand un petit nombre de troncs artériels doivent fournir des vaisseaux à des organes très-étendus, soit en volume, soit en superficie, on les voit affecter des directions particulières ; elles s'incurvent, leurs branches se réunissent, se divisent de nouveau, se réunissent encore et finissent ainsi par fournir un grand nombre de rameaux qui atteignent les limites les plus extrèmes des organes. C'est ainsi que se distribuent la plupart des artères des viscères abdominaux et en particulier les *artères mésentériques*.

Beaucoup d'artères, qui normalement sont rectilignes, présentent chez les vieillards un très-grand nombre de flexuosités ; elles sont dues à l'altération des parois et à la perte de l'élasticité des vaisseaux.

Par leur situation profonde, les artères sont en général protégées contre les causes vulnérantes. Malgaigne a fait remarquer qu'aux membres on trouve cependant des vaisseaux artériels très-superficiels. Il insiste surtout sur la *fémorale* qui, au pli de l'aine, n'est recouverte que par la peau et les aponévroses. Je ferai observer que chez les quadrupèdes la crurale est très-efficacement protégée par toute l'épaisseur du membre postérieur. Il en serait de même chez l'homme s'il marchait à quatre pattes. La nature a fait de lui un bipède ; mais au lieu de modifier pour cela toute l'économie de son corps, elle s'est bornée à quelques changements nécessaires à sa nouvelle destination. C'est donc à la station bipède qu'est due la situation superficielle de l'artère fémorale dans l'espèce humaine. Il en est de même pour la *sous-clavière* dans le triangle sus-claviculaire. Chez le quadrupède elle est difficile à atteindre et est protégée par la direction de la tête et la disposition des épaules, qui font saillie en avant ; chez l'homme, elle est superficielle et le devient d'autant plus que par leur propre poids les extrémités supérieures tendent à tomber en bas et à élargir ainsi le triangle sus-claviculaire.

Dans les membres, les artères tendent toujours à se rapprocher du sens de la flexion des articulations. Or, comme dans les membres le sens de ce mouvement est toujours alterne et opposé (ainsi la cuisse se fléchit en avant, le genou en arrière, le pied en avant, les orteils en arrière), il en résulte que le vaisseau artériel décrit un trajet spiroïde autour des os au lieu de leur être parallèle. Cette disposition est surtout remarquable pour l'*artère crurale*. Ce trajet des vaisseaux artériels est en rapport avec la protection que la nature semble vouloir leur ménager. En se plaçant dans le sens de la flexion, ils évitent toutes les causes d'élongation qui leur seraient funestes, et, d'autre part, dans la flexion, ils s'éloignent d'autant plus de toutes les causes vulnérantes que le mouvement est plus prononcé. C'est précisément là la position que prennent instinctivement les membres à l'approche de tout danger extérieur.

Rapports généraux des artères. — Ainsi que nous l'avons dit, les artères sont en général profondément situées; il est rare néanmoins de les trouver en rapport immédiat avec les os; habituellement elles en sont séparées par une couche musculaire plus ou moins épaisse. Quelquefois cependant elles croisent ou contournent des pièces du squelette (*crurale, sous-clavière, radiale*), disposition que les chirurgiens ont utilisée pour la compression de ces vaisseaux pendant les opérations; de même que les médecins ont mis à profit la situation de l'artère radiale au poignet pour l'exploration du pouls.

Chaque fois qu'une artère est en contact immédiat avec un os, son passage sur cette surface dure y laisse une empreinte plus ou moins profonde. On a dit que cette dépression est due à un travail de résorption du tissu osseux sous l'influence des battements vasculaires.

D'autres fois les artères sont situées dans de vrais canaux osseux (*la carotide interne dans le rocher*). C'est là une disposition particulière nécessitée par la distribution de cette artère à un organe délicat contenu dans une boîte osseuse.

Au voisinage des renflements articulaires, les artères fournissent toujours un grand nombre de rameaux assez volumineux, qui, se réunissant, s'anastomosant les uns avec les autres, forment un cercle artériel autour de la jointure. C'est à un besoin de calorification que répond cette disposition. En effet, autour des articles, surtout dans le sens de l'extension, les os sont presque à découvert sous la peau (genou, coude); les masses musculaires ont fait place à des tendons, à des bandes fibreuses; l'articulation est peu protégée, les causes de refroidissement très-nombreuses. Le développement du système artériel à ce niveau, jouant alors le rôle d'un *calorifère à liquide chaud*, vient obvier à ce désavantage naturel.

C'est à la même cause qu'il faut attribuer les branches nombreuses que fournissent les vaisseaux artériels vers l'extrémité des membres quand les os se multiplient et que le squelette se segmente.

Les artères, il semble presque inutile de le dire, cheminent dans les interstices musculaires; leurs rapports avec ces agents actifs de la locomotion sont donc des plus importants. Tous les gros vaisseaux artériels côtoient un muscle auquel ils sont plus ou moins parallèles et que Cruveilhier a désigné sous le nom de *muscle satellite*. Le sterno-mastoïdien est le satellite de la carotide, le biceps celui de l'humérale. Mais comme dans les membres les masses musculaires des régions opposées sont toujours séparées par des plans aponévrotiques qui leur fournissent des surfaces d'insertion et que, ainsi que nous l'avons fait remarquer plus haut, les artères, tendant toujours à se placer dans le sens de la flexion, sont obligées de contourner le membre, il faut que dans ce cas particulier les vaisseaux traversent les plans aponévrotiques de séparation. L'exemple le plus frappant que l'on puisse en citer est celui de la *crurale*, qui, passant de la région antérieure ou d'extension à la région postérieure ou de flexion, franchit un plan aponévrotique. Pour éviter toute traction, toute gêne circulatoire qu'auraient pu amener les alternatives de contraction et de relâchement des fibres musculaires, la nature a établi des espèces de ponts fibreux au-dessous desquels passe le vaisseau. Les fibres musculaires insérées à ce niveau viennent-elles à se contracter, elles ne pourront qu'élargir l'anneau au lieu de le rétrécir. Ce simple artifice empêche tout arrêt circulatoire. Il en est de même si, au lieu d'être insérés par leurs extrémités sur des os et de former ainsi des arcades ostéo-fibreuses, les anneaux sont complets et constitués exclusivement par des aponévroses. L'action musculaire ne pourra que les élargir et faciliter le cours du sang.

Les aponévroses forment des gaînes destinées à isoler les muscles et surtout les groupes de muscles synergiques. Elles fournissent en outre presque toujours des dédoublements, qui embrassent dans une loge spéciale l'artère et la veine. Tantôt le nerf est compris dans cette même loge, comme le *nerf pneumogastrique* au cou, tantôt et plus fréquemment il est situé dans une gaîne spéciale.

Toutes les artères un peu volumineuses sont situées au-dessous des aponévroses d'enveloppe des membres ; c'est là un point à noter pour le chirurgien.

Réunies aux veines et quelquefois aux nerfs dans une même gaîne aponévrotique, les artères forment avec ces organes un faisceau connu en anatomie chirurgicale sous le nom de *paquet vasculo-nerveux*. C'est au moyen d'un tissu connectif lâche non infiltré de graisse que s'établit l'union entre ces cordons. Chez le vieillard, par suite de l'élongation et de la dureté des parois artérielles, ce tissu connectif lâche finit par se tasser, s'épaissir et former une espèce de membrane quasiséreuse, dans laquelle se meut le vaisseau.

Les veines suivent en général la même direction que les artères. Au tronc, à la racine des membres, à la tête, il n'existe qu'un seul tronc veineux satellite du vaisseau artériel. Aux segments inférieurs des membres il y en a toujours deux. On a cherché à trouver des lois générales pour exprimer les rapports de ces vaisseaux entre eux. Toutes celles qui ont été formulées par Serres et par Malgaigne sont soumises à tant d'exceptions qu'il n'y a plus lieu d'en tenir compte. Nous reviendrons sur ce sujet en parlant du système veineux.

Au tronc on peut dire que, pour les plus gros vaisseaux, le côté droit du corps est affecté au système veineux et le côté gauche au système artériel. Nous nous empressons de faire observer que nous ne généralisons pas, que nous ne voulons dire autre chose que ceci : c'est que les veines caves sont à droite, tandis que la crosse de l'aorte se dirige à gauche, et que l'aorte descendante occupe également ce côté du corps. Il résulte de cette disposition que les branches artérielles qui se dirigent de gauche à droite sont toutes plus longues que celles qui sont destinées à la moitié gauche du tronc.

Lorsque les artères ne sont accompagnées que d'une seule veine, elles sont en général situées plus profondément que celle-ci et, comme le fait remarquer fort justement Sappey, « les grosses artères passant sur le côté interne de l'axe des « membres dans le trajet spiroïde qu'elles décrivent autour de cet axe, on voit que « les veines adjacentes ne peuvent être superficielles sans se placer à leur côté « interne. » Quand deux veines satellites accompagnent une artère, cette dernière est toujours située entre les deux et est d'ordinaire enlacée par les branches de communication qu'elles s'envoient réciproquement.

Les nerfs cérébro-rachidiens ont des rapports moins intimes avec les artères, quoique cependant ils affectent une direction générale analogue à celle de ces vaisseaux ; leur trajet est toujours beaucoup plus rectiligne que celui de ces derniers ; aussi les croisent-ils souvent (médian au bras). Les nerfs sont plus superficiels que les artères et que les veines ; de telle sorte que l'on trouve, en général, de la peau vers la profondeur : 1° le nerf, 2° la veine, 3° l'artère. Dans les segments inférieurs des membres (avant-bras, jambe) les nerfs sont toujours, par rapport à l'axe du membre, en dehors des artères.

Quant aux nerfs sympathiques, ils accompagnent directement les vaisseaux, qu'ils enlacent de leurs anastomoses et avec lesquels ils gagnent la profondeur des organes. Il semble démontré aujourd'hui que la plus grande partie de ces filets nerveux sont destinés à agir sur les vaisseaux eux-mêmes. Ce sont les *nerfs vaso-moteurs*.

Plus on s'éloigne du centre circulatoire, plus les organes sont exposés aux causes de réfrigération, plus aussi les artères fournissent des branches multipliées qui enveloppent les parties d'un réseau vasculaire. Voyez les nombreuses ramifications artérielles qui entourent les oreilles, le nez, les mains, les pieds, etc. ; elles se trouvent là surtout dans un but de calorification.

Le volume des artères qui pénètrent un organe est en rapport avec l'activité de cet organe ; de plus, la distribution des ramuscules artériels varie suivant l'organe, de telle sorte que par les progrès de l'histologie l'on pourra peut-être plus tard reconnaître un tissu à la simple inspection de la disposition de ses vaisseaux.

Les artères communiquent très-fréquemment entre elles ; c'est à ces communications que l'on a donné le nom d'*anastomoses*. Elles permettent l'arrivée du sang dans un organe par voie détournée et indirecte, quand par une cause quelconque la voie directe est interrompue (¹). Ces voies collatérales ont été désignées sous différents noms, d'après la manière dont se fait la communication.

1° *Anastomoses par inosculation.* — Ce sont celles dans lesquelles deux grosses branches s'unissent bout à bout. On leur a encore donné le nom d'*anastomoses par arcades* en considération de l'union en arcade des artères coliques. Cependant les anastomoses par inosculation ne se font pas toujours en arcades ; ainsi les *branches externes de la mammaire externe* s'unissent bout à bout avec les *intercostales* sans présenter cette disposition. Ce genre d'anastomoses offre une facilité remarquable à la circulation collatérale. Les arcades se trouvent surtout dans le mésentère, où elles sont très-nombreuses, ce qui tient à la nécessité de répartir sur une grande surface une quantité de sang, comparativement minime, amenée par un pédicule assez étroit.

2° *Anastomoses par convergence ou à angle plus ou moins aigu.* — Deux branches se rejoignent deux à deux et en forment une troisième unique ; ainsi les deux *vertébrales* s'unissent et forment le *tronc basilaire.* Il est assez difficile de s'expliquer cette particularité, qui semble être propre aux centres nerveux ; nous la retrouvons en effet dans l'*artère spinale antérieure.*

3° *Anastomoses par communication transversale.* — Entre deux artères situées à peu de distance l'une de l'autre et à peu près parallèles, s'étend un tronc transversal perpendiculaire à ces deux vaisseaux (²) (*cérébrales antérieures et communicante antérieure*).

4° Nous adopterons une dernière classe d'anastomoses, que Sappey propose d'appeler *mixte* ou *composée.* C'est celle dans laquelle une branche artérielle se divise en deux rameaux, qui vont communiquer l'un avec un rameau situé au-dessus,

(¹) C'est ainsi que l'on explique un grand nombre d'anomalies artérielles. Que, par exemple, pour une cause quelconque, le tronc de l'*obturatrice* soit chez le fœtus frappé d'un arrêt de développement, l'anastomose de l'*épigastrique* avec cette artère se développera, et alors l'*obturatrice* semblera naître de l'*épigastrique* et non pas de l'*iliaque interne.*

(²) L'on ne saurait trop admirer combien la nature a multiplié les sources de la circulation cérébrale et combien elle a accumulé les communications entre les vaisseaux de ce centre si important.

l'autre avec un rameau situé au-dessous. Supposez ainsi quatre vaisseaux situés autour d'un organe arrondi, il résultera de ces anastomoses un cercle artériel (*cercle artériel de l'iris*).

On comprendra facilement qu'en combinant ces différentes espèces d'anastomoses, il sera possible de former autant de variétés qu'on le voudra.

Pour les membres, les voies collatérales ainsi formées établissent des communications entre les vaisseaux du segment supérieur et ceux du segment inférieur. C'est à la connaissance de cette disposition anatomique que la chirurgie doit la conquête de l'hémostasie par les ligatures. Il se produit alors ce que nous avons supposé se produire pour les cas d'anomalie d'origine de l'*obturatrice*. Les anastomoses s'élargissent par l'afflux du sang, et la vie du membre est entretenue. Nous avons dit que les troncs vasculaires des membres se placent toujours du côté de la flexion ; chose remarquable, les voies collatérales, au contraire, sont en général situées du côté de l'extension.

Les anastomoses permettent, nous l'avons vu, d'arrêter le cours du sang dans un vaisseau, sans que pour cela la vitalité du membre soit compromise ; mais comme toute médaille a son revers, ce sont elles aussi qui font souvent le désespoir des chirurgiens par la facilité avec laquelle elles ramènent l'hémorrhagie dans les cas de blessures artérielles, surtout à l'avant-bras et à la main.

Les artères se terminent par des *capillaires*, qui eux-mêmes donnent naissance *aux veines*. Les capillaires sont des vaisseaux innombrables et microscopiques qui font partie de la trame intime de nos tissus ; nous n'avons pas à nous en occuper ici.

Dans les organes caverneux et érectiles, le mode de terminaison des artères n'est pas le même que dans les autres tissus. Elles fournissent des ramuscules qui se recourbent, s'enroulent en tire-bouchon, et de leurs extrémités partent un grand nombre de vaisseaux microscopiques qui s'abouchent dans des sinus veineux. Ce sont les *artères hélicines* décrites d'abord par Müller et étudiées ensuite par Kölliker.

Structure des artères. — L'épaisseur des parois artérielles est en général proportionnelle à leur calibre. Il a été fait quelques recherches à ce sujet par Donders et Jansen, par Kölliker, par Gimbert et par Henle. Nous avions nous-même tenté de vérifier ces chiffres, mais nos recherches ont été interrompues par les événements, et nos notes détruites en grande partie. D'après Gimbert les parois artérielles s'épaississent toujours au voisinage de leurs divisions. Les éléments anatomiques qui entrent dans la composition intime des vaisseaux artériels ne sont bien connus que depuis les progrès de l'histologie.

Une tunique externe formée de tissu conjonctif et de fibres élastiques, — une tunique moyenne constituée par du tissu musculaire lisse mêlé à une plus ou moins grande quantité de fibres élastiques, — une tunique interne, à base fondamentale élastique aussi et limitée en dedans par un épithélium : telle est la composition générale des parois artérielles.

Reprenons maintenant chacune de ces couches et étudions-la en détail.

1° Dans les artères vides, la *tunique interne* est toujours légèrement plissée dans le sens longitudinal et dans le sens transversal ; pendant la vie, au contraire, elle est lisse. La couche épithéliale qui la limite vers la lumière du vaisseau est constituée par des éléments fusiformes renflés au niveau de leur noyau volumineux ; au-dessous de cette couche très-mince se trouve « un feuillet amorphe, de nature « élastique, percé de nombreuses ouvertures très-variables de forme et de diamè- « tre et contenant une certaine quantité de fibres élastiques, qui sont dirigées per- « pendiculairement à l'axe du vaisseau ([1]) ; » c'est la *lame fenêtrée*. En dehors

---

([1]) Morel et Villemin, *Traité élémentaire d'histologie humaine, normale et pathologique.* 2° édition. Paris, 1864.

d'elle existe une troisième couche de la tunique interne, beaucoup plus grande que les deux précédentes ; elle est formée de fibres élastiques dirigées dans le sens de la longueur du vaisseau. Dans les artères d'un certain volume l'on trouve, immédiatement au-dessous de l'épithélium, des couches d'un tissu particulier, formées de lamelles pâles à noyaux allongés parallèles à l'axe du vaisseau (dans les grosses artères ces noyaux disparaissent). Kölliker leur donne le nom de *lames striées*. Henle et, après lui, Remak les ont considérées comme formées d'épithélium vieux et transformé. Nous nous demandons pourquoi, s'il en est ainsi, les cellules épithéliales vivantes sont plus rapprochées de la surface libre que celles qui ont déjà accompli leur évolution.

2º La *tunique moyenne*, de beaucoup la plus épaisse et la plus importante des trois tuniques artérielles, est jaune dans les gros vaisseaux, et rougeâtre dans ceux d'un calibre inférieur. Elle varie de structure suivant les artères que l'on considère. Dans celles qui mesurent un millimètre ou deux de diamètre, on la trouve presque exclusivement constituée par des fibres-cellules musculaires transversalement dirigées et formant plusieurs couches concentriques. Si l'on examine au contraire des vaisseaux plus volumineux, les éléments contractiles se mêlent à des fibres de tissu élastique transversalement disposées par couches régulières entre les fibres-cellules et anastomosées de manière à former des réseaux. En remontant vers les artères d'un volume plus considérable encore, la fibre musculaire continue à disparaître, et dans les carotides et les iliaques, par exemple, elle n'entre plus que pour un tiers dans la constitution de la tunique moyenne. Dans l'aorte, les fibres-cellules sont très-rares et ont cédé la place à l'élément élastique.

Dans les artérioles, qui ne mesurent que 1/20 à 1/30 de millimètre, la fibre-cellule est remplacée par des espèces de fuseaux très-courts qui, d'après Morel, « indiquent que dans ces vaisseaux le tissu musculaire persiste à l'état em- « bryonnaire. »

3º La *tunique externe* se compose d'une couche d'épaisseur variable de tissu conjonctif entremêlé de fibres élastiques fines. Cette lame est plus dense dans la partie qui confine à la tunique moyenne ; les couches externes se perdent en général insensiblement dans le tissu cellulaire ambiant.

En se rapprochant des capillaires, toutes ces tuniques tendent à disparaître. C'est d'abord l'élément élastique dont on ne retrouve plus aucune trace ; puis, à son tour, l'élément musculaire fait défaut, et enfin il ne reste plus qu'une seule membrane amorphe offrant quelque ressemblance avec le sarcolemme des muscles striés, dans laquelle se trouvent fixés des noyaux ovales dont le nombre diminue avec le diamètre de ces petits vaisseaux. Ces noyaux sont-ils de nature contractile ? Les expériences physiologiques semblent le démontrer.

Il ne faudrait pas croire que la proportion des différents éléments constitutifs des artères ne dépende que du calibre de ces vaisseaux, autrement dit que deux artères d'un même calibre prises dans n'importe quelle région soient identiques par leur structure.

M. le docteur Gimbert, dans un travail intéressant, s'est occupé de ce sujet [1]. Le rôle physiologique des parties auxquelles sont destinés les vaisseaux artériels modifie leur structure et leur texture.

Nous allons exposer aussi rapidement que possible les conclusions auxquelles cet anatomiste est arrivé.

La tunique moyenne des artères varie d'épaisseur suivant les différentes régions, d'une manière quelquefois assez brusque. De plus, l'épaisseur de cette tunique étant

[1] Gimbert, *Mémoire sur la structure et la texture des artères* (*Journal de l'anatomie et de la physiologie* du professeur Ch. Robin, septembre et novembre 1865).

la même dans deux artères différentes de même calibre, ses éléments constitutifs, fibres musculaires lisses et fibres élastiques, peuvent varier de proportions.

La tunique externe présente des modifications analogues : tantôt son épaisseur augmente, tantôt elle diminue dans des artères de même calibre ; tantôt les fibres connectives qui entrent dans sa structure l'emportent en proportion sur les fibres élastiques, et réciproquement.

Gimbert divise le système artériel, au point de vue de sa texture, en différents groupes : 1° aorte ; 2° artères des membres ; 3° de la face ; 4° des organes cérébraux ; 5° des viscères et des parois splanchniques.

Dans les artères des membres les modifications de texture des tuniques se font d'une manière lente et insensible, surtout au membre supérieur.

Il faut remarquer cependant que c'est au niveau de l'anneau des adducteurs que la tunique externe de la fémorale contient la proportion la plus considérable de fibres élastiques. La tunique moyenne des artères du membre inférieur présente quelquefois, mais pas toujours, paraît-il, une augmentation d'épaisseur au niveau des bifurcations.

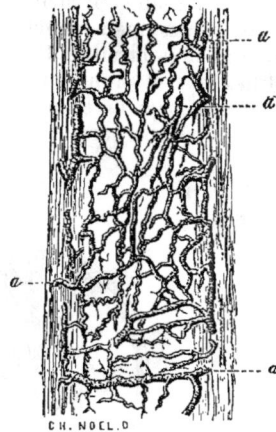

Fig. 122. — *Vasa vasorum* (d'après Gimbert) (*).

Dans les artères de la face, la faciale surtout, aussitôt après leur origine, la tunique moyenne possède une grande richesse en fibres musculaires lisses ; ces éléments tendent bientôt à disparaître, et déjà au niveau des coronaires labiales ils sont en grande partie remplacés par les fibres élastiques. La tunique externe contient également un grand nombre de fibres de cette nature.

Dans les artères cérébrales, comme le dit l'auteur, tout converge vers une seule propriété, la contractilité. La tunique moyenne est très-musculaire, et les artérioles elles-mêmes conservent très-longtemps cette richesse en éléments contractiles.

Les artères des organes et des parois splanchniques sont très-remarquables ; l'épaisseur de leur tunique moyenne varie beaucoup, mais elle est toujours inférieure à celle de l'aorte dont elles proviennent. Ainsi, dans le tronc cœliaque elle est de $0^{mm},16$ et dans l'aorte de $0^{mm},77$; mais dans la splénique elle augmente et est de $0^{mm},2$; la honteuse interne, quoique

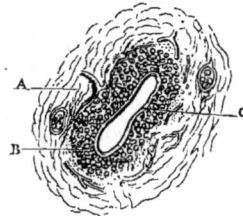

Fig. 123. — *Coupe transversale d'une artère collatérale des doigts* (d'après Gimbert) (**).

d'un calibre plus petit que la mésentérique, possède une tunique moyenne plus épaisse que celle-ci, etc. La tunique externe de ces artères est très-épaisse et surtout très-riche en éléments élastiques. On dirait qu'ici c'est l'élasticité qui doit l'emporter sur la contractilité.

Dans certains organes : le cerveau (Ch. Robin), la rate (His), les capillaires artériels sont entourés d'une sorte de gaîne accessoire distante de 1 à 3 centièmes de millimètre du vaisseau et contenant un liquide avec des noyaux et des granulations. Nous reviendrons sur cette disposition en nous occupant des lymphatiques.

(*) *a, a, a, a*) Ces vaisseaux anastomosés dans la tunique externe.
(**) A. Tunique externe. — B. Tunique moyenne. — C. Tunique interne. — On voit dans la tunique externe la coupe de deux vasa vasorum, et à la périphérie de la tunique moyenne les branches nerveuses des nerfs vaso-moteurs, qui semblent s'y terminer.

Les artères reçoivent elles-mêmes des vaisseaux nourriciers, connus sous le nom de *vasa vasorum*. Ces ramuscules, capillaires presque toujours, proviennent, soit des vaisseaux voisins, soit du tronc même de l'artère à laquelle ils sont destinés. Dans ce dernier cas « ils abandonnent le vaisseau d'origine et n'y reviennent qu'a-« près avoir acquis leur indépendance. » Quoi qu'il en soit, les *vasa vasorum* rampent d'abord dans le tissu cellulaire ambiant pour aboutir enfin à la tunique externe des artères. Ils s'y distribuent, d'après Gimbert, en formant d'abord un plexus ou réseau superficiel circonscrivant des mailles irrégulièrement quadrilatères ou ovales, mais non circulaires, comme le dit Kölliker, et un réseau profond à mailles plus étroites. Dans cette dernière partie de leur trajet les capillaires sont flexueux et prennent une forme hélicoïde comparable à celle des artères hélicines des corps caverneux (Gimbert). Cette forme serait en rapport, d'après lui, « avec les efforts incessants de distension et de retrait que subissent ces tissus. »

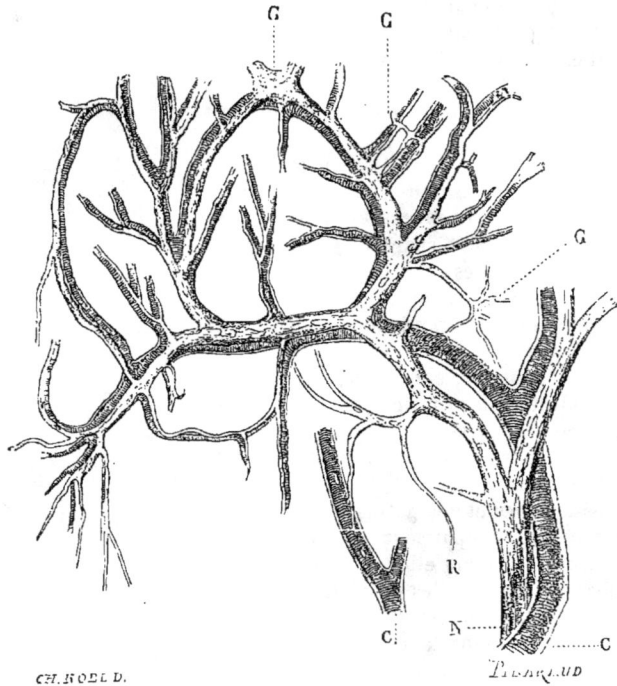

Fig. 124. — *Nerfs vaso-moteurs accompagnant les capillaires de la muqueuse palatine de la grenouille* (d'après Gimbert) (*).

Les *vasa vasorum* (Fig. 122) se terminent-ils dans la tunique externe, ou pénètrent-ils dans les tuniques moyenne et interne ? Pour Bichat et Henle ils arrivent jusqu'à la face interne de la tunique moyenne ; pour Kölliker et Morel, ils n'atteignent que la face externe de cette tunique. Nous nous rattachons à cette opi-

(*) C, C. Vaisseaux capillaires. — N. Nerf vaso-moteur. — G, G, G. Ganglions que forment les branches nerveuses au niveau des anastomoses des capillaires artériels. — R. Fibre de Remak isolée et terminée en pointe.

nion. Weber, Ch. Robin et Gimbert soutiennent, au contraire, qu'ils ne dépassent jamais la tunique externe.

Quant aux nerfs, ils constituent les nerfs *vaso-moteurs*. Luschka prétend avoir vu leurs terminaisons arriver jusque dans la tunique interne ; il nous semble plus probable qu'ils n'atteignent que la membrane contractile, avec laquelle il est évident qu'ils doivent avoir des rapports, ce que démontre la Figure 123. Nous reviendrons, au reste, sur ce sujet dans le livre cinquième, qui traitera de la Névrologie. Pour les petites artérioles et les capillaires, le tronc nerveux vaso-moteur est toujours en rapport de grosseur avec le calibre de ces vaisseaux : il les suit, se divise comme eux et chemine toujours appliqué sur leur tunique externe, qui lui sert de soutien.

Dans la Figure 124, on voit, au niveau des anastomoses des capillaires artériels, les nerfs se renfler en ganglions (G), desquels partent de nouveaux filets, qui se répandent sur les capillaires et se terminent en pointe. Ils sont alors réduits à l'état de fibres de Remak isolées (R).

CHAPITRE II

DES ARTÈRES EN PARTICULIER

ARTICLE I. — ARTÈRE PULMONAIRE.

Préparation. — On peut enlever le sternum, lier la veine cave inférieure au-dessus du diaphragme et injecter par la veine cave supérieure, ou bien encore laisser la poitrine intacte, ouvrir l'abdomen, lier la veine cave inférieure au-dessous du diaphragme, scier les deux clavicules près de leur articulation sternale et injecter par le même tronc du côté droit. De cette manière l'on dépensera plus de matière à injection, car le liquide pénétrera dans les veines sus-hépatiques ; mais on aura l'avantage d'avoir des rapports plus exacts. Il sera avantageux de remplir également le tronc aortique pour avoir une vue d'ensemble des gros vaisseaux à la sortie du cœur. On ouvrira alors la poitrine très-largement ; on incisera le péricarde dont on verra la disposition autour des vaisseaux. La préparation de cette artère est des plus faciles : la seule chose est à ménager : c'est le cordon fibreux résultant de l'oblitération du canal artériel. Après cela, pour faciliter l'étude, on retirera de la poitrine le cœur et les poumons ; l'on enlèvera soigneusement les ganglions bronchiques, le tissu cellulaire, etc.

L'*artère pulmonaire* (Fig. 125 et 126), désignée par les anciens sous le nom de *veine artérieuse*, amène au poumon le sang destiné à l'hématose. Elle part de l'infundibulum du ventricule droit, dont elle continue d'abord la direction, puis elle se redresse un peu en s'inclinant en arrière, et, après un court trajet, se divise en deux branches destinées aux deux poumons. Elle naît sur le plan le plus antérieur du cœur et est à son origine le plus superficiel des gros vaisseaux. Comme l'aorte, elle possède trois valvules sigmoïdes qui la séparent du ventricule. A son origine au cœur son diamètre est de 30 millimètres, l'épaisseur de ses parois de 1 millimètre.

L'artère pulmonaire se trouve d'abord située entre les extrémités des deux auricules et, comme l'aorte naît en arrière et à droite, elle embrasse ce vaisseau dans sa concavité. L'aorte, s'inclinant plus tard légèrement en avant et à gauche au moment où elle décrit sa courbure, comprend à son tour l'artère pulmonaire dans sa concavité. Ces deux troncs s'enlacent donc réciproquement dans un demi-tour de spire. C'est au-dessous de l'aorte que la veine artérieuse se divise en deux branches, dont l'une, *la droite*, est plus longue que *la gauche*, de la quantité qui sépare son point de division d'avec la ligne médiane. Cette quantité est en général de 0m,01 tout au plus.

La *branche droite*, située en arrière de la partie ascendante de l'aorte et de la veine cave supérieure, se place au-dessous de la bronche correspondante et arrive ainsi au poumon. Elle est située immédiatement au-dessus de l'oreillette droite; elle est un peu moins longue et un peu plus grosse que la branche gauche, elle mesure 21 millimètres de diamètre.

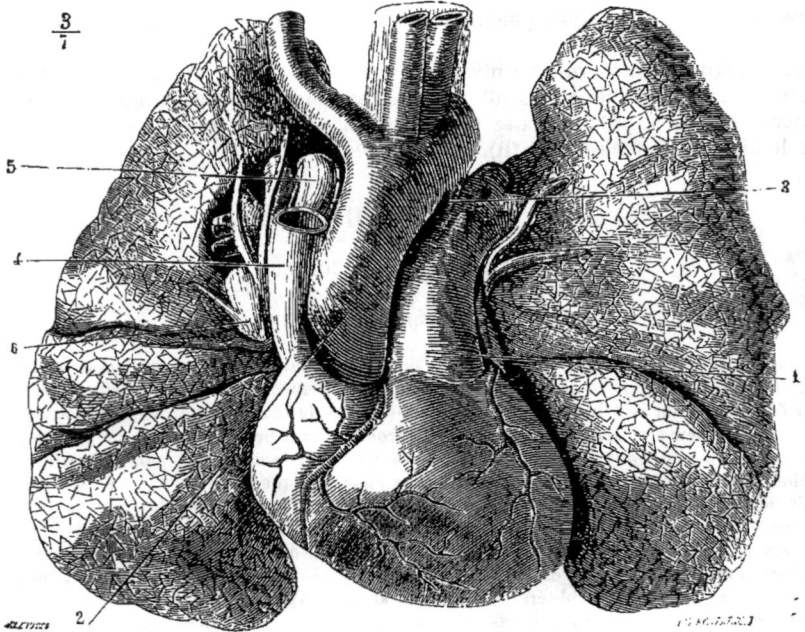

Fig. 125. — *Cœur et gros vaisseaux (face antérieure)* (*).

La *branche gauche*, placée également au-dessus de l'oreillette gauche, est à son origine en rapport en arrière avec la bronche correspondante qui passe ensuite au-dessous d'elle. En avant et en dehors se trouvent les veines pulmonaires gauches qui la croisent. Cette branche mesure 19 millimètres de diamètre. (Pour la distribution ultérieure de ces vaisseaux, voy. *Splanchnologie*.)

Chez le fœtus, l'artère pulmonaire communique avec l'aorte, au moyen d'une large anastomose connue sous le nom de *canal artériel*. Ce canal vient s'aboucher dans l'aorte, un peu au-dessous de la naissance de l'artère sous-clavière gauche; sa direction est oblique de bas en haut, de droite à gauche et un peu d'avant en arrière, de sorte que le sang qui le parcourt tend à passer dans l'aorte descendante et non pas vers les organes céphaliques. D'abord beaucoup plus volumineux que les branches destinées au poumon, le canal artériel diminue peu à peu, et déjà au terme de la vie intra-utérine,

(*) 1) Artère pulmonaire. — 2) Aorte. — 3) Cordon fibreux provenant de l'oblitération du canal artériel. — 4) Veine cave supérieure. — 5) Grande veine azygos. — 6) Veine pulmonaire droite.

le volume de ces dernières est égal au sien. Il s'oblitère à la naissance, et n'est bientôt plus représenté que par un cordon fibreux étendu de l'artère pulmonaire à l'aorte.

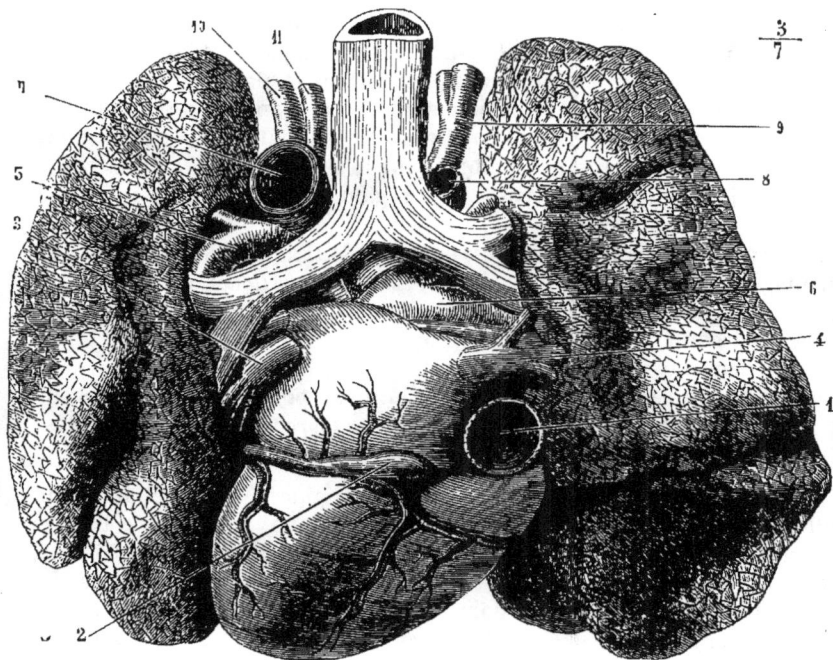

Fig. 126. — *Cœur et gros vaisseaux (face postérieure)* (*).

ARTICLE II. — ARTÈRE AORTE.

Préparation. — Après avoir étudié l'origine de l'aorte et sa position ascendante au moyen de la préparation que nous avons indiquée pour l'artère pulmonaire, ouvrir largement le côté gauche de la poitrine, enlever le poumon gauche en sectionnant sa racine, l'aorte thoracique se trouvera aussitôt. Pour l'aorte abdominale, voy. les préparations du tronc cœliaque, des mésentériques et des iliaques.

L'*aorte* s'étend depuis le ventricule gauche jusqu'au niveau de la quatrième vertèbre lombaire. A son origine elle se trouve placée en arrière de l'artère pulmonaire et se dirige d'abord en haut, en avant et à droite pour contourner ce vaisseau, puis elle remonte presque verticalement et, au niveau de la réflexion du péricarde, elle s'infléchit et constitue une arcade connue sous le nom de *crosse de l'aorte*. Pour bien comprendre la direction de cette courbure, il est nécessaire de se rappeler que le plan dans lequel est comprise l'origine de l'aorte est plus antérieur que le plan de la colonne vertébrale qu'elle doit gagner, que de plus, à son émergence du ventricule gauche, elle est située un peu à droite de la ligne médiane, tandis que c'est la

(*) 1) Veine cave inférieure. — 2) Grande veine coronaire. — 3) Veine pulmonaire gauche. — 4) Veine pulmonaire droite. — 5) Artère pulmonaire (branche gauche). — 6) Artère pulmonaire (branche droite). — 7, Aorte. — 8) Grande veine azygos. — 9) Tronc artériel brachio-céphalique. — 10) Artère sous-clavière gauche. — 11) Artère carotide primitive gauche.

face latérale gauche du corps de la troisième vertèbre dorsale qu'elle va gagner. Il en résulte que la crosse aortique est dirigée de droite à gauche et
d'avant en arrière.

L'aorte appliquée sur le côté gauche des corps vertébraux se dirige ensuite vers l'anneau des piliers du diaphragme pour passer dans l'abdomen.
Cet anneau musculaire est situé à peu près dans le plan médian. L'artère
tend donc à se rapprocher insensiblement de ce plan, qu'elle continue à
occuper jusqu'à sa terminaison au niveau de la quatrième vertèbre lombaire. Il est inutile de dire qu'appliquée sur le rachis, elle en suit les courbures, qu'elle est concave en avant, à la région dorsale, et convexe dans le
même sens, aux lombes.

Au niveau des valvules sigmoïdes, le calibre de l'aorte présente trois renflements, qui correspondent à ces replis. Les *sinus aortiques*, sur une artère
injectée, offrent l'apparence de trois bosses saillantes, occupant chacune le
tiers de la circonférence du vaisseau (Fig. 118).

On est dans l'usage de diviser l'aorte en trois parties : 1° la *crosse de
l'aorte*, comprise de l'origine du vaisseau jusqu'au point où la bronche gauche le croise perpendiculairement ; 2° l'*aorte thoracique*, qui s'étend jusqu'aux piliers du diaphragme ; 3° l'*aorte abdominale*.

1° La *crosse de l'aorte* répond d'abord à son origine, en arrière, aux deux
oreillettes, à droite, à l'auricule de ce côté, à gauche, au tronc de l'artère
pulmonaire, et, en avant, à l'infundibulum. Le péricarde, en se réfléchissant,
lui fournit un feuillet séreux qui l'entoure jusqu'à une hauteur variable,
mais qui répond d'ordinaire au point où l'artère pulmonaire s'engage au-
dessous d'elle. A ce niveau, la veine cave supérieure est parallèle à l'aorte
et située à sa droite ; la branche droite de l'artère pulmonaire lui est, au
contraire, perpendiculaire et passe en arrière d'elle.

Dans son trajet oblique en arrière et à gauche, l'aorte répond successivement à la terminaison de la trachée, à la bronche gauche qui se place dans
la crosse, et de postérieure lui devient antérieure, puis à l'œsophage et à la
colonne vertébrale. Elle est croisée en avant par le nerf phrénique gauche ;
sa partie inférieure est embrassée par le nerf récurrent gauche, qui se réfléchit autour d'elle. L'aorte est séparée du poumon gauche par le feuillet
correspondant du médiastin. D'après Sappey, la convexité de la crosse est
située, chez l'adulte, à 0m,020 ou 0m,025 au-dessous de la fourchette sternale, à 0m,012 ou 0m,015 chez le vieillard, à 0m,008 ou 0m,010 chez l'enfant.

2° L'*aorte thoracique* répond, en dedans, à la colonne vertébrale sur laquelle elle est appliquée, au canal thoracique qui, au niveau de la quatrième vertèbre dorsale, la croise à angle très-aigu en se plaçant en arrière
d'elle ; à gauche ou en dehors elle est séparée du poumon par le feuillet du
médiastin. L'œsophage est d'abord situé en dedans de l'aorte, et plus bas en
avant de ce vaisseau.

3° Dans l'abdomen, l'*aorte* longe la face antérieure du corps des vertèbres
lombaires ; elle est placée en arrière du pancréas et de la partie inférieure
du duodenum, puis elle est recouverte par les circonvolutions de l'intestin
grêle. Chez les sujets maigres l'on peut, à travers les parois du ventre, en

déplaçant les anses intestinales, arriver à la comprimer sur les corps de la troisième et de la quatrième vertèbre des lombes. L'aorte abdominale est longée sur son côté droit par la veine cave inférieure dont la direction lui est parallèle.

A la hauteur de la quatrième vertèbre lombaire, l'aorte se bifurque à angle aigu. Les deux branches qu'elle fournit sont désignées sous le nom d'*artères iliaques primitives*. Entre ces deux troncs vasculaires et sur le plan posté·rieur de l'aorte, naît, chez l'homme, un rameau assez grêle qui continue la direction du tronc aortique, c'est l'artère *sacrée moyenne*. S'il est rudimentaire dans l'espèce humaine, il est d'autant plus développé chez les animaux que chez eux l'appendice caudal présente des dimensions plus considérables, et quand le volume de cet appendice l'emporte sur celui des membres postérieurs, comme chez les lézards par exemple, la sacrée moyenne l'emporte aussi par son volume sur les iliaques, il existe donc alors une véritable *aorte caudale*.

L'aorte fournit un grand nombre de branches, puisque d'elle et de ses divisions doivent naître toutes les artères du corps. Toutes celles qui amènent le sang aux extrémités inférieures et aux organes contenus dans le bassin, sont des divisions des artères iliaques primitives. Celles qui vont à la tête et aux membres supérieurs naissent de la convexité de la crosse, au nombre de trois branches : deux pour le côté gauche, une seule, qui se divisera plus loin, pour le côté droit. Si l'on s'est bien rendu compte de l'obliquité de la direction de la crosse aortique, il sera aisé de comprendre que la branche destinée au côté droit, le *tronc brachio-céphalique*, naît plus à droite et plus en avant que les deux artères destinées au côté gauche, et que, de plus, la *sous-clavière gauche* est située plus profondément en arrière et plus à gauche que la carotide primitive du même côté. Nous y reviendrons en parlant de chacune de ces artères en particulier.

Les *branches antérieures* de l'aorte descendante sont toutes destinées aux organes splanchniques qui se trouvent sur son trajet.

Les *branches postérieures et latérales*, au contraire, vont aux parois du tronc.

Il est bon de se rappeler cependant que les branches pariétales peuvent fournir également des rameaux aux organes avoisinants, et que, d'autre part, les troncs splanchniques peuvent donner des rameaux pariétaux; ce qui, traduit en langage physiologique, revient à dire que la constitution du liquide artériel étant une et constante, il n'y a aucun inconvénient à ce qu'un même vaisseau fournisse des branches à des muscles, à des os ou à des glandes et des organes centraux.

Au niveau de la crosse de l'aorte, surtout chez le vieillard, il existe toujours, alors même que l'artère n'est pas malade, une dilatation du calibre du vaisseau. On la désigne sous le nom de *sinus de l'aorte*. Elle paraît due au choc incessant de l'ondée sanguine. C'est à la plus grande dimension de ce sinus qu'il faut attribuer la différence de rapport de la partie supérieure de la crosse avec la fourchette sternale chez l'adulte et chez le vieillard.

Nous suivrons l'ordre généralement admis, et nous décrirons d'abord les branches de l'aorte thoracique et abdominale, en prenant depuis son origine jusqu'à sa division, puis nous étudierons les branches ascendantes et enfin les troncs terminaux.

Il y a bien quelques inconvénients à procéder ainsi, à cause des anastomoses des différents vaisseaux entre eux, mais, d'un autre côté, les avantages de cette méthode l'emportent de beaucoup sur les inconvénients, que nous tâcherons, au reste, de pallier en rappelant toujours l'origine des rameaux anastomotiques et en renvoyant à la description des branches qui les fournissent ([1]).

§ I. Branches thoraciques et abdominales de l'aorte.

I. BRANCHES SUS-DIAPHRAGMATIQUES.

1° Artères coronaires du cœur (IV).

Préparation. — Injecter par la carotide primitive et non par l'aorte; sortir soigneusement le cœur de la poitrine, soit isolément, soit avec les poumons; enlever le péricarde et le tissu adipeux; rejeter à droite l'artère pulmonaire ou mieux encore la sectionner à son origine.

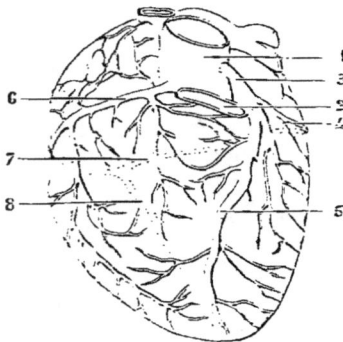

Fig. 127. — *Schéma destiné à faire comprendre les deux cercles des artères coronaires* (*).

Les premières branches fournies par l'aorte sont les *artères cardiaques* ou *coronaires*.

Au nombre de deux, les artères coronaires fournissent chacune une branche située dans le sillon auriculo-ventriculaire, et une autre dans le sillon interventriculaire, d'où résultent, par leurs anastomoses deux grands cercles entourant le cœur et comparables, l'un à un méridien, l'autre à un équateur.

Elles naissent toutes deux de l'aorte, à très-peu de distance au-dessus du bord libre des valvules sigmoïdes. Les recherches que j'ai fait faire sur ce point et qui ont été exposées par M. Renoult ([2]), démontrent que toujours les orifices des artères coronaires sont situés au-dessus du niveau des sigmoïdes.

L'*artère coronaire antérieure* ou *gauche* (Fig. 112, 9) est à son origine assez profondément située entre l'extrémité de l'auricule gauche et l'infundibulum. Au moment où elle se dégage de cet espace, elle fournit sa *branche auriculo-ventriculaire* qui se dirige à gauche, logée dans le sillon séparant ces deux poches cardiaques, les contourne et vient en arrière s'anastomoser avec la branche correspondante de la coronaire droite. Dans ce trajet elle donne des rameaux ventriculaires et des rameaux auriculaires plus grêles.

([1]) Les chiffres romains qui suivent la dénomination des artères se rapportent au tableau de la page 386 et indiquent ainsi le calibre de chacun de ces vaisseaux.
([2]) Renoult, *Thèse*. Strasbourg.

(*), 1, Aorte. — 2, Artère pulmonaire coupée à son origine. — 3 Artère coronaire antérieure. — 4 Sa branche auriculo-ventriculaire. — 5, Sa branche ventriculaire. — 6, Artère coronaire postérieure. — 7 Sa branche auriculo-ventriculaire. — 8, Sa branche ventriculaire; les lignes ponctuées indiquent la continuation des vaisseaux sur la face postérieure du cœur.

Le tronc de la coronaire gauche continue sa direction primitive dans le sillon interventriculaire et arrive ainsi jusqu'à la pointe du cœur, où elle s'anastomose avec les rameaux terminaux de la coronaire droite. Elle fournit dans ce trajet des branches nombreuses destinées aux ventricules, surtout au ventricule gauche, et un rameau grêle et constant, qui pénètre jusqu'à la cloison dans laquelle il se distribue.

L'*artère coronaire droite* ou *postérieure* (Fig. 114, 5) naît sur le côté droit du tronc aortique et se trouve comprise à son origine entre l'auricule droite et le bord de l'infundibulum, elle chemine d'abord dans le sillon auriculo-ventriculaire droit et gagne ainsi la face postérieure du cœur. Au niveau du point d'intersection des deux sillons de cette face, elle se divise en deux branches : l'une, beaucoup moins volumineuse, continue la direction primitive de l'artère et vient s'anastomoser avec la branche auriculo-ventriculaire de la coronaire gauche ; l'autre, d'un calibre plus considérable, descend dans le sillon interventriculaire et vient à la pointe du cœur s'anastomoser avec la terminaison de la cardiaque antérieure.

Ces deux branches fournissent dans leur trajet des rameaux analogues à ceux fournis par la coronaire antérieure.

A peu de distance de leur origine, les deux artères cardiaques émettent chacune deux rameaux très-grêles destinés à l'artère pulmonaire et à l'aorte. Ces rameaux s'anastomosent entre eux et communiquent de plus avec l'artère bronchique gauche.

2° **Artères bronchiques** (Fig. 130, 2).

On en trouve le plus ordinairement deux, plus rarement trois ou quatre.

La *bronchique gauche* provient toujours de la concavité de la crosse aortique, elle gagne ensuite la bronche gauche, avec laquelle elle pénètre dans le poumon. Elle fournit des rameaux œsophagiens, des ramuscules destinés au tronc de l'aorte et anastomotiques avec les cardiaques, des rameaux à l'oreillette gauche et d'autres, très-grêles, aux ganglions bronchiques avoisinants.

La *bronchique droite* tire son origine tantôt isolément de la concavité de l'aorte, tantôt d'un tronc commun avec la précédente. Très souvent aussi elle provient de la première intercostale aortique. Elle gagne la bronche correspondante et donne des rameaux collatéraux à l'œsophage, à la trachée, au péricarde et au médiastin. (Pour la distribution de ces artères dans les poumons et leurs anastomoses avec l'artère pulmonaire, voy. la *Splanchnologie*.)

3° **Artères œsophagiennes** (Fig. 130, 3).

De la partie antérieure de l'aorte naît une série de petits rameaux artériels, dont le nombre varie de 3 à 6. Ils sont destinés à la partie de l'œsophage qui est en rapport avec l'aorte. Ces rameaux fournissent tous des petites branches ascendantes et descendantes qui communiquent les unes avec les autres. Les plus élevées s'anastomosent avec les rameaux œsophagiens de la partie supérieure de ce canal, rameaux qui proviennent de la thyroïdienne inférieure ; les derniers communiquent avec des petites branches ascendantes venues de la coronaire stomachique.

L'aorte fournit encore dans sa partie thoracique quelques petites artérioles destinées au médiastin et connues sous le nom de *médiastines postérieures*. Elles s'anastomosent avec des rameaux très-grêles, les *médiastines antérieures*, qui proviennent de la mammaire interne.

II. BRANCHES SOUS-DIAPHRAGMATIQUES.

Préparation. — Avant de faire l'injection, il est bon, si l'on veut avoir une bonne pièce d'étude, de lier les artères fémorales ainsi que le tronc brachio céphalique, la carotide et la sous-clavière gauches. On pourra alors injecter par la crosse de l'aorte. On peut encore lier tous les vaisseaux que je viens de désigner, sauf la carotide gauche, par laquelle on fera pénétrer le liquide. Ouvrir alors largement la poitrine et l'abdomen, rejeter à droite le paquet intestinal, arriver à l'aorte en arrière du péritoine, enlever soigneusement le tissu connectif sous-péritonéal, étudier d'abord l'origine du tronc cœliaque et des deux mésentériques, puis enlever tous les intestins, l'estomac, le foie et la rate, et procéder à l'étude des diaphragmatiques inférieures, des capsulaires, des rénales, des spermatiques.

1° Artères diaphragmatiques inférieures (Fig. 130, 5).

Immédiatement après avoir franchi l'anneau du diaphragme, l'aorte fournit par sa face antérieure deux branches qui naissent, tantôt isolément, tantôt par un tronc commun, ce sont les *artères diaphragmatiques inférieures*, qui quelquefois proviennent aussi du tronc cœliaque. Ces deux artères se portent toujours obliquement en dehors, en haut et en avant, appliquées sur les piliers du diaphragme. Elles se divisent bientôt en deux branches, dont l'une, l'*interne*, gagne l'anneau œsophagien, s'anastomose avec celle du côté opposé en formant ainsi une arcade, de la convexité de laquelle partent des rameaux destinés au centre phrénique. La *branche externe* continue le trajet du tronc primitif, puis se recourbe en dehors et en arrière, et s'anastomose au niveau du rebord des fausses côtes avec des branches de terminaison des dernières intercostales et de la musculo-phrénique. Les rameaux qu'elle fournit se perdent dans la partie charnue du diaphragme et communiquent avec la diaphragmatique supérieure.

Avant sa division en deux branches, la diaphragmatique inférieure fournit une branche connue sous le nom de *capsulaire supérieure*, qui est destinée à la capsule surrénale (Fig. 130, 6).

2° Tronc cœliaque (Fig. 128, 1).

Aussitôt après l'origine des diaphragmatiques, l'aorte fournit un tronc volumineux, dont la direction est perpendiculaire à son axe. Ce *tronc* ou *artère cœliaque*, d'une longueur qui ne dépasse guère $0^m,01$, se divise en trois branches importantes :

1° L'artère coronaire stomachique ;
2° L'artère hépatique ;
3° L'artère splénique.

A. ARTÈRE CORONAIRE STOMACHIQUE (Fig. 128, 2), (III).

D'un calibre inférieur à celui des deux autres branches du tronc cœliaque, cette artère se dirige d'abord en avant et en haut pour gagner le côté interne du cardia ; là, elle se recourbe, se dirige en bas et à droite en longeant la petite courbure de l'estomac, vers l'extrémité de laquelle elle s'anastomose avec les rameaux de l'artère pylorique, branche de l'hépatique. La coronaire stomachique n'est pas immédiatement appliquée sur les parois de l'estomac vide, elle en reste à quelque distance entre les feuillets de l'épiploon gastro-hépatique.

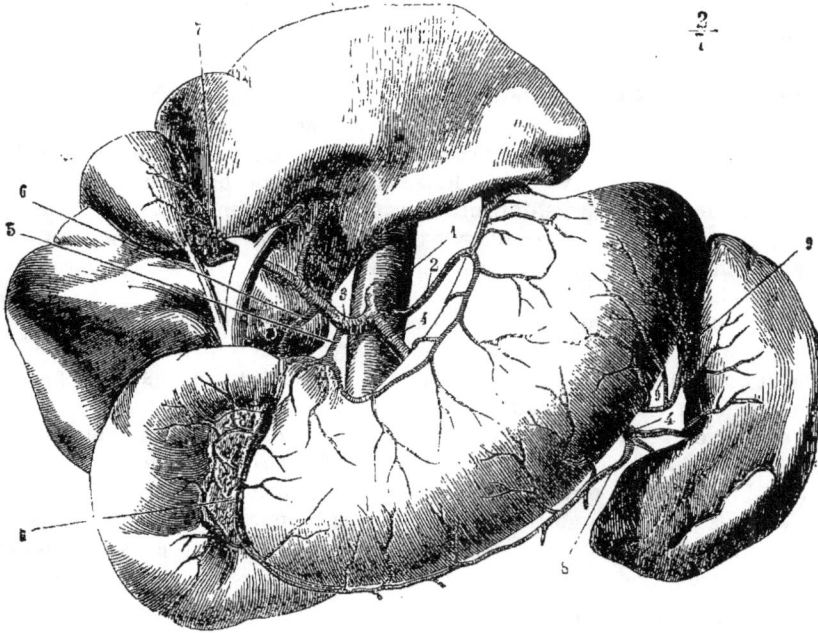

Fig. 128. — *Tronc cœliaque et ses branches* (*).

Elle fournit : au niveau du cardia, quelques rameaux œsophagiens, et, au moment où elle se recourbe de gauche à droite, quelques vaisseaux assez gros, destinés au grand cul-de-sac de l'estomac, qu'ils entourent. Ces rameaux communiquent avec les vaisseaux courts, branches de la splénique. Dans tout son trajet le long de la petite courbure, la coronaire stomachique émet des branches antérieures et postérieures, qui s'anastomosent avec des rameaux analogues des gastro-épiploïques.

B. ARTÈRE HÉPATIQUE (Fig. 128, 3), (II).

Cette artère se porte du tronc cœliaque au sillon transverse du foie, par conséquent de gauche à droite et de bas en haut. Dans ce sillon elle se divise en deux branches terminales destinées aux deux lobes hépatiques.

Située entre les deux feuillets de l'épiploon gastro-hépatique, cette artère répond d'abord au lobule de Spigel, et se place ensuite en arrière de la veine porte et du canal cholédoque. (Entourés par le péritoine, ces trois vaisseaux limitent en avant l'*hiatus de Winslow*.)

L'artère hépatique fournit :

(*) L'estomac est vu en place, le foie est rejeté en haut de manière à montrer sa face inférieure. — 1) Tronc cœliaque. — 2) Coronaire stomachique. — 3) Hépatique. — 4, 4) Splénique. — 5) Pylorique. — 6, 6) Gastro-épiploïque droite. — 7) Cystique. — 8) Gastro-épiploïque gauche. — 9, 9) Vaisseaux courts.

1° L'*artère pylorique* (Fig. 128, 5), (V). Cette branche, peu volumineuse, descend d'abord jusqu'au niveau du pylore, se recourbe ensuite de droite à gauche, s'applique sur la petite courbure et s'anastomose avec la coronaire stomachique, en complétant ainsi la grande arcade artérielle qui entoure le bord supérieur de l'estomac. Les rameaux se distribuent à la partie terminale de cet organe et au commencement du duodenum.

2° La *gastro-épiploïque droite* (Fig. 128, 6), (IV). Beaucoup plus volumineuse que la précédente, cette artère descend en arrière de la première portion du duodenum, qu'elle croise presque perpendiculairement, se recourbe ensuite de droite à gauche, longe la grande courbure de l'estomac sans s'appliquer à ses parois, fournit *des rameaux ascendants* aux deux faces de cet organe, *des rameaux descendants* très-longs et très-grêles à l'épiploon, et s'anastomose par sa partie terminale avec la *gastro-épiploïque gauche*, branche de la splénique.

Les rameaux épiploïques sont situés à leur origine entre les deux feuillets de la lame antérieure du grand épiploon ; arrivés à son bord libre, ils se recourbent comme ces deux feuillets, restent appliqués entre eux dans la lame postérieure et arrivent jusqu'au côlon transverse.

Au niveau de l'endroit où elle se recourbe pour longer le bord inférieur de l'estomac, la gastro-épiploïque droite fournit l'*artère pancréatico-duodénale* (Fig. 129, 5), (V), qui descend sur la tête du pancréas, longe le bord concave de la deuxième portion du duodenum, donne des branches à ces deux organes et s'anastomose par son extrémité avec un rameau venu de la mésentérique supérieure.

3° Avant de se diviser dans le sillon transverse, l'artère hépatique fournit encore l'*artère cystique* (Fig. 129, 7), qui provient souvent de la branche destinée au lobe droit du foie. Elle se distribue à la vésicule biliaire, qu'elle longe depuis le col jusqu'au fond, et présente toujours deux petites divisions, dont l'une est située entre le foie et la vésicule, et l'autre sur la surface libre de ce réservoir.

C. ARTÈRE SPLÉNIQUE (Fig.129, 7), (II).

La splénique dépasse par son calibre les deux autres branches du tronc cœliaque. Elle se porte de droite à gauche vers la scissure de la rate où elle se divise en 5 ou 6 branches, qui pénètrent dans cette glande vasculaire sanguine.

Dans ce trajet elle est située en arrière de l'estomac, au-dessus du pancréas, dont elle longe le bord supérieur et auquel elle fournit de nombreux rameaux. Près de la rate, elle se trouve entre les feuillets de l'épiploon gastro-splénique. Cette artère est remarquable par les nombreuses inflexions verticales qu'elle présente toujours.

Au niveau du grand cul-de-sac de l'estomac, la splénique fournit la *gastro-épiploïque gauche* (Fig. 128, 8) (V), qui gagne le côté correspondant de la grande courbure, et s'anastomose avec la gastro-épiploïque droite, dont elle imite la distribution.

Un peu plus loin et aussi souvent d'une des branches que du tronc même de la splénique, naissent les *vaisseaux courts* (Fig. 128, 9), qui se portent vers la grosse tubérosité de l'estomac, qu'ils longent de bas en haut en s'anastomosant avec les branches de la coronaire stomachique.

$$\frac{2}{7}$$

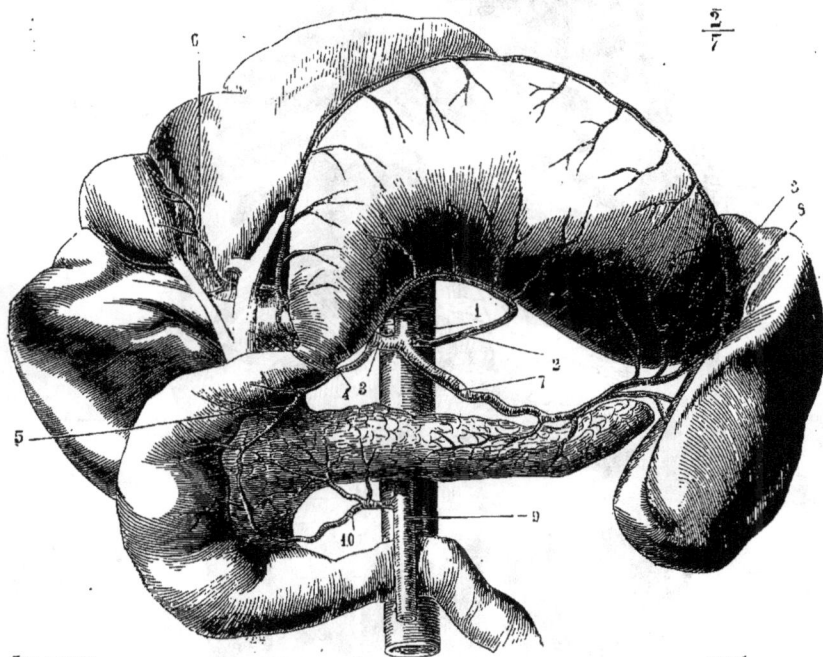

Fig. 129. — *Tronc cœliaque et ses branches* (*).

Nous renvoyons la description de la *mésentérique supérieure*, qui naît de l'aorte immédiatement au-dessous du tronc cœliaque, jusqu'au moment où nous nous occuperons de la *mésentérique inférieure*, ne voulant pas scinder l'étude des artères intestinales.

3° **Artères capsulaires moyennes** (Fig. 130, 7), (VI).

Nées sur le côté latéral du tronc aortique, entre la mésentérique supérieure et les rénales, ces petites artères se portent transversalement en dehors, et gagnent les capsules surrénales. Elles émettent des rameaux destinés aux faces antérieure et postérieure de cet organe, et s'anastomosent avec les *capsulaires supérieures*, branches de la diaphragmatique inférieure, et avec les *capsulaires inférieures*, branches des rénales.

4° **Artères rénales** (Fig. 130, 9), (II).

Les artères rénales, très-remarquables par leur volume et leur direction transversale, naissent au niveau de la deuxième vertèbre lombaire et gagnent

---

(*) L'estomac est renversé en haut, pour montrer la splénique. — 1) Tronc cœliaque. — 2) Coronaire stomachique. — 3) Hépatique. — 4) Gastro-épiploïque droite. — 5) Pancréatico-duodénale. — 6) Cystique. — 7) Splénique. — 8, 8) Vaisseaux courts. — 9) Mésentérique supérieure. — 10) Rameau pancréatico-duodénal de la mésentérique.

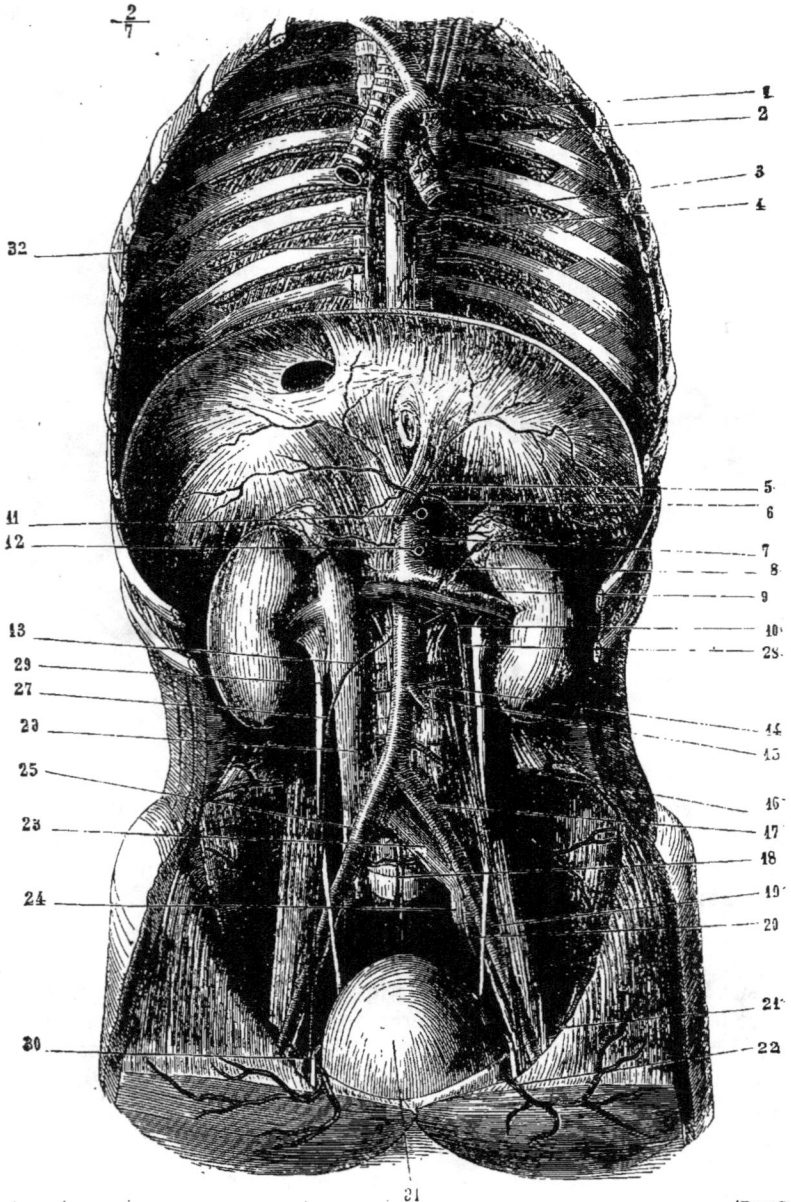

Fig. 130. — *Aorte et ses branches* (*).

(*) 1) Aorte. — 2) Artère bronchique. — 3) Artères œsophagiennes. — 4) Artère et veine intercostales. — 5) Artère diaphragmatique inférieure. — 6) Artère capsulaire supérieure. — 7) Artère capsulaire moyenne. — 8) Artère capsulaire inférieure. — 9) Artère rénale. — 10) Artère spermatique gauche. — 11) Tronc cœliaque coupé. — 12) Artère mésentérique supérieure coupée. — 13) Artère spermatique droite. — 14) Artère et veine lombaires. — 15) Artère mésentérique inférieure coupée. — 16) Artère iléo-lombaire. — 17)

le hile du rein. Elles pénètrent dans la glande après s'être divisées en plusieurs branches, dont l'une passe toujours en arrière du bassinet.

Il n'est pas rare de trouver les rénales divisées dès leur point d'origine ; dans ce cas, la branche inférieure, au lieu de gagner le hile, pénètre dans la glande par sa partie la plus déclive ; d'autres fois, mais plus rarement, au lieu d'une artère se divisant en plusieurs branches, l'on voit plusieurs rénales naître directement de l'aorte.

Les rénales sont appliquées en arrière sur les piliers du diaphragme et sur la capsule graisseuse du rein ; en avant elles répondent aux veines rénales. A droite, l'artère rénale est recouverte près de son origine par la veine cave inférieure ; la troisième portion du duodenum lui est parallèle et la recouvre en avant.

Les artères rénales fournissent les *capsulaires inférieures*, qui se rendent à la capsule surrénale.

5º Artères spermatiques (Fig. 130, 10 et 13), (V).

Ces artères, si remarquables par la longueur de leur trajet comparée à leur petit volume, naissent sur le plan antéro-latéral de l'aorte, se dirigent obliquement de haut en bas et un peu de dedans en dehors, vers le côté latéral du détroit supérieur. Dans ce trajet elles répondent : en avant, au péritoine ; en arrière, au psoas et à l'uretère, qu'elles croisent. (La spermatique droite passe au devant de la veine cave inférieure.) Elles sont accompagnées par les veines spermatiques, situées à leur côté externe. Leurs rapports avec la masse intestinale varient des deux côtés du corps ; à droite, l'artère spermatique répond au cœcum, à gauche à l'S iliaque.

Jusqu'au niveau du détroit supérieur, ces artères sont identiques dans les deux sexes ; mais elles diffèrent à partir de ce point. Pour la description, on leur conserve, chez l'homme, le nom d'*artères spermatiques ;* chez la femme, on les désigne sous celui d'*utéro-ovariennes.*

L'*artère spermatique,* chez l'homme, continue son trajet en longeant les bords du détroit supérieur appliquée sur le fascia iliaca, arrive à l'entrée du canal inguinal, le traverse en se réunissant à tous les autres éléments du cordon et gagne le testicule. A peu de distance au-dessus de cette glande, l'artère spermatique se divise en deux branches : l'une *postérieure,* plus petite, se porte sur l'épididyme, à l'extrémité duquel elle s'anastomose avec des rameaux de la déférentielle, branche de la vésicale, venue elle-même de l'hypogastrique. La seconde, *branche antéro-interne,* plus volumineuse, est destinée à la glande spermatique, qu'elle aborde par le corps d'Higmore.

Dans son trajet, l'artère spermatique fournit des rameaux très-grêles, qui se perdent sur le cordon et arrivent jusqu'aux téguments de la racine des bourses, où ils communiquent avec la terminaison des honteuses externes.

Chez la femme, l'*artère utéro-ovarienne,* au lieu de se porter en dehors

Artère iliaque primitive. — 18) Artère sacrée moyenne. — 19) Artère iliaque externe. — 20) Artère iliaque interne. — 21) Artère circonflexe iliaque. — 22) Artère épigastrique. — 23) Veine iliaque primitive gauche. — 24) Veine iliaque interne. — 25) Veine iliaque primitive droite. — 26) Veine cave inférieure. — 27) Veine spermatique droite s'ouvrant dans la veine cave. — 28) Veine spermatique gauche s'ouvrant dans la veine rénale gauche. — 29) Uretère. — 30) Canal déférent. — 31) Vessie. — 32) Veine azygos.

vers le canal inguinal, se porte en bas et en dedans, vers l'ovaire, dont elle
longe le bord supérieur en émettant des ramuscules destinés à cette glande
et à la trompe. Elle continue alors son trajet, arrive à l'angle de l'utérus
et se divise en branches nombreuses, anastomosées avec l'artère utérine
venue de l'hypogastrique.

6° Artère mésentérique supérieure (Fig. 131), (I).

Préparation. — Ouvrir l'abdomen, rejeter le paquet intestinal à gauche en étalant autant
que possible le mésentère. Enlever avec soin l'un des feuillets du mésentère, au-dessous duquel on trouvera les branches de l'intestin grêle. En faire autant du côté du côlon. Isoler
les artères de tout le tissu graisseux qui les entoure.

Cette artère, d'un volume assez considérable, part de la face antérieure
de l'aorte, à peu de distance au-dessous du tronc cœliaque. A son origine,
elle est située en arrière du pancréas, dont elle croise perpendiculairement
la face postérieure. Arrivée au niveau du bord inférieur de cette glande, la
mésentérique supérieure se dégage, passe entre lui et le bord supérieur de
la troisième portion du duodenum et descend verticalement au devant de
la face antérieure de cet intestin. Elle pénètre alors entre les deux lames du
mésentère, qu'elle parcourt jusqu'à son extrémité, en décrivant une courbe
à concavité dirigée à droite et en arrière.

Avant de pénétrer dans le repli mésentérique, cette artère fournit des
rameaux pancréatiques et duodénaux, et une petite branche qui naît sur le
côté droit de la mésentérique supérieure au niveau du bord inférieur du pancréas, se dirige de gauche à droite, longe la courbure de la deuxième portion du duodenum et s'anastomose avec la *pancréatico-duodénale*, branche
de la gastro-épiploïque droite (Fig. 118). De la convexité de la courbe décrite
dans le mésentère, partent des branches volumineuses, dont le nombre
varie de quinze à vingt. Il est aisé de comprendre que les plus longues sont
celles qui gagnent la partie moyenne de l'intestin grêle, en raison même de
la disposition du mésentère. Vers le milieu de l'espace compris entre le
tronc de l'artère et le bord adhérent de l'intestin, ces divisions se partagent
toutes en deux branches, *l'une ascendante, l'autre descendante*, qui s'anastomosent. Il en résulte une série *d'arcades*, de la convexité de chacune desquelles partent deux ou trois rameaux, qui se divisent à leur tour en branches ascendantes et descendantes formant de nouvelles *arcades secondaires*
qui se comportent comme les précédentes ; fournissent des rameaux plus
nombreux, d'où naît une *troisième série d'arcades* (V), dont les ramifications
terminales entourent les deux faces opposées de l'intestin en s'anastomosant
sur son bord libre. Il est presque inutile de faire remarquer qu'elles sont
situées au-dessous de la tunique séreuse.

De la concavité de la courbure décrite par la mésentérique supérieure,
naissent tantôt deux, tantôt trois branches connues sous le nom *d'artères
coliques droites*. Elles gagnent le mésocôlon ascendant et s'y ramifient.

La *première* ou *supérieure* naît au devant du duodenum, ou à peu de distance au-dessous de lui, se porte à droite et se divise en :

1° *Branche ascendante*, qui décrit une arcade, la plus grande du corps
humain, au-dessous du côlon transverse, en s'anastomosant avec la branche

ascendante de la première colique gauche venue de la mésentérique in-férieure.

2° *Branche descendante de la première colique droite*, qui s'anastomose avec la branche ascendante de la colique droite moyenne, quand elle existe, ou de la colique droite inférieure.

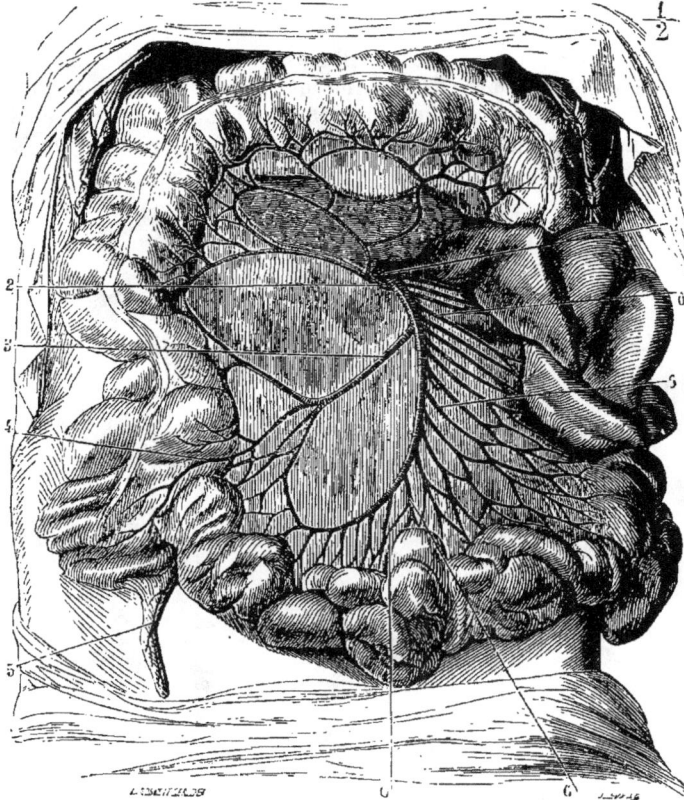

Fig. 131. — *Artère mésentérique supérieure* (*).

Les deux dernières coliques droites naissent très-souvent, par une origine commune, du milieu de la longueur du tronc de la mésentérique supé-rieure. (C'est là ce qui existait chez le sujet qui a servi à la préparation re-présentée dans la Fig. 131.) Quand elles sont séparées, la colique moyenne naît au-dessus de ce point et l'inférieure au-dessous.

La colique droite moyenne se divise en branche ascendante, anastomosée avec la colique droite supérieure, et en branche descendante, qui commu-nique avec l'inférieure du même côté.

La colique droite inférieure, anastomosée par sa branche ascendante avec

(*) 1) Tronc de la mésentérique supérieure, se dégageant au-dessous du pancréas. — 2) Première colique droite. — 3) Deuxième colique droite. — 4) Extrémité terminale de la mésentérique supérieure. — 5) Bran-che de l'appendice cœcal. — 6, 6, 6, 6) Branches de la mésentérique et leurs arcades.

la moyenne, communique par sa division descendante avec les branches terminales du tronc de la mésentérique.

De toutes ces anastomoses résultent de grandes courbes à convexité dirigée du côté de l'intestin ; d'où partent des branches qui constituent, en certains points, des arcades de second ordre. Il en émane un grand nombre de divisions, qui se portent vers le côlon, sur lequel elles se terminent comme les branches de l'intestin grêle.

L'arcade inférieure, constituée par l'anastomose de la terminaison du tronc de la mésentérique avec la colique inférieure, fournit ses rameaux au cœcum ; l'un d'entre eux, plus long que ses congénères, passe en arrière de l'étranglement iléo-cœcal et se ramifie sur l'appendice vermiforme de cet intestin.

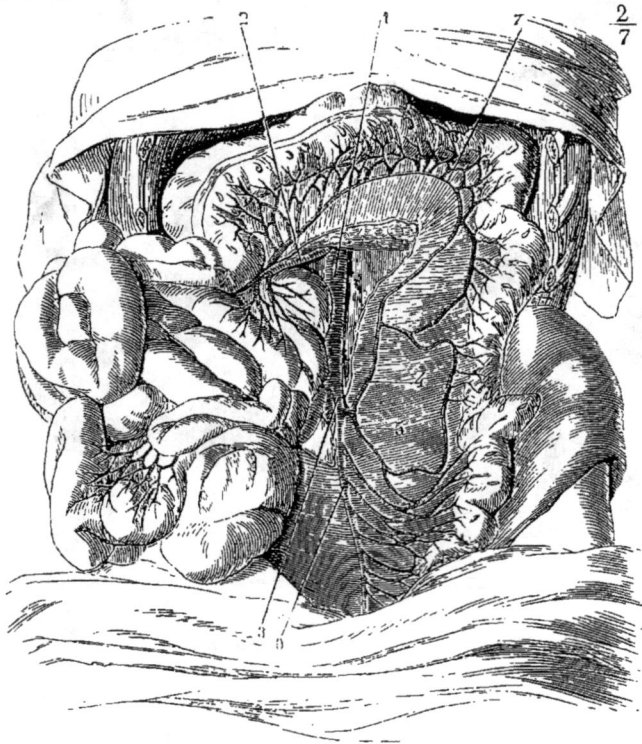

Fig. 132. — *Artère mésentérique inférieure* (*).

7° **Artère mésentérique inférieure** (Fig. 132, 3), (III et IV).

Nous venons de voir la mésentérique supérieure fournir des branches à toutes les parties de l'intestin comprises entre la deuxième portion du duo-

(*) 1) Aorte. — 2) Mésentérique supérieure. — 3) Mésentérique inférieure. — 4) Première colique gauche. — 5) Deuxième colique gauche. — 6) Troisième colique gauche, dont la disposition est anormale sur ce sujet. — 7) Grande arcade entre les premières coliques droite et gauche.

denum et le milieu du côlon transverse ; c'est l'*artère mésentérique inférieure*, qui est chargée d'amener le sang à toute l'étendue du canal intestinal située au-dessous de ce point.

La *mésentérique inférieure*, moins volumineuse que la précédente, naît sur le côté antérieur et latéral gauche de l'aorte à 0^m, 04 ou 0^m, 05 au-dessus de sa bifurcation. Elle se place aussitôt entre les deux feuillets du mésocôlon descendant, se dirige en bas et un peu à gauche pour gagner les côtés latéraux du rectum, où elle se divise en deux branches terminales connues sous le nom d'*hémorrhoïdales supérieures*. Elles embrassent le rectum de leurs rameaux et communiquent avec les hémorrhoïdales moyennes, branches de l'hypogastrique. Leur volume est en raison inverse de celui de ces dernières.

Entre les lames du mésocôlon, la mésentérique inférieure fournit deux ou trois branches *coliques gauches : supérieure, moyenne* et *inférieure*. Ces branches se portent en dehors et à gauche vers le côlon descendant et l'S iliaque. Elles se divisent, comme les coliques droites, en branches ascendantes et descendantes, qui se réunissent en arcades. La *branche ascendante de la colique gauche supérieure* s'anastomose avec la *branche ascendante de la colique droite supérieure* et fournit des rameaux à la moitié gauche de l'arc du côlon. La *branche descendante de la colique gauche inférieure* s'anastomose avec des *rameaux des hémorrhoïdales supérieures*.

III. BRANCHES PARIÉTALES.

Artères intercostales aortiques (IV) et artères lombaires (IV-V)
(Fig. 130, 4 et 14).

Préparation. — Après avoir ouvert l'abdomen et le thorax, on enlèvera tous les viscères. On fera bien alors de retrancher une grande partie des côtes gauches de façon à conserver intact le côté droit du tronc. Disséquer alors soigneusement les artères intercostales jusqu'à leur extrémité ; avoir soin de ménager l'origine de la branche postérieure de ces vaisseaux ; la poursuivre entre les muscles du dos, et si l'injection a pénétré suffisamment, ouvrir le canal rachidien par la face postérieure et étudier les petits ramuscules spinaux.

Les branches artérielles destinées aux parois latérales du tronc se divisent en *intercostales* et en *lombaires*. Elles sont toutes situées dans les espaces intercostaux ou dans les espaces qui sépareraient les apophyses transverses des vertèbres lombaires (apophyses costiformes) si on les supposait prolongées jusqu'à leur réunion avec la ligne blanche. Les artères intercostales et lombaires décrivent donc ainsi des demi-circonférences, qui entourent le tronc et se réunissent par leurs anastomoses près de la ligne médiane.

Toutes les artères des parois latérales du tronc ne proviennent pas de l'aorte : ce vaisseau n'est, en effet, en rapport avec la colonne vertébrale que depuis la troisième vertèbre dorsale jusqu'à la quatrième lombaire. Les artères des deux premiers espaces intercostaux et celle qui passe entre l'apophyse transverse de la quatrième lombaire et le bord supérieur de l'os coxal, proviennent : les premières, de la *sous-clavière*, et la dernière, de l'*iléo-lombaire*, branche de l'hypogastrique. On voit même quelquefois la sous-clavière fournir des branches jusqu'aux troisième et quatrième espaces intercostaux.

Les *artères intercostales aortiques* varient dans leurs rapports à gauche et à droite; cette différence est due à ce que, dans le thorax, le plan de l'aorte répond au côté gauche du corps des vertèbres. Nées de la partie postérieure de l'aorte, à peu de distance de leurs congénères du côté opposé, les *intercostales gauches* remontent un peu en haut, gagnent le bord inférieur de la côte, se logent dans la gouttière de cet os en avant du muscle intercostal externe, se divisent, au niveau du bord interne du ligament transverso-costal supérieur, en deux branches : l'une postérieure, *branche dorso-spinale* (VI), plus grêle, sur laquelle nous reviendrons plus loin, l'autre antérieure, *intercostale proprement dite*, qui continue la direction du tronc primitif.

La *branche intercostale proprement dite* passe bientôt en arrière des fibres du muscle intercostal interne et est comprise alors entre les deux plans musculaires de l'espace qu'elle parcourt. Vers le milieu de cet espace, elle s'infléchit un peu en bas, quitte la gouttière de la côte et vient enfin s'anastomoser avec les branches de la mammaire interne, ou de l'épigastrique, ou encore de la diaphragmatique inférieure.

Dans ce long trajet elle fournit :

1° En arrière, au moment de passer entre les deux muscles intercostaux, une branche fort longue, qui gagne le bord supérieur de la côte située au-dessous, le longe et s'épuise en rameaux destinés au périoste, à l'os et aux muscles.

2° Au niveau de l'angle antérieur des côtes, des branches assez grêles, qui perforent le muscle intercostal externe et vont, par un trajet récurrent, communiquer avec des branches de la mammaire externe venue de l'axillaire.

La branche intercostale fournit également des ramuscules aux muscles, au tissu sous-pleural, aux ganglions lymphatiques situés en dedans de l'angle postérieur des côtes, au périoste, à l'os, etc.

Les artères intercostales aortiques droites, plus longues que celles du côté gauche, n'en diffèrent que par les rapports de la première partie de leur trajet. Appliquées à leur origine sur la face antérieure des corps vertébraux, elles sont nécessairement croisées en cet endroit par l'œsophage, le canal thoracique, la grande veine azygos et le cordon du sympathique.

Les *artères lombaires* ressemblent, par leur disposition, aux intercostales, toutefois, comme l'aorte abdominale est sensiblement dans le plan médian, il n'y a pas de différence entre les lombaires des deux côtés. Situées à leur origine, en arrière des piliers du diaphragme et des arcades d'insertion du psoas, ces artères se divisent bientôt en deux branches : l'une *antérieure*, l'autre *postérieure, dorso-spinale*.

La *branche antérieure*, plus grêle que la dorso-spinale, passe en arrière du psoas et du carré lombaire et se divise en deux rameaux, logés, l'un, entre le transverse et le petit oblique, l'autre, entre ce dernier muscle et le grand oblique. Elles arrivent ainsi sur les parois abdominales jusqu'à leur partie moyenne et s'anastomosent avec des rameaux de l'épigastrique, qui joue, par rapport aux téguments de l'abdomen, le même rôle que la mammaire interne remplit par rapport à ceux de la poitrine.

Les *branches dorso-spinales*, qu'elles soient plus grêles que les antérieures, comme dans les intercostales, ou plus volumineuses, comme dans les lombaires, naissent toutes au niveau du bord interne du ligament transverso-costal supérieur tout auprès du trou de conjugaison et se bifurquent.

1° Le *rameau dorsal* ou *musculo-cutané* se porte en arrière, donne une branche externe, qui s'épuise entre les muscles sacro-lombaire et long dorsal,et une interne,destinée au transversaire épineux. Ces deux branches envoient des ramuscules à la peau de cette région.

2° Le *rameau spinal* pénètre par le trou de conjugaison, donne de petites divisions aux vertèbres et une branche médullaire, qui longe les racines nerveuses, les suit jusqu'au cordon de la moelle et fournit une division à la face antérieure et une à la face postérieure de ce centre nerveux. Ces divisions émettent elles-mêmes chacune un ramuscule ascendant et un descendant, qui s'anastomosent avec des ramuscules semblables venus des artérioles situées au-dessus et au-dessous. Nous aurons à revenir sur cette disposition en étudiant les *artères spinales*, branches de la vertébrale.

D'après des recherches très-intéressantes publiées en 1863 par Turner [1], il existerait un réseau anastomotique considérable sous-péritonéal entre les artères pariétales et les artères viscérales. Ce plexus dont les branches sont très-fines communiquerait avec les artères rénales, surrénales, pancréatico-duodénales, avec les coliques par l'intermédiaire du mésocôlon, avec la mésentérique supérieure et la splénique,et enfin avec la spermatique.Ces communications entre les artères pariétales et viscérales, ainsi que celles qui existent en bien plus grand nombre encore entre les veines pariétales et viscérales peuvent être d'une grande utilité pour expliquer certains phénomènes de physiologie pathologique. — En 1865, le même auteur a décrit un plexus analogue qui dans le médiastin se ferait entre des ramuscules des intercostales et de la mammaire interne. De ce réseau partent d'après lui des divisions très-fines qui gagnent les poumons et font ainsi communiquer les artères viscérales(bronchiques) avec les artères pariétales.

§ II. Branches ascendantes de l'aorte.

Ces branches sont destinées à la tête et aux membres supérieurs. Ainsi que nous l'avons déjà dit plus haut, l'aorte fournit, à gauche, deux troncs, l'un céphalique, la *carotide primitive gauche;* l'autre brachial, la *sous-clavière gauche.* A droite, au contraire, ces deux troncs sont réunis à leur origine en un seul, le *tronc brachio-céphalique.* Nous rappelons aussi qu'en raison même de la direction de la crosse aortique, la première division qui en naît doit se trouver forcément sur un plan plus antérieur que la seconde, et celle-ci également sur un plan plus antérieur que la troisième.

Entre l'origine du tronc brachio-céphalique et celle de la carotide primitive gauche, se trouve quelquefois une petite artère connue sous le nom de *thyroïdienne de Neubauer.* Cette branche, qui n'existe que rarement, monte verticalement, appliquée sur la face antérieure de la trachée, recouverte par les plexus veineux thyroïdiens. Elle arrive ainsi jusqu'à l'isthme de la glande et s'y distribue.

[1] Turner, *British and foreign medico-chirurg. review.* 1863.

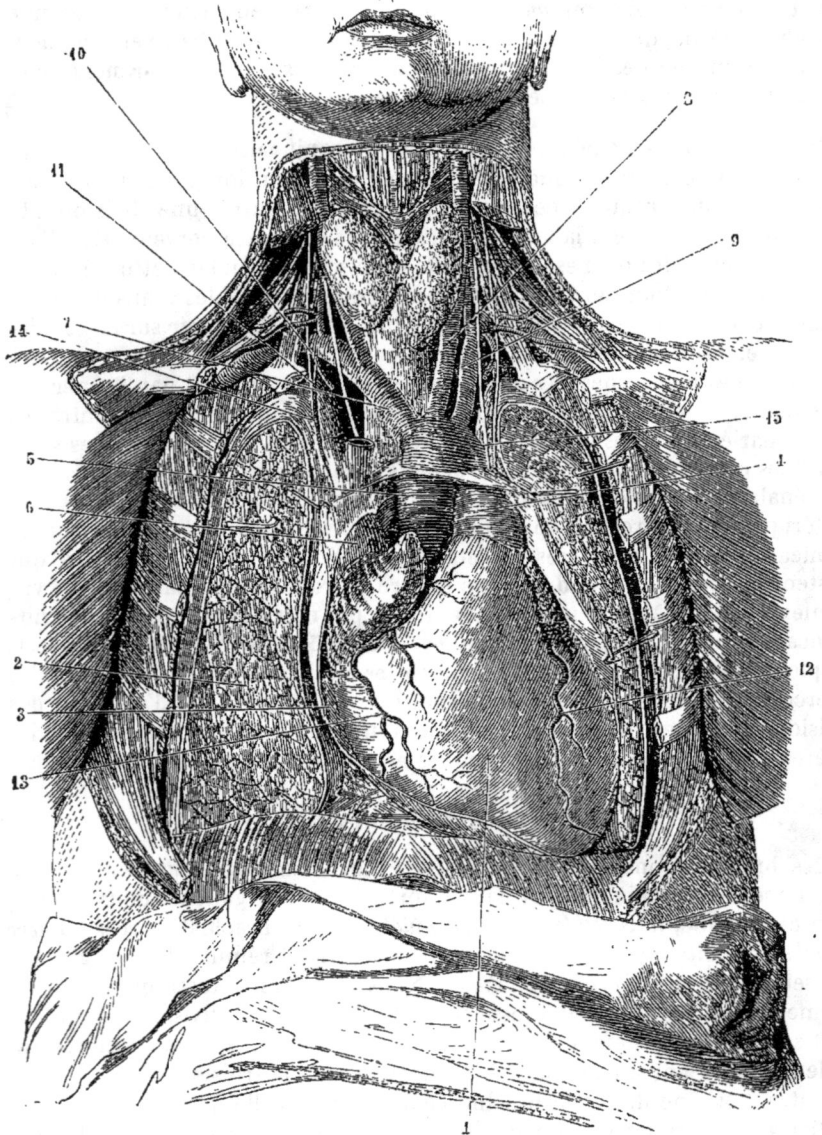

Fig. 133. — Cœur et gros vaisseaux. Origine des artères du cou (*).

(*) 1) Cœur. — 2) Poumons. — 3) Péricarde ouvert. — 4) Artère pulmonaire. — 5) Aorte. — 6) Veine cave
supérieure. — 7) Tronc brachio-céphalique. — 8) Carotide primitive gauche. — 9) Sous-clavière gauche. —
10) Mammaire interne coupée. — 11) Diaphragmatique supérieure. — 12) Coronaire cardiaque antérieure. —
13) Coronaire cardiaque postérieure. — 14) Nerf phrénique. — 15) Nerf pneumo-gastrique.

I. TRONC BRACHIO-CÉPHALIQUE (Fig. 133, 7).

D'un volume très-considérable, le *tronc brachio-céphalique* naît de la crosse aortique, à peu près au niveau de l'axe du corps, très-près de l'origine de la carotide gauche. Il se dirige de bas en haut et de dedans en dehors, vers l'articulation sterno-claviculaire, en arrière de laquelle il se divise.

Dans ce trajet, le tronc brachio-céphalique répond, en arrière, à la trachée qu'il croise obliquement ; en dehors il n'est séparé du poumon que par la plèvre ; en avant il est croisé à peu près transversalement par le tronc veineux brachio-céphalique droit, qui l'éloigne de l'articulation sterno-claviculaire ; les attaches inférieures des muscles sterno-thyroïdiens et sterno-hyoïdiens sont placées à son côté interne et antérieur et le séparent de la face postérieure du sternum.

II. ARTÈRES CAROTIDES PRIMITIVES (Fig. 134, 2), (l).

Préparation. — Désarticuler le sternum, l'enlever, disséquer le sterno-mastoïdien, le sectionner un peu au-dessus de ses insertions claviculaires et préparer soigneusement les carotides de leur origine à leur division.

Les *artères carotides primitives* sont destinées à la tête et à la face. Elles diffèrent dans leur origine : celle du côté droit naît du tronc brachio-céphalique, celle du côté gauche provient de la crosse de l'aorte. Il en résulte une différence de longueur égale à la hauteur du tronc brachio-céphalique. De plus, ce dernier naissant sur la partie la plus élevée de la crosse aortique, et celle-ci se dirigeant en arrière et à gauche, la carotide primitive gauche se trouvera sur un plan un peu postérieur à sa congénère du côté droit. Dans la partie de leur trajet étendu de la base du cou au bord supérieur du cartilage thyroïde, où elles se bifurquent, les deux carotides primitives sont verticales et offrent les mêmes rapports.

Il est aisé de comprendre que la *carotide gauche* doit avoir des rapports spéciaux depuis son origine jusqu'à la base du cou. Dans cette portion de son étendue elle est oblique de bas en haut et de dedans en dehors, et répond : en avant, à l'articulation sternale, dont elle est séparée par le tronc veineux brachio-céphalique gauche ; en dehors, à la plèvre ; en dedans, à son origine, au tronc-artériel brachio-céphalique. De la direction oblique en dehors de ces deux vaisseaux résulte un espace angulaire, dans le fond duquel se trouve la trachée. En arrière, la carotide primitive gauche répond au conduit aérien qu'elle croise, à l'œsophage et à la sous-clavière gauche.

Au cou, les rapports des deux carotides sont à peu près identiques. Elles sont recouvertes en avant par le sterno-cléido-mastoïdien correspondant ; ainsi que Richet l'a fait remarquer, l'aponévrose d'insertion faciale de ce muscle les recouvre également en haut. Dans leur partie tout à fait inférieure, les carotides sont profondes et séparées de l'insertion du sterno-cléido-mastoïdien par l'épaisseur de la clavicule et les troncs veineux ; plus haut, le muscle s'en rapproche et elles n'en sont plus séparées que par le petit muscle omo-hyoïdien. La carotide primitive gauche, étant sur un plan plus postérieur que celle du côté droit, répond à l'écartement des deux chefs du sterno-mastoïdien, tandis qu'à droite l'artère est tout à fait recouverte par le faisceau sternal de ce muscle. Les carotides sont encore en rapport en avant avec l'anse nerveuse formée par les branches descendantes du grand hypoglosse et du plexus cervical. La veine thyroïdienne supérieure croise également leur face antérieure à peu de distance de leur bifurcation.

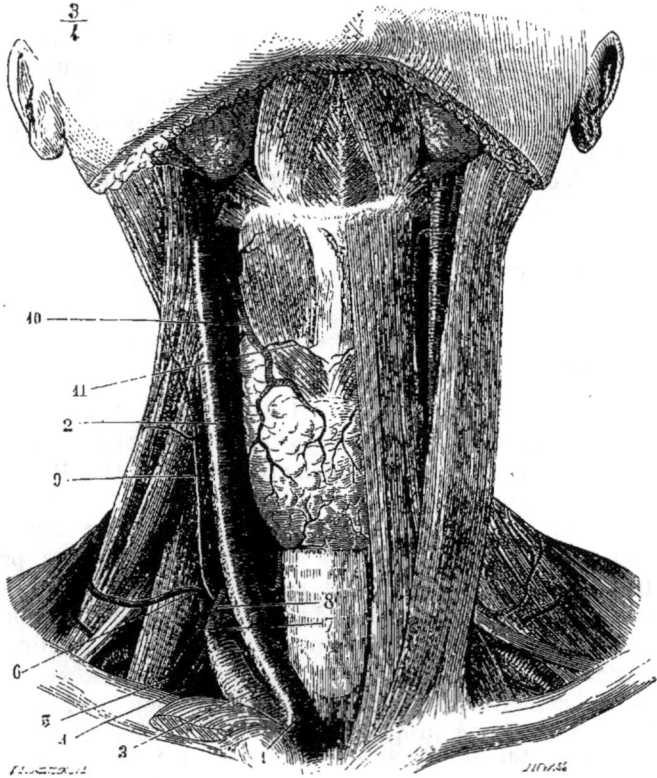

Fig. 134. — *Carotides primitives* (*vues de face*) *et origine des branches de la sous-clavière* (*).

En arrière, les carotides primitives répondent aux muscles grand droit antérieur et long du cou, qui les séparent des vertèbres cervicales. Au niveau de la sixième vertèbre cervicale, un peu au-dessous du point où l'artère vertébrale pénètre dans le canal des apophyses transverses, l'artère thyroïdienne inférieure croise la carotide primitive en passant en arrière d'elle. En dedans, les carotides répondent à la trachée, au larynx, au pharynx et au corps thyroïde. Ce dernier rapport varie d'étendue suivant le plus ou moins de développement de cette glande vasculaire sanguine, qui peut même les recouvrir complétement et les séparer du muscle sterno-mastoïdien. La carotide gauche répond, en outre, à l'œsophage, qui à ce niveau

(*) 1) Tronc brachio-céphalique. — 2) Carotide primitive. — 3) Sous-clavière. — 4) Mammaire interne. — 5) Sus-scapulaire. — 6) Cervicale transverse. — 7) Vertébrale. — 8) Thyroïdienne inférieure. — 9) Cervicale ascendante. — 10) Thyroïdienne supérieure. — 11) Crico-thyroïdienne (laryngée inférieure).

est un peu dirigée à gauche. En dehors les carotides répondent à la veine jugulaire interne. Dans l'angle curviligne formé par l'adossement de ces deux vaisseaux se trouvent en arrière le nerf pneumogastrique et le cordon du grand sympathique. A la partie inférieure du tronc carotidien, le nerf pneumogastrique se place un peu en dehors de l'artère pour gagner, à droite, la face antérieure de la sous-clavière tout auprès de son origine; à gauche, le nerf reste parallèle à la carotide, mais situé un peu plus en dehors qu'à sa partie supérieure. Les nerfs et les vaisseaux sont contenus dans une même gaîne fibreuse.

Les carotides primitives, n'émettant aucune branche collatérale, sont d'un calibre uniforme dans toute leur étendue; au-dessous de leur division, elles présentent néanmoins un renflement plus ou moins considérable, mais constant.

Elles se divisent au niveau du bord supérieur du cartilage thyroïde en *carotide interne* et *carotide externe*, dont la direction initiale semble continuer celle du tronc générateur. (Nous avons vu quelquefois la pharyngienne inférieure naître du point de séparation de la carotide primitive, qui alors se divisait en trois branches, dont deux volumineuses et une beaucoup plus grêle.)

1° Artère carotide externe (Fig. 135, 2) (II).

Préparation. — Inciser les téguments depuis la base du cou jusqu'au sommet de la tête, en passant au devant du pavillon de l'oreille; faire tomber sur cette incision verticale deux incisions transversales circonscrivant, l'inférieure, la racine du cou jusqu'à la ligne médiane, la supérieure partageant le crâne en deux parties égales; disséquer alors les deux lambeaux quadrilatères ainsi obtenus, l'un en avant, l'autre en arrière; enlever la parotide et procéder à la préparation des différentes branches en allant de leur origine à leur terminaison. Pour la linguale, il faudra enlever par des traits de scie une moitié de la mâchoire, de la branche montante à la symphyse. Pour l'occipitale, il faudra détacher le splénius à ses insertions céphaliques, et enfin pour la pharyngienne il sera nécessaire de pratiquer la coupe du pharynx.

La *carotide externe*, un peu moins volumineuse dans l'espèce humaine que la carotide interne, s'étend du bord supérieur du cartilage thyroïde au condyle de la mâchoire, où elle se divise en deux branches. Elle est située à son origine en avant et un peu en dedans de la carotide interne et n'est donc externe que par sa distribution aux parties extérieures du crâne.

La *carotide externe* est presque superficielle à son origine [1], et n'est recouverte que par la peau, le peaucier et l'aponévrose d'insertion faciale du sterno-cléido-mastoïdien. Elle devient d'autant plus profonde qu'elle s'élève davantage. Située d'abord en dedans et en avant de la carotide interne, la carotide externe s'engage entre les muscles stylo-hyoïdien et digastrique, situés en avant, et les stylo-pharyngien et stylo-glosse, qui lui répondent en arrière. Le nerf grand hypoglosse la croise en avant au même niveau; puis elle se porte un peu en dehors et en arrière, et la carotide interne, qu'elle croise, lui devient alors réellement interne. A son origine, elle répond en

[1] La position superficielle de ce vaisseau est due à ce que le sterno-mastoïdien est oblique d'avant en arrière et de bas en haut, tandis que l'artère est sensiblement verticale; il en résulte un écartement angulaire, dans l'aire duquel la carotide externe n'est plus recouverte que par les parties sus-jacentes au muscle sterno-mastoïdien.

$\frac{1}{2}$

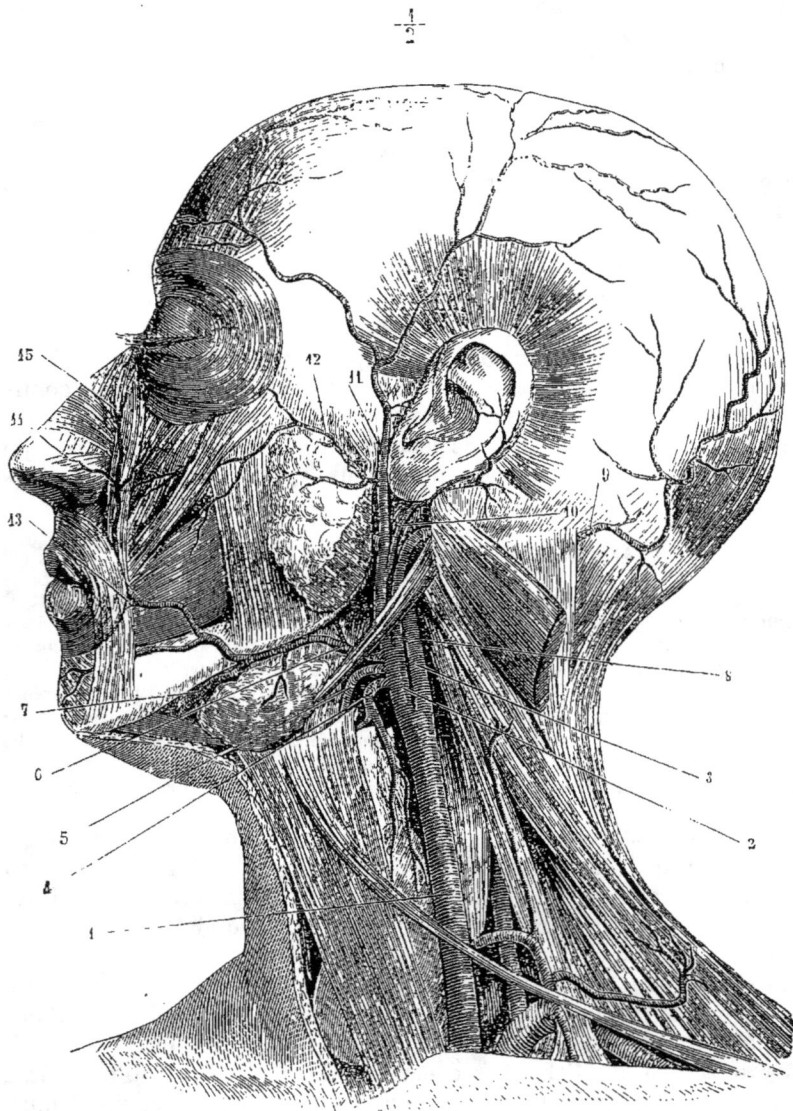

Fig. 135. — *Artère carotide externe et ses branches (faciale, temporale superficielle, occipitale, etc.)* (*).

(*) 1) Carotide primitive. — 2) Carotide externe. — 3) Carotide interne. — 4) Thyroïdienne supérieure. — 5) Linguale. — 6) Faciale. — 7) Sous-mentale. — 8) Occipitale. — 9) Occipitale devenue superficielle. — 10) Auriculaire postérieure. — 11) Temporale superficielle. — 12) Transverse de la face. — 13) Coronaire labiale. — 14) Dorsale du nez. — 15) Terminaison de la faciale anastomosée avec la nasale, branche de l'ophthalmique.

dedans aux parois du pharynx ; un peu au-dessous de l'angle de la mâchoire, elle s'en écarte, se dirige en dehors et se place à la face interne de la glande parotide, qui d'ordinaire l'enveloppe de toute part.

Immédiatement après sa naissance et indépendamment d'un rameau destiné au sterno-mastoïdien, la carotide externe fournit six branches, dont trois se dirigent en avant, une en dedans et deux en arrière. Ces divisions sont tellement rapprochées les unes des autres, à leur origine, que la carotide externe semble se séparer en un véritable bouquet artériel, complété par la continuation du tronc primitif, dont alors le calibre est considérablement diminué.

A. THYROÏDIENNE SUPÉRIEURE (Fig. 134, 10), (IV).

C'est la première branche fournie par la carotide externe. Elle naît très-près de la linguale et souvent par un tronc commun avec cette dernière.

La *thyroïdienne supérieure* se porte d'abord en dedans ; puis, après un court trajet, elle s'infléchit et devient descendante, s'applique sur les parois du pharynx, recouverte par les muscles omo-hyoïdien et sterno-thyroïdien et gagne l'extrémité supérieure du lobe du corps thyroïde ; elle se divise alors en trois branches terminales : l'une qui longe le bord externe de ce lobe, l'autre qui en suit le bord supérieur, et la troisième ou postérieure qui se place entre la glande et la trachée. Ces trois branches artérielles, très-flexueuses, émettent un nombre considérable de rameaux, qui pénètrent le tissu de l'organe et s'anastomosent soit entre eux, soit avec les rameaux correspondants de la thyroïdienne inférieure de leur côté, ou encore avec ceux des thyroïdiennes du côté opposé.

Il est à remarquer que le volume de ces artères est en rapport avec le développement de la glande vasculaire sanguine à laquelle elles sont destinées.

Les thyroïdiennes supérieures fournissent trois branches collatérales :

1° La *sterno-mastoïdienne*, artériole très-grêle, qui se rend au muscle de ce nom, en passant au-devant de la carotide primitive et de la jugulaire interne.

2° La *laryngée supérieure* (V), plus importante par sa distribution et par son volume, naît au niveau de l'inflexion de la thyroïdienne, se dirige en avant et en dedans, passe sous le muscle thyro-hyoïdien, donne une petite branche qui continue son trajet sur la face antérieure de la membrane thyro-hyoïdienne et une autre qui pénètre dans le larynx en traversant cette membrane et qui fournit des rameaux à l'épiglotte, à la muqueuse et aux muscles de l'organe vocal (Fig. 136, 2).

3° La *laryngée inférieure* ou *crico-thyroïdienne* (VI). — Cette petite branche chemine sur la face antérieure de la membrane de ce nom et s'anastomose avec celle du côté opposé. Elle fournit des ramuscules, qui perforent la membrane et se répandent dans le larynx (Fig. 134, 11).

B. LINGUALE (IV).

L'*artère linguale* naît de la partie antérieure de la carotide externe, au-dessus de la thyroïdienne supérieure et souvent par un tronc commun avec cette dernière. D'autres fois, elle s'unit à son origine à la faciale, qui est située au-dessus d'elle (Fig. 135, 5).

La direction de la linguale est très-flexueuse; elle se dirige d'abord un peu en haut et en dedans, en arrière du tendon du digastrique et du nerf grand hypoglosse, longe les grandes cornes de l'os hyoïde, jusque vers leur partie moyenne, recouverte par le muscle hyo-glosse qui la sépare du nerf hypoglosse, gagne la face inférieure de la langue et arrive ainsi jusqu'à la pointe de cet organe. Dans cette dernière partie de son trajet, elle est située entre le génio-glosse qui est en dedans, le lingual inférieur qui est en dehors et le nerf lingual qui est en bas.

A son extrémité elle prend le nom d'*artère ranine* et s'anastomose avec celle du côté opposé, en fournissant des ramuscules à la muqueuse des deux faces de la langue, ainsi qu'aux muscles intrinsèques de cet organe.

$$\frac{2}{3}$$

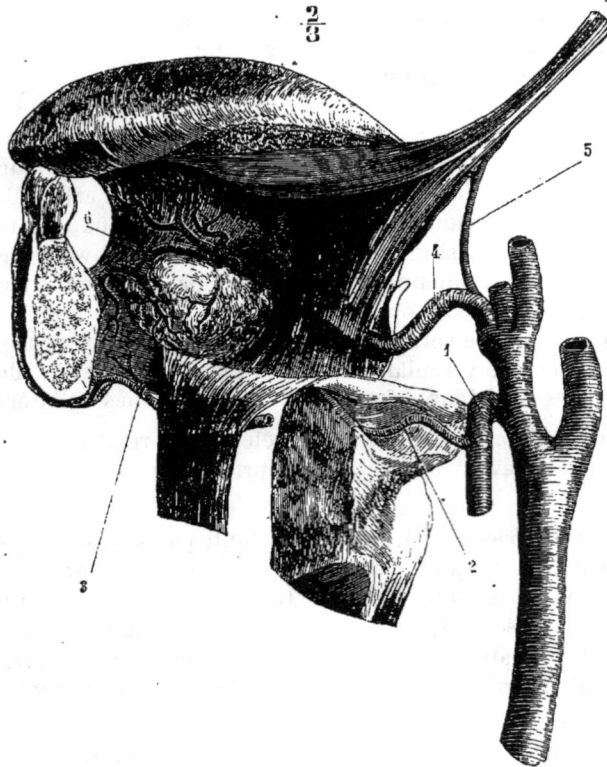

Fig. 136. — *Artère linguale* (*).

Dans son trajet, l'artère linguale fournit trois rameaux :

1° L'*artère sus-hyoïdienne* longe le bord supérieur de l'os hyoïde, placée

(*) 1) Thyroïdienne supérieure. — 2) Laryngée supérieure. — 3) Sous-mentale. — 4) Linguale. — 5) Dorsale de la langue. — 6) Sublinguale.

entre les muscles génio-glosse et génio-hyoïdien. Elle s'anastomose par des rameaux descendants avec des rameaux ascendants venus de la crico-thy-roïdienne.

2° L'*artère dorsale de la langue*, très-grêle aussi, naît au voisinage de la grande corne de l'os hyoïde, remonte le long du muscle stylo-glosse et arrive à la base de la langue, sur laquelle elle se ramifie en donnant des ramuscules descendants à l'épiglotte (Fig. 136, 5) et à l'amygdale.

3° L'*artère sublinguale*, d'un volume plus considérable que les deux précédentes, provient du point où l'artère linguale quitte l'os hyoïde pour gagner la face inférieure de la langue. Elle continue le trajet de ce vaisseau et chemine entre le génio-glosse et le mylo-hyoïdien, fournit des ramuscules nombreux à ces muscles et au génio-hyoïdien, contourne la glande sublinguale, lui donne des artérioles et vient au-dessous du filet de la langue s'anastomoser avec celle du côté opposé (Fig. 136, 6).

Assez fréquemment on voit provenir cette artère de la sous-mentale, branche de la faciale.

C. ARTÈRE FACIALE (Fig. 134, 6), (IV).

Plus volumineuse que la précédente, l'*artère faciale* remonte d'abord obliquement en avant, en haut et en dedans, recouverte par le nerf grand hypoglosse, les muscles digastrique et stylo-hyoïdien ; elle s'applique ensuite sur la face externe de la partie postérieure de la glande sous-maxillaire et s'y creuse un sillon. La faciale gagne ainsi le bord inférieur du maxillaire, sur lequel elle se réfléchit au niveau du bord antérieur du masséter, et arrive à la face en se dirigeant vers l'angle des lèvres. Dans cette partie de son trajet, elle est recouverte par le peaucier et la peau, et repose en dedans sur le muscle buccinateur. Jusqu'auprès de la commissure labiale, l'artère faciale était oblique en dedans et en haut ; à ce niveau elle s'infléchit et devient beaucoup plus directement ascendante pour gagner l'angle interne de l'œil, où, réduite à un très-petit calibre, elle s'anastomose à plein canal avec la nasale, branche de l'ophthalmique (Fig. 135, 15). A partir de la commissure labiale jusqu'à sa terminaison, la faciale est à peu près sous-cutanée et se trouve au devant des muscles élévateurs superficiels et profonds de la lèvre.

Outre un grand nombre de branches destinées aux muscles, à la peau, à la glande sous-maxillaire et à la parotide, ainsi que des rameaux anastomosés avec la buccale, la sous-orbitaire et la transverse de la face, l'artère faciale fournit, à partir de son origine :

1° La *palatine ascendante* ou *inférieure*, qui passe entre les muscles stylo-glosse et stylo-pharyngien, s'infléchit un peu en dedans et en haut, s'applique sur les constricteurs moyen et supérieur du pharynx, et se termine en plusieurs rameaux très-grêles, qui se distribuent aux muscles du voile du palais, à la muqueuse palatine et à la trompe d'Eustache. Elle s'anastomose avec la palatine supérieure et les branches terminales de la pharyngienne inférieure.

Dans son trajet, la *palatine inférieure* fournit des rameaux à la base de la langue et à l'amygdale. Ils s'anastomosent avec des branches de la dorsale de la langue.

2° La *sous-mentale*. — Très-variable par son volume et son origine, cette artère longe la face interne de la mâchoire inférieure, se place entre le mylo-hyoïdien et le ventre antérieur du digastrique, fournit à ces muscles et arrive sur la face antérieure de la symphyse du menton pour s'anastomoser avec les rameaux de la dentaire inférieure (Fig. 136, 3).

On voit quelquefois la sous-mentale fournir la sublingale, dont, plus rarement, elle provient elle-même.

3° La *coronaire labiale inférieure* (V), qui part de la faciale un peu au-dessous de la commissure, gagne la face profonde de la lèvre inférieure, recouverte par le triangulaire des lèvres et l'orbiculaire, et s'anastomose avec celle du côté opposé, après avoir fourni un très-grand nombre de rameaux ascendants et descendants.

4° La *coronaire labiale supérieure* (V) (Fig. 135, 13). — Cette branche naît quelquefois par un tronc commun avec la précédente; plus souvent elle provient isolément de la faciale au niveau même de la commissure. Elle est assez volumineuse et chemine, très-rapprochée de la muqueuse, en arrière du muscle orbiculaire, jusqu'à la ligne médiane, où elle s'anastomose avec sa congénère du côté opposé. De cette communication partent deux rameaux qui remontent jusqu'à la cloison du nez, qu'ils longent d'arrière en avant, et qui viennent sur le sommet de cet organe se diviser en un grand nombre de ramuscules, qui s'anastomosent avec ceux de l'aile du nez.

5° La *branche naso-lobaire* (Fig. 135, 14), qui gagne le cartilage de l'aile du nez et fournit des rameaux situés le long des bords supérieur et inférieur de ce cartilage jusqu'à la ligne médiane, où ils communiquent avec leurs congénères du côté opposé et avec les ramuscules de l'artère de la cloison, venue de la coronaire labiale supérieure.

D. ARTÈRE OCCIPITALE (Fig. 135, 8 et 9), (IV).

Née de la face postérieure de la carotide externe, au même niveau que la faciale, l'*artère occipitale*, située en dedans du nerf grand hypoglosse, longe la face interne du ventre postérieur du muscle digastrique; puis, vers le sommet de l'apophyse mastoïde, elle s'infléchit en arrière et passe entre le splénius et les muscles petit oblique et grand complexus, auxquels elle fournit des rameaux. Arrivée au bord postérieur du splénius, elle s'incurve à angle droit, se dirige en haut, devient sous-cutanée et se divise en deux branches : l'une *inférieure*, plus petite, qui s'anastomose avec l'auriculaire postérieure ; l'autre *supérieure*, plus volumineuse, qui remonte sur le crâne, fournit un grand nombre de branches, qui communiquent avec celles du côté opposé et avec les rameaux de la temporale superficielle.

Dans ce trajet, l'occipitale émet :

1° Un *rameau sterno-mastoïdien supérieur*. Il se comporte comme celui qui provient de la thyroïdienne supérieure.

2° Une *artère mastoïdienne*, qui pénètre dans le crâne par le trou de ce nom et va à la dure-mère.

E. ARTÈRE AURICULAIRE POSTÉRIEURE (Fig. 135, 10), (V).

Elle prend son origine immédiatement au-dessus de la précédente sur la face postérieure de la carotide externe, chemine en dedans du ventre posté-rieur du digastrique et de la partie inférieure de la parotide, se loge dans le sillon auriculo-mastoïdien et devient ensuite superficielle. L'*auriculaire postérieure* est alors appliquée immédiatement sur la partie mastoïdienne du temporal, sur laquelle elle se partage en : *rameau inférieur* ou *mastoïdien*, qui s'anastomose par ses branches avec l'occipitale et la temporale superficielle, et en *rameau supérieur* ou *auriculaire*, qui se subdivise lui-même en deux rameaux, dont l'un plus considérable est destiné à la face interne du pavillon, tandis que l'autre traverse le tissu fibreux qui réunit l'hélix au car-tilage de la conque et vient se ramifier dans la rainure située entre l'hélix et l'anthélix. Ces deux rameaux communiquent ensemble sur le bord libre de l'hélix.

L'artère auriculaire postérieure fournit d'ordinaire la *branche stylo-mastoïdienne*, qui s'engage par le trou de ce nom dans l'aqueduc de Fallope et s'y anastomose avec une branche de la méningée moyenne, après avoir fourni à la caisse du tympan et à l'oreille interne.

Pour ne rien omettre, signalons encore des rameaux parotidiens fournis par l'auriculaire.

F. ARTÈRE PHARYNGIENNE INFÉRIEURE (V).

Cette branche assez grêle naît de la partie interne de la carotide externe, entre celle-ci et la carotide interne. Elle remonte sur les parois du pharynx et arrive jusqu'à la base de l'apophyse basilaire, où elle s'infléchit en avant, en décrivant une arcade, qui s'anastomose sur la muqueuse pharyngienne et la trompe d'Eustache avec les palatines supérieure et inférieure et avec la pharyngienne supérieure ou ptérygo-palatine.

Outre les rameaux pharyngiens qu'elle donne dans son parcours, la pharyngienne inférieure fournit toujours une *branche méningienne*, qui croise en avant la jugulaire interne, et se divise en deux rameaux, qui pénètrent dans le crâne en passant, l'un par le trou déchiré postérieur, et l'autre à travers la substance fibro-cartilagineuse du trou déchiré antérieur. Ces deux rameaux se distribuent à la dure-mère.

Après le départ de toutes les branches que nous venons d'énumérer, la carotide externe, fort diminuée de volume, monte entre les muscles styliens et gagne la face interne de la glande parotide. Tantôt, et c'est le cas le plus fréquent, cette glande l'entoure complétement ; tantôt, au contraire, elle ne lui offre qu'une gouttière, dans laquelle se loge le vaisseau. Triquet a trouvé l'artère complétement isolée du tissu glandulaire et entourée d'une simple gaîne connective ; il ne m'a jamais été donné d'observer une pareille disposition.

Arrivée au-dessous du condyle de la mâchoire, la carotide externe se divise en deux branches terminales : la *temporale superficielle* et la *maxillaire interne*.

G. ARTÈRE TEMPORALE SUPERFICIELLE (Fig. 135, 11), (IV).

L'*artère temporale superficielle*, moins volumineuse que la maxillaire interne, se dirige en haut et un peu en dehors et gagne l'intervalle compris entre l'articulation temporo-maxillaire et le conduit auditif externe. Recouverte jusque-là par la glande parotide, cette artère devient superficielle au niveau de l'arcade zygomatique et chemine entre la couche sous-cutanée et l'aponévrose temporale. Elle se divise bientôt en deux branches terminales, dont l'une, l'*antérieure* ou *frontale*, visible sous la peau, s'infléchit en avant et va par ses rameaux s'anastomoser avec les branches frontales de l'ophthalmique et avec ses congénères du côté opposé, en fournissant en outre quelques ramuscules à la paupière supérieure.

La *branche postérieure* ou *pariétale* se répand en divisions nombreuses dans la région de ce nom ; ses rameaux antérieurs communiquent avec la frontale ; les rameaux moyens gagnent le sommet du crâne et s'anastomosent avec ceux du côté opposé ; les rameaux postérieurs se dirigent en arrière et en haut pour communiquer avec l'occipitale et l'auriculaire postérieure.

La *temporale superficielle* fournit dans son parcours :

1° Des *rameaux parotidiens*.

2° L'*artère transversale de la face*, qui longe le bord supérieur du canal de Sténon et s'anastomose vers le milieu de la joue avec la faciale et la sous-orbitaire (Fig. 135, 12).

3° Des *rameaux auriculaires antérieurs*, qui gagnent le tragus, cheminent sur sa face externe et s'anastomosent sur le pavillon avec les rameaux de l'auriculaire postérieure.

4° La *temporale moyenne*, qui naît au-dessus de l'arcade zygomatique, plonge, à travers l'aponévrose temporale, dans la profondeur du muscle crotaphyte et s'anastomose avec les artères temporales profondes.

H. ARTÈRE MAXILLAIRE INTERNE (Fig. 137, 5), (III).

Préparation. — Inciser le cuir chevelu sur la ligne médiane du crâne ; couper la peau du cou transversalement en passant au niveau de l'os hyoïde ; sur ces deux incisions en faire tomber une verticale qui les divisera en deux parties à peu près égales et qui passera au devant du conduit auditif externe.

Préparer les muscles masséter et temporal comme pour l'étude de la myologie, et enlever soigneusement la parotide. Détacher par deux traits de scie l'arcade zygomatique en la laissant adhérente au masséter, et renverser le tout de haut en bas jusqu'aux insertions inférieures de ce muscle, tout en ménageant l'artère massétérine.

Sectionner le temporal à son insertion coronoïdienne, le renverser de bas en haut en détachant attentivement ses fibres de la fosse temporale, et suivre les artères temporales profondes jusqu'à leur extrémité. Faire alors une section de la branche montante de la mâchoire analogue à celle représentée dans la figure 137 et qui consiste à ne laisser que la moitié postérieure de cette branche en enlevant la moitié antérieure au moyen de traits de scie, l'un vertical, l'autre transversal. On pourrait aussi sectionner complétement cette branche et l'enlever ; mais l'avantage qu'on en retirerait dans cette première partie de la préparation ne serait pas comparable à celui que donne la section osseuse que nous indiquons et qui permet de conserver les insertions des muscles ptérygoïdiens.

Creuser alors avec la gouge et le maillet la face externe de la mâchoire à partir du trou mentonnier pour découvrir l'artère dentaire et ses branches. Ouvrir l'orbite par sa face externe au moyen de la scie et mieux de la gouge et du maillet ; enlever le globe oculaire et préparer la sous-orbitaire.

Disséquer soigneusement toutes les branches de la maxillaire interne depuis son origine jusqu'au moment où elle gagne le trou sphéno-palatin. Enlever alors la partie supérieure de la branche du maxillaire, retrancher une grande partie du muscle ptérygoïdien externe et préparer la sphéno-épineuse jusqu'au trou de ce nom, que l'on élargira avec le ciseau.

Sectionner alors les os du crâne par une ligne horizontale partant à deux travers de doigt au-dessus de l'arcade sourcilière et atteignant la ligne médiane par ses deux extrémités ; faire tomber sur cette ligne horizontale un trait de scie vertical qui reste à un centimètre en dehors de la ligne médiane. On trouvera au-dessous la dure-mère et les branches de la méningée.

Faire les mêmes sections osseuses sur le côté opposé du crâne, ouvrir la dure-mère et enlever le cerveau, ce qui permettra de voir l'artère méningée moyenne dans toute son étendue. Diviser alors la tête en deux moitiés latérales et laisser la cloison nasale adhérente au côté qui ne sert pas pour la préparation ; préparer les branches de la sphéno-palatine ; agrandir le trou de ce nom de dedans en dehors et rechercher les branches vidienne et ptérygo-palatine, que l'on poursuivra dans leurs canaux osseux à l'aide de la gouge et du maillet.

L'*artère maxillaire interne* s'infléchit en avant aussitôt après son origine, et s'engage en dedans du col du condyle. Elle se dirige, par un trajet très-flexueux, d'arrière en avant, de dehors en dedans et un peu de bas en haut vers le trou sphéno-palatin, à travers lequel sa terminaison, connue sous le nom d'*artère sphéno-palatine*, pénètre dans les fosses nasales, auxquelles elle se distribue.

Dans la majorité des cas, l'artère maxillaire interne passe entre les deux muscles ptérygoïdiens, d'autres fois entre le ptérygoïdien externe et le temporal ; puis, au fond de la fosse zygomatique, au niveau de la tubérosité du maxillaire supérieur, elle s'engage entre les deux faisceaux du ptérygoïdien externe.

Elle émet un très-grand nombre de branches. Nous en décrirons quinze, en y comprenant la branche terminale.

1° *Tympanique.* — Cette petite artériole, découverte par Lauth, remonte obliquement en haut et en arrière, passe par la scissure de Glaser et va à la caisse du tympan.

2° *Petite méningée.* — Très-grêle également, pénètre dans le crâne par le trou ovale et se distribue à la partie voisine de la dure-mère.

3° *Artère méningée moyenne* ou *artère sphéno-épineuse* (Fig. 137, 6). — Cette branche, la plus volumineuse de toutes celles de la maxillaire interne, se porte en haut après avoir passé au-dessous du muscle ptérygoïdien externe et pénètre dans le crâne par le trou petit rond ou sphéno-épineux. Aussitôt après son entrée dans la cavité de l'encéphale, elle s'infléchit à angle droit, se dirige en dehors et se divise en deux branches terminales comprises dans l'épaisseur de la dure-mère. Elles font relief sur la face externe de cette membrane et correspondent aux sillons osseux connus sous le nom de *nervures de la feuille de figuier* (Fig. 136, 17). L'une de ces branches terminales est *antérieure* et se distribue à toute la partie antéro-supérieure de la dure-mère ; elle arrive jusqu'au sinus longitudinal supérieur, s'anastomose avec celle du côté opposé, et donne toujours quelques rameaux qui pénètrent dans l'orbite à travers la fente sphénoïdale ; ils communiquent avec la lacrymale.

La *branche postérieure* de la sphéno-épineuse se porte en arrière et se distribue à la partie postérieure de la dure-mère.

La *méningée moyenne* fournit toujours un certain nombre de rameaux collatéraux très-grêles. Nous ferons remarquer : 1° des ramuscules destinés

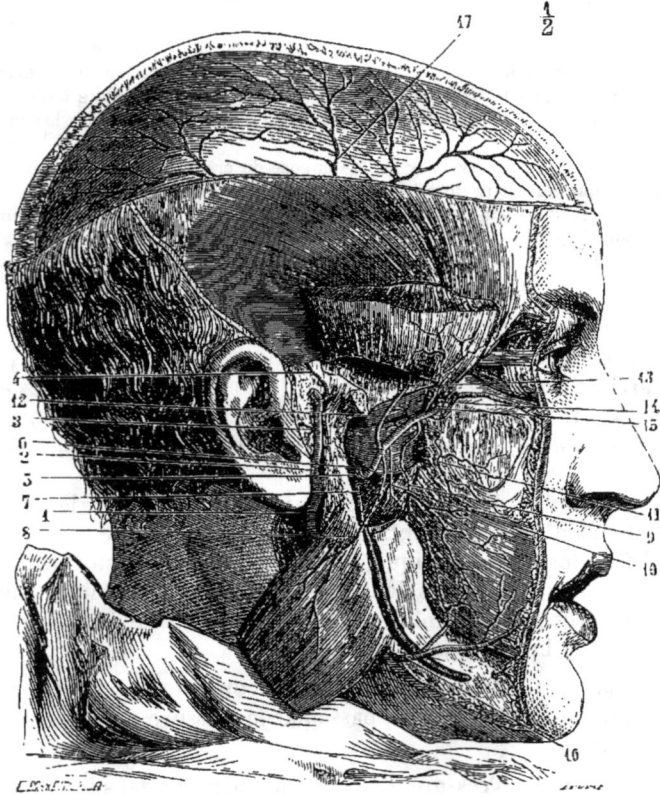

Fig. 137. — *Artère maxillaire interne et ses branches* (*).

au ganglion de Gasser; 2° un rameau qui pénètre dans l'hiatus de Fallope et qui s'anastomose avec la stylo-mastoïdienne.

4° *Artère temporale profonde postérieure* (Fig. 137, 12). — Elle naît près de la précédente, remonte verticalement entre le ptérygoïdien externe et le temporal, gagne la face profonde de ce dernier muscle et s'anastomose avec la temporale moyenne.

5° *Artère temporale profonde antérieure* (Fig. 137, 13). — Elle tire son origine beaucoup plus en avant que la précédente, gagne également la face pro-

(*) 1) Carotide externe. — 2) Temporale superficielle. — 3) Auriculaire antérieure. — 4) Temporale moyenne. — 5) Maxillaire interne. — 6) Méningée moyenne. — 7) Dentaire inférieure. — 8) Massétérine. — 9) Buccale. — 10) Ptérygoïdienne. — 11) Alvéolaire. — 12) Temporale profonde postérieure. — 13) Temporale profonde antérieure. — 14) Sous-orbitaire. — 15) Maxillaire interne s'engageant dans la profondeur. — 16) Faciale anastomosée avec la buccale. — 17) Branches de la méningée moyenne.

fonde du muscle temporal et s'anastomose avec la temporale moyenne. Quand les injections sont bien réussies, on voit quelques rameaux de cette artère passer à travers les trous de l'apophyse orbitaire du malaire et s'anastomoser dans l'orbite avec la lacrymale.

6° *Artère dentaire inférieure* (Fig. 137, 7). — Elle naît tout auprès de la temporale profonde postérieure, se dirige en bas et en dehors, gagne la face externe du ligament sphéno-maxillaire, pénètre dans le canal dentaire, qu'elle parcourt dans toute son étendue, et se divise en deux branches. L'une plus petite ou *rameau incisif* continue le trajet intra-osseux de l'artère dentaire inférieure et se distribue aux dents incisives; l'autre plus volumineuse sort par le trou mentonnier et s'anastomose avec la coronaire labiale inférieure et la sous-mentale.

La *dentaire inférieure* fournit : 1° un peu au-dessus de son entrée dans le canal dentaire, un rameau long et assez grêle, qui reste appliqué sur la face interne du maxillaire inférieur de la gouttière mylo-hyoïdienne et arrive jusqu'au muscle de ce nom, auquel elle se distribue ; 2° dans toute l'étendue du conduit osseux, des rameaux dentaires destinés aux racines des dents, dont ils parcourent le canal central.

7° *Artère massétérine* (Fig. 137, 8). — Elle naît aussi à peu de distance du col du condyle de la mâchoire, s'incline en bas et en dehors et passe dans l'échancrure sigmoïde du maxillaire pour se distribuer à la face profonde du masséter.

8° *Artère buccale* (Fig. 137, 9). — Elle part de la maxillaire interne immédiatement au-dessous du bord inférieur du muscle ptérygoïdien externe, croise le ptérygoïdien interne et s'applique sur la face externe du buccinateur, sur lequel elle se ramifie en s'anastomosant par ses branches terminales avec la faciale et l'alvéolaire.

9° *Artères ptérygoïdiennes* (Fig. 137, 10). — Grêles et variables dans leur nombre, ces artérioles proviennent de la partie de la maxillaire interne comprise entre les deux muscles ptérygoïdiens. Elles se distribuent à ces muscles.

10° *Artère alvéolaire* (Fig. 137, 11). — Elle décrit des flexuosités nombreuses sur la tubérosité du maxillaire supérieur, contourne cette saillie osseuse et vient se perdre dans les gencives et le rebord alvéolaire de la partie postérieure de cet os. Sur la tubérosité du maxillaire, elle fournit deux ou trois rameaux qui pénètrent dans des canaux osseux et vont se distribuer aux petites et aux grosses molaires; d'autres ramuscules vont à la muqueuse de l'antre d'Highmor.

11° *Artère sous-orbitaire* (Fig. 136, 14). — Cette branche, importante surtout par ses anastomoses, naît au niveau de la fente sphéno-maxillaire, gagne le canal sous-orbitaire, qu'elle parcourt, et vient dans la fosse canine se diviser en un grand nombre de rameaux, qui communiquent avec la coronaire labiale supérieure, la nasale, la naso-lobaire et la transverse de la face.

Elle fournit :

1) Avant de pénétrer dans le canal sous-orbitaire, une branche longue et grêle, qui pénètre dans l'orbite, s'applique sur la face externe de cette cavité et va s'anastomoser avec la lacrymale.

2) Vers la partie antérieure de son trajet intra-osseux, un *rameau dentaire antérieur* qui se loge dans un canal osseux particulier et se distribue aux dents incisives et canines.

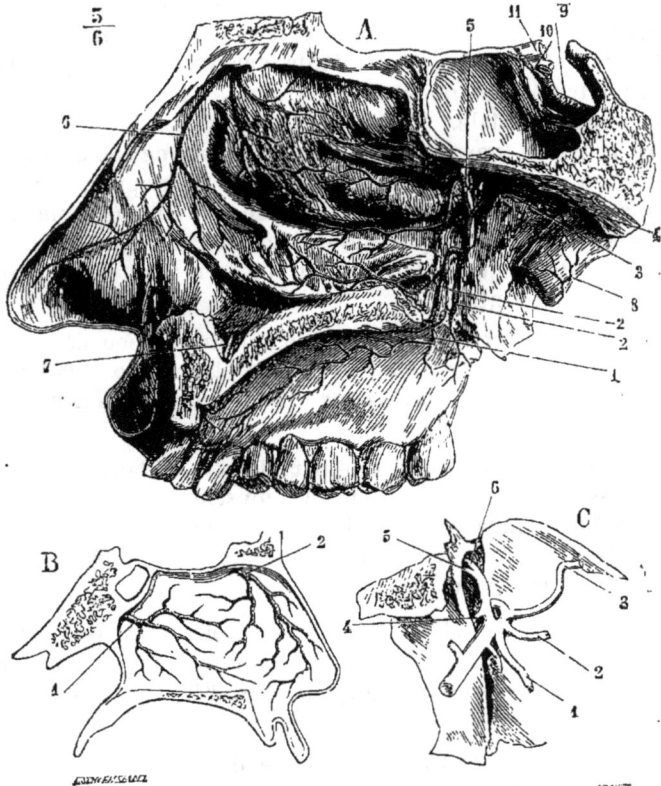

Fig. 138. — *Branches terminales de l'artère maxillaire interne* (*).

12° *Artère palatine descendante* (Fig. 138, 1). — Elle naît dans le fond de la fosse zygomatique, se porte verticalement en bas dans le canal palatin postérieur, et fournit alors deux ou trois petites branches, qui passent par des conduits osseux particuliers et arrivent au voile du palais.

(*) A. 1) Artère palatine descendante. — 2, 2) Artères palatines accessoires. — 3) Artère ptérygo-palatine. 4) Artère vidienne. — 5) Artère sphéno-palatine. — 6) Artère nasale antérieure, branche de l'ethmoïdale antérieure. — 7) Artère palatine antérieure coupée. — 8) Rameaux de l'artère pharyngienne ascendante ramifiés sur la trompe d'Eustache. — 9) Artère carotide interne. — 10) Artère ophthalmique. — 11) Nerf optique.

B. Figure schématique destinée à montrer les artères de la cloison des fosses nasales. — 1) Branche de la sphéno-palatine. — 2) Branche de la nasale antérieure.

C Figure schématique destinée à montrer les divisions de la maxillaire interne d'après Bourgery). — 1) Artère buccale. — 2) Artère alvéolaire. — 3) Artère sous-orbitaire. — 4) Artère palatine descendante. — 5) Artère vidienne. — 6) Artère sphéno-palatine.

A l'extrémité inférieure du canal palatin postérieur, l'*artère palatine descendante* s'infléchit à angle droit, parcourt la voûte du palais d'arrière en avant et s'anastomose dans le canal palatin antérieur avec la terminaison de la sphéno-palatine.

Elle est beaucoup plus rapprochée de l'os que de la surface libre de la muqueuse et fournit des rameaux aux gencives et aux glandules.

13° *Artère vidienne.* — Elle parcourt d'avant en arrière le canal de ce nom et se distribue au pharynx et à la trompe d'Eustache (Fig. 138, 4).

14° *Artère pharyngienne supérieure* ou *ptérygo-palatine.* — Elle s'engage dans le canal ptérygo-palatin et se ramifie sur le pharynx. Elle s'anastomose avec la palatine ascendante et la vidienne (Fig. 138, 3).

15° *Artère sphéno-palatine* (Fig. 138, 5). — Cette artère constitue la branche terminale de la maxillaire interne. Elle pénètre dans les fosses nasales par le trou sphéno-palatin et se divise aussitôt en deux branches : l'*interne*, destinée à la cloison ; l'*externe*, qui se ramifie sur les cornets et les méats.

La *branche interne* longe la face correspondante de la cloison et arrive au canal palatin antérieur, dans lequel elle pénètre pour s'anastomoser avec la terminaison de la palatine descendante (Fig. 138, 7).

La *branche externe* se divise en rameaux de nombre variable, qui se répandent sur les cornets et dans les méats. Leurs divisions pénètrent encore dans les cavités qui viennent s'ouvrir dans ces derniers, telles que le canal nasal, les cellules ethmoïdales, le sinus maxillaire.

Les deux branches de la sphéno-palatine fournissent dans les fosses nasales un très-grand nombre de divisions destinées à la membrane de Schneider ; leurs ramuscules les plus antérieurs communiquent avec des artérioles venues de la nasale antérieure, branche de l'ethmoïdale antérieure (Fig. 135, 6).

2° Artère carotide interne (II).

A son origine, l'*artère carotide interne* est située en dehors et en arrière de la carotide externe. Ces deux vaisseaux sont alors accolés l'un à l'autre et semblent continuer ainsi la direction du tronc générateur (Fig. 135, 3) ; bientôt la carotide interne se porte légèrement en dedans et en avant, tandis que l'externe s'incline en dehors. Après cette sorte d'entre-croisement, la carotide interne remonte verticalement jusqu'à la base du crâne pour pénétrer dans le canal inflexe du rocher.

Dans ce trajet elle est en rapport : en avant avec les muscles styliens, et plus haut avec le ptérygoïdien interne, dont la sépare une couche de tissu cellulaire ; en dedans avec les parois latérales du pharynx, dont elle reste toujours distante d'au moins 0^m,01 ; en arrière avec les muscles prévertébraux, et en dehors avec la veine jugulaire interne. Les nerfs pneumogastrique et grand sympathique longent son côté postéro-externe ; le glosso-pharyngien et le grand hypoglosse lui sont d'abord postérieurs, la contournent ensuite pour passer entre elle et la veine jugulaire interne.

Assez fréquemment on voit la carotide interne décrire une courbure à la région supérieure du cou. D'après certains auteurs cette courbure pourrait être assez grande pour mettre le vaisseau en rapport immédiat avec la face

externe de l'amygdale. Nous avons toujours vu l'artère rester à distance de
la tonsille, de telle sorte que son voisinage ne pouvait être gênant pour l'a-
blation de cette glande.

A la base du crâne, la carotide pénètre dans le canal du rocher, où elle
est entourée par les filets ascendants du ganglion cervical supérieur du grand
sympathique. Elle s'engage ensuite dans le sinus caverneux, qu'elle parcourt d'arrière en avant en décrivant deux courbures comprises dans le plan
vertical. (C'est au moment où nous étudierons ce sinus que nous décrirons
les rapports de l'artère et des nerfs qui le traversent.) Arrivée au niveau
de l'apophyse clinoïde antérieure, la carotide interne se recourbe de bas en
haut et d'avant en arrière, traverse la dure-mère et se divise au niveau de
l'extrémité interne de la scissure de Sylvius en : 1° *artère cérébrale antérieure ;* 2° *artère cérébrale moyenne* ou *Sylvienne ;* 3° *artère communicante postérieure ;* 4° *artère du plexus choroïde.*

Dans le long trajet étendu de sa naissance à sa division, la *carotide interne*
fournit : 1° dans le sinus caverneux des ramuscules au corps pituitaire;
2° au niveau de l'apophyse clinoïde antérieure une branche très-importante
par sa distribution et ses nombreuses divisions, c'est l'artère ophthalmique.

A. ARTÈRE OPHTHALMIQUE (Fig. 139, 3), (V).

Préparation. — Ouvrir l'orbite par son plancher supérieur ; enlever avec soin le tissu graisseux orbitaire, dans le milieu duquel il faut poursuivre les branches de l'ophthalmique. Une
autre coupe, que l'on peut exécuter et qui serait celle dont il faudrait se servir si l'on voulait
faire une pièce sèche, consiste à faire sauter au moyen de traits de scie toute la paroi externe
de l'orbite ; pour les préparations d'étude, nous préférons la première manière de procéder, à
cause de la plus grande facilité qu'elle laisse pour ménager les rapports. Pour les ethmoïdales,
il faudra pratiquer une coupe antéro-postérieure de la tête.

Cette artère naît de la convexité de la courbure que décrit la carotide interne en dedans de l'apophyse clinoïde antérieure. Elle est située d'abord au
côté externe et inférieur du nerf de la vision et pénètre avec lui dans l'orbite en passant par le trou optique. Elle se place ensuite au côté interne du
muscle droit externe, croise le nerf optique de bas en haut, de dehors en
dedans et d'arrière en avant, en passant entre lui et le muscle droit supérieur, longe le bord supérieur du grand oblique et au niveau de la poulie
de ce muscle se divise en deux branches terminales : la *nasale* et la *frontale
interne.*

Artère nasale. — Ce rameau passe au-dessus du tendon de l'orbiculaire,
fournit une petite branche qui se distribue à la partie supérieure de la racine
du nez, ainsi que des ramuscules destinés au sac lacrymal et au muscle orbiculaire et s'anastomose à plein canal avec la terminaison de la faciale
(Fig. 135, 15).

Artère frontale interne. — Elle remonte obliquement sur le front, s'anastomose avec la sus orbitaire et avec des branches du côté opposé et s'épuise
par deux rameaux dans la peau du front et dans le muscle frontal.

Dans son trajet, l'artère ophthalmique fournit un très-grand nombre de
branches collatérales.

1° *Artère lacrymale* (Fig. 139, 5). — Cette artère naît de l'ophthalmique au niveau du trou optique. Elle communique d'ordinaire près de son origine avec des rameaux de la méningée moyenne, qui traversent la fente sphénoïdale; puis elle se place en dehors du muscle droit externe, dont elle longe le bord supérieur, et arrive ainsi à la glande lacrymale. Après avoir fourni des ramuscules à cette glande et s'être anastomosée avec un rameau orbitaire de la sous-orbitaire, la lacrymale s'épuise dans la paupière supérieure.

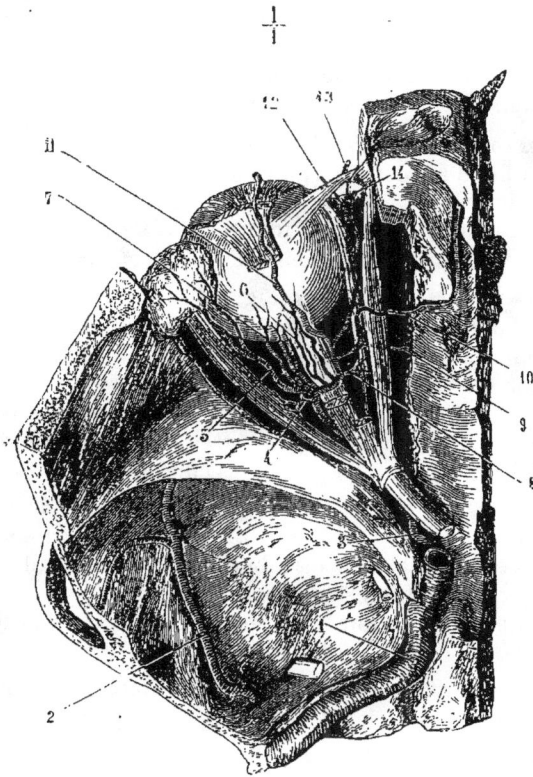

Fig. 139. — *Artère ophthalmique et ses branches* (*).

2° *Artère centrale de la rétine.* — Cette artériole est très-petite et ne s'injecte que très-rarement par les procédés ordinaires. Elle naît de l'ophthalmique avant le coude que décrit cette artère en passant au-dessus du nerf optique, plonge aussitôt dans le centre de ce nerf et arrive à la rétine, sur laquelle elle se ramifie. Chez le fœtus, un de ses rameaux traverse le corps vitré et arrive à la capsule du cristallin.

(*) 1) Carotide interne. — 2) Branche de la méningée moyenne. — 3) Ophthalmique. — 4) Musculaire inférieure. — 5) Lacrymale. — 6) Ciliaires courtes. — 7) Ciliaires longues. — 8) Musculaire supérieure. — 9) Ethmoïdale postérieure. — 10) Ethmoïdale antérieure. — 11) Sus-orbitaire. — 12) Frontale interne. — 13) Nasale. — 14) Palpébrales.

3° *Artère sus-orbitaire ou frontale externe* (Fig. 139, 11). — Née de l'oph-thalmique au moment où elle croise le nerf optique, cette artère remonte au-dessus des muscles droit supérieur et élévateur de la paupière, longe leur face supérieure et arrive au trou sus-orbitaire. Elle se recourbe alors sur le front et se termine dans les téguments et les muscles de cette région, en s'anastomosant avec la temporale superficielle et la frontale interne.

Assez souvent on voit la sus-orbitaire fournir des artérioles connues sous le nom de *ciliaires antérieures*. Ces petits vaisseaux longent la sclérotique, qu'ils perforent au voisinage de la cornée, et aboutissent au grand cercle de l'iris.

Quand les ciliaires antérieures ne proviennent pas de la sus-orbitaire, elles tirent leur origine de la musculaire inférieure.

4° *Artères ciliaires courtes ou choroïdiennes* (Fig. 139, 6). — Il en existe ha-bituellement deux : l'une au-dessus, l'autre en dehors du nerf optique. Ces artérioles se divisent aussitôt en un très-grand nombre de branches, de quinze à vingt d'après Sappey, qui entourent le nerf de la vision, perforent obliquement la sclérotique et se ramifient sur la choroïde.

5° *Artères ciliaires longues ou iriennes* (Fig. 139, 7). — L'une naît en de-dans, l'autre en dehors du nerf optique. Elles gagnent la sclérotique, la traversent obliquement, cheminent entre elle et la choroïde et arrivent au grand cercle de l'iris, qu'elles abordent par son diamètre transversal. Elles se divisent alors en branches ascendante et descendante, qui s'anastomosent avec celles du côté opposé et forment ainsi le grand cercle artériel de l'iris, à la formation duquel contribuent également les ciliaires antérieures, que par ce motif on a désignées à juste titre sous le nom de *petites iriennes*.

6° *Artère musculaire supérieure* (Fig. 139, 8). — Née de la partie supérieure de l'ophthalmique, cette branche se distribue aux muscles droit supérieur, élévateur de la paupière, droit inférieur et grand oblique.

Elle manque souvent et est alors remplacée par des rameaux de la sus-orbitaire.

7° *Artère musculaire inférieure.* — D'une origine variable, cette branche se distribue aux muscles droit inférieur, droit externe et petit oblique.

8° *Artère ethmoïdale postérieure* (Fig. 139, 9). — Elle naît de l'ophthal-mique en dedans du nerf optique, passe entre les muscles grand oblique et droit interne, traverse le trou orbitaire interne postérieur et se distribue à la dure-mère.

Par d'autres branches très-grêles, qui passent à travers la lame criblée de l'ethmoïde, cette artère fournit des ramuscules à la partie supérieure de la pituitaire.

9° *Artère ethmoïdale antérieure* (Fig. 139, 10). — Son volume dépasse d'or-dinaire celui de la précédente. Elle gagne le trou orbitaire interne antérieur, s'engage dans le canal osseux qui lui fait suite et arrive sur les côtés de l'a-pophyse crista-galli. Elle pénètre ensuite dans les fosses nasales et se divise en deux branches : l'une *externe*, pour les méats et les cornets; l'autre *interne*, pour la cloison. Ces deux branches s'anastomosent avec celle de la sphéno-palatine (Fig. 138, 6).

10° *Artère palpébrale inférieure.* — Elle tire son origine à peu près au niveau de la poulie de réflexion du grand oblique, se porte en bas derrière le tendon de l'orbiculaire, passe au-dessous de ce tendon et se ramifie dans la paupière inférieure en s'anastomosant avec la faciale et la sous-orbitaire. Elle fournit toujours un rameau au canal nasal.

11° *Artère palpébrable supérieure.* — Née au même niveau que la précédente, cette artériole se dirige d'abord en bas, puis se réfléchit en passant au-dessus du tendon de l'orbiculaire et se distribue à la paupière supérieure, en communiquant avec un rameau palpébral venu de la temporale superficielle.

B. CÉRÉBRALE ANTÉRIEURE (Fig. 140, 23 et 24), (IV).

Préparation. — Pour étudier les branches terminales de la carotide interne, il faut ouvrir le crâne, sortir soigneusement le cerveau, puis avec des ciseaux fins et tranchants enlever les membranes qui entourent les vaisseaux. On profitera de la même pièce pour étudier le tronc basilaire et les branches qu'il fournit. Il est bon de remarquer qu'il faut de préférence choisir un sujet jeune pour l'injection de ces vaisseaux ; chez les vieillards, un certain nombre de ces artères sont toujours plus ou moins athéromateuses, et l'effort nécessaire pour faire pénétrer le liquide suffit souvent pour les rompre.)

L'*artère cérébrale antérieure* naît de la partie antérieure de la carotide interne, se dirige en avant et en dedans, passe au-dessus du nerf optique pour gagner le sillon interhémisphérique antérieur, à la partie la plus reculée duquel elle communique largement avec celle du côté opposé par une anastomose transversale, connue sous le nom de *communicante antérieure* (Fig. 140, 25). Après avoir émis cette branche très-remarquable par sa brièveté et son volume, la cérébrale antérieure chemine, profondément située, entre les deux hémisphères cérébraux, se réfléchit sur le bec du corps calleux et parcourt la face supérieure de cette commissure d'avant en arrière.

Les branches qu'elle émet sont :

1° *Cérébrales* destinées au lobe antérieur sur lequel elles se ramifient.

2° *Calleuses*, d'un volume très-grêle, destinées au corps calleux.

C. ARTÈRE CÉRÉBRALE MOYENNE OU SYLVIENNE (Fig. 140, 22), (III).

Plus volumineuse que la précédente, cette artère se porte d'abord de dedans en dehors pour gagner la scissure de Sylvius, dans laquelle elle se loge et qu'elle suit dans toute son étendue. Elle fournit de petites artérioles très-grêles, qui passent à travers la substance perforée antérieure pour gagner le corps strié, et surtout des branches plus volumineuses, qui se répandent sur le lobe moyen, sur la partie postérieure du lobe antérieur et sur le lobule de l'insula.

D. ARTÈRE COMMUNICANTE POSTÉRIEURE (Fig. 140, 20), (V).

Cette artère se porte horizontalement en arrière et un peu en dedans pour aboutir à la cérébrale postérieure. Elle établit ainsi une anastomose remarquable entre les artères destinées à l'encéphale.

La communicante postérieure est située au dessous de la bandelette

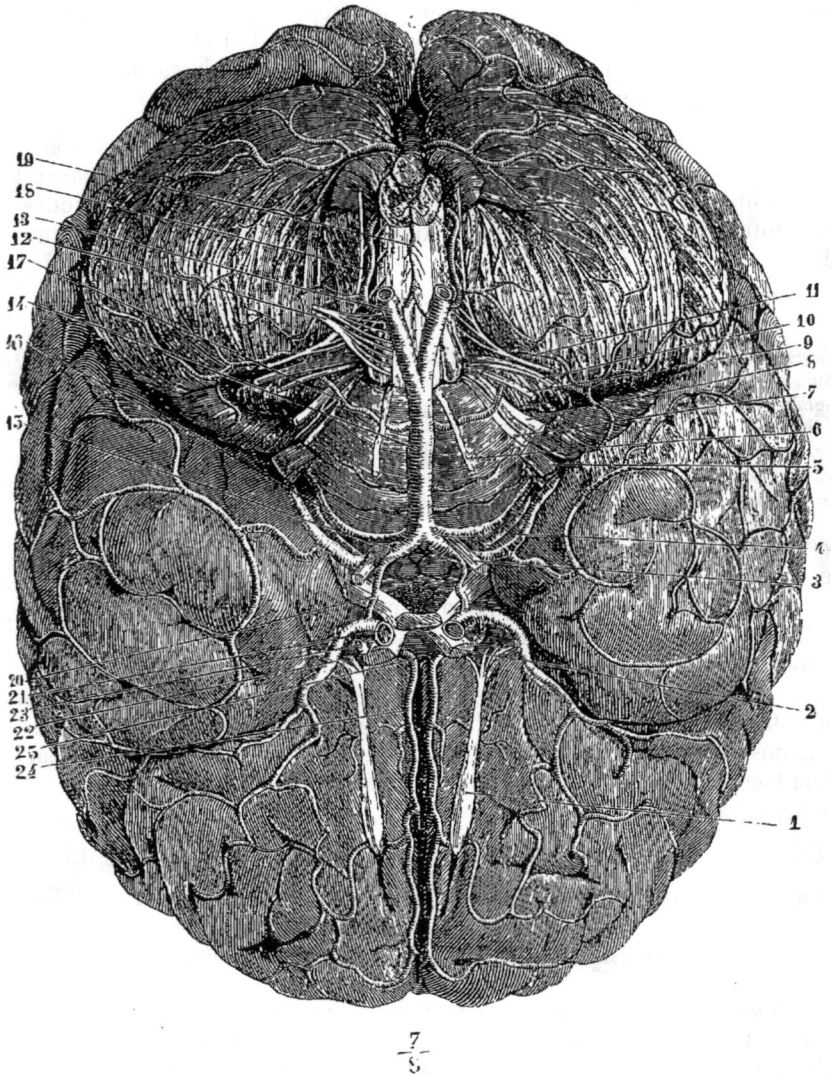

$$\frac{7}{9}$$

Fig. 140. — *Nerfs et artères de la base du cerveau* (*).

(*) 1) Nerf olfactif. — 2) Nerf optique. — 3) Nerf oculo-moteur commun. — 4) Nerf pathétique. — 5) Nerf trijumeau. — 6) Nerf oculo-moteur externe. — 7) Nerf facial. — 8) Nerf acoustique. — 9) Nerf glosso-pharyngien. — 10) Nerf pneumogastrique. — 11) Nerf spinal. — 12) Nerf grand hypoglosse. — 13) Artère vertébrale. — 14) Tronc basilaire. — 15) Artère cérébrale postérieure. — 16) Artère cérébelleuse supérieure. — 17) Artère cérébelleuse inférieure et antérieure. — 18) Artère cérébelleuse inférieure et postérieure. — 19) Artère spinale antérieure. — 20) Artère communicante postérieure. — 21) Tronc de la carotide interne. — 22) Artère cérébrale moyenne. — 23) Artère cérébrale antérieure passant au-dessus du nerf optique. — 24) Artère cérébrale antérieure fournissant des branches qui longent les bords du lobe antérieur. — 25) Artère communicante antérieure.

optique, qu'elle croise, et vient s'ouvrir dans la cérébrale postérieure immédiatement en dehors des tubercules mamillaires.

E. ARTÈRE DU PLEXUS CHOROÏDE (VI).

Cette quatrième division terminale de la carotide interne est d'un volume très-grêle. Elle se porte en arrière pour pénétrer dans le ventricule latéral par la grande fente de Bichat et se distribuer au plexus choroïde, qu'elle contribue à former.

III. ARTÈRE SOUS-CLAVIÈRE (Fig. 134, 3), (I).

A droite, l'*artère sous-clavière* naît du tronc brachio-céphalique ; à gauche elle tire son origine de la partie la plus reculée de la crosse de l'aorte. La sous-clavière s'étend jusqu'au bord inférieur de la clavicule, où elle prend le nom d'*artère axillaire*. Dans ce trajet, la sous-clavière passe dans l'intervalle angulaire compris entre les muscles scalènes antérieur et postérieur, ce qui y a fait distinguer trois portions : *l'une comprise en dedans de ces muscles, l'autre entre ces muscles et la troisième en dehors d'eux.*

De la différence d'origine des deux artères sous-clavières résultent nécessairement des différences de longueur et de rapports.

La sous-clavière gauche est plus longue que la droite de toute la hauteur du tronc brachio-céphalique, augmentée de la différence de niveau de la crosse aortique aux points d'origine de ces vaisseaux (tronc brachio-céphalique à droite et sous-clavière à gauche).

Les différences de rapports n'existent que dans la partie des sous-clavières située en dedans des muscles scalènes. Entre ces muscles et en dehors d'eux les rapports sont identiques à droite et à gauche.

La *sous-clavière droite* naît au niveau de l'articulation sterno-claviculaire, dont la séparent les muscles sterno-hyoïdien et thyroïdien, ainsi que le confluent des veines jugulaire interne et sous-clavière. Elle s'écarte alors angulairement de la carotide primitive, se dirige obliquement en haut et en dehors pour gagner l'epsace compris entre les scalènes.

L'artère sous-clavière droite décrit ainsi une courbure à convexité supérieure, dont le sommet dépasse le bord supérieur de la clavicule d'une quantité variable suivant les sujets.

Dans ce trajet elle répond : *en avant,* à la veine sous-clavière et successivement aux nerfs pneumogastrique, sympathique et phrénique, qui la croisent pour passer entre elle et la veine sous-clavière ; *en dehors,* à la plèvre, qui la sépare du poumon droit ; *en arrière,* à l'apophyse transverse de la septième vertèbre cervicale et au nerf récurrent, qui l'embrasse dans son anse antéro-postérieure.

La *sous-clavière gauche,* naissant de la partie la plus reculée de la crosse aortique, est dès son origine profondément située sur le côté de la colonne vertébrale ; elle est d'abord ascendante et parallèle à la carotide primitive, dont elle est séparée en bas par les nerfs grand sympathique et pneumogastrique. Elle est appliquée sur la plèvre gauche, qui la sépare du poumon correspondant. La veine sous-clavière la croise à angle droit et est située au devant d'elle.

Pour se porter entre les muscles scalènes et contourner la face supérieure
de la première côte, la sous-clavière gauche décrit un angle, dont le sommet
ne remonte jamais aussi haut dans la région sus-scapulaire que la courbe
décrite par l'artère du côté opposé.

A partir du moment où la sous-clavière s'engage entre les muscles scalènes, les rapports ne présentent plus aucune différence à droite et à gauche.

Entre les scalènes, la sous-clavière répond : *en avant*, au muscle scalène
antérieur, qui la sépare de la veine sous-clavière ; *en haut et en arrière*,
aux branches d'origine du plexus brachial, qui, de même que le vaisseau
artériel, traversent l'espace angulaire compris entre les scalènes ; *en bas*, à
la première côte sur la face supérieure de laquelle elle repose.

En dehors des scalènes, elle a des rapports : *en avant*, avec le peaucier,
puis avec le muscle sous-clavier, qui la sépare de la face inférieure de la clavicule ; *en dedans et un peu en bas*, avec la veine sous-clavière ; *en arrière et
en dehors*, avec les nerfs du plexus brachial, et *en bas*, avec la première côte.

La sous-clavière fournit sept branches collatérales très-importantes, qui
naissent presque toutes en dedans des muscles scalènes. Nous les diviserons,
comme tous les auteurs, en :

Deux supérieures, *vertébrale* et *thyroïdienne inférieure.*
Deux inférieures, *mammaire interne* et *intercostale supérieure.*
Trois externes, *cervicale transverse, sus-scapulaire* et *cervicale profonde.*

1° Artère vertébrale (III).

Cette artère naît en haut et en arrière du tronc de la sous-clavière à quelque distance en dedans des scalènes ; puis elle remonte un peu obliquement
en dehors, croise la face postérieure de la thyroïdienne inférieure, se place
entre les insertions du scalène antérieur et du long du cou et s'engage dans
le canal des apophyses transverses des vertèbres cervicales (Fig. 143, 6).
Elle y pénètre d'ordinaire par le trou de la sixième vertèbre. Dans ce conduit ostéo-membraneux, elle est située en avant des nerfs cervicaux, et au
niveau de chaque trou de conjugaison elle fournit un *petit rameau spinal*,
qui se partage dans le canal rachidien comme ceux que nous avons vus
provenir des artères intercostales.

Au sortir de l'apophyse transverse de l'axis, la vertébrale gagne le trou
de celle de l'atlas ; comme celle-ci se trouve sur un plan plus externe que
la précédente, l'artère décrit, pour l'atteindre, une courbure verticale à convexité externe (Fig. 141, 2). Puis la vertébrale devient horizontale, décrit
une nouvelle courbure à concavité interne, qui contourne la partie postérieure de la masse latérale de l'atlas, se loge dans une petite gouttière que
présente l'arc postérieur de cette vertèbre (Fig. 142, 2, 3), traverse la
membrane occipito-atloïdienne et la dure-mère, longe le côté latéral du
bulbe en se rapprochant de la ligne médiane et, au niveau du bord postérieur de la protubérance annulaire, se réunit angulairement à sa congénère
du côté opposé pour constituer le tronc basilaire (Fig. 140, 13).

Outre les petites branches spinales que nous lui avons vu émettre dans le
canal des apophyses transverses, ainsi que des rameaux musculaires des-

linés aux muscles profonds de la nuque et du cou, la vertébrale fournit encore, après avoir traversé la dure-mère :

1° Une *petite artère méningée*, qui se distribue à la dure-mère des fosses occipitales.

2° L'*artère spinale postérieure* (VI), petite branche qui gagne la face postérieure du bulbe, fournit un petit rameau très-grêle aux côtés du quatrième ventricule et un rameau descendant, qui se continue avec la série des rameaux spinaux postérieurs venus des vertébrales, des intercostales et des lombaires. Il en résulte un long et grêle vaisseau artériel, qui fournit des ramuscules anastomosés avec ceux du côté opposé et ceux de la spinale antérieure.

3° L'*artère spinale antérieure* (Fig. 140, 19), (VI). — Un peu plus volumineuse que la précédente, cette artère se dirige en bas et un peu en dedans sur la face antérieure du bulbe, s'unit à celle du côté opposé pour constituer un tronc unique et médian, qui se continue dans toute la longueur de la moelle, grâce aux anastomoses qu'il reçoit des vertébrales, des intercostales et des lombaires.

4° L'*artère cérébelleuse inférieure et postérieure* (Fig. 140,18), (VI). — Cette branche assez volumineuse se porte en dehors, passe soit entre les filets d'origine du nerf grand hypoglosse, soit en arrière d'eux, contourne le bulbe pour passer à sa face supérieure et se distribue à la face inférieure du lobe correspondant du cervelet ; les rameaux les plus internes s'anastomosent avec ceux du côté opposé, sur le vermis inférieur.

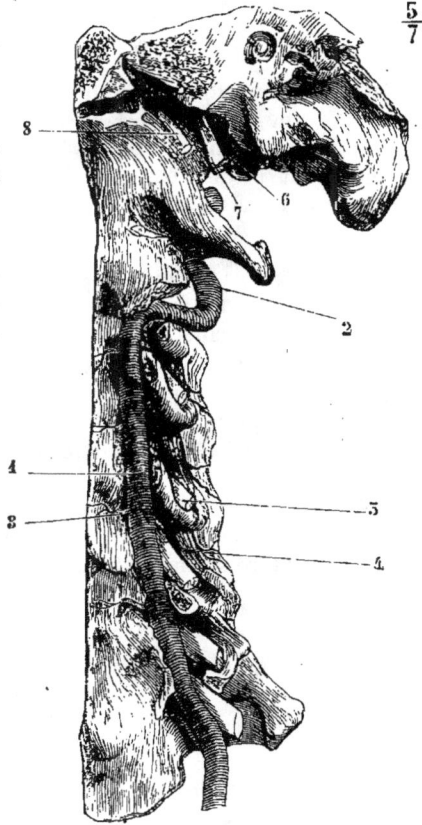

Fig. 141. — *Artère vertébrale dans le canal des apophyses transverses* (*).

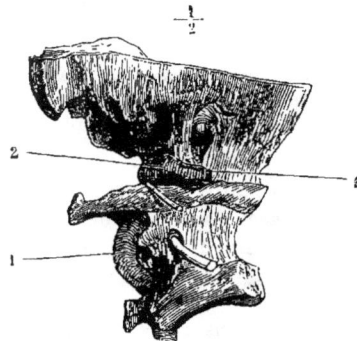

Fig. 142. — *Vertébrale au moment où elle pénètre dans le canal rachidien, à travers la membrane occipito-atloïdienne* (**).

(*) 1) Vertébrale. — 2) Son premier coude. — 3) Branches antérieures. — 4) Branches postérieures. — 5 Nerfs cervicaux. — 6) Veine jugulaire interne. — 7) Nerf vague. — 8) Nerf glosso-pharyngien.
(**) 1) Coude vertical de la vertébrale. — 2) Son coude horizontal. — 3) Sa pénétration à travers la membrane occipito-atloïdienne.

Tronc basilaire (Fig. 140, 14), (III).

Ce tronc, formé par la réunion angulaire des deux vertébrales, est appliqué sur la ligne médiane de la face inférieure de la protubérance annulaire, qui présente un sillon superficiel pour le recevoir ; il se dirige d'arrière en avant jusqu'au niveau de l'origine des pédoncules cérébraux et se divise alors en deux branches terminales, les *artères cérébrales postérieures*.

Artère cérébrale postérieure (Fig. 140, 15), (IV). — Elle naît à angle obtus, au niveau du bord antérieur de la protubérance annulaire, s'infléchit en dehors, passe en avant du nerf oculo-moteur commun, qui la sépare de l'artère cérébelleuse supérieure, reçoit l'anastomose de la communicante postérieure, se porte en arrière en contournant le pédoncule cérébral, longe la grande fente de Bichat et se distribue par ses nombreux rameaux à la face inférieure et à la partie la plus postérieure du lobe occipital du cerveau.

Cette artère fournit toujours une petite *branche choroïdienne postérieure*, qui remonte de bas en haut et gagne la toile choroïdienne, avec laquelle elle pénètre dans le troisième ventricule.

De son origine à sa terminaison, le *tronc basilaire* émet :

1° L'*artère cérébelleuse inférieure et antérieure* (Fig. 140, 17), (VI). — Elle se porte directement en dehors, passe au-dessus du nerf oculo-moteur externe, au-dessus des nerfs facial et auditif, s'infléchit un peu en haut pour gagner la partie antérieure de la face inférieure du cervelet, sur laquelle elle se ramifie.

2° Un certain nombre de *branches variables* d'origine et de calibre, qui sont destinées à la protubérance et aux pédoncules cérébelleux moyens, qu'elles contournent. Parmi ces branches il en est une, l'*artère auditive*, qui accompagne le nerf acoustique, pénètre avec lui dans le conduit auditif interne, et fournit des rameaux qui accompagnent les divisions de ce nerf jusqu'au labyrinthe osseux et membraneux et jusqu'au limaçon.

3° L'*artère cérébelleuse supérieure* (Fig. 140, 16), (V). — Cette artère fort remarquable naît du tronc basilaire immédiatement avant sa division. Elle se porte en dehors, longe le sillon qui sépare la protubérance du pédoncule cérébral, s'accole au nerf pathétique, avec lequel elle contourne ce pédoncule, et arrive ainsi à la face supérieure du cervelet, sur laquelle elle se partage, en *rameaux internes*, destinés au vermis supérieur et à la valvule de Vieussens, et en *rameaux externes*, qui embrassent toute cette face du cervelet.

Si nous reprenons maintenant l'ensemble des artères de la base du cerveau, il devient aisé de comprendre que ces artères forment par leurs anastomoses, non pas un cercle, comme le disait Willis, ni un hexagone, comme on l'a dit depuis, mais bien un heptagone, dans lequel se trouvent inscrits : le chiasma des nerfs optiques, la tige pituitaire, le tuber cinereum et les corps mamillaires. Cet heptagone est formé, de droite à gauche, par : 1° l'artère cérébrale postérieure droite ; 2° la communication postérieure ; 3° la cérébrale antérieure ; 4° la communicante antérieure ; 5° la cérébrale antérieure gauche ; 6° la communicante postérieure ; 7° la cérébrale postérieure.

2° Artère thyroïdienne inférieure (Fig. 143, 4), (IV).

L'*artère thyroïdienne inférieure* naît en dehors de la vertébrale sur un point diamétralement opposé à l'origine de la mammaire interne ; elle monte presque verticalement jusqu'au niveau de la septième vertèbre cervicale, en avant des muscles prévertébraux, se recourbe en dedans, passe en ar-

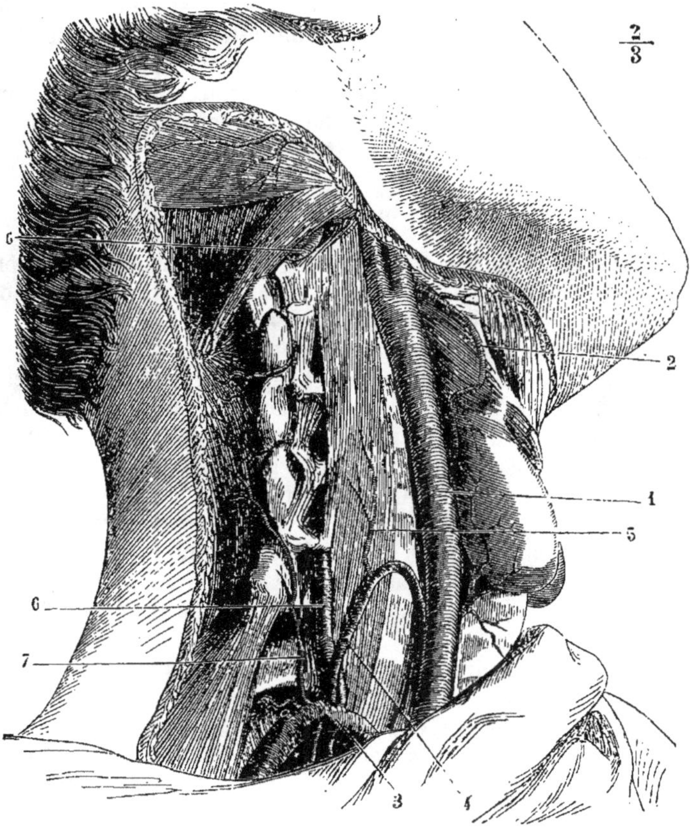

$\frac{2}{3}$

Fig. 143. — *Artères thyroïdienne inférieure et cervicale profonde* (*).

rière de la veine jugulaire interne, du nerf pneumogastrique et de la carotide primitive et en avant de l'artère vertébrale.

Il résulte des rapports de la thyroïdienne inférieure avec la carotide primitive en avant et la vertébrale en arrière, qu'en un point de leur trajet ces trois vaisseaux sont superposés dans un plan antéro-postérieur.

L'artère thyroïdienne inférieure aborde le corps thyroïde par sa face profonde et se divise en trois branches terminales, dont l'une longe le bord ex-

(*) 1) Carotide primitive. — 2) Thyroïdienne supérieure. — 3) Sous-clavière. — 4) Thyroïdienne inférieure. — 5) Cervicale ascendante. — 6, 6) Vertébrale. — 7) Cervicale profonde.

terne, l'autre la face trachéale, et la troisième, plus petite, le bord inférieur de cette glande vasculaire sanguine. Ces trois branches s'anastomosent entre elles, avec leurs congénères du côté opposé et avec les branches terminales de la thyroïdienne supérieure.

Dans son trajet, l'artère thyroïdienne inférieure fournit la *cervicale ascendante* (V), petite artère dont l'origine est variable. Elle remonte entre les attaches du scalène antérieur et du grand droit antérieur du cou et se perd dans les muscles de cette région (Fig. 143, 5).

La cervicale ascendante fournit quelques rameaux spinaux très-grêles, qui passent à travers les trous de conjugaison de cette région, pour se distribuer comme tous les rameaux spinaux que nous avons déjà étudiés.

La *thyroïdienne inférieure* fournit encore des rameaux aux muscles sous-hyoïdiens, à l'œsophage et surtout à la trachée. Ces derniers s'anastomosent avec les bronchiques.

3° Artère mammaire interne (Fig. 144, 6), (IV).

Son origine est assez constante et se trouve à peu de distance des scalènes sur la face inférieure de la sous-clavière, immédiatement en dehors du point où le nerf phrénique croise ce vaisseau.

La *mammaire* se dirige d'abord verticalement en bas, puis en dedans, se place au côté externe du nerf phrénique et répond à l'articulation sterno-claviculaire, dont la sépare le tronc veineux brachio-céphalique. Elle longe ensuite la face postérieure des cartilages costaux à 0^m,005 environ du bord externe du sternum, et est située en avant de la plèvre et du muscle triangulaire, en arrière des muscles intercostaux internes.

Sur les côtés de l'appendice xyphoïde, la *mammaire* se divise en *deux branches*, dont l'une, plus petite et interne (V), continue le trajet primitif, pénètre dans la gaîne du muscle grand droit de l'abdomen, dans l'épaisseur duquel elle s'anastomose, au-dessus de l'ombilic, avec les rameaux de l'épigastrique.

La seconde branche terminale de la mammaire, connue sous le nom de *musculo-phrénique* (V), se porte en dehors, longe les cartilages des côtes asternales, fournit des branches à chaque espace intercostal, et d'autres rameaux, qui sur la circonférence du diaphragme communiquent avec la diaphragmatique inférieure. La musculo-phrénique se perd dans les muscles abdominaux.

Les branches collatérales que fournit la mammaire interne sont très-nombreuses :

1° La *diaphragmatique supérieure* (VI), rameau grêle, qui descend entre le péricarde et la plèvre médiastine, gagne la face supérieure du diaphragme et s'y perd en s'anastomosant avec la diaphragmatique inférieure. Le nerf phrénique l'accompagne dans son trajet.

2° Au niveau de chaque espace intercostal, la mammaire interne émet des *branches externes* ou *intercostales antérieures*, au nombre de deux, qui longent, l'une le bord inférieur de la côte supérieure, l'autre le bord supérieur de la côte située au-dessous. Ces branches fournissent aux muscles de cet espace et s'anastomosent largement avec les intercostales aortiques (Fig. 144, 6).

3° Du bord interne de la mammaire et au même niveau que les précédentes naissent des petites *branches internes*, qui vont se perdre sur les deux faces du sternum en communiquant avec leurs congénères du côté opposé.

4° Artère intercostale supérieure (Fig. 144, 2), (IV).

Cette artère naît du bord inféro-postérieur de la sous-clavière, se porte en bas et un peu en arrière, croise le col des deux premières côtes et descend

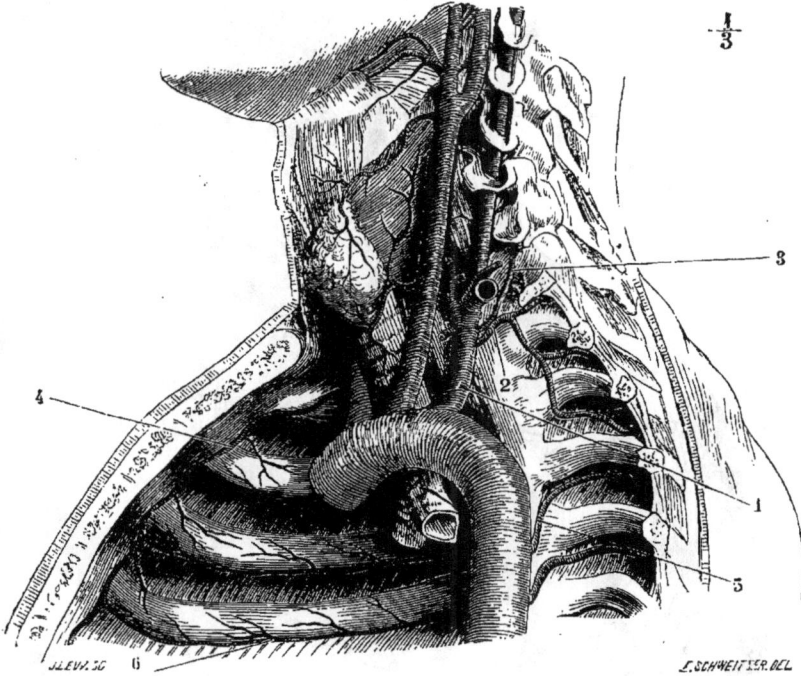

Fig. 144. — *Artère mammaire interne du côté droit et artère intercostale supérieure du côté gauche* (d'après Bourgery) (*).

plus ou moins, suivant qu'elle est destinée à deux, trois ou quatre espaces intercostaux.

Au niveau de chacun de ces espaces, elle fournit une artère, dont la division en *branche postérieure* ou *dorso-spinale* et *branche intercostale* ou *antérieure*, ainsi que la distribution, ressemblent exactement à celles des intercostales aortiques.

5° Artère sus-scapulaire (IV).

Un peu en dehors de l'origine de la mammaire interne, la sous-clavière

(*) 1) Artère sous-clavière.— 2) Artère intercostale supérieure (elle fournit sur ce sujet à trois espaces intercostaux). — 3) Artère cervicale profonde. — 4) Artère mammaire interne. — 5) Artères intercostales aortiques. — 6) Anastomose entre les branches de la mammaire et les intercostales aortiques.

fournit l'*artère sus-scapulaire*, qui se dirige d'abord de haut en bas et de dedans en dehors, et arrive vers la partie moyenne du bord postérieur de la clavicule. Dans cette première partie de son trajet, elle répond : en avant, au faisceau sternal du muscle sterno-mastoïdien, à la veine jugulaire externe et à l'aponévrose moyenne du cou ; en arrière, au nerf phrénique, au muscle scalène antérieur, à l'artère sous-clavière après sa sortie des scalènes et aux nerfs du plexus brachial. Le muscle omo-hyoïdien est situé immédiatement au-dessus d'elle (Fig. 134, 5).

A partir de la région moyenne de la clavicule, l'artère sus-scapulaire se

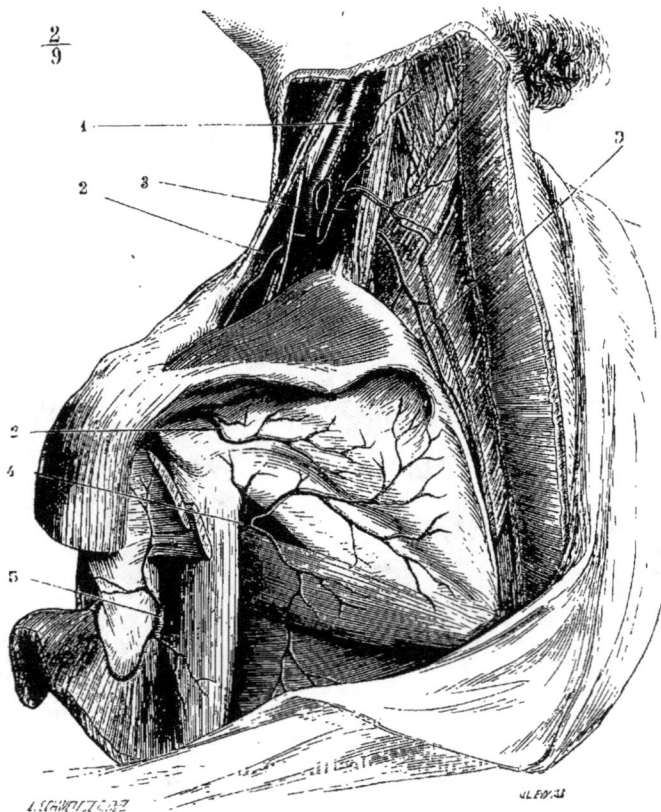

Fig. 145. — *Artères scapulaires* (*).

porte horizontalement en dehors et en arrière, s'engage sous le trapèze, lui donne des rameaux, longe le bord interne de l'acromion et passe au-dessus du ligament coracoïdien pour pénétrer dans la fosse sus-épineuse. Dans cette fosse elle est située entre le périoste et le muscle, auquel elle aban-

(*) 1) **Artère carotide primitive.** — 2, 2) **Artère sus-scapulaire.** — 3, 3) Artère cervicale transverse. — 4) **Artère scapulaire inférieure (branche de l'axillaire).** — 5) Artère circonflexe postérieure (branche de l'axillaire).

donne des rameaux nombreux. La sus-scapulaire contourne ensuite le bord antérieur de l'épine de l'omoplate, gagne la fosse sous-épineuse, se place entre l'os et les muscles, leur fournit des branches nombreuses et s'anastomose avec la scapulaire inférieure venue de l'axillaire et avec la cervicale transverse (Fig. 145, 2).

6° Artère cervicale transverse ou scapulaire postérieure (IV).

Elle naît de la sous-clavière en dedans, très-rarement en dehors, des scalènes, se dirige en dehors et en arrière, passe entre les nerfs du plexus brachial ou au devant d'eux (Fig. 134, 6). Arrivée au niveau du bord antérieur du trapèze, elle s'engage sous ce muscle, passe plus loin au-dessous de l'angulaire de l'omoplate et au niveau du bord postérieur de celui-ci, s'infléchit en bas pour longer le bord interne du scapulum au devant du rhomboïde. Elle se termine à l'angle inférieur de cet os, en s'anastomosant avec la scapulaire inférieure ou sous-scapulaire, branche de l'axillaire. Les branches terminales de la cervicale transverse se distribuent aux muscles de la région (Fig. 145, 3).

Dans son trajet, la scapulaire postérieure fournit un grand nombre de branches musculaires, dont une seule mérite d'être mentionnée. Elle part de la cervicale transverse au moment où celle-ci s'engage au-dessous du muscle angulaire de l'omoplate, passe sur lui et remonte flexueuse pour se perdre dans les muscles de la nuque.

7° Artère cervicale profonde (V).

Moins volumineuse que toutes les précédentes, cette artère naît de la face postérieure de la sous-clavière, se porte en haut et un peu en arrière pour gagner l'espace compris entre le col de la première côte et l'apophyse transverse de la sixième vertèbre cervicale (ainsi que l'a fait remarquer Cruveilhier, ce rapport est constant). A partir de ce point, l'artère cervicale profonde monte verticalement entre le grand complexus et le transversaire épineux pour s'épuiser dans les muscles du cou et de la nuque. Elle communique par quelques rameaux avec la cervicale ascendante (Fig. 143, 7).

IV. ARTÈRE AXILLAIRE (Fig. 146, 1), (I).

Préparation. — Faire les incisions de la peau comme pour la préparation des muscles de la poitrine et du bras ; détacher ensuite le grand pectoral à ses insertions pectorales et claviculaires, sectionner le petit pectoral à peu de distance de son insertion à la coracoïde. Ménager les nerfs pour étudier leurs rapports avec les vaisseaux. Il faut avoir soin, pour faire cette préparation, d'écarter fortement le bras. On pourrait scier la clavicule dans son milieu, ou la désarticuler au sternum ; on aurait plus de facilité pour la dissection, mais on se rendrait moins bien compte des rapports.

Au delà du bord antérieur de la clavicule, l'artère sous-clavière prend le nom d'*artère axillaire*, qu'elle conserve jusqu'au niveau du bord inférieur du grand pectoral. Elle est donc obliquement dirigée de la première côte à la face interne du bras.

Elle répond successivement, en avant, aux insertions claviculaires du grand pectoral, puis à la partie supérieure du petit pectoral, pour se remettre de nouveau en rapport avec la face profonde du grand pectoral, après avoir franchi l'espèce de pont que lui présente ce dernier muscle. En arrière, elle répond à la gouttière de la première côte, au premier muscle intercostal, au bord supérieur du grand dentelé, puis à l'espace celluleux qui sépare ce muscle d'avec la face antérieure du sous-scapulaire et au tendon de ce

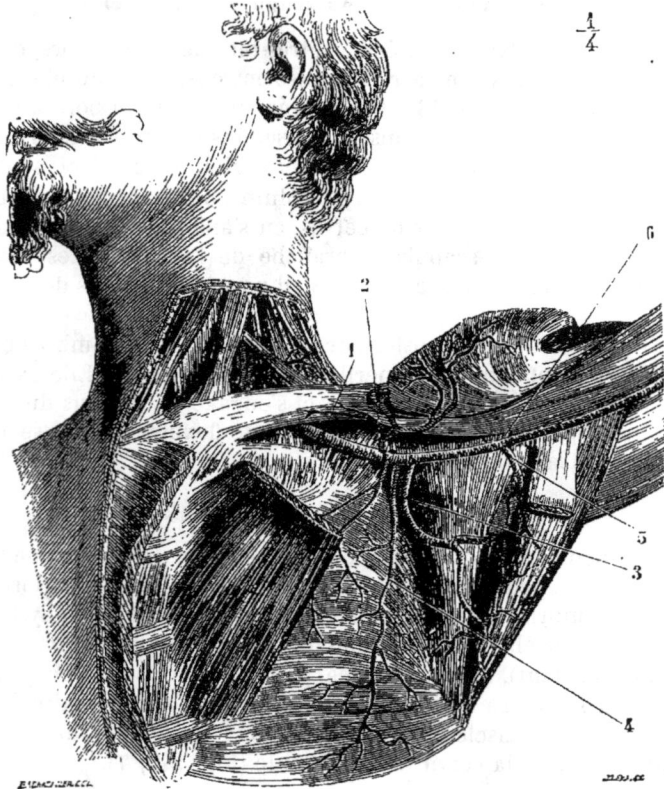

Fig. 146. — *Artère axillaire* (*).

muscle, qui la sépare de l'articulation de l'épaule ([1]). Plus bas, l'artère s'engage dans l'espace triangulaire circonscrit par les muscles qui vont aux lèvres de la coulisse bicipitale. Nous savons que dans ce même espace sont logés les muscles coraco-brachial et biceps. L'axillaire répondant au bord interne de ceux-ci n'a donc plus aucun rapport avec le grand pectoral, dont ils la séparent; mais en arrière elle est en contact avec le grand rond et le grand dorsal.

([1]) Au-dessous du bord inférieur du tendon du sous-scapulaire, il se trouve un petit espace où l'artère n'est séparée de la capsule articulaire que par une couche plus épaisse de tissu cellulaire.

(*) 1) Artère axillaire. — 2) Artère acromio-thoracique. — 3) Artère sous-scapulaire. — 4) Artère mammaire externe ou grande thoracique. — 5) Artère circonflexe postérieure. — 6) Artère circonflexe antérieure.

Nous avons vu que l'artère sous-clavière est séparée de la veine par le muscle scalène antérieur, que les nerfs du plexus brachial sont situés au-dessus d'elle. Au niveau du creux de l'aisselle, au contraire, tous ces cordons vasculaires et nerveux sont réunis en un seul faisceau. On peut donc, pour simplifier l'étude des rapports assez compliqués que ces organes affectent entre eux, les considérer comme formant un triangle, dont la base serait aux scalènes et le sommet à l'articulation scapulo-humérale. La veine axillaire est d'abord située un peu en dedans et en avant de l'artère, puis elle s'en rapproche pour lui devenir tout à fait interne au niveau du bord inférieur du muscle petit pectoral. Les nerfs, situés d'abord en haut et en arrière, se groupent pour former un plexus, au milieu duquel se trouve l'artère; cette dernière croise d'abord le tronc d'origine du nerf radial, en avant duquel elle se place, et est ensuite entourée par deux grosses branches nerveuses, qui se réunissent au devant d'elle pour former le nerf médian. Au-dessous de ce point, l'artère axillaire est en rapport : en avant avec le nerf médian, en dedans avec le nerf cubital et le brachial cutané interne, en dehors avec le musculo-cutané, et en dehors et en arrière avec le radial.

L'artère axillaire fournit cinq branches collatérales.

1° Artère acromio-thoracique (Fig. 146, 2) (V).

Cette artère naît de la partie de l'axillaire comprise entre la clavicule et le petit pectoral. Elle se dirige en dehors et se divise en *branches acromiales* et en *branches thoraciques*.

1° Les *branches acromiales* rampent dans l'espace celluleux compris entre le grand pectoral et le deltoïde et vont se répandre sur l'articulation acromio-claviculaire en communiquant avec la sus-scapulaire.

2° Les *branches thoraciques* sont destinées aux muscles pectoraux. Elles sont plus volumineuses chez la femme et arrivent chez elle jusqu'à la glande mammaire.

2° Artère grande thoracique ou mammaire externe (Fig. 146, 4),(IV ou V).

Remarquable par son trajet presque vertical et son étendue, cette artère naît en arrière du tendon du petit pectoral, s'applique sur la face externe du muscle grand dentelé et se termine dans les faisceaux de ce muscle au niveau des premières fausses côtes. En haut, elle est recouverte par le grand pectoral et plus bas par la peau.

Cette artère fournit : des rameaux intercostaux anastomosés avec des branches venues des artères de ce nom et de la mammaire interne, d'autres destinés aux muscles grand pectoral, grand dentelé et sous-scapulaire, enfin des branches, très-développées chez la femme, qui vont se ramifier dans la glande mammaire, où elles s'anastomosent avec des rameaux de l'acromio-thoracique.

3° Artère scapulaire inférieure ou sous-scapulaire (Fig. 146, 3),(IV).

Elle est la plus volumineuse des branches de l'axillaire et est remarquable surtout par la facile communication qu'elle établit entre cette artère et la sous-clavière. Elle naît au niveau du bord inférieur du muscle sous-scapulaire, longe ce bord, située entre le grand dorsal et le grand dentelé, et se termine à l'angle inférieur de l'omoplate en s'anastomosant avec les autres scapulaires.

Dans ce trajet elle fournit une branche volumineuse, qui contourne le bord axillaire de l'omoplate, émet des rameaux qui cheminent entre le muscle sous-scapulaire et l'os, passe ensuite entre le petit et le grand rond au-dessous du long chef du triceps, et se ramifie en avant du muscle sous-épineux dans la fosse de ce nom, en communiquant auprès de l'angle de l'omoplate avec la terminaison de la scapulaire inférieure et avec la scapulaire postérieure (Fig. 145, 4).

4° Artère circonflexe postérieure (Fig. 146, 5),(IV).

Elle naît de l'axillaire au-dessous de la précédente, se porte en arrière et en dehors, passe entre le grand et le petit rond au-dessus du long chef du triceps, s'accole alors à l'humérus, recouverte par le deltoïde, contourne cet os et arrive jusqu'au voisinage de la lèvre antérieure de la coulisse bicipitale, où elle s'anastomose avec la circonflexe antérieure.

Cette artère décrit donc ainsi les trois quarts d'un cercle qui embrasse l'humérus. Elle est destinée plus spécialement au deltoïde et fournit accessoirement des rameaux aux muscles grand et petit ronds, ainsi qu'au triceps. Quelques ramuscules vont à l'articulation scapulo-humérale (Fig. 145, 5).

5° Artère circonflexe antérieure (Fig. 146, 6), (VI).

Cette petite branche vient aussi souvent de la circonflexe postérieure que de l'axillaire. Elle s'engage au-dessous du coraco-brachial et de la courte portion du biceps, puis au-dessous du tendon de la longue portion de ce muscle et vient s'anastomoser sur la face profonde du deltoïde avec la circonflexe postérieure. Au moment où elle croise perpendiculairement la coulisse bicipitale, elle fournit une petite branche ascendante, qui accompagne le tendon de la longue portion du biceps et se distribue à l'articulation.

V. ARTÈRE HUMÉRALE (Fig. 147, 1), (II).

L'*artère humérale*, continuation de l'axillaire, s'étend du bord inférieur du tendon du grand pectoral jusqu'au niveau du pli du coude, où elle se divise en deux branches terminales, la *cubitale* et la *radiale* [1].

Dans son trajet l'artère humérale longe d'abord le bord interne du coracobrachial, puis celui du biceps. Chez les individus peu musclés elle n'est, dans ses deux tiers inférieurs, recouverte que par la peau et l'aponévrose brachiale, et un peu au-dessus du coude par l'expansion aponévrotique du biceps qui la sépare de la veine médiane basilique. Quand les sujets sont bien

[1] Il n'est pas rare de voir l'*humérale* se diviser plus haut en deux branches terminales ; souvent cette division se fait dans le creux de l'aisselle. Il arrive fréquemment alors qu'une de ces deux branches reste sus-aponévrotique, c'est d'ordinaire la cubitale, quoique j'aie vu aussi la radiale offrir cette disposition.

musclés, il faut, pour la trouver, écarter le bord interne du biceps, qui la recouvre.

Dans son tiers supérieur, l'humérale répond en arrière à la cloison inter-musculaire interne, qui la sépare du triceps et des nerfs cubital et radial ; dans ses deux tiers inférieurs, au muscle brachial antérieur.

Elle est séparée de l'humérus : en haut par les insertions du coraco-brachial et en bas par les fibres du brachial antérieur.

En dedans, l'humérale répond à l'aponévrose brachiale et à la peau, dont la sépare le bord interne du biceps chez les sujets bien musclés.

L'artère humérale chemine entre les deux veines du même nom. Le nerf médian est situé, en haut, un peu en dehors du vaisseau artériel, puis il la croise en avant pour lui devenir interne au-dessus du pli du coude.

L'*humérale* fournit un grand nombre de branches sans nom, destinées aux muscles biceps, coraco-brachial et brachial antérieur.

Celles qui se portent à la partie postérieure du bras et qui sont destinées au triceps et aux anastomoses avec les récurrentes radiales et cubitales sont plus volumineuses et plus constantes.

1° *Artère humérale profonde ou collatérale externe* (Fig. 147, 2),(1V). — Elle naît du bord postérieur de la brachiale au niveau du muscle grand rond et se porte en arrière et en dehors dans la coulisse de l'humérus, qu'elle parcourt avec le nerf radial.

Elle fournit une branche musculaire assez volumineuse, qui se distribue exclusivement au triceps, et une autre, externe, qui continue d'accompagner le nerf radial, donne des rameaux musculaires et arrive jusqu'à l'épicondyle, où elle s'anastomose avec la collatérale interne et avec les récurrentes radiales.

2° *Artère collatérale interne* (Fig. 147, 3),(V). — Elle provient du tiers infé-rieur de l'humérale, se porte en dedans sur le brachial antérieur et se di-vise en deux branches. La première, *antérieure*, reste en avant de la cloison intermusculaire, vient sur l'épitrochlée se ramifier à la face profonde des muscles qui s'y attachent et s'anastomose avec la récurrente cubitale anté-rieure. La *branche postérieure* traverse la cloison intermusculaire, accompa-gne le nerf cubital jusqu'au coude, fournit aux muscles triceps et cubital postérieur, et s'anastomose avec la collatérale externe et avec la récurrente cubitale postérieure.

Les auteurs ont encore décrit, sous le nom d'*artère superficielle du vaste interne*, une branche de l'humérale, qui ne nous paraît pas constante. Quand elle existe, elle naît beaucoup plus haut que la précédente, traverse la cloison intermusculaire, se distribue au vaste interne et arrive jusqu'au coude pour s'anastomoser avec les collatérales interne et externe et avec les récurrentes cubitales.

1° Artère radiale (IV).

Née de la bifurcation de l'humérale au pli du coude, l'*artère radiale* se di-rige obliquement en bas et un peu en dehors dans l'espace celluleux qui sé-pare le long supinateur du rond pronateur, pour venir aboutir à l'extrémité de l'apophyse styloïde du radius. Dans cette première partie de son trajet,

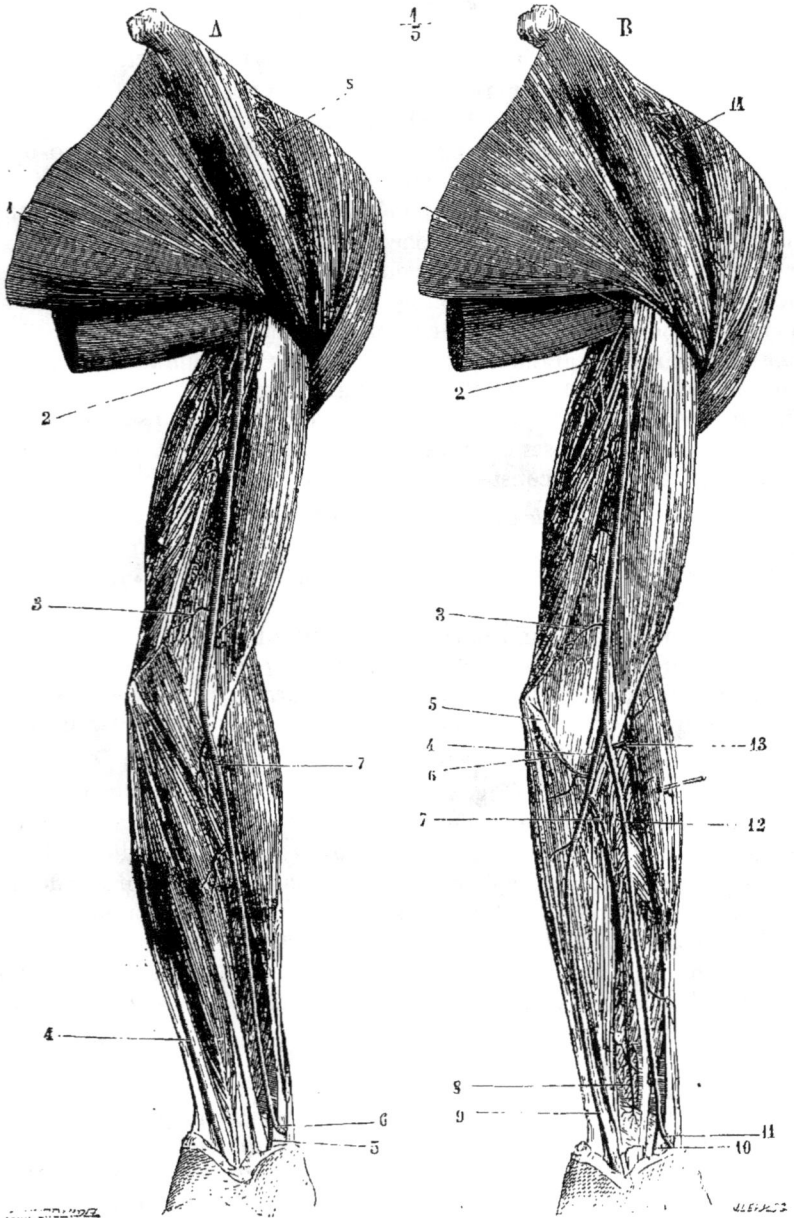

Fig. 147. — *Artères humérale, radiale et cubitale* (*).

(*) A. *Couche superficielle (les muscles sont int — acts).*1) Artère humérale. — 2) Branche du triceps. — 3)
Collatérale interne. — 4) Artère cubitale au tiers inférieur de l'avant-bras. — 5) Artère radio-palmaire. —
6) Artère radiale au poignet. — 7) Artère radiale à l'avant-bras. — 8) Branches de l'artère acromio-thoracique.
B. *Couche profonde (les muscles de l'avant-bras sont sectionnés).* — 1) Artère humérale. — 2) Branche

elle est accompagnée par deux veines satellites, et en dehors par la branche antérieure du nerf radial. Elle répond en arrière, successivement au tendon du rond pronateur, au fléchisseur superficiel des doigts, au fléchisseur propre du pouce et à la partie la plus externe du carré pronateur, qui la sépare du radius ; en avant, chez les sujets peu musclés, elle n'est recouverte que par la peau et l'aponévrose antibrachiale ; dans le cas contraire, le bord

$$\frac{1}{2}$$

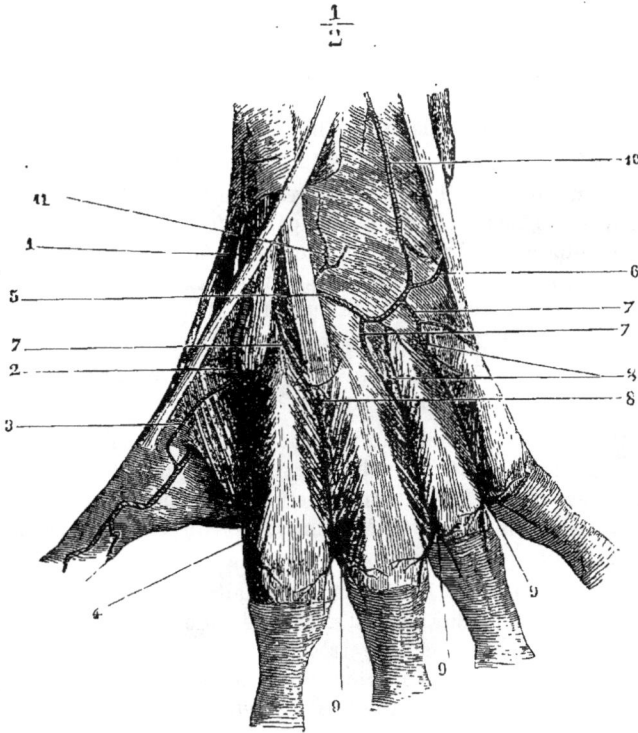

Fig. 148. — *Artères dorsales du poignet (main gauche)* (*).

interne du muscle long supinateur la recouvre ; en dehors, elle est longée à petite distance par le tendon du long supinateur ; en dedans, elle répond au tendon du grand palmaire (Fig. 147 A 7, B 12).

Arrivée au niveau de l'extrémité de l'apophyse styloïde du radius, l'artère s'incline en dehors, en arrière et en bas, pour venir obliquement gagner l'ex-

du triceps. — 3) Collatérale interne. — 4) Artère cubitale. — 5) Artère récurrente cubitale antérieure. — 6) Artère récurrente cubitale postérieure. — 7) Tronc des interosseuses. — 8) Terminaison de l'interosseuse antérieure au-dessous du carré pronateur. — 9) Artère cubitale au poignet. — 10 Artère radio-palmaire. — 11) Artère radiale au poignet. — 12) Artère radiale à l'avant-bras. — 13) Récurrente radiale antérieure. — 14) Branches de l'artère acromio-thoracique.

(*) 1) Artère radiale dans la tabatière anatomique. — 2) Artère radiale passant dans la paume de la main. — 3) Petite branche accessoire allant se jeter dans la collatérale interne du pouce. — 4) Collatérale dorsale externe de l'index, dont le trajet est irrégulier (elle vient de l'interosseuse dorsale du premier espace). — 5) Transverse dorsale du carpe. — 6) Transverse dorsale cubitale. — 7, 7, 7) Interosseuses dorsales. — 8, 8, 8 Leurs anastomoses avec les perforantes supérieures. — 9, 9, 9) Leurs anastomoses avec les perforantes inférieures. — 10) Terminaison de l'interosseuse antérieure. — 11) Branche articulaire.

trémité supérieure du premier espace intermétacarpien; elle passe au travers de l'arcade fibreuse que lui présente le premier muscle interosseux dorsal et s'enfonce dans la paume de la main. Dans cette seconde partie de son trajet, la radiale est située dans le fond de la tabatière anatomique et appliquée sur le scaphoïde et le trapèze (Fig. 148, 1).

A la paume de la main, la radiale décrit l'arcade palmaire profonde, située au-dessous des tendons fléchisseurs et des branches nerveuses, en avant des muscles interosseux. Cette arcade, très-importante, vient au niveau du bord externe des muscles de l'éminence hypothénar s'aboucher à plein canal avec une branche de la cubitale et établir ainsi une communication facile entre les deux branches terminales de l'humérale (Fig. 149, 4).

L'*artère radiale* fournit :

1° Peu après son origine, l'*artère récurrente radiale antérieure* (Fig. 147, B 13), (V), qui se porte en dehors et en haut, profondément située entre les muscles long supinateur et brachial antérieur. Elle donne des branches à ces muscles et aux radiaux externes, et vient se terminer sur l'épicondyle en s'anastomosant avec la collatérale externe ou humérale profonde et avec la récurrente radiale postérieure.

2° Dans toute la longueur de l'avant-bras, un grand nombre de rameaux destinés aux muscles antibrachiaux antérieurs.

3° Au niveau du bord inférieur du muscle carré pronateur, l'*artère transverse antérieure du carpe*, petite branche transversale, qui se dirige en dedans, longe le bord musculaire et s'anastomose avec une branche correspondante venue de la cubitale. Elle fournit des ramuscules au carré pronateur, aux os et aux articulations du poignet.

4° L'*artère radio-palmaire* (Fig. 151, 3), qui naît de la radiale au moment où cette artère s'infléchit pour se porter dans le fond de la tabatière anatomique. Cette branche, d'un calibre très-variable, descend verticalement dans l'épaisseur de l'extrémité supérieure du muscle court abducteur du pouce, fournit des rameaux aux muscles de l'éminence thénar et s'anastomose par son extrémité avec la cubitale pour compléter l'arcade palmaire superficielle (¹).

5° Entre les tendons qui forment la tabatière anatomique naît la petite *artère dorsale du pouce*, dont l'existence n'est pas constante. Elle gagne la face dorsale du premier métacarpien, en s'infléchissant en dehors pour s'anastomoser avec la collatérale externe du pouce.

6° Un peu plus loin, et toujours dans le fond de la tabatière anatomique, la radiale fournit une branche plus remarquable par sa distribution que par son volume : c'est l'*artère transverse dorsale du carpe* (Fig. 148, 5). Cette artère passe au-dessous des tendons des radiaux externes appliquée sur les os du carpe et vient s'anastomoser avec une branche congénère de la cubitale, en constituant une *arcade dorsale du carpe* qui reçoit également les rameaux terminaux de l'interosseuse antérieure, ainsi que nous le dirons plus loin.

(¹) Nous devons dire que nous avons vu plus souvent l'artère radio-palmaire s'épuiser dans les muscles de l'éminence thénar, que s'anastomoser avec l'arcade palmaire superficielle.

L'*arcade dorsale du carpe* fournit des *rameaux articulaires* et surtout des *rameaux interosseux dorsaux* (Fig. 148, 7), qui descendent dans les trois derniers espaces intermétacarpiens, communiquent avec les perforantes supé-

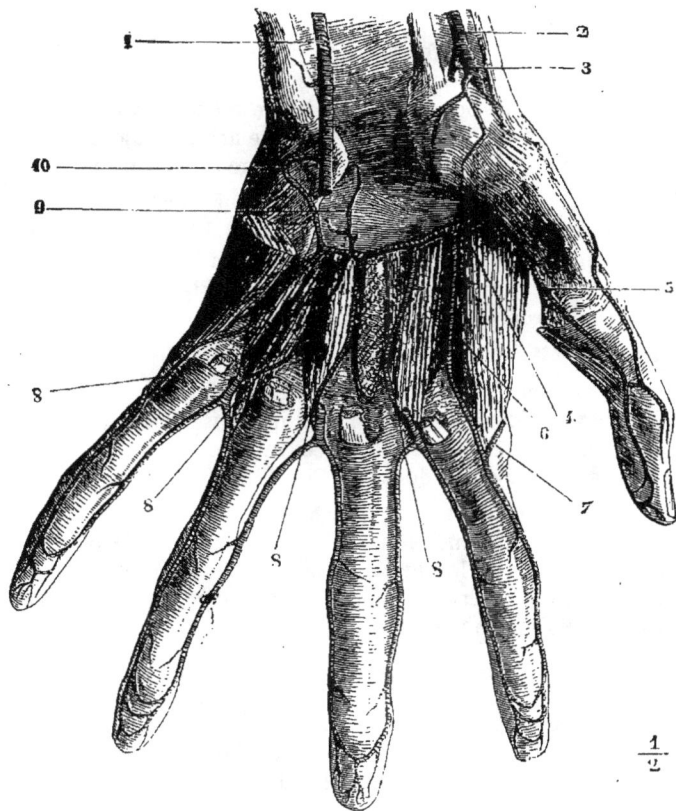

Fig. 149. — *Arcade palmaire profonde* (*).

rieures venues de l'arcade palmaire profonde (Fig. 148, 8), s'accolent à la face cutanée des muscles interosseux dorsaux, communiquent auprès des articulations métacarpo-phalangiennes avec d'autres branches perforantes venues des interosseuses palmaires (Fig. 148, 9), et s'épuisent enfin dans les muscles abducteurs, ainsi que dans les articulations et la peau des doigts.

7° Plus loin, et avant de s'engager dans l'anneau fibreux du premier muscle interosseux dorsal, l'artère radiale donne l'*interosseuse dorsale du deuxième espace intermétacarpien* (V), qu'à tort on a encore appelée *dorsale du métacarpe*. Cette artère naît assez souvent de l'arcade dorsale du carpe, et n'est alors que la première interosseuse fournie par cette arcade (c'est la

(*) 1) Artère cubitale. — 2) Artère radiale. — 3) Artère radio-palmaire coupée. — 4) Arcade palmaire profonde. — 5) Artère collatérale externe du pouce. — 6) Collatérale externe de l'index, venant chez ce sujet directement de l'arcade palmaire profonde et recevant :—7) une anastomose de l'arcade superficielle. 8, 8, 8, 8) Branches inférieures de l'arcade profonde ou interosseuses antérieures, allant se jeter dans les collatérales des doigts au niveau de la tête des métacarpiens. — 9) Rameau articulaire destiné à l'articulation radio-carpienne. — 10) Branche profonde de la cubitale.

disposition que présentait le sujet qui a servi pour la Fig. 148. Lorsque l'interosseuse dorsale du deuxième espace naît de la radiale, elle croise obliquement l'extrémité supérieure du second métacarpien et gagne l'espace compris entre lui et le troisième.

8° Immédiatement au delà de l'arcade du premier muscle interosseux, naît l'*interosseuse du premier espace*, qui passe entre les muscles abducteur de l'index et adducteur du pouce et se divise en *collatérales interne du pouce* et *externe de l'index*. On voit assez souvent cette artère passer en arrière du premier interosseux dorsal; on la sent alors battre sous la peau.

9° L'*artère collatérale externe du pouce* paraît plus constante que la précédente. Elle passe entre les muscles de l'éminence thénar et vient longer le bord externe du pouce, après s'être anastomosée au niveau de l'articulation métacarpo-phalangienne avec la dorsale du pouce (Fig. 149, 5).

L'*arcade palmaire profonde* (V) fournit :

1) Des *branches articulaires* au poignet.

2) Des *branches perforantes*, qui se portent en arrière, au nombre de trois, traversent les arcades fibreuses des muscles interosseux dorsaux, de même que la radiale traverse celle du premier de ces muscles, et vont communiquer avec les branches interosseuses dorsales (Fig. 148, 9).

3) Les *interosseuses palmaires* (Fig. 149, 8) (VI), qui descendent au devant des espaces intermétacarpiens, fournissent aux muscles de ces espaces, à l'adducteur du pouce, aux lombricaux, et viennent, après avoir émis un petit rameau perforant antérieur, s'anastomoser avec les branches descendantes de l'arcade palmaire superficielle.

2° Artère cubitale (Fig. 150, D) (III).

Deuxième branche de bifurcation de l'humérale, l'*artère cubitale* se dirige d'abord obliquement en dedans et en bas entre les muscles fléchisseur superficiel et fléchisseur profond, gagne le bord externe du cubital antérieur, et décrit ensuite un coude pour devenir verticale jusqu'au poignet.

Dans cette première partie de son parcours, l'artère cubitale est accompagnée de deux veines satellites ; immédiatement au-dessous du pli du coude, elle est croisée à angle aigu par le nerf médian, qui passe au-devant d'elle. Le nerf cubital ne vient s'accoler au côté interne du vaisseau artériel qu'au niveau du coude qu'il décrit pour passer de sa direction oblique à la verticale. Recouverte d'abord par les muscles rond pronateur, grand et petit palmaires et plus immédiatement par le fléchisseur superficiel, l'artère cubitale devenue verticale ne répond plus en avant qu'à la peau et à l'aponévrose antibrachiale. Le tendon du muscle cubital antérieur la recouvre cependant un peu; aussi faut-il le déprimer en dedans pour sentir les battements de l'artère sous la peau. En arrière, la cubitale répond au fléchisseur profond des doigts et plus bas au carré pronateur.

Au poignet l'artère cubitale passe immédiatement en dehors du pisiforme, et descend dans la paume de la main ; elle s'infléchit alors en dehors et décrit une courbe à concavité supérieure, qui s'anastomose à sa terminaison avec la radio-palmaire. Cette courbe, connue sous le nom d'*arcade palmaire superficielle*, est située au-dessous de l'aponévrose palmaire et en avant des tendons fléchisseurs des doigts (Fig. 151, 4).

Outre un très-grand nombre de branches musculaires, *l'artère cubitale* fournit :

1° L'*artère récurrente cubitale antérieure* qui d'ordinaire naît par un tronc commun (V) avec la récurrente cubitale postérieure (Fig. 147, B 5); son origine a lieu au-dessous de l'apophyse coronoïde du cubitus. Elle se porte d'abord un peu en bas et en dedans pour gagner l'espace compris entre le brachial antérieur et les muscles rond pronateur et grand palmaire, s'applique sur l'épitrochlée et s'anastomose avec la branche antérieure de la collatérale interne.

2° L'*artère récurrente cubitale postérieure* (Fig. 147 B, 6). — Plus volumineuse que la précédente, cette artère se dirige d'abord en bas et en dedans derrière les muscles rond pronateur, grand et petit palmaires, passe entre les deux faisceaux d'origine du muscle cubital antérieur, accolée au nerf cubital et se divise sur l'épitrochlée en rameaux anastomosés avec la branche postérieure de la collatérale interne, en rameaux transversaux qui communiquent avec les récurrentes radiales, et enfin en rameaux antérieurs anastomosés avec la récurrente cubitale antérieure.

3° *Tronc commun des artères interosseuses* (IV). — Cette artère part de la cubitale au niveau de la tubérosité bicipitale du radius, se dirige en bas et en arrière vers le ligament interosseux et se divise en deux branches, dont l'une longe la face antérieure et l'autre la face postérieure de ce ligament.

a) *Artère interosseuse antérieure* (Fig. 150, G). — Elle reste accolée à la face correspondante du ligament interosseux et est recouverte par le muscle fléchisseur profond des doigts, et plus bas par le carré pronateur.

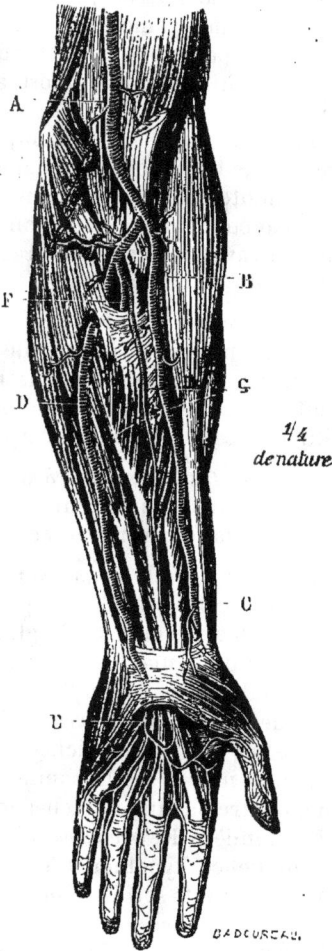

Fig. 150. — *Artères de l'avant-bras* (d'après Bourgery) (*).

A son extrémité, elle se porte d'avant en arrière à travers l'ouverture inférieure de la membrane interosseuse et vient sur la face dorsale du poignet

(*) A. Artère humérale. — B. Artère radiale. — C. Artère radiale au poignet. — D. Artère cubitale. — E. Arcade palmaire superficielle. — F. Artère interosseuse postérieure. — G. Artère interosseuse antérieure au moment où elle se met en rapport avec la face profonde du muscle fléchisseur profond et où elle donne le rameau du nerf médian.

s'anastomoser avec l'arcade dorsale du carpe et l'interosseuse postérieure (Fig. 148, 10).

Dans son trajet, elle fournit un grand nombre de branches musculaires et un long rameau très-grêle, qui s'accole au nerf médian et l'accompagne dans la main.

b) Artère interosseuse postérieure (Fig. 150, F). — Elle traverse l'ouverture supérieure du ligament interosseux, se place aussitôt entre les couches musculaires superficielle et profonde de l'avant-bras, et arrive ainsi jusqu'au poignet, où elle s'anastomose avec la terminaison de l'interosseuse antérieure.

Dans son trajet elle fournit, outre des rameaux musculaires très-nombreux, une branche remarquable, c'est l'*artère récurrente radiale postérieure*, qui remonte obliquement dans la ligne de séparation du court supinateur et de l'anconé, arrive à l'épicondyle et se divise en nombreux rameaux anastomosés avec la récurrente radiale antérieure, l'humérale profonde et les récurrentes cubitales.

4° *Artère dorsale cubitale du carpe* (Fig. 148, 6). — A quelque distance au-dessus du pisiforme, la cubitale fournit cette branche, qui se porte aussitôt en dedans, en dessous du muscle cubital antérieur, contourne le cubitus et vient, sur le dos du poignet, s'anastomoser avec la dorsale radiale pour constituer l'arcade dorsale du carpe.

5° *Artère transverse antérieure du carpe.* — Elle se détache de la cubitale au niveau du bord inférieur du carré pronateur, longe ce bord et s'anastomose avec la transverse antérieure du carpe venue de la radiale.

6° *Artère cubitale palmaire profonde* (Fig. 149, 10). — Née au niveau du pisiforme, cette branche se porte en arrière, passe entre l'adducteur et le court fléchisseur du petit doigt, en avant de l'opposant, et s'anastomose dans la paume de la main avec l'arcade palmaire profonde.

L'*arcade palmaire superficielle* (IV) est située au-devant des tendons fléchisseurs des doigts et en arrière de l'aponévrose palmaire. Elle répond, ainsi que l'a fait remarquer Richet, à l'espace compris entre les plis cutanés supérieur et moyen de la paume de la main. Par sa convexité, cette arcade émet quatre ou cinq branches métacarpiennes.

La première des *branches métacarpiennes* se dirige en bas sur les muscles de l'éminence hypothénar et gagne le bord interne du petit doigt, qu'elle longe dans toute son étendue sous le nom de *collatérale interne du petit doigt* (Fig. 151, 9).

La deuxième longe le quatrième espace intermétacarpien et, vers l'extré-mité inférieure de cet espace, se divise en *collatérales externe du petit doigt* et *interne de l'annulaire.*

La troisième, située dans le troisième espace intermétacarpien, fournit les *collatérales externe de l'annulaire* et *interne du médius.*

La quatrième imite le trajet des précédentes et se bifurque pour fournir les *collatérales externe du médius* et *interne de l'index* (Fig. 151, 8).

On voit quelquefois une cinquième de ces branches, qui donne alors les *collatérales externes de l'index* et *interne du pouce.*

Les *artères collatérales des doigts* sont situées sur le côté antéro-latéral de ces extrémités; elles fournissent de petits rameaux palmaires et dorsaux. Au niveau de la pulpe de la troisième phalange, elles s'infléchissent vers la ligne médiane du doigt et se divisent en un grand nombre de rameaux, qui font communiquer largement les deux collatérales de chaque doigt.

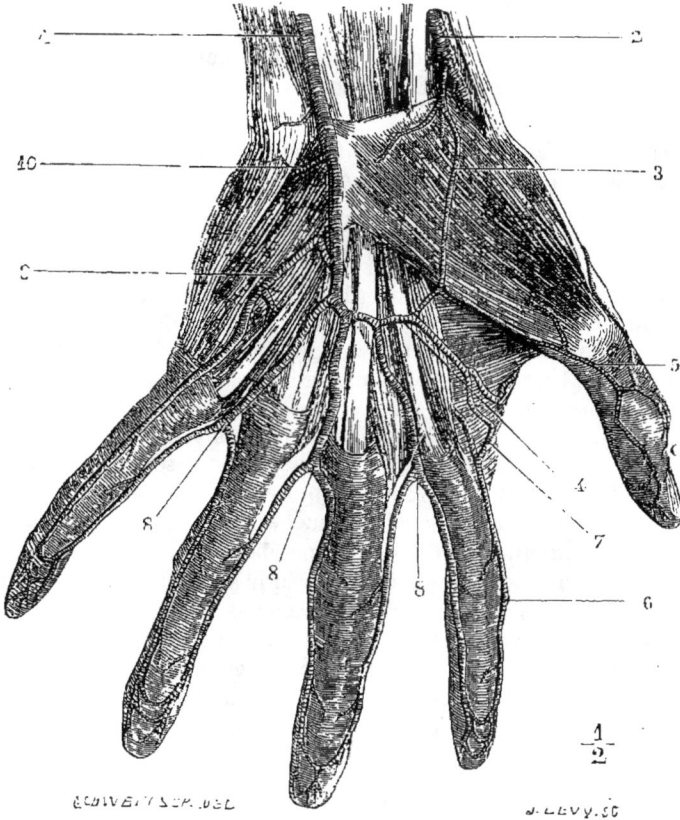

Fig. 151. — *Arcade palmaire superficielle* (*).

§ III. — Branches terminales de l'aorte.

1. ARTÈRE SACRÉE MOYENNE (V).

Cette branche naît de la face postérieure de l'aorte au niveau de sa division en iliaques primitives. Elle descend verticalement au devant du corps de la cinquième vertèbre lombaire et de la face antérieure du sacrum, pour

(*) 1) Artère cubitale. — 2) Artère radiale. — 3) Artère radio-palmaire s'anastomosant chez ce sujet avec la terminaison de l'arcade superficielle. — 4) Arcade palmaire superficielle. — 5) Collatérale externe du pouce recevant une anastomose de l'arcade superficielle. — 6) Collatérale externe de l'index. — 7) Anastomose de l'arcade superficielle avec cette collatérale. — 8, 8, 8) Branches métacarpiennes des deuxième, troisième et quatrième espaces, fournissant les collatérales des doigts. — 9) Collatérale interne du petit doigt. — 10, Branche profonde de la cubitale.

se diviser, au devant du coccyx, en deux branches, qui se recourbent en dehors et en haut et vont communiquer avec les sacrées latérales. Elles constituent ainsi deux arcades, de la convexité desquelles partent des rameaux, distribués au coccyx, aux muscles et ligaments qui s'y attachent, ainsi qu'à la glande coccygienne (Fig. 152 et 153).

Dans ce trajet, la *sacrée moyenne* fournit :

1° La *dernière artère lombaire*, dont l'origine a lieu vers le milieu de la cinquième vertèbre des lombes. Elle se porte en dehors pour aller s'anastomoser avec l'iléo-lombaire.

2° Les *artères sacrées*, qui se portent transversalement au devant du corps des vertèbres sacrées et s'anastomosent avec les branches de la sacrée latérale.

II. ARTÈRES ILIAQUES PRIMITIVES (Fig. 130, 17).

L'aorte se bifurque au niveau du bord inférieur de la quatrième vertèbre lombaire pour fournir les *artères iliaques primitives*. Ces vaisseaux, très-volumineux, se dirigent en bas et en dehors jusqu'auprès de l'articulation sacro-vertébrale en longeant le bord interne du psoas.

Les *artères iliaques primitives* sont situées en arrière du péritoine, dont les séparent toujours les ganglions lymphatiques si nombreux de cette région. L'uretère et les vaisseaux spermatiques les croisent à angle aigu en passant au devant d'elles. Les veines iliaques primitives leur sont accolées et placées en arrière d'elles ; la veine gauche est en rapport, non-seulement avec l'artère iliaque primitive correspondante, mais encore avec celle du côté droit, en arrière de laquelle elle se réunit à la veine de ce côté pour constituer le tronc de la veine cave inférieure ou ascendante.

Les *artères iliaques primitives* ne fournissent aucune branche collatérale et se divisent au niveau de l'articulation sacro-vertébrale en : 1° *artère iliaque interne* ou *hypogastrique*, destinée principalement aux organes intérieurs ou extérieurs du bassin, et 2° *artère iliaque externe*, destinée au membre inférieur.

1° **Artère iliaque interne ou hypogastrique** (Fig. 152 et 153, G) (II).

Préparation. — Lier d'abord la fémorale du côté que l'on se propose de disséquer, et l'iliaque primitive du côté opposé. Séparer le bassin en deux moitiés inégales au moyen de traits de scie, portant, l'un, en dehors de la ligne médiane des vertèbres lombaires et sacrées, l'autre, en dehors de la symphyse pelvienne. Conserver dans la moitié la plus grande (celle que l'on doit préparer) la partie terminale du rectum, la vessie (l'utérus et le vagin chez la femme). Disséquer soigneusement les branches de l'hypogastrique en allant du tronc vers la terminaison.

Un peu moins volumineuse que l'iliaque externe, l'*artère hypogastrique* se porte en bas, en dedans et en arrière de l'excavation pelvienne, au devant de l'articulation sacro-iliaque. Après un trajet d'une longueur variable, mais qui d'après les mesures de Sappey ne dépasse jamais 0^m,04, elle se divise en neuf branches chez l'homme et en onze branches chez la femme.

L'origine de toutes ces branches est très-variable : tantôt elles naissent isolément du tronc générateur, tantôt elles proviennent de deux ou trois grosses divisions.

Comme tous les anatomistes, nous les diviserons en *branches intra-pel-viennes* et *branches extra-pelviennes*. Les premières se subdivisent à leur tour en *branches intra-pelviennes viscérales* et *pariétales*.

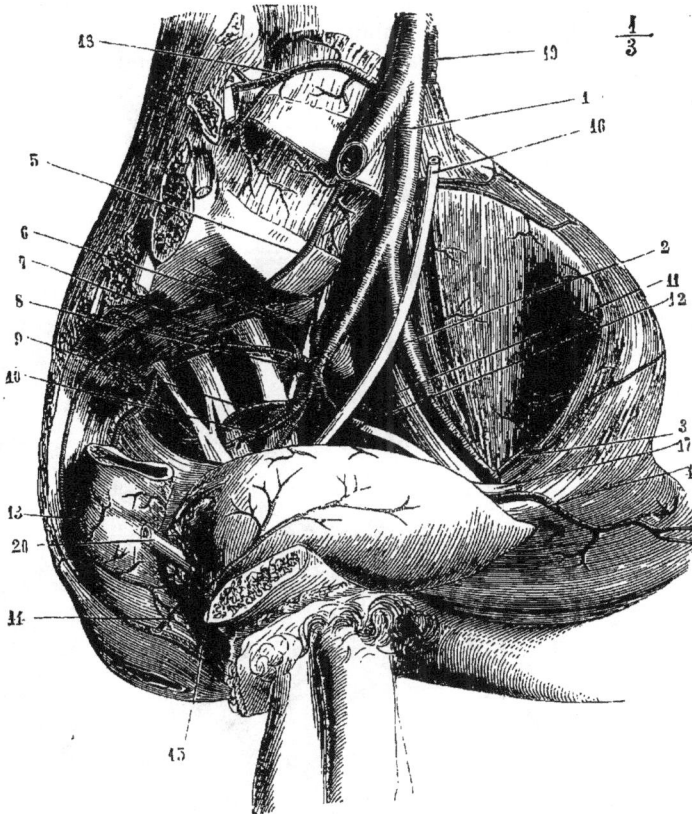

Fig. 152. — *Artère hypogastrique chez l'homme (côté gauche)* (*).

A. BRANCHES INTRA-PELVIENNES VISCÉRALES.

a) *Artère ombilicale.*

Chez le fœtus, cette artère est d'un calibre très-considérable et s'étend jusque dans le placenta ; mais après la naissance elle s'atrophie rapidement, ses parois s'épaississent, et à sa place on ne retrouve plus qu'un cordon fibreux étendu de l'hypogastrique à l'ombilic. Chez l'adulte, ce cordon est cependant perméable dans une longueur variable.

(*) 1) Artère iliaque primitive. — 2) Artère iliaque externe. — 3) Artère circonflexe iliaque. — 4) Artère épigastrique. — 5) Artère sacrée moyenne. — 6) Artère iléo-lombaire. — 7) Artère sacrée latérale. — 8) Artère fessière. — 9) Artère ischiatique. — 10) Artère honteuse interne. — 11) Artère obturatrice. — 12) Artère ombilicale fournissant une vésicale. — 13) Artère hémorrhoïdale moyenne (du côté opposé). — 14) Artère vésico-prostatique (du côté opposé). — 15) Artère vésicale latérale (provenant de l'ombilicale du côté opposé). — 16) Uretère. — 17) Canal déférent sectionné. — 18) Artère lombaire. — 19) Artère mésentérique inférieure coupée. — 20) Canal déférent du côté opposé.

Cette artère se dirige d'abord en bas et en avant, se porte vers les côtés latéraux de la vessie, se réfléchit, gagne la face postérieure des parois de l'abdomen et arrive à l'ombilic. Les deux artères ombilicales forment ainsi un triangle étendu de la vessie à l'ombilic.

Dans son trajet, l'artère ombilicale fournit toujours une ou deux *branches vésicales*, destinées aux parois latérales du réservoir urinaire.

$\frac{3}{10}$

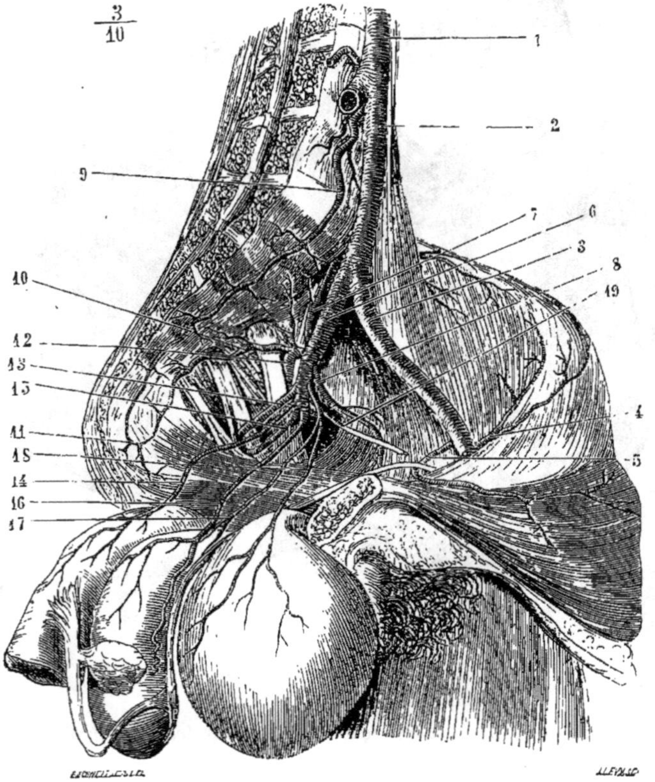

Fig. 153. — *Artère hypogastrique chez la femme (côté gauche)* (*).

b) *Artère vésicale inférieure ou vésico-prostatique* (V).

Elle naît toujours directement de l'hypogastrique, passe entre le rectum et la vessie ou entre le vagin et la vessie, fournit des ramuscules aux vésicules séminales et arrive jusqu'à la prostate (Fig. 152, 14). Elle s'épuise dans cette glande, après avoir donné de petites branches au bas-fond de la vessie.

(*) 1) Aorte. — 2) Artère iliaque primitive. — 3) Artère iliaque externe. — 4) Artère circonflexe iliaque. — 5) Artère épigastrique. — 6) Artère iliaque interne. — 7) Artère iléo-lombaire. — 8) Artère obturatrice. — 9) Artère sacrée moyenne. — 10) Artère sacrée latérale. — 11) Arcade anastomotique de ces deux dernières artères. — 12) Artère fessière. — 13) Artère ischiatique. — 14) Artère hémorrhoïdale moyenne. — 15) Artère honteuse interne. — 16) Artère utérine. — 17) Artère vaginale. — 18) Artère vésicale. — 19) Artère ombilicale perméable seulement dans une partie de son étendue.

c) *Artère hémorrhoïdale moyenne* (V).

D'une origine très-variable, cette branche est d'autant moins volumineuse que l'hémorrhoïdale supérieure, venue de la mésentérique inférieure, est plus développée. Elle gagne les côtés latéraux de la portion inférieure du rectum et s'anastomose avec les hémorrhoïdales supérieure et inférieure (Fig. 152, 13).

Elle fournit toujours des rameaux au bas-fond de la vessie ; ces rameaux, connus sous le nom de *vésicales postérieures*, longent le côté interne des vésicules séminales et donnent l'*artère déférentielle* (VI), branche très-grêle, qui accompagne le canal déférent jusque dans les bourses, où elle s'anastomose avec l'artère épididymaire, branche de la spermatique.

Il est utile de faire remarquer que les différentes artères vésicales que nous avons déjà décrites, ainsi que celles que nous signalerons encore, communiquent largement entre elles sur la vessie.

Chez la femme, on trouve en outre :

d) *Artère utérine* (Fig. 153, 16), (IV).

Elle naît d'ordinaire directement de l'iliaque interne, quelquefois par un tronc commun avec la vaginale ou la honteuse interne. L'utérine gagne le côté latéral du vagin, s'engage dans l'épaisseur du ligament large, s'enroule en tire-bouchon et arrive aux bords de l'utérus, sur les deux faces duquel elle se distribue en s'anastomosant avec l'utéro-ovarienne.

Pendant la gestation les artères utérines prennent un volume très-considérable et leurs flexuosités se prononcent de plus en plus.

e) *Artère vaginale* (Fig. 153, 17), (V).

Elle se dirige obliquement en bas et en avant, gagne les côtés latéraux du vagin et se divise en nombreux rameaux sur le pourtour de ce canal.

L'artère vaginale fournit toujours une artère vésicale et une branche au bulbe du vagin.

B. BRANCHES INTRA-PELVIENNES PARIÉTALES.

a) *Artère iléo-lombaire* (Fig. 152, 6), (IV).

Cette artère est la première branche que fournit l'artère hypogastrique. Elle se porte d'abord en haut, en dehors et en arrière, recouverte par le muscle psoas, et se divise bientôt en deux branches : l'une ascendante, l'autre transversale.

La *branche ascendante* se divise à son tour au niveau du dernier trou de conjugaison en *rameau spinal*, qui pénètre dans le canal rachidien et s'y comporte comme tous les rameaux spinaux que nous avons déjà étudiés, et en *rameau musculaire*, destiné au psoas et au carré lombaire.

La *branche transversale* se dirige en dehors, passe sous le psoas et se partage en deux rameaux : l'un, *superficiel*, qui se ramifie dans le muscle iliaque et s'anastomose avec des branches de la circonflexe iliaque venue de l'iliaque externe ; l'autre, *profond*, qui chemine entre le muscle iliaque et l'os et s'épuise en rameaux musculaires périostiques et osseux.

b) *Artère sacrée latérale* (Fig. 153, 2), (V).

Elle provient souvent de la fessière. Cette artère se dirige en bas et un peu en dedans, en avant des nerfs sacrés et du muscle pyramidal, longe les côtés latéraux du sacrum et s'infléchit en dedans au niveau du coccyx, pour s'anastomoser en arcade avec la sacrée moyenne.

La *sacrée latérale* fournit :

1° Des *branches antérieures*, horizontales, situées sur la face antérieure des pièces du sacrum. Ces branches communiquent avec des rameaux correspondants de la sacrée moyenne.

2° Des *rameaux spinaux*, qui pénètrent à travers les trous sacrés antérieurs, fournissent une *branche rachidienne* et une *branche musculaire*, qui sort par les trous sacrés postérieurs pour se distribuer à la masse sacro-lombaire.

C. BRANCHES EXTRA-PELVIENNES.

a) *Artère obturatrice* (Fig. 152 et 155), (IV).

Cette artère, dont les anomalies ont tant excité l'intérêt des chirurgiens, naît le plus ordinairement de l'hypogastrique, soit isolément, soit par un tronc commun avec la fessière. Elle se porte aussitôt en avant, un peu en dehors et en bas sur la face libre de l'aponévrose du muscle obturateur interne et gagne ainsi le canal sous-pubien, dans lequel elle s'engage. Arrivée entre les deux muscles obturateurs, elle se divise en deux branches.

L'une, plus petite, se dirige en dehors et s'anastomose avec l'ischiatique au niveau du bord inférieur du muscle carré crural. Elle fournit un petit rameau articulaire, qui pénètre par l'échancrure cotyloïdienne et parcourt le canal que lui constitue le ligament rond pour arriver à la tête du fémur, dans laquelle il se distribue.

La seconde branche terminale de l'obturatrice continue à cheminer entre les muscles obturateurs, puis entre le pectiné et l'obturateur externe et se distribue à ces muscles, ainsi qu'à la partie supérieure des adducteurs, en s'anastomosant avec la circonflexe interne venue de la fémorale. Elle fournit un petit rameau, qui vient jusqu'aux bourses chez l'homme et aux grandes lèvres chez la femme.

Avant de s'engager dans le trou sous-pubien, l'*obturatrice* émet toujours une petite branche ascendante, qui s'anastomose avec un rameau semblable venu de l'épigastrique.

L'*obturatrice* peut provenir directement de l'iliaque externe, elle se dirige alors obliquement en bas et en dedans pour gagner le trou sous-pubien.

Beaucoup plus fréquemment on la voit naître par un tronc commun avec l'épigastrique. Ce tronc peut être court ou long. Dans le premier cas, l'artère obturatrice se dirige obliquement en bas et en dedans, sans avoir aucun rapport avec le ligament de Gimbernat, pour atteindre le canal sous-pubien. Lorsqu'au contraire, le tronc commun d'origine est long, l'obturatrice gagne un peu obliquement en bas et en dedans la base du ligament de Gimbernat, qu'elle parcourt pour arriver au trou ovale.

On a vu l'obturatrice naître de la fémorale. Elle passe alors en arrière de la veine fémorale pour gagner son bord interne, le long duquel elle remonte. Elle traverse le canal crural, se réfléchit sur la branche horizontale du pubis et arrive au canal sous-pubien.

b) *Artère fessière* (Fig. 152, 8, et 156), (III).

Cette artère se dirige en bas et en arrière, passe entre les branches antérieures de la dernière paire nerveuse lombaire et de la première sacrée, gagne la partie supérieure de la grande échancrure sciatique, dans laquelle elle s'engage en passant sur le bord supérieur du muscle pyramidal, et se divise aussitôt en plusieurs branches : les unes *superficielles*, qui cheminent entre le grand et le moyen fessier et se distribuent à ces muscles ; les autres *profondes*, qui se placent soit entre les petit et moyen fessiers, soit entre ces muscles et la face externe de l'os des îles. Elles arrivent par leurs extrémités jusqu'au niveau du muscle tenseur du fascia lata, et s'anastomosent les unes avec la circonflexe antérieure, les autres avec l'ischiatique.

c) *Artère ischiatique* (Fig. 152, 9, et 156), (IV).

Moins volumineuse que la précédente, l'*ischiatique* descend presque verticalement le long des parois du bassin, se dirige en dehors entre les dernières branches d'origine du plexus sacré et passe par la partie inférieure de la grande échancrure sciatique, entre le bord inférieur du muscle pyramidal et le petit ligament sacro-sciatique. En cet endroit elle est située entre la honteuse interne, qui est en dedans, et le grand nerf sciatique, qui est en dehors.

Elle fournit alors des rameaux au grand fessier, à la partie inférieure de ce même muscle, au petit fessier, et enfin des branches très-importantes, qui s'anastomosent les unes avec la circonflexe interne et les autres avec la première artère perforante venue de la fémorale.

d) *Artère honteuse interne* (IV).

D'un calibre égal à celui de l'ischiatique, l'*artère honteuse interne*, que l'on peut considérer comme la terminaison de l'hypogastrique, s'incline en bas et un peu en dehors, et sort par la partie inférieure de la grande échancrure sciatique (Fig. 152, 10). Elle rentre dans le bassin par la petite échancrure sciatique, en contournant l'épine sciatique, et vient se placer sur la face interne du muscle obturateur interne, entre ce muscle et l'aponévrose qui le recouvre ; elle longe ainsi les branches ascendantes de l'ischion et descendantes du pubis, en passant au-dessus du muscle transverse et de la racine des corps caverneux (Fig. 154, 1).

Arrivée à l'angle de réunion de ces corps, l'*artère honteuse interne* se divise en deux branches terminales :

1° La *caverneuse*, qui pénètre dans ce corps érectile, auquel elle se distribue (Fig. 154, 6).

2° La *dorsale de la verge*, qui continue le trajet primitif du tronc de la honteuse, passe sur le côté du ligament suspenseur de la verge (Fig. 154, 7), longe la face supérieure du corps caverneux parallèlement à celle du côté opposé et arrive à la base du gland. Elle s'anastomose alors avec sa congénère, forme une espèce de couronne artérielle qui embrasse la circonférence de l'organe et émet des branches préputiales très-grêles et d'autres plus volumineuses destinées au gland.

L'artère honteuse interne fournit dans son trajet :

1º Dans le bassin, des *branches vésicales* et quelques *vaginales* chez la femme.

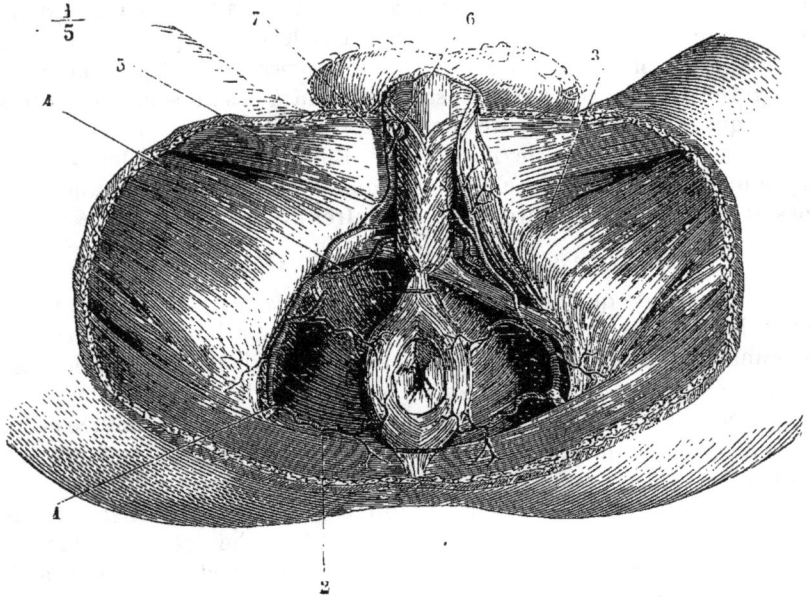

Fig. 154. — *Artère honteuse interne chez l'homme (région périnéale)* (*).

2º Au niveau de la tubérosité de l'ischion, les *hémorrhoïdales inférieures*, multiples d'ordinaire, qui se dirigent en arrière et en bas et vont au pourtour de l'anus s'anastomoser avec les branches de l'hémorrhoïdale moyenne, venue de l'hypogastrique (Fig. 154, 2).

3º Un peu plus loin, l'*artère périnéale superficielle* (Fig. 154, 3) (V), qui passe au-dessous du muscle transverse du périnée, chemine dans le triangle formé par ce muscle en arrière, le bulbo-caverneux en dedans et l'ischio-caverneux en dehors, fournit à ces muscles, gagne la racine des bourses, et se distribue au scrotum, au dartos et par une branche à la cloison.

La périnéale superficielle s'anastomose avec les honteuses externes et la spermatique.

(*) 1) Tronc de l'artère honteuse interne. — 2) Artère hémorrhoïdale inférieure. — 3) Artère superficielle du périnée (elle est coupée à droite). — 4) Artère transverse du périnée ou bulbeuse. — 5) Continuation du tronc de la honteuse interne. — 6) Artère caverneuse pénétrant dans le corps caverneux sectionné. — 7) Artère dorsale de la verge.

4° *Artère transverse du périnée ou artère bulbeuse* (Fig. 157, 4), (V). — Elle naît un peu en avant du muscle transverse, se dirige en dedans et gagne le bulbe de l'urèthre, auquel elle est destinée. Souvent cette artère est double. Elle est située, non pas entre les aponévroses périnéales moyenne et inférieure, mais entre les deux lames de l'aponévrose moyenne ou ligament de Carcassonne.

Chez la femme, l'*artère périnéale superficielle* va aux grandes lèvres ; la *bulbeuse*, au bulbe du vagin ; la *caverneuse*, très-grêle, au corps caverneux du clitoris.

La *dorsale de la verge* devient chez elle l'*artère clitoridienne*, dont le volume est en rapport avec les petites dimensions de cet organe.

2° Artère iliaque externe (Fig. 155, 2), (I).

L'*artère iliaque externe* est étendue de l'iliaque primitive à l'arcade crurale, où elle se continue sous le nom d'*artère fémorale*. Elle est oblique en bas et en dehors, et répond : en avant, au péritoine ; en dehors, au fascia iliaca ; en arrière, à la veine iliaque, qui, plus bas, occupe son côté interne.

Cette artère ne fournit que deux branches collatérales importantes :

a) *Artère épigastrique* (Fig. 155, 4), (IV).

Ce vaisseau, dont l'étude intéresse au plus haut degré les chirurgiens, naît à peu près à un demi-centimètre au-dessus de l'arcade crurale. Il se dirige aussitôt en dedans, en bas et en avant entre la veine iliaque, qui est en bas, et le péritoine, qui est au-dessus de lui. L'épigastrique s'infléchit alors en décrivant une courbure à concavité supérieure, dans laquelle se trouve embrassé le canal déférent chez l'homme, le ligament rond chez la femme, et remonte obliquement en dedans et en haut, en arrière du fascia transversalis et en avant du péritoine, entre les fossettes inguinales interne et externe. L'artère gagne ainsi le bord externe du muscle droit de l'abdomen, puis la face postérieure de ce muscle, pénètre dans son épaisseur, devient verticale au niveau de l'ombilic et s'anastomose largement avec les branches terminales de la mammaire interne. Avant de pénétrer dans le muscle droit, l'épigastrique est située entre le péritoine, qui est en arrière, et le fascia transversalis (remplacé plus haut par la lame postérieure de la gaîne du muscle grand droit), qui est en avant.

Outre des rameaux aux muscles profonds de la paroi abdominale antérieure, l'épigastrique fournit :

1° Le *rameau funiculaire* (VI), qui se détache au niveau de la réflexion de l'épigastrique, s'accole au cordon auquel il est destiné et communique avec les artères honteuses externes et spermatique. Chez la femme ce rameau suit le ligament rond et va se perdre dans les grandes lèvres.

2° Un *rameau anastomotique à l'obturatrice* (V), qui suit le trajet parcouru par celle-ci quand elle naît de l'épigastrique.

b) *Artère circonflexe iliaque* (Fig. 155, 3), (V).

Un peu moins volumineuse que la précédente, cette artère naît à peu près au même niveau que l'épigastrique, mais sur le côté opposé du tronc de l'iliaque externe. Elle longe d'abord l'arcade crurale, arrive au niveau de l'épine iliaque antéro-supérieure et fournit un rameau destiné aux muscles transverse et petit oblique, rameau qui s'anastomose par ses branches avec les lombaires.

La circonflexe se place alors le long de la lèvre interne de la crête iliaque, émet des branches nombreuses destinées au muscle iliaque, d'autres qui s'anastomosent avec l'iléo-lombaire, et vient enfin se terminer dans les muscles transverse et petit oblique de l'abdomen.

Artère fémorale (Fig. 155), (I).

L'*artère fémorale* s'étend depuis l'arcade crurale jusqu'à l'anneau du troisième adducteur, où elle prend le nom d'*artère poplitée*. Elle se dirige de haut en bas et de dehors en dedans, suivant une ligne qui partirait (Richet), non du milieu de l'arcade crurale, mais de l'union de son tiers interne avec ses deux tiers externes, et qui aboutirait au côté interne de la cuisse, à quatre travers de doigt au-dessus du tubercule du troisième adducteur.

Dans sa partie supérieure l'artère fémorale se trouve située dans un triangle, formé en dedans par le premier adducteur, en dehors par le couturier et en haut par le pli de l'aine. L'artère le parcourt à la manière d'une perpendiculaire abaissée de la base au sommet. A la sortie de ce triangle la fémorale se loge dans la gouttière que forment, à la cuisse, en dehors le vaste interne et en dedans le plan des adducteurs jusqu'au moment où elle s'engage dans l'anneau fibreux connu sous le nom d'*anneau des adducteurs* (Fig. 155, B).

Le muscle couturier étant étendu sur la cuisse comme une écharpe dirigée de dehors en dedans et de haut en bas, répond donc en haut au côté externe de l'artère, en bas à son côté interne, tandis qu'au milieu il passe au devant d'elle et la recouvre.

La fémorale répond, en arrière et successivement de haut en bas, au bord interne du psoas iliaque, dont les fibres la séparent de l'éminence iléo-pectinée, à la tête du fémur, au muscle pectiné et enfin au plan des adducteurs. En dehors d'elle se trouvent, en haut, le tendon du psoas iliaque, et dans le reste de son étendue le vaste interne ; en dedans, le pectiné et les adducteurs.

Près de l'anneau crural, la veine fémorale est située en dedans de l'artère et est contenue dans la même gaîne fibreuse ; plus bas, elle lui devient postérieure. Au niveau de l'anneau crural on trouve toujours au devant des vaisseaux des ganglions lymphatiques nombreux.

Le nerf crural est situé en dehors de l'artère et se trouve dans la gaîne du muscle psoas-iliaque. Plus bas, l'artère fémorale est longée immédiatement par le nerf saphène interne, qui l'abandonne dans la gaîne des adducteurs.

L'*artère fémorale* fournit :

1° *Artère tégumenteuse abdominale* (Fig. 155, 3) (V). — Petite artère assez grêle, qui naît immédiatement au-dessous de l'arcade crurale, se dirige obliquement en haut et en dedans dans la couche sous-cutanée de l'abdomen, et arrive au voisinage de l'ombilic où elle se perd. Elle communique par des rameaux avec l'épigastrique et la circonflexe iliaque.

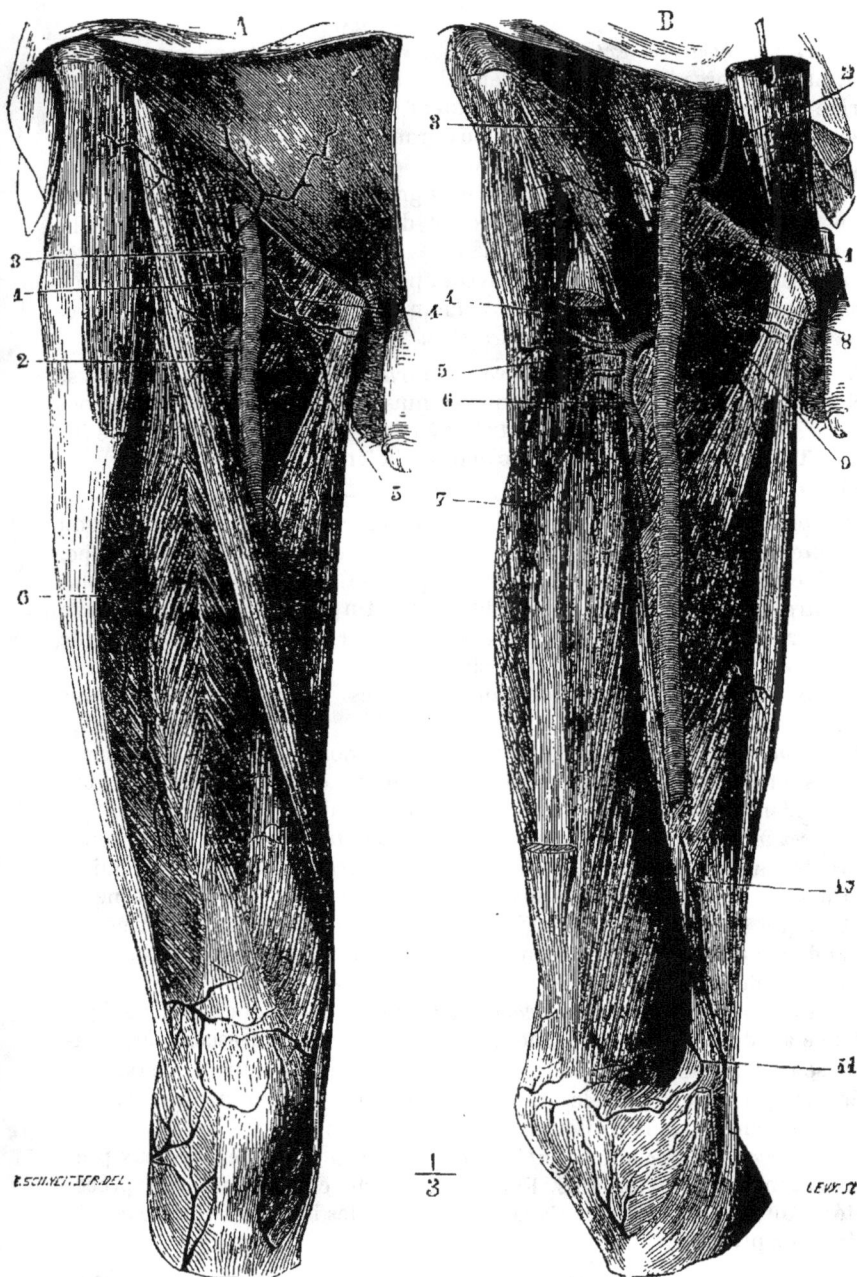

Fig. 155. — *Artère fémorale* (*).

(*) A. (Le muscle couturier est en place.) — 1) Artère fémorale. — 2) Artère fémorale profonde. — 3) Artère tégumenteuse abdominale. — 4) Artère honteuse externe sous-cutanée. — 5) Artère honteuse externe sous-aponévrotique. — 6) Branches du triceps.

B. (Les muscles couturier et droit antérieur sont enlevés, ainsi que les muscles de l'abdomen, le grand droit seul est conservé et maintenu en place au moyen d'une érigne.) — 1) Artère fémorale. — 2) Artère épigas-

2° *Artères honteuses externes* (Fig. 155, 4, 5) (V). — *L'une, sous-cutanée,* naît près de l'arcade crurale, traverse la gaîne des vaisseaux fémoraux, se dirige en dedans presque transversalement et se distribue à la partie anté-rieure des bourses chez l'homme et aux grandes lèvres chez la femme. Elle s'anastomose avec celle du côté opposé.

L'autre, sous-aponévrotique dans la plus grande partie de son trajet, naît un peu au-dessous de la précédente et se dirige également en dedans. Elle traverse l'aponévrose et se ramifie dans les bourses. Elle s'anastomose avec la honteuse externe sous-cutanée, avec la périnéale superficielle, avec le ra-meau funiculaire de l'épigastrique et enfin dans son trajet sous-aponévro-tique avec la terminaison de l'obturatrice.

3° *Grande artère musculaire ou artère du triceps* (Fig. 155 B, 7). — Elle se dirige en dehors et en bas, passe sous le muscle droit antérieur, — puis sous le bord du vaste externe, et se distribue à ces muscles ainsi qu'au vaste in-terne. Très-souvent cette artère provient de la fémorale profonde.

4° *Artère fémorale profonde* (Fig. 155 B, 4) (II). — Assez volumineuse pour avoir été considérée comme une branche de bifurcation, cette artère naît du côté externe de la fémorale à environ 0^m,04 au-dessous de l'arcade de Fallope, se dirige en arrière, puis en bas entre le pectiné et le vaste interne et plus tard entre le premier et le troisième adducteurs. Un peu au-dessus de l'anneau de ce dernier muscle, elle le traverse pour arriver à la partie postérieure de la cuisse et se perdre dans les muscles biceps et demi-membraneux. Les rameaux terminaux s'anastomosent avec les articulaires supérieures (Fig. 156, 6).

La *fémorale profonde,* outre des branches nombreuses destinées aux muscles internes de la cuisse, fournit trois artères, dont le mode de distribu-tion est identique et que l'on désigne sous le nom de *perforantes.*

La *première ou perforante supérieure* passe au travers de la partie supé-rieure du muscle grand adducteur, fournit une branche ascendante, qui se perd dans le grand fessier en s'anastomosant avec la circonflexe interne et l'ischiatique, et une branche inférieure, qui se perd dans les muscles posté-rieurs de la cuisse et dont des rameaux vont communiquer avec la branche ascendante de la deuxième perforante (Fig. 156, 5).

La *deuxième perforante ou moyenne* traverse le grand adducteur à quelque distance au-dessous de la précédente, fournit un rameau ascendant, ana-stomosé avec la branche descendante de la perforante supérieure, et un rameau inférieur, qui se perd dans les muscles postérieurs et communique avec le rameau ascendant de la troisième artère perforante.

La *troisième perforante ou inférieure* est plus petite que les deux pre-mières et manque quelquefois. Elle se comporte comme les deux précé-dentes. Son rameau inférieur s'anastomose avec les branches terminales de la fémorale profonde.

Si, à ces trois artères perforantes, on ajoute la circonflexe interne et les branches

terminales de la fémorale profonde, anastomosées la première avec l'ischiatique,
et la dernière avec les articulaires, on
voit qu'il existe à la partie postérieure de
la cuisse un grand système ramifié, qui
fait communiquer l'artère hypogastrique
avec la poplitée. C'est par là que se fait la
circulation collatérale du membre inférieur dans le cas de ligature de la fémorale.

Toutes les artères perforantes, au moment où elles traversent le muscle grand
adducteur, fournissent des rameaux nombreux, qui enlacent le fémur de leurs
divisions multiples.

5° *Artère circonflexe interne* (Fig. 156,
4). — Tantôt cette artère tire son origine directement de la fémorale, tantôt au contraire elle naît de la profonde.

Dans tous les cas, elle passe entre
le pectiné et le petit adducteur, longe
l'obturateur externe, passe sur le bord
supérieur du muscle carré crural et se
divise : 1° en *branches ascendantes* destinées aux muscles pelvi-trochantériens, anastomosées par des rameaux
avec l'ischiatique et la fessière ; et 2° en
branches descendantes qui fournissent
aux muscles grand fessier, demi-membraneux, demi-tendineux, etc., et
communiquent avec la première perforante et la circonflexe externe. Dans
son trajet, la *circonflexe interne* fournit,
outre un grand nombre de branches
musculaires destinées aux adducteurs :
1° des rameaux remarquables qui vont
se perdre directement dans le périoste
et le tissu osseux du col du fémur ;
2° des rameaux qui pénètrent dans la
cavité cotyloïde et se distribuent soit
à la graisse de l'arrière fond de cette
cavité, soit à la tête fémorale en passant par le canal que leur présente le
ligament rond de l'articulation.

6° *Artère circonflexe externe* (Fig. 155,

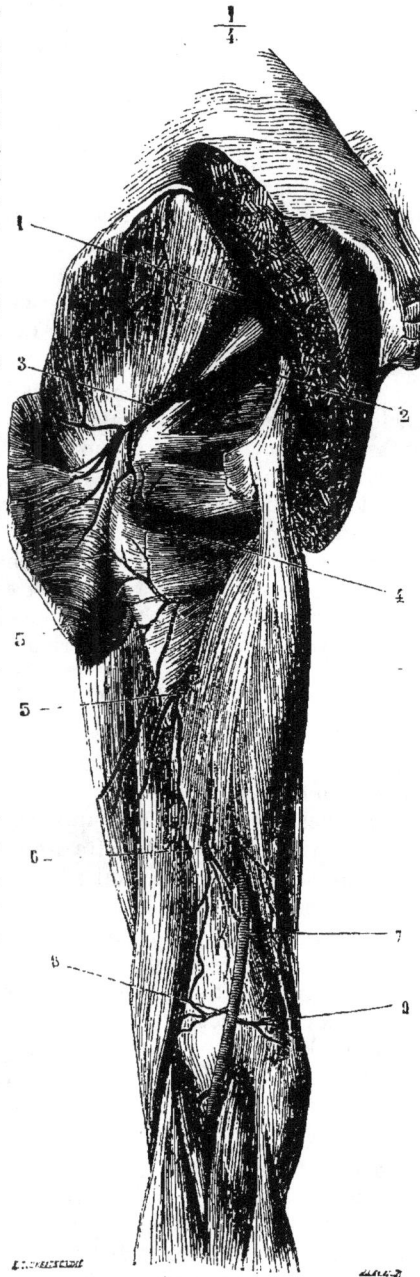

Fig. 156. — *Artères de la face postérieure
de la cuisse* (*).

(*) 1) Artère fessière. — 2) Artère honteuse interne contournant l'épine sciatique. — 3) Artère ischiatique.
— 4) Artère circonflexe interne. — 5, 5) Artères perforantes. — 6) Terminaison de l'artère fémorale profonde. — 7) Artère poplitée. — 8) Artère articulaire supérieure externe. — 9) Artère articulaire supérieure

5). — Née le plus souvent de la profonde, elle provient quelquefois de la
fémorale. Son volume varie autant que son origine ; elle est assez grêle
d'ordinaire ; d'autres fois, quand elle naît par un tronc commun avec la
grande musculaire, son calibre est plus considérable. Elle se dirige en dehors, entre le tendon du psoas iliaque et le droit antérieur de la cuisse, puis
elle contourne le grand trochanter et arrive à la partie postérieure du fémur,
pour s'épuiser en branches musculaires destinées aux fessiers et au tenseur
du fascia lata ; en branches articulaires et osseuses, et enfin en rameaux
anastomosés avec la circonflexe interne et l'ischiatique.

En arrière du droit antérieur, la circonflexe externe émet toujours une
branche qui se porte en bas et en dehors pour se perdre dans le triceps
fémoral.

7° *Artère grande anastomotique* (Fig. 155 B, 10). — Cette artère provient de la
partie inférieure de la fémorale, elle traverse aussitôt l'anneau des adducteurs et se place entre le grand adducteur et le vaste interne. Elle donne
une branche qui passe entre le vaste interne et la face antérieure du fémur,
fournit un grand nombre de rameaux osseux et communique avec les deux
articulaires supérieures en décrivant une sorte d'arcade à concavité supérieure. Après avoir fourni cette branche profonde, la *grande anastomotique*
passe en dedans et en avant du genou et se divise en rameaux qui vont s'a-
nastomoser : en bas, avec la récurrente tibiale et les articulaires inférieures;
en haut, avec les articulaires supérieures interne et externe.

Artère poplitée (Fig. 158 B, 1), (II).

A partir de l'anneau du troisième adducteur, l'artère fémorale prend le
nom d'*artère poplitée*, qu'elle conserve jusqu'à l'arcade du soléaire, où elle
se divise en *artère tibiale antérieure* et *tronc tibio-péronier*. L'artère poplitée
répond à l'espace losangique connu sous le nom d'*espace poplité*. Dans la partie supérieure de son trajet, cette artère est oblique de haut en bas et de
dedans en dehors ; dans sa moitié inférieure, au contraire, elle est verticale.
Elle est accompagnée par la veine poplitée, qui longe son côté postérieur.

L'artère poplitée répond : en dehors, au muscle biceps, au condyle externe
du fémur et au jumeau externe ; en dedans, au muscle demi-membraneux,
au condyle interne et au jumeau interne ; en avant, à l'articulation du genou,
plus haut à la face postérieure du fémur, plus bas au muscle poplité ; en arrière, à la veine poplitée, au muscle demi-membraneux, qu'elle croise obliquement, à la graisse de l'espace poplité et aux muscles jumeaux, entre lesquels
elle est placée.

Les branches fournies par l'artère poplitée sont :

1° *Artères jumelles* (Fig. 158 B, 4, 5), — Elles sont au nombre de deux,
l'une interne, l'autre externe ; elles naissent de la partie postérieure de la poplitée, se portent en bas en divergeant et se perdent dans les muscles jumeaux correspondants en se divisant en un grand nombre de rameaux, dont
l'un accompagne d'ordinaire le nerf saphène externe jusqu'au milieu de la
jambe.

interne. (Les branches musculaires des perforantes sont coupées au moment où elles pénétraient dans les
muscles.

2° *Artères articulaires supérieures* (Fig. 158 B, 2, 3), (IV). —L'une interne, l'autre externe, ces artères naissent de la poplitée immédiatement au-dessus des condyles du fémur, contournent cette éminence osseuse en l'embrassant dans une courbe demi-circulaire et se divisent chacune en deux branches ; *l'une, profonde*, qui ne quitte pas le plan osseux et s'anastomose avec sa congénère du côté opposé et avec la grande anastomotique ; *l'autre, superficielle* ou *descendante*, qui longe les côtés latéraux de l'articulation du genou et communique avec les articulaires inférieures et la branche descendante de la grande anostomotique.

3° *Artères articulaires inférieures* (Fig. 158 B, 6, 7) (IV). — Comme les précédentes, elles se divisent en interne et externe. Nées toutes deux au niveau du bord inférieur des condyles fémoraux, elles se portent un peu en bas, passent sous les ligaments latéraux correspondants et contournent, l'externe, le fibrocartilage interarticulaire, l'interne, la partie supérieure du condyle du tibia.

L'artère articulaire inférieure interne s'anastomose au devant du ligament rotulien avec sa congénère du côté externe, puis avec l'articulaire supérieure interne, et par des rameaux descendants avec la récurrente tibiale.

L'artère articulaire inférieure externe communique avec la précédente et avec l'articulaire supérieure correspondante.

Toutes les deux fournissent toujours une petite branche, qui passe entre le ligament rotulien et le tibia. Ces deux rameaux s'anastomosent entre eux.

4° *Artère articulaire moyenne* (V). — Ordinairement elle est unique, quelquefois on en trouve deux petites, qui naissent alors non du tronc de la poplitée, mais des articulaires supérieures. Cette artère traverse le ligament postérieur de l'articulation du genou, se dirige d'arrière en avant et se distribue aux différentes parties de cette articulation et au tissu adipeux de l'échancrure intercondylienne.

Immédiatement au-dessus de l'arcade du muscle soléaire, l'artère poplitée rencontre l'extrémité supérieure du ligament interosseux. Elle se divise alors en deux branches : l'une, moins volumineuse, qui passe dans cette ouverture et longe la face antérieure de la membrane interosseuse, c'est l'*artère tibiale antérieure ;* l'autre, qui continue le trajet primitif et se divise bientôt à son tour en deux branches, c'est le *tronc tibio-péronier.*

A. ARTÈRE TIBIALE ANTÉRIEURE (Fig. 158, A 1), (IV).

Étendue depuis la bifurcation de la poplitée jusqu'au ligament annulaire du tarse, où elle prend le nom d'*artère pédieuse*, la *tibiale antérieure* se porte d'abord d'arrière en avant, traverse l'ouverture supérieure de la membrane interosseuse, s'infléchit ensuite à angle droit, se place entre les muscles jambier antérieur et extenseur commun des orteils et plus bas entre le premier et l'extenseur propre du gros orteil. Très-profonde dans les deux tiers supérieurs de son trajet, elle devient d'autant plus superficielle que l'on se rapproche davantage de la partie inférieure de la jambe.

La *tibiale antérieure* répond : en arrière, dans les deux tiers supérieurs de son trajet, au ligament interosseux, et dans le tiers inférieur au tibia ; en dedans, au muscle jambier antérieur; en dehors, dans son tiers supérieur à l'extenseur commun, et dans son tiers inférieur à l'extenseur propre. Le nerf tibial répond au côté externe de l'artère.

L'*artère tibiale antérieure* fournit :

1° Immédiatement après avoir franchi l'ouverture supérieure du ligament interosseux, l'*artère récurrente tibiale antérieure* (V). Cette artère se dirige aussitôt en haut, s'applique sur la tubérosité externe du tibia et se divise en nombreux rameaux anastomosés avec les articulaires supérieures et inférieures (Fig. 158 A, 2).

2° Dans toute la longueur de la jambe, un nombre considérable de petites branches latérales fort courtes, qui se distribuent dans les muscles de la région antérieure de la jambe.

3° L'*artère malléolaire externe* (Fig. 158 A, 7), (V), qui naît au niveau du ligament annulaire du tarse, et quelquefois à quelques centimètres au-dessus. Elle se dirige obliquement en bas et en dehors vers la malléole externe, s'anastomose avec un rameau de la péronière, s'infléchit alors sur le dos du pied et se divise en rameaux nombreux destinés les uns aux os et aux articulations, tandis que les autres vont communiquer avec la dorsale du tarse.

L'existence de la malléolaire externe n'est pas constante, souvent elle est remplacée par une branche de la péronière.

4° L'*artère malléolaire interne* (Fig. 157, 3), (V). — Son existence et son lieu d'origine sont plus constants que pour la précédente. Elle naît au niveau du ligament annulaire du tarse, se dirige en dedans vers la malléole tibiale et se divise en rameaux articulaires et en rameaux osseux et périostiques.

Les deux artères malléolaires sont profondément situées et appliquées sur les os, il faut donc, pour les étudier, soit écarter, soit enlever les tendons qui les recouvrent.

Artère pédieuse (Fig. 157, 2), (IV à V).

Elle est située sur le dos du pied et s'étend de la partie médiane du ligament annulaire du tarse à l'extrémité postérieure du premier espace interosseux. A cet endroit elle s'infléchit de haut en bas pour s'anastomoser avec la terminaison de la plantaire externe (Fig. 157, 7). La *pédieuse* est donc oblique d'arrière en avant et de dehors en dedans. Elle répond : en dehors, au bord interne du muscle pédieux, qui la recouvre en partie; en dedans, au tendon de l'extenseur commun des orteils, qui cependant ne la côtoie pas d'une manière immédiate; en bas, au squelette du pied, sur lequel elle est fixée par une lame fibreuse dépendante du muscle pédieux.

Outre quelques branches grêles et sans nom qui se perdent dans les articulations du pied, l'*artère pédieuse* fournit :

1° *Artère dorsale du tarse* (VI). — Tantôt elle est unique et assez volumineuse, tantôt on en voit deux, comme dans la pièce qui a servi à la Fig. 157. Quoi qu'il en soit, cette artère se dirige obliquement en bas et en dehors, profondément placée au-dessous du muscle pédieux, et arrive jusqu'au côté externe du pied, où elle se perd en rameaux osseux, articulaires et anastomotiques avec la malléolaire externe et la dorsale du métatarse.

2° *Artère dorsale du métatarse* (Fig. 157, 6), (VI). — Cette artère forme une arcade à concavité postérieure, dirigée de dedans en dehors et couchée un peu en arrière des articulations tarso-métatarsiennes. De la concavité de

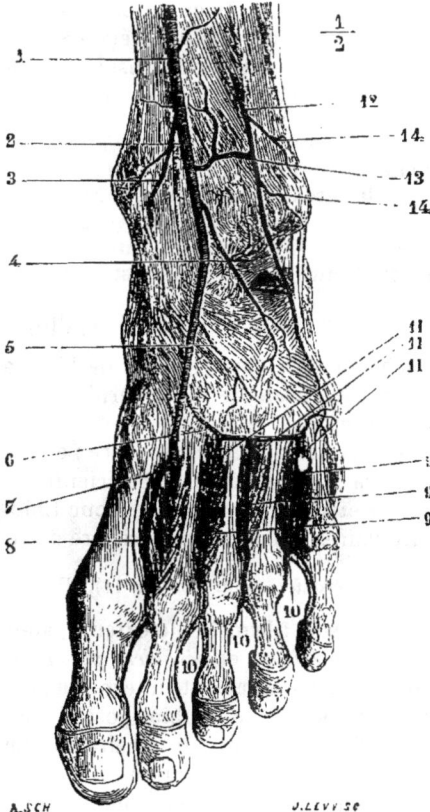

Fig. 157. — *Artère pédieuse* (*).

cette arcade naissent des rameaux très-grêles destinés aux articulations, et d'autres anastomosés avec les ramuscules terminaux de la dorsale du tarse. De sa convexité partent trois branches connues sous le nom d'*interosseuses dorsales* (Fig. 157, 9). Elles longent les trois derniers espaces interosseux, à l'extrémité antérieure desquels elles se divisent en deux rameaux, destinés l'un au côté externe de l'orteil situé en dehors, et l'autre au côté externe de l'orteil situé en dedans. Ce sont les *artères collatérales dorsales des orteils*.

(*) 1) Artère tibiale antérieure. — 2) Artère pédieuse. — 3) Artère malléolaire interne. — 4) Artère dorsale du tarse. — 5) Rameau accessoire de la précédente. — 6) Artère dorsale du métatarse. — 7) Point où la pédieuse se réfléchit de haut en bas dans le premier espace intermétatarsien. — 8) Artère interosseuse dorsale du premier espace — 9, 9, 9) Interosseuses des trois derniers espaces. — 10, 10, 10) Perforantes antérieures. — 11, 11, 11) Perforantes postérieures. — 12) Artère péronière antérieure. — 13) Anastomose de cette artère avec la tibiale antérieure. — 14, 14) Branches malléolaires externes.

Les *interosseuses dorsales* communiquent à l'extrémité postérieure de l'espace interosseux avec les perforantes postérieures, et à l'extrémité antérieure avec les perforantes antérieures (Fig. 157, 10 et 11).

3° *Artère collatérale dorsale du premier espace interosseux* (Fig. 157, 8). (VI). Elle naît du coude que décrit l'artère pédieuse en plongeant dans le premier espace interosseux, se dirige en avant et se comporte comme les autres artères interosseuses venues de la dorsale du métatarse.

Par sa direction, cette artère pourrait être considérée comme la continuation de la pédieuse, dont elle diffère par le volume.

Il arrive assez souvent que *l'artère pédieuse* semble faire défaut ; elle existe toujours, mais dans ce cas elle est d'un calibre si grêle qu'il est difficile de la trouver. Elle est alors remplacée par la péronière antérieure, dont le rameau anastomotique normal est très-développé. Il s'est produit alors une inversion de volume entre la tibiale antérieure et la péronière : la première ne fournit dans ce cas qu'à la partie antérieure de la jambe, tandis que le dos du pied est nourri par la seconde.

B. TRONC TIBIO-PÉRONIER (Fig. 158 B, 9), (III).

Le *tronc tibio-péronier* est la deuxième branche de bifurcation de la poplitée. Il continue la direction verticale de cette dernière et ne mesure guère que 0^m,04 à 0^m, 05 de longueur.

Cette artère répond : en arrière, au muscle soléaire ; en avant, aux muscles de la couche profonde de la région jambière postérieure. Avant de se diviser en *artère tibiale postérieure* et *artère péronière*, le tronc tibio-péronier fournit quelques branches musculaires et l'artère nourricière du tibia.

a) *Artère péronière* (Fig. 158 B, 11), (IV).

L'*artère péronière* s'étend jusqu'à la malléole externe, au-dessus de laquelle elle se divise en *péronière antérieure* et *péronière postérieure*. Elle est toujours profondément située et accolée au côté interne du péroné. Elle répond : en avant, dans sa partie supérieure, au jambier postérieur, et plus bas au ligament interosseux; en arrière, en haut, au soléaire, et plus bas au long fléchisseur propre du gros orteil, qui la recouvre.

Dans ce trajet, elle fournit des branches nombreuses, mais fort grêles, desnées aux muscles et au péroné.

La *péronière postérieure* (Fig. 158 B, 12), (V), branche terminale de la péronière, peut en être considérée comme la continuation. Elle descend derrière la malléole externe et atteint ainsi le côté externe du calcanéum, sur lequel on la voit se ramifier en fournissant des branches à toute la partie externe et postérieure du pied et en s'anastomosant avec la malléolaire externe, avec la dorsale du tarse, avec la plantaire externe et la péronière antérieure.

La *péronière antérieure* (Fig. 157, 12), deuxième branche terminale de la péronière, traverse le ligament interosseux et arrive, en descendant, jusque sur le dos du pied. Elle envoie une branche anastomotique constante à la malléolaire externe.

Les branches termina'es de la *péronière antérieure* se perdent dans les os, les articulations, les ligaments tibio-tarsiens, et communiquent avec la dorsale du tarse et la péronière postérieure.

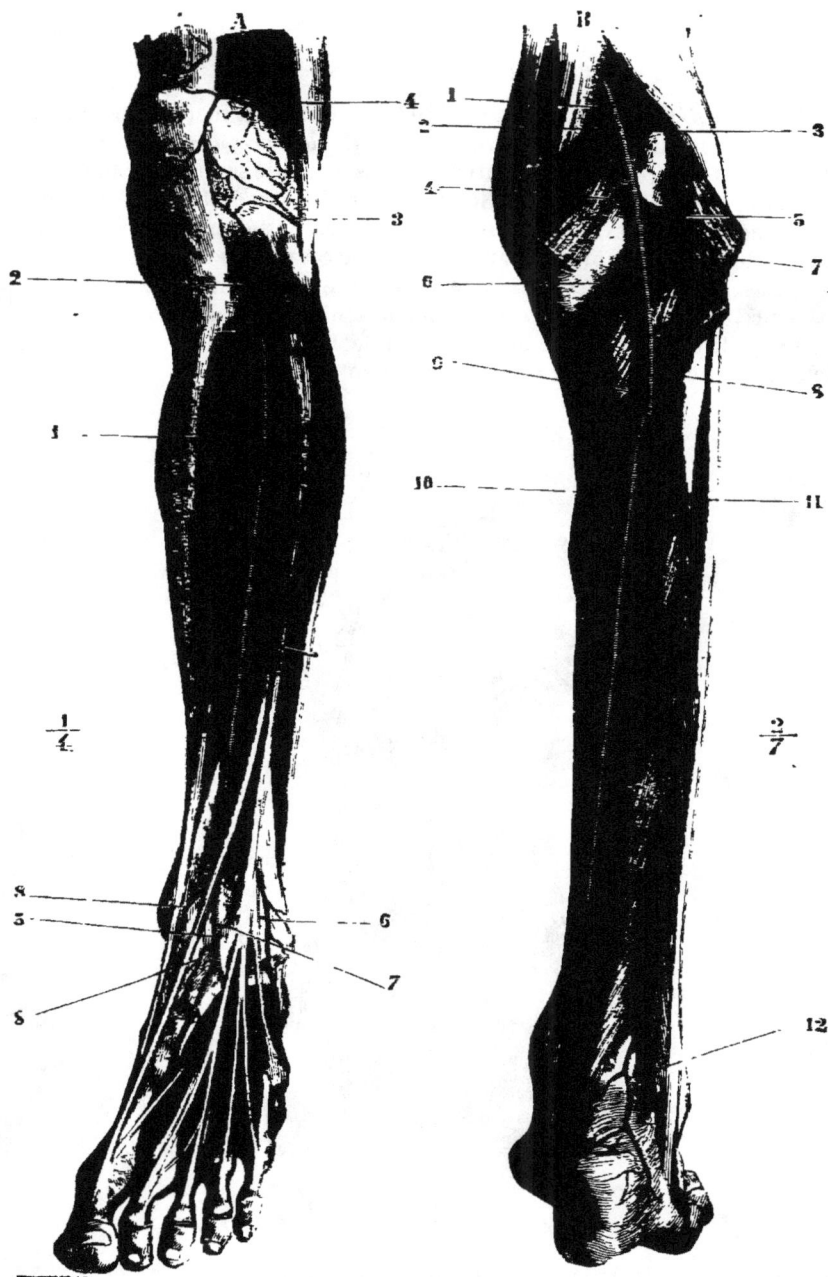

Fig. 148. — *Artères tibiales antérieure et postérieure* (*).

(*), A. 1. Artère tibiale antérieure. — 2. Artère récurrente tibiale antérieure. — 3, Artère articulaire inférieure interne. — 4 Artère articulaire supérieure interne. — 5) Artère pédieuse. — 6) Branche antérieure de la péronière. — 7, Artère malléolaire externe. — 8, 8 Deux artères malléolaires internes.

B. 1) Artère poplitée. — 2 et 3) Artères articulaires supérieures. — 4 et 5) Artères jumelles. — 6 et 7) Artères articulaires inférieures. — 8) Point de départ de la tibiale antérieure. — 9 Tronc tibio-péronier. — 10, Tibiale postérieure. — 11 Péronière. — 12) Sa branche terminale postérieure.

b) *Artère tibiale postérieure* (Fig. 158 B, 10) (III).

Cette artère s'étend de la bifurcation du tronc tibio-péronier jusque sous la voûte du calcanéum, où elle se divise en *artères plantaires externe et interne*. La tibiale postérieure répond : en arrière, dans sa moitié supérieure, au muscle soléaire, et dans sa moitié inférieure au bord interne du tendon d'Achille et à l'aponévrose; en avant, aux muscles jambier postérieur et fléchisseur commun des orteils, et plus bas aux tendons de ces mêmes muscles. Le nerf tibial postérieur longe le côté externe de l'artère. Au moment où la tibiale postérieure contourne la malléole et pendant son trajet dans la gouttière calcanéenne, elle est située entre le tendon du fléchisseur commun, qui est en avant, et celui du fléchisseur propre, qui est en arrière.

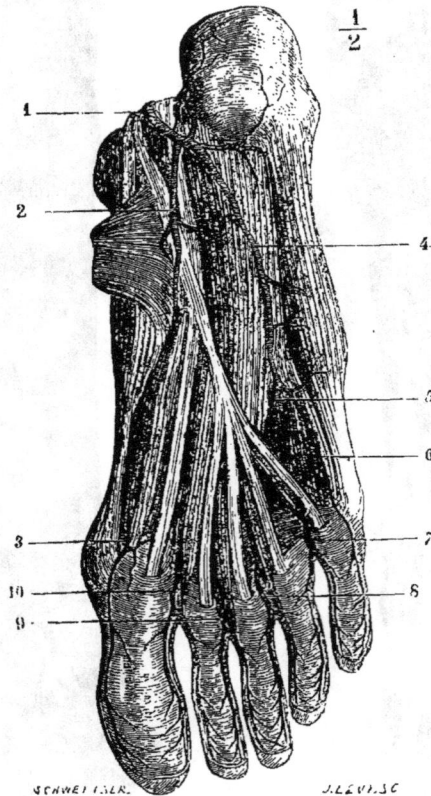

Fig. 159. — *Artères plantaires (couche superficielle)* (*).

Les branches collatérales que fournit ce vaisseau sont destinées aux muscles postérieurs de la jambe, d'autres, plus grêles, se ramifient sur la face

(*) 1) Artère tibiale postérieure. — 2) Artère plantaire interne. — 3) Anastomose de la plantaire interne avec une branche de l'arcade plantaire fournissant la collatérale interne du gros orteil. — 4) Artère plantaire externe. — 5) Point où elle s'enfonce sous les muscles pour constituer l'arcade plantaire. — 6) Artère collatérale externe du petit orteil. — 7, 8, 9, 10) Interosseuses fournissant les collatérales des orteils.

interne du tibia. Derrière la malléole interne, la tibiale postérieure émet un rameau constant et remarquable, qui se dirige en dehors et s'anastomose avec un rameau analogue venu de la péronière. Quand la tibiale postérieure est peu développée et que la péronière atteint au contraire un volume plus considérable, cette anastomose s'élargit, et les plantaires semblent provenir de la péronière. Dans la gouttière du calcanéum, la tibiale postérieure émet des rameaux osseux destinés à cet os, et des rameaux musculaires pour l'adducteur du gros orteil et le court fléchisseur commun.

Artère plantaire interne (Fig. 159, 2), (VI).—Née de la bifurcation de la tibiale postérieure, sous la voûte du calcanéum, cette branche, plus petite que la

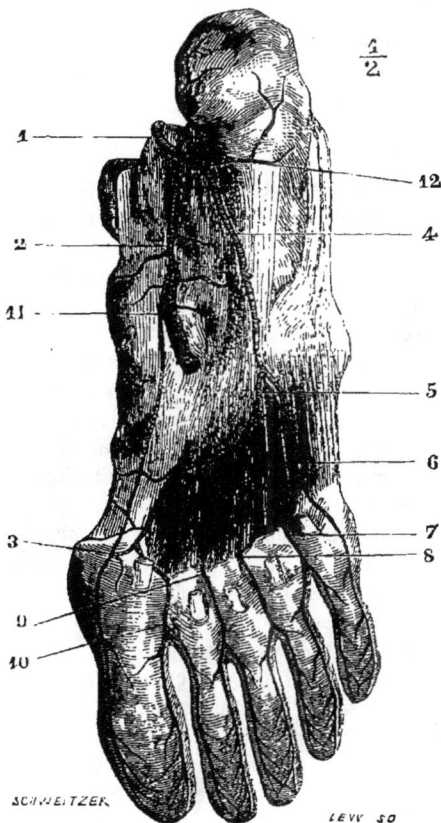

$$\frac{4}{2}$$

Fig. 160. — *Arcade plantaire* (*).

plantaire externe, se dirige horizontalement d'arrière en avant entre l'adducteur et le court fléchisseur du gros orteil et fournit des branches osseuses et

(*) 1) Artère tibiale postérieure. — 2) Artère plantaire interne. — 3) Anastomose de l'artaire plantaire interne avec l'interosseuse plantaire du premier espace. — 4) Plantaire externe. — 5) Arcade plantaire. — 6) Collatérale externe du petit orteil. — 7) Interosseuse du quatrième espace. — 8) Interosseuse du troisième espace. — 9) Interosseuse du deuxième espace. — 10) Interosseuse du premier espace. — 11) Branche articulaire venant de l'artère plantaire interne. — 12) Rameaux calcanéens.

articulaires. Elle s'épuise tantôt dans les muscles du gros orteil, tantôt elle forme la collatérale interne de cet orteil.

Artère plantaire externe (V). — Cette artère se dirige d'abord en avant et en dehors en cheminant entre le court fléchisseur commun des orteils et l'accessoire du long fléchisseur, puis elle se porte en avant entre le bord externe du court fléchisseur et le bord interne de l'abducteur du petit orteil (Fig. 159, 4). Arrivée au niveau de l'extrémité postérieure du cinquième métatarsien, elle s'infléchit en dedans et en avant en changeant de direction, et atteint l'extrémité postérieure du premier espace intermétatarsien, où elle s'anastomose avec la terminaison de la pédieuse. Dans cette dernière partie de son trajet, elle décrit une courbe à concavité postérieure, qui est désignée sous le nom d'*arcade plantaire* (Fig. 160, 5). Cette courbe est située profondément entre l'extrémité postérieure des métatarsiens et l'abducteur oblique du gros orteil.

La *plantaire externe* fournit des branches musculaires et calcanéennes.

L'*arcade plantaire* fournit par sa concavité des branches très-grêles, qui sont destinées aux articulations tarso-métatarsiennes.

Elle en fournit d'autres ascendantes, les *perforantes postérieures*, qui traversent l'espace intermétatarsien pour communiquer avec les interosseuses dorsales, venues de la dorsale du métatarse. La terminaison de la pédieuse, anastomosée avec la terminaison de la plantaire externe, représente la perforante du premier espace (Fig. 157, 11 et 7).

Par sa convexité, l'*arcade plantaire* donne : au moment où elle change de direction, c'est-à-dire au niveau de l'extrémité postérieure du cinquième métatarsien, la *collatérale externe du cinquième orteil*, qui croise le muscle court fléchisseur du petit orteil et suit le bord externe de cet orteil; puis successivement on voit naître les *quatrième, troisième* et *deuxième artères interosseuses plantaires*, qui marchent horizontalement d'arrière en avant, et, arrivées à la partie antérieure de l'espace interosseux, se divisent en *collatérale interne de l'orteil, qui est en dehors, et externe de l'orteil, qui est en dedans* (Fig. 160, 6, 7, 8, 9). Avant de se diviser, elles fournissent toutes une petite branche ascendante, qui traverse la partie antérieure de l'espace interosseux et s'anastomose avec les interosseuses dorsales. Ces branches sont connues sous le nom de *perforantes antérieures* (Fig. 157, 10).

De la réunion de la terminaison de la pédieuse avec l'arcade plantaire part l'*interosseuse plantaire du premier espace*. Plus volumineuse que les précédentes, cette branche se dirige en avant et en dedans et fournit un rameau qui tantôt s'anastomose avec la collatérale interne du gros orteil quand cette artériole provient de la plantaire interne et tantôt la forme à lui seul (Fig. 160, 10).

L'interosseuse du premier espace se comporte du reste comme les autres artères interosseuses et se divise en *collatérales interne du second orteil et externe du premier*.

Les *artères collatérales des orteils*, beaucoup moins volumineuses que celles des doigts, se distribuent de la même façon que celles-ci.

CHAPITRE III

ANOMALIES ARTÉRIELLES [1]

Nous ne comprenons sous ce nom que les variétés du système artériel normal ; les développements pathologiques que certains troncs peuvent présenter, ou le développement de vaisseaux nouveaux dans certaines tumeurs sont du domaine de l'anatomie pathologique. Il en est de même des modifications de la circulation artérielle dans les cas de monstruosités fœtales.

Les anomalies artérielles peuvent être groupées :

1°) Artères surnuméraires (un trop grand nombre d'intercostales, p. ex.) ;

2°) Artères qui font défaut ; le district de nutrition d'une artère voisine s'étend alors plus loin (intercostale supérieure qui descend plus bas que le deuxième espace et remplace une ou deux intercostales aortiques) ;

3°) Variétés d'origine; a) origine sur le tronc normal, mais plus ou moins rapprochée du cœur que d'habitude. b) Origine sur un autre tronc que le tronc normal ;

4°) Variétés de calibre ;

5°) Variétés de parcours reliées d'ordinaire aux variétés d'origine.

Les anomalies artérielles, d'apparence si irrégulières, peuvent presque toujours se rattacher à deux causes : 1° au développement anormal d'une anastomose normale, comme déjà nous l'avons fait remarquer pour l'obturatrice et l'épigastrique (page 378), 2° à la persistance d'un des vaisseaux des circulations ombilicale ou placentaire qui normalement doivent disparaître, ou au développement anormal d'un vaisseau persistant de ces circulations.

Quelques anomalies que l'on ne saurait faire rentrer dans l'un de ces deux groupes se rapportent aux types d'autres séries ou d'autres classes d'animaux.

Artères coronaires cardiaques.

Il n'en existe qu'une. — Les deux existent, mais l'une est très-petite et suppléée par l'artère du côté opposé. — Les deux ont une origine commune ou naissent sur un point plus rapproché que dans l'état normal. — Il existe des artères coronaires accessoires toujours plus petites.

Crosse de l'aorte.

Pour se rendre compte de toutes les variétés que présente la crosse de l'aorte et les artères qui en partent, il est nécessaire de se reporter au développement du tronc aortique et à la circulation primitive. C'est toujours en ce cas un ou plusieurs arcs aortiques qui persistent, qui se développent anormalement, tandis que d'autres disparaissent. Nous renvoyons à la page 997 pour le développement normal de l'aorte et de ses grosses branches.

Sans parler des arrêts de développement dans lesquels, par exemple, le cœur reste simple, sans cloison ventriculaire, ou avec une cloison incomplète, nous arrivons tout de suite aux variétés des gros vaisseaux, car tous les cas précédents appartiennent en réalité à la tératologie.

---

[1] Toutes les recherches personnelles que j'avais entreprises pour ce chapitre ayant été détruites à Strasbourg pendant le bombardement par l'armée prussienne (août et sept. 1870), j'ai dû m'en référer aux travaux des autres; c'est le résumé de Henle que j'ai suivi.

I. IRRÉGULARITÉS DANS LE DÉVELOPPEMENT DES QUATRIÈME ET CINQUIÈME ARCS AORTIQUES,
ET DES RACINES DE L'AORTE ASCENDANTE ET DESCENDANTE.

1°) *Le quatrième arc aortique reste perméable des deux côtés, ainsi que les racines de l'aorte ascendante et descendante, les rameaux de communication entre les quatrième et cinquième arcs aortiques persistent.*

Cet état, normal chez les Chéloniens, détermine chez l'homme une sorte de collier artériel dans l'intérieur duquel passent la trachée et l'œsophage.

L'*aorte ascendante* peut être double, chacune de ses racines donne la sous-clavière et la carotide, puis elles se réunissent en un tronc commun qui constitue l'aorte descendante.

L'aorte ascendante est normale, mais la *crosse aortique* est double et constitue un anneau dans lequel passe la trachée et l'œsophage, ou la trachée toute seule. Les deux branches de la crosse de l'aorte sont inégales, l'antérieure est d'habitude moins développée que la postérieure ; elles se réunissent à plus ou moins grande distance et deviennent l'aorte descendante.

2°) *La racine droite de l'aorte ascendante, le quatrième arc aortique du même côté et la branche de réunion entre le quatrième et le cinquième arcs restent perméables à droite, tandis que du côté gauche ces vaisseaux s'oblitèrent tous ou en partie ; la racine gauche de l'aorte descendante peut être oblitérée ou rester perméable.*

Dans tous ces cas, l'aorte se dirige à droite, croise la bronche droite et longe le côté latéral droit de la colonne vertébrale, jusqu'à une hauteur variable, mais qui ne dépasse pas d'ordinaire l'ouverture aortique du diaphragme.

Le canal artériel resté volumineux, donne naissance à la sous-clavière gauche et se continue avec la racine droite de l'aorte descendante ; dans ce cas la sous-clavière gauche semble naître de l'aorte descendante.

Le canal artériel est rétréci, mais perméable ; il s'ouvre : a) dans la sous-clavière gauche, les branches naissent successivement dans l'ordre suivant : tronc brachio-céphalique gauche, carotide droite, sous-clavière droite ; b) dans un tronc brachio-céphalique gauche, les branches se suivent ainsi Tr BC g. ; C d. ; SC d.

Le canal artériel est oblitéré, il aboutit à la sous-clavière gauche qui naît d'un tronc brachio-céphalique gauche représentant dans ce cas le quatrième arc aortique et le rameau de communication entre ce dernier et le cinquième. Même série de branches que dans les deux cas précédents.

Le canal artériel aboutit à l'aorte qui descend à droite de la colonne vertébrale. La série des branches est Tr BC g. ; C d. et SC d. ou encore Tr BC g. qui donne la carotide droite et SC d. — Il peut se faire que la crosse aortique se recourbe au-dessus de la bronche droite, passe entre la trachée et l'œsophage, en même temps que le canal artériel naît de la division gauche de l'artère pulmonaire ; la trachée est alors comprise dans ces anneaux vasculaires (en avant le tronc de l'artère pulmonaire, à droite et en arrière l'aorte, à gauche le canal artériel). L'aorte ascendante donne naissance à un tronc commun très-court qui se divise en troncs brachio-céphaliques droit et gauche.

Quand la racine gauche de l'aorte descendante, au lieu d'être oblitérée comme dans les cas précédents, reste perméable, que la racine gauche de l'aorte ascendante, le quatrième arc aortique du même côté ainsi que la branche de réunion entre les quatrième et cinquième arcs de ce côté sont perméables, mais très-rétrécis.

L'aorte se dirige à droite et la série des branches est la suivante : C d. et g. et SC d. variables d'origine, SC g. naît la dernière par un gros tronc qui passe en arrière de l'œsophage ; ce tronc n'est autre chose que la racine gauche de l'aorte descendante restée perméable, le canal artériel oblitéré vient s'y rattacher. Il peut se faire que dans des conditions analogues on trouve un tronc brachio-céphalique gauche qui naît le premier, puis une carotide droite et une sous-clavière droite.

Quand les racines gauches de l'aorte ascendante et descendante sont oblitérées, ainsi que le quatrième arc aortique gauche et la branche de réunion entre ce dernier et le cinquième. (Cas cité par Panas.) La crosse aortique donnait la C d. et SC d. A la hauteur de la sixième vertèbre dorsale, l'aorte thoracique émettait un gros tronc qui sortait de la poitrine par le cinquième espace intercostal gauche, y rentrait par le deuxième et fournissait les intercostales du premier jusqu'au cinquième espace. Ce tronc remontait, et, au niveau de la première côte, il se divisait en C g. et SC g. Il est évident que dans ce cas, en raison de l'oblitération du quatrième arc aortique et des racines gauches de l'aorte ascendante et descendante, il a fallu que par l'élargissement d'une anastomose la circulation se soit rétablie du côté gauche.

3°) *Le quatrième arc aortique gauche et la branche d'union entre le quatrième et le cinquième arcs gauches sont oblitérés ; le cinquième arc aortique gauche est perméable ainsi que la racine gauche de l'aorte descendante.*

En ce cas l'aorte ascendante donne la SC d., la C d. et la C g. ; le canal artériel reste perméable et s'abouche dans l'aorte descendante dont part la sous-clavière gauche. Cet état a été observé une fois par Greig sur un fœtus.

4°) *La sous-clavière gauche est la continuation du cinquième arc aortique gauche.*

C'est le canal artériel qui tantôt se prolonge et devient la sous-clavière, ou encore, comme dans un cas de Cruveilhier, cette dernière semble partir de l'artère pulmonaire.

5°) *Le quatrième arc aortique droit, sa branche de communication avec le cinquième du même côté sont oblitérés, la racine droite de l'aorte descendante est perméable.*

Les artères se suivent de la manière suivante : C d. C g. SC g. et SC d. La sous-clavière droite représente la racine droite de l'aorte descendante, elle se dirige en haut et à droite, passe derrière l'œsophage pour reprendre ensuite son trajet normal.

II. IRRÉGULARITÉS DANS LE DÉVELOPPEMENT DES BRANCHES DU QUATRIÈME ARC AORTIQUE.

L'on sait que dans le développement normal l'anastomose entre les quatrième et troisième arcs aortiques des deux côtés devient la carotide primitive ; que la racine droite de l'aorte ascendante et le quatrième arc aortique droit deviennent la sous-clavière droite, et que le quatrième arc aortique gauche devient la crosse de l'aorte d'où part la sous-clavière. L'on voit donc que les branches de la sous-clavière des deux côtés sont des branches du quatrième arc aortique. Par suite du développement fœtal, des divisions d'un même tronc peuvent naître directement de l'aorte, deux troncs peuvent se réunir, se souder, et ne former qu'un tronc commun ; la distance qui sépare l'origine de deux troncs sur l'aorte peut être diminuée ou augmentée. Il en résulte que le nombre des branches qui partent de la crosse peut être augmenté, diminué ou rester normal, mais que dans ce cas l'ordre dans lequel naissent les branches peut varier et que même on en voit provenir des rameaux accessoires.

1°) *Le nombre des branches est diminué.*

a) L'aorte ne donne qu'un tronc plus ou moins long qui se divise plus loin en TBC, C g. SC g.

b) L'aorte donne deux troncs brachio-céphaliques, l'un gauche, l'autre, droit qui émettent chacun une carotide et une sous-clavière, ou bien l'un des deux donne les deux carotides et l'autre les deux sous-clavières. — L'on voit encore très-fréquemment le tronc brachio-céphalique droit fournir la carotide et la sous clavière

droites en même temps que la carotide gauche qui en ce cas croise la face antérieure de la trachée. — Un tronc brachio-céphalique gauche qui donne naissance
aux deux branches gauches et à la carotide droite, dans ce cas c'est cette dernière
artère qui croise la trachée; la sous-clavière droite naît directement de l'aorte.
— Une carotide droite et un tronc brachio-céphalique gauche ; la sous-clavière
droite naît de l'aorte thoracique et croise la face postérieure de la trachée.

2°) *Le nombre des branches est normal, mais leur disposition est anormale.*

A) La crosse de l'aorte est dirigée à gauche.

Les branches se suivent dans l'ordre suivant a): SC d. ; C d. ; TrBC g.

b) TrBC d. ; SC g. C g.

c) SC d. ; tronc commun pour les deux carotides primitives ; SC g.

d) Tronc commun pour les deux carotides primitives, SC g. ; SC d. (Cette dernière passe soit au devant de la trachée, soit en arrière de l'œsophage.)

e) Tronc commun pour les deux carotides primitives, SC d. ; SC g.

f) Le tronc brachio-céphalique droit donne naissance à la C d.; à la SC d. et à
la C g. ; puis vient la vertébrale gauche et enfin la sous-clavière gauche.

g) Comme dans le cas précédent seulement la vertébrale gauche ne naît qu'après
la sous-clavière gauche.

B) La crosse de l'aorte est dirigée à droite comme dans la division I. Les branches se suivent dans l'ordre suivant :

a) Tronc BC g. ; C d. ; SC d.

b) C g. ; C d ; SC d. ; la SC g. naît du canal artériel ou plus bas encore.

c) SC d .; C d. ; C g. ; la SC g. comme dans le cas précédent.

3°) *Le nombre des branches est augmenté.*

A) *Il y a quatre branches.* — (Le tronc brachio-céphalique n'existe pas et ses deux
divisions naissent isolément.) Les branches peuvent se succéder dans l'ordre
suivant :

a) SC d. ; C d. ; C g. ; SC g.

b) C d. ; SC d. qui passe derrière la précédente; C g. ; SC g.

c) C d. ; C g. ; SC d. qui passe entre les deux carotides ou en arrière d'elles et SC g.

d) Dans des cas appartenant à la division I, quand la racine droite de l'aorte descendante persiste ; les branches se suivent : C d. ; C g. ; SC g. ; et SC d. qui représente cette racine.

e) Quand la crosse de l'aorte passe par-dessus la bronche droite, on trouve C g.;
C d.; SC d. ; SC g.

f) Une vertébrale, d'ordinaire celle du côté gauche, naît de la crosse aortique
entre la carotide gauche et la sous-clavière gauche, ou entre les deux sous-clavières. La vertébrale gauche peut en ce cas naître directement de la crosse ou encore
par deux racines dont l'une provient de la crosse et l'autre de la sous-clavière.

B) *Il y a cinq branches.* — a) (Le rameau de communication entre les troisième et
quatrième arcs aortiques est oblitéré.) Les carotides interne et externe naissent
isolément et directement de la crosse; ce cas n'a été signalé que pour le côté
droit; les branches se suivent : SC d.; C ext. d. ; C int. d. ; C primit. g. ; et SC g.

b) Les trois troncs normaux naissent de la crosse qui donne aussi naissance aux deux vertébrales.

c) Le tronc brachio-céphalique fait défaut ; les branches peuvent se suivre des quatre manières suivantes : SC d. ; C d. ; C g. ; Vert. g. ; SC g. — C d. ; C g. ; Vert. g. ; SC g. ; SC d. ; — C d. ; C g. ; SC g. ; Vert. g. ; SC d. qui passe derrière l'œsophage. — C g. ; C d. ; Vert. d. ; SC d. ; SC g. qui passe derrière l'œsophage quand la crosse aortique se recourbe sur la branche droite.

C) *Il y a six branches.*

a) La crosse de l'aorte est double et donne de chaque côté naissance à la sous-clavière, à la carotide externe et à la carotide interne.

b) Les branches se suivent ainsi : SC d. ; Vert. d. ; C d. ; C g. ; Vert. g. ; SC g.

4°) *Outre les gros troncs la crosse de l'aorte donne naissance à des vaisseaux accessoires.*

a) La mammaire interne du côté droit naît de la crosse à côté du tronc brachio-céphalique droit.

b) La thyroïdienne inférieure droite naît isolément de la crosse ou par un tronc commun avec la thyroïdienne inférieure gauche entre le tronc brachio-céphalique et la carotide gauche.

c) Une thyroïdienne moyenne de Neubauer naît de la crosse entre le tronc brachio-céphalique et la carotide gauche, ou entre la carotide gauche et la sous-clavière gauche. — Cette artère surnuméraire, dont l'existence est si importante au point de vue chirurgical, peut naître encore du tronc brachio-céphalique, de la carotide droite, d'une des sous-clavières, de la thyroïdienne inférieure, de la carotide gauche, de la mammaire interne.

Tronc brachio-céphalique.

Ce tronc peut être très-court ou s'allonger, il peut atteindre jusqu'au niveau du corps thyroïde. — Il peut naître très-près de la ligne médiane et recouvrir en partie la trachée, ou se diriger d'abord vers la gauche, passer ensuite en arrière de l'œsophage et de la trachée pour gagner le côté droit.

Le tronc brachio-céphalique peut donner naissance à la vertébrale droite, à la thyroïdienne moyenne, à un tronc d'où partent toutes les branches de la sous-clavière, à la mammaire interne droite, à une bronchique, à une carotide accessoire qui remonte parallèlement à la carotide primitive et donne des branches de la carotide externe.

Carotides primitives.

Elle peuvent naître par un tronc commun. — Quand le tronc brachio-céphalique naît plus à gauche que normalement, la carotide droite croise la trachée en avant. — Quand elle naît directement de la crosse, elle peut passer en arrière de l'œsophage.

La carotide primitive peut être plus courte. — Elle peut être plus longue et ne se diviser qu'au niveau de l'apophyse styloïde ; elle fournit en ce cas une partie des branches de la carotide externe et se divise en carotide interne et en tronc commun pour la temporale superficielle et la maxillaire interne.

Elle peut donner naissance à droite à la vertébrale (ce fait se produit quand la SC est la dernière branche qui part de la crosse aortique et passe en arrière de l'œsophage). — La carotide gauche peut donner naissance à la vertébrale gauche. La thyroïdienne inférieure peut en provenir ainsi que la thyroïdienne supérieure.

Carotide externe.

Elle peut manquer et ses branches naître de la carotide primitive, — elle peut être très-grêle, tandis que la thyroïdienne supérieure est très-développée.

Elle peut donner naissance à une thyroïdienne supérieure accessoire qui elle-même peut fournir la dorsale de la langue ; à des pharyngiennes ascendantes accessoires ; à une transverse de la face accessoire.

Thyroïdienne supérieure.

Elle peut manquer ou être très-grêle, elle est remplacée alors par celle du côté opposé ou par la thyroïdienne inférieure du même côté.

La *laryngée supérieure* peut pénétrer dans le larynx entre les cartilages thyroïde et cricoïde ou par une ouverture percée dans le premier ; elle peut fournir la crico-thyroïdienne.

La *crico-thyroïdienne* peut provenir de la thyroïdienne inférieure ou de la thyroïdienne supérieure ; elle peut être très-développée à droite et très-grêle à gauche ; elle peut envoyer un fort rameau descendant à l'isthme du corps thyroïde.

Linguale.

On l'a vue passer entre le mylo-hyoïdien et le ventre antérieur du digastrique et gagner ainsi le niveau du menton; là elle traversait le muscle mylo-hyoïdien, passait entre le génio-hyoïdien et l'hyo-glosse, se recourbait en arrière, longeait le côté latéral du génio-glosse et pénétrait dans le parenchyme de la langue. — Elle peut aussi se terminer à la racine de la langue et être remplacée par une branche de la maxillaire interne ; elle peut naître par un tronc commun avec la faciale ; son rameau hyoïdien peut être remplacé par un rameau de la crico-thyroïdienne ; les deux *dorsales de la langue* se réunissent en un tronc commun médian qui chemine sous la muqueuse et peut gagner la pointe de l'organe.

La linguale peut quelquefois donner naissance à la laryngée supérieure, et à la palatine ascendante.

Faciale.

Elle est très-souvent fort grêle et ne dépasse pas l'angle de la bouche, d'autres fois elle est très-forte et l'angulaire est très-développée. On a vu ses branches être fournies par la transverse de la face ou par des rameaux de la maxillaire interne.

La faciale peut quelquefois donner naissance à la pharyngienne ascendante; à la maxillaire interne (Quain); à la sublinguale.

La *sous-mentale* peut manquer et être remplacée par la sublinguale, à laquelle d'autres fois elle donne naissance.

Les *coronaires labiales* peuvent manquer d'un côté et être remplacées par celles du côté opposé ; elles peuvent être doubles.

Occipitale.

Son origine est quelquefois au-dessous de celle de la faciale ; d'autres fois elle passe superficiellement au-dessus du sterno-cléido-mastoïdien ; on l'a vue s'anastomoser avec la vertébrale par un rameau très-fort.

Elle peut donner la pharyngienne ascendante, l'occipitale gauche a été vue fournissant des branches accessoires à la sous-clavière et à la thyroïdienne inférieure gauche.

Un rameau pariétal de l'occipitale traverse le trou pariétal, arrive à la dure-mère et s'anastomose avec la méningée moyenne; un rameau terminal pénètre par la suture mastoïdienne et gagne le diploé d'où il ressort plus loin (Hyrtl.).

Auriculaire postérieure.

Elle donne quelquefois la transverse de la face ; son rameau mastoïdien est parfois très-développé et remplace en partie l'occipitale.

Maxillaire interne.

Elle peut manquer et être remplacée par la faciale ; dans son trajet elle traverse quelquefois le muscle ptérygoïdien externe. On l'a vue remplacer en partie la temporale superficielle ; donner un rameau qui se dirige vers la langue et se divise en sublinguale et linguale profonde. Quain cite un cas dans lequel la maxillaire interne fournissait deux rameaux très-forts qui pénétraient dans le crâne par les trous ovale et grand rond et remplaçaient la carotide interne.

La *méningée moyenne* émet quelquefois par son rameau antérieur une branche d'origine de l'ophthalmique ou encore la lacrymale.

La *sous-orbitaire* peut se terminer au niveau du milieu du canal sous-orbitaire ; son rameau terminal peut être très-développé et s'anastomoser avec la terminaison de la nasale en remplaçant ainsi la partie supérieure de la faciale.

Temporale superficielle.

Elle est grêle quand la transverse de la face provient de la faciale ; d'autres fois au contraire elle est très-développée, et sa branche antérieure peut s'anastomoser avec des rameaux de l'ophthalmique.

La *transverse de la face* peut venir de la faciale ou de l'auriculaire postérieure, d'autre fois elle est très-développée et donne les branches de l'aile du nez et même les coronaires labiales.

Carotide interne.

On a vu la carotide interne du côté droit manquer et être remplacée par des rameaux de celle du côté gauche ; on a vu encore celle du côté gauche faire défaut et être remplacée par des branches de la maxillaire interne, en même temps que la carotide interne droite était très-développée. Hyrtl l'a vue très-rétrécie au point de n'être que le $1/3$ de la vertébrale.

Elle donne quelquefois : une laryngée ; la pharyngienne ascendante ; l'occipitale ; la linguale ; la transverse de la face ; une méningienne accessoire ; la centrale de la rétine.

Tantôt on a vu la carotide interne droite fournir les cérébrales moyennes des deux côtés, et réciproquement ; tantôt l'une des carotides fournissait les cérébrales antérieures des deux côtés et l'autre les deux cérébrales moyennes. On a vu encore la carotide interne donner naissance à la cérébrale postérieure.

Ophthalmique.

Naît dans quelques cas rares déjà au niveau du cou. — Peut naître par deux racines entre lesquelles se trouve le nerf optique ; reçoit une racine accessoire de la méningée moyenne.

La *centrale de la rétine* naît fréquemment par deux racines.

La *lacrymale* peut être fournie par la méningée moyenne ou même par la temporale profonde antérieure.

La *sus-orbitaire* est souvent fournie par la lacrymale.

La *nasale* peut faire défaut d'un côté et être remplacée par un rameau venu de celle du côté opposé (ce rameau croise alors la racine du nez).

Communication postérieure.

Peut manquer tout à fait ou être remplacée par un rameau de la cérébrale moyenne. Très-souvent celle d'un côté est plus développée que l'autre.

Cérébrale antérieure.

Arnold l'a vue manquer à gauche et être remplacée par de petits rameaux anastomotiques.

La *communicante antérieure* peut être double, ou encore, les deux cérébrales antérieures peuvent se rapprocher l'une de l'autre et constituer un tronc commun analogue à la basilaire.

Sous-clavière.

Il est évident que, lorsque l'origine de la sous-clavière est anormale, comme nous
l'avons vu plus haut, son trajet s'écarte également de la normale. Nous avons déjà
signalé un grand nombre de ces anomalies dont le trajet est en rapport avec les différentes origines de l'artère; nous ne nous occuperons ici que des anomalies que
peut présenter le trajet de la sous-clavière quand son origine est normale.

Lorsque le tronc brachio-céphalique est très-long, la sous-clavière remonte au-
dessus de la clavicule et peut atteindre jusqu'à $0^m,04$ au-dessus de sa hauteur régulière. — La sous-clavière peut passer avec la veine du même nom au-devant du
scalène antérieur, comme aussi l'artère peut être accompagnée de sa veine dans
son trajet entre les deux scalènes; il peut se faire encore que la veine occupe
la place normale de l'artère et réciproquement. — L'artère peut passer à travers
une fente que lui présente le scalène antérieur; elle peut encore se diviser à ce
niveau en deux branches qui se réunissent plus loin en formant une sorte d'anneau
dans l'intérieur duquel se trouve le muscle scalène antérieur.

D'autres fois elle passe entre les faisceaux du scalène postérieur, et entre les deux
scalènes se trouve alors une grosse branche du plexus brachial.

La sous-clavière peut encore se diviser en deux branches, artère axillaire et artère humérale qui plus loin s'anastomosent au moyen d'une branche transversale
d'où partent la radiale et la cubitale. — On l'a vue encore se diviser directement en
radiale et en cubitale sans tronc axillaire. L'origine de ses branches : thyroïdienn
inférieure, cervicale ascendante, scapulaire transverse, première intercostale, cervicale profonde, est quelquefois plus rapprochée du cœur que dans l'état normal.

La sous-clavière donne quelquefois une vertébrale accessoire qui pénètre par le
canal de l'apophyse transverse de la septième cervicale et se divise dans les muscles
et le canal vertébral de la région. — La sous-clavière droite donne quelquefois un
tronc commun pour les deux thyroïdiennes inférieures, d'autres fois on la voit émettre
une thyroïdienne inférieure accessoire et quelquefois une thyroïdienne moyenne.
— Elle fournit aussi quelquefois des mammaires internes accessoires ; plus fréquemment un tronc commun pour la mammaire interne, la thyroïdienne inférieure
et la cervicale transverse. — Blandin lui a vu émettre une mammaire latérale.

Vertébrale.

Quand la vertébrale naît de la crosse de l'aorte ou de la carotide primitive, elle peut
monter parallèlement à cette dernière et rester en dehors du canal vertébral. — Elle
peut s'engager dans le canal des apophyses transverses en pénétrant par l'ouverture de la septième, de la cinquième, de la quatrième, de la troisième, et même
de la deuxième vertèbre cervicale; dans ces derniers cas elle remonte en arrière
de la carotide primitive jusqu'au voisinage de sa division et n'en est séparée que
par une mince lame de l'aponévrose cervicale. — Demarquay a fait remarquer que,
lorsque la vertébrale ne s'engage dans le canal des apophyses transverses qu'au
niveau de la quatrième cervicale, elle est accompagnée par la thyroïdienne inférieure qui lui est accolée. — On a vu la vertébrale ressortir de son canal entre la
troisième et la deuxième cervicale, se porter en arrière en décrivant une courbe et
rentrer dans le canal de l'atlas.

· Le calibre des deux vertébrales peut être différent, c'est d'ordinaire celle de
droite qui est la moins développée.

On a vu la vertébrale fournir la thyroïdienne inférieure, l'intercostale supérieure, la cervicale profonde. Quand la cervicale profonde fait défaut, la vertébrale
donne des rameaux accessoires qui la remplacent. — Elle fournit, mais rarement,
l'occipitale.

La *spinale antérieure* gauche manque quelquefois et est remplacée par une
branche venue de celle du côté droit.

La *spinale postérieure* provient souvent de la cérébelleuse inférieure et postérieure.

La *cérébelleuse inférieure et postérieure* manque souvent à gauche.

Basilaire. Ce tronc peut manquer et les deux vertébrales cheminer isolément bien que reliées par des branches transversales. On a vu la basilaire passer par un trou du dos de la selle turcique.

La cérébelleuse inférieure et antérieure manque souvent; d'autres fois elle prend naissance de la cérébrale postérieure.

La cérébrale postérieure gauche manquait dans un cas cité par Hyrtl et était remplacée par une cérébelleuse supérieure accessoire.

Mammaire interne.

Elle peut naître plus ou moins près du scalène antérieur. Son trajet initial varie alors ; tantôt elle se porte d'abord en haut, tantôt en dedans pour gagner définitivement sa direction normale. On l'a vue sortir de la poitrine par le quatrième espace intercostal, contourner la face antérieure du cinquième cartilage intercostal et rentrer dans le thorax.

Dans quelques cas elle donne une thyroïdienne moyenne qui remonte derrière la première pièce du sternum, sur la face antérieure de la trachée et gagne le corps thyroïde. — La mammaire interne naît souvent par un tronc commun avec la thyroïdienne inférieure. — Il existe quelquefois des mammaires internes accessoires qui accompagnent le tronc normal.

La mammaire interne donne souvent naissance à une mammaire interne latérale qui longe la face interne des 4-6 premières côtes et qui s'anastomose par des rameaux avec les intercostales correspondantes.

Cruveilhier a vu la troisième intercostale antérieure assez volumineuse pour constituer une division du tronc de la mammaire.

La *diaphragmatique supérieure* peut être très-développée.

La *branche interne* de terminaison de la mammaire peut s'anastomoser avec celle du côté opposé par un rameau transversal situé au-devant ou en arrière de l'appendice xyphoïde.

Intercostale supérieure.

Elle peut manquer ; son calibre peut varier, suivant qu'elle ne fournit qu'au premier espace ou qu'elle s'étend jusqu'au quatrième.

Elle donne assez souvent la cervicale profonde (Henle considère cette disposition comme normale) ; on en a vu naître aussi la vertébrale, et une mammaire latérale.

Thyroïdienne inférieure.

Très-fréquemment cette artère naît par un tronc commun avec la sus-scapulaire et la cervicale transverse ; cette disposition est même acceptée comme la règle par quelques anatomistes, qui décrivent alors un tronc thyro-cervical.

La thyroïdienne inférieure gauche peut naître par un tronc commun avec sa congénère du côté droit, elle croise alors la trachée. — Elle peut manquer d'un côté ou des deux côtés, dans ce dernier cas elle peut être remplacée par une thyroïdienne moyenne.

Elle donne quelquefois une branche d'origine accessoire à la vertébrale, on a vu la thyroïdienne droite émettre un rameau qui descend vers le thorax en longeant la trachée, croise la face antérieure de ce conduit, se recourbe vers le haut et remplace la thyroïdienne gauche. Cette artère fournit quelquefois la crico-thyroïdienne, d'autres fois l'intercostale supérieure, la cervicale profonde ou la sous-scapulaire en proviennent.

La *cervicale ascendante* peut être très-développée et remplacer la cervicale profonde.

Axillaire.

L'axillaire donne quelquefois à droite un tronc commun d'où naissent la thyroïdienne inférieure et la cervicale ascendante, tandis qu'à gauche elle fournit la mammaire interne.

On la voit souvent émettre un seul tronc d'où partent toutes ses branches collatérales, la sous-scapulaire, les circonflexes et même l'humérale profonde, on a vu aussi la grande thoracique naître de ce tronc commun.

D'autres fois ce tronc commun est moins développé et deux ou trois branches seulement en proviennent, mais toujours la sous-scapulaire en fait partie.

Très-souvent toutes les autres branches naissent normalement, mais les deux circonflexes ont une origine commune.

Il n'est pas rare de voir l'axillaire fournir un rameau accessoire destiné aux ganglions lymphatiques de l'aisselle.

L'axillaire se divise souvent directement en radiale et en cubitale, d'autres fois elle fournit le tronc des interosseuses; quelquefois aussi elle peut donner l'humérale profonde.

L'acromio-thoracique fournit quelquefois la grande thoracique.

Grande thoracique.

Elle peut manquer et être remplacée par des branches de la sous-scapulaire. Elle est souvent au contraire très-développée et remplace à son tour en partie la sous-capulaire. Henle cite même un cas où la grande thoracique fournissait la cubitale.

Sous-scapulaire.

Très-souvent cette artère est accompagnée de branches accessoires; comme nous l'avons dit plus haut, elle peut naître de l'axillaire par un tronc commun avec les autres branches collatérales. On l'a vue fournir l'humérale profonde, ou la grande thoracique et même envoyer une racine accessoire à la radiale.

Circonflexes humérales.

Elles naissent très-souvent par un tronc commun.

Humérale.)

Quand la disposition des muscles du bras n'est pas normale, l'humérale présente nécessairement des rapports anormaux; c'est ainsi qu'elle peut être recouverte par des chefs accessoires du biceps ou du rond pronateur ou par une lame tendineuse du coraco-brachial.

Le nerf médian est quelquefois, dans toute la longueur du bras, situé en arrière de l'artère. Il peut encore se faire qu'au tiers inférieur du bras le nerf, au lieu de croiser la face antérieure de l'artère, passe en arrière d'elle.

Une planche de Bougery et Jacob représente l'artère humérale perforant à son extrémité inférieure l'aponévrose brachiale et se divisant en radiale et en cubitale qui restent superficielles et cheminent entre la peau et l'aponévrose.

L'humérale se divise souvent un peu au-dessous de la ligne inter-articulaire. Elle peut se diviser au-dessus de cette ligne, c'est alors la variété connue sous le nom de division prématurée de l'humérale. Cette division peut se faire soit au niveau de sa partie supérieure, soit en un point quelconque de son trajet. Les deux branches sont souvent alors réunies par une anastomose transversale au niveau du pli du coude. Dans quelques cas l'une de ces branches donne l'humérale profonde et l'autre les collatérales. Assez fréquemment l'humérale, au lieu de fournir deux branches de calibre normal, n'en fournit qu'une volumineuse qui suit le trajet de l'humérale et se divise au pli du coude en radiale et cubitale, tandis que la deuxième branche est grêle et va constituer ainsi une racine accessoire de l'une des deux artères de l'avant-bras. Il peut se faire encore que l'humérale, après s'être divisée, conserve néanmoins un tronc très-grêle qui suit son trajet normal, arrive au pli du coude et devient le tronc commun des interosseuses. D'autres fois encore la division, au lieu de se faire très-haut comme dans le cas précédent, ne se fait qu'un peu au-dessus du pli du coude et l'humérale se divise en trois branches, radiale, cubitale et tronc commun des interosseuses.

L'humérale donne assez souvent des branches accessoires dont l'une ou l'autre peut être très-développée et représente par son calibre le tronc de l'artère qui très-grêle occupe néanmoins sa position normale et se termine en s'anastomosant avec la cubitale venue du tronc accessoire. Dans d'autres cas les branches accessoires sont peu développées et descendent jusqu'au pli du coude, au-dessous de l'aponévrose pour s'anastomoser avec la cubitale, la radiale ou avec des branches de ces artères; elles constituent ainsi de véritables racines accessoires pour ces vaisseaux.

Toutes ces branches accessoires ne sont que des rameaux anastomotiques très-déliés d'ordinaire qui se dilatent pendant la vie fœtale.

Quant à la division prématurée de l'humérale, les recherches de Hyrtl tendent à prouver qu'elle est normale dans les premiers temps de la vie fœtale et qu'elle persiste chez l'adulte parce que le tronc de l'humérale ne s'est pas allongé proportionnellement à l'accroissement du membre supérieur.

L'humérale donne quelquefois la sous-scapulaire, ou la circonflexe postérieure, on l'a vue fournir au-dessous du tendon du grand pectoral, un véritable bouquet artériel composé de la radiale, de l'humérale profonde, des circonflexes, de la sous-scapulaire et de la cubitale. D'autres fois toutes les branches musculaires qu'elle fournit partent d'un tronc commun; on a vu encore l'humérale fournir une cubitale superficielle, située immédiatement au-dessous de l'aponévrose, et qui s'anastomose plus ou moins haut avec la cubitale; elle peut même atteindre jusqu'à la paume de la main.

L'humérale émet quelquefois directement la récurrente radiale, d'autres fois elle donne une artère médiane superficielle de l'avant-bras qui longe le grand palmaire et arrive avec le nerf médian jusqu'au carpe; d'autres fois encore elle peut fournir une récurrente cubitale, ou le tronc commun des interosseuses, ou l'une des interosseusses.

L'*humérale profonde* peut être grêle et se terminer dans les muscles sans arriver jusqu'à l'articulation. — Elle donne quelquefois la circonflexe postérieure; Hyrtl l'a vue fournir la cubitale.

La *collatérale interne* peut être très-développée, ou très-grêle.

Radiale.

Nous avons vu plus haut les variétés d'origine que peut présenter cette artère, nous allons indiquer maintenant les différences de trajet qu'elle présente dans ces différents cas.

Quand la radiale prend son origine au côté interne de l'humérale, elle se dirige vers le bas, croise plus ou moins haut la cubitale et vient au niveau du pli du coude reprendre sa position normale. La radiale peut dans certains cas perforer l'expansion aponévrotique du biceps, d'autres fois elle est comprise dans un dédoublement de cette lame fibreuse.

Quand la radiale naît très-haut, elle croise la face antérieure du biceps et gagne ensuite son bord externe pour arriver au pli du coude; elle peut encore passer en arrière de ce muscle pour gagner son bord externe; d'autres fois on la voit accompagner le médian au devant de l'humérale qui dans ce cas est d'ordinaire très-grêle et se termine par l'interosseuse.

Il peut se faire que la radiale soit très-faible et ne fournisse que quelques rameaux musculaires. Elle est remplacée alors par l'interosseuse antérieure ; quand elle est un peu plus développée, on peut la voir atteindre jusqu'au niveau de la main où elle s'abouche dans une autre artère de l'avant-bras.

La radiale peut être au contraire très-développée. Comme nous l'avons vu plus haut, elle peut remplacer la brachiale, on l'a vue fournir alors les branches de cette dernière et même la sous-scapulaire et les circonflexes. Elle donne quelquefois aussi le tronc des interosseuses.

La radiale donne souvent, dès le milieu de l'avant-bras, naissance à la radio-palmaire.

On a vu la radiale pénétrer dans la paume de la main par le deuxième espace interosseux ; on l'a vue encore pénétrer normalement par le premier espace et s'anastomoser avec l'artère du nerf médian volumineuse pour constituer l'arcade palmaire profonde.

La *récurrente radiale* est quelquefois très-développée, elle peut donner naissance à la récurrente radiale postérieure.

La *radio-palmaire* peut manquer et être remplacée par un rameau de l'interosseuse ou de la cubitale, d'autres fois elle est très-développée et donne des artères collatérales palmaires au pouce et à l'index.

Cubitale.

Pour les variétés d'origine de la cubitale, voir plus haut.

La cubitale née normalement peut être superficielle et cheminer à côté des veines cubitales superficielles. — Quand elle est née prématurément et qu'elle est superficielle, elle ne fournit jamais le tronc des interosseuses.

La cubitale peut être très-peu développée et ne pas atteindre jusqu'à la main.

Elle peut être très-développée en raison du petit calibre des artères radiale et interosseuses correspondantes.

Tiedemann a vu la cubitale, la radiale et le tronc des interosseuses naître seulement au niveau du milieu de l'avant-bras.

La cubitale fournit souvent au niveau du pli du coude des récurrentes accessoires ; au lieu d'un tronc commun pour les interosseuses elle donne souvent deux artères distinctes, interosseuse antérieure et postérieure.

Elle fournit souvent une artère du nerf médian qui peut être très-développée, atteindre la paume de la main et remplacer en partie la radiale.

La *dorsale cubitale du métacarpe* peut donner des collatérales dorsales aux quatrième et cinquième doigts.

Tronc commun des interosseuses. — Pour ses variétés d'origine, voyez plus haut.

Quand il naît normalement, il peut être volumineux, envoyer des branches transversales de renforcement à la radiale et à la cubitale et fournir les différentes récurrentes. — L'*interosseuse postérieure* peut s'étendre jusqu'au dos de la main et s'anastomoser avec la radiale qui alors est très-grêle ; elle peut encore perforer le deuxième espace intermétacarpien et contribuer à la formation de l'arcade palmaire profonde en même temps qu'elle donne des collatérales aux deuxième et troisième doigts. Elle peut fournir une récurrente cubitale. On l'a vue aussi donner naissance à la radiale. — L'*interosseuse antérieure* peut manquer ou tirer son origine de la radiale quand la cubitale naît très-haut. On l'a vue une fois se diviser au-dessus du poignet et donner une branche à la radiale et une autre à la cubitale. Elle descend quelquefois jusqu'à la paume de la main pour s'anastomoser avec la radio-palmaire ou avec l'arcade palmaire superficielle. — *L'artère du nerf médian* est quelquefois très-développée, accompagne le nerf jusque dans la paume de la main et fournit les artères digitales (les radiale et cubitale sont alors rudimentaires); d'autres fois elle prend part à l'arcade superficielle. Comme nous l'avons dit plus haut, l'artère du nerf médian très-développée peut devenir quelquefois superficielle et longer le tendon du grand palmaire, tantôt alors elle donne les collatérales palmaires des premiers doigts, tantôt au contraire elle s'anastomose avec l'arcade superficielle.

Les *artères de la main* constituent par leur ensemble un véritable plexus anastomotique, il n'est donc pas étonnant qu'elles présentent un grand nombre d'anomalies suivant que tel rameau se développe aux dépens de tel autre, ou que telle partie intermédiaire s'atrophie.

Arcade palmaire superficielle.

Elle peut manquer, les artères radiale et cubitale fournissent isolément les branches des doigts.

Elle peut être très-grêle; l'arcade profonde est alors très-développée et fournit en grande partie les branches superficielles.

Elle peut-être très-développée grâce à un développement considérable de la radio-palmaire, l'anastomose qu'elle envoie alors à la collatérale du pouce est très-forte et superficielle, on la sent battre sous la peau.

Elle peut être double.

Arcade palmaire profonde.

Elle peut manquer en même temps que l'arcade superficielle.

Elle peut être très-développée et donner une ou plusieurs artères intermétacarpiennes.

Aorte thoracique.

Comme nous l'avons dit, elle peut longer le côté latéral droit de la colonne vertébrale, elle fournit quelquefois la sous-clavière droite, et d'autres fois la sous-clavière gauche. Assez souvent elle donne naissance à l'intercostale supérieure. On l'a vue fournir un tronc assez fort qui se portait au lobe inférieur du poumon droit. Ce tronc naissait au niveau de la sixième vertèbre dorsale, il fut pris pour une artère pulmonaire anormale, tandis qu'il n'était qu'un développement exagéré des bronchiques. Hyrtl a vu l'aorte thoracique donner, au niveau de la dixième vertèbre dorsale, une artère rénale droite qui accompagnait l'aorte dans son passage au travers du diaphragme et gagnait ensuite le rein en croisant le pilier du diaphragme.

Intercostales thoraciques.

Souvent le nombre de ces artères n'est pas normal et une ou plusieurs d'entre elles se divisent et fournissent à deux ou à trois espaces. Cette anomalie peut se présenter des deux côtés à la fois ou d'un côté seulement.

Aorte abdominale.

Elle peut passer avec l'œsophage à travers le diaphragme; elle peut encore être située à droite de la veine cave inférieure qui la croise alors au niveau du diaphragme. — On a vu deux fois l'aorte abdominale fournir, à côté du tronc cœliaque, une artère bronchique volumineuse qui remontait à travers l'ouverture œsophagienne du diaphragme et se divisait dans la poitrine en branches destinées au poumon; s'anastomosait-elle comme on l'a soutenu avec l'artère pulmonaire?

L'aorte abdominale peut fournir directement les branches du tronc cœliaque, une mésentérique supérieure accessoire, des rénales accessoires, des spermatiques accessoires, l'hypogastrique droite, une ombilicale. Elle peut se diviser en iliaque primitive gauche et en hypogastrique et iliaque externe droites. On l'a vue donner au point de sa division une rénale accessoire.

Tronc cœliaque.

Il peut manquer et ses trois branches naissent alors directement de l'aorte. — Il peut fournir une gastro-duodénale et avoir en ce cas quatre branches de division; l'artère mésentérique supérieure peut en provenir; il en est de même d'une splénique accessoire, et de la colique moyenne. — Quand le tronc cœliaque ne fournit que deux branches, ce sont d'ordinaire l'hépatique et la splénique, beaucoup plus rarement la coronaire stomachique et la splénique. Lorsque la mésentérique supérieure fournit l'hépatique, le tronc cœliaque donne d'ordinaire la gastro-épiploïque du côté droit.

Coronaire stomachique. Peut naître isolément de l'aorte et donner en ce cas naissance à une ou aux deux diaphragmatiques inférieures. Il n'est pas rare de lui voir fournir une branche accessoire à l'hépatique.

Hépatique. Elle peut naître de la mésentérique supérieure. Dans d'autres cas on trouve trois artères hépatiques qui naissent de la coronaire stomachique, du tronc cœliaque, de la mésentérique supérieure. — L'hépatique peut au contraire donner aussi naissance à la coronaire stomachique.

Splénique. Elle se divise souvent en deux branches à peu de distance de son origine.

Elle donne quelquefois la coronaire stomachique ; ou une branche de l'hépatique assez forte pour fournir elle-même la gastro-épiploïque droite.

Mésentérique supérieure.

Cette artère peut naître par deux branches distinctes. Hyrtl ainsi que Haller ont cité deux cas dans lesquels l'artère omphalo-mésentérique persistait et naissait de la mésentérique supérieure. — L'hépatique ou une de ses branches en naissent souvent ; d'autres fois, mais plus rarement, elle fournit la splénique. Quand la mésentérique inférieure fait défaut, l'artère mésentérique supérieure fournit les coliques gauches et l'hémorrhoïdale supérieure.

Les coliques droites présentent quelques variétés qui ne sont toutes que des remplacements d'une branche par une autre.

Mésentérique inférieure.

Elle peut manquer et être suppléée par la précédente. On l'a vue fournir la colique moyenne, une hépatique accessoire, une rénale accessoire.

L'arcade anastomotique entre la colique moyenne et la première colique gauche n'existait pas dans un cas cité par Vicq d'Azyr.

L'*hémorrhoïdale supérieure* donnait, d'après Haller, naissance à une vaginale.

Capsulaire moyenne.

Elle fournit souvent la spermatique et beaucoup plus fréquemment à gauche qu'à droite.

Rénale.

Quand la situation du rein n'est pas normale ou quand cet organe est lobulé, l'artère rénale est toujours anormale dans son origine et sa distribution, et les anomalies vasculaires sont en rapport avec les anomalies du rein. — L'artère rénale peut donc naître plus ou moins bas et se diviser aussitôt en un certain nombre de branches qui gagnent isolément les lobules détachés de la glande.

Dans l'état normal on a vu la rénale provenir de l'extrémité inférieure de l'aorte abdominale, de la mésentérique inférieure, de l'iliaque primitive, de l'hypogastrique.

Les deux rénales peuvent naître par un tronc commun ; celle du côté droit peut gagner le rein en passant au devant de la veine cave inférieure. — On rencontre assez souvent quelques rénales accessoires dont l'origine est très-variable.

La rénale fournit quelquefois : la diaphragmatique inférieure, la capsulaire moyenne, la spermatique gauche, des lombaires, un rameau distinct et isolé pour la capsule adipeuse du rein. On a vu enfin la rénale droite donner l'hépatique ou une branche accessoire destinée au lobe droit du foie.

La *capsulaire inférieure* peut manquer ; quand au contraire elle est très-développée, c'est elle qui émet la diaphragmatique inférieure.

Spermatique.

L'on voit très-souvent les deux spermatiques ne pas naître au même niveau, d'autres fois elles naissent par un petit tronc commun, ou encore elles naissent toutes deux plus haut que dans l'état normal. — Assez fréquemment l'on voit la spermatique gauche remonter d'abord un peu et passer par-dessus la veine rénale (ce cas est représenté dans la figure 119). — Dans quelques cas l'une ou les deux spermatiques manquaient et étaient remplacées par des branches venues de l'hypogastrique.

Iliaque primitive.

Elles naissent plus haut que de coutume par division prématurée, ou plus bas par division tardive de l'aorte. On les voit quelquefois accolées pendant un certain temps avant de diverger. Cruveilhier a cité des cas où l'iliaque primitive droite n'existait pas et où l'iliaque externe et l'hypogastrique de ce côté naissaient directement de l'aorte.

Le tronc de l'iliaque primitive normale peut varier de longueur, par division prématurée ou tardive, c'est le plus ordinairement celui de droite qui est le plus long.

L'iliaque primitive droite donnait une fois (Hyrtl) une mésentérique moyenne pour le côlon transverse et descendant. — On a vu l'iliaque primitive fournir la rénale ou des rénales accessoires, la spermatique, des lombaires et la sacrée moyenne. On l'a vue encore émettre l'iléo-lombaire, la sacrée latérale, l'ombilicale, l'obturatrice, la circonflexe iliaque. Dans d'autres cas elle se divise au-dessus de l'anneau crural en artère fémorale et en fémorale profonde.

Sacrée moyenne.

On l'a vue naître par deux racines ; au lieu de prendre son origine sur la face postérieure de l'aorte, elle naît du milieu même de l'angle de division. — La sacrée moyenne est quelquefois très-faible et ne donne pas la dernière lombaire.

Elle fournit quelquefois des rénales accessoires et même la rénale quand le rein est situé dans le bassin ; dans d'autres cas elle donne une hémorrhoïdale moyenne accessoire.

Hypogastrique.

Elle peut manquer, ses branches proviennent alors de l'iliaque externe. — Sa longueur varie beaucoup de 3 centim. à 8 centim.

On a vu l'hypogastrique donner la mésentérique supérieure, une ou plusieurs rénales accessoires (quand les reins étaient anormaux), la spermatique interne qui n'est dans le cas de Mayer que la déférentielle très-développée.

Elle fournit quelquefois une iléo-lombaire accessoire, une ombilicale accessoire, une utérine accessoire, ou une vaginale accessoire. D'autres fois elle donne directement une artère dorsale de la verge.

D'après Petrali l'hypogastrique donnait dans un cas une épigastrique accessoire.

Ombilicale.

Elle peut naître après l'obturatrice ; celle du côté droit peut rester perméable jusqu'à l'ombilic. Elle manque quelquefois d'un côté, ou encore les deux artères peuvent se réunir en un seul tronc.

L'ombilicale peut donner une hémorrhoïdale moyenne, des rameaux au vagin, une épigastrique accessoire, un rameau qui contourne le bord supérieur de l'anneau inguinal.

Vésico-prostatique.

D'après Dubrueil elle peut fournir une honteuse interne accessoire.

Hémorrhoïdale moyenne.

Peut manquer et être suppléée par l'hémorroïdale supérieure. Elle peut fournir des rameaux au vagin, à la vésicale séminale, à la prostate. Une sacrée latérale peut en provenir d'après Luschka. — La *déférentielle* peut être développée et atteindre l'épididyme.

Utérine.

Elle peut se diviser aussitôt en trois branches isolées. Elle peut fournir un tronc utéro-ovarien, et dans quelques cas l'hémorrhoïdale moyenne.

Iléo-lombaire.

Dubrueil l'a vue manquer à gauche ; d'autres fois elle est très-petite et est remplacée par des branches venues des dernières lombaires.

Sacrée latérale.

Les deux peuvent naître par un tronc commun. Les branches antérieures de la sacrée latérale, au lieu de naître d'un tronc unique, peuvent naître isolément. Cette artère donne quelquefois la vésico-prostatique, ou l'hémorrhoïdale moyenne.

Obturatrice.

Quand l'obturatrice naît de la crurale isolément ou par un tronc commun avec l'épigastrique, elle remonte au devant du pectiné au côté interne de la veine fémorale, passe par l'anneau crural et gagne ainsi le trou sous-pubien. Nous reviendrons sur ce sujet à propos des anomalies de l'épigastrique. — L'obturatrice peut manquer d'un côté, elle est remplacée alors par des rameaux de la fémorale profonde.

L'obturatrice peut donner naissance à l'épigastrique, à l'iléo-lombaire, à la vésicale inférieure, à l'utérine, à la vaginale, à la dorsale de la verge, à la périnéale et même, quand elle a une origine anormale, à la honteuse externe.

Fessière.

Le tronc de la fessière peut varier de longueur depuis $0^m,02$ jusqu'à $0^m,06$. Elle peut naître par un tronc commun avec l'obturatrice, avec la vésicale, l'ischiatique, la honteuse interne.

Ischiatique.

Elle peut naître très-haut du tronc de l'hypogastrique, croiser le pyramidal et passer entre les branches d'origine du nerf sciatique (Dubrueil, Luschka). — Dans certains cas elle est petite et la fessière la remplace en partie. — Quand la crurale est peu développée, l'ischiatique est très-forte, elle accompagne alors le nerf sciatique et se continue par la poplitée ; le tronc artériel principal de la cuisse est en ce cas rejeté à la partie postérieure du membre.

L'ischiatique peut donner naissance à la sacrée latérale, à la vésico-prostatique, à l'utérine, à la vaginale, à une obturatrice accessoire, à la honteuse interne, à l'hémorrhoïdale moyenne.

Honteuse interne.

Elle provient quelquefois d'un tronc commun avec l'obturatrice ou l'ombilicale. Elle peut être très-grêle et se terminer déjà au périnée. — D'autres fois, quand elle naît très-haut de l'hypogastrique, on la voit se diviser en deux branches dont l'inférieure seule sort du bassin, tandis que la supérieure reste dans cette cavité et donne des branches à la vessie et à la prostate.

Il peut se faire encore que la honteuse arrivée au périnée chemine à peu près au milieu de l'espace qui sépare la tubérosité sciatique de la pointe du coccyx, disposition très-grave pour la taille.

La honteuse peut fournir la vésicale inférieure, l'hémorrhoïdale moyenne, l'utérine, une prostatique ; l'ischiatique peut aussi en provenir.

La *transverse du périnée* peut naître très-près de la tubérosité sciatique et gagner obliquement le bulbe, elle est alors très-exposée dans la taille. On l'a vue naître de l'obturatrice, croiser à angle droit la branche descendante du pubis et gagner le bulbe. D'autres fois cette branche artérielle est très-petite et est suppléée par des rameaux de la périnéale.

Iliaque externe.

D'après Luschka cette artère peut au niveau de la grande échancrure sciatique former une anse à convexité inférieure d'où partent les branches de l'hypogastrique qui dans ce cas fait défaut. — Quand au contraire l'ischiatique remplace la crurale, l'iliaque externe peut déjà se terminer un peu au-dessous de l'anneau crural.

L'iliaque externe peut fournir l'iléo-lombaire ou l'obturatrice qui se dirige alors obliquement en bas vers le trou sous-pubien, ou encore une épigastrique accessoire, la honteuse externe, la tégumenteuse abdominale, la fémorale profonde.

Epigastrique.

L'épigastrique peut naître prématurément de 2 à 6 cent. au-dessus de l'anneau crural, elle longe alors l'iliaque externe jusqu'à l'orifice postérieur du canal crural et reprend ensuite sa direction normale.

Elle peut naître au-dessous de l'arcade crurale, elle remonte alors le long du bord interne de l'artère fémorale et traverse l'anneau pour rentrer dans l'abdomen.

Elle fait défaut quand l'iliaque se termine au niveau de l'anneau crural et que l'ischiatique la remplace.

Quand elle naît de l'obturatrice et que celle-ci est normale, l'épigastrique est située au bord interne des vaisseaux iliaques externes et gagne la paroi abdominale.

L'obturatrice et l'épigastrique sont normales, mais leurs rameaux anastomotiques sont très-développés, et, suivant que l'une ou l'autre l'emporte par son volume, c'est l'obturatrice ou l'épigastrique qui naît par deux racines.

On a cité deux cas où l'épigastrique naissait directement de l'obturatrice.

L'épigastrique peut naître de l'iliaque par un tronc commun avec l'obturatrice. Ce tronc peut être court (de 4 à 10 mill.) ou long (de 15 à 27 mill.). Dans le premier cas l'épigastrique se dirige en haut et en dedans, l'obturatrice au contraire se porte en bas et en arrière, croise la face postérieure et supérieure de la branche du pubis et gagne le canal sous-pubien, elle se trouve alors aux environs du bord extérieur de l'anneau crural. Quand au contraire le tronc commun d'origine est long, l'obturatrice gagne la face supérieure du ligament de Gimbernat dont elle longe le bord externe, croise la branche du pubis et gagne le canal sous-pubien. Elle se trouve alors au bord interne de l'anneau crural. On comprend aisément de quelle importance sont ces anomalies dans les opérations de hernie crurale. J. Cloquet a trouvé sur 250 cadavres 56 cas où l'obturatrice naissait de l'épigastrique des deux côtés du corps et 28 cas où elle n'en provenait que d'un côté. D'après les chiffres qu'il fournit il semblerait que cette anomalie serait plus fréquente chez la femme que chez l'homme (48-30). Toutes ces anomalies s'expliquent aisément par des inversions de calibre d'anastomoses normales, d'autant plus que chez le fœtus l'épigastrique naît toujours par deux racines l'une de l'iliaque l'autre de l'obturatrice.

L'épigastrique peut donner un petit rameau qui gagne la face postérieure de la symphyse, la longe et au-dessous de cette articulation se recourbe en avant pour devenir la dorsale de la verge ou la clitoridienne ; d'autres fois elle émet la circonflexe iliaque, la tégumenteuse, une circonflexe fémorale, ou encore un rameau surnuméraire qui se dirige en arrière et en haut vers le thorax.

Le *rameau funiculaire* peut manquer et être remplacé par la déférentielle.

Circonflexe iliaque.

Elle peut manquer, ou naître de la crurale soit isolément, soit par un tronc commun avec l'obturatrice. — Elle émet quelquefois une circonflexe fémorale.

Fémorale.

Elle peut être très-faible et est remplacée alors par l'ischiatique. Il n'est pas très-rare de la voir double, soit que l'iliaque externe se bifurque, soit que la fémorale elle-même émette une branche aberrante ; toujours en ce cas le vaisseau surnuméraire est situé au côté interne de la fémorale, et toujours aussi les deux troncs se réunissent de nouveau en un seul à une hauteur variable qui toutefois ne dépasse pas l'anneau des adducteurs.

La fémorale donne quelquefois dans sa partie supérieure, naissance à l'épigastrique, à l'obturatrice, à la circonflexe iliaque, elle fournit plus rarement la dorsale de la verge.

Quand la fémorale est remplacée par l'ischiatique, elle se prolonge d'ordinaire par une artère *saphène interne* qui passe entre le vaste interne et le grand adducteur, traverse l'aponévrose crurale et accompagne la veine saphène jusqu'à la malléole ; cette branche peut se terminer déjà au genou et donner les articulaires internes. — La crurale donne d'autres fois une fémorale profonde accessoire ; des perforantes accessoires, une artère qui accompagne la veine saphène interne.

La *tégumenteuse abdominale* peut naître plus bas que d'habitude et donner alors des rameaux aux muscles de la cuisse.

Les *honteuses externes* peuvent manquer et être remplacées par des rameaux de la fémorale profonde. Une de ces artères peut donner la dorsale de la verge. D'après Dubrueil leurs rameaux terminaux peuvent arriver jusqu'au testicule.

Fémorale profonde.

Elle peut naître plus ou moins haut et de tous les points de la circonférence de la crurale. Quand elle naît à peu de distance de l'anneau crural et au côté externe de la fémorale, les deux artères sont d'abord parallèles, puis la profonde se porte en arrière et en dedans. Elle longe le bord interne de la crurale quand elle naît sur la face interne de cette dernière ; elle est au contraire au devant d'elle quand elle naît sur la face antérieure. On a vu la profonde naître sur la face interne de la crurale en même temps que la circonflexe externe naissait sur la face externe, il se trouvait alors trois troncs artériels placés l'un à côté de l'autre à la partie supérieure de la cuisse.

Très-fréquemment la fémorale profonde est moins développée que dans l'état normal et ne s'étend pas assez loin pour fournir les deux dernières perforantes. D'autres fois et plus rarement, elle est très-développée, longe le côté interne de la veine fémorale et arrive jusqu'à la courte portion du biceps; Hyrtl l'a vue arriver jusqu'au niveau de la poplitée avec laquelle elle s'anastomosait.

Quand la fémorale profonde naît très-haut, elle peut fournir quelquefois l'épigastrique soit isolée, soit par un tronc commun avec l'obturatrice.

Lorsqu'elle naît normalement, elle peut donner d'après Tiedemann la dorsale de la verge, beaucoup plus souvent la tégumenteuse, la circonflexe iliaque, et les honteuses externes. Fréquemment elle fournit des perforantes accessoires.

Circonflexes fémorales.

Tantôt les deux naissent par un tronc commun soit de la crurale, soit de la profonde, d'autres fois elles en naissent isolément. L'origine de ces vaisseaux étant très-variable, leur trajet l'est également. — La circonflexe interne peut donner l'épigastrique. — On a vu l'obturatrice naître de la circonflexe externe.

Poplitée.

Quand la poplitée est la continuation de l'ischiatique, elle peut se trouver placée au côté postérieur de la veine poplitée ; le même fait peut se produire, mais rarement, quand la poplitée est normale. — Elle peut être plus longue ou plus courte que d'habitude. — Dans quelques cas elle se divisait en tibiale antérieure, postérieure et péronière ; d'autres fois en tibiale antérieure et péronière (la tibiale postérieure est alors très faible ou fait même défaut) ; ou encore en tibiale postérieure et péronière, cette dernière fournissant la tibiale antérieure. — On lui a vu donner une tibiale postérieure accessoire ; une artère *saphène externe* qui accompagnait la veine du même nom jusque sur le cuboïde (Hyrtl).

Les *articulaires* peuvent manquer isolément et être remplacées par des vaisseaux accessoires ; les deux articulaires supérieures naissent quelquefois par un tronc commun ; l'articulaire moyenne est souvent remplacée par l'articulaire inférieure interne.

Tibiale antérieure.

Lorsque la poplitée s'est divisée prématurément, la tibiale antérieure naît plus haut que d'habitude, et peut se trouver en arrière du muscle poplité ou entre le muscle et le ligament poplité oblique. Elle peut encore d'après Velpeau accompagner le nerf sciatique poplité externe, contourner la tête du péroné et gagner ainsi la face antérieure de la jambe. On l'a vue encore longer le péroné et ne reprendre sa direction normale qu'au niveau de l'articulation du cou-de-pied. Sur le dos du pied elle présente assez souvent une ou deux courbures et peut devenir assez superficielle. — La tibiale antérieure peut manquer et être remplacée par une branche venue de la tibiale postérieure ; elle est souvent très-grêle et se termine alors dans les muscles ou en s'anastomosant avec la péronière antérieure ou encore avec une branche de la tibiale postérieure qui constituent la pédieuse.

Fano a cité un cas où la péronière antérieure anastomosée avec la terminaison de la tibiale antérieure s'arrêtait aussi au niveau de l'articulation tibio-tarsienne, les artères du dos du pied étaient fournies par un rameau perforant de l'arcade plantaire. — Quand la tibiale antérieure est au contraire très-développée, la tibiale postérieure l'est très-peu et c'est la terminaison de la pédieuse qui forme en tout ou en grande partie l'arcade plantaire.

Dans les cas où la tibiale antérieure naît très-haut, elle fournit les branches de la poplitée et souvent la péronière; elle donne quelquefois un rameau perforant qui vers le milieu de la jambe traverse la membrane interosseuse et longe la face postérieure du tibia.

La *récurrente tibiale antérieure* se dissipe quelquefois en dedans et gagne la tubérosité interne du tibia. Elle fournit d'autres fois un rameau descendant qui chemine entre le long péronier et l'extenseur commun et s'anastomose avec la péronière antérieure.

Les *malléolaires* peuvent manquer, l'externe est alors remplacée par la péronière antérieure, l'interne par la tibiale postérieure. Quand au contraire la malléolaire externe est très-développée, elle remplace la dorsale du tarse.

La *pédieuse* peut être quelquefois sous-cutanée; quand elle continue la péronière antérieure, elle est située plus en dehors que dans l'état normal. D'autres fois elle est très-peu développée et ne dépasse pas les cunéiformes. Dans quelques cas on a vu la tibiale antérieure se diviser sur le dos du pied en un véritable réseau artériel duquel partaient directement les branches intermétatarsiennes dorsales sans qu'il fût possible d'y reconnaître une pédieuse.

La *dorsale du tarse* peut être unique ou multiple, très-souvent elle est très-grêle, d'autres fois elle est au contraire très-développée et envoie un rameau qui contourne le bord externe du pied et arrive à la plante.

La *dorsale du métatarse* peut manquer ou être double, dans le premier cas elle est remplacée par la dorsale du tarse ou par les rameaux perforants de l'arcade plantaire. Elle peut encore former, avec la terminaison de la péronière antérieure, une véritable arcade du dos du pied de laquelle partent les branches du métatarse.

Tibiale postérieure.

Elle peut dans son trajet se rapprocher beaucoup de la péronière. Elle peut n'être que rudimentaire et ne pas dépasser le 1/3 supérieur de la jambe; d'autres fois elle est moins développée que d'habitude et est renforcée par la péronière; dans d'autres cas elle se termine dans la péronière qui elle-même est anastomosée avec la tibiale antérieure. La tibiale postérieure peut encore être plus développée que dans l'état normal et envoyer un rameau anastomotique à la péronière. Cruveilhier l'a vue traverser le ligament interosseux et s'anastomoser avec la tibiale antérieure, d'autres cas elle remplaçait cette dernière au niveau du 1/4 inférieur de la jambe.

La tibiale postérieure donne quelquefois naissance à la tibiale antérieure, plus rarement elle envoie un rameau perforant qui se divise en branche ascendante destinée aux muscles de la région antérieure de la jambe, et en branche descendante qui remplace la tibiale antérieure. La tibiale postérieure peut encore remplacer la péronière dans la partie inférieure de son trajet ou même dans tout son trajet. Elle peut aussi donner une artère *saphène*, qui vers le milieu de la jambe perfore l'aponévrose et suit la veine saphène interne pour s'anastomoser avec la terminaison de la péronière et la pédieuse. On la voit aussi quelquefois émettre un rameau qui passe par le sinus du tarse et qui s'anastomose avec la dorsale du tarse.

La *plantaire interne* est souvent très-petite et se termine déjà au niveau du court fléchisseur du gros orteil, d'autres fois elle est plus forte et avec des branches venues de la plantaire externe, elle constitue une arcade plantaire superficielle qui n'est recouverte que par l'aponévrose et qui donne des rameaux aux deux premiers orteils.

La *plantaire externe* est parfois très-grêle et l'arcade plantaire est alors formée surtout par la terminaison de la pédieuse et par les rameaux perforants de la dorsale du métatarse qui en ce cas sont très-développés.

Péronière.

Les anomalies de cette artère sont des plus fréquentes. Dubrueil l'a vue provenir de la tibiale postérieure au niveau du tiers inférieur de la jambe. D'autres fois elle manque tout à fait et est remplacée par la tibiale postérieure très-développée. Elle peut encore provenir de la tibiale antérieure quand la poplitée se divise prématurément. Tantôt elle est grêle et est remplacée dans sa partie inférieure par la tibiale postérieure, tantôt au contraire, et plus fréquemment, elle est très-développée. Dans ce cas elle peut fournir la tibiale antérieure ou la renforcer, ou encore s'anastomoser avec une tibiale postérieure très-grêle. On comprend donc comment dans certains cas la péronière fournit les plantaires et la pédieuse. Toutes ces anomalies ne sont que des inversions de volume des différentes branches par élargissement d'anastomoses normales. — La péronière émet quelquefois un rameau accessoire qui descend parallèlement à la tibiale postérieure avec laquelle elle s'anastomose.

La *péronière antérieure* peut manquer ou s'anastomoser avec la tibiale antérieure. Quand elle est très-développée, elle peut fournir la malléolaire externe, et la dorsale du tarse. Elle donne souvent la pédieuse, comme déjà nous l'avons dit, dans les cas où la tibiale antérieure fait défaut ou est très-peu développée.

L'*arcade plantaire* peut être fournie en majeure partie par la terminaison de la pédieuse quand la plantaire externe est très-faible. Les différentes artères interosseuses plantaires peuvent se combiner de différentes manières, de telle sorte qu'on en voit assez fréquemment deux naître par un tronc commun très-court.

TROISIÈME SECTION

DES CAPILLAIRES.

Les *Capillaires* établissent la communication entre les extrémités artérielles et veineuses. Ces sont des vaisseaux excessivement étroits, perceptibles seulement au microscope et dont la disposition et le calibre varient suivant les organes. Leurs parois sont extrêmement minces et permettent aux liquides nutritifs ainsi qu'aux produits de décomposition organique de les traverser pour constituer ainsi l'échange des matériaux qui caractérise la nutrition.

On a soulevé il y a quelques années la question de savoir s'il n'existe pas des communications plus directes entre les veines et les artères par des petits vaisseaux beaucoup plus gros que les capillaires. Cl. Bernard [1] a signalé leur existence dans le foie du cheval, Hyrtl a cru pouvoir leur attribuer les battements observés par Wharton Jones dans les veines des ailes de chauves-

[1] Cl. Bernard (*loc. cit.*). — Hyrtl, *The natural history review.* — Sucquet, *D'une circulation dérivative dans les membres et dans la tête chez l'homme*, 1862. — H. Müller, *Würzb. naturwissensch. Zeitschrifft*, III. — Henle, *Jahresbericht* pour 1862.

souris, et Sucquet a décrit de pareils vaisseaux (mesurant en moyenne 0,1 millim.) dans les membres et la tête de l'homme. Mais H. Müller contredit l'opinion de Hyrtl et prouve que les pulsations veineuses des ailes de chauves-souris ne sont nullement isochrones avec les battements artériels, et que les communications entre les veines et les artères admises par Hyrtl ne sont dues en réalité qu'à une erreur d'optique. Henle de son côté attaque les résultats de Sucquet; il pense qu'il faut les attribuer au mode d'injection. Quoi qu'il en soit, c'est là une question à revoir non-seulement à l'aide des injections, mais surtout par le microscope.

La transition entre les artères et les veines se faisant d'une manière insensible, les capillaires ne présentent point de limites précises. On peut donc comme Ch. Robin les distinguer en trois variétés : 1° vaisseaux dont la lumière ne mesure que $0^{mm},005$ formés d'une substance amorphe avec quelques noyaux longitudinaux ; 2° vaisseaux de $0^{mm},03$ de largeur avec quelques noyaux transversaux extérieurs aux noyaux longitudinaux ; 3° vaisseaux de $0^{mm},6$ à $0^{mm},15$ dans lesquels quelques fibres connectives extérieures viennent former un rudiment de tunique adventice. Ces derniers vaisseaux sont en réalité des vaisseaux de transition artériels ou veineux. Pour Morel il ne faut entendre sous le nom de capillaires que les vaisseaux à membrane amorphe dans laquelle sont enchâssés plus ou moins de noyaux suivant que le capillaire est plus ou moins gros. C'est à cette manière de voir que nous nous rattachons. Très-fins dans le poumon, les glandes, la substance grise des centres nerveux ($0^{mm},006$ et au-dessous), ils atteignent jusqu'à $0^{mm},01$ dans le périoste et $0^{m},022$ dans la moelle osseuse.

Les capillaires forment des réseaux dans les mailles desquels sont disposés des îlots de substance. Ces réseaux varient de forme suivant les organes : allongés dans les muscles, ils sont au contraire polygonaux ou arrondis dans les glandes et les poumons. Très-riches dans ces derniers organes, ils sont beaucoup plus lâches dans d'autres. Il est des tissus où on ne rencontre pas de capillaires, les épithéliums, l'épiderme, les ongles, l'émail et l'ivoire des dents, les cartilages d'encroûtement, les parties transparentes du globe de l'œil ; dans d'autres tissus ils sont très-rares, les tendons, les ligaments. On peut dire en général que les organes hématopoétiques et les glandes chargées d'une sécrétion possèdent des capillaires très-nombreux et très-serrés, tandis que les organes qui n'ont pas de fonctions importantes ou qui n'ont qu'une fonction passive en possèdent beaucoup moins.

QUATRIÈME SECTION

DES VEINES.

Préparation. — Le système veineux, en raison de la disposition de ses valvules, ne se prête pas aussi facilement à l'injection que le système artériel, tandis que pour ces derniers vaisseaux on peut assez facilement obtenir une injection générale en faisant pénétrer le liquide par un seul tronc ; il faut toujours, pour remplir les veines, même d'une région limitée, injecter plusieurs branches à la fois. Une excellente précaution consiste à chauffer le sujet dans un bain avant de procéder à l'injection, et surtout à chauffer les tubes avant de s'en servir, car ces derniers devant être d'habitude d'un petit calibre, le liquide se refroidit très-vite en les parcourant.

Avant tout il est nécessaire, quelle que soit la partie que l'on se propose d'injecter, de vider s veines de tout le sang qu'elles peuvent contenir, car ce liquide fait souvent obstacle au assage de la matière solidifiable et, en tout cas, lui enlève une quantité considérable de ca- rique. On obtient ce résultat quand on agit sur le sujet tout entier, en enlevant d'abord une artie du sternum et en ouvrant l'oreillette droite, en mettant alors le sujet dans des positions fférentes telles que le sang vienne affluer vers le cœur et en facilitant cet afflux par des essions convenables. Quand on ne veut obtenir qu'une injection partielle, on agit d'après s mêmes principes, en dirigeant la surface des sections vers la terre et en faisant des fric- ons de haut en bas.

Nous verrons que certaines veines ne contiennent pas de valvules ; on comprend aisément i'il est facile de les injecter comme les artères, en allant du tronc vers les rameaux, ainsi s veines pulmonaires et la veine porte. D'autres ne présentent que peu de valvules ; on peut gir à leur égard de la même manière que pour les précédentes ; il en est ainsi des veines de tête et du cou. On les injecte assez bien par la veine cave supérieure, mais il sera toujours ifficile d'avoir de cette manière une injection complète de ces régions, presque toujours un ertain nombre de branches et de rameaux resteront vides. Cependant il nous est arrivé 'obtenir par ce moyen des injections tout à fait satisfaisantes.

Pour les veines des membres, il faudra de toute nécessité agir des branches vers les troncs, . alors on choisira, sur les extrémités, les veines sous-cutanées, dans lesquelles on fera péné- er des tubes à injection. En raison des anastomoses qui unissent les deux plans veineux, on ourra remplir ainsi tous les vaisseaux du membre. Quant aux veines des orteils et des doigts, ur injection se fait assez facilement des branches vers les rameaux ; ainsi, pour la main on ourra pousser le liquide vers les veines collatérales des doigts à travers la salvatelle et la éphalique du pouce ; pour les orteils, à travers les saphènes, au niveau des malléoles ; il udra, dans ce cas, user d'une assez grande force pour faire pénétrer la matière fluidifiée ins toutefois rompre les vaisseaux.

Nous indiquerons successivement les injections partielles à faire pour l'étude des différen- s veines.

On se sert, pour l'injection des veines, de la même matière que pour l'injection des artères ; ulement, au lieu de la colorer en rouge par du vermillon, on lui donne une belle teinte leue par l'addition de bleu de Prusse finement pulvérisé.

Le mode de préparation des veines est le même que celui que nous avons indiqué pour les tères.

CHAPITRE PREMIER

DES VEINES EN GÉNÉRAL.

Les veines sont des canaux membraneux destinés à conduire aux oreillettes du œur le sang qui revient de la périphérie ; mais d'une part elles ramènent le sang es extrémités, sang qui dans l'intimité de nos tissus a perdu ses qualités nutriti- es ; d'autre part, elles ramènent du poumon le sang que l'artère pulmonaire y vait conduit et qui, au contact de l'oxygène de l'air, a repris ses propriétés pri- nitives. Il y a donc deux systèmes veineux annexés, l'un au cœur droit, le système es veines caves ; l'autre, au cœur gauche, le système des veines pulmonaires. uoique destinées à charrier les unes du sang veineux, les autres du sang artériel, s veines se ressemblent complétement par leur structure et leur disposition gé- érale. La nature n'a pas modifié le canal suivant le contenu : le but étant le même, e canal est resté le même (¹).

Nous avons vu que les artères forment par leurs divisions successives un cône ivergent depuis le cœur ; les veines, au contraire, présentent par leurs branches

(¹) Nous ne nous servirons pas, dans cet article, des mots de *canal à sang rouge* et de *canal sang noir*. Ces dénominations doivent être abandonnées depuis que Cl. Bernard a démontré ue le sang veineux est rouge ou noir, suivant que les organes dont il provient sont à l'état e repos ou d'activité.

un cône convergent à partir des extrémités. La somme des calibres de deux branches d'origine est en effet toujours plus grande que le calibre du tronc formé, d'où résulte un mouvement uniformément accéléré dans ces vaisseaux. Les systèmes veineux et artériel peuvent donc être représentés schématiquement par deux cônes adossés par leur base.

Outre les systèmes veineux général et pulmonaire, nous devons signaler encore un système spécial, dont l'analogue ne se trouve pas dans les artères. Il existe en effet dans l'abdomen des veines se réunissant en un seul tronc, qui, à son tour, se divise de nouveau et se subdivise à l'infini pour jouer en quelque sorte le rôle d'une artère et se continuer avec d'autres veines par des capillaires spéciaux. C'est le système de la veine porte, qui représente ainsi un arbre dont les racines sont dans l'abdomen et les branches au foie.

Pendant longtemps on a cru à la complète indépendance de ces trois sections du système veineux, et on ne connaissait pas les anastomoses qui les réunissent sur quelques points. Il est aujourd'hui démontré que le système veineux pulmonaire, par exemple, présente des communications avec le système général; les veines bronchiques, continuation des artères bronchiques, devraient rapporter au cœur droit le sang de ces dernières, qui devrait retourner au poumon par l'artère pulmonaire; il n'en est rien, les extrémités des bronches sont garnies de veinules qui se portent directement aux lobules du poumon, en s'anastomosant avec les veinules pulmonaires, par l'intermédiaire desquelles le sang oxygéné arrive directement à l'oreillette gauche. Pour la veine porte, il en est de même; Sappey a démontré que les branches accessoires de la veine porte, qui proviennent des parois abdominales, établissent une véritable communication entre les deux systèmes de la veine porte et des veines caves. Cl. Bernard a trouvé chez le cheval une anastomose directe d'une branche de la veine porte avec une branche sus-hépatique dans le sillon du foie ; mais une communication semblable n'a pas encore pu être démontrée chez l'homme. Les anastomoses qui établissent des communications entre les différents systèmes veineux existent, mais elles se font par des vaisseaux très-étroits et très-petits, qui peuvent dans certains cas pathologiques se développer et prendre un accroissement considérable.

Le système artériel est remarquable par la longueur de ses branches principales, surtout de ses troncs, et par la brièveté relative de ses rameaux. C'est ainsi que le tronc aortique présente une grande étendue. Le système veineux, au contraire, se distingue par la longueur de ses rameaux et par la brièveté de ses troncs. La rapidité du sang dans le tronc formé étant en raison directe de la somme des convergences vers ce tronc, il résulte de cette disposition une facilité plus grande au mouvement des liquides vers le cœur. Mais, de plus, l'anatomie nous démontre que dans le système veineux pulmonaire la somme des convergences vers un point déterminé est proportionnellement plus grande que dans le système veineux général; il est donc facile d'en conclure que dans les veines pulmonaires le sang doit avoir un cours plus rapide que dans les veines caves.

La capacité du système veineux est plus grande que celle du système artériel ; il suffit, pour s'en convaincre, d'une simple inspection anatomique. Nous trouvons toujours, en effet, deux plans veineux distincts : l'un superficiel, qui chemine dans le tissu cellulaire sous-cutané ; l'autre sous-aponévrotique et profond, en relation intime avec les troncs artériels ; en outre, dans les membres les artères de moyenne grosseur sont toujours accompagnées de deux veines satellites. Il résulte de ces dispositions que le nombre des veines est bien plus considérable que le nombre des artères, et que la capacité totale du système veineux doit l'emporter sur celle du système artériel, d'autant plus que chaque veine prise isolément est en général plus volumineuse que l'artère correspondante. Ainsi, par exemple, les veines axillaires crurales ont une capacité plus grande que les artères de même nom.

Les veines se continuent directement avec les artères au moyen des capillaires. C'est là leur lieu d'origine. Ce fait est aujourd'hui bien démontré. Les capillaires mêlés à l'intimité de nos tissus donnent naissance à des veinules extrêmement petites, fréquemment anastomosées entre elle, sconstituant ainsi des espèces de plexus, d'où partent des rameaux plus volumineux, qui forment des branches et des troncs veineux. En certains endroits l'on trouve cependant entre les capillaires artériels et veineux une disposition spéciale, en relation sans doute avec le rôle physiologique des organes. Les artérioles viennent s'ouvrir alors dans des espèces de lacs sanguins, où le courant se perd en partie et où la pression diminue considérablement; c'est de ces lacs que partent les origines veineuses. Cette disposition exceptionnelle se rencontre dans les corps caverneux, les sinus utérins, etc.

Nous avons déjà dit que le nombre des veines est plus considérable que celui des artères, et qu'il existe deux plans veineux : l'un *superficiel* et l'autre *profond*. Ces deux plans communiquent fréquemment ensemble et les veines superficielles viennent en définitive s'aboucher dans le plan profond.

Les *veines superficielles* prennent naissance dans les parties tégumentaires ; elles présentent toujours une constance remarquable dans le lieu de leur embouchure et une variété extrême dans leur origine et leur trajet. Ce fait est tellement exact que l'on a été obligé d'admettre en anatomie, pour les veines superficielles de l'avant-bras, une description que l'on considère comme normale, bien qu'elle soit sujette à des variations considérables suivant les individus. Il en est de même pour les deux saphènes, dont le trajet est tellement variable qu'il est difficile de rencontrer deux sujets qui se ressemblent de tous points sous ce rapport. Mais, par contre, les points d'embouchure des veines céphalique et basilique, ainsi que ceux des deux saphènes, sont constants. Les veines superficielles cheminent dans le tissu cellulaire sous-cutané, qui est extrêmement lâche, d'où résulte la difficulté que l'on éprouve pour les fixer dans la saignée et éviter qu'elles ne roulent sous les doigts.

Les *veines profondes* accompagnent les artères dans leur distribution. Elles les suivent branche à branche, rameau à rameau ; la description des vaisseaux artériels fait donc connaître parfaitement le trajet de leurs veines satellites. Aux membres ces dernières sont toujours au nombre de deux pour chaque artère et sont alors situées aux deux côtés de ce vaisseau, qu'elles enlacent de leurs branches anastomotiques. Au tronc, au contraire, et à la tête le vaisseau artériel n'est accompagné que d'une seule veine ; nous avons cherché souvent à nous rendre compte de la raison de cette différence, sans arriver, nous l'avouons, à nous l'expliquer d'une manière satisfaisante.

A l'origine des membres, les deux plans veineux, superficiel et profond, se réunissent et ne forment plus qu'un seul tronc. Cette disposition a beaucoup effrayé nombre de chirurgiens, surtout Gensoul, qui proposa la ligature simultanée de l'artère et de la veine dans les cas de blessure de cette dernière au pli de l'aine. Les recherches anatomiques ont démontré que cette opinion repose sur des données fausses, et qu'il existe à la racine des membres des anastomoses qui permettent le retour du sang dans les veines situées au-dessus ; pour le membre inférieur par les veines honteuses et ischiatiques, par exemple. Au membre supérieur la communication est plus évidente encore : il existe un tronc veineux constant, anastomotique entre la veine céphalique et la sous-clavière.

La différence du nombre des veines et des artères se remarque jusqu'à leur terminaison en gros troncs ; c'est ainsi que l'artère pulmonaire ne présente que deux branches de bifurcation, tandis que les veines pulmonaires sont au nombre de quatre ; l'aorte est unique, mais il existe deux veines caves. L'on remarque également une différence entre les districts de distribution de ces derniers vaisseaux veineux et de l'aorte. Ainsi, à l'aorte ascendante appartiennent le cou, la tête et les membres supérieurs; à la veine cave supérieure appartiennent de plus les parois du tronc et les sinus rachidiens ; à l'aorte descendante, toute la partie inférieure du corps à partir d'un plan transversal passant au niveau de la deuxième ou de la troisième côte ; la veine cave inférieure, au contraire, ne répond qu'aux extrémités inférieures et à la paroi abdominale antérieure, à partir de l'appendice xyphoïde (il est bien entendu que nous faisons abstraction de la veine porte et des veines sus-hépatiques, qui se jettent sans doute dans la veine cave inférieure, mais qui forment réellement un système spécial). Nous avons dit que la veine cave supérieure reçoit le sang des parois latérales du tronc et des sinus rachidiens, mais ce n'est pas directement, c'est par l'intermédiaire d'un petit système veineux accessoire, les veines azygos, dont l'analogue n'existe pas dans le système artériel. Ces veines établissent une communication entre les deux veines caves et peuvent, en outre, être considérées comme un déversoir spécial destiné à régulariser le cours du sang pendant les modifications de pression que ce liquide subit dans leur intérieur durant les mouvements d'inspiration et d'expiration. Les veines azygos sont, de plus, appelées à jouer un rôle dans l'égalité de pression à laquelle doivent être soumis les centres nerveux ; le mouvement du sang dans leur intérieur est en relation avec celui du liquide céphalo-rachidien.

Les veines caves doivent se rendre à l'oreillette droite du cœur. Elles tendent donc à se rapprocher du côté droit de la colonne vertébrale ; c'est ce que l'on remarque surtout pour la veine cave inférieure. L'on peut donc, d'une manière un peu schématique, admettre qu'au tronc les grosses veines longent le côté droit du rachis, tandis que l'aorte en longe le côté gauche.

Les veines sont moins flexueuses que les artères, sans que cependant elles présentent la direction rectiligne des nerfs. Cette proposition ne doit pas être prise dans un sens aussi absolu qu'on l'a dit. Il n'est pas rare en effet de trouver des artères moins flexueuses que les veines correspondantes ; mais chaque fois qu'une artère présente des inflexions nombreuses, les veines qui l'accompagnent marchent en ligne plus droite. Ainsi, les artères qui vont au cerveau offrent une disposition flexueuse très-remarquable, qui a pour but d'éviter aux centres nerveux, d'une structure si délicate, les chocs incessants auxquels les soumettrait l'impulsion vive de chaque battement cardiaque ; les veines, au contraire, reviennent du cerveau en ligne si directe que, suivant les expressions de Sappey, le sang veineux « semble tomber des hauteurs de l'encéphale dans l'oreillette droite conformément aux lois de la pesanteur, c'est-à-dire presque verticalement. » Les canaux veineux étant moins sinueux que les canaux artériels, il en résulte une différence de longueur dans les deux systèmes, différence qui favorise le retour du sang vers le cœur par la diminution du trajet à parcourir et des frottements à surmonter.

La forme des veines est cylindrique, mais n'est pas aussi régulière que celle des artères ; on les voit en effet dilatées en certains points et comme rétrécies en d'autres, ce qui leur donne un aspect noueux ; elles ne sont donc cylindriques que dans l'espace compris entre deux nœuds. Dans les injections cadavériques, on est obligé de déployer une grande force pour faire pénétrer le liquide, et la forme noueuse des veines apparaît alors manifestement, mais elle est exagérée en raison même de la distension du vaisseau. Cette apparence des veines est due à la présence de valvules dans leur intérieur ; aussi comme il n'en existe pas dans les systèmes veineux abdominal et pulmonaire, n'y rencontre-t-on pas cette forme spéciale au système veineux général. Est-ce à cette disposition qu'est due l'origine des varices ? Nous ne le pensons pas, et nous trouverons dans la structure intime de ces vaisseaux une cause probablement plus efficiente.

Les parois des veines sont toujours d'une couleur bleuâtre, due au sang qu'elles contiennent ; aussi chez les personnes dont la peau est fine et transparente, peut-on suivre leur trajet à travers les téguments. Sur le cadavre, les veines sont d'une couleur bien plus foncée et sont distendues par le sang ; dès que la putréfaction commence, on les voit former sous la peau des lignes noirâtres ou violacées.

Nous avons dit que chaque fois qu'une artère est accompagnée de deux veines profondes satellites, elle se trouve placée entre ces deux dernières ; mais à la racine des membres ou dans leur segment supérieur il n'existe plus qu'un seul tronc veineux, qui accompagne l'artère correspondante ; il importe donc au chirurgien de connaître exactement les rapports de ces deux vaisseaux. On a cherché une loi générale qui répondît d'une manière exacte à tous les cas et qui exprimât ces rapports en peu de mots. Les formules proposées par Serres et par Malgaigne se trouvent entachées d'inexactitude, bien que ce dernier anatomiste conseille de n'envisager les rapports des veines de la moitié supérieure du tronc que dans la position où les bras seraient élevés au-dessus de la tête et parallèlement au cou ; les vaisseaux prendraient alors, d'après lui, leur position véritable. La loi des rapports des veines avec les artères reste donc encore à trouver, et nous ne pensons même pas qu'on puisse jamais la formuler. Quoi qu'il en soit, l'on peut dire cependant d'une manière générale que les veines sont plus superficielles que les artères.

Outre les veines sous-cutanées, il en est d'autres encore qui ne suivent pas le trajet des artères correspondantes et qui méritent une mention spéciale, comme les sinus de la dure-mère, la veine ophthalmique, etc.

Les veines sont partout en rapport avec le tissu cellulaire ambiant ; nous avons déjà signalé la grande mobilité que présentent les veines superficielles, mobilité qui est due à leurs rapports avec ce tissu dans lequel elles cheminent. Les veines profondes sont en général contenues dans une gaîne commune avec l'artère, et sont souvent soudées à cette dernière par le tissu connectif ambiant, d'où résulte une grande difficulté à les isoler dans certaines ligatures. Quand nous parlerons de la structure des veines, nous rappellerons cette disposition à propos de leur tunique externe ou adventice.

Les veines, comme les artères, reçoivent des branches nerveuses venues du grand sympathique, et des filets d'origine médullaire. Ce sont leurs nerfs vaso-moteurs ; moins nombreux que dans les artères, ces nerfs doivent être en rapport avec les éléments contractiles des différentes tuniques veineuses.

Les rapports des veines profondes avec les nerfs sont moins intimes que ceux qu'elles affectent avec les artères ; souvent, en effet, les nerfs ne passent pas par la même gaîne que les vaisseaux et en sont séparés par un plan aponévrotique ou par une plus ou moins grande épaisseur de fibres musculaires. L'on peut dire, d'une manière générale, que les nerfs sont plus superficiels encore que les veines ; aussi, lorsque l'on va à la recherche d'une artère, on trouve d'ordinaire, en allant de la superficie à la profondeur, d'abord le nerf, puis la veine et enfin l'artère.

Les veines profondes sont en rapport avec les troncs lymphatiques, qui les entourent, les enlacent de leurs nombreuses anastomoses et leur forment une espèce de gaîne lymphatique, remarquable surtout autour des veines sous-clavière, jugulaire interne et iliaques.

Les veines superficielles sont également en rapport avec les lymphatiques et avec les nerfs superficiels ou cutanés. Les vaisseaux blancs passent tantôt au-dessus et tantôt au-dessous d'elles ; les nerfs s'en rapprochent d'autant plus qu'ils sont plus volumineux. Mais, nous l'avons déjà dit, les veines superficielles présentent des irrégularités considérables dans leur trajet, les nerfs, au contraire, sont toujours fort réguliers dans leur distribution ; les rapports de ces différents organes sont donc peu constants.

Aux membres, les veines profondes affectent avec les aponévroses les mêmes rapports que les artères ; mais au voisinage du thorax et au cou elles se comportent d'une manière toute différente. Elles s'accolent aux plans aponévrotiques d'une manière indissoluble et sont fixées ainsi, d'une part dans leur position et d'autre part dans leur calibre, c'est-à-dire qu'elles restent béantes après leur section. Ce fait se reproduit encore dans l'intimité de certains organes, du foie par exemple, dans lequel les feuillets fibreux entourent et maintiennent la veine cave inférieure et les veines sus-hépatiques. Au thorax et au cou, cette adhérence de la veine au tissu fibreux a un but spécial. Quand la poitrine se dilate dans l'inspiration, il se produit un appel d'air dans le poumon, en raison de l'inégalité de pression, de même que dans un soufflet que l'on ouvre, mais en même temps et pour la même cause il y a appel de sang vers les oreillettes; si les veines avoisinantes eussent été molles et dépressibles, leurs parois se seraient appliquées l'une à l'autre sous l'influence de l'excès de pression extérieure, et le sang n'eût pu arriver au cœur; par leur adhérence aux lames fibreuses, les parois veineuses sont maintenues béantes, et cet afflux se trouve au contraire facilité. Mais d'autre part, en raison même de cette disposition, il peut survenir, lorsque les veines sont ouvertes au moment de l'inspiration, un accident des plus graves, redouté à juste titre par les chirurgiens : c'est l'introduction de l'air dans les veines.

Les os contiennent tous des veines volumineuses par rapport aux artères qui les accompagnent. Certains os, les vertèbres et les os du crâne, présentent, dans leur épaisseur, des canaux ramifiés largement anastomosés les uns avec les autres, qui renferment du sang veineux. La structure de ces veines osseuses diffère de celle des autres veines du corps, ainsi que nous le verrons bientôt.

Les veines s'anastomosent très-souvent entre elles et, comme on l'a fait remarquer, elles diffèrent beaucoup sous ce rapport des vaisseaux artériels; car, tandis que ces derniers ne communiquent en général que par les rameaux, les veines au contraire s'anastomosent par leurs branches et même par leurs troncs.

Les *anastomoses en arcade* sont les analogues de celles décrites pour les artères; comme celles-ci, on les trouve surtout dans l'abdomen. Les veines coliques, branches d'origine des veines mésaraïques, forment des arcades remarquables et identiques à celles des artères coliques.

Dans les *anastomoses par convergence* deux troncs ou deux branches se réunissent ensemble pour en constituer un troisième unique; rares dans le système artériel, ces anastomoses sont excessivement fréquentes dans le système veineux. Toutes les innombrables veinules et veines du corps se réunissent pour aboutir à deux troncs, les veines caves; la multiplicité des anastomoses par convergence est donc une véritable condition d'origine du système veineux.

Les *anastomoses par communication transversale* ou *oblique* sont aussi très-fréquentes dans le système veineux. C'est par ce moyen que les veines superficielles communiquent avec les veines profondes; c'est encore ainsi que les veines superficielles communiquent souvent entre elles. Quand deux veines satellites accompagnent une artère, on les voit toujours s'envoyer par-dessus ou par-dessous cette dernière un grand nombre de branches anastomotiques transversales ou obliques. Cette disposition est assez souvent une difficulté pour isoler l'artère dans la ligature.

Lorsque deux troncs veineux s'unissent par une branche qui leur est plus ou moins parallèle, on dit qu'ils sont anastomosés par *communication longitudinale*; ce sont des voies collatérales faciles pour la circulation veineuse, quand un obstacle quelconque vient oblitérer l'un des deux troncs principaux. La veine azygos en est un exemple frappant : elle fait communiquer les deux veines caves et peut, dans des cas où la veine cave inférieure est oblitérée, ramener le sang à la veine cave supérieure et par suite à l'oreillette droite. Une autre variété de *communication longitudinale* est celle dans laquelle un tronc émet une branche qui lui reste plus ou moins parallèle et qui vient s'ouvrir dans le même tronc, à quelque distance au-dessus de son point d'origine. Les veines saphènes offrent souvent ce genre d'anastomoses.

Toutes ces variétés d'anastomoses peuvent se combiner entre elles et former alors des *anastomoses mixtes* ou *composées*. Quand elles sont réunies sur un petit espace, elles constituent des *plexus* quelquefois inextricables, dont la disposition est remarquable. C'est un assemblage de veinules formées par deux ou trois troncs qui se séparent, s'anastomosent, se divisent de mille manières et finissent par reconstituer soit une, soit plusieurs branches. On trouve toujours ces plexus dans les endroits où la circulation éprouve une gêne considérable ; ainsi les plexus vésicaux et hémorrhoïdaux sont dus à la difficulté qu'éprouve le cours du sang pendant les alternatives de dilatation et de vacuité de la vessie et du rectum. Les plexus sont des réservoirs à branches multiples destinés à loger le liquide sanguin pendant tout le temps que dure l'obstacle à la circulation de retour.

Structure. — 1° *Parois.* — Les parois veineuses sont minces, demi-transparentes et très-dilatables ; elles se composent, comme les artères, de trois tuniques différentes, que l'on distingue par les noms d'*interne*, de *moyenne* et d'*externe*.

1° La tunique interne, moins épaisse que celle des artères, se compose d'une couche d'éléments épithéliaux coniques, identiques à ceux des artères, au-dessous de laquelle se trouvent des lames striées à noyaux allongés, qui disparaissent dans les grosses veines. Ces lames reposent sur une couche de fibres élastiques longitudinales. Quand la tunique interne des veines vient à augmenter de volume, cette augmentation est due aux lames striées qui s'épaississent.

2° La tunique moyenne, d'ordinaire assez mince, est proportionnellement plus épaisse dans les veines de 0ᵐ,002 à 0ᵐ,009 de diamètre que dans les plus volumineuses. Dans quelques veines elle augmente encore d'épaisseur (veines sus-hépatiques) ; dans d'autres, au contraire, elle fait presque défaut. Elle est gris rougeâtre, jamais jaune et contient plus de tissu connectif et moins de fibres élastiques et musculaires que les artères. La proportion entre ces éléments varie beaucoup ; ainsi dans la veine splénique on en trouve une grande quantité, tandis qu'ils manquent tout à fait dans les veines caves.

3° La tunique externe ou adventice est la plus considérable et augmente de volume avec le calibre des veines. Dans les grosses veines et dans celles qui mesurent jusqu'à 0ᵐ,005 ou 0ᵐ,006 de diamètre, cette tunique contient dans sa partie interne, celle qui est en contact avec la tunique moyenne, des fibres musculaires lisses à direction longitudinale. Entre les faisceaux que forment ces fibres l'on trouve du tissu élastique. La partie la plus extérieure de la tunique externe est formée par du tissu connectif plus ou moins condensé, qui se continue avec le tissu cellulaire ambiant. Dans les veines porte et rénale, les fibres musculaires occupent presque toute l'épaisseur de la tunique externe.

Dans les veines de l'utérus gravide, toutes les tuniques renferment des fibres musculaires.

Les veines les plus petites, ne mesurant pas plus de 0ᵐ,0005 de diamètre, ne sont formées que de tissu connectif disposé en deux lames : l'une externe épaisse, l'autre moyenne tapissée d'un épithélium ; quand elles diminuent encore de volume, l'on n'y trouve plus que la tunique connective moyenne, qui semble se continuer avec la membrane des capillaires.

Les veines cérébrales et celles de la pie-mère ne présentent jamais de fibres musculaires.

Les sinus de la dure-mère sont formés d'un dédoublement de cette membrane fibreuse recouverte de quelques fibres élastiques, sur lesquelles repose un épithélium pavimenteux. Pour les canaux veineux du diploé des os du crâne, la structure est analogue ; ils sont creusés dans la substance osseuse, qui est tapissée par une lame mince de tissu connectif et élastique, recouverte d'une couche épithéliale.

2° *Valvules.* — Les veines présentent dans leur intérieur de véritables soupapes membraneuses, des *valvules*, destinées à faciliter la progression du sang dans ces vaisseaux. Nous avons dit plus haut que les veines présentent des nodosités en certains points; ces renflements correspondent exactement au point où s'insèrent les valvules sur la face interne du vaisseau.

Les valvules sont de forme parabolique et présentent deux faces et deux bords.

L'une des faces est, dans l'état d'abaissement de la valvule, dirigée vers l'oreillette, et dans l'état d'élévation appliquée plus ou moins exactement contre les parois du vaisseau. La face opposée, dans le premier cas, regarde vers les extrémités, et, dans le second, vers l'axe de la veine.

L'un des bords est libre dans l'intérieur du vaisseau et l'autre est inséré sur ses parois.

Les valvules sont très-variables quant à leur association. Ainsi, tantôt on n'en trouve qu'une seule, qui n'oblitère le vaisseau que très-incomplétement; elles sont dans ce cas disposées dans l'intérieur de la veine de façon à alterner par leur insertion sur des parois opposées. D'autres fois les valvules sont associées par paires; quelquefois on en trouve trois, disposées comme les valvules sigmoïdes, moins les nodules de Morgagni.

Leur nombre varie également beaucoup; ainsi dans certaines veines elles sont très-nombreuses et petites; dans d'autres elles sont plus rares, mais larges, et enfin d'autres fois elles font complétement défaut. Les veines musculaires et profondes des membres, surtout des membres inférieurs, en présentent une grande quantité. Dans les veines superficielles du membre supérieur on en trouve moins, et enfin dans les veines caves, les veines pulmonaires, la veine porte, les branches anastomotiques entre les plans superficiel et profond, on n'en trouve aucune. L'on peut établir d'une manière générale que partout où le sang circule contre les lois de la pesanteur, le nombre des valvules augmente. Chez certains sujets on peut, après la mort, injecter les branches veineuses par les troncs, ce qui a fait croire que les valvules n'oblitèrent pas exactement la lumière du vaisseau et qu'elles sont insuffisantes. Bichat a donné une judicieuse explication de ce fait. Quand les veines sont gorgées de sang et par conséquent dilatées, les valvules deviennent insuffisantes en raison même de l'exagération du calibre des veines; aussi, comme l'a dit ce grand homme, si l'animal meurt d'hémorrhagie, les valvules paraissent trop larges, et insuffisantes s'il meurt d'asphyxie.

Les valvules ont pour usages de s'opposer à toute marche rétrograde du sang vers les extrémités; aussitôt qu'un mouvement de ce genre vient à se produire, elles tendent, par leur disposition même, à s'abaisser et à ne lui permettre de s'accomplir que dans l'espace compris entre deux valvules. C'est par l'observation attentive de leur forme et de leur disposition que Harvey parvint à comprendre leur usage et par suite à découvrir le grand phénomène de la circulation!

Les valvules sont formées par un prolongement de la tunique interne avec son épithélium, et de la tunique moyenne. Jusqu'ici la présence des fibres musculaires dans les valvules ne paraît pas démontrée.

3° *Anneau.* — Auprès de leur entrée dans les oreillettes, les grosses veines sont entourées d'un véritable anneau de fibres musculaires striées, qui ne sont qu'une dépendance de celles que nous avons trouvées dans le cœur et qui, comme celles-ci, sont fines, anastomosées entre elles et munies d'un sarcolemme excessivement mince. Les *vasa vasorum* sont très-nombreux dans les veines et entourent leurs parois d'un lacis remarquable.

CHAPITRE II

DES VEINES EN PARTICULIER.

Les veines satellites des artères présentant les mêmes trajets que ces dernières; nous ne ferons que les mentionner ou indiquer en quoi elles diffèrent du vaisseau qu'elles accompagnent, sans insister davantage sur leur description.

ARTICLE I. — VEINES PULMONAIRES.

Préparation. — Extraire avec précaution le cœur et les poumons de la cage thoracique, les faire chauffer dans un bain de 50 à 60° centigrades. Ouvrir l'oreillette gauche, introduire dans chaque veine pulmonaire un tube à injection et pousser la matière solidifiable. On peut encore ouvrir le ventricule, garnir d'un liége le pourtour d'une grosse canule et la faire pénétrer dans l'oreillette par l'orifice auriculo-ventriculaire ; le liquide remplit alors cette dernière cavité et pénètre dans les quatre veines pulmonaires à la fois. Ce dernier moyen est peut-être plus expéditif, mais donne des résultats moins certains.

Au nombre de quatre, deux pour chaque poumon, les *veines pulmonaires* amènent à l'oreillette gauche le sang qui s'est oxygéné au contact de l'air. Leurs ramuscules forment pour chaque lobe pulmonaire un tronc principal, il devrait donc y avoir cinq veines, trois pour le poumon droit et deux pour le poumon gauche, mais celles du lobe supérieur et du lobe moyen du premier se réunissent vers la racine du poumon pour constituer la veine pulmonaire droite supérieure. Il n'est pas rare de voir d'autres associations de ces vaisseaux, de telle façon qu'au lieu de quatre il n'y a que trois, moins souvent deux ouvertures dans l'oreillette gauche.

La disposition et les rapports des veines pulmonaires seront décrits dans la splanchnologie, nous ne nous occuperons donc ici que de leur trajet depuis la racine du poumon jusqu'à l'oreillette. Dans cet espace les veines, les artères et les deux divisions des bronches sont accolées de telle façon que, les veines étant en avant et les bronches en arrière, les branches de l'artère pulmonaire se trouvent au milieu.

Les veines pulmonaires inférieures sont à peu près horizontales, les supérieures, au contraire, sont obliques de haut en bas et de dehors en dedans; les bronches étant obliques de haut en bas, ce ne sont en réalité que ces dernières qui sont en rapport immédiat avec elles. Arrivées au niveau du péricarde, ces veines en reçoivent une demi-gaîne qui les entoure en avant, la veine cave supérieure croise perpendiculairement en avant les veines pulmonaires droites, tandis que celles du côté gauche sont croisées de la même manière par l'artère pulmonaire (Fig. 125 et 136).

ARTICLE II. — VEINES CORONAIRES OU CARDIAQUES.

Préparation. — Sortir le cœur de la poitrine avec l'origine des gros vaisseaux, lier les veines caves à leur ouverture dans l'oreillette droite, ouvrir le ventricule, placer un tube garni de liége dans l'orifice auriculo-ventriculaire et faire pénétrer la matière à injection. On remplira ainsi les veines de Galien et quelquefois la grande veine coronaire par suite de l'insuffisance de la valvule de Thébésius après la mort. Si cette dernière veine ne se trouvait pas injectée, il faudrait après le refroidissement débarrasser l'oreillette de la matière solidifiée, chercher l'orifice de ce vaisseau, y placer une canule après avoir forcé la valvule, et injecter.

La *grande veine coronaire* ramène à l'oreillette la plus grande partie du sang que les deux artères cardiaques ont fourni aux parois du cœur. Ses rameaux et ses branches suivent le trajet des divisions artérielles; elle longe le sillon ventriculaire antérieur, depuis la pointe jusqu'au sillon interauriculoventriculaire, s'infléchit alors de droite à gauche, contourne ce sillon en recevant les veinules de l'oreillette, et arrive à la face postérieure du cœur. Les veinules de cette face viennent s'y aboucher, tant celles des ventricules que celles des oreillettes, et elle vient enfin s'ouvrir dans l'oreillette droite, non loin de la cloison interauriculaire et du sillon interauriculo-ventriculaire.

D'autres branches, appelées *petites veines cardiaques*, *veines cardiaques accessoires*, *veines de Galien*, partent de la partie latérale du ventricule droit, surtout de son bord, et s'ouvrent directement dans l'oreillette à sa partie antérieure et inférieure.

Toutes les veines cardiaques sont dépourvues de valvules dans leurs branches et leurs rameaux.

Pour la circulation veineuse des oreillettes voyez le chapitre *Cœur*.

ARTICLE III. — VEINE CAVE SUPÉRIEURE.

La *veine cave supérieure*, un peu moins volumineuse que la veine cave inférieure, s'étend depuis le cartilage de la première côte jusqu'à la face supérieure de l'oreillette droite. Elle mesure environ $0^m,05$ de longueur.

Formée par la réunion des deux troncs veineux brachio-céphaliques, cette veine descend derrière le bord droit du sternum et répond successivement : en avant, aux vestiges du thymus et au tissu adipeux qui la séparent du sternum, au péricarde qui lui forme une demi-gaîne antérieure; en dehors, à la plèvre et plus bas au péricarde; en dedans, à l'aorte; en arrière, à la trachée et à sa bifurcation, et, plus bas, aux veines pulmonaires droites et à la branche correspondante de l'artère pulmonaire.

Le nerf phrénique du côté droit longe le côté externe de la veine cave supérieure (Fig. 125, 126 et 133).

Au moment où cette veine se met en rapport avec le péricarde, elle reçoit la veine azygos, qui passe par-dessus la bronche droite pour venir s'ouvrir dans son intérieur (Fig. 126). On voit aussi quelquefois la veine thyroïdienne supérieure droite, les veines péricardiques, médiastines et thymiques du même côté s'ouvrir dans la veine cave tout auprès de son origine.

Troncs veineux brachio-céphaliques.

Tandis qu'il n'existe qu'un tronc artériel brachio-céphalique, le système veineux en présente deux, l'un pour le côté droit, l'autre pour le côté gauche. Ils naissent à peu de distance en dehors de l'extrémité interne de la clavicule et vont se réunir pour former la veine cave supérieure. Ce dernier vaisseau étant, ainsi que nous l'avons dit, situé le long du bord droit du sternum, le tronc brachio-céphalique gauche doit présenter une longueur, une direction et des rapports différents de celui du côté droit.

Ce dernier est plus court et plus vertical, celui du côté gauche se rapproche au contraire de la direction horizontale et est par suite à peu près perpendiculaire à la veine cave (Fig. 161, 2, 10).

Les rapports les plus importants des veines brachio-céphaliques sont avec les vaisseaux artériels. Celle du côté droit est située en avant et un peu en dehors du tronc artériel brachio-céphalique, elle lui est sensiblement parallèle. Celle du côté gauche passe en avant de la partie la plus élevée de la crosse de l'aorte et de l'origine des trois vaisseaux qui en partent. En avant,

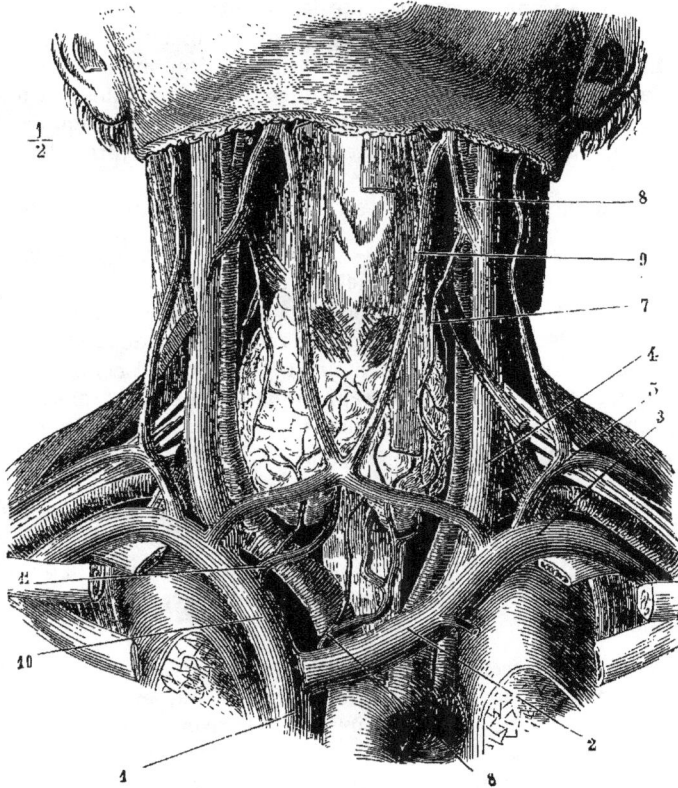

Fig. 161. — *Troncs veineux brachio-céphaliques* (*).

elles répondent toutes deux à la clavicule, à l'articulation sterno-claviculaire correspondante et au muscle sterno-thyroïdien; celle du côté gauche est en rapport avec la face postérieure du sternum, avec les vestiges du thymus et avec des ganglions lymphatiques nombreux.

Les troncs veineux brachio-céphaliques sont formés par la réunion angulaire des veines jugulaires internes et sous-clavières (Fig. 161, 3, 4).

Ils reçoivent dans leur trajet :

1° La *veine jugulaire postérieure*, que nous décrirons plus loin.

(*) 1) Veine cave supérieure. — 2) Tronc veineux brachio-céphalique gauche. — 3) Veine sous-clavière gauche. — 4) Veine jugulaire interne gauche. — 5) Veine jugulaire externe gauche. — 6) Veine thyroïdienne inférieure gauche. — 7) Veine thyroïdienne supérieure gauche. — 8) Veine faciale gauche. — 9) Anastomose remarquable sur ce sujet et formant une variété de veine jugulaire antérieure. — 10) Tronc veineux brachio-céphalique droit. — 11) Veine thyroïdienne inférieure droite.

2° La *veine vertébrale*, qui, ainsi que l'artère de ce nom, est logée dans le canal des apophyses transverses des vertèbres cervicales. Cette veine ne ramène pas le sang de la partie crânienne de l'artère vertébrale, mais seulement celui de sa partie cervicale. Tandis que l'artère ne pénètre dans son canal ostéo-musculaire qu'au niveau de la sixième et même de la cinquième vertèbre cervicale, la veine parcourt toute la longueur de ce conduit et se porte ensuite un peu en avant pour s'ouvrir dans le tronc veineux brachiocéphalique, immédiatement en arrière de l'angle de réunion de la jugulaire interne avec la sous-clavière. Outre les veinules correspondantes aux branches cervicales de l'artère vertébrale, la veine de ce nom reçoit encore les veines *cervicale ascendante* et *cervicale profonde* qui sont satellites de leurs artères.

L'embouchure de la veine vertébrale est toujours munie d'une valvule.

3° La *veine thyroïdienne inférieure*. — Quelquefois double pour chaque côté, cette veine ne répond pas au trajet de l'artère du même nom. Elle chemine en avant de la trachée et des gros vaisseaux artériels et vient s'aboucher, celle du côté droit, à l'angle de réunion des deux troncs veineux brachio-céphaliques ou même dans la veine cave ; celle du côté gauche dans le tronc veineux brachio-céphalique gauche. (On remarquera que, chez le sujet qui a servi pour le dessin de la Fig. 161, la disposition est inverse à la description que nous donnons ici, c'est une anomalie assez fréquente.)

Les veines thyroïdiennes inférieures sont comprises dans une lame de l'aponévrose cervicale, qui les sépare des muscles sous-hyoïdiens. Elles proviennent du corps thyroïde et forment d'ordinaire à la partie inférieure de cette glande au devant de la trachée un plexus très-irrégulier, fort gênant pour la trachéotomie.

4° *Veine mammaire interne*. — L'artère mammaire interne est accompagnée de deux veines qui, un peu avant leur terminaison, se réunissent en un seul tronc. Celle du côté gauche s'ouvre dans le tronc veineux brachiocéphalique gauche ; celle du côté droit, au contraire, dans l'angle de réunion des deux troncs brachio-céphaliques et même quelquefois dans la veine cave supérieure.

5° *Veine diaphragmatique supérieure*. — Au lieu de s'ouvrir dans la veine mammaire interne, ces veines, doubles pour chaque artère, viennent s'aboucher, celles du côté droit dans l'angle de réunion des deux troncs brachiocéphaliques ou dans la veine cave descendante ; celle du côté gauche dans le tronc brachio-céphalique correspondant.

6° Les *veines thymiques, péricardiques* et *médiastines* sont très-grêles et forment des groupes séparés, qui, de même que les précédentes, s'ouvrent, celles du côté droit dans l'angle de réunion des deux troncs brachio-céphaliques ou dans la veine cave ; celles du côté gauche dans le tronc brachio-céphalique gauche.

C'est au point de jonction des veines sous-clavière et jugulaire interne gauches, c'est-à-dire à l'origine du tronc brachio-céphalique de ce côté que vient s'ouvrir le *canal thoracique*.

§ Ier. — **Veines du membre supérieur.**

I. VEINES SUPERFICIELLES.

Préparation. — On les injecte par la salvatelle et la céphalique du pouce. Les veines profondes se remplissent par les anastomoses. On prépare les superficielles en enlevant avec ménagement la peau et le tissu cellulaire sous-cutané, les profondes comme les artères correspondantes.

Les artères des doigts et de la main sont plus développées à la face palmaire qu'à la face dorsale, les veines, au contraire, présentent une disposition inverse.

Les veines collatérales des doigts forment sur le dos de ces appendices un réseau assez remarquable, qui communique avec celles de la face palmaire au niveau de chaque articulation phalangienne. A l'extrémité de chaque espace interdigital, la collatérale externe d'un doigt se réunit à la collatérale interne du doigt voisin. Elles forment ainsi cinq branches, qui, sur le dos du métacarpe, constituent une espèce d'arcade, de laquelle partent des branches qui s'abouchent, les plus externes dans la *veine dorsale* ou *céphalique du pouce*, les plus internes dans la *veine salvatelle* venue du petit doigt.

Tous ces vaisseaux, joints aux veinules sous-cutanées de la paume de la main et de la face antérieure du poignet, viennent, à la partie inférieure de l'avant-bras, constituer plusieurs branches, dont l'une antérieure, *veine médiane*, est formée par les veinules de la face antérieure du poignet et de la région palmaire de la main, dont d'autres externes, *veines radiales*, continuent la *céphalique du pouce*, et dont les internes, *veines cubitales*, proviennent de la *salvatelle* et des veines internes du dos de la main.

Veine médiane. — Elle est quelquefois double ou triple, et chemine dans la couche sous-cutanée de la face antérieure de l'avant-bras, dont elle occupe à peu près la partie moyenne. Arrivée auprès du pli du coude, elle se divise en deux branches obliques, qui communiquent, l'interne avec la veine basilique, *médiane basilique*, l'externe avec la céphalique, *médiane céphalique*. Au moment de sa bifurcation, la veine médiane reçoit constamment une branche anastomotique qui lui vient directement des veines profondes.

Veines radiales. — Au nombre de deux ou trois, elles longent le bord externe de l'avant-bras. On les a quelquefois divisées en radiales antérieures et radiales postérieures, mais cette distinction n'a aucune utilité, car elles communiquent constamment entre elles et sont successivement irrégulières quant à leur direction. Ces veines continuent la céphalique du pouce et se réunissent d'habitude en un seul tronc un peu au-dessous du pli du coude; ce tronc reçoit, au niveau de l'articulation, la branche externe de bifurcation de la médiane et constitue alors la *veine céphalique*.

Veines cubitales. — Toujours multiples à la partie inférieure de l'avant-bras, les veines cubitales se réunissent bientôt en un seul tronc, qui longe le côté interne de l'avant-bras. Elles tirent leur origine du réseau dorsal du métacarpe et de la veine salvatelle.

Le tronc formé par leur réunion s'incline un peu en avant et en dedans, et arrive au pli du coude, où il reçoit la médiane basilique, branche interne de bifurcation de la médiane. De cette réunion naît la *veine basilique*.

Cette description des veines de l'avant-bras est sujette à des variétés très-nombreuses.

A la partie antérieure du pli du coude se trouve donc le lieu de réunion des veines de l'avant-bras. Cette réunion s'opère de la façon suivante : la médiane, qui a suivi plus ou moins jusque-là la partie moyenne du membre, se divise en deux parties distinctes, se dirigeant l'une en dehors et en haut et l'autre en dedans et en haut. Elles communiquent bientôt avec le tronc commun des veines radiales et avec celui des veines cubitales. Cette disposition a été comparée à un M majuscule.

C'est au pli du coude que se pratique la saignée ; il est donc très-important de se rendre un compte exact des rapports des veines avec les parties sous-jacentes. C'est, d'habitude, la médiane céphalique ou la médiane basilique que l'on ouvre dans cette opération. Ces veines sont superficielles, c'est-à-dire sus-aponévrotiques ; or, nous l'avons vu, l'artère humérale se dirige à ce niveau en dehors et en bas dans la rainure musculaire que lui forment le biceps et le rond pronateur ; le tendon de ce premier muscle fournit une expansion fibreuse, qui se porte en dedans et en bas pour renforcer l'aponévrose antibrachiale ; c'est cette lame qui sépare la veine médiane basilique du vaisseau artériel, et comme cette barrière n'est pas assez épaisse pour offrir une résistance sérieuse, la lancette peut fort bien, quand elle est tenue par une main inexpérimentée, la traverser et blesser le vaisseau artériel. Mais l'artère et la veine n'ont pas exactement le même trajet et ne sont pas parallèles l'une à l'autre ; elles s'entre-croisent sous un angle très-aigu ; l'on pourra toujours, si le malade n'est pas d'un embonpoint considérable, arriver par la palpation à déterminer le point exact de cet entre-croisement. Il vaut mieux, quand on le peut et que la veine médiane céphalique n'est pas trop grêle, saigner cette dernière, qui ne se trouve en rapport avec aucun vaisseau artériel. D'un autre côté, les nerfs cutanés de l'avant-bras affectent des rapports bien plus intimes avec la veine médiane basilique qu'avec la médiane céphalique ; la première est en effet accompagnée et entourée des filets du nerf brachial cutané interne, dont une branche passe toujours au devant d'elle, tandis que la seconde n'a aucun rapport immédiat avec le nerf musculo-cutané ; c'est donc là une nouvelle raison qui devra faire préférer la veine médiane céphalique pour l'opération de la saignée.

Toutes les veines superficielles sont réunies au bras en deux troncs :

1° *Veine céphalique.* — Née de la jonction de la médiane céphalique avec le tronc commun des veines radiales, elle chemine au-dessus de l'aponévrose en longeant le côté externe du biceps ; arrivée un peu au-dessus de l'insertion du deltoïde, elle traverse l'aponévrose, s'engage dans l'espace celluleux qui sépare ce muscle d'avec le grand pectoral et va s'aboucher dans la veine axillaire en se portant un peu en arrière et en dedans. Elle fournit à ce niveau une branche anastomotique, qui passe au-dessous de la clavicule et va s'ouvrir dans la sous-clavière.

2° *Veine basilique.* — Elle est située au côté interne et antérieur du bras, et est formée par la réunion des veines médiane basilique et cubitale. Vers la partie moyenne du bras, elle traverse l'aponévrose brachiale et va bientôt s'ouvrir dans une des veines humérales, ou plus haut dans la veine axillaire.

Son volume est un peu supérieur à celui de la précédente. Elle présente des communications assez fréquentes avec les veines profondes, au moins dans son trajet sous-aponévrotique.

II. VEINES PROFONDES.

A la main les veines profondes ne suivent pas très-régulièrement les artères : ainsi l'arcade palmaire superficielle veineuse n'existe pas, mais l'arcade artérielle profonde est accompagnée de deux veines satellites. Les artères radiale, cubitale, interosseuse et humérale sont toutes, ainsi que leurs branches, suivies de deux veines qui s'envoient réciproquement des rameaux anastomotiques transversaux. Nous avons déjà indiqué les points principaux où ces vaisseaux profonds communiquent avec les veines superficielles, nous ferons remarquer en outre qu'il existe entre ces deux plans veineux des anastomoses multiples et irrégulières, dont l'existence même est variable.

A l'aisselle, les deux veines humérales se rejoignent et constituent la *veine axillaire,* qui est unique, et qui au-dessous de la clavicule devient *veine sous-clavière.* Elle conserve ce nom jusqu'au point où elle s'unit à la veine jugulaire interne pour constituer le tronc veineux brachio-céphalique.

Veine sous-clavière.

La veine sous-clavière ne présente pas tout à fait le même trajet que l'artère correspondante. Après avoir traversé l'aponévrose sous-clavière, qui lui fournit une gaîne résistante destinée à la fixer contre cette toile fibreuse, elle reste appliquée contre le muscle sous-clavier, qui la sépare de la clavicule. Au lieu de passer entre les scalènes comme l'artère sous-clavière, la veine de ce nom passe sur la première côte au devant du tendon du scalène antérieur. En haut elle est recouverte par la peau, l'aponévrose cervicale et le tendon du muscle sterno-mastoïdien.

On a fait remarquer à juste titre que la sous-clavière ne reçoit pas le sang des différentes veines qui accompagnent les branches de l'artère sous-clavière. Une seule d'entre elles, la veine intercostale supérieure droite, vient s'y ouvrir, et encore la voit-on fréquemment s'aboucher dans la grande azygos. Par contre, la veine sous-clavière, très-près de sa jonction avec la jugulaire interne, reçoit les jugulaires antérieure et externe.

§ II. — Veines de la tête et du cou.

Ces veines peuvent être subdivisées : 1° en veines des cavités céphaliques; 2° en veines des parois du crâne et veines du cou.

Tous ces vaisseaux viennent aboutir à trois ou quatre troncs, qui sont connus sous les noms de *veines jugulaires,* et distingués en antérieure, externe, interne et postérieure.

1. VEINES DES CAVITÉS ENCÉPHALIQUES. — SINUS DE LA DURE-MÈRE.

Préparation. — On injecte les sinus par la veine jugulaire interne, c'est-à-dire du tronc vers les rameaux, ce qui est facile à cause de l'absence des valvules. Il faut, pour remplir les sinus, que l'injection soit pénétrante et que le sujet soit chauffé dans un bain. Pour les étudier, on se sert de deux coupes : l'une, qui enlève la calotte du crâne et les sinus longitudinaux en ne permettant que d'étudier les sinus de la base ; l'autre est une coupe antéro-postérieure à

deux travers de doigt de la ligne médiane et venant rejoindre une coupe transversale, qui
n'entame que la moitié latérale du crâne et qui part à un travers de doigt au-dessus de l'arcade sourcilière pour aboutir à une même distance au-dessus de la protubérance occipitale.

Ces veines ramènent à la jugulaire interne le sang des membranes d'enveloppe des centres nerveux, de ces centres eux-mêmes, de la cavité orbitaire, et une grande partie de celui qui chemine dans le diploé des os du
crâne. On leur a donné le nom générique de *sinus de la dure-mère.* Leur
structure a été décrite plus haut, mais ils diffèrent encore des autres veines
du corps par leur disposition générale, leur forme et leur calibre. Ils ne
suivent pas les artères, sont situés le long des parois crâniennes, et tandis
que les vaisseaux artériels occupent surtout la partie inférieure et antérieure
de l'encéphale, les veines répondent plutôt à sa partie postérieure et supérieure. Les sinus n'ont point une forme circulaire, mais, étant formés par
un dédoublement de la dure-mère, ils sont triangulaires et prismatiques. Ils
ne présentent pas de valvules à leur intérieur, mais des filaments de tissu
connectif plus ou moins condensé, qui s'entre-croisent en différents points
dans l'intérieur de leur cavité.

Les sinus restent constamment béants, ce qui tient à l'incompressibilité
de leurs parois fibreuses. Il est à remarquer que ces vaisseaux veineux,
quoique n'étant pas en relation directe avec les organes encéphaliques, suivent en général les grandes scissures de ces organes ; les sinus latéraux suivent la rainure qui sépare le cerveau d'avec le cervelet, etc. Cette disposition
est facile à comprendre puisque les divisions de la masse encéphalique sont
séparées les unes des autres par les lames de la dure-mère, lames dans
l'intérieur desquelles sont creusés les sinus.

Les sinus de la dure-mère communiquent avec les veines de l'extérieur du
crâne par des branches qui traversent les parois osseuses ; les plus volumineuses de ces anastomoses sont connues sous le nom de *veines émissaires de
Santorini.* Ils communiquent encore avec les sinus rachidiens et viennent
tous, par l'intermédiaire des sinus latéraux, s'ouvrir dans la veine jugulaire
interne.

Les *veines du cerveau proprement dit* peuvent être divisées en deux groupes :
l'un, beaucoup plus considérable, périphérique, forme les *veines des hémisphères ;* elles cheminent dans la pie-mère et viennent enfin s'ouvrir dans les
différents sinus avoisinants. Le second groupe comprend les veines des parties centrales de l'encéphale ; elles sont très-petites, cheminent soit dans les
plexus choroïdes, soit dans la toile choroïdienne, et forment deux *veines
dites de Galien* qui s'abouchent dans le sinus droit.

Les veines cérébelleuses sont toutes périphériques et s'ouvrent directement dans les sinus avoisinants.

1° *Sinus longitudinal supérieur.* — Ce sinus est impair et médian, il occupe
le bord convexe de la grande faux du cerveau et s'étend depuis la crête
frontale jusqu'à l'extrémité postérieure du sinus droit, c'est-à-dire jusqu'à
la protubérance occipitale interne. Il se divise alors en deux branches, qui
se continuent latéralement avec les sinus latéraux ; la division du côté droit
est toujours plus volumineuse que celle du côté gauche et existe quelquefois toute seule. Le sinus longitudinal supérieur est effilé à son extrémité

antérieure, et va ensuite en s'élargissant le long de la gouttière sagittale
(Fig. 162, 1).

Ce sinus reçoit, outre les veines propres de la dure-mère :

1) Des veines de la face interne et de la face externe des hémisphères; ces
dernières, au nombre de six ou huit de chaque côté, cheminent d'abord le
long de la dure-mère, se dirigent en dedans, puis d'arrière en avant et s'ouvrent enfin dans le sinus.

$\frac{5}{12}$

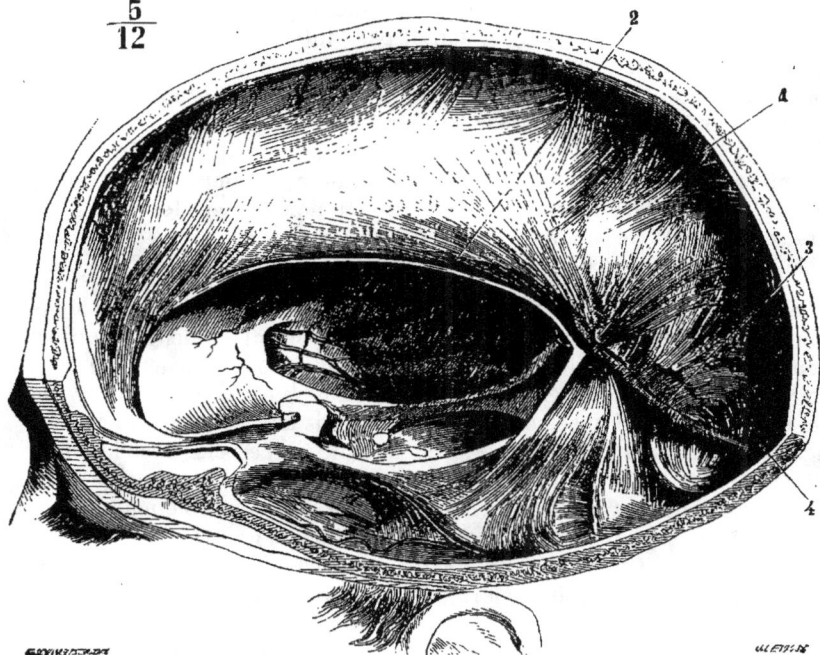

Fig. 162. — *Sinus de la dure-mère, vue latérale* (*).

2) Des veines diploïques, venues du frontal et des pariétaux; elles s'ouvrent
dans le sinus soit directement, soit par l'intermédiaire des veines de la dure-
mère.

3) Un certain nombre de veinules anastomotiques venues des veines extra-
crâniennes, elles traversent des trous et des pertuis osseux ; les plus remarquables d'entre elles passent par le trou pariétal.

2° *Sinus longitudinal inférieur.* — Moins long et moins volumineux que le
précédent, ce sinus occupe la moitié postérieure du bord concave de la
faux du cerveau ; il est très-mince en avant, s'élargit successivement et
s'abouche dans l'extrémité antérieure du sinus droit. Il reçoit quelques veinules de la face interne des hémisphères et les veinules de la faux du cerveau (Fig. 162, 2).

(*) 1) Sinus longitudinal supérieur. — 2) Sinus longitudinal inférieur. — 3) Sinus droit. — 4) Pressoir
d'Hérophile, d'après **Bourgery**.

3° *Sinus droit* (Fig. 162, 3).— Il occupe la partie moyenne de la tente du cervelet, c'est-à-dire le lieu de réunion de cette partie de la dure-mère avec la faux du cerveau ; sa direction est oblique de haut en bas et d'avant en arrière. A son origine il reçoit le sinus longitudinal inférieur et les *veines de Galien* (Fig. 163, 5). Ces veines, très-souvent réunies en un seul tronc impair et médian, proviennent des ventricules latéraux ; elles sont formées par la réunion de *la veine choroïdienne avec la veine du corps strié*, dont nous décrirons le trajet en nous occupant du cerveau.

Le sinus droit reçoit en outre, tantôt par l'intermédiaire des veines de Galien, tantôt directement, des veines hémisphériques venues du lobe postérieur du cerveau, d'autres qui tirent leur origine de la base de ce centre nerveux, et enfin une veine cérébelleuse supérieure, qui longe la face inférieure de la tente du cervelet pour s'ouvrir dans l'origine du sinus droit.

Au niveau de la protubérance occipitale interne, le sinus droit se réunit au sinus longitudinal supérieur, et de cette réunion naissent les deux sinus latéraux. Le point de jonction de ces différents troncs veineux est remarquable, il porte le nom de *pressoir d'Hérophile* (Fig. 163, 2).

4° *Sinus latéraux.* — Au nombre de deux, un de chaque côté, les sinus latéraux, dont nous venons de voir l'origine, se portent en dehors, suivent la gouttière latérale de l'occipital, celle du temporal, aboutissent au trou déchiré postérieur, où ils s'élargissent en formant *le golfe de la veine jugulaire*, et se continuent avec cette veine. Les sinus latéraux sont situés dans l'angle de jonction du bord convexe de la tente du cervelet avec la duremère crânienne (Fig. 163, 3). Ils reçoivent en outre le sang de tous les sinus de la partie inférieure de la cavité crânienne et communiquent avec la veine cervicale profonde par la veine mastoïdienne, qui traverse le trou osseux de ce nom. La veine condylienne postérieure vient s'ouvrir également dans la partie la plus inférieure du sinus transverse et quelquefois dans le golfe de la veine jugulaire.

5° *Sinus caverneux* (Fig. 163, 11). — Ils sont placés sur les côtés latéraux de la selle turcique, et remarquables par leur grand diamètre comparé à leur peu de longueur. Ils s'étendent depuis la fente sphénoïdale jusqu'au sommet du rocher. Leur cavité est parsemée d'un grand nombre de filaments, qui s'entre-croisent plus ou moins et rappellent un peu la disposition des corps caverneux. L'artère carotide interne parcourt ce sinus en y décrivant une double courbure ; elle y pénètre aussitôt après sa sortie du canal carotidien, et en ressort au niveau de l'apophyse clinoïde antérieure. Le nerf oculo-moteur externe pénètre par la partie postérieure du sinus caverneux, près de l'extrémité antérieure du sinus pétreux inférieur, se dirige en avant et un peu en dehors, passe au-dessous de l'artère et sort par la partie la plus antérieure du sinus, qu'il parcourt ainsi dans sa plus grande étendue. Dans la paroi externe du sinus caverneux, c'est-à-dire dans le feuillet fibreux, se trouvent logés les nerfs pathétique, oculo-moteur commun et ophthalmique de Willis.

Le sinus caverneux reçoit :

1) *La veine ophthalmique.* — Elle représente assez exactement par ses

branches les divisions de l'artère ophthalmique. Les veines ciliaires diffèrent
cependant des artères correspondantes. Elles se réunissent sur la choroïde
en quatre groupes distincts, anastomosés entre eux par leurs extrémités, et
forment des tourbillons désignés sous le nom de *vasa vorticosa*, se terminant
chacun dans une branche unique, qui perfore la sclérotique. Quant aux
veines de l'iris ou ciliaires antérieures, elles vont, d'après Sappey, se jeter
dans les veines musculaires.

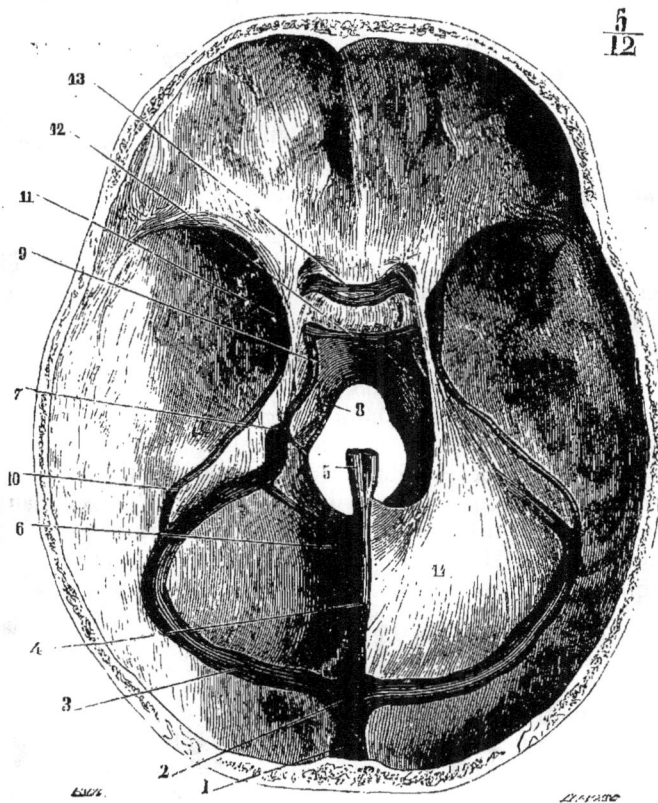

Fig. 163. — *Sinus de la dure-mère* (*vus de haut en bas*) (*).

Au niveau du grand angle de l'œil, la veine ophthalmique communique
avec la veine angulaire ; à sa terminaison, elle ne passe pas, comme l'artère
de son nom, à travers le trou optique, mais bien par la fente sphénoïdale,
et est constituée par un, deux ou trois troncs, qui s'ouvrent dans le plexus
caverneux.

(*) 1) Sinus longitudinal supérieur coupé transversalement. — 2) Pressoir d'Hérophile. — 3) Sinus latéral
— 4) Sinus droit. — 5) Veines de Galien. — 6) Sinus occipital postérieur. — 7) Golfe de la veine jugulaire.—
8) Sinus circulaire du trou occipital. — 9) Sinus pétreux inférieur. — 10) Sinus pétreux supérieur. — 11) Sinus caverneux. — 12) Sinus transverse de la selle turcique. — 13) Sinus circulaire de la selle turcique. —
14) Tente du cervelet, dont la moitié du côté opposé a été enlevée pour permettre de voir les sinus de la base
du crâne.

2) *La veine méningée moyenne*, qui accompagne les branches antérieures de l'artère de ce nom.

3) Des veines hémisphériques venues de la face inférieure du lobe antérieur du cerveau.

Le sinus caverneux communique latéralement avec le sinus circulaire de la selle turcique, en bas avec le plexus ptérygoïdien par plusieurs veinules émissaires, et se termine en arrière dans les sinus pétreux inférieur et supérieur.

6° *Sinus circulaire de la selle turcique ou sinus de Ridley* (Fig. 163, 13). — Il entoure le corps pituitaire, sa branche postérieure est plus large que l'antérieure. Ces deux branches se réunissent sur les côtés de la selle turcique et s'ouvrent latéralement de chaque côté dans les sinus caverneux. Le sinus circulaire n'est donc qu'une anastomose entre les deux sinus caverneux. Il reçoit quelques veinules de la dure-mère et du corps pituitaire.

7° *Sinus transverse de la selle turcique ou de Littre* (Fig. 163, 12). — Il est situé en arrière et au-dessous des apophyses clinoïdes postérieures et dirigé transversalement. Souvent il est double ou triple, et fait communiquer les sinus pétreux inférieurs et les sinus caverneux. Il paraît devenir plus considérable chez les vieillards.

8° *Sinus pétreux supérieurs* (Fig. 163, 10). — Ces sinus sont situés dans une gouttière, que leur présente le bord supérieur des rochers, et compris dans le point où la grande circonférence de la tente du cervelet se réunit à la dure-mère crânienne. Leur calibre n'est pas considérable ; ils font communiquer les sinus caverneux avec les sinus latéraux, et s'ouvrent dans ces derniers au point où ils quittent la gouttière latérale de l'occipital pour passer dans celle du temporal. Ils reçoivent des veinules méningées, cérébelleuses, ainsi que d'autres venues de la protubérance annulaire.

9° *Sinus pétreux inférieurs* (Fig. 163, 9). — Moins longs, mais plus larges que les précédents, ils sont placés de chaque côté le long du bord inférieur et postérieur du rocher. Ils font communiquer les sinus caverneux et le sinus transverse de la selle turcique avec les sinus latéraux, dans lesquels ils s'ouvrent au niveau du golfe de la veine jugulaire. Ils reçoivent : les sinus occipitaux antérieurs, qui les anastomosent avec le sinus circulaire du trou occipital, une veinule qui sort du rocher par le canal du vestibule, des veinules méningées, et une branche émissaire, qui passe par le trou déchiré antérieur et vient du plexus ptérygoïdien.

10° *Sinus circulaire du trou occipital* (Fig. 163, 8). — Son nom indique sa position et sa configuration. D'un calibre assez faible, il communique en bas avec les sinus rachidiens, latéralement avec les sinus pétreux inférieurs par l'intermédiaire des sinus occipitaux antérieurs, et en arrière avec les sinus occipitaux postérieurs.

11° *Sinus occipitaux antérieurs.* — Assez grêles et d'une existence qui paraît inconstante, ces sinus partent latéralement du sinus circulaire du trou occipital, se dirigent en avant et en dehors, et vont s'ouvrir plus ou moins haut dans les sinus pétreux inférieurs.

12° *Sinus occipitaux antérieurs* (Fig. 163, 6). — Ils sont plus volumineux que les précédents et partent du sinus transverse pour venir s'ouvrir à la face inférieure du sinus droit, chacun par un orifice spécial. Chemin faisant, ils reçoivent une branche du sinus circulaire du trou occipital.

Veines diploïques.

Les veines diploïques, de même que les sinus de la dure-mère, ne sont pas semblables aux autres vaisseaux veineux du corps; ce sont des canaux creusés dans l'intérieur des os du crâne et tapissés d'une couche épithéliale. On trouve d'ordinaire quatre troncs veineux principaux pour chaque côté.

1° *Une veine diploïque frontale*, qui s'ouvre dans la veine sus-orbitaire. Cette veine communique dans son trajet avec celle du côté opposé et avec les veines de la dure-mère.

2° *Une veine diploïque temporale antérieure*, formée par les branches venues de la moitié antérieure du pariétal et de la partie postérieure du frontal. Elle vient s'ouvrir dans la veine méningée moyenne tout près de son embouchure, tantôt par un seul trou, tantôt par plusieurs ouvertures.

3° *Une veine diploïque temporale postérieure*. — Elle ramène le sang des canaux de la moitié postérieure du pariétal et de la partie antérieure du temporal, et s'ouvre dans le sinus transverse ou dans une veine de l'extérieur du crâne, au niveau de l'angle postérieur et inférieur du pariétal.

4° *Une veine diploïque occipitale*. — Elle se dirige de haut en bas et de dedans en dehors, et vient s'ouvrir soit dans les veines occipitales, soit dans le sinus latéral de son côté.

Toutes ces veines diploïques sont remarquables par l'extrême intrication de leurs branches et de leurs rameaux dans l'intérieur des os. Elles forment des mailles irrégulières qui ne se prêtent à aucune description. Elles augmentent de volume avec l'âge et sont surtout très-développées chez le vieillard.

II. VEINES DES PAROIS DU CRANE ET VEINES DU COU.

Veine jugulaire antérieure (Fig. 161, 9).

Cette veine est la moins volumineuse des veines jugulaires; son diamètre est en général en raison inverse de celui de la veine jugulaire externe. Elle descend au devant du cou dans le sillon que forme le bord antérieur du muscle sterno-mastoïdien, recouverte par la peau, le peaucier, et l'aponévrose cervicale superficielle; à peu de distance au-dessus de la fourchette du sternum elle s'infléchit en dehors et un peu en bas, passe derrière les deux chefs du tendon du muscle sterno-mastoïdien et vient s'ouvrir dans la veine sous-clavière entre l'embouchure de la jugulaire externe et celle de la jugulaire interne. On la voit assez souvent s'unir à la jugulaire externe pour s'aboucher par un tronc commun dans la sous-clavière. Au devant du corps thyroïde, les deux jugulaires antérieures s'envoient une branche transversale d'anastomose, qui peut être plus ou moins longue et peut même, comme dans la Fig. 161, être assez courte pour constituer une réunion latérale des deux troncs veineux.

La jugulaire antérieure est souvent anastomosée avec les jugulaires externe et interne par des branches variables d'existence et de direction. Elle tire son origine tantôt de branches veineuses qui accompagnent l'artère sous-mentale, tantôt de branches cutanées et musculaires sous-hyoïdiennes ; d'autres fois encore elle n'est qu'une branche de dérivation des veines linguale et faciale. Elle reçoit dans son trajet quelques veines cutanées ainsi que des veinules trachéales et thyroïdiennes.

Veine jugulaire externe (Fig. 164, 1).

Préparation. — L'injection se fera soit directement par la jugulaire externe au devant du sterno-mastoïdien, soit mieux par la jugulaire interne. Comme toutes les veines jugulaires communiquent ensemble, elles se rempliront toutes. La préparation est la même que pour le muscle sterno-mastoïdien. Il faut seulement avoir soin de ménager la jugulaire externe.

Comme toutes les veines jugulaires, la jugulaire externe varie beaucoup par ses origines ; on peut cependant la considérer comme formée le plus habituellement par la réunion de la veine temporale avec le maxillaire interne, souvent elle reçoit également la faciale, comme c'était le cas chez les sujets qui ont servi à dessiner les Fig. 164 et 165. La jugulaire externe s'étend du col du condyle de la mâchoire jusqu'à la veine sous-clavière, dans laquelle elle se jette au niveau de la partie moyenne de la clavicule, immédiatement en dehors de l'origine du tronc veineux brachio-céphalique. Elle est située au-dessous de la peau et du peaucier et, à partir de l'angle de la mâchoire, au milieu de la glande parotide, qui l'entoure de tout côté. Elle se dirige de haut en bas et de dedans en dehors, en croisant par conséquent la face antérieure du sterno-mastoïdien. L'aponévrose cervicale la sépare de ce muscle, de l'omo-hyoïdien, de l'artère cervicale transverse et des nerfs du plexus brachial. En pénétrant dans le creux sus-claviculaire pour gagner la sous-clavière, elle perfore cette aponévrose.

La jugulaire externe reçoit dans son trajet :

1° Des veines anastomotiques avec la jugulaire antérieure.

2° La veine auriculaire postérieure, qui suit le trajet de l'artère du même nom.

3° Les veines scapulaires supérieure et postérieure, satellites des artères de ce nom (Fig. 164).

4° L'anastomose que nous avons signalée entre elle et la veine céphalique. Cette branche se rend fréquemment dans la sous-clavière.

Nous allons décrire ses branches d'origine, en faisant remarquer encore une fois qu'elles ne sont pas constantes quant à leur mode de réunion.

Veine temporale. — Elle suit l'artère temporale superficielle, pénètre ensuite dans la glande parotide et forme l'une des branches d'origine de la jugulaire externe. Dans la région temporale, cette veine communique par ses branches antérieures avec la préparate et par ses branches postérieures avec l'occipitale. Elle reçoit dans son trajet des rameaux correspondants à toutes les divisions de l'artère temporale superficielle qu'elles accompagnent.

Sur la Figure 165 on voit une disposition assez rare : la temporale superficielle reçoit d'abord au-dessous de l'oreille la veine auriculaire postérieure; puis, à sa partie inférieure, elle décrit un coude, s'enfonce dans la région sus-hyoïdienne et vient s'ouvrir dans la jugulaire interne. Chez ce sujet, au reste, la veine maxillaire interne se termine également dans la jugulaire interne, tandis que la faciale très-volumineuse constitue en majeure partie la jugulaire externe.

Veine maxillaire interne. — Elle représente à peu près le trajet de l'artère

$$\frac{3}{7}$$

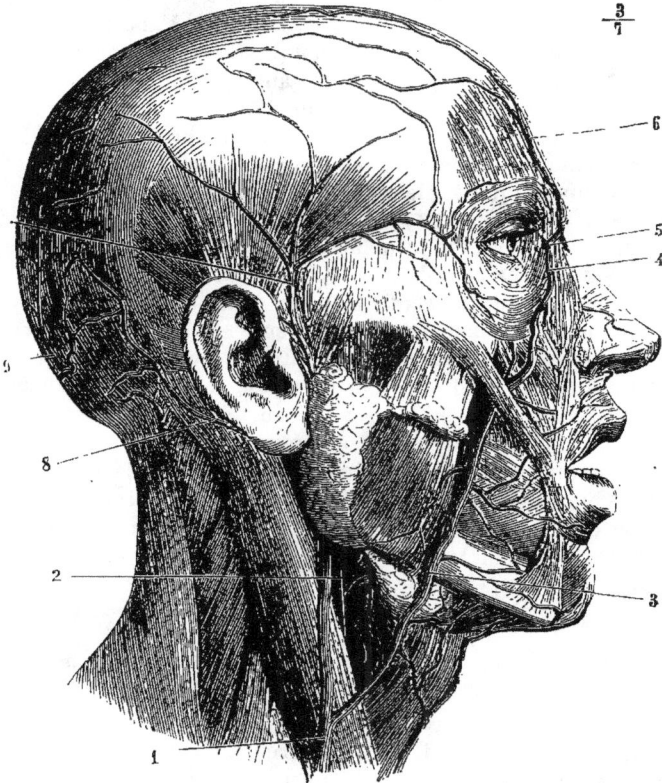

Fig. 164. — *Veines superficielles de la face et du cou* (*).

maxillaire interne et de ses branches, sauf les plus profondes et l'alvéolaire. Toutes ces différentes veinules se réunissent et forment le plexus ptérygoïdien situé dans l'intimité même du muscle ptérygoïdien externe, de telle façon que, lorsqu'il est injecté, il est impossible d'isoler les vaisseaux d'avec les fibres musculaires.

Ce plexus communique en avant avec le plexus alvéolaire, en haut, par des veines émissaires avec les sinus crâniens et les veines de la dure-mère, et se termine en arrière par la veine maxillaire interne, qui croise la face in-

(*) 1) Veine jugulaire externe. — 2) Veine jugulaire interne. — 3) Veine faciale constituant chez ce sujet la plus grosse branche d'origine de la jugulaire externe. — 4) Veine angulaire. — 5) Son anastomose avec la veine ophthalmique. — 6) Veine frontale ou préparate. — 7) Veine temporale. — 8) Veine auriculaire postérieure. — 9) Veine occipitale.

terne du condyle de la mâchoire et se réunit à ce niveau à la veine temporale pour former la jugulaire externe.

Quoique la veine faciale se jette plus souvent dans la veine jugulaire interne que dans l'externe, comme sa disposition est variable, nous la décrirons ici.

Veine faciale. — Elle naît sur le sommet du front, sous le nom de *veine préparate*, et suit les divisions de l'artère frontale; elle s'anastomose largement par ses branches avec la veine temporale. Sa disposition est variable suivant les sujets, tantôt elle est double et tantôt unique. Au niveau de la racine du nez elle communique avec celle du côté opposé en formant une arcade; quand elle est unique, elle se divise en deux branches, dont la disposition est la même. Elle reçoit la veine sus-orbitaire, qui longe l'arcade sourcilière, et communique à plein canal avec la veine ophthalmique. La veine préparate se continue alors le long du sillon nasal et prend le nom de *veine angulaire*, qu'elle conserve jusqu'au niveau de l'aile du nez. Elle reçoit dans ce trajet la veine palpébrale inférieure, et les veines de l'aile du nez au nombre de deux, réunies souvent à leur terminaison en un tronc unique. A partir de ce point, la veine angulaire devient la *veine faciale proprement dite.* Cette veine passe sous le grand zygomatique, puis sur la face externe du buccinateur, longe le bord antérieur du masséter, croise la branche horizontale de la mâchoire et se jette dans la jugulaire interne au-dessous de la glande sous-maxillaire. D'autres fois, comme sur la Fig. 164, elle continue son trajet et au devant du sterno-mastoïdien se jette dans la jugulaire externe. Outre les branches veineuses correspondantes aux branches de l'artère faciale, cette veine reçoit la veine alvéolaire, qui sort du plexus formé par les veines accompagnant les artères sous-orbitaire, alvéolaire et palatine supérieure.

Veine jugulaire interne (Fig. 161, 4).

Préparation. — On injecte cette veine en la remplissant par la partie inférieure et de bas en haut. Pour la préparer, on se sert du procédé indiqué pour l'artère carotide primitive et pour la carotide interne.

Elle naît, au niveau du trou déchiré postérieur, de la dilatation du sinus latéral connue sous le nom de *golfe de la veine jugulaire* (Fig. 163, 7), et se termine en se réunissant à la veine sous-clavière pour constituer le tronc veineux brachio-céphalique. Sa direction est verticale; son calibre, très-considérable, mais variable suivant les sujets, est en raison inverse de celui des jugulaires antérieure et externe. Cette veine est en rapport dans son tiers supérieur avec la carotide interne, et dans ses deux tiers inférieurs avec la carotide primitive. Elle est située en dehors et un peu en arrière de ces vaisseaux, et offre du reste les mêmes rapports qu'eux, soit avec les muscles, soit avec les nerfs. L'on trouve toujours deux valvules à son embouchure.

Immédiatement après sa naissance, elle reçoit la *veine condylienne antérieure*, qui la fait communiquer avec les sinus vertébraux; au niveau de l'apophyse mastoïde ou un peu au-dessous, elle reçoit la *veine occipitale*, qui longe l'artère de ce nom, et communique avec le sinus latéral par la veine mastoïdienne. Cette veine s'ouvre quelquefois dans la jugulaire externe.

Au-dessous de l'angle de la mâchoire, la jugulaire interne reçoit la veine faciale et les veines linguales.

Veines linguales. — On doit les distinguer en veines dorsales, veines profondes et veines inférieures.

Les *veines dorsales* forment un plexus sous-muqueux, duquel partent une ou deux veines qui se portent en bas et en dehors, et vont s'ouvrir dans la

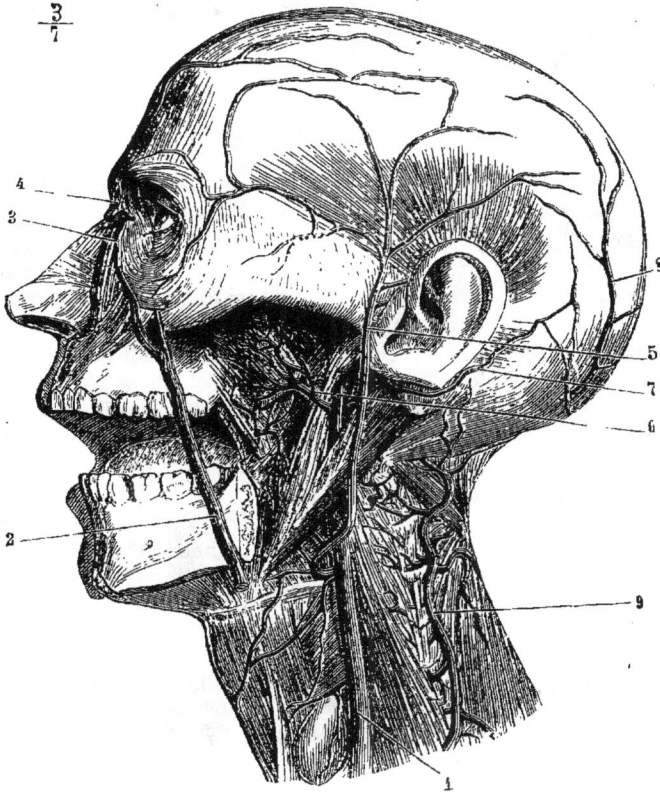

Fig. 165. — *Veines profondes de la face et du cou* (*).

faciale ou directement dans la jugulaire interne. Les *veines profondes* accompagnent l'artère linguale et s'ouvrent soit dans les veines dorsales, soit dans la faciale ou la jugulaire interne. Les *veines inférieures ou ranines* se voient très-bien à travers la muqueuse sur les bords du frein, elles sui-

(*) 1) Veine jugulaire interne. — 2) Veine faciale. — 3) Veine angulaire. — 4) Veine préparate. — 5) Veine temporale superficielle. — 6) Veine maxillaire interne venant du plexus ptérygoïdien. — 7) Veine auriculaire postérieure. — 8) Veine occipitale. — 9) Veine jugulaire postérieure, recevant les veines rachidiennes cervicales.

vent le nerf hypoglosse et se terminent dans les veines dorsales ou la veine faciale.

Au niveau de l'os hyoïde, la jugulaire interne reçoit la *veine pharyngienne*, qui émane du plexus pharyngien formé par les veines ptérygo-palatine, vidienne et palatine ascendante.

Plus bas, la jugulaire interne reçoit la *veine thyroïdienne supérieure*, qui vient du corps thyroïde, remonte de bas en haut, croise la face antérieure de la carotide primitive au niveau de sa terminaison, et se jette dans la jugulaire interne ou dans la terminaison de la faciale. Cette veine est quelquefois double, sa branche inférieure porte alors le nom de *thyroïdienne moyenne* et s'ouvre dans la partie inférieure de la jugulaire interne. La thyroïdienne supérieure reçoit les veines linguales.

Veine jugulaire postérieure (Fig. 165).

Elle appartient à la série des veines du rachis dites *extra-rachidiennes*. Cruveilhier, le premier, a appelé l'attention sur cette veine. Située entre le grand complexus et le transversaire épineux, elle naît entre l'atlas et l'occipital, est très-flexueuse, se porte en bas et en dedans jusqu'à l'apophyse épineuse de l'axis, communique alors avec celle du côté opposé par une branche transversale, s'en écarte ensuite et se dirige en bas et un peu en dehors. Elle passe enfin entre l'apophyse transverse de la septième cervicale et la première côte pour s'ouvrir dans le tronc veineux brachio-céphalique derrière la veine vertébrale. Elle reçoit dans son trajet des branches régulières venues des sinus rachidiens en passant par les trous de conjugaison. Elle communique en haut avec la veine occipitale et dans sa partie moyenne, par des veinules, avec la jugulaire interne.

§ III. — Veines des parois du tronc et veines rachidiennes.

GRANDE VEINE AZYGOS (Fig. 172).

Préparation. — L'injection peut se faire par les veines des extrémités inférieures ou encore par les veines crurales. On remplit ainsi la veine cave inférieure, et la matière solidifiable passe également dans les azygos. Pour les préparer, on ouvrira le corps comme pour l'étude de l'aorte descendante, et on enlèvera tons les viscères. On trouvera alors les veines azygos sur les côtés du rachis. Il faut avoir soin, dans la poitrine, d'enlever aussi l'œsophage.

La veine azygos (ἀ privatif, ζυγός, pair) est impaire et située sur le côté latéral droit des vertèbres lombaires et dorsales. Elle représente le tronc commun des veines intercostales droites. Elle naît dans la région lombaire d'une veine située sur les côtés latéraux des apophyses transverses, la *veine lombaire ascendante*, qui s'anastomose en bas avec la veine iliaque primitive du même côté, et par suite avec la veine cave inférieure. La veine azygos traverse le diaphragme par l'ouverture aortique de ce muscle : arrivée au niveau de la troisième vertèbre dorsale, elle quitte la colonne vertébrale, se porte en avant, passe au-dessus de la bronche droite en formant une courbure à concavité inférieure et s'ouvre dans la veine cave supérieure (Fig. 125, 5).

La veine azygos reçoit dans son trajet toutes les veines intercostales droites, au devant desquelles elle passe. Au niveau de la huitième ou septième vertèbre dorsale, elle reçoit la veine demi-azygos, un peu plus haut le tronc commun des veines intercostales supérieures gauches, et auprès de son embouchure le tronc commun des intercostales supérieures droites, quand ce dernier ne s'ouvre pas dans la veine cave ou le tronc veineux brachio-céphalique droit (Fig. 172).

VEINE DEMI-AZYGOS (Fig. 172).

Elle naît de la même manière que la veine azygos, mais des veines lombaires gauches, et réunit le sang des cinq ou six veines intercostales gauches inférieures, en remontant sur le côté correspondant du corps des vertèbres. Arrivée au niveau de la septième ou huitième dorsale, elle s'incline en avant et en dedans, croise le corps vertébral et s'ouvre dans la grande veine azygos.

Veines intercostales supérieures gauches (Fig. 172).

Elles se réunissent en un tronc commun, qui descend le long des corps vertébraux et vient s'unir soit à la veine demi-azygos, près de la terminaison de celle-ci, soit directement à la veine azygos et à une distance variable de la précédente.

Dans d'autres cas, la réunion du tronc commun des intercostales supérieures gauches avec la demi-azygos se fait à quelque distance de la terminaison de celle-ci ; la veine azygos paraît alors double et anastomosée par une branche transversale au devant de la septième dorsale. L'intercostale gauche la plus élevée, celle du premier espace, s'ouvre habituellement isolément soit dans la veine vertébrale, soit dans le tronc brachio-céphalique gauche.

Veines intercostales supérieures droites.

Elles sont au nombre de trois ou quatre, se réunissent le plus souvent en deux troncs, qui s'ouvrent l'un dans l'azygos, au niveau de la courbure qu'elle décrit en passant au-dessus de la bronche droite, l'autre dans le tronc brachio-céphalique et même dans la veine cave.

Les veines *intercostales* et *lombaires* accompagnent exactement les artères correspondantes et ramènent également le sang des *rameaux dorso spinaux*. Ces rameaux arrivés au niveau des vertèbres forment, par leur division régulière en branche ascendante et en branche descendante anastomosées avec celles qui sont au-dessus et au-dessous, un plexus remarquable, le *plexus extra-rachidien postérieur*, étendu dans toute la longueur de la colonne rachidienne, et communiquant au niveau de chaque trou de conjugaison avec les veines intra-rachidiennes. Le plexus extra-rachidien postérieur présente un très-grand nombre de branches et de rameaux, qui enlacent les apophyses épineuses, les ligaments interépineux, les apophyses articulaires et transverses. A la région cervicale, ce plexus se déverse dans les veines jugulaires postérieures.

Les *veines sacrées latérales et sacrée moyenne* forment un plexus qui recouvre la face antérieure du sacrum. Elles sont anastomosées entre elles et reçoivent, par les trous sacrés, des rameaux qui les font communiquer avec les veines intra-rachidiennes.

Toute la face interne du canal rachidien est tapissée par un plexus veineux très-développé, surtout à la partie antérieure. Les veines qui le constituent ont pris à tort le nom de *sinus rachidiens;* elles ne sont pas creusées dans l'épaisseur de la dure-mère, mais situées entre cette membrane et la face interne des vertèbres.

A la face antérieure du canal existent deux troncs veineux principaux qui en occupent toute la longueur, *veines longitudinales antérieures.* Ces troncs veineux communiquent au niveau de chaque trou de conjugaison avec le plexus extra-rachidien, et reçoivent au niveau de la partie moyenne de chaque corps vertébral une branche transversale qui les fait communiquer l'un avec l'autre. Deux autres troncs longitudinaux, moins développés que les précédents, sont situés sur la face interne de la moitié postérieure du canal rachidien; ils communiquent entre eux comme les précédents par des branches transversales, et avec les veines longitudinales antérieures par des branches latérales.

Chaque vertèbre contient dans son intérieur une ou plusieurs veines diploïques, anastomosées entre elles et venant s'ouvrir dans les branches transversales de réunion des veines longitudinales antérieures. Elles sortent de la vertèbre par le trou que l'on trouve toujours sur la face postérieure du corps de celle-ci. Les veines longitudinales antérieures s'anastomosent en haut avec la veine condylienne antérieure, qui passe par le trou de ce nom et s'ouvre dans la jugulaire interne.

Veines spinales.

Elles sont divisées en spinales antérieures et spinales postérieures, forment un plexus à mailles irrégulières, qui occupe toute la longueur des deux faces de la moelle, et émettent des veinules qui se dirigent de chaque côté entre les racines nerveuses antérieures et postérieures pour gagner le trou de conjugaison et se jeter dans les plexus extra-rachidiens.

ARTICLE IV. — VEINE CAVE INFÉRIEURE.

La *veine cave inférieure* est formée par la réunion de toutes les veines sous-diaphragmatiques, soit qu'elles s'y ouvrent directement, soit qu'elles y arrivent indirectement par le système de la veine porte et les veines hépatiques. Elle naît de la réunion des deux veines iliaques primitives, au devant et un peu à droite de l'articulation de la quatrième avec la cinquième vertèbre lombaire, remonte verticalement, s'incline un peu à droite au-dessous du foie, dont elle parcourt le sillon du bord postérieur, traverse l'ouverture spéciale que lui présente le centre phrénique, et immédiatement au-dessus se recourbe à angle droit pour s'ouvrir horizontalement dans l'oreillette droite. Son calibre s'accroît beaucoup au-dessus du diaphragme, d'abord par l'adjonction des veines rénales et plus haut par celles des veines hépatiques.

La veine cave inférieure est en rapport : en avant, au niveau de son origine, avec l'artère iliaque primitive droite, qui la croise à angle, puis avec le mésentère, avec le bord postérieur de l'hiatus de Winslow, avec la troisième portion du duodenum, qui passe perpendiculairement au devant d'elle, avec la tête du pancréas et avec la gouttière du bord postérieur du foie ; en arrière, avec la colonne vertébrale, le pilier doit du diaphragme et les artères et veines lombaires du côté correspondant ; en dehors, avec le bord interne et la face antérieure du psoas droit ; en dedans, avec le corps des vertèbres lombaires, avec le réservoir de Pecquet et de nombreux ganglions lymphatiques, qui la séparent de l'aorte abdominale.

Outre le système de la veine porte qui lui vient par les veines sus-hépatiques, la veine cave inférieure reçoit successivement de bas en haut :

1° La *veine sacrée moyenne*, qui tantôt s'y ouvre directement et tantôt s'abouche dans l'iliaque primitive gauche.

2° Les *veines lombaires*, dont des branches s'ouvrent à angle droit dans la veine cave, tandis que d'autres constituent la veine lombaire ascendante, origine des veines azygos et demi-azygos.

3° La *veine spermatique droite* (tandis que la gauche s'ouvre dans la veine rénale gauche). Les *veines spermatiques* chez l'homme naissent du testicule et de l'épididyme par des branches très-deliées. Elles forment un plexus remarquable, *plexus spermatique*, situé en dehors et en arrière de l'albuginée, se réunissent en cinq ou six troncs anastomosés entre eux, qui remontent le long de l'artère spermatique au devant du canal déférent, forment avec ces conduits le cordon spermatique, et arrivent à l'anneau du grand oblique. Elles traversent alors le canal inguinal, pénètrent dans l'abdomen, se réunissent plus ou moins en deux ou trois troncs, rarement en un seul, remontent à peu près verticalement, et s'ouvrent, celles du côté droit dans la veine cave, celles du côté gauche dans la veine rénale. Ces dernières passent en arrière de l'S du côlon. Dans l'abdomen, les deux ou trois troncs qui constituent les veines spermatiques de chaque côté s'anastomosent fréquemment entre eux par des branches transversales et forment le *plexus pampiniforme*.

De même que les artères spermatiques, les veines qui les accompagnent croisent, dans l'abdomen, à angle aigu la face antérieure des artères iliaques externes.

Chez la femme, les *veines utéro-ovariennes* suivent exactement les artères correspondantes, se dirigent en dehors et en haut et se comportent comme les spermatiques chez l'homme.

4° Les *veines rénales ou émulgentes*. — Elles sont très-volumineuses et se dirigent transversalement et un peu en haut. La veine cave inférieure étant située à droite du plan médian, la veine rénale gauche est plus longue que sa congénère du côté droit, et croise perpendiculairement la face antérieure de l'aorte immédiatement au-dessous des artères rénales.

Ces veines naissent du bord concave du rein par deux ou trois branches, qui se réunissent bientôt. Elles reçoivent les veines capsulaires inférieures et des veinules qui tirent leur origine de l'enveloppe adipeuse du rein. La veine rénale gauche reçoit en outre la veine spermatique de ce côté.

5° Les *veines capsulaires moyennes*. — Elles suivent le trajet de leurs artères, sont plus volumineuses qu'elles et s'ouvrent dans la veine cave ; celle du côté gauche se termine quelquefois dans la veine rénale.

6° Les *veines diaphragmatiques inférieures*. — Ces veines accompagnent les artères de même nom et reçoivent les *veines capsulaires supérieures*.

Veine porte.

Préparation. — Ouvrir les parois abdominales, rejeter le paquet intestinal vers le côté gauche, inciser avec précaution le feuillet du mésentère au devant du pancréas, passer une sonde cannelée sous le tronc de la veine porte, ouvrir cette veine et injecter d'abord du côté du foie, puis du côté des intestins, ce qui est facile à cause de l'absence de valvules.

Les veines du canal intestinal, celles de la rate et du pancréas se réunissent toutes en un tronc, la *veine porte*, qui se rend au sillon transverse du foie, se divise à la manière d'une artère, et se continue par des capillaires avec les branches d'origine des veines sus-hépatiques, qui viennent aboutir à la veine cave inférieure immédiatement au-dessous du diaphragme.

Grande veine mésaraïque ou veine mésentérique supérieure. — Cette veine suit exactement le trajet et la distribution de l'artère mésentérique supérieure. Comme ce dernier vaisseau, elle passe entre la troisième portion du duodenum, dont elle croise la face antérieure, et le pancréas, en arrière duquel elle se réunit à la veine splénique, après avoir reçu des veinules pancréatiques et duodénales ainsi que la veine gastro-épiploïque droite.

Petite veine mésaraïque ou veine mésentérique inférieure. — Elle tire son origine des parois du gros intestin et des plexus hémorrhoïdaux, accompagne l'artère mésentérique inférieure et ses branches dans tout leur trajet, se place ensuite sur le côté gauche des vertèbres lombaires, s'engage sous le pancréas, et vient s'ouvrir dans la veine splénique à peu de distance de sa réunion avec la grande mésaraïque.

Les plexus hémorrhoïdaux embrassent l'extrémité inférieure du rectum jusqu'à l'anus ; ils sont formés par les veines hémorrhoïdales supérieures, moyennes et inférieures, qui communiquent largement ensemble et se jettent, les premières dans la petite mésaraïque, les secondes dans l'hypogastrique, et les dernières dans la honteuse interne.

Veine splénique ou liénale. — La veine splénique naît de la rate par autant de branches que l'artère splénique en fournit à cette glande vasculaire sanguine. Elle suit le trajet de l'artère, mais sans en imiter les flexuosités, et s'unit à la grande mésaraïque au niveau de la face postérieure de la tête du pancréas. Elle reçoit les *vasa breviora*, la veine gastro-épiploïque gauche, la petite mésaraïque, et souvent la veine coronaire stomachique, qui d'autres fois se jette dans le tronc de la veine porte.

Le *tronc de la veine porte*, né de l'union de la veine splénique avec la grande mésaraïque, se dirige un peu obliquement de bas en haut et de gauche à droite, en croisant à angle aigu la veine cave inférieure, et arrive au sillon transverse du foie, où il se divise en deux branches. La veine porte répond : en arrière, au bord antérieur de l'hiatus de Winslow ; en avant, à la tête du pancréas, à la deuxième portion du duodenum, au canal cholédoque et à l'artère hépatique. Elle reçoit dans son trajet la veine pylorique et plus haut la veine cystique.

Les deux branches de division de la veine porte sont situées dans le sillon transverse du foie ; elles s'éloignent du tronc originel à angle droit, de manière à simuler un canal unique horizontal, qui a reçu le nom de *sinus de la veine porte*. La branche droite est plus courte et plus volumineuse que la gauche. Toutes deux pénètrent dans le lobe correspondant du foie, accompagnées des branches de l'artère hépatique et des canaux biliaires, se divisent et se subdivisent dans l'organe et arrivent ainsi jusqu'aux acini, qu'elles entourent plus ou moins, pour se continuer, par les veinules intra-lobulaires, avec les veines sus-hépatiques.

Veines sus-hépatiques.

Préparation. — On peut les injecter soit par la veine porte au moyen d'une injection très-pénétrante, soit par la veine cave supérieure en remplissant l'oreillette droite et le ventricule, après avoir eu la précaution de lier l'artère pulmonaire.

Elles proviennent des lobules du foie et ramènent à la veine cave le sang de la veine porte et celui de l'artère hépatique. Leurs rameaux et branches se réunissent en deux ou trois troncs très-volumineux, qui s'ouvrent dans la veine cave inférieure immédiatement au-dessous de l'ouverture du diaphragme.

Pour l'étude de la disposition des ramuscules des veines hépatiques et de la veine porte dans l'intimité du parenchyme glandulaire, nous renvoyons à la splanchnologie.

Sappey a décrit un certain nombre de veines portes accessoires qui méritent d'être mentionnées. Elles se réunissent en petits troncs, qui se divisent à leur tour dans le foie et aboutissent aux veines sus-hépatiques.

1° Un groupe formé de veinules de la petite courbure de l'estomac ; elles cheminent dans l'épiploon gastro-hépatique.

2° Des veinules venues du fond de la vésicule biliaire ; elles sont très-petites, assez nombreuses et indépendantes de la veine cystique.

3° Un groupe situé entre les deux feuillets du ligament suspenseur du foie ; il vient de la partie médiane du diaphragme. Par leurs radicules, les veinules de ce groupe communiquent avec les veines diaphragmatiques, et par leurs divisions terminales avec les ramuscules de la veine porte.

4° Un dernier groupe, situé, comme le précédent, entre les deux feuillets du ligament suspenseur, tirant son origine de la partie sus ombilicale de la paroi antérieure de l'abdomen. Ces veinules nombreuses communiquent à leur origine avec les veines épigastriques, mammaires internes et tégumenteuses abdominales. Elles se terminent les unes dans les lobules du foie, les autres dans la branche gauche de la veine porte.

Les veinules de ces deux derniers groupes constituent donc des anastomoses entre le système de la veine porte et celui des veines périphériques.

§ Ier. — Veine iliaque primitive.

Préparation. — On les remplit toujours par les veines superficielles du membre inférieur. Pour les mettre à découvert, on se sert du même procédé que pour les artères iliaques.

Elle naît de la réunion des veines iliaque externe et hypogastrique. En s'unissant angulairement à celle du côté opposé au devant de l'articulation de la quatrième avec la cinquième vertèbre lombaire, la veine iliaque primitive donne naissance à la veine cave inférieure. Cette dernière est située non pas sur la ligne médiane des corps vertébraux, mais un peu à droite ; il en résulte que le trajet à parcourir par la veine iliaque primitive gauche est plus long que celui de la droite, et que de plus la direction de la première diffère de celle de la seconde. La veine iliaque primitive droite se dirige un peu obliquement en haut et en dedans, et reste toujours parallèle à l'artère correspondante, en arrière de laquelle elle est placée. La veine iliaque primitive gauche, beaucoup plus oblique que la précédente, longe le bord postérieur et interne de l'artère de son côté, elle passe ensuite au-dessous et en arrière de celle du côté opposé pour se réunir à la veine iliaque primitive droite.

I. VEINE ILIAQUE INTERNE OU VEINE HYPOGASTRIQUE

Préparation. — La même que pour l'artère hypogastrique et ses branches.

La veine hypogastrique suit l'artère de ce nom ; son tronc est unique, mais chaque branche artérielle est accompagnée de deux veines. Il existe donc des veines *obturatrices, ischiatiques, fessières, iléo-lombaires, sacrées latérales ;* mais il est à observer qu'il n'y a pas de veines ombilicales correspondantes aux artères. Nous verrons, dans la partie de cet ouvrage réservée à l'embryologie, que la veine ombilicale se rend au foie ; après la naissance, elle se transforme en un cordon fibreux.

Les veines qui accompagnent les branches intra-pelviennes viscérales de l'artère hypogastrique forment des plexus remarquables autour des organes dont elles émanent.

Veines hémorrhoïdales moyennes. — Au nombre de quatre ou cinq, elles font partie des plexus hémorrhoïdaux, et s'anastomosent entre elles et avec les veines hémorrhoïdales supérieures et inférieures.

Veines vésicales. — Elles sont très-nombreuses et ne suivent pas exactement le trajet des artères. Ces veines descendent du sommet de la vessie et enlacent ce réservoir de leurs anastomoses multiples. Vers le bas-fond et le col, leur disposition plexueuse devient encore plus apparente, les mailles qu'elles forment sont très-serrées, et il en résulte un vaste plexus qui entoure le col et le bas-fond de la vessie, la prostate et les vésicules séminales. Il a été divisé en plexus vésical, plexus prostatique, plexus spermatique. Tous ces plexus communiquent entre eux, avec les plexus hémorrhoïdaux en arrière, et latéralement avec les veines obturatrice, ischiatique et honteuse interne.

Ils reçoivent en avant les veines des enveloppes du pénis et des corps caverneux, et se terminent en arrière par plusieurs troncs qui se jettent dans les veines hypogastriques.

Ces plexus communiquent chez la femme avec les plexus vaginal et utérin.

Veines vaginales. — Elles naissent du pourtour du vagin, sont très-multi-pliées et forment de chaque côté des parois de ce canal un plexus très-serré, que l'on désigne sous le nom de *bulbe du vagin ;* il est beaucoup plus développé en bas et en avant qu'en haut et en arrière. Il reçoit en avant des veines des grandes et des petites lèvres, en haut des veines qui l'unis-sent au petit plexus clitoridien et au plexus vésical, et en arrière d'autres vaisseaux qui le font communiquer avec les plexus hémorrhoïdaux. Les veines vaginales se jettent dans la veine hypogastrique en suivant les artères vaginales.

Veines utérines. — Nées dans l'épaisseur de l'utérus, elles forment sur les bords de la matrice un plexus très-remarquable situé entre les deux feuillets du ligament large. Ce plexus reçoit en outre les veinules émanées de l'ovaire et de la trompe ; il émet en haut des branches, qui vont constituer les *veines utéro-ovariennes,* et plus bas des rameaux qui forment les *veines utérines proprement dites.* Ces dernières suivent le trajet des artères utérines, mais ne présentent pas de flexuosités ; elles se jettent dans la veine iliaque interne. Toutes les veines de l'utérus acquièrent un développement considérable pen-dant la grossesse, les plus volumineuses sont celles qui correspondent à l'in-sertion du placenta. Dans l'épaisseur de l'organe elles sont alors dilatées de distance en distance sous forme d'ampoules et prennent le nom de *sinus utérins.*

Veine honteuse interne. — Sauf les veines émanées de la verge, toutes les branches qui constituent la veine honteuse interne suivent le trajet des branches artérielles. Il existe donc des *veines hémorrhoïdales inférieures,* qui font partie des plexus hémorrhoïdaux, des *veines bulbeuses,* qui viennent du bulbe de l'urèthre, des *veines périnéales superficielles.* Elles forment par leur réunion le tronc de la veine honteuse interne.

Les *veines du pénis* doivent être divisées en veines superficielles ou cuta-nées et veines profondes ou caverneuses. Les premières émanent du prépuce et de la peau de la verge, elles se dirigent d'avant en arrière, se réunissent en un ou deux troncs, qui, arrivés à la racine de l'organe, se recourbent en dehors pour aller s'ouvrir dans les branches de la saphène interne. Les veines profondes émanent du gland, se portent vers la base de cet appen-dice, lui constituent une sorte de couronne veineuse et se réunissent sur le dos de la verge pour former un tronc, la *veine dorsale du pénis* qui chemine entre les deux artères dorsales. Cette veine reçoit latéralement des veines assez nombreuses, qui partent de la face inférieure de la gouttière des corps caverneux et de la portion spongieuse de l'urèthre, se dirigent en dehors, puis en haut en entourant le pénis (*veines circonflexes de Kohlrausch*) et vien-nent se jeter dans la veine dorsale.

La *veine dorsale de la verge* traverse le ligament suspenseur et vient s'ou-vrir dans les plexus vésico-prostatiques.

De l'angle de réunion des corps caverneux partent encore d'autres veines volumineuses qui passent immédiatement au-dessous de la symphyse pu-bienne et s'ouvrent également dans les plexus vésico-prostatiques.

Les veines superficielles de la verge et la veine dorsale communiquent toujours facilement à leur origine par des branches qui traversent l'enve-loppe fibreuse du pénis.

II. VEINE ILIAQUE EXTERNE.

La veine iliaque externe, continuation de la veine fémorale, s'étend depuis l'arcade crurale jusqu'a la symphyse sacro-iliaque, où elle se réunit à la veine hypogastrique pour former la veine iliaque primitive. Elle suit l'artère de son nom et est située à son origine en dedans, et un peu plus haut, en dedans et en arrière d'elle.

La veine iliaque externe reçoit les veines épigastrique et circonflexe iliaque, qui suivent le trajet de leurs artères. Cette dernière, avant de s'aboucher dans la veine iliaque, passe en arrière de l'artère iliaque externe correspondante.

§ II. — Veines du membre inférieur.

Préparation. — On choisit d'ordinaire pour l'injection les veines du dos du pied, et toujours il faut avoir soin de pousser le liquide par deux branches, correspondant l'une à la saphène interne, l'autre à la saphène externe. Grâce aux anastomoses avec les veines profondes, ces dernières se remplissent également. Quand l'injection a réussi, on dissèque à partir du pied, en ayant soin de ne pas couper de branches. Pour les veines profondes la préparation est la même que pour les artères correspondantes.

I. VEINES PROFONDES.

Les *veines fémorale* et *poplitée* sont uniques, toutes les autres veines profondes sont doubles pour chaque branche artérielle. La veine poplitée est située en arrière de l'artère, la veine fémorale placée d'abord en arrière se rapproche de plus en plus du côté interne du vaisseau artériel et lui devient tout à fait interne à la partie supérieure de la cuisse. Il est à remarquer que souvent les parois des veines profondes du membre inférieur sont épaissies et que, par ce caractère, ces vaisseaux se rapprochent alors de l'aspect des artères.

II. VEINES SUPERFICIELLES.

Les veines sous-cutanées des orteils se réunissent sur la face dorsale du pied en formant une arcade située au niveau de la tête des métatarsiens. Cette arcade se continue en dedans par un tronc veineux, qui longe la face supérieure et externe du premier métatars en, c'est la *veine saphène interne.* Elle arrive au devant de la malléole interne, reçoit une anastomose des veines profondes, longe le côté antérieur et interne de la jambe en s'accroissant continuellement par l'adjonction de nouveaux rameaux venus de cette région, contourne la tubérosité interne du tibia et le condyle interne du fémur, remonte le long de la face interne de la cuisse, en se portant un peu en avant et en dehors, reçoit les *veines honteuses externes et tégumenteuse de l'abdomen*, et s'abouche dans la veine fémorale en passant par-dessus le repli falciforme de l'aponévrose crurale Dans son trajet sur la face interne de la cuisse, la veine saphène interne reçoit toutes les veines sous-cutanées de ce segment du membre inférieur, qui forment par leurs anastomoses un plexus très-irrégulier et à mailles très-allongées.

La *veine saphène externe* naît de l'extrémité externe de l'arcade veineuse du dos du pied, longe le cinquième métatarsien et le bord externe du pied, passe derrière la malléole externe, se réfléchit de bas en haut, remonte sur la face postérieure de la jambe, dont elle gagne bientôt la ligne médiane et, au niveau de l'espace intercondylien, perfore l'aponévrose pour s'ouvrir dans la veine poplitée. Elle communique avec les veines profondes par une anastomose assez large située au devant et au-dessous de la malléole péronéale.

Les veines saphènes sont accompagnées par les nerfs cutanés et les lymphatiques superficiels du membre inférieur.

CHAPITRE III

ANOMALIES VEINEUSES.

Les anomalies des veines sont si nombreuses et si variées qu'il est à peu près impossible d'en donner une idée d'ensemble. Ce travail est encore à faire, car les auteurs ne sont pas d'accord sur ce qu'il faut considérer comme la normale et sur ce qui est l'anomalie.

Pour les grosses veines, l'on peut admettre comme pour les gros troncs artériels que les anomalies sont dues en grande partie à la persistance des veines des circulations embryonnaires.

CINQUIÈME SECTION

DES LYMPHATIQUES.

Injection et préparation.. — Il faut choisir un sujet amaigri et légèrement infiltré ; si l'on se propose d'injecter les réseaux cutanés, il sera bon de se servir d'un cadavre dont la putréfaction sera commencée et chez lequel l'épiderme se sépare du derme.

L'injection des lymphatiques se fait habituellement avec le mercure, qui par sa grande divisibilité pénètre dans les vaisseaux les plus ténus. Pour le canal thoracique on peut se servir de suif coloré. Il faut, avant tout, avoir soin de débarrasser le mercure de toutes les impuretés qu'il peut contenir et de la légère couche d'oxyde qui le recouvre ; on le passe pour cela à travers un tamis fait en peau de chamois.

L'appareil dont on se sert pour l'injection est composé : 1° d'un tube en verre d'une longueur d'un mètre environ ; 2° d'un petit entonnoir également en verre, qui sert à verser le mercure dans le premier tube ; 3° d'un tube en caoutchouc épais adapté à l'extrémité du précédent ; 4° d'un ajutage en acier, garni d'un robinet, terminant le tube de caoutchouc ; 5° d'un petit tube de verre d'une longueur de 0m,05 à 0m,08, dont une extrémité est capillaire, tandis que l'autre doit s'adapter dans l'ajutage. Pour fixer ces deux dernières parties de l'appareil, on entoure la grosse extrémité du petit tube de verre d'un fil de soie ciré et l'on fait autant de tours qu'il est nécessaire pour que cette extrémité soit d'un diamètre légèrement plus grand que celui de l'ouverture de l'ajutage. Sappey recommande de faire creuser l'intérieur de ce dernier d'un pas de vis. Cette précaution a, en effet, l'avantage de mieux fixer le tube. On introduit le tube en lui imprimant un mouvement de rotation. Il ne reste plus qu'à s'assurer s'il est solidement fixé et s'il n'y a pas de fuite. On suspend alors l'appareil verticalement, de manière que l'extrémité capillaire du petit tube se trouve au-dessous du niveau du cadavre. Grâce à la flexibilité du tube de caoutchouc, cette pointe pourra être portée dans tous les sens au gré de l'opérateur. On remplit le grand tube d'une colonne de mercure, qui variera en hauteur et par suite en pression, suivant les résultats que l'on veut obtenir. Les fortes pressions sont souvent avantageuses, mais elles ont l'inconvénient de rompre fréquemment les vaisseaux.

Si l'on veut injecter les réseaux, il faut se servir du procédé de Frohmann, indiqué par Lauth.

« Il fait dans la partie qu'il veut injecter une piqûre, en y glissant superficiellement la pointe
« d'un scalpel très-fin, de manière à y labourer dans l'espace de deux à trois lignes et sans
« s'appliquer à découvrir un vaisseau. Il introduit ensuite le tube d'ans l'ouverture qui vient
« d'être faite et il le maintient en place en serrant les parties sur lui au moyen de deux doigts
« de la main gauche. Le robinet étant ouvert, on voit de suite si le mercure pénètre dans des
« lymphatiques ou bien s'il s'épanche dans le tissu cellulaire ; dans le dernier cas on recom-
« mence l'opération et, après avoir tâtonné deux ou trois fois, on vient aisément à bout d'in-
« jecter une portion du tissu capillaire lymphatique, en favorisant l'entrée du mercure au
« moyen de friction ou de pression que l'on exerce sur la partie que l'on injecte. »

Pour les vaisseaux, voici comment l'on opère. Si d'abord l'on a injecté les réseaux, l'origine
des vaisseaux l'est également ; mais rarement le métal va bien loin. Si, au contraire, l'on veut
se borner à obtenir l'injection des vaisseaux, on recherche un tronc sur le trajet que l'on
connaît d'avance ; pour en faciliter la découverte, il est bon de faire sur la région des frictions
avec le dos d'un scalpel, en suivant le cours de la lymphe. On incise alors la peau, et dans le
tissu cellulaire sous-cutané on finit avec un peu de patience par trouver les lymphatiques. Il
ne reste plus qu'à introduire dans l'intérieur du vaisseau la pointe du tube capillaire, ce qui
n'est pas toujours très-facile, le lymphatique fuyant sous la pression. On ouvre le robinet et
le mercure pénètre très-rapidement jusqu'au premier ganglion.

Il arrive fréquemment que l'on pique à côté et que le métal passe dans le tissu cellulaire,
ce dont il est facile de s'assurer. Il faut alors recommencer l'opération. Si le mercure, alors
même qu'il a pénétré dans le vaisseau, vient à s'arrêter, on peut aider sa progression par des
frictions douces avec le manche d'un scalpel. On agira de même quand le métal sera arrivé
dans un ganglion ; on peut alors quelquefois le voir ressortir par les vaisseaux efférents ; plus
souvent, au contraire, il s'y arrête et il faut que l'opérateur se mette à la recherche de ces
derniers et les injecte directement.

Une précaution à prendre pour s'assurer que l'opération marche réellement, consiste à
mettre autour du gros tube qui contient le mercure un fil destiné à marquer la hauteur initiale
de la colonne métallique. On voit alors si l'injection progresse ou reste stationnaire. On le
voit encore en considérant la forme de la surface supérieure du métal. Si elle est convexe,
l'écoulement est arrêté ; il continue au contraire à se faire si elle est concave. Si l'on voit le
mercure descendre très-rapidement dans le tube, on peut être sûr qu'il s'est produit une
rupture et un épanchement dans le tissu cellulaire. Il faut alors suspendre l'injection et disséquer soigneusement les vaisseaux jusqu'au point où s'est faite la rupture. Il est nécessaire
quelquefois d'augmenter la pression pour faire cheminer le métal ; mais il est impossible de
donner pour cela une règle quelconque ; l'habitude seule peut enseigner la manière dont il
faut varier les pressions.

La dissection des lymphatiques se fait de deux manières : ou bien on enlève soigneusement
le derme et une partie du tissu cellulo-graisseux et on laisse les vaisseaux lymphatiques
appliqués sur l'aponévrose, ou bien on enlève la peau jusqu'à l'aponévrose et on la renverse,
de cette façon les lymphatiques restent adhérents à la face profonde de la peau ; cette seconde manière d'agir doit s'employer toujours pour les réseaux cutanés.

Il ne faut pas attacher une trop grande importance à débarrasser bien exactement les lymphatiques du tissu cellulo-graisseux qui les entoure ; ce tissu devient transparent par la
dessiccation et les vaisseaux remplis de mercure apparaissent bien nettement. Il est surtout
essentiel d'éviter de couper des rameaux à cause de la facilité avec laquelle les vaisseaux se
vident. La dissection se fait des radicules vers les troncs et en général parallèlement à la
direction de ceux-ci.

Une fois la préparation terminée, on la fait sécher et l'on en fait une pièce de cabinet. Lauth
recommande de laisser toujours ces pièces dans une position horizontale ; Sappey, au contraire,
donne de bonnes raisons pour les placer verticalement.

Je vais indiquer, d'après Sappey, les différents endroits où les lymphatiques de la peau
sont le plus faciles à injecter, endroits auxquels il a donné le nom de *lieux d'élection*.

« 1° Sur le crâne, l'espace où l'on injecte avec le plus de facilité les réseaux s'étend depuis
« la suture lambdoïde jusqu'à la suture pariétale. En piquant le pavillon de l'oreille, soit sur
« sa face externe, soit sur sa face interne, on obtient aussi avec facilité de très-beaux réseaux.
« Une seule piqûre suffit pour recouvrir d'un lacis à mailles fines et serrées toute une face de
« ce pavillon.

« 2° Sur la face, la ligne médiane est encore le siége principal du système capillaire lympha-

« tique. La racine, le lobe, les ailes du nez et la commissure des lèvres sont les points qu'il
« importe surtout de piquer.

« 3° Sur les membres, on injectera tous les lymphatiques superficiels, en piquant les doigts
« ainsi que les orteils sur leurs deux parties latérales, et la paume de la main ainsi que la
« plante du pied sur les divers points de leur surface. Pour obtenir l'injection la plus riche
« possible, il convient de faire dix piqûres, c'est-à-dire de piquer chacune des régions latérales
« des cinq doigts. La paume de la main et la plante du pied sont extrêmement difficiles à
« injecter, tant qu'ils sont recouverts de leur épiderme ; cette membrane étant plus ou moins
« épaisse, le tube qui la traverse entaille une couronne qui reste apposée sur son orifice
« comme un bouchon et s'oppose à la sortie du mercure : il faut donc avoir soin, par des
« frottements convenables, d'enlever la plus grande partie de la couche épidermique. Le
« moyen le plus sûr et le plus facile pour l'enlever complétement est la macération ; l'injection
« deviendra alors si facile qu'on pourra la pratiquer dans toutes les conditions et avec les
« appareils les plus défectueux. Le lieu d'élection pour ces régions est leur partie centrale.

CHAPITRE PREMIER

DES LYMPHATIQUES EN GÉNÉRAL ([1]).

Le système lymphatique est un appareil de canaux annexé au système veineux,
lui rapportant des diverses parties du corps un liquide particulier, la lymphe, qui
dans l'abdomen et sous certaines conditions prend des caractères spéciaux et a reçu
le nom de *chyle*. Les vaisseaux lymphatiques naissent par un mode encore peu
connu de certains tissus de l'économie, surtout des surfaces sous-épithéliales, probablement du tissu connectif, et constituent bientôt des troncs qui, après avoir
traversé une ou plusieurs glandes lymphatiques, vont enfin se terminer dans les
veines sous-clavières droite et gauche par deux troncs principaux, la grande veine
lymphatique droite et le canal thoracique. Le liquide qu'ils renferment est clair et
transparent, *lymphe*, ou encore blanc laiteux, *chyle*. La lymphe paraît être formée
d'une part par les produits de transformation des tissus, et d'autre part par l'excé-
dant du liquide transsudé des capillaires sanguins dans l'intimité des organes et
non employés à la nutrition de ceux-ci.

Les vaisseaux lymphatiques ne se divisent pas, comme les vaisseaux sanguins, en
système pulmonaire et système général ; les branches qui émanent des poumons
se rendent dans les deux troncs communs du système lymphatique avant leur ouverture dans les veines sous-clavières.

Les vaisseaux lymphatiques rencontrent tous sur leur trajet des espèces de
glandes, *ganglions*, dans lesquels ils viennent s'ouvrir et desquels émanent des vaisseaux *efférents* en nombre toujours moindre que celui des *afférents*. Cette loi est
absolue, et Mascagni a dit avec raison : « que tout lymphatique traverse au moins
« un ganglion avant de s'ouvrir dans l'un des deux troncs qui terminent le sys-
« tème absorbant. » Jusque dans ces derniers temps on a considéré ces glandes
comme n'étant qu'un amas de lymphatiques enroulés, entortillés, formant un peloton de vaisseaux anastomosés entre eux. Il faut renoncer aujourd'hui à cette vue
de l'esprit et les considérer comme de véritables glandes lymphatiques ayant une
structure spéciale, assez complexe, ainsi que nous le verrons plus loin.

La capacité du canal thoracique est assez faible, et paraît encore beaucoup plus
petite quand on vient à la comparer à la quantité si considérable de vaisseaux lymphatiques qui naissent dans l'organisme. La lymphe chemine dans ses vaisseaux
en vertu de la *vis a tergo*, qui n'est qu'un reliquat, si nous pouvons nous exprimer

([1]) Beaunis, *Anatomie générale et physiologie du système lymphatique* (Thèse d'agrégation),
in-4°. Strasbourg, 1863.

ainsi, de la force qui animait le liquide sanguin dans les capillaires ; plus elle s'éloigne de ces capillaires, plus son impulsion tend à décroître à cause des frottements qu'elle subit ; mais en raison même du grand nombre de convergences vers un même point, sa vitesse tend à augmenter comme celle d'une rivière dans les points où son lit se resserre. C'est sans doute là la raison de l'étroitesse du canal thoracique.

Les vaisseaux lymphatiques naissent par des capillaires, qui forment soit des *réseaux*, soit des *culs-de-sacs terminaux*, comme dans les villosités intestinales par exemple.

Les *réseaux* sont soit superficiels, soit profonds. Ils sont assez irréguliers, et les mailles que circonscrivent leurs canalicules varient suivant les parties et même suivant les différents endroits des parties. Le diamètre des capillaires qui les constituent est très-variable et peut même atteindre dans la rate, d'après Teichmann, $0^m,001$ à $0^m,0015$. Quand dans les membranes et les organes on rencontre deux réseaux, l'un superficiel et l'autre profond, les capillaires du premier sont toujours plus fins que ceux du second. On a dit jusqu'ici que les réseaux lymphatiques des muqueuses et de la peau se trouvent toujours plus superficiels que les capillaires sanguins ; d'après Teichmann, il faudrait renverser la proposition et admettre que ces derniers sont plus rapprochés de la surface libre que les lymphatiques. *Nulle part les réseaux lymphatiques ne communiquent avec les capillaires sanguins.*

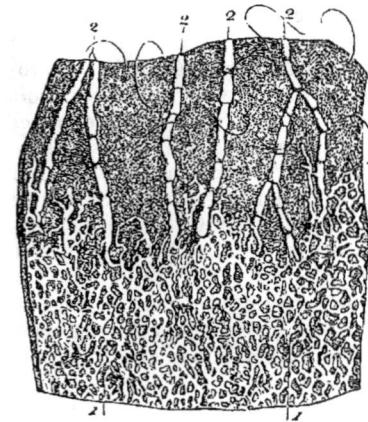

Fig. 166.
Lymphatiques de la peau (*).

Les *culs-de-sac lymphatiques* sont des canaux très-fins, dont une extrémité tournée vers l'extérieur se termine en cœcum, tandis que l'autre s'abouche profondément avec le réseau capillaire lymphatique sous-jacent. Teichmann a démontré que ces culs-de-sac n'existent pas seulement dans les villosités intestinales, mais encore dans les papilles de la peau et de la langue.

Les différents organes varient beaucoup sous le rapport de leur richesse en lymphatiques ; il en est de même un certain nombre dans lesquels on n'a pu encore démontrer la présence de ces vaisseaux.

Dans la *peau* se trouvent des réseaux lymphatiques (Fig. 166) très-remarquables en certains points et presque nuls en d'autres. Les plus beaux sont ceux du scrotum, de la plante des pieds, de la paume des mains et de la face palmaire des phalanges. On en voit encore sur la peau du sein, sur les parties médianes du tronc et de l'abdomen, sur la peau du nez, des oreilles, des paupières, sur la peau de la verge, sur le prépuce et en général sur la peau du pourtour des orifices naturels, où le tégument externe se continue avec l'interne. De ces réseaux partent des troncs, qui cheminent dans le tissu cellulo-graisseux sous-cutané en accompagnant les veines superficielles.

Les *muqueuses* présentent des réseaux analogues à ceux du système cutané. Leur distribution n'est pas non plus très-uniforme, en ce sens que sur certaines muqueuses les réseaux sont très-serrés, tandis que les mailles en sont plus larges sur d'autres. Nous avons déjà dit que dans les villosités intestinales et dans les pa-

(*) 1) Réseau lymphatique cutané. — 2, 2, 2, 2) Troncs partant de ce réseau et passant dans le tissu cellulo-graisseux sous-cutané.

pilles linguales l'on trouve des culs-de-sac et non des réseaux ; mais ces culs-de-sac vont s'ouvrir dans le réseau sous-muqueux par leur extrémité. Les plus beaux réseaux que l'on trouve sur les muqueuses sont ceux du pourtour des orifices naturels, des muqueuses stomacales, intestinales, buccales, de celles de la trachée, de l'urèthre, de la surface du gland, du vagin. On a soutenu que les lymphatiques font défaut sur la muqueuse oculaire ; leur existence est aujourd'hui démontrée.

Les *séreuses* sont très-riches en réseaux lymphatiques ; mais de même que la peau et les muqueuses, il en est sur lesquelles ces capillaires sont très-ténus et très-rares, tandis qu'ils abondent en d'autres points, sans que l'on ait pu jusqu'à présent donner une raison plausible pour expliquer ces différences.

Recklinghausen a appelé l'attention des observateurs sur les lymphatiques des séreuses et en particulier sur ceux de la partie du péritoine qui tapisse la face inférieure du diaphragme ; nous y reviendrons en nous occupant de l'origine des capillaires lymphatiques.

Les *fibreuses* fournissent également quelques troncules lymphatiques, sans que cependant on ait pu y découvrir des réseaux.

Les *lymphatiques des os* sont encore très-problématiques, malgré les deux faits isolés et incomplets cités par Sappey et par Gros.

Les *lymphatiques des muscles* sont tout aussi peu démontrés.

Les *centres nerveux* ne paraissent pas non plus fournir des vaisseaux lymphatiques. Tous ceux qui ont été décrits jusqu'à présent nous semblent plutôt provenir des méninges que de l'encéphale ; il est impossible de se prononcer encore dans l'état actuel de la science, et de nouvelles recherches sont nécessaires.

Les *vaisseaux* ne donnent naissance à aucun lymphatique ; mais dans certains organes, dans le cerveau (Ch. Robin), dans la rate (Tomsa), les capillaires sont entourés d'une espèce de canal adventice, dans l'intérieur duquel se trouve un liquide analogue à la lymphe. Les capillaires sanguins sont par rapport à cette gaîne lymphatique comme l'artère carotide interne par rapport au sinus caverneux.

Les *glandes* fournissent de très-nombreux lymphatiques, qui forment à l'entour de leurs lobules des réseaux remarquables ; ces réseaux émettent des branches, dont les unes gagnent la périphérie de la glande, tandis que les autres suivent les canaux excréteurs.

Les *glandes vasculaires sanguines* donnent également de nombreux lymphatiques, disposés sur deux plans dans quelques-unes, et ne formant que des vaisseaux profonds dans d'autres.

De même que les veines, les *troncs lymphatiques* sont disposés dans le corps en deux séries : les uns cheminent dans le tissu cellulo-graisseux sous-cutané et accompagnent les veines superficielles ; les autres sont sous-aponévrotiques et suivent le trajet des vaisseaux sanguins. Les lymphatiques profonds sont en général accolés aux artères et aux veines, mais ils restent plus externes que celles-ci.

Les vaisseaux lymphatiques sont rarement sinueux : presque toujours ils marchent en direction rectiligne et restent assez sensiblement parallèles les uns aux autres. Nous avons insisté sur la convergence des lymphatiques du corps en deux troncs principaux d'un calibre assez étroit, et nous avons ajouté quelques considérations physiologiques qui découlent de cette disposition. Cette tendance à la convergence n'est exacte que pour la terminaison de ces vaisseaux dans le canal thoracique et la veine lymphatique droite ; elle est beaucoup moins sensible pour les vaisseaux pris isolément, surtout avant leur ouverture dans les ganglions. En un mot, les lymphatiques superficiels du membre inférieur, par exemple, ne se réunissent pas comme les veines en deux vaisseaux uniques, mais forment au contraire une trentaine de petits troncs qui s'ouvrent isolément dans les ganglions inguinaux. Les anastomoses sont donc beaucoup moins fréquentes dans le système lymphatique que dans les vaisseaux sanguins. On n'y trouve guère que des *anastomoses par bifurcation*, formées par une branche unique, qui se divise en deux rameaux allant s'ouvrir dans deux vaisseaux voisins. On voit encore assez fréquemment un tronc se diviser en deux branches, qui se reconstituent un peu plus loin. Ce que nous disons ici ne se rapporte qu'aux vaisseaux lymphatiques proprement dits et non à leurs capillaires, qui, dans les réseaux, s'anastomosent de mille et mille manières.

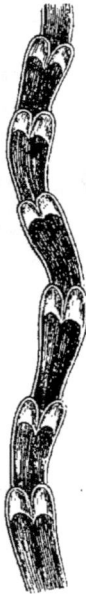

L'accroissement de calibre des vaisseaux lymphatiques ne se fait pas graduellement, mais par segments successifs correspondant à l'intervalle de deux valvules, ce qui leur donne un aspect noueux ; cette augmentation de volume n'est du reste jamais portée très-loin, et dans l'état physiologique le calibre reste stationnaire dès qu'il a atteint $0^m,001$ à $0^m,002$.

On a cherché souvent, mais infructueusement, des communications entre le système lymphatique et le système veineux en d'autres points qu'à l'embouchure du canal thoracique et de la veine lymphatique droite. Malgré toutes les autorités que l'on a prétendu invoquer à l'appui de ces recherches, nous devons considérer ces communications comme illusoires.

Les vaisseaux lymphatiques présentent dans leur intérieur, de distance en distance et à des intervalles pouvant varier de $0^m,002$ à $0^m,015$, des replis ou valvules (Fig. 167). Ces valvules sont habituellement disposées par paires et se correspondent d'une paire à l'autre, de façon à former dans toute la longueur du vaisseau deux séries parallèles ; elles ont la forme d'un croissant, dont le bord libre, mince, tranchant, concave, est dirigé du côté du cœur ; leur bord adhérent, plus épais, correspond à l'étranglement extérieur du vaisseau. On en a trouvé qui ne présentaient pas cette forme typique et qui étaient constituées par une sorte de diaphragme simple, percé d'un orifice central ; ce n'est là qu'une

Fig. 167. — *Valvules des vaisseaux lymphatiques.*

disposition exceptionnelle, car l'accolement des valvules se fait en général de façon à empêcher tout à fait le reflux de la lymphe. A l'abouchement du canal thoracique dans la sous-clavière, on rencontre presque toujours une paire de valvules s'opposant à l'entrée du sang dans le canal ; cependant quelques auteurs n'en admettent qu'une, et Sappey, sur trois cas, l'a trouvée remplacée par de simples filaments tout à faits insuffisants pour empêcher le reflux du sang.

Structure des vaisseaux lymphatiques et de leurs capillaires. — La structure des vaisseaux lymphatiques se rapproche beaucoup de celle des veines et, sauf le canal thoracique, ils présentent tous à peu près les mêmes éléments constitutifs, abstraction faite de la minceur de leurs tuniques. Ils sont constitués par : 1° une tunique interne composée d'une couche simple de cellules épithéliales fusiformes, identiques à celles des vaisseaux sanguins, et doublée à sa surface externe d'une membrane réticulée simple, à fibres longitudinales, qui n'existe peut-être pas sur tous les vaisseaux lymphatiques ; 2° une tunique moyenne de fibres musculaires lisses, transversales, mélangée de quelques fibres élastiques fines ; 3° une tunique externe ou adventice, formée par du tissu connectif à fibres longitudinales et par des réseaux épars de fibres élastiques fines ; elle présente, en outre, assez souvent des fibres musculaires lisses obliques ou longitudinales, dont la présence, d'après Kölliker, peut servir à les distinguer des petites veines. Le canal thoracique a, de plus, quelques couches supplémentaires de lames striées, qui le rapprochent de la structure des veines de moyenne grosseur.

Quant aux *capillaires lymphatiques*, nous avons vu que leur calibre ne peut servir utilement à les distinguer des vaisseaux lymphatiques proprement dits ; le meilleur moyen pour les en différencier serait, d'après Teichmann, l'absence des valvules. Leur structure est encore un sujet de controverse entre les micrographes ; les uns, en effet, leur accordent une paroi propre, soudée en certains points au tissu ambiant et tapissée ou non d'un épithélium. Recklinghausen n'a jamais pu leur trouver de paroi propre, mais croit y avoir toujours vu un épithélium analogue à celui des troncs. Une école opposée ne leur accorde pas de paroi et pense qu'ils sont uniquement formés par de simples trajets creusés dans les tissus. Il en est de même des culs-de-sac lymphatiques des villosités intestinales, sur la structure desquels il est encore aujourd'hui fort difficile de se prononcer.

Origine des radicules lymphatiques. — Les réseaux et les culs-de-sac sont-ils les origines réelles des lymphatiques ? ou ne sont-ils que les aboutissants de radicules multipliées plongeant plus profondément dans l'intimité des tissus ? Telle est la question qui occupe toute l'école micrographique moderne. Pour Küss, de Strasbourg, ce sont les épithéliums qui donnent naissance aux lymphatiques [1]. Pour l'école de Berlin et pour la plupart des histologistes allemands, ce n'est que dans les tissus connectifs qu'il faut chercher ces origines. Il a été dit (p. 14) que le tissu connectif contient dans son intérieur des petites fentes, des lacunes ou des espaces de grandeur variable, creusés dans l'intimité du tissu. Ce serait là l'origine des radicules lymphatiques, et ce qui surtout milite en faveur de cette manière de voir, c'est que dans ces lacunes se trouvent des noyaux identiques aux globules de la lymphe. Ces lacunes sont d'après d'autres, Virchow en particulier, de véritables cellules plasmatiques, dont les canalicules ramifiés, anastomosés les uns avec les autres, viennent aboutir au capillaire lymphatique. Une objection sérieuse a été faite à cette manière de voir par Dœnitz. Ce micrographe soutient, en effet, que l'origine des culs-de-sac lymphatiques des villosités ne saurait se trouver dans le réseau plasmatique : car ce réseau n'existe nulle part, d'après lui, dans la villosité.

Recklinghausen fit, en 1862, des études remarquables sur l'absorption de la graisse et se servit du péritoine diaphragmatique du lapin. Il arriva à la conclusion suivante. « Les vaisseaux lymphatiques superficiels de la face péritonéale du centre « phrénique communiquent avec la cavité abdominale par des ouvertures ayant « environ deux fois le diamètre des globules rouges du sang. Ces ouvertures sont « disposées entre les cellules épithéliales dans les points où plusieurs d'entre elles « sont contiguës. » Ludwig et Schweigger-Seidel reprirent le travail de Recklinghausen, ils constatèrent comme lui la pénétration directe de granulations colorées dans les réseaux lymphatiques sous-péritonéaux, mais ils furent moins affirmatifs sur l'existence des ouvertures stomatiques, car il n'est possible, disent-ils, de les constater que lorsque la membrane est tendue et alors peut-être sont-elles dues à la distension artificielle.

Dybkowsky étudia la surface pleurale et se rattacha de tous points aux conclusions de Recklinghausen. La science tend donc à revenir au moins pour les séreuses à la théorie des bouches absorbantes que l'on croyait à jamais oubliée. L'on pourrait peut-être, comme le dit Henle, considérer les cavités séreuses comme de gigantesques lacunes lymphatiques et les comparer aux grands sacs lymphatiques qui chez la grenouille se trouvent entre la peau et les muscles.

Ganglions lymphatiques. — Les ganglions lymphatiques (Fig. 168) qui seraient

---

[1] Voy. Küss, *Cours de physiologie*, publié par Mathias Duval. Paris, 1872.

mieux appelés *glandes lymphatiques*, sont des petits organes situés sur le trajet des vaisseaux lymphatiques. Leur nombre, qu'on a évalué à 6 ou 700, varie en réalité dans de telles limites que ces chiffres ont à peine la valeur d'une approximation. Quelquefois isolés, plus souvent réunis par groupes, les ganglions sont situés dans les régions riches en tissu cellulaire (aine, aisselle, etc.). Ils sont tantôt sous-cutanés, tantôt sous-aponévrotiques, occupent en général dans les membres le côté de la flexion, et sont groupés dans les grandes cavités viscérales autour des troncs vasculaires pariétaux ou viscéraux. Leur forme est ovoïde, aplatie, arrondie, etc., suivant la situation qu'ils occupent et les conditions de pression auxquelles ils sont soumis; leur volume peut varier depuis la grosseur d'une tête d'épingle jusqu'à celle d'un haricot, et diminuer depuis l'enfance jusqu'à la vieillesse, sans arriver jamais à une atrophie complète. Ils ont une consistance assez ferme, une couleur rougeâtre, modifiée du reste dans les diverses régions : rose vif dans les ganglions sous-cutanés, brune dans ceux de la rate, rose pâle dans les ganglions mésentériques, sauf au moment de la digestion, où elles sont blanchâtres, enfin blanche ou noire dans les ganglions bronchiques.

Les ganglions ne sont pas formés par les lymphatiques enroulés et entortillés sur eux-mêmes ; leur structure complexe n'a été élucidée que depuis 1850. Cependant quelques-uns d'entre eux paraissent n'être que des pelotons de vaisseaux. Gerber a décrit cette variété de ganglions sous le nom de *fausses glandes* ; il en existerait, d'après lui, surtout à la périphérie et, d'après Teichmann, dans la cavité pectorale et abdominale.

Outre une enveloppe tout à fait extérieure de tissu connectif, chaque ganglion présente à la coupe deux substances : l'une corticale molle rougeâtre ou jaune grisâtre, d'un aspect granuleux, dû à de fines granulations grises contenues dans des espèces de loges ou alvéoles ; l'autre médullaire gris rougeâtre, spongieuse, sans structure alvéolaire. Si ces deux substances varient d'aspect, leur constitution histologique est cependant la même, seulement leurs éléments sont disposés d'une autre manière.

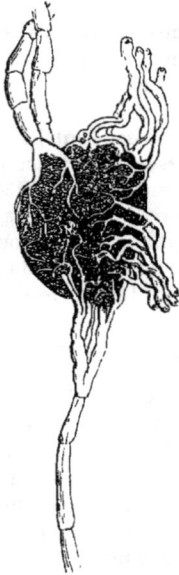

Fig. 168.
Ganglion lymphatique.

Nous allons résumer l'état actuel de nos connaissances sur la structure des ganglions.

Tout ganglion se compose d'une charpente de tissu connectif, dans laquelle se trouvent, ainsi que l'a démontré O. Heyfelder, des fibres musculaires lisses. Cette charpente prend ses points d'appui sur l'enveloppe extérieure et se présente sous deux formes distinctes dans les deux substances corticale et médullaire du ganglion. Dans la première, elle forme des loges, des vacuoles, *alvéoles*, communiquant les unes avec les autres ; dans la seconde, au contraire, les alvéoles se sont allongées, étirées, et ont pris la forme de petits tubes qui communiquent avec les alvéoles et entre eux. Dans chaque alvéole se trouve un parenchyme constitué par des globules analogues à ceux de la lymphe et un entre-croisement de trabécules extrêmement fines, appartenant à cette forme du tissu connectif que l'on a désignée sous le nom de *tissu réticulaire* ou *adénoïde*. Le réticulum formé par ces trabécules constitue, à la périphérie de chaque alvéole, des petites loges plus grandes appelées *sinus lymphatiques*, et, au centre, des mailles beaucoup plus petites remplies comme celles de la périphérie de globules lymphatiques et désignées sous le nom de *pulpe centrale*. Chaque petit tube de la substance médullaire du ganglion, appelé *cordon médullaire*, présente également, malgré son étroitesse, des sinus lymphatiques périphériques et une pulpe centrale. Comme nous avons dit plus haut que les alvéoles et les tubes formés par la charpente connective communiquent ensemble, il est aisé de comprendre que les sinus lymphatiques des alvéoles et des cordons médullaires communiquent également et qu'il en est de même pour la pulpe centrale.

Ce qui, outre la disposition histologique des parties, différencie le plus la pulpe centrale des sinus lymphatiques, c'est que c'est à là première que se rendent uniquement les artérioles qui aboutissent au ganglion, et que c'est dans les seconds que viennent se terminer les lymphatiques afférents, comme c'est d'eux que partent les efférents.

On a décrit également des nerfs qui aboutissent aux ganglions lymphatiques ; ils proviennent du grand sympathique.

Les follicules clos de l'intestin paraissent n'être que des ganglions lymphatiques rudimentaires, en ce sens que chaque follicule est analogue à une alvéole isolée des ganglions. Les plaques de Peyer sont considérées comme des ganglions étalés en surface.

Nous devons dire que, d'après Teichmann, la description que nous venons de donner ne s'applique qu'aux ganglions les plus compliqués ; il existe, d'après lui, chez l'homme et chez les animaux, une transition régulière entre les fausses glandes de Gerber, qui ne sont que des enroulements de lymphatiques, et les ganglions tels que nous venons de les décrire ; ceux du jarret et de l'épitrochlée sont, dit-il, des intermédiaires entre ces deux extrêmes.

CHAPITRE II

DES LYMPHATIQUES EN PARTICULIER.

Les vaisseaux lymphatiques viennent tous s'aboucher dans l'angle de réunion des veines sous-clavières avec les jugulaires internes par deux troncs distincts. le *canal thoracique* et la *grande veine lymphatique droite*. Le premier ramène au système sanguin la lymphe et le chyle de toute la partie sous-diaphragmatique du corps, de la moitié gauche du diaphragme, du cœur, du poumon gauche, du membre supérieur gauche, de la moitié gauche du cou et de la tête, ainsi que ceux de la moitié gauche du thorax. La grande veine lymphatique droite s'abouche dans la sous-clavière de son côté et ramène la lymphe de la moitié correspondante du thorax, du poumon droit, de la moitié droite du diaphragme, de la moitié droite de la tête et du cou.

Ainsi que l'a fait remarquer Meyer, de Zurich, chacun de ces deux troncs peut être considéré comme formé de quatre branches, dont l'une originelle, les trois autres accessoires. La première est située le long du rachis à droite et à gauche, les trois autres sont l'une antérieure, le *tronc mammaire*, correspondant à la partie antérieure de la poitrine, la seconde externe, le *tronc brachial*, la troisième descendante, le *tronc jugulaire*. Nécessairement, en raison même de ce que nous avons dit, la branche d'origine du côté gauche est plus longue et plus volumineuse que celle du côté droit, tandis que les trois autres ont le même volume et le même trajet.

Nous étudierons successivement les lymphatiques qui sont communs aux deux troncs terminaux, puis ceux qui vont former le canal thoracique, et enfin nous terminerons par la description de ce dernier canal et de la veine lymphatique droite.

ARTICLE I. — LYMPHATIQUES COMMUNS AUX DEUX TRONCS TERMINAUX.

§ Ier. — **Ganglions de la tête et du cou et lymphatiques qui s'y rendent.**

Les ganglions lymphatiques forment au cou et à la tête une chaîne non interrompue dont le siége principal est au-dessous du muscle sterno-mastoïdien, le long des vaisseaux veineux du cou. Ils remontent ainsi jusqu'à la base du crâne et se relient à des petits groupes situés les uns au-dessous et autour de la glande sous-maxillaire, *ganglions sous-maxillaires* (Fig. 169, 8); les autres au devant du pavillon de l'oreille et dans l'intérieur de la glande parotide, *ganglions parotidiens;* d'autres en arrière et au-dessous de l'oreille et à la partie supérieure de la nuque, *ganglions sous-occipitaux* (Fig. 169, 7). La grande chaîne ganglionnaire principale du cou a été divisée elle-même d'une manière assez arbitraire en ganglions cervicaux supérieurs et ganglions cervicaux inférieurs (Fig. 169, 6). Les plus élevés d'entre eux sont situés le long des parois du pharynx et arrivent jusqu'au niveau de l'aponévrose buccinato-pharyngienne ; on leur donne quelquefois le nom de *ganglions faciaux profonds.*

Tous les vaisseaux lymphatiques de la tête et du cou viennent aboutir à ces ganglions.

Les *lymphatiques des téguments de la tête et du crâne* peuvent être divisés en trois groupes, *antérieur, latéral* et *postérieur.*

Le premier groupe comprend les *lymphatiques superficiels de la face et de la région frontale ainsi que ceux des lèvres.* Les lymphatiques des téguments de la face et ceux des paupières naissent par des réseaux, qui se réunissent en troncs, dont les uns se dirigent en bas et en dehors pour aboutir aux ganglions sous-maxillaires, tandis que les autres, de même que ceux qui émanent de la région frontale, se portent en dehors et en arrière pour gagner les ganglions parotidiens. Les lymphatiques des lèvres forment d'abord un réseau extrêmement ténu et très-riche, et se divisent en troncs antérieurs, qui suivent les vaisseaux de la face, et en troncs postérieurs ou sous-muqueux, qui aboutissent aux ganglions sous-maxillaires après avoir traversé les attaches des muscles carré et triangulaire.

Le groupe latéral ou de la région temporale comprend *les lymphatiques de la partie correspondante du cuir chevelu et ceux du pavillon de l'oreille.* Les premiers descendent de haut en bas et s'ouvrent les uns dans les ganglions parotidiens, les autres dans les ganglions sous-occipitaux les plus antérieurs. Le pavillon de l'oreille est recouvert d'un réseau fort remarquable qui le tapisse tout entier ainsi que le lobule ; les troncs qui en partent se réunissent aux précédents pour s'ouvrir dans les mêmes ganglions.

Le groupe postérieur est formé par les *lymphatiques de la région occipitale,* qui se portent de haut en bas, puis d'arrière en avant, et s'ouvrent dans les ganglions sous-occipitaux.

Les ganglions sous-maxillaires et sous-occipitaux se réunissent aux ganglions cervicaux supérieurs par des troncs qui accompagnent les branches

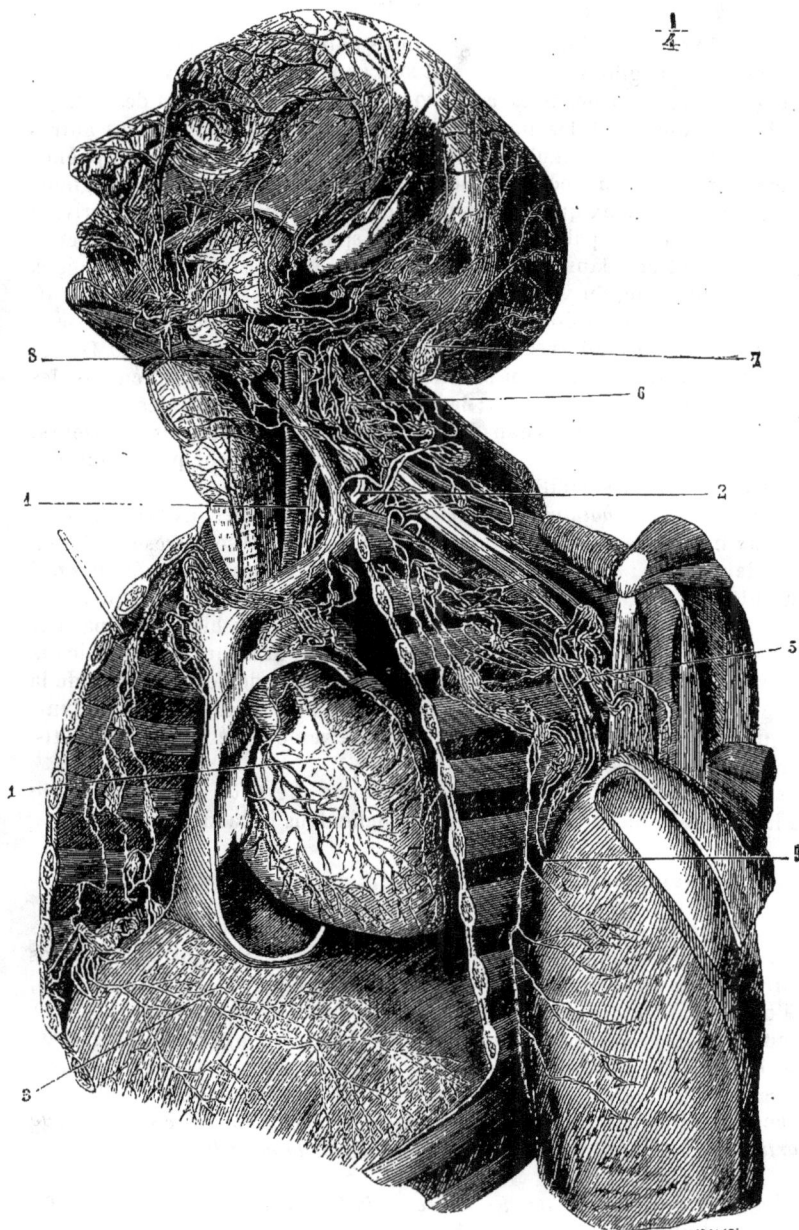

Fig. 169. — *Lymphatiques de la tête, du cou, de la partie supérieure du tronc et du cœur* (*).

(*) 1) Canal thoracique. — 2) Son embouchure dans le confluent des veines jugulaire interne et sous-clavière gauches. — 3) Lymphatiques de la face pleurale du diaphragme. — 4) Lymphatiques du cœur. — 5) Ganglions axillaires. — 6) Ganglions cervicaux. — 7) Ganglions sous-occipitaux. — 8) Ganglions sous-maxillaires. — 9) Lymphatiques des parois du thorax allant aboutir aux ganglions thoraciques et axillaires. — (D'après Mascagni.)

de la veine jugulaire externe. Les ganglions parotidiens aboutissent soit directement aux ganglions profonds, soit aux ganglions sous-maxillaires.

Les *lymphatiques profonds du crâne* sont ceux qui proviennent des méninges; ils accompagnent les uns les veines méningées moyennes, les autres l'artère carotide ou la jugulaire interne, et sortent par les trous sphéno-épineux, carotidien ou déchiré postérieur pour se jeter dans les ganglions faciaux profonds. Ceux qui viennent des cavités orbitaire et nasale arrivent dans la fosse ptérygo-palatine par la fente sphénoïdale et le trou sphéno-palatin et se jettent dans les mêmes ganglions. Il en est de même de ceux de la voûte palatine, du voile du palais et des gencives. Les *lymphatiques de la langue* forment sur le dos et les parties latérales de cet organe un réseau compliqué dont les mailles sont très-étroites et les canaux très-grêles. De ces réseaux partent des troncs qui se dirigent les uns en avant et en bas, les autres en arrière et latéralement; les premiers se jettent dans les ganglions sous-maxillaires, les derniers dans les ganglions cervicaux les plus supérieurs. Il est à remarquer que le réseau dorsal est surtout développé autour des papilles et surtout des papilles caliciformes.

Les *vaisseaux lymphatiques superficiels du cou* se jettent dans les ganglions cervicaux inférieurs. Les *lymphatiques du corps thyroïde* sont très-nombreux et très-développés; on peut les diviser en deux groupes, les supérieurs qui se jettent dans les ganglions cervicaux supérieurs, et les inférieurs qui aboutissent aux ganglions cervicaux inférieurs. Les vaisseaux blancs qui partent du larynx et des parties latérales du pharynx vont aux ganglions cervicaux supérieurs; ceux qui émanent de la portion cervicale de l'œsophage et de la trachée se déversent dans les ganglions cervicaux inférieurs. Quelques lymphatiques accompagnent toujours l'artère et la veine vertébrales, ils aboutissent aux mêmes ganglions.

Des ganglions cervicaux partent des vaisseaux afférents, qui vont à droite dans la grande veine lymphatique et à gauche dans le canal thoracique.

§ II. — Ganglions axillaires et lymphatiques qui s'y rendent.

A la racine du membre supérieur se trouve un grand nombre de ganglions, qui forment quelques groupes reliés entre eux. Ce sont les ganglions axillaires, situés au fond même de l'aisselle; les ganglions sous-claviculaires, que l'on rencontre dans la fosse sous-claviculaire au-dessous des attaches claviculaires du grand pectoral et du deltoïde; les ganglions thoraciques, placés le long du bord antérieur de l'aisselle; les ganglions sous-scapulaires, situés au-dessous de l'omoplate le long du bord postérieur de l'aisselle.

A ces ganglions aboutissent tous *les lymphatiques du membre supérieur, de la partie supérieure et latérale du thorax et ceux de la mamelle.*

A. Les *lymphatiques des parties latérales du thorax* peuvent être divisés en antérieurs et en postérieurs.

Les premiers, nés des téguments de la région, remontent sur la face latérale du muscle grand dentelé et arrivent aux ganglions thoraciques; on en voit toujours quelques-uns qui remontent directement aux ganglions sous-claviculaires. Les lymphatiques postérieurs de cette région comprennent

ceux de la partie supérieure des lombes, du dos et de la partie inférieure
de la nuque; ils convergent tous vers
le bord du muscle grand dorsal et
vont s'ouvrir dans les ganglions sous-
scapulaires. Sappey fait remarquer
qu'ils présentent une disposition particulière : « ceux du côté droit nais-
« sent du côté gauche, et réciproque-
« ment, de telle sorte qu'il y a entre-
« croisement des uns et des autres
« sur la ligne médiane. »

B. *Les lymphatiques de la mamelle*
naissent, soit de la peau et surtout
de l'aréole, soit de la glande elle-
même et de ses lobules. Les premiers se réunissent en formant un
réseau délicat, qui entoure le mamelon et l'aréole; de là ils se portent en
bas et en dedans vers le pourtour de
la mamelle et forment plusieurs
troncs, auxquels viennent se joindre
les lymphatiques profonds. Ces troncs
remontent le long des parois du thorax et viennent s'ouvrir dans les ganglions axillaires. Cette disposition
anatomique explique l'engorgement
de ces ganglions dans les affections
du sein.

C. *Les lymphatiques du membre su-*
périeur se divisent en superficiels et
profonds.

Les premiers naissent de toute la
surface cutanée du membre et surtout de la peau des doigts. Ils forment sur la face palmaire des doigts
un réseau très-serré, surtout au niveau
de la phalangette, dont les mailles
s'élargissent en se rapprochant de la
paume de la main. Ce réseau fournit
des ramuscules, qui se portent en
arrière et en haut sur les côtés latéraux de chaque doigt et constituent
ainsi un ou deux troncs collatéraux
internes et externes du doigt. Dans

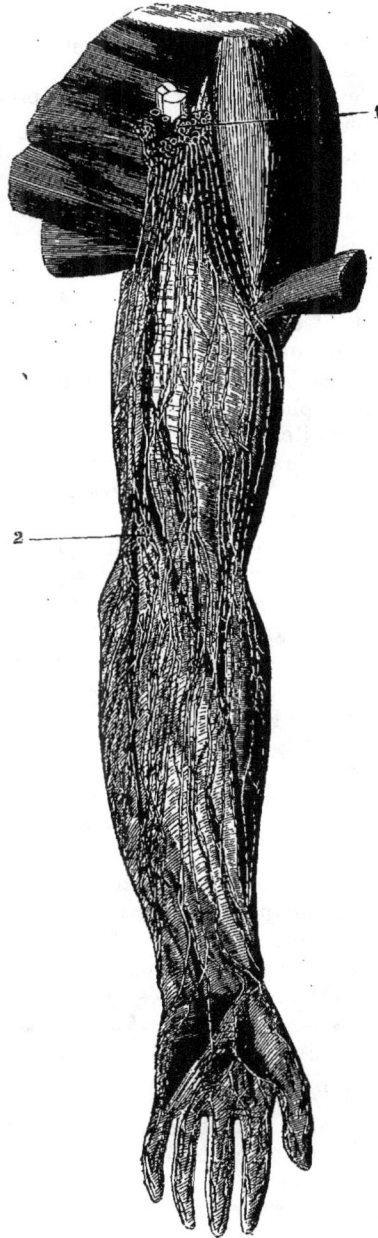

Fig. 170.
Lymphatiques du membre supérieur (*).

(*) 1) Ganglions axillaires. — 2) Ganglions épitrochléens. — (D'après Mascagni).
BEAUNIS et BOUCHARD. 2e édit.   35

les espaces interdigitaux, ces troncs passent sur la face dorsale de la main, s'anastomosent et arrivent au poignet. Ils se divisent alors en deux groupes, dont les uns suivent les veines radiales, les autres les veines cubitales. Ces deux groupes sont donc, le premier antérieur et externe, le second antérieur et interne.

Au niveau du pli du coude, il vient s'y joindre un groupe médian qui part de la paume de la main et suit la veine médiane. Les lymphatiques enlacent alors la face antérieure et les bords externe et interne de l'avant-bras. Ceux qui suivent le bord cubital rencontrent ordinairement au-dessus de l'épitrochlée un ganglion *sus-épitrochléen* (Fig. 170, 2), souvent double, et continuent à remonter jusqu'aux ganglions axillaires. Les lymphatiques moyens et externes remontent également, se rassemblent de plus en plus et gagnent successivement la face interne du bras pour se jeter également dans les ganglions axillaires. On en voit quelquefois un ou deux qui longent la veine céphalique et aboutissent aux ganglions sous-claviculaires. D'après Aubry, de Rennes, cité par Sappey, on trouverait exceptionnellement dans cet interstice celluleux un, deux ou trois petits ganglions qui se relieraient aux ganglions sous-claviculaires.

Les lymphatiques profonds du membre supérieur suivent le trajet des différents vaisseaux et se terminent dans les ganglions de l'aisselle. On trouve quelquefois sur leur parcours, à l'avant-bras, un ou plusieurs ganglions d'un petit volume ; au bras on en rencontre beaucoup plus souvent trois ou quatre de la grosseur d'une lentille.

Les vaisseaux afférents des ganglions axillaires forment un ou plusieurs troncs, qui aboutissent à gauche dans le canal thoracique et à droite dans la grande veine lymphatique.

§ III. — Ganglions sternaux et médiastinaux antérieurs, et lymphatiques qui s'y rendent.

Sur la face interne du sternum, le long de l'artère mammaire interne, se trouvent quelques ganglions lymphatiques qui forment le groupe des *ganglions sternaux ;* ils se relient à quelques autres ganglions situés sur la partie antérieure de la face supérieure du diaphragme, au devant du péricarde, et à la face antérieure des gros vaisseaux, on les désigne sous le nom de *ganglions médiastinaux antérieurs.* Ces deux groupes communiquent ensemble et reçoivent :

1° *Les lymphatiques qui suivent les vaisseaux sanguins mammaires internes.* Ils tirent leur origine de la partie médiane de la paroi antérieure de l'abdomen située au-dessus de l'ombilic, et de la partie des parois du thorax à laquelle se distribuent les vaisseaux mammaires internes. Ils traversent les attaches antérieures du diaphragme sur les côtés de l'appendice xyphoïde.

2° *Les lymphatiques de la partie antérieure de la face convexe du foie,* qui se dirigent vers le ligament suspenseur, pénètrent dans la poitrine en traversant la partie antérieure des attaches du diaphragme et vont se jeter dans les ganglions médiastinaux antérieurs.

3° *Les lymphatiques antérieurs et médians du diaphragme*, qui viennent bientôt s'aboucher dans les ganglions mammaires internes.

4° *Les lymphatiques du péricarde*, dont quelques-uns, les plus élevés, se rendent aux ganglions bronchiques.

5° *Les lymphatiques du cœur* (Fig. 169, 4). — On peut les diviser, comme les artères dont ils suivent le trajet, en coronaires antérieurs et coronaires postérieurs. Les premiers longent le sillon interventriculaire antérieur et la moitié gauche du sillon interauriculo-ventriculaire, se joignent au niveau de l'infundibulum et cheminent le long de la face postérieure de l'artère pulmonaire pour se jeter dans les ganglions médiastinaux antérieurs. Les seconds longent l'artère coronaire postérieure et se réunissent en deux ou trois troncs, qui cheminent sur la face antérieure du tronc aortique pour se jeter dans les mêmes ganglions.

6° *Les lymphatiques du thymus*, qui rejoignent les vaisseaux blancs mammaires internes.

Les vaisseaux efférents de cette chaîne ganglionnaire forment un tronc assez court qui s'ouvre par une ou plusieurs branches dans le canal thoracique à gauche et dans la grande veine lymphatique à droite.

§ IV. — Ganglions médiastinaux postérieurs et bronchiques, et lymphatiques qui s'y rendent.

Les ganglions lymphatiques forment dans le médiastin postérieur, le long de l'œsophage et de l'aorte, un groupe désigné sous le nom de *ganglions médiastinaux postérieurs*. Ils sont en relation avec des ganglions plus petits logés dans la partie la plus reculée des espaces intercostaux. Ils communiquent encore avec les ganglions bronchiques, volumineux et nombreux, situés au niveau de la bifurcation de la trachée et le long de la racine des bronches. Les ganglions bronchiques sont très-remarquables par leur coloration noire et la fréquence de leurs altérations tuberculeuses ou caséeuses.

Les lymphatiques des parois du thorax ou *lymphatiques intercostaux* suivent les artères intercostales, viennent s'ouvrir dans les ganglions situés à la partie postérieure des espaces qu'ils parcourent, et vont de là, les uns dans les ganglions médiastinaux postérieurs, les autres directement au canal thoracique.

Des parois de l'œsophage partent également des vaisseaux, qui vont s'ouvrir dans les ganglions médiastinaux postérieurs. Il s'y joint ordinairement deux vaisseaux assez volumineux, qui rampent sur les parties latérales et postérieures de la face convexe du diaphragme.

Les lymphatiques du poumon peuvent être divisés en superficiels et profonds. Les premiers naissent soit de la plèvre viscérale, soit de la base des lobules pulmonaires et arrivent à la superficie. Ils y forment des vaisseaux très-déliés, dont les canaux sont comme variqueux en certains points. Ces varicosités ont été considérées comme normales par Jarjavay et comme pathologiques par Sappey. De ces réseaux sus-lobulaires partent des rameaux qui vont se jeter dans les ganglions bronchiques.

Les lymphatiques pulmonaires profonds partent du sommet du lobule

ainsi que, probablement, de la muqueuse des bronches et se dirigent vers
la radicule bronchique qu'ils entourent. Ils forment un réseau remarquable, communiquant avec le réseau sus-lobulaire, ce qui fait qu'on peut aisément les injecter l'un par l'autre. Les troncules qui en partent sont assez
nombreux, suivent les canaux aériens et les vaisseaux sanguins et vont se
jeter d'abord dans les ganglions que l'on trouve le long des bronches, dans
l'intérieur même du parenchyme pulmonaire, puis de là dans les ganglions
bronchiques. D'après Jarjavay, les lymphatiques profonds du poumon sont
remarquables par le peu de développement de leurs valvules, ce qui permet
de les injecter de leur terminaison à leur origine.

Des ganglions médiastinaux postérieurs et des ganglions bronchiques
partent des rameaux assez considérables qui vont se jeter en partie dans le
canal thoracique et en partie dans la grande veine lymphatique droite. Il
est à remarquer que ce ne sont que les lymphatiques émanés de la partie supérieure du poumon droit qui se rendent dans cette dernière, ceux de la
partie inférieure de l'organe vont au canal thoracique. On trouve du reste
de fréquentes exceptions à cette règle.

Ces rameaux forment des troncs broncho-médiastinaux qui, d'après Meyer,
de Zurich, peuvent être considérés comme les troncs d'origine des deux
branches terminales du système lymphatique. Ils sont situés le long des
côtés latéraux du rachis et reçoivent, à droite, les troncs jugulaire, axillaire
et mammaire interne du même côté. La réunion de ces quatre vaisseaux
forme, d'après lui, la grande veine lymphatique droite. Il en est de même à
gauche, seulement le canal thoracique venant s'y joindre, et son calibre
étant de beaucoup supérieur à celui du tronc broncho-médiastinal gauche,
on dit que ce ce dernier se jette dans le canal thoracique.

§ V. — Ganglions sus-aortiques, et lymphatiques qui s'y rendent.

On trouve au devant de l'aorte abdominale un très-grand nombre de ganglions lymphatiques, qui s'étendent du bord supérieur du pancréas à la bifurcation de l'aorte, ce sont les *ganglions sus-aortiques*. A ce groupe principal
se rattachent des ganglions accessoires, appartenant en propre à chaque organe ou annexe du tube digestif et situés entre les feuillets du péritoine. Ce
sont les ganglions stomachaux placés au niveau de la grande et de la petite
courbure de l'estomac entre les lames de l'épiploon ; les ganglions spléniques
que l'on trouve dans l'épiploon gastro-splénique, ceux du foie entre les lames de l'épiploon gastro-hépatique, et enfin les ganglions mésentériques
entre les deux feuillets du mésentère et des méso-côlons.

Lymphatiques de l'estomac. — Ils sont superficiels et profonds. Les premiers
forment sous la séreuse un plexus dont les différentes branches sont variqueuses d'après Bonamy, et donnent naissance à des troncules, dont la direction est perpendiculaire à l'axe de l'estomac. Ils vont aboutir aux ganglions assez petits que l'on trouve le long des deux courbures de l'organe.

Les seconds forment également un réseau sous-muqueux très-compliqué
dont les rameaux et les troncules gagnent la superficie de l'estomac et suivent
le trajet des artères. Les lymphatiques qui longent l'artère coronaire stoma-

chique vont aux ganglions de la petite courbure ; ceux qui suivent la gastro-
épiploïque gauche se jettent dans les ganglions spléniques ; ceux qui accompagnent l'artère gastro-épiploïque droite vont aux ganglions hépatiques.

Lymphatiques des intestins. — Ceux de l'intestin grêle sont désignés plus
spécialement sous le nom de *chylifères* et sont beaucoup plus nombreux que
ceux qui partent du gros intestin. Ils forment toujours un double plan superficiel et profond. Le premier est sous-séreux et constitue un réseau à
mailles allongées, dont les branches sont variqueuses. De ce réseau partent
des troncules, qui bientôt se dirigent perpendiculairement à l'axe de l'intestin et arrivent dans le mésentère.

Le plan profond ou sous-muqueux naît des villosités intestinales, dans l'intérieur de chacune desquelles on trouve un petit troncule terminé en cul-
de-sac. Ce petit rameau gagne le tissu sous-muqueux, passe entre les fibrilles
de la tunique musculeuse et arrive enfin entre les feuillets du mésentère. Autour des follicules clos et des plaques de Peyer on trouve toujours une sorte
de réseau circulaire à mailles très-serrées, constitué par les vaisseaux efférents de ces glandules lymphatiques, dont les branches viennent se réunir
aux précédentes pour aboutir aux ganglions mésentériques. Ces ganglions
communiquent les uns avec les autres en formant ainsi plusieurs chaînes,
qui aboutissent toutes par leurs efférents aux ganglions sus-aortiques. Les
lymphatiques du gros intestin, quoique en moindre nombre que ceux de l'intestin grêle, se comportent de la même manière, aboutissent aux ganglions
situés entre les lames des méso-côlons et vont enfin aux ganglions sous-
aortiques.

Lymphatiques du pancréas. — Parties des différents lobules, tous ces vaisseaux gagnent le bord supérieur de la glande et vont avec les efférents des
ganglions spléniques se jeter dans les ganglions sus-aortiques.

Lymphatiques de la rate. — D'après Tomsa, il existe dans la rate deux plans
de vaisseaux lymphatiques. Le premier, superficiel, naît des tissus intervas-
culaires de l'organe, ses rameaux se dirigent vers la périphérie et gagnent
le hile pour se jeter dans les ganglions spléniques. Ils sont assez rares et
grêles chez l'homme, mais très-nombreux et développés chez le cheval. Les
vaisseaux lymphatiques profonds naissent des gaînes qui entourent les capillaires artériels (gaînes identiques à celles décrites par Ch. Robin sur les capillaires du cerveau), et vont au hile se jeter dans les ganglions nombreux
qu'on trouve en cet endroit.

Lymphatiques du foie. — Nous avons déjà décrit les lymphatiques de la
partie médiane et antérieure de la surface convexe du foie et nous avons vu
qu'ils se jettent dans les ganglions sternaux. Ceux qui partent des parties latérales et postérieures de la face convexe du foie se dirigent en bas vers les ligaments triangulaires ou vers la face inférieure et gagnent les ganglions sus-
aortiques les plus élevés. Les vaisseaux qui émanent de la partie moyenne
de la même face se portent au contraire en haut et traversent le diaphragme
pour se jeter dans les ganglions médiastinaux antérieurs.

Sur la face inférieure du foie se trouvent un très-grand nombre de lymphatiques, qui appartiennent soit à la glande elle-même, soit au réservoir biliaire. Ils suivent la veine porte et vont aboutir aux ganglions sus-aortiques.

Outre ces vaisseaux superficiels, il existe dans le foie des lymphatiques profonds. Leurs plexus entourent les vaisseaux sanguins et biliaires et fournissent des troncs, dont les uns suivent la veine porte, se réunissent au niveau du sillon transverse aux lymphatiques superficiels de la face concave et se rendent avec eux aux ganglions sus-aortiques, tandis que les autres accompagnent les divisions des veines sus-hépatiques, arrivent jusqu'à la veine cave, qu'ils entourent, passent avec elle à travers le diaphragme et se jettent dans les ganglions médiastinaux.

Les efférents des ganglions sus-aortiques vont tous au canal thoracique ou à la citerne de Pecquet.

§ VI. — **Ganglions lombaires, et lymphatiques qui s'y rendent.**

Au devant des insertions du psoas, en dehors de l'aorte à gauche et de la veine cave inférieure à droite, l'on trouve un groupe assez considérable de ganglions d'un volume variable, ce sont les *ganglions lombaires.* Ils reçoivent les lymphatiques de l'utérus, de la trompe et de l'ovaire chez la femme, ceux du testicule chez l'homme, ceux des reins et des capsules surrénales.

Lymphatiques de l'utérus, de la trompe et de l'ovaire. — Les premiers participent pendant la grossesse au grand développement de l'organe et offrent alors un volume relativement considérable. Ils se dirigent en dehors et gagnent les artères utéro-ovariennes, dont ils suivent le trajet. Après avoir reçu les lymphatiques de la trompe et de l'ovaire, ils vont se jeter dans les ganglions lombaires. Il est à remarquer que les lymphatiques du col de l'utérus suivent au contraire les artères utérines et aboutissent aux ganglions pelviens.

Lymphatiques du testicule. — Ces vaisseaux sont extrêmement nombreux et peuvent être divisés en raison de leur situation en superficiels et profonds. Les premiers sont sous-séreux et recouvrent presque la totalité de la glande séminale, dont ils gagnent le bord supérieur. Les seconds, étudiés dans ces derniers temps par Tomsa et Ludwig, cheminent dans le testicule en suivant les vaisseaux sanguins à travers les fibres réticulées que l'albuginée envoie dans la profondeur. Ils arrivent au bord supérieur de la glande et se réunissent aux lymphatiques superficiels. Ils remontent alors, reçoivent les lymphatiques de l'épididyme et gagnent l'anneau inguinal en formant des éléments du cordon. Arrivés dans l'abdomen, ils accompagnent les vaisseaux sanguins spermatiques et aboutissent aux ganglions lombaires.

Lymphatiques des reins et des capsules surrénales. — Les lymphatiques des reins naissent de la profondeur des glandes urinaires, ils suivent la distribution des vaisseaux sanguins et ne paraissent pas très-nombreux. Ils gagnent le hile du rein, s'accolent à la veine rénale et se jettent dans les ganglions lombaires. On a décrit des lymphatiques superficiels du rein, qui viendraient aboutir également aux ganglions lombaires en se réunissant aux précédents au niveau du hile, mais leur existence ne paraît pas démontrée.

Quant aux lymphatiques des capsules surrénales, ils proviennent de l'intimité de cette glande vasculaire sanguine, et se joignent à ceux des reins pour aboutir aux mêmes ganglions.

Les efférents des ganglions lombaires se jettent dans la citerne de Pecquet.

§ VII. — Ganglions pelviens, et lymphatiques qui s'y rendent.

Dans l'excavation pelvienne se trouve un groupe ganglionnaire, relié en haut aux ganglions lombaires, en bas et en dehors aux ganglions iliaques externes; il se compose de deux groupes distincts : l'un latéral, compris entre les vaisseaux iliaques interne et externe, est formé par les *ganglions hypogastriques*, et s'étend jusqu'à la partie supérieure de la grande échancrure sciatique; l'autre, médian, est formé par des ganglions disséminés au devant des trous sacrés antérieurs et dans l'épaisseur du méso-rectum, *ganglions sacrés*.

Les lymphatiques qui y arrivent sont :

1° *Les lymphatiques du rectum.* — Ces vaisseaux forment deux plexus qui paraissent indépendants l'un de l'autre ; le premier est sous-séreux, le second est sous-muqueux et communique largement avec le plexus sous-cutané du pourtour de l'anus. Ils forment tous les deux des troncs, qui aboutissent soit aux ganglions du méso-rectum, soit directement aux ganglions sacrés.

2° *Les lymphatiques de la vessie.* — Ils sont disposés comme les précédents en deux plexus sous-séreux et sous-muqueux. On les voit gagner les parties latérales du réservoir urinaire et suivre le trajet des artères vésicales ; d'après Sappey, on trouve à ce niveau quelques petits ganglions, dans lesquels ils pénètrent avant d'atteindre les ganglions hypogastriques.

3° *Les lymphatiques des vésicules séminales.* — Ils sont très-nombreux, suivent l'artère vésico-prostatique, et se rendent également aux ganglions hypogastriques.

4° *Les lymphatiques du col de l'utérus et ae la partie postérieure du vagin.* — Autour du museau de tanche existe un plexus lymphatique très-fin, dont les vaisseaux ainsi que ceux qui partent de toute l'étendue du col utérin se rendent aux ganglions hypogastriques. Il en est de même de ceux de la partie postérieure du vagin, qui accompagnent l'artère vaginale.

5° *Les lymphatiques fessiers et ischiatiques.* — Ils suivent les artères correspondantes, sont assez peu nombreux et rencontrent quelquefois sur leur trajet de petits ganglions, qu'ils traversent avant de pénétrer dans le bassin par la grande échancrure sciatique. Ils aboutissent aux ganglions hypogastriques.

6° *Les lymphatiques obturateurs.* — Encore moins nombreux que les précédents, ces vaisseaux suivent l'artère obturatrice, pénètrent dans le bassin par le canal sous-pubien et vont aux ganglions hypogastriques.

Les efférents des deux groupes de ganglions pelviens se portent en haut et vont tous aboutir aux ganglions lombaires, en formant autour des artères pogastrique et iliaque primitive un plexus, *plexus iliaque interne*, remarquable par la multiplicité et la grosseur relative des vaisseaux qui le forment.

§ VIII. — Ganglions inguinaux, et lymphatiques qui s'y rendent.

A la racine du membre inférieur se trouve un groupe important de ganglions lymphatiques. On le divise en trois groupes secondaires : *ganglions iliaques externes, ganglions inguinaux superficiels* et *ganglions inguinaux profonds* (Fig. 171, 1).

Les ganglions iliaques externes sont peu nombreux, mais assez volumineux, ils entourent les vaisseaux sanguins de ce nom ; le plus inférieur d'entre eux s'applique sur l'ouverture interne du canal crural, qu'il contribue à fermer.

Les ganglions inguinaux superficiels sont situés au niveau de l'embouchure de la veine saphène interne au-dessus du fascia cribriformis.

Les ganglions inguinaux profonds sont sous-aponévrotiques et situés en dedans de la veine fémorale, dont les sépare une lame celluleuse.

A ce groupe de ganglions viennent aboutir les lymphatiques de la moitié sous-ombilicale des parois de l'abdomen, des téguments des fesses et du périnée, des organes génitaux externes et du membre inférieur.

1° *Lymphatiques de la moitié sous-ombilicale des parois de l'abdomen.* On les divise en superficiels et en profonds.

Les premiers sont antérieurs et postérieurs. Les antérieurs descendent verticalement au-dessous des téguments et aboutissent aux ganglions inguinaux superficiels les plus élevés. Les postérieurs partent des téguments de la région lombaire, communiquent avec ceux du côté opposé, avec ceux du dos et ceux des fesses, contournent la paroi abdominale et aboutissent aux mêmes ganglions que les précédents.

Les lymphatiques profonds de cette région suivent les uns l'artère épigastrique, les autres l'artère circonflexe iliaque et arrivent aux ganglions iliaques externes.

2° *Lymphatiques des téguments des fesses et du périnée.* — Les vaisseaux lymphatiques des fesses parcourent un trajet différent, suivant qu'ils partent des téguments de la région externe ou de la région interne des fesses.

Les premiers se portent en dehors et en avant, contournent la hanche et vont aux ganglions inguinaux superficiels les plus externes. Les seconds se dirigent en dedans et en avant, se réunissent à ceux du pourtour de l'anus et du périnée et arrivent aux ganglions inguinaux superficiels les plus internes.

Lymphatiques des organes génitaux chez l'homme. — On les divise en lymphatiques du pénis et lymphatiques du scrotum.

Le pénis donne naissance à des vaisseaux lymphatiques : par son enveloppe tégumentaire, par le gland et par l'urèthre.

Les lymphatiques qui naissent de l'enveloppe tégumentaire sont surtout nombreux sur le prépuce. Ils forment à sa surface interne et externe un plexus remarquable, qui se continue par un tronc entourant la couronne du gland; de ce tronc partent des rameaux qui cheminent sur le dos de la verge, reçoivent des branches émanées de l'enveloppe cutanée de l'organe, et arrivent au niveau du ligament suspenseur où ils se divisent pour se jeter à droite et à gauche dans les ganglions profonds.

Les lymphatiques de l'urèthre cheminent dans le tissu sous-muqueux de ce canal en formant un plexus à mailles allongées et à branches variqueuses; ils viennent, au niveau du méat urinaire, communiquer avec les lymphatiques du gland. Ces derniers naissent d'un plexus très-remarquable, qui entoure cet appendice érectile, forment alors plusieurs troncs, auxquels se joignent les lymphatiques uréthraux, et cheminent sur les côtés du frein. Arrivés à la couronne du gland, ils la contournent et se réunissent aux lymphatiques du prépuce.

Le scrotum est peut-être la partie de l'enveloppe cutanée qui émet le plus de lymphatiques. Ils forment un plexus très-serré, duquel partent des troncs assez nombreux, qui suivent les vaisseaux sanguins honteux externes et aboutissent aux ganglions inguinaux.

Chez la femme les lymphatiques qui naissent de la face interne des grandes lèvres, des petites lèvres, du pourtour de l'ouverture vaginale, de la moitié antérieure du vagin, du vestibule, du clitoris, de l'urèthre et du méat, forment un plexus très-serré, duquel partent des troncs qui vont aux ganglions inguinaux en accompagnant les vaisseaux sanguins honteux externes.

§ IX. — Lymphatiques du membre inférieur.

Comme pour le membre supérieur, on les divise en superficiels et en profonds.

Les *vaisseaux lymphatiques superficiels du membre inférieur* (Fig. 171) naissent

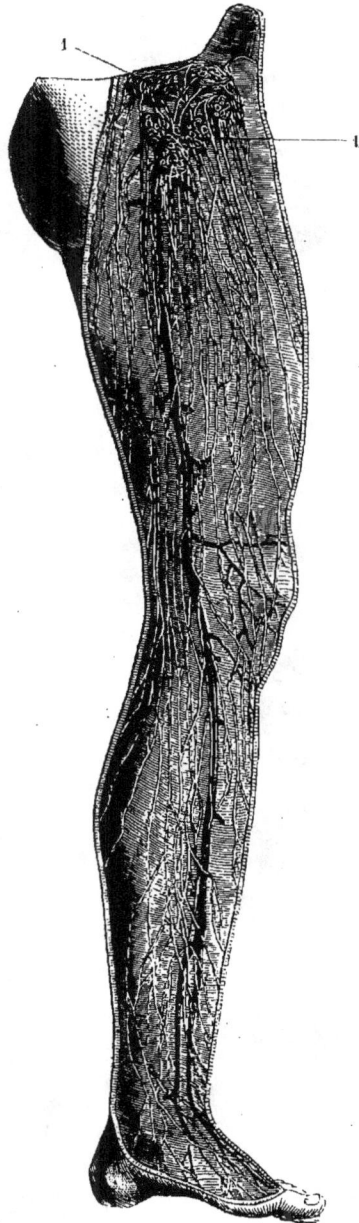

Fig. 171.
Lymphatiques superficiels du membre inférieur (*).

(*) 1) Ganglions inguinaux. — (D'après Mascagni).

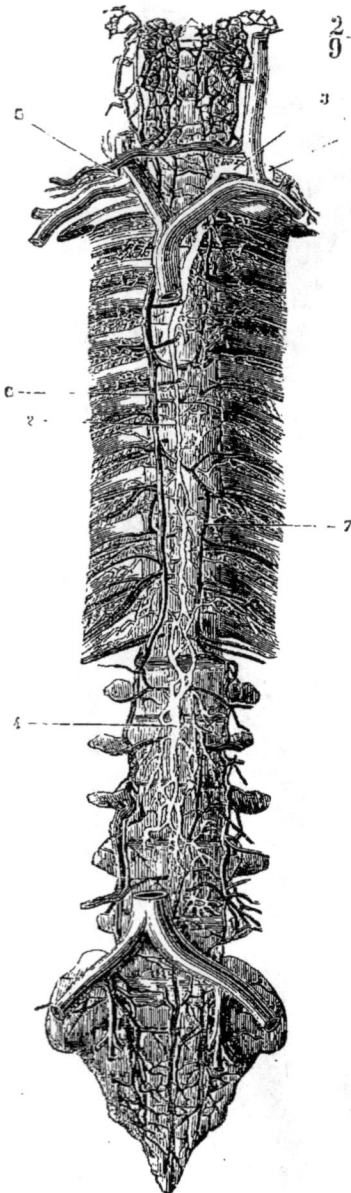

Fig. 172.
Canal thoracique (*).

des téguments de ce membre, des orteils et de la plante du pied. Aux orteils ils se comportent comme ceux des doigts, forment des troncules collatéraux et gagnent le dos du pied, sur lequel ils se réunissent en un plexus à mailles allongées. Ce plexus reçoit également les lymphatiques de la peau de la plante, il émet des branches qui se groupent autour des veines superficielles et accompagnent les veines saphènes.

Tous les lymphatiques qui longent la veine saphène interne se groupent à la face antérieure de la jambe, gagnent ensuite la face interne de la cuisse, en reçoivent les lymphatiques superficiels et arrivent aux ganglions inguinaux superficiels. Ceux qui naissent du bord externe du pied, longent la saphène externe, la face postérieure de la jambe et arrivent au creux poplité pour se jeter les uns dans les ganglions de cette région, les autres dans les lymphatiques qui accompagnent la veine saphène interne. Ceux qui traversent les ganglions poplités vont communiquer avec les lymphatiques profonds et suivent leur trajet.

Les *lymphatiques profonds du membre inférieur* accompagnent les artères et peuvent être divisés en tibiaux antérieurs, tibiaux postérieurs, péroniers, pédieux, plantaires, etc. Ils viennent aboutir pour la plupart dans les ganglions poplités, d'autres au contraire, réunis aux vaisseaux efférents de ces ganglions, suivent l'artère fémorale et se terminent dans les ganglions inguinaux profonds. On rencontre ordinairement vers le tiers supérieur de la face antérieure de la jambe un ganglion tibial antérieur dans lequel passent les lymphatiques de cette région.

Les vaisseaux efférents des ganglions inguinaux superficiels traversent le fascia cribriformis et aboutissent soit aux ganglions inguinaux profonds, soit, en re-

(*) 1) Réservoir de Pecquet. — 2) Canal thoracique. — 3) Coude décrit par le canal thoracique avant sa terminaison. — 4) Ouverture du canal thoracique dans le confluent des veines jugulaire interne et sous-

montant, aux ganglions iliaques externes. Les efférents des ganglions inguinaux profonds se rendent aux ganglions iliaques externes. Ces derniers émettent des efférents volumineux formant *le plexus iliaque externe*, qui entoure l'artère de ce nom et se jette dans les ganglions lombaires.

ARTICLE II. — GRANDE VEINE LYMPHATIQUE DROITE (Fig. 172, 5).

Elle est formée par les troncs lymphatiques jugulaire, axillaire, mammaire interne et broncho-médiastinal droits ; sa longueur ne dépasse jamais $0^m,010$ à $0^m,012$. Elle vient s'ouvrir dans le confluent des veines jugulaire interne et sous-clavière droites. Il arrive fréquemment que les troncs qui la constituent par leur réunion, s'ouvrent isolément dans les veines; la grande veine lymphatique n'existe pas alors.

ARTICLE III. — CANAL THORACIQUE (Fig. 172).

Le *canal thoracique* est formé par la réunion des vaisseaux lymphatiques de toutes les parties sous-diaphragmatiques du tronc, des extrémités inférieures et d'un nombre variable d'espaces intercostaux. Il naît au-dessous du diaphragme au niveau des premières vertèbres lombaires par trois racines principales, deux inférieures et ascendantes, formées par les lymphatiques des parois abdominales et des extrémités inférieures, et une antérieure, qui lui amène la lymphe et le chyle des intestins, de l'estomac, du foie et de la rate.

Le confluent de ces différentes racines forme la *citerne de Pecquet*, partie élargie et inférieure du canal thoracique (Fig. 172, 1). Ce vaisseau remonte sur la ligne médiane de la colonne vertébrale, entre les deux piliers du diaphragme, et passe avec l'aorte dans l'ouverture aortique de ce muscle. Il se trouve dans la poitrine, situé entre ce gros tronc artériel et la veine azygos, et passe au devant de la partie oblique de la veine demi-azygos (Fig. 172, 2). Arrivé au niveau de la quatrième vertèbre du dos, il s'élargit légèrement, se dirige un peu obliquement à gauche, tout en continuant son trajet ascendant, passe en arrière de la crosse aortique, de l'œsophage et de la carotide primitive gauche (Fig. 169, 1, 2), se réfléchit sur le scalène antérieur au niveau de la sixième vertèbre cervicale, se porte un peu en bas, se dilate quelquefois en ampoule et s'ouvre dans le confluent des veines jugulaire interne et sous-clavière gauches (Fig. 172, 3, 4). ·

Dans ce trajet il reçoit, à son origine, les lymphatiques intercostaux des cinq ou six derniers espaces, soit qu'ils s'ouvrent isolément dans son intérieur, soit qu'ils forment deux petits troncs latéraux situés sur les deux côtés du rachis. Dans ce dernier cas, on les voit s'aboucher dans le canal thoracique à la partie supérieure de la citerne de Pecquet.

Un peu avant sa terminaison, le canal thoracique reçoit les troncs lymphatiques jugulaire, axillaire et mammaire interne. Il n'est cependant pas extrêmement rare de voir ces derniers troncs s'ouvrir isolément dans les veines jugulaire et sous-clavière gauches.

clavière gauches. — 5) Grande veine lymphatique droite. — 6) Veine azygos. — 7) Veine demi-azygos. — (D'après Mascagni).

CHAPITRE III

ANOMALIES DES LYMPHATIQUES.

Le canal thoracique est souvent double dans presque toute sa longueur ;
il peut même se diviser en trois à six branches peu avant sa terminaison,
on voit alors une de ses branches se déverser dans la veine sous-clavière
droite, une autre dans la jugulaire interne, une dans la jugulaire externe et
une dans la vertébrale. La division peut se faire plus bas et l'une des
branches va s'anastomoser avec la grande veine lymphatique droite pour se
déverser dans la sous-clavière droite. Wurtzer a décrit un cas dans lequel le
tronc du canal thoracique était oblitéré au niveau de la sixième vertèbre
dorsale et s'ouvrait par deux rameaux transversaux dans la veine azygos.

Bibliographie. — Parchappe, *Du cœur, de sa structure et de ses mouvements*. Paris, 1848.
— Tiedemann, *Tabulæ arteriarum corporis humani*. Carlsruhe, 1822. — Langenbeck, *Gefæss-
lehre mit Hinweisung auf die Icones angiologicæ*. Gœttingen, 1836. — Breschet, *Recherches
sur le système veineux et spécialement sur les canaux veineux des os*. Paris, 1827. — Mascagni,
Vasorum lymphaticorum corporis humani historia et iconographia. Paris, 1787. — Sappey,
Injection, préparation et conformation des vaisseaux lymphatiques. Paris, 1843. — Beaunis,
Anatomie générale et physiologie du système lymphatique. Strasbourg, 1863. — Belaieff, *Re-
cherches microscopiques sur les vaisseaux lymphatiques du gland* (*Journal d'Anatomie de
Ch. Robin*, 1866).

LIVRE CINQUIÈME

La névrologie comprend l'étude des centres nerveux et des nerfs qui en proviennent. Ces derniers, véritables conducteurs, se portent aux organes, et tandis que les uns transmettent par voie centrifuge l'excitation partie des centres, les autres rapportent à ceux-ci, par voie centripète, les impressions extérieures ou intérieures qui ont frappé les organes.

Bichat avait divisé le système nerveux en deux grandes sections : la première, *système nerveux de la vie de relation, axe cérébro-spinal ;* la seconde, *système de la vie organique* ou *système sympathique*. Il considérait ces deux divisions comme complètes et, d'après lui, le grand sympathique, quoique en relation avec l'axe cérébro-spinal, formait un tout complexe dont la chaîne ganglionnaire était le centre. Les recherches modernes sont venues contredire le grand physiologiste ; le système du sympathique tire ses origines de la moelle épinière et du bulbe tout aussi bien que les nerfs rachidiens, seulement sa modalité d'action est différente, et c'est sans doute dans les rapports de ses fibres nerveuses avec les cellules des ganglions sympathiques qu'il faut chercher la cause de cette différence.

Néanmoins, pour ne pas compliquer la description du système nerveux, nous conserverons la division de Bichat et nous étudierons successivement :

1° Les centres nerveux.

2° Les nerfs encéphaliques et rachidiens.

3° Le grand sympathique.

PREMIÈRE SECTION

CENTRES NERVEUX.

Les centres nerveux, *axe cérébro-spinal*, se divisent en deux parties : 1° moelle épinière et bulbe ; 2° encéphale comprenant : *a*) le cerveau, *b*) le cervelet et *c*) l'isthme de l'encéphale (protubérance, pédoncules cérébraux et cérébelleux, tubercules quadrijumeaux, etc.).

Ces organes sont protégés par des parties dures, osseuses, le crâne et le canal vertébral, qui nous sont connus, et par des membranes appelées *méninges*.

CHAPITRE PREMIER

MÉNINGES.

De même que les centres nerveux, les méninges se continuent sans interruption dans la cavité crânienne et dans le canal vertébral. On les divise cependant au point de vue de leur étude en *méninges crâniennes* et *méninges rachidiennes.* Immédiatement en contact avec les centres nerveux, se trouve une membrane, *pie-mère*, de nature cellulo-vasculaire, qui présente quelques différences de structure dans le crâne et dans le canal vertébral. Une autre lame membraneuse, fibreuse et résistante, est appliquée contre les os et porte le nom de *dure-mère*. Une séreuse est interposée entre ces deux membranes ; à cause de sa minceur, elle a reçu le nom d'*arachnoïde*.

<h3 style="text-align:center">ARTICLE I. — DURE-MÈRE.</h3>

<h3 style="text-align:center">§ Ier. — Dure-mère crânienne.</h3>

La *dure-mère crânienne* est une membrane fibreuse, assez épaisse et très-résistante, qui forme une vaste poche dans laquelle sont renfermées les différentes parties de l'encéphale. Elle se continue au pourtour du trou occipital, sans aucune ligne de démarcation, avec la dure-mère rachidienne.

Surface externe. — Par sa surface externe, elle adhère à la table interne des os du crâne et en forme le périoste. Il serait mieux de dire que le périoste interne lui est uni d'une manière intime et n'en est séparé qu'au niveau des sinus pour continuer à tapisser les surfaces osseuses, tandis que la dure-mère elle-même se replie pour former les parois des sinus. L'adhérence de la dure-mère crânienne, à la table interne des os, varie suivant les points. Elle est très-intime au niveau des sutures et de toutes les parties saillantes des os (apophyse crista-galli, apophyse d'Ingrassias, crête du rocher, etc.) ; il en est de même au pourtour des trous du crâne, au niveau desquels elle se continue avec le périoste externe des os. La dure-mère accompagne encore les nerfs encéphaliques à leur sortie du crâne et leur forme un prolongement qui bientôt se dédouble pour se continuer d'une part avec leur névrilème, qu'il renforce, et d'autre part avec le périoste externe. Cette disposition remarquable est surtout facile à démontrer pour la gaîne fibreuse qui accompagne le nerf optique et pénètre dans l'orbite.

Les vaisseaux qui entrent dans la boîte crânienne ou qui en sortent sont munis de prolongements fibreux analogues, qui leur forment une sorte de gaîne accessoire dans l'intérieur du canal osseux qu'ils traversent. Cette gaîne se continue également avec le périoste.

Surface interne. — Cette surface de la dure-mère crânienne est tapissée par ce que l'on a désigné sous le nom de *feuillet pariétal de l'arachnoïde ;* ce feuillet n'est, à vrai dire, qu'une simple couche épithéliale recouvrant directement la face interne de la fibreuse méningienne, qui est lisse, polie et présente quatre prolongements destinés à séparer les différentes parties de l'encéphale et à prévenir leur compression mutuelle. Ces prolongements sont : 1° la faux du cerveau ; 2° la tente du cervelet ; 3° la faux du cervelet ; 4° le repli pituitaire ou diaphragme de l'hypophyse.

1° *Faux du cerveau* (Fig. 162). — La faux du cerveau est un grand repli longitudinal de la dure-mère étendu depuis le sommet de l'apophyse crista-galli jusqu'à la partie médiane de la tente du cervelet. Cette lame fibreuse est située dans la grande scissure du cerveau et sépare les deux hémisphères. Elle présente, à considérer, un sommet, deux faces et deux bords.

Le *sommet* est inséré sur l'apophyse crista-galli et envoie un prolongement dans le trou borgne. La *base* s'insère sur la partie moyenne de la tente du cervelet, qu'elle soulève légèrement. Les *deux faces* sont planes et en rapport avec la face interne des hémisphères cérébraux. Le *bord supérieur* est convexe et uni aux os de la voûte crânienne. Le *bord inférieur* est concave et en rapport avec la face supérieure du corps calleux. La faux du cerveau contient trois sinus ; le sinus longitudinal supérieur, qui parcourt son bord supérieur, le sinus longitudinal inférieur, qui occupe son bord inférieur, le sinus droit, logé au point de réunion de la base de la faux du cerveau avec la tente du cervelet.

2° *Tente du cervelet* (Fig. 163, 14). — Elle est horizontale et placée entre les lobes postérieurs du cerveau et la face supérieure du cervelet ; sa forme est celle d'un croissant à concavité antérieure. Elle nous présente à considérer deux faces et deux circonférences.

La *face supérieure* convexe est en rapport avec la face inférieure des lobes postérieurs du cerveau. La *face inférieure* concave, recouvre la face supérieure du cervelet. La faux du cerveau s'insère sur la ligne médiane de la face supérieure de la tente et la soulève légèrement. Il résulte de cette disposition que les deux faces de la tente se décomposent en deux plans inclinés de dedans en dehors et un peu de haut en bas.

La *grande circonférence* ou *circonférence postérieure* de la tente du cervelet s'insère en arrière sur les gouttières latérales de l'occipital et sur la crête du rocher jusqu'au sommet de cet os, qu'elle quitte pour gagner l'apophyse clinoïde postérieure, en passant au-dessus du nerf trijumeau, sur lequel elle forme une sorte de pont. La *petite circonférence* ou *circonférence antérieure* est beaucoup plus petite que la précédente ; elle est concave. Arrivée en avant au niveau du sommet du rocher, elle croise à angle aigu l'extrémité antérieure de la grande circonférence en passant au-dessus d'elle, va se porter aux apophyses clinoïdes antérieures et constitue la paroi externe du sinus caverneux. La circonférence antérieure est située en face de la gouttière basilaire et forme avec elle une ouverture par laquelle passe la protubérance annulaire ; on lui a donné le nom de *trou ovale de Pacchioni*. La tente du cervelet loge plusieurs sinus : le sinus latéral et le sinus pétreux supérieur dans l'épaisseur de la grande circonférence ; le sinus droit, sur la ligne médiane de la tente au point d'insertion de la base de la faux du cerveau ; le sinus caverneux, au point d'entre-croisement des deux circonférences, et enfin au centre de la grande circonférence, à l'extrémité postérieure du sinus droit, le pressoir d'Hérophile.

3° *Faux du cervelet.* — La faux du cervelet est une lame médiane, verticale, beaucoup plus petite que la faux du cerveau avec laquelle elle a beaucoup d'analogies. Elle présente une *base* insérée sur la face inférieure de la tente du cervelet ; un *sommet* bifurqué, qui se perd sur le pourtour du trou occipital ; un *bord postérieur* convexe, adhérent à la crête occipitale interne ; un *bord antérieur* concave, qui, de même que les *faces latérales*, est en rapport, dans la scissure interhémisphérique du cervelet, avec les deux lobes de ce centre nerveux. On trouve dans la faux du cervelet le sinus occipital postérieur.

4° *Repli pituitaire* ou *diaphragme de l'hypophyse.* — La dure-mère tapisse le fond de la selle turcique, mais envoie par-dessus cette fosse un repli qui la recouvre tout entière et emprisonne ainsi le corps pituitaire. Cette cloison n'est percée que d'une ouverture centrale, à travers laquelle passe la tige pituitaire. Elle présente donc *deux faces :* l'une supérieure, tapissée par l'arachnoïde, l'autre inférieure, qui recouvre immédiatement l'hypophyse.

§ II. — Dure-mère rachidienne.

La *dure-mère rachidienne* est unie en haut à la dure-mère crânienne, dont on peut la considérer comme un prolongement, et s'étend en bas jusqu'au niveau du coccyx. Elle forme un canal fibreux plus large que la moelle épinière et un peu plus étroit que le canal vertébral. Comme ce dernier, elle s'élargit au cou et aux lombes ; au niveau de l'articulation sacro-vertébrale on la voit se renfler en ampoule autour des nerfs de la queue de cheval.

La *surface externe* ne tapisse pas immédiatement les surfaces osseuses du canal vertébral ; elle en est séparée par une couche de tissu adipeux et par les veines intra-rachidiennes antérieures, qui y cheminent. En avant et sur la ligne médiane, elle contracte cependant des adhérences avec le grand surtout ligamenteux postérieur, surtout au niveau de l'atlas et de l'axis, où elle lui est intimement unie, tandis que dans tout le reste de son étendue ce n'est que par des prolongements fibreux que se fait cette union. Chaque nerf spinal est accompagné, jusqu'au trou de conjugaison, par un prolongement de la dure-mère, qui se confond ensuite en partie avec le névrilème et en partie avec le périoste des vertèbres.

La *surface interne* de la dure-mère rachidienne est lisse et revêtue d'une couche épithéliale (feuillet pariétal de l'arachnoïde). De ses parties antérieure et postérieure partent des filaments fibreux très-grêles, qui se rendent *sur la pie-mère.* Latéralement ces filaments sont remplacés par les ligaments dentelés, qui, comme eux, sont entourés par l'arachnoïde.

Vaisseaux de la dure-mère. — Les *artères de la dure-mère crânienne* peuvent être divisées en *antérieures, moyennes* et *postérieures.* Les antérieures sont des rameaux des ethmoïdales ; les moyennes sont la sphéno-épineuse ou méningée moyenne et la petite méningée de Lauth ; les postérieures viennent de la pharyngienne inférieure (elle fournit un rameau qui pénètre par le trou déchiré postérieur), de la vertébrale à son entrée dans le crâne, et de l'occipitale, qui donne à la dure-mère une artériole passant par le trou mastoïdien. Les *veines* accompagnent les artères ; quelques-unes seulement se rendent dans le sinus de la dure-mère. Quant aux *lymphatiques,* nous n'avons rien de précis à en dire.

Les *artères de la dure-mère rachidienne* sont très-grêles et partent toutes des divisions dorso-spinales des artères du cou et du tronc (vertébrales, intercostales, lombaires, sacrées latérales). Les *veines* suivent les artères et aboutissent aux veines extra-rachidiennes.

Nerfs de la dure-mère. — Les *nerfs de la dure-mère crânienne* émanent tous de la cinquième paire et sont divisés, comme les artères, en *antérieurs, moyens* et *postérieurs*. Les antérieurs proviennent du filet ethmoïdal du nasal ; ils sont très-grêles ; les moyens viennent directement. du ganglion de Gasser, se portent en dehors et se perdent dans la dure-mère de la fosse cérébrale moyenne ; les postérieurs partent de la branche ophthalmique de Willis non loin de son origine ; ils s'accolent au pathétique ; mais n'en proviennent pas, comme on l'a cru pendant longtemps. Ces filets nerveux s'engagent dans l'épaisseur de la tente du cervelet ; les uns se portent directement en dedans et arrivent à la faux du cerveau, tandis que les autres se dirigent en arrière vers le sinus latéral et s'inclinent seulement alors en dedans pour gagner également la faux du cerveau.

Les *nerfs de la dure-mère rachidienne* ne sont pas connus.

ARTICLE II. — ARACHNOÏDE.

L'*arachnoïde* est une membrane séreuse, qui, d'après les idées de Bichat, a été considérée comme un sac sans ouverture, entourant les centres nerveux sans les contenir dans sa cavité, et présentant deux feuillets, pariétal et viscéral, se continuant l'un avec l'autre. Le feuillet pariétal tapisse la dure-mère et n'est qu'une couche de cellules épithéliales qui en recouvre la face interne.

L'arachnoïde est constituée, comme toutes les séreuses, par une lame de tissu connectif avec fibres élastiques, tapissée par un épithélium pavimenteux. Elle est interposée entre la dure-mère et la pie-mère et est en continuité dans toute l'étendue des centres nerveux. Pour la description, nous la diviserons en arachnoïde crânienne et arachnoïde rachidienne.

§ Ier. — Arachnoïde crânienne (feuillet viscéral).

Le feuillet viscéral de l'arachnoïde crânienne est une membrane très-mince, qui adhère à la pie-mère par des filaments de tissu connectif lâche. Elle ne pénètre pas dans les intervalles de circonvolutions cérébrales, mais passe au-dessus d'elles en les recouvrant comme un pont. Il en est de même pour toutes les anfractuosités que présente la périphérie du cerveau. Cependant, comme les deux hémisphères cérébraux sont séparés à leur partie supérieure par la grande faux du cerveau, le feuillet viscéral de l'arachnoïde, pour se continuer d'un côté à l'autre, est obligé de s'enfoncer dans cette scissure et de passer au-dessous de la lame fibreuse. La pie-mère, ainsi que nous le verrons plus loin, pénètre au contraire dans toutes les anfractuosités, dans toutes les dépressions et s'enfonce entre les circonvolutions. Cette différence, dans le trajet de ces deux membranes, donne naissance à la formation d'espaces triangulaires et prismatiques qui constituent de véritables canaux, dans lesquels chemine le liquide céphalo-rachidien.

Le feuillet viscéral de l'arachnoïde crânienne entoure toutes les parties qui unissent la dure-mère à la pie-mère, et encore toutes celles qui émanent des organes nerveux, et leur forme des gaînes séreuses. C'est ainsi que toutes les veines qui vont de la pie-mère se terminer dans les sinus de la dure-mère, de même que les nerfs crâniens, sont entourés d'une gaîne arachnoïdienne. Elle les abandonne à une distance variable et, au niveau de ce point, le feuillet viscéral se réfléchit et se continue avec le feuillet pariétal.

Le feuillet viscéral de l'arachnoïde recouvre toute la surface supérieure et externe des hémisphères, tapisse leur surface interne, passe au-dessous de la grande faux du cerveau en recouvrant la partie supérieure du corps calleux et se continue avec celui du côté opposé. A la partie antérieure du cerveau, cette membrane tapisse les circonvolutions du lobe antérieur, la scissure interhémisphérique et arrive à la base du cerveau. Elle recouvre les circonvolutions de cette région et le nerf olfactif, fournit une gaîne à chacun des petits rameaux qui partent du bulbe de ce nerf, les accompagne dans les pertuis de la lame criblée, et les abandonne alors en se réfléchissant pour se continuer avec le feuillet pariétal. A la partie postérieure de la scissure interhémisphérique antérieure (à la base du cerveau, un peu en arrière de l'apophyse crista-galli), l'arachnoïde passe, comme un pont, d'un hémisphère à l'autre et ne s'enfonce pas dans la scissure. Les nerfs optiques sont entourés d'une gaîne que leur fournit la séreuse et qui ne les quitte que dans le trou optique. La tige pituitaire est entourée également d'une gaîne arachnoïdienne. En arrière du chiasma des nerfs optiques et en avant de la protubérance, se trouve une anfractuosité profonde, limitée latéralement par la partie inférieure et antérieure des lobes postérieurs ; dans son intérieur sont compris le tuber cinereum et les tubercules mamillaires. L'arachnoïde ne s'enfonce pas dans cette profondeur et passe d'un côté à l'autre. Il en résulte un espace, *espace sous-arachnoïdien antérieur*, confluent du liquide céphalo-rachidien, qui parcourt les canaux prismatiques des parties latérales et antérieures des hémisphères. Dans la scissure de Sylvius, l'arachnoïde se comporte de la même manière, ne pénètre pas dans le fond de ce sillon et en forme un canal sous-arachnoïdien, qui se déverse dans l'espace que nous venons de décrire. La séreuse crânienne fournit une gaîne aux nerfs oculomoteurs communs et pathétiques qu'elle rencontre à ce niveau ; cette gaîne n'accompagne ces nerfs qu'un peu au delà du point où ils pénètrent dans leurs canaux fibreux, et se réfléchit ensuite pour se continuer avec le feuillet pariétal. L'arachnoïde tapisse ensuite la protubérance annulaire, le bulbe et se continue avec l'arachnoïde rachidienne. Elle fournit des gaînes aux nerfs oculo-moteurs externes, trijumeaux, faciaux, auditifs, glosso-pharyngiens, pneumo-gastriques, spinaux et hypoglosses. La gaîne qui entoure le facial et l'auditif mérite une mention spéciale, car elle accompagne ces nerfs jusqu'au fond du conduit auditif interne.

Le feuillet viscéral de l'arachnoïde, après avoir tapissé les circonvolutions de la face inférieure des lobes antérieurs et postérieurs du cerveau, fournit une gaîne aux veines de Galien, se réfléchit et recouvre la face supérieure du cervelet en passant au-dessus de ses lames, comme elle passait au-dessus des circonvolutions cérébrales. Il entoure la circonférence du cervelet, recouvre la face inférieure de ses hémisphères et se jette sur les côtés latéraux du bulbe en laissant un espace libre, *espace sous-arachnoïdien postérieur*, compris entre la scissure médiane du cervelet et la face supérieure du bulbe. L'extrémité postérieure de cet espace se trouve au niveau du bec du calamus scriptorius et établit une libre communication entre les ventricules cérébraux et l'espace sous-arachnoïdien du canal rachidien.

La gaîne que fournit l'arachnoïde aux veines de Galien se continue au niveau du sinus droit avec le feuillet pariétal qui tapisse la tente du cervelet.

C'est cette gaîne que l'on ouvre forcément en enlevant le cerveau, qui fut considérée par Bichat, et plus tard par L. Hirschfeld, comme étant un canal arachnoïdien faisant communiquer les ventricules avec la cavité de l'arachnoïde, qu'il ne faut pas confondre avec l'espace sous-arachnoïdien. Ce canal n'existe pas, ainsi que l'ont démontré Cruveilhier et Sappey.

§ II. — Arachnoïde rachidienne.

Son *feuillet pariétal* est, comme celui de l'arachnoïde crânienne, représenté par une simple couche épithéliale qui tapisse la dure-mère. Son *feuillet viscéral* ne recouvre pas immédiatement la pie-mère, mais en reste à une certaine distance, en constituant ainsi un long et assez large canal sous-arachnoïdien, qui forme une sorte d'ampoule au niveau de la queue de cheval. C'est dans cet espace que se meut le liquide céphalo-rachidien.

Le feuillet viscéral de l'arachnoïde rachidienne fournit des gaînes aux racines des nerfs et se réfléchit en se continuant avec le feuillet pariétal au niveau du point où ces nerfs traversent la dure-mère. Elle en fournit également à tous les prolongements fibreux qui unissent la dure-mère à la pie-mère, ainsi qu'aux ligaments dentelés de la moelle.

ARTICLE III. — PIE-MÈRE.

La *pie-mère* recouvre immédiatement les centres nerveux et les entoure de toute part. Elle envoie également des prolongements, qui enveloppent les nerfs et forment leur névrilème. Cette membrane est constituée par du tissu connectif plus ou moins condensé, servant de support à une quantité considérable de vaisseaux capillaires. Elle diffère dans le cerveau et dans la moelle.

§ Ier. — Pie-mère cérébrale et cérébelleuse.

La pie-mère qui tapisse le cerveau et le cervelet est formée par un tissu connectif lâche, dans lequel rampent des capillaires artériels et surtout veineux, extrêmement nombreux. Elle enveloppe les circonvolutions cérébrales, les accompagne dans toutes leurs inflexions et pénètre entre elles ; dans les sillons qu'elles forment, la pie-mère est disposée en deux lames, qui restent distinctes entre les circonvolutions cérébrales, mais qui sont plus ou moins soudées l'une à l'autre entre les lames du cervelet. Dans la partie médiane de la grande fente de Bichat, entre le bourrelet du corps calleux et les tubercules quadrijumeaux, la pie-mère pénètre dans l'intérieur du troisième ventricule et constitue la toile choroïdienne. Aux extrémités de cette fente elle pénètre dans les ventricules latéraux et forme les plexus choroïdes. Nous reviendrons sur ces parties en traitant du cerveau.

§ II. — Pie-mère bulbaire et médullaire.

Sur la protubérance annulaire, le bulbe et la moelle épinière, la pie-mère contient moins de vaisseaux et est formée par un tissu connectif dense, qui lui donne une apparence fibreuse. De sa surface interne partent, d'après les recherches de Frommann, des prolongements extrêmement fins, qui pénè-

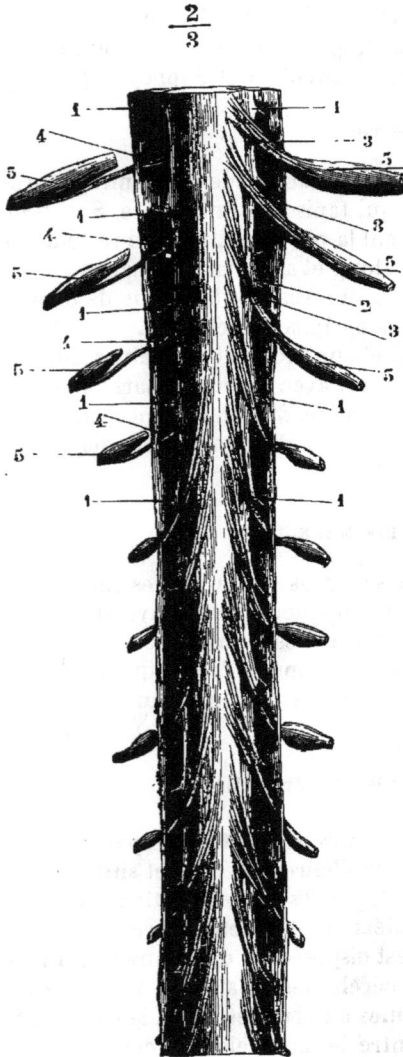

$$\frac{2}{3}$$

trent dans l'intérieur de la moelle et qui, en se réunissant soit aux membranes connectives des vaisseaux, soit au tissu connectif qui sert de base à l'épithélium épendymaire, forment un réseau d'une finesse variable suivant les points et destiné à isoler les éléments nerveux. Nous aurons l'occasion d'en reparler en étudiant la structure de la moelle. La pie-mère médullaire pénètre dans les sillons de ce centre nerveux et les tapisse.

La pie-mère rachidienne présente à la partie inférieure de la moelle un prolongement fin et arrondi, *ligament coccygien de la moelle, filum terminale* qui va s'insérer à la base du coccyx (¹).

Ligaments dentelés de la moelle. — Latéralement et dans toute l'étendue de la moelle épinière, se trouvent des prolongements de la pie-mère connus sous le nom de *ligaments dentelés de la moelle.* Ces ligaments sont formés par une bandelette festonnée, dont la base est continue à la pie-mère, tandis que la pointe des festons s'insère sur la dure-mère entre deux paires de nerfs, de telle sorte que chaque feston correspond au pédicule d'une vertèbre. Cette disposition n'est pas toujours très-régulière, et on voit quelquefois un feston s'insérer par deux pointes sur la dure-mère (Fig. 173, 2).

Fig. 173.

Ligaments dentelés de la moelle et racines des nerfs rachidiens avec les ganglions spinaux (*).

Les ligaments dentelés de la moelle empêchent cet organe de se mouvoir dans aucun sens; ils le fixent d'une manière invariable dans sa position normale.

(¹) Quelques auteurs, parmi lesquels nous citerons surtout Kölliker, ont trouvé dans le *filum terminale* un certain nombre de fibres nerveuses très-pâles.

(*) 1, 1, 1, 1) Ligaments dentelés de la moelle. — 2) Un de ces ligaments présentant deux pointes. — 3, 3, 3) Racines postérieures des nerfs rachidiens. — 4, 4, 4) Leurs racines antérieures traversant la dure-

ARTICLE IV. — ÉPENDYME.

Les auteurs ont décrit longtemps, comme une dépendance de la pie-mère, une membrane extrêmement mince et délicate qui recouvre les ventricules du cerveau. Virchow, le premier, reconnut que cette pellicule n'appartient nullement à la pie-mère, mais forme une membrane distincte, à laquelle il a donné le nom d'*épendyme*. Elle tapisse le canal central de la moelle et les cavités encéphaliques, qui ne sont que la continuation de ce canal. L'épendyme est constitué par un substratum de tissu connectif très-fin, recouvert par un épithélium cylindrique. Purkinje et Valentin, et après eux Kölliker, ont trouvé, sur des têtes de suppliciés, cet épithélium garni de cils vibratiles, ce qui ferait croire que c'est là sa forme normale sur le vivant. La lame cornée qui existe dans le sillon séparant la couche optique d'avec le corps strié n'est, comme nous le dirons plus loin, qu'un épaississement de l'épendyme du ventricule latéral.

ARTICLE V. — GRANULATIONS MÉNINGIENNES OU GLANDES DE PACCHIONI.

On trouve toujours, le long du sinus longitudinal supérieur, au niveau de la scissure de Sylvius, à l'extrémité antérieure et supérieure du cervelet, un certain nombre de petits grains jaunâtres disséminés dans l'épaisseur des membranes d'enveloppe du cerveau. Ces grains, assez petits d'ordinaire, sont en certains points réunis en masses arrondies ou ovalaires, formant une sorte de végétation sur les membranes.

Ces granulations, qui ne se trouvent pas chez le fœtus, augmentent de nombre avec les progrès de l'âge et atteignent un volume remarquable chez le vieillard. Leur pression excentrique agit alors sur les parois osseuses du crâne et y détermine des pertes de substance par résorption du tissu osseux ; il peut même arriver que les os soient perforés de part en part. Ces altérations ont été considérées pendant longtemps comme pathologiques et décrites comme des caries.

Le siège primitif de ces granulations paraît être dans le tissu connectif sous-arachnoïdien ; quelques auteurs les font même provenir de la pie-mère. Elles perforent successivement les membranes, les accolent les unes aux autres et viennent faire saillie sur la surface externe de la dure-mère ; celles qui se développent le long du sinus longitudinal supérieur pénètrent souvent dans son intérieur.

Les micrographes considèrent en général les granulations méningiennes comme formées uniquement par une végétation exubérante des cellules plasmatiques du tissu connectif. Pacchioni, qui les a décrites le premier, les considérait comme des glandules ; cette opinion doit être abandonnée tout aussi bien que celle de Ruysch, qui ne voulait y voir que des amas de globules graisseux.

mère par un orifice particulier. — 5, 5, 5, 5) Ganglions des racines postérieures. A droite ils ont été isolés des racines antérieures.

CHAPITRE II

DES CENTRES NERVEUX.

ARTICLE I. — MOELLE ÉPINIÈRE ET BULBE.

§ Ier. — Moelle épinière.

La *moelle épinière* est la partie rachidienne des centres nerveux. On lui assigne assez arbitrairement, comme limite supérieure, le collet du bulbe ; inférieurement elle se termine en pointe au niveau de la première vertèbre lombaire. Chez le fœtus la moelle s'étend jusqu'au coccyx ; mais son accroissement n'étant pas en rapport avec celui de la colonne vertébrale, elle semble remonter successivement jusqu'à l'âge adulte.

La moelle est cylindrique, un peu aplatie d'avant en arrière au cou et aux lombes. Son calibre n'est pas uniforme dans toute sa longueur ; elle se renfle au niveau des dernières vertèbres cervicales (de la quatrième à la sixième), diminue ensuite successivement jusqu'à ce qu'elle ait repris son volume initial, se renfle une seconde fois au niveau des dernières vertèbres dorsales et se termine en pointe à la hauteur de la première lombaire. Les renflements de la moelle sont désignés sous les noms de *renflement cervical* et de *renflement lombaire* et correspondent à l'origine des nerfs des extrémités supérieures et inférieures.

D'après Sappey, le poids moyen de la moelle, débarrassée de ses enveloppes et des racines nerveuses, serait de 27 grammes.

I. *Surface extérieure.* — La surface extérieure de la moelle présente des sillons longitudinaux, deux médians et deux latéraux.

Le *sillon médian antérieur*, caché dans l'état normal par la pie-mère, s'étend depuis l'entre-croisement des pyramides jusqu'à l'extrémité inférieure de la moelle. Il est assez peu profond, n'atteint guère que le tiers du diamètre de l'organe et est tapissé par la pie-mère. En écartant légèrement ses deux lèvres, on voit dans sa profondeur une lame blanche qui passe d'une moitié de la moelle à l'autre en les unissant. Cette lame blanche est tapissée également par la pie-mère et prend le nom de *commissure blanche* ou *antérieure*.

Le *sillon médian postérieur*, moins large, mais plus profond que le précédent, s'étend depuis le bec du calamus scriptorius jusqu'à l'extrémité inférieure de la moelle (Fig. 174, 9). Il est occupé par une lame de la pie-mère et présente dans sa profondeur une commissure analogue à la précédente, mais d'une couleur grisâtre : c'est la *commissure postérieure* ou *grise*.

Ces deux sillons séparent donc la moelle en deux parties égales et symétriques, réunies par deux commissures.

Les deux sillons latéraux sont représentés par les lignes d'insertion des racines antérieures et postérieures des nerfs rachidiens. Le *sillon collatéral antérieur* n'existe réellement pas, tandis que le *postérieur* est très-manifeste après l'arrachement des racines correspondantes et est représenté alors par une série de petits enfoncements disposés en ligne régulière.

A la partie cervicale de la moelle se
trouve un nouveau sillon très-rapproché
du sillon médian postérieur : c'est le *sillon postérieur intermédiaire;* il naît sur les
côtés du calamus scriptorius et se perd
au niveau des premières vertèbres dorsales (Fig. 174).

En faisant abstraction de ce dernier
sillon, chaque moitié de la moelle est
séparée en trois cordons distincts : l'un,
antérieur, compris entre le sillon antérieur et la ligne d'insertion des racines
antérieures; le second, *latéral,* compris
entre cette ligne et le sillon collatéral
postérieur et enfin le troisième, *postérieur,*
limité en dehors par ce dernier et en dedans par le sillon médian postérieur.

Quant au sillon postérieur intermédiaire, il limite un petit cordon, spécial
à la région cervicale, qui se trouve entre
le cordon postérieur et le sillon médian.
Ce cordon se relie en haut aux tubercules
mamelonnés, qui ont pris le nom de *pyramides postérieures* (Fig. 174, 2), et se
perd en bas dans les cordons postérieurs.

La moelle épinière sectionnée transversalement présente, à la vue, une *substance blanche périphérique,* entourée de
toute part par la pie-mère, et une *partie
grise, centrale.* Cette dernière, dont la
forme varie un peu suivant les points où
on l'étudie, offre toujours une partie
transversale qui correspond aux commissures de la moelle, et deux parties latérales situées dans les deux moitiés de
l'organe. Ces parties latérales, beaucoup
plus développées que la partie transversale, commissurale, ont chacune deux
prolongements (Fig. 175) : l'un antérieur
moins allongé, mais plus large et plus
épais, *cornes antérieures;* l'autre postérieur, plus effilé et plus allongé, *cornes
postérieures.* Au centre de l'organe, au
milieu par conséquent de la partie trans-

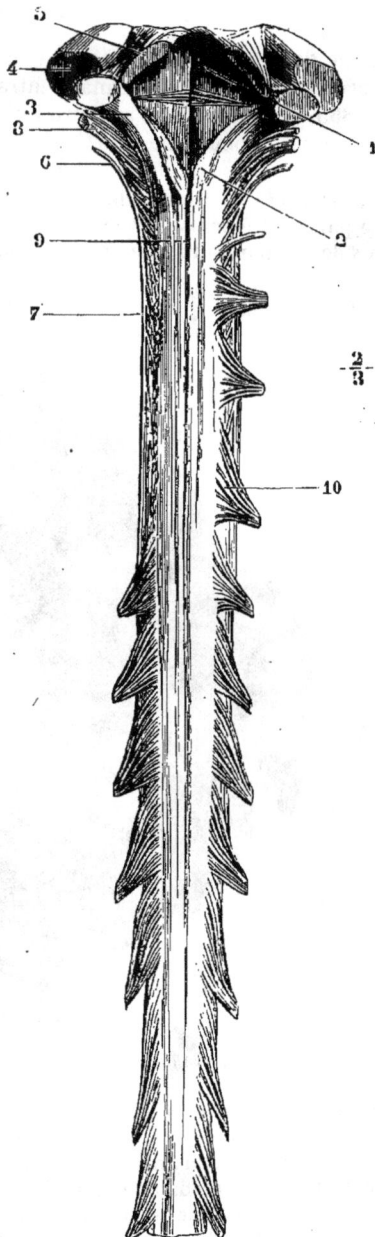

Fig. 174. — *Moelle épinière (vue
par sa face postérieure depuis le bulbe
jusqu'à la troisième paire dorsale)* (*).

(*) 1) Quatrième ventricule. — 2) Pyramides postérieures, limitées en dehors par le sillon postérieur intermédiaire. — 3) Pédoncule cérébelleux inférieur. — 4) Pédoncule cérébelleux moyen. — 5) Pédoncule cérébelleux supérieur. — 6) Tronc du nerf spinal. — 7) Ses racines d'origine médullaire. — 8) Nerf pneumogastrique. — 9) Sillon médian postérieur de la moelle. — 10) Racines postérieures des nerfs rachidiens, dont
la ligne d'implantation constitue le sillon collatéral postérieur.

versale de la substance grise, se trouve une ouverture arrondie, très-petite, microscopique : c'est le canal central de la moelle, nié encore par Sappey en 1855, mais démontré aujourd'hui d'une manière irréfutable. Ce canal est tapissé par l'épendyme.

II. *Structure.* — La moelle a été considérée longtemps comme n'étant formée que par des éléments nerveux, cellules et fibres. Ce n'est qu'à la suite des travaux de Virchow sur l'épendyme du canal central, que les micrographes de l'école

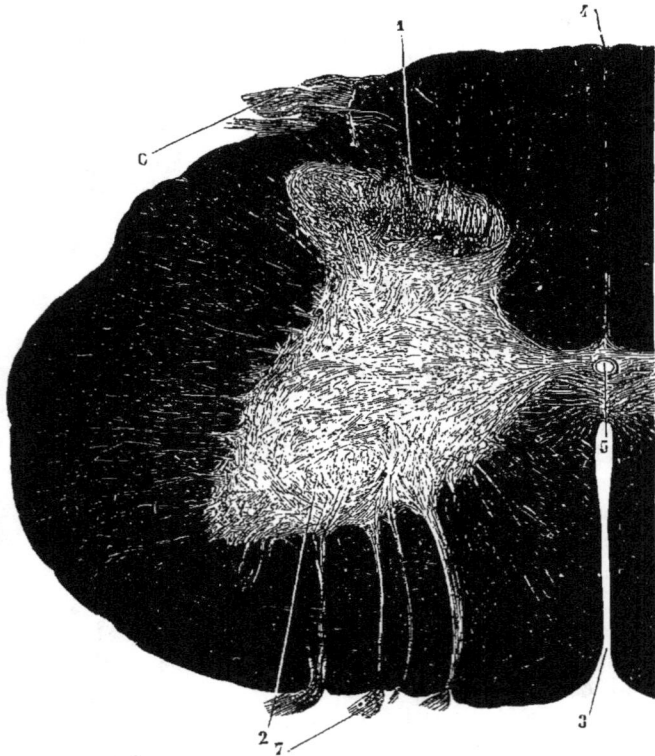

Fig. 175. — *Coupe horizontale de la moelle épinière* (*).

de Dorpat, et Bidder à leur tête (1853 à 1857), démontrèrent l'existence du tissu connectif dans ce centre. Ils décrivirent les fibres et les cellules plasmatiques qui caractérisent ce tissu; mais, entraînés par l'enthousiasme, ils allèrent trop loin et soulevèrent contre eux une vive réaction.

Nous allons résumer cette question importante.

De l'enveloppe de la moelle, pie-mère, partent des prolongements extrêmement fins, qui pénètrent dans l'intérieur de ce centre et qui, en se réunissant soit aux membranes connectives des vaisseaux, soit au tissu connectif qui sert de base à

(*) 1) Cornes postérieures avec leurs cellules. — 2) Cornes antérieures et leurs deux groupes cellulaires antérieur et latéral. — 3) Sillon antérieur. — 4) Sillon postérieur. — 5) Canal central de la moelle entouré par les commissures. — 6) Racines postérieures. — 7) Racines antérieures.— Réduction de la grande planche de Stilling.

l'épithélium épendymaire, forment un réseau d'une finesse variable suivant les points et destiné à isoler les éléments nerveux. Ce tissu, qui forme la charpente de la moelle et qui porte le nom de *névroglie*, est comparé par Bidder à une éponge dans les cavités de laquelle se trouveraient les cellules et les fibres nerveuses. La névroglie n'est pas répandue d'une manière uniforme dans toute l'épaisseur de la moelle; la substance blanche en contient, la substance grise également; mais, dans cette dernière, les cornes postérieures en renferment beaucoup plus que les cornes antérieures. C'est à la difficulté de distinguer les cellules plasmatiques et leurs prolongements d'avec les petites cellules nerveuses des cornes postérieures, munies également de prolongements, que nous devons attribuer le motif pour lequel on n'est pas encore bien fixé sur ce qu'il faut considérer comme éléments nerveux dans cette partie de la substance grise. Bidder et ses élèves avaient rattaché au tissu connectif toutes les cellules de la substance gélatineuse de Rolando et celles des cornes postérieures. Frommann a repris cette étude en 1864, et, tout en s'éloignant des idées de Stilling, qui considère encore comme éléments nerveux toutes les cellules qui appartiennent manifestement à la névroglie, il s'écarte aussi des opinions trop absolues de Bidder. Il décrit les éléments connectifs de la moelle, comme appartenant à une variété particulière du tissu connectif, le tissu *adénoïde* ou *réticulaire*.

Quoi qu'il en soit, la névroglie est beaucoup plus épaisse vers la face interne des cordons postérieurs, au niveau du sillon médian postérieur; elle forme là une espèce de masse triangulaire, à base périphérique, remarquable par la finesse des éléments qui la traversent, *cordon cunéiforme de Goll*. La commissure grise paraît être formée presque exclusivement de névroglie. La commissure antérieure, au contraire, se compose de deux parties : l'une, superficielle, appartient à la névroglie et à l'enveloppe de la moelle ; l'autre, profonde, n'est formée que de fibres nerveuses. Pour Kölliker, Funke, etc., les cornes antérieures contiennent moitié de névroglie, un quart de fibres nerveuses et un quart de cellules nerveuses; les cornes postérieures, au contraire, renferment beaucoup plus de névroglie, surtout dans la substance gélatineuse de Rolando.

La substance blanche de la moelle est formée uniquement de fibres nerveuses et de névroglie. Ces fibres sont dépourvues de myéline (moelle nerveuse) et sont réduites aux cylindres de l'axe.

La substance grise présente, outre des fibres analogues, un grand nombre de cellules nerveuses, variables de dimensions, suivant le lieu où on les examine. Elles sont grosses dans les cornes antérieures, beaucoup plus petites au contraire dans les cornes postérieures, et de plus, ainsi que l'a démontré Gratiolet, le volume des cellules des cornes antérieures est en rapport avec le volume des nerfs qui en partent, ce qui fait qu'elles sont plus volumineuses dans les renflements lombaire et cervical [1]. Toutes ces cellules émettent des prolongements de nombre variable, chez l'homme de quatre à dix. Ces prolongements se subdivisent eux-mêmes et n'ont jamais d'extrémité libre ; ils se continuent toujours soit avec les racines des nerfs, soit avec les cordons de la moelle, soit en s'anastomosant avec d'autres cellules plus éloignées.

Les cellules nerveuses de la moelle ne sont pas disséminées dans la substance

[1] On a voulu établir une liaison entre les dimensions des cellules nerveuses et leur rôle physiologique : assigner aux plus grosses un rôle de motricité, et aux plus petites un rôle de sensibilité. Dans l'état actuel de la science, il ne saurait être attaché aucune valeur à cette hypothèse, car bien que, en général, dans les cornes postérieures les cellules soient d'un petit volume, il est un certain nombre de ces éléments qui atteignent les dimensions de celles des cornes antérieures. Quant aux cellules sympathiques de Jacubovitsch, elles n'ont jamais pu être démontrées.

grise ; elles y sont disposées par agrégats, par petites masses, formant ce que Stilling a appelé les *noyaux des nerfs*. Ces noyaux, à leur tour, sont tous disposés en colonnes verticales d'épaisseur variable. Ces colonnes sont au nombre de deux dans les cornes antérieures : l'une en avant et en dedans, l'autre un peu plus en arrière et en dehors. Ce sont les *colonnes cellulaires, antérieure* et *latérale*. Dans les cornes postérieures, ce groupement est plus compliqué. Il existe d'abord un amas de cellules au niveau du point où la commissure grise rejoint les cornes postérieures, c'est la *colonne vésiculeuse postérieure de Clarke, noyau dorsal de Stilling*. Ces deux auteurs n'avaient constaté son existence qu'à la région dorsale ; c'est Schrœder van der Kolk qui démontra qu'elle se trouve dans toute l'étendue de la moelle, quoiqu'elle y soit moins développée qu'entre les deux renflements. Plus en dehors et toujours dans la corne postérieure on voit un nouvel amas de cellules, dont le groupement est assez mal défini ; il se prolonge jusqu'auprès de la substance gélatineuse et forme ainsi, dans toute la longueur de la moelle, une quatrième colonne cellulaire, *colonne cellulaire postérieure*.

Les colonnes postérieures sont entourées au niveau de leur extrémité d'une substance particulière, jaunâtre, molle, *substance gélatineuse de Rolando*, qui, comme le dit Luys, forme une espèce de V à sinus dirigé en dedans et en avant, dans l'intérieur duquel est comprise l'extrémité de la corne postérieure. Outre une grande quantité de névroglie, on y trouve des cellules que Frommann rattache aux cellules nerveuses, au moins dans le renflement lombaire, dit-il. Luys admet que ces cellules sont dans toute l'étendue de l'axe spinal des éléments nerveux formant ainsi une nouvelle colonne vésiculeuse.

Des parties latérales de la substance grise partent des fibres qui vont aboutir dans la substance blanche ; ce sont les *fibres irradiées de Stilling*, que Schrœder van der Kolk décrit sous le nom de *fibres marginales* et auxquelles il assigne un trajet ultérieur fort compliqué.

III. *Texture*. — La moelle est constituée par un axe central gris, formé de différentes colonnes cellulaires, dans lesquelles les cellules sont réunies en noyaux séparés, quoique reliés les uns aux autres dans toute la longueur de la colonne. Autour de cet axe se groupent les fibres blanches formant les cordons médullaires antérieur, latéral et postérieur. Pendant longtemps on a cru que les fibres nerveuses remontent directement jusque dans le cerveau, à travers la moelle, et que celle-ci est l'ensemble des filets nerveux se rendant des extrémités à l'encéphale. Cette opinion, battue en brèche par Stilling et Wallach, fut soutenue longtemps par Kölliker ; mais ce micrographe se vit contraint de l'abandonner devant les résultats si probants des mensurations de Volkmann. Au reste, en admettant l'opinion ancienne, il faudrait que les racines des nerfs rachidiens fussent verticales et ascendantes dans l'épaisseur de la moelle, tandis qu'elles y sont transversales.

Etudions séparément les cordons antéro-latéraux et les cordons postérieurs et voyons comment s'y comportent les fibres nerveuses.

Cordons antéro-latéraux. — Les racines antérieures viennent toutes aboutir aux cellules nerveuses des différents noyaux qui forment les colonnes cellulaires antérieure et latérale de la substance grise ou, pour être plus exact, les fibres de ces racines ne sont que des prolongements de ces cellules. Ces dernières émettent encore d'autres prolongements qui les unissent : 1° aux cellules du même noyau ; 2° aux cellules du groupe homologue du côté opposé (ces prolongements passent à travers la commissure antérieure) ; 3° aux cellules de groupes situés au-dessus ou au dessous dans la même colonne du même côté ; 4° aux organes encéphaliques. Cette dernière anastomose est très-importante et se fait de la manière suivante. Toutes les cellules des différents noyaux qui forment les colonnes antérieure et latérale ne sont pas en connexion directe avec l'encéphale ; mais comme elles sont anastomosées entre elles, il est aisé de comprendre qu'un petit nombre de fibres ascendantes doit suffire pour communiquer à tout le groupe l'excitation cérébrale. Ce sont ces fibres ascendantes ou *cérébro-médullaires* qui forment les cordons antéro-latéraux.

Les fibres des cordons antérieurs ne subissent pas d'entre-croisement, de *décussation*, avant d'arriver au bulbe ; en d'autres termes, celles qui partent des noyaux de la colonne du côté droit ne remontent pas par le cordon du côté gauche pour arriver au bulbe. Les communications qui existent entre les différents noyaux des deux côtés, à travers la commissure antérieure, ne dépendent pas de ces cordons, mais bien des grosses cellules des cornes antérieures, qui s'unissent d'un côté à l'autre par des prolongements transversaux.

Cordons postérieurs. — Les fibres des racines postérieures, en pénétrant dans les cornes postérieures, se divisent en trois faisceaux distincts : 1° les unes remontent directement vers l'encéphale dans l'intérieur des cordons postérieurs, sans s'unir aux cellules des cornes postérieures ; 2° d'autres fibres se comportent comme celles des racines antérieures et aboutissent aux cellules des cornes postérieures, qui émettent les mêmes prolongements que nous avons vu provenir des cellules des cornes antérieures. Elles s'unissent, comme celles-ci, entre elles dans un même groupe, avec le groupe homologue du côté opposé, avec des groupes différents de la même colonne du même côté, et enfin elles émettent un prolongement ascendant ; 3° la troisième espèce de fibres des racines postérieures ne s'unit pas aux cellules des cornes postérieures, mais passe à travers la substance grise et va aboutir aux grosses cellules des cornes antérieures du même côté.

Ainsi toutes les fibres des nerfs rachidiens s'arrêtent aux cellules ganglionnaires de la moelle, à l'exception d'un faisceau des racines postérieures, qui monte directement vers l'encéphale par le cordon blanc postérieur.

Schrœder van der Kolk admet une décussation des fibres des cordons postérieurs dans toute l'étendue de la moelle, de telle sorte que les fibres de ces racines ne remontent pas tout droit vers l'encéphale, mais bien par le faisceau blanc du côté opposé ; en d'autres termes, il admet que les prolongements ascendants ou cérébro-médullaires des cellules des cornes postérieures s'entre-croisent dans toute la longueur de la moelle et passent aussitôt après leur origine dans le côté opposé.

Ces questions de texture, difficiles au premier abord, deviennent plus faciles à saisir par quelques considérations physiologiques.

Les noyaux des nerfs de la moelle sont les centres de motricité. Les muscles d'un même groupe sont unis dans leur action ; ainsi tous les muscles fléchisseurs de l'avant-bras sur le bras se contractent en même temps, sans qu'il nous soit possible de faire agir isolément le biceps ou le brachial antérieur. Ces muscles sont régis par le même groupe de cellules motrices. Or ce groupe est en relation avec le centre volitif situé dans l'encéphale, par un petit nombre de fibres qui excitent à elles seules toutes les cellules anastomosées entre elles, du groupe fléchisseur de l'avant-bras. Mais les noyaux des nerfs sont de plus en relation avec d'autres noyaux plus éloignés, qui peuvent être excités également et subsidiairement par le même effet volitif, d'où résultera une plus grande complication dans l'association des mouvements.

Les fibres des racines postérieures se divisent en trois faisceaux, dont l'un remonte vers l'encéphale : c'est le cordon des fibres tactiles, qui forment de véritables nerfs sensoriels au même titre que les nerfs optiques, acoustiques et olfactifs et qui doivent être en relation plus spéciale avec des parties plus élevées des centres nerveux. Le deuxième faisceau s'arrête aux cellules des cornes postérieures et paraît être plus particulièrement en rapport avec les impressions douloureuses, qui sont transmises à leur tour aux organes encéphaliques par l'intermédiaire des prolongements ascendants des cellules des cornes postérieures. Les fibres du troisième faisceau, qui, sans s'arrêter aux cellules de ces cornes, se portent à celles des cornes antérieures, sont les fibres excito-motrices ou réflexes. C'est à elles que Jaccoud a donné le nom de *système intermédiaire des fibres de la moelle*. On comprend dès lors comment une impression périphérique peut produire un mouvement inconscient et involontaire, puisque ces fibres se portent aux centres de motricité sans passer par le centre encéphalique, destiné à percevoir les impressions et à s'en rendre compte.

§ II. — Bulbe rachidien.

La partie de la moelle comprise entre l'extrémité inférieure de l'entre-croisement des pyramides et le bord inférieur de la protubérance annulaire porte le nom de *bulbe rachidien*. Sa forme est celle d'un cône tronqué à sommet inférieur. Il repose sur la gouttière basilaire, dont il imite la direction oblique de haut en bas et d'avant en arrière, et forme avec la moelle qui est verticale un angle obtus à sinus dirigé en avant. La longueur du bulbe est de $0^m,03$ et répond à l'espace compris entre la partie moyenne de l'apophyse odontoïde et la partie moyenne de la gouttière basilaire. On peut y considérer quatre faces, antérieure, latérales et postérieure, une base et un sommet.

Le *sommet* du bulbe se continue avec la moelle épinière par une partie légèrement rétrécie, qui a pris le nom de *collet du bulbe*.

La *base* est nettement limitée en avant et se continue au-dessous du bord inférieur de la protubérance dont elle est séparée par un sillon semi-circulaire ; en arrière, elle se confond avec la face postérieure de la protubérance et fait, comme elle, partie du plancher du quatrième ventricule.

La *face antérieure* du bulbe nous offre à considérer d'abord un sillon médian antérieur, continuation de celui de la moelle épinière. Il est peu profond dans le tiers inférieur du bulbe, reprend sa dimension primitive dans ses deux tiers supérieurs et se termine au niveau du bord inférieur de la protubérance par une petite fossette profonde, *trou borgne de Vicq d'Azyr*. Sur les côtés de ce sillon se trouvent deux cordons blancs, *pyramides antérieures*, continuation des cordons antérieurs de la moelle ; ils sont un peu renflés en haut et entre-croisés en bas sur la ligne médiane. Cet entre-croisement ou *décussation*, sur lequel nous reviendrons en nous occupant de la structure du bulbe, se fait par le passage de plusieurs faisceaux de fibres d'un côté à la pyramide du côté opposé. C'est à cette décussation, qui répond au tiers inférieur du bulbe, qu'est due la moindre profondeur du sillon médian à ce niveau. On a décrit chaque pyramide comme ayant la forme d'un prisme triangulaire à face interne plane, en rapport avec le sillon médian, à face externe en rapport avec la face interne des olives, et à face antérieure, périphérique, convexe. Entre chaque pyramide et le bord inférieur de la protubérance se voit l'origine apparente du nerf oculo-moteur externe.

Faces latérales. — La face latérale du bulbe comprend les parties situées entre les pyramides et la ligne d'émergence des nerfs glosso-pharyngien et pneumogastrique, ligne qui continue le sillon collatéral postérieur de la moelle en formant le *sillon latéral du bulbe*.

Immédiatement en dehors des pyramides antérieures existent, dans la moitié supérieure du bulbe, deux éminences ovalaires, à grand axe longitudinal, dont la forme est nettement délimitée : ce sont les *olives* ou *corps olivaires*. Leur extrémité inférieure est recouverte quelquefois par des fibres curvilignes transversales, *fibres arciformes*. Au-dessus de leur extrémité supérieure, au contraire, se voit toujours un enfoncement, une dépression, *fossette sus-olivaire*, qui la sépare du bord inférieur de la protubérance. En dedans, les olives sont séparées des pyramides par un sillon, dans lequel se trouvent les racines du nerf grand hypoglosse. Au dessous des éminences olivaires et un peu en arrière d'elles se voit une tache grise formée par un noyau de cellules nerveuses, qui a pris le nom de *tubercule cendré de Rolando*.

Entre les olives et le sillon latéral du bulbe on trouve un cordon blanc ne mesurant à la périphérie guère plus de 0^m,001 de largeur : c'est le *faisceau intermédiaire du bulbe*, qui continue une partie des fibres du cordon latéral de la moelle. A sa partie supérieure, ce faisceau est séparé du bord inférieur de la protubérance par une fossette, *fossette latérale du bulbe* dans laquelle se trouve l'émergence des nerfs facial et auditif.

Les fibres arciformes, curvilignes, à concavité supérieure, qui existent audessous des olives, sont très-variables dans leur groupement et leur nombre, suivant les sujets ; tantôt elles forment un groupe unique qui entoure l'extrémité inférieure des corps olivaires et des pyramides ; tantôt, au contraire, elles sont disposées en deux groupes recouvrant les extrémités supérieure et inférieure de ces deux saillies. Dans ces deux cas, on les voit arriver jusqu'au sillon médian.

La *face postérieure* du bulbe, comprise entre le sillon latéral et le sillon médian postérieur, est arrondie dans son tiers inférieur et aplatie dans ses deux tiers supérieurs. Les cordons qui la forment sont au nombre de deux pour chaque côté : l'un principal, l'autre accessoire. Dans le tiers inférieur du bulbe, ces quatre cordons sont réunis et séparés sur la ligne médiane par le prolongement du sillon médian postérieur : le bulbe est alors arrondi comme la moelle. Dans les deux tiers supérieurs, au contraire, les deux cordons d'un côté s'écartent angulairement des deux cordons du côté opposé et laissent à nu la surface grise centrale du bulbe. Cet écartement présente l'aspect d'une excavation triangulaire de couleur grise, qui fait partie du plancher du quatrième ventricule. L'angle aigu à sommet inférieur que forment les cordons médullaires en s'écartant, a pris le nom de *bec du calamus scriptorius* et sera décrit avec le quatrième ventricule. C'est au niveau de ce point que s'arrête le sillon médian postérieur.

Le cordon principal de la face postérieure du bulbe n'est autre que le cordon postérieur de la moelle. A partir du point où ces cordons s'écartent, c'est-à-dire au niveau du bec du calamus, il prend le nom de *corps restiforme*. Il se porte alors en haut, en dehors et en avant et paraît se diviser en deux faisceaux : l'un qui va au cervelet et constitue en partie le *pédoncule cérébelleux inférieur*, l'autre qui remonte vers le cerveau par le plancher du quatrième ventricule.

Nous avons vu qu'à la région cervicale la moelle épinière présente, sur chaque côté du sillon médian postérieur, un faisceau blanc, accessoire, limité par le sillon postérieur intermédiaire, qui le sépare des cordons postérieurs. Ce petit cordon s'écarte de son congénère au niveau du bec du calamus, se renfle alors en une saillie mamelonnée, *pyramide postérieure*, et va se perdre dans les corps restiformes correspondants.

Structure et texture. — Le bulbe est constitué, de même que la moelle, par des fibres nerveuses et des cellules nerveuses contenues dans une gangue de tissu connectif réticulaire. Les parties blanches sont formées exclusivement de fibres réduites à leur cylindre axe ; les parties grises, de cellules et de fibres analogues. Les cellules forment des noyaux de nerfs semblables à ceux de la moelle, mais mieux isolés ; elles émettent aussi des prolongements, qui les unissent aux cellules du même noyau, aux cellules de noyaux voisins, aux cellules des noyaux homologues du côté opposé, aux nerfs dont elles forment les parties élémentaires, et enfin à l'encéphale. Mais dans le bulbe le groupement de ces noyaux diffère de celui que nous avons décrit dans la moelle. Pour s'en rendre compte, il faut étudier la disposition du canal central épendymaire. Dans la moelle, ce canal occupe la partie centrale de l'organe ; à la partie inférieure du bulbe, il se porte un peu en arrière et bientôt, au niveau du calamus, il s'élargit par l'écartement des pyramides postérieures et des cordons postérieurs, de manière à constituer le quatrième ventricule.

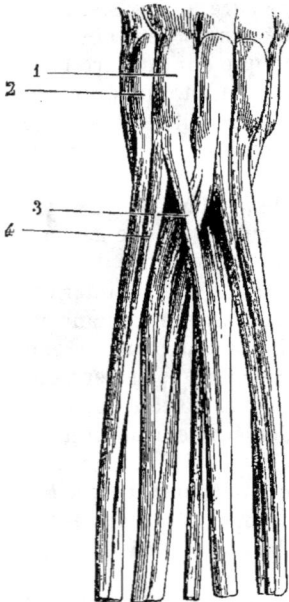

Fig. 176.
Entre-croisements des pyramides antérieures (*).

Les cornes postérieures de la substance grise se sont donc également écartées et sont venues se placer, non plus en arrière des cordons antérieurs, mais en dehors d'eux. Il en résulte que des noyaux cellulaires de ces cornes ne se trouvent plus en arrière, mais en dehors des noyaux des cornes antérieures. Dans la moelle, la substance grise entourait le canal central comme un anneau ; dans le bulbe, au contraire, la commissure grise a disparu, et la substance grise forme une lame étalée au devant du quatrième ventricule, dont elle constitue en partie le plancher. Dans la moelle épinière, les cornes grises antérieures, situées en arrière des cordons antérieurs, n'étaient recouvertes que par une assez mince couche de fibres blanches ; dans le bulbe, ces cornes ont suivi le mouvement du canal central et se sont portées en arrière sur le plancher du quatrième ventricule ; les cordons antérieurs sont devenus plus épais et renferment une grande quantité de fibres entre-croisées sur la ligne médiane, dans la commissure blanche considérablement augmentée. Cette commissure prend le nom de *septum médian* ou *raphé de Stilling*.

Les *cordons antérieurs de la moelle* (Fig. 176), arrivés au niveau du collet du bulbe, se divisent en plusieurs faisceaux qui s'entre-croisent, sur la ligne médiane, avec ceux du côté opposé à la façon des doigts des deux mains entre-croisés. En raison de cette *décussation des pyramides*, les fibres des cordons antérieurs du côté droit de la moelle remontent vers l'encéphale par le côté gauche du bulbe et réciproquement. C'est Mistichelli qui, le premier, décrivit cette disposition si importante au

(*) 1) Pyramides antérieures. — 2) Olives. — 3) Faisceaux entre-croisés. — 4) Faisceau externe non entre-croisé.

point de vue physiologique. Le siége de cet entre-croisement se trouve à environ 0ᵐ,02 au-dessous du bord inférieur de la protubérance et mesure à peu près 0ᵐ,008 de longueur. Toutes les fibres du cordon antérieur ne prennent point part à la décussation : il en est un certain nombre, formant le quart le plus externe de l'épaisseur de ce cordon, qui remontent vers l'encéphale sans s'entre-croiser. Ces dernières, arrivent-elles ainsi directement jusque dans les ganglions du cerveau ou s'arrêtent-elles dans le bulbe? Schrœder van der Kolk considère les fibres de ce faisceau externe comme n'appartenant pas au cordon antérieur de la moelle : elles formeraient, d'après lui, un nouveau système de fibres spéciales au bulbe, qui proviendraient des corps striés et des couches optiques, se dirigeraient en bas et iraient se terminer dans les noyaux du bulbe ou les olives. Cette explication ne saurait nous satisfaire ; car on voit toujours ces fibres se séparer déjà des faisceaux entre-croisés au niveau du collet du bulbe, c'est-à-dire à quelque distance au-dessous des olives.

Quant aux pyramides, Stilling les considère comme étant des parties nouvelles provenant de la substance grise et venant renforcer les cordons antérieurs, dont, d'après lui, les fibres passent à la partie profonde des pyramides. Schrœder van der Kolk, au contraire, ne voit dans les pyramides que la continuation des cordons antérieurs, et son opinion paraît aujourd'hui adoptée par tout le monde.

Les nerfs moteurs, dont l'origine est située au-dessus de la décussation des pyramides, ne peuvent y prendre part. Les fibres nerveuses qui partent des noyaux de ces nerfs et qui vont constituer l'hypoglosse et la portion bulbaire du spinal, s'entre-croisent-elles? Kölliker dit avoir constaté cette décussation. Schrœder la nie; mais, dit-il, si les fibres de ces nerfs ne s'entre-croisent pas, celles qui des ganglions du cerveau viennent aboutir aux cellules nerveuses des noyaux moteurs du bulbe s'entre-croisent avant d'y arriver.

Le *cordon latéral de la moelle* forme le *faisceau latéral* ou *intermédiaire du bulbe*. Il ne fait saillie sur la partie périphérique du bulbe que par une très-petite partie, située entre le bord externe de l'olive et le bord antérieur du corps restiforme. On lui assigne une forme prismatique et triangulaire et on décrit sur lui : une face interne en rapport avec celle du côté opposé, une face antérieure recouverte par la pyramide, et une face postérieure qui fait saillie sur le plancher du quatrième ventricule. On a beaucoup agité la question de savoir si ces faisceaux s'entre-croisent à ce niveau. Valentin, Longet, Cruveilhier admettent cette décussation ; Hirschfeld la nie et Sappey se range à peu près à son avis. Pour les micrographes, l'entre-croisement des faisceaux intermédiaires ne fait aucun doute. Luys dit que les fibres passent *successivement les unes après les autres* du côté opposé à celui d'où elles proviennent. Schrœder van der Kolk croit à une union plus intime encore, ainsi que nous allons le voir. Où se terminent les cordons latéraux? D'après les travaux du savant hollandais, ces cordons s'arrêtent dans le bulbe et se continuent en haut avec les cellules du noyau du pneumogastrique et avec quelques fibres du spinal. Schiff a démontré physiologiquement que les cordons latéraux président, ainsi que le pensait déjà Ch. Bell, aux mouvements de la respiration. La connexion qui existe entre la terminaison des cordons latéraux et l'origine du pneumogastrique, explique pourquoi, par la galvanisation du bout supérieur de ce nerf, la respiration s'arrête dans l'état d'inspiration, les muscles étant contractés et le diaphragme abaissé. Puisque les cordons latéraux se terminent dans le bulbe, on comprend aussi pourquoi, dans une apoplexie cérébrale, la respiration continue à se faire par mouvement réflexe. Il pourra bien y avoir quelque faiblesse respiratoire dans le côté du thorax correspondant à l'hémiplégie (ce qu'il faudra attribuer peut-être à la paralysie des muscles pectoraux), mais jamais cependant la respiration ne sera unilatérale.

Le centre du nerf vague, dans lequel s'arrêtent les cordons latéraux, est en rapport avec les ganglions cérébraux par des prolongements cellulaires ascendants, fibres blanches conductrices de la volition, qui permettent à notre volonté d'agir jusqu'à un certain point sur la respiration, de l'arrêter momentanément, de la ralentir, de l'accélérer. Ces fibres volitives s'entre-croisent avant d'aboutir aux cellules nerveuses de ce centre respiratoire, cellules qui, chose remarquable, ne sont pas réunies, mais disséminées à l'extrémité supérieure des cordons latéraux. Ces cellules sont reliées à celles du côté opposé par des fibres transversales, qui forment de véritables commissures et produisent l'action bilatérale si nécessaire à la respiration.

Les *cordons postérieurs de la moelle* se divisent en deux parties dans le bulbe : l'une qui chemine dans le plancher du quatrième ventricule de même que le faisceau intermédiaire, l'autre qui se porte au cervelet.

On a considéré, jusque dans ces derniers temps, les corps restiformes et les cordons pyramidaux postérieurs comme la continuation des cordons postérieurs de la moelle ; d'après Stilling, c'est là une erreur : ces faisceaux ne se rendent pas du bulbe au cervelet, mais suivent le trajet inverse, et se recourbent bientôt en fibres transversales qui parcourent l'intérieur du bulbe. Ce fait anatomique explique pourquoi Brown-Séquard, après avoir sectionné une moitié du bulbe, trouva la partie centrale du corps restiforme insensible. Mais il y a cependant, ainsi que l'a démontré Stilling, une partie des cordons postérieurs de la moelle, surtout leurs fibres les plus antérieures, qui se rendent au cervelet et contribuent à former une partie des pédoncules cérébelleux inférieurs.

Quant à la partie des cordons postérieurs de la moelle qui se prolonge dans le plancher du quatrième ventricule, on n'est pas encore fixé sur son trajet ultérieur. Stilling et Schrœder van der Kolk admettent qu'elle se termine dans le bulbe. Le premier fait arriver ces fibres au noyau du trijumeau (portion sensitive), avec lequel elles entreraient en connexion. Le second n'admet pas cette opinion ; mais cependant il est de toute évidence, d'après lui, que les cordons postérieurs s'arrêtent dans les nombreux groupes cellulaires que l'on trouve dans le bulbe. Pour ces anatomistes, le bulbe serait donc le siège de la perception sensitive. Mais ce centre percepteur est à son tour en relation avec le cerveau par des fibres ascendantes, entre-croisées dans le raphé médian, qui permettent à l'encéphale d'analyser l'impression sentie.

Le lieu de terminaison du faisceau des cordons postérieurs qui remonte directement vers l'encéphale, sans s'arrêter aux cellules des cornes postérieures, *faisceau sensoriel tactile*, paraît avoir échappé jusqu'ici à la sagacité des anatomistes.

Parties nouvelles que l'on trouve dans le bulbe. — Les parties qui se trouvent dans le bulbe et qui ne se rencontrent pas dans la moelle sont des *fibres transversales* et des *amas cellulaires* (Fig. 177).

Les *fibres transversales* se trouvent sur les côtés du septum médian et s'y entre-croisent sous des angles variés. Elles proviennent soit des différents noyaux des nerfs du bulbe qu'elles unissent à leurs homologues du côté opposé, soit des amas cellulaires qui constituent l'olive et le noyau de Stilling, soit en grande partie des corps restiformes et des cordons pyramidaux postérieurs. Outre ces fibres transversales, on trouve dans le bulbe les *fibres arciformes* et des *fibres corticales*, qui entourent toute la périphérie du bulbe. Elles paraissent provenir uniquement des corps restiformes et des cordons pyramidaux postérieurs. Toutes ces fibres transversales réunissent les deux moitiés latérales du bulbe et paraissent destinées à assurer l'action bilatérale propre à cette partie des centres nerveux (Mouvements de la respiration, de la phonation, de la déglution, de la langue, mouvements passionnels de la face).

Les *amas cellulaires* propres au bulbe sont d'abord les noyaux des nerfs qui en émanent, noyaux que nous étudierons à propos de l'origine des nerfs crâniens, et d'autres masses analogues, qui ne sont peut-être que des noyaux accessoires, *l'olive* et le *noyau de Stilling*.

L'*Olive* est une masse ellipsoïde formée d'une couche blanche de fibres nerveuses, entourant une lame de substance jaunâtre, plissée sur elle-même, qui présente une forme irrégulièrement ovoïde, à grand axe dirigé en dedans et en arrière et ouverte à son extrémité interne. C'est le *corps dentelé* ou *rhomboïdal de l'olive*. On l'a comparé à une bourse dont l'ouverture regarderait en dedans et en arrière. L'intérieur de ce noyau ou corps dentelé est formé par de la substance blanche. La lame jaunâtre plissée est constituée par une grande quantité de petites cellules multipolaires. Les fibres qui partent de ces cellules ont des directions fort variées : les unes sont transversales, passent à travers le raphé et font communiquer les deux olives ; d'autres remontent vers le cerveau et vont, d'après van der Kolk, constituer le *laqueus* ou *ruban de Reil* ; d'autres enfin vont aboutir au noyau du nerf hypoglosse et peut-être à celui du facial.

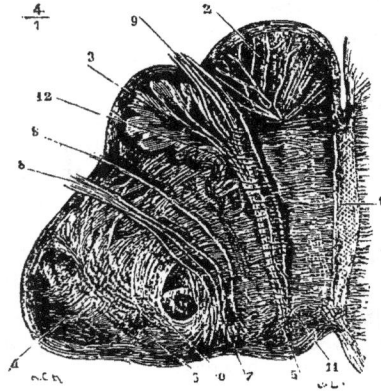

Fig. 177.

Coupe transversale antéro-postérieure d'une moitié du bulbe, au niveau de la partie moyenne des olives (*).

Ces dernières ont été décrites par Lenhossek sous le nom de *pédoncule des olives*. On trouve aussi dans le corps dentelé des fibres qui le traversent sans contracter aucune connexion avec ses cellules.

Sur le côté interne de l'olive se voit un petit noyau analogue et de même forme, *noyau de Stilling*. Cet anatomiste l'avait rattaché aux pyramides antérieures et le considérait comme leur noyau ; il semble démontré qu'il n'est qu'une dépendance de l'olive.

ARTICLE II. — ENCÉPHALE.

L'encéphale comprend : 1° le *cerveau*, 2° le *cervelet*, 3° l'*isthme de l'encéphale* ou *moelle allongée*.

Les anatomistes sont dans l'habitude de rattacher le bulbe à l'isthme de l'encéphale ; nous avons préféré le décrire après la moelle épinière, et présenter ainsi la continuation de leurs parties constituantes. Pour être logique, il faudrait poursuivre la marche des fibres de la moelle jusqu'au point où elles s'arrêtent, mais des parties nouvelles venant sans cesse s'ajouter à celles que nous avons déjà étudiées, il nous semble préférable de revenir à la méthode ancienne, de décrire successivement le cerveau et le cervelet, et de terminer par l'isthme destiné à relier d'abord ces deux centres entre eux et à les unir tous les deux au bulbe et à la moelle.

(*) 1) Raphé médian. — 2) Pyramide. — 3) Corps dentelé de l'olive. — 4) Corps restiforme. — 5) Noyau de l'hypoglosse. — 6) Noyau du nerf vague. — 7) Racines intra-bulbaires de ce nerf. — 8, 8) Tronc du pneumogastrique. — 9) Tronc de l'hypoglosse. — 10) Fibres transversales unies au noyau du nerf pneumogastrique. — 11) Fibres commissurantes entre les noyaux des nerfs homologues des deux côtés. Elles vont au raphé et s'entre-croisent. — 12) Fibres allant du corps dentelé au noyau de l'hypoglosse. — D'après Schrœder Van der Kolk.

§ Ier. — Cerveau.

Le cerveau est cette partie des centres nerveux qui couronne comme un dôme l'axe cérébro-spinal. Il se trouve en avant et au-dessus du cervelet, dont il est séparé par la lame de la dure-mère, appelée *tente du cervelet,* et se relie à l'isthme de l'encéphale par les pédoncules cérébraux.

Sa *forme* est celle d'un segment d'ovoïde à grand axe antéro-postérieur et à grosse extrémité située en arrière.

Son *poids* moyen chez l'homme est, d'après Cruveilhier, de 1250 grammes, et dépasse de beaucoup celui du cerveau des plus grands mammifères. Le cerveau du dauphin, de la baleine et de l'éléphant l'emportent cependant en poids absolu sur celui de l'espèce humaine. Mais, ainsi qu'on l'a fait remarquer, la différence entre les chiffres est très-faible, et si l'on tient compte du poids du corps de ces animaux comparé à celui de l'homme, on voit que la proportion qui existe entre le cerveau et la masse du corps est infiniment supérieure chez ce dernier. D'autre part un nouvel élément dont on n'a jusqu'à présent tenu aucun compte dans ces évaluations, c'est la présence du tissu connectif dans la structure de ce centre. Il faudrait donc, pour avoir des données certaines, connaître la quantité relative de ce tissu dans le cerveau de ces vertébrés et la comparer à celle du cerveau humain. Pour se rendre compte du rapport qui existe entre le poids du cerveau et l'intelligence, il faudrait également pouvoir apprécier ce nouvel élément, ce qui n'a pu encore être fait.

La *densité* du cerveau paraît être en moyenne de 1030, celle de l'eau étant 1000. Elle doit varier, suivant la proportion d'éléments connectifs qui se trouvent dans son tissu, ou encore suivant la quantité de graisse qui peut infiltrer ses cellules nerveuses.

I. *Conformation extérieure.* — Le cerveau se compose de deux hémisphères symétriques, reliés entre eux par des parties médianes. Il est bien constaté aujourd'hui que l'asymétrie des deux hémisphères n'est pas une cause absolue de trouble intellectuel, comme le pensait Bichat, et tout le monde sait que ce grand homme fournit lui-même, après sa mort, le plus éclatant démenti à cette opinion ; les hémisphères de son cerveau étaient en effet asymétriques.

Les hémisphères cérébraux présentent un grand nombre de circonvolutions, disposition qui permet de loger une bien plus grande quantité de substance nerveuse dans un espace donné. Les circonvolutions sont formées d'une substance grise extérieure et d'une substance blanche intérieure, entourée par la précédente. Nous reviendrons sur la question de structure des circonvolutions en étudiant la structure du cerveau en général. Les deux hémisphères sont parfaitement séparés dans leur tiers antérieur et postérieur, mais, dans leur tiers moyen, ils se trouvent unis par deux lames, l'une supérieure, blanche, épaisse, *corps calleux,* l'autre, inférieure, grise et mince, qui fait partie de la base du cerveau.

La surface extérieure du cerveau se divise en *surface supérieure* ou *convexe* et *surface inférieure* ou *base du cerveau.*

Surface supérieure. — Elle répond aux parois antérieures, latérales et postérieures de la voûte crânienne, depuis la région orbitaire jusqu'à la protubérance occipitale interne. Sur la ligne médiane antéro-postérieure elle est divisée en deux moitiés symétriques, par une fente profonde qui répond à la faux du cerveau. Cette *scissure interhémisphérique* comprend en avant et en arrière toute la hauteur du cerveau, mais dans sa partie moyenne elle est occupée dans sa profondeur par le corps calleux, qui réunit les deux hémisphères. La faux du cerveau occupe toute la hauteur de cette scissure, sauf en avant et en bas, où les deux hémisphères peuvent se mettre en contact l'un avec l'autre. Chaque hémisphère doit donc présenter une *surface externe* convexe, se reliant, par sa circonférence, à la base du cerveau, une *surface interne*, verticale, et une *surface inférieure*, qui fait partie de la base du cerveau.

Les circonvolutions de la face externe des hémisphères se groupent toutes autour de deux circonvolutions pariétales, qui naissent un peu au-dessus de la terminaison de la scissure de Sylvius et qui se portent en haut et un peu en arrière ; elles sont séparées par un sillon sinueux assez profond, qui a pris le nom de *scissure de Rolando*. Toutes les autres viennent obliquement de bas en haut et d'avant en arrière, se perdre sur le pourtour des deux précédentes. Il est bien entendu que jamais elles ne sont rectilignes, mais toujours très-sinueuses. Les circonvolutions de la face interne des hémisphères rayonnent autour d'une grande circonvolution dite *circonvolution du corps calleux*, qui commence en avant et en bas, au niveau de l'espace perforé antérieur, accompagne le corps calleux, se réfléchit au niveau de son genou, se dirige, en longeant ce corps, d'avant en arrière, se recourbe en bas et en avant au niveau de son bourrelet, et se termine enfin à l'extrémité inférieure du pied d'hippocampe. Toutes les autres circonvolutions de cette face aboutissent en bas à celle-ci, se portent, les antérieures en avant, les moyennes en haut et les postérieures en arrière, pour rejoindre celles de la face externe de l'hémisphère.

Surface inférieure ou base du cerveau. — Supposons le cerveau isolé et séparé du cervelet et de l'isthme de l'encéphale par une section des pédoncules cérébraux. La base du cerveau nous apparaît alors sous une forme assez irrégulière ; elle est plane en avant, fortement convexe sur les parties latérales de la région moyenne et enfin concave en arrière. La scissure interhémisphérique existe dans les tiers antérieur et postérieur, mais fait défaut dans le tiers moyen. Latéralement, à l'union de la partie antérieure, plane, avec la partie moyenne convexe, se trouve un sillon très-prononcé, dirigé de dedans en dehors et de bas en haut ; on lui donne le nom de *scissure de Sylvius*. Elle sépare le lobe antérieur ou frontal de l'hémisphère du lobe postérieur. La saillie convexe, en forme de mamelon, qui constitue la partie antérieure du lobe postérieur, peut être désignée sous le nom de *lobe moyen* ou *lobe sphénoïdal*, quoiqu'elle ne soit pas limitée d'une manière précise de la partie concave, qui formerait alors à elle seule le lobe postérieur ou occipital. Le lobe antérieur repose sur la face supérieure de la voûte orbitaire ; le lobe moyen répond à la fosse sphénoïdale, et le lobe postérieur correspond à la face supérieure de la tente du cervelet. La scissure de Sylvius décrit une courbure à concavité postérieure et se bifurque. L'une de ses branches est assez longue et se perd parmi les circonvolutions de la face externe, l'autre est plus courte et se dirige en haut et un peu en avant. Dans l'angle de séparation de ces deux branches se voit profondément un groupe de circonvolutions, dont le nombre ne dépasse pas trois ou quatre ; on le désigne sous le nom de *lobule de l'insula.* Cruveilhier le nomme *lobule du corps strié,* en raison du rapport intime de ses circonvolutions avec la face externe de ce ganglion cérébral. Pour découvrir le lobule de l'insula, il est nécessaire d'écarter fortement les deux lèvres de la scissure de Sylvius.

Si nous étudions, au contraire, les organes nerveux encéphaliques dans leur ensemble tels qu'on les extrait du crâne, les deux lobes antérieur et moyen nous apparaissent ainsi que nous venons de les décrire, mais le lobe postérieur est caché par le cervelet.

Nous avons vu qu'à la face supérieure le fond de la scissure interhémisphérique est occupé, dans sa partie moyenne, par une lame de substance blanche, le *corps calleux,* qui unit les deux moitiés du cerveau. A la face inférieure, il en est de même ; cependant la commissure qui les unit n'est plus formée uniquement par de la substance blanche, mais par un mélange de celle-ci avec de la substance grise. On trouve dans cette partie moyenne, en allant d'avant en arrière : 1° en écartant légèrement les deux lobes antérieurs, l'*extrémité du corps calleux, genou du corps calleux avec ses pédoncules;* 2° l'*espace perforé antérieur;* 3° le *chiasma des nerfs optiques* et la *racine grise de ces nerfs;* 4° le *tuber cinereum;* 5° la *tige pituitaire* et la *glande du même nom;* 6° les *tubercules mamillaires;* 7° l'*espace interpédonculaire;* 8° les *pédoncules cérébraux;* 9° la *protubérance annulaire;* 10° le *bulbe.*

Nous allons étudier successivement toutes ces parties, sauf le bulbe, qui nous est déjà connu, et la protubérance qui, de même que les pédoncules cérébraux, sera décrite avec l'isthme de l'encéphale, auquel ils appartiennent.

1° L'*extrémité antérieure du corps calleux, genou du corps calleux,* se replie d'avant en arrière et de haut en bas, pour se continuer avec les parties qui forment la base du cerveau. Arrivée à l'extrémité postérieure de la scissure qui sépare les deux lobes antérieurs du cerveau, on la voit se diviser en deux lamelles blanches qui s'écartent angulairement et se dirigent de dedans en dehors et un peu d'avant en arrière : ce sont les *pédoncules du corps calleux;* ils longent les bandelettes optiques et arrivent jusqu'au voisinage de la scissure de Sylvius, pour aboutir à la partie blanche des circonvolutions. Dans leur angle de séparation se trouve une lamelle grise qui constitue la racine grise des nerfs optiques.

2° L'*espace perforé antérieur* est situé sur les deux côtés de la ligne médiane, immédiatement en dehors du point où les deux pédoncules du corps calleux se séparent pour se diriger de dehors et en arrière. Sa forme est celle d'un quadrilatère allongé, dont les deux bords les plus longs sont situés en avant et en arrière. Il est limité en avant par la racine blanche externe du nerf olfactif ; en arrière par le pédoncule du corps calleux et la bandelette optique ; en dedans par la racine grise des nerfs de la vision ; en dehors il se perd dans le prolongement sphénoïdal du lobe moyen du cerveau. Cet espace est constitué par une lamelle grise perforée dans sa partie la plus in-

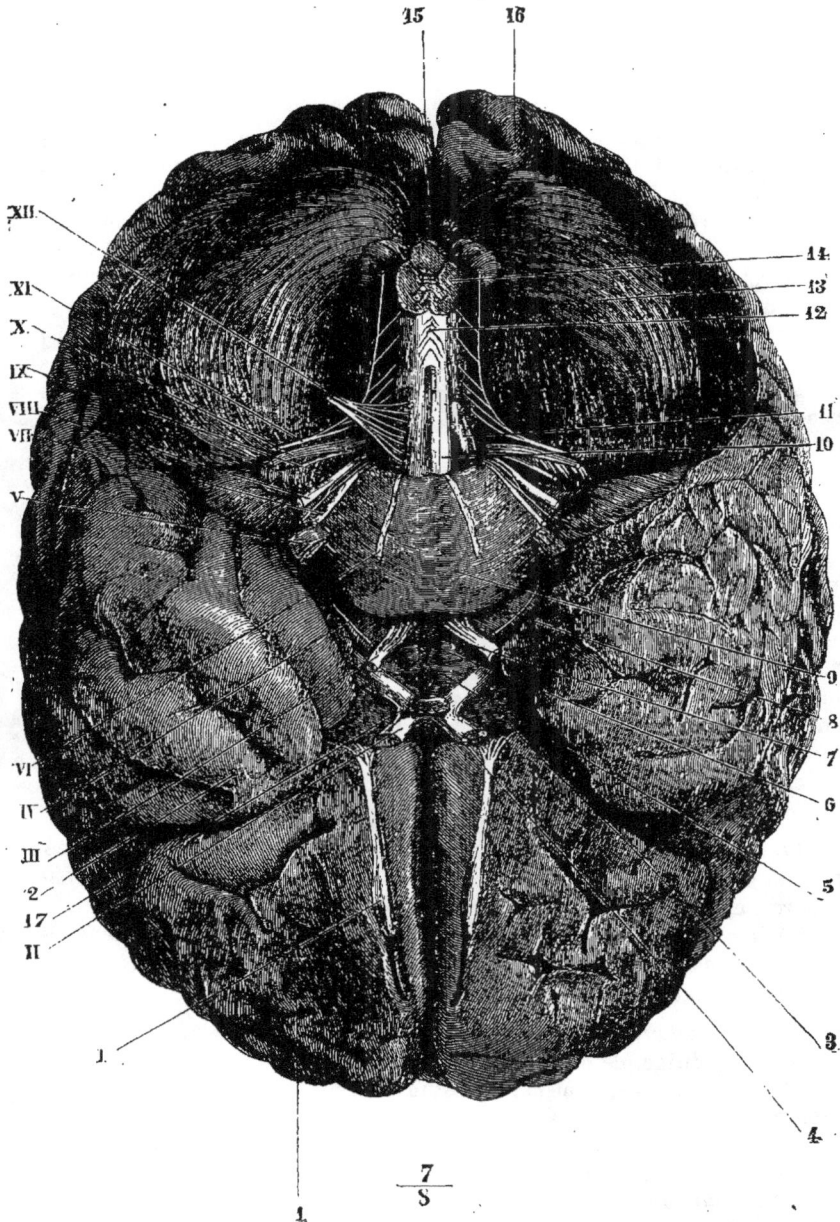

Fig. 478. — *Base du cerveau et origine apparente des nerfs crâniens* (*).

(*) 1) Lobe frontal. — 2) Lobe sphénoïdal. — 3) Corps et tige pituitaires. — 4) Espace perforé antérieur. — 5) Tuber cinereum. — 6) Tubercules mamillaires. — 7) Espace interpédonculaire. — 8) Pédoncule cérébral. — 9) Protubérance annulaire. — 10) Pyramide antérieure. — 11) Olive. — 12) Entre-croisement des pyramides. — 13) Face inférieure d'un hémisphère du cervelet. — 14) Coupe du bulbe. — 15) Extrémité postérieure du vermis inférieur. — 16) Extrémité postérieure du lobe occipital du cerveau. — 17) Chiasma des nerfs optiques.

I. Nerf olfactif. — II. Nerf optique. — III. Nerf oculo-moteur commun. — IV. Nerf pathétique. — V. Nerf

terne par un nombre assez considérable de petits trous vasculaires disposés
en séries régulières.

3° Le *chiasma des nerfs optiques* (Fig. 178, 17) est formé par l'adossement
des deux bandelettes optiques qu'il reçoit par ses angles postérieurs, tandis
que par ses angles antérieurs il émet les nerfs optiques. Sa forme est celle
d'un petit carré allongé transversalement. Il est constitué par des fibres blanches, disposées de telle manière qu'une partie de celles de chaque bandelette se rendent dans le nerf du côté opposé, tandis que les autres vont dans
le nerf du même côté. En avant et en arrière de cet entre-croisement se
trouvent, en outre, des fibres commissurales allant directement d'un nerf à
l'autre et d'une bandelette à celle du côté opposé. Ces fibres commissurales
paraissent former des anses destinées à unir les deux premières, les deux
rétines, par l'intermédiaire du chiasma, les dernières, les tubercules quadrijumeaux des deux côtés.

Les *bandelettes optiques* sont des cordons de substance blanche, qui naissent des corps genouillés (dépendances des tubercules quadrijumeaux), se
portent en avant, contournent les pédoncules cérébraux et arrivent au
chiasma après avoir longé les côtés du *tuber cinereum*. Elles sont d'abord
aplaties, mais s'arrondissent avant de pénétrer dans le chiasma.

En soulevant le chiasma et en le portant un peu en arrière, on découvre
une lamelle grise, triangulaire, située entre les pédoncules du corps calleux.
Elle se porte de haut en bas et un peu d'avant en arrière pour atteindre le
bord inférieur du chiasma, c'est la *racine grise des nerfs optiques*. A sa partie
centrale se voit un petit espace arrondi, plus mince et transparent, qui
d'ordinaire est déchiré quand les cerveaux ne sont plus très-frais. En perforant cette lamelle grise, l'on tombe immédiatement dans le troisième ventricule, dont elle forme en partie la paroi antérieure et inférieure.

4° Le *tuber cinereum* (Fig. 178, 5) est une lame grise, triangulaire, limitée
en avant par le bord postérieur du chiasma, en arrière par les tubercules mamillaires, et latéralement par les bandelettes optiques. Il forme la partie la
plus déclive du plancher du ventricule moyen. Sur la partie médiane du
tuber cinereum se voit un appendice en forme de tige, un peu évasé à son
point d'insertion : c'est la tige pituitaire.

5° La *tige pituitaire* est un petit prolongement mesurant à peu près $0^m,005$
de longueur, dirigé, de haut en bas et d'arrière en avant. Elle a la forme
d'un cône très-allongé, dont la base est insérée sur le *tuber cinereum*, et dont
le sommet aboutit au corps pituitaire. Elle paraît formée d'une lame de
tissu connectif dépendant de la pie-mère et enveloppant une légère couche
de substance nerveuse grise, doublée par l'épendyme.

Le *corps pituitaire* ou *hypophyse* (Fig. 178, 3) est un petit organe, ap-
pendu à la tige pituitaire, et logé dans la selle turcique, dans laquelle il se
trouve fixé par une lame de la dure-mère ; cette lame fibreuse est percée
d'une ouverture pour livrer passage à la tige pituitaire. L'hypophyse est ovale,

trijumeau. — VI. Nerf oculo-moteur externe. — VII. Nerf facial. — VIII. Nerf auditif (entre le facial et
l'auditif, on voit le nerf de Wrisberg). — IX. Nerf glosso-pharyngien. — X. Nerf pneumogastrique. —
XI. Nerf spinal. — XII. Nerf grand hypoglosse.

allongée transversalement, arrondie par sa face inférieure et plane ou légèrement convexe par sa face supérieure.

Le corps pituitaire est formé de deux lobes séparés par une cloison connective médiane. Le lobe antérieur est plus considérable, d'une couleur jaune, et paraît présenter les caractères d'une glande vasculaire sanguine ; c'est sur elle que vient se fixer la tige pituitaire. Le lobe postérieur est petit et grisâtre : il contient des éléments nerveux.

6° Les *tubercules mamillaires* (Fig. 178,6) sont situés en arrière du *tuber cinereum*, en avant de l'espace interpédonculaire sur le côté interne des pédoncules cérébraux. Ces tubercules sont au nombre de deux et adossés par leur côté interne. Leur nom indique leur forme. Ils sont blancs à l'extérieur et formés de substance grise dans leur intérieur. Cette substance centrale se continue avec celle des amas qui se trouvent sur les côtés du troisième ventricule. La substance blanche extérieure est due aux piliers antérieurs du trigone, qui embrassent ces tubercules en décrivant une anse.

7° L'*espace interpédonculaire* (Fig. 178, 7) a la forme d'un petit triangle à base antérieure, et est limité en avant par les tubercules mamillaires, en arrière par le bord antérieur de la protubérance annulaire, et latéralement par les pédoncules cérébraux. Il est formé par une lame de substance grise, criblée d'un grand nombre de petits trous vasculaires, d'où lui est venu le nom d'*espace perforé postérieur*. Sur sa partie moyenne se voient des petits tractus blancs, qui sont les fibres d'origine des nerfs oculo-moteurs communs.

Les *pédoncules cérébraux* (Fig. 178, 8), sur lesquels nous reviendrons plus loin, sont deux faisceaux blancs qui sortent de dessous la protubérance comme de dessous un pont ; ils se séparent aussitôt à angle aigu pour se porter chacun en dehors et un peu en avant, et aller se perdre ainsi dans les parties profondes des hémisphères, dans les couches optiques.

Si l'on vient à retrancher le cervelet et l'isthme par une coupe verticale des pédoncules cérébraux, ou que simplement on soulève le cervelet, et avec lui le bulbe et la protubérance, on aperçoit sur la ligne médiane l'extrémité postérieure du corps calleux et la partie postérieure de la grande scissure interhémisphérique.

L'*extrémité postérieure du corps calleux* ou *bourrelet du corps calleux* n'est pas une lame infléchie en bas comme l'extrémité antérieure de ce corps ; elle forme un bourrelet assez épais, qui se perd latéralement dans les lobes postérieurs du cerveau. Elle est plus large que le genou du corps calleux, et la distance qui la sépare de l'extrémité postérieure des hémisphères est à peu près double de celle qui sépare celui-ci de leur extrémité antérieure.

La *partie postérieure de la grande scissure interhémisphérique* mesure à peu près le double de sa partie antérieure et est occupée dans toute son étendue par la grande faux du cerveau.

La face inférieure du bourrelet du corps calleux est donc libre ; en se continuant latéralement avec le bord interne de la face inférieure des lobes postérieurs du cerveau, elle constitue la lèvre supérieure de la *grande fente de Bichat*. Cette fente décrit une courbure en forme de fer à cheval, à concavité dirigée en avant, qui embrasse latéralement les pédoncules cérébraux. Le bord antérieur du cervelet forme la lèvre inférieure de cette fente, par laquelle les ventricules latéraux et moyens communiquent avec la surface extérieure du cerveau. C'est par cette ouverture que la pie-mère pénètre dans les ventricules et y forme les plexus choroïdes et la toile choroïdienne.

Toutes les parties que nous venons d'étudier depuis le genou du corps calleux jusqu'à l'espace interpédonculaire, forment la lame inférieure du cerveau qui réunit les deux hémisphères l'un à l'autre, de même que le corps calleux en forme la lame commissurale supérieure. Mais ces deux lames ne sont pas appliquées l'une sur l'autre et limitent entre elles, sur la ligne médiane, un espace libre, dont les parois latérales sont formées par des masses ganglionnaires appartenant à la profondeur du cerveau. Cet espace est le *troisième ventricule, ventricule moyen.*

Les pédoncules cérébraux se portent en dehors et en avant, en s'écartant angulairement pour gagner les masses grises qui forment les ganglions du cerveau. Ces masses (*couche optique* et *corps strié*) ne sont pas non plus accolées au corps calleux, qui les recouvre sans y adhérer. En raison de cette disposition, chaque hémisphère présente une nouvelle cavité, *ventricule latéral.*

Ces trois ventricules, le moyen et les deux latéraux, ne formeraient qu'une seule et même cavité, s'ils n'étaient cloisonnés et séparés les uns des autres par de nouvelles parties. Le ventricule moyen ne s'étend pas aussi loin en avant que les deux ventricules latéraux : sa limite antérieure est formée par les piliers antérieurs du trigone. Les deux ventricules latéraux seraient donc réunis à leur partie antérieure, s'il ne s'y trouvait une lame intermédiaire destinée à les séparer; cette lame, c'est la *cloison transparente.*

La partie centrale de chaque moitié du cerveau peut être envisagée comme formée d'un noyau volumineux, les couches optiques et les corps striés, auquel aboutissent, d'une part, les fibres des pédoncules cérébraux, et, d'autre part, les fibres émanées des circonvolutions de l'hémisphère.

Nous avons déjà dit plus haut que les circonvolutions cérébrales sont formées d'une lame de substance grise, entourant une partie blanche continue avec le centre de chaque hémisphère. Si l'on pratique des sections horizontales à partir de la surface convexe du cerveau, l'on voit que chaque hémisphère présente une surface ovale, blanche, limitée par une circonférence très-sinueuse de couleur grise. Cette surface prend le nom de *centre ovale de Vicq d'Azyr*. Si la coupe vient à porter au niveau du corps calleux, l'on obtient une surface identique à la précédente pour chaque hémisphère, mais réunie transversalement à celle du côté opposé par le corps calleux : c'est le *centre ovale de. Vieussens* (Fig. 179).

1° Corps calleux.

La circonvolution de l'ourlet ou du corps calleux, qui longe la face supérieure de ce corps, laisse entre elle et cette commissure un petit espace, qui a été désigné sous le nom de *sinus du corps calleux* (Fig. 182, 13). En introduisant le couteau à ce niveau, et en faisant une coupe oblique dirigée depuis le genou du corps calleux jusqu'à l'extrémité antérieure du lobe frontal, et en répétant cette coupe en arrière, depuis le bourrelet de ce corps jusqu'à l'extrémité postérieure du lobe occipital, on peut, après avoir promené le doigt trois ou quatre fois d'avant en arrière, détacher en partie l'hémi-sphère correspondant et le renverser en dehors. C'est la coupe de Foville qui réussit surtout sur des cerveaux durcis dans l'alcool. Le corps calleux, dont la coupe de Vieussens ne montre que la partie médiane, se présente alors sous l'aspect d'une voûte recouvrant les ventricules et présentant de chaque côté des prolongements en rapport avec les prolongements des ventricules latéraux.

La *face supérieure* du corps calleux est convexe d'arrière en avant et pré-sente, sur la ligne médiane, un petit sillon étendu dans toute la longueur du corps calleux (Fig. 179, 5); l'on trouve, sur les côtés de ce sillon, deux pe-tits tractus blancs, dont les fibres sont antéro-postérieures. Leur direction n'est pas rectiligne, mais présente toujours de légères inflexions. Ce sont les *tractus longitudinaux* ou *nerfs de Lancisi* (Fig. 179, 2).

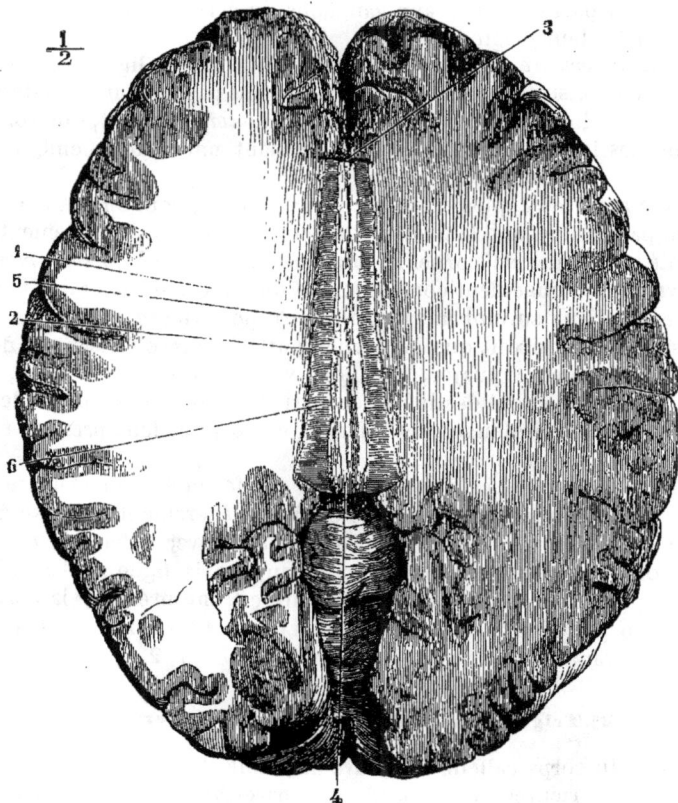

Fig. 179. — *Coupe de Vieussens montrant le centre ovale et la partie médiane de la face supérieure du corps calleux* (*).

Pour Luys, ces tractus partent du corps godronné, remontent sur la face supérieure du corps calleux et viennent, en se rapprochant l'un de l'autre,

(*) 1) Centre ovale de Vieussens. — 2) Tractus longitudinaux (nerfs de Lancisi). — 3) Genou du corps calleux. — 4) Bourrelet du corps calleux. — 5) Sillon médian du corps calleux. — 6) Tractus transversaux.

aboutir à l'amas de substance grise qui existe au niveau de la portion infé·
rieure de la cloison.

Sur les côtés des tractus longitudinaux, l'on voit les fibres du corps calleux
marcher transversalement et se diriger d'un hémisphère à l'autre, en passant
au-dessous des nerfs de Lancisi. C'est à l'ensemble de ces fibres transversales
qu'a été donné le nom de *tractus transversaux.*

Enfin, tout à fait en dehors, la coupe de Foville fait voir de chaque côté que
les fibres transversales se coudent toutes au même niveau en se réfléchissant
en bas et en dehors pour se perdre dans la substance blanche des hémisphères. De la succession de ces coudes résulte une saillie ou *bourrelet* latéral,
dont la direction est antéro-postérieure et qui constitue le bord correspondant du corps calleux. Il est démontré aujourd'hui que les fibres du corps
calleux proviennent des hémisphères, dont elles forment la commissure, et
qu'elles vont en partie aboutir aux ganglions du cerveau, peut-être à ceux
du côté opposé à leur origine.

L'*extrémité antérieure* du corps calleux forme sur la ligne médiane le
genou de ce corps, sur lequel nous ne reviendrons pas. Des angles latéraux
partent deux prolongements, *cornes frontales du corps calleux*, qui vont se
perdre dans les lobes correspondants en formant une courbe embrassant
l'extrémité antérieure des corps striés.

L'*extrémité postérieure*, plus large que la précédente, nous offre à considérer dans sa partie moyenne le bourrelet du corps calleux, et latéralement, de
chaque côté, en forme de corne, le *prolongement occipital (forceps major)*,
qui recouvre le prolongement correspondant du ventricule latéral. En incisant le corps calleux suivant une ligne antéro-postérieure passant par ses
bourrelets latéraux, on voit que les cornes postérieures se divisent en deux
parties, l'une, le forceps major, que nous venons de décrire, l'autre, qui
constitue un prolongement destiné à recouvrir l'anfractuosité sphénoïde du
ventricule latéral. Ce prolongement inférieur du corps calleux prend le nom
de *corne sphénoïdale* ou *tapetum.*

Quant à la *face inférieure du corps calleux*, elle forme la voûte supérieure
des ventricules latéraux et moyen. Elle est lisse, légèrement convexe dans
son milieu et se continue par sa partie postérieure avec la base du trigone
qui s'y accole. En avant, elle donne insertion, sur la ligne médiane, à la
cloison transparente, dont la partie antérieure est entourée par la portion
réfléchie du corps calleux, qui recouvre latéralement les corps striés en fermant ainsi en avant les ventricules latéraux (Fig. 185, 1, 2, 3).

2° Trigone cérébral. Voûte à trois piliers.

Au-dessous du corps calleux se trouve une lame de substance blanche, à
fibres antéro-postérieures sur ses bords et transversales dans son milieu. Au
premier aspect, cette lame se présente sous la forme d'un triangle isocèle,
dont la base est en rapport avec la partie postérieure de la face inférieure du
corps calleux, à laquelle elle adhère, tandis que la moitié antérieure du triangle se sépare de cette couche, et par une courbe brusque se porte de haut en
bas et un peu d'arrière en avant (Fig. 185, 3), pour fermer l'extrémité antérieure du troisième ventricule. La partie postérieure du trigone, celle qui

adhère à la face inférieure du corps calleux, est remarquable par la direction des fibres dont elle est constituée ; celles qui en forment les bords sont antéro-postérieures ; celles, au contraire, qui forment l'aire de cette partie du triangle sont transversales, d'où résulte une disposition qui a été comparée à une lyre, *psalterium, corpus psalloïdes*. Sappey considère ces fibres transversales comme appartenant au corps calleux et non au trigone. Pour d'autres, au contraire (Gall, Luys), elles forment une véritable commissure entre les deux moitiés de la voûte (Fig. 180 et 181, 5).

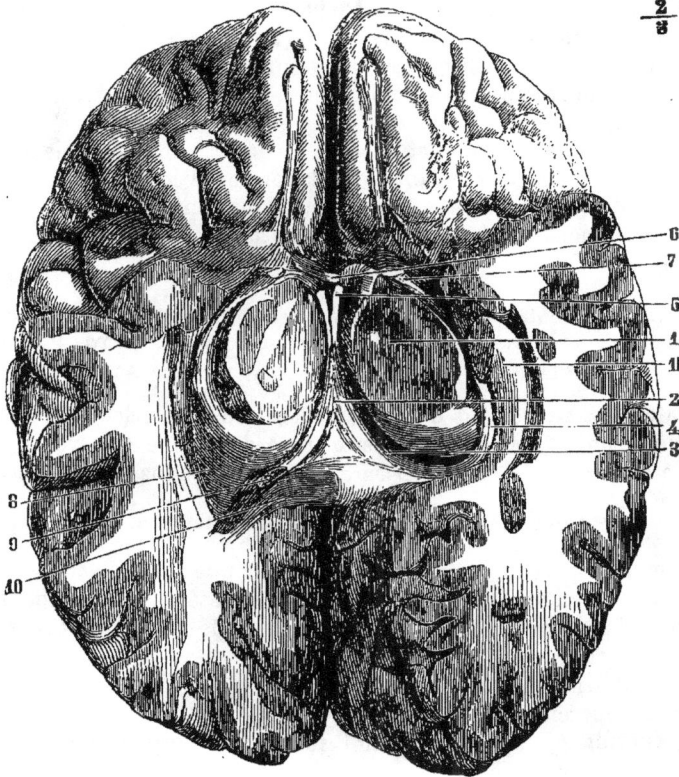

$$\frac{2}{3}$$

Fig. 180.

Coupe du cerveau, le cervelet et l'isthme sont détachés par une section des pédoncules cérébraux (*).

La *face supérieure du trigone*, dans sa moitié postérieure, adhère, comme nous venons de le voir, à la face inférieure du corps calleux ; dans sa moitié antérieure elle donne insertion, sur la ligne médiane, à la cloison transparente, qui s'insinue entre cette partie du trigone et la partie antérieure du corps

---

(*) Au moyen d'une coupe horizontale, la face inférieure de la voûte est mise à nu. — 1) Pédoncule cérébral sectionné. — 2) Face inférieure du trigone. — 3) Continuation de son pilier postérieur gauche avec : 4) Le corps bordant. — 5) Ecartement des piliers antérieurs. — 6) Commissure blanche antérieure. — 7) Bandelette optique. — 8) Cavité du ventricule latéral droit. — 9) Section du pilier postérieur droit de la voûte. — 10) Section du bourrelet du corps calleux au moment où il fournit le forceps major.

calleux, à partir du point où le premier se sépare du second, en se portant en bas et en avant (Fig. 185, 2 et 3).

La *face inférieure* est libre et forme la voûte du troisième ventricule, dont elle n'est séparée que par la toile choroïdienne. Latéralement, et par ses bords, elle recouvre la face supérieure des couches optiques et fait ainsi partie de la voûte des ventricules latéraux.

Les deux angles postérieurs du trigone, *piliers postérieurs de la voûte*, se portent en dehors et en arrière, et se continuent d'une part avec l'écorce blanche de la corne d'Ammon, et, d'autre part, avec le corps bordé ou bordant qui longe le côté interne de cette corne (Fig. 180, 3).

L'angle antérieur est constitué par l'adossement des deux bandelettes du trigone, qui bientôt se séparent de nouveau et forment les *piliers antérieurs de la voûte*.

Ils se portent en bas et un peu en arrière, en embrassant dans une anse le tubercule mamillaire correspondant, dont ils forment l'écorce blanche ; puis leurs fibres se dirigent en arrière et en haut, dans l'épaisseur de la couche optique, et se perdent dans les cellules nerveuses de ce ganglion cérébral (Fig. 185, 5).

Luys considère la voûte comme formée par les fibres de la circonvolution de l'hippocampe, qui, par ce trajet détourné, vont se mettre en relation avec les noyaux nerveux des couches optiques.

Immédiatement au-dessous du point où les piliers antérieurs s'écartent l'un de l'autre, on voit au devant d'eux un cordon blanc transversal, qui constitue la *commissure blanche antérieure*, sur laquelle nous reviendrons.

3° Cloison transparente. Septum lucidum.

La cloison transparente ou *septum lucidum* est une lamelle verticale qui sépare l'extrémité antérieure des deux ventricules latéraux, ainsi que nous l'avons expliqué plus haut. Elle a la forme d'un triangle curviligne et présente deux faces : deux bords, une base et un sommet.

Le *sommet* est insinué entre le corps calleux et le trigone au point où ces deux lames se séparent l'une de l'autre.

La *base*, curviligne, s'appuie en avant sur la portion réfléchie du corps calleux.

Les *bords* sont : l'un, *supérieur*, convexe, adhérent à la face inférieure du corps calleux ; l'autre, *inférieur*, concave, fixé sur la face supérieure de la partie antérieure du trigone.

Les *deux faces* forment la paroi interne de la partie antérieure des ventricules latéraux (Fig. 185, 2).

La cloison transparente est constituée par deux lames juxtaposées, mais non adhérentes l'une à l'autre. Elles circonscrivent donc un petit espace libre, plus large en avant qu'en arrière, dans lequel on trouve toujours un peu de sérosité. On lui a donné le nom de *ventricule de la cloison* (Fig. 181, 2).

Ce ventricule communique-t-il avec le ventricule moyen ? Les anatomistes ont été longtemps partagés sur cette question. Il existe, en effet, à la partie antérieure du troisième ventricule, entre le point d'écartement des piliers antérieurs et le bord supérieur de la commissure antérieure, une petite dépression, à laquelle on a donné le nom de *vulve* ou *dépression vulvaire*. Elle se trouve précisément en rapport avec la partie postérieure, la plus rétrécie, du ventricule de la cloison. D'après les anatomistes modernes, la dépression vulvaire est fermée en avant par une petite lamelle très-mince, de substance blanche, qui empêche toute communication entre le troisième ventricule et celui de la cloison.

La cloison transparente est grisâtre et doit sa couleur aux cellules nerveuses qui entrent dans sa structure conjointement avec des fibres blanches qui paraissent dépendre du trigone.

Luys considère la cloison comme le point d'émergence de la racine grise des nerfs olfactifs, et comme la continuité de la traînée de substance grise que l'on trouve sur la paroi du troisième ventricule.

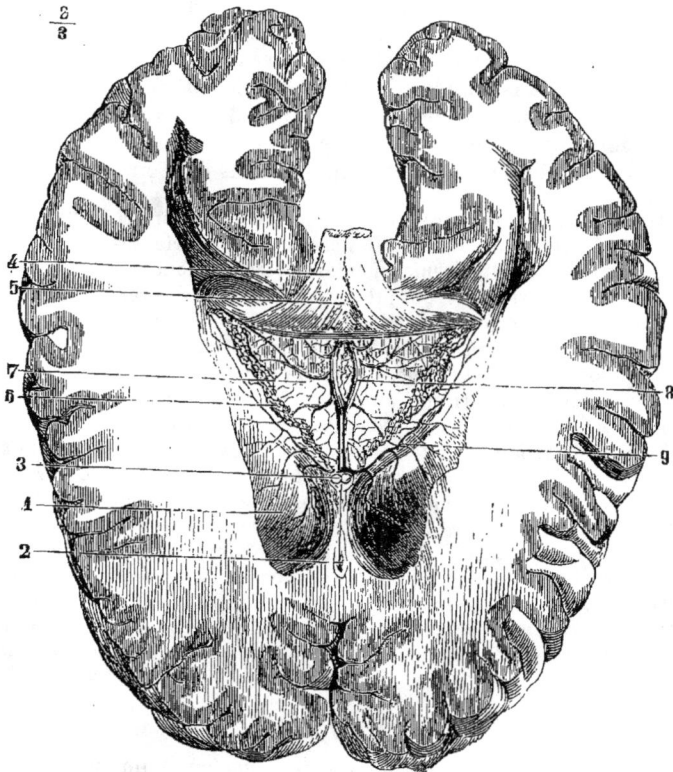

Fig. 181. — *Toile choroïdienne* (*).

4° **Toile choroïdienne.**

Cette toile cellulo-vasculaire, formée par la pie-mère, est étendue horizon-

(*) 1) Corps strié. — 2) Cavité du ventricule de la cloison. — 3) Piliers antérieurs de la voûte sectionnés. — 4) Trigone rejeté en haut et en arrière. — 5) Corpus psalloïdes. — 6) Plexus choroïdes. — 7) Toile choroïdienne. — 8) Veines de Galien. — 9) Veine du corps strié.

talement au-dessus du ventricule moyen, au-dessous de la face inférieure du trigone. Comme ce dernier, elle a une forme triangulaire et est disposée en voûte. La face supérieure est recouverte par le trigone, mais sans y adhérer. La face inférieure est libre dans la partie médiane et recouvre latéralement les couches optiques. La base, située en arrière, au-dessous du bourrelet du corps calleux, répond à la partie moyenne de la fente de Bichat, et se compose de deux feuillets entre lesquels se trouve la glande pinéale, tandis que les veines de Galien sont renfermées dans le feuillet supérieur. Son sommet ou extrémité antérieure se bifurque et se continue de chaque côté, en dehors et en arrière, avec les plexus choroïdes des ventricules latéraux à travers le trou de Monro. Les bords sont situés sur les couches optiques, qu'ils recouvrent, et sont unis latéralement aux plexus choroïdes des ventricules latéraux.

En examinant la face intérieure de la toile choroïdienne, surtout sous l'eau, comme le conseille Sappey, on voit qu'elle est parcourue d'arrière en avant par deux rangées de granulations rougeâtres, formées de capillaires pelotonnés. Ce sont les plexus choroïdes du troisième ventricule ; ils adhèrent en arrière au pourtour de la glande pinéale et s'adossent en avant pour ne plus constituer qu'un seul cordon médian, qui se divise au niveau de l'extrémité antérieure du troisième ventricule, et se continue avec les plexus choroïdes des ventricules latéraux à travers les trous de Monro.

Le lacis vasculaire de la toile choroïdienne est formé par des artérioles très-grêles venues des cérébelleuses supérieures et des cérébrales postérieures. Les rameaux veineux qu'elle contient sont très-remarquables et viennent tous aboutir aux veines de Galien, ce sont : 1° des veinules, qui proviennent de la partie réfléchie du corps calleux et de la cloison transparente ; elles aboutissent à l'origine de la veine de Galien ; 2° la *veine du corps strié*, qui se dirige d'arrière en avant et de dehors en dedans, dans le sillon qui sépare ce corps d'avec la couche optique. Elle est recouverte par la lame cornée et se termine, au niveau du trou de Monro, en se joignant aux précédentes, pour former la veine de Galien ; 3° la *veine du plexus choroïde du ventricule latéral*. Sa direction et sa terminaison sont analogues à celles de la précédente ; 4° la *veine du trigone et de la couche optique*, qui se dirige de dehors en dedans, à peu près transversalement dans la toile choroïdienne et vient se jeter dans la veine de Galien ; 5° *une veinule de la corne d'Ammon*, et 6° *un rameau venu de l'ergot de Morand*, qui cheminent dans la toile choroïdienne, très-près de sa base.

La *veine de Galien* a déjà été décrite dans la section de l'*Angéiologie*; nous ferons seulement remarquer ici que, de même que tous les vaisseaux qui vont du cerveau à la dure-mère, elle est entourée par une gaîne arachnoïdienne. Nous avons parlé plus haut du soi-disant canal arachnoïdien de Bichat, nous n'y reviendrons donc pas.

5° Glande pinéale.

On donne le nom de *glande pinéale* ou de *conarium* à un petit organe d'une couleur grisâtre qui se trouve situé entre les deux feuillets de la toile choroïdienne et dont la forme est celle d'un cône ou mieux d'une pomme de pin dont la grosse extrémité serait en avant. Sa direction est oblique de bas en haut et d'arrière en avant. Sa face inférieure est appliquée sur l'intervalle qui sépare les tubercules quadrijumeaux antérieurs (Fig. 182, 11). Sa face supérieure répond au bourrelet du corps calleux. Sa base ou extrémité antérieure se compose d'une partie blanche, de laquelle partent trois prolongements appelés *pédoncules de la glande pinéale*. L'un se dirige en avant, l'autre en bas, le troisième transversalement.

Le *pédoncule supérieur* ou *antérieur, rênes de la glande pinéale, habenœ*, se porte d'abord un peu en dehors, vient s'appliquer le long de la partie supé-

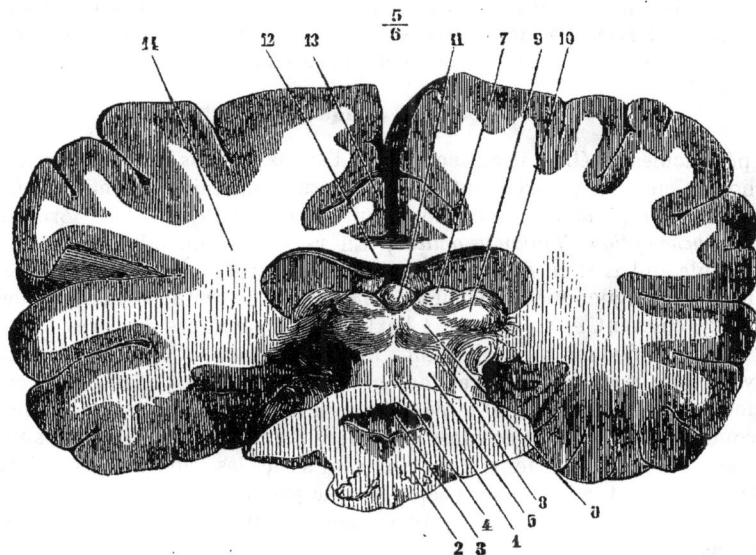

Fig. 182. — *Coupe verticale-transversale du cerveau et du bulbe* (*).

rieure et interne de la couche optique, se prolonge en avant, et arrive en s'effilant jusqu'au niveau du trou de Monro (Fig. 185, 18). Par leur réunion, les deux pédoncules supérieurs de la glande pinéale forment une courbure à concavité dirigée en avant.

Le *pédoncule inférieur* descend en bas et en dehors au devant de la commissure blanche postérieure, pour se perdre dans la couche optique (Fig. 185, 17).

Le *pédoncule moyen* ou *transversal* est situé immédiatement au-dessus de la commissure blanche postérieure et va transversalement à la couche optique de chaque côté.

Le corps de la glande pinéale est formé à la périphérie d'une lame de substance nerveuse grise renfermant un grand nombre de capillaires et beaucoup de tissu connectif. Ce dernier se prolonge dans l'intérieur du *conarium* et forme, par ses entre-croisements, des mailles irrégulières, dans lesquelles sont déposées des con-

---

(*) La coupe du bulbe est faite au niveau des olives, la coupe du cerveau au devant des tubercules quadrijumeaux. — 1) Coupe du bulbe. — 2) Coupe des olives. — 3) Partie antérieure du quatrième ventricule. — 4) Valvule de Vieussens. — 5) Pédoncule cérébelleux supérieur. — 6) Tubercule quadrijumeau postérieur. — 7) Tubercule quadrijumeau antérieur. — 8) Ruban de Reil. — 9) Extrémité postérieure des corps genouillés. — 10) Coupe de la couche optique. — 11) Glande pinéale. — 12) Coupe de la voûte et du corps calleux réunis. — 13) Coupe de la circonvolution du corps calleux et sinus du corps calleux situé entre elle et ce corps. — 14) Coupe des hémisphères.

crétions calcaires, que l'on trouve déjà chez l'enfant. On voit quelquefois ces aréoles réunies en une seule cavité renfermant une seule concrétion grisâtre.

Après avoir étudié toutes les parties qui séparent les ventricules du cerveau les uns des autres, nous devrions, pour suivre l'ordre habituel, étudier ces cavités elles-mêmes avec leurs prolongements. Nous croyons plus utile cependant de décrire d'abord les *couches optiques* et les *corps striés*, ces *ganglions du cerveau* qui forment en partie les parois de ces ventricules.

6° Couche optique.

Les pédoncules cérébraux, ainsi que nous l'avons dit plus haut, se portent en dehors et en avant; ils rencontrent chacun sur leur trajet une masse ganglionnaire, qui répond à leur côté supérieur et interne. Cette masse porte le nom de *couche optique* (*thalamus opticus*). En raison de son adhérence avec le pédoncule en bas et en dehors et avec le corps strié en avant, il est assez difficile de lui assigner une forme bien définie ; elle est irrégulièrement ovoïde et répond : en avant et en dehors, à l'extrémité postérieure du corps strié ; en arrière et en dedans, aux tubercules quadrijumeaux.

L'ovoïde que représente ce renflement ganglionnaire est dirigé un peu obliquement d'arrière en avant et de dehors en dedans, de telle sorte que les deux couches optiques sont écartées en arrière et plus rapprochées en avant. En arrière, dans leur écartement, se trouvent situés les tubercules quadrijumeaux; en avant, elles ne sont séparées que par les piliers antérieurs de la voûte. On peut considérer à chaque couche optique quatre faces et deux extrémités.

La *face supérieure* est convexe et fait partie du plancher du ventricule latéral; elle répond en haut, dans sa moitié postérieure et interne, au trigone et à la toile choroïdienne. Cette face présente en avant une saillie, un mamelon, dirigé d'avant en arrière, *corpus subrotundum*, auquel vient aboutir le pilier antérieur correspondant de la voûte, après que ce cordon a embrassé le tubercule mamillaire. Quoique situé sur la face supérieure, le *corpus subrotundum* fait saillie dans la cavité du troisième ventricule (Fig. 184, 4).

La *face inférieure* répond, ainsi que nous l'avons dit, dans sa partie antérieure au pédoncule cérébral sur lequel elle repose ; sa partie postérieure est libre et présente deux renflements mamelonnés : les *corps genouillés* divisés en *externe* et *interne*. Le premier est plus volumineux et plus antérieur ; il se relie par un cordon blanc au tubercule quadrijumeau antérieur ; le second, situé plus en arrière et en dedans, est d'un volume moins considérable que le précédent et se relie au tubercule quadrijumeau postérieur. La bandelette optique prend son origine dans les corps genouillés, et se trouve ainsi, par leur intermédiaire, reliée aux tubercules quadrijumeaux (Fig. 187, 4).

La *face interne* est tapissée par une couche de cellules nerveuses, qui lui donnent son aspect grisâtre. Sa partie antérieure est libre et forme la paroi latérale du troisième ventricule. La partie postérieure de cette face se confond avec le côté externe des tubercules quadrijumeaux.

La *face externe* de la couche optique est adossée à la face interne du corps strié.

L'*extrémité antérieure* et amincie de l'ovoïde est contournée par le pilier antérieur de la voûte qui ne lui est pas tout à fait adossé. De l'écartement de ces deux parties résulte une ouverture arrondie, qui fait communiquer le ventricule latéral avec le ventricule moyen. Cette ouverture porte le nom de *trou de Monro* (Fig. 185, 21).

L'*extrémité postérieure* est assez volumineuse et forme une saillie arrondie qui est contournée par le pilier postérieur de la voûte et le plexus choroïde correspondant.

La couche optique est formée de substance grise (cellules nerveuses), entremêlée à de la substance blanche (fibres nerveuses). Les parties cellulaires y forment, de

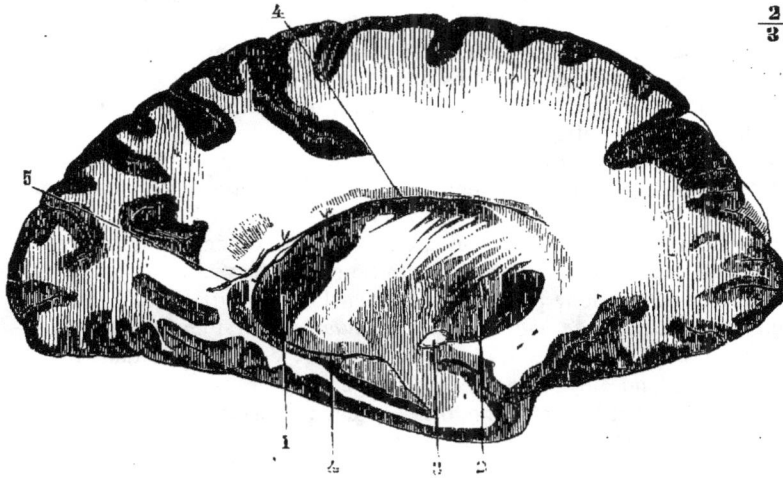

Fig. 183. — *Coupe du corps strié et canal circum-pédonculaire du ventricule latéral* (*).

petits noyaux ou centres, et, de plus, une lame de même nature, qui tapisse la face interne de ce ganglion. Les amas gris sont en relation avec des fibres blanches, qui leur viennent, soit des pédoncules cérébraux, soit des hémisphères. Dire aujourd'hui quel est le trajet exact des fibres nerveuses dans l'intérieur de la couche optique, et attribuer, comme le fait Luys, le *corpus subrotundum* aux nerfs olfactifs, dont il représenterait le centre ; les tubercules quadrijumeaux aux nerfs optiques, etc., nous semble s'engager dans une voie qui est peut-être celle de la vérité, mais qui a besoin d'être vérifiée et confirmée un grand nombre de fois. Tout ce qu'il nous est possible d'affirmer, c'est que, d'une part, les fibres nerveuses des pédoncules viennent en partie s'amortir dans les cellules des couches optiques, et que, d'autre part, c'est également aux cellules de ces ganglions que viennent aboutir les fibres émanées de la périphérie des hémisphères.

7° Corps strié.

Cette masse nerveuse est située en avant et un peu en dehors de la couche optique, dont elle est séparée en arrière et en dedans par une dépres-

(*) 1) Noyau intra-ventriculaire du corps strié. — 2) Son noyau extra-ventriculaire. — 3) Commissure blanche antérieure sectionnée. — 4, 4) Canal circum-pédonculaire du ventricule latéral. — 5) Cavité ancyroïde.

sion, sur laquelle se trouvent d'abord une lamelle de consistance cornée, puis la veine du corps strié et, enfin, un petit faisceau blanc, la bandelette semi-circulaire. Ces trois parties, sur lesquelles nous allons revenir dans un instant, marquent la séparation de ces deux ganglions cérébraux. Par sa face supérieure et interne et par ses extrémités, le corps strié fait partie du ventricule latéral, dans le prolongement frontal duquel il se trouve. Par sa face inférieure, au contraire, il repose sur un îlot de circonvolutions situées profondément entre la scissure de Sylvius ; îlot auquel on a donné le nom de *lobule du corps strié* ou *insula de Reil*.

La *face supérieure* du corps strié est bombée, allongée en arrière et en dedans, un peu concave en dedans, et fait partie du plancher du prolongement frontal du ventricule latéral (Fig. 181, 1).

Les *faces inférieure* et *externe* sont en relation, la première avec le lobule de l'insula, la seconde avec la substance blanche des hémisphères.

La *face interne* et l'*extrémité postérieure* sont en continuité avec la face externe de la couche optique.

L'*extrémité antérieure* du corps strié est séparée de celle du côté opposé par le septum lucidum, et est embrassée par la partie réfléchie du corps calleux.

En incisant le corps strié, on voit qu'il est formé par deux noyaux de substance grise, séparés par une lame de substance blanche. L'un de ces noyaux est supérieur et fait donc partie du plancher du ventricule latéral ; aussi lui a-t-on donné le nom de *noyau intra-ventriculaire*. Il est épais en avant, effilé en arrière, et occupe toute la saillie que fait le corps strié dans le ventricule. Le second noyau, *noyau inférieur, extra-ventriculaire*, est moins allongé que le précédent et a une forme ovoïde ; il forme en quelque sorte la partie centrale du corps strié. La lame blanche qui se trouve entre ces noyaux présente une disposition inverse de celle du noyau intra-ventriculaire : elle est épaisse en arrière et amincie en avant. Elle forme le *double centre demi-circulaire de Vieussens*, et paraît être en rapport avec les fibres du pédoncule cérébral qui semblent s'aplatir de haut en bas pour la former(?).

Ce que nous venons de dire de la structure de la couche optique, peut se dire aussi de celle du corps strié. Il est évident aujourd'hui que les cellules nerveuses qui forment les noyaux gris de ce corps sont en relation, d'une part, avec les fibres nerveuses des hémisphères. Elles y pénètrent par la face externe du corps strié en rayonnant de toute part vers ce ganglion et en formant ainsi la *couronne rayonnante de Reil*. Ce ganglion cérébral est en rapport, d'autre part, avec les fibres nerveuses émanées des pédoncules cérébraux et avec celles qui lui viennent de la couche optique. Mais la part d'action et la signification physiologique de ces différents centres sont encore totalement inconnues. Les hypothèses que nous ferions à ce sujet ne signifieraient rien, elles ne pourraient tout au plus qu'embrouiller une question déjà si difficile à résoudre. Quelles sont les fibres des pédoncules cérébraux qui s'arrêtent à la couche optique? Quelles sont celles qui atteignent directement le corps strié? Ce sont là encore des questions auxquelles il est impossible de répondre dans l'état actuel de la science.

Dans le sillon qui sépare le corps strié d'avec la couche optique, on trouve :

1° La *lame cornée*. — C'est un petit ruban grisâtre et semi-transparent qui est loin de présenter la consistance de la cornée de l'œil, à laquelle on l'a comparé. Mais cette lame n'est pas non plus, comme l'ont dit certains anatomistes (Vicq d'Azyr), une bandelette de substance nerveuse. Elle n'est formée que par un épaississement de l'épendyme des ventricules (Fig. 184,3).

2° La *veine du corps strié* (Fig. 181, 9), qui nous est connue.

3° La *bandelette semi-circulaire (tænia semicircularis)*. — Nous ne pouvons

$-\dfrac{2}{3}$

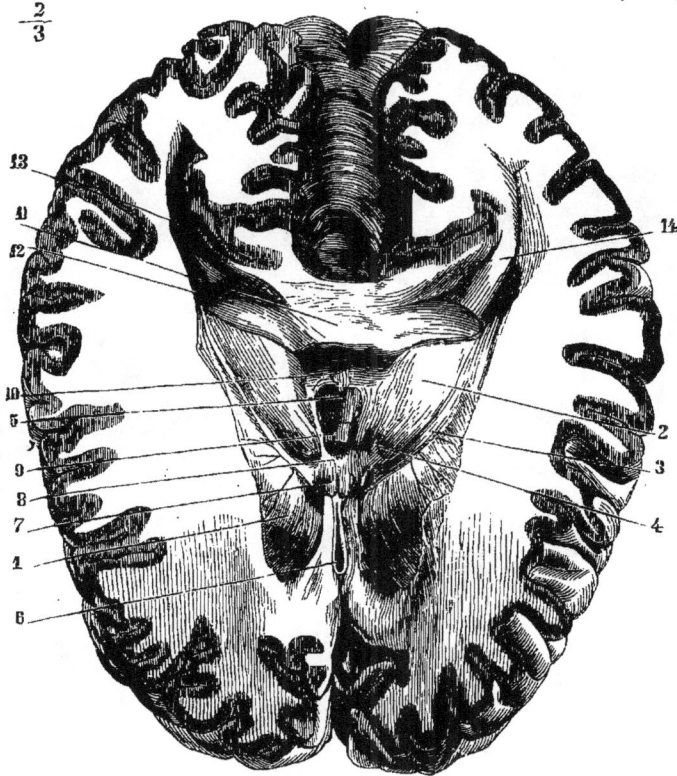

Fig. 184. — *Troisième ventricule, vu par sa face supérieure* (*).

mieux la comparer qu'à un lien entourant l'espace circum-pédonculaire. L'origine et la terminaison du tænia sont encore fort discutées. Quelques anatomistes le font provenir en avant et en haut des piliers antérieurs de la voûte, au niveau du trou de Monro, pour se terminer sur la corne d'Ammon; d'autres, au contraire, le font provenir des couches optiques et lui assignent le même point de terminaison que les précédents.

Nous avons cru constater un jour une continuité manifeste entre la bandelette semi-circulaire et le corps genouillé externe dans lequel elle semblait se perdre, en décrivant ainsi un cercle presque complet. Pour Luys, la ban-

(*) 1) Corps strié. — 2) Couche optique. — 3) Lame cornée. — 4) Corpus subrotundum de la couche optique. — 5) Cavité du troisième ventricule. — 6) Ventricule de la cloison. — 7) Piliers antérieurs coupés. — 8) Commissure antérieure. — 9) Commissure grise. — 10) Glande pinéale. — 11) Voûte sectionnée. — 12) Piliers postérieurs se continuant avec le corps bordant. — 13) Cavité ancyroïde. — 14) Ergot de Morand.

delette semi-circulaire partirait en bas d'une petite masse ganglionnaire, située au devant de l'extrémité antérieure de l'hippocampe, dans la partie la plus antérieure des lobes sphénoïdaux (ce noyau se trouverait, d'après lui, en relation avec le nerf olfactif) ; elle contournerait ensuite successivement les régions inférieure, postérieure et supérieure de la couche optique cor-

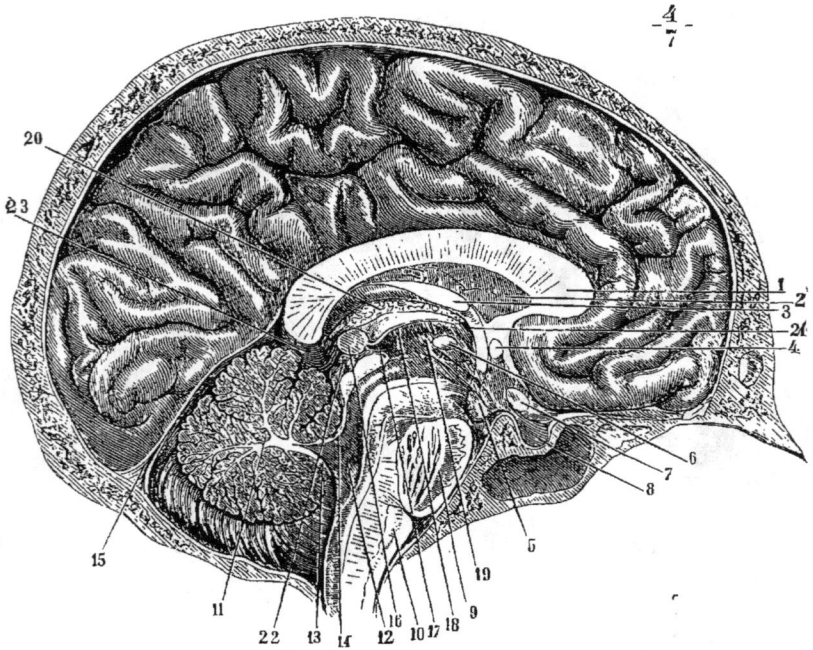

Fig. 185. — *Coupe médiane antéro-postérieure de l'encéphale* (*).

respondante et irait se perdre en filaments divergents au milieu de l'amas de substance grise qui constitue le centre antérieur de la couche optique.

8° Ventricule moyen ou troisième ventricule.

Ce ventricule résulte de la séparation des deux hémisphères entre lesquels il se trouve. Il a la forme d'une fente linéaire et a été comparé à un entonnoir aplati qui présenterait ainsi une base, un sommet, deux faces et deux bords.

(*) 1) Corps calleux. — 2) Cloison transparente. — 3) Trigone. — 4) Commissure blanche antérieure. — 5) Tubercule mamillaire avec l'anse du pilier antérieur qui le contourne. — 6) Commissure grise. — 7) Nerf optique. — 8) Corps pituitaire. — 9) Protubérance. — 10) Bulbe. — 11) Arbre de vie du cervelet. — 12) Aqueduc de Sylvius. — 13) Valvule de Tarin. — 14) Valvule de Vieussens. — 15) Tente du cervelet. — 16) Glande pinéale. — 17) Son pédoncule inférieur. — 18) Son pédoncule supérieur. — 19) Face interne de la couche optique formant la paroi latérale du ventricule moyen. — 20) Toile choroïdienne recouvrant la face supérieure de la couche optique. — 21) Trou de Monro. — 22) Tubercules quadrijumeaux. — 23) Partie moyenne de la grande fente de Bichat. — D'après Leuret et Gratiolet, *Anatomie comparée du système nerveux*, Paris, 1839-1857, et Ludovic Hirschfeld, *Névrologie*. Paris, 1853.

La *base* est formée par la toile choroïdienne et par la voûte qu'elle supporte; latéralement elle est limitée par les pédoncules antérieurs de la glande pinéale.

Le *sommet* répond à la tige pituitaire, et par elle au corps de ce nom.

Les *parois latérales* sont symétriques et triangulaires; elles présentent deux parties distinctes : la *supérieure*, formée par les couches optiques, nous est connue, l'*inférieure*, constituée par une masse de substance grise, *substance grise intra-ventriculaire* de Cruveilhier. Elle se continue avec la lame de même couleur du *tuber cinereum* et le noyau gris des tubercules mamillaires, et est en relation, en haut, avec les deux feuillets de la cloison transparente. Luys considère, à juste titre d'après nous, cette traînée cellulaire comme la continuation supérieure de la substance grise de l'axe médullaire.

Vers le milieu du ventricule moyen, mais un peu plus près du bord antérieur que du bord postérieur, se trouve une lame grise, horizontale, quadrilatère, à bords libres, un peu courbes, qui relie les deux parois latérales du ventricule : c'est la *commissure grise* ou *molle* (Fig. 184, 9).

Le *bord postérieur* est rectiligne et oblique d'arrière en avant et de haut en bas. On y trouve, successivement de haut en bas : la *glande pinéale* et ses *pédoncules transverses*, la *commissure blanche postérieure*, qui se perd dans l'épaisseur des couches optiques; l'*ouverture antérieure de l'aqueduc de Sylvius* ou *anus*, orifice circulaire qui fait communiquer le ventricule moyen avec le quatrième; la *lame interpédonculaire*; la *base des tubercules mamillaires*, le *tuber cinereum*.

Le *bord antérieur* est très-irrégulier et se présente sous la forme d'une ligne deux fois brisée, ou mieux de trois lignes, non comprises dans le même plan, quoique présentant une inclinaison semblable et dirigées de haut en bas et d'arrière en avant. La première de ces lignes, ou partie supérieure du bord antérieur, est formée par les piliers antérieurs de la voûte et la commissure blanche antérieure; la seconde, ou partie moyenne, est formée par la lame grise qui constitue la racine grise des nerfs optiques, et la troisième, ou inférieure, est représentée par le chiasma et le *tuber cinereum*.

Le *trou de Monro*, qui fait communiquer les ventricules latéraux et le ventricule moyen, se trouve au niveau du point de jonction de la paroi latérale avec le bord antérieur du troisième ventricule.

9° Ventricules latéraux.

Les ventricules latéraux sont situés en dehors de la ligne médiane et peuvent être considérés comme un canal embrassant les pédoncules et les ganglions du cerveau qui leur font suite. Ce canal n'est interrompu qu'au niveau même du pédoncule; il prend son origine en avant dans le lobe frontal, s'incline d'abord en arrière et en dedans, se porte ensuite en bas et en dehors, et enfin en avant et en dedans. Il naît au-dessus et au devant de l'espace perforé et se termine en arrière du même espace, après avoir contourné le corps strié, la couche optique et le pédoncule cérébral (Fig. 183, 4, 4). Le ventricule latéral présente donc une partie antérieure et supérieure ou frontale, et une partie inférieure ou sphénoïdale.

En arrière de la couche optique on voit naître un nouveau prolongement

du ventricule, prolongement postérieur ou occipital, qui est horizontal et
curviligne, à concavité dirigée en dedans.

Partie antérieure ou *frontale.* — Elle est sensiblement horizontale et antéro-postérieure. Sa *paroi supérieure* est formée par le corps calleux, dont
le genou ferme le ventricule en avant, et qui, par son union avec la substance
blanche de l'hémisphère, en constitue le *bord externe.* La *paroi inférieure* est
formée par le corps strié, la couche optique et les bandelettes qui occupent
le sillon de séparation de ces deux ganglions (Fig. 181, 1). Le *bord interne*
est dû en arrière au trigone, soudé au corps calleux, et en avant à la cloison
transparente. Ce bord devient face interne dans cette dernière partie à cause

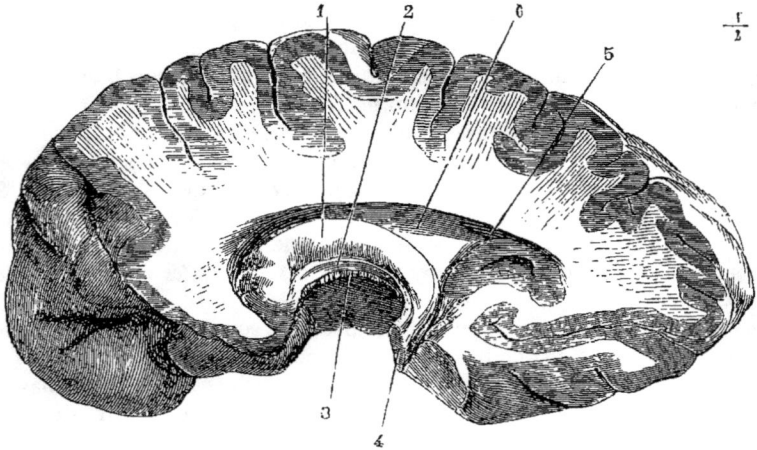

Fig. 186. — *Corne d'Ammon et corps bordant* (*).

de l'élargissement de cette cloison. L'*extrémité postérieure* se continue avec
les deux autres prolongements du ventricule latéral.

Prolongement inférieur, sphénoïdal ou *réfléchi.* — Il est aplati de haut en
bas et dirigé d'arrière en avant. La *paroi supérieure* est formée par le prolongement sphénoïdal du corps calleux ou *tapetum.* La *paroi inférieure* présente une saillie blanche, ovoïde, semi-circulaire, convexe en dehors, un peu
plus large en bas qu'en haut, qui n'est autre qu'une circonvolution dont la
partie blanche fait saillie, tandis que la partie grise ou cellulaire se trouve
en dedans. Cette saillie porte le nom de *corne d'Ammon* ou *pied d'hippocampe*
(Fig. 186, 1).

En dedans de la concavité de la corne d'Ammon se trouve une bandelette
blanche, qui se continue en haut avec le pilier postérieur de la voûte : c'est
le *corps bordant* ou *corps bordé* (Fig. 186, 2).

En soulevant le corps bordé, on voit, au-dessous et en arrière de lui, une
nouvelle lamelle couleur grise, garnie de douze à quatorze échancrures très :

(*) 1) Corne d'Ammon. — 2) Corps bordant. — 3) Corps godronné. — 4) Section du pilier de la voûte. —
5) Cavité digitale ou ancyroïde. — 6) Ventricule latéral.

petites qui lui donnent un aspect festonné ; on lui donne le nom de *corps go-dronné* ou *dentelé* (Fig. 186, 3).

L'extrémité antérieure ou inférieure de la partie réfléchie du ventricule latéral

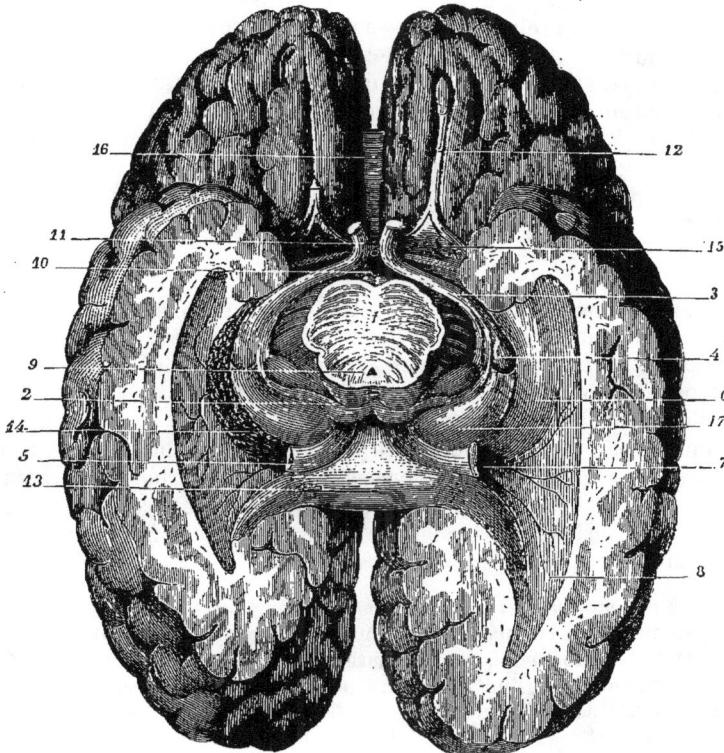

Fig. 187. — *Ventricule latéral, ouvert par sa face inférieure* (*).

est très-rapprochée de la scissure de Sylvius, et répond à la partie antérieure de la fente de Bichat.

Son *extrémité postérieure* est formée par la réunion des trois prolonge-ments du ventricule.

Le *bord externe* est dû à la réunion de la paroi inférieure avec la paroi su-périeure.

Le *bord interne* constitue l'ouverture par laquelle la pie-mère passe de la fente de Bichat dans le ventricule latéral pour former le plexus choroïde de ces ventricules. Cette ouverture est limitée en haut et en dedans par la face

(*) 1) Coupe de la protubérance. — 2) Tubercules quadrijumeaux. — 3) Bandelette optique. — 4) Corps ge-nouillé. — 5) Face inférieure du pilier et du corps calleux. — 6) Cavité du ventricule latéral. — 7) Son pro-longement sphénoïde s'infléchissant en bas. — 8) Cavité ancyroïde. — 9) Aqueduc de Sylvius. — 10) Tige pitui-taire. — 11) Nerf optique. — 12) Nerf olfactif. — 13) Bourrelet du corps calleux. — 14) Plexus choroïde. — 15) Espace perforé antérieur. — 16) Genou du corps calleux. — 17) Couche optique.

inférieure de la couche optique et le pédoncule cérébral, en bas et en dehors par la corne d'Ammon, le corps bordé et le corps godronné.

Prolongement postérieur ou *occipital du ventricule latéral, cavité digitale, cavité ancyroïde.* — Ce prolongement se porte en arrière et en dedans, en décrivant une courbe à concavité interne et se termine en pointe (Fig. 184, 13).

La cavité ancyroïde varie de longueur et de dimension suivant les sujets. Sa *paroi supérieure* est formée par le prolongement postérieur du corps calleux, *forceps major*. Sur sa paroi *inférieure* se trouve une saillie blanche convexe, lisse, dont les dimensions sont très-variables, c'est l'*ergot de Morand* (Fig. 184, 14). Il est formé, comme la corne d'Ammon, par une circonvolution retournée.

10° Plexus choroïdes.

La pie-mère s'introduit dans le prolongement sphénoïdal des ventricules latéraux par la grande fente de Bichat; elle s'enroule sur elle-même et forme deux petits cordons rougeâtres, *plexus choroïdes* (Fig. 187, 14), qui passent dans le prolongement antérieur en longeant les bords latéraux du trigone, s'unissent intimement avec les bords de la toile choroïdienne et communiquent par les trous de Monro avec les plexus choroïdes du troisième ventricule. — Ces plexus sont formés de capillaires artériels et veineux supportés par des trabécules de tissu connectif. La veine choroïdienne nous est connue. Les artérioles proviennent de l'artère choroïdienne, branche de la carotide interne, et de la cérébrale postérieure.

Structure des circonvolutions et des parties centrales blanches des hémisphères. — Dans le cerveau, comme dans la moelle et le bulbe, se trouve d'abord une couche fondamentale de tissu connectif, dont les parties élémentaires forment des trabécules d'une finesse extrême, limitant des mailles très-étroites. Dans cette substance fondamentale sont déposées les cellules et les fibres nerveuses.

Les parties blanches des hémisphères, centre ovale de Vicq d'Azyr, centre ovale de Vieussens, corps calleux, voûte, etc., sont formées uniquement de fibres nerveuses. Les parties grises contiennent à la fois des tubes réduits au cylindre axe et des cellules rameuses. La périphérie des circonvolutions, qui au premier aspect présente une couleur grise uniforme, est en réalité formée de cinq couches successives (en ne tenant pas compte d'une lamelle tout à fait périphérique qui ne semble être due qu'à du tissu connectif condensé). On trouve successivement de haut en bas : 1° une couche assez mince de cellules nerveuses de couleur grise; 3° une couche plus mince encore de fibres nerveuses de couleur blanche; 3° une couche rouge jaunâtre contenant des cellules plus rares que dans la couche grise; 4° une nouvelle couche blanche analogue à la deuxième, et enfin 5° une couche rouge jaunâtre identique à la troisième.

Les prolongements de ces cellules forment les fibres nerveuses des parties blanches et constituent, en outre, les couches 2 et 4 que nous venons de décrire. Dans ces dernières parties, les fibres sont les unes ascendantes, les autres transversales et parallèles à la surface de la circonvolution. Ces dernières sont peut-être destinées à relier les différentes circonvolutions les unes aux autres. Toutes les fibres parties des cellules de la périphérie des hémisphères vont les unes aux cellules des corps striés et des couches optiques, les autres vont former le corps calleux et les commissures du cerveau (excepté la commissure grise, qui contient des éléments cellulaires). Parmi ces dernières, il en est qui relient entre elles les cellules périphériques des deux hémisphères, et d'autres qui vont s'amortir dans les cellules des ganglions cérébraux, peut-être du côté opposé à leur origine.

§ II. — Cervelet.

Le cervelet est situé entre l'occipital et la tente du cervelet, qui le sépare de la face interne du lobe postérieur du cerveau. Il est uni : 1° au cerveau par deux prolongements blancs qui forment les *pédoncules cérébelleux supérieurs ;* 2° au bulbe par les *pédoncules cérébelleux inférieurs ;* 3° à la protubérance par les *pédoncules cérébelleux moyens.* Le poids du cervelet est à celui du cerveau : : 1 : 8.

I. *Conformation extérieure.* — *Face supérieure.* Cette face est convexe dans sa partie médiane, plane et inclinée de haut en bas et de dedans en dehors dans ses parties latérales.

La partie médiane est saillante surtout en avant et a pris le nom de *vermis supérieur.* Elle est recouverte par la tente du cervelet.

Face inférieure. — Elle répond par ses côtés latéraux aux fosses occipitales

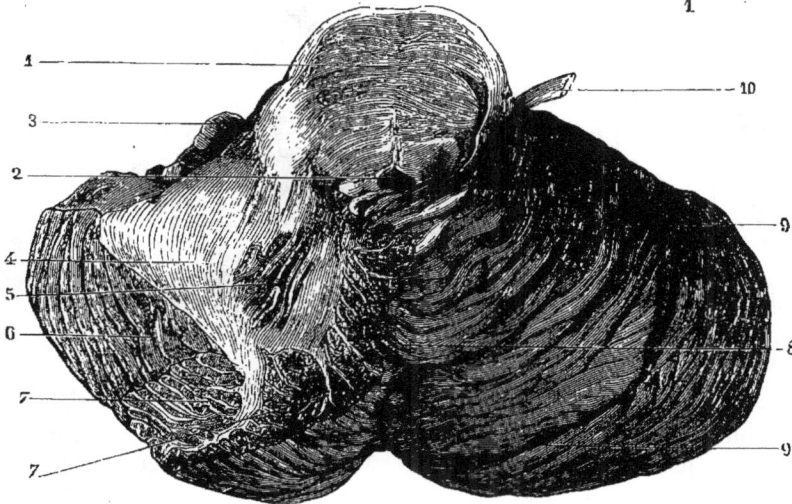

Fig. 188. — *Face supérieure du cervelet* (*).

inférieures, et par sa partie moyenne au bulbe, qu'elle recouvre. Cette face présente sur la ligne médiane une scissure profonde, *scissure médiane du cervelet*, qui permet de distinguer *deux hémisphères cérébelleux.* Dans le fond

(*) Le lobe du côté gauche est sectionné par une coupe passant à travers la grande scissure circumlobaire. 1) Coupe de la protubérance. — 2) Aqueduc de Sylvius. — 3) Coupe du lobule du pneumogastrique. — 4) Coupe du pédoncule cérébelleux moyen. — 5) Coupe de l'olive cérébelleuse. — 6) Sillon circumlobaire. — 7, 7) Coupe de quelques lobules montrant une partie de l'arbre de vie. — 8) Vermis supérieur. — 9, 9) Lobes et lames du cervelet. — 10) Trijumeau.

de ce sillon, on aperçoit une saillie analogue à celle que nous avons trouvée sur la face supérieure, mais plus prononcée, c'est le *vermis inférieur* (Fig. 189, 7), qui se continue en arrière avec l'extrémité postérieure du vermis supérieur et forme ainsi le *lobe médian du cervelet.*

Le vermis inférieur est uni latéralement et en arrière à deux branches latérales, formées comme lui de substance nerveuse grise ; la saillie cruciale qui en résulte a pris le nom de *pyramide de Malacarne.* En avant le vermis présente une extrémité libre et arrondie, qui flotte dans le quatrième ventricule, comme la luette dans la bouche, d'où lui est venu le nom de *luette du cervelet.* Elle se relie latéralement à deux replis membraneux d'un blanc grisâtre, formés de substance nerveuse, *valvules de Tarin*, qui sont minces,

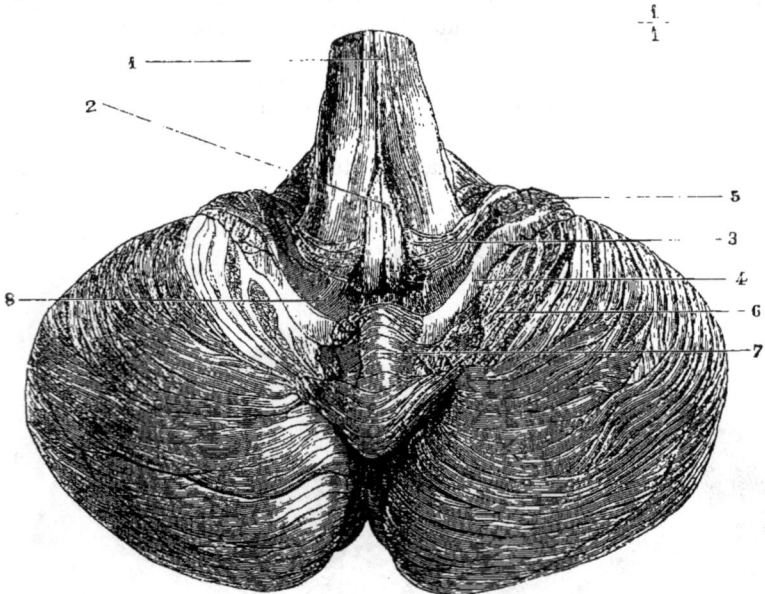

Fig. 189. — *Face inférieure du cervelet* (*).

adhérentes par leur bord postérieur convexe à la paroi supérieure du quatrième ventricule, libres et concaves par leur bord antérieur. Leur extrémité externe se continue avec le lobule du pneumo gastrique, et leur extrémité interne adhère à la luette (Fig. 189, 4). Entre la valvule de Tarin et la paroi supérieure du quatrième ventricule se trouve une petite cavité, que Reil a comparée à un nid d'hirondelle.

Circonférence du cervelet. — Elle a la forme d'un ovale, dont le grand axe serait transversal et le petit axe antéro-postérieur. Ce petit axe est échancré en avant et en arrière sur la ligne médiane. L'échancrure antérieure loge

(*) Le bulbe est renversé en haut et les amygdales sectionnées pour mettre à découvert les valvules de Tarin. 1) Bulbe renversé en avant. — 2) Extrémité inférieure du quatrième ventricule. — 3) Barbes du calamus. — 4) Valvule de Tarin. — 5) Lobule du pneumogastrique. — 6) Section de l'amygdale. — 7) Vermis inférieur. — 8) Cavité du quatrième ventricule.

la protubérance annulaire; l'échancrure postérieure est occupée par la tuburosité occipitale interne et la faux du cervelet.

Comme dans le cerveau, la substance grise ou cellulaire occupe la périphérie et la substance blanche le centre du cervelet. Cette partie de l'encéphale ne présente pas de circonvolutions, mais se décompose en *lames* séparées par des *sillons* plus ou moins profonds et appliquées l'une contre l'autre. Ces lames se décomposent elles-mêmes en *lamelles*. Dans certains points, comme sur les vermis et encore sur la face inférieure, le cervelet présente des saillies qui ont pris le nom de *lobules*. Les lames qui se trouvent sur les lobules et sur les vermis se continuent latéralement avec celles des hémisphères cérébelleux.

Les sillons ont été divisés en deux ordres, suivant leur profondeur. Ceux du premier ordre sont les plus profonds et sont au nombre de 10 à 12. Il en est un parmi eux, *grand sillon circonférenciel de Vicq d'Azyr*, *sillon circumlobaire*, qui entoure la circonférence du cervelet et le partage en deux moitiés, l'une supérieure, l'autre inférieure (Fig. 188, 6). Les sillons du second ordre sont très-nombreux et ont été évalués au chiffre de 7 à 800. Les sillons et par conséquent les lames et lamelles qu'ils circonscrivent, sont curvilignes; sur la face supérieure leur concavité regarde en avant et en dedans; il en est de même sur la partie postérieure de la face inférieure; mais sur la partie antérieure de cette face leur concavité est tout à fait dirigée en dedans.

Sur la face inférieure du cervelet, de chaque côté du bulbe, se trouve un lobule saillant, auquel on a donné le nom de *tonsille* ou *amygdale*. Ces lobules cachent complétement les valvules de Tarin; aussi faut-il les enlever pour voir ces dernières. Leur face inférieure répond au pourtour du trou occipital et au corps restiforme; leur extrémité antérieure fait saillie à côté de la luette dans le quatrième ventricule. Plus en avant et en dehors, immédiatement au-dessous du bord inférieur du pédoncule cérébelleux moyen, en avant du nerf vague, se voit un lobule assez petit auquel aboutit la valvule de Tarin correspondante; on lui donne le nom de *lobule du pneumogastrique*.

II. *Conformation intérieure*. — Des cellules de la périphérie partent des fibres nerveuses, qui se réunissent pour former l'axe de chaque lamelle; ces fibres s'associent successivement à celles venues des lamelles voisines et constituent la partie centrale d'une lame; celles des lames forment, en s'unissant, celles des lobules, et toutes ensemble produisent par leur réunion une masse centrale blanche, considérable, représentant environ le tiers de la masse totale du cervelet. L'aspect arborescent de ces différents prolongements blancs a fait donner à cette disposition le nom d'*arbre de vie* (Fig. 190, 8). De cette masse blanche partent de chaque côté trois prolongements: le premier, *pédoncule cérébelleux supérieur*, se porte en haut et en avant et passe sous les tubercules quadrijumeaux; il unit le cervelet au cerveau. Le second se dirige en avant et en dedans, *pédoncule cérébelleux moyen;* il fait communiquer le cervelet avec la protubérance ou plutôt il forme une commissure aux deux hémisphères de l'organe. Le troisième, *pédoncule cérébelleux inférieur*, unit le cervelet au bulbe et se porte en bas et en dedans. Le point de départ de ces pédoncules répond aux angles latéraux du quatrième ventricule; c'est à ce

niveau que l'on trouve dans l'intérieur de la masse blanche du cervelet un noyau ovoïde limité par une ligne jaunâtre, sinueuse, plissée sur elle-même et affectant la forme d'une bourse dirigée en avant, en haut et en dedans dont l'ouverture serait en avant. C'est le *corps rhomboïdal* ou *olive cérébelleuse* (Fig. 190, 5).

La partie périphérique du cervelet, substance grise de l'organe, est formée par deux couches différentes assez mal limitées. La couche interne, mince, grisâtre, se compose de cellules volumineuses et d'un très-grand nombre de cellules assez petites pour que beaucoup d'entre elles aient pu être considérées comme de simples noyaux. La couche externe, plus épaisse, d'une couleur jaune-rouille, est constituée par des cellules très-volumineuses et par d'autres plus petites, mais dont la dimension l'emporte toujours sur celle des petites cellules de la couche interne. La substance grise périphérique du cervelet est fort remarquable au point de vue histologique, par la très-grande quantité de capillaires sanguins qu'elle contient.

La lame jaune, plissée, qui forme l'enveloppe du corps rhomboïdal, est formée par un très-grand nombre de grosses cellules nerveuses anastomosées et reliées d'une part à des fibres venues de la périphérie des hémisphères cérébelleux et d'autre part à des fibres des pédoncules.

§ III. — Isthme de l'encéphale.

Entre la moelle épinière et le cerveau d'une part, entre le cervelet et le cerveau d'autre part, se trouvent des parties blanches et grises qui établissent l'union de ces différents centres entre eux. C'est à ces parties que l'on a donné le nom de *moelle allongée* et mieux d'*isthme de l'encéphale*. On fait rentrer ordinairement dans l'étude de l'isthme la description du bulbe, que nous avons préféré rattacher à la moelle épinière. L'isthme de l'encéphale se compose de différentes parties disposées en deux plans, l'un supérieur, l'autre inférieur, séparés par un sillon, *sillon latéral de l'isthme*. La *protubérance annulaire*, les *pédoncules cérébelleux moyens* et les *pédoncules cérébraux* appartiennent au plan inférieur, tandis que les *pédoncules cérébelleux supérieurs*, la *valvule de Vieussens*, le *ruban de Reil* et les *tubercules quadrijumeaux* forment le plan supérieur. Entre ces différentes parties, la face postérieure du bulbe et le cervelet se trouve une cavité rhomboïdale, *quatrième ventricule*, par l'étude de laquelle nous terminerons la description des centres nerveux céphalo-rachidiens.

1° Protubérance annulaire et pédoncules cérébelleux moyens.

La *protubérance annulaire, pont de Varole, mésocéphale de Chaussier*, est une masse quadrilatère, blanche à la périphérie, formant une saillie considérable située entre les pédoncules cérébraux et le bulbe. On peut y décrire deux faces, *antérieure* et *postérieure*, et quatre bords épais, *supérieur*, *inférieur* et *latéraux*.

La *face antérieure* est convexe et repose sur la gouttière basilaire. Elle présente sur la ligne médiane un sillon déprimé dans lequel est placé le tronc basilaire. Des deux côtés de ce sillon se voit une saillie longitudinale, et plus en dehors l'origine apparente des nerfs trijumeaux. Le point d'émergence de ce tronc nerveux est plus rapproché du bord antérieur que du bord postérieur.

La *face postérieure* fait partie du plancher du quatrième ventricule et se continue sans ligne de démarcation avec la même face du bulbe. On y voit également un sillon médian peu accusé et deux saillies latérales.

Le *bord supérieur* est épais et entoure l'origine des pédoncules cérébraux, dont, en raison même de l'épaisseur de ce bord, la protubérance est séparée par un sillon profond, qui répond dans sa partie moyenne à l'espace interpédonculaire.

Le *bord postérieur*, épais aussi, est séparé du bulbe par un sillon analogue au précédent.

Les *bords latéraux* sont fictifs. On les fait passer au niveau d'une ligne antéro-postérieure, qui couperait la protubérance immédiatement en dehors de l'origine des nerfs trijumeaux.

On donne le nom de *pédoncules cérébelleux moyens* à la partie blanche située en dehors de la ligne fictive limitant latéralement la protubérance. Les fibres blanches qui les forment vont aboutir de chaque côté dans les hémisphères cérébelleux; ils sont dirigés en dehors et en arrière; le lobule du pneumogastrique et le nerf auditif répondent à leur bord inférieur. Comme nous allons le voir, les pédoncules cérébelleux moyens font partie de la protubérance, dont ils constituent surtout la couche superficielle.

Structure et texture de la protubérance. — La protubérance comprend, dans son épaisseur, des fibres nerveuses transversales et longitudinales, ainsi qu'un grand nombre de cellules nerveuses. Ces dernières n'y sont pas réunies en noyaux bien distincts, mais éparpillées entre les différentes couches de fibres.

Le pont de Varole présente d'abord une couche de fibres transversales qui forment son écorce et qui appartiennent aux pédoncules cérébelleux moyens. Ces fibres décrivent toutes des arcs de cercle à concavité postérieure; les plus antérieures sont plus incurvées que les postérieures et les moyennes, une partie d'entre elles se portent de haut en bas, en décrivant une courbe à concavité interne et recouvrent les fibres postérieures. Elles semblent passer au-dessous du bord inférieur de la protubérance.

Au-dessous de cette couche de fibres transversales se trouvent des fibres longitudinales, continuation des pyramides antérieures, puis des nouvelles couches de fibres transversales et de fibres longitudinales, stratifiées ainsi en deux ou trois plans. Enfin, dans la profondeur se voit un nouveau faisceau de fibres longitudinales, correspondant à la saillie qui se trouve sur les côtés latéraux du sillon médian de la face postérieure de la protubérance. Ce faisceau, auquel Cruveilhier a donné le nom de *faisceau de renforcement* ou *faisceau innominé*, se continuerait, d'après lui, en bas avec le faisceau intermédiaire ou latéral du bulbe. Si l'on admet les opinions plus récentes, que nous avons exposées plus haut, et si, ainsi que semblent le démontrer les recherches de Schrœder van der Kolk et celles de Stilling, le faisceau latéral du bulbe s'arrête au niveau du noyau du nerf vague, le faisceau de renforcement de Cruveilhier ne saurait être que l'assemblage des fibres destinées à unir ce centre respiratoire à la couche optique et au corps strié (fibres volitives ?).

Les cellules nerveuses de la protubérance sont accumulées entre toutes ces couches de fibres stratifiées.

Les fibres transversales du pont de Varole n'appartiennent pas toutes aux pédoncules cérébelleux moyens; un grand nombre d'entre elles servent à l'union des amas cellulaires d'un côté avec leurs homologues du côté opposé; d'autres encore sont peut-être dues à l'entre-croisement sur la ligne médiane des fibres venues des ganglions cérébraux et destinées à ces cellules.

2° Pédoncules cérébraux.

Les pédoncules cérébraux sont deux cordons blancs, arrondis, légèrement
aplatis de haut en bas, qui s'étendent du bord antérieur de la protubérance
jusque dans les couches optiques. Ces deux faisceaux s'écartent annulaire-
ment au niveau du bord de la protubérance et limitent ainsi un espace
triangulaire, *espace interpédonculaire*, formé par une lamelle blanche, perforée d'un grand nombre de pertuis analogues à ceux de l'espace perforé
antérieur. Les pédoncules cérébraux présentent : 1° une *face inférieure* libre,
blanche et arrondie ; la partie antérieure de cette face est croisée par la
bandelette optique, qui l'embrasse à la façon d'un lien, la partie postérieure
est contournée par l'artère cérébrale postérieure ; 2° une *face interne*, en
rapport avec l'espace interpédonculaire ; on y voit l'origine des nerfs oculo-
moteurs communs et une tache linéaire noirâtre qui fait partie de l'amas
cellulaire du *locus niger ;* 3° une *face externe*, en rapport avec la partie latérale de la grande fente de Bichat et le repli de la pie-mère, qui y pénètre à
ce niveau pour former les plexus choroïdes du ventricule latéral ; 4° une
face supérieure, qui forme la partie la plus antérieure de l'isthme et supporte les tubercules quadrijumeaux.

Texture des pédoncules cérébraux. — On est dans l'usage de considérer les pédoncules comme formés de trois couches ou plans. Le *plan inférieur* ou *superficiel* est
évidemment la continuation des pyramides et par suite des cordons antérieurs de
la moelle. Le *plan moyen* paraît être en rapport avec le faisceau latéral du bulbe et
probablement avec cette partie des fibres des cordons postérieurs qui passent directement dans le plancher du quatrième ventricule. Mais, nous ne saurions trop le
répéter, puisque les cordons latéraux s'arrêtent dans le bulbe au niveau du noyau
du pneumogastrique, les fibres qui forment ce plan moyen du pédoncule cérébral
sont donc destinées à unir le centre respiratoire avec les ganglions cérébraux (fibres
conductrices de la volition ?). Ces fibres sont entre-croisées dans le bulbe et destinés au côté opposé du corps.

Il paraît en être de même des fibres du pédoncule cérébral qui appartiennent au
cordon postérieur. Elles ne semblent pas en continuité directe avec celles de ce
cordon, mais destinées aux cellules nerveuses des noyaux du bulbe dans lesquelles
elles s'amortissent.

Le *plan supérieur des pédoncules cérébraux* est formé par les fibres des pédoncules
cérébelleux supérieurs et par celles des rubans de Reil, qui arrivent ainsi jusqu'aux
couches optiques et aux corps striés.

A l'origine du pédoncule, entre ses plans supérieur et moyen, se trouve un amas
de cellules nerveuses chargées de pigment. Il affecte la forme d'un croissant à convexité inférieure, dont l'extrémité interne vient affleurer jusque sur les côtés de
l'espace interpédonculaire. Cet amas cellulaire porte le nom de *locus niger de Sœmmering.* Luys rattache les cellules de ce noyau à la substance grise cérébelleuse,
dont, de même que celle que l'on trouve entre les faisceaux de la protubérance,
elles ne seraient que des parties aberrantes, irradiées au loin. Cette opinion nous
paraît difficile à admettre, car les cellules du *locus niger* sont séparées de celles du
pédoncule cérébelleux supérieur (plan supérieur) par toute l'épaisseur du plan
moyen du pédoncule cérébral.

3° Pédoncules cérébelleux supérieurs et valvule de Vieussens.

Les *pédoncules cérébelleux supérieurs, processus cerebelli ad testes*, sont deux cordons blancs, étendus du centre du corps rhomboïdal du cervelet jusque dans les couches optiques. Ils sont arrondis et aplatis de haut en bas. Leur *face supérieure* est libre en arrière et recouverte en avant par le ruban de Reil et les tubercules quadrijumeaux sous lesquels ils passent. Leur *face inférieure* forme en partie la paroi supérieure du quatrième ventricule. Leur *bord interne* donne insertion à la valvule de Vieussens. Leur *bord externe* forme le bord externe du plan supérieur de l'isthme et répond en avant au ruban de Reil.

Texture des pédoncules cérébelleux supérieurs. — Chaque pédoncule est formé de fibres nerveuses émanées du centre du corps rhomboïdal du cervelet ; ces fibres se groupent de manière à former un faisceau unique, dirigé un peu obliquement d'arrière en avant et de dehors en dedans. Les deux masses fibreuses se rencontrent bientôt en interceptant entre elles un espace triangulaire à sommet arrondi dirigé en avant. Cet espace est occupé par la valvule de Vieussens. Après s'être ainsi rencontrées, les fibres pédonculaires s'entre-croiseraient, d'après Luys, pour passer du côté opposé, et arriveraient dans un noyau de substance grise, auquel il donne le nom d'*olive supérieure*. Stilling l'avait déjà désigné sous celui de *noyau rouge*. Les olives supérieures sont de petits noyaux arrondis, gris rosé, mesurant de 0ᵐ,007 à 0ᵐ,008 de diamètre. Ils sont situés immédiatement au-dessous du plan le plus superficiel des fibres du pédoncule cérébelleux supérieur, au-dessus et un peu en avant de la masse grise qui forme le *locus niger*. D'après Luys, les fibres pédonculaires viennent s'amortir dans les cellules de noyau, et de ces dernières partent des fibres nouvelles qui vont aboutir dans la substance grise du corps strié, en se combinant avec celles des fascicules spinaux antérieurs.

La *valvule de Vieussens* est une lamelle de tissu nerveux, située dans l'écartement des deux pédoncules cérébelleux supérieurs. Sa forme est à peu près celle d'un rectangle, dont les côtés latéraux mesurent de 0ᵐ,01 à 0ᵐ115 de longueur et dont le côté antérieur plus petit est arrondi. L'épaisseur de la valvule n'excède pas un demi-millimètre. Sa *face supérieure* forme la partie médiane du plan le plus supérieur de l'isthme et présente un certain nombre de stries transversales grises séparées par des lignes blanches. Sa *face inférieure* est convexe et fait partie de la paroi supérieure du quatrième ventricule. Ses *bords* s'insèrent sur les bords internes des pédoncules cérébelleux supérieurs. Son *extrémité antérieure* est recouverte en partie par les fibres les plus postérieures du ruban de Reil et se continue avec la substance blanche qui recouvre les tubercules quadrijumeaux. Son *extrémité postérieure* sépare les extrémités antérieures des deux vermis, entre lesquels elle se continue avec le lobe médian du cervelet.

De l'extrémité antérieure de la valvule part un petit faisceau blanc, bifide ordinairement, qui remonte entre les tubercules quadrijumeaux postérieurs; on lui donne le nom de *frein de la valvule de Vieussens*.

Texture de la valvule de Vieussens. — Cette lamelle est formée de fibres et de cellules nerveuses accumulées en différents points. Les cellules sont analogues à celles de la substance grise périphérique du cervelet. Pour Hirschfeld, la valvule de Vieussens est formée par les fibres du ruban de Reil, qui se porteraient en arrière et en dedans pour s'entre-croiser sur la ligne médiane. Luys la considère comme une dépendance du cervelet, dont quelques folioles isolées et groupées sous forme de lame transparente viendraient la constituer. Quant aux freins de la valvule, ils sont dus à des fibres entre-croisées plus ou moins aberrantes du ruban de Reil.

4° Ruban de Reil. — Faisceau latéral oblique de l'isthme de Cruveilhier.

Du sillon latéral de l'isthme émane un faisceau de substance, *ruban de Reil*, qui se porte à la périphérie du pédoncule cérébelleux supérieur, l'entoure et vient sur sa face supérieure se diviser en trois parties : l'une d'entre elles passe au-dessous des tubercules quadrijumeaux en s'entre-croisant avec les fibres du côté opposé ; la seconde, la plus postérieure, va également s'entre-croiser à la partie la plus antérieure de la valvule avec celle du côté opposé; la troisième, la plus antérieure, se continue avec les fibres du pédoncule cérébelleux supérieur pour arriver aux ganglions du cerveau. Cruveilhier rattache au faisceau latéral oblique le cordon qui va du tubercule quadrijumeau postérieur au corps genouillé interne; il nous semble, au contraire, devoir en être tout à fait séparé et appartenir à toute autre chose qu'au ruban de Reil.

Pour Cruveilhier, Sappey, etc., le ruban de Reil est une dépendance du faisceau intermédiaire du bulbe auquel il doit son origine. Nous avons déjà dit plus haut que Schrœder van der Kolk le considère comme formé par les fibres efférentes des olives bulbaires. Luys, au contraire, le rattache, au moins en partie, à des fibres efférentes des noyaux ganglionnaires des nerfs trijumeau et auditif. On voit combien peu nous sommes encore fixés sur ce point, comme au reste sur tout ce qui touche à la texture des parties supérieures de l'axe cérébro-spinal.

5° Tubercules quadrijumeaux.

Les *tubercules quadrijumeaux* se trouvent au-dessus des pédoncules cérébraux, en arrière du ventricule moyen, au-devant de la valvule de Vieussens, au-dessous de la glande pinéale et de la toile choroïdienne, qui les séparent du bourrelet du corps calleux. Leur base repose sur les fibres de la partie moyenne des rubans de Reil, qui recouvrent elles-mêmes les fibres du pédoncule cérébelleux supérieur. Les tubercules quadrijumeaux sont au nombre de quatre : deux pour chaque côté, séparés par un sillon médian. Les deux tubercules de chaque côté sont l'un antérieur, l'autre postérieur ; entre eux se trouve également un sillon intermédiaire.

Les *tubercules quadrijumeaux antérieurs*, [notes], sont plus volumineux que les postérieurs; ils ont la forme d'un ovoïde à grand axe dirigé d'avant en arrière et de dehors en dedans, et sont d'une couleur grisâtre. De l'extrémité antérieure de leur grand axe part un faisceau blanc, qui se porte au corps genouillé externe.

Les *tubercules quadrijumeaux postérieurs* [testes], sont moins volumineux, plus arrondis et de couleur blanche. Ils émettent aussi par leur face externe un faisceau de fibres nerveuses, dirigé en bas et en avant, qui les relie au corps genouillé interne.

Ces tubercules sont formés de fibres blanches périphériques et de cellules nerveuses de volume variable, qui constituent leur noyau central. Ils paraissent reliés surtout aux nerfs optiques et semblent être leurs centres spéciaux. Quant à la manière dont ils se relient eux-mêmes au centres périphériques des hémisphères, il serait prématuré de hasarder une opinion sur ce sujet, comme sur tant d'autres que l'avenir révèlera peut-être.

6° Quatrième ventricule.

Le quatrième ventricule est intermédiaire au cervelet, au bulbe et à la protubérance. Sa forme est rhomboïdale ; il présente donc deux angles latéraux, un antérieur et un postérieur. Cette cavité est due à l'élargissement qu'éprouve le canal épendymaire par suite de la séparation angulaire des deux cordons postérieurs de la moelle au niveau du bec du calamus scriptorius. Nous y considérerons deux parois, quatre bords et quatre angles.

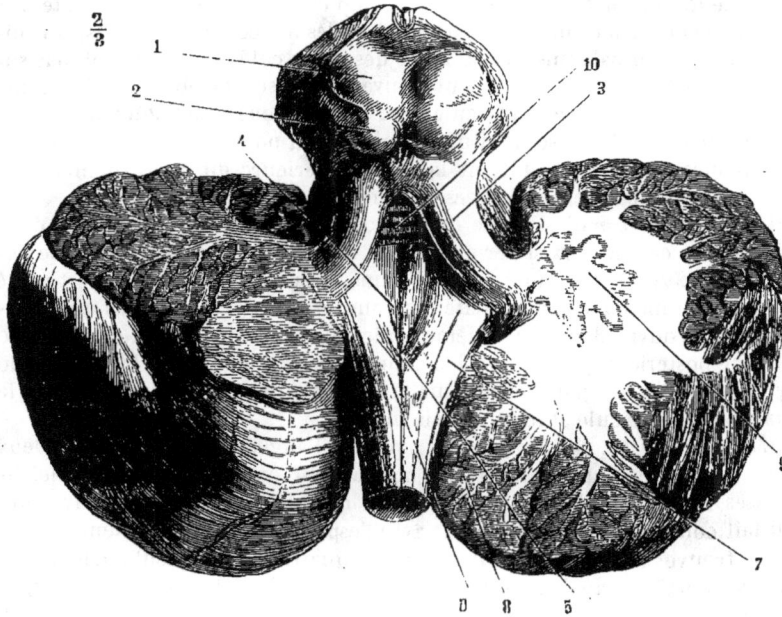

Fig. 190. — *Quatrième ventricule* (*).

La *paroi inférieure, plancher du quatrième ventricule*, est d'une couleur grise et appartient en avant à la face supérieure de la protubérance, en arrière à la même face du bulbe. Elle présente sur la ligne médiane un sillon, *tige du calamus scriptorius*, terminé au niveau de l'angle inférieur par une petite fossette continue avec le canal central de la moelle, *ventricule d'Arantius*. Sur les côtés de ce sillon se voient la saillie des faisceaux intermédiaires du bulbe. Au-dessous de la partie moyenne de cette saillie, l'on aperçoit des stries blanches transversales, non symétriques, *barbes du ca-*

(*) 1) Tubercule quadrijumeau antérieur. — 2) Tubercule quadrijumeau postérieur. — 3) Pédoncule cérébelleux supérieur. — 4) Plancher du quatrième ventricule. — 5) Bec du calamus scriptorius. — 6) Pyramide postérieure. — 7) Pédoncule cérébelleux inférieur. — 8) Arbre de vie. — 9) Corps rhomboïdal. — 10) Valvule de Vieussens.

lamus scriptorius, que l'on a considérées comme des racines de l'auditif (Fig. 174).

La *paroi supérieure, voûte du quatrième ventricule*, est formée : en avant par les pédoncules cérébelleux supérieurs et la valvule de Vieussens, qui les réunit; en arrière, par la face inférieure de la partie antérieure du cervelet, par la luette, qui reste libre et flottante sur la ligne médiane, et par les valvules de Tarin sur les parties latérales.

Les *bords antérieurs* sont formés par l'union des pédoncules cérébelleux supérieurs avec la paroi inférieure constituée par la face supérieure de la protubérance.

Les *bords postérieurs* sont formés par deux lamelles fibreuses, qui dépendent de la pie-mère. Elles sont placées de champ et se portent des bords latéraux du bulbe vers la face inférieure des amygdales du cervelet. En bas, au niveau du bec du calamus, les lamelles des deux côtés ne s'unissent pas sur la ligne médiane, mais laissent une ouverture assez étroite, qui fait communiquer le quatrième ventricule avec l'espace sous-arachnoïdien.

Les angles latéraux sont situés au niveau du point où les fibres des trois pédoncules cérébelleux quittent la partie antérieure du corps rhomboïdal ; ils sont dus à l'écartement de ces pédoncules.

L'*angle antérieur* n'est autre que le point de réunion angulaire des deux pédoncules cérébelleux supérieurs. On y voit l'ouverture postérieure de l'*aqueduc de Sylvius*. Ce canal, creusé dans la substance nerveuse, est placé sur la ligne médiane, immédiatement au-dessous des tubercules quadrijumeaux. Il s'ouvre dans le troisième ventricule au-dessous de la commissure blanche postérieure, par un orifice connu sous le nom d'*anus*. L'aqueduc de Sylvius est tapissé par l'épendyme et établit une communication entre le quatrième ventricule et le ventricule moyen.

L'*angle inférieur, bec du calamus*, répond à l'angle de séparation des deux corps restiformes et à l'ouverture que laissent entre elles les lamelles fibreuses formant les bords postérieurs du quatrième ventricule, ouverture qui fait communiquer le ventricule avec l'espace sous-arachnoïdien.

On trouve sur les bords latéraux du quatrième ventricule des petits plexus choroïdes analogues à ceux des ventricules latéraux et moyens, et dépendants comme eux de la pie-mère.

Nous venons de voir comment le quatrième ventricule communique avec l'espace sous-arachnoïdien, et comment, par l'aqueduc de Sylvius, il communique avec le ventricule moyen. En se rappelant que ce dernier est en relation avec les ventricules latéraux par les deux trous de Monro, on pourra aisément se rendre compte du trajet du liquide céphalo-rachidien dans l'intérieur de la masse encéphalique.

La substance grise du plancher du quatrième ventricule joue un rôle important dans les phénomènes physiologiques. Cl. Bernard a démontré que, quand on pique ce plancher dans le voisinage de l'origine du nerf pneumogastrique, le sucre apparaît dans l'urine au bout de très-peu de temps. Si la piqûre a lieu un peu plus haut, on voit naître une polyurie sans sucre ni albumine. Il nous semble que la conséquence anatomique à tirer de ce fait est l'existence à ce niveau d'un centre nerveux d'où partent les nerfs vaso-moteurs du rein. La démonstration physiologique est faite et ne saurait plus être contredite; mais la forme de ce centre, ses rapports avec les parties voisines, les filets qui en partent, etc., en un mot son anatomie reste encore à étudier. Quant au *nœud vital* de Flourens, il paraît exister au niveau du point où les noyaux des deux pneumogastriques sont unis l'un à l'autre par des fibres commissurales.

DEUXIÈME SECTION

NERFS ENCÉPHALIQUES ET RACHIDIENS.

CHAPITRE PREMIER

DES NERFS EN GÉNÉRAL

Préparation. — Les nerfs ne sont difficiles à étudier sur le cadavre qu'alors qu'on s'adresse aux plus petits rameaux, dont la ténuité rend la dissection délicate. Pour la faciliter, on pourra faire macérer la pièce pendant quelques jours dans de l'alcool ou dans de l'acide azotique étendu. Ces deux liquides ont la propriété de durcir les filets nerveux. Il faut s'habituer à bien nettoyer les nerfs et leurs branches, à les débarrasser de tout le tissu cellulaire voisin, en évitant de couper aucun filet. On pourra employer le moyen suivant : disséquer toujours, en ayant soin d'incliner un peu le tranchant de l'instrument en dehors du tronc nerveux, tout en faisant longer le nerf par le dos du scalpel. Quant aux particularités propres à chaque préparation, nous les indiquerons successivement.

Les pièces de névrologie bien préparées sont ordinairement destinées à être conservées. On les sèche, les vernit et l'on recouvre les filets nerveux de couleur blanche. Nous n'insisterons pas sur les moyens de dessication ni sur la meilleure manière de disposer les pièces ; les indications ne suffisent pas ; il faut surtout l'expérience pratique. Mais avant tout il est alors nécessaire de raccourcir les filets nerveux, qui, par suite de leur isolement d'avec le tissu connectif ambiant, sont devenus trop longs. Pour cela on se servira de stylets chauffés que l'on promènera le long du nerf, dont le tissu se crispe par l'effet de la chaleur et prend ainsi la longueur voulue. Il importe de procéder avec ménagement pour ne pas détruire du premier coup le tissu nerveux et pour ne pas voir le nerf se rompre par l'effet d'une rétraction trop énergique.

Les *nerfs* sont des cordons blancs, d'une consistance variable (molle pour les nerfs sensoriels, plus résistante pour les autres nerfs), formés par l'association d'un nombre plus ou moins considérable de fibres nerveuses.

Prises isolément, les fibres nerveuses sont indépendantes les unes des autres et se composent des parties élémentaires étudiées plus haut (p. 11). Elles s'étendent sans aucune interruption, sauf au niveau des ganglions, depuis les centres nerveux jusqu'aux organes auxquels elles sont destinées.

Les nerfs ont une origine apparente et une origine réelle. La première se trouve à leur émergence des centres nerveux. La seconde est au point où existent les cellules qui émettent les prolongements destinés à former les fibres nerveuses. Ces amas de cellules constituent ce que, depuis Stilling, on a désigné sous le nom de *noyaux des nerfs* (voy. *Structure et texture de la moelle épinière*). Tous les nerfs naissent de la moelle épinière ou du bulbe. S'il en est, comme les nerfs olfactifs et optiques, qui ne semblent pas se conformer à cette loi, on peut admettre néanmoins que leur origine réelle se fait sur le prolongement de l'axe médullaire dans l'intérieur des centres encéphaliques ; si surtout, comme l'admet Luys, à juste titre suivant nous, l'on envisage les traînées grises du ventricule moyen et leur continuation, comme formant ce prolongement.

Les fibres nerveuses se groupent d'abord en faisceaux primitifs et sont mainte-

nues par une lamelle d'un tissu spécial, élastique et résistant, le *périnèvre* de Ch.
Robin, qui n'est qu'une variété de tissu connectif. Ces faisceaux primitifs se groupent à leur tour et forment par leur juxta-position les cordons nerveux. Ces cordons sont enveloppés par une membrane de tissu connectif plus ou moins condensé,
le *névrilemme,* qui, au niveau de l'origine apparente des nerfs, au point d'émergence
des centres nerveux, se continue avec la pie-mère. Du névrilemme partent des
cloisonnements, qui pénètrent dans l'épaisseur des cordons et établissent ainsi des
divisions successives jusqu'aux faisceaux primitifs. On a comparé à juste titre le
névrilème aux lames aponévrotiques des muscles, qui entourent ces masses contractiles et forment à leurs faisceaux des enveloppes toujours plus minces et plus
étroites.

Il est aisé, après s'être rendu un compte exact de la constitution des nerfs, de
s'expliquer le mode de division de ces cordons. Il n'y a pas là, comme pour les
vaisseaux sanguins, de véritables bifurcations, mais un simple départ de fibres accolées précédemment dans le même cordon. Cette espèce de division continue
ainsi jusqu'à l'extrémité terminale, où se présente alors un nouveau mode de bifurcation, que nous étudierons plus loin.

La division des cordons nerveux se fait presque toujours à angle aigu, rarement
on les voit se séparer à angle droit ou à angle obtus; dans ce dernier cas, on dit
que les rameaux sont *récurrents.*

Les nerfs s'anastomosent entre eux, de telle manière que des fibres émanées
d'un tronc s'accolent à celles d'un tronc voisin pour gagner les organes dans lesquels elles se terminent, mais sans que pour cela il y ait jamais soudure de deux
fibres primitives. Quand les *anastomoses,* au lieu d'être simples et bornées à quelques fibres allant d'un tronc ou d'une branche à une autre, se font entre des branches ou des troncs nombreux et qu'elles se réunissent sur un petit espace, on les
voit former des mailles entre-croisées et quelquefois inextricables, d'où partent
bientôt de nouvelles branches, qui contiennent alors dans leur intimité des fibres
émanées de plusieurs troncs d'origine. Cet assemblage a pris le nom de *plexus.* Il
en est dans lesquels les mailles sont allongées et losangiques, et d'autres où elles
ont une forme plus arrondie. Les premiers appartiennent plutôt aux nerfs rachidiens, les seconds aux nerfs sympathiques.

Les nerfs encéphaliques naissent pour la plupart par une seule espèce de filets,
qui forment leurs troncs; il n'en est pas de même des nerfs rachidiens. On les
voit, en effet, naître par deux séries de racines. Des cordons postérieurs de la
moelle partent des filets réguliers, qui forment par leur juxta-position les racines
postérieures, tandis que des cordons antérieurs émane une sorte de chevelu dont
les fibres forment les racines antérieures.

Immédiatement après sa sortie du trou de conjugaison, la racine postérieure
rencontre une masse grise, *ganglion,* dans lequel elle se perd. Cette masse ganglionnaire est formée d'un stroma de tissu connectif, au milieu duquel se trouvent des
cellules et des fibres nerveuses. Ces cellules sont la plupart bipolaires, de telle
sorte que la fibre primitive qui y aboutit semble en ressortir par le pôle opposé.
L'on n'est pas encore bien fixé sur la question de savoir s'il existe des fibres nerveuses des racines postérieures qui traversent le ganglion sans se mettre en communication avec des cellules.

Depuis Ch. Bell, on sait que les racines postérieures sont chargées de transmettre
la sensibilité; comme ce sont elles seules qui dans les nerfs rachidiens présentent un renflement ganglionnaire, il était juste d'admettre *à priori* que tous
les nerfs encéphaliques, qui sont munis sur leur trajet d'une masse grise analogue,
devaient présider à cet ordre de transmission. Mais les nerfs sympathiques se ren-
flent de même très-fréquemment en ganglions, ainsi que nous le dirons quand
nous les étudierons. Il devenait donc difficile, au point de vue anatomique pur, de

décider si tel filet appartient à un nerf sensitif ou à un nerf sympathique ; d'autant plus qu'il semble aujourd'hui démontré que ces derniers, de même que les premiers, tirent leur origine des centres encéphalo-médullaires. Cl. Bernard crut trouver un moyen de distinction entre ces ganglions, en remarquant que ceux qui appartiennent aux racines postérieures n'émettent jamais aucun filet collatéral, tandis que des ganglions sympathiques on en voit émaner un grand nombre. Cette opinion ne nous paraît pas reposer sur une base solide ; car les expériences de Waller, sur les centres nutritifs ou trophiques des nerfs ne semblent pouvoir laisser aucun doute sur l'existence de filets émanés des ganglions et remontant dans la moelle, et, de plus, les recherches de Duchenne (de Boulogne), sur les ganglions sympathiques, démontrent que là aussi existent surtout des cellules bipolaires. Quoi qu'il en soit, c'est à l'examen anatomique pur et aux déductions que l'on a cru pouvoir en tirer *à priori*, qu'il faut attribuer les longues discussions auxquelles a donné lieu le nerf de Wrisberg. L'existence du ganglion géniculé sur le trajet de ce petit cordon nerveux lui avait fait attribuer un rôle de sensibilité jusqu'au jour où Cl. Bernard eut enfin, par ses belles expériences, démontré que c'est là une racine sympathique bulbaire et que son ganglion est identique à ceux du système végétatif.

Aussitôt après leur sortie des ganglions rachidiens, les racines postérieures s'unissent intimement aux racines antérieures et constituent alors le cordon nerveux mixte, dans lequel les fibres sont intimement unies, de telle sorte qu'il est impossible de les distinguer et de reconnaître celles qui sont chargées de transmettre les excitations motrices d'avec celles qui président à la sensibilité.

Les nerfs encéphaliques et rachidiens sortent tous par les trous de la base du crâne et les trous de conjugaison ; ils se dirigent ensuite en ligne droite vers les organes auxquels ils sont destinés. Leur trajet est direct et sans flexuosités, caractère qui les distingue des vaisseaux sanguins. Ils cheminent d'ordinaire, comme ces derniers, dans les interstices musculaires ou dans le tissu connectif qui entoure les organes. Le trajet des nerfs et des vaisseaux étant à peu près le même, ils s'accolent souvent plus ou moins immédiatement et forment ainsi des paquets dits *vasculo-nerveux*. Mais dès que l'artère vient à décrire un coude, une flexuosité, on voit le nerf s'en détacher et continuer son trajet direct. D'autres fois, plus rarement, les cordons nerveux traversent les muscles ; ainsi le musculo-cutané traverse le muscle coraco-brachial, la branche externe du radial perfore le court supinateur, etc. Mais, comme on l'a fait remarquer, si cette disposition est rare pour les gros troncs, il n'en est pas de même pour leurs branches et leurs rameaux, qui se tamisent souvent à travers des masses contractiles et gagnent ainsi la profondeur de la peau. Jamais on ne trouve aux points où les nerfs traversent les muscles ces arcades fibreuses de protection que nous avons signalées pour le passage des vaisseaux sanguins.

D'ordinaire, les nerfs n'affectent que peu de rapports avec les os ; il en est cependant qui restent accolés au squelette, dans une certaine étendue de leur trajet du moins (nerfs intercostaux, nerf radial, nerf axillaire).

Les troncs nerveux longent habituellement les vaisseaux sanguins, quoique souvent ils ne se trouvent pas compris dans la même gaîne celluleuse ; mais, en raison du trajet direct des premiers, il arrive fréquemment que, lorsque les seconds se dévient ou se divisent, les rapports de ces organes sont changés, de telle façon qu'un nouveau nerf vient s'appliquer à l'artère dont il devient le satellite. En général, les nerfs sont plus superficiels que les veines, et comme, ainsi que nous l'avons dit, celles-ci sont plus superficielles que les artères, il en résulte que, dans une ligature, le chirurgien trouvera d'abord le nerf, puis la veine et enfin l'artère. Dans les segments inférieurs des membres, les nerfs se trouvent toujours en dehors des artères, si, au lieu d'envisager l'axe général du corps, on ne tient compte que de l'axe du membre. Les artères ont surtout des rapports importants avec les filets nerveux émanés du sympathique ; ces filets les enlacent et forment une espèce de gaîne nerveuse qui les entoure. Les vaisseaux artériels leur servent de soutien, de tuteurs. Nous reviendrons sur cette question en nous occupant du grand sympathique.

Les nerfs reçoivent des artérioles et émettent des veinules; mais les vaisseaux sanguins y sont relativement peu nombreux et ne semblent aboutir qu'au névrilemme et aux cloisonnements qui en partent.

Pour l'étude de leur terminaison dans les organes, les nerfs encéphalo-rachidiens doivent être divisés en *nerfs moteurs* et *nerfs sensitifs*. Néanmoins, si cette division est exacte d'une manière générale, il faudrait se garder de croire que les nerfs musculaires sont exclusivement composés de fibres de motricité. Ils renferment toujours, en effet, un certain nombre de fibres sensitives destinées à transmettre à l'organe contractile une sensation particulière, qui règle le degré et l'énergie de la puissance que le muscle doit développer dans un moment donné. On a eu la patience d'évaluer le nombre de fibres primitives qui se trouvent dans un nerf moteur et de comparer le chiffre obtenu à celui des fibres contractiles contenues dans le muscle innervé. Ce calcul a pu surtout se faire sur des nerfs qui, comme le moteur oculaire externe, n'aboutissent qu'à un seul muscle, et il résulte de ces recherches que le nombre des fibres nerveuses primitives est égal pour le moins au nombre des éléments musculaires. Ce n'est pas tout : il fallait encore trouver la manière dont se comportent les éléments nerveux à leur extrémité. Pendant longtemps on a admis qu'à leur périphérie se trouvent des anses, et que les fibres primitives se recourbent ainsi sur elles-mêmes pour revenir à leur point de départ, soit par le nerf d'où elles émanent, soit par un nerf voisin.

Il est aujourd'hui démontré que ces anses terminales ne sont que des plexus anastomotiques d'où partent de nouvelles fibres. Pour Morel, ces dernières, arrivées au contact de l'élément musculaire primitif, présentent un étranglement, duquel on voit sortir deux ou trois prolongements terminés en pointe, mais dont la connexion avec la fibre contractile n'est pas encore connue.

En 186?, le professeur Rouget décrivit un nouveau mode de terminaison des nerfs moteurs dans les muscles. Ces recherches furent en grande partie confirmées presque aussitôt par Kühne ([1]), par Krause et par Kölliker. D'après Rouget, « les « branches de distribution croisent en général la direction des fibres musculaires. « Quant aux ramifications terminales, tantôt elles rencontrent les fibres muscu- « laires sous un angle presque droit, tantôt elles se placent presque parallèlement « à l'axe des faisceaux primitifs. Des branches de distribution se détachent tantôt « des ramuscules de deux ou trois tubes nerveux, tantôt des tubes isolés. Après un « très-court trajet, ces fibres se divisent et peuvent présenter jusqu'à sept ou huit « divisions successives. Le plus communément, ou bien la terminaison a lieu par « des divisions de deuxième ou troisième ordre, ou bien un même tube nerveux « émet successivement des divisions qui se jettent sur les faisceaux primitifs voisins « et s'y terminent sans nouvelles divisions et après un très-court trajet. Les divi- « sions ont un diamètre moins considérable que celui des tubes nerveux primitifs, « mais elles conservent jusqu'à l'extrémité terminale leur double contour, et on « peut y démontrer facilement une gaîne munie de noyaux, une couche médul- « laire et le cylindre-axe. Jamais on n'observe à la terminaison des tubes moteurs « les fibres pâles et sans moelle décrites par Kühne et par Kölliker. Dans le point « où le tube se termine, on remarque constamment une disposition spéciale, qui « n'a aucune analogie avec celle qui a été décrite chez les batraciens par ces

---

([1]) Kühne décrit les plaques terminales de Rouget comme de véritables renflements de l'extrémité nerveuse. Cette différence n'a qu'un intérêt secondaire.

« deux observateurs, et que Kühne a cru pouvoir étendre aux vertébrés supérieurs,
« aux mammifères et à l'homme. Le tube nerveux à double contour, qui conserve
« encore un diamètre de 0^{mm},008 à 0^{mm},010 dans le point où il atteint le faisceau
« primitif pour s'arrêter à sa surface, se termine par un épanouissement de la
« substance nerveuse centrale du cylindre-axe qui se met en contact immédiat
« avec les fibres contractiles (fibrilles) du faisceau primitif. La couche de substance
« médullaire cesse brusquement en ce point, la gaîne du tube s'évase et se con-
« fond avec le sarcolemme ; mais en continuité immédiate avec le cylindre-axe,
« une couche, une plaque de substance granuleuse de 0^{mm},004 à 0^{mm},006 d'épais-
« seur, s'étale sous le sarcolemme, à la surface des fibrilles, dans un espace géné-
« ralement ovalaire et d'environ 0^{mm},02 dans le sens du plus petit diamètre, et
« de 0^{mm},05 dans le sens du plus grand. Cette couche granuleuse masque, plus ou
« moins complétement dans l'espace qui lui correspond, les stries transversales du
« faisceau musculaire. La plaque elle-même a tout à fait l'aspect granuleux de la
« substance du cylindre-axe des vertébrés et de celle des tubes nerveux de la plu-
« part des invertébrés, surtout après le traitement par les acides affaiblis. Mais ce
« qui caractérise essentiellement ces *plaques terminales* des nerfs moteurs, c'est
« une agglomération de noyaux que l'on observe à leur niveau. » Rouget ne croit
pas que toutes les fibrilles des faisceaux primitifs soient en contact avec des plaques terminales, ce qui est en contradiction avec les calculs que nous avons cités
plus haut. Quoi qu'il en soit, il est bien démontré que les fibres contractiles n'entrent en relation avec leurs nerfs moteurs que dans des régions très-limitées, en
d'autres termes que ceux-ci ne les accompagnent pas dans toute leur étendue. Il
semble donc qu'il doive y avoir au moment de la contraction, dans chaque fibre
musculaire, une sorte de mouvement ondulatoire, qui aurait son point de départ
au niveau de la plaque terminale ; ce qui ferait qu'entre la contraction des extrémités du muscle et celle de sa partie moyenne, il y aurait un moment d'intervalle inappréciable à nos sens.

Les extrémités terminales des nerfs de sensibilité spéciale ou nerfs sensoriels ont
été étudiées surtout dans ces dernières années. Ils présentent tous à leur terminaison des cellules nerveuses, avec lesquelles les fibres nerveuses viennent se mettre
en rapport de la même manière que dans les centres nerveux ; on les voit provenir d'éléments cellulaires analogues.

Les nerfs de sensibilité générale ont été, eux aussi, considérés pendant longtemps
comme terminés par des anses périphériques. Il faut aujourd'hui renoncer à cette
manière de voir et y décrire des extrémités libres aboutissant à des éléments cellulaires.

Dans la peau se trouvent des papilles (environ cinquante par millimètre carré
de surface à la face palmaire des doigts). Un certain nombre de ces papilles, une
sur quatre (Meissner), présentent dans leur intérieur un corpuscule spécial, *corpuscule de Meissner* ou *corpuscule du tact*. Ce petit renflement a la forme d'une
pomme de pin ; il mesure de 0^{mm},006 à 0^{mm},008 de diamètre et est formé d'un tissu
fibroïde résistant. Par la base de la papille pénètrent quelques tubes nerveux, qui
viennent s'enrouler autour du corpuscule et arrivent jusqu'à son extrémité, où ils
se terminent par un petit renflement de nature cellulaire. Au moment où les
fibres nerveuses pénètrent dans le corpuscule de Meissner, elles semblent se réduire à leur élément essentiel, le cylindre de l'axe, et ne plus posséder ni myéline
ni membrane d'enveloppe. Les corpuscules du tact ont été trouvés à la paume de
la main, à la plante du pied, sur les lèvres, la langue, le mamelon, le clitoris,
le gland.

Sur certains nerfs, collatéraux des doigts, nerfs de la plante du pied, du talon,
du pourtour des malléoles, du coude, de même que sur certains filets sympathiques,
on trouve de petits corpuscules durs, du volume d'un grain de millet, réunis au

tronc nerveux par un pédicule grêle. Ce sont les *corpuscules de Pacini*. Ils sont formés d'une coque extérieure de tissu connectif, disposée en lamelles concentriques et présentant des cellules plasmatiques fines. Les lamelles les plus extérieures se continuent avec le névrilemme (avec le périnèvre d'après Ch. Robin). Au centre du corpuscule se trouve une petite cavité remplie par des granulations, au milieu desquelles chemine une fibre nerveuse pâle, réduite au cylindre de l'axe et se terminant par un renflement de nature cellulaire peut-être. On voit quelquefois cette fibre nerveuse terminale se diviser en deux ou trois ramuscules.

Il semble donc résulter que les nerfs se terminent tous par des extrémités libres en rapport avec des cellules périphériques. Nous ne devons pas oublier cependant les expériences de Cl. Bernard sur la sensibilité récurrente, expérience dont il semble logique de conclure à l'existence d'anses terminales au moins pour quelques filets nerveux.

La structure des nerfs cérébro-rachidiens nous paraît suffisamment indiquée par ce que nous avons dit, sur les éléments nerveux (V. p. 11) et par les quelques considérations dans lesquelles nous venons d'entrer au sujet du névrilemme. Nous n'y reviendrions pas si un travail de Roudanowski n'était venu remettre quelques points en question. Nous allons le résumer en peu de mots.

Cet auteur mit à profit les froids qui règnent dans la contrée qu'il habite (Russie, monts Ourals) pour faire geler des coupes de tissus nerveux et les examiner au microscope après leur avoir fait subir quelques manipulations avec des matières destinées à les colorer ou à les rendre transparentes. Il trouve d'abord, ce qu'au reste tout le monde sait, que les fibres nerveuses sont de véritables tubes ; mais il leur assigne une forme pentagonale ou hexagonale. Il ajoute de plus que le névrilemme et même l'enveloppe de la fibre primitive sont du tissu connectif, ce que nous accordons sans contestation aucune, au moins pour le névrilemme et le périnèvre de Ch. Robin, mais moins aisément pour la paroi propre du tube nerveux. Entre les tubes d'un cordon nerveux on trouverait en certains points, d'après l'anatomiste russe, des cavités closes, étoilées, rappelant, dit-il, les corpuscules osseux, dont les prolongements passent immédiatement dans les parois des tubes. Pour lui, les parois des tubes nerveux sont réunies entre elles par les prolongements de fines cellules plasmatiques, que l'on trouve dans leur membrane propre, et représentent ainsi un véritable réticulum dans tout le faisceau ; il serait donc impossible d'isoler les tubes nerveux sans détruire ces fibrilles naissantes, et la *représentation isolée des tubes nerveux serait un phénomène artificiel*. Ce point est fortement contesté par Ch. Robin. Roudanowski décrit, de plus, des particularités remarquables dans la structure des cylindres-axes, et jusqu'à présent il est seul de son avis. Il dit *que, sur leur longueur, les cylindres-axes donnent des fibres transversales, qui traversent les parois du tube et communiquent avec les fibres transversales semblables des autres cylindres-axes* ; ces filaments transversaux sont plus épais à leur point d'attache qu'à leurs extrémités. Ce qui causerait, d'après lui, la varicosité des tubes nerveux, ce serait le gonflement de la myéline entre les groupes des filaments, gonflement qui exercerait une pression sur les parois du tube.

Il décrit, de plus, dans les coupes des nerfs rachidiens, des tubes larges et des tubes minces, ainsi que nous les avons décrits p. 11 et, en outre, des tubes beaucoup plus ténus, tantôt réunis en groupes et tantôt isolés. Pour voir ces derniers, il faudrait se servir de forts grossissements ([1]).

([1]) Pour plus de détails, voy. *Journal de l'anatomie et de la physiologie*, de Ch. Robin, 1865.

CHAPITRE II

NERFS ENCÉPHALIQUES OU CRANIENS

Ces nerfs sont au nombre de douze paires: 1° *nerf olfactif;* 2° *nerf optique;*
3° *nerf oculo-moteur commun;* 4° *nerf pathétique;* 5° *nerf trijumeau;* 6° *nerf*
oculo-moteur externe; 7° *nerf facial;* 8° *nerf auditif;* 9° *nerf glosso-pharyngien;*
10° *nerf pneumogastrique ou vague;* 11° *nerf spinal ou accessoire de Willis;*
12° *nerf grand hypoglosse.*—Entre le facial et l'auditif, on voit un petit tronc
nerveux très-grêle, nerf intermédiaire de Wrisberg, qui est toujours décrit
avec la septième paire, bien qu'il n'en soit pas une dépendance, ainsi que le
prouvent les expériences de Cl. Bernard. Le temps n'est sans doute pas éloigné où il faudra, soit en faire une description isolée, soit le rattacher peut-
être au grand sympathique.

ARTICLE I. — PREMIÈRE PAIRE. — NERF OLFACTIF.

Le *nerf olfactif* se trouve à la base du lobe frontal sous forme d'une bandelette grise située entre deux circonvolutions qui lui sont parallèles
(Fig. 178 I, et 180). Il se porte en avant et un peu en dedans, et se termine,
à quelque distance du bord antérieur du lobe frontal, par un renflement
connu sous le nom de *bulbe du nerf olfactif,* qui repose sur la face supérieure de la lame criblée de l'ethmoïde.

Le nerf olfactif présente *trois racines :* l'une, *grise, médiane* et *supérieure*
ne se voit que lorsque la bandelette de ce nerf a été coupée et renversée en
arrière; elle semble partir des circonvolutions cérébrales et arriver au point
de jonction des deux racines blanches.

La *racine blanche externe,* la plus longue, se porte en dehors, contourne,
le bord antérieur de l'espace perforé antérieur, et semble se perdre dans la
substance blanche du lobe sphénoïdal du cerveau.

La *racine blanche interne,* plus large que la précédente, se porte en dedans
et se dirige vers le pédoncule correspondant du corps calleux. Ces deux racines sont bien distinctes et formées d'un certain nombre de filaments
isolés.

L'origine réelle du nerf olfactif est encore peu connue; son étude est hérissée de difficultés. Pour Luys, la racine blanche externe se porte en dehors pour aboutir à un amas cellulaire, qui forme son noyau, et qui est
situé à la partie tout à fait antérieure de la circonvolution de l'hippocampe,
au milieu même des fibres cérébrales. La racine interne, d'après lui, se
porte en dedans, longe la commissure blanche antérieure et s'entre-croise
sur la ligne médiane avec celle du côté opposé. Quant à la racine grise, elle
va en haut et en dedans, et aboutit à un noyau situé sur le côté du *septum*
lucidum.

Le cordon du nerf olfactif est mou et grisâtre; il n'est pas entouré de névrilemme.

Le bulbe olfactif est formé par un amas de cellules et de fibres nerveuses;

il repose sur la face supérieure de la lame criblée et n'est séparé de celui du côté opposé que par l'apophyse crista-galli. De sa face inférieure partent un grand nombre de filaments, de quinze à dix-huit, qui se distribuent à la membrane pituitaire. Les uns, externes, vont à la moitié supérieure de la paroi externe des fosses nasales, les autres, internes, sont destinés à la moitié supérieure de la cloison (Fig. 197, 1).

Usage. — Chez tous les animaux dont le sens olfactif est très-développé, les bulbes olfactifs sont volumineux : le chien par exemple.

Dans quelques cas d'anosmie congénitale on a trouvé l'absence des nerfs olfactifs. Dans les cas de tumeurs intra-crâniennes, comprimant ces nerfs, le sens de l'odorat était perdu. Il semble donc démontré que les nerfs olfactifs sont des nerfs sensoriels présidant à l'odorat. Magendie avait néanmoins déjà cru s'apercevoir que ce sens n'est pas complétement aboli après la section du nerf olfactif. Cl. Bernard cite le fait d'une femme morte sans avoir présenté pendant sa vie des phénomènes d'anosmie, et chez laquelle on trouva cependant, à l'autopsie, une absence congénitale des deux nerfs de la première paire. Malgré des autorités si imposantes, nous ne saurions nous ranger à l'idée de ces deux physiologistes. D'une part, Magendie n'affirme pas, il ne fait que poser un point d'interrogation, et, d'autre part, Cl. Bernard, pour démontrer que la femme Lemens jouissait du sens de l'odorat, ne s'appuie que sur les on-dit des voisins et des connaissances de cette femme.

ARTICLE II. — DEUXIÈME PAIRE. — NERF OPTIQUE.

Le tubercule quadrijumeau antérieur fournit un cordon nerveux, dirigé en dehors, qui se réunit au corps genouillé externe; le tubercule quadrijumeau postérieur émet un cordon semblable uni au corps genouillé interne (Fig. 187, 4). Des corps genouillés partent deux faisceaux blancs, *racines blanches externe et interne*, se réunissant en une bandelette, *bandelette optique*, qui contourne la face inférieure des pédoncules cérébraux, le long du bord interne de la grande fente de Bichat (Fig. 180, 7). Elle s'arrondit et se porte à la rencontre de la bandelette du côté opposé, à laquelle elle s'unit en formant une masse quadrilatère, *chiasma des nerfs optiques* (Fig. 178, 17), que nous avons étudiée plus haut, et qui reçoit par sa partie antéro-supérieure une lamelle grise, *racine grise des nerfs optiques* (voy. p. 582).

Des angles antérieurs du chiasma partent deux cordons arrondis, *nerfs optiques*, qui se portent en avant, gagnent les trous optiques, en décrivant une courbe à concavité interne (Fig. 193, 4), pénètrent dans l'orbite et arrivent à la partie postérieure de la sclérotique, qu'ils traversent (Fig. 194).

· A son origine le nerf optique est en rapport, par son côté externe, avec l'artère carotide interne, au moment où ce vaisseau décrit son coude ascendant en arrière de l'apophyse clinoïde. En pénétrant dans l'orbite, le nerf de la vision se trouve placé au-dessus de l'artère ophthalmique, qui passe avec lui par le trou optique. A son entrée dans la cavité orbitaire, il reçoit un prolongement de la dure-mère, qui lui forme une sorte de névrilemme adventice. Dans l'orbite, le nerf optique est entouré par le tissu graisseux intra-orbitaire; sa face supérieure est croisée par l'artère ophthalmique et, plus en avant, il est entouré par les nerfs et artères ciliaires.

Le nerf optique n'aborde pas la sclérotique par le point central du sphéroïde oculaire, mais il traverse cette coque fibreuse à $0^m,003$ en dedans de de l'axe visuel et à $0^m,001$ au-dessous. A ce niveau, il est rétréci et comme étranglé; il perfore la sclérotique, puis la choroïde et s'épanouit dans la rétine.

Usages. — Il est inutile d'insister sur les usages de ce nerf. De nombreuses expériences, ainsi que des faits anatomo-pathologiques des plus concluants, ont démontré que le nerf optique est insensible à la douleur, mais que son irritation détermine la production de sensations lumineuses subjectives, de même que sa section ou sa compression entraînent la cécité.

ARTICLE III. — TROISIÈME PAIRE. — NERFS OCULO-MOTEURS COMMUNS.

Préparation. — Pour la préparation de tous les nerfs de l'orbite, voyez celle indiquée plus loin pour l'*Ophthalmique de Willis.*

L'origine apparente de ce nerf se fait par un grand nombre de filaments sur la face interne du pédoncule cérébral, sur le côté de l'espace interpédonculaire. L'origine réelle de l'*oculo-moteur commun* est un noyau de cellules nerveuses découvert et représenté par Stilling (Fig. 180, 6). Ce noyau existe tout auprès de la ligne médiane de la protubérance, immédiatement en arrière de son bord antérieur et à peu de distance au-dessous de l'aqueduc de

Sylvius. Les noyaux des deux côtés sont anastomosés par des fibres entre-croisées sur la ligne médiane. Les fibres qui partent de ce noyau sortent à travers les faisceaux du pédoncule cérébral et se réunissent en un cordon nerveux, qui, près de son origine, passe entre l'artère cérébrale postérieure située en avant et l'artère cérébelleuse supérieure qui lui répond en arrière.

Le nerf oculo-moteur commun se porte en avant, en haut et en dedans, chemine dans l'espace sous-arachnoïdien antérieur et se place, au niveau de l'apophyse clinoïde postérieure, dans la paroi externe du sinus caverneux, en dehors de la carotide, au-dessus de l'oculomoteur externe, en dedans de l'ophthalmique de Willis et du pathétique. A

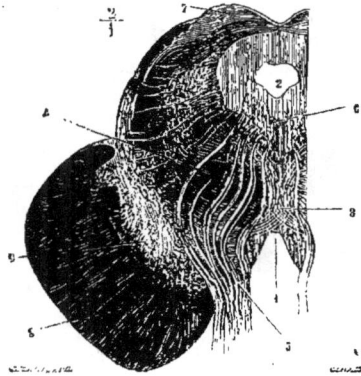

Fig. 191.

Coupe horizontale pratiquée à la naissance des pédoncules cérébraux. Origine de l'oculo-moteur commun, d'après Stilling (*).

la partie antérieure de ce sinus, le nerf oculo-moteur commun se porte un

(*) 1) Espace interpédonculaire. — 2) Coupe de l'aqueduc de Sylvius. — 3) Raphé médian. — 4) Masses de fibres coupées transversalement et comprenant dans leurs intervalles des cellules nerveuses. Ces fibres appartiennent aux pédoncules cérébelleux supérieurs au-dessus de leur décussation. — 5) Racines du nerf oculo-moteur commun. — 6) Noyau de ce nerf. — 7) Coupe du tubercule quadrijumeau antérieur. — 8) Pédoncule cérébral. — 9) Substance noire (*locus niger*).

peu en bas et en avant et pénètre dans l'orbite par la partie la plus large de la fente sphénoïdale, en passant entre les deux tendons d'origine du muscle droit externe.

Dans la paroi externe du sinus caverneux, l'oculo-moteur commun reçoit : 1° une anastomose du nerf ophthalmique de Willis; 2° plusieurs filets très-grêles venus du rameau carotidien du grand sympathique.

Dans l'orbite, le nerf de la troisième paire se divise en deux branches : la *branche supérieure* (Fig. 194, 2), plus petite, se porte en haut et un peu en dedans, pour gagner la face profonde du muscle droit supérieur; elle fournit quelques filets à l'élévateur de la paupière supérieure, filets qui traversent d'ordinaire le droit supérieur ; la *branche inférieure* continue d'abord le trajet primitif du nerf oculo-moteur commun et se divise bientôt en trois rameaux destinés, l'un, au droit interne, l'autre, au droit inférieur, et le troisième, le plus long, au petit oblique. Cette dernière branche fournit toujours sur son trajet un rameau assez volumineux au ganglion ophthalmique, dont il forme la racine courte ou motrice (Fig. 194, 7).

Usages. — Ce nerf est moteur et donne la motricité aux muscles auxquels il se distribue. Les filets sensitifs qu'il reçoit par son anastomose avec l'ophthalmique de Willis sont destinés à fournir le sens musculaire aux muscles qu'il anime.

ARTICLE IV. — QUATRIÈME PAIRE. — NERF PATHÉTIQUE.

Le *nerf pathétique* tire son origine apparente du sommet de la vavule de Vieussens, en arrière des tubercules quadrijumeaux. Quant à son noyau, il paraît être situé également à ce niveau et relié à celui du côté opposé par des fibres commissurales entre-croisées sur la ligne médiane (Fig. 192, 13). D'autres auteurs le font provenir des fibres du ruban de Reil et des pédoncules cérébelleux supérieurs; mais pour nous, qui adoptons complétement les idées de Stilling sur les noyaux des nerfs, nous ne saurions accepter cette opinion et ne voir par conséquent dans le pathétique que la simple continuation de fibres médullaires.

Parti de cette origine, le nerf de la quatrième paire contourne la protubérance et la face inférieure du pédoncule cérébral, longe le bord interne de la grande fente de Bichat, traverse la partie moyenne du repli de la dure-mère qui s'étend du sommet du rocher à la lame quadrilatère du sphénoïde, et gagne la paroi externe du sinus caverneux. Dans cette paroi, il chemine parallèlement à l'ophthalmique de Willis, qui est situé au-dessous de lui, tandis que le nerf moteur oculaire externe répond à son côté interne. A la partie antérieure du sinus caverneux, le pathétique croise le nerf de la troisième paire à angle aigu, en passant au-dessus de lui (Fig. 193, 2, 3).

Le pathétique pénètre dans l'orbite par la partie interne de la fente sphénoïdale, se porte en dedans entre le périoste et l'élévateur de la paupière supérieure et se termine dans le muscle grand oblique (Fig. 193, 3).

Dans la paroi externe du sinus caverneux, le pathétique s'anastomose : 1° avec le grand sympathique, par des filets très-grêles; 2° avec l'ophthalmique de Willis, qui lui envoie plusieurs rameaux, dont l'un, d'après Cl. Bernard, accompagne le nerf de la quatrième paire jusqu'à son extrémité, et lui fournit la sensibilité récurrente. Un deuxième rameau anastomotique, venu de l'ophthalmique, passe à travers une boutonnière du pathétique et se recourbe en arrière pour se distribuer à la tente du cervelet, c'est le nerf *récurrent méningé;* un troisième semble ne faire que s'accoler au pathétique pour s'en séparer de nouveau et aller rejoindre le lacrymal.

Usages. — Le nerf de la quatrième paire est destiné exclusivement au muscle grand oblique de l'œil, dont les usages seront étudiés plus loin.

ARTICLE V. — CINQUIÈME PAIRE. — NERF TRIJUMEAU.

Le nerf de la cinquième paire se compose de deux racines : l'une grosse, sensitive, l'autre petite, motrice. Leur origine apparente se trouve sur le bord externe de la protubérance, à une distance moindre de son bord antérieur que de son bord postérieur. La racine motrice, plus petite, naît un peu plus en dedans que la racine sensitive ou grosse portion, et en est séparée par quelques fibres de la protubérance (Fig. 178, V).

La portion motrice, que l'on désigne encore sous le nom de *nerf masticateur,* présente pour son origine réelle un noyau bien étudié par Stilling. Les fibres nerveuses pénètrent dans l'épaisseur de la protubérance parallèlement à celles de la portion sensitive, abandonnent celle-ci au devant du quatrième ventricule et se dirigent en dedans vers le raphé où elles se perdent dans un noyau cellulaire uni, par des fibres entre-croisées sur la ligne médiane, à celui du côté opposé (Fig. 192, 11).

Fig. 192.
Coupe verticale oblique du pont de Varole, montrant les deux directions, verticale et horizontale, de la grosse portion du trijumeau, d'après Stilling (*).

La grosse portion du trijumeau ne se porte pas transversalement ou obliquement dans le bulbe comme les autres nerfs qui émanent de ce centre, mais décrit un coude, que Longet avait déjà bien étudié. Après avoir traversé d'abord transversalement la protubérance, ses fibres s'infléchissent de haut en bas, s'écartent et reçoivent dans leur écartement un grand nombre de cellules nerveuses avec lesquelles on les voit entrer en relation (Fig. 192, 6, 7, 8).

Les fibres qui ne se sont pas amorties dans ces cellules continuent leur trajet descendant et arrivent ainsi jusqu'au corps restiforme, auquel elles

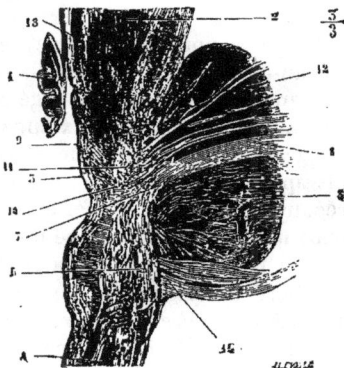

(*) 1) Moelle allongée. — 2) Pédoncule cérébral. — 3) Pont de Varole. — 4) Valvule de Vieussens. — 5) Plancher du quatrième ventricule. — 6) Partie verticale des racines de la grosse portion du trijumeau. — 7) Coude de ces racines. — 8) Leur partie horizontale. — 9) Substance grise du plancher du quatrième ventricule. — 10) Fibres qui en partent et qui vont rejoindre la grosse portion du trijumeau. — 11) Noyau supérieur du trijumeau (portion motrice). — 12) Racines de cette portion qui en partent. — 13) Quelques fibres du pathétique entourées de cellules nerveuses. — 14) Fibres appartenant aux racines de l'auditif.

paraissent s'unir, ce qui fait que Stilling considérait ces fibres comme la continuation des cordons postérieurs de la moelle.

Dans leur long trajet intra-bulbaire, on voit partir de ces fibres, et surtout des cellules auxquelles elles aboutissent, des prolongements, qui les mettent en communication avec les différents nerfs au devant desquels elles passent. C'est ainsi que les noyaux du facial, de l'auditif, du glossopharyngien, du spinal, de l'hypoglosse et surtout du pneumogastrique sont unis au cellules et aux fibres du trijumeau. Il a été possible à Schröder van der Kolk d'expliquer, au moyen de ces anastomoses, un grand nombre de réflexes dont il était jusqu'alors difficile de se rendre compte (mouvements involontaires de la déglutition, de la respiration, de la toux, de l'éternuement, etc.).

Parti de la protubérance, le *nerf trijumeau* se porte en haut, en dehors et en avant pour gagner une dépression du sommet du rocher en passant au-dessous de la dure-mère. La portion motrice est d'abord supérieure à la portion sensitive, mais dans ce trajet elle la contourne et lui devient inférieure.

La grosse portion (sensitive) se renfle en un ganglion dit *ganglion de Gasser*, au-dessous duquel passe la portion motrice, qui n'y prend aucune part. Le ganglion de Gasser est logé dans la dépression du sommet du rocher et recouvre les nerfs pétreux superficiels. Il a la forme d'un croissant dont le grand axe est oblique d'arrière en avant et de dehors en dedans; il est aplati et en rapport : par sa face supérieure avec la dure-mère qui le recouvre, par sa face inférieure avec une lamelle fibreuse qui dépend également de cette membrane méningienne; par son bord postérieur ou concave il reçoit le tronc de la grosse portion du trijumeau (Fig. 193, 1); par son bord antérieur ou convexe il émet trois branches : *ophthalmique de Willis, maxillaire supérieur, maxillaire intérieur;* à cette dernière vient se joindre la portion motrice du trijumeau (nerf masticateur) qui lui. est exclusivement destinée et qui s'y unit intimement.

Le ganglion de Gasser reçoit par sa face profonde quelques filets du sympathique et émet, par sa face externe ou supérieure, des *filets méningiens*, décrits par Cruveilhier. Ils suivent l'artère méningée moyenne et se rendent à la dure-mère qui tapisse les fosses latérales moyennes de la cavité crânienne.

Ce ganglion a un aspect réticulé; il est formé, comme tous les ganglions, par des fibres nerveuses unies à des cellules nerveuses, bipolaires pour la plupart, comprises dans un stroma connectif.

§ Ier. — Première branche du trijumeau. — Nerf ophthalmique de Willis.

Préparation. — Pour le nerf ophthalmique de Willis et pour tous les nerfs de l'orbite, nous recommandons les deux préparations suivantes : 1° pour les nerfs superficiels ou sus-musculaires (frontal, lacrymal, pathétique), enlever le cerveau avec précaution, en ayant soin de laisser aussi longs que possible les troncs nerveux et de les couper au plus près de leur origine apparente. Ouvrir la cavité orbitaire par sa face supérieure à l'aide de la gouge et du maillet ; amincir, par le même moyen, autant que possible la partie externe de l'apophyse d'Ingrassias ; diviser alors le périoste orbitaire avec précaution et préparer les branches nerveuses, en enlevant avec de grands ménagements le tissu graisseux de l'orbite. Cette préparation permet aussi de voir le rameau orbitaire.

2º Pour les nerfs sous-musculaires (nasal, oculo-moteurs commun et externe, ainsi que pour le ganglion), il est plus aisé de faire sauter le paroi externe de l'orbite, après avoir incisé les parties molles et scié l'apophyse zygomatique. On sectionne le muscle droit externe vers son milieu, et sur sa partie postérieure on trouve la terminaison de l'oculo-moteur externe. On procède alors avec la plus grande attention à la recherche des nerfs ciliaires et du ganglion ophthalmique, ainsi que des branches afférentes. On use des mêmes précautions pour la préparation du nerf nasal et des branches de l'oculo-moteur commun. Pour le rameau ethmoïdal, on le poursuit dans son canal osseux jusqu'au côté de l'apophyse crista-galli, et l'on réserve l'étude de ses branches terminales jusqu'au moment où l'on préparera les nerfs de la cavité nasale. Pour terminer et compléter la préparation, il faut étudier la disposition et les anastomoses dans le sinus caverneux et dans la paroi externe de ce sinus.

La *branche ophthalmique de Willis* naît de l'extrémité antéro-interne du glanglion de Gasser (Fig. 193), se dirige un peu obliquement en haut, en avant et en dedans, pénètre dans l'épaisseur de la paroi externe du sinus caverneux à l'union du tiers postérieur avec les deux tiers antérieurs de cette lame fibreuse. A l'extrémité de celle-ci le nerf se divise en trois rameaux : *lacrymal, frontal, nasal*, qui pénètrent isolément dans l'orbite, en passant par la fente sphénoïdale. Dans ce trajet, il croise à angle très-aigu les nerfs oculo-moteurs commun et externe situés en dedans de lui, tandis que le pathétique occupe son côté supérieur et lui est parallèle (Fig. 193,2,3).

Le nerf ophthalmique de Willis reçoit des filets sympathiques, qui lui viennent du plexus caverneux, et fournit des anastomoses au pathétique (voy. plus haut) et aux nerfs oculo-moteurs communs et externe ; ces derniers partent de l'ophthalmique au niveau de l'origine du rameau nasal.

1º *Nerf lacrymal.* — Il pénètre dans l'orbite par la partie la plus élevée et la plus étroite de la fente sphénoïdale, se place entre le bord supérieur du muscle droit externe et le périoste (Fig. 193, 6), se dirige en avant et en dehors vers la glande lacrymale, qu'il traverse en lui abandonnant un grand nombre de rameaux (Fig. 193, 13), et vient enfin se terminer dans la paupière supérieure à l'union de son tiers externe avec ses deux tiers internes (Fig. 193, 12). Les rameaux palpébraux du nerf lacrymal sont destinés, les uns à la conjonctive palpébrale, les autres aux téguments de la paupière supérieure, et les derniers à la peau de la partie antérieure de la tempe, à laquelle ils se distribuent en contournant l'apophyse orbitaire externe.

Avant de pénétrer dans la glande lacrymale ou dans son trajet intra-glandulaire, le nerf lacrymal fournit un rameau (Fig. 193, 14) qui va s'anastomoser avec le rameau orbitaire du nerf maxillaire supérieur, en formant une arcade à concavité postérieure. Ce rameau a été décrit sous le nom de *rameau temporo malaire*, mais, comme l'a fait remarquer L. Hirschfeld, les divisions temporale et malaire qu'il fournit appartiennent non au filet anastomotique du lacrymal, mais bien au rameau orbitaire du maxillaire supérieur avec lequel nous les décrirons.

Nous avons déjà signalé plus haut le rameau anastomotique que le nerf ophthalmique de Willis envoie au pathétique, et nous avons dit que ce rameau ne fait que s'accoler momentanément à ce dernier pour s'en détacher bientôt et aboutir au lacrymal qui semble naître ainsi par deux racines, venues l'une de l'ophthalmique, l'autre du pathétique.

2º *Nerf frontal.* — Ce nerf continue le trajet primitif du nerf ophthalmique, pénètre dans l'orbite par la partie moyenne de la fente sphénoïdale, se place entre le muscle releveur de la paupière supérieure et le périoste, se dirige en avant et se partage vers le tiers antérieur de la cavité orbitaire en deux rameaux : *frontal interne*, *frontal externe*.

Frontal interne (Fig. 193, 10). — Ce rameau se dirige un peu en dedans, passe entre le trou sus-orbitaire et la poulie du grand oblique, fournit des rameaux à la partie interne de la paupière supérieure (peau et muqueuse), à la peau de la racine du nez, à la muqueuse des sinus frontaux. Il se réfléchit ensuite à angle droit, remonte en se plaçant entre le muscle frontal et le périoste et s'épuise en filaments qui traversent les fibres musculaires pour aboutir à la peau de la partie moyenne du front.

Frontal externe. — Plus volumineux que le précédent, il se porte directement en avant (Fig. 193, 11) vers le trou sus-orbitaire, par lequel il passe, fournit quelques rameaux très-grêles à la peau et à la muqueuse de la partie moyenne de la paupière supérieure et se réfléchit comme le précédent à droite (Fig. 194, 4). Il chemine ensuite entre le muscle frontal et le périoste, traverse le muscle et se répand dans la peau du front et de la partie médiane et antérieure du cuir chevelu (Fig. 203, 15). Quelques-uns de ses filets vont à l'os frontal.

Il n'est pas rare de voir le nerf frontal, au lieu de se diviser en deux branches seulement, émettre une troisième division, le *nerf sus trochléateur d'Arnold*, qui passe par la poulie du grand oblique et fournit des rameaux nasaux et frontaux (Fig. 193, 9).

Avant sa bifurcation, le nerf frontal fournit souvent une anastomose très-grêle, qui se porte en dedans et en avant pour s'unir au nasal externe, en passant au-dessus ou au-dessous du muscle grand oblique.

3° *Nerf nasal*. — Né dans la paroi externe du sinus caverneux, le nerf nasal se porte en avant, pénètre dans l'orbite par la partie la plus large de la fente sphénoïdale entre les deux tendons du muscle droit externe, change de direction et se dirige en dedans et en avant, en croisant la face supérieure du nerf optique, ainsi que la face inférieure du muscle droit supérieur (Fig. 194, 5). Il se place ensuite dans l'espace celluleux qui sépare le grand oblique du droit interne, reprend bientôt sa direction postéro-antérieure et se divise au niveau du trou orbitaire interne en deux rameaux, *nasal externe* et *nasal interne* (Fig. 193, 7). On remarquera que le nasal ne pénètre pas dans l'orbite entre les muscles et le périoste comme le frontal et le lacrymal, mais bien au-dessous des muscles supérieurs, de même que les oculo-moteurs commun et externe. Son trajet intra-orbitaire assez compliqué présente : 1° une direction postéro-antérieure rectiligne ; 2° une direction oblique de dehors en dedans ; 3° une nouvelle direction postéro-antérieure.

Le *nasal externe* continue le trajet du nerf nasal, longe le bord du muscle droit interne, sort de l'orbite en passant au-dessous de la poulie du grand oblique et se divise en rameaux destinés à la paupière supérieure, à la conjonctive qui la double, au sac lacrymal, aux conduits lacrymaux, à

la caroncule, aux téguments de la racine du nez et de la région intersourcilière.

Le *nasal interne*, *rameau ethmoïdal*, passe par le trou orbitaire antérieur,
gagne la lame criblée de l'ethmoïde (Fig. 193, 8) et le côté latéral de l'apophyse crista-galli, passe par un orifice elliptique qui se trouve à ce niveau et
pénètre dans les fosses nasales, où il se divise en *rameau interne* et *rameau
externe*. Le premier est destiné à la muqueuse de la partie antérieure de la
cloison (Fig. 197, 2) ; le second se porte dans la muqueuse des cornets et des
méats (Fig. 196, 1), et fournit un rameau dit *naso-lobaire,* qui traverse le
tissu fibreux situé entre le cartilage latéral et le bord inférieur de l'os propre
du nez, et s'épuise en filaments destinés aux téguments du lobule du nez
(Fig. 203).

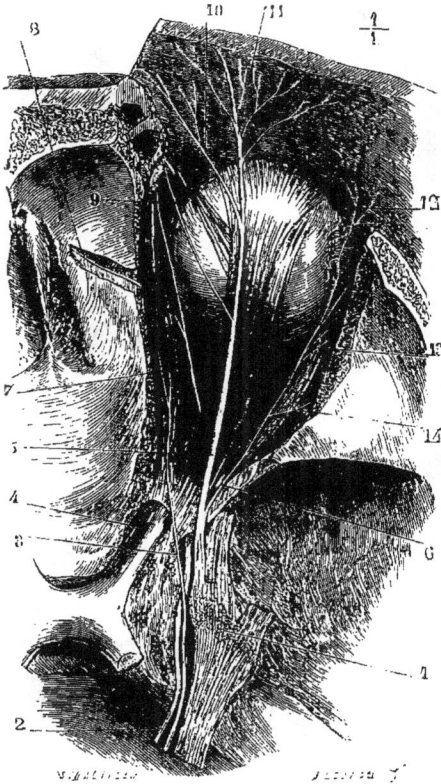

Fig. 193. — *Nerfs superficiels de l'orbite (frontal, lacrymal et pathétique)* (*).

Dans son trajet intra-orbitaire, le nerf nasal fournit : 1° un rameau long

(*) 1) Ganglion de Gasser. — 2) Nerf oculo-moteur commun. — 3) Nerf pathétique. — 4) Nerf optique. —
5) Nerf frontal. — 6) Nerf lacrymal. — 7) Nerf nasal. — 8) Branche ethmoïdale du nerf nasal. — 9) Nerf sus-
trochléateur. — 10) Nerf frontal interne. — 11) Nerf frontal externe. — 12) Branches terminales cutanées du
lacrymal. — 13) Branches que ce nerf fournit à la glande lacrymale. — 14) Filet anastomotique du lacrymal
avec le rameau orbitaire du maxillaire supérieur.

et grêle, qui forme la racine sensitive du ganglion opththalmique (Fig. 194, 8);
2° des rameaux ciliaires directs, qui se confondent avec les nerfs ciliaires
venus du ganglion et qui se rendent à l'œil avec ces derniers.

Ganglion ophthalmique.

Le ganglion ophthalmique est un petit renflement rougeâtre, lenticulaire,
composé, comme les ganglions sympathiques, de fibres et de cellules uni-

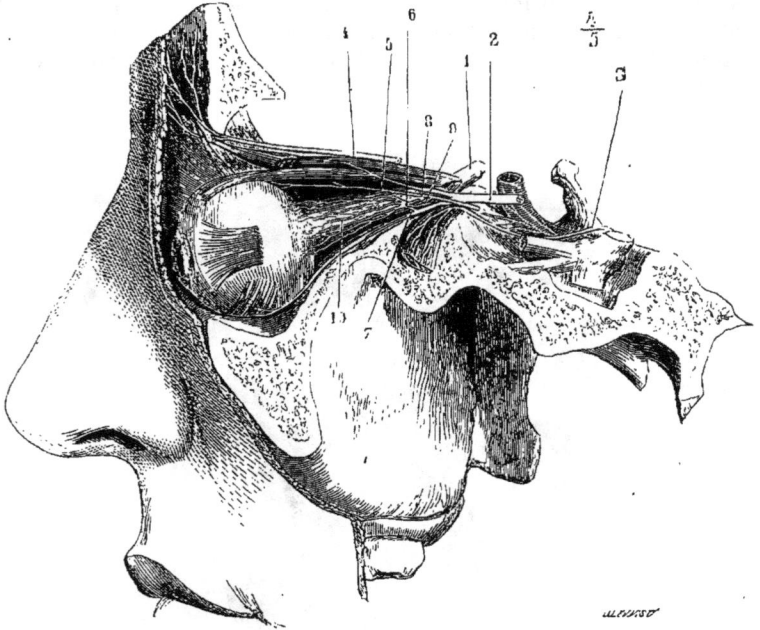

Fig. 194. — *Nerfs profonds de l'orbite (oculo-moteurs commun et externe, et ganglion ophthalmique)* (*).

et multipolaires. Il se trouve au côté externe du nerf optique, à l'union de
son tiers postérieur avec ses deux tiers antérieurs, perdu au milieu de la
graisse du fond de l'orbite. Il est aplati transversalement et d'un petit volume. Sa forme est généralement celle d'un petit rectangle (Fig. 194, 6).

Par ses angles et son côté postérieur, il reçoit trois racines dites *afférentes*.
La première, *racine sensitive*, est un rameau long et grêle, qui part du nerf
nasal et aboutit à l'angle postéro-supérieur du ganglion (Fig. 194, 8). La
seconde, *racine motrice*, est un cordon court et gros, qui pénètre dans l'angle postéro-inférieur. Elle provient du rameau que l'oculo-moteur commun
fournit au muscle du petit oblique (Fig. 194, 7). La troisième, *racine végétative* ou *sympathique*, aborde le ganglion par le milieu de sa face posté-

rieure (Fig. 194, 9); elle part du plexus caverneux et chemine entre les nerfs oculo-moteurs commun et externe. Des angles antérieurs du ganglion ophthalmique partent deux faisceaux composés chacun de huit à dix filaments nerveux, qui longent les uns le bord externe et supérieur, les autres le bord externe et inférieur du nerf optique. Ces filets sont connus sous le nom de *nerfs ciliaires* (Fig. 194, 10); ils se joignent à leurs homonymes venus directement du nerf nasal, traversent la sclérotique, cheminent entre cette membrane et la choroïde et se terminent dans le muscle ciliaire, l'iris et la conjonctive oculaire.

Tiedemann a décrit un rameau très-fin, qui part du ganglion et accompagne l'artère centrale de la rétine dans son trajet à travers l'axe longitudinal du nerf optique. Ce filet joue probablement le rôle de nerf vaso-moteur, part rapport à cette artériole.

§ II. — Deuxième branche du trijumeau. — Nerf maxillaire supérieur.

Préparation. — Nous supposerons le cerveau enlevé. Attaquer le trou grand rond par la gouge et le maillet, de manière à l'élargir, diviser les téguments par une ligne verticale tombant sur la partie moyenne de l'apophyse zygomatique, et préparer sur ces lambeaux les rameaux temporo-malaires, que l'on trouvera en recherchant dès l'abord l'ouverture externe de leurs canaux osseux. Détacher alors l'apophyse zygomatique à ses deux extrémités, la rejeter en bas avec le masséter, qui y restera adhérent. Enlever les muscles ptérygoïdiens à leurs insertions sur l'apophyse de ce nom ; désarticuler le maxillaire inférieur et en enlever la moitié correspondante à la préparation. On prépare alors le tronc du maxillaire supérieur à son passage dans le sommet de la fosse zygomatique, ainsi que les filets qu'il donne au ganglion de Meckel.

Poursuivre alors les nerfs dentaires postérieurs dans leurs canaux osseux à l'aide d'une gouge très-fine. Chercher le maxillaire supérieur dans le canal sous-orbitaire, préparer son rameau dentaire antérieur, et enfin le nerf sous-orbitaire avec toutes ses divisions.

Pour les branches du ganglion de Meckel, il faut les étudier sur une tête sciée dans son milieu par une coupe antéro-postérieure verticale, en ayant soin de laisser la cloison adhérente au côté sur lequel on n'étudie pas le ganglion. Ouvrir les canaux palatins postérieurs et préparer les trois nerfs de ce nom, puis les branches destinées aux cornets et aux méats. Attaquer alors le canal vidien à la base de l'apophyse ptérygoïde et poursuivre le nerf de ce nom jusqu'à l'hiatus de Fallope d'une part, et jusqu'au plexus caverneux de l'autre. Poursuivre avec de très-grandes précautions le nerf pharyngien de Bock, dans le conduit ptérygo-palatin, et enfin terminer par la cloison des fosses nasales (restée adhérente au côté opposé), sur laquelle on trouvera la branche interne du nerf sphéno-palatin.

Le nerf *maxillaire supérieur*, branche moyenne de division du ganglion de Gasser (Fig. 195, 1) se dirige directement en avant dans un dédoublement de la dure-mère vers le trou grand rond, qu'il traverse. Arrivé dans la fente sphéno-maxillaire, il se porte un peu en dehors, gagne la gouttière sous-orbitaire, dans laquelle il se place et dont il suit la direction oblique de dehors en dedans et d'arrière en avant. Il sort enfin par le trou sous-orbitaire (Fig. 195, 6) et se divise en un pinceau de fibres placées entre le muscle canin et la face postérieure de l'élévateur propre de la lèvre supérieure ; elles s'anastomosent avec des fibres du nerf facial (Fig. 203, 14).

Le nerf maxillaire supérieur fournit :

1° Au sortir du trou grand rond, le *rameau orbitaire*, qui chemine d'abord dans le tissu graisseux de la fosse sphéno-maxillaire, pénètre dans l'orbite par la fente du même nom, longe la paroi externe de la cavité orbitaire, reçoit le filet que lui envoie le lacrymal (Fig. 193, 14) et arrive jusqu'à la partie la plus externe de la paupière supérieure. Vers la partie antérieure de la fosse sphéno-maxillaire il émet le *rameau temporo-malaire*, qui se divise

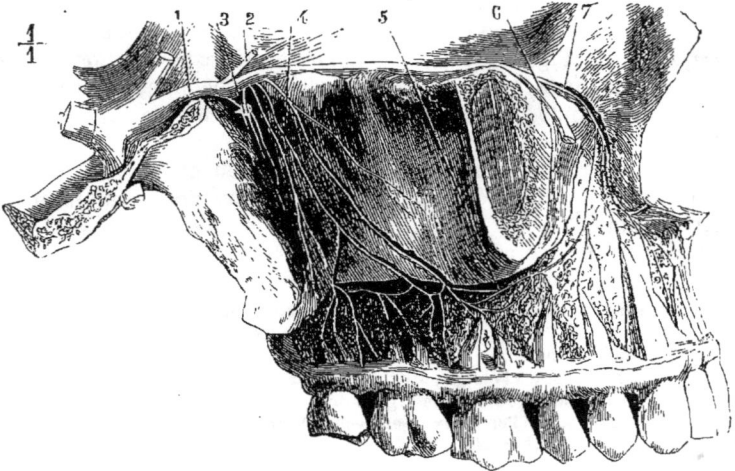

Fig. 195. — *Nerf maxillaire supérieur avec les rameaux dentaires* (*).

lui-même en *filet malaire* et en *filet temporal;* le premier traverse le trou malaire et se répand dans la peau de la pommette, tandis que le *filet temporal* gagne la fosse temporale, s'anastomose avec le nerf temporal profond antérieur, perfore l'aponévrose et se perd dans la peau de la partie antérieure de cette région.

2° Dans la fosse sphéno-maxillaire, des filets sensitifs destinés au ganglion de Meckel (Fig. 195, 3) ; nous les décrirons avec ce ganglion.

3° Avant de s'engager dans le canal sous-orbitaire, les *rameaux dentaires postérieurs*, au nombre de deux ou trois; ils pénètrent dans les trous dentaires postérieurs, cheminent dans l'intérieur du conduit osseux (Fig. 195, 4) et s'anastomosent avec des rameaux du dentaire antérieur pour former un petit plexus (Fig. 195, 5), duquel partent des filets destinés à chacune des racines des dents molaires grosses et petites, des filets alvéolaires, des filets gingivaux et enfin des divisions très-fines pour la muqueuse du sinus maxillaire.

4° A la partie antérieure du canal sous-orbitaire, le *rameau dentaire antérieur* (Fig. 195, 7), qui se dirige en dedans, en avant et en bas dans un canal osseux creusé dans la paroi antérieure du sinus maxillaire. Ce rameau fournit des divisions aux incisives et à la canine, des filets osseux et alvéolaires et d'autres qui s'anastomosent avec les dentaires postérieurs. On en voit aussi un ou deux qui remontent, à travers l'os, vers le canal nasal, à la muqueuse duquel ils sont destinés.

5° A sa sortie du trou sous-orbitaire, les *rameaux sous-orbitaires* (Fig. 203,

(*. 1) Nerf maxillaire supérieur. — 2) Rameau orbitaire. — 3) Rameaux qu'il fournit au ganglion de Meckel. — 4) Nerfs dentaires supérieurs et postérieurs. — 5) Anastomose des dentaires postérieurs et antérieurs. — 6) Nerf sous-orbitaire sectionné. — 7) Nerf dentaire antérieur.

14), qui se séparent en un pinceau de filets nerveux anastomosés et entrecroisés avec ceux du facial. Ces filets terminaux vont en haut à la peau et à la muqueuse de la paupière inférieure, en bas à la peau et à la muqueuse de la lèvre supérieure, en dedans à la peau et à la muqueuse de l'aile du nez.

Ganglion sphéno-palatin ou de Meckel.

Ce petit ganglion, d'une couleur rougeâtre, du volume d'une lentille, se trouve dans la fosse ptérygo-maxillaire, au devant du trou vidien, en dehors du trou sphéno-palatin (Fig. 196, 2). Il reçoit trois racines. La *racine sensi-*

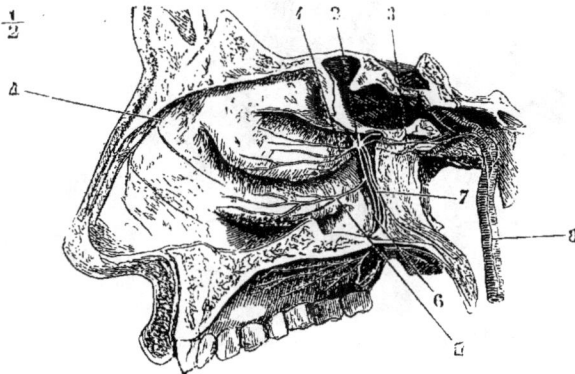

Fig. 196. — *Ganglion de Meckel.* — *Nerfs palatins et nerfs des cornets des fosses nasales* (*).

tive est formée par plusieurs filets, qui descendent de haut en bas du tronc du maxillaire supérieur (Fig. 195, 3). La *racine motrice* est constituée par le grand nerf pétreux superficiel, qui vient du facial, avec lequel nous l'étudierons. La *racine sympathique*, d'une couleur grisâtre, vient du filet carotidien du ganglion cervical supérieur. Ces deux dernières racines se réunissent dans le canal ptérygoïdien et ne forment plus qu'un seul rameau nerveux, le *nerf vidien* (Fig. 196, 3), qui aborde le ganglion de Meckel par sa face postérieure.

Les branches efférentes du ganglion sont divisées en postérieure, inférieures et antérieure.

La branche postérieure, *nerf pharyngien de Bock*, gagne le canal ptérygopalatin en accompagnant l'artère de ce nom, et se distribue à la partie supérieure de la muqueuse du pharynx, à celle de la trompe d'Eustache et à celle de la partie supérieure de l'ouverture postérieure des fosses nasales.

Les branches inférieures, *nerfs palatins*, sont au nombre de trois : l'un, *grand nerf palatin* (Fig. 196, 6), traverse le canal palatin postérieur, fournit un rameau à la muqueuse du cornet inférieur et des méats moyen et inférieur (Fig. 196, 5), arrive au trou palatin postérieur, se réfléchit presque

(*) 1) Filet externe du rameau ethmoïdal du nasal. — 2) Ganglion de Meckel. — 3) Nerf vidien. — 4) Branches du cornet moyen. — 5) Branches du cornet inférieur. — 6) Grand nerf palatin. — 7) Nerfs palatins postérieur et moyen. — 8) Rameau carotidien. — (D'après Arnold.)

à angle droit d'arrière en avant sur la voûte du palais et se distribue à la muqueuse de cette voûte et à celle des gencives. Le deuxième, *nerf palatin moyen*, descend d'ordinaire dans un canal osseux situé en arrière du précédent (Fig. 196, 7) et se termine dans la muqueuse du voile du palais. Le troisième, *nerf palatin postérieur*, parcourt aussi un canalicule osseux, qui

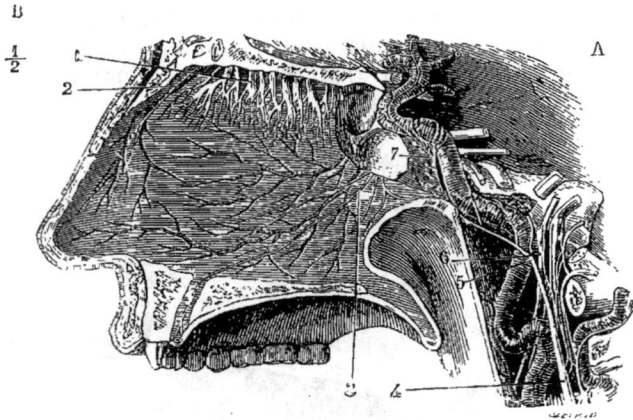

Fig. 197. — *Nerf naso-palatin. Rameaux carotidiens du ganglion cervical supérieur* (*).

lui est propre, et se distribue à la muqueuse qui tapisse les deux faces du voile et aux muscles péristaphylin interne et palato-staphylin.

La branche antérieure du ganglion, *nerf sphéno-palatin*, traverse le trou sphéno-palatin et arrive dans les fosses nasales, où il se divise en deux branches. La branche externe fournit des filets nombreux destinés à la muqueuse de la partie postérieure des cornets supérieur et moyen, ainsi qu'à celle du méat supérieur (Fig. 196, 4). La branche interne, *nerf naso-palatin*, est destinée à la cloison. Ce nerf se porte en bas et en avant et gagne le conduit palatin antérieur, où il rejoint celui du côté opposé, pour se perdre en filaments très-grêles dans la muqueuse de la partie médiane la plus antérieure de la voûte palatine. H. Cloquet avait cru trouver un ganglion dans l'intérieur de ce conduit osseux, au niveau du point de jonction des deux nerfs naso-palatins.

§ III. — **Troisième branche du trijumeau. — Nerf maxillaire inférieur.**

Préparation. — Le cerveau étant enlevé, diviser la tête sur la ligne médiane antéro-postérieure. Agrandir le trou ovale et voir la réunion de la portion motrice du trijumeau avec le nerf maxillaire inférieur. Inciser alors les parties molles depuis la tempe jusqu'au niveau de l'angle de la mâchoire ; rechercher au devant du conduit auditif externe le nerf temporal superficiel et le préparer. Sectionner l'apophyse zygomatique à ses deux extrémités et la renverser en bas avec le masséter, sur la face postérieure duquel on trouvera le nerf massétérien.

(*) 1) Divisions du nerf olfactif. — 2) Filet interne du rameau ethmoïdal du nasal. — 3) Nerf naso-palatin. — 4) Rameau carotidien du sympathique. — 5) Sa division en rameaux carotidiens interne et externe. — 5) Anastomose du sympathique avec le ganglion d'Andersch et le ganglion jugulaire. — 7) Plexus caverneux. — (D'après Arnold.)

Faire alors les sections de l'os maxillaire inférieur que nous avons recommandées pour l'artère dentaire inférieure, et préparer le nerf du même nom avec ses rameaux dentaires et ses rameaux mentonniers. Le tendon du muscle temporal est déjà sectionné ; détacher ce muscle de ses adhérences à la face profonde de la fosse temporale et poursuivre les nerfs temporaux profonds. Chercher le buccal entre les deux faisceaux du muscle ptérygoïdien externe, et le passage du lingual entre les deux muscles de ce nom. Détacher alors l'os de la mâchoire inférieure, et les attaches du buccinateur, ainsi que celles des ptérygoïdiens à cet os, et poursuivre le nerf lingual avec les filets du ganglion sous-maxillaire. — Reprendre la préparation par la face interne et chercher avec les plus grandes précautions le ganglion otique, que l'on trouvera appliqué contre la face interne du nerf maxillaire inférieur, immédiatement au-dessous du trou ovale, et terminer par la dissection délicate des branches de ce ganglion et du nerf du muscle ptérygoïdien interne.

Le nerf *maxillaire intérieur* est formé par la réunion de la troisième division du ganglion de Gasser avec la petite portion du trijumeau (portion motrice). Cette dernière, désignée encore sous le nom de *nerf masticateur*, ne pénètre pas dans le ganglion, ce qui la fait ressembler aux racines antérieures des nerfs rachidiens. Le maxillaire inférieur sort du crâne par le trou ovale et se divise presque aussitôt en sept rameaux ([1]).

1° *Nerf temporal profond moyen.* — Cette branche se porte d'abord directement en avant entre le ptérygoïdien externe et l'os, remonte ensuite presque à angle droit (Fig. 198, 7) entre le muscle temporal et la paroi osseuse, et se partage en deux branches, dont les divisions successives se perdent dans la portion moyenne du muscle temporal.

2° *Nerf massétérin.* — Il passe au-dessus du bord supérieur du ptérygoïdien externe, entre ce muscle et la paroi supérieure de la fosse zygomatique, se dirige ensuite en bas et en dehors (Fig. 198, 1), passe dans l'échancrure sigmoïde de l'os de la mâchoire inférieure et aborde la face profonde du muscle masséter auquel il est destiné.

Ce nerf fournit dans son trajet :

a) Le nerf *temporal profond antérieur*, qui naît au niveau du bord supérieur du muscle ptérygoïdien externe (Fig. 198, 9), se porte aussitôt en haut entre le muscle temporal et l'os et se distribue à la partie postérieure de ce muscle, en s'anastomosant par quelques filets avec le temporal profond moyen ;

b) Des *ramuscules articulaires* pour l'articulation temporo-maxillaire.

3° *Nerf buccal.* — Aussitôt après son origine, ce nerf se porte en avant et passe entre les deux faisceaux du ptérygoïdien externe (Fig. 178, 4) ; puis il se dirige en bas et en avant entre le masséter et le buccinateur, s'applique sur la face externe de ce dernier muscle, se divise en rameaux nombreux, qui s'anastomosent avec des filets du facial un peu en arrière et au-dessous du point où le canal de Sténon traverse le buccinateur, et va enfin se perdre dans la muqueuse buccale et la peau de la joue (Fig. 203, 13).

([1]) On a beaucoup discuté pour savoir si la portion motrice et la portion sensitive sont simplement accolées ou intimement unies l'une à l'autre. Cette question nous semble peu importante, puisque nous savons aujourd'hui que tout rameau moteur doit contenir normalement quelques filets sensitifs, et que, de plus, les anastomoses nerveuses ne sont jamais que des accolements de filets indépendants, sans soudure réelle autre que celle du tissu connectif qui les enveloppe.

Le buccal fournil :

a) Entre les deux faisceaux du ptérygoïdien externe, des filets destinés à ce muscle ;

b) Le nerf *temporal profond antérieur* (Fig. 198, 8) qui se dirige presque verticalement en haut entre les fibres du muscle crotaphyte et la paroi os-

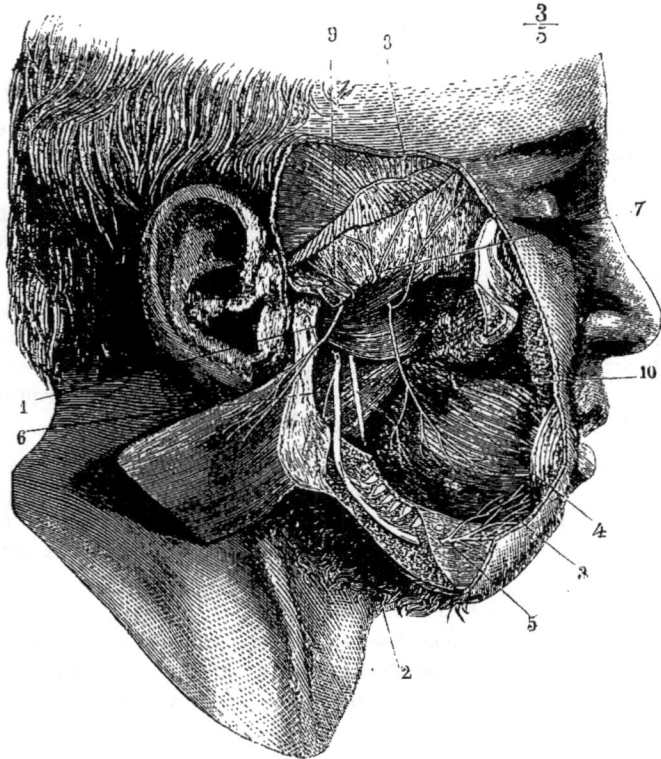

Fig. 198. — *Divisions du maxillaire inférieur (nerfs massétérins, temporaux profonds, buccal, dentaire inférieur)* (*).

seuse, et se divise en filets destinés à la partie antérieure de ce muscle. Il en est quelques-uns qui s'unissent au filet temporal venu du rameau orbitaire du maxillaire supérieur et qui traversent l'aponévrose temporale au voisinage de l'apophyse orbitaire externe pour se terminer en s'anastomosant avec des ramuscules du facial.

4° *Nerf du muscle ptérygoïdien interne.* — Ce rameau, très-grêle, semble provenir du ganglion optique, auquel il s'accole (Fig. 200, 7), se porte en bas et en dehors, entre le péristaphylin externe et le ptérygoïdien interne,

(*) 1) Nerf massétérin. — 2) Nerf dentaire inférieur. — 3) Nerf lingual. — 4) Nerf buccal. — 5) Branches mentonnières du dentaire. — 6) Rameau mylo-hyoïdien du même nerf. — 7) Nerf temporal profond moyen. — 8) Nerf temporal profond antérieur. — 9) Nerf temporal profond postérieur. — 10) Canal de Sténon sectionné.

et se termine dans ce dernier muscle. Longet pense qu'il fournit un rameau au muscle péristaphylin externe.

5° *Nerf auriculo-temporal ou temporal superficiel.* — Il naît d'ordinaire par deux ou trois branches, entre lesquelles passe l'artère méningée moyenne (Fig. 200) ; ces branches se réunissent et forment un tronc nerveux qui contourne le col du condyle. Ce tronc fournit d'abord un ou deux rameaux anastomotiques à la branche supérieure du facial, à laquelle ils s'unissent au niveau du bord postérieur du masséter (Fig. 203, 6). Puis, l'auriculo-temporal se coude à angle droit, remonte entre le pavillon de l'oreille et la base de l'apophyse zygomatique (Fig. 203, 5), et se termine dans la peau de la région temporale et dans la partie latérale du cuir chevelu.

Le nerf temporal superficiel émet dans son trajet :

a) Des *filets parotidiens ;*

b) Des rameaux *auriculaires antérieurs,* qui se distribuent à la peau du lobule et de la partie antérieure du pavillon, ainsi qu'à celle qui tapisse la moitié extérieure du conduit auditif externe ;

c) Des *filets articulaires,* à l'articulation temporo-maxillaire.

6° *Nerf dentaire inférieur.* — Ce nerf, d'un volume assez considérable, se dirige d'abord de haut en bas entre les deux ptérygoïdiens, puis entre le ptérygoïdien interne et la branche de la mâchoire, et pénètre dans le canal dentaire, qu'il parcourt. Dans son trajet intra-osseux il fournit des filets à chaque racine des dents molaires, aux gencives et aux alvéoles (Fig. 198, 2). Arrivé au niveau du trou mentonnier, il se divise en deux branches : l'une petite, *rameau incisif,* qui continue le trajet primitif du nerf dentaire, chemine dans un petit canal osseux spécial et s'épuise en filets destinés aux dents canines et incisives; la seconde branche, *nerf mentonnier,* sort par le trou de ce nom et se partage en un pinceau de filaments situés au-dessous du muscle carré (Fig. 198, 5). Ces filets terminaux s'anastomosent avec des divisions du facial (Fig. 203, 11, 12) et vont aboutir à la peau et à la muqueuse de la lèvre inférieure.

Peu après son origine, le nerf dentaire inférieur donne une petite branche anastomotique au nerf lingual (Fig. 199). Avant de pénétrer dans le canal dentaire, il fournit un rameau remarquable, *nerf mylo-hyoïdien* (Fig. 198, 6), qui se porte en bas en longeant la gouttière mylo-hyoïdienne, située sur la face interne de l'os maxillaire inférieur, et vient se terminer dans le muscle hyoïdien (Fig. 199, 10), et dans le ventre antérieur du digastrique. Sappey décrit un filet qui partirait de ce nerf, ne ferait que traverser le muscle mylo-hyoïdien et irait s'accoler au nerf lingual.

7° *Nerf lingual.* — Plus volumineux encore que le précédent, le nerf lingual se porte d'abord en bas, entre le ptérygoïdien externe et le pharynx, puis entre les deux ptérygoïdiens, se place entre le ptérygoïdien interne et la branche de la mâchoire (Fig. 198, 3), chemine au-dessous de la muqueuse qui tapisse le plancher de la bouche et arrive à la langue. Il décrit ainsi une courbure à concavité antéro-supérieure (Fig. 199, 9). Dans la dernière partie de son trajet, le nerf lingual est en rapport : en dedans avec le canal

de Warthon, qu'il croise plus tard en passant au-dessous de lui, et avec le
hyo-glosse ; en bas avec la glande sous-maxillaire et le muscle mylo-hyoïdien ; plus en avant le nerf chemine entre les muscles lingual et génio-
glosse. Il se termine par des filets nombreux, dirigés de bas en haut, qui
viennent aboutir à la glande de Nuhn et à la muqueuse des deux tiers anté-

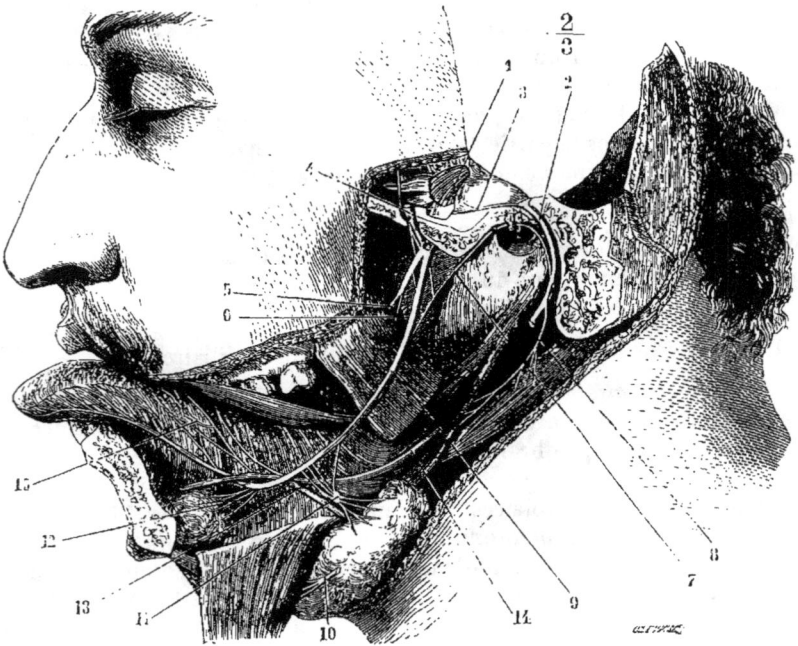

Fig. 199.

Nerf lingual, ganglion sous-maxillaire, corde du tympan et rameau digastrique du facial (*).

rieurs de la langue ; on peut les poursuivre jusqu'à la pointe de l'organe.
Ces filets portent des renflements ganglionnaires presque microscopiques.
Un très-grand nombre d'entre eux s'anastomosent en arcades, sur la face
externe du muscle hyo-glosse, avec des filets semblables venus du nerf grand
hypoglosse (Fig. 199, 15, et 205).

Le nerf lingual, au moment où il se trouve en rapport avec la face supérieure de la glande sous-maxillaire, donne plusieurs rameaux destinés au
ganglion sous-maxillaire. Plus loin il en fournit d'autres, qui se perdent
dans la glande sublinguale.

Auprès de son origine, il reçoit l'anastomose que lui envoie le nerf den-

(*) La glande sous-maxillaire a été détachée et rejetée en bas pour montrer les branches du ganglion. —
1) Ganglion de Gasser. — 2) Facial dans l'aqueduc. — 3) Grand pétreux superficiel. — 4) Auriculo-temporal
sectionné et relevé en haut par une érigne. — 5) Dentaire inférieur sectionné. — 6) Origine du rameau mylo-
hyoïdien. — 7) Corde du tympan. — 8) Rameau du digastrique et du stylo-hyoïdien. — 9) Lingual. — 10) Rameau mylo-hyoïdien à sa terminaison. — 11) Ganglion sous-maxillaire avec ses branches afférentes et efférentes. — 12) Rameaux de la glande sublinguale. — 13) Canal de Warthon se recourbant et passant au-dessus du
lingual. — 14) Grand hypoglosse. — 15) Anastomose des rameaux terminaux du grand hypoglosse et du lingual.

taire inférieur : au niveau du bord postérieur du muscle ptérygoïdien interne l'on voit la corde du tympan s'accoler à son tronc (Fig. 199, 7).

Ganglion sous-maxillaire. — Ce petit ganglion ovoïde, rougeâtre, est situé sur la face externe de la glande sous-maxillaire, au-dessous du nerf lingual (Fig. 199, 11). Il reçoit :

a) Des filets sensitifs, qui proviennent de ce nerf ;

b) Un filet moteur assez volumineux, qui lui est fourni par la corde du tympan (ce rameau se détache du lingual à quelque distance au-dessus du ganglion);

c) Et enfin une racine végétative, qui vient des filets sympathiques accompagnant l'artère faciale.

Le ganglion sous-maxillaire émet des rameaux assez nombreux, qui se terminent dans la glande de ce nom. Cl. Bernard a décrit un filet qui, partant de ce ganglion, se dirige en arrière et remonte jusqu'à la base du crâne en se distribuant aux glandules pharyngiennes.

Quant au *ganglion sublingual*, décrit par Blandin et admis par beaucoup d'auteurs, son existence nous a paru peu constante, et il nous a semblé au contraire que les filets destinés à la glande sublinguale proviennent directement du lingual sans se renfler en ganglion (Fig. 199, 12).

Ganglion otique ou d'Arnold.

Ce ganglion est un petit corps rougeâtre situé sur la face interne du nerf

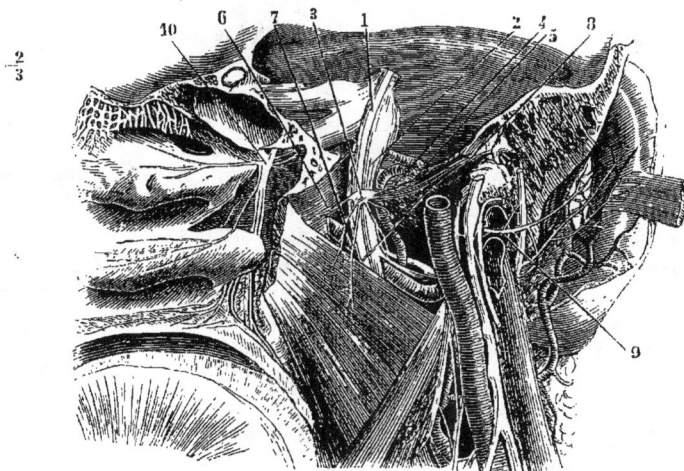

Fig. 200. — *Ganglion otique* (d'après Arnold) (*).

maxillaire inférieur, à très-peu de distance au-dessous du trou ovale, en dehors du muscle péristaphylin externe (Fig. 200, 3). Il reçoit trois espèces

(*) 1) Portion motrice du trijumeau. — 2) Nerf maxillaire inférieur. — 3) Ganglion otique. — 4) Nerf petit pétreux superficiel. — 5) Nerf du muscle du marteau. — 6) Nerf du péristaphylin externe. — 7) Nerf du ptérygoïdien interne, qui est seulement accolé au ganglion et vient directement du maxillaire inférieur. — 8) Corde du tympan. — 9) Rameau de la fosse jugulaire. — 10) Ganglion de Meckel.

de racines : les motrices lui viennent du nerf masticateur (portion motrice du trijumeau) et du facial par l'intermédiaire du petit pétreux superficiel (Fig. 200, 4); les sensitives tirent leur origine du glosso-pharyngien par le petit pétreux profond (branche du rameau de Jacobson) et du nerf auriculo-temporal (?); enfin, les racines végétatives émanent des rameaux sympathiques qui longent l'artère méningée moyenne.

Le ganglion otique émet : 1° un rameau destiné au péristaphylin externe (Fig. 200, 6); 2° un rameau qui, par un trajet rétrograde, va au muscle du marteau (Fig. 200, 5). On voit aussi quelquefois un filet émané du ganglion otique se diriger en bas pour s'anastomoser avec la corde du tympan.

A la suite de ses expériences physiologiques, et par voie d'exclusion, Cl. Bernard a été amené à conclure à l'existence de filets partis du ganglion otique et destinés à la glande parotide. Ces filets n'ont pu être démontrés anatomiquement.

Usages du trijumeau. — Par sa portion sensitive, ce nerf tient sous sa dépendance la sensibilité générale de la face, du front, de la région temporale, des muqueuses buccale, nasale, oculaire, de celle du voile du palais et de la voûte palatine.

Par sa portion motrice, il excite les mouvements des muscles élévateurs, abaisseurs de la mâchoire et triturateurs, des muscles péristaphylins interne et externe, et palato-staphylins. Par ses ganglions, il régularise la circulation des parties innervées; par le ganglion ophthalmique, il préside aux contractions involontaires du muscle ciliaire, et par le ganglion otique, d'après le professeur du Collège de France, il influerait sur la sécrétion parotidienne. Le nerf lingual préside non-seulement à la sensibilité générale de la langue, mais encore à la faculté gustative des deux tiers antérieurs de l'organe.

ARTICLE VI. — SIXIÈME PAIRE. — NERF OCULO-MOTEUR EXTERNE.

Le nerf *oculo-moteur externe* a son origine apparente dans le sillon qui sépare le bulbe de la protubérance, très-près de la ligne médiane. Son origine réelle est encore fort obscure ; ni Stilling, ni Schrœder van der Kolk n'ont pu trouver de noyau isolé pour les fibres de ce nerf. Il semble s'entre-croiser dans le raphé médian du bulbe avec celui du côté opposé, et peut-être, comme le dit le savant hollandais, sans l'affirmer toutefois, va-t-il se réunir au noyau de l'oculo-moteur commun du côté opposé, ce qui expliquerait pourquoi le muscle droit externe d'un côté se contracte simultanément avec le droit interne du côté opposé.

Situé à son point d'émergence au niveau de la naissance du tronc basilaire, le nerf oculo-moteur externe se dirige en avant, en dehors et en haut, et traverse la partie inférieure du repli de la dure-mère étendu du sommet du rocher à la lame quadrilatère du sphénoïde. Il est enveloppé à ce niveau par une gaîne arachnoïdienne, et pénètre dans le sinus caverneux, qu'il parcourt d'arrière en avant, entre la carotide interne, qui correspond à son côté interne, et le pathétique accompagné de l'ophthalmique, qui sont en dehors de lui dans l'épaisseur même de la paroi externe du sinus. Il passe ensuite dans l'orbite à travers la fente sphénoïdale, entre les deux tendons d'origine du droit externe, longe d'abord la face interne de ce muscle et pénètre dans son épaisseur vers le tiers postérieur de l'orbite.

L'oculo-moteur externe s'anastomose, dans le sinus, avec le plexus caverneux par deux ou trois rameaux, et reçoit également un filet de l'ophthalmique. Ce filet part de ce dernier nerf au moment où il croise l'oculo-moteur externe.

Usages. — Il préside à la contraction du muscle droit externe.

ARTICLE VII. — SEPTIÈME PAIRE. — NERF FACIAL.

Préparation. — La portion intra-osseuse du nerf facial doit être étudiée sur des rochers que l'on a fait tremper dans l'acide chlorhydrique jusqu'à ce qu'on puisse attaquer les os au scalpel. Si l'on procédait sur des pièces fraîches, il faudrait agir avec la gouge et le maillet en usant de précautions externes.

Pour la partie de ce nerf qui peut être appelée superficielle, on peut se servir d'une moitié de tête dont on a respecté la calotte crânienne. On enlève, avec le plus grand ménagement, la peau, au-dessous de laquelle on trouve les filets du facial. Le moyen le plus sûr de ne pas s'égarer consiste à faire une section des parties molles, verticale et passant au devant du conduit auditif externe. On enlève avec précaution le tissu de la parotide, et l'on poursuit les branches nerveuses. La branche auriculaire, les filets terminaux et les anastomoses avec le frontal, le sous-orbitaire, le buccal, le mentonnier, le temporal superficiel, le plexus cervical, etc., présentent quelques difficultés et demandent plus de soins et d'attention.

Le *facial* a son origine apparente dans la fossette sus-olivaire du bulbe. Si on le poursuit dans l'intérieur du bulbe, on voit le faisceau constitué par ses fibres se diriger en bas, en dedans et en arrière (Fig. 201, 8). Comme tous les nerfs moteurs partis de ce centre, le facial doit trouver son noyau près du raphé sur le plancher du quatrième ventricule, ainsi que nous l'avons expliqué plus haut en nous occupant de la structure du bulbe. Stilling a décrit deux noyaux pour le nerf facial, l'un supérieur, l'autre inférieur, auxquels aboutissent les fibres nerveuses. Des cellules de ces noyaux partent de nouvelles fibres, qui vont dans le raphé s'entre-croiser avec leurs homologues du côté opposé, pour de là se diriger en haut et remonter vers les ganglions cérébraux. Il est cependant d'autres fibres du nerf facial qui paraissent ne pas aboutir aux cellules du noyau du côté correspondant, et qui vont directement à travers le raphé se terminer dans les cellules du noyau du côté opposé (il semble que ces dernières soient destinées à assurer les mouvements bilatéraux de la face, tandis que les premières régissent ses mouvements unilatéraux).

Le facial est de plus en relation par ses fibres originelles avec des noyaux accessoires, et spécialement, d'après Schrœder van der Kolk, avec la partie supérieure de l'olive bulbaire, qui présiderait à l'association des mouvements passionnels de la face. C'est ce qui résulte des recherches d'anatomie et de physiologie comparées du savant hollandais. Cette opinion aurait cependant besoin de preuves nouvelles, aussi nous bornons-nous à l'indiquer.

Dans son trajet intra-bulbaire, le facial est en connexion avec les noyaux ou les fibres du trijumeau et de l'auditif.

Immédiatement au-dessous du point d'émergence du facial, entre son origine apparente et celle de l'auditif, se voit un petit cordon nerveux, qui naît par deux petites racines très-grêles, c'est le *nerf intermédiaire de Wrisberg.*

Son origine, rattachée par Cusco aux cordons pyramidaux postérieurs, et par suite aux cordons postérieurs de la moelle, l'a fait considérer comme un nerf sensitif. Nous n'avons rien à dire de précis au sujet de son origine réelle, mais ce qui est certain, d'après les expériences de Cl. Bernard, c'est que ce nerf ne saurait être considéré comme un nerf de sentiment; aussi sommes-nous tentés, avec cet illustre physiologiste, de l'envisager comme une racine sympathique née du bulbe.

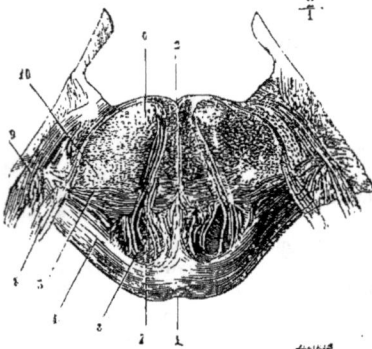

Fig 201.

Coupe du bulbe. — Origine du facial.

Parti de la fossette sus-olivaire, le *facial* se porte en haut, en avant et en dehors vers le conduit auditif interne. Il est accompagné par le nerf auditif, qui se trouve en arrière et au-dessous de lui, et qui présente une gouttière à concavité supérieure pour le recevoir. Entre ces deux troncs nerveux chemine le nerf de Wrisberg. Ces trois nerfs réunis arrivent au fond du conduit auditif interne et se séparent. Le facial et le nerf de Wrisberg se portent un peu en avant et pénètrent dans l'aqueduc de Fallope; après un trajet de 4 à 5 millimètres perpendiculaire à l'axe du rocher, ils présentent un ganglion, *ganglion géniculé*, dans lequel se perd le nerf de Wrisberg (Fig. 202, 2). Au delà du ganglion, le facial s'infléchit, devient parallèle à l'axe du rocher, et après un trajet de $0^m,01$ de longueur, se recourbe de nouveau, se dirige en bas presque verticalement, sort du crâne par le trou stylo-mastoïdien, s'infléchit encore une fois pour gagner obliquement en avant et en bas le bord parotidien de la mâchoire et se diviser en *branche temporo-faciale* et *branche cervico-faciale*.

Dans ce trajet compliqué, le facial suit, comme on le voit, toutes les inflexions de l'aqueduc de Fallope, et répond, dans l'intérieur de ce canal, directement à la substance osseuse et à l'artère stylo-mastoïdienne. En dehors du crâne il est entouré, jusqu'auprès de sa division, par le tissu de la glande parotide.

Les deux racines du nerf de Wrisberg sont, jusque vers le milieu du conduit auditif interne, accolées l'une au bord inférieur du facial, l'autre au bord supérieur de l'auditif. Elles se rejoignent alors, et semblent au premier abord établir une anastomose entre les deux nerfs précédents, quoiqu'elles en soient indépendantes.

Le ganglion *géniculé* est un renflement de la forme d'une pyramide triangulaire, situé sur le sommet du premier coude du facial et accolé à ce nerf au niveau de l'hiatus de Fallope. Il présente trois angles : l'un, qui constitue son sommet, émet le *nerf grand pétreux superficiel;* l'autre, postérieur, reçoit le nerf de Wrisberg, et le troisième, antérieur, fournit le *nerf petit pétreux superficiel*. Sa structure est celle de tous les ganglions nerveux ; il est composé de cellules et de fibres nerveuses.

Le facial émet des branches collatérales, qui naissent les unes dans l'aqueduc de Fallope, les autres en dehors du trou stylo-mastoïdien.

1° *Nerf grand pétreux superficiel* (Fig. 204, et 196, 3). — Né du sommet du ganglion géniculé, ce nerf se porte directement en dehors à travers l'hiatus de Fallope, se loge dans la gouttière qui se trouve sur la face antérieure du rocher, gouttière qui fait suite à l'hiatus, reçoit le *nerf grand pétreux pro-*

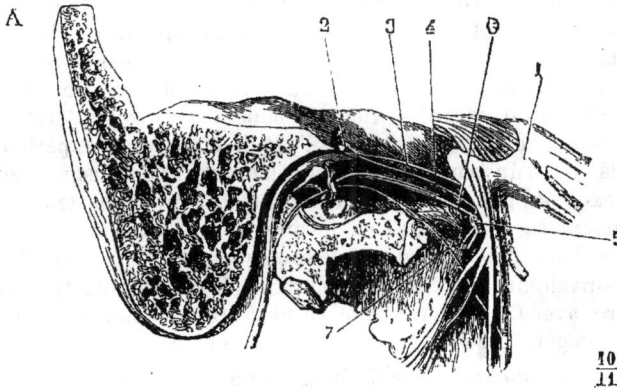

Fig. 202. — *Facial dans l'aqueduc* (*).

fond, venu du rameau de Jacobson, branche du glosso-pharyngien (Fig. 204, 10), glisse au-dessous du ganglion de Gasser, traverse la substance fibro-cartilagineuse du trou déchiré antérieur, rencontre le filet carotidien destiné au ganglion de Meckel, se réunit à lui, traverse le canal vidien d'arrière en avant et aboutit au ganglion sphéno-palatin. Le petit tronc formé par la réunion du nerf grand pétreux superficiel avec le filet sympathique du ganglion de Meckel porte le nom de *nerf vidien* (Fig. 196, 3). Pour Longet, le nerf grand pétreux superficiel traverserait seulement le ganglion et formerait le nerf palatin postérieur destiné aux muscles palato-staphylin et péristaphylin interne.

2° *Nerf petit pétreux superficiel.* — Ce petit filet nerveux part de l'angle antérieur du ganglion géniculé (Fig. 202, 4), sort de l'aqueduc par un petit orifice spécial situé au-dessous de l'hiatus de Fallope, chemine dans une gouttière qui se trouve au-dessous de celle du nerf grand pétreux, se réunit au *nerf petit pétreux profond* du rameau de Jacobson (Fig. 204, 11), passe à travers un pertuis situé entre les trous ovale et petit rond et aboutit au ganglion otique (Fig. 202, 5).

(*) 1) Ganglion de Gasser. — 2) Premier coude du facial et ganglion géniculé. — 3) Nerf grand pétreux superficiel. — 4) Nerf petit pétreux superficiel allant se jeter dans : 5) le ganglion d'Arnold ou otique. — 6) Nerf du muscle du marteau, dont on voit le tendon qui s'insère à cet osselet. — 7) Corde du tympan. — (D'après Arnold.)

3° *Nerf du muscle de l'étrier*. — Petit filet extrèmement grêle, qui part du facial dans la portion verticale de l'aqueduc de Fallope, se dirige en haut et en avant, pénètre dans la pyramide par un pertuis particulier et se termine dans le muscle de l'étrier.

4° *Corde du tympan*. — Le nerf qui porte ce nom naît du facial à quelques millimètres au-dessus du trou stylo-mastoïdien, se porte en haut et en avant (Fig. 202, 7), à travers un petit conduit osseux spécial, qui s'ouvre dans l'oreille moyenne, en dedans de la membrane du tympan et sur le bord postérieur de cette membrane, et décrit une courbe à concavité inférieure en passant entre le manche du marteau et la longue branche de l'enclume. La corde du tympan sort de l'oreille moyenne par un petit conduit oblique en bas et en avant, signalé par Huguier, s'ouvrant au-dessus de la scissure de Glaser, reçoit souvent une petite branche du ganglion otique et se termine à angle aigu dans le lingual au niveau du bord postérieur du muscle ptérygoïdien interne (Fig. 199, 7). Mais là n'est pas sa terminaison ; ainsi que l'avait déjà dit Longet et que l'ont démontré les expériences de Cl. Bernard, la corde du tympan reste accolée au lingual jusqu'à quelque distance au-dessus du ganglion sous-maxillaire et se divise en deux parties. L'une accompagne ce nerf jusqu'à sa terminaison et est peut-être, comme le veut Denonvilliers, destinée au muscle lingual supérieur ; l'autre aboutit au ganglion sous-maxillaire. Le rôle physiologique de la corde du tympan permet d'admettre, avec Cl. Bernard, que ce nerf provient non pas du facial, mais du ganglion géniculé et, par suite, du nerf de Wrisberg.

5° *Rameau anastomotique entre le facial et le pneumogastrique*. — Ce rameau provient du facial au même niveau que la corde du tympan, mais sur un point diamétralement opposé, arrive par un conduit osseux dans la fosse de la veine jugulaire, longe la paroi antérieure de cette fosse et aboutit au ganglion jugulaire du pneumogastrique. A ce rameau se trouve accolé un autre filet nerveux, qui marche en sens opposé et qui se porte du nerf vague au facial en suivant le même trajet ; nous y reviendrons en décrivant le pneumogastrique. La réunion de ces deux filets a été décrite sous le nom de *rameau de la fosse jugulaire*. C'est aux filets que le facial reçoit du pneumogastrique, qu'il doit sa sensibilité récurrente dans le canal spiroïde du rocher.

6° *Anastomose avec le glosso-pharyngien*. — Le filet nerveux qui forme cette anastomose passe par un petit conduit osseux particulier, se dirige de dehors en dedans, longe la fosse jugulaire et aboutit au nerf glosso-pharyngien, immédiatement au-dessous du ganglion d'Andersch.

7° *Rameau du muscle digastrique*. — Il naît du facial immédiatement au-dessous du trou stylo-mastoïdien (Fig. 199, 8), se réunit à un rameau semblable du glosso-pharyngien, en décrivant une arcade de laquelle partent des filets qui se rendent aux muscles digastrique (ventre postérieur), stylo-hyoïdien et stylo-pharyngien.

8° *Rameau du muscle stylo-hyoïdien*. — Il se détache du facial au même niveau que le précédent et très-souvent par un tronc qui lui est commun avec ce dernier (Fig. 199, 8), se porte en bas, en dedans et en avant et aboutit au muscle stylo-hyoïdien.

9° *Rameau auriculaire postérieur*. — Ce nerf prend naissance au niveau du trou stylo-mastoïdien (Fig. 203, 4), se réfléchit sur la face externe de l'apophyse mastoïde en se portant en haut et en arrière, reçoit des filets du plexus cervical et se divise en rameau inférieur ou horizontal, qui se perd dans le muscle occipital, et en filets supérieurs ou ascendants destinés aux muscles auriculaires postérieur et supérieur.

10° *Rameau des muscles stylo-glosse et glosso-staphylin ou rameau lingual de Hirschfeld*. — Son origine a lieu soit au niveau du trou stylo-mastoïdien, soit un peu au-dessus de cet orifice (¹). Il se dirige vers le côté externe du muscle stylo-pharygien, reçoit du glosso-pharyngien des filets qui traversent le muscle précédent, se loge entre l'amygdale et le pilier antérieur du voile du palais, gagne la base de la langue en passant en dedans du nerf lingual, s'anastomose avec des filets terminaux du glosso-pharyngien et se divise en rameaux destinés à la muqueuse et en rameaux qui se perdent dans les muscles stylo-glosse et glosso-staphylin. Les rameaux destinés à la muqueuse viennent jusqu'à la partie antérieure de la langue.

Les branches terminales du facial sont : la *branche temporo-faciale* et la *branche cervico-faciale*.

1° *Branche temporo-faciale*. — Cette branche est plongée, à son origine, dans l'épaisseur de la parotide ; elle se porte de bas en haut et d'arrière en avant, reçoit au niveau du col du condyle deux rameaux assez volumineux (Fig. 203, 6) venus l'auriculo-temporal et se divise en branches secondaires, qui s'anastomosent en arcades à convexité antérieure, dont l'assemblage porte le nom de *plexus sous-parotidien*. De ces arcades partent des filets nombreux et divergents, qui sont :

a) Les *rameaux temporaux*. — Ils remontent à peu près verticalement vers la tempe, s'anastomosent avec des filets de l'auriculo-temporal et aboutissent aux muscles auriculaires supérieur et antérieur ;

b) Les *rameaux frontaux*. — Ils se dirigent vers l'apophyse orbitaire externe, s'anastomosent avec des filets du temporal profond antérieur et du frontal externe (Fig. 203, 16), passent sous le muscle frontal et se terminent dans ce muscle et le sourcilier ;

c) Les *rameaux palpébraux*. — Ces rameaux gagnent l'angle externe des paupières, passent sous l'orbiculaire et vont les uns à la demi-circonférence supérieure, les autres à la demi-circonférence inférieure de ce muscle ;

d) Les *rameaux sous-orbitaires*. — Ils longent le bord supérieur du canal de Sténon et se divisent en filets destinés aux muscles zygomatiques, élévateurs propre et commun de la lèvre supérieure, transverse du nez, myrtiforme, canin et pyramidal. Ces rameaux répondent à la face postérieure des muscles et s'anastomosent, au-dessous des élévateurs de la lèvre, avec la division du nerf sous-orbitaire en constituant un plexus remarquable, *plexus sous-orbitaire* (Fig. 203, 14) ;

(¹) Dans ce dernier cas, il sort souvent de l'aqueduc par un petit canal particulier dont l'ouverture extérieure se trouve immédiatement en dedans de l'apophyse styloïde.

e) Les *rameaux buccaux*, qui cheminent au-dessous du canal de Sténon, passent au devant du masséter, s'anastomosent par quelques-unes de leurs branches avec le nerf buccal sur la face externe du buccinateur (Fig. 153, 13),

$$\frac{1}{2}$$

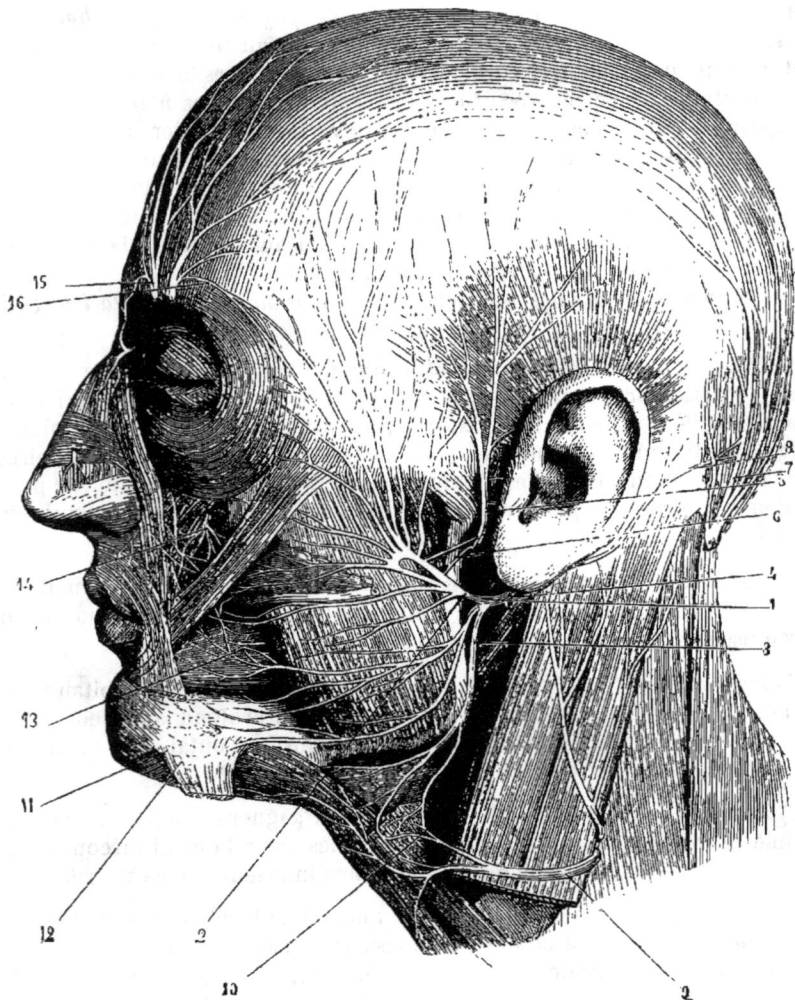

Fig. 203. — *Branches terminales du nerf facial* (*).

(*) 1) Tronc du facial. — 2) Branche temporo-faciale. — 3) Branche cervico-faciale. — 4) Rameau auriculaire du facial. — 5) Nerf temporal superficiel. — 6) Anastomose de ce nerf avec le facial. — 7) Grand nerf sous-occipital. — 8) Anastomose de ce nerf avec le rameau auriculaire. — 9) Branche transverse cervicale (du plexus cervical). — 10) Son anastomose avec le facial. — 11) Nerf mentonnier. — 12) Son anastomose avec le facial. — 13) Nerf buccal anastomosé avec le facial. — 14, Nerf sous-orbitaire anastomosé avec le facial. — 15) Nerfs frontaux. — 16) Anastomose du frontal externe avec le facial.

fournissent à ce muscle, à la moitié supérieure de l'orbiculaire des lèvres, et au muscle triangulaire de la lèvre inférieure.

2° *Branche cervico-faciale* (Fig. 203, 3). — Logée également à son origine dans la parotide, cette branche se porte en bas et en avant et reçoit du plexus cervical un ou plusieurs rameaux anastomotiques, qui se joignent à elle vers l'angle de la mâchoire. Elle se divise en :

a) Rameaux buccaux inférieurs. — Ils se dirigent en avant entre le masséter et la parotide et vont les uns au buccinateur et à la moitié inférieure de l'orbiculaire, tandis que les autres s'anastomosent avec les rameaux du nerf buccal (Fig. 203, 13).

b) Rameaux mentonniers. — Ils longent le bord inférieur de la mâchoire, passent au-dessous du muscle triangulaire des lèvres, fournissent à ce muscle, au carré, à la houppe du menton, à la partie inférieure de l'orbiculaire et s'anastomosent avec les rameaux mentonniers du dentaire inférieur (Fig. 203, 12).

c) Rameaux cervicaux. — Ils sont destinés au peaucier, à la face profonde duquel ils cheminent dans la région sus-hyoïdienne. Ces rameaux s'anastomosent avec le plexus cervical (Fig. 203, 10).

Usages du facial. — Le facial préside aux mouvements de la face ; son action dans l'espèce humaine peut être bilatérale ou unilatérale. C'est ainsi que dans les mouvements passionnels de la face, la colère par exemple, les deux côtés de la face se contractent simultanément ; d'autres fois, au contraire, la volonté nous permet de ne contracter que les muscles d'un seul côté. Il en est de même pour les muscles orbiculaires des paupières ; tantôt ils se contractent simultanément, comme dans le clignotement ; tantôt, au contraire, grâce à la volition, nous pouvons ne fermer qu'un seul œil. Cette différence d'action est peut-être en rapport avec la double origine du facial par deux noyaux. D'après van der Kolk, si chez les animaux herbivores, surtout chez l'âne, le noyau inférieur d'origine du facial est si peu développé, c'est que chez ces quadrupèdes l'expression passionnelle de la face fait à peu près complétement défaut. Quant à l'action du nerf facial sur les organes des sens, elle est indirecte, et n'est due qu'à la paralysie des muscles qui les entourent. Chez les animaux qui ne respirent que par le nez, la section des deux nerfs de la septième paire entraîne la mort par asphyxie. Cette terminaison n'est due qu'à la paralysie des muscles dilatateurs des ailes du nez. Nous n'insistons pas davantage, et nous renvoyons à l'étude magistrale que Claude Bernard [1] a faite de ces questions. Quant au nerf de Wrisberg, cet illustre professeur a démontré son insensibilité ; il a prouvé que si le facial est sensible dans le canal spiroïde, c'est au filet du nerf vague (rameau de la fosse jugulaire) qu'il doit cette sensibilité, qui n'existe pas au-dessus du point où se fait cette anastomose. En dehors du trou stylo-mastoïdien, le facial devient plus sensible encore, grâce à l'anastomose qu'il reçoit du nerf auriculo-temporal.

[1] Cl. Bernard, *Leçons sur la physiologie et la pathologie du système nerveux*, Paris, 1858, tome II.

ARTICLE VIII. — HUITIÈME PAIRE. — NERF AUDITIF.

Le *nerf auditif* naît de la fossette latérale du bulbe, immédiatement au-dessous de l'origine apparente du facial, dont il est séparé par le nerf de Wrisberg. Son origine réelle semble se faire par deux faisceaux : l'un postérieur, constitué par les barbes du calamus, l'autre antéro-latéral, qui paraît venir du pédoncule cérébelleux inférieur. Stilling a nié l'existence d'un noyau spécial pour le nerf auditif ; mais Schrœder en décrit un situé au voisinage du plancher du quatrième ventricule, dont cependant il reste plus éloigné que celui du facial. Ce noyau est composé de grosses cellules, d'où partent des fibres qui se rendent les unes au corps restiforme et au cervelet (la relation entre le cervelet et le nerf auditif reste pleine d'obscurité), d'autres vont au travers du raphé médian gagner le noyau opposé, et d'autres encore se rendent au noyau du facial (action réflexe sur le muscle de l'étrier et, par l'intermédiaire du petit pétreux superficiel et du ganglion otique, sur le muscle du marteau, *tensor tympani*). Pour les fibres qui forment les barbes du calamus, le professeur d'Utrecht les considère comme spéciales. Elles se portent, ce dont il est facile de s'assurer, du tronc de l'auditif jusqu'au raphé médian, où elles disparaissent sans qu'il soit possible de les poursuivre plus loin. Or, dans le bulbe, les noyaux moteurs sont rapprochés de la ligne médiane, ainsi que nous l'avons dit plus haut. Il en résulte que, d'après cet anatomiste, ces fibres sont destinées à établir des réflexes entre le nerf de l'audition et les noyaux moteurs, et il croit que c'est par cet intermédiaire que, lorsque par un bruit soudain et violent nous sommes saisis d'effroi, nous nous mettons en position de défense instinctive et involontaire. Ces recherches, comme au reste tous les travaux de Schrœder van der Kolk, sont fort intéressantes, elles nous expliquent des points obscurs et délicats ; mais ce qui nous arrête et nous empêche de les admettre sans restriction dans ce dernier cas, c'est qu'elles ne nous rendent aucun compte de la liaison qui doit exister entre la périphérie des hémisphères (centre intellectuel) et les noyaux de l'auditif, liaison par laquelle s'expliquerait la manière dont se produisent les phénomènes de mémoire, de compréhension et d'intelligence à la suite des impressions acoustiques. Il nous semble de plus difficile d'admettre que ce nerf, dont les fonctions sensorielles sont si importantes, se trouve comme perdu, par son origine, au milieu de celles de tous les autres nerfs de sensibilité émanés du bulbe.

Luys décrit des cellules nerveuses infiltrées au milieu des fibres de la racine de l'auditif ; de ces cellules partent, d'après lui, des prolongements qui se rendent à la couche optique et spécialement à un noyau gris situé dans la partie la plus postérieure de ce centre. De ce noyau partent, à leur tour, des fibres destinées à se perdre dans les hémisphères.

Le *nerf auditif*, à sa sortie du bulbe, se porte en dehors, en avant et un peu en haut au-dessous du facial, pour lequel il présente une gouttière à concavité supérieure. Entre les deux troncs nerveux se trouve le nerf de Wrisberg. L'auditif pénètre avec le facial dans le conduit auditif interne ; ces deux nerfs sont entourés d'une même gaine arachnoïdienne, qui les accompagne jusqu'au fond du conduit auditif. Arrivés à ce point, les deux nerfs se séparent·

l'un de l'autre : le facial passe dans l'aqueduc de Fallope, ainsi que nous l'avons vu ; l'auditif se divise en deux branches : l'une antérieure, *cochléenne*, se porte directement en avant et est destinée au limaçon ; l'autre postérieure, *vestibulaire*, gagne en dehors et en arrière le vestibule et les canaux semi-circulaires. Leur trajet ultérieur sera étudié avec l'organe de l'ouïe.

Usages. — Ce nerf est destiné à transmettre les impressions acoustiques. Il n'est pas uniquement sensoriel, car il présente aussi quelques traces de sensibilité.

ART. IX. — NEUVIÈME PAIRE. — NERF GLOSSO-PHARYNGIEN.

Préparation. — Pour étudier les branches que fournit le glosso-pharyngien au-dessous du ganglion d'Andersch, voyez la préparation indiquée pour la portion cervicale du pneumogastrique. La même pièce pourra servir pour ces deux nerfs pour le grand hypoglosse et le ganglion cervical supérieur. — Il est nécessaire, au contraire, pour étudier le ganglion d'Andersch et les branches qui en partent, de faire une préparation spéciale. Pour cela, on commencera par pratiquer la coupe connue, dans les amphithéâtres, sous le nom de *coupe du pharynx* (elle sera indiquée au chapitre qui traitera de ce conduit). On usera de ménagements au niveau du trou déchiré postérieur, de manière à laisser intacte la veine jugulaire, qu'on décollera avec précaution, et au devant de laquelle on recherchera l'anastomose du facial avec le glosso-pharyngien. On isolera le ganglion d'Andersch et on trouvera l'origine du rameau de Jacobson. Il faudra alors, à l'aide de la gouge et du maillet, attaquer le rocher et ouvrir le petit canal qui conduit ce nerf dans la caisse du tympan ; puis on ouvrira cette caisse en enlevant sa paroi externe et en mettant à nu le promontoire, sur lequel on pourra suivre les branches du rameau de Jacobson ; pour bien voir les anastomoses des pétreux profonds avec les pétreux superficiels, il faudra encore enlever la paroi supérieure de l'oreille moyenne. — L'exécution de cette préparation est très-délicate, elle demande de grands soins et une grande habitude de la gouge et du maillet. Pour la faciliter, nous croyons devoir recommander de petites gouges très-fines, qui ont l'avantage de ne pas faire d'éclats, mais qui ont l'inconvénient de rendre la préparation plus longue. — On peut encore, comme pour la portion intra-rocheuse du facial, faire tremper pendant quelques jours le temporal dans l'acide chlorhydrique, ce qui permet alors d'attaquer l'os avec le scalpel.

Le *glosso-pharyngien* émane du bulbe au niveau du sillon latéral, qui prolonge en haut le sillon collatéral postérieur de la moelle. Ce nerf est situé, à son origine apparente, entre l'auditif et le pneumogastrique.] On trouve le noyau du glosso-pharyngien sur les côtés du plancher du quatrième ventricule et, chose remarquable, les fibres qui y aboutissent passent, d'après Schrœder, entre celles de la racine inférieure du trijumeau ; ce qui établirait ainsi peutêtre une relation intime entre ces deux nerfs. Les cellules des noyaux des deux glosso-pharyngiens sont réunies par des fibres transversales qui passent à travers le raphé.

Aussitôt après son origne apparente, le glosso-pharyngien se porte en avant et en dehors pour gagner le trou déchiré postérieur. Il est entouré par une gaîne arachnoïdienne, qui lui est commune avec le pneumogastrique et le spinal. Il sort du crâne par la partie la plus interne du trou déchiré postérieur, en passant par un petit conduit spécial ostéo-fibreux, en avant du pneumogastrique et du spinal. A ce niveau le glosso-pharyngien se coude à angle droit et se renfle en un ganglion, *ganglion d'Andersch* (Fig. 199, 6). Il descend alors en bas et en avant, passe avec le spinal et l'hypoglosse entre la carotide interne, qui est en dedans, et la jugulaire interne, qui est en dehors, contourne la carotide interne, lui devient antérieur (Fig. 206, 3), passe entre les muscles stylo-pharyngien et stylo-glosse, s'applique sur les côtés du constricteur supérieur du pharynx, sur la face externe de l'amygdale et gagne, en remontant, la muqueuse du tiers postérieur de la langue, dans laquelle il se termine (Fig. 206, 3). Dans ce trajet, le glosso-pharyngien décrit une courbe à concavité antérieure.

Le *ganglion d'Andersch* (Fig. 197, 6) est un petit renflement grisâtre, ovoïde, de 0^m,002 à 0^m,003 de longueur. Il est situé dans une petite dépression que l'on trouve sur la face inférieure du rocher entre l'origine du canal carotidien et le golfe de la veine jugulaire.

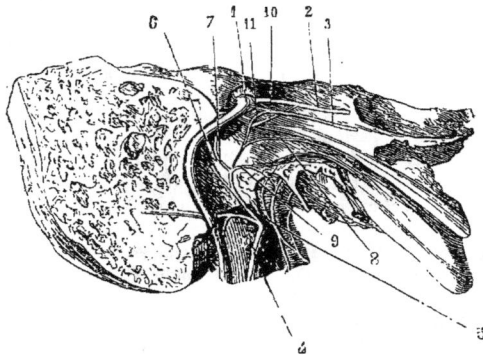

Fig. 204. — *Rameau de Jacobson* (d'après Arnold) (*).

De ce ganglion naît le *rameau de Jacobson*. Ce petit nerf très-grêle part de la partie antérieure du ganglion, gagne aussitôt un petit canal osseux, qui se dirige en haut et en dehors pour s'ouvrir dans la caisse du tympan. Le rameau de Jacobson se place alors dans une gouttière que lui présente le promontoire, se dirige en haut et se divise en six branches. Les deux premières se portent en arrière et vont, l'une à la muqueuse du pourtour de la fenêtre ronde, l'autre à celle du pourtour de la fenêtre ovale (Fig. 204, 6 et 7). Les deux branches suivantes sont ascendantes et forment l'une, l'interne, le *grand nerf pétreux profond*, qui passe par un petit orifice situé sur la face supérieure du rocher très-près de l'hiatus de Faloppe, pour s'unir au grand nerf pétreux superficiel (Fig. 204, 10) ; la seconde, l'externe, le *petit nerf pétreux profond*, passe également par un orifice osseux situé non loin du précédent et s'unit au petit pétreux superficiel à peu de distance de la naissance de celui-ci (Fig. 154, 11). Les filets terminaux du rameau de Jacobson, filets antérieurs, vont l'un en haut et en avant à la muqueuse de la trompe d'Eustache (Fig. 204, 8), l'autre presque directement en avant, à travers la paroi du canal carotidien, aux branches du ganglion cervical supérieur qui accompagnent la carotide (Fig. 204, 9).

(*) 1) Tronc du facial. — 2) Grand nerf pétreux superficiel. — 3) Petit nerf pétreux superficiel. — 4) Tronc du glosso-pharyngien. — 5) Rameau de Jacobson. — 6) Branche de la fenêtre ovale. — 7) Branche de la fenêtre ronde. — 8) Branche de la trompe d'Eustache. — 9) Branche anastomotique avec le grand sympathique. — 10) Grand nerf pétreux profond. — 11) Petit nerf pétreux profond.

Le rameau de Jacobson fournit donc trois branches destinées à des anastomoses et trois branches qui vont à des muqueuses.

Au-dessous du trou déchiré postérieur, le glosso-pharyngien reçoit un rameau anastomotique du pneumogastrique; ce filet est très-grêle et dirigé de haut en bas et d'arrière en avant.

De la partie inférieure du ganglion d'Andersch part un filet qui se dirige en bas vers le rameau carotidien du ganglion cervical supérieur; il forme souvent un petit tronc commun avec un rameau semblable venu du pneumogastrique.

Nous avons décrit plus haut (voy. *Facial*) un rameau du facial qui se porte en dedans, en contournant la paroi antérieure de la la veine jugulaire interne, et qui établit une anastomose avec le glosso-pharyngien. Ce rameau aboutit à ce nerf immédiatement au-dessous du ganglion d'Andersch.

Le glosso-pharyngien fournit ensuite successivement :

1° Immédiatement au-dessous du trou déchiré et du ganglion, le *rameau des muscles digastrique et stylo-hyoïdien*. Ce petit nerf se dirige en bas et en avant, fournit quelques filets non constants au stylo-pharyngien, en arrière duquel il passe, et se termine dans le stylo-hyoïdien et le ventre postérieur du digastrique, en s'anastomosant avec les filets que le facial envoie à ces muscles;

2° Le *filet du muscle stylo-glosse*, qui naît au niveau du point où le glosso-pharyngien passe entre les muscles styliens. Il traverse le stylo-pharyngien sans lui abandonner de rameaux et s'unit au filet lingual du facial pour gagner avec lui les muscles stylo-glosse et glosso-staphylin et se terminer sur le dos de la base de la langue en s'anastomosant avec les ramifications terminales du glosso-pharyngien;

3° Les *rameaux carotidiens*. — Ces rameaux sont au nombre de deux ou de trois; ils naissent à des hauteurs différentes et se dirigent en bas vers la bifurcation de la carotide primitive (Fig. 205, 8). Ils s'anastomosent avec des filets analogues venus du pneumogastrique et du ganglion cervical supérieur, forment un plexus dit *intercarotidien*, au milieu duquel on trouve un ganglion, *ganglion intercarotidien* (voy. *Grand Sympathique*);

4° Les *rameaux pharyngiens*. — De nombre et d'origine variables, ces rameaux se portent en bas et en dedans vers les côtés du pharynx (Fig. 205, 12 et 206, 18), s'unissent à des filets semblables venus du pneumogastrique, du spinal et du grand sympathique et constituent le *plexus pharyngien* (voy. *Pneumogastrique*);

5° Les *rameaux tonsillaires*. — Ils naissent au moment où le glosso-pharyngien contourne la face externe de l'amygdale, sont assez nombreux, s'anastomosent entre eux en formant un petit *plexus tonsillaire* et se perdent enfin dans la muqueuse des amygdales, des piliers et de la face inférieure du voile du palais.

A la base de la langue, le glosso-pharyngien se place à égale distance de la partie moyenne et du bord de l'organe, se divise en plusieurs branches, qui se subdivisent à leur tour et fournissent des rameaux nombreux, anastomosés entre

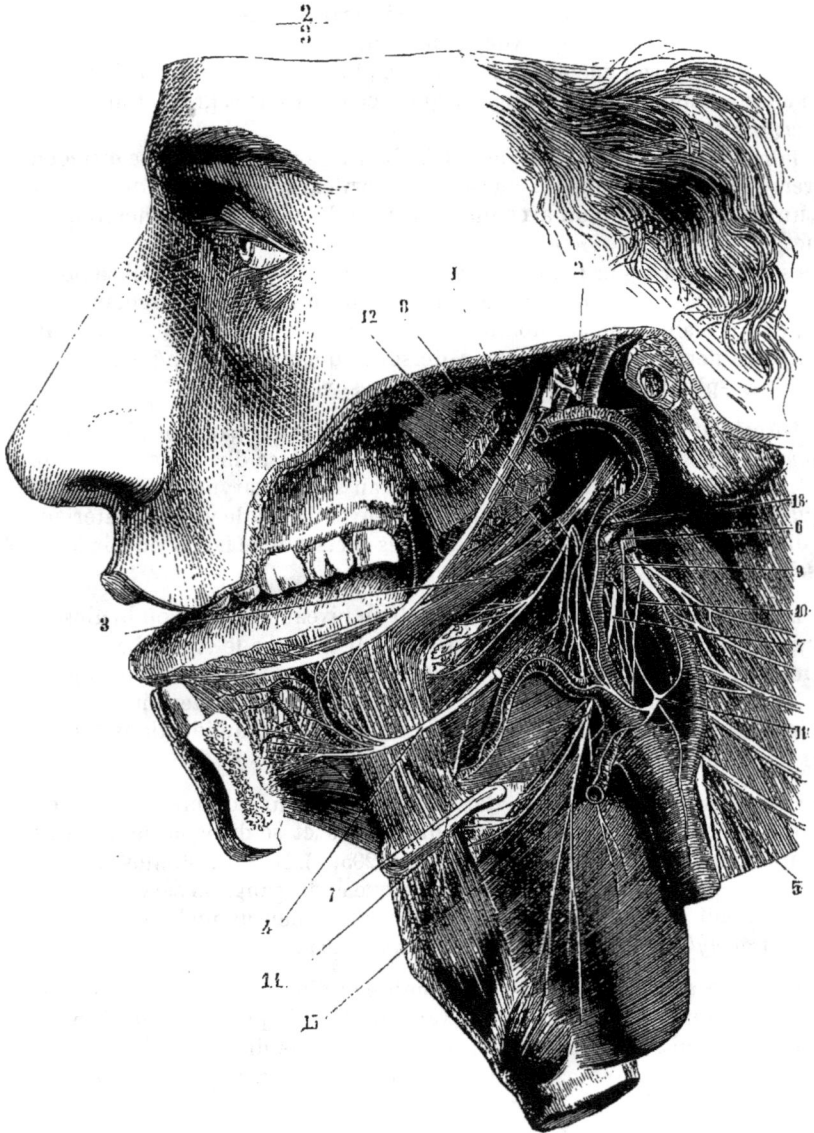

Fig. 205.

Nerfs lingual, glosso-pharyngien, grand hypoglosse, plexus et ganglion intercarotidiens (*).

(*) Le ganglion sous-maxillaire a été enlevé avec la glande de ce nom pour montrer les anastomoses en arcade des branches du lingual avec celles de l'hypoglosse. — 1) Nerf lingual. — 2) Nerf temporal superficiel sectionné. — 3) Nerf glosso-pharyngien. — 4) Nerf grand hypoglosse, dont une portion a été excisée. — 5) Ganglion cervical supérieur, dont on ne voit que l'extrémité inférieure. — 6) Nerf pneumogastrique sectionné. — 7) Nerf laryngé supérieur. — 8) Rameaux intercarotidiens du glosso-pharyngien.— 9) Rameaux intercarotidiens du pneumogastrique. — 10) Rameaux intercarotidiens du grand sympathique. — 11) Ganglion intercarotidien. — 12) Rameaux pharyngiens du glosso-pharyngien. — 13) Rameaux pharyngiens du pneumogastrique. — 14) Branche du muscle thyro-hyoïdien. — 15) Nerf laryngé externe.

eux de manière à constituer le *plexus lingual*, dont les filets terminaux sont destinés à la muqueuse du tiers postérieur de la langue. Autour du foramen cæcum, on voit les filets d'un côté s'unir à ceux du côté opposé, en formant le *plexus circulaire du trou borgne* signalé par Huguier et par Valentin.

Usages. — Le glosso-pharyngien est un nerf sensitif, chargé de transmettre deux espèces de sensations : l'une sensorielle et gustative, l'autre de sensibilité générale. Si, par son irritation au dehors du crâne, il détermine des contractions dans les muscles constricteurs du pharynx et stylo-pharyngien, il faut l'attribuer aux anastomoses qu'il reçoit du facial en plusieurs points. Après sa section, l'irritation de son bout supérieur détermine des contractions par mouvements réflexes. Le noyau du glosso-pharyngien est situé sur les parties latérales du bulbe et appartient par conséquent aux cornes postérieures et à la substance gélatineuse.

ARTICLE X. — DIXIÈME PAIRE. — NERF PNEUMOGASTRIQUE OU NERF VAGUE.

Préparation. — Il nous semble nécessaire de diviser la préparation en plusieurs parties correspondantes aux trois portions de ce nerf.

1° La coupe du pharynx donne les meilleurs résultats pour l'étude de la portion tout à fait supérieure du pneumogastrique ; elle permet d'étudier les différents rameaux anastomotiques et les rapports des nerfs entre eux, mais nécessairement elle oblige à sacrifier les anastomoses avec l'arcade des branches antérieures des deux premiers nerfs rachidiens, qui ne peut être vue que par une coupe latérale.

2° *Portion cervicale.* — On commencera par inciser la peau sur la partie médiane du cou et de la mâchoire inférieure, on fendra la commissure des lèvres jusqu'au niveau de la branche montante du maxillaire, et on fera tomber sur cette incision une nouvelle section verticale passant au niveau de la saillie de la pommette. Après avoir enlevé le pavillon de l'oreille et disséqué ce grand lambeau d'avant en arrière jusqu'au delà de l'apophyse mastoïde, enlever le muscle sterno-cléido-mastoïdien à ses insertions supérieures et inférieures, sectionner le petit muscle omo-hyoïdien, retrancher les artères et les veines, faire passer deux traits de scie obliques, l'un, d'arrière en avant et de dehors en dedans, à travers la portion mastoïdienne du rocher jusque vers le trou déchiré postérieur, et le second, oblique d'avant en arrière et de dehors en dedans, à travers la grande aile du sphénoïde et le rocher jusqu'au niveau du même trou ; achever cette section au moyen de la gouge et du maillet pour dégager les nerfs qui sortent par cette ouverture, poursuivre alors le tronc de la dixième paire et les rameaux qui en partent. Arrivé à la racine du cou, voir à droite le passage du nerf entre la veine et l'artère sous-clavière droite, et l'anse que forme le récurrent en embrassant la face inférieure de cette dernière.

Pour les nerfs du larynx, il faudra, après avoir étudié leur origine, faire l'ablation de cet organe en sectionnant les parties molles aussi haut que possible, et en enlevant la langue en même temps. On aura soin de faire porter la section inférieure à quelque distance au-dessous du cartilage cricoïde, de manière à conserver un bout de la trachée et un morceau de l'œsophage. Après avoir enlevé les muscles superficiels et avoir étudié le laryngé externe et le laryngé supérieur, on enlèvera une partie latérale du cartilage thyroïde en faisant porter la coupe à 0m,005 environ en dehors de la ligne médiane. On découvrira minutieusement les muscles intrinsèques et les branches que le laryngé inférieur leur fournit, et sur la face postérieure du crico-arythénoïdien postérieur on trouvera l'anastomose de Galien immédiatement au-dessous de la muqueuse.

3° *Portion thoracique.* — On passera alors à l'étude des nerfs cardiaques et des rameaux bronchiques. Pour cela, on ouvrira largement le thorax et l'on procédera d'abord à la préparation des rameaux cardiaques, on trouvera ensuite le ganglion de Wrisberg, les nerfs qui s'y rendent et ceux qui en partent (nous aurons à revenir sur cette préparation en décrivant le sympathique). Après avoir étudié les rameaux précédents, on réclinera les poumons de dehors en

dedans de manière à découvrir leur partie postérieure, on verra la manière dont les pneumogastriques se comportent en croisant la racine des bronches, et on commencera à préparer le
plexus pulmonaire ; mais pour achever cette préparation, nous recommandons de sortir de la
poitrine le cœur et les poumons.

4° *Portion abdominale.* — Ouvrir largement l'abdomen, sectionner d'avant en arrière le diaphragme jusqu'à son ouverture œsophagienne et rejeter latéralement et en haut les deux lambeaux, suivre le pneumogastrique gauche sur la face antérieure de l'estomac, relever le foie
de bas en haut et préparer, entre les deux lames de l'épiploon gastro-hépatique, les branches
destinées à cet organe. Soulever alors l'estomac, le rejeter vers la gauche et étudier le
pneumogastrique droit, les branches qu'il fournit à la face postérieure de l'estomac et celle
qui va au ganglion semi-lunaire.

Le nerf *pneumogastrique* ou nerf *vague* a son origine apparente sur le sillon latéral du bulbe, au-dessous du glosso-pharyngien et au-dessus des racines bulbaires du spinal.

Le noyau qui constitue son origine réelle est situé dans le bulbe sur les
parties latérales du plancher du quatrième ventricule (Fig. 177, 6), au-dessous de celui du glosso-pharyngien. Ainsi que nous l'avons dit plus haut,
les cellules de ce noyau sont disposées de telle sorte qu'elles se trouvent
dans un rapport constant avec les fibres ascendantes du cordon latéral du
bulbe ; ce qui a fait admettre qu'il existe là une union intime entre ces
parties. Nous ne reviendrons pas sur cette disposition décrite déjà (voy.
Bulbe). Le noyau du vague est uni par quelques fibres nerveuses à la
racine intra-bulbaire descendante du trijumeau ; cette communication permet d'expliquer certains réflexes. Les noyaux des deux pneumogastriques,
droit et gauche, sont de plus unis entre eux par des fibres transversales qui
passent par le raphé et s'y entre-croisent, d'où résulte la bilatéralité de la
respiration.

Le pneumogastrique sort du bulbe par un certain nombre de racines distinctes, qui se réunissent successivement de manière à former un faisceau
aplati et triangulaire, dont la base est au bulbe. Ainsi constitué, le cordon
nerveux se dirige en haut et en dehors, entre le glosso-pharyngien qui est
en avant et le spinal qui est en arrière ; il gagne le trou déchiré postérieur,
à travers lequel il sort du crâne par une ouverture ostéo-fibreuse, qui lui est
commune avec le spinal. Dans ce trajet intra-crânien, le pneumogastrique
est enveloppé par une gaîne arachnoïdienne commune aux trois nerfs des
neuvième, dixième et onzième paires. Le canal ostéo-fibreux, qu'il traverse
dans le trou déchiré, se trouve en arrière et en dehors de celui du glosso-
pharyngien, en dedans et en avant de l'origine de la jugulaire interne.

Le long trajet du pneumogastrique, étendu du crâne à l'estomac, au foie
et au ganglion semi-lunaire, permet de lui considérer trois parties : *cervicale, thoracique, abdominale*. Nous étudierons successivement les rapports
du nerf dans ces trois régions, les anastomoses avec les nerfs voisins, les
branches collatérales qu'il fournit, et enfin sa terminaison.

1° *Portion cervicale.* — Au-dessous du trou déchiré postérieur et souvent
même dans l'intérieur de ce trou, le pneumogastrique présente un premier
ganglion, *ganglion jugulaire*, d'un petit volume, d'une forme ovoïde, auquel
viennent aboutir les anastomoses parties du tronc du facial, du ganglion
d'Andersch, ainsi que des filets émanés du tronc du spinal. Immédiatement
au-dessous de ce premier ganglion, le pneumogastrique se renfle de nouveau

en une masse beaucoup plus longue, fusiforme, mesurant en général $0^m,025$ à $0^m,03$ de longueur ; on lui a donné le nom de *plexus gangliforme*. Dans ce second renflement viennent se jeter la branche interne du spinal, des filets du grand hypoglosse, un ou deux rameaux venus de l'arcade formée par les branches antérieures des deux premières paires cervicales et enfin des rameaux du ganglion cervical supérieur.

Le plexus gangliforme est situé en arrière de la carotide interne, en dedans, en avant et un peu au-dessus du ganglion cervical supérieur du grand sympathique. Il est contourné en pas de vis par le tronc de l'hypoglosse, qui d'abord répond à son côté postérieur, puis à son côté externe et enfin à son côté antérieur.

Au-dessous de ce second renflement, le pneumogastrique descend à peu près verticalement, en dedans du cordon du sympathique dans l'angle curviligne formé par la carotide interne et la jugulaire interne. Le nerf est contenu dans la gaîne des vaisseaux et offre avec les muscles prévertébraux les mêmes rapports que ceux-ci.

2° *Portion thoracique.* — A la racine du cou, en raison même de la différence que présente la disposition des troncs artériels à droite et à gauche, le pneumogastrique droit passe entre l'artère et la veine sous-clavières en les croisant verticalement, tandis que celui du côté gauche descend parallèlement entre les artères carotide primitive et sous-clavière gauche, pour croiser, dans la partie supérieure du thorax, la face antérieure de la crosse de l'aorte au moment où celle-ci se dirige en arrière et à gauche.

A partir de ce point, les différences de rapports des deux pneumogastriques s'accentuent de plus en plus.

Le nerf du côté droit se dirige en bas et en arrière vers l'œsophage, se place dans le sillon qui sépare ce conduit d'avec la trachée, fournit au niveau de la bifurcation de celle-ci des filets nombreux, qui s'anastomosent avec ceux venus du pneumogastrique gauche pour former le plexus pulmonaire, gagne le bord droit, puis la face postérieure du canal œsophagien et pénètre avec lui dans l'abdomen à travers l'ouverture œsophagienne du diaphragme.

Le pneumogastrique gauche, après avoir croisé la face antérieure de la crosse aortique, passe verticalement en arrière de la bronche gauche, fournit les rameaux du plexus pulmonaire, gagne le côté antérieur de l'œsophage, sur lequel il s'applique, et arrive dans l'abdomen en passant par l'ouverture œsophagienne du diaphragme.

3° *Portion abdominale.* — Arrivé dans l'abdomen, le pneumogastrique gauche ou antérieur se termine sur la face antérieure de l'estomac et dans le foie. Les branches destinées à ce dernier viscère cheminent entre les feuillets de l'épiploon gastro-hépatique et gagnent le sillon transverse.

Le nerf vague du côté droit ou postérieur, dans sa portion abdominale, fournit quelques rameaux à la face postérieure de l'estomac et vient aboutir au ganglion semi-lunaire droit, qu'il aborde par son extrémité interne, tandis que dans l'extrémité externe du même ganglion vient se jeter le nerf grand splanchnique, branche du sympathique. Par leur réunion au ganglion semi-lunaire, ces deux nerfs forment ensemble une arcade à concavité supérieure, qui est décrite sous le nom d'*anse mémorable de Wrisberg*.

Les *anastomoses* que le pneumogastrique reçoit ou envoie sont :

1° Un rameau du ganglion d'Andersch, qui aboutit au ganglion jugulaire (voy. *Glosso-pharyngien*) ;

2° Un rameau du facial, rameau de la fosse jugulaire, que nous avons décrit plus haut (voy. *Facial*) ; il vient aussi se jeter dans le ganglion jugulaire. A ce rameau s'accole toujours un filet émané du pneumogastrique, qui chemine en sens inverse, se porte en haut et en dehors, croise le tronc du facial dans l'intérieur de l'aqueduc de Fallope et lui abandonne une branche. Il pénètre alors dans l'épaisseur de l'apophyse mastoïde et se divise en deux branches, dont l'une est destinée à la membrane du tympan, tandis que l'autre va s'épuiser dans la peau de la paroi supérieure du fond du conduit auditif externe. Il est impossible, après les expériences de Cl. Bernard, de nier que ce filet, *rameau auriculaire*, ne vienne du pneumogastrique ; c'est à lui, en effet, que le facial doit sa sensibilité à la sortie du trou stylomastoïdien ;

3° Quelques filets que le tronc du spinal envoie au ganglion jugulaire ;

4° La branche interne du spinal, qui au-dessous du trou déchiré postérieur se détache du tronc de la onzième paire, se porte en avant et en bas et se jette dans le plexus gangliforme ; elle s'unit au nerf pneumogastrique, et forme les branches pharyngiennes, laryngée externe et laryngée inférieure de ce nerf (Fig. 206, 12) ;

5° Au moment où le grand hypoglosse contourne le plexus gangliforme, il lui abandonne deux ou trois filets, qui s'y perdent (Fig. 206, 14) ;

6° Quelques rameaux constants, mais de nombre variable, qui tirent leur origine de l'arcade formée par les branches antérieures des deux premiers nerfs rachidiens ; ils aboutissent au bord postérieur du plexus gangliforme (Fig. 206, 15) ;

7° Des filets anastomotiques, variables de nombre et de direction, partent du ganglion cervical supérieur, situé presque parallèlement au plexus gangliforme, dans lequel ils se jettent ;

8° Dans son trajet au cou, le pneumogastrique reçoit encore quelques filets des ganglions cervicaux moyen et inférieur, ainsi que du premier ganglion dorsal.

Les branches collatérales du pneumogastrique peuvent être divisées, suivant leur origine, en branches cervicales et dorsales.

§ I. — Branches cervicales.

1° *Rameaux pharyngiens.* — Ces rameaux, au nombre de deux, trois ou quatre, partent de la partie supérieure du plexus gangliforme, se portent en bas et en avant, contournent la carotide interne en passant en dehors d'elle (Fig. 206, 17) et vont sur le côté externe du pharynx s'anastomoser avec des rameaux venus du glosso-pharyngien (Fig. 206, 18) et du ganglion cervical supérieur (Fig. 206, 19) pour constituer le *plexus pharyngien*. Ce plexus forme des mailles très-irrégulières et très-allongées, dont les rameaux terminaux se perdent dans les muscles et la muqueuse du pharynx.

$$\frac{5}{8}$$

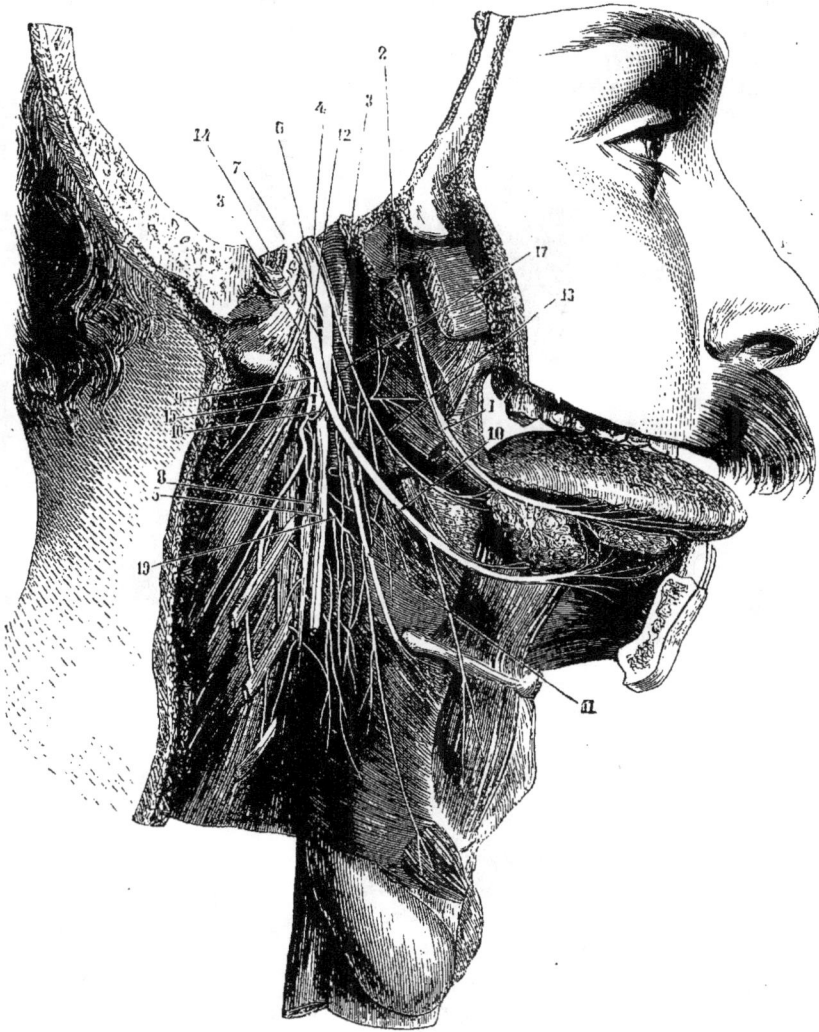

Fig. 206. — *Glosso-pharyngien. Pneumogastrique. Spinal et grand hypoglosse au cou* (*).

(*) 1) Nerf lingual. — 2) Corde du tympan. — 3) Nerf glosso-pharyngien. — 4) Ganglion d'Andersch. — 5) Nerf pneumogastrique. — 6) Ganglion jugulaire. — 7) Nerf spinal. — 8) Ganglion cervical supérieur. — 9) Arcade formée par les branches antérieures des deux premières paires cervicales. — 10) Nerf grand hypoglosse. — 11) Nerf laryngé supérieur. — 12) Branche interne du spinal. — 13) Branche externe du spinal. — 14) Anastomose du grand hypoglosse avec le plexus gangliforme. — 15) Anastomose de l'arcade des deux premiers nerfs cervicaux avec le plexus gangliforme. — 16) Anastomose de cette arcade avec le grand hypoglosse. — 17) Rameaux pharyngiens du pneumogastrique. — 18) Rameaux pharyngiens du glosso-pharyngien. — 19) Rameaux pharyngiens du ganglion cervical supérieur.

Des rameaux pharyngiens du pneumogastrique partent des filets qui viennent aboutir au plexus intercarotidien et au ganglion de ce nom (Fig. 205, 9).

2° *Nerf laryngé supérieur*. — Ce nerf naît du côté interne du plexus gangliforme, et se porte en bas et en dedans en passant entre la carotide interne et les parois du pharynx. Il décrit alors une courbure à concavité antérieure, devient ensuite à peu près horizontal et longe le bord inférieur de la grande corne de l'os hyoïde.

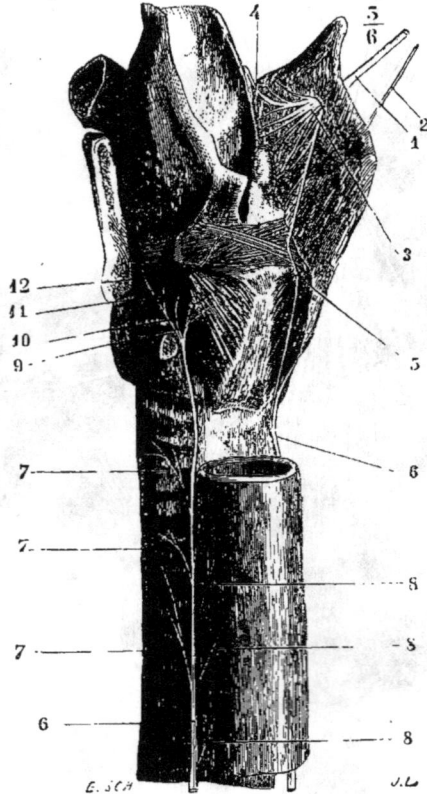

Fig. 207. — *Nerfs du larynx* (*).

Un peu plus loin, le nerf laryngé supérieur passe entre le muscle thyro-hyoïdien et la membrane du même nom, traverse cette membrane (Fig. 207, 3) et se divise en branches nombreuses destinées à la muqueuse de la portion sus-glottique du larynx. Parmi ces branches, les unes sont ascendantes et vont à la muqueuse des deux faces de l'épiglotte et à celle de la base de la langue jusqu'auprès du trou borgne (Fig. 207, 4); d'autres sont transversales

(*) 1) Nerf laryngé supérieur. — 2) Nerf laryngé externe. — 3) Passage du nerf laryngé supérieur à travers la membrane thyro-hyoïdienne. — 4) Branches supérieures ou glosso-épiglottiques de ce nerf. — 5) Anastomose entre le laryngé supérieur et le laryngé inférieur, ou rameau de Galien. — 6, 6) Nerf laryngé inférieur. — 7, 7, 7) Ses rameaux trachéens. — 8, 8, 8) Ses rameaux œsophagiens. — 9) Rameau du muscle crico-aryténoïdien postérieur. — 10) Rameau du muscle ary-aryténoïdien, qui passe sous le tendon du précédent. — 11) Rameau du muscle crico-aryténoïdien latéral. — 12) Rameau du muscle thyro-aryténoïdien.

ou légèrement descendantes et vont à la muqueuse des replis ary-épiglottiques et à celle de l'ouverture supérieure du larynx. Un de ces derniers filets, connu sous le nom de *rameau de Galien*, descend sur la face postérieure du muscle crico-arythénoïdien postérieur, immédiatement au-dessous de la muqueuse, et va s'anastomoser avec un filet ascendant venu du laryngé inférieur (Fig. 207, 5).

Le laryngé supérieur, à quelque distance au-dessus de la grande corne de l'os hyoïde et quelquefois en dedans de la carotide interne, fournit un rameau assez grêle, *nerf laryngé externe* (Fig. 207, 2), qui se porte en bas, en avant et en dedans sur la face externe du muscle constricteur inférieur du pharynx, lui abandonne quelques filets et gagne le muscle crico-thyroïdien. Il innerve ce muscle, traverse ensuite la membrane crico-thyroïdienne et va se distribuer à la muqueuse de la partie sous-glottique du larynx et à celle du ventricule de la glotte.

3° *Nerf laryngé inférieur ou nerf récurrent.* — L'origine de ce nerf diffère à droite et à gauche. Celui du côté droit naît au devant de l'artère sous-clavière, contourne ce vaisseau d'avant en arrière et de bas en haut en formant une anse à concavité supérieure, qui l'embrasse, remonte alors sur la partie latérale de l'œsophage et passe au-dessous du bord inférieur du muscle constricteur inférieur, pour aboutir à la partie postérieure du larynx, où il s'engage dans la gouttière que forment les cartilages cricoïde et thyroïde (Fig. 207, 6,6).

Le nerf laryngé inférieur du côté gauche est plus long et un peu plus volumineux que son homologue. Il naît plus bas et embrasse la crosse de l'aorte, de la même manière que celui-ci embrasse la sous-clavière (Fig. 208, 2). Il remonte alors dans l'angle curviligne que forment la trachée et l'œsophage, s'engage sous le constricteur inférieur comme celui du côté droit et suit le même trajet. Il est à remarquer que de ces deux nerfs, l'un, celui du côté droit est appliqué sur la face latérale de l'œsophage, tandis que celui du côté gauche répond au bord antéro-latéral de ce conduit. Les branches que donnent les nerfs récurrents sont : *a*) des rameaux trachéens et œsophagiens multiples (Fig. 207, 7, 8); *b*) des filets au muscle constricteur inférieur du pharynx; *c*) un filet anastomotique avec le rameau de Galien, venu du laryngé supérieur; *d*) des rameaux à tous les muscles intrinsèques du larynx, sauf le crico-thyroïdien; celui qui est destiné au muscle ary-arythénoïdien passe d'ordinaire au-dessous du tendon du muscle crico-arythénoïdien postérieur (Fig. 207, 10).

Les nerfs récurrents, surtout celui du côté gauche, rarement celui du côté droit, fournissent encore des *rameaux cardiaques*, qui vont se joindre aux rameaux cardiaques nés directement du pneumogastrique et du sympathique, pour former le plexus cardiaque et aboutir au ganglion de Wrisberg.

§ II. — Branches thoraciques.

1° *Rameaux cardiaques.* — Il en est qui naissent de la portion cervicale du pneumogastrique, d'autres proviennent de sa portion thoracique; leur nombre est variable. Les premiers sont assez longs et obliques de haut en bas et de dehors en dedans; ceux du côté droit croisent la sous-clavière, ceux du côté gauche la crosse de l'aorte (Fig. 208, 3); ils aboutissent au ganglion de Wrisberg et au plexus cardiaque. Dans leur trajet, ces rameaux s'anastomosent toujours et s'accolent quelquefois aux nerfs cardiaques venus du sympathique. Les rameaux cardiaques, nés de la portion thoracique du pneumogastrique, sont au nombre de deux ou trois et vont, avec les précédents et des rameaux du même nom venus du récurrent, se perdre dans le ganglion de Wrisberg et le plexus cardiaque. Nous décrirons ce ganglion et les branches qui en émanent avec la portion thoracique du grand sympathique.

2° *Rameaux pulmonaires.* — Ces rameaux sont très-nombreux; les uns naissent au-dessus de la bifurcation de la trachée et se portent sur la face antérieure des bronches; d'autres, beaucoup plus nombreux, tirent leur origine du pneumogastrique au moment où ce nerf croise la face postérieure des bronches, entre la face antérieure de l'œsophage et la paroi postérieure de l'oreillette gauche, et se rendent à la face postérieure des canaux bronchiques. Cette différence, dans la disposition des filets pulmonaires, les a fait diviser en *rameaux pulmonaires antérieurs* et *rameaux pulmonaires postérieurs;* mais cette division est sans aucune importance.

Tous les rameaux pulmonaires antérieurs et postérieurs s'anastomosent, ceux du côté droit avec ceux du côté gauche et, de plus, avec des rameaux venus des quatre premiers ganglions dorsaux du sympathique, pour former un plexus considérable, *plexus pulmonaire*, divisé par les auteurs en *plexus pulmonaire antérieur* et *plexus pulmonaire postérieur*. Les rameaux de ce plexus communiquent ensemble, en entourant la racine des bronches et toute la circonférence de ces canaux aériens. Du plexus pulmonaire partent : *a)* des filets destinés à la partie inférieure de la trachée ; *b)* des filets œsophagiens; *c)* des filets péricardiques, et *d)* des filets bronchiques de beaucoup les plus nombreux, qui accompagnent les bronches dans l'intérieur du poumon, tout en conservant leur disposition plexiforme. (Pour leur distribution ultérieure, voy. *Poumon.*)

3° *Rameaux œsophagiens.* — Chez l'homme, ces rameaux sont extrêmement nombreux ; ils embrassent la surface de l'œsophage et forment le *plexus œsophagien*, dont l'intrication des filets est des plus compliquée. D'après Kollmann [1], le pneumo-gastrique droit est un peu plus volumineux au delà de ce plexus qu'au moment où il y pénètre, ce qui tendrait à établir qu'il reçoit du pneumo-gastrique gauche plus de filets qu'il n'en abandonne au plexus œsophagien.

§ III. — Branches abdominales ou terminales.

1° *Pneumo-gastrique gauche ou antérieur.* — Arrivé au niveau de la face antérieure du cardia, l'on voit souvent ce nerf former une sorte de *plexus cardiaque*, qui se présente quelquefois sous la forme d'une plaque nerveuse à mailles arrondies et serrées, mais qui peut affecter aussi d'autres formes et n'être même qu'une sorte de demi-anneau assez peu distinct. Après ce plexus, que Valentin a cru devoir subdiviser en un certain nombre de plexus secondaires, le nerf vague du côté gauche gagne la face antérieure de l'estomac et se divise en branches destinées à cet organe et en branches qui vont

---

[1] Kollmann, *Ueber den Verlauf der Lungenmagennerven in der Bauchhöhle.* Leipzig, 1860. Avec deux planches photographiées.

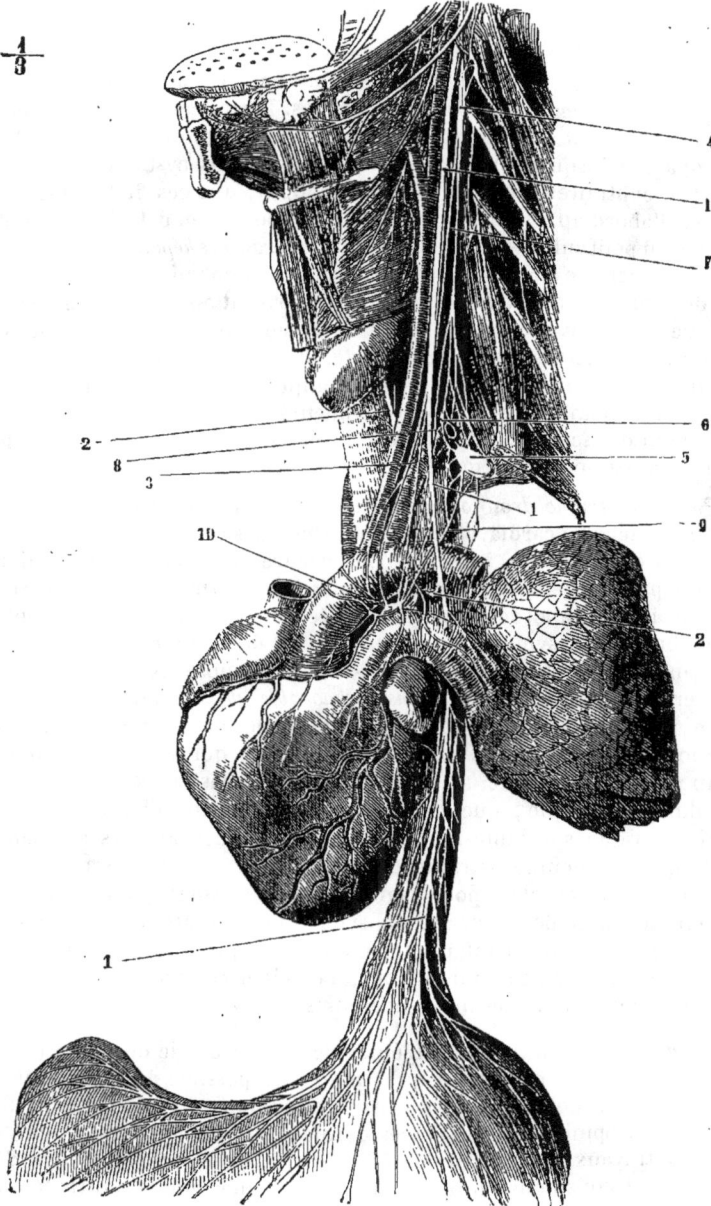

Fig. 208. — *Pneumogastrique du côté gauche. Grand sympathique au cou. Plexus cardiaque et ganglion de Wrisberg* (*).

(*) 1, 1, 1) Nerf pneumogastrique gauche. — 2, 2) Nerf récurrent gauche embrassant la crosse de l'aorte et remontant entre la trachée et l'œsophage. — 3) Rameau cardiaque venu du pneumogastrique. — 4) Ganglion cervical supérieur du sympathique. — 5) Ganglion cervical inférieur. — 6) Arcade du sympathique entourant l'artère sous-clavière. — 7) Rameau cardiaque sympathique supérieur. — 8) Rameau cardiaque sympathique moyen. — 9) Rameau cardiaque sympathique inférieur. — —) Ganglion de Wrisberg et plexus cardiaque.

au foie. Les premières, *branches stomacales*, accompagnent les divisions de l'artère coronaire stomachique et s'anastomosent avec les rameaux du sympathique qui enlacent ces divisions artérielles. Parmi ces branches, il en est qui se dirigent tout à fait à droite, vers l'artère pylorique, et qui semblent l'accompagner jusqu'au plexus hépatique et au plexus cystique. Kollmann a démontré, contrairement à Valentin et à Sappey, que ces filets ne font que s'accoler d'abord aux rameaux sympathiques pour s'en détacher bientôt et retourner au petit cul-de-sac de l'estomac. Les *branches hépatiques* du pneumogastrique gauche se dirigent de gauche à droite et cheminent entre les deux lames de l'épiploon gastro-hépatique. Elles arrivent au sillon transverse du foie, s'anastomosent avec les rameaux du grand sympathique et pénètrent, en suivant les divisions de la veine-porte, dans la profondeur de la glande hépatique. Kollmann a voulu se rendre compte du rapport de quantité qui existe entre le nombre des filets que le pneumogastrique gauche envoie au foie et celui de ses filets stomacaux; il résulte de ses calculs que les premiers sont aussi nombreux que les seconds.

2° *Pneumogastrique droit ou postérieur*. — Ce nerf est situé d'abord sur le côté postérieur du cardia, et abandonne quelques rameaux (un tiers de ses fibres, d'après Kollmann) à la face postérieure de l'estomac. La majeure partie du pneumogastrique droit va ensuite aboutir au ganglion semi-lunaire droit, qu'il aborde par sa partie interne, tandis que le grand splanchnique, branche du sympathique, vient se jeter dans l'extrémité externe du même ganglion. La réunion de ces deux anastomoses forme, avec cette masse nerveuse, une arcade dite *anse mémorable de Wrisberg*. Outre cette branche destinée au ganglion semi-lunaire, le pneumogastrique droit semble fournir des rameaux extrêmement ténus, qui se rendent directement au pancréas, à la rate, au plexus rénal, en s'anastomosant avec des rameaux du sympathique; quelques-uns semblent même aller, à travers le mésentère, jusque sur l'intestin grêle. Pour quelques auteurs allemands, les filets que le pneumogastrique droit envoie au ganglion semi-lunaire ne feraient que s'y accoler, pour gagner de là les organes splanchniques en s'anastomosant avec des rameaux du sympathique. Cette complication de description nous semble d'autant plus minutieuse que nous ne pensons pas qu'il soit possible, même au microscope, d'élucider cette question en raison du mélange inextricable des fibres nerveuses.

Usages du pneumogastrique. — L'étude de la physiologie de ce nerf n'est pas encore assez complète pour qu'il nous soit possible de la retracer en quelques lignes ; il nous faudrait un chapitre tout entier pour relater et discuter toutes les opinions émises en ces derniers temps seulement. Nous renvoyons aux travaux de Sédillot, de Cl. Bernard, de Schiff, de Brown-Séquard, etc., et nous nous bornons à faire remarquer que la motricité que possède le pneumogastrique ne semble pas lui être propre, qu'elle appartient à ses anastomoses et surtout à celles qu'il reçoit du spinal. C'est, en effet, la branche interne de ce nerf qui forme les rameaux destinés à innerver les muscles du larynx et du pharynx, et cependant Cl. Bernard a fait observer qu'en irritant le pneumogastrique dans le crâne, on obtient des mouvements du larynx et du pharynx, quoique l'anastomose avec le spinal n'ait pas encore eu lieu. Quant à l'action du nerf vague sur le cœur, nous croyons démontré aujourd'hui, malgré les critiques de Moleschott, que c'est à lui qu'il faut attribuer la régularisation des battements, qui s'accélèrent considérablement quand on vient à le sectionner, qui se ralentissent au contraire quand on l'irrite. Il est donc un nerf d'arrêt (*Hemmungsnerv*) du cœur. Dans la respiration, il semble être chargé de transmettre une sensation inconsciente qui réagit sur les cordons latéraux du bulbe et de la moelle, en excitant ces nerfs chargés d'imprimer la motricité aux muscles respirateurs. Cette sensation lui est peut-être fournie par la proportion trop considérable d'acide carbonique contenue dans le sang au moment où l'inspiration est devenue nécessaire.

ARTICLE XI. — ONZIÈME PAIRE. — NERF SPINAL OU NERF ACCESSOIRE DE WILLIS.

Préparation. — La même que pour la portion cervicale du pneumogastrique, seulement au lieu d'enlever complétement le muscle sterno-cléido-mastoïdien, on le sectionnera vers son tiers supérieur en rejetant en bas et en arrière ses deux tiers inférieurs.

Le *nerf spinal* naît par deux sortes de racines : les unes, supérieures ou *bulbaires,* forment un faisceau distinct, dont l'origine est au bulbe au-dessous de celles du pneumogastrique ; les secondes, inférieures ou *médullaires,* proviennent de la portion cervicale de la moelle épinière (Fig. 174, 7). Ces dernières s'étendent d'ordinaire jusque vers l'origine de la cinquième paire cervicale et peuvent même descendre jusqu'auprès de l'origine de la première paire dorsale. Elles se trouvent entre les racines antérieures et les racines postérieures des paires rachidiennes et remontent sur la face postérieure du ligament dentelé. Ces filets, d'origine médullaire, sont obliques de bas en haut, de dedans en dehors et se réunissent successivement sur un tronc commun. Les plus inférieurs sont presque verticaux et très-courts, de telle manière que plus leur tronc remonte, plus il s'éloigne de la moelle.

Les racines bulbaires du spinal possèdent un noyau spécial, situé très-près du raphé médian, comme celui de tous les nerfs moteurs émanés du bulbe (voy. *Bulbe*).

Dès que le tronc des racines médullaires a dépassé le niveau de la première paire cervicale, il s'incline en dehors vers le trou déchiré postérieur et reçoit les racines bulbaires, qui ne font que s'y accoler pour s'en détacher plus loin, ainsi que nous allons le voir. Tantôt c'est dans la cavité crânienne que ces deux faisceaux se réunissent, tantôt ce n'est qu'au niveau du trou déchiré postérieur que se fait cette union.

Dans le crâne, le spinal est contenu dans la même gaîne arachnoïdienne que le glosso-pharyngien et le pneumogastrique ; dans le trou déchiré il se trouve au devant et un peu en dedans de la jugulaire interne, en arrière du pneumogastrique, avec lequel il sort par un canal ostéo-fibreux commun.

Au moment où le faisceau médullaire croise les racines postérieures de la première paire cervicale, il s'anastomose avec elles. Cette anastomose n'est pas constante et se borne souvent à un simple ádossement (1). Pendant son passage à travers le trou déchiré, le spinal envoie quelques filets au ganglion

(1) Le ganglion que Huber a décrit à ce niveau n'existe pas.

jugulaire du pneumogastrique et en reçoit quelques autres partis du même ganglion ; c'est donc un échange de filets qui s'opère entre ces deux nerfs.

Aussitôt après être sorti du trou déchiré postérieur, le nerf de la onzième paire se divise en deux branches : l'une interne, l'autre externe.

La *branche interne*, formée exclusivement par les racines bulbaires, se porte en avant et en bas, s'accole immédiatement au plexus gangliforme (Fig. 116, 12), et va constituer la majeure partie des rameaux pharyngiens, du laryngé externe et du laryngé inférieur, qui semblent naître du pneumogastrique et que nous avons décrits avec ce nerf.

La *branche externe*, dont les racines médullaires forment les éléments, est plus volumineuse que la précédente (Fig. 206, 13). Elle se porte en bas, en dehors et un peu en arrière, passe d'abord entre la jugulaire et la carotide internes, descend en croisant la face interne des muscles digastrique et stylo-hyoïdien (Fig. 213, 1) et se place en arrière du bord inférieur de la glande parotide, mais sans pénétrer dans la loge fibreuse de cette glande. La branche externe du spinal croise ensuite la face profonde du muscle sterno-cléido-mastoïdien, traverse quelquefois ce muscle, lui abandonne quelques rameaux (Fig. 213, 1), croise obliquement le creux sus-claviculaire entre la face inférieure du peaucier et la face supérieure du splénius, et s'engage sous le bord du trapèze à environ 0^m,04 ou 0^m,03 au-dessus de la clavicule (Fig. 212, 11). Elle se termine dans ce muscle en rameaux divergents. Ces rameaux trapéziens, de même que ceux qui sont destinés au sterno-mastoïdien, s'anastomosent dans ces muscles avec des filets du plexus cervical.

Usages. — Le nerf spinal est essentiellement moteur ; la faible sensibilité qu'il manifeste quand il est irrité est due soit aux filets anastomotiques que lui fournit la racine postérieure du premier nerf rachidien, soit à ceux qu'il reçoit du pneumogastrique dans son passage à travers le trou déchiré. Après la section de sa branche interne, les muscles de la glotte et du pharynx peuvent encore se contracter quand on excite le pneumogastrique ; le nerf vague envoie donc à ces muscles des filets indépendants de ceux du spinal. La respiration continue normalement après la section de la branche interne des deux spinaux, mais la voix est abolie. Quant à la branche externe, elle innerve les deux muscles auxquels elle se distribue ; mais ces muscles reçoivent, en outre, des rameaux du plexus cervical. Aussi quand le spinal est arraché ou que la branche externe est coupée, ces muscles peuvent encore se contracter, mais ils ne peuvent plus immobiliser le thorax au moment de l'effort. Dans le chant, le trapèze et le sterno-mastoïdien sont contractés de manière à empêcher un écoulement trop rapide de l'air contenu dans la poitrine et à adapter ainsi l'organe respiratoire à son rôle de porte-vent ; si la branche externe du spinal est coupée, cette action n'est plus possible ; si la branche interne est restée intacte, le son peut encore être produit, mais il ne saurait plus être modulé, et la voix devenue entrecoupée ne peut plus dépasser en longueur la durée de l'expiration ordinaire [1].

(1) Pour plus de détails, voy. Cl. Bernard, *Leçons sur le système nerveux*, t. II.

ARTICLE XII. — DOUZIÈME PAIRE. — NERF GRAND HYPOGLOSSE.

Préparation. — 1° Pour la partie supérieure, même préparation que pour la portion cervicale du pneumogastrique, mais on aura soin de ne pas enlever les artères carotides ; 2° pour la partie inférieure, comme pour le lingual ; 3° pour la branche descendante, comme pour le plexus cervical profond (voy. plus loin).

Ce nerf a son origine apparente dans le sillon qui sépare l'olive de la pyramide antérieure. On voit partir de ce point une douzaine de racines se réunissant en deux faisceaux, qui perforent la dure-mère au niveau du trou condylien, tantôt par un seul, tantôt par deux orifices et qui se réunissent pour traverser le trou condylien antérieur.

L'origine réelle du *grand hypoglosse* nous a déjà occupés plus haut ; nous avons dit la position de son noyau et ses connexions soit avec celui du côté opposé, soit avec le corps dentelé de l'olive ; aussi n'y reviendrons-nous pas (voy. *Bulbe*).

Jusque dans le trou condylien antérieur, le nerf de la douzième paire est entouré par une gaîne arachnoïdienne. Immédiatement après sa sortie de ce trou, il se dirige en bas et en dehors et répond : en arrière, aux muscles droits antérieurs ; en avant, à la carotide interne ; en dedans, au plexus gangliforme, qu'il contourne ; en dehors, à la branche externe du spinal et à l'arcade des deux premiers nerfs rachidiens. Le grand hypoglosse contourne le plexus gangliforme par un demi-tour d'hélice, et répond d'abord à son côté postérieur, puis à son côté externe et enfin à son côté antérieur. C'est à ce moment qu'il envoie à ce renflement un ou deux filets anastomotiques (Fig. 206, 14). Il passe alors entre la carotide interne et la veine jugulaire interne et reçoit à ce niveau un ou deux filets anastomotiques de l'arcade formée par les branches antérieures des deux premiers nerfs cervicaux (Fig. 206, 16). Vers le même point ou un peu plus haut, vient s'y joindre un autre filet venu du ganglion cervical supérieur du grand sympathique.

A partir du point où l'hypoglosse cesse de contourner le plexus gangliforme, jusqu'aux muscles de la langue, dans lesquels il se termine, ce nerf décrit une courbure à concavité antérieure. Il chemine entre les muscles styliens, en dedans du digastrique et du stylo-hyoïdien, croise la carotide externe en passant en dehors d'elle, s'applique sur la face externe du constricteur moyen du pharynx et plus loin sur celle du muscle hyo-glosse et arrive au bord postérieur du muscle mylo-hyoïdien. Dans ce trajet, le grand hypoglosse se trouve entre le tendon du muscle digastrique et la grande corne de l'os hyoïde (Fig. 213, 11) et marche plus loin parallèlement à l'artère linguale. Ce vaisseau s'en sépare au niveau du bord postérieur du muscle hyo-glosse et passe en dedans de ce muscle, tandis que le nerf reste sur sa face externe (Fig. 205, 4). La glande sous-maxillaire est située au-dessus du grand hypoglosse dans la concavité qu'il décrit.

Arrivé au bord postérieur du muscle mylo-hyoïdien, le nerf de la douzième paire passe à la face profonde de ce muscle, qui le recouvre, et devient légèrement ascendant. Il est toujours appliqué sur la face externe du muscle hyo-glosse et marche à peu près parallèlement au canal de Warthon, qui est situé au-dessus, entre lui et le nerf lingual. L'hypoglosse se divise alors en nombreuses branches terminales, qui s'épuisent dans les muscles hyo-glosse, stylo-glosse, génio-glosse et lingual. Il s'anastomose par des filets assez nombreux avec le nerf lingual, en formant des arcades à concavité postérieure (Fig. 205, 4); ses fibres les plus antérieures peuvent être suivies jusque vers la pointe de la langue.

Le grand hypoglosse fournit dans son trajet, outre les anastomoses et les branches terminales que nous avons déjà mentionnées :

1° *La branche descendante*. — Elle naît du bord postérieur convexe du grand hypoglosse au moment où ce nerf contourne la carotide interne, se dirige en bas et en avant, croise la face externe de la carotide externe très-près de l'origine de ce vaisseau, longe le côté antérieur de la carotide primitive (Fig. 213, 9) et, arrivée au niveau du bord supérieur de la portion moyenne, tendineuse, du muscle omo-hyoïdien, s'unit en anse à la branche descendante interne du plexus cervical. L'union de ces deux branches forme un petit plexus, que l'on trouve d'ordinaire au devant et en dehors de la jugulaire interne (Fig. 213, 10). De ce plexus partent des filets pour les muscles omo-hyoïdien, sterno-hyoïdien et sterno-thyroïdien. Le petit nerf destiné à ce dernier muscle descend jusqu'auprès de ses attaches sternales et pénètre donc dans la partie supérieure de la poitrine ; mais il s'épuise dans le sterno-thyroïdien et ne va pas au delà pour s'anastomoser avec le phrénique, comme l'a dit Valentin.

La branche descendante du grand hypoglosse n'est pas simple ; elle est formée par un filet qui se porte de la douzième paire à la branche descendante interne du plexus cervical et par un second filet qui marche en sens contraire et va se jeter dans l'hypoglosse ; en effet, la branche descendante du plexus cervical se partage en deux rameaux, dont l'un prend part au petit plexus destiné aux muscles sous-hyoïdiens, tandis que l'autre remonte le long de la branche de l'hypoglosse pour se perdre dans ce nerf. On a voulu démontrer que la branche descendante de l'hypoglosse n'est autre chose que le filet anastomatique fourni par l'arcade des deux premiers nerfs cervicaux, filet qui, après s'être accolé au tronc de la douzième paire, s'en détacherait plus loin, de même que la corde du tympan par rapport au lingual ; mais ce fait nous semble très-loin d'être prouvé.

2° *Le rameau thyro-hyoïdien*. — Au niveau de la grande corne de l'os hyoïde, on voit se détacher de la convexité de l'hypoglosse un nouveau rameau qui se dirige obliquement en bas, en avant et en dedans et qui va se terminer dans le muscle thyro-hyoïdien (Fig. 213, 12).

3° *Le rameau génio-hyoïdien*. — Il naît de la convexité du tronc de la douzième paire, un peu au delà du précédent, et va se perdre dans le muscle génio-hyoïdien.

Usages. — Le nerf grand hypoglosse est le nerf moteur de la langue ; il préside donc aux mouvements de cet organe et à l'articulation des sons. Dans ce dernier cas, les mouvements se font toujours bilatéralement et les deux nerfs entrent par conséquent en action simultanément. Mais, d'autre part, nous possédons la faculté de mouvoir la langue dans un sens déterminé, à droite ou à gauche, et de ne contracter, par conséquent, qu'un seul muscle à la fois ; ce mouvement s'exécute après la mastication quand la langue va rassembler les parcelles alimentaires égarées dans la bouche. C'est précisément cette différence dans l'action des nerfs hypoglosses que Schröder van der Kolk a cherché à expliquer par la différence d'origine des filets de ces nerfs, filets dont les uns proviendraient, suivant lui, du corps rhomboïdal de l'olive, et présideraient aux mouvements bilatéraux de l'articulation des sons, tandis que les autres auraient leur origine dans le noyau spécial de l'hypoglosse et régiraient les mouvements de la langue en tant qu'organe de gustation et de déglutition.

CHAPITRE III

NERFS RACHIDIENS.

Les nerfs rachidiens sont au nombre de trente et une paires. La première passe entre l'occipital et l'atlas, la dernière entre la première vertèbre coccygienne et le bord inférieur du sacrum ; toutes les autres sortent par les trous de conjugaison correspondants.

Nous avons déjà indiqué l'origine des nerfs rachidiens à la moelle, leurs racines antérieures et leurs racines postérieures, ainsi que le ganglion intervertébral qui se trouve sur le trajet de ces dernières. Les filets de ces racines forment, par leur ensemble, un petit triangle, dont la base est à la moelle et le sommet au trou de conjugaison. Les racines postérieures sont chez l'homme plus volumineuses que les racines antérieures ; elles se réunissent plus vite en faisceau que celles-ci. Chacun des deux faisceaux radiculaires traverse isolément la dure-mère, et ce n'est qu'au delà du ganglion intervertébral, qui appartient exclusivement aux racines postérieures, qu'ils se réunissent pour constituer le tronc des nerfs rachidiens (Fig. 173, 4, 5). Le ganglion est toujours situé au dehors du canal formé par la dure-mère et à l'entrée du trou de conjugaison ; il n'en est toutefois pas ainsi pour celui de la première paire rachidienne, qui se trouve en deçà du point où les racines postérieures de ce nerf traversent la dure-mère. Le ganglion invertébral est en rapport dans le trou de conjugaison avec les branches veineuses qui font communiquer les plexus intra-rachidiens et extra-rachidiens. Dans l'intérieur du canal rachidien les deux ordres de racines ne communiquent pas entre elles ; mais les filets homologues s'anastomosent assez fréquemment, et cela non-seulement entre racines de la même paire, mais encore entre filets de deux paires voisines.

Les racines postérieures et antérieures, en se rapprochant du trou de conjugaison, sont séparées les unes des autres par les festons du ligament dentelé de la moelle (Fig. 173, 1). Outre l'enveloppe que la pie-mère fournit à chaque filet des racines rachidiennes, enveloppe destinée à en devenir le névrilemme, l'arachnoïde les entoure d'une gaîne commune, qui les accompagne jusqu'au point où elles perforent la dure-mère.

Les nerfs rachidiens ont été divisés en *huit paires cervicales*, *douze dorsales*, *cinq lombaires* et *six sacrées*. Le volume de ces différentes paires nerveuses n'est pas le même et, sans compter les deux derniers nerfs sacrés, qui sont très-grêles, l'on peut dire que les nerfs cervicaux, lombaires et sacrés l'emportent de beaucoup sur les paires dorsales et que, de plus, ceux qui correspondent à l'origine des membres supérieurs et inférieurs et qui

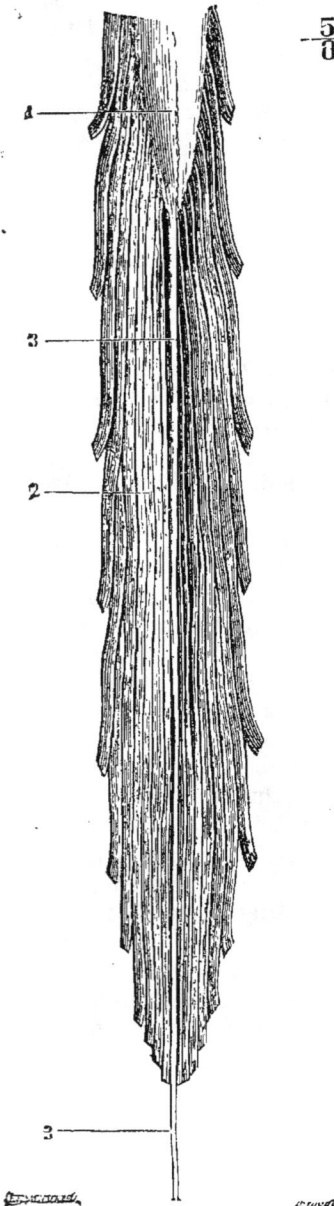

Fig. 209.
Nerfs de la queue de cheval (*).

prennent par conséquent leur origine sur les renflements brachial et lombaire de la moelle sont les plus volumineux.

Les racines des différentes paires rachidiennes n'ont pas toutes la même direction ni le même trajet dans l'intérieur du canal rachidien. Celles de la première paire cervicale sont légèrement ascendantes; les deux suivantes sont transversales et les autres de plus en plus obliques jusqu'à l'extrémité inférieure de la moelle épinière. Cette obliquité est telle que les racines des nerfs cervicaux ont à descendre en moyenne de la hauteur d'une vertèbre avant de gagner leur trou de conjugaison correspondant ; que les nerfs dorsaux descendent d'une hauteur double, et que les nerfs lombaires et sacrés, dont l'origine est groupée d'une manière très-serrée autour de l'extrémité inférieure de la moelle, devenus à peu près verticaux (Fig. 209, 2), descendent très-bas pour arriver à leur trou de sortie. Le chevelu très-épais et très-long que forment ces derniers nerfs dans la partie inférieure du canal rachidien, au-dessous de la terminaison de la moelle, a pris le nom de *queue de cheval*. Au milieu des éléments de cette queue se trouve le ligament coccygien de la moelle, désigné encore sous le nom de *filum terminale* (Fig. 209, 3).

Immédiatement après leur sortie du ganglion intervertébral, les faisceaux des racines postérieures s'unissent à ceux des racines antérieures, pour former les *troncs des nerfs rachidiens*. Ces troncs sont très-courts ; ils naissent, en effet, vers le milieu de la longueur de trous de conjugaison et déjà à leur sortie de ces canaux on les voit se diviser en deux branches : l'une *postérieure*, l'autre *antérieure* [1]. La première, en général beau-

[1] Avant leur division, les troncs des nerfs rachidiens émettent tous un petit rameau très-fin,

(*) 1) Sillon médian postérieur de la moelle. — 2) Nerfs de la queue de cheval. — 3, 3) Filum terminale.

coup plus petite que la seconde, ainsi que nous allons le voir dans un instant, est destinée à innerver les muscles et la peau des parties correspondantes des régions postérieures du tronc, de la nuque et de la tête. Les branches antérieures des nerfs rachidiens ont une distribution beaucoup plus compliquée : ils vont innerver les parties latérales et antérieures du tronc et du cou ainsi que les membres supérieurs et inférieurs.

En raison de la grande simplicité de distribution des branches postérieures et de la similitude de leurs rapports et de leur trajet, nous commencerons par les décrire.

ARTICLE. I. — BRANCHES POSTÉRIEURES DES NERFS RACHIDIENS.

Préparation. — Nous nous bornerons à exposer le moyen de préparer les branches sous-occipitales. Il sera très-facile alors de se rendre compte de la manière de préparer les autres. Coucher le cadavre sur le ventre, la tête pendante, de façon à étendre la nuque. Inciser la peau sur la ligne médiane jusqu'au sommet de la tête ; faire tomber sur les extrémités de cette incision deux incisions perpendiculaires, passant, l'une transversalement sur le sinciput et l'autre à la racine du cou. Disséquer soigneusement ces lambeaux de dedans en dehors en ayant soin de ménager les filets nerveux cutanés. Quand on aura découvert le point où le nerf occipital traverse le grand complexus et le trapèze, sectionner le premier de ces muscles transversalement au-dessous de ce point et préparer le nerf jusqu'au niveau de son émergence. Entre le grand droit postérieur et le grand oblique, on trouvera le passage de la branche postérieure de la première paire. Sur la ligne médiane on verra le rameau ascendant cutané du troisième nerf cervical.

Toutes les *branches postérieures des nerfs rachidiens* sont beaucoup plus petites que les branches antérieures, à l'exception toutefois de la première et surtout de la seconde. Dès leur origine, en dehors du trou de conjugaison, on les voit se porter en arrière vers les masses musculaires de la nuque, du dos et des lombes et vers la peau de ces mêmes régions ; tous leurs rameaux cutanés traversent les insertions des muscles superficiels du dos à peu de distance du sommet des apophyses épineuses. On les a divisées en branches *sous-occipitales, cervicales, thoraciques* et *abdomino-pelviennes.*

Les *branches sous-occipitales* sont au nombre de deux.

La *première* sort entre l'occipital et l'atlas, se dirige en arrière, donne immédiatement un rameau qui se porte en bas en entourant la face postérieure de l'apophyse transverse de l'atlas pour s'anastomoser avec une branche analogue venue du grand nerf occipital. Elle se divise ensuite en branches multiples, qui vont se perdre dans les muscles grand et petit droits postérieurs et grand et petit obliques de la tête.

La *deuxième branche sous-occipitale* est très-volumineuse, comparée à la branche antérieure ; on lui a donné le nom de *grand nerf occipital* (Fig. 210,3). Elle sort entre l'atlas et l'axis, passe au-dessous du muscle grand oblique de la tête, se réfléchit en haut et en dedans, se place entre la face postérieure de ce muscle et le grand complexus et traverse la partie supérieure de ce dernier et du trapèze. Ce nerf se dirige alors en haut et en dehors vers la

qui rentre dans le canal vertébral par le trou de conjugaison et se distribue aux vertèbres et aux sinus rachidiens. C'est à ces rameaux que Luschka a donné le nom de *nerfs sinu-vertébraux.* Il paraît certain que des filets du sympathique se joignent à ces petits cordons nerveux et partagent leur distribution.

partie postérieure et supérieure du cuir chevelu, dans laquelle il se perd en s'anastomosant par ses filets les plus externes avec la branche occipitale du plexus cervical.

Le grand nerf occipital fournit : 1° aussitôt après avoir passé entre l'atlas

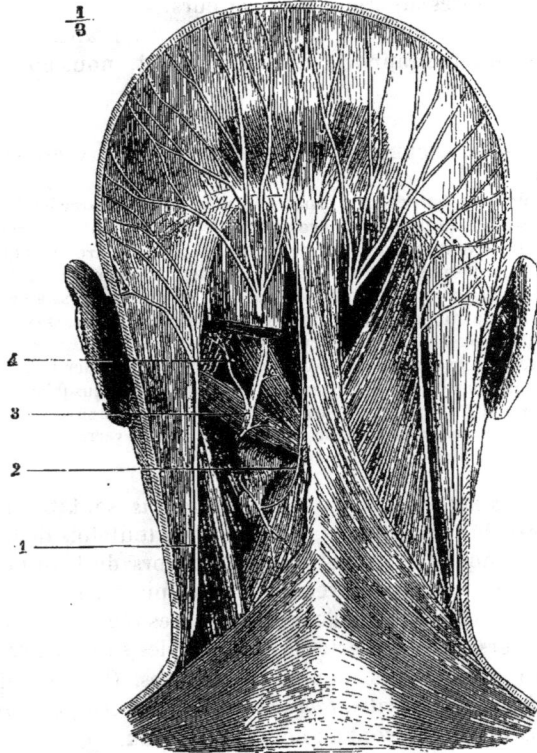

Fig. 210. — *Grand nerf occipital* (*).

et l'axis, une branche anastomotique, qui contourne de bas en haut la face postérieure de l'apophyse transverse de l'atlas et qui s'unit à une branche analogue venue de la première branche sous-occipitale ; 2° au même niveau une seconde branche anastomotique, qui contourne de haut en bas l'apophyse transverse de l'axis pour s'unir à la branche postérieure de la troisième paire rachidienne. C'est à l'ensemble de ces arcades nerveuses que Cruveilhier a donné le nom de *plexus cervical postérieur ;* 3° des rameaux musculaires qui se perdent dans le grand complexus, le petit complexus, le splénius, le transversaire épineux et la partie supérieure du trapèze ; quelques-uns de ces rameaux musculaires, au lieu de provenir directement du nerf occipital, tirent leur origine du plexus cervical postérieur.

(*) 1) **Branche occipitale du plexus cervical.** — 2) Rameau ascendant de la branche postérieure de la troisième paire cervicale. — 3) Grand nerf occipital. — 4) Branche postérieure de la première paire cervicale au moment où elle forme une arcade avec l'anastomose du grand nerf occipital.

Les *branches cervicales* sont au nombre de sept : six venues des derniers nerfs cervicaux et une émanée du premier nerf dorsal. La distribution de toutes ces branches est identique. Elles cheminent d'abord entre le grand complexus et le transversaire épineux et traversent ensuite les insertions du splénius et du trapèze, pour se répandre dans la peau de la nuque. Leurs rameaux musculaires sont destinés au grand complexus, au transversaire du cou et au transversaire épineux.

La branche postérieure du troisième nerf cervical présente seul une particularité digne d'être remarquée. Elle fournit : 1° une branche anastomotique ascendante, qui forme une arcade autour de la partie postérieure de l'axis en s'unissant avec une branche descendante du grand nerf occipital ; 2° un rameau qui traverse le trapèze (Fig. 210, 2), remonte près de la ligne médiane et vient se terminer dans la peau de la partie moyenne et postérieure de la nuque.

Les *branches thoraciques* tirent leur origine des nerfs dorsaux depuis le deuxième jusques et y compris le huitième. Elles se divisent aussitôt : 1° en *rameau musculaire*, destiné aux muscles sacro-lombaire et long dorsal entre lesquels il chemine ; 2° un *rameau cutané*, qui passe entre le long dorsal et le transversaire épineux, traverse les insertions du trapèze ou du grand dorsal et se termine dans la peau du dos ; quelques-uns des filets terminaux de ces rameaux cutanés, après avoir traversé les insertions du trapèze, se dirigent de dedans en dehors et atteignent la partie postérieure de l'épaule.

Les *branches abdomino-pelviennes* comprennent les branches postérieures des quatre derniers nerfs dorsaux, des nerfs lombaires et des nerfs sacrés. Elles passent entre le sacro-lombaire et le long dorsal, fournissent des filets à ces muscles, au transversaire épineux et plus bas à leur masse musculaire commune, traversent les aponévroses postérieures de l'abdomen et se distribuent à la peau de la région lombaire, à celle des régions sacrée et coccygienne. Les branches lombaires envoient des rameaux descendants, qui croisent la crête iliaque et se répandent dans la peau de la partie postérieure des fesses. Les branches postérieures des nerfs sacrés sortent par les trous sacrés postérieurs ; les deux dernières sont très-grêles.

ARTICLE II. — BRANCHES ANTÉRIEURES DES NERFS RACHIDIENS.

Toutes ces branches se portent en avant et en dehors et sont, sauf les deux premières, beaucoup plus volumineuses que les branches postérieures. On les a divisées en *huit branches cervicales, douze dorsales, cinq lombaires,* et *six sacrées.* Leur volume n'est pas égal : ainsi les branches cervicales, très-grêles pour les deux premières, augmentent de volume jusqu'à la dernière. Les branches dorsales, sauf la première, redeviennent moins volumineuses ; les lombaires, au contraire, sont plus grosses ; les quatre premières branches sacrées ont un volume considérable, qui va en diminuant de la première à la quatrième, et enfin les deux dernières branches sacrées redeviennent très-grêles.

Ces branches diffèrent également par leur disposition. Ainsi les nerfs dorsaux, excepté le premier, cheminent isolément dans l'espace intercostal correspondant pour se distribuer aux parties auxquelles ils sont destinés. Les autres, au contraire, se groupent et s'anastomosent en *plexus*, d'où partent les branches terminales. Les quatre premiers nerfs cervicaux forment, par les anastomoses de leurs branches antérieures, le *plexus cervical*. Les quatre derniers nerfs cervicaux et le premier dorsal forment de la même manière le *plexus brachial*. Les branches antérieures des trois premiers nerfs lombaires, jointes à une grande partie du quatrième, forment le *plexus lombaire*, et enfin le cinquième nerf des lombes et les quatre premiers nerfs sacrés s'unissent pour constituer le *plexus sacré*, tandis que les branches antérieures des deux dernières paires sacrées restent isolées.

Nous allons donc étudier successivement : 1° le *plexus cervical ;* 2° le *plexus brachial ;* 3° les *nerfs intercostaux ;* 4° le *plexus lombaire ;* 5° le *plexus sacré ;* et 6° les *branches antérieures des deux derniers nerfs sacrés.*

§ I. — Plexus cervical (Fig. 211).

Préparation. — Le cadavre étant disposé de manière à ce que la peau du cou soit tendue, faire une incision verticale sur la ligne médiane et en pratiquer deux autres transversales,

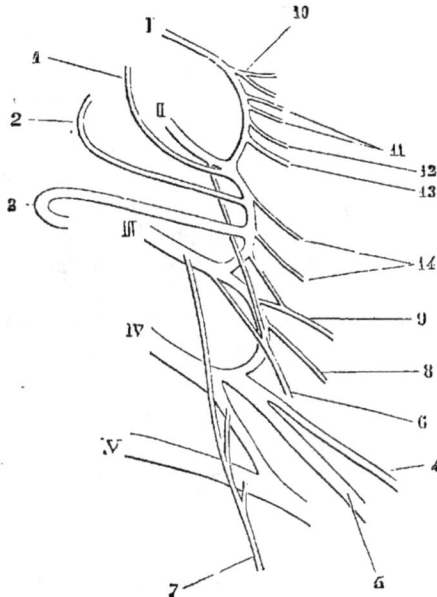

Fig. 211. — *Figure schématique du plexus cervical* (*).

l'une le long du menton, l'autre à la partie supérieure du thorax. Disséquer bien soigneusement ce lambeau cutané de manière à respecter les filets cutanés terminaux. Inciser ensuite

(*) I, II, III, IV, V. Branches antérieures des cinq premières paires cervicales. — 1) Branche mastoïdienne. — 2) Branche auriculaire. — 3) Branche transverse cervicale. — 4) Branche sus-claviculaire. — 5) Branche sus-acromiale. — 6) Branche descendante interne.— 7) Nerf phrénique. — 8) Branche du trapèze. — 9) Branche du sterno-mastoïdien. — 10) Tronc commun du petit droit antérieur et du droit latéral. — 11) Filets anastomotiques avec l'hypoglosse.— 12) Filet anastomotique avec le ganglion cervical supérieur. — 13) Branche du grand droit antérieur. — 14) Branches du long du cou.

transversalement le muscle peaucier vers sa partie moyenne et préparer, au-dessous de lui, les branches superficielles. Après les avoir étudiées, sectionner le sterno-mastoïdien dans ses insertions inférieures et le rejeter en haut et en arrière; on trouvera aussitôt en dessous et en arrière de lui les branches profondes. Ouvrir alors le thorax et poursuivre le nerf phrénique jusqu'au niveau du diaphragme.

Les branches antérieures des quatre premiers nerfs cervicaux, aussitôt après être sorties de la gouttière que leur présente la face supérieure de l'apophyse transverse de la vertèbre située au-dessous, se dirigent en bas et forment des arcades par leurs anastomoses successives. Le premier nerf cervical se porte en bas et s'anastomose avec une branche du deuxième; celui-ci s'unit, avec le premier par une branche ascendante, et par une branche descendante avec le troisième; le quatrième s'anastomose avec le troisième et envoie de plus une branche d'union au cinquième, qui fait partie du plexus brachial. L'ensemble de ces anses ou arcades a pris le nom de *plexus cervical*. La première arcade embrasse la face antérieure de l'apophyse transverse de l'atlas; toutes les autres et le plexus par conséquent sont situés au devant des apophyses transverses des vertèbres correspondantes, dont les séparent les muscles prévertébraux. Le plexus cervical se trouve en arrière de la carotide et de la jugulaire internes, des nerfs pneumogastrique et sympathique; il répond au bord postérieur du sterno-mastoïdien.

Le plexus cervical émet un grand nombre de branches, divisées en cinq superficielles et dix profondes. Les premières sont toutes destinées à la peau, les secondes sont musculaires.

1° Branches superficielles.

1° *Branche mastoïdienne* (Fig. 212, 3). — Elle tire son origine, soit directement du deuxième nerf cervical, soit de l'arcade que forme ce nerf en s'unissant au troisième, se réfléchit au niveau du bord postérieur du sterno-mastoïdien, remonte en haut et un peu en arrière en longeant le bord de ce muscle, et se divise en rameaux destinés à la peau de la région mastoïdienne et en rameaux beaucoup plus longs qui remontent sur les parois latérales du crâne et arrivent jusqu'au sommet de la tête. Cette branche donne des divisions qui s'anastomosent avec le rameau auriculaire interne du plexus cervical, et d'autres qui s'unissent aux filets terminaux du grand nerf occipital.

Entre la branche auriculaire et la branche mastoïdienne se voit souvent une petite branche accessoire, *petite mastoïdienne* (Fig. 212, 2), qui se termine dans la peau au niveau des insertions supérieures du muscle sterno-mastoïdien.

2° *Branche auriculaire* (Fig. 212, 1). — Cette branche naît de l'arcade formée par l'anastomose du deuxième et du troisième nerf cervical; elle est arrondie, se porte en bas et en dehors, gagne le bord postérieur du sterno-mastoïdien et se réfléchit de bas en haut sur la face externe de ce muscle. Arrivée vers l'angle de la mâchoire, elle émet quelques *filets parotidiens*, dont les uns semblent se perdre dans cette glande, dont d'autres vont s'anastomoser avec des filets de la branche cervico-faciale du nerf de la septième paire et dont d'autres traversent la glande pour se terminer dans la peau de la région. Un peu au-dessus de ce point, la branche auriculaire se divise en deux rameaux destinés à l'oreille ; l'un, le *rameau auriculaire externe*, gagne le pavillon, traverse le tissu fibreux qui unit l'extrémité du cartilage de l'hélix à celui de la conque et se termine par des filets destinés aux téguments qui recouvrent la conque, l'hélix et l'anthélix. Le *rameau auriculaire interne* gagne la face interne ou crânienne du pavillon, s'anastomose avec des filets de la branche auriculaire du facial et se termine dans la peau de cette partie du pavillon, ainsi que dans celle de la portion voisine de la région mastoïdienne.

3° *Branche cervicale transverse* (Fig. 212, 4). — Elle provient de l'arcade des deuxième et troisième nerfs cervicaux, se porte d'abord en arrière et en

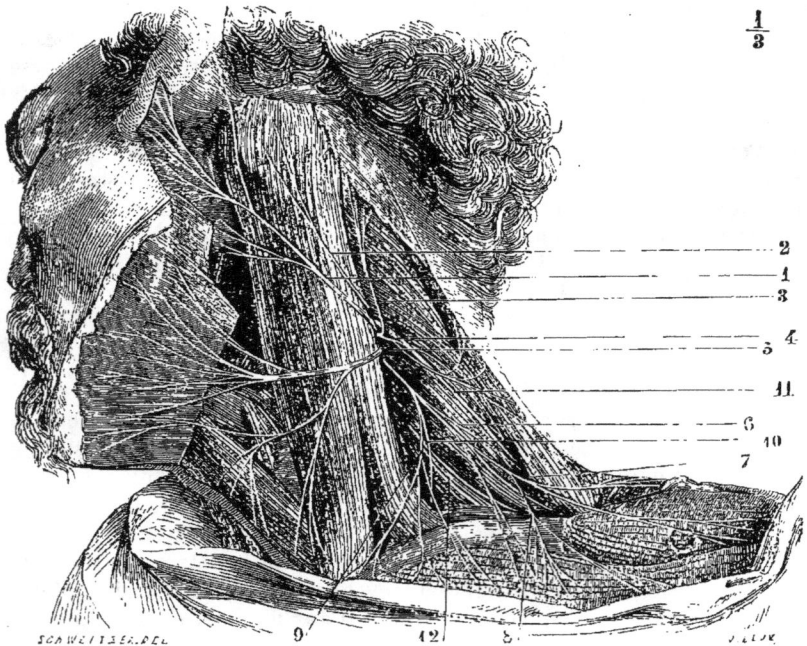

Fig. 212. — *Branches superficielles du plexus cervical* (*).

dehors jusqu'au niveau du bord postérieur du muscle sterno-mastoïdien, se recourbe en faisant une anse à concavité antérieure, pour se diriger alors d'arrière en avant, de dehors en dedans et un peu de bas en haut sur la face externe de ce muscle. Elle est recouverte par le peaucier et croise la face profonde de la veine jugulaire externe. La branche cervicale transverse se divise en *rameaux ascendants* et en *rameaux descendants*. Les premiers traversent le peaucier et vont aboutir à la peau de la région sus-hyoïdienne, de-

(*) 1) Branche auriculaire. — 2) Branche petite mastoïdienne. — 3) Branche mastoïdienne. — 4) Branches trapéziennes du plexus cervical. — 5) Branche cervicale transverse. — 6 et 7) Branches sus-acromiales. — 8) Branches sus-claviculaires. — 9) Branches sus-sternales. — 10) Nerf phrénique. — 11) Branche externe du spinal. — 12) Nerfs du plexus brachial.

puis l'angle de la mâchoire jusqu'au menton; il en est quelques-uns qui s'unissent à des filets du facial. Les rameaux descendants sont destinés à la peau de la partie antérieure et moyenne du cou depuis le menton jusqu'au sternum.

4° *Branche sus-claviculaire* (Fig. 212, 8). — Cette branche tire son origine de la partie inférieure de l'arcade formée par les troisième et quatrième nerfs cervicaux, quelquefois par un tronc commun avec la branche sus-acromiale, qui naît toujours très-près d'elle. La branche sus-claviculaire se dégage en dessous du bord postérieur du sterno-mastoïdien et se dirige obliquement en bas et en dehors vers la peau de la partie supérieure du thorax. Elle traverse bientôt le peaucier et se divise en *rameaux sus-sternaux* et en *rameaux sus-claviculaires*. Les premiers se distribuent à la peau qui recouvre la partie supérieure du sternum et la partie interne de la clavicule ; les seconds fournissent des filets aux téguments du creux sus-claviculaire, croisent la partie moyenne de la clavicule et se répandent dans la peau qui recouvre le grand pectoral jusqu'à quelque distance au-dessus du mamelon.

5° *Branche sus-acromiale* (Fig. 212, 7). Née au voisinage de la précédente ou par un tronc commun avec elle, cette branche se porte également en bas et en dehors, se dégage au niveau du bord postérieur du sterno-mastoïdien, traverse le peaucier, se divise en filets qui croisent l'extrémité externe de la clavicule et qui se distribuent à la peau de la partie antérieure et externe de l'épaule et à celle qui recouvre l'extrémité externe de la clavicule.

2° Branches profondes.

1° et 2° *Branches des muscles petit droit antérieur et droit latéral.* — Elles naissent d'ordinaire par un tronc commun de l'extrémité du premier nerf cervical ou de l'arcade qu'il forme avec le second, se dirigent en haut et se perdent dans les petits muscles auxquels elles sont destinées.

3° *Branches du muscle grand droit antérieur.* — Ordinairement multiples, ces branches naissent à différentes hauteurs, se dirigent en dedans et vont se perdre dans les faisceaux de ce muscle.

4° *Branches du muscle long du cou.* — Multiples également, elles se portent en dedans et abordent le muscle long du cou par sa face profonde.

5° *Branche du sterno-mastoïdien.* — Cette branche, plus volumineuse que les précédentes, naît par deux racines des arcades formées, d'une part, par les deuxième et troisième, et, d'autre part, par les troisième et quatrième nerfs cervicaux, se dirige en dehors vers la face profonde du muscle sterno-mastoïdien, et s'anastomose en plexus avec la branche que le spinal fournit à ce muscle. C'est vers l'union du tiers supérieur avec les deux tiers inférieurs du sterno-mastoïdien que la branche du plexus cervical aborde ce muscle.

6° *Branche du trapèze* (Fig. 213, 7). — Ordinairement double, elle naît du troisième nerf cervical ou de son anastomose avec le quatrième, se porte en bas, en dehors et en arrière, traverse le creux sus-claviculaire et s'engage sous le bord antérieur du trapèze. Cette branche s'anastomose avec la branche trapézienne du spinal et forme une sorte de plexus, dont les filets terminaux se répandent dans le muscle.

7° *Branche descendante interne* (Fig. 213, 5). — Elle naît par deux ou trois racines ; dans le premier cas, elle tire son origine des deuxième et troisième

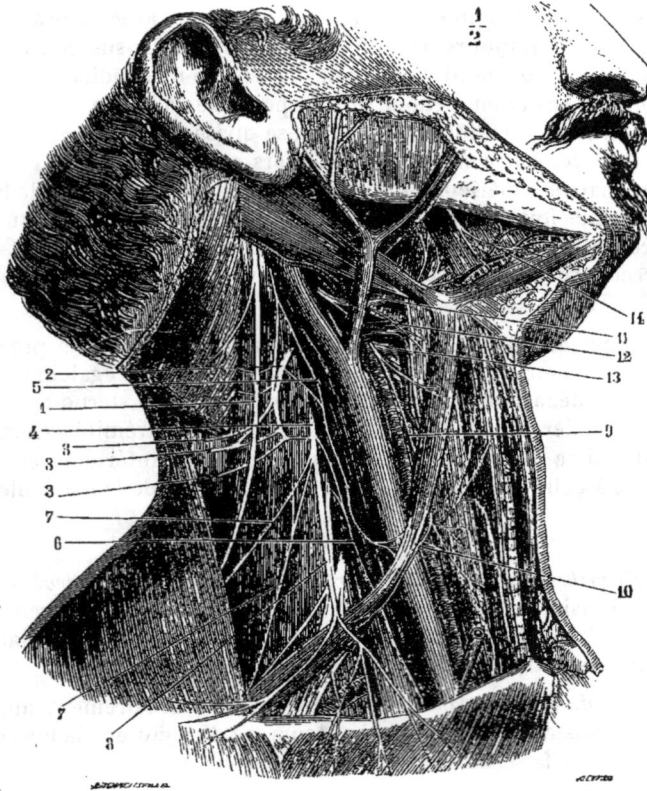

Fig. 213.
Branches profondes du plexus cervical (les vaisseaux artériels et veineux sont conservés) (*).

nerfs cervicaux ; dans le second, on voit à ces deux filets s'en joindre un troisième qui provient de l'arcade des deux premiers nerfs cervicaux. Ces racines se réunissent et forment la branche descendante interne, qui se dirige en bas et un peu en avant, passe sur la face antérieure de la veine jugulaire interne et s'anastomose, au niveau de la portion moyenne du muscle omo-hyoïdien, avec la branche descendante du grand hypoglosse.

(*) 1) Branche externe du spinal. — 2) Arcade anastomotique des deuxième et troisième nerfs cervicaux. — 3, 3, 3) Branches superficielles du plexus cervical, sectionnées au moment où elles contournent le sterno-mastoïdien. — 4) Troisième nerf cervical. — 5) Branche descendante interne. — 6) Nerf phrénique. — 7, 7) Branches trapéziennes. — 8) Branche sus-claviculaire. — 9) Branche descendante du grand hypoglosse. — 10) Plexus formé par cette branche et la branche descendante interne du plexus cervical. — 11) Portion horizontale du grand hypoglosse. — 12) Rameau thyro-hyoïdien. — 13) Nerf laryngé externe. — 14) Rameau mylo-hyoïdien.

La branche descendante interne se divise à ce niveau en deux filets, dont l'un, plus volumineux, prend part au petit plexus, d'où partent les rameaux destinés aux muscles sous-hyoïdien, et dont l'autre, plus grêle, remonte le long de la branche descendante de l'hypoglosse, pour aller se perdre dans le tronc de ce nerf.

8° *Nerf phrénique ou diaphragmatique.* — Ce nerf respirateur si important naît par plusieurs racines, dont l'une part du troisième, une autre du quatrième et la dernière du cinquième nerf cervical (on voit quelquefois un filet venu du troisième nerf cervical se joindre aux précédents). Le petit tronc formé par la réunion angulaire de ces différentes racines croise la face antérieure du scalène antérieur, longe ensuite le bord interne de ce muscle et pénètre dans la poitrine, en passant à droite entre l'artère et la veine sous-clavière, en dehors du pneumogastrique et du sympathique, tandis qu'à gauche il passe en arrière du tronc veineux brachio-céphalique, tout en restant parallèle à l'artère sous-clavière. Puis, le phrénique se place entre la plèvre et le péricarde, croise la crosse de l'aorte à gauche, longe parallèlement la veine cave supérieure à droite, descend verticalement au devant de la racine des poumons et arrive à la face supérieure du diaphragme.

Ce nerf se divise alors en : 1° des *rameaux sous-pleuraux*, qui rampent sur la face correspondante du diaphragme ; 2° des *rameaux sous-péritonéaux*, qui traversent le centre phrénique et se distribuent sur la face inférieure du muscle ; les uns, les plus internes, s'anastomosent avec des filets du côté opposé, d'autres vont aux piliers du diaphragme, quelques-uns se terminent dans les capsules surrénales, et d'autres enfin, venus surtout du phrénique droit, se rendent au plexus solaire. Sappey décrit, en outre, des filets que le phrénique droit enverrait au foie et qui, d'après lui, longeraient la veine cave ; ces filets nous ont toujours paru venir du plexus solaire.

Dans ce long trajet, le nerf phrénique reçoit : 1° un filet anastomotique du nerf du muscle sous-clavier ; ce petit filet se porte en bas et en dedans, croise la veine sous-clavière et aboutit au diaphragmatique ; 2° un rameau qui part du ganglion cervical inférieur, et qui forme une anse embrassant la face inférieure de l'artère sous-clavière. D'après Valentin, dont l'opinion est adoptée par L. Hirschfeld, le phrénique recevrait encore une anastomose de l'anse formée par l'hypoglosse et la branche descendante interne du plexus cervical ; cette anastomose, si elle existe, n'est certes pas constante et n'est surtout pas aussi volumineuse que l'a dit Valentin (1).

Ainsi que l'a démontré Luschka, le nerf phrénique donne des rameaux collatéraux à la plèvre, au péricarde et à la partie sus-ombilicale du péritoine.

9° *Branche de l'angulaire.* — Elle est très-petite, vient du troisième et plus souvent du quatrième nerf cervical, se dégage en dessous du bord posté-

---

(1) Les anastomoses que Valentin a décrites entre le phrénique et les plexus pulmonaire et cardiaque n'existent pas non plus ; mais ce nerf reçoit toujours, d'après Luschka, de petits filets, que lui envoient les rameaux sympathiques qui accompagnent l'artère mammaire interne.

rieur du sterno-mastoïdien, se dirige en bas et en arrière et se termine dans le muscle angulaire de l'omoplate.

10° *Branche du rhomboïde.* — Née à peu près de la même origine que la précédente, elle suit un trajet analogue et se termine dans le bord supérieur du muscle rhomboïde.

Ces deux dernières branches proviennent très-souvent du cinquième nerf cervical et par conséquent du plexus brachial.

Anastomoses du plexus cervical. — Ce plexus s'anastomose : 1° par l'arcade formée par les branches antérieures des deux premiers nerfs cervicaux, *a)* avec le pneumogastrique au niveau du plexus gangliforme par un ou deux filets assez grêles ; *b)* avec le grand hypoglosse au moment où le nerf de la douzième paire croise en spirale le pneumogastrique et la carotide interne ; *c)* avec le ganglion cervical supérieur par des filets très-grêles, qui vont les uns à ce ganglion, tandis que d'autres en proviennent pour se perdre avec les nerfs émanés du plexus ; 2° par les arcades que forment les autres racines du plexus, avec le cordon du grand sympathique et avec le ganglion cervical moyen ; 3° par la branche descendante, avec la branche descendante interne du grand hypoglosse ; 4° par les branches trapéziennes et sterno-mastoïdiennes, avec les branches que le spinal fournit à ces muscles ; 5° par une branche du quatrième nerf cervical, avec le plexus brachial, et plus spécialement avec la branche antérieure du cinquième nerf cervical.

§ II. — Plexus brachial.

Préparation. — Inciser la peau sur la partie médiane du sternum et du cou jusque vers le menton ; limiter le lambeau en haut par une incision transversale au-dessous du menton, et en bas par une incision passant au-dessous du bord inférieur du tendon du grand pectoral. Détacher le sterno-mastoïdien à ses insertions inférieures, le rejeter en haut ou l'enlever. Sectionner transversalement les muscles grand et petit pectoral à peu de distance de leurs insertions au thorax, les rejeter en dehors vers le sommet de l'épaule. Scier la clavicule vers sa partie moyenne, ce qui permettra de porter le membre supérieur en dehors et de se donner du jour, et préparer alors les cordons nerveux, en procédant de l'origine du plexus jusqu'à sa terminaison. Il faudra user de précautions pour disséquer les filets du sous-clavier et des muscles pectoraux.

Le *plexus brachial* (Fig. 214) est formé par les anastomoses des branches antérieures des quatre derniers cervicaux et du premier dorsal.

Le cinquième nerf cervical, après être sorti de la gouttière de l'apophyse transverse, reçoit l'anastomose que lui fournit le plexus cervical et se dirige obliquement en bas et en dehors ; il rencontre bientôt le sixième nerf cervical, qui marche dans la même direction, mais moins obliquement. Ces deux nerfs s'unissent et forment un tronc, qui bientôt se bifurque. — Le huitième nerf cervical est à peu près transversalement dirigé en dehors et rencontre le premier nerf dorsal, qui est légèrement ascendant. Ces deux nerfs s'unissent aussi et, comme les précédents, forment un tronc, qui se divise bientôt en deux branches. — Le septième nerf cervical est d'abord isolé et chemine entre les deux troncs que nous venons de décrire ; puis il se bifurque à son tour à peu près au niveau de la première côte, et ses deux branches vont se réunir : l'une à la branche inférieure de division du tronc commun des cinquième et sixième nerfs, et l'autre à la branche supérieure du huitième et du premier dorsal.

Rapports. — Les quatre derniers nerfs cervicaux, en sortant des trous de conjugaison et des gouttières que leur présentent les apophyses transverses des vertèbres cervicales, se trouvent dans l'espace angulaire des muscles

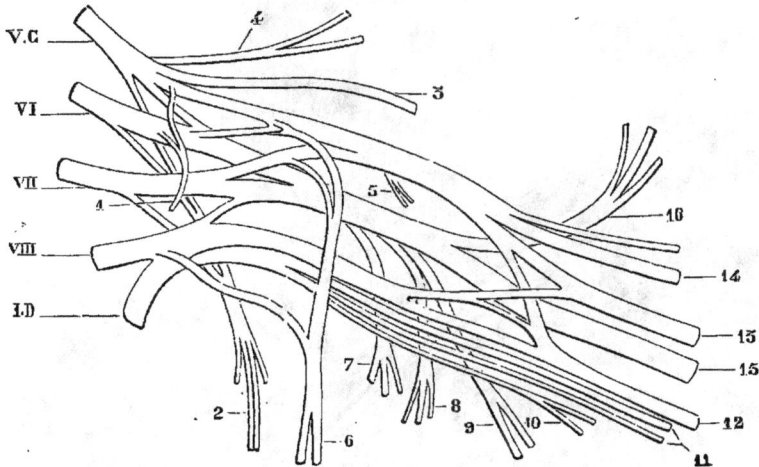

Fig. 214. — *Figure schématique du plexus brachial,* d'après Ludovic Hirschfeld (*).

scalènes, au-dessus de l'artère sous-clavière. Ils traversent ensuite oblique-ment le creux sus-claviculaire et sont recouverts : par l'aponévrose cervicale, qui les sépare des divisions inférieures du plexus cervical, par le muscle omo-hyoïdien, par le peaucier, par le chef externe ou claviculaire du sterno-mastoïdien et par la peau. L'artère cervicale transverse chemine entre les cordons nerveux qui forment le plexus ou en dehors d'eux. Le plexus brachial passe ensuite sous la clavicule et répond : en avant, au mus-cle sous-clavier, à l'artère et à la veine sous-clavière ; en arrière, au faisceau supérieur du muscle grand dentelé, à la première côte et au premier espace intercostal. — Au-dessous de la clavicule, il répond : en avant, au grand et au petit pectoral ; en arrière, au sous-scapulaire, au grand dentelé et au grand rond ; en dehors, au tendon du sous-scapulaire, qui le sépare de l'ar-ticulation de l'épaule, et en dedans, à l'aponévrose axillaire.

L'artère, la veine sous-clavière et le plexus brachial, séparés à leur partie supérieure, se rapprochent dans le creux de l'aisselle ; leur ensemble peut être comparé à un triangle dont la base serait à l'espace compris entre les scalènes et le sommet à l'articulation scapulo-humérale. En haut, entre les

(*) V, VI, VII, VIII. Branches antérieures des quatre derniers nerfs cervicaux. — 1. D. Branche antérieure du premier nerf dorsal. — 1) Rameau du muscle sous-clavier. — 2) Nerf du grand dentelé. — 3) Nerf sus-scapu-laire. — 4) Nerf des muscles angulaire et rhomboïde. — 5) Branches supérieures du muscle sous-scapulaire. — 6) Nerfs thoraciques antérieurs. — 7) Branche inférieure du sous-scapulaire. — 8) Nerf du grand dorsal. — 9) Nerf du grand rond. — 10) Nerf accessoire du brachial cutané interne. — 11) Nerf cutané interne. — 12) Nerf cubital. — 13) Nerf médian. — 14) Nerf musculo-cutané. — 15) Nerf radial. — 16) Nerf axillaire.

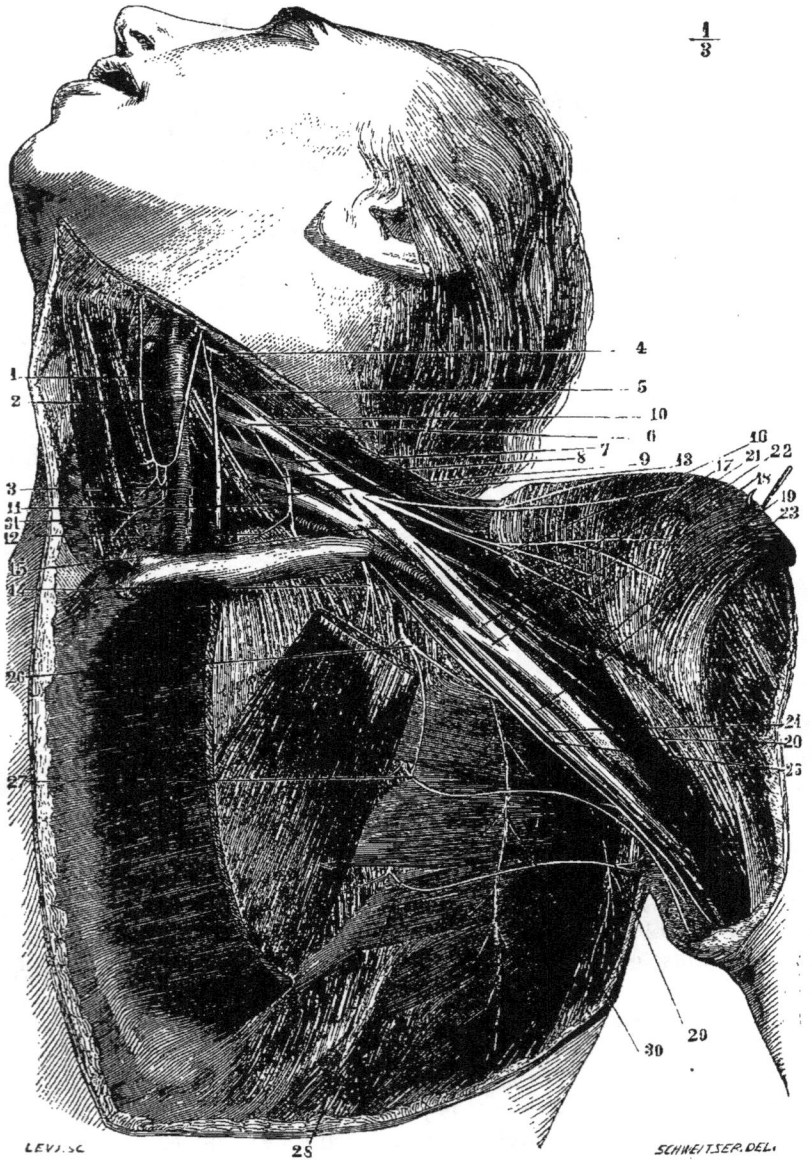

$\frac{1}{3}$

Fig. 215. — *Plexus brachial* (*).

(*) 1 et 2) Anse anastomotique de la branche de l'hypoglosse et du plexus cervical. — 3) Nerf phrénique. — 4) Quatrième paire cervicale sectionnée. — 5) Cinquième paire cervicale. — 6) Sixième paire cervicale. — 7) Septième paire cervicale. — 8) Huitième paire cervicale. — 9) Première paire dorsale. — 10) Nerf sous-scapulaire. — 11) Branche du sous-clavier. — 12) Filet anastomotique qu'il envoie au phrénique. — 13. Nerf du grand pectoral. — 14) Nerf du petit pectoral. — 15) Nerf radial. — 16) Branche du sous-scapulaire. — 17) Nerf axillaire. — 18) Branche du petit rond. — 19) Musculo-cutané. — 20) Radial se dirigeant vers la coulisse de tor-

scalènes, l'artère est au-dessous et en avant des nerfs du plexus, plus bas, elle s'en rapproche et leur devient antérieure, et, enfin, dans le creux de l'aisselle, elle passe au milieu d'eux. La veine sous-clavière, qui est située au devant du scalène antérieur, n'a donc aucun rapport immédiat avec la partie supérieure du plexus, dont plus bas elle est toujours séparée par l'artère correspondante.

Anastomoses. — Le plexus brachial s'anastomose : 1° avec le plexus cervical par une branche qu'il reçoit du quatrième nerf cervical ; 2° avec le grand sympathique : *a*) par un filet qui va au ganglion cervical moyen ou, quand celui-ci fait défaut, au cordon de réunion des ganglions cervicaux supérieur et inférieur ; *b*) par des filets destinés au nerf vertébral émané du ganglion cervical inférieur (voy. *Grand sympathique*).

Le plexus cervical fournit des branches collatérales et des branches terminales. Les premières vont toutes, sauf une seule, aux muscles qui entourent le creux axillaire ; les dernières sont destinées aux téguments et aux muscles du membre supérieur.

1° Branches collatérales.

Outre un certain nombre de petits filets qui vont innerver les muscles inter-transversaires du cou, scalène antérieur et scalène postérieur, les branches collatérales du plexus brachial sont au nombre de douze. Elles naissent : les six premières au-dessus de la clavicule, les trois suivantes au moment où le plexus passe sous cet os, et les trois dernières dans la portion sous-claviculaire.

1° *Branche du sous-clavier* (Fig. 215, 11). — Ce petit nerf naît des cinquième et sixième nerfs cervicaux, se dirige en bas, au devant des troncs nerveux du plexus et se termine dans le muscle sous-clavier, après avoir fourni un filet, qui se porte en dedans au devant du muscle scalène antérieur et qui va s'anastomoser avec le phrénique (Fig. 215, 12).

2° *Nerf de l'angulaire.* — Il naît tantôt du quatrième et tantôt du cinquième nerf cervical, se porte un peu en arrière, en passant au devant du scalène postérieur et va se perdre par des rameaux nombreux dans la face profonde du muscle angulaire de l'omoplate.

3° *Nerf du rhomboïde.* — On le voit partir soit du quatrième, soit du cinquième nerf cervical et souvent par un tronc commun avec le précédent ; puis il se dirige en dedans et en arrière d'abord au devant du scalène postérieur, puis entre ce muscle et le rhomboïde, et va enfin se perdre dans la face profonde de ce dernier muscle.

4° *Nerf sus-scapulaire ou des muscles sus- et sous-épineux.* — Ce nerf est assez gros et provient du cinquième ou du sixième cervical (Fig. 215, 10). Il se porte en arrière, parallèlement à l'extrémité externe de la clavicule,

---

sion de l'humérus. — 21) Racine externe du médian. — 22) Racine interne du médian. — 23) Nerf cubital. — 24) Nerf brachial cutané interne. — 25) Accessoire du brachial cutané interne. — 26) Deuxième nerf intercostal. — 27) Troisième nerf intercostal. — 28) Quatrième nerf intercostal. — 29) Nerf du grand rond et du grand dorsal. — 30) Nerf du grand dentelé. — 31) Pneumogastrique.

s'engage sous le bord antérieur du trapèze, passe sous l'omo-hyoïdien, traverse l'échancrure coracoïdienne, en passant au-dessus du petit ligament qui la convertit en trou, pénètre dans la fosse sus-épineuse, abandonne des rameaux au muscle de ce nom, contourne le bord externe de l'épine de l'omoplate, arrive dans la fosse sous-épineuse et s'épuise en filets destinés au muscle sous-épineux.

5° *Nerf du grand dentelé ou thoracique postérieur.* — Cette branche volumineuse tire son origine de la partie postérieure des cinquième, sixième et septième nerfs cervicaux presque immédiatement après leur sortie des gouttières des apophyses transverses, se dirige en bas, passe au devant du scalène postérieur et gagne la face externe du muscle grand dentelé (Fig. 215, 30). Ce nerf abandonne un filet à chaque digitation de ce muscle, se réduit ainsi successivement de haut en bas et se perd enfin dans la digitation la plus inférieure du grand dentelé.

6° et 7° *Branches du muscle sous-scapulaire.* — Le muscle sous-scapulaire reçoit toujours deux branches : 1° l'une, *supérieure*, assez petite, qui provient du tronc formé par la réunion des divisions des cinquième, sixième et septième nerfs cervicaux ; elle se porte en bas et en dehors pour se terminer dans la partie supérieure du muscle ; 2° l'autre, *inférieure* (Fig. 215, 16), qui naît du trône d'origine des nerfs radial et axillaire ; elle se dirige vers la partie inférieure du sous-scapulaire. Ces branches présentent des variétés nombreuses sous le rapport du nombre et de l'origine.

8° *Nerf du grand pectoral ou grand thoracique antérieur.* — Il naît d'ordinaire de la sixième paire cervicale, se porte en bas et en dedans, passe au devant de la veine sous-clavière et vient se jeter dans la face profonde du muscle grand pectoral, en se divisant en rameaux très-nombreux, que l'on peut poursuivre dans presque toute l'étendue du muscle (Fig. 215, 13). Ce nerf fournit toujours un filet d'anastomose au nerf du petit pectoral, filet qui se porte en arrière, en embrassant dans une anse à concavité supérieure la face inférieure des vaisseaux sous-claviers.

9° *Nerf du petit pectoral ou petit thoracique antérieur.* — D'une origine très-variable, ce nerf se dirige en bas en passant en arrière de l'artère sous-clavière, reçoit l'anastomose que lui envoie le nerf du grand pectoral et se divise en rameaux nombreux, destinés les uns au grand pectoral et les autres au petit pectoral.

10° *Nerf accessoire du brachial cutané interne.* — Ce nerf est la seule branche collatérale du plexus brachial qui ne soit pas destinée à des muscles. Il est très-long, assez grêle et tire son origine de l'union de la dernière paire cervicale avec la première dorsale. Il longe le bord inférieur du plexus brachial, est situé en arrière des vaisseaux axillaires et en avant des tendons du grand rond et du grand dorsal, traverse la partie supérieure de l'aponévrose brachiale et chemine entre cette aponévrose et la peau, jusqu'auprès du coude, en donnant des ramifications très-fines, qui se perdent dans les téguments de la partie interne du bras. Le nerf accessoire du brachial cutané interne s'anastomose, à peu de distance de son origine, avec les rameaux perforants latéraux des deuxième et troisième nerfs intercostaux

(Fig. 215, 25) et, à son extrémité inférieure, avec le nerf brachial cutané interne.

11° *Nerf du grand dorsal*. — Il naît d'ordinaire du tronc d'origine du radial et de l'axillaire, et quelquefois de ce dernier nerf lui-même, se porte en bas au devant du muscle sous-scapulaire, en arrière du grand dentelé, et vient se terminer dans la face profonde du muscle grand dorsal (Fig. 215, 29).

12° *Nerf du grand rond*. — Son origine est toujours très-rapprochée de celle du nerf précédent ; il descend d'abord au devant du sous-scapulaire, dont il contourne ensuite le bord inférieur, pour arriver dans le muscle rond et s'y terminer en rameaux divergents.

2° Branches terminales.

Les branches terminales du plexus brachial peuvent se grouper de la manière suivante : d'un tronc commun interne naissent la racine interne du médian, le brachial cutané interne et le cubital ; d'un tronc commun externe naissent la racine externe du médian et le musculo-cutané, et enfin d'un tronc commun situé plus profondément partent le radial et l'axillaire.

L'artère axillaire s'engageant entre les deux branches d'origine du médian (Fig. 215, 21, 22) a donc au devant d'elle ce nerf ; en dedans d'elle la branche d'origine interne, le cubital et le brachial cutané interne ; en dehors d'elle le musculo-cutané et en arrière le radial et l'axillaire, dont elle cache l'origine.

A. NERF BRACHIAL CUTANÉ INTERNE.

Ce nerf, situé d'abord en dedans et un peu en arrière de l'artère et en dedans du nerf cubital, se porte en bas et un peu en avant, et traverse l'aponévrose brachiale en même temps que la veine basilique (Fig. 216, B, 6), au niveau du tiers supérieur du bras.

Avant de devenir sous-cutané, il fournit toujours une petite branche qui traverse aussitôt la partie supérieure de l'aponévrose brachiale, s'anastomose avec le rameau perforant du troisième nerf intercostal et se répand dans la peau de la partie interne du bras (Fig. 216, B, 4).

Devenu sous-cutané, le *nerf brachial cutané interne* longe la veine basilique et se divise en deux branches, à une hauteur variable, au-dessus du coude.

La *branche antérieure* continue la direction primitive du tronc nerveux et se partage au niveau du coude en rameaux nombreux (Fig. 216, B, 3, 88), dont les uns passent au devant, les autres en arrière de la veine médiane basilique. Ces rameaux, qui peuvent être poursuivis jusqu'au carpe, fournissent des filets à la partie interne et antérieure de la peau de l'avant-bras. Ils s'anastomosent dans leur trajet avec des divisions du musculo-cutané et, au-dessus du poignet avec un rameau perforant du cubital (Fig. 216, B, 9).

La *branche postérieure* ou *épitrochléenne* est plus petite que la précédente (Fig. 216, B, 7) ; elle se porte brusquement en arrière en contournant l'épi-

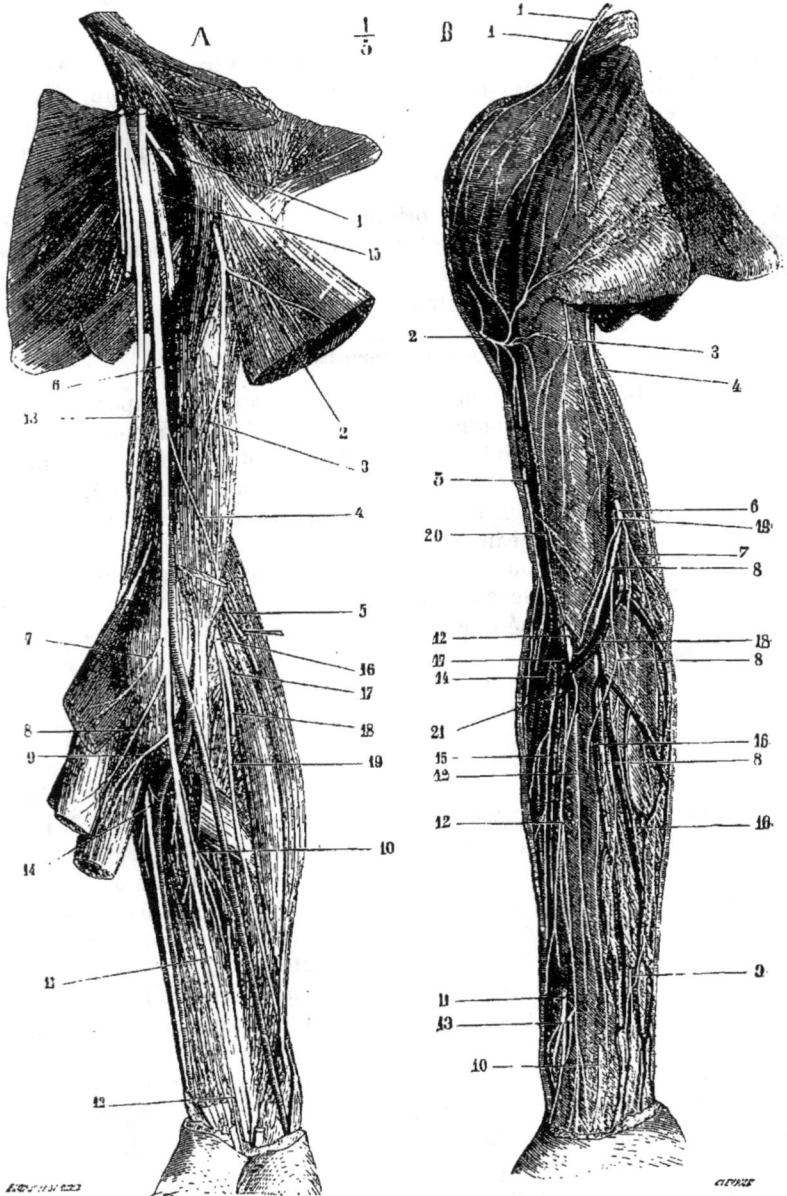

Fig. 216. — *Nerfs superficiels et profonds de la face antérieure du bras et de l'avant-bras.*
En B, les veines superficielles et les aponévroses sont conservées (*).

(*) A. 1) Nerf musculo-cutané traversant le coraco-brachial. — 2) Branches qu'il donne au biceps. — 3) Branche
pour le brachial antérieur. — 4) Anastomose qu'il reçoit du médian. — 5) Section du musculo-cutané au moment où il traverse l'aponévrose. — 6) Nerf médian. — 7) Branche de ce nerf pour le rond pronateur. — 8)

trochlée, s'anastomose avec les filets terminaux de l'accessoire du brachial cutané, et s'épuise par des rameaux destinés à la peau de la partie interne et postérieure de l'avant-bras.

B. NERF MUSCULO-CUTANÉ.

Un peu plus volumineux que le précédent, ce nerf naît d'un tronc qui lui est commun avec la racine externe du médian, se porte de suite en bas, en dehors et un peu en avant, traverse le muscle coraco-brachial (Fig. 216, A, 1), d'où son nom de *perforant de Cassérius*, lui abandonne des filets, se place entre la face antérieure du brachial antérieur et la face profonde du biceps, fournit des rameaux nombreux à ces deux muscles (Fig. 216, A, 2, 3), reçoit une anastomose du médian (4), contourne le bord externe du tendon du biceps et traverse l'aponévrose brachiale à peu près au niveau de la veine médiane céphalique (Fig. 216, B, 12). Le *nerf musculo-cutané* se divise alors en plusieurs branches, dont les principales passent en arrière de cette veine ; les rameaux les plus externes contournent le bord radial de l'avant-bras et vont se perdre dans la peau de sa partie externe et postérieure ; les rameaux les plus antérieurs, au contraire, longent la face correspondante et externe de l'avant-bras. Ces derniers s'anastomosent avec des filets du brachial cutané interne et, au-dessus du poignet, avec un rameau perforant du radial (Fig. 216, B, 13). Les branches antibrachiales du nerf musculo-cutané se terminent toutes dans la peau de la moitié externe de l'avant-bras et peuvent être poursuivies jusqu'au niveau de l'éminence thénar.

C. NERF AXILLAIRE.

Le *nerf axillaire* part d'un tronc commun avec le nerf radial ; il croise d'abord le tendon du muscle sous-scapulaire, qu'il contourne ensuite (Fig. 215, 17), passe entre l'humérus et le long chef du triceps en croisant obliquement le petit rond qui est au-dessus de lui et le grand rond qui est au-dessous, accompagne l'artère circonflexe postérieure et arrive à la face profonde du deltoïde (Fig. 220, 15). Il se réfléchit alors autour du col chirurgical de l'humérus, en décrivant une arcade qui regarde en dedans et en haut et embrasse la moitié postérieure de ce col osseux (Fig. 220, 17), pour se

Branche pour le grand palmaire. — 9) Branche pour le fléchisseur superficiel. — 10) Branches aux muscles profonds. — 11) Tronc du médian à l'avant-bras. — 12) Son rameau palmaire cutané. — 13) Nerf cubital. — 14) Ce nerf à l'avant-bras au moment où il rejoint l'artère cubitale et où il fournit les branches du muscle cubital antérieur et des deux faisceaux internes du fléchisseur profond. — 15) Nerf radial, vu dans la profondeur de l'aisselle au moment où il gagne la coulisse de torsion de l'humérus. — 16) Moment où il apparaît entre le long supinateur et le brachial antérieur. — 17) Son rameau au muscle premier radial externe. — 18) Branche postérieure du radial traversant le muscle court supinateur. — 19) Branche antérieure du radial.

B. 1, 1) Branches sus-acromiale et sus-claviculaire du plexus cervical. — 2) Rameau cutané de l'épaule venu de l'axillaire. — 3) Accessoire du brachial cutané interne. — 4) Rameau supérieur du brachial cutané interne. — 5) Rameau cutané externe du radial. — 6) Nerf brachial cutané interne traversant l'aponévrose. — 7) Sa branche épitrochléenne. — 8, 8, 8) Sa branche cutanée avec ses divisions. — 9) Rameau perforant du cubital. — 10) Rameau palmaire cutané du médian. — 11) Rameau perforant du radial. — 12, 12, 12) Nerf musculo-cutané et ses divisions. — 13) Anastomose d'une des divisions de ce nerf avec le rameau perforant du radial. — 14) Veines radiales — 15) Veine médiane. — 16) Veines cubitales. — 17) Veine médiane céphalique. — 18) Veine médiane basilique. — 19) Veine basilique. — 20) Veine céphalique. — 21) Anastomose de la médiane avec les veines profondes.

diviser en rameaux nombreux et divergents qui se perdent dans le muscle deltoïde et dans l'articulation scapulo-humérale.

Au moment où le nerf axillaire arrive sous le deltoïde, il fournit: 1° un filet, *nerf du petit rond*, qui va innerver le muscle de ce nom, et 2° un rameau, *rameau cutané de l'épaule*, qui contourne le bord postérieur du deltoïde (Fig. 220, 16), se dirige en haut et en avant, se couche à angle presque droit et se divise en rameaux destinés à la peau de la partie antérieure du moignon de l'épaule, à celle qui recouvre le deltoïde et à celle de la partie supérieure et externe du bras (Fig. 216, B, 2).

D. NERF MÉDIAN.

Le *médian* naît par deux branches d'origine : l'une interne (Fig. 215, 22), l'autre externe (21) ; la première est moins volumineuse que la seconde et longe d'abord le bord interne de l'artère axillaire, dont elle croise ensuite le côté antérieur pour s'unir à la branche externe. Ainsi que nous l'avons déjà dit, cette dernière provient d'un tronc qui lui est commun avec le musculocutané, tandis que la branche interne naît d'un tronc commun avec le cubital et le brachial cutané interne.

Le nerf médian s'étend du plexus brachial à l'extrémité de la face palmaire des trois premiers doigts et de la moitié externe du quatrième. Dans sa partie supérieure ou brachiale, il accompagne l'artère humérale et répond d'abord à son bord externe, puis à sa face antérieure et, au-dessus du pli du coude, à son côté interne ; cette différence de rapports tient à ce que le nerf gagne directement la partie moyenne du pli du coude, tandis que l'artère décrit une courbe pour y arriver (Fig. 216, A). Comme ce vaisseau, le médian longe le bord interne du biceps et répond en dedans à l'aponévrose brachiale qui le sépare de la peau, et en dehors à l'interstice du biceps et du brachial antérieur. Au pli du coude, le nerf passe entre les deux chefs d'insertion du muscle rond pronateur, croise la face profonde de ce muscle et se place entre les deux muscles fléchisseurs des doigts, de telle manière qu'il répond à la face antérieure du fléchisseur profond et qu'il est recouvert par le fléchisseur superficiel ; il croise alors l'artère cubitale en passant verticalement au devant de sa portion oblique. Le médian continue à cheminer entre les couches musculaires jusqu'au niveau du point d'origine des tendons du fléchisseur sublime, devient superficiel, descend entre le tendon du grand palmaire qui est en dehors, et celui du petit palmaire qui est en dedans, et n'est plus recouvert que par l'aponévrose. Il passe ensuite sous le ligament annulaire du carpe, au devant des tendons fléchisseurs qu'il accompagne. Arrivé dans la paume de la main, le nerf médian se trouve un peu plus rapproché de l'éminence thénar que de l'éminence hypothénar, s'aplatit légèrement et est recouvert par l'arcade palmaire superficielle, au niveau de laquelle elle se divise en branches terminales. L'artère interosseuse antérieure fournit d'habitude une artériole, *artère du nerf médian*, qui accompagne le tronc nerveux. Ce petit vaisseau peut, dans quelques cas d'anomalies, présenter un volume assez considérable.

Nous décrirons d'abord les *branches collatérales* du nerf médian, puis ses *branches terminales*.

1° *Branches collatérales du médian*. — Dans sa portion brachiale, le médian ne fournit qu'un seul filet, qui se porte obliquement en dehors et en bas au-dessous du biceps, pour s'anastomoser avec le musculo-cutané.

Dans sa portion antibrachiale, il donne des rameaux musculaires nombreux et variables. Le premier naît au niveau du pli du coude et va au muscle rond pronateur, dans la face profonde duquel il se perd (Fig. 216, A, 7), après avoir donné quelques ramuscules à l'articulation du coude. Tous les autres rameaux qui partent de la face antérieure du médian sont destinés aux muscles de la couche superficielle et antérieure de l'avant-bras ; ils se dirigent tous en bas et se perdent dans la face profonde du rond pronateur, du grand palmaire (Fig. 216 A, 8), du petit palmaire et du fléchisseur sublime (9) ; les rameaux qui naissent de la face postérieure du nerf (10), se portent également en bas et se jettent dans la face antérieure du muscle long fléchisseur du pouce et des deux faisceaux les plus externes du fléchisseur profond des doigts.

A une petite distance au-dessous du pli du coude, on voit partir de la face postérieure du médian un petit rameau, *rameau du carré pronateur* ou *nerf interosseux*, qui longe la face antérieure de la membrane interosseuse, s'engage sous la face profonde du muscle carré pronateur, lui fournit quelques filets et se termine par des ramuscules destinés aux articulations carpiennes.

Avant de s'engager au-dessous du ligament annulaire du carpe, le médian émet par sa face antérieure une petite branche, *rameau palmaire cutané* (Fig. 216, B, 10), qui traverse presque aussitôt l'aponévrose antibrachiale, se dirige en bas entre les tendons des deux muscles palmaires et se perd dans les téguments de la partie supérieure et externe du talon de la main.

2° *Branches terminales du médian*. — Ces branches sont : *a*) un rameau anastomotique avec le cubital, qui se dirige plus ou moins obliquement en bas et en dedans (Fig. 217, 7) ; on le voit naître souvent de la branche terminale la plus interne du médian ; *b*) une branche musculaire pour l'éminence thénar (Fig. 217, 13, 14) ; elle se porte en dehors et un peu en haut, se divise en deux rameaux, qui se jettent, le premier, dans le court abducteur, le second, dans l'opposant et le court fléchisseur ; *c*) *la branche collatérale externe du pouce* (12), qui se dirige en dehors et en bas, croise le tendon du long fléchisseur propre et l'articulation métacarpo-phalangienne du pouce pour gagner le côté externe de la face palmaire de ce doigt, côté qu'elle suit jusqu'à son extrémité ; *d*) un rameau (11) qui descend un peu obliquement en bas et en dehors, en longeant le bord externe du premier lombrical et qui, après avoir donné un filet très-grêle à ce petit muscle, se divise en deux branches, dont l'une forme la *collatérale interne du pouce* et l'autre la *collatérale externe de l'index*. Fréquemment ces deux branches proviennent isolément du nerf médian, et c'est alors la dernière qui fournit le filet du lombrical ; *e*) un rameau analogue au précédent, que l'on voit se porter presque verticalement en bas, au devant des tendons fléchisseurs de l'index (10), et qui, à l'extrémité du deuxième espace interosseux, se divise en branche *collatérale interne de l'index* et branche *collatérale externe du médius ;* ce rameau fournit toujours un filet au deuxième lombrical ; *f*) une dernière branche (9), qui se dirige obliquement en bas et en dedans, en croisant la face antérieure des tendons fléchisseurs du médius; elle se divise à l'extrémité du troisième espace interosseux en *collatérale interne du médius* et *collatérale externe de l'annulaire.*

Tous les nerfs collatéraux palmaires des doigts, qu'ils viennent du médian ou du cubital, longent ces extrémités, en donnant des filets aux tégu-

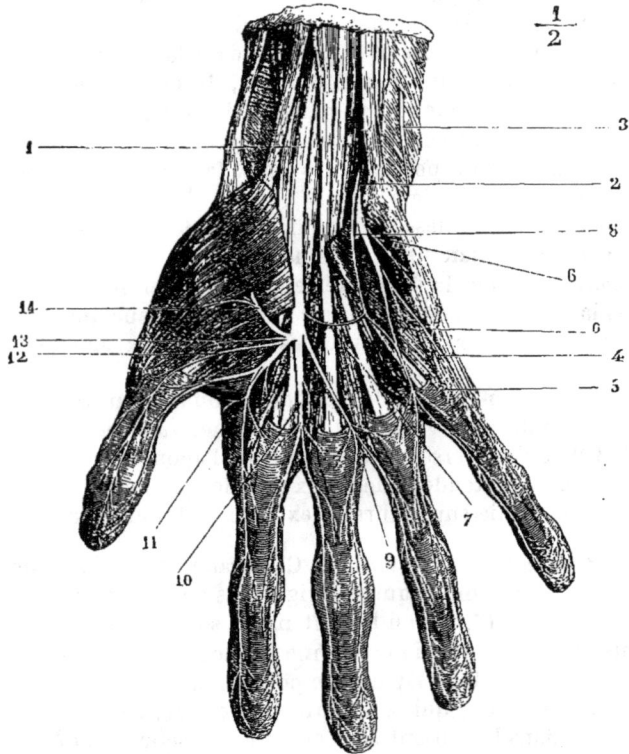

Fig. 217. — *Nerfs de la paume de la main* (*).

ments de l'espace interdigital et à la face antéro-latérale des doigts. Un peu plus haut que l'articulation de la troisième phalange, on les voit se diviser en deux rameaux, dont l'un, *rameau sous-unguéal*, se porte vers la face dorsale du doigt et se ramifie dans le derme sous-unguéal, tandis que le second se divise en filets très-nombreux qui se terminent dans le pulpe de la peau de la phalangette en s'anastomosant avec ceux du nerf du côté opposé.

Tous les muscles de la région antérieure de l'avant-bras, sauf le cubital antérieur et les deux faisceaux internes du fléchisseur profond des doigts ; tous les muscles du pouce, sauf l'adducteur, reçoivent leur excitation motrice du nerf médian ; il en est de même des deux premiers lombricaux. La peau de la moitié externe de la paume de la main, celle de la face antérieure des trois premiers doigts, ainsi que celle de la moitié externe du quatrième est innervée par ce nerf.

E. NERF CUBITAL.

Le *cubital* s'étend du plexus brachial à l'extrémité des derniers doigts. Il naît d'un tronc qui lui est commun avec la branche interne d'origine du médian et avec le brachial cutané interne, et se trouve immédiatement en ar-

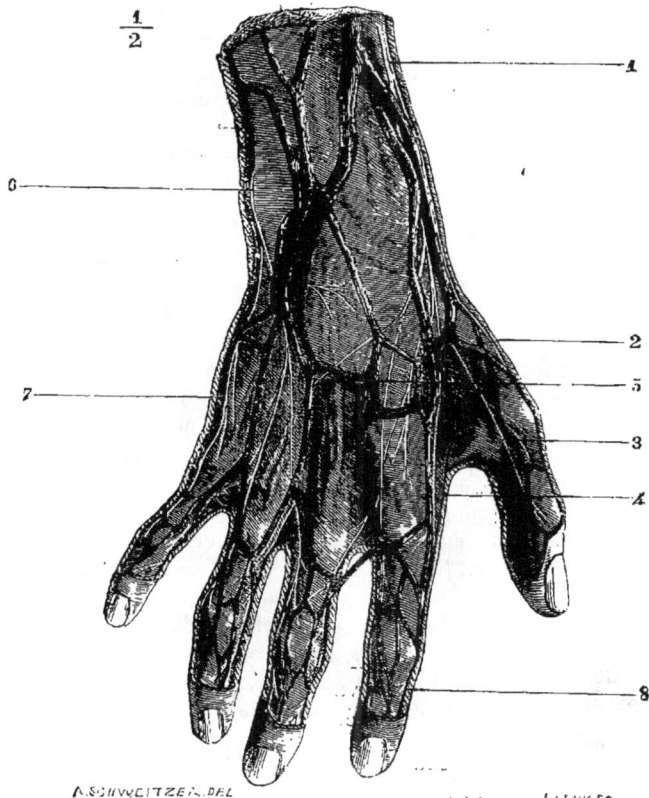

Fig. 218. — *Nerfs du dos de la main (les veines sont conservées)* (*).

(*) 1) Nerf radial. — 2) Collatérale dorsale externe du pouce. — 3) Collatérale dorsale interne du pouce. — 4) Collatérale dorsale externe de l'index. — 5) Anastomose entre le radial et le cubital. — 7) Branche dorsale du cubital. — 7) Collatérale dorsale interne du petit doigt. — 8) Rameau sous-unguéal venu du collatéral palmaire.

rière et en dedans de l'artère axillaire (Fig. 215, 23). Il s'en écarte bientôt en s'inclinant un peu en arrière, et chemine presque aussitôt dans l'épaisseur même du vaste interne, en arrière de la cloison intermusculaire interne qui le sépare du muscle brachial antérieur, de l'artère humérale et du nerf médian (Fig. 216, A, 13). Arrivé au niveau de l'épitrochlée, le nerf cubital passe sous une arcade formée par les insertions épitrochléenne et olécrânienne du cubital antérieur, chemine le long de la face profonde de ce muscle et rencontre l'artère cubitale au moment où ce vaisseau passe de sa direction oblique à la direction verticale (Fig. 216, A, 14). Il longe ensuite le bord interne de ce vaisseau et le bord externe du tendon du cubital antérieur, qui le recouvre toujours un peu, passe verticalement au devant des insertions cubitales du carré pronateur, et se divise, à peu de distance au-dessus de l'extrémité inférieure du cubitus, en deux branches terminales, *dorsale* et *palmaire*.

1° *Branches collatérales du cubital.* — Au bras, le nerf cubital ne fournit aucun rameau collatéral; à l'avant-bras, outre des filets très-grêles pour l'articulation du coude, il donne : des rameaux, variables de nombre et d'origine, au cubital antérieur et aux deux faisceaux internes du fléchisseur profond des doigts, et, enfin, un *rameau perforant*, qui naît au niveau du tiers de l'avant-bras, et qui traverse l'aponévrose antibrachiale pour se diviser en deux ou trois filets anastomosés avec des rameaux du brachial cutané interne (Fig. 216, B, 9).

2° *Branches terminales du cubital.* — 1°) *Branche dorsale.* — Elle se porte en arrière et en bas, passe en dessous du muscle cubital antérieur, arrive sur la face dorsale à peu près au niveau de la tête du cubitus et se divise en deux rameaux (Fig. 218, 6). Le *rameau interne* se dirige presque verticalement en bas en longeant le bord interne du cinquième métacarpien et du petit doigt, dont il forme la *branche dorsale collatérale interne* (Fig. 218, 7). Le *rameau externe* se porte un peu obliquement en dedans et en bas, et se divise bientôt lui-même en deux branches, dont l'une, presque verticale, gagne la racine des doigts et se divise en *branche collatérale dorsale externe du petit doigt* et *branche collatérale dorsale interne de l'annulaire ;* tandis que l'autre, après un trajet analogue, va former les *branches collatérales externe de l'annulaire* et *interne du médius.* Ce rameau externe reçoit une anastomose qui lui vient du radial (Fig. 218, 5).

Tous les nerfs collatéraux dorsaux sont beaucoup plus grêles que leurs correspondants de la face palmaire; ils fournissent des rameaux analogues à ceux qui proviennent de ces derniers, mais ils se terminent avant d'arriver à l'extrémité des doigts. Nous avons vu, en effet, que le derme sous-unguéal est innervé par un rameau des collatéraux palmaires.

2°) *Branche palmaire.* — Plus volumineuse que la précédente, elle descend, en longeant le bord interne de l'artère cubitale, au devant du ligament annulaire du carpe, en dehors du pisiforme. Elle est recouverte par une lamelle cellulo-fibreuse et par la peau. Presque immédiatement au-dessous du pisiforme, on la voit se diviser en deux branches, l'une superficielle, l'autre profonde.

a) Branche palmaire superficielle. — Tout près de son origine, elle fournit des filets qui vont se perdre dans les muscles palmaire cutané et adducteur du petit doigt (Fig. 217, 6); puis elle se partage en deux rameaux, dont le plus externe, plus volumineux, reçoit l'anastomose du médian, descend verticalement et se termine au niveau de l'extrémité inférieure du quatrième espace intermétacarpien, en donnant les *branches collatérales palmaires interne de l'annulaire et externe du petit doigt* (Fig. 217, 5); le rameau le plus interne se porte obliquement en bas et en dedans, croise la face antérieure du muscle adducteur du petit doigt et va former la *branche collatérale interne du petit doigt* (Fig. 217, 4).

b) Branche palmaire profonde. — Elle passe entre les insertions de l'adducteur et celles du court fléchisseur du petit doigt (Fig. 217, 8 et 219, 2) donne des filets à ce dernier muscle et à l'opposant du petit doigt, et s'infléchit en dehors en formant une courbure à concavité supérieure et externe, située immédiatement au devant des muscles interosseux. Par la convexité de sa courbure, elle émet des ramuscules destinés à tous les muscles interosseux et aux deux derniers lombricaux. La branche palmaire profonde vient enfin se terminer dans le muscle adducteur du pouce (Fig. 219, 6) et le premier interosseux dorsal.

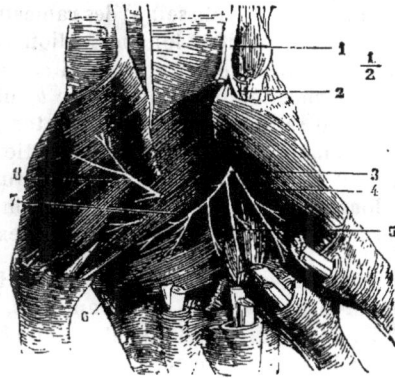

Fig. 219.
Branche palmaire profonde du cubital (*).

Le nerf cubital donne des filets moteurs au muscle cubital antérieur et aux deux faisceaux internes du fléchisseur profond des doigts, aux muscles de l'éminence hypothénar, aux interosseux, à l'adducteur du pouce et aux derniers lombricaux. Les branches sensitives qu'il fournit vont innerver la peau de la face palmaire du petit doigt et de la moitié interne de l'annulaire, celle de la partie interne de la paume de la main, celle de la moitié correspondante de la face dorsale et celle du dos des deux derniers doigts et de la moitié interne du troisième.

F. NERF RADIAL.

Le *nerf radial* naît d'un tronc qui lui est commun avec le nerf axillaire, tronc qui est placé à la partie postérieure du plexus brachial. Le radial descend ensuite en arrière de l'artère axillaire (Fig. 215, 15), au devant des tendons du grand dorsal et du grand rond, dont il croise presque perpendiculairement la face antérieure, gagne la gouttière de torsion de l'humérus et la parcourt dans toute son étendue entre le vaste interne et le vaste externe,

---

(*) 1) Nerf cubital. — 2) Branche profonde. — 3) Point où cette branche se dégage de dessous les muscles de l'éminence hypothénar. — 4) Filet du quatrième lombrical donnant un ramuscule à un interosseux. — 5) Filet du troisième lombrical. — 6) Rameau du muscle adducteur du pouce. — 7) Rameau des interosseux. — 8) Rameau du médian pour l'opposant du pouce ; ce filet est sectionné à son origine.

recouvert par la longue portion du triceps (Fig. 220, 3). Il est accompagné dans ce trajet par l'artère humérale profonde et arrive au bord externe de l'humérus, au niveau du tiers inférieur de cet os. Puis le tronc du radial che-mine dans l'interstice qui sépare le brachial antérieur d'avec le long supina-teur et le premier radial externe (Fig. 216, A, 16), passe sur le côté antéro-externe de l'articulation du coude et se divise en deux branches terminales, *antérieure* et *postérieure*.

1° *Branches collatérales du radial.* — Au bras le radial fournit : 1° au mo-ment où il pénètre dans la coulisse de torsion de l'humérus, un *rameau cutané interne*, qui traverse l'aponévrose brachiale et va se distribuer à la peau de la partie postérieure et interne du bras jusqu'auprès du coude ; 2° dans la lon-gueur de cette coulisse : *a*) des rameaux au muscle triceps, entre lesquels on distingue ceux de la longue portion (Fig. 220, 2), ceux du vaste interne et ceux du vaste externe ; parmi ces derniers, il en est qui vont jusqu'au muscle anconé, qu'ils innervent ; *b*) un *rameau cutané externe*, qui longe le tronc du radial dans la coulisse de torsion (Fig. 220, 4), traverse l'aponévrose et se répand dans la peau de la partie postérieure et externe de l'avant-bras (Fig. 216, B, 5) ; 3° dans l'interstice qui sépare le brachial antérieur d'avec le long supinateur, des filets qui vont se jeter dans la face profonde de ce dernier muscle et du premier radial externe (Fig. 220, 5, 6).

2° *Branches terminales du radial.* — 1°) *Branche antérieure.* — Elle descend sur la face antérieure de l'avant-bras, entre les radiaux externes et l'artère radiale (Fig. 216, A, 19), au devant du court supinateur, du rond pronateur et du fléchisseur du pouce. — Au niveau du tiers inférieur du radius, elle s'in-fléchit en arrière, passe sous le tendon du long supinateur, contourne le bord externe du radius, arrive à la région postérieure, traverse l'aponévrose et se divise au niveau des articulations du carpe en trois rameaux (Fig. 218, 1). Le plus externe d'entre eux longe le bord externe du premier métacar-pien et forme le *collatéral dorsal externe du pouce* (Fig. 218, 2) ; le second descend sur le premier espace intermétacarpien et se divise en *collatéral dorsal interne du pouce* et *collatéral dorsal externe de l'index* (Fig. 218, 3, 4) ; le troisième arrive jusqu'au niveau du second espace interdigital pour former le *collatéral dorsal interne de l'index* et le *collatéral dorsal externe du médius*. Ce dernier rameau s'anastomose toujours avec le cubital ; tantôt le filet anastomotique tire son origine du radial et se dirige obliquement en dedans et en bas vers le cubital (Fig. 218, 5), tantôt il provient de ce dernier nerf et se porte en dehors et en bas pour gagner le radial.

2°) *Branche postérieure.* — Elle est toujours plus volumineuse que la pré-cédente et lui est d'abord parallèle (Fig. 216, A, 18). Cette branche ner-veuse traverse ensuite le muscle court supinateur, contourne le radius de haut en bas, de dehors en dedans et d'avant en arrière, et arrive à la face postérieure de l'avant-bras entre les couches musculaires superficielle et profonde de cette région (Fig. 220, 8). Elle fournit, avant de se réfléchir, un rameau au second radial externe (Fig. 220, 9) et un autre au court supi-nateur pendant qu'elle traverse ce muscle (10). Dans la région postérieure de l'avant-bras, la branche postérieure du radial donne des rameaux à tous les muscles superficiels et profonds de cette région, sauf à l'anconé (11, 12, 13), devient assez grêle, se place sur la face correspondante du ligament interosseux (15) et se termine par des filets très-ténus dans les articulations radio-carpiennes et carpiennes.

Le nerf radial innerve le triceps, l'anconé et les muscles des régions externe et postérieure de l'avant bras. Il préside donc aux mouvements de supination et d'extension. Il donne la sensibilité à la peau de la partie interne du bras, à celle de la face postérieure et externe de l'avant-bras, à celle de la moitié externe du dos de la main et aux téguments qui recouvrent la face dorsale du pouce, de l'index et de la moitié externe du médius.

§ III. — Nerfs intercostaux.

Les branches antérieures des paires dorsales forment les *nerfs intercostaux.* Ils se ressemblent beaucoup par leur trajet et leur distribution, ce qui peut y faire décrire des caractères généraux ou communs, sauf à revenir sur les caractères particuliers qu'ils présentent.

A. *Caractères communs.* — A leur sortie du trou de conjugaison les nerfs dorsaux se divisent, comme tous les nerfs rachidiens, en branches antérieures et branches postérieures; le point de cette bifurcation correspond au ligament cervico-transversaire supérieur. Leur branche antérieure, ou nerf intercostal, après avoir fourni un ou deux filets anastomotiques au ganglion correspondant du grand sympathique, *rami communicantes* (Fig. 230, 2), gagne l'espace intercostal situé à son niveau, et chemine d'abord entre le muscle intercostal externe et une petite lamelle fibreuse qui le sépare du

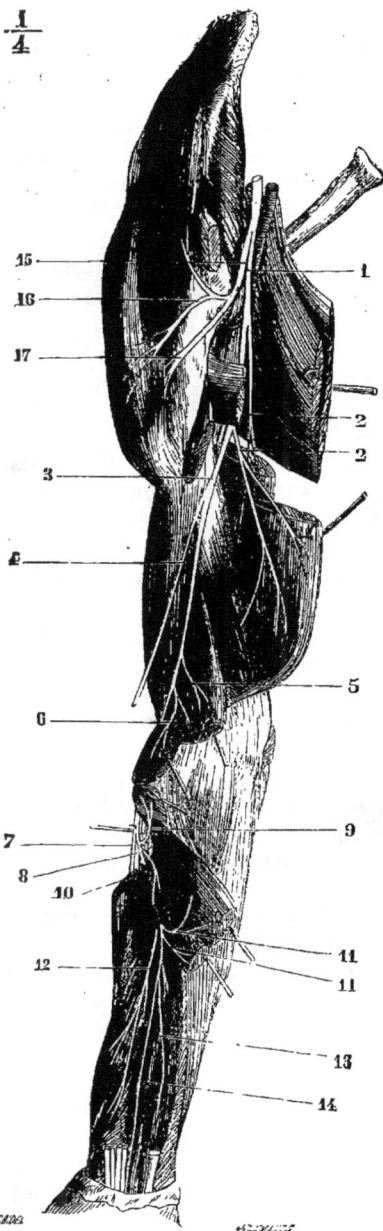

Fig. 220.
Nerf radial à la face postérieure du bras et de l'avant-bras (*).

(*) 1) Nerf radial. — 2) Rameaux du triceps. — 3) Radial dans la gouttière de torsion de l'humérus. — 4) Rameau cutané externe du radial, sectionné. — 5) Rameau du long supinateur. — 6) Rameau du premier radial.

feuillet pariétal de la plèvre. Le nerf glisse bientôt entre les deux muscles intercostaux en se rapprochant de la côte supérieure et en accompagnant l'artère qui est toujours au-dessus de lui et logée dans la gouttière costale. Vers le milieu de l'espace intercostal, le tronc nerveux s'écarte un peu de la côte supérieure et fournit un rameau, qui longe pendant quelque temps le bord supérieur de la côte située au-dessous et qui s'épuise dans les muscles. Le nerf continue à cheminer entre les deux muscles de l'espace intercostal et, tout à fait en avant, entre l'intercostal interne et une lamelle fibreuse analogue à celle qui le séparait de la plèvre en arrière. Arrivé au bord latéral du sternum, il s'épuise en rameaux cutanés qui traversent les insertions costales et sternales du grand pectoral. Ces rameaux, *rameaux perforants antérieurs*, se divisent en filets dirigés vers la ligne médiane et en filets plus longs, qui se portent en arrière à la rencontre des divisions antérieures des rameaux perforants latéraux. Ils sont tous destinés à la peau de la partie correspondante.

Dans leur trajet, les nerfs intercostaux fournissent tous des rameaux nombreux, très-ténus, aux muscles intercostaux, ainsi que des filets qui contournent la face interne des côtes pour s'anastomoser avec le nerf de l'espace situé au-dessus. Outre ces filets peu importants, ils émettent chacun un *rameau perforant latéral*. Ce rameau, toujours assez considérable, naît de la partie moyenne de l'espace intercostal, perfore le muscle intercostal externe et gagne l'angle antérieur des côtes au niveau de l'extrémité des digitations du grand dentelé et du grand oblique. Devenu alors superficiel, il se divise aussitôt en deux branches, l'une antérieure, qui se porte vers le sternum, et l'autre, postérieure, qui se dirige en arrière (Fig. 215, 28). Toutes les deux longent le bord latéral du thorax et s'épuisent dans les téguments. Comme on l'a fait remarquer, la série des différents rameaux perforants se trouve sur une ligne verticale qui part de la partie moyenne du creux de l'aisselle pour rejoindre la crête iliaque, à l'union du quart antérieur avec les trois quarts postérieurs de cette crête.

B. *Caractères particuliers.* — *Premier nerf dorsal.* — La branche antérieure de ce nerf est beaucoup plus volumineuse que celle des autres nerfs dorsaux ; elle se divise en deux parties, dont l'une, ascendante, passe sur le col de la première côte et se rend dans le plexus brachial, tandis que l'autre forme le premier nerf intercostal, qui ne fournit jamais de rameau perforant latéral.

Deuxième et troisième nerfs intercostaux. — Ces deux nerfs donnent un *rameau perforant latéral*, divisé en rameau antérieur dirigé vers le sternum, et en rameau postérieur, qui va s'anastomoser avec l'accessoire du brachial cutané interne et se distribuer à la peau de la partie postérieure et interne du bras (Fig. 215, 26, 27).

7) Branche antérieure du radial. — 8) Branche postérieure traversant le court supinateur. — 9) Rameau du deuxième radial. — 10) Rameau du court supinateur. — 11, 11) Rameaux des muscles postérieurs et superficiels. — 12) Rameau des muscles court extenseur du pouce et long abducteur du pouce. — 13) Rameau des muscles long extenseur du pouce et extenseur de l'index. — 14) Rameau terminal de la branche postérieure du radial. — 15) Nerf axillaire. — 16) Rameau cutané externe du radial. — 17) Branche terminale de l'axillaire contournant le col chirurgical de l'humérus.

Quatrième et cinquième nerfs intercostaux. — Leurs *rameaux perforants latéraux* fournissent des filets assez volumineux à la mamelle et au mamelon. Leur *rameau perforant antérieur,* outre les filets cutanés antérieurs, donne des divisions au muscle triangulaire du sternum.

Sixième et septième nerfs intercostaux. — Ce qui les distingue des autres, c'est qu'ils donnent plusieurs filets à la partie supérieure des muscles grand droit et grand oblique de l'abdomen.

Huitième, neuvième, dixième et onzième nerfs intercostaux. — Leur trajet entre les fausses côtes est analogue à celui des précédents, mais comme ces espaces intercostaux s'étendent beaucoup moins en avant, ces nerfs croisent la face interne du cartilage costal, traversent les insertions du diaphragme et cheminent entre les muscles transverse et petit oblique. Après avoir fourni des filets à ces muscles, ils arrivent au bord externe du grand droit, pénètrent entre ses fibres, donnent un premier *rameau perforant antérieur,* traversent ce muscle de dehors en dedans, lui abandonnent des filets et gagnent son bord interne en se terminant par un *second rameau perforant antérieur.* Les deux séries de rameaux perforants antérieurs sont situées le long des bords interne et externe du muscle grand droit de l'abdomen. — Le *rameau perforant latéral* de ces nerfs traverse le muscle grand oblique avant d'arriver à la peau, et suit une direction de plus en plus oblique de haut en bas et d'arrière en avant.

Douzième nerf intercostal. — La paire rachidienne qui le fournit sort entre la douzième vertèbre dorsale et la première lombaire. Ce nerf intercostal s'anastomose avec la première lombaire par un filet descendant, longe le bord inférieur de la dernière côte en croisant la face antérieure du muscle carré des lombes, chemine entre le transverse et le petit oblique, puis entre ce dernier et le grand oblique, et se termine, comme les précédents, par *deux rameaux perforants antérieurs* situés sur les bords interne et externe du muscle grand droit. Son *rameau perforant latéral* est assez volumineux ; il se porte à peu près verticalement sous la peau, vers la crête iliaque, qu'il croise, et se termine dans la peau de la partie supérieure des fesses.

§ IV. — Plexus lombaire.

Préparation. — Inciser crucialement les parois abdominales ; enlever avec précaution le paquet intestinal et détacher le feuillet pariétal du péritoine. On trouvera sur les bords du psoas toutes les branches du plexus. D'un côté, on conservera le muscle pour étudier le passage des différents nerfs. Du côté opposé, on enlèvera avec soin toutes les fibres musculaires, ce qui permettra de voir les anastomoses des branches antérieures des paires lombaires et leur division. Pour les branches abdomino-génitales on décollera, dans les lambeaux inférieurs, les trois muscles des parois abdominales, entre lesquels on trouvera les filets nerveux. — Pour le nerf crural, enlever la peau de la face antérieure de la cuisse et la partie supérieure et interne de l'aponévrose crurale. On préparera d'abord les nerfs cutanés, puis les branches profondes, et l'on poursuivra la saphène interne jusqu'à son extrémité. Il n'y a guère de difficulté que pour la préparation de la branche de la gaîne des vaisseaux.

Ce plexus (Fig. 221) est formé par les anastomoses des branches antérieures des cinq nerfs lombaires. La première de ces branches sort entre la première et la deuxième vertèbre des lombes; la dernière entre la cinquième lombaire et la base du sacrum. Leur volume augmente de la première à la dernière.

L'intrication des faisceaux du plexus lombaire n'est pas aussi compliquée que celle du plexus brachial. Tous les nerfs qui le forment sont unis entre eux par des branches qui vont obliquement en bas, du nerf situé au-dessus à celui qui est au-dessous.

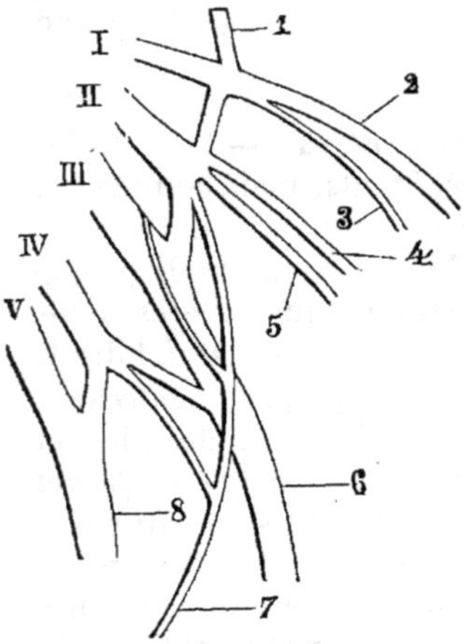

Fig. 221.
Figure schématique du plexus lombaire (*).

Le *premier nerf lombaire* (branche antérieure) reçoit la branche anastomotique que lui envoie le douzième dorsal, en donne une autre qui descend pour s'unir au deuxième nerf des lombes, et se termine en se bifurquant en *grande* et en *petite branches abdomino-scrotales*.

Le *deuxième nerf lombaire* reçoit l'anastomose du premier, donne deux branches antérieures, *fémoro-cutanée* et *génito-crurale*, et une division volumineuse qui va rejoindre le troisième nerf lombaire.

Le *troisième nerf lombaire* reçoit l'anastomose du précédent et donne le *nerf crural*.

Le *quatrième nerf lombaire* se partage en trois branches, dont l'une va s'anastomoser avec le troisième, et dont la seconde forme une des racines du nerf obturateur, tandis que la dernière va rejoindre le cinquième nerf lombaire. Les deux autres racines du *nerf obturateur* partent, l'une de l'anastomose qui unit les deuxième et troisième nerfs des lombes, tandis que la seconde tire son origine directement de la branche antérieure du troisième nerf lombaire, avant son union avec le tronc anastomotique venu du deuxième.

Le *cinquième nerf lombaire*, uni à l'anastomose que lui donne le quatrième, forme le *tronc lombo-sacré*, qui se jette dans le plexus sacré (Fig. 221).

Le plexus lombaire est situé au devant des apophyses transverses des vertèbres lombaires et des muscles intertransversaires des lombes ; il se trouve logé, en grande partie, au milieu des fibres du muscle grand psoas. Toutes les branches antérieures des nerfs lombaires qui le constituent par leurs anastomoses, sont unies aux ganglions du grand sympathique par les *rami communicantes* (Fig. 230, 30).

Le plexus lombaire fournit quatre branches collatérales et trois branches terminales.

A. Branches collatérales.

1° BRANCHE GRANDE ABDOMINO-SCROTALE (*grande abdominale* de Cruveilhier,

(*) I, II, III, IV, V. Branches antérieures des nerfs lombaires. — 1) Branche anastomotique du douzième nerf dorsal. — 2) Grande abdomino-scrotale. — 3) Petite abdomino-scrotale. — 4) Nerf fémoro-cutané. — 5) Nerf génito-crural. — 6) Nerf crural. — 7) Nerf obturateur. — 8) Tronc lombo-sacré.

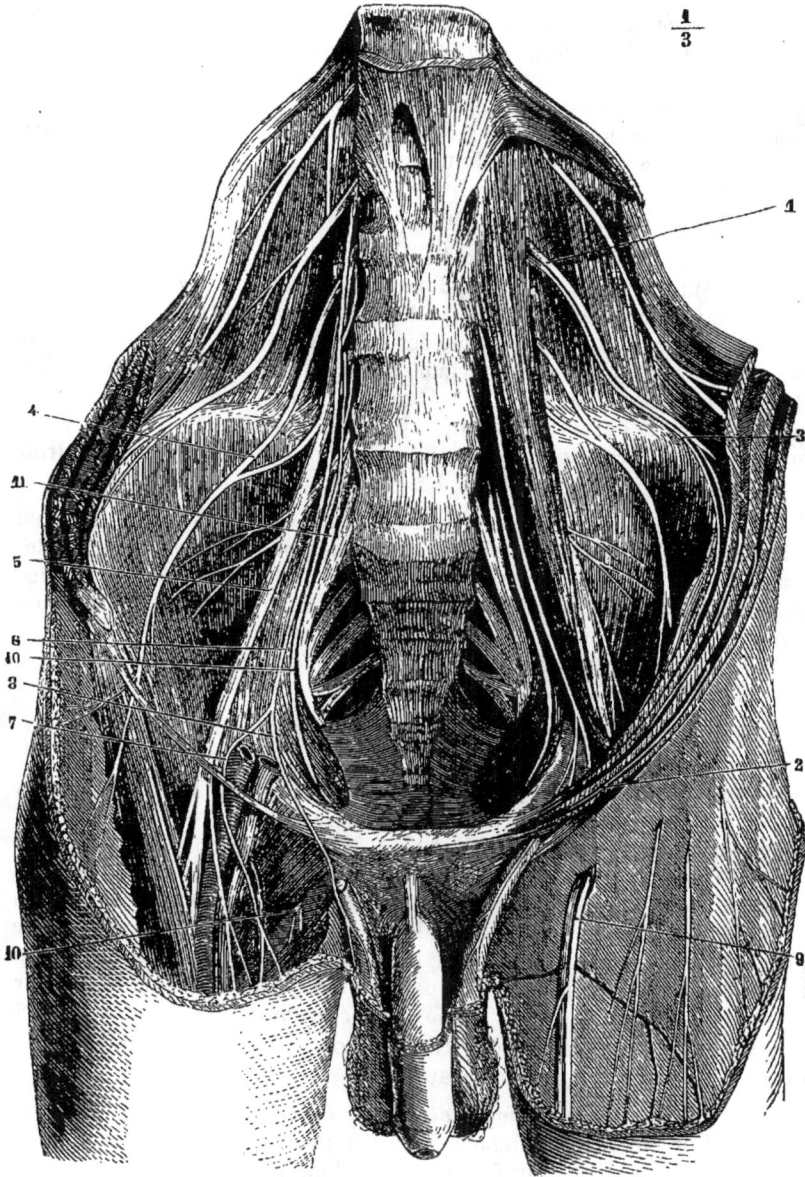

$\frac{1}{3}$

Fig. 222. — *Plexus lombaire (à droite, le psoas est enlevé, ainsi que la partie supérieure de l'aponévrose crurale* (*).

(*) 1) Branche grande abdomino-scrotale. — 2) Son rameau génital. — 3 Branche petite abdomino-scrotale. — 4) Nerf fémoro-cutané. — 5) Nerf crural. — 6) Nerf génito-crural. — 7) Sa branche crurale. — 8) Sa branche génitale. — 9) Branche crurale du génito-crural traversant l'aponévrose fémorale. — 10, 10) Nerf obturateur. — 11) Tronc lombo-sacré.

abdomino-génitale supérieure de Sappey, *iléo-scrotale* de Chaussier, *musculo-cutanée supérieure* de Bichat). Elle naît du premier nerf lombaire, se dirige en dehors et en bas, émerge de la partie supérieure du grand psoas (Fig. 222, 1), passe transversalement entre la face antérieure du carré des lombes auquel elle donne un filet et la face postérieure du rein, s'engage entre le transverse et le petit oblique un peu au-dessus de la crête iliaque, reste parallèle à cette crête et se divise, au niveau de l'épine iliaque antérieure et supérieure, en deux rameaux, *abdominal* et *génital*.

a) Le *rameau abdominal* chemine d'abord entre le petit oblique et le transverse, puis entre les deux obliques, donne des rameaux à ces muscles, fournit, au niveau du bord externe du grand droit, un premier rameau perforant antérieur, continue son trajet, donne des filets au grand droit et s'épuise par un second rameau perforant antérieur, qui traverse l'aponévrose au niveau du bord interne de ce muscle. On voit que ce rameau abdominal est l'analogue des derniers nerfs intercostaux et que ses rameaux perforants continuent les deux séries qui se trouvent sur les bords du muscle grand droit de l'abdomen.

b) Le *rameau génital* traverse le muscle petit oblique et gagne le canal inguinal après s'être anastomosé avec la branche petite abdomino-scrotale. Ce rameau longe la face supérieure du cordon jusqu'au niveau de l'orifice externe du canal inguinal (Fig. 222, 2), et se divise en filets transversaux destinés à la peau du pubis, et en filets descendants qui vont se perdre dans la partie supérieure des grandes lèvres chez la femme et du scrotum chez l'homme.

2° Branche petite abdomino-scrotale (*petite abdominale* de Cruveilhier, *abdomino-génitale inférieure* de Sappey, *musculo-cutanée moyenne* de Bichat). — Cette branche, beaucoup moins volumineuse que la précédente, naît, comme elle, du premier nerf lombaire. Elle chemine parallèlement à la précédente, le long de la crête iliaque (Fig. 222, 3), mais ne perfore le transverse de l'abdomen, auquel elle abandonne des filets, qu'au niveau de l'épine iliaque antéro-supérieure. Elle envoie toujours une anastomose au rameau génital de la grande abdomino-génitale, et s'unit quelquefois en entier à ce rameau. Elle marche ensuite entre le bord inférieur du muscle transverse et celui du petit oblique, traverse le canal inguinal jusqu'à son orifice externe et se répand dans la peau de la partie supérieure du scrotum et des grandes lèvres. On voit que cette branche est l'analogue de la précédente, sauf le rameau abdominal, qui lui fait défaut.

3° Nerf fémoro-cutané (*inguinal externe* de Cruveilhier, *fémoral-cutané externe* de Lud. Hirschfeld, *inguino-cutané* de Chaussier, *musculo-cutané inférieur* de Bichat). — Il naît du deuxième nerf lombaire, traverse la partie supérieure du grand psoas, au niveau du bord externe du petit psoas, et longe la face interne du muscle iliaque, sur lequel il est appliqué par le fascia iliaca (Fig. 222, 4). Il passe alors sous le ligament de Fallope, sort du bassin par l'échancrure qui se trouve entre les deux épines iliaques antérieures et se divise en deux rameaux.

a) *Rameau-fémoral*. — On le voit traverser le fascia lata à peu de distance au-dessous de l'arcade crurale et se partager en branches cutanées, qui innervent la peau de la moitié externe et antérieure de la cuisse, jusqu'au voisinage du genou (Fig. 223 A, 1).

b) Rameau fessier. — Immédiatement au-dessous de l'épine antéro-inférieure, ce rameau se porte en arrière en décrivant une courbure à concavité supérieure, qui croise le tenseur du fascia lata, perfore l'aponévrose et se répand dans la peau de la fesse et dans celle de la partie supérieure de la face postérieure de la cuisse.

4° NERF GÉNITO-CRURAL (*inguinal interne* de Cruveilhier, *fémoro-génital* de Sappey, *sus-pubien* de Chaussier). — Comme le précédent, il tire son origine du deuxième nerf des lombes, se porte en bas et en avant et vient émerger vers le bord interne du psoas très-près des insertions de ce muscle.

Il devient alors presque vertical, gagne l'artère iliaque externe, dont il longe le côté antérieur, et se divise en deux rameaux, *externe* et *interne*, à une distance variable en deçà du ligament de Fallope (Fig. 222, 6).

a) Rameau crural ou *externe*. — Il se dirige vers le bord externe de l'anneau crural, qu'il traverse avec les vaisseaux (Fig. 222, 7), contourne un peu l'artère fémorale pour se placer au devant d'elle, et devient bientôt sous-cutané en passant au travers d'une des ouvertures du fascia cribriformis, très-souvent avec la veine saphène interne (Fig. 222, 9). Ce rameau descend au devant de l'aponévrose crurale et se divise en filets assez nombreux, qui vont innerver la peau de la partie antéro-interne de la cuisse.

b) Rameau génital ou *interne*. — Il pénètre dans le canal inguinal, qu'il traverse dans toute sa longueur, placé au-dessous du cordon spermatique, donne des filets très-grêles au crémaster et sort par l'orifice externe de ce canal (Fig. 222, 8). Les branches terminales vont se perdre dans la peau de la partie supérieure et postérieure du scrotum chez l'homme, et des grandes lèvres chez la femme: il en est d'autres qui sont destinées à la peau de la partie supérieure et interne de la cuisse.

On remarquera que le cordon est longé, dans le canal inguinal : 1° par le rameau génital de la branche grande abdomino-scrotale, qui est situé au-dessus de lui, et 2° par le rameau génital du nerf génito-crural, qui est situé au-dessous.

B. Branches terminales.

1° NERF OBTURATEUR. — Ce nerf naît, ainsi que nous l'avons dit plus haut, par trois racines, qui proviennent des deuxième, troisième et quatrième nerfs lombaires. Il descend presque verticalement dans l'épaisseur du muscle psoas et émerge sur le bord interne de ce muscle vers le niveau de l'articulation sacro-iliaque, au-dessus et en dehors du tronc lombo-sacré. Le nerf obturateur chemine alors au-dessous du détroit supérieur et parallèlement à cette ligne osseuse, jusqu'au trou sous-pubien. Il accompagne l'artère obturatrice et se trouve placé au-dessous du péritoine, contre les parois du bassin (Fig. 222, 10). Après avoir traversé le canal sous-pubien, ce nerf se trouve entre le pectiné et l'obturateur externe et fournit plusieurs bran-

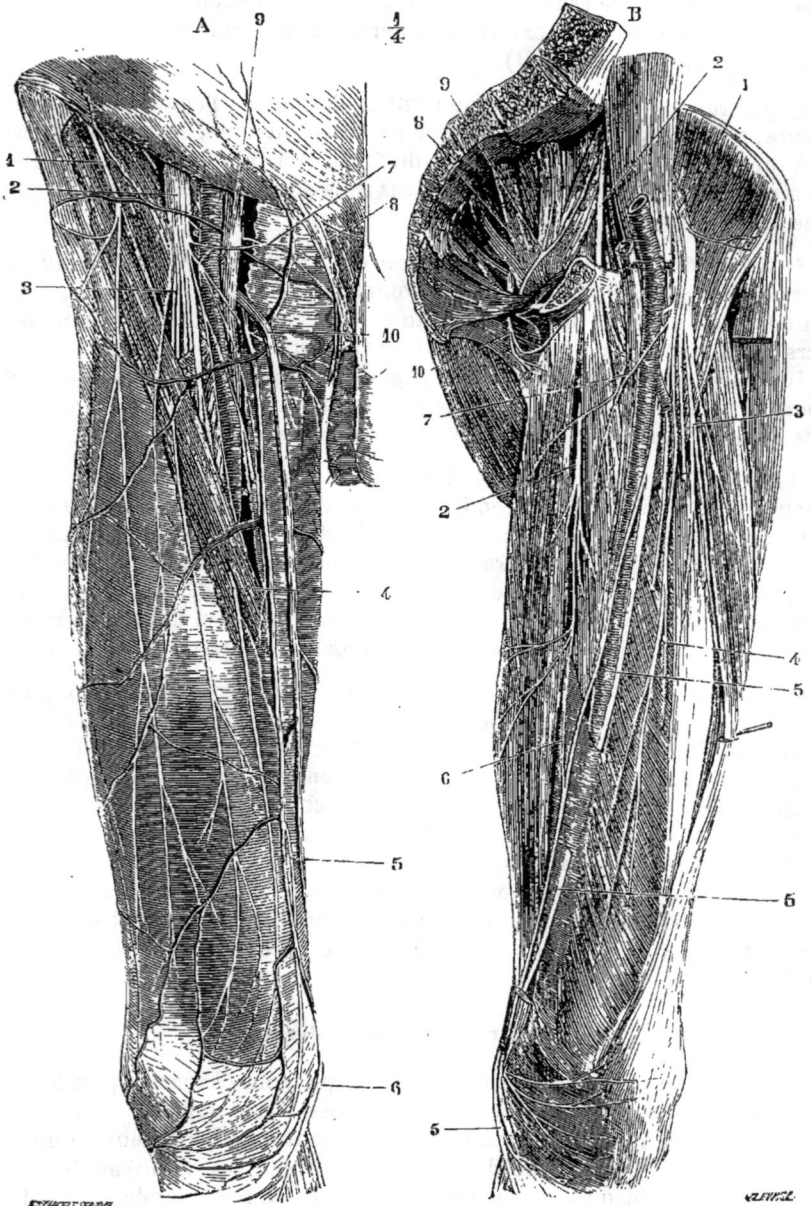

Fig. 223. — *Nerf crural* (*).

(*) A. *Branches superficielles du nerf crural.* — 1) Nerf fémoro-cutané.— 2) Nerf crural. — 3 Branche perforante supérieure. — 4) Branche perforante moyenne. — 5) Branche perforante inférieure. — 6) Nerf saphène interne. — 7) Nerf musculo-cutané interne. — 8) Rameau génital de la branche grande abdomino-scrotale. — 9) Veine crurale. — 10) Veine saphène interne.

ches (Fig. 223 B, 2): *a*) une première pour le muscle obturateur externe ; *b*) une seconde pour le droit interne ; elle se porte en dedans et en bas entre le pectiné et le petit adducteur, et, plus loin, entre le moyen adducteur et le grand adducteur ; *c*) une troisième est destinée au moyen adducteur ; avant de se perdre dans ce muscle, elle donne souvent un filet, qui descend le long de la face interne de la cuisse et va s'anastomoser avec le nerf saphène in - terne (Fig. 223 B, 6) ; *d*) une quatrième branche de l'obturateur va inner- ver le muscle petit adducteur ; *e*) une cinquième, plus volumineuse, va au grand adducteur ; *f*) et, enfin, des rameaux grêles et peu nombreux qui terminent le nerf obturateur vont se perdre dans la peau de la partie infé- rieure et interne de la cuisse.

2° NERF CRURAL. — Ce nerf volumineux est formé par le troisième nerf lombaire et par les anastomoses que lui envoient le quatrième et le deuxième ; il traverse le psoas, apparaît sur le bord externe de ce muscle à peu près au niveau de l'articulation sacro-vertébrale, et se loge ensuite dans la gouttière qui sépare le psoas et le muscle iliaque. Il est placé au-dessous du fascia iliaca et passe sous le ligament de Fallope en dehors de l'anneau crural, dont le sépare la bandelette iléo-pectinée, dépendance du fascia iliaca.

Les branches collatérales qu'il fournit sont destinées aux muscles psoas et iliaque.

A peu de distance au-dessous du ligament de Fallope, le nerf crural tra- verse l'aponévrose du psoas iliaque et se partage en branches terminales, dont deux sont *antérieures* et deux *postérieures*. Les deux branches antérieu- res sont *musculo-cutanées* et se divisent en *musculo-cutanée externe*, très-con- sidérable, et en *musculo-cutanée interne*, très-petite. Les deux branches pos- térieures sont l'une *externe*, musculaire, *nerf du triceps fémoral*, l'autre *interne*, cutanée, *nerf saphène interne*.

1° *Nerf musculo-cutané externe*. — Ce nerf est superficiel et assez volumi- neux ; son tronc est court et se divise bientôt en branches musculaires, pe- tites et peu nombreuses destinées au couturier, et en trois branches cutanées ou perforantes.

Les branches cutanées traversent toutes les trois le muscle couturier et, en raison même de la direction de ce muscle, oblique de haut en bas et de dehors en dedans, la branche la plus externe le perfore plus haut que la moyenne, et celle-ci plus haut que la troisième.

a) La *branche perforante supérieure ou externe* traverse le tiers supérieur du couturier (Fig. 223 A, 3), puis, un peu plus bas, l'aponévrose fémorale, devient sous-cutanée et se répand dans la peau de la face antérieure de la cuisse jusqu'au voisinage du genou. Ses rameaux sont situés plus en dedans que ceux du nerf fémoro-cutané, auxquels ils sont à peu près parallèles.

b) La *branche perforante moyenne* se porte en bas, traverse le couturier vers la partie moyenne de ce muscle (Fig 223 A, 4), perfore un peu plus

B. *Branches profondes du nerf crural.* — (Les rameaux perforants sont sectionnés au niveau du point où ils pénètrent dans le couturier.) 1) Nerf crural. — 2, 2) Nerf obturateur. — 3) Branche du droit antérieur. — 4) Branche du vaste interne. — 5, 5, 5) Nerf saphène interne. — 6) Anastomose de l'obturateur avec le saphène interne. — 7) Nerf musculo-cutané interne. — 8) Nerfs sacrés formant le plexus sacré. — 9) Nerf du muscle obturateur interne. — 10) Nerf honteux externe.

loin l'aponévrose crurale et se termine par des filets destinés à la peau de la partie antérieure et inférieure de la cuisse jusqu'au côté interne du genou.

c) La *branche perforante interne ou inférieure* se dirige en bas et un peu en dedans, gagne la face postérieure du couturier vers le tiers inférieur de la cuisse, traverse ce muscle, puis l'aponévrose, donne des filets à la peau de la partie inférieure et interne de la cuisse (Fig. 223 A, 5) et des ramuscules qui vont s'anastomoser avec le nerf saphène interne. Cette branche, à peu de distance de son origine, émet un rameau peu considérable, *branche accessoire du nerf saphène interne* de Cruveilhier, qui perfore la gaîne des vaisseaux et croise la face antérieure de l'artère fémorale, qu'elle longe jusqu'à l'anneau du troisième adducteur. A ce niveau ce rameau devient sous-cutané et s'épuise en filets destinés à la peau, et en filets anastomosés avec le nerf saphène interne et avec la terminaison du nerf obturateur.

2° *Nerf musculo-cutané interne* (*petite branche musculo-cutanée* de Sappey ; *branche de la gaîne des vaisseaux fémoraux* de Cruveilhier). — Cette petite branche nerveuse, dont la disposition est très-variable, se dirige en dedans et se partage aussitôt en plusieurs rameaux, qui perforent tous la gaîne des vaisseaux fémoraux et passent au devant et en arrière de la veine et de l'artère. Ils sortent de cette gaîne et vont les uns dans les muscles pectiné et moyen adducteur, tandis que les autres, continuant le trajet primitif, se portent en bas et en dedans pour se perdre dans la peau de la partie supérieure et interne de la cuisse (Fig. 223 A, 7 et B, 7).

3° *Nerf du triceps fémoral.* — Tantôt ce nerf est constitué par un tronc commun, qui se divise plus loin, tantôt et plus souvent il naît par trois branches isolées destinées aux trois portions du muscle triceps.

a) La *branche du droit antérieur* se porte en bas, s'engage sous la face profonde de ce muscle (Fig. 223 B, 3) et se partage en rameaux ascendants et en rameaux descendants.

b) La *branche du vaste externe* passe d'abord sous le droit antérieur, puis sous le bord du vaste externe et se perd dans ce dernier muscle.

c) La *branche du vaste interne* se partage bientôt en plusieurs rameaux, qui vont se perdre à différentes hauteurs dans ce muscle. Il en est que l'on peut suivre assez loin jusqu'au devant de l'anneau du troisième adducteur (Fig. 223, B, 4). Cette branche fournit aussi des rameaux à la partie supérieure de l'articulation du genou.

4° *Nerf saphène interne.* — Ce nerf est exclusivement cutané ; il se porte, aussitôt après son origine, en bas et en dedans, vers la gaîne des vaisseaux fémoraux, traverse cette gaîne, longe la face antérieure et externe de l'artère crurale jusque dans l'anneau du troisième adducteur, perfore la paroi antérieure de cette gaîne fibreuse (Fig. 223 B, 5, 5) et se place entre le tendon du couturier et celui du grand adducteur, puis entre le premier et celui du droit interne. Il contourne alors le condyle interne du fémur et se divise en deux branches.

a) Branche rotulienne ou transversale. — Elle traverse l'aponévrose, se dirige vers la rotule de dedans en dehors et d'arrière en avant, en décrivant une courbure à concavité supérieure (Fig. 223, A, 6 et B, 5) et se divise en rameaux, dont les uns gagnent la base, les autres le sommet de la rotule, pour se perdre dans la peau des parties supérieure, antérieure, inférieure et interne du genou.

b) Branche jambière ou descendante. — Cette branche, toujours plus volumineuse que la branche rotulienne, traverse l'aponévrose et rejoint la veine saphène interne, qu'elle accompagne, sans toutefois affecter de rapports fixes avec elle, en raison de la variabilité de position de ce vaisseau. Elle descend ensuite verticalement jusqu'à la malléole interne, donne des rameaux nombreux à la peau de la moitié interne de la jambe (Fig. 226, A, 9), et se termine, au devant de cette malléole (Fig. 227, 16), par des divisions destinées aux téguments de la partie interne du pied et aux articulations tarsiennes (Fig. 223 B, 6).

Vers le tiers inférieur de la cuisse, le nerf saphène interne reçoit une anastomose du nerf obturateur (Fig. 223, B, 6) et fournit quelques filets à la peau de la partie postérieure, inférieure et interne de la cuisse et à celle qui recouvre le creux poplité.

3° TRONC LOMBO-SACRÉ. — Ce tronc nerveux, fourni par le cinquième nerf lombaire et l'anastomose du quatrième, se porte verticalement en bas, croise l'articulation sacro-iliaque, reste appliqué contre le bord du sacrum, dont il suit la courbure et se jette dans le bord supérieur du plexus sacré. A sa partie supérieure, le tronc lombo-sacré est situé en dedans du nerf obturateur, auquel il est parallèle (Fig. 222, 11).

§. V. — Plexus sacré.

Préparation. — Enlever les viscères abdominaux suivant les procédés ordinaires, mais en laissant la partie inférieure du rectum ; détacher le péritoine et préparer le plexus sacré, que l'on trouvera au devant du muscle pyramidal. — Pour le nerf honteux interne, faire la préparation indiquée pour l'artère du même non. — Pour le petit sciatique, détacher le muscle grand fessier à ses insertions au sacrum et le rejeter en dehors ; on trouvera en dessous le petit et le grand sciatiques. — La préparation du grand sciatique ne présente guère de difficultés, si ce n'est pour les nerfs du pied, mais avec un peu de soin et d'habitude des dissections, on arrivera à bien isoler tous les filets, en ayant la précaution de les préparer du tronc vers les extrémités.

Le *plexus sacré* est formé par les branches antérieures des trois premiers nerfs sacrés, auxquelles se joignent en haut le tronc lombo-sacré et en bas une division de la branche antérieure du quatrième nerf sacré (Fig. 224, B, 8). Ces branches, d'autant plus volumineuses qu'elles sont plus supérieures, sortent toutes par les trous sacrés antérieurs, s'anastomosent par les *rami communicantes* avec les ganglions sympathiques (Fig. 230, 4) et se portent en dehors. La *première* est très-oblique de haut en bas et de dedans en dehors, et répond au bord supérieur du muscle pyramidal ; c'est elle qui reçoit le tronc lombo-sacré. La *deuxième*, un peu moins oblique que la précédente, répond à la face antérieure du muscle pyramidal. La *troisième* est à peu près horizontale et située au voisinage du bord inférieur du même muscle. La *quatrième*, assez petite, se divise, presque aussitôt après sa sortie du dernier trou sacré antérieur, en trois rameaux, dont le supérieur va se jeter dans le plexus sacré, le moyen dans le plexus hypogastrique et l'inférieur dans le muscle ischio-coccygien et la peau de la région correspondante.

Toutes ces branches se réunissent par leurs bords et forment par leur fusion le plexus sacré. En raison de la direction des nerfs sacrés et de leur convergence en un tronc unique, ce plexus présente la forme d'un triangle dont la base est au sacrum dans toute l'étendue de la face antérieure de cet os et dont le sommet répond au bord inférieur de la grande échancrure sciatique. La face antérieure du plexus sacré est recouverte par l'aponévrose pelvienne qui le sépare de l'artère et de la veine hypogastriques, ainsi que du péritoine et du rectum ; sa face postérieure répond à la face antérieure du muscle pyramidal. Le plexus sacré fournit des branches collatérales au nombre de dix et une seule branche terminale.

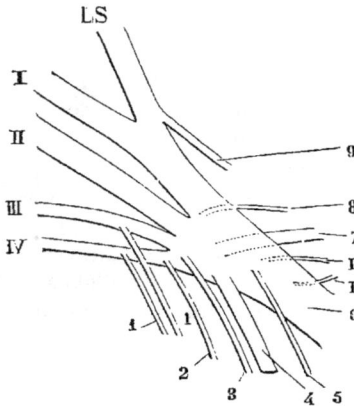

Fig. 224.
Figure schématique du plexus sacré (*).

1° Branches collatérales.

Elles peuvent être divisées en cinq branches intra-pelviennes et cinq branches extra-pelviennes ; les premières naissent sur la face antérieure du plexus et sont destinées aux muscles de la paroi interne du bassin, à ceux du périnée et à la peau de cette dernière région. Les secondes prennent leur origine sur la face postérieure du plexus et se rendent dans les muscles de la paroi externe du bassin et dans la peau de la face postérieure de la cuisse.

1° BRANCHES VISCÉRALES. — Ces branches nerveuses sont petites et multiples ; elles naissent du troisième et du quatrième nerfs sacrés et se portent d'arrière en avant, sur les côtés du rectum, pour se perdre dans le plexus hypogastrique (voy. *grand Sympathique*).

2° NERF DU RELEVEUR DE L'ANUS. — Il se compose d'ordinaire de deux rameaux distincts, qui proviennent du point de réunion de la branche du quatrième nerf sacré avec le troisième. Ces deux rameaux vont se perdre dans la face supérieure du muscle releveur de l'anus.

3° NERF HÉMORRHOÏDAL OU ANAL. — Ce nerf, d'un volume assez grêle, naît du bord inférieur du plexus sacré, sort du bassin par la partie inférieure de la grande échancrure sciatique, croise la face externe de l'épine sciatique, se dirige en dedans (Fig. 225, A, 6), chemine dans le tissu cellulo-graisseux

(*) LS. Tronc lombo-sacré. — I, II, III, Branches antérieures des trois premiers nerfs sacrés. — IV. Rameau supérieur de la branche antérieure du quatrième. — 1, 1) Branches viscérales du plexus sacré. — 2) Nerf du releveur de l'anus. — 3) Nerf hémorrhoïdal. — 4) Nerf honteux interne. — 5) Nerf du muscle obturateur interne. — 6) Grand nerf sciatique. — 7) Nerf petit sciatique ou fessier inférieur. — 8) Nerf du muscle pyramidal. — 9) Nerf fessier supérieur. — 10) Nerf du jumeau supérieur. — 11) Nerf du jumeau inférieur et du carré crural.

de la fosse ischio-rectale et se termine par des filets destinés au muscle sphincter externe de l'anus ainsi qu'à la peau du pourtour de cet orifice.

4° NERF DE L'OBTURATEUR INTERNE. — Son origine se trouve près du sommet du plexus sacré (Fig. 223, B, 9). Il sort presque aussitôt du bassin par le bord inférieur de la grande échancrure sciatique, contourne l'épine sciatique, rentre dans l'excavation par la petite échancrure, traverse l'aponévrose qui recouvre l'obturateur interne et va se perdre dans ce muscle.

5° NERF HONTEUX INTERNE. — Ce nerf important provient du sommet du plexus sacré, au voisinage du nerf anal, sort du bassin par la grande échancrure sciatique avec l'artère honteuse interne (Fig. 225 A, 7), qu'il accompagne, contourne l'épine sciatique (Fig. 223, B, 10), rentre dans le bassin par la petite échancrure sciatique, s'applique sur la face interne de la tubérosité de l'ischion, sur laquelle il est fixé par une lamelle fibreuse, et se divise en deux branches *supérieure* ou *pénienne* et *inférieure* ou *périnéale*.

a) *Branche inférieure ou périnéale.* — Elle donne d'abord des filets au sphincter externe de l'anus et un rameau plus considérable à la peau du pli fémoro-périnéal, descend ensuite en arrière du muscle transverse du périnée, contourne ce muscle et se partage à son tour en deux rameaux : l'un superficiel, l'autre profond. 1° Le *rameau superficiel du périnée* accompagne l'artère de ce nom, chemine entre l'aponévrose superficielle du périnée et le fascia superficialis, donne des filets à la peau de la région et se perd dans les téguments des bourses et de la face inférieure de la verge ; 2° le *rameau profond* se porte d'arrière en avant en traversant le muscle transverse du périnée, passe dans le tissu cellulaire qui se trouve dans le triangle ischio-uréthral et se termine par des branches destinées aux muscles transverse, ischio-caverneux et bulbo-caverneux. Ce rameau fournit aussi un filet qui passe au travers du bulbe pour se perdre dans la muqueuse de l'urèthre.

b) *Branche supérieure, pénienne ou dorsale de la verge.* — Elle continue le trajet du tronc du nerf honteux interne, longe la face interne des branches ascendante de l'ischion et descendante du pubis, passe sur le côté du ligament suspenseur de la verge et chemine, avec l'artère dorsale, sur la partie moyenne de la face supérieure du pénis, dans le sillon qui résulte de l'adossement des deux corps caverneux. Dans ce trajet, elle donne des filets à la peau des parties supérieure et latérale de la verge, ainsi que des ramuscules très-ténus, qui vont de haut en bas à travers le corps spongieux de l'urèthre jusque dans la muqueuse de ce canal. Arrivée à la base du gland, elle s'épuise en filets destinés à la muqueuse de cet organe et au prépuce.

Chez la femme, la branche supérieure se termine dans le clitoris, et la branche inférieure dans la peau et la muqueuse de la grande lèvre.

6° NERF FESSIER SUPÉRIEUR. — Ce nerf tire son origine du bord supérieur du plexus sacré et plus spécialement du tronc lombo-sacré ; il se porte aussitôt en dehors, passe par la partie supérieure de la grande échancrure sciatique au-dessus du pyramidal et se divise en deux rameaux, qui cheminent tous deux entre les muscles petit et grand fessiers. Ils fournissent des filets à ces muscles et au tenseur du fascia lata.

7° NERF DU PYRAMIDAL. — Il est très-court et peu volumineux, tire son origine de la face postérieure du plexus sacré et se jette dans le muscle pyramidal, qu'il innerve.

8° NERF DU JUMEAU SUPÉRIEUR. — Comme le précédent, il tire son origine de la face postérieure du plexus sacré et va se perdre dans le muscle jumeau supérieur.

9° NERF DU JUMEAU INFÉRIEUR ET DU CARRÉ CRURAL. — Il naît à côté du précédent, sort du bassin par le bord inférieur de la grande échancrure sciatique, passe au-dessous du jumeau supérieur et du tendon de l'obturateur interne et se termine dans les muscles jumeau inférieur et carré crural.

10°NERF PETIT SCIATIQUE OU FESSIER INFÉRIEUR. — Beaucoup plus volumineux que toutes les autres branches collatérales postérieures, ce nerf tire son origine du sommet du plexus sacré, sort du bassin par le bord inférieur de la grande échancrure sciatique, se dirige verticalement en bas sous la face profonde du muscle grand fessier et se divise en deux branches : *génitale* et *fémorale*. Dans son trajet il donne au grand fessier des rameaux, dont les uns se perdent dans la face profonde de ce muscle (Fig. 225, A, 2), tandis que les autres contournent son bord inférieur en remontant de bas en haut pour se jeter dans sa face cutanée (Fig. 225, B, 2).

a) La *branche génitale* part du tronc du petit sciatique au-dessous du grand fessier ou au niveau du bord inférieur de ce muscle, se dirige en dedans et en bas, contourne la tubérosité sciatique et arrive, en décrivant une courbe à concavité supérieure, dans le pli fémoro-périnéal, où elle devient sous-cutanée (Fig. 225, A, 5 et B, 3). Elle est plus superficielle que le rameau périnéal du honteux interne, donne des filets à la peau avoisinante et se termine dans la partie postérieure du scrotum ou de la grande lèvre.

b) La *branche fémorale*, plus volumineuse que la précédente, descend verticalement sur la tubérosité sciatique et longe, au-dessous de l'aponévrose crurale, la partie médiane de la face postérieure de la cuisse jusqu'au creux poplité (Fig. 225, B, 1). Elle fournit dans ce trajet des rameaux qui partent des deux côtés de son tronc, traversent l'aponévrose et vont se perdre dans les téguments des parties interne et externe de la face postérieure de la cuisse. Au niveau du creux poplité, le tronc de ce nerf devenu très-grêle traverse l'aponévrose jambière, suit la veine saphène externe et s'épuise dans la peau de la partie supérieure et postérieure de la jambe (Fig. 225 B, 4).

2° Grand nerf sciatique (branche terminale du plexus sacré).

Le *grand nerf sciatique*, le plus long et le plus volumineux des nerfs du corps humain, est destiné aux muscles postérieurs de la cuisse, aux muscles et aux téguments de toute la jambe et du pied. Il continue le plexus sacré, dont toutes les branches d'origine semblent converger pour le former. Aplati à son origine, il tend à s'arrondir de plus en plus en se rapprochant du creux poplité, au niveau de l'angle supérieur duquel il se divise en deux branches : le *nerf sciatique poplité interne* et le *nerf sciatique poplité externe*.

Le grand sciatique sort du bassin par le bord inférieur de la grande échan-

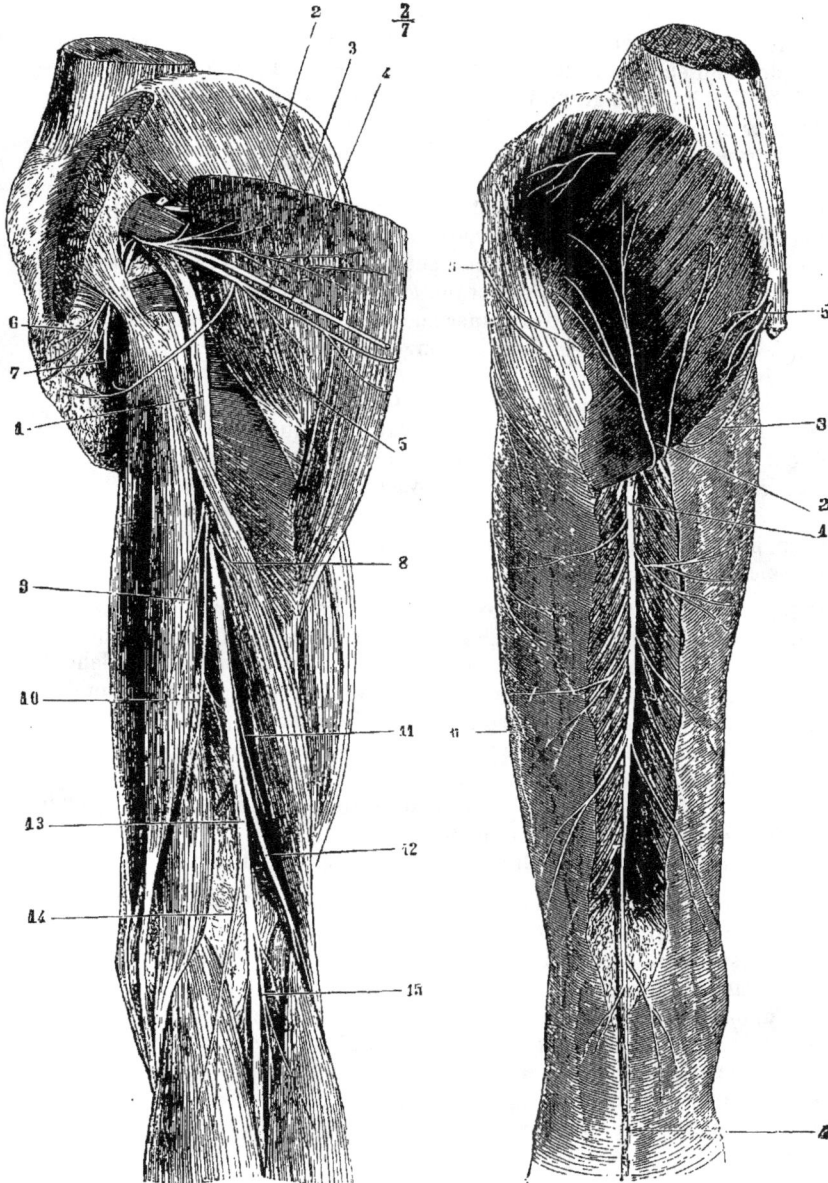

Fig. 225. — A. *Nerf grand sciatique (le muscle grand fessier est sectionné près de ses insertions au sacrum et renversé en dehors).* — B. *Nerf petit sciatique* (*).

(*) A. 1) Grand nerf sciatique. — 2) Branches fessières du petit sciatique. — 3) Branche fémorale du petit sciatique. — 4) Branche fessière du petit sciatique, qui se réfléchit sur le bord inférieur du muscle grand fessier (c'est celle qu'on retrouve en B 2). — 5) Branche fémorale du petit sciatique. — 6) Nerf hémorrhoïdal. —

crure sciatique au-dessous du pyramidal, en dehors des artères ischiatique et honteuse interne, avec lesquelles il croise la face postérieure de l'épine scia-tique, descend ensuite verticalement derrière le carré crural entre la tubé-rosité de l'ischion et le grand trochanter, longe la face postérieure du grand adducteur et plus bas la courte portion du biceps. Il est recouvert en haut par le muscle grand fessier et un peu plus bas par la longue portion du bi-ceps, qui le croise obliquement de haut en bas et dedans en dehors. Dans la partie inférieure de la cuisse, ce nerf n'est recouvert que par la peau, l'a-ponévrose et du tissu cellulo-graisseux. En dedans, il est en rapport avec le bord externe des muscles demi-tendineux et demi-membraneux. Le petit sciatique, surtout sa branche fémorale, est à peu près parallèle au tronc du grand sciatique et est situé plus superficiellement que lui. Une branche ar-térielle, venue de l'artère ischiatique, longe le tronc de ce nerf, auquel elle est destinée.

Dans son trajet à la cuisse, le grand sciatique fournit des rameaux collaté-raux, qui se rendent tous obliquement dans les muscles postérieurs de ce segment du membre inférieur. Ce sont : a) le *rameau de la longue portion du biceps*, long et grêle (Fig. 225 A, 8); b) le *rameau du demi-tendineux* (9); c) le *rameau du demi-membraneux*, souvent double 10); d) le *rameau du grand ad-ducteur*, plus grêle que les branches que ce muscle reçoit du nerf obturateur ; e) le *rameau de la courte portion du biceps* (11).

1° NERF SCIATIQUE POPLITÉ EXTERNE. — Moins volumineux que le sciatique poplité interne, ce nerf tire son origine de la bifurcation du grand sciatique et se porte aussitôt obliquement de haut en bas et de dedans en dehors, pour contourner par un demi-tour d'hélice la face postérieure du condyle externe du fémur, la tête du péroné et le col de cet os (Fig. 225 A, 12 et 226, B, 1). Il pénètre ensuite dans l'épaisseur du muscle long péronier la-téral et se divise en deux branches terminales : *nerf musculo-cutané* et *nerf tibial antérieur*. Dans son trajet oblique, le sciatique poplité externe longe le bord interne du biceps et le tendon de ce muscle.

Avant sa division, il fournit les branches collatérales suivantes :

1° Le *nerf saphène péronier* ou *branche accessoire du nerf saphène ex-terne*. — Ce nerf part de la partie supérieure du sciatique poplité externe, quelquefois par un tronc commun avec la branche cutanée péronière, longe la face postérieure du muscle jumeau externe (Fig. 226, A, 3), tra-verse l'aponévrose jambière vers le milieu de la jambe et se dirige un peu en dedans vers le saphène externe, auquel il s'unit à une distance variable au-dessus de la malléole externe (Fig. 226, A, 7). D'autres fois il n'envoie qu'un filet anastomotique au saphène externe et se distribue isolément à la peau du tiers inférieur et interne de la jambe et à celle de la face externe du talon.

7) Nerf honteux interne. — 8) Branche du grand sciatique pour la longue portion du biceps. — 9) Branche du demi-tendineux. — 10) Branche du demi-membraneux. — 11) Branche de la courte portion du biceps. — 12) Nerf sciatique poplité externe. — 13) Nerf sciatique poplité interne. — 14) Branche du jumeau interne. — 15) Branche du jumeau externe.

B. 1) Branche fémorale du petit sciatique. — 2) Branches du muscle grand fessier réfléchies sur le bord infé-rieur de ce muscle. — 3) Branche génitale du petit sciatique. — 4) Rameau terminal de ce nerf longeant la veine saphène externe. — 5) Branches postérieures des derniers nerfs sacrés. — 6, 6) Rameaux du nerf fémoro-cutané.

2° La *branche cutanée péronière*. — Née au-dessous de la précédente ou par un tronc commun avec elle, cette branche se porte en bas, devient presque aussitôt sous-cutanée (Fig. 226, A, 2) et se divise en filets qui vont se perdre dans la peau de la face externe de la jambe depuis la partie inférieure du genou jusqu'aux environs de la malléole externe.

3° Des *rameaux musculaires*. — Ils sont au nombre de deux, partent du tronc du sciatique poplité externe un peu au-dessus de sa bifurcation, se dirigent en dedans et vont se jeter dans l'extrémité supérieure du muscle jambier antérieur.

Nerf musculo-cutané. — Ce nerf, plus externe et un peu plus volumineux que le tibial antérieur, descend verticalement au milieu des fibres du long péronier latéral, puis entre ce muscle et l'extenseur commun des orteils (Fig. 226, B, 3, 4), traverse l'aponévrose et devient sous-cutané vers le tiers inférieur de la jambe. Il gagne ensuite le dos du pied en se dirigeant un peu obliquement de haut en bas et de dehors en dedans (Fig. 227, 10) et se divise en deux branches : 1° l'une interne, plus petite, se porte obliquement vers le côté interne du gros orteil (11) dont elle forme le *rameau collatéral dorsal interne ;* 2° la deuxième, plus volumineuse, descend à peu près verticalement et se divise en trois branches, qui gagnent l'extrémité inférieure de l'espace intermétatarsien, pour former : la première (12), les rameaux *collatéral dorsal externe du gros orteil* et *collatéral dorsal interne du deuxième orteil ;* la seconde (13), les rameaux *collatéral dorsal externe du deuxième* et *collatéral interne du troisième*, et enfin la dernière (14), les rameaux *collatéral externe du troisième* et *collatéral dorsal interne du quatrième*.

Dans son trajet, le nerf musculo-cutané fournit les branches collatérales suivantes : 1° des filets musculaires aux deux péroniers latéraux; 2° un rameau cutané, qui naît immédiatement après que le nerf a traversé l'aponévrose et qui se perd dans la peau de la partie inférieure de la jambe ; 3° une branche anastomotique au nerf saphène externe; cette branche, variable dans sa disposition et son origine, se trouve toujours sur le dos du pied et se dirige de haut en bas et de dedans en dehors (Fig. 227, 9).

Nerf tibial antérieur. — Ce nerf continue d'abord la direction du tronc du sciatique poplité externe, traverse la partie supérieure du muscle extenseur commun des orteils, gagne le ligament interosseux et l'artère tibiale antérieure, qu'il accompagne jusque sur le dos du pied (Fig. 226, B, 5). Il croise cette artère de telle sorte que, situé en haut à son côté interne, il passe vers le milieu de la jambe au devant d'elle et lui devient externe à quelque distance au-dessus du cou-de-pied. Dans sa partie jambière le nerf tibial antérieur donne des rameaux aux muscles jambier antérieur, extenseur commun des orteils et extenseur propre du gros orteil.

Arrivé au niveau du ligament annulaire du tarse, le nerf tibial antérieur passe sous cette bande fibreuse dans une gaîne qui lui est commune avec l'artère pédieuse, et qui se trouve en dedans de celle de l'extenseur commun des orteils ; il se divise aussitôt en *deux branches terminales*.

La *branche externe* (Fig. 226, B, 6) se dirige en bas et en dehors, passe

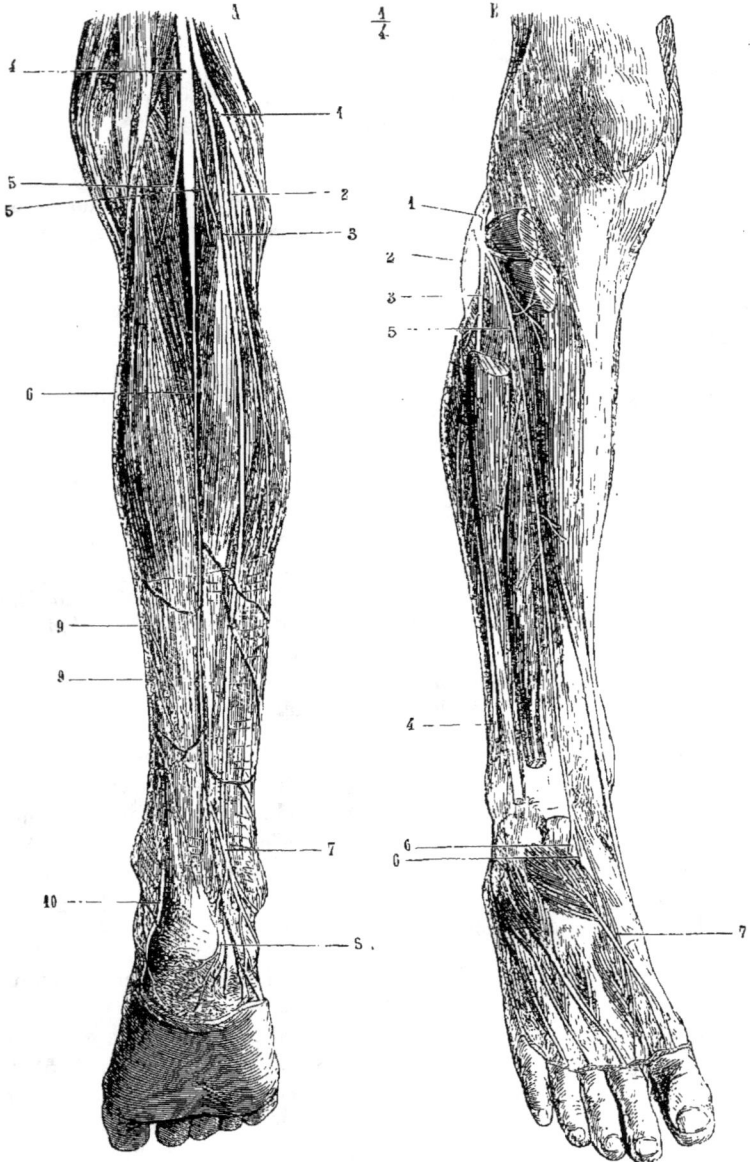

Fig. 226. — A. *Nerf saphène externe.* — B. *Nerf tibial antérieur* (*).

(*) A. 1) Nerf sciatique poplité externe. — 2) Branche cutanée péronière. — 3) Nerf saphène péronier. — 4) Nerf sciatique poplité interne. — 5, 5) Branches des jumeaux. — 6) Nerf saphène externe. — 7) Sa réunion avec le saphène péronier. — 8) Branches calcanéennes. — 9, 9) Rameaux jambiers du saphène interne. — 10) Rameau perforant calcanéen du nerf tibial postérieur.

B. 1) Nerf sciatique poplité externe. — 2) Branche cutanée péronière. — 3) Nerf musculo-cutané. — 4) Ce nerf sectionné au moment où il traverse l'aponévrose. — 5) Nerf tibial antérieur. — 6, 6) Rameaux qu'il fournit au muscle pédieux. — 7) Nerf profond du pied.

sous le bord postérieur du pédieux et se ramifie dans la face profonde de ce muscle.

La *branche interne* (Fig. 227, B, 7) continue le trajet primitif du nerf tibial, prend le nom de *nerf profond du dos du pied*, chemine entre le tendon du long extenseur propre du gros orteil et le premier chef du pédieux, passe

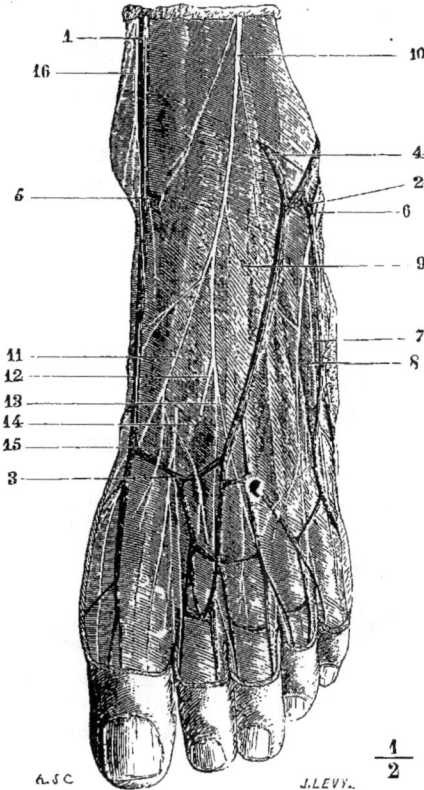

Fig. 227. — *Nerfs et veines du dos du pied* (enfant de quatorze ans) (*).

au-dessous du tendon de ce faisceau musculaire, longe le côté interne du premier interosseux dorsal et, au niveau du premier espace interdigital, se divise en deux rameaux qui forment les branches *collatérales dorsales profondes externe du premier orteil* et *interne du second* (Fig. 227, 15).

(*) 1) Veine saphène interne. — 2) Veine saphène externe. — 3) Arcade veineuse dorsale du pied. — 4) Anastomose de la veine saphène externe avec les veines profondes. — 5) Anastomose de la veine saphène interne avec les veines profondes. — 6) Nerf saphène externe. — 7) Collatéral dorsal externe du petit orteil. — 8) Branche qui fournit les collatéraux dorsaux interne du petit orteil et externe du quatrième. — 9) Anastomose du nerf saphène externe et du musculo-cutané. — 10) Nerf musculo-cutané. — 11) Collatéral dorsal interne du gros orteil. — 12) Branche qui fournissait les collatéraux externe du gros orteil et interne du deuxième (elle est sectionnée pour montrer le nerf profond du pied). — 13) Branche qui fournit les collatéraux dorsaux externe du troisième orteil et interne du quatrième. — 14) Branche qui fournit les collatéraux dorsaux externe du deuxième et interne du troisième. — 15) Nerf profond du pied donnant les collatéraux profonds interne du deuxième et externe du premier orteil. — 16) Terminaison du nerf saphène interne.

Sur la face dorsale du pied, ce nerf est recouvert par les aponévroses et maintenu fixé sur la face supérieure du tarse. Ce n'est qu'au moment où il se divise en branches collatérales qu'il est situé sous la peau des faces latérales des orteils.

2° Nerf sciatique poplité interne. — Le nerf sciatique poplité interne, plus volumineux que l'externe, continue le trajet du tronc du grand nerf sciatique (Fig. 226, A, 4); il naît au niveau de l'angle supérieur du creux poplité, descend verticalement dans cet espace, s'engage entre les deux muscles jumeaux, arrive à l'arcade du soléaire, qu'il traverse, et prend le nom de *nerf tibial postérieur*. Il répond dans ce trajet : en arrière, à une couche de tissu cellulo-graisseux, qui le sépare de l'aponévrose poplitée; en avant, à la veine poplitée, qui est située elle-même en arrière et un peu en dehors de l'artère; le paquet vasculo-nerveux est appliqué dans la partie inférieure du creux poplité sur le muscle poplité, dont il croise la face postérieure.

Le nerf sciatique poplité interne fournit des branches collatérales, qui sont :

1° Le *nerf saphène externe ou saphène tibial*. — Né vers le milieu de l'espace poplité, ce nerf se porte en bas et un peu en arrière, chemine en dessous de l'aponévrose, dans l'interstice qui sépare les muscles jumeaux (Fig. 226, A, 6), se loge plus loin dans l'épaisseur même de l'aponévrose jambière, qu'il traverse vers le milieu de la jambe, accompagne la veine saphène externe et reçoit l'anastomose du saphène péronier (7). Il se place ensuite sur le bord externe du tendon d'Achille, fournit un rameau aux téguments du côté externe du talon (8), passe au-dessous de la malléole péronéale, qu'il contourne (Fig. 227, 6), longe le bord correspondant du pied et se termine en formant le nerf collatéral dorsal externe du petit orteil. Dans la moitié des cas environ, on le voit fournir encore les collatéraux dorsaux interne du petit orteil et externe du quatrième (Fig. 227, 7, 8).

2° Des *branches musculaires*. — Les unes, les plus supérieures, sont destinées aux jumeaux (Fig. 228, A, 55); d'autres vont au soléaire, au plantaire grêle et au poplité; ces dernières naissent assez souvent par un tronc commun.

3° Un *petit nerf articulaire*. — Il naît au niveau de l'espace intercondylien, accompagne l'artère articulaire moyenne et se répand dans l'articulation du genou.

3° Nerf tibial postérieur. — Ce nerf continue le sciatique poplité interne à partir de l'anneau du soléaire, chemine avec l'artère et les veines entre les deux couches musculaires superficielle et profonde de la face postérieure de la jambe, longe plus bas le bord interne du tendon d'Achille, contourne la malléole interne, traverse le canal calcanéen et arrive à l'extrémité postérieure de la plante, où il se divise en *nerf plantaire interne* et *nerf plantaire externe*. Dans sa partie supérieure, le nerf tibial postérieur se trouve au côté externe de l'artère, il passe en arrière d'elle vers le milieu de la jambe et, tout à fait en bas, il est situé à son côté interne.

Les branches collatérales du nerf tibial sont :

1º Des rameaux au jambier postérieur ; 2º des rameaux pour les muscles fléchisseur commun des orteils et fléchisseur propre du gros orteil ; ce dernier accompagne l'artère péronière ; 3º une *branche cutanée perforante*, qui traverse l'aponévrose plantaire un peu au-dessus de la malléole (Fig. 226, A, 10), fournit des rameaux à la face interne du talon et s'épuise en filets destinés à la peau de la partie postérieure et interne de la plante du pied jusque vers le métatarse.

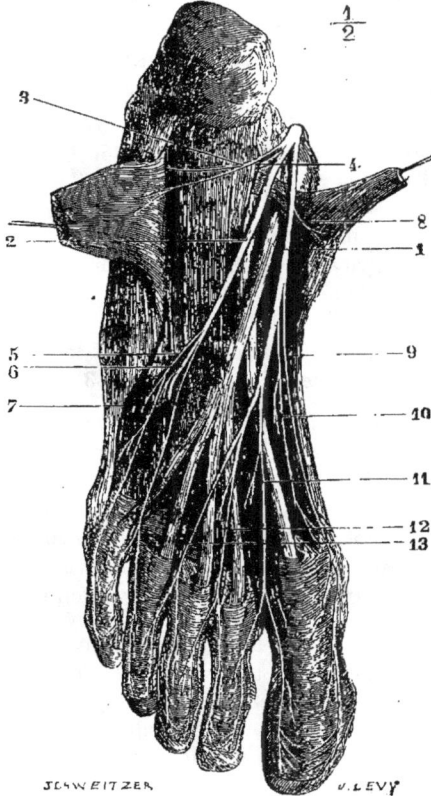

Fig. 228. — *Nerfs de la plante du pied* (enfant de quatorze ans) (*).

Branches terminales du nerf tibial postérieur. — *1º Nerf plantaire interne.* — Cette branche terminale est plus volumineuse que le nerf plantaire externe. Elle se dirige en avant, croise la face inférieure du tendon du long fléchisseur

(*) 1) Nerf plantaire interne. — 2) Nerf plantaire, externe. — 3) Rameau de l'abducteur du petit orteil. — 4) Rameau de l'accessoire du long fléchisseur commun. — 5) Branche collatérale externe du petit orteil, donnant le rameau du court fléchisseur du petit orteil. — 6) Branche plantaire profonde. — 7) Branche qui fournit les collatéraux interne du petit orteil et externe du quatrième. — 8) Rameau de l'adducteur du gros orteil. — 9) Collatéral interne du gros orteil. — 10) Rameau du court extenseur du gros orteil. — 11) Branche qui fournit les collatéraux externe du gros orteil et interne du deuxième (elle donne aussi un rameau au premier lombrical). — 12) Branche qui se divise en collatéraux externe du deuxième orteil et interne du troisième. On la voit fournir un rameau pour le deuxième lombrical. — 13) Branche d'où naissent les collatéraux externe du troisième orteil et interne du quatrième.

commun et chemine au-dessus du muscle adducteur du gros orteil, qui la
sépare de la plante du pied, puis entre le bord externe du court fléchisseur
de cet orteil et le bord interne du court fléchisseur commun (Fig. 228, 1).
Le nerf plantaire interne se divise en quatre branches, qui sont échelonnées
de telle sorte que la première, la plus interne, est en même temps la plus
longue, tandis que la dernière est la plus courte et la plus externe. Avant sa
division, ce nerf fournit : a) des rameaux musculaires à l'adducteur du gros
orteil et au court fléchisseur commun (8); b) des rameaux cutanés, qui se
perdent dans la peau du bord interne du pied.

La *première branche de division du plantaire externe* se porte en avant, longe
le court fléchisseur du gros orteil, lui abandonne des filets et vient former
le *collatéral interne du gros orteil* (9, 10).

La *deuxième* longe le premier espace interosseux, donne un filet au premier lombrical et se bifurque en formant le *collatéral externe du gros orteil*
et le *collatéral interne du second* (11).

La *troisième* croise le premier tendon du long fléchisseur commun des
orteils, longe le second espace interosseux et forme le *collatéral externe du
second orteil* et le *collatéral interne du troisième*. Elle donne un rameau au
second lombrical (12).

La *quatrième* suit une marche analogue et fournit le *collatéral externe du
troisième orteil* et le *collatéral interne du quatrième* (13).

2° *Nerf plantaire externe.* — Il se dirige d'arrière en avant et de dedans en
dehors, en passant entre le court fléchisseur commun des orteils et l'accessoire du long fléchisseur (Fig. 228, 2) et arrive au niveau de la tête du cinquième métatarsien, où il se divise en trois branches, *deux superficielles* et
une profonde. Dans son trajet, ce nerf accompagne l'artère plantaire externe
et fournit à peu de distance de son origine des rameaux à l'abducteur du
petit orteil (3) et à l'accessoire du long fléchisseur commun (4).

a) Les *deux branches superficielles* se dirigent en avant et un peu en dehors. La plus externe donne un filet au muscle court fléchisseur du petit
orteil et va former le *collatéral externe* de cet orteil (5). La plus interne longe
le quatrième espace interosseux, croise le tendon le plus externe du long
fléchisseur commun et se divise en *collatéral interne du cinquième orteil* et *collatéral externe du quatrième* (7).

b) La *branche profonde* se réfléchit, aussitôt après son origine, sur le bord
externe du muscle accessoire du long fléchisseur commun des orteils
(Fig. 228, 6), glisse entre la face profonde de l'abducteur oblique et les interosseux et se porte de dehors en dedans et d'arrière en avant, en décrivant
une courbe, dont la concavité regarde en arrière et en dedans.

La branche profonde du nerf plantaire externe accompagne l'arcade artérielle plantaire; elle diminue successivement de volume et s'épuise dans
les muscles interosseux du premier espace.

Elle fournit : un filet à l'abducteur oblique du gros orteil (Fig. 229, 5),
des filets pour les deux derniers lombricaux (7), des filets à l'abducteur
transverse (8, 8), des filets à chaque interosseux plantaire ou dorsal (6, 9) et

enfin des ramuscules d'une très-grande ténuité pour les articulations tarso-métatarsiennes.

§ VI. — Branches antérieures des derniers nerfs sacrés.

La *branche antérieure du quatrième nerf sacré*, après sa sortie du quatrième trou sacré, se partage immédiatement en trois divisions, dont l'une, que nous avons décrite plus haut, se jette dans le plexus sacré, dont la seconde

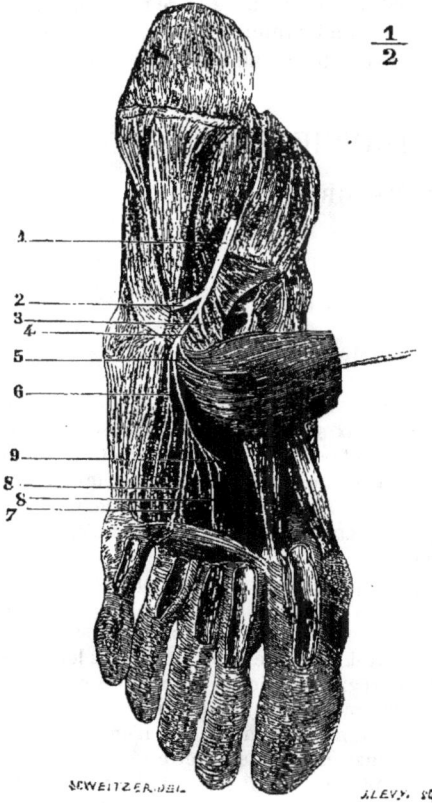

$$\frac{1}{2}$$

Fig. 229. — *Branche profonde du nerf plantaire externe* (enfant de quatorze ans) (*).

se porte en avant et aboutit au plexus hypogastrique, et dont la dernière, dirigée en arrière, traverse le muscle ischio-coccygien, lui abandonne des filets et se perd dans les téguments de la région coccygienne.

(*) 1) Plantaire externe. — 2) Branche collatérale externe du petit orteil sectionnée. — 3) Deuxième branche superficielle du plantaire externe sectionnée. — 4) Branche profonde. — 5) Rameau de l'abducteur oblique (ce muscle est détaché à ses insertions inférieures et rejetées en arrière et en dedans.) — 6) Rameaux aux interosseux. — 7) Rameau du dernier lombrical. — 8, 8) Rameaux de l'abducteur transverse. — 9) Rameaux terminaux destinés aux interosseux.

La *branche antérieure du cinquième nerf sacré* est fort petite. Elle sort entre le sacrum et le coccyx et se bifurque aussitôt; l'une de ses divisions se réunit à celle que le quatrième nerf sacré envoie au plexus hypogastrique, tandis que la seconde va se joindre à la branche antérieure du sixième nerf sacré.

La *branche antérieure du sixième nerf sacré*, très-grêle, sort par la même ouverture que la précédente, se réunit à la division inférieure de celle-ci et se partage en deux filets, qui traversent tous deux le muscle ischio-coccygien. L'un de ces filets, le plus interne, passe au travers du grand ligament sacro-sciatique et se distribue à la peau de la région coccygienne; l'autre, le plus externe, traverse le même ligament et va se jeter dans le grand fessier au niveau des insertions de ce muscle au bord du sacrum et du coccyx.

TROISIÈME SECTION

NERF GRAND SYMPATHIQUE.

CHAPITRE PREMIER

CONSIDÉRATIONS GÉNÉRALES.

Le *grand sympathique, système nerveux de la vie organique de Bichat*, a été considéré comme un système nerveux spécial, n'ayant que des connexions avec le système cérébro-spinal, mais en différant par sa structure et ses fonctions. Les recherches physiologiques modernes, de même que les découvertes anatomiques, obligent, ainsi que nous le verrons par l'étude de l'origine de ce nerf, à renoncer à cette manière de voir, et ne permettent plus de l'envisager que comme une dépendance du système cérébro-spinal.

Le tronc du grand sympathique est constitué par une *chaîne ganglionnaire*, située de chaque côté de la colonne vertébrale. De chaque ganglion part un rameau qui l'unit aux renflements situés au-dessus et au-dessous. Ce cordon de réunion peut être simple, comme on le voit d'habitude dans les régions lombaire et dorsale, ou double et triple, comme à la région cervicale. Le nombre des ganglions est en général égal à celui des nerfs rachidiens; il en existe d'ordinaire douze au dos, cinq aux lombes et six au sacrum, mais au cou l'on n'en trouve que trois et même deux. Les éléments ganglionnaires semblent s'être réunis, s'être groupés, de manière à former deux masses plus volumineuses suppléant par leur volume à leur infériorité numérique. Dans le crâne, la chaîne ganglionnaire se continue et les différents renflements, que nous avons décrits plus haut sous les noms de *ganglion ophthalmique, ganglion de Meckel, ganglion otique, ganglion géniculé,* ne sont en réalité que les correspondants des ganglions sympathiques. A la partie inférieure du sacrum, au devant du coccyx, les deux troncs du sympathique se rapprochent et s'unissent sur la ligne médiane, de manière à constituer une arcade à concavité supérieure. Là ne serait cependant pas, d'après Luschka, la terminaison inférieure du sympathique. De cette arcade partiraient, d'après lui, des rameaux qui se porteraient en bas, en longeant les branches de l'artère sacrée moyenne et qui iraient aboutir à la glande coccygienne, dont les éléments seraient des cellules nerveuses. Son opinion, adoptée assez généralement, vient d'être battue en

brèche par J. Arnold; cet auteur ne voit dans les éléments de la glande coccygienne que des dilatations des rameaux de l'artère sacrée moyenne et non des
cellules nerveuses, de telle sorte que les fibres nerveuses qui s'y rendent ne seraient que des branches efférentes de la partie terminale du grand sympathique
et, par suite, des vaso-moteurs de ces rameaux artériels. — On a dit qu'à la partie
supérieure, dans le crâne, les deux sympathiques s'anastomosent de la même manière; ainsi formulée, cette proposition n'est pas exacte, car les deux troncs ne
s'unissent pas sur la ligne médiane; mais comme leurs branches efférentes, ainsi
que nous le verrons plus loin, accompagnent les vaisseaux artériels qu'ils enlacent,
et comme l'artère communicante antérieure unit largement les deux artères cérébrales antérieures, il en résulte que les rameaux des deux sympathiques s'anastomosent sur la ligne médiane en accompagnant l'artère communicante.

Les ganglions qui font partie du tronc du sympathique sont tous d'une couleur
gris rougeâtre; ils sont la plupart fusiformes et allongés, quelques-uns sont comme
bifurqués à leur extrémité, d'autres ont l'aspect d'un croissant à bords déchiquetés
(ganglion cervical inférieur). Ils sont situés sur le côté latéral de la colonne vertébrale, les uns au niveau du trou de conjugaison par lequel sortent les branches
antérieures des nerfs rachidiens correspondants, les autres dans l'intervalle compris entre deux trous de conjugaison.

Le cordon nerveux qui réunit ces différents ganglions est d'une couleur grisâtre;
il descend à peu près verticalement. Dans la région dorsale le tronc du sympathique est situé tout à fait sur la partie latérale des corps vertébraux, à peu de distance du trou de conjugaison; dans les régions lombaire et sacrée, il se rapproche
davantage du plan médian et est plus éloigné de ces trous.

Le tronc du sympathique répond au cou; en arrière, aux muscles prévertébraux
et à l'aponévrose qui les recouvre; en avant, à la veine jugulaire interne; en dedans, au pneumogastrique et à l'artère carotide. Au thorax, celui du côté droit
passe entre l'artère et la veine sous-clavière, et contourne le col de la première
côte; celui du côté gauche est parallèle à l'artère sous-clavière gauche et gagne
bientôt l'aorte, dont il longe la face postérieure. Les deux troncs du sympathique
croisent verticalement les nerfs et les vaisseaux intercostaux, en passant au devant
d'eux, et sont fixés sur la tête des côtes par le feuillet pariétal des plèvres; dans ce
trajet, ils répondent au côté postérieur des veines azygos. Ces nerfs passent plus
bas à travers le diaphragme pour arriver dans l'abdomen; celui du côté droit accompagne souvent l'aorte dans son passage à travers ce muscle; celui du côté
gauche en traverse le pilier correspondant. Dans l'abdomen, le grand sympathique est situé en arrière du péritoine; il suit le bord antérieur du psoas et accompagne l'aorte et la veine-cave inférieure. Dans le bassin, il passe au devant du
plexus sacré et croise par conséquent la face antérieure du muscle pyramidal, en
longeant les deux côtés du rectum et en se rapprochant de plus en plus de l'artère
sacrée moyenne.

Chaque ganglion du grand sympathique reçoit des branches afférentes et émet
des branches efférentes.

Racines du sympathique (*branches afférentes des ganglions*). — Les branches afférentes des ganglions, *rami communicantes* (fig. 230), forment les racines du sympathique. Elles partent de la moelle, du bulbe et du prolongement cérébral de l'axe
rachidien. Toutes les branches antérieures des nerfs rachidiens fournissent un rameau nerveux qui se jette dans le ganglion correspondant, et donnent de plus une
division au ganglion situé au-dessus, de telle manière que chaque paire rachidienne est en connexion avec deux ganglions sympathiques. Dans la région cervicale, où les ganglions sont moins nombreux, les racines se groupent de telle sorte
que les quatre premières paires cervicales envoient leurs *rami communicantes* au

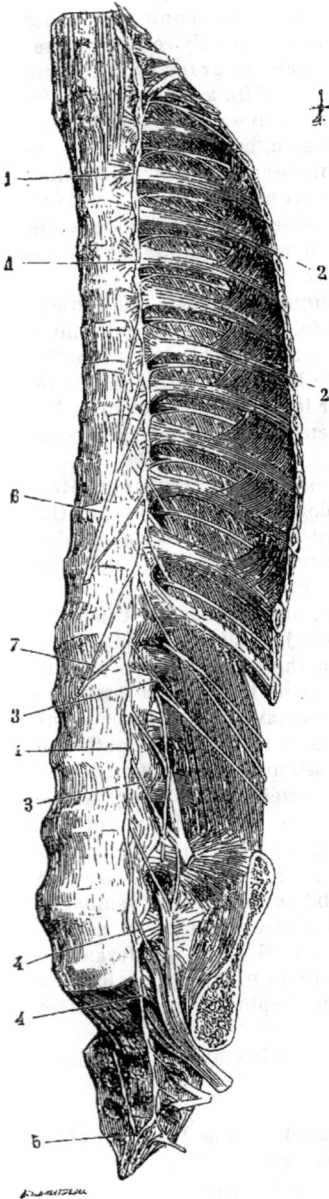

Fig. 230.

Tronc du sympathique gauche avec les rami communicantes (*).

ganglion cervical supérieur, les deux dernières au ganglion cervical inférieur et les cinquième et sixième au ganglion cervical moyen quand il existe, ou au cordon de réunion quand ce ganglion fait défaut.

Les rameaux de communication des paires crâniennes (sauf les nerfs sensoriels, olfactif, optique, acoustique) se dirigent vers les rameaux ascendants du sympathique; leurs fibres descendent ensuite le long de ceux-ci pour gagner le ganglion cervical supérieur. On avait dit, jusque dans ces derniers temps, que jamais les racines du sympathique ne peuvent naître isolément de la moelle et du bulbe et qu'elles proviennent toujours d'un tronc nerveux émané de ces centres; mais cette proposition nous semble devoir être abandonnée depuis que les expériences physiologiques de Cl. Bernard ont démontré que le nerf de Wrisberg est une de ces racines dont le ganglion géniculé forme le renflement ganglionnaire. Les *rami communicantes* des nerfs crâniens (fig. 230) ne sont autre chose que les anastomoses de ces nerfs avec les branches du sympathique, soit dans le voisinage du sinus caverneux pour les nerfs moteurs oculaires et ophthalmique de Willis, soit par le ganglion de Gasser pour les autres branches du trijumeau, soit au niveau du trou déchiré postérieur pour les troncs qui sortent par cette ouverture. Il est aujourd'hui démontré que les *rami communicantes* ne sont pas formés uniquement par des filets se rendant des nerfs cérébro-rachidiens aux ganglions du sympathique, mais que, de plus, ils renferment des fibres qui partent des ganglions et vont se jeter dans les nerfs rachidiens avec lesquels ils se distribuent.

Branches efférentes des ganglions sympathiques. — Les ganglions sympathiques émettent des branches efférentes nombreuses. La plupart d'entre elles gagnent les vaisseaux artériels sur lesquels elles s'appliquent; elles les enlacent et les accompagnent jusqu'à leurs divisions les plus fines. Il en est d'autres, au contraire, qui par un trajet assez direct se portent vers de nouveaux amas ganglionnaires, désignés sous le nom de *ganglions médians du sympathique*. De ces derniers renflements (ganglion de Wrisberg, ganglion semi-lunaire)

(*) 1, 1, 1) Tronc du sympathique avec ses ganglions.—2, 2) Rami communicantes du dos. — 3, 3) Rami communicantes aux lombes. — 4, 4) Rami communicantes à la région sacrée. — 5) Arcade de réunion de la partie inférieure des deux sympathiques. — 6) Grand splanchnique avec ses différentes racines. — 7) Petit splanchnique.

partent de nombreux filaments nerveux, multipliés presque à l'infini, qui vont constituer des plexus entourant les vaisseaux artériels et accompagnant leurs divisions les plus fines jusque dans l'intimité des organes. Les branches efférentes des ganglions sympathiques ne sont pas uniquement formées de fibres nerveuses nées dans les cellules de ces ganglions ou de fibres rachidiennes qui s'y sont amorties ; il est d'autres fibres, provenues de la moelle, qui ne font que traverser le ganglion et qui atteignent les organes en partageant le trajet des filets sympathiques ; ce fait paraît surtout se vérifier pour les nerfs splanchniques.

Structure. — Les *ganglions* du sympathique sont entourés d'une enveloppe de tissu connectif, pénétrant dans leur intérieur et formant des cloisonnements extrêmement fins, entre lesquels se trouvent les cellules et les fibres nerveuses. Les cellules sont en général un peu plus petites que celles des ganglions des nerfs rachidiens. Elles sont variables de forme : les unes, bipolaires, sont les plus nombreuses, d'autres sont unipolaires, et enfin il s'y trouve aussi des cellules apolaires. Très-rares dans la plupart des ganglions sympathiques, les cellules apolaires sont cependant, d'après Luschka, beaucoup plus nombreuses dans le glanglion intercarotidien. Les cellules unipolaires donnent évidemment naissance à des éléments spéciaux sans connexion préalable avec la moelle. Quant aux cellules bipolaires, on dirait que la fibre nerveuse rachidienne y pénètre par une extrémité pour en ressortir par le pôle opposé. La plus grande difficulté de l'étude de ces ganglions réside précisément dans la connaissance des rapports des fibres avec les cellules nerveuses.

Les *branches efférentes des ganglions sympathiques, nerfs du sympathique*, ont été désignées sous le nom de *nerfs gris* à cause de leur couleur ; on leur a encore donné le nom de *nerfs mous*, quoique cependant leur consistance ne soit pas inférieure à celle des nerfs rachidiens. Ils sont formés d'éléments identiques à ceux qui constituent ces derniers, mais contiennent de plus des fibres particulières, pâles, presque amorphes, munies d'un certain nombre de noyaux ovales, *fibres de Remak*. Ce ne sont pas là, ainsi que l'a cru le savant anatomiste dont ils portent le nom, des éléments nerveux spéciaux au sympathique ; ce ne sont, comme le dit Morel, que des dépendances du tissu connectif nucléolé qui forme la gangue des ganglions nerveux.

CHAPITRE II

DESCRIPTION DU GRAND SYMPATHIQUE.

Le grand sympathique a été divisé, au point de vue de sa description, en quatre portions : *cervicale, dorsale, abdominale* et *pelvienne*.

ARTICLE I. — PORTION CERVICALE DU GRAND SYMPATHIQUE.

Cette portion ne présente que trois ganglions et s'étend depuis la base du crâne, ou mieux depuis les divisions de la carotide interne, jusqu'au niveau du thorax. Son extrémité supérieure reçoit les racines crâniennes du sympathique et se relie aux ganglions situés sur les branches du trijumeau et sur le tronc du facial. Son extrémité inférieure pénètre dans la poitrine en se continuant avec la portion thoracique. Nous avons indiqué plus haut les rapports du tronc du sympathique, nous n'y reviendrons pas.

§ Ier. — Ganglion cervical supérieur.

Préparation. — Commencer par faire les incisions cutanées que nous avons recommandées pour la préparation de la portion cervicale du pneumogastrique, enlever ensuite avec précaution la veine jugulaire interne, désarticuler la mâchoire, exciser les muscles styliens et les muscles ptérygoïdiens ; détacher complétement l'apophyse zygomatique. On trouvera alors le ganglion cervical supérieur au devant du corps de l'axis, en arrière de la carotide interne. Préparer ensuite les branches inférieures du ganglion ; en évitant d'enlever les vaisseaux artériels, chercher les rameaux pharyngiens, le rameau cardiaque supérieur et les rameaux intercarotidiens. En usant de précautions, on trouvera toujours le ganglion intercarotidien, soit au niveau de la bifurcation de la carotide primitive sur la face interne de ce vaisseau, soit au milieu de l'espace compris entre ses deux divisions. Suivre avec ménagements le rameau carotidien le long de l'artère carotide interne, ouvrir avec soin la face externe du canal inflexe du rocher, voir la division de ce rameau nerveux, et le poursuivre dans le plexus caverneux, où l'on préparera ses anastomoses avec les nerfs moteurs oculaires et la branche ophthalmique de Willis. Cette dernière partie de la préparation, de même que celle qui consiste à poursuivre le rameau sympathique du ganglion de Meckel et l'anastomose avec le nerf de Jacobson sont fort délicates et exigent une grande habitude de la dissection.

Le *ganglion cervical supérieur* est un renflement de couleur grisâtre, fusiforme, bifide à son extrémité inférieure, par laquelle il fournit deux filets qui le réunissent au ganglion cervical moyen et qui font partie du tronc du sympathique. Il est situé sur le côté latéral de la face antérieure des corps de la deuxième et de la troisième vertèbre cervicale, au devant de l'aponévrose prévertébrale, en arrière et un peu en dehors du pneumogastrique et de l'artère carotide interne qui le recouvrent (Fig. 145, 8).

Ses branches sont très-nombreuses et ont été divisées en : 1° *branches supérieures* ou *intra-crâniennes ; 2° externes* ou *anastomotiques avec les quatre premiers nerfs rachidiens ;* 3° *internes* ou *viscérales ;* 4° *antérieures* ou *carotidiennes externes,* et enfin 5° *postérieures* ou *musculaires et osseuses.* On y ajoute d'ordinaire des branches inférieures, qui ne sont autres que les deux filets qui l'unissent au ganglion cervical moyen et qui forment le tronc même du sympathique. Il est très-important de remarquer ici que les fibres nerveuses formant ces rameaux ne partent pas toutes du ganglion, mais qu'il en est un grand nombre qui proviennent des nerfs crâniens et rachidiens pour constituer les racines du sympathique. Ces rameaux sont donc mixtes.

A. Branches supérieures ou intra-crâniennes du ganglion cervical supérieur.

Elles sont au nombre de deux : l'une *postérieure*, l'autre *antérieure*.

1° La *branche postérieure* est grêle ; elle se dirige vers le trou déchiré postérieur et se divise bientôt en plusieurs filets, dont deux ou trois vont se jeter dans le plexus gangliforme du pneumogastrique, un autre dans le tronc du glosso-pharyngien, un troisième dans celui de l'hypoglosse ; d'autres enfin, très-grêles, vont aboutir aux ganglions jugulaire et d'Andersch.

2° La *branche antérieure ou carotidienne* est beaucoup plus importante ; elle s'accole aussitôt au tronc de la carotide interne et remonte avec ce vaisseau dans le canal carotidien ; on la voit alors se diviser en deux rameaux, qui longent les faces externe et interne de l'artère et s'envoient des ramifications nombreuses, entourant le vaisseau formant le *plexus carotidien* (Fig.

197, 5). En pénétrant dans le sinus caverneux, ces rameaux se divisent tous deux en un certain nombre de filets, qui enlacent la carotide interne et s'entremêlent à un grand nombre de fines ramifications artérielles et à des trabécules de tissu connectif, de manière à constituer le *plexus caverneux* ou *plexus artérioso-nerveux de Walther*. De ce plexus partent des divisions très-fines, sur lesquelles nous reviendrons plus loin.

Dans son trajet, depuis son origine jusqu'au plexus caverneux, la branche carotidienne fournit : *a*) un filet qui naît au niveau de la partie moyenne du canal inflexe du rocher, traverse la paroi supérieure de ce canal et gagne à travers la substance osseuse la caisse du tympan pour s'anastomoser avec le rameau de Jacobson ; *b*) un deuxième filet, qui prend son origine au moment où l'artère carotide sort du sommet du rocher et qui va s'unir au grand nerf pétreux superficiel pour constituer le nerf vidien. Ce filet traverse la substance fibro-cartilagineuse du trou déchiré anterieur; il est désigné sous le nom de *filet carotidien du nerf vidien*.

Du plexus caverneux partent des filets très-nombreux : les uns établissent des communications avec les nerfs crâniens, les autres accompagnent les divisions de la carotide interne, tandis que les derniers vont à des organes voisins. Ce sont : *a*) deux ou trois filets qui se rendent au tronc de l'oculo-moteur externe, en se portant de dedans en dehors; *b*) un filet très-court pour l'oculo-moteur commun; *c*) un filet plus petit pour le pathétique ; *d*) plusieurs ramuscules qui vont au ganglion de Gasser, dans la face profonde duquel ils se jettent ; *e*) deux ou trois ramuscules destinés à la branche ophthalmique de Willis; *f*) un filet qui constitue la racine sympathique du ganglion ophthalmique. Il pénètre dans l'orbite avec le nerf nasal, en passant entre les deux tendons d'insertion du muscle droit externe et aboutit au bord postérieur du ganglion ; *g*) des rameaux qui accompagnent toutes les branches de l'artère carotide interne et se répandent sur toutes leurs divisions. On en trouve donc autour de l'artère ophthalmique et de ses branches, autour de la cérébrale antérieure, autour de la cérébrale moyenne et de la communicante postérieure. Les filets qui entourent cette dernière s'anastomosent avec ceux qui accompagnent les divisions du tronc basilaire et qui viennent par le nerf vertébral du ganglion cervical inférieur ; ceux qui se trouvent sur la communicante antérieure s'anastomosent avec leurs homologues du côté opposé et établissent ainsi une union entre les branches des deux sympathiques. On a donné aux rameaux nerveux qui accompagnent les artères cérébrales le nom de *nervi nervorum ;* sans nier qu'il se trouve là des nerfs trophiques chargés de présider à la nutrition des centres nerveux, nous croyons cependant qu'ils jouent beaucoup plutôt le rôle de nerfs vaso-moteurs; *h*) des ramuscules très-grêles qui se rendent à la glande pituitaire, à la dure-mère de la gouttière basilaire et à la muqueuse des sinus sphénoïdaux, en traversant la paroi osseuse de ces sinus (?).

B. Branches externes du ganglion cervical supérieur.

Ces branches unissent le ganglion cervical supérieur aux quatre premières paires rachidiennes. De nombre variable, les premières sont à peu près horizontales, très-courtes et se rendent à l'arcade des deux premiers nerfs rachidiens ; les autres, plus ou moins obliques de haut en bas, s'unissent au troisième ou au quatrième nerf cervical et sont plus grêles que les précédentes.

C. Branches internes ou viscérales.

Elles sont assez nombreuses et descendent de haut en bas et d'arrière en avant, en dedans de l'artère carotide interne. Les différents filets qui les forment sont divisés en filets pharyngiens, laryngiens et cardiaques.

a) Les *filets pharyngiens* gagnent la face latérale du pharynx (Fig. 195, 19) et s'anastomosent avec les branches de même nom émanées du glosso-pharyngien et du pneumogastrique. Il en résulte un plexus très-remarquable situé sur la face latérale et postérieure du pharynx, *plexus pharyngien*, duquel partent des filets terminaux qui se répandent dans les différentes couches de ce canal musculo-membraneux.

b) Les *filets laryngiens*, moins nombreux et plus grêles que les précédents, passent en dedans de la carotide, s'anastomosent avec des ramuscules du nerf laryngé supérieur et constituent le *plexus laryngé ;* de ce plexus partent des divisions nombreuses, très-fines, destinées au larynx, au corps thyroïde et à la partie supérieure de l'œsophage.

c) Les *filets cardiaques*, peu après leur origine, se réunissent en formant un rameau unique, dirigé de haut en bas et un peu de dehors en dedans. C'est le nerf *cardiaque supérieur*, qui pénètre dans la poitrine pour gagner le cœur. Nous le décrirons plus loin avec les autres nerfs cardiaques.

D. Branches antérieures ou carotidiennes externes.

Au nombre de trois à cinq, ces branches se dirigent de haut en bas et d'arrière en avant, vers la bifurcation de la carotide primitive. A peu de distance au-dessus de ce point, elles rencontrent les rameaux intercarotidiens du glosso-pharyngien et du pneumo-gastrique; leurs anastomoses forment un plexus remarquable, *plexus intercarotidien*, au milieu duquel se rencontre toujours un ganglion déjà signalé par Arnol, mais mieux décrit depuis par Luschka.

Le *ganglion intercarotidien* se trouve tantôt, comme dans la Fig. 205 (11), situé entre l'origine des deux branches de la carotide primitive, tantôt il est appliqué un peu plus bas, sur la face interne de cette artère au moment où elle va se diviser. Son volume est celui d'un grain de blé, sa couleur est gris rougeâtre.

Du plexus intercarotidien et du ganglion de ce nom partent des rameaux qui enlacent l'artère carotide externe, et jouent par rapport à celle-ci et à ses branches le même rôle que les branches ascendantes du ganglion cervical supérieur jouent par rapport à la carotide interne. Ces rameaux accompagnent les différentes divisions de la carotide externe et forment autant de plexus secondaires, qui sont : 1° un *plexus thyroïdien supérieur ;* 2° un *plexus lingual* dont les ramuscules terminaux s'anastomoseraient, d'après Hirschfeld, avec des filets des nerfs lingual et hypoglosse (?); 3° un *plexus facial* dont un rameau va se jeter dans le ganglion sous-maxillaire ; 4° un *plexus auriculaire postérieur ;* 5° un *plexus occipital ;* 6° un *plexus pharyngien inférieur ;* 7° un *plexus temporal superficiel;* 8° un *plexus maxillaire interne,* qui se subdivise en autant de petits plexus que cette artère fournit de branches ; celui qui accompagne l'artère méningée moyenne donne la racine sympathique du ganglion otique. Les différents plexus que nous venons d'énumérer accompagnent toutes les ramifications artérielles jusque dans l'intimité des tissus.

E. Branches postérieures ou musculaires et osseuses.

Ces filets ont été indiqués par Froment ; ils sont peu nombreux et très-grêles, se dirigent en dedans et vont se terminer les uns dans les muscles longs du cou et grand droit antérieur de la tête, tandis que les autres traversent le grand surtout ligamenteux antérieur près de la ligne médiane et pénètrent dans le corps des deuxième, troisième et quatrième vertèbres cervicales. Ils accompagnent les ramifications vasculaires et sont probablement des vaso-moteurs.

§ II. — Ganglion cervical moyen.

Ce ganglion est très-variable de position et de forme ; mais toujours, lorsqu'il existe, il est d'un volume plus petit que celui des deux autres ganglions cervicaux. D'habitude il se trouve au niveau de la face latérale et antérieure des corps des cinquième ou sixième vertèbres cervicales, en arrière de l'artère thyroïdienne inférieure; mais on peut le voir encore plus bas et tellement rapproché du ganglion cervical inférieur qu'il semble, au premier abord, n'en être qu'une partie accessoire. Aussi, quoique sans doute il n'existe pas constamment, ne pensons-nous pas que le ganglion cervical moyen fasse défaut aussi souvent qu'on l'a dit.

Ce ganglion est relié au ganglion cervical supérieur par un ou deux filets ; il s'unit au ganglion cervical inférieur par deux rameaux, dont l'un croise l'artère sous-clavière en passant audevant d'elle, tandis que le second passe en arrière de ce vaisseau.

Les rameaux qu'il fournit sont : a) *externes,* qui le relient aux cinquième et sixième nerfs cervicaux ; b) *internes,* dont les uns forment autour de l'artère thyroïdienne inférieure un plexus accompagnant les divisions de ce vaisseau, dont d'autres se réunissent en un petit tronc, *nerf cardiaque moyen,* qui se porte vers le cœur et que nous décrirons plus loin, et dont enfin les derniers aboutissent au nerf récurrent, avec lequel ils s'anastomosent.

§ III. — Ganglion cervical inférieur.

Situé au devant du col de la première côte, ce ganglion se trouve au-dessous et en arrière de l'artère sous-clavière ; il a la forme d'un croissant à concavité supérieure et reçoit par ses extrémités les deux filets qui le réunissent au ganglion cervical moyen et qui passent, ainsi que nous l'avons dit, l'un au devant, l'autre en arrière de l'artère sous-clavière, en formant ainsi autour de ce vaisseau une anse à convexité inférieure.

Les rameaux qui partent de ce ganglion peuvent être divisés en externes, ascendants et internes.

a) Les *rameaux externes* se répandent sur l'artère sous-clavière et ses branches; ils accompagnent les vaisseaux du membre supérieur jusqu'à leur terminaison. Un autre rameau externe unit le ganglion au premier nerf dorsal.

b) Le *rameau ascendant, nerf vertébral*, naît de la partie supérieure et postérieure du ganglion cervical inférieur. Il gagne bientôt l'artère vertébrale, s'engage avec elle dans le canal des apophyses transverses, où il s'unit aux trois derniers nerfs cervicaux par des rameaux qui constituent des racines du sympathique, et continue à cheminer sur le vaisseau artériel autour duquel il forme un véritable plexus. En remontant, ses filets deviennent de plus en plus grêles; mais on peut cependant, à l'aide d'instruments grossissants, les poursuivre jusque sur le tronc basilaire, où les deux nerfs vertébraux se réunissent, et jusque sur l'artère communicante postérieure, où ils s'anastomosent avec les filets terminaux des rameaux carotidiens.

c) Les *rameaux internes* ou *viscéraux* se portent en dedans; les uns vont s'unir au nerf cardiaque moyen; d'autres s'anastomosent avec le nerf récurrent; les derniers, plus importants, se réunissent et constituent le nerf cardiaque inférieur.

Le ganglion cervical inférieur est uni au premier ganglion dorsal par un rameau assez gros, mais très-court; de telle manière que souvent, au premier abord, l'on peut croire à une soudure entre ces deux ganglions.

NERFS CARDIAQUES.

Les *nerfs du cœur* ou *nerfs cardiaques* tirent leur origine du pneumogastrique et du grand sympathique. Ces deux troncs nerveux fournissent chacun, de chaque côté du corps, trois rameaux cardiaques, qui viennent tous se réunir et former au-dessous de la crosse aortique un plexus impair et médian, d'où partent les rameaux terminaux.

Les *rameaux cardiaques du pneumogastrique* ont été décrits plus haut; nous nous bornerons à rappeler ici que ceux du côté droit croisent le tronc brachio-céphalique en se dirigeant en bas et en dedans, et passent entre la crosse aortique et la trachée pour aboutir au plexus cardiaque; que ceux du côté gauche, au contraire, croisent la face antérieure de la crosse de l'aorte et aboutissent au même plexus.

Les *rameaux cardiaques du grand sympathique* sont, comme les précédents, au nombre de trois de chaque côté; ils sont désignés, comme les ganglions cervicaux dont ils émanent, sous les noms de *nerfs cardiaques supérieur, moyen* et *inférieur*. Les nerfs cardiaques sympathiques du *côté droit* cheminent profondément et croisent la face postérieure de l'artère carotide primitive et du tronc brachio-céphalique, passent entre la crosse de l'aorte et la trachée et se terminent dans le plexus cardiaque. Ceux du *côté gauche* longent parallèlement le côté externe de la carotide primitive, croisent la face antérieure de la crosse aortique et aboutissent au même plexus (Fig. 208, 7, 8, 9). Dans leur trajet, tous les nerfs d'un côté communiquent: entre eux par des filets anastomotiques fréquents; avec les rameaux cardiaques du pneumogastrique et par quelques filets très-grêles avec le nerf récurrent. Il n'est pas rare de voir le nerf cardiaque sympathique inférieur divisé en deux rameaux qui marchent isolément jusqu'au niveau de la base du cœur.

Le *plexus cardiaque*, formé par les anastomoses de tous les différents nerfs cardiaques, est situé dans la concavité de la crosse aortique, à droite du cordon du canal artériel, au devant de la bifurcation de la trachée et au-dessus de la branche droite de l'artère pulmonaire. Au milieu de ce plexus se voit toujours un ganglion gris rougeâtre, du volume d'une lentille, *ganglion de Wrisberg* (Fig. 208, 10).

Du plexus cardiaque et du ganglion de Wrisberg partent : a) des filets qui s'anastomosent avec le plexus pulmonaire des pneumogastriques et b) des rameaux très-nombreux, dont les uns descendent sur la face antérieure de la partie ascendante de l'aorte, dont d'autres passent entre l'aorte et l'artère pulmonaire, tandis que les derniers cheminent entre la face postérieure de ce dernier vaisseau et la face antérieure des oreillettes. Tous ces rameaux s'anastomosent entre eux et forment auprès de la naissance de l'aorte deux plexus secondaires, qui entourent les artères coronaires antérieure et postérieure et fournissent des filets accompagnant les divisions de ces vaisseaux jusque dans la substance du cœur. C'est sur ces ramuscules terminaux que l'on trouve de très-petits ganglions, décrits dans ces derniers temps par Remak, Bidder et Ludwig, ganglions auxquels le cœur est redevable de ses mouvements spéciaux. Pour leur étude, nous renvoyons au chapitre du cœur, où nous les avons décrits.

ARTICLE II. — PORTION THORACIQUE DU GRAND SYMPATHIQUE.

Les ganglions thoraciques du sympathique sont au nombre de douze. Le premier semble quelquefois soudé au ganglion cervical inférieur, en raison de la brièveté du rameau qui unit ces deux renflements; son volume l'emporte également sur celui, peu considérable, des autres ganglions dorsaux. Nous avons déjà indiqué plus haut leur position par rapport aux trous de conjugaison et à la plèvre qui les recouvre.

Tous les ganglions dorsaux sont réunis entre eux par le tronc même du sympathique ; tous aussi sont en relation avec les nerfs intercostaux par les *rami communicantes* (Fig. 230, 2); ces anastomoses se font de telle manière que chaque nerf rachidien envoie un filet au ganglion correspondant et un autre au renflement sympathique situé au-dessus. Les *rami communicantes* sont mixtes et comprennent des fibres émanées de la moelle et des fibres qui partent des ganglions pour se jeter dans les paires rachidiennes et se distribuer avec elles.

Des ganglions thoraciques partent : 1° des *branches externes*, qui se rendent sur les artères intercostales et les accompagnent dans leur distribution ; 2° des *branches internes ou viscérales*, parmi lesquelles on distingue : a) des filets œsophagiens, qui s'unissent aux ramuscules du pneumogastrique et vont aboutir à l'œsophage; b) des filets aortiques, très-grêles, qui accompagnent ce vaisseau ; c) des filets pulmonaires, peu nombreux, que l'on voit se jeter dans le plexus pulmonaire ; d) des filets trachéens et bronchiques, qui tirent principalement leur origine des deux premiers ganglions dorsaux.

Les six ou sept derniers ganglions thoraciques fournissent encore des rameaux remarquables par leur couleur plus blanche que celle des autres branches du sympathique ; ils se portent en bas et en dedans pour constituer les deux *nerfs splanchniques*. Ces nerfs passent à travers le diaphragme, arrivent dans l'abdomen et se jettent auprès de la ligne médiane dans de nouveaux renflements ganglionnaires, *ganglions semi-lunaires*, desquels partent à leur tour des branches très-multipliées, qui s'anastomosent entre elles et avec d'autres filets nerveux pour donner naissance à un grand plexus, *plexus solaire*, subdivisé à son tour en plexus secondaires très-nombreux. En raison de leur couleur blanche, les deux nerfs splanchniques semblent surtout formés par des fibres venues de la moelle, fibres qui ne font peut-être que traverser les ganglions thoraciques sans entrer en connexion avec leurs cellules nerveuses.

Grand nerf splanchnique.

Les rameaux partis des sixième, septième, huitième et neuvième ganglions thoraciques (Fig. 230, 6), se portent en bas et un peu en dedans, le premier presque verticalement, les autres d'autant plus obliquement qu'ils sont plus inférieurs, et se réunissent successivement en un seul tronc, *nerf grand splanchnique*. Ce nerf traverse le pilier correspondant du diaphragme par une ouverture spéciale et vient se jeter, en s'aplatissant un peu, dans l'angle externe du ganglion semi-lunaire correspondant (Fig. 231, 5).

Petit nerf splanchnique.

Le *petit splanchnique* est formé par des rameaux partis des dixième, onzième et douzième ganglions thoraciques (Fig. 230, 7). Presque aussitôt après leur réunion, le petit tronc nerveux qui en résulte traverse le pilier du diaphragme par une ouverture particulière située entre le grand splanchnique qui est en dedans et le tronc du sympathique qui est en dehors. Dans l'abdomen il se divise en trois branches, dont l'une s'anastomose avec le grand splanchnique, tandis que l'autre se rend au plexus solaire et que la dernière se jette dans le plexus rénal (Fig. 231, 8). Il nous a toujours semblé que cette dernière branche est la plus considérable et que quelquefois même elle existe seule.

Ganglions semi-lunaires.

Ces ganglions, d'un volume comparable à celui d'un haricot, ont la forme d'un croissant à concavité dirigée en dedans et en haut (Fig. 231, 6). Ils sont situés un peu en dehors de la ligne médiane sur la face antérieure du corps de la première vertèbre lombaire, dont les séparent les piliers du diaphragme, au-dessus du bord supérieur du pancréas entre le tronc cœliaque et le bord interne de la capsule surrénale.

Par leur extrémité externe ils reçoivent le tronc du grand nerf splanchnique et quelques filets du petit splanchnique. Par leur extrémité interne ils émettent des rameaux très-nombreux qui se rendent vers la ligne médiane, au devant de l'aorte, et s'anastomosent avec ceux du côté opposé pour constituer le *plexus solaire*. Le ganglion semi-lunaire droit reçoit de plus par son extrémité interne la terminaison du nerf pneumogastrique droit (Fig. 231, 3). Ce nerf, le ganglion et le grand splanchnique forment par leur réunion une arcade à concavité supérieure connue sous le nom d'*anse mémorable de Wrisberg.*

$\frac{1}{2}$

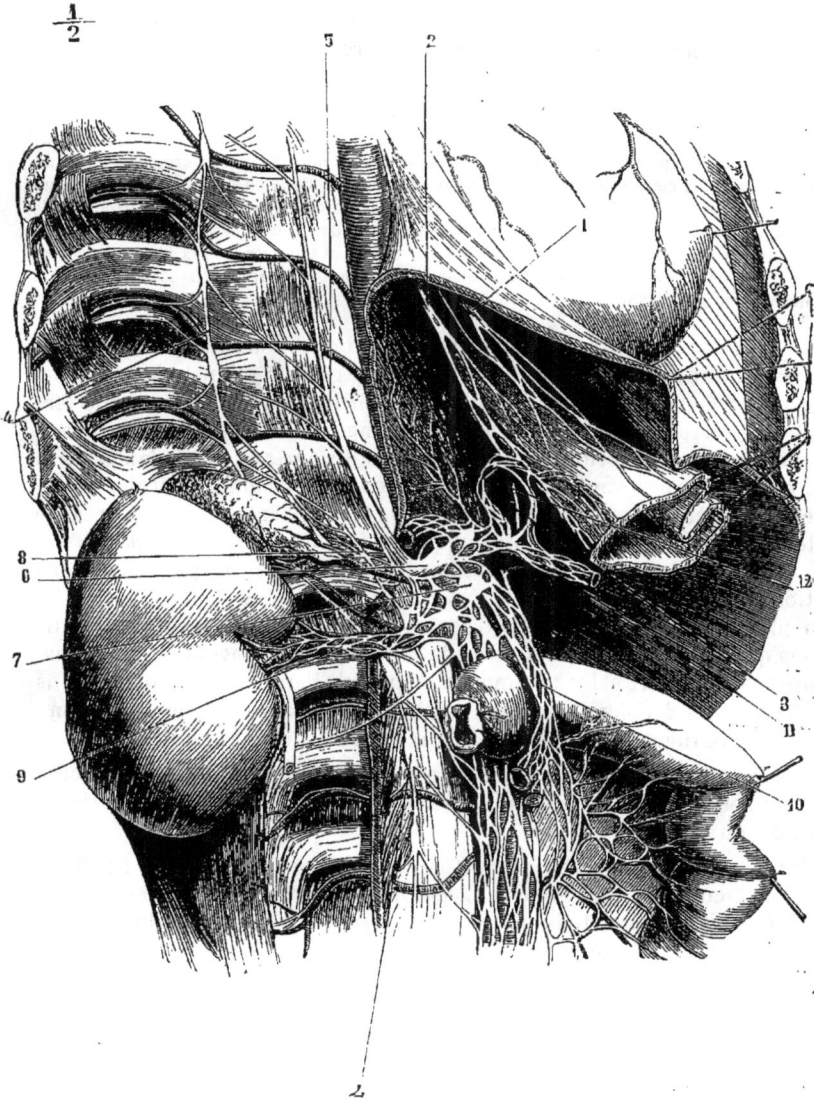

Fig. 231. — *Ganglion semi-lunaire droit et plexus solaire* (*).

(*) 1) Nerf pneumogastrique gauche. — 2) Nerf pneumogastrique droit. — 3) Branche terminale du pneumogastrique droit se rendant au ganglion semi-lunaire droit. — 4, 4) Tronc et ganglions du grand sympathique. — 5) Grand nerf splanchnique. — 6) Ganglion semi-lunaire droit. — 7) Ganglion accessoire. — 8) Petit nerf splanchnique. — 9) Plexus rénal. — 10) Plexus mésentérique supérieur. — 11) Plexus splénique (le plexus hépatique est au-dessus). — 12) Plexus coronaire stomachique. (D'après Bourgery et Manec.)

Les nerfs phréniques, surtout celui du côté droit, fournissent dans l'abdomen quelques filets, qui tantôt aboutissent aux ganglions semi-lunaires et tantôt se jettent directement dans le plexus solaire.

On voit fréquemment au milieu même des mailles du plexus solaire un certain nombre de petits ganglions accessoires, *ganglions solaires*, plus ou moins indépendants des ganglions semi-lunaires.

PLEXUS SOLAIRE.

Préparation. — Après avoir ouvert crucialement l'abdomen, on détachera d'un côté du corps les insertions costales du diaphragme, on rejettera ce muscle en haut ; puis on soulèvera le foie, qu'on renversera à droite, on rejettera l'estomac de bas en haut et on trouvera le plexus solaire et les ganglions semi-lunaires au devant de l'aorte et du tronc cœliaque. Il faudra user de ménagements pour enlever le tissu cellulaire qui entoure les filets nerveux et les ganglions. Les glandes lymphatiques sus-aortiques gênent toujours la dissection ; il faudra les enlever avec grand soin.

Les ganglions semi-lunaires reçoivent, ainsi que nous venons de le dire, les nerfs grands splanchniques, une partie des petits splanchniques et des filets des nerfs phréniques ; celui du côté droit reçoit en outre la partie terminale du pneumogastrique droit. Ces ganglions émettent des rameaux très-nombreux, plexiformes dès leur origine, se portant en dedans vers la ligne médiane, au devant de l'aorte, et entourant l'origine du tronc cœliaque et de l'artère mésentérique supérieure . C'est à l'entrelacement presque inextricable de tous ces filets nerveux que l'on a donné le nom de *plexus solaire*, au milieu de lui se trouvent les ganglions accessoires que nous avons mentionnés plus haut.

Du plexus solaire, comme d'un centre, partent des branches très-nombreuses qui se jettent sur les artères de la région, les enlacent de leurs anastomoses sans nombre et les accompagnent jusqu'à leurs ramifications les plus fines. Toutes ces divisions du plexus solaire forment autant de plexus secondaires, qui prennent le nom des vaisseaux artériels qu'ils accompagnent.

Il existe donc : *a*) De petits *plexus lombaires*, qui suivent toutes les artères de ce nom et sont destinés aux vaisseaux eux-mêmes et peut-être aux tissus des parois du tronc.

b) Deux *plexus diaphragmatiques inférieurs* (un pour chaque côté). Les filets qui les forment sont assez grêles et accompagnent les artères correspondantes. Ils fournissent des divisions *capsulaires supérieures*, d'un volume assez important relativement à la petite artériole qu'elles entourent, et des ramuscules beaucoup plus ténus à la partie inférieure de l'œsophage.

c) Un *plexus coronaire stomachique* (Fig. 231, 12), qui accompagne l'artère de ce nom, fournit des rameaux au cardia, aux deux faces de l'estomac, et se termine en s'anastomosant avec les filets du petit plexus pylorique.

d) Un *plexus hépatique*. Il est formé par quelques branches assez volumineuses que l'on peut diviser elles-mêmes en *plexus de l'artère hépatique* et *plexus de la veine porte*. Ce dernier longe la face antérieure de cette veine et pénètre avec elle dans l'intimité du foie. Le plexus de l'artère hépatique accompagne cette artère et se subdivise en autant de petits plexus qu'elle émet de branches collatérales : c'est ainsi que l'on trouve un *plexus pylorique*, un *plexus cystique*, un *plexus gastro-épiploïque droit*, fournissant lui-même un *plexus pancréatico-duodénal*. Décrire le trajet de toutes ces branches artérielles, c'est décrire le trajet et la distribution de ses différents plexus nerveux.

e) Un *plexus splénique* (Fig. 231, 11). Les rameaux assez nombreux qui le constituent longent l'artère splénique, sans toutefois l'accompagner dans toutes les inflexions qu'elle décrit; il en résulte que sur certains points les nerfs ne sont pas appliqués sur les parois du vaisseau, mais le rejoignent plus loin, et suivent, en un mot, la corde de toutes les courbures artérielles. Le plexus splénique fournit : un *plexus gastro-épiploïque gauche ;* des filets qui accompagnent les artérioles pancréatiques ainsi que les vaisseaux courts; le plexus splénique pénètre enfin avec les divisions de l'artère splénique dans l'intérieur de la rate.

f) Un *plexus mésentérique supérieur* (Fig. 231, 10). Ses rameaux sont très-nombreux et enlacent l'artère mésentérique supérieure qu'ils accompagnent. Il en est qui suivent les artères coliques droites et vont au gros intestin ; d'autres, plus nombreux, sont destinés à l'intestin grêle. Ces derniers ne forment pas des arcades comme les divisions artérielles, mais s'anastomosent sous des angles plus ou moins aigus et se subdivisent en ramifications très-nombreuses, qui s'anastomosent une seconde fois, elles-mêmes, au niveau des arcades artérielles de deuxième ordre, et gagnent alors les parois de l'intestin. Le plexus mésentérique supérieur fournit encore au niveau du bord inférieur de la tête du pancréas un petit *plexus pancréatico-duodénal*.

g) Deux *plexus surrénaux* (un de chaque côté). Considérable par rapport au volume de l'artère capsulaire moyenne qu'il accompagne, ce plexus se dirige en dehors, s'anastomose avec le plexus capsulaire supérieur et le plexus capsulaire inférieur, reçoit des filets du petit nerf splanchnique et de la terminaison du phrénique et se termine dans la capsule surrénale [1].

h) Deux *plexus rénaux* (un de chaque côté). Les branches nerveuses qui forment le plexus rénal enlacent l'artère émulgente et gagnent le hile du rein. Une division importante du nerf petit splanchnique vient toujours se jeter directement dans ce plexus.

Il fournit un petit *plexus capsulaire inférieur* et des rameaux assez grêles, qui aboutissent au plexus spermatique chez l'homme et au plexus utéro-ovarique chez la femme.

i) Deux *plexus spermatiques* (un de chaque côté). Ce plexus accompagne l'artère spermatique. Il reçoit, très-près de son origine, des filets du plexus rénal, plus bas des filets du plexus lombo-aortique, et au niveau de l'ouverture interne du canal inguinal des filets du plexus hypogastrique. Il continue son trajet avec l'artère, qu'il entoure, et se termine dans l'épididyme et dans la glande séminale.

Chez la femme le plexus *utéro-ovarique* accompagne l'artère de ce nom et se termine dans l'ovaire, la trompe et la partie supérieure du corps de l'utérus.

---

[1] Voy. *Splanchnologie.*

j) La partie la plus inférieure du plexus solaire longe la face antérieure de l'aorte et s'unit aux filets émanés des ganglions lombaires du sympathique pour former le *plexus lombo-aortique*.

ARTICLE III. — PORTION LOMBAIRE DU GRAND SYMPATHIQUE.

Les ganglions lombaires sont au nombre de quatre ou cinq ; le dernier se soude très-souvent au premier ganglion sacré. Leur volume est assez variable et leur forme olivaire. Ils ne sont plus situés au niveau du trou de conjugaison, mais se trouvent rejetés sur la face antéro-latérale des corps vertébraux beaucoup plus près de la ligne médiane. Ils sont tous reliés entre eux par le cordon du sympathique. Le filet qui unit le ganglion thoracique inférieur au premier ganglion lombaire est très-grêle ; aussi a-t-on cru pendant longtemps, mais à tort, à une interruption du tronc du sympathique en cet endroit.

Tous les ganglions lombaires reçoivent des *rami communicantes,* que leur envoient les paires rachidiennes de la région (Fig. 230, 3). Ces rameaux sont tous obliques, se rendent à deux ganglions, comme nous l'avons vu pour ceux de la portion thoracique du sympathique, et passent sous les arcades fibreuses d'insertion du psoas. De même que tous les autres *rami communicantes*, ceux de la région lombaire sont mixtes.

Les rameaux émanés des ganglions lombaires se portent en dedans, passent, à droite en arrière de la veine cave, et se rendent sur la face antérieure de l'aorte ; arrivés en ce point, ils s'unissent aux dernières ramifications du plexus solaire et forment le *plexus lombo-aortique*, au milieu des mailles duquel se trouvent quelques petits ganglions.

Ce plexus fournit des branches assez nombreuses, qui se jettent sur l'artère mésentérique inférieure, s'unissent à des rameaux venus directement du plexus solaire et forment le *plexus mésentérique inférieur*, dont les branches accompagnent les divisions artérielles coliques gauches pour se distribuer au côlon transverse, au côlon descendant, à l'S iliaque et au rectum. Les filets qui enlacent les artères hémorrhoïdales supérieures vont aboutir au plexus hypogastrique.

Les ramifications terminales du plexus lombo-aortique arrivent jusqu'à la division de l'aorte, gagnent l'excavation pelvienne et s'unissent au plexus hypogastrique, dont elles forment une des origines.

ARTICLE IV. — PORTION PELVIENNE DU GRAND SYMPATHIQUE.

Au niveau du bord interne des trous sacrés antérieurs se trouvent les quatre ganglions sacrés, dont le volume diminue de haut en bas. Le tronc du sympathique les unit entre eux ; le premier ganglion sacré est souvent soudé au dernier ganglion lombaire ou y est relié par un filet très-court. Au devant du coccyx, les deux nerfs sympathiques s'unissent en formant une arcade à convexité inférieure, de laquelle partent des rameaux terminaux, qui accompagnent les divisions ultimes de l'artère sacrée moyenne et aboutissent à la glande coccygienne. D'après Luschka, ces rameaux se relient à des corpuscules de nature nerveuse, que l'on trouverait dans ce petit organe ;

d'après J. Arnold, ces éléments ne seraient que des dilatations vasculaires par rapport auxquelles les filaments sympathiques joueraient le rôle de vaso-moteurs.

Les nerfs rachidiens sacrés envoient aux ganglions sacrés des *rami communicantes* dirigés de dehors en dedans et de haut en bas (Fig. 230, 4). Ces ganglions émettent : 1° des rameaux qui se portent sur les artères sacrée latérale, sacrée moyenne et iléo-lombaire, dont ils accompagnent les divisions ; 2° des rameaux beaucoup plus nombreux, qui se dirigent en avant et un peu en dehors pour concourir à la formation du plexus hypogastrique.

PLEXUS HYPOGASTRIQUE.

Dans l'excavation pelvienne, au-dessous du péritoine, sur les côtés du rectum et de la vessie chez l'homme, sur les côtés du rectum, du vagin et de la vessie chez la femme, se trouvent les deux *plexus hypogastriques*. Leurs fibres sont entremêlées d'une quantité assez considérable de tissu connectif, ce qui rend leur dissection et leur étude des plus difficiles.

Les éléments nerveux qui entrent dans la composition du plexus hypogastrique proviennent : 1° des ganglions sacrés ; 2° des branches antérieures des derniers nerfs sacrés; 3° des rameaux terminaux du plexus lombo-aortique, et 4° des ramifications du plexus mésentérique supérieur qui accompagnent l'artère hémorrhoïdale supérieure.

De ce plexus partent des divisions nombreuses entourant les branches de l'artère hypogastrique et formant les plexus secondaires suivants :

a) Le *plexus hémorrhoïdal moyen*, qui s'applique sur l'artère de ce nom, se divise comme elle, arrive au rectum, s'anastomose en haut avec le plexus hémorrhoïdal supérieur, en bas avec des rameaux du nerf honteux interne et du nerf anal, et se termine dans les tuniques musculeuse et muqueuse du rectum.

b) Le *plexus vésical*. — Il gagne le bas-fond de la vessie, communique avec le plexus vésico-prostatique, dont il est impossible de l'isoler en arrière, fournit des divisions à la partie inférieure du réservoir urinaire, et d'autres filets plus longs qui se répandent sur les faces postérieure, latérale et antérieure de ce réservoir.

c) Le *plexus vésico-prostatique*. — Uni au précédent en arrière, ce plexus s'en sépare au niveau des vésicules séminales, donne des rameaux à ces vésicules, d'autres branches plus nombreuses à la prostate et à la racine des corps caverneux, et se termine par des ramifications très-longues et déliées, qui forment le *plexus déférentiel*. Ce plexus secondaire accompagne le canal déférent jusqu'à l'anneau inguinal interne, où ses éléments se mélangent au plexus spermatique pour gagner le testicule.

Chez la femme, le plexus vésico-prostatique est remplacé par les deux plexus vaginal et utérin.

d) Le *plexus vaginal* est formé par un certain nombre de filets nerveux, qui s'écartent les uns des autres et gagnent les faces latérales du vagin pour s'épuiser dans les parois de ce conduit.

e) Le *plexus utérin* chemine entre les deux feuillets du ligament large ; les filets les plus supérieurs s'anastomosent avec le plexus ovarique, les moyens se distribuent aux faces antérieure et postérieure de la moitié inférieure du corps de l'utérus, tandis que les derniers, très-rares et très-grêles, s'anastomosent avec quelques ramifications du plexus vaginal et se perdent dans le col de la matrice.

Usages du grand sympathique. — La physiologie de ce nerf laisse encore beaucoup à désirer, malgré les expériences de Cl. Bernard et les recherches de Schiff. Ce nerf contient des éléments sensitifs et moteurs ; mais la sensibilité que conduisent ses filets est normalement très-obtuse, bien que dans les cas pathologiques elle puisse s'exagérer considérablement. Quant à la motricité que le sympathique transmet aux muscles lisses, elle a comme caractère spécial d'être lente à se produire et lente à disparaître. Par cette propriété motrice le sympathique agit sur les vaisseaux ; c'est en excitant leur contractilité qu'il modifie la calorification, et c'est peut-être là aussi qu'il faut chercher le secret de son action sur les sécrétions glandulaires. Mais, ainsi que nous l'avons vu, c'est dans la moelle qu'il prend ses racines, c'est donc à elle qu'il faut rapporter la cause première de toutes ses actions si diverses. On est parvenu à localiser, physiologiquement, dans quelques parties de la moelle, des centres destinés à présider, par l'intermédiaire du sympathique, au fonctionnement de certains organes, *centre cilio-spinal* de Budge de Waller, *centre génito-spinal* de Budge ; mais ce que nous ignorons encore, c'est l'action spéciale que les ganglions du sympathique peuvent exercer soit sur les fibres nerveuses d'origine médullaire qui les traversent, soit en donnant eux-mêmes directement naissance à de nouvelles fibres nerveuses.

Schiff a pu déterminer l'origine des nerfs vaso-moteurs dans la moelle, au moins de ceux qui se rendent aux vaisseaux des extrémités. Il a vu que les vaso-moteurs du pied et de la jambe naissent dans la région lombaire et qu'une grande partie d'entre eux se distribuent avec le crural et le sciatique, tandis que d'autres se rendent directement sur les vaisseaux. Ceux de la cuisse, du bassin et de l'abdomen proviennent de la fin de la moelle dorsale. Ceux de la main et de l'extrémité inférieure de l'avant-bras cheminent avec les branches du plexus brachial. Ceux du bras et de l'épaule gagnent l'artère sous-clavière par le cordon du sympathique et tirent leur origine de la partie de la moelle qui donne naissance aux troisième, quatrième, cinquième et sixième nerfs dorsaux.

Mais, de plus, Virchow le premier et Schiff après lui ont établi que les nerfs vaso-moteurs sont de deux sortes, que les uns président à la contraction des vaisseaux, tandis que d'autres agissent en produisant leur dilatation active et jouent ainsi le rôle de nerf d'arrêt.

Indépendamment de tous ces filets, le sympathique contient-il des nerfs trophiques, comme le veut Samuël ? Nous nous rangeons à l'opinion de cet auteur, tout en avouant que l'existence de ces filets n'est pas encore démontrée et que peut-être la nutrition des parties est uniquement sous la dépendance des modifications circulatoires.

QUATRIÈME SECTION

ANOMALIES DES NERFS.

Jusque dans ces derniers temps les anomalies des nerfs étaient très-peu connues. On les croyait très-rares, et leur étude, plus difficile que celle des anomalies artérielles, n'avait jamais été faite d'une manière systématique. Quelques faits isolés signalés par les auteurs n'étaient connus que de ceux qui font de l'anatomie le but spécial de leurs études, quand en 1869 parut un travail de W. Krause et J. Telgmann qui résumait tout ce qui avait été publié à ce sujet.

Les nerfs n'étant que des faisceaux de conducteurs isolés et indépendants, il n'est pas étonnant que parfois un filet émané d'un nerf puisse s'accoler à un tronc nerveux voisin et que dans ce cas la constitution intime de ce dernier ne soit pas toujours la même ; on comprend dès lors que des filets d'une paire crânienne ou rachidienne peuvent quelquefois se juxtaposer à ceux d'une autre paire plus ou moins rapprochée pour gagner leur destination ultime. Les fibres nerveuses primitives n'en accompliront pas moins chacune leur rôle physiologique spécial, mais la manière dont elles gagnent l'organe auquel elles sont destinées peut varier. C'est ainsi sans nul doute que peuvent s'expliquer les résultats différents et contradictoires que les physiologistes ont obtenus par la section des troncs nerveux.

Sans entrer dans des détails que ne comporte pas le plan de notre ouvrage, voici les principales anomalies nerveuses signalées jusqu'ici :

§ Ier. — Nerfs crâniens.

1° Nerf olfactif.

D'après Patruban, il manque souvent chez les individus atteints de bec-de-lièvre.

2° Nerf optique.

Le chiasma peut être remplacé par un rameau transversal ; dans d'autres cas il manque et les nerfs restent isolés.

3° Nerf oculo-moteur commun.

On voit souvent un rameau de ce nerf s'unir au moteur oculaire externe. La branche supérieure s'anastomose quelquefois avec le nasal. Arnold cite un cas dans lequel le rameau du petit oblique traversait le ganglion ophthalmique. Wolkmann a vu un filet pénétrer dans le grand oblique, et Bock a décrit un filet de la troisième paire qui pénétrait jusque dans l'iris.

4° Nerf pathétique.

Il naît souvent par deux racines très-rapprochées et dans certains cas cette division se prolonge plus ou moins loin. On l'a vu fournir une racine accessoire au ganglion ophthalmique.

5° Nerf trijumeau.

A. *Ophthalmique de Willis*. — Il se divise parfois en deux rameaux seulement dont l'un interne se partage plus loin en nasal et en frontal. Cette division peut se faire dès la naissance de l'ophthalmique, qui paraît alors double.

a. Lacrymal. — On l'a vu se diviser en branches multiples qui forment en ce cas un véritable plexus. Il donne quelquefois un nerf ciliaire long qui reste isolé ou qui s'anastomose à un nerf ciliaire proprement dit. Voigt l'a vu très-volumineux remplacer en partie le sus-orbitaire.

b. Frontal. — Sa division en frontal interne et frontal externe peut se faire dès son entrée dans l'orbite. Il envoie quelquefois une anastomose au lacrymal. Long et signale un rameau du frontal pénétrant dans l'intérieur de l'os frontal.

c. Nasal. — Svitzer a vu le nerf nasal émettre peu après sa naissance un rameau récurrent qui s'anastomosait avec les moteurs oculaires commun et externe. On a vu ce nerf fournir un filet au droit externe et plusieurs rameaux à l'élévateur de la paupière supérieure.

Ganglion ophthalmique. — Hallet a décrit un cas où le ganglion ophthalmique faisait entièrement défaut et était remplacé par une anse nerveuse à concavité interne. Les rameaux ciliaires partaient de la convexité de l'anse ; dans quelques cas assez rares on a trouvé deux ganglions ophthalmiques. On a vu la *longue racine* manquer ; dans d'autres cas elle naissait irrégulièrement soit du maxillaire inférieur, soit du frontal, soit de l'oculo-moteur commun en même temps que la *courte racine*, soit du ganglion de Gasser, soit de l'oculo-moteur externe. Il peut se faire encore que la racine longue donne un rameau au lacrymal ou aux muscles élévateur de la paupière et droit supérieur, ou encore un nerf ciliaire direct. On trouve quelquefois des racines longues accessoires venues du lacrymal ou du nasal, elles se réunissent souvent en plexus avant d'atteindre le ganglion. Hidemann a signalé l'existence anormale d'une racine venue du ganglion sphéno-palatin. La *racine courte* peut manquer. D'autres fois elle est double ou multiple, mais ces racines accessoires proviennent toujours du nerf oculo-moteur commun ou d'une de ses branches de division. Dans quelques cas très-rares il semblait que la racine courte provenait de l'oculo-moteur externe, mais ces cas incomplétement décrits nous semblent être un simple accolement de fibres parties originairement de l'oculomoteur commun. La *racine sympathique* est quelquefois constituée par plusieurs filets. Valentin a vu un filet sympathique parti du plexus caverneux gagner directement le globe oculaire en accompagnant les nerfs ciliaires et en s'anastomosant par un petit filet avec le ganglion ophthalmique.

B. Maxillaire supérieur. *a. Rameau malaire.* — Voigt l'a vu manquer et être remplacé par des rameaux du sous-orbitaire. Il émet quelquefois un nerf frontal accessoire.

b. Rameaux dentaires. — Les rameaux postérieurs peuvent être plus ou moins nombreux et se remplacer les uns les autres, on les a vus fournir des filets aux muscles ptérygoïdiens.

Ganglion sphéno-palatin. — Dans les anomalies de la voûte palatine le nerf naso-palatin est accompagné par des filets dentaires antérieurs. Les nerfs palatins, au lieu de tirer leur origine du ganglion, proviennent quelquefois du tronc même du maxillaire supérieur.

C. Maxillaire inférieur. — Il n'est pas très-rare de voir les nerfs temporaux profonds présenter des anomalies d'origine. Le massétérin peut en fournir deux et d'autres fois l'on ne trouve que le temporal profond moyen.

a. Buccal. — Gaillet a vu le buccal naître directement du ganglion de Gasser sans avoir aucune communication avec la racine motrice du trijumeau. Turner l'a vu provenir du maxillaire supérieur dans la fosse sphéno-maxillaire. Dans ces deux cas ce nerf est donc complétement sensitif.

b. Nerfs ptérygoïdiens. — Le nerf du ptérygoïdien externe peut provenir du lingual au lieu d'être fourni par le buccal.

c. Lingual. — Il donne quelquefois des rameaux au ptérygoïdien interne et au pharyngo-glosse. Quant au trajet récurrent du lingual rapporté par Columbus, cette observation unique ne nous paraît pas assez concluante pour que nous nous y arrêtions.

d. Dentaire inférieur. — Sur la figure 188, que nous avons fait dessiner d'après nature, l'on peut voir une anastomose transversale entre le dentaire inférieur et le lingual. Gaillet a signalé en 1856 une anomalie remarquable du nerf *mylo-hyoïdien*; ce rameau était très-volumineux, donnait comme d'ordinaire des filets au muscle mylo-hyoïdien et au ventre antérieur du digastrique, mais il envoyait en outre un gros filet au lingual. C'est ce filet, qui dans ce cas était considérable, que Sappey considère comme normal et constant.

Ganglion otique. — Arnold a trouvé ce ganglion très-développé et de forme semi-lunaire chez un idiot. Le petit pétreux superficiel est quelquefois renforcé par des filets qu'il reçoit du plexus méningé. C. Krause a vu le nerf ptérygoïdien interne envoyer un filet anastomotique au rameau du muscle du marteau. Faesebeck a vu un filet parti du ganglion otique aller jusqu'au muscle péristaphylin externe.

6° Nerf oculo-moteur externe.

On a vu l'oculo-moteur externe faire défaut du côté gauche et être remplacé par une branche de l'oculo-moteur commun; dans d'autres cas on a signalé une anastomose directe entre les deux nerfs. W. Krause a vu le nerf nasal provenir de l'oculo-moteur externe.

7° Nerf facial.

Chez les souds-muets le facial paraît être assez souvent soudé à l'auditif, il s'en détache au moment de pénétrer dans l'aqueduc de Fallope. La *corde du tympan* est souvent reliée par un filet avec le plexus tympanique. On a vu ce nerf rester isolé du lingual auquel il n'envoyait en ce cas que deux rameaux anastomotiques.

8° Nerf auditif.

Valsava a vu quelquefois le nerf du limaçon et le limaçon lui-même faire complétement défaut, et cependant les individus entendaient distinctement et différenciaient les sons.

9° Nerf glosso-pharyngien.

On ne connaît jusqu'à présent que quelques anomalies de division du *rameau de Jacobson.*

10° Nerf pneumogastrique.

Le pneumogastrique peut dans quelques cas se trouver dans l'angle curviligne antérieur formé par la carotide et la jugulaire, au lieu d'être dans leur angle postérieur. Longet dit qu'il n'est pas rare de voir le pneumogastrique au cou en union intime avec le ganglion cervical supérieur: d'après lui il pourrait même y avoir fusion à ce niveau.

Le *laryngé supérieur* passe quelquefois en dehors de la carotide interne, il envoie souvent un filet au ganglion cervical supérieur ou au nerf cardiaque supérieur.

Il fournit quelquefois des filets aux muscles sterno-hyoïdien et thyro-hyoïdien, d'autres fois il innerve le crico-arythénoïdien latéral.

Le *laryngé inférieur* droit se recourbe autour de la crosse de l'aorte quand cette crosse est dirigée à droite. Toutes les fois que l'artère sous-clavière droite naît de la partie supérieure de l'aorte thoracique et passe en arrière de l'œsophage, le nerf récurrent droit ne se recourbe pas au-dessous de la sous-clavière et va directement du tronc du pneumogastrique au larynx.

11° Nerf spinal.

Il n'est pas très-rare de le voir s'anastomoser avec la deuxième paire cervicale. Nous avons vu plus haut que Huber avait décrit un ganglion au niveau de l'anastomose entre le premier nerf cervical et le spinal; Hyrtl, Asch, etc., disent l'avoir constaté quelquefois. La branche externe du spinal s'anastomose quelquefois par des filets avec la branche descendante de l'hypoglosse.

12° Nerf grand hypoglosse.

Vulpian a signalé sur quelques racines du grand hypoglosse un petit ganglion. On a signalé une anastomose entre les hypoglosses des deux côtés, dans l'intérieur du muscle génio-hyoïdien, ou entre ce muscle et le génio-glosse. Hyrtl dit avoir constaté cette anastomose une fois sur dix. — La *branche descendante* est souvent unie au pneumogastrique et semble provenir de ce nerf; quand elle est anastomosée avec la dixième paire, elle émet quelquefois un rameau cardiaque. Dans quelques cas on voit la branche descendante s'anastomoser par un filet avec le nerf phrénique. Valentin a même considéré, à tort, ce filet comme constant.

§ II. — Nerfs rachidiens.

A. Plexus cervical.

1) *Branches sus-claviculaires.* — Bock et Gruber ont vu des rameaux de ces branches traverser la clavicule.

2) *Nerf phrénique.* — Il reçoit souvent un filet de la deuxième paire cervicale, il en reçoit souvent aussi du ganglion cervical supérieur. Quelquefois on le voit anastomosé par un filet avec la branche descendante de l'hypoglosse ou avec le tronc de ce nerf lui-même. On a vu bien rarement, il est vrai, un nerf phrénique accessoire qui tirait son origine des cinquième et sixième nerfs cervicaux et qui se réunissait dans la poitrine avec le tronc du phrénique. Il n'est pas très-rare de voir le phrénique passer au devant de la veine sous-clavière. Longet a cité un cas où ce nerf traversait cette veine.

B. Plexus brachial.

Ce plexus passe quelquefois en partie entre les scalènes et en partie au devant du scalène antérieur; Demarquay a signalé un cas où un faisceau du plexus traversait ce dernier muscle. Il n'est pas très-rare de voir le plexus passer en totalité au-dessous de l'artère axillaire qui reste alors isolée.

. 1) *Nerf du grand pectoral.* — Il donne quelquefois une branche à la portion claviculaire du deltoïde.

2) *Nerf musculo-cutané.* — Dans un grand nombre de cas il ne traverse pas le muscle coraco-brachial qui reçoit alors directement un rameau du plexus. On voit quelquefois une division du musculo-cutané suivre le médian, gagner le

pli du coude et innerver le rond pronateur. Gruber a cité deux cas dans lesquels le musculo-cutané était très-fort, le médian très-faible au contraire ; le premier se divisait en deux branches aussitôt après avoir perforé le muscle, l'une de ses branches constituait le nerf musculo-cutané normal, tandis que l'autre gagnait le médian avec lequel il se confondait au pli du coude. Hyrtl a vu un cas à peu près semblable, seulement le musculo-cutané innervait le rond pronateur et se continuait par le nerf interosseux jusqu'au carré pronateur. — Quand le biceps présente un chef supplémentaire, le nerf musculo-cutané lui envoie des filets, mais il le traverse très-rarement.

3) *Nerf circonflexe.* — Il ne donne pas toujours un filet au muscle petit rond.

4) *Nerf médian.* — Souvent le médian, au lieu de passer au devant de l'artère humérale, passe au-dessous d'elle. On le voit quelquefois émettre un rameau qui suit l'artère cubitale et va se jeter dans le nerf cubital. Gruber cite des cas où le médian était plus gros que normalement et donnait un rameau qui longeait l'artère jusqu'au coude, et remplaçait dans sa distribution le nerf musculo-cutané. Dumas a vu le médian innerver les muscles antérieurs du bras en suppléant ainsi le musculo-cutané qui faisait défaut.

5) *Nerf cubital.* — Quelquefois ce nerf, au lieu d'innerver le muscle cubital antérieur et les deux faisceaux internes du fléchisseur profond, envoie des filets au fléchisseur superficiel. L'anastomose entre le cubital et le médian peut manquer dans la paume de la main.

6) *Nerf radial.* — Le rameau cutané externe du radial se prolonge très-souvent au delà de son cercle de distribution normal en longeant le côté interne de la veine céphalique ou à la face antérieure de celle-ci. La branche terminale antérieure du radial est quelquefois double, la branche surnuméraire s'accole alors à l'artère radiale et se réunit ensuite à la branche antérieure au moment où celle-ci se porte sur le dos de la main. — Le radial innerve quelquefois le quatrième doigt.

C. Nerfs intercostaux.

Ils se divisent très-fréquemment en deux rameaux qui au bout d'un certain temps se réunissent de nouveau et continuent leur trajet régulier. Il n'est pas très-rare de voir deux nerfs intercostaux anastomosés par des branches de communication.

D. Plexus lombaire.

1) *Nerf fémoro-cutané.* — Il s'anastomose quelquefois avec le génito-crural ; sa branche fessière manque assez fréquemment.

2) *Nerf obturateur.* — On trouve assez souvent un nerf obturateur accessoire qui naît du tronc normal et passe par-dessus la branche horizontale du pubis pour se réunir derrière le pectiné avec le nerf obturateur sorti par le canal sous-pubien. On a vu quelquefois le nerf obturateur, après avoir innervé les deux premiers adducteurs, envoyer une branche anastomotique au nerf génito-crural. Assez fréquemment le nerf obturateur, après avoir innervé le grand adducteur, se prolonge par un filet qui perce la capsule articulaire du genou au-dessus de l'artère poplitée et pénètre ainsi dans cette articulation.

3) *Nerf crural.* — Dubreuil a vu le nerf crural passer à droite entre l'artère et la veine crurale. Il donne souvent un filet au pectiné. — Le *nerf saphène interne,* au lieu de perforer la paroi antérieure de l'anneau du grand adducteur, accompagne quelquefois les vaisseaux jusqu'au creux poplité. Quelquefois ce nerf, au lieu de se

terminer au niveau des articulations tarsiennes, se poursuit jusqu'au gros orteil dont il constitue le collatéral dorsal interne.

E. Plexus sacré.

1) *Nerf fessier supérieur.* — Il s'anastomose quelquefois par un rameau profond avec le sciatique.

2) *Nerf petit sciatique.* — Il présente quelquefois un rameau qui traverse le pyramidal et s'anastomose avec le fessier supérieur.

3) *Nerf sciatique.* — Ce nerf se divise quelquefois très-haut et déjà dans l'échancrure sciatique. Valentin a cité des cas où il était déjà divisé dans le bassin et où ses deux divisions isolées sortaient du bassin en perforant le pyramidal.

Le *nerf saphène externe* peut dans quelques cas naître par une branche, seulement il est alors remplacé en partie sur le dos du pied par le musculo-cutané; dans d'autres cas, au contraire, le saphène externe est très-volumineux et innerve jusqu'au troisième orteil.

Le *sciatique poplité interne* est quelquefois au côté interne de l'artère poplitée au lieu de répondre à son côté externe.

Les *plantaires interne et externe* forment quelquefois une arcade anastomotique dans la plante du pied, et de cette arcade naissent les nerfs collatéraux externe du troisième orteil et interne du quatrième.

§ III. — Grand sympathique.

A. *Ganglion cervical supérieur.* — On l'a trouvé quelquefois divisé en deux parties.

1) La *branche carotidienne* est quelquefois double; d'autres fois elle s'anastomose avec le grand hypoglosse. On l'a vue présenter un renflement dans le canal carotidien.

2) *Nerf cardiaque supérieur.* — Au lieu de tirer son origine du ganglion cervical supérieur, ce nerf naît souvent du tronc même du sympathique, dans d'autres cas il naît par deux racines dont l'une provient du ganglion tandis que l'autre émane du tronc du nerf. Ces deux racines se réunissent plus ou moins haut et émettent souvent des rameaux pharyngiens. Le cardiaque supérieur peut quelquefois d'après Murray pénétrer dans la gaîne même du pneumogastrique pour ne se séparer de ce nerf qu'un peu plus bas. Bock a prétendu que le cardiaque supérieur pouvait quelquefois venir du laryngé inférieur ou du glosso-pharyngien. Ce nerf s'anastomose parfois avec le phrénique, ou avec l'hypoglosse, le glosso-pharyngien ou encore le pneumogastrique.

B. *Ganglion cervical moyen.* — Il peut manquer ou être reculé jusqu'auprès du ganglion cervical inférieur auquel il se soude.

1) *Nerf cardiaque moyen.* — Quand le ganglion manque, ce nerf naît du tronc du sympathique.

C. *Ganglion cervical inférieur.* — Il envoie quelquefois des filets au nerf phrénique.

1) *Nerf cardiaque inférieur.* — Ce nerf provient quelquefois du premier ganglion thoracique. D'autres fois il est double et même triple.

D. *Ganglions dorsaux.* — On a vu les deux premiers ganglions dorsaux soudés entre eux. Haller a vu une fois le tronc du sympathique s'arrêter au niveau de la sixième côte et reprendre à partir du septième nerf dorsal.

1) *Nerf grand splanchnique.* — Il pénètre souvent dans l'abdomen par l'ouverture aortique du diaphragme. Lobstein a vu un ganglion sur le grand splanchnique au moment où ce nerf pénétrait dans l'abdomen.

2) *Petit nerf splanchnique.* — Il envoie souvent deux branches au plexus rénal.

E) *Ganglions sacrés.* — Dans quelques cas on en a trouvé cinq ou six. Il semble d'après les descriptions des auteurs que la glande coccygienne n'existe pas d'une manière constante, et que dans ces cas le sympathique se termine bien réellement par une anse anastomosée avec le tronc congénère du côté opposé.

Bibliographie. — Arnold, *Icones nervorum capitis.* Heidelberg, 1834. — Stilling et Wallach, *Ueber die Textur des Rückenmarks.* Erlangen, 1842. — Stilling, *Ueber die Textur der Medulla oblongata.* Erlangen, 1843. — Stilling, *Ueber den Bau der Varol'schen Brücke.* Iena, 1846. — Leuret et Gratiolet, *Anatomie comparée du système nerveux.* Paris, 1839-1857. — Bidder et Kupffer, *Untersuchungen über die Textur des Rückenmarks.* Leipzig, 1857. — Ludovic Hirschfeld, *Traité de névrologie,* avec atlas. Paris, 1853. — Schrœder van der Kolk, *Bau und Functionen der Medulla spinalis und oblongata,* aus dem hollændischen übertragen, von F. W. Theile. Braunschweig, 1859. — Kollmann, *Ueber den Verlauf der Lungenmagennerfen in der Bauchhöhle.* Leipzig, 1860. — Luschka, *Die Anatomie des Menschen.* Tübingen, 1862-1867. — Frommann, *Untersuchungen über die normale und pathologische Anatomie des Rückenmarks.* Iena, 1864. — Luys, *Recherches sur le système nerveux cérébro-spinal, sa structure, ses fonctions et ses maladies.* Paris, 1865, et *Iconographie photographique des centres nerveux.* Paris, 1872-73, 1 vol. in-4 et de 70 phot. et 70 lith. — Duchenne (de Boulogne), *Étude microscopique photo-autographiée des ganglions sympathiques cervicaux de l'homme à l'état normal (Bull. de l'Académie de médecine,* 3 janvier 1865, t. XXX, p. 249). — W. Krause et J. Telgmann, *Les anomalies dans le parcours des nerfs, chez l'homme,* traduit par De La Harpe. Paris, 1869. — Henle, *Handbuch der Anatomie des Menschen* (Nervenlehre). Braunschweig, 1871.

LIVRE SIXIÈME

SPLANCHNOLOGIE.

Préparation. — L'étude des organes splanchniques peut se diviser pratiquement en trois temps, correspondant chacun à des modes spéciaux de préparation. Dans le premier, on étudie l'organe isolé et retiré de sa cavité, abstraction faite de sa situation et de ses rapports ; dans le deuxième, on l'étudie *in situ* dans ses connexions avec les organes voisins et la cavité qui le contient ; dans le troisième, enfin, on s'occupe de sa structure intime : c'est l'étude histologique, qui ne peut se faire qu'à l'aide d'appareils et de procédés particuliers (microscope, injections fines, etc.), et en dehors des ressources usuelles des amphithéâtres ; aussi pour cette troisième partie renverrons-nous aux ouvrages spéciaux.

1° *Étude de l'organe isolé.* — L'ablation de l'organe à étudier doit être faite avec précaution et être totale ; ainsi, avec les glandes il faudra enlever le conduit excréteur et la portion de surface muqueuse sur laquelle il vient s'ouvrir ; autant que possible les artères et les veines devront être injectées et enlevées avec le tronc qui les émet ou les reçoit. Une fois l'organe complétement isolé par la dissection avec ses appendices, on examinera son volume et son poids, sa forme, son aspect extérieur, sa consistance, etc. Des coupes dans divers sens feront apprécier sa coloration et son aspect intérieurs, la quantité de liquides qui l'imprègne ; la déchirure par traction ou par pénétration du doigt ou du manche du scalpel permettra de juger du degré de mollesse ou de friabilité de son tissu ; la dissection par la pince et le scalpel sera poussée aussi loin qu'il est possible à l'œil nu, pour isoler les diverses lames, faisceaux de fibres, etc., qui le composent ou suivre les vaisseaux ou les canaux glandulaires qui se ramifient dans son intérieur. Certains tissus délicats ou certaines membranes offrent des prolongements filamenteux très-mous, qui seront étudiés sous l'eau, et certaines dissections fines devront du reste être faites de cette façon ; il suffit d'étaler et de fixer la membrane à disséquer sur une lamelle de plomb recouverte d'une plaque de liége et de la placer sous l'eau. La loupe et le microscope simple pourront venir en aide et permettront de pousser plus loin la dissection. Certaines substances, l'alcool, l'acide chromique, les acides dilués, etc., peuvent rendre des services, même en dehors des recherches histologiques, soit pour durcir des organes, soit pour détruire certains éléments, spécialement le tissu connectif, en respectant les autres. Pour les organes creux, des injections d'air, d'eau ou de substances solidifiables en feront apprécier la forme suivant l'état de distension ; la dessication, après l'insufflation, donne encore de bons résultats ; il en est de même des moules pris avec des matières solidifiables ; c'est dans ce procédé que rentrent les préparations par corrosion, très-instructives pour la distribution des vaisseaux ou des canaux excréteurs dans l'intérieur des organes ; on les obtient en injectant dans les canaux à conserver une masse résineuse ou un alliage fusible (bismuth 2/4, plomb 1/6, étain 1/6) ; puis on enlève le tissu de l'organe par la macération dans un acide dans le premier cas, ou dans une solution alcaline dans le second, et il ne reste que la substance injectée moulée sur les ramifications des conduits.

2° *Étude des organes en place.* — On trouve la cavité dans laquelle ils sont contenus, de façon à respecter, autant que possible, les rapports normaux. Les rapports avec les parois de la cavité splanchnique seront l'objet d'une étude spéciale, qui pourra, pour beaucoup d'organes, être précédée avec avantage d'une limitation préalable par la percussion, contrôlée plus tard par l'ouverture de la cavité. Des lames de fleuret enfoncées dans certaines directions et à des profondeurs déterminées pourront fournir des indications utiles. Enfin, quand elles seront possibles, des coupes sur des cadavres congelés donneront la meilleure idée des rapports normaux des organes.

Les organes dont l'étude constitue la splanchnologie, et sous certains rapports on peut y joindre le cœur, le cerveau et les organes des sens, présentent d'infinies variétés de forme et de structure. Cependant, eu égard à leur type fondamental, on peut les rattacher à deux grandes classes, les *organes pleins* et les *organes creux.*

Chacune de ces classes offre des caractères généraux communs qu'il est inutile de passer en revue avant d'étudier en particulier chaque organe.

Les *organes pleins* sont, sauf quelques exceptions (ex. : corps thyroïde), placés dans les grandes cavités splanchniques à une profondeur plus ou moins considérable. Tantôt simplement plongés dans une atmosphère cellulo-graisseuse (rein), ou dans une loge aponévrotique (parotide) qui les sépare des parties voisines, ils sont d'autres fois enveloppés plus ou moins complétement par une séreuse, dont les replis se rattachent aux organes voisins ou aux parois de leur cavité ; quelques-uns ont en outre des ligaments fibreux spéciaux. Avec ces moyens de fixité varient et leur mobilité et leur facilité de déplacement. Des rapports plus intimes encore sont ceux qu'ils contractent avec des organes, vaisseaux, nerfs, etc., qui les traversent (ex. : parotide et nerf facial).

Quant au *nombre*, les organes peuvent être impairs, pairs ou multiples. Les organes pairs sont ordinairement symétriques, sans que cette symétrie soit absolue ; les organes impairs sont ou bien médians, et alors les deux moitiés sont symétriques (ex. : corps thyroïde), ou latéraux, et alors asymétriques (ex. : foie). Quelquefois à ces organes viennent s'ajouter des masses accessoires de même structure, mais isolées du reste (ex. : rates surnuméraires).

Le *volume* et le *poids* des organes oscille dans des limites très-étendues, depuis la plus petite granulation glandulaire jusqu'au foie ; mais pour un organe donné ils ne s'écartent guère d'une moyenne que l'on peut appeler *physiologique*. Ces variations, indépendamment des variations individuelles ou sexuelles, sont principalement en rapport avec la vascularité de l'organe et dépendent de la quantité de sang qu'il contient à un moment donné. Les organes lymphoïdes, la rate surtout, sont susceptibles des plus grandes variations ; les glandes en grappe, au contraire, sont très-limitées sous ce rapport. Dans les poumons ces variations de volume tiennent à la présence de l'air et se reproduisent à des intervalles réguliers. Le *poids spécifique* de tous les organes, sauf celui des poumons qui ont respiré, est supérieur à celui de l'eau ; aussi ces derniers seuls surnagent-ils quand on les plonge dans ce liquide.

La *forme* des organes, en général plus ou moins arrondie, est cependant très-variable ; tantôt l'organe constitue une seule masse sans trace de divisions ; tantôt, au contraire, il est divisé en parties distinctes ou *lobes* par des sillons ou des étranglements. Cette forme, symétrique ou asymétrique, dépend de conditions encore peu connues. Chaque organe a pour ainsi dire une tendance à prendre une forme typique primordiale, essentielle à l'organe même et due probablement à la disposition des éléments qui le composent (vaisseaux, nerfs, éléments propres) et à leur mode de développement ; dans quelques organes cette tendance paraît plus faible que dans d'autres : alors ils sont refoulés par ces derniers, dont l'indépendance morphologique est plus grande et sur lesquels ils semblent se mouler. On n'a qu'à comparer à ce point de vue le testicule, le foie, le cerveau, la parotide, etc.

La *couleur* des organes varie depuis la blancheur mate jusqu'au brun foncé et même au noir. Mais il faut distinguer la couleur extérieure et la couleur propre au tissu de l'organe. La couleur du tissu propre, tantôt uniforme, tantôt nuancée (marbrée, striée, etc.), est due à plusieurs causes, sang, graisse, pigments, éléments propres du tissu, etc., et suivant la prédominance de tels ou de tels éléments et leur distribution, on aura des aspects divers de coloration ; c'est ainsi qu'il arrive souvent qu'un organe n'a pas la même coloration dans sa partie périphérique (substance corticale) et dans sa partie centrale (substance médullaire). Cette coloration est en général plus pâle après la mort que pendant la vie, à cause de la perte d'une certaine quantité de sang ; d'autres fois, au contraire, par suite de décompositions cadavériques, cette couleur peut devenir plus foncée et se montrer alors par plaques ou par traînées correspondant en général au trajet des vaisseaux. Cette coloration du tissu propre peut être visible telle quelle à l'extérieur, si l'enveloppe de l'organe est mince et transparente ; quand au contraire elle est épaisse et peu vasculaire (*albuginées*), elle affaiblit ou arrête totalement cette coloration (ex. : testicule).

La *consistance* des organes est tantôt très-faible : l'organe est mou, comme spongieux (poumon) ; d'autres fois elle est très-considérable et il oppose à la pression une résistance particulière (prostate). Le degré de consistance croît en général avec la quantité de tissu fibreux. Elle dépend en outre des éléments propres de l'organe (foie) et de son contenu (poumon). Certains organes (organes érectiles) ont pour caractère fonctionnel cette propriété physique, qui dérive dans ce cas de la disposition spéciale de leurs éléments.

La *cohésion*, qu'il ne faut pas confondre avec la consistance, s'apprécie par la facilité avec laquelle l'organe se laisse déchirer par la traction ou pénétrer par la pression du doigt. Un organe peut présenter à la fois une grande consistance et une faible cohésion ; ex. : le foie dont le tissu compacte est très-friable ; inversement le poumon, dont le tissu est très-mou, présente une très-grande cohésion. La cohésion tient en général à la présence du tissu fibreux et surtout du tissu élastique dans un organe. Les sensations tactiles fournies au médecin par les organes sont très-utiles pour lui faire apprécier leur état d'intégrité, car ces propriétés de consistance et de cohésion sont souvent altérées avant toute autre lésion appréciable à l'œil nu.

Au point de vue de la *structure*, les organes comprennent tous une enveloppe fibreuse et un tissu propre. L'enveloppe fibreuse peut présenter tous les degrés d'épaisseur et de résistance ; mais elle a pour caractère commun d'envoyer dans l'intérieur de l'organe des cloisons connectives, qui accompagnent les vaisseaux et les nerfs ; elles sont tantôt très-marquées et divisent le tissu propre en segments (testicule), d'autres fois elles sont à peine démontrables à l'état normal (foie). Ces cloisons sont le point de départ de la trame connective (*stroma*), ou tissu connectif interstitiel, très-variable en quantité et en délicatesse. C'est dans cette trame connective que sont déposés les éléments du tissu propre de l'organe.

La *distribution vasculaire* dans les différents organes est en rapport et avec leur fonction et avec leur structure. Certains d'entre eux reçoivent leurs artères d'une seule source, d'autres de plusieurs, et il en est de même de la circulation veineuse de retour. La distribution artérielle ne se fait pas toujours de la même façon : tantôt les branches de bifurcation de tout ordre s'anastomosent entre elles, de sorte que par une des branches on peut injecter tout le système circulatoire de l'organe ; d'autres fois les rameaux provenant des branches de bifurcation ne s'anastomosent pas entre eux, et l'organe se trouve ainsi divisé en autant de départements circulatoires distincts qu'il y a de branches de bifurcation indépendantes (ex. : rate). Dans quelques cas une artère se divise en plusieurs branches qui se reforment en un seul tronc ramifié ensuite à la manière ordinaire ; c'est ce qu'on appelle un *réseau admirable*. Les dispositions spéciales de la circulation artérielle dans certains organes (rein, etc.) seront décrites avec ces derniers. La direction des artères, en général plus ou moins flexueuse, le devient énormément dans les viscères destinés à changer de volume (rate, organes érectiles).

L'arrangement des capillaires est subordonné ordinairement à l'arrangement même des éléments propres de l'organe, et leurs mailles se moulent en général, comme forme et comme grandeur, sur la forme et la grandeur de ces éléments. D'autres fois, au contraire, ces capillaires ont leurs caractères particuliers et indépendants du tissu ambiant (plexus choroïdes, etc.) ; on trouve la plus haute expression de cette indépendance dans le tissu érectile.

Les veines donnent lieu aux mêmes considérations générales que les artères.

Je ne ferai que mentionner les systèmes *portes*, dont la veine porte du foie représente le type le plus développé; dans ces systèmes, une veine, née à la manière ordinaire d'un réseau capillaire, se ramifie comme une artère et donne naissance à un réseau capillaire, d'où part alors le tronc veineux définitif; on a alors un tronc veineux, une *veine porte*, située entre deux réseaux capillaires, disposition qui joue un grand rôle au point de vue des conditions mécaniques de la circulation.

Le calibre des vaisseaux déterminant la quantité de sang qui peut arriver à un organe dans un temps donné, il a la plus grande importance pour sa fonction; on peut comparer à ce sujet l'artère rénale et les artères thyroïdiennes à l'artère spermatique; les rapports de calibre des artères et des veines et les variations de calibre dont ces vaisseaux sont susceptibles influencent énergiquement la vitesse de la circulation et la pression sanguine; aussi voit-on varier, suivant les organes, la structure des vaisseaux et surtout l'épaisseur de leur tunique musculaire.

Les *lymphatiques* des organes sont ordinairement divisés en superficiels et profonds; dans beaucoup d'entre eux ces lymphatiques forment autour des artères et des capillaires des gaînes plus ou moins distinctes du tissu connectif ambiant.

Les *nerfs* suivent en général les artères; quant à leur terminaison, elle est encore à peu près inconnue. La plupart présentent sur leur trajet de petits ganglions microscopiques.

Les *glandes*, à cause de leurs conduits sécréteurs et excréteurs, offrent des caractères spéciaux. Sauf pour quelques glandes (foie), l'origine des canaux glandulaires est bien connue. Quant à la manière dont les canaux excréteurs partis des culs-de-sac glandulaires se réunissent pour former les canaux excréteurs communs, elle rappelle ordinairement le mode de ramification des artères, surtout pour les glandes en grappe. Dans certains cas, les canaux aboutissant à un canal excréteur commun forment un faisceau distinct, comme dans le rein. Quelques-uns de ces conduits, au lieu de partir de culs-de-sacs sécréteurs, peuvent commencer par des extrémités borgnes non sécrétantes; c'est ce qu'on appelle les *vasa aberrantia*. Les canalicules glandulaires ont un trajet flexueux ou rectiligne, et on peut sur le même organe rencontrer successivement les deux dispositions. Leur calibre peut aussi varier, non-seulement d'un organe à l'autre, mais pour un même organe, suivant les différents points du trajet du canal; ordinairement il s'élargit à mesure qu'il s'éloigne de son origine. La longueur des conduits excréteurs est très-variable: très-faible dans les glandes en grappe, elle peut acquérir dans les glandes en tube une étendue considérable.

La *structure* des canaux excréteurs, très-simple près des culs-de-sacs glandulaires, où elle se réduit à une membrane propre et à un épithélium simple, d'abord polyédrique, puis cylindrique, se complique de plus en plus à mesure qu'ils en sont plus éloignés; on y trouve alors à l'état complet trois tuniques : une externe connective, une moyenne musculaire lisse (qui manque souvent) et une interne à épithélium cylindrique; en outre, on peut rencontrer des glandes dans leurs parois. Dans leurs parcours, ces canaux sont plus ou moins adhérents au tissu propre de l'organe.

Les conduits excréteurs des glandes s'ouvrent tantôt dans un seul canal excréteur commun (foie), tantôt dans plusieurs (glandes lacrymales); ce ou ces canaux excréteurs peuvent parcourir un trajet assez long à l'intérieur de la glande avant de paraître à l'extérieur (canal pancréatique). Quant à leur calibre, ils sont quelquefois presque capillaires (trompe), d'autres fois très-larges; ce calibre n'est pas du reste toujours uniforme, et beaucoup d'entre eux présentent des dilatations (canaux galactophores), qui peuvent être assez considérables pour constituer de véritables réservoirs (vessie); d'autres fois ces réservoirs, au lieu d'être dans l'axe même du canal excréteur, sont latéraux et comme embranchés sur lui et représentent un diverticule qui se serait plus ou moins dilaté (vésicule séminale, vésicule biliaire). A l'intérieur, ces canaux offrent souvent des replis (trompe), ou des rétrécissements, soit valvulaires (replis de la muqueuse), soit musculaires (sphincters). Quant à leur structure, ils possèdent les trois tuniques mentionnées plus haut, si la moyenne ne manque pas ; l'épaisseur de leurs parois est du reste très-variable (canal de Wharton, canal déférent) et moins en rapport avec leur calibre qu'avec les conditions mécaniques de la sécrétion glandulaire. Habituellement à leur ouverture à la surface des muqueuses se voient des replis ou des saillies diversement conformés; cette ouverture même est tantôt arrondie, tantôt linéaire. Avant de s'ouvrir à la surface d'une muqueuse, les canaux excréteurs en traversent souvent les parois plus ou moins obliquement et quelquefois dans une assez grande étendue.

Les *organes creux*, réservoirs, canal digestif (etc.), empruntent des caractères spéciaux à leur destination ; en effet, comme leur fonction nécessite des changements de volume en rapport avec la quantité de matières qu'ils contiennent, ils possèdent une structure et des relations qui rendent leur distension possible. Aussi leur fixité est-elle en générale moins grande que celle des organes pleins et ne sont-ils fixés que par quelques points de leur surface.

Leur *aspect*, leur *forme*, leurs *rapports* sont sujets par cela même à des variations considérables. Leur cavité, tapissée par une muqueuse, présente ordinairement des plis qui s'effacent par la distension.

Quant à leur *structure*, ils sont formés de plusieurs tuniques, qui sont de l'intérieur à l'extérieur : 1° une muqueuse, de structure variable ; 2° une tunique musculaire, composée souvent de deux couches : une interne circulaire, une externe longitudinale ; dans certains organes, l'utérus surtout, cette tunique acquiert une très-grande complexité et une épaisseur considérable ; 3° une tunique séreuse, plus ou moins complète et qui peut manquer.

Quant à la *distribution vasculaire* et *nerveuse*, à part la flexuosité des vaisseaux, ils ne présentent rien de spécial. Il en est de même des autres caractères, de coloration, de structure, etc.

CHAPITRE PREMIER

ORGANES DIGESTIFS.

Les organes digestifs se composent du canal alimentaire et d'organes annexés à ce canal.

Le *canal alimentaire*, étendu de la bouche à l'anus en avant de la colonne vertébrale, se divise en deux parties : une partie *sus-diaphragmatique* et une partie *sous-diaphragmatique*. La première (*portion ingestive*) comprend la cavité buccale, le pharynx et l'œsophage. La partie sous-diaphragmatique comprend l'estomac, l'intestin grêle, le gros intestin et l'anus. Deux valvules séparent : la première, *valvule pylorique*, l'estomac de l'intestin grêle ; la deuxième, *valvule iléo-cœcale*, l'intestin grêle du gros intestin.

Les organes annexés au canal alimentaire sont : 1° les *dents*, 2° des glandes versant leur produit de sécrétion dans son intérieur ; ce sont les *glandes salivaires*, le *foie* et le *pancréas*.

ARTICLE I. — CANAL ALIMENTAIRE.

§ I. — Cavité buccale.

La cavité buccale est constituée par un squelette osseux très-incomplet et par des parties molles. Elle est tapissée à l'intérieur par une muqueuse, à la surface de laquelle de nombreuses glandes, parmi lesquelles les glandes salivaires, versent leur produit de sécrétion. Cette cavité est divisée par les arcades dentaires en deux cavités secondaires : l'une, postérieure, *cavité buccale* proprement dite, remplie presque complétement par la langue dans l'occlusion des mâchoires ; l'autre, antérieure, *vestibule de la bouche*, comprise entre la face externe des arcades dentaires et des dents et la face interne des joues et des lèvres ; ces deux cavités secondaires communiquent entre elles par l'ouverture interceptée par les arcades dentaires, par les fissures interdentaires, et enfin par un espace situé en arrière des dernières molaires. La cavité buccale communique avec l'extérieur par l'*ouverture buccale*, avec le pharynx par l'*isthme du gosier*.

La muqueuse de la cavité buccale présente des variations d'épaisseur, de résistance, de structure qui seront décrites à propos de chacune des régions de cette cavité. Partout elle est recouverte d'un *épithélium pavimenteux stratifié* et pourvue de *papilles* vasculo-nerveuses, qui, sur la langue, prennent un développement considérable.

Les *glandes* de la muqueuse buccale sont toutes des *glandes en grappe* et forment immédiatement sous la muqueuse une couche presque continue depuis l'orifice buccal jusqu'au pharynx, sauf en certains points, comme la partie antérieure du dos de la langue. Les unes très-petites ($0^m,001$ à $0^m,006$ d'épaisseur), jaunâtres ou blanchâtres, donnent naissance à un canal excréteur de moins de $0^m,001$ de longueur ; les acini de leurs lobules se composent d'une membrane propre, homogène, tapissée par une couche simple de cellules glandulaires polygonales ; leurs conduits excréteurs sont formés d'une membrane connective et d'une couche simple de cellules cylindriques. Sur quelques points elles sont plus volumineuses, mais conservent toujours la même structure. Elles s'accumulent en plus grand nombre dans certains endroits, autour de l'orifice du canal de Sténon, en dedans de la dernière molaire inférieure, et ont été divisées d'après leur situation en glandes labiales, linguales, molaires, palatines, etc. A ces glandes, souvent appelées *glandes muqueuses*, s'ajoutent les glandes salivaires proprement dites, glandes parotides, sous-maxillaires et sublinguales.

Outre ces glandes en grappe, la muqueuse buccale présente encore à la base de la langue et près de l'isthme du gosier des *follicules clos* sous forme de *glandes solitaires*. Cette muqueuse est très-riche en *vaisseaux* et en *nerfs*.

1° Parois de la cavité buccale.

Ces parois sont au nombre de cinq : 1° une antérieure, constituée par les *lèvres* et présentant l'orifice buccal ; 2° deux latérales, les *joues ;* 3° une supérieure, formée par la *voûte palatine* et le *voile du palais ;* 4° une inférieure, formée en grande partie par la *langue ;* il n'y a pas de paroi postérieure, ou plutôt elle correspond à la face antérieure du voile du palais et à l'isthme du gosier.

I. PAROI ANTÉRIEURE. — LÈVRES.

Les lèvres sont deux replis musculo-cutanés situés en avant des arcades dentaires et circonscrivant l'orifice buccal.

Conformation extérieure. — Chaque lèvre présente une face cutanée, une face muqueuse, un bord adhérent, un bord libre; les angles de réunion des deux lèvres portent le nom de *commissures;* les bords libres des lèvres sont épais, arrondis, un peu renversés en dehors, et recouverts par un tégument fin et rosé, continu insensiblement avec la muqueuse et séparé de la peau par une ligne de démarcation bien tranchée. Chez l'homme adulte leur face cutanée est couverte de poils; leur face postérieure est tapissée par la muqueuse, qui se réfléchit sur les mâchoires; il en résulte un sillon de séparation profond, interrompu seulement sur la ligne médiane par un repli muqueux plus marqué pour la lèvre supérieure, *frein de la lèvre.* La *lèvre supérieure* est limitée en haut par la base du nez et le *sillon naso-labial;* elle offre en son milieu une gouttière verticale, *gouttière sous-nasale;* son bord libre décrit au repos une courbe onduleuse aboutissant sur la ligne médiane à un tubercule saillant. La *lèvre inférieure* est séparée du menton par un sillon transversal, *sillon mento-labial;* son bord libre, plus épais que celui de la lèvre supérieure et plus renversé en dehors, offre une ligne onduleuse à courbures inverses et une petite dépression médiane. L'*orifice buccal* peut subir, sous l'influence des muscles des lèvres et des commissures, les plus grandes variations de forme et de dimensions.

Structure. — Les lèvres sont constituées d'avant en arrière par les couches suivantes : peau, couche musculaire, couche glanduleuse, muqueuse. La *peau*, d'abord dense, s'amincit de plus en plus en approchant du bord libre; elle est très-adhérente aux muscles sous-jacents et contient des follicules pileux considérables. La *couche musculeuse* a été décrite en myologie. La *couche glanduleuse* (*glandes labiales*) diminue d'épaisseur vers la ligne médiane et vers les commissures. La *muqueuse* est fine et mince.

Vaisseaux et nerfs. — Les *artères* placées sous la muqueuse sont, pour la lèvre supérieure, la coronaire labiale supérieure et des branches des artères sous-orbitaires, alvéolaires et buccales; pour la lèvre inférieure, la coronaire labiale inférieure et des branches des artères mentonnières, sous-mentales et transversales de la face. Les *veines* se rendent dans les veines faciales. Les *lymphatiques* vont aux ganglions sous-maxillaires. Les *nerfs* sensitifs viennent du trijumeau, les moteurs du facial.

II. PAROIS LATÉRALES. — JOUES.

Extérieurement, les joues, considérées comme parois de la cavité buccale, sont limitées, en haut par la base de l'orbite et la saillie de la pommette, en bas par le bord de la mâchoire inférieure, en avant par le sillon naso-labial, en arrière par la saillie du bord antérieur du masséter. Intérieurement, elles sont limitées par la réflexion de la muqueuse buccale sur les maxillaires.

Les joues comprennent de dehors en dedans les couches suivantes : 1° la *peau*, assez mince, très-vasculaire, recouverte de poils en bas et en arrière ; 2° une *couche adipeuse*, très-épaisse, surtout en arrière, où elle forme en avant du masséter une *boule graisseuse*, qui ne disparaît jamais, même chez les individus émaciés ; 3° la *couche musculaire*, constituée essentiellement par le buccinateur et accessoirement par le peaucier et les grands et petits zygomatiques ; 4° la *couche glanduleuse* : elle se compose de petites glandes, *glandes buccales*, dont les plus grosses pénètrent entre les fibres du buccinateur ; elles sont plus nombreuses autour de l'orifice du canal de Sténon ; quelques-unes, *glandes molaires*, forment un amas compacte en dedans de la dernière molaire inférieure et soulèvent la muqueuse sous forme de crête ; 5° la *muqueuse*, sur laquelle vient s'ouvrir le canal de Sténon après avoir traversé toutes les couches sous-cutanées.

Vaisseaux et nerfs. — Les *artères* des joues viennent de la maxillaire interne (artères buccales, sous-orbitaires, alvéolaires, mentonnières), de la faciale et de la temporale (transversale de la face). Les *veines* se jettent dans les veines faciales. Les *lymphatiques* vont aux ganglions parotidiens et sous-maxillaires. Les *nerfs* moteurs viennent du facial ; les nerfs sensitifs du trijumeau (nerfs buccal et sous-orbitaire).

III. PAROI SUPÉRIEURE.

Elle se compose de deux portions : 1° une antérieure, dure, ostéo-fibreuse, *voûte palatine* ; 2° une postérieure, molle, membraneuse, *voile du palais*.

1° *Voûte palatine.* — Elle est constituée par un squelette osseux et une muqueuse.

a. Squelette. — Formée par l'apophyse palatine des maxillaires supérieurs et la lame horizontale des palatins, la voûte palatine osseuse présente une suture cruciforme et les orifices inférieurs des conduits palatins antérieur et postérieur ; elle est parabolique, plus ou moins excavée suivant les sujets, et se compose d'une partie horizontale ou palatine proprement dite, et d'une partie verticale formée par l'arcade dentaire. Sa surface est rugueuse et inégale, surtout en avant et sur les côtés.

b. Muqueuse. — Cette muqueuse offre sur la ligne médiane un raphé aboutissant quelquefois à un tubercule situé au niveau de l'orifice inférieur du canal incisif ; de ce raphé partent des crêtes transversales rugueuses plus ou moins prononcées ; en se rapprochant du voile du palais, elle devient lisse et unie. Elle est remarquable par sa pâleur, son épaisseur, due tant au chorion qu'à la couche épithéliale, enfin par son adhérence intime au périoste et à l'os ; sa couche glanduleuse (*glandes palatines*) est plus épaisse sur la ligne médiane.

Vaisseaux et nerfs. — Les *artères* viennent des artères palatines postérieures, les *veines* accompagnent les artères ; les *lymphatiques* vont aux ganglions faciaux profonds. Les *nerfs* viennent du grand palatin antérieur et tout à fait en avant du nerf naso-palatin.

2° *Voile du palais.* — Le voile du palais est une lame mobile musculo-membraneuse, qui fait suite à la voûte palatine ; il peut se diviser en deux portions :

a. La partie antérieure ou *orale*, presque horizontale, appartient à la cavité buccale ; de ses régions latérales partent deux replis de la muqueuse allant se perdre sur les côtés de la langue ; ce sont les *piliers antérieurs du voile du palais*, qui circonscrivent l'orifice de communication de la bouche et du pharynx ou *isthme du gosier*.

b. La partie postérieure ou *pharyngienne*, très-mobile, oblique en bas et en arrière, se termine par un appendice ou *luette* (*uvula*) libre dans le pharynx ; des bords de la luette partent deux replis, *piliers postérieurs du voile du palais*, qui se portent en bas et en arrière et se perdent sur les parties latérales du pharynx ; ils circonscrivent l'*isthme pharyngo-nasal* ou l'orifice de communication du pharynx avec l'arrière-cavité des fosses nasales. Ces piliers sont plus rapprochés l'un de l'autre que les piliers antérieurs ; aussi les débordent-ils de chaque côté, de façon qu'en examinant le fond de la cavité buccale, on voit les quatre piliers. Le pilier antérieur et le pilier postérieur du même côté, très-rapprochés en haut, s'écartent à mesure qu'ils descendent et circonscrivent une excavation triangulaire qui loge l'amygdale. La face supérieure du voile du palais est convexe et correspond à l'arrière-cavité des fosses nasales. La face antéro-inférieure concave, lisse, continue sans ligne de démarcation avec la muqueuse de la voûte palatine, présente un raphé médian, qui fait suite au raphé de cette dernière.

Le voile du palais se compose d'une charpente musculaire et d'une muqueuse.

A. MUSCLES DU VOILE DU PALAIS.

Préparation. — Il suffit, après avoir fait la coupe du pharynx, d'inciser la paroi postérieure du pharynx pour avoir en vue la face postérieure du voile du palais. On enlèvera alors la muqueuse du voile avec précaution pour mettre à nu successivement chacun des muscles.

Ces muscles sont au nombre de cinq de chaque côté ; ce sont : 1° un destiné à la luette, le palato-staphylin ; 2° deux supérieurs, les péristaphylins interne et externe ; 3° deux inférieurs, le glosso-staphylin et le pharyngo-staphylin.

1° *Palato-staphylin* (Fig. 232, 13.) — Ce petit muscle, situé immédiatement sous la muqueuse de la face postérieure du voile, s'étend de l'*épine nasale postérieure* à la pointe de la luette. Les deux muscles de droite et de gauche sont souvent réunis en un seul faisceau (*azygos uvulæ*).

Nerfs. — Il est innervé par des filets pharyngiens du pneumogastrique et par le grand nerf pétreux superficiel.

Action. — Il est releveur de la luette.

2° *Péristaphylin interne* (¹) (Fig. 232, 14). — Ce muscle naît par un ten-

(¹) Pétro-salpingo-staphylin.

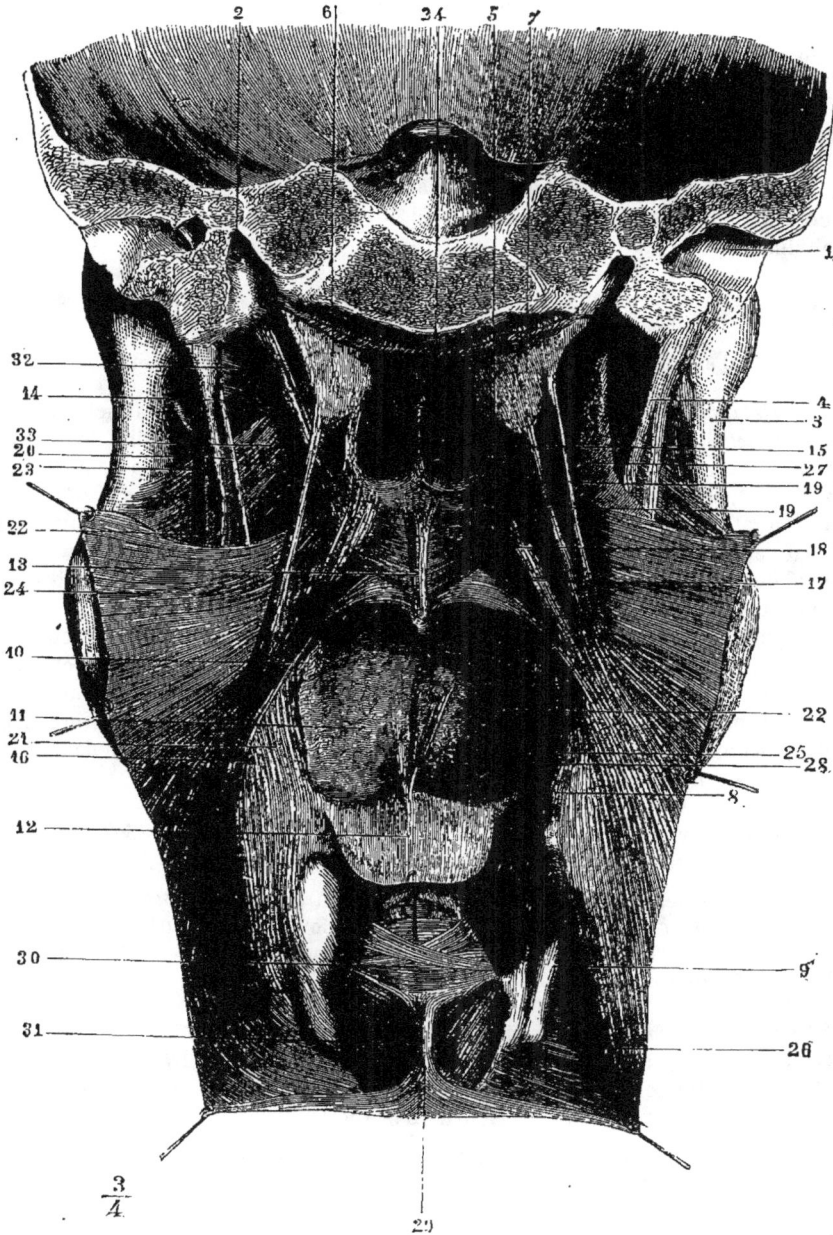

Fig. 232. — *Muscles superficiels du voile du palais* (*).

(*) 1) Conduit auditif externe. — 2) Canal carotidien. — 3) Bord postérieur de la branche montante du maxillaire. — 4) Apophyse styloïde. — 5) Aile interne de l'apophyse ptérygoïde. — 6, 7) Trompe d'Eustache. — 8)
Saillie de la grande corne de l'os hyoïde. — 9) Bord postérieur du cartilage thyroïde. — 10) Amygdale. —
11) Langue. — 12) Épiglotte abaissée. — 13) Palato-staphylin. — 14) Péristaphylin interne. — 15) Pérista-

don de la *face inférieure du rocher en avant du canal carotidien* (Fig. 14, J) et du *bord inférieur de l'extrémité postéro-externe du cartilage de la trompe d'Eustache*. De là il se porte en bas, en avant et en dedans, dans une gouttière que lui offre le cartilage de la trompe, puis derrière le péristaphylin externe, s'aplatit peu à peu en s'élargissant, et se termine en éventail dans toute la hauteur du voile, en se continuant sur la ligne médiane avec celui du côté opposé; ses faisceaux s'entre-croisent avec des fibres du pharyngo-staphylin.

Nerfs. — Il est innervé par le nerf palatin postérieur (filets du grand nerf pétreux superficiel) et par des filets pharyngiens du pneumogastrique.

Action. — Il élève le voile du palais.

3° *Péristaphylin externe* ([1]) (Fig. 235, 10, 11). — Ce muscle s'attache : 1° à la *fossette scaphoïde de l'opophyse ptérygoïde* et à la partie voisine de la *grande aile du sphénoïde* suivant une ligne oblique en avant et en dedans (Fig. 14, E); 2° *au tiers externe de la paroi membraneuse de la trompe d'Eustache*, à laquelle il est soudé intimement à son bord supérieur. Il constitue un faisceau aplati, situé en dedans du ptérygoïdien interne, et qui descend verticalement le long de l'aile interne de l'apophyse ptérygoïde (10). Il donne bientôt naissance à un tendon, qui, au niveau du crochet de cette aile interne, change de direction, se réfléchit (11) dans la concavité de ce crochet accompagné par une bourse séreuse de glissement, s'épanouit en une aponévrose (12) étalée dans le voile du palais, dont elle forme la charpente fibreuse, et se fixe en avant à une crête transversale située en arrière du canal palatin postérieur. Une partie de ses fibres se perd en dehors dans l'aponévrose du pharynx.

Nerfs. — Il est innervé par le nerf du ptérygoïdien externe du maxillaire inférieur.

Action. — Il est tenseur du voile du palais et surtout de sa partie orale; il agit dans le temps qui précède immédiatement la déglutition. Il est en même temps dilatateur de la trompe, et c'est grâce à lui que la trompe s'ouvre à chaque mouvement de déglutition.

4° *Glosso-staphylin.* — Ce muscle, mince, situé dans l'épaisseur des piliers antérieurs du voile du palais se continue en bas avec les fibres transversales du dos de la langue sous le lingual supérieur, et en haut se perd dans le voile du palais et sur la face antérieure de la luette.

Nerfs. — Il est innervé par le glosso-pharyngien (probablement par une anastomose provenant du facial).

([1]) Sphéno-staphylin.

phylin externe. — 16) Pharyngo-staphylin. — 17) Ses faisceaux profonds. — 18) Ses faisceaux superficiels. — 19) Ses faisceaux accessoires. — 20) Stylo-pharyngien. — 21) Faisceau hyoïdien des stylo-pharyngien et constricteur moyen. — 22) Stylo-glosse. — 23) Stylo-hyoïdien. — 24) Constricteur supérieur. — 25) Constricteur moyen. — 26) Constricteur inférieur. — 27) Aponévrose pharyngienne. — 28) Lingual supérieur. — 29) Attache des fibres circulaires de l'œsophage. — 30) Aryténoïdien postérieur. — 31) Crico-aryténoïdien externe. — 32) Ptérygoïdien externe. — 33) Ptérygoïdien interne.

Action. — Il est constricteur de l'isthme du gosier.

5° *Pharyngo-staphylin* (Fig. 232, 16). — Ce muscle, situé dans l'épaisseur des piliers postérieurs du voile du palais, est large et membraneux. Ses insertions supérieures, multiples, se font : 1° par divers faisceaux entre-croisés avec ceux du péristaphylin interne aux *bords de la luette* et à l'*aponévrose*

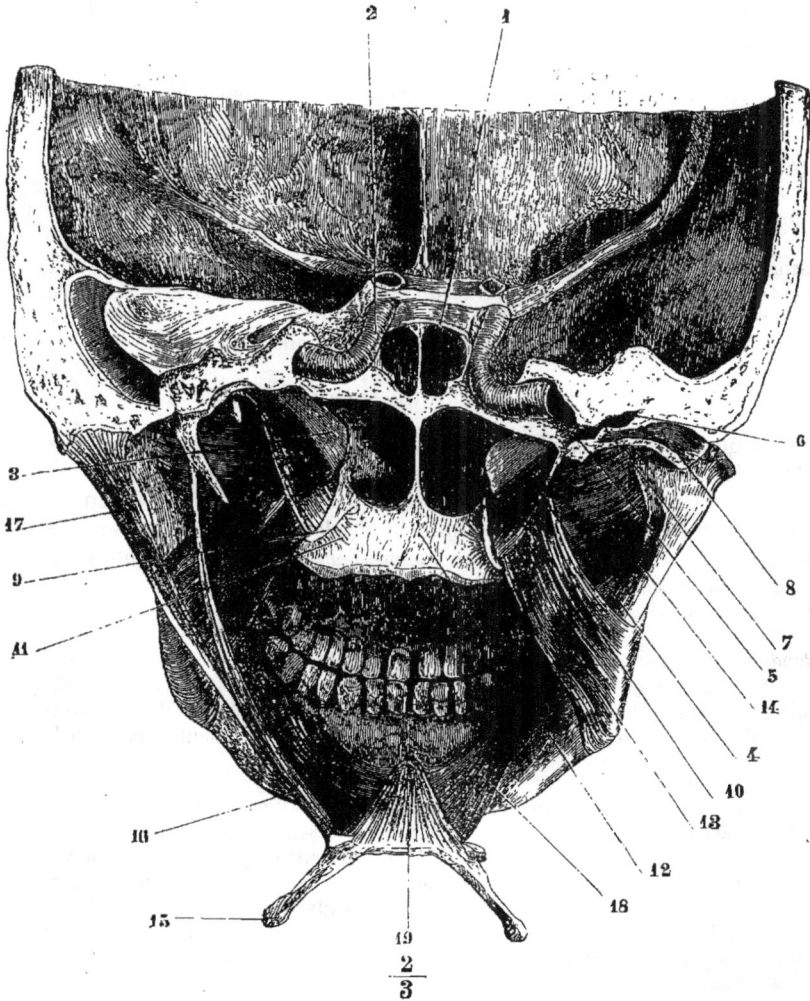

Fig. 233. — *Muscles profonds du voile du palais* (*).

(*) 1) Sinus sphénoïdal. — 2) Artère carotide interne. — 3) Trompe d'Eustache. — 4) Trompe d'Eustache du côté droit, ouverte. — 5) Partie osseuse de la trompe débouchant dans la 6) Caisse du tympan. — 7) Membrane du tympan. — 8) Conduit auditif externe ouvert — 9) Crochet de l'aide interne de l'apophyse ptérygoïde. — 10) Partie verticale du péristaphylin externe. — 11) Sa portion réfléchie. — 12) Aponévrose du voile du palais. — 13) Ptérygoïdien interne. — 14) Ptérygoïdien externe. — 15) Os hyoïde. — 16) Stylo-hyoïdien. — 17) Digastrique. — 18) Mylo-hyoïdien. — 19) Génio-hyoïdien. (*Nota.* La coupe du côté droit est sur un plan antérieur à celle du côté gauche.)

du voile du palais (18); 2° au *tendon du péristaphylin externe;* 3° au *bord inférieur de l'ouverture postérieure des fosses nasales;* 4° au *cartilage de la trompe* (19). De là ses fibres se portent : 1° les unes, celles qui proviennent des points fixes, à la *ligne médiane du pharynx*, depuis le bord inférieur du constricteur supérieur jusqu'à la hauteur des cartilages aryténoïdes; 2° les autres, celles qui proviennent des points mobiles (luette et voile), au *bord postérieur* et à la *grande corne du cartilage thyroïde.*

Nerfs. — Il est innervé par le glosso-pharyngien (filets anastomotiques du facial) et peut-être par les filets pharyngiens du pneumogastrique.

Action. — On peut considérer ce muscle comme composé de deux ordres de fibres : les premières, ayant leur point fixe en haut, constituent une anse musculaire dont la convexité correspond à la paroi postérieure du pharynx, et les extrémités aux parties latérales de l'ouverture des fosses nasales; elles élèvent le pharynx ; les secondes représentent une anse musculaire dont la convexité répond au voile du palais et les extrémités fixes aux abords du cartilage thyroïde ; elles abaissent le voile du palais. Toutes les deux ont pour action commune de rapprocher l'un de de l'autre les piliers postérieurs et de fermer l'isthme pharyngo-nasal.

B. MUQUEUSE DU VOILE DU PALAIS.

Cette muqueuse, lisse et unie, a des caractères différents sur les deux faces du voile. Sur la face postérieure elle a les caractères de la muqueuse nasale, elle est mince, peu adhérente; son épithélium est *vibratile.* Sur la face antérieure, où elle continue la muqueuse palatine, elle est épaisse, adhérente et recouverte d'un *épithélium pavimenteux stratifié.* Sur les bords du voile, à la pointe de la luette, et sur les piliers antérieurs, elle est unie aux parties sous-jacentes par un tissu cellulaire très-lâche.

Glandes. — Des *glandes en grappe*, continuant celles de la voûte palatine, forment sous la muqueuse de la face antérieure une couche épaisse (jusqu'à 0ᵐ,006), qui diminue vers les bords libres du voile. Sur la face postérieure elles sont très-clair-semées. On trouve sur cette face quelques *follicules clos* faisant saillie sous la muqueuse.

Vaisseaux et nerfs. — Les *artères* viennent des palatines supérieure et inférieure; les artères linguale et pharyngienne fournissent quelques branches aux piliers. Les *veines* de la face postérieure se jettent dans le plexus ptérygoïdien ; celles de la face antérieure, plus nombreuses, dans la veine pharyngienne. Les *lymphatiques*, disposés aussi en deux réseaux, vont aux ganglions qui occupent la bifurcation de la carotide primitive. Les *nerfs* de la muqueuse et des glandes sont fournis par les nerfs palatins postérieurs et par des filets du pneumogastrique et du glosso-pharyngien.

IV. PAROI INFÉRIEURE OU PLANCHER DE LA CAVITÉ BUCCALE.

Cette paroi peut se diviser en deux étages :

1° Un étage inférieur, constitué par un plan musculaire tendu de la ligne mylo-hyoïdienne du maxillaire inférieur à l'os hyoïde (mylo-hyoïdien et génio-hyoïdien), plan doublé à l'extérieur par le ventre antérieur du digastrique, l'aponévrose cervicale et la peau ;

2° Un étage supérieur formé par la langue.

2° Langue.

Préparation. — Pour étudier la muqueuse, extraire la langue avec l'os hyoïde, le larynx et la partie médiane du maxillaire inférieur. Pour les muscles, enlever tout un côté du maxillaire inférieur, en respectant les insertions du génio-glosse, et isoler chaque muscle jusqu'à son entrée dans la langue. La dissection des fibres musculaires dans l'intérieur de la langue est très-difficile et ne peut être faite que sur des langues durcies par la coction, l'alcool, etc. Des coupes en divers sens sont très-utiles pour étudier la direction des fibres musculaires.

La langue est un organe à la fois de motilité (articulation des sons, mastication, etc.) et de sensibilité soit générale (tactile), soit spéciale (gustative). Fixée par sa base à l'os hyoïde et au maxillaire inférieur, elle est libre dans la cavité buccale par ses faces supérieures, ses bords et son extrémité antérieure.

Conformation extérieure. — La langue a deux faces, deux bords, une base et un sommet ou pointe.

1° *Face supérieure ou dorsale.* — Elle est horizontale dans sa moitié antérieure ; dans sa moitié postérieure elle descend presque verticalement (Fig. 234) pour rejoindre le corps de l'os hyoïde et l'épiglotte, à laquelle elle est rattachée par trois *replis glosso-épiglottiques*, un médian et deux latéraux interceptant deux petites fossettes. Dans le rapprochement des mâchoires, cette face est en contact avec la voûte palatine et le voile du palais, et la cavité buccale est à peu près réduite à 0. Elle est divisée en deux portions par deux rangées de saillies formant par leur réunion un V ouvert en avant ; c'est le V *lingual ;* la pointe du V située à la réunion du quart postérieur et des trois quarts antérieurs de la langue correspond à un cul-de-sac assez large, *foramen cœcum* ou *de Morgagni ;* la partie postérieure au V lingual est inégale et présente des saillies aplaties et volumineuses pourvues d'un orifice ; la partie antérieure au V a un aspect villeux dû à des papilles nombreuses, qui seront décrites plus loin ; un sillon médian la divise en deux moitiés.

2° *Face inférieure.* — Elle n'est libre que dans son tiers antérieur ; un sillon médian continu à celui de la face dorsale la divise et se prolonge en arrière dans un repli muqueux, *frein* ou *filet ;* de chaque côté du filet se trouve une saillie mamelonnée, sur laquelle s'ouvre le canal de Wharton et plus en dehors la saillie bleuâtre des veines ranines.

3° Les *bords* de la langue s'amincissent d'arrière en avant.

4° La *base* est rattachée à l'épiglotte par les replis glosso-épiglottiques, et au voile du palais par les piliers antérieurs.

5° La *pointe*, partie la plus mince de la langue, offre par la réunion des deux sillons supérieur et inférieur un vestige de bifidité.

$\frac{7}{9}$

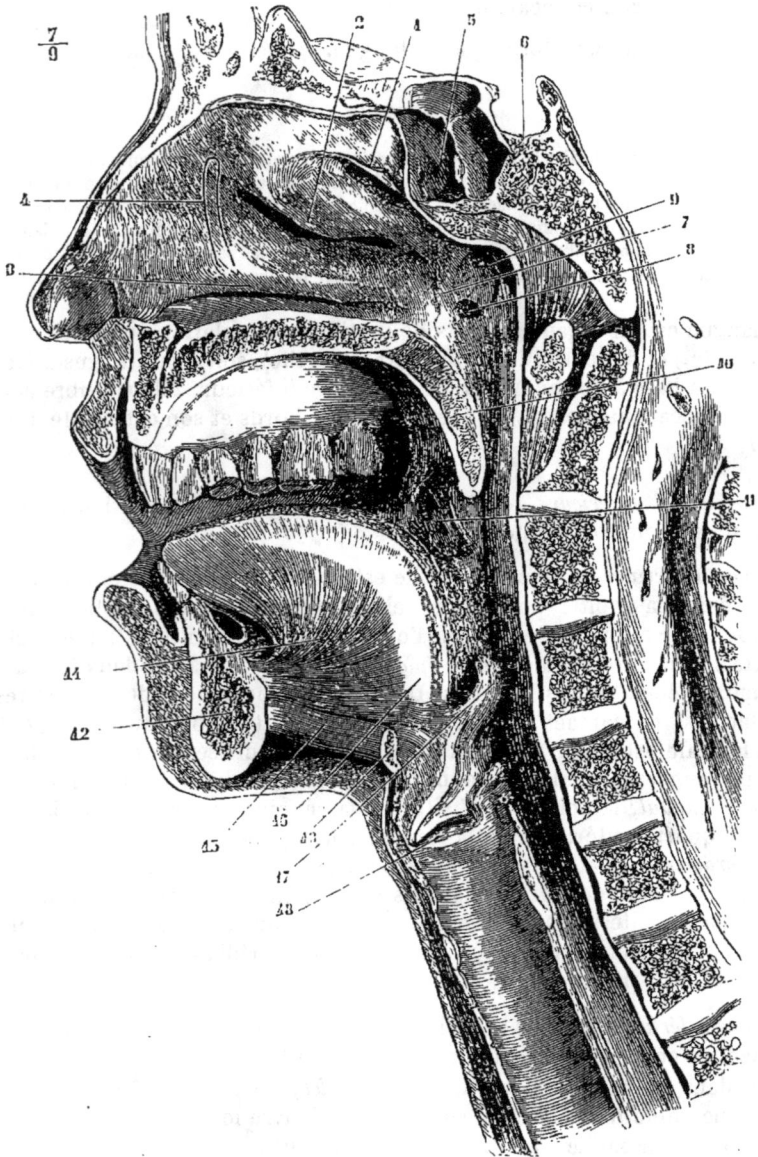

Fig. 234. — *Coupe médiane antéro-postérieure de la face* (*).

(*) 1) Cornet supérieur. — 2) Cornet moyen. — 3) Cornet inférieur. — 4) Ligne ponctuée indiquant la situation du canal nasal. — 5) Sinus sphénoïdal. — 6) Selle turcique. — 7) Saillie limitant en arrière les fosses
nasales. — 8) Ouverture de la trompe d'Eustache. — 9) Dépression de la muqueuse du pharynx au-dessus de
cet orifice. — 10) Coupe du voile du palais. — 11) Amygdales. — 12) Coupe du maxillaire inférieur. — 13)
Coupe de l'os hyoïde. — 14) Coupe de la langue. — 15) Muscle génio-hyoïdien. — 16) Septum lingual — 17
Épiglotte. — 18) Orifice du ventricule droit du larynx.

Conformation intérieure. — La langue se compose d'une charpente musculaire et d'un revêtement muqueux, auxquels s'adjoignent des vaisseaux et des nerfs.

1. MUSCLES DE LA LANGUE.

Ces muscles s'attachent en partie aux os (os hyoïde, maxillaire inférieur, apophyse styloïde), en partie aux organes ambiants (voile du palais, pharynx); de là ils se rendent à la face profonde de la muqueuse; enfin quelques-uns s'attachent uniquement à la muqueuse. Dans l'épaisseur de la langue se trouve une cloison fibreuse médiane, *septum lingual* (Fig. 234, 16, et 236, 9), qui donne insertion à des fibres musculaires; ce septum, haut de $0^m,011$, a une forme semi-lunaire; son bord inférieur concave répond à l'entre-croisement des génio-glosses, son bord inférieur convexe est parallèle au dos de la langue; sa base s'attache à l'os hyoïde, sa pointe se perd dans le tissu même de la langue. Tous les muscles de la langue, sauf le lingual vertical, sont pairs.

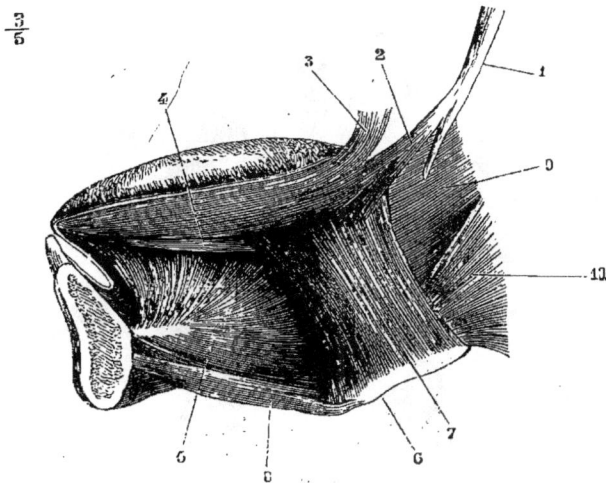

Fig. 235. — *Muscles de la langue* (*).

1° *Stylo-glosse* (Fig. 235, 2). — Ce muscle, grêle, fusiforme, s'attache en haut à la *base* et à la *partie antérieure de l'apophyse styloïde*, et descend, d'abord verticalement, puis un peu en dedans en se tordant sur lui-même de façon que sa face antérieure devient externe. Il atteint la langue en arrière du pilier antérieur et se divise en deux faisceaux, l'un, *inférieur*, qui longe le bord de la langue et va jusqu'à la pointe se continuer avec celui du côté opposé, après avoir abandonné quelques fibres au génio-glosse, l'autre, *supérieur*, plus faible, qui va s'unir aux fibres de l'hyo-glosse et aux fibres transversales de la langue.

(*) 1) Apophyse styloïde. — 2) Stylo-glosse. — 3) Glosso-staphylin. — 4) Lingual inférieur. — 5) Génio-glosse. — 6) Os hyoïde. — 7) Hyo-glosse. — 8) Génio-hyoïdien. — 9) Pharyngo-glosse. — 10) Constricteur moyen du pharynx.

Nerfs. — Il est innervé par le rameau lingual du facial.

Action. — Ils portent la langue en haut et en arrière, élargissent sa base et la pressent contre le voile du palais dans la déglutition.

2° *Hyo-glosse* (Fig. 235, 7). — Ce muscle, aplati, quadrilatère, s'attache au *bord supérieur de la grande corne de l'os hyoïde* (*cérato-glosse*), et à la partie voisine du *corps* de l'os (*basio-glosse*) ; il est enveloppé à ses insertions, en avant par le génio-hyoïdien, en arrière par le constricteur moyen. De là ses fibres antérieures pénètrent dans la langue entre le stylo-glosse et le lingual inférieur pour devenir antéro-postérieures sur le dos de la langue, tandis que les fibres postérieures, après avoir passé entre le stylo-glosse et le génio-glosse, s'épanouissent en éventail avec une direction prédominante transversale.

Action. — Ils rapprochent la langue de l'os hyoïde et la compriment transversalement.

3° *Glosso-staphylin.* — Ce muscle a été décrit avec les muscles du voile du palais.

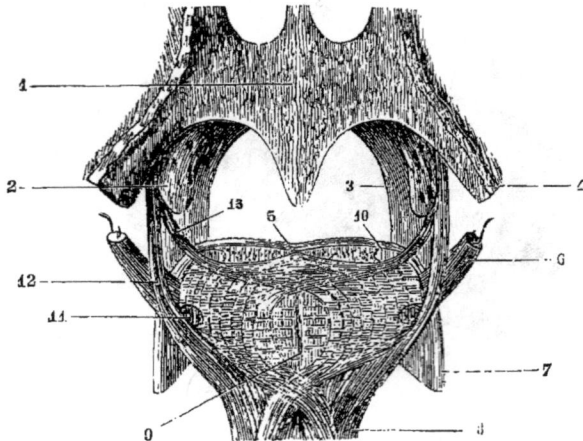

Fig. 236. — *Coupe de la base de la langue au niveau de l'isthme du gosier* (*).

4° *Lingual supérieur* (Fig. 236, 10). — Ce petit muscle, aplati, situé immédiatement sous la muqueuse du dos de la langue, naît de la *base de la petite corne de l'os hyoïde* (*chondro-glosse*), et de la partie voisine du corps, et se porte en avant sur le dos de la langue. Un faisceau médian (*muscle glosso-épiglottique*) part du repli médian glosso-épiglottique.

Action. — Il raccourcit la face supérieure de la langue et porte sa pointe en haut.

(*) 1) Face postérieure du voile du palais. — 2) Amygdale. — 3) Pilier antérieur. — 4) Pilier postérieur. — 5) Muqueuse linguale. — 6) Stylo-glosse. — 7) Hyo-glosse. — 8) Génio-glosse. — 9) Septum lingual. — 10) Coupe du lingual supérieur. — 11) Coupe du lingual inférieur. — 12) Pharyngo-glosse. — 13) Amygdalo-glosse. — D'après Bonamy et Beau.

5° *Pharyngo-glosse* (Fig. 235, 9). — Ce muscle se compose de faisceaux minces provenant du constricteur supérieur du pharynx. Les supérieurs longent superficiellement les bords de la langue entre le stylo-glosse en bas et le glosso-staphylin en haut; les inférieurs passent sous l'hyo-glosse et se confondent avec le lingual inférieur et le génio-glosse.

6° *Lingual inférieur* (Fig. 235, 4; Fig. 236, 11). — Ce muscle est situé à la face inférieure de la langue au-dessous du stylo-glosse, entre le génio-glosse et l'hyo-glosse. Il s'insère en avant à la muqueuse de la pointe de la langue; en arrière, ses fibres se perdent, en partie en s'entre-croisant avec celles du génio-glosse, en partie en se continuant avec quelques fibres du stylo-glosse et du pharyngo-glosse.

Action. — Il rétracte la pointe de la langue et la porte en bas.

7° *Amygdalo-glosse* (Fig. 236, 13). — Ce petit muscle, très-mince, situé sous la muqueuse entre le bord inférieur de l'amygdale et le bord de la langue, naît en haut de l'aponévrose pharyngienne, s'applique sur la face externe de l'amygdale, et, arrivé au bord de la langue, s'engage sous le lingual supérieur, et se porte transversalement vers la ligne médiane.

Action. — Il soulève la base de la langue et rétrécit la partie correspondante du pharynx.

8° *Génio-glosse* (Fig. 235, 5). — Ce muscle, épais, triangulaire, rayonné, accolé à celui du côté opposé sur la ligne médiane, s'insère par un fort tendon à l'*apophyse génisupérieure;* de là il donne naissance à une série de feuillets divergents, dont les antérieurs, verticaux, s'attachent à la pointe de la langue, les postérieurs, horizontaux, à sa base et au corps de l'os hyoïde, de façon que le muscle dans sa totalité représente un triangle dont la pointe est à l'apophyse géni et dont la base curviligne est mesurée par toute la longueur de la face dorsale de la langue (Fig. 234, 14). Au-dessous du septum lingual les faisceaux internes du génio-glosse, d'un côté, s'entre-croisent avec ceux du muscle du côté opposé (Fig. 236). Quelques fibres internes de ce muscle se rendent à l'épiglotte (*levator epiglottidis*). Le génio-glosse forme la masse charnue de la langue et est reçu, comme dans une coque musculaire, dans une gouttière ouverte en bas, constituée par la plupart des muscles précédents.

Action. — Les fibres hyoïdiennes tirent en avant l'os hyoïde; les fibres antérieures portent la langue en arrière et la font rentrer dans la cavité buccale. Si les deux muscles se contractent en totalité, la langue est abaissée et comprimée dans le sens vertical.

9° *Lingual transverse* (Fig. 236). — Ce sont des fibres transversales naissant des deux faces du septum lingual et se portant à la muqueuse des bords de la langue.

Action. — Il effile la langue, l'allonge et fait sortir sa pointe de la bouche.

10° *Lingual vertical.* — Ces fibres, qui n'existent guère que dans la pointe et vers les bords, vont de la face inférieure à la face supérieure de la langue.

Disposition des fibres musculaires dans l'intérieur de la langue. — Toutes ces fibres, une fois arrivées dans l'intérieur de la langue, sont très-difficiles à suivre à cause de leur intrication. On peut cependant distinguer trois directions principales : 1° des fibres *verticales*, provenant du génio-glosse et du lingual vertical ; 2° des fibres *transversales*, provenant superficiellement de l'hyo-glosse, du faisceau supérieur du stylo-glosse, du glosso-staphylin et de l'amygdalo-glosse, et profondément du transverse ; 3° des fibres *longitudinales*, fournies par les linguaux supérieur et inférieur, le stylo-glosse, les faisceaux antérieurs de l'hyo-glosse, et à la pointe de la langue par les fibres antérieures du génio-glosse.

Les fibres musculaires de la langue sont des fibres striées, mais offrant des ramifications et des anastomoses et s'entre-croisant fréquemment les unes avec les autres. Elles se terminent à la face profonde de la muqueuse ou de la couche glandulaire sous-muqueuse, là où celle-ci existe.

Nerfs. — Les muscles de la langue sont innervés par l'hypoglosse, à l'exception du stylo-glosse et du glosso-staphylin, innervés par le rameau lingual du facial et du pharyngo-glosse, innervé lui-même par le plexus pharyngien. La langue reçoit, en outre, un rameau de la corde du tympan.

Mouvements de la langue. — La langue à l'état de repos est large, molle et remplit complétement la cavité buccale. Les mouvements qu'elle exécute sont de deux espèces : *extrinsèques* et *intrinsèques*.

1° *Mouvements extrinsèques.* — Ce sont des déplacements en totalité de l'organe, amenés en grande partie par des déplacements correspondants de l'os hyoïde. Ces mouvements au nombre de quatre sont accomplis par les muscles suivants : 1° *élévation* : stylo-hyoïdien, digastrique, constricteur moyen, mylo-hyoïdien, stylo-glosse, glosso-staphylin ; 2° *abaissement* : muscles sous-hyoïdiens et hyo-glosse ; l'excursion du mouvement de haut en bas est de $0^m,035$ environ ; 3° *mouvement en avant* : génio-hyoïdien, génio-glosse, mylo-hyoïdien, ventre antérieur du digastrique ; *mouvement en arrière* : constricteur moyen, omo-hyoïdien, ventre postérieur du digastrique et tous les muscles élévateurs, sauf le mylo-hyoïdien ; l'excursion du mouvement d'avant en arrière a un peu plus de $0^m,01$.

3° *Mouvements intrinsèques.* — Ils consistent en des changements de forme et sont produits par les muscles suivants : 1° *allongement* : lingual transverse ; 2° *raccourcissement* : fibres longitudinales ; 3° *aplatissement* et *élargissement dans le sens transversal* : fibres verticales ; 4° *rétrécissement dans le sens transversal* : fibres transverses ; 5° *mouvements de latéralité* : stylo-glosse et fibres longitudinales d'un seul côté ; 6° *excavation de la face dorsale de la langue s'incurvant en gouttière* : action combinée des fibres internes des génio-glosses qui fixent la partie médiane de la langue et des stylo-glosse, lingual supérieur et glosso-staphylin qui relèvent ses bords. On pourrait multiplier presque à l'infini ces mouvements partiels, dont l'analyse est souvent très-difficile et parfois impossible. Parmi ces mouvements intrinsèques, il en est dans lesquels la langue prend un point fixe et s'arc-boute contre des parties solides de la cavité buccale (ex. : déglutition, production de consonnes explosives, etc).

II. MUQUEUSE LINGUALE.

Sur la face inférieure de la langue, la muqueuse ne présente pas de caractères particuliers ; il n'en est pas de même sur la face dorsale ; là toute la partie antérieure au V lingual est couverte de papilles particulières ; le V lingual lui-même en est formé. Ces papilles sont de trois espèces : les unes, très-petites, *papilles filiformes*, les plus nombreuses, sont éparses sur toute la surface de la muqueuse et lui donnent un aspect velouté ; les secondes, de grandeur moyenne, *papilles fungiformes*, sont parsemées au milieu des précédentes en nombre variable ; les dernières et les plus volumineuses, *papilles caliciformes*, constituent par leur réunion le V lingual.

Structure des papilles linguales. — 1° *Papilles filiformes* (Fig. 237, A). — Elles ont la forme de cylindres huit à dix fois plus hauts que larges (leur hauteur varie entre 0^m,004 et 0^m,0016) et dont la pointe est dirigée en avant. Elles se composent d'un axe solide continu au derme de la muqueuse et supportant des papilles secondaires et d'un revêtement épithélial donnant naissance à des prolongements filiformes plus ou moins longs ; habituellement, même en état de santé, on trouve mêlés à la couche épithéliale des champignons microscopiques (*leptothrix buccalis* de Ch. Robin). Cette couche est souvent le siége d'une hypertrophie considérable, et ce sont ces variations d'épaisseur qui déterminent les variétés de la coloration jaunâtre, blanchâtre ou rosée de la langue.

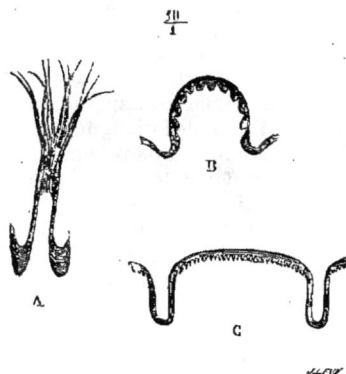

Fig. 237. — *Papilles linguales* (*).

2° *Papilles fungiformes* (Fig. 237, B). — Ce sont de petites saillies arrondies en forme de massue. Elles sont constituées par un renflement du derme portant de petites papilles secondaires et revêtu par une couche épithéliale mince et lisse à sa surface. Leur couleur rouge tranche sur la couleur blanchâtre des papilles filiformes qu'elles dépassent, ou au milieu desquelles elles sont enfouies, suivant la longueur de ces dernières. On les rencontre surtout aux environs des papilles caliciformes, sur les bords et à la pointe de la langue.

3° *Papilles caliciformes* (Fig. 237, C). — Elles sont au nombre de seize à vingt. La plus volumineuse, située à la pointe du V lingual, occupe le *foramen cæcum*. Elles sont analogues comme forme aux papilles fungiformes, mais plus développées, et, au lieu de faire saillie sur la muqueuse, elles sont enfouies dans une dépression de cette dernière, de façon que leur base est entourée d'une rigole circulaire.

Entre ces trois espèces de papilles on trouve des formes de transition. Toutes, sans exception, contiennent au moins une anse vasculaire ; elles possèdent en outre des filets nerveux nombreux et superficiels qui, d'après des recherches récentes (Michael), formeraient des plexus pourvus de cellules ganglionnaires et présenteraient à leurs extrémités des renflements terminaux spéciaux.

Au point de vue de leurs fonctions, les papilles caliciformes paraissent affectées au sens du goût, les fungiformes au sens du tact ; quant aux filiformes, leur rôle paraît être plutôt un rôle mécanique de division et de mélange des parcelles alimentaires ramollies par les liquides buccaux.

Glandes linguales. — Ce sont des glandes en grappe. Elles existent à la base et

(*) A. Papilles filiformes ; B. Papilles fungiformes ; C. Papilles caliciformes. — D'après Todd et Bowman.

sur les bords de la langue. Sur les bases de la langue, elles forment une couche épaisse de 0ᵐ,006 sous la muqueuse en arrière du V lingual. Sur les bords elles constituent une traînée allant de la base à la pointe et s'agglomérant surtout en deux endroits : en avant, c'est la *glande de Blandin* ou *de Nuhn*, située vers la pointe, sur les côtés de la ligne médiane et s'ouvrant par quatre ou cinq conduits excréteurs sur la face inférieure de la langue; en arrière, ce sont les *glandes de Weber*, placées sur les bords au niveau des extrémités antérieures du V lingual et s'ouvrant par plusieurs orifices sur le bord de la langue. A la base de la langue, en arrière du V lingual, se trouvent des *follicules clos* (glandes solitaires).

Vaisseaux et nerfs de la langue. — Les *artères* viennent de la linguale. La muqueuse linguale est très-vasculaire et ses capillaires ne communiquent pas sur la ligne médiane, de façon qu'une injection par une des artères linguales s'arrête sur le milieu du dos de la langue. Les *veines* vont aux veines linguales. Les *lymphatiques*, très-nombreux dans la muqueuse et le tissu sous-muqueux, se rendent aux ganglions profonds de la région sous-hyoïdienne. Les *nerfs* sensitifs proviennent du lingual (partie antérieure au V lingual), du glosso-pharyngien (V lingual et partie postérieure) et d'un filet du laryngé supérieur. Le lingual et le glosso-pharyngien présentent sur le trajet de leurs ramifications de petits ganglions microscopiques. Des rameaux sympathiques accompagnent les artères. Les nerfs moteurs ont été mentionnés à propos des muscles.

§ II. — Pharynx.

Préparation. — *Coupe du pharynx.* Diviser transversalement les parties molles du cou au-dessus du sternum jusqu'à la colonne vertébrale ; détacher les parties molles des muscles prévertébraux et séparer de bas en haut la face du crâne par un trait de scie transversal passant en arrière des apophyses styloïdes. Par ce procédé on est exposé à léser des organes importants ; aussi vaut-il mieux enlever le rachis en désarticulant dans l'articulation occipito-atloïdienne. Pour étudier le pharynx par ses parties latérales, on enlèvera d'un côté la branche montante du maxillaire inférieur (voy. fig. 239).

Le pharynx est un conduit musculo-membraneux étendu de l'apophyse basilaire à la cinquième vertèbre cervicale, entre le rachis en arrière et les fosses nasales, la bouche et le larynx en avant. Sa longueur, sujette à des variations considérables (0ᵐ,07 à 0ᵐ,17), est en moyenne de 0ᵐ,13. Sa largeur, de 0ᵐ,04 en haut, diminue peu à peu, sauf un élargissement au niveau de l'os hyoïde. Sa profondeur, d'abord de 0ᵐ,02, se réduit graduellement de haut en bas et arrive à 0° au niveau du cartilage cricoïde, où ses deux parois s'accolent.

I. *Conformation extérieure* (Fig. 238 et 239). — Prismatique et triangulaire en haut, le pharynx s'aplatit en bas d'arrière en avant. En haut et en avant, il ne se laisse pas isoler des parties voisines et, par suite, il ne présente comme faces libres qu'une face postérieure et deux faces latérales. Sa *face postérieure*, à peu près plane, est séparée des muscles prévertébraux par un tissu cellulaire lamelleux, qui contient, surtout au niveau de la deuxième vertèbre cervicale, quelques ganglions lymphatiques. Ses *faces latérales* sont séparées du ptérygoïdien interne par un espace triangulaire, dans lequel on trouve les artères carotide interne et externe; la veine jugulaire interne ; les nerfs glosso-pharyngien, pneumogastrique, spinal, grand hypo-glosse, grand sympathique, les muscles styliens et un prolongement de la parotide

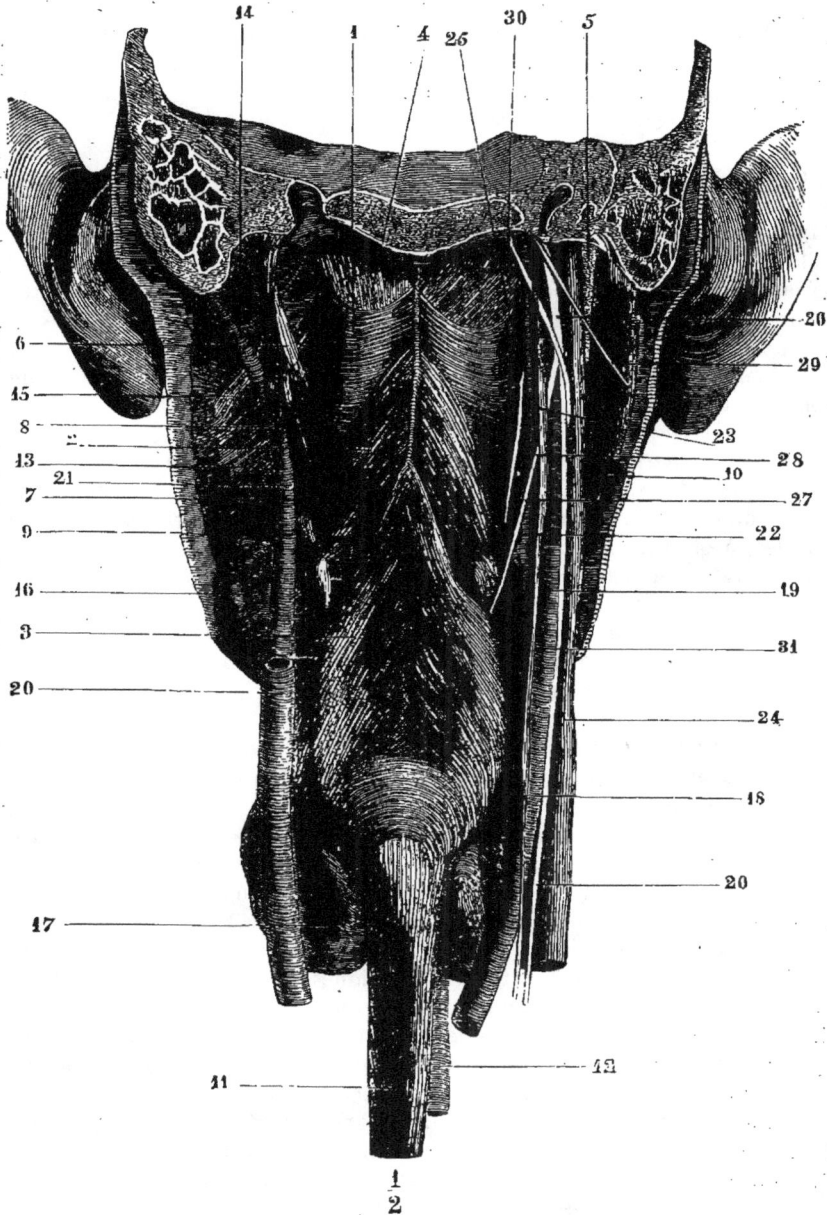

Fig. 238. — *Face postérieure du pharynx* (*).

(*) 1) Constricteur supérieur. — 2) Constricteur moyen. — 3) Constricteur inférieur. — 4) Aponévrose céphalo-pharyngienne recouvrant le péristaphylin interne. — 5) Apophyse styloïde. — 6 Stylo-pharyngien. — 7) Stylo-glosse. — 8) Stylo-hyoïdien. — 9) Tendon du digastrique coupé. — 10) Digastrique. — 11) OEsophage. — 12) Trachée. — 13) Ptérygoïdien interne. — 14) Ptérygoïdien externe. — 15) Ligament stylo-maxillaire. — 16)

s'accolent à cette face. Le bord antérieur des faces latérales répond de haut en bas à l'aile interne de l'apophyse ptérygoïde et au péristaphylin interne, au bord postérieur du buccinateur, à la racine de la langue, à la grande corne de l'os hyoïde, aux cartilages thyroïde et cricoïde.

II. *Conformation intérieure* (Fig. 232 et 234). — La cavité du pharynx a une voûte et quatre parois, dont l'antérieure surtout est très-importante à cause des ouvertures qui la font communiquer avec les cavités nasale, buccale et laryngienne. Ces ouvertures occupant presque toute cette paroi antérieure, on a pu comparer le pharynx à une gouttière à concavité antérieure, aussi bien qu'à un canal complet.

La *voûte* offre des saillies et des dépressions qui lui donnent l'aspect d'un tissu à mailles réticulées rappelant l'amygdale. Une de ces dépressions forme souvent au centre de cette voûte un cul-de-sac profond.

La *paroi postérieure* est plane et lisse.

Les *parois latérales* présentent en haut l'*orifice* évasé de la *trompe d'Eustoche* (Fig. 234, 8); cet orifice est situé à la hauteur de l'extrémité postérieure du cornet inférieur, en arrière de l'ouverture postérieure des fosses nasales, à 0^m,065 environ de l'extrémité postérieure de l'ouverture nasale antérieure; il en part une gouttière qui se porte en bas, en avant et en dedans à la partie supérieure du bord adhérent du voile du palais; entre la trompe et la voûte du pharynx est une excavation assez profonde. En descendant sur la face latérale, on trouve l'excavation amygdalienne avec l'amygdale et le pilier postérieur du voile du palais, et plus bas encore le *repli pharyngo-épiglottique* dirigé en bas et en arrière des bords de l'épiglotte aux parties latérales du pharynx.

La *face antérieure* (Fig. 232) présente de haut en bas trois ouvertures : 1° l'*ouverture postérieure des fosses nasales*, séparée en deux ouvertures quadrilatères par la cloison médiane ; au-dessous d'elle est la face postérieure du voile du palais ; 2° l'*isthme du gosier*, circonscrit par le voile du palais, les piliers antérieurs et la base de la langue rattachée à l'épiglotte par les replis glosso-épiglottique ; 3° l'*ouverture supérieure du larynx* (Fig. 259), ovalaire, à plan oblique en bas et en arrière, et circonscrite en avant par l'épiglotte, sur les côtés par les replis aryténo-épiglottiques, en arrière par les sommets des cartilages aryténoïdes, que sépare une petite échancrure ; sur les côtés de cet orifice, se voient deux *gouttières* triangulaires, larges en haut, étroites en bas, comprises entre les muscles thyro-aryténoïdiens et crico-aryténoïdiens latéraux en dedans et la face interne du cartilage thyroïde en dehors ; elles sont quelquefois traversées obliquement par un pli dû au soulèvement de la muqueuse par le nerf laryngé supérieur ; ces gouttières et la saillie médiane qui les sépare, saillie due aux cartilages cricoïde et aryténoïde, représentent seules la paroi antérieure du pharynx.

La cavité pharyngienne peut être divisée, eu égard à ses connexions et à

Glande sous-maxillaire. — 17) Glande thyroïde. — 18) Artère carotide primitive. — 19) Artère carotide interne. — 20) Carotide interne, coupée à son origine. — 21) Carotide externe, s'engageant entre les muscles styliens. — 22) Carotide externe. — 23) Artère pharyngienne inférieure. — 24) Veine jugulaire interne. — 25) Veine pharyngienne. — 26) Nerf pneumogastrique. — 27) Nerf laryngé supérieur. — 28) Nerf glosso-pharyngien. — 29) Nerf spinal coupé. — 30) Nerf grand hypoglosse. — 31) Grand sympathique.

ses fonctions, en trois parties : 1° la première, partie nasale ou *arrière-cavité des fosses nasales*, est à peu près invariable comme forme et comme dimensions et sert au passage de l'air ; 2° la deuxième, partie buccale ou *gutturale*, est susceptible des plus grandes variations de forme, de dimensions et de situation; elle représente une sorte de carrefour commun au tube laryngo nasal ou aérien d'une part, et au tube bucco-œsophagien ou alimentaire de l'autre ; cette cavité centrale communique avec l'arrière-cavité des fosses nasales par l'isthme pharyngo-nasal, avec le larynx par l'ouverture supérieure du larynx, avec la bouche par l'isthme du gosier, et chacun de ces orifices peut se fermer ou s'ouvrir pour laisser passer l'air ou les substances alimentaires; 3° la troisième, ou portion *œsophagienne*, est située au-dessous de l'orifice supérieur du larynx; elle ne peut subir que des variations de calibre ou des déplacements de totalité dus au déplacement même du larynx et sert exclusivement au passage des substances alimentaires.

III. *Structure.* — Le pharynx comprend une charpente musculaire, une muqueuse, des vaisseaux et des nerfs.

1. MUSCLES DU PHARYNX.

Ces muscles sont compris entre deux lames celluleuses. La lame externe, très-mince, reçoit de l'apophyse styloïde et de l'aponévrose des muscles styliens quelques faisceaux qui maintiennent l'angle formé par la réunion des faces latérales et de la face postérieure du pharynx ; elle se continue avec l'aponévrose buccinato-pharyngienne. La lame interne, *aponévrose pharyngienne*, s'attache en haut à l'apophyse basilaire, en avant du long du cou, et au tubercule pharyngien (*aponévrose-céphalo-pharyngienne*), à la face inférieure du rocher en avant du trou carotidien, à la suture pétro-sphénoïdale en dehors et en avant de la trompe d'Eustache (*aponévrose pétro-pharyngienne*); puis elle descend entre la muqueuse et les muscles et prend quelques insertions à la partie postérieure de la ligne mylo-hyoïdienne; elle diminue d'épaisseur de haut en bas.

Les muscles du pharynx se divisent en muscles constricteurs et muscles élévateurs.

A. *Muscles constricteurs du pharynx.* — Ils sont au nombre de trois, appelés, suivant leur position, *supérieur, moyen* et *inférieur;* ils s'engagent les uns dans les autres comme des cornets, de façon que le bord supérieur du constricteur moyen recouvre le bord inférieur du constricteur supérieur, tandis que son bord inférieur est recouvert par le bord supérieur du constricteur inférieur. Chacun d'eux se compose de deux moitiés, qui se réunissent en arrière sur la ligne médiane, en s'insérant à un raphé aponévrotique très-marqué dans le tiers supérieur du pharynx ou en s'entre-croisant pour aller se fixer à l'aponévrose pharyngienne.

1° *Constricteur inférieur* (Fig. 238, 3; Fig. 239, 7). — Ce muscle a la forme d'un losange, dont l'angle inférieur serait arrondi et l'angle supérieur très-aigu. Il s'attache par deux digitations : 1° à l'*arcade fibreuse*, qui réunit

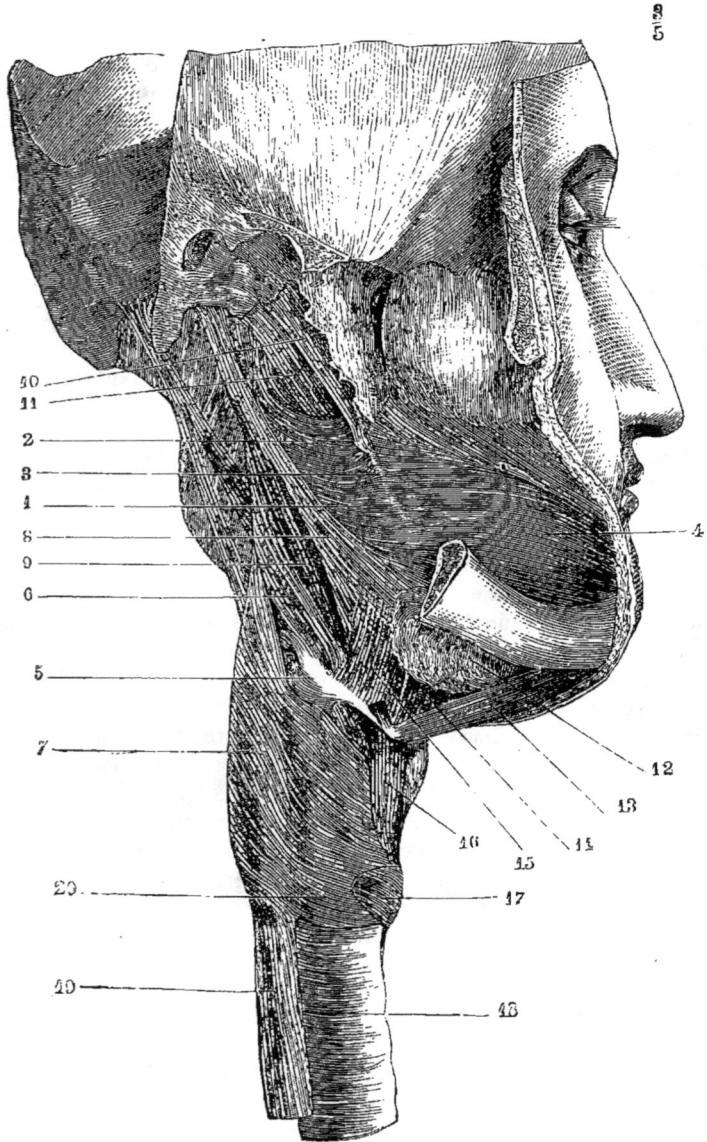

Fig. 239. — *Face latérale du pharynx* (*).

(*) 1) Constricteur supérieur. — 2) Crochet de l'aile interne de l'apophyse ptérygoïde. — 3) Aponévrose buccinato-pharyngienne. — 4) Buccinateur. — 5) Os hyoïde. — 6) Constricteur moyen. — 7) Constricteur inférieur. — 8) Son insertion au cartilage cricoïde. — 9) Stylo-pharyngien. — 10) Péristaphylin externe. — 11) Péristaphylin interne. — 12) Glande sous-maxillaire. — 13 Ventre antérieur du digastrique. — 14) Mylo-hyoïdien. — 15 Hyoglosse. — 16) Thyro-hyoïdien. — 17) Crico-thyroïdien. — 18) Trachée. — 19) OEsophage.

les *deux tubercules du cartilage thyroïde* (*muscle thyro-pharyngien*); 2° au *bord inférieur du cartilage cricoïde* sous l'articulation crico-thyroïdienne (*muscle crico-pharyngien*). De là ses fibres se portent obliquement en haut et en dedans dans les trois quarts supérieurs du muscle et s'entre-croisent sur la ligne médiane avec celles du côté opposé, tandis que les fibres inférieures se continuent sans interruption d'un côté à l'autre et forment un demi-anneau de fibres circulaires à la partie inférieure du pharynx. Son angle supérieur recouvre l'angle inférieur du constricteur moyen.

2° *Constricteur moyen* (Fig. 238, 2 ; Fig. 239, 6). — Ce muscle, losangique, s'attache au *bord supérieur de la grande corne* et au *bord externe de la petite corne de l'os hyoïde*, et de là s'irradie en éventail vers le raphé médian, de façon que les fibres supérieures sont obliques en haut et en dedans, les inférieures en bas et en dedans, les moyennes transversales. L'angle supérieur très-aigu du losange empiète sur la face postérieure du constricteur supérieur ; l'angle inférieur obtus est caché par le constricteur inférieur. Le stylo-pharyngien s'engage sous son bord supérieur.

3° *Constricteur supérieur* (Fig. 238, 1 ; Fig. 239, 1). — Ce muscle, rectangulaire, s'attache de haut en bas : au *bord postérieur* et au *crochet de l'aile interne de l'apophyse ptérygoïde*, à la partie voisine de l'*os palatin*, à l'*aponévrose buccinato-pharyngienne*, qui le sépare du buccinateur, à la *partie externe de la ligne mylo-hyoïdienne;* enfin une partie de ses fibres se jettent dans la langue (*muscle pharyngo-glosse*). De ces insertions, ses fibres se dirigent transversalement vers le raphé médian du pharynx.

Il sépare le péristaphylin interne de l'externe et forme par son bord supérieur une double arcade, à concavité supérieure, au-dessus de laquelle l'aponévrose céphalo-pharyngienne est à nu.

B. *Muscles élévateurs*. — 1° *Stylo-pharyngien* (Fig. 239, 9). — Ce muscle s'attache à la *partie antérieure et interne de l'apophyse styloïde*, et donne naissance à un faisceau aplati, qui se porte en dedans et en bas et pénètre entre le constricteur supérieur et le moyen. Alors ses fibres se perdent en partie dans l'*aponévrose* en s'étalant sur les parois latérales du pharynx en avant du pharyngo-staphylin, tandis que les autres vont aux *bords de l'épiglotte* et au *repli pharyngo-épiglottique* (*muscle pharyngo épiglottique*), ainsi qu'au *bord supérieur* et à la *grande corne du cartilage thyroïde*.

Il répond en dehors au stylo-glosse et à la carotide externe, en dedans à la carotide interne et à la jugulaire interne. Le nerf glosso-pharyngien longe son côté externe.

2° *Pharyngo-staphylin*. — Ce muscle a été décrit avec les muscles du voile du palais.

II. MUQUEUSE DU PHARYNX.

La muqueuse du pharynx ne présente pas une teinte uniforme ; elle est d'un rouge grisâtre parsemé de taches rouges irrégulières. Sur la voûte elle est très-inégale ; partout ailleurs elle est lisse et soulevée seulement çà et là par quelques saillies glandulaires. Son adhérence aux parties sous-jacentes est très-lâche et se fait au moyen d'un tissu cellulaire lamelleux facilement infiltrable.

La *structure* ne diffère pas essentiellement dans les *parties gutturale et œsophagienne* de celle de la muqueuse buccale ; elle a comme elle un *épithélium pavimenteux stratifié*, seulement elle n'a que très-peu ou pas de papilles. La *partie nasale*, au contraire, se rapproche de la muqueuse nasale en ce qu'on y trouve un *épithélium vibratile* (voûte du pharynx, pourtour de l'orifice des fosses nasales et de la trompe d'Eustache).

Les *glandes* sont des *glandes en grappe*; très-nombreuses dans les parties supérieures (voûte et parois latérales), où elles forment une couche de plusieurs millimètres d'épaisseur, elles diminuent peu à peu de haut en bas et on ne les rencontre plus que par places (taches rouges de la muqueuse).

Les *follicules clos* du pharynx se présentent sous deux formes : 1° isolés ou réunis en petit nombre (*follicules composés*), ils se disséminent autour des orifices des fosses nasales et de la trompe, et çà et là sur les parois latérales ; on trouve souvent sur la ligne médiane de la paroi postérieure, et très-près de la voûte, un amas de follicules clos (*amygdale pharyngienne*) ; 2° *agminés*, les follicules clos constituent les *amygdales*.

Amygdales ou tonsiles (Fig. 234, 11).

Les amygdales, au nombre de deux, sont situées de chaque côté du pharynx dans l'excavation triangulaire comprise entre les piliers du même côté, à la hauteur du trou dentaire. Leur forme est celle d'une amande à grand axe vertical ; elles ont $0^m,02$ environ de longueur sur $0^m,015$ de largeur et $0^m,01$ d'épaisseur. Leur *face externe* ou profonde, lisse, blanchâtre, répond à l'aponévrose pharyngienne, au constricteur supérieur et à l'amygdalo-glosse ; elle est assez éloignée de la carotide interne. Leur *face interne* ou libre est inégale et offre des saillies et des dépressions conduisant dans des lacunes, qui ne sont autre chose que les culs-de-sac des follicules composés, au nombre de dix à vingt, dont la réunion constitue l'amygdale.

Les *vaisseaux* de l'amygdale sont très-nombreux. Les *artères* proviennent de la pharyngienne inférieure et des palatines. Les *veines* forment à sa face externe un *plexus tonsillaire*. Les *lymphatiques* se jettent dans les glanglions sous-maxillaires.

Vaisseaux et nerfs du pharynx. — Les *artères* viennent de la pharyngienne inférieure par huit à dix rameaux, qui se détachent de sa partie interne ; l'artère ptérygo-palatine fournit à la voûte ; en outre quelques filets sont donnés par les artères thyroïdienne, vidienne, palatine ascendante et palatine postérieure. Les *veines* forment, surtout sur la paroi postérieure, un plexus à larges mailles, d'où partent une ou deux veines accompagnant l'artère pharyngienne inférieure et se jetant dans la veine jugulaire. Les *lymphatiques* vont aux ganglions rétro-pharyngiens ou péri-carotidiens. Les *nerfs* viennent du plexus pharyngien ; la muqueuse de la voûte reçoit le rameau ptérygo-palatin. Les ramifications du plexus pharyngien présentent de petits ganglions microscopiques.

§ III. — Œsophage.

L'œsophage (οἴσω, je porte ; φάγω, je mange) est un conduit allant du pharynx à l'estomac. Il a une longueur de $0^m,28$ et s'étend de la cinquième vertèbre cervicale à la onzième vertèbre dorsale. Il a la forme d'un cylindre aplati et, hors le moment du passage des aliments, il donne la sensation d'un cordon plein à cause de la rétraction de sa tunique musculaire, qui fait disparaître la lumière de son canal. Distendu artificiellement, il acquiert un diamètre de $0^m,020$ à $0^m,028$, et conserve à peu près partout le même calibre.

Sa direction est rectiligne, à part quelques inflexions légères ; d'abord sur la ligne médiane, il s'incline un peu à gauche, puis à la partie supérieure du thorax se porte à droite, et se replace enfin sur la ligne médiane pour subir une dernière inflexion à gauche avant de traverser le diaphragme.

Rapports. — 1° *Au cou*, il est en rapport en avant avec la trachée et à gauche avec le nerf récurrent, le corps thyroïde et l'artère thyroïdienne inférieure ; en arrière avec le rachis, sur les côtés avec l'artère carotide primitive et la veine jugulaire interne. 2° *Dans le thorax*, il est situé dans le médiastin postérieur et répond, en avant, à la trachée, à la bronche gauche, à la crosse de l'aorte, au péricarde et médiatement à l'oreillette gauche ; en arrière, au rachis jusqu'à la quatrième vertèbre dorsale, puis à l'aorte, qui est placée d'abord à sa gauche, puis en arrière de lui ; sur les côtés, il répond, à droite au médiastin postérieur dans toute sa hauteur, à gauche à l'aorte et à la partie inférieure du médiastin postérieur. Les nerfs pneumogastriques, situés d'abord sur ses parties latérales, se placent, le gauche en avant, le droit en arrière de l'œsophage. Il traverse enfin l'orifice œsophagien du diaphragme, auquel il adhère par des fibres musculaires et des tractus celluleux et presque immédiatement au-dessous se continue avec l'estomac. Un tissu cellulaire lâche le rattache aux parties voisines.

Conformation intérieure. — Ses parois, épaisses d'environ $0^m,002$, se composent de deux tuniques, lâchement unies entre elles, une tunique musculaire et une muqueuse. Cette dernière, de couleur blanchâtre, présente des plis longitudinaux, qui donnent à la lumière du canal, sur une section transversale, l'apparence étoilée.

La *muqueuse* possède un *pithélium pavimenteux stratifié* et quelques *glandes en grappe* très-clair-semées.

La *tunique musculaire*, qui forme les trois quarts de l'épaisseur totale des parois, comprend deux couches, une couche externe de fibres longitudinales, une couche interne de fibres annulaires. Les fibres longitudinales proviennent en grande partie d'une membrane élastique attachée à la crête postérieure du cartilage cricoïde. Ces fibres reçoivent deux faisceaux de renforcement : le premier, long de $0^m,01$ sur $0^m,001$ de large, naît de la bronche gauche (*muscle broncho-œsophagien*), le second, long de $0^m,02$ sur $0^m,005$ de large, du feuillet gauche du médiastin postérieur (*muscle pleuro-œsophagien*). Les fibres musculaires de l'œsophage sont striées dans la partie cervicale, lisses dans la moitié inférieure de la partie thoracique ; dans le milieu on trouve un mélange des deux espèces de fibres. Les muscles pleuro- et broncho-œsophagiens sont des muscles lisses.

Vaisseaux et nerfs. — Les *artères* viennent : au cou de la thyroïdienne inférieure ; dans le thorax, de l'aorte (artères œsophagiennes), des bronchiques et des intercostales ; au-dessous du diaphragme, de la diaphragmatique inférieure et de la coronaire stomachique. Les *veines* vont dans les veines correspondantes et dans la veine azygos. Les *lymphatiques* se jettent dans les ganglions profonds et inférieurs du cou et dans ceux du médiastin postérieur. Les *nerfs* viennent du nerf récurrent et du pneumogastrique et forment un plexus qui enlace l'œsophage.

§ IV. — Estomac.

L'estomac représente une dilatation du canal alimentaire intermédiaire à l'œsophage et à l'intestin, et située dans l'hypochondre gauche et la région épigastrique (voy. Fig. 247, 41). Sa forme est celle d'un ovoïde dont la grosse extrémité serait tournée en haut et à gauche. Sa direction n'est pas transversale, mais fortement oblique en bas, à droite et en arrière. Comme conformation extérieure (Fig. 240, A), examiné à l'état de distension modérée, il présente : 1° deux faces, l'une antéro-supérieure, l'autre postéro-inférieure ; 2° deux extrémités par lesquelles il se continue avec le reste de l'intestin, l'une œsophagienne, *cardia* (2), l'autre duodénale, *pylore* (4) ; 3° deux bords, correspondant aux vaisseaux de l'organe et aux replis péritonéaux qui le rattachent aux parties voisines : un bord supérieur, *petite courbure* (6), à concavité supérieure et droite, allant directement du cardia au pylore ; un bord inférieur, *grande courbure* (7), convexe, beaucoup plus étendu. Toute la partie de l'estomac située à gauche du cardia porte le nom de *grosse tubérosité* ou *grand cul-de-sac* (8) ; la partie qui avoisine le pylore offre ordinairement une dilatation, *petite tubérosité, petit cul-de-sac*, ou *antre du pylore* (5), séparée souvent du reste par un étranglement circulaire.

Les dimensions de l'estomac sont très-variables : à l'état de vacuité il est contracté, et représente un cylindre dépassant à peine le diamètre du gros intestin ; à mesure qu'il se remplit, sa dilatation se produit, mais elle se fait surtout aux dépens de la grande courbure et du grand cul-de-sac, tandis que la petite courbure ne varie pas. La distance du cardia au pylore est d'environ $0^m,12$; la longueur totale de l'estomac, à l'état de distension, est de $0^m,30$ à $0^m,35$; sa capacité, plus grande chez les hommes que chez les femmes, varie dans des limites impossibles à préciser.

Rapports (Fig. 247). — Les cinq sixièmes de l'estomac sont placés à gauche, et le sixième restant (région pylorique) à droite de la ligne médiane ; le grand cul-de-sac et la plus grande partie du corps sont situés dans l'hypochondre gauche, le reste du corps et un petit segment de la région pylorique dans l'épigastre. Le cardia répond à l'extrémité interne des cinquième et sixième cartilages costaux gauches et à la onzième vertèbre dorsale ; le pylore se trouve à la hauteur du corps de la première vertèbre lombaire, mais le grand cul-de-sac d'une part, et le petit de l'autre, dépassent l'un en haut, l'autre en bas ces deux niveaux. La face antérieure est en rapport avec le diaphragme, et par une petite étendue plus large à gauche avec la paroi abdominale ; la face postérieure recouvre le pancréas et les vaisseaux spléniques, la troisième portion du duodenum, l'artère et la veine mésentériques supérieures et le côlon transverse. Le grand cul-de-sac répond à la rate, à la partie supérieure du rein gauche et au diaphragme ; la petite courbure embrasse le lobe de Spigel ; la grande, surtout dans l'état de distension, s'accole à la paroi abdominale antérieure et au diaphragme. Les rapports des deux faces, du grand cul-de-sac, et de la grande courbure, sont du reste plus ou moins étendus suivant l'état de distension de l'organe, qui, en même temps qu'il se dilate, se redresse en tournant de bas en haut autour d'un axe fictif allant du cardia au pylore. L'estomac est rattaché aux parties voisines par des replis péritonéaux, qui seront décrits avec le péritoine.

Conformation intérieure. — L'épaisseur des parois de l'estomac est d'environ 0^m,003 ; mais cette épaisseur n'est pas uniforme ; au minimum à la grosse tubérosité, elle augmente à mesure qu'on se rapproche du pylore. Ces parois se composent de trois tuniques isolables par la dissection et qui sont de dehors en dedans : 1° une tunique *séreuse*, dépendance du péritoine, et qui manque au niveau des deux courbures ; elle adhère intimement à la couche suivante ; 2° une tunique *musculaire ;* 3° une *muqueuse* lâchement unie à la précédente.

Examinée à l'intérieur, la muqueuse stomacale a une couleur blanc grisâtre, qui devient rosée ou rouge vif au moment de la digestion, sauf dans la région pylorique, et un aspect velouté. Elle présente des plis flexueux irréguliers effacés dans l'état de distension, et des sillons qui circonscrivent des espaces polygonaux de 0^m,002 à 0^m,008 de largeur ; c'est l'*état mamelonné* pris longtemps pour un état pathologique. Au cardia la limite des deux muqueuses est indiquée par une ligne dentelée ; au pylore elle est formée par un repli, *valvule pylorique*, à peu près circulaire, plus abrupte du côté de l'intestin grêle et dont l'orifice est ordinairement central. La muqueuse stomacale est toujours recouverte d'une matière grisâtre, filante (mucus), composée de cellules à pepsine et de débris épithéliaux. Sa consistance, assez ferme à l'état normal, s'altère très-vite après la mort.

Structure. — *Tunique musculaire* (Fig. 240). — Elle se compose de trois plans de fibres qui sont, en allant de l'extérieur vers l'intérieur, des fibres longitudinales, des fibres annulaires et des fibres obliques. Les deux premières sont les analogues de celles qu'on rencontre dans les autres parties du tube intestinal ; les troisièmes sont spéciales à l'estomac. Toutes sont des fibres lisses.

1° *Fibres longitudinales* (Fig. 240, A). — Elles proviennent des fibres longitudinales de l'œsophage et s'irradient dans toutes les directions en se perdant bientôt sur les deux faces de l'estomac ; une partie de ces fibres forme un faisceau épais, qui suit la petite courbure (6). Près du pylore les fibres longitudinales reparaissent et forment une couche continue (10). A ce niveau on trouve sous la séreuse et intimement unie à elle des bandelettes fibreuses, *ligaments pyloriques*, agents de l'étranglement qui sépare l'antre du pylore du reste de l'estomac. Les fibres longitudinales ouvrent le pylore et le cardia.

2° *Fibres circulaires* (Fig. 240, B, 2, 3). — Elles forment une couche non interrompue sur toute l'étendue de l'estomac. Au pylore elles s'accumulent en un véritable sphincter, *sphincter pylorique* (4) contenu dans la valvule du même nom. Le cardia n'a pas de sphincter.

3° *Fibres obliques* (Fig. 240, B, 5). — Celles-ci, situées immédiatement sous la muqueuse, forment une anse, dont la concavité embrasse le côté gauche du cardia, et dont les branches se portent obliquement et à droite vers la grande courbure sur les deux faces de l'estomac. Ces fibres, par leur contraction, peuvent

partager l'estomac en deux parties : 1° une partie inférieure et gauche, correspondant au grand cul-de-sac, réservoir où s'accumulent les matières alimentaires ;
2° une partie supérieure, constituant un canal qui longe la petite courbure et
permet aux liquides de passer directement de l'œsophage dans le duodenum sans
séjourner dans l'estomac. Il en est de même des liquides (bile, etc.) qui refluent
du duodenum dans l'œsophage.

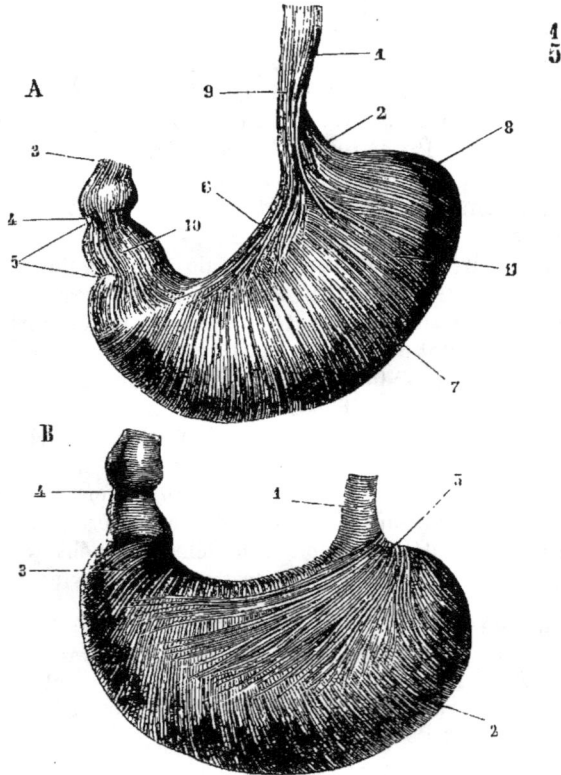

Fig. 240. — *Fibres musculaires de l'estomac* (*).

Muqueuse. — La muqueuse stomacale, épaisse d'environ 0m,001, se compose de
trois couches : une couche glanduleuse, une couche musculeuse, une couche fibreuse.

1° *Couche glanduleuse.* — C'est la plus superficielle et la plus épaisse, puisqu'elle
a près de 0m,001. Si, près avoir débarrassé la muqueuse du mucus qui la recouvre,
on l'examine à la loupe, on aperçoit de petites *fossettes* qui lui donnent un aspect
criblé, fossettes séparées par des saillies ou crêtes, qui près du pylore prennent un

(*) A. *Fibres longitudinales et circulaires* (la séreuse a été enlevée). — 1) OEsophage. — 2) Cardia. — 3)
Duodenum. — 4)Pylore. — 5) Antre du pylore. — 6) Petite courbure et fibres longitudinales. — 7) Grande
courbure. — 8) Grand cul-de-sac. — 9) Fibres longitudinales de l'œsophage. — 10) Fibres longitudinales du
pylore. — 11) Fibres circulaires de l'estomac.
B. *Fibres obliques* (l'estomac a été retourné et la muqueuse enlevée:)— 1) Fibres circulaires de l'œsophage.
— 2, 3) Fibres circulaires de l'estomac. — 4) Sphincter pylorique. — 5) Fibres obliques. — (D'après Luschka.)

développement assez considérable, *villosités lamelleuses pyloriques*. Dans chaque fossette on trouve deux à huit orifices glandulaires.

Les *glandes* de l'estomac, sauf quelques petites glandes en grappe situées près du pylore, sont toutes des *glandes en tube*. Ces tubes sont ordinairement simples, rectilignes, parallèles, serrés étroitement les uns contre les autres; ils se composent d'une membrane propre et d'un épithélium. Il en est de deux espèces, des *glandes à suc gastrique* et des *glandes mucipares*. 1° Les *glandes à suc gastrique* existent sur toute la surface de l'estomac, sauf la région pylorique; elles contiennent des *cellules à pepsine*, arrondies, volumineuses (0^m,014), avec un noyau évident et un contenu granulé, qui remplissent presque entièrement la lumière du canal; la partie du tube voisine de la surface de la muqueuse est seule tapissée d'épithélium cylindrique. Autour du cardia elles sont plutôt composées, c'est-à-dire formées par plusieurs tubes débouchant dans un canal excréteur commun. 2° Les *glandes mucipares* ne se rencontrent que dans l'antre du pylore; elles sont tapissées dans toute l'étendue du canal par un épithélium cylindrique.

L'épithélium qui tapisse la muqueuse dans l'intervalle des orifices glandulaires est un *épithélium cylindrique simple*.

Le *tissu interstitiel*, intermédiaire aux glandes ou constituant les saillies et les villosités, est formé par une substance connective homogène ou fibreuse, prenant souvent le caractère du tissu connectif réticulé. On y trouve des *follicules clos*, disséminés très-irrégulièrement et soulevant la muqueuse comme de petites granulations arrondies.

2° *Couche musculaire*. — Elle est très-mince et composée de fibres lisses accolées immédiatement aux culs-de-sacs glandulaires.

3° *Couche fibreuse*. — C'est une couche de tissu connectif (tissu sous-muqueux), reliant la muqueuse à la tunique musculaire; elle sert de support aux vaisseaux et aux nerfs.

Vaisseaux et nerfs. — Les *artères* viennent des artères coronaire stomachique, pylorique, gastro-épiploïques et des vaisseaux courts. Elles donnent naissance à un réseau qui se distribue dans la couche fibreuse et d'où partent des rameaux allant d'une part à la tunique musculaire, de l'autre à la muqueuse. Les glandes sont entourées par deux réseaux capillaires très-fins communiquant entre eux, l'un profond correspondant aux culs-de-sac, l'autre superficiel aux orifices glandulaires. C'est de ce dernier seul que partent les *radicules veineuses* pour se rendre à un réseau veineux à mailles lâches placé dans la couche sous-muqueuse et qui donne naissance aux veines satellites des artères. Les *lymphatiques* constituent, outre le réseau sous-séreux, deux réseaux, l'un superficiel, situé à la base de la couche glandulaire entre elle et la couche musculaire de la muqueuse, l'autre profond dans le tissu sous-muqueux. Les vaisseaux se rendent à de petits ganglions situés le long de la petite et de la grande courbure. Les *nerfs* viennent du pneumogastrique et du grand sympathique et forment dans le tissu sous-muqueux un plexus pourvu de ganglions miscroscopiques; leur terminaison est inconnue.

§ V. — Intestin grêle.

L'intestin grêle représente un tube cylindrique ou plutôt un cône très-allongé à base supérieure allant du pylore au gros intestin, dont le sépare la valvule iléo-cœcale. Il se divise en deux portions, le *duodenum* et l'*intestin grêle* proprement dit, divisé souvent lui-même en *jéjunum* et *iléum*, distinction tout à fait inutile.

1° Duodénum.

Le *duodenum* (*duodeni*, douze, douze travers de doigt) commence au pylore et se termine à gauche de la deuxième vertèbre lombaire. Il a 0^m,25 à 0^m,30 de longueur sur 0^m,037 de largeur; son calibre du reste n'est pas égal partout et il présente à son origine une dilatation sacciforme. Il se compose de trois parties formant un fer à cheval à concavité gauche, qui embrasse la tête du pancréas. La *première portion* (Fig. 247), située à la hauteur de la première vertèbre lombaire, se porte horizontalement à droite et en arrière, à droite du rachis et de la veine cave inférieure et est couverte par le foie et la partie postérieure de la vésicule biliaire. La *deuxième* descend obliquement en dedans et à droite des deuxième et troisième vertèbres lombaires, en avant du rein droit; elle reçoit les canaux cholédoque et pancréatique. La *troisième portion* se dirige de droite à gauche en avant du corps de la troisième lombaire, de la veine cave inférieure et de l'aorte, en montant obliquement de façon à atteindre presque la hauteur de la première vertèbre lombaire.

Le duodenum a une très-grande fixité, due d'abord aux replis péritonéaux qui le rattachent au foie (*ligament hépato-duodénal*), puis au tissu cellulaire qui l'unit intimement à la veine cave inférieure et à l'aorte, enfin à un petit muscle lisse, *muscle suspenseur du duodenum*. C'est un faisceau mince naissant du tissu cellulaire qui entoure le tronc cœliaque et qui se perd dans les fibres longitudinales de la troisième portion du duodenum (Treitz). Le péritoine ne recouvre que la partie antérieure du duodenum.

2° Intestin grêle ou jéjuno-iléon.

L'intestin grêle se compose d'*anses* ou *circonvolutions* très-mobiles les unes sur les autres; elles forment une masse flottante qui occupe tout l'espace de la cavité abdominale laissé libre par les organes plus fixes, et en particulier la partie moyenne et l'excavation du petit bassin. Ces anses sont rattachées à la paroi abdominale postérieure par le mésentère, repli du péritoine qui contient les vaisseaux et les nerfs de l'intestin; sauf la ligne d'insertion du mésentère, *hile* ou *bord concave* de l'intestin, toute la périphérie de ce tube est libre et lisse. L'iléon, qui constitue la partie la plus déclive de l'intestin grêle, se termine dans la fosse iliaque droite en s'abouchant dans le cœcum.

La longueur de l'intestin grêle oscille dans des limites très-étendues (4 à 8 mètres); son diamètre qui décroît régulièrement de haut en bas est de 0^m,03 en moyenne.

On trouve quelquefois à 0^m,5 de l'extrémité inférieure un diverticule, *diverticule de l'iléon*, sorte d'appendice ou cul-de-sac plus ou moins long, vestige du conduit existant dans la vie embryonnaire entre l'intestin et la vésicule ombilicale.

Conformation intérieure. — Les parois de l'intestin grêle, dont l'épaisseur ne dépasse pas 0^m,001, se composent, en allant de l'extérieur vers l'intérieur, des tuniques suivantes : tunique séreuse, tunique musculeuse et muqueuse.

1° La *séreuse*, très-mince (0^{mm},07), formée par le péritoine, est très-incomplète sur le deuodnum; elle entoure à peu près complétement sa première portion, mais elle ne recouvre la deuxième qu'en avant et en dehors et la troisième en avant seulement; pour l'intestin grêle proprement dit, elle tapisse toute sa surface, sauf l'insertion du mésentère. Elle est intimement soudée à la tunique musculaire.

2° La *tunique musculaire*, composée de fibres lisses, diminue d'épaisseur du pylore au gros intestin; elle comprend une couche externe de fibres longitudinales, et une couche interne plus épaisse de fibres circulaires.

3° La *Muqueuse*, molle, délicate, se déchirant facilement, a une *couleur* gris rosé pâle qui devient rouge dans la digestion; cette rougeur est ordinairement plus prononcée autour des follicules solitaires et des plaques de Payer. Elle présente sur sa face libre des replis transversaux, *valvules conniventes;* des filaments très-fins, bien visibles sous l'eau, et qui lui donnent un aspect velouté, *villosités ;* des soulèvements légers, sous forme de grains ou de plaques, visibles surtout par transparence et dus à des follicules clos (*follicules solitaires* et *plaques de Payer*); enfin une multitude d'*orifices glandulaires* à peu près invisibles à l'œil nu.

Les *valvules conniventes* commencent dans la deuxième portion du duodenum, sont d'abord très-nombreuses, puis diminuent peu à peu et cessent enfin tout à fait à 0^m,50 environ de la terminaison de l'intestin grêle. Ce sont des replis transversaux perpendiculaires à l'axe de l'intestin; ils forment rarement un anneau complet et n'occupent d'ordinaire que la moitié ou les deux tiers de sa périphérie. Ils ont donc la forme d'un croissant, dont les deux extrémités se terminent en pointe, dont le bord convexe est adhérent à l'intestin, et le bord concave libre dans sa cavité; la hauteur de leur partie moyenne ne dépasse pas 0^m,004 à 0^m,005; beaucoup de ces replis sont obliques et communiquent par des prolongements. Quand l'intestin est affaissé, ils se recouvrent en s'imbriquant; quand il est turgescent, ils se redressent et interceptent des gouttières transversales. Ces valvules sont constituées par la muqueuse repliée sur elle-même et ont par suite la même structure que celle-ci.

Les *follicules solitaires* se présentent à l'œil nu sous l'aspect de grains arrondis, mous, blanchâtres, de 0^m,0005 à 0^m,004, disséminés très-irrégulièrement dans toute l'étendue de la muqueuse et en nombre très-variable. Quand ils sont très-volumineux, ils débordent la muqueuse et arrivent jusque dans le tissu cellulaire sous-muqueux; ordinairement, à leur niveau, la face libre de la muqueuse offre l'aspect d'un orifice ombiliqué dû simplement à la saillie des villosités autour du follicule clos.

Les *plaques de Payer*, dont le nombre, très-variable, est de vingt à vingt-cinq en moyenne, n'existent que dans la partie inférieure de l'intestin grêle et sont d'autant plus nombreuses et plus volumineuses qu'on se rapproche de la valvule iléo-cœcale. Elles sont arrondies ou elliptiques et alors trois ou quatre fois plus longues que larges et leur grand axe est dans ce cas parallèle au grand axe de l'intestin; elles peuvent atteindre 0^m,05 de longueur et même plus. Elles sont toujours situées du côté de l'intestin opposé au

mésentère. Leur surface n'est pas lisse, mais a un aspect criblé (*plaques gau-
frées*) et dépasse à peine le niveau de la muqueuse.

Structure de la muqueuse (Fig. 241). — La muqueuse intestinale se compose de
quatre couches qui sont de dedans en dehors : une couche épithéliale, le derme
muqueux, une couche musculaire, une couche cellulaire ou sous-muqueuse.

A. *Couche épithéliale.* — Moulée sur les inégalités du derme muqueux, elle est
formée par une couche simple de *cellules épithéliales cylindriques*. Ces cellules présentent à leur face libre un épaississement, de sorte que l'épithélium paraît recouvert d'une membrane mince (Fig. 1, XV, B). Cette membrane offre des stries allant
de la face libre à la face épithéliale, stries sur la nature desquelles on n'est pas encore fixé (pores canaliculés ?).

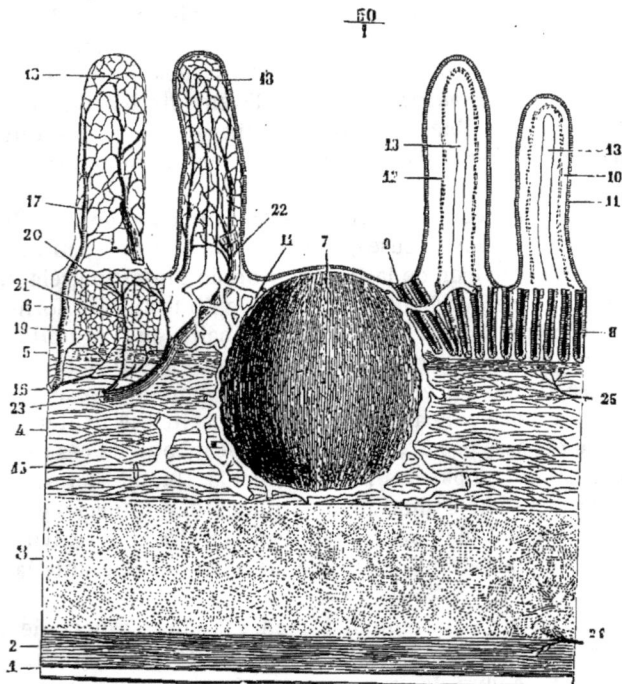

Fig. 241. — *Structure de l'intestin grêle* (*).

B. *Derme muqueux.* — Cette couche, très-importante et très-complexe, est formée par une charpente de *tissu connectif réticulé* plus ou moins infiltré de glo-

(*) *Coupe longitudinale et verticale de la muqueuse intestinale* (demi-schématique). — 1) Séreuse. — 2)
Fibres musculaires longitudinales. — 3) Fibres circulaires. — 4) Tissu sous-muqueux. — 5) Couche musculaire
de la muqueuse. — 6) Couche glandulaire. — 7) Follicule clos. — 8) Glandes de Lieberkühn. — 9) *Corona
tubulorum.* — 10) Villosité. — 11) Revêtement épithélial. — 12) Fibres lisses de la villosité. — 13) Chylifère
central. — 14) Réseau lymphatique de la muqueuse. — 16) Réseau lymphatique sous-muqueux. — 16) Artère.
— 17) Branche artérielle de la villosité. — 18) Réseau capillaire de la villosité. — 19) Réseau capillaire entourant les glandes. — 20) Réseau péri-glandulaire superficiel. — 21) Veine qui en part. — 22) Veine de la
villosité. — 23) Tronc veineux. — 24) Plexus nerveux myentérique. — 25) Nerfs de la muqueuse.

bules blancs et présente commme détails de structure : 1° des saillies ou villosités ; 2° des glandes, glandes de Lieberkühn et de Brunner ; 3° des follicules clos, follicules solitaires et plaques de Payer.

a) *Villosités* (Fig. 241, 10). — Elles occupent toute l'étendue de l'intestin grêle, mais sont beaucoup plus nombreuses dans la partie supérieure. Ce sont de petits prolongements filamenteux de la muqueuse, dont la longueur varie entre $0^{mm},5$ et $0^{mm},7$, et dont la forme, lamelleuse dans le duodenum, est pyramidale, conique, cylindrique ou en massue dans le reste de l'intestin. Comme texture, elles sont formées comme le derme muqueux par du *tissu réticulé*, dans lequel on trouve des *fibres lisses* longitudinales qui leur donnent leur contractilité, et recouvertes par l'épithélium intestinal (1). A leur centre est un canal lymphatique (13), *chylifère central*, terminé supérieurement en cul-de-sac et allant s'ouvrir en bas dans le réseau lymphatique de la base des villosités. A la périphérie de la villosité, immédiatement sous l'épithélium, est un riche *réseau capillaire sanguin*.

b) *Glandes*. — 1° *Glandes de Lieberkühn* (Fig. 241, 8) : elles existent dans toute l'étendue de l'intestin grêle ; ce sont des *glandes en tube* simples, dont la hauteur est mesurée par l'épaisseur du derme muqueux à partir de la base des villosités. Elles sont disposées parallèlement les unes à côté des autres et tellement rapprochées qu'il ne reste guère que la place des vaisseaux. Elles s'ouvrent à la surface de la muqueuse dans l'intervalle des villosités ; autour des follicules solitaires elles se disposent circulairement en forme de couronne, *corona tubulorum*. Elles se composent d'une membrane propre mince, homogène, et d'un épithélium cylindrique. Elles sécrètent le suc intestinal. 2° *Glandes de Brunner :* ces glandes n'existent que dans le duodenum ; très-nombreuses dans la première portion, elles diminuent peu à peu pour cesser tout à fait à la fin de la troisième. Elles sont situées dans la couche cellulaire sous-muqueuse. Ce sont des *glandes en grappe* ayant la même structure que les glandes de la cavité buccale ; elles sécrètent un liquide alcalin.

c) *Follicules clos* (Fig. 241, 7). — Le tissu connectif réticulé de la muqueuse contient à l'état normal une certaine quantité de globules blancs ; ces globules peuvent augmenter de nombre et former alors une véritable infiltration diffuse ; mais ordinairement ils s'accumulent en plus grande quantité en certains endroits ; ces infiltrations partielles circonscrites donnent naissance à des granulations arrondies plus ou moins distinctes à leur périphérie du tissu réticulé ambiant : ce sont les follicules clos ; isolés, ils constituent les follicules solitaires ; agminés, les plaques de Payer. Dans l'intervalle des follicules clos des plaques de Payer on trouve des villosités et des glandes de Lieberkühn.

C. *Couche musculaire de la muqueuse* (Fig. 241, 5). — Son épaisseur est très-faible ; elle se compose de fibres lisses longitudinales.

D. *Couche cellulaire sous-muqueuse* (Fig. 241, 4). — Cette couche, qui réunit la muqueuse à la tunique musculaire, est formée par un tissu connectif fibrillaire-lâche servant de support aux vaisseaux et aux nerfs.

Vaisseaux et nerfs. — Les *artères* viennent de l'hépatique (duodenum) et de là

---

(1) Letzerich a décrit entre les cellules épithéliales des villosités des organes particuliers, sortes de *vacuoles interépithéliales*, ouvertes du côté de la cavité intestinale et communiquant à l'autre extrémité avec un réseau caniculé aboutissant au chylifère central. Il explique ainsi l'absorption de la graisse dans l'intestin. Ces organes pourraient bien n'être autre chose que des cellules épithéliales qui se sont vidées de leur contenu.

mésentérique supérieure. Elles constituent dans le tissu sous-muqueux un réseau, d'où partent des artérioles d'une part pour la muqueuse, de l'autre pour les tuniques musculaire et séreuse. Les glandes de Lieberkühn sont entourées d'un réseau capillaire serré, analogue à celui des glandes stomacales. Dans les follicules clos les capillaires forment des anses, dont la convexité correspond au centre du follicule. Les *veines* suivent les artères; elles ont la même disposition que dans la muqueuse stomacale.

Lymphatiques. — Les follicules clos sont entourés par un réseau lymphatique, comme un ballon par son filet; les chylifères des villosités s'ouvrent dans un réseau situé à la base des villosités autour des orifices glandulaires; un autre réseau très-fin se trouve entre la partie profonde de la couche glandulaire et la couche musculaire de la muqueuse; les vaisseaux émergents de ces divers points se rendent tous dans un réseau à larges mailles et à vaisseaux volumineux situé dans le tissu sous-muqueux. Les lymphatiques qui en partent se rendent aux troncs situés à l'insertion du mésentère, soit directement, en traversant la tunique musculaire, soit médiatement par l'intermédiaire d'un réseau lymphatique placé entre la couche des fibres annulaires et la couche des fibres longitudinales (Auerbach). Le chyle aurait donc deux voies différentes d'écoulement, suivant l'état de contraction de la tunique musculaire de l'intestin.

Les *nerfs* proviennent du plexus solaire. Ils constituent deux plexus : l'un, situé dans le tissu sous-muqueux et destiné surtout à la muqueuse; l'autre, plus mince, situé entre les fibres circulaires et les fibres longitudinales et destiné à la tunique musculaire (*plexus myentérique d'Auerbach*); tous deux contiennent de petits ganglions microscopiques.

§ VI. — Gros intestin.

Le gros intestin s'étend de la valvule iléo-cœcale à l'anus. Il monte d'abord verticalement depuis la fosse iliaque droite jusqu'à la face inférieure du foie, là il se recourbe (courbure hépatique) pour se porter transversalement à gauche; arrivé au-dessous de la rate, il se recourbe de nouveau (courbure splénique), descend verticalement vers la fosse iliaque gauche, s'y infléchit en S (S iliaque), puis se porte en bas et à droite en s'enfonçant dans le bassin en avant du sacrum et du coccyx, et se termine enfin à l'anus. Il décrit ainsi une ligne courbe comparée à un point d'interrogation (?) et circonscrit en partie l'intestin grêle. Ce dernier ne se continue pas canal à canal avec le gros intestin, mais il vient se jeter sur lui perpendiculairement ou plutôt un peu obliquement et à une petite distance de son origine; il en résulte un cul-de-sac situé au-dessous de l'insertion de l'intestin grêle et faisant avec lui un angle aigu; c'est le *cœcum*. La partie qui fait suite au cœcum ou *côlon* se divise en *côlon ascendant*, *côlon transverse* et *côlon descendant*, et se termine en bas, après avoir formé l'S iliaque, au niveau de l'articulation sacro-iliaque gauche; enfin la dernière partie du gros intestin est le *rectum*.

La longueur totale du gros intestin est de 1^m,50 environ; son calibre, plus considérable que celui de l'intestin grêle, n'est pas uniforme dans les diverses parties de son trajet; la plus grande largeur (0^m,08) correspond au cœcum; il diminue ensuite jusqu'à la partie supérieure du rectum, se dilate de nouveau (ampoule rectale) pour se rétrécir enfin près de l'anus.

1° Cœcum.

Le cœcum a une longueur de 0^m,025 à 0^m,09. Sa forme n'est pas régulièrement cylindrique, mais il présente des bosselures analogues à celles qui se trouvent sur le côlon; on y voit aussi le commencement des trois ligaments du côlon. Il est légèrement oblique de haut en bas et de droite à gauche. Placé dans la fosse iliaque droite, il est en rapport en avant avec la paroi abdominale, en arrière avec le fascia iliaca. Sa partie postérieure, inférieure et gauche donne attache à un diverticule creux, *appendice iléo-cœcal* ou *vermiculaire*, long de 0^m,05 à 0^m,08, flexueux ou tordu en spirale. Il est plus ou moins complétement enveloppé par le péritoine.

2° Côlon.

Le côlon (κωλύω, j'empêche) offre des *bosselures* disposées sur trois séries longitudinales et séparées par trois bandes ou rubans musculaires longitudinaux, *ligaments du côlon;* les bosselures de chaque série sont séparées par des sillons transversaux; sur le côlon descendant, il n'y a plus que deux séries de bosselures et deux ligaments; à la fin de l'S iliaque, elles disparaissent tout à fait.

Les *rapports* du côlon varient pour ses différentes portions: 1° le *côlon ascendant* répond en arrière au carré des lombes et au bord externe du rein droit, en dehors et en avant à la paroi abdominale; 2° le *côlon transverse* forme un arc faiblement convexe en bas, *arc du côlon*, situé sous la grande courbure de l'estomac et séparé de la paroi abdominale par le grand épiploon; 3° le *côlon descendant*, plus long que le côlon ascendant, a du reste les mêmes rapports. Le côlon transverse est seul enveloppé par le péritoine, qui ne fait que recouvrir les deux tiers antérieurs des deux autres parties. La fixité de ces deux dernières est par suite beaucoup plus grande que celle du côlon transverse et de l'S iliaque.

3° Rectum.

Le rectum a une longueur de 0^m,25 environ. Il commence à l'articulation sacro-iliaque gauche, se porte en bas et à droite jusqu'à la troisième vertèbre sacrée, puis suit la courbure du sacrum en se portant d'abord un peu à gauche, puis à droite; il revient ensuite sur la ligne médiane et, arrivé à la pointe du coccyx, se porte en arrière pour se terminer à l'anus. Il est donc infléchi dans le sens latéral et dans le sens antéro-postérieur. Jusqu'à la deuxième vertèbre sacrée, il est enveloppé par le péritoine, qui lui forme un *mésorectum;* dans sa deuxième portion, jusqu'à la dernière vertèbre sacrée, le péritoine ne fait que le recouvrir en avant et sur les côtés; enfin, dans le reste de son étendue, il est tout à fait libre.

Rapports. — 1° La *troisième portion* répond, chez l'homme (Fig. 284), au bas-fond de la vessie et à la prostate, dont le sépare un tissu cellulaire lâche; plus bas, comme elle se porte en arrière, elle s'écarte de la partie membraneuse de l'urètre (*triangle recto-urétral*). Chez la femme (Fig. 304), elle répond au vagin, auquel elle est soudée intimement pour former la *cloison recto-vaginale*, puis s'en éloigne (*triangle recto-vaginal*); 2° la *deuxième portion* est séparée de la vessie chez l'homme, de l'utérus et du vagin chez la femme, par le cul-de-sac qui résulte de la réflexion du péritoine sur ces organes, cul-de-sac où viennent se placer les circonvolutions de l'intestin grêle.

Conformation intérieure du gros intestin. — Les parois du gros intestin ont 0ᵐ,0015 d'épaisseur au niveau des ligaments du côlon, 0ᵐ,001 au niveau des bosselures. Elles se composent, comme l'intestin grêle, de trois tuniques: la séreuse, la tunique musculaire et la muqueuse.

1° La *séreuse*, beaucoup plus incomplète que sur l'intestin grêle, sera décrite avec le péritoine.

2° La *tunique musculaire* offre deux couches: des fibres longitudinales et des fibres circulaires. 1° *Fibres longitudinales*. Ces fibres, sur le cœcum, le

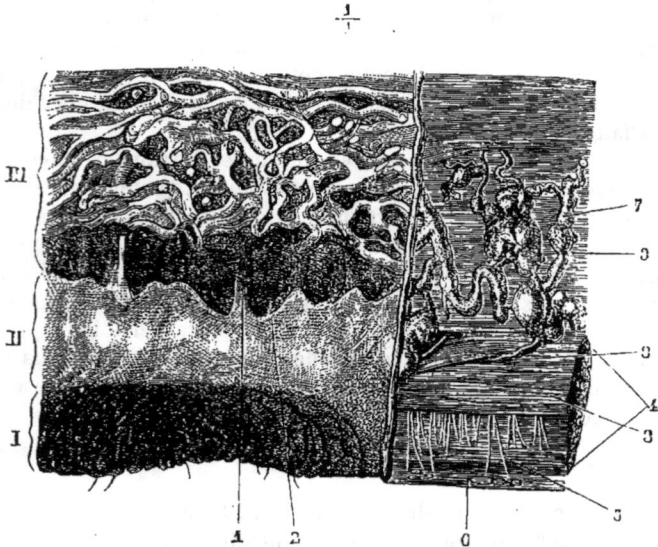

Fig. 242. — *Partie inférieure du rectum et de l'anus, incisée longitudinalement* (*).

côlon ascendant et le côlon transverse, sont accumulées en trois bandes longitudinales, et il n'en reste plus que quelques-unes très-clair-semées au niveau des bosselures; ces bandes sont plus courtes que la longueur du gros intestin; au niveau du côlon descendant elles se réduisent à deux; enfin, sur le rectum, elles entourent toute la périphérie de l'intestin, tout en laissan t çà et là quelques lacunes. Quant à leur terminaison, elles se perdent en partie dans l'aponévrose pelvienne, en partie par de petits tendons élastiques

(Fig. 242, 5) qui traversent le sphincter externe pour se rendre dans le tissu cellulaire sous-cutané de l'anus (Luschka). Une partie de ces fibres rectales va former deux faisceaux aplatis, larges de 0m,004, situés sous le releveur de l'anus et qui se rendent à la face antérieure du coccyx (*muscle recto-coccygien de Treitz*). 2° *Fibres circulaires*. Elles s'accumulent à la partie inférieure du rectum et constituent là un sphincter, *sphincter interne* (Fig. 242, 3), haut de 0m,03 et épais de 0m,007.

3° *Muqueuse*. — La muqueuse du gros intestin a une couleur jaune rougeâtre pâle. Elle présente des plis irréguliers, qui s'effacent par la distension ; dans le cœcum et le côlon, elle offre des saillies longitudinales qui répondent au ligament du côlon, et des replis falciformes qui répondent aux sillons transversaux de la face externe ; ces replis circonscrivent des enfoncements, *cellules du gros intestin*, qui peuvent par la distension former de véritables poches. Cette face interne, dépourvue de villosités et de valvules conniventes, a, surtout sur le rectum, un aspect criblé dû à des orifices glandulaires.

Valvule iléo-cœcale ou *de Bauhin*. — Cette valvule, examinée du côté du cœcum, offre deux lèvres saillantes : l'une supérieure, falciforme, plus longue, l'autre inférieure, demi-circulaire, plus courte ; elles interceptent une boutonnière à bords minces dirigée transversalement d'avant en arrière et dont les extrémités ou commissures donnent naissance à deux replis ou *freins*, appartenant surtout à la lèvre supérieure et se perdant sur les parois du gros intestin. Du côté de l'intestin grêle, cette valvule représente une sorte d'entonnoir dirigé en haut et à droite. Elle permet le passage des matières de l'intestin grêle dans le gros intestin et s'oppose au passage des matières du gros intestin dans l'intestin grêle, à moins que la pression ne soit trop forte. Elle est formée par une invagination de l'intestin grêle dans le gros intestin, mais seulement d'une partie de ses tuniques ; chaque lèvre est formée par un repli de la muqueuse et par les fibres circulaires ; les fibres longitudinales et la séreuse n'y prennent pas part.

Muqueuse du rectum. — La surface interne du rectum ne présente plus les cellules et les replis de la muqueuse du côlon ; mais on trouve à sa partie supérieure un plissement analogue à celui de l'estomac, et au niveau du sphincter interne des plis longitudinaux réguliers, donnant à la coupe de l'intestin un aspect étoilé. A la réunion du tiers moyen et du tiers inférieur se voit un pli transversal falciforme de la muqueuse, *valvule de Houston*.

Structure de la muqueuse du gros intestin. — La muqueuse du gros intestin comprend les mêmes couches que celle de l'intestin grêle : 1° l'*épithélium* est cylindrique ; 2° le *derme muqueux* ne présente pas de villosités ; cependant çà et là, surtout à la partie supérieure, on trouve quelques papilles. Les *glandes tubuleuses* y sont aussi nombreuses que dans l'intestin grêle, mais beaucoup plus volumineuses. Les *follicules clos* y sont plus nombreux ; on les trouve surtout accumulés en très-grande quantité dans le cœcum et l'appendice iléo-cœcal, mais ils n'y présentent pas la forme de plaques de Payer ; 3° la *couche musculaire de la muqueuse*, et 4° le *tissu cellulaire sous-muqueux* n'offrent rien de particulier.

Vaisseaux et nerfs du gros intestin. — Les *artères* viennent pour le cœcum, le côlon ascendant et la moitié droite du côlon transverse de la mésentérique supérieure ; pour la moitié gauche du côlon transverse, le côlon descendant et le rectum, de la mésentérique inférieure. Elles ont du reste la même disposition que dans l'intestin grêle. Les *veines* suivent les artères. Les *lymphatiques* ont la même disposition que dans l'intestin grêle, sauf en ce qui concerne les villosités. Les *nerfs* viennent du grand sympathique, et pour le rectum en outre du plexus sacré. Ils présentent, comme pour l'intestin grêle, les deux plexus sous-muqueux et myentérique avec leurs ganglions.

§ VII. — Anus.

L'anus, orifice inférieur du canal alimentaire, est une ouverture circulaire située à 0^m,03 en avant et au-dessous du coccyx sur la ligne médiane. A l'état d'occlusion, elle a des plis radiés qui s'effacent par la distension. La peau, pourvue de poils chez l'homme, s'enfonce par cette ouverture pour se continuer avec la muqueuse ; jusqu'à une hauteur de 0^m,008 à 0^m,015 au-dessus de l'orifice anal, elle a des caractères particuliers (*muqueuse anale* (Fig. 242, 11) ; à ce niveau elle est séparée de la muqueuse rectale par une ligne formée par des replis à concavité supérieure, qui interceptent de petits culs-de-sac ouverts en haut, *sinus de Morgagni* (2) ; de cette ligne descendent sept ou huit saillies rugueuses, verticales, qui se perdent au-dessus de l'anus, colonnes du rectum (1). Cette muqueuse anale est mince, humide, molle, de couleur bleuâtre ou rouge vif ; cependant elle n'a pas tout à fait l'aspect d'une muqueuse et elle reste toujours plus sèche et plus dure que la muqueuse rectale. En effet, ce n'est que la peau légèrement modifiée, comme le prouve sa structure : elle a un épithélium pavimenteux ; elle possède des papilles, de grosses glandes sébacées et est tout à fait dépourvue de glandes de Lieberkühn.

Vaisseaux et nerfs. — Les *artères* de l'anus viennent des artères hémorrhoïdales. Les *veines* forment un plexus interne sous-muqueux à mailles longitudinales (Fig. 242, 7) et un plexus externe situé dans le tissu cellulaire qui entoure le sphincter externe. Ces deux plexus, qui présentent à l'état normal des dilatations et des étranglements, communiquent par des branches anastomotiques (8) qui traversent les fibres du sphincter. De ces deux plexus partent des veines qui suivent les artères et dont les anostomoses font communiquer le système de la veine porte et le système veineux général. Les *lymphatiques* profonds vont aux ganglions pelviens, ceux du réseau sous-cutané aux ganglions inguinaux. Les *nerfs* viennent du plexus sacré et du grand sympathique.

A la partie inférieure du rectum et à l'anus vient s'annexer un appareil musculaire strié, composé de deux muscles : le sphincter externe et le releveur de l'anus ; ces deux muscles seront décrits avec les muscles du périnée.

ARTICLE II. — ANNEXES DU CANAL ALIMENTAIRE.

§ I. — Dents.

Les dents sont au nombre de seize pour chaque mâchoire chez l'adulte (*dents permanentes*) ; dans le jeune âge, il n'en existe que dix à chaque mâchoire (*dents temporaires*). Ce nombre est sujet à varier, soit en plus, soit en moins, dans les cas d'anomalie.

Caractères généraux (Fig. 243). — Chaque dent se compose de deux parties : 1° une partie implantée presque en totalité dans l'alvéole du maxillaire, *racine* de la dent; 2° une partie libre, qui déborde l'alvéole, *couronne* de la dent; un rétrécissement, *collet* de la dent (D), sépare la couronne de la racine. La racine peut être simple ou multiple. Le centre de la dent est occupé par une cavité, *cavité dentaire* (C), qui reproduit la forme même de la dent et s'ouvre par un canal à l'extrémité de la racine; cette cavité contient une substance molle, la *pulpe dentaire*, continue avec le périoste qui tapisse l'alvéole; ce périoste *alvéolo-dentaire*, à partir du bord alvéolaire, prend des caractères particuliers et constitue, en s'unissant à la muqueuse buccale, un repli fibro-muqueux, la *gencive* qui s'applique étroitement sur le collet de la dent et sur les parties voisines de la couronne et de la racine, de telle façon que pour chaque dent le bord libre de la gencive est concave.

Conformation extérieure. — On divise les dents, d'après leur forme, en incisives, canines, petites et grosses molaires, et la *formule dentaire* (¹) de l'homme peut être représentée ainsi :

$$32 = \frac{3\,\text{gr. M.}}{3\,\text{gr. M.}} + \frac{2\,\text{p. M.}}{2\,\text{p. M.}} + \frac{1\,\text{C.}}{1\,\text{C.}}$$
$$+ \frac{4\,\text{l.}}{4\,\text{l.}} + \frac{1\,\text{C.}}{1\,\text{C.}} + \frac{2\,\text{p. M.}}{2\,\text{p. M.}} + \frac{3\,\text{gr. M.}}{3\,\text{gr. M.}}$$

A. *Incisives*. — La *couronne* est cunéiforme, vue de profil; de face elle a la forme d'un ciseau à cause de la plus grande largeur de son

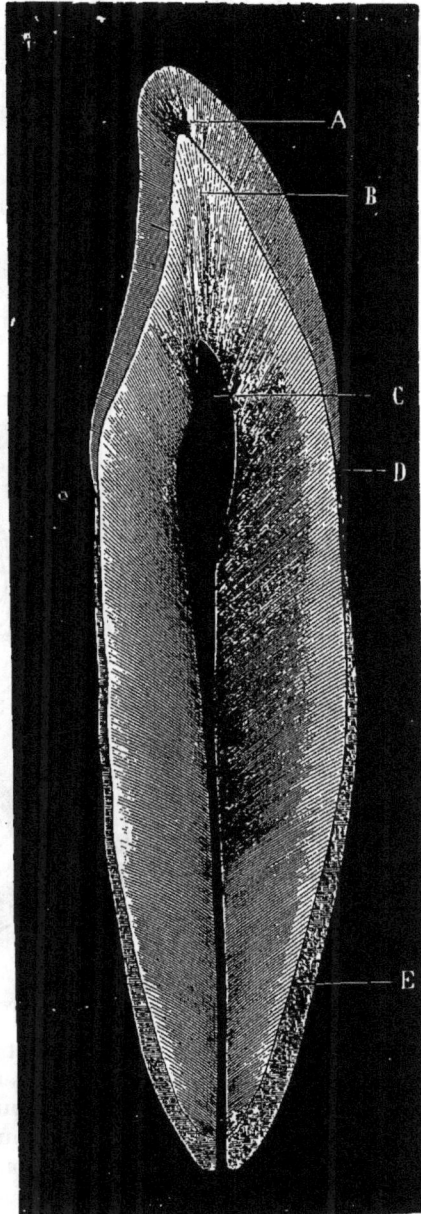

Fig. 243.
Coupe longitudinale d'une dent incisive (*).

(¹) On appelle *formule dentaire* l'expression abrégée du nombre et de la répartition des dents.

(*) A. Émail. — B. Ivoire. — C. Cavité dentaire. — D. Collet de la dent. — E. Cément. — (D'après E. Magitot).

bord libre ; ce bord libre est tranchant et présente, quand il n'est pas usé, trois dentelures, dont la moyenne est la plus saillante ; la face antérieure est convexe, la face postérieure concave ; sur chacune d'elles le collet a sa convexité tournée du côté de la racine ; les faces latérales sont triangulaires. La *racine* est simple, conique, comprimée latéralement, et quelquefois on y trouve de chaque côté un sillon vertical, trace de la bifidité que présente parfois son sommet. Sa longueur est à la hauteur de la couronne :: 3 : 2. Les incisives sont dirigées obliquement en avant par leur bord tranchant. Les incisives supérieures moyennes sont les plus larges; après elles viennent par ordre de décroissance les incisives supérieures latérales, les incisives inférieures latérales, et les incisives inférieures moyennes, qui sont les plus petites. Le bord libre des incisives latérales est ordinairement plus arrondi que celui des incisives moyennes.

B. *Canines* (*laniaires, unicuspidées*). — La *couronne*, très-épaisse d'avant

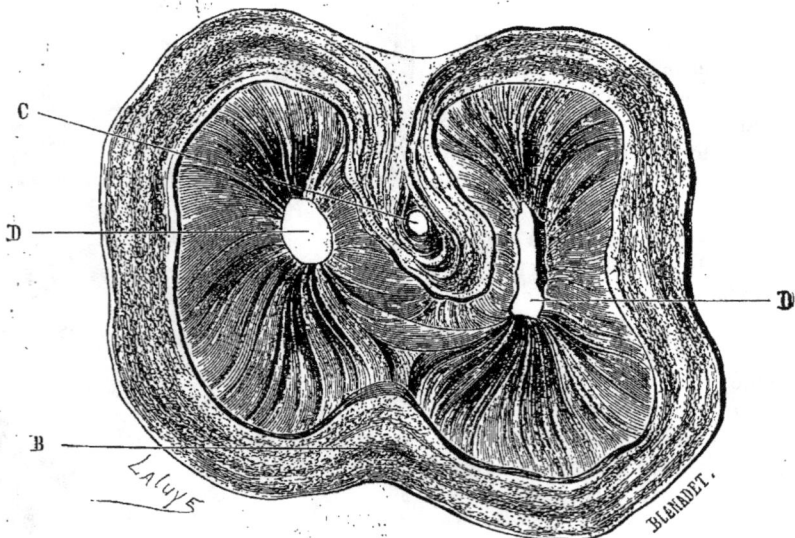

Fig. 244. — *Coupe transversale d'une molaire* (*).

en arrière, a une forme pyramidale et se termine par une pointe mousse; le collet se comporte comme pour les incisives. La *racine* est simple, conique, comprimée latéralement et pourvue de deux sillons latéraux ; elle a au moins le double de la hauteur de la couronne. Les canines supérieures sont plus longues; les inférieures ont la pointe plus saillante et quelquefois une racine demi-bifide.

C. *Petites molaires* (*bicuspidées*). — La *couronne* est un peu comprimée latéralement; leur surface triturante est pourvue de deux tubercules, dont l'externe est plus considérable; le collet est horizontal. La *racine* est conique, en général simple, mais creusée de chaque côté d'un sillon profond et sou-

(*) B. Émail. — C. D. Cavité dentaire. — (D'après E. Magitot).

vent bifide à son extrémité. Leur longueur n'atteint jamais le double de la hauteur de la couronne. Dans les petites molaires supérieures la séparation des deux tubercules est plus profonde ; la deuxième a souvent deux racines.

D. *Grosses molaires (multicuspidées).* — La *couronne* est épaisse, cubique ; la surface triturante est large et présente quatre tubercules (et quelquefois cinq), séparés par un sillon crucial. Le collet est horizontal. La *racine*, multiple, est double ou triple, et la direction de ses branches varie ; tantôt leurs extrémités s'écartent, d'autres fois elles se rapprochent (*dents barrées*). La longueur des racines ne dépasse guère la hauteur de la couronne. A la mâchoire supérieure les grosses molaires diminuent de grosseur de la première à la troisième ; la première est la plus forte de toutes. A la mâchoire inférieure les racines sont souvent au nombre de deux seulement.

Arcades dentaires. — Les dents forment par leur réunion deux rangées, *arcades dentaires*, correspondant aux bords alvéolaires des deux mâchoires. Ces arcades n'ont pas toutes les deux la même courbure, les incisives supérieures dépassant en avant les inférieures. Chaque arcade présente une face antérieure convexe et une face postérieure concave ; sur ses deux faces se voient les fissures interdentaires, plus ou moins larges suivant les individus ; le bord adhérent ou alvéolaire est festonné, aspect dû à la disposition du bord libre des gencives ; le bord libre, simple en avant jusqu'à la canine, est double sur les côtés et se compose de deux lèvres, une lèvre externe, plus tranchante en haut, une lèvre interne plus tranchante en bas, séparées par une gouttière dont la partie la plus large correspond à la première grosse molaire. Les arcades s'engrènent de façon que les tubercules de la lèvre externe de l'arcade supérieure sont reçus dans la gouttière de l'arcade inférieure.

Structure. — Les dents se composent de parties dures et de parties molles.

A. *Parties dures.* — Ce sont l'ivoire, l'émail et le cément.

1° *Ivoire* ou *dentine* (Fig. 243, B). — L'ivoire forme la masse principale de la dent et occupe aussi bien la couronne que la racine ; c'est dans son centre qu'est creusée la cavité dentaire. C'est une substance blanc jaunâtre, translucide, plus dure que le tissu osseux compacte. Il présente quelquefois une sorte de stratification, indiquée par des lignes courbes parallèles aux contours de la couronne et visibles sur des coupes transversales.

L'ivoire se compose d'une *substance fondamentale* homogène parcourue par des canalicules, *canalicules dentaires*. Ceux-ci, larges de $0^{mm},002$ en moyenne, vont de la face interne à la face externe de l'ivoire, en suivant un trajet légèrement onduleux, tout en restant parallèles les uns avec les autres. Nés d'un orifice qui s'ouvre sur la paroi de la cavité dentaire, ils se bifurquent un certain nombre de fois, de sorte que d'un seul canalicule primitif il peut en naître jusqu'à dix ou seize. Ces canalicules secondaires arrivés à la périphérie de l'ivoire se ramifient de nouveau et s'anastomosent, pour se terminer enfin, soit dans l'intérieur de l'émail et du cément de la façon qui sera décrite plus loin, soit dans la *couche interglobulaire* de l'ivoire. Cette couche, située à la périphérie de l'ivoire, présente des cavités irrégulières limitées par des prolongements globulaires de l'ivoire ; ce sont les *espaces interglobulaires de Czermak*. Ces cavités, très-variables comme grandeur et comme forme suivant les individus, sont en général plus petites dans la racine que dans la couronne. Les canalicules dentaires ont une mince paroi propre, distincte de la substance fondamentale ambiante. Ils contiennent des fibres particulières, fines et molles, *fibres dentaires*, prolongements des cellules dentaires, et très-probablement en connexion avec les tubes nerveux terminaux de la pulpe. Dans les espaces interglobulaires se trouve une substance molle, sur la nature de laquelle on n'est pas encore fixé, mais qui pourrait bien être de nature nerveuse, car cette couche périphérique de l'ivoire jouit d'une sensibilité extrême.

2° *Émail* (Fig. 243, A). — L'émail revêt toute la partie de l'ivoire qui correspond à la couronne ; très-épais au niveau de la surface triturante, il s'amincit assez brusquement pour s'arrêter au collet de la dent par un bord souvent dentelé. C'est une substance blanc bleuâtre, excessivement dure, à cassure fibreuse ; sa surface, qui paraît lisse à l'œil nu, est en réalité couverte d'aspérités fines, linéaires.

L'émail se compose de fibres, à quatre, cinq ou six pans, *prismes de l'émail*, de 0^{mm},004 de largeur environ. Ces prismes, probablement pleins, sont dentelés et offrent des stries transversales et des varicosités ; ils sont intimement soudés les uns avec les autres et forment ainsi des couches dont les fibres sont parallèles, tandis que les couches elles-mêmes s'entre-croisent à angle aigu. La coupe de l'émail a un aspect strié, dû à ce que les fibres sont vues, tantôt suivant leur longueur, tantôt suivant leur épaisseur.

L'émail présente à sa partie la plus rapprochée de l'ivoire des *cavités* allongées, irrégulières, dans lesquelles viennent se terminer une partie des canalicules dentaires. D'autres cavités existent encore dans l'émail, mais ne sont que de simples fentes existant entre les prismes et qui n'ont aucune communication avec les canalicules dentaires. L'émail est recouvert à sa surface par une membrane amorphe très-mince (0^{mm},001), *cuticule de l'émail*, à peu près inattaquable par tous les réactifs.

3° *Cément* (Fig. 243, E). — Le cément ou *substance ostéoïde* revêt toute la racine de la dent, dont il forme même seul le sommet ; du côté de la couronne il recouvre un peu l'origine de l'émail. Sa face externe, inégale, est en rapport avec le périoste alvéolo-dentaire et la gencive ; sa face interne est intimement unie à l'ivoire.

Il a essentiellement la structure de l'os. Il se compose d'une substance osseuse fondamentale, dans laquelle se trouvent des corpuscules osseux un peu plus volumineux que les corpuscules osseux ordinaires. Il ne contient qu'exceptionnellement des canalicules de Havers et des vaisseaux.

Composition chimique des dents. — Sauf l'émail, qui est une production épithéliale, les dents peuvent être rapprochées des os. Le cément a la même composition ; quant à l'ivoire, s'il est plus pauvre en matière organique, cela tient sans doute à la faible quantité de parties molles qu'il contient. L'*émail* ne contient que des traces d'eau et à peine 4 0/0 de substance organique, ne donnant pas de colle. Les cendres contiennent 4 à 9 0/0 de carbonate de chaux, 81 à 90 0/0 de phosphate de chaux, 4 0/0 de fluorure de calcium, 1 à 2 0/0 de phosphate de magnésie.

B. *Parties molles.* — Ce sont le périoste alvéolo-dentaire, la pulpe dentaire et les gencives.

1° Le *périoste alvéolo-dentaire* adhère intimement à la racine; sauf sa mollesse plus grande, il ressemble au périoste ordinaire.

2° *Pulpe* ou *bulbe dentaire.* — C'est un petit bourgeon qui remplit complétement la cavité dentaire et qu'un pédicule mince, traversant le canal de la racine, rattache au périoste alvéolo-dentaire. Sa substance, molle, rougeâtre, intimement adhérente à la face interne de l'ivoire, se compose d'un tissu fondamental fibrillaire rapproché du tissu connectif embryonnaire. Sa surface est tapissée par plusieurs couches de cellules cylindriques; les plus superficielles, *cellules dentaires*, envoient dans les canalicules de l'ivoire ces prolongements fins, qui constituent les *fibres dentaires.*

Les *vaisseaux* de la pulpe dentaire sont nombreux et forment un réseau de capillaires dans toute la masse du bulbe. Les lymphatiques y sont inconnus. Les *nerfs* y sont très-nombreux; arrivés dans la pulpe, ils se ramifient en un plexus serré, d'où partent des fibres dont la terminaison est encore inconnue.

3° *Gencives.* — Les gencives représentent cette portion de la muqueuse buccale qui revêt le bord alvéolaire des mâchoires et entoure le collet des dents. Leur tissu rougeâtre, vasculaire, paraît dur au toucher à cause de la résistance des parties sous-jacentes. A leur niveau le derme de la muqueuse porte de grosses papilles et est tapissé par un épithélium pavimenteux; elles sont dépourvues de glandes.

Pour la dentition temporaire et le développement des dents, voy. *Développement.*

§ II. — Glandes salivaires.

On décrit, sous le nom commun de *glandes salivaires*, trois glandes ou masses glanduleuses paires, la parotide, la sous-maxillaire et la sublinguale.

Toutes ces glandes sont des *glandes en grappe* composées; leurs lobules sont constitués par des culs-de-sac ou *acini* présentant une membrane propre et un épithélium glandulaire polygonal; les conduits excréteurs sont tapissés par un épithélium cylindrique. Toutes ces glandes reçoivent des filets nerveux sympathiques provenant des plexus qui accompagnent les artères; on trouve sur leur trajet de petits ganglions microscopiques ([1]).

I. PAROTIDE (Fig. 245, A, 1).

La parotide (παρά, auprès; οὖς, ὠτός, oreille) est située en arrière de la branche de la mâchoire inférieure, en avant et au-dessous du conduit auditif externe, en avant de l'apophyse mastoïde et du bord antérieur du sterno-mastoïdien. Elle atteint en haut l'arcade zygomatique; en bas elle dépasse de $0^m,02$ l'angle de la mâchoire; en avant elle empiète sur le masséter. Sa hauteur est de $0^m,065$ environ sur $0^m,025$ d'épaisseur. Son poids est de 25 grammes en moyenne. Elle a la forme d'un coin à base quadrangulaire un peu convexe et dont le sommet s'enfonce dans une excavation, *excavation parotidienne* ou *fosse rétro-maxillaire*, sur laquelle elle se moule.

([1] Pflüger a décrit la terminaison des nerfs dans les glandes salivaires. D'après lui, les fibrilles nerveuses terminales se continueraient avec la cellule épithéliale glandulaire (noyau et protoplasma), qui serait en quelque sorte une véritable formation nerveuse.

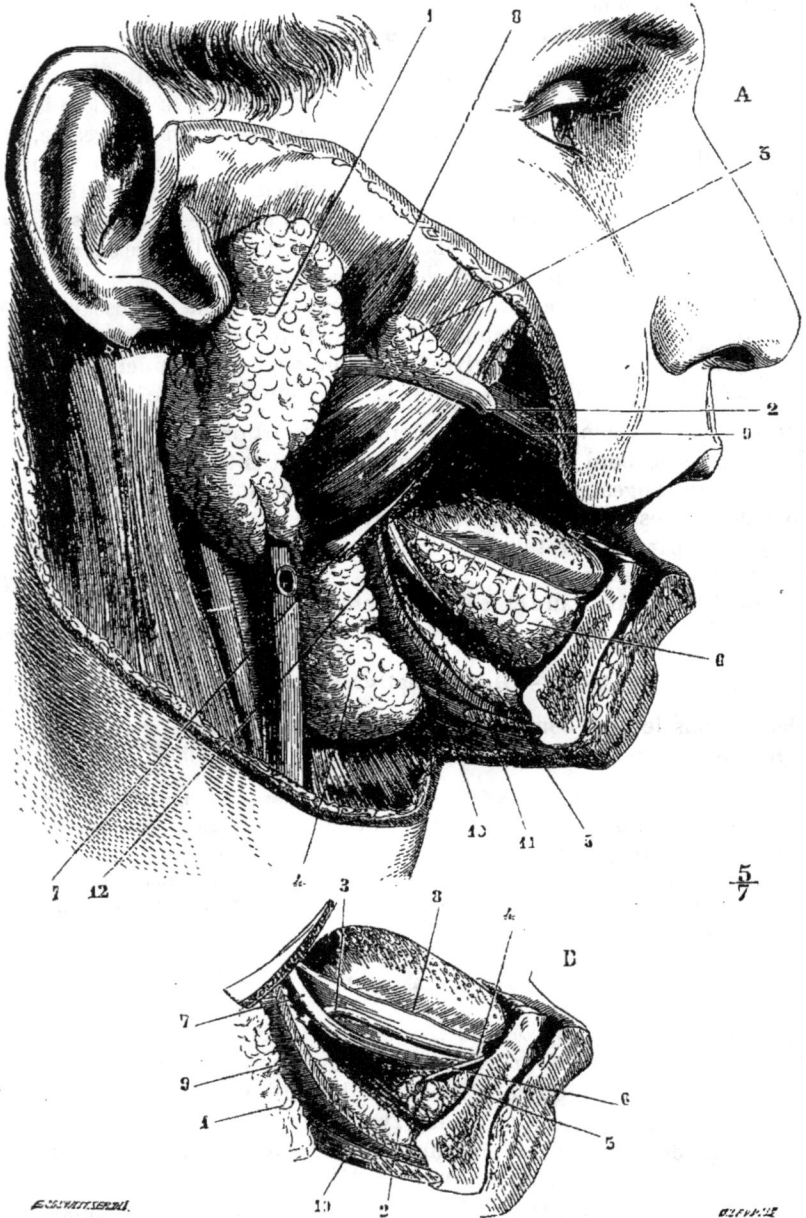

Fig. 215. — *Glandes salivaires* (*).

(*) A. 1) Parotide. — 2) Canal de Sténon. — 3) Parotide accessoire. — 4) Glande sous-maxillaire. — 5) Son prolongement antérieur. — 6) Glandes sublinguales. — 7) Maxillaire inférieur coupé en avant du masséter. — 8) Masséter. — 9) Buccinateur, enlevé en partie. — 10) Mylo-hyoïdien. — 11) Digastrique. — 12) Nerf lingual. B. La glande sous-maxillaire a été en partie enlevée. — 1) Glande sous-maxillaire. — 2) Son prolongement. — 3) Canal de Wharton. — 4) Son embouchure. — 5) Partie antérieure de la glande sublinguale. — 6) Ca-

Rapports. — Sa face externe est recouverte par l'aponévrose parotidienne. En arrière elle répond au conduit auditif externe cartilagineux, à l'apophyse styloïde et au bord antérieur de l'apophyse mastoïde, enfin au ventre postérieur du digastrique et au sterno-mastoïdien, entre lesquels elle envoie souvent un prolongement. En avant, elle embrasse le bord postérieur du masséter et de la branche de la mâchoire plus profondément; elle répond au muscle stylo-pharyngien, au ligament stylo-maxillaire et à une lame fibreuse qui la sépare de l'artère carotide interne et de la veine jugulaire interne. En dedans elle est creusée d'une gouttière et souvent d'un canal complet pour l'artère carotide externe; les branches fournies dans ce trajet par cette artère sont donc plus ou moins complètement enclavées dans le tissu de la glande. Il en est de même du nerf facial, qui traverse la glande ainsi que le nerf temporal superficiel du maxillaire inférieur. On trouve en outre dans l'épaisseur de la glande, mais superficiellement, de petits ganglions lymphatiques, qui se distinguent des lobules glandulaires par leur couleur rouge.

La parotide est enveloppée par une capsule fibreuse résistante, qui envoie des cloisons entre les lobules et les lobes. Sa substance a une couleur gris rosé. Les cellules glandulaires de ses acini ne contiennent pas de mucine, à l'inverse des deux autres glandes salivaires.

Canal de Sténon (Fig. 245, A, 2). — Le canal excréteur de la carotide part de son bord antérieur à la réunion du tiers supérieur et du tiers moyen; il marche ensuite transversalement à un travers de doigt au-dessous de l'arcade zygomatique sur la face externe du masséter et, arrivé au bord antérieur du muscle, s'enfonce en traversant la graisse de la joue et le buccinateur, et s'ouvre sur la muqueuse, à la hauteur de la troisième molaire supérieure, par un orifice très-étroit. Des lobules glandulaires isolés (*parotide accessoire*, 3) accompagnent souvent le canal de Sténon.

Ce canal a un diamètre d'environ 0^m,003 et ses parois ont une épaisseur d'à peu près 0^m,001. Elles se composent des couches suivantes en allant de dehors en dedans : 1° une tunique adventice, fibreuse qui se perd dans l'aponévrose du buccinateur; 2° une tunique fibreuse propre; 3° une couche annulaire de fibres élastiques; 4° une membrane propre tapissée d'un épithélium cylindrique.

Vaisseaux et nerfs. — Les *artères* viennent de la carotide externe et de ses branches. Les *veines* n'offrent rien en particulier. Les *lymphatiques* vont les uns aux glanglions parotidiens, les autres aux ganglions sous-maxillaires. Les *nerfs* sont fournis par l'auriculaire antérieur du plexus cervical, par des filets du facial et par des branches sympathiques accompagnant les artères.

II. GLANDE SOUS-MAXILLAIRE (Fig. 245, A, 4).

Cette glande est située dans la région sus-hyoïdienne. Sa forme est assez irrégulière; son poids est d'environ 6 grammes.

Rapports. — Elle est recouverte par la peau, le paucier et l'aponévrose cervicale et, en haut, cachée en partie par le maxillaire inférieur. Elle re-

nal de Bartholin. — 7) Nerf lingual. — 8) Coupe de la muqueuse linguale. — 9) Mylo-hyoïdien. — 10) Digastrique.

pose sur le muscle hyo-glosse, dans la concavité du digastrique; elle dépasse ordinairement en avant le bord postérieur du mylo-hyoïdien, et
envoie entre ce muscle et l'hyo-glosse un prolongement volumineux, très-
variable comme forme, *glande salivaire interne* (Fig. 245, A, 4). L'artère facial se creuse une gouttière à sa partie postérieure et quelquefois même est
contenue dans son tissu ; la veine faciale est en avant de la glande et sur
sa face externe. Superficiellement elle est en rapport avec de nombreux
ganglions lymphatiques. Une loge aponévrotique l'entoure complétement
et l'isole en arrière de la parotide.

Canal de Wharton (Fig. 245, B, 3). — Les lobules de la glande sous-
maxillaire sont plus gros et plus lâchement unis que ceux de la parotide.
Ils donnent naissance à un canal excréteur long de $0^m,065$ environ sur un
diamètre de près de $0^m,002$. Ce canal passe entre le mylo-hyoïdien et l'hyo-
glosse, longe la face interne de la mâchoire, croise l'anse formée par le nerf
lingual, passe en dedans de la glande sublinguale, et va s'ouvrir sur les
côtés du frein de la langue par un orifice étroit, situé au centre d'une petite saillie ombiliquée de la muqueuse (*ostiolum umbilicale*).

·Le canal de Wharton est très-extensible et ses parois sont très-minces de sorte qu'il
a une forme aplatie. Elles se composent de dehors en dedans des couches suivantes : 1° une tunique externe fibreuse de tissu connectif ordinaire ; 2° une couche de fibres musculaires lisses longitudinales (elles ne sont pas admises par tous
les auteurs); 3° une couche de fibres élastiques longitudinales ; 4° enfin un épithélium cylindrique reposant sur une membrane propre.

Vaisseaux et nerfs. — Les *artères* et les *veines* sont des branches de l'artère et de
la veine faciale. Les *lymphatiques* vont aux ganglions voisins. Les *nerfs* viennent du
lingual et du ganglion sous-maxillaire ; la glande en reçoit donc de trois sources,
de la corde du tympan, du trijumeau et du grand sympathique.

III. GLANDES SUBLINGUALES (Fig. 234, A, 6).

Les glandes sublinguales sont situées tout à fait superficiellement sous la
muqueuse du plancher buccal, sous les bords de la langue, dans la fossette
sublinguale du maxillaire inférieur. C'est une agglomération de glandes et
non une glande unique. La partie antérieure seule forme une glande de la
grosseur d'une amande (Fig. 225, B, 5), d'où part un conduit assez volumineux de $0^m,02$ de longueur qui va s'ouvrir près du canal de Wharton et en
dehors de lui; c'est le *canal de Bartholin* (Fig. 245, B, 6). Derrière cette
glande antérieure on trouve une véritable chaîne glandulaire, continue en
arrière jusqu'aux glandules du voile du palais et dont les conduits excréteurs, très-courts, verticaux, *conduits de Rivinus*, s'ouvrent sur la muqueuse
du plancher buccal. D'après certains auteurs quelques-uns de ces conduits
viendraient s'aboucher dans le canal de Wharton.

Vaisseaux et nerfs. — Les *artères* viennent de la sublinguale et de la sous-mentale. Les *veines* suivent les artères. Les *nerfs* proviennent du nerf lingual et du
ganglion sublingual.

§ III. — Foie.

Le foie est un organe impair, asymétrique, destiné à la sécrétion de la bile qu'il verse dans le duodenum par le canal cholédoque. Il remplit la moitié droite de l'excavation du diaphragme, empiète même un peu à gauche de la ligne médiane et est fixé dans cette situation par des replis qui seront décrits avec le péritoine.

Conformation extérieure. — Sa *forme* est celle d'un segment d'ovoïde comprenant la grosse extrémité de l'ovoïde et la moitié supérieure de la petite. Cette forme du reste est sujette à varier, le foie ayant une très-faible indépendance morphologique et se moulant sur les organes qui l'entourent avec la plus grande facilité ; c'est ainsi qu'on la trouve si souvent altérée chez les femmes par l'usage du corset.

Le foie présente deux faces, deux bords et deux extrémités.

A. La *face supérieure* est convexe et divisée par le *ligament falciforme* en deux parties, une droite, plus considérable, *lobe droit*, une gauche, moins étendue, *lobe gauche;* cette division du foie en deux lobes est purement nominale.

B. La *face inférieure* (Fig. 246), légèrement concave, présente trois sil-

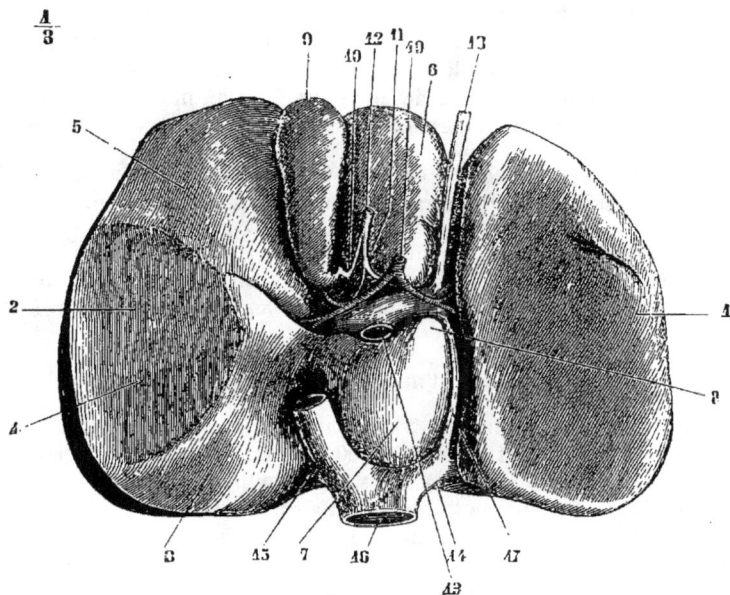

Fig. 246. — *Face inférieure du foie* (*).

(*) 1) Lobe gauche. — 2) Lobe droit. — 3) Empreinte de la capsule surrénale droite. — 4) Empreinte rénale. — 5) Empreinte colique. — 6) Lobe carré. — 7) Lobe de Spigel. — 8) Son prolongement antérieur. — 9) Vésicule biliaire. — 10) Canal cystique. — 11) Canal hépatique. — 12) Canal cholédoque. — 13) Veine porte. — 14) Veine sus-hépatique gauche. — 15) Veine sus-hépatique droite. — 16) Veine cave inférieure. — 17) Canal veineux. — 18) Cordon de la veine ombilicale. — 19) Artère hépatique.

BRAUNIS et BOUCHARD, 2e édit. 50

lons, deux longitudinaux, antéro-postérieurs, et un transversal, disposés de
façon à rappeler un H majuscule. 1° Le sillon transversal (*sillon transverse,
hile du foie*), est dirigé de droite à gauche et situé à égale distance du bord
antérieur et du bord postérieur du foie; il a 0^m,05 de longueur et loge la
veine porte (13), l'artère hépatique (19) et les canaux hépatiques. 2° Le *sillon
longitudinal gauche* va du bord antérieur au bord postérieur du foie; il contient dans sa moitié antérieure le cordon fibreux qui remplace chez l'adulte
la veine ombilicale du fœtus (18), cordon fibreux enveloppé dans le repli
falciforme, et dans sa moitié postérieure le cordon fibreux qui résulte de
l'oblitération du canal veineux (17). 3° Le *sillon longitudinal droit* n'existe en
général que dans la partie antérieure au sillon transverse et a la forme
d'une dépression assez large, *fossette de la vésicule biliaire;* en arrière du
hile, ce sillon est interrompu, puis il reparaît près du bord postérieur du
foie pour loger la veine cave inférieure. La partie de la face inférieure du
foie située à gauche de l'H appartient au lobe gauche; celle qui est située
à droite appartient au lobe droit; cette dernière présente trois dépressions
correspondant à des organes voisins : l'antérieure, *empreinte colique* (3), est
très-légère et répond à la courbure droite du côlon; la moyenne, *empreinte
rénale* (4), est beaucoup plus étendue; la postérieure, peu marquée, répond
à la capsule surrénale. Entre le sillon transverse et la partie antérieure des
deux sillons longitudinaux se trouve le *lobe carré* ou *éminence porte antérieure* (6); en arrière du sillon transverse est le *lobe de Spigel, éminence
porte postérieure* (7), rattachée au lobe droit du foie par un pont de substance hépatique qui interrompt le sillon longitudinal droit. La face inférieure du foie peut offrir en outre des incisures plus ou moins profondes
(*rimæ cœcæ*) et quelquefois des lobes accessoires.

C. Le *bord antérieur* est mince et tranchant et offre deux échancrures correspondant aux extrémités antérieures des deux sillons longitudinaux.

D. Le *bord postérieur*, très-épais, mousse, arrondi, donne attache au ligament coronaire. Au niveau du lobe de Spigel il est creusé d'une échancrure,
quelquefois convertie en canal complet, et qui loge la veine cave inférieure.

E. L'*extrémité droite* est mousse et arrondie.

F. L'*extrémité gauche* est mince et triangulaire.

Le *poids* moyen du foie est de 1400 à 1500 grammes; ce poids varie du
reste suivant l'état de réplétion de ses vaisseaux. Son poids spécifique, comparé à celui de l'eau, est comme 15 est à 10. Sa surface est lisse partout où
il est revêtu par le péritoine, grenue dans les endroits où il en est dépourvu.
Cette surface a une couleur rouge-brun, plus ou moins foncée, et présente
un aspect marbré dû aux lobules hépatiques.

Rapports (Fig. 247). — Les trois quarts de la masse du foie (lobe droit,
lobe de Spigel, lobe carré) sont situés dans la moitié droite de l'abdomen.
Sa face convexe répond à la concavité du diaphragme, sur laquelle elle se
moule exactement; son point culminant remonte, dans l'*expiration complète,*

$\frac{4}{9}$

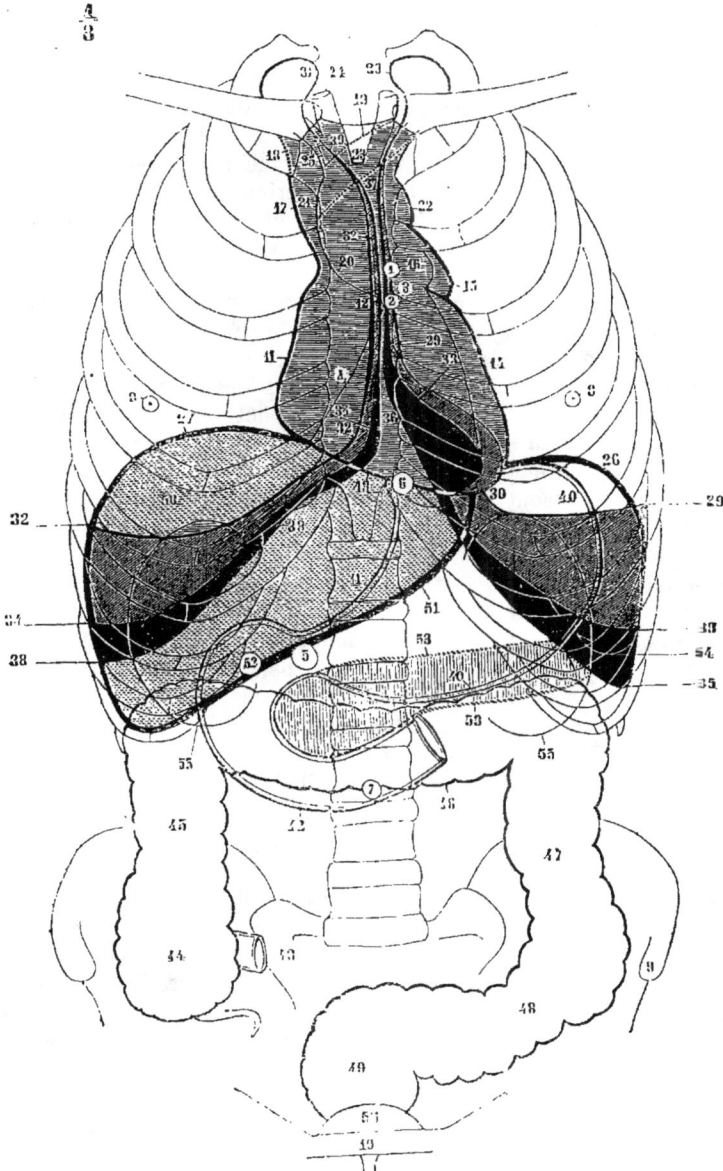

Fig: 247. — *Rapports des viscères abdominaux et thoraciques* (figure schematiqu (*).

(*) 1) Situation de l'orifice de l'artère pulmonaire. — 2) Orifice de l'aorte. — 3) Orifice auriculo-ventriculaire gauche. — 4) Orifice auriculo-ventriculaire droit. — 5) Pylore. — 6) Position du cardia. — 7) Ombilic. — 8) Mamelon. — 9) Épine iliaque antérieure et supérieure. — 10) Symphyse du pubis. — 11) Oreillete droite. — 12) Auricule droite. — 13) Bord droit du cœur. — 14) Bord gauche du cœur. — 15 Auricule gauche. — 16) Artère pulmonaire. — 17) Veine cave supérieure. — 18) Tronc veineux brachio-céphalique droit. — 19) Tronc veineux brachio-céphalique gauche. — 20, 21) Aorte ascendante. — 22) Aorte descendante. — 23) Crosse de l'aorte. — 24) Carotide primitive droite. — 25) Artère sous-clavière droite. — 26) Limite supérieure du dia-

comme sur le cadavre, presque à la hauteur de la quatrième côte. Sa face inférieure, inclinée en bas et en avant, recouvre à droite la capsule surrénale, le tiers supérieur du rein droit et la courbure droite du côlon; le lobe de Spigel, situé à droite du cardia à la hauteur de la douzième vertèbre dorsale, répond au pilier droit du diaphragme; le lobe carré répond à la première partie du duodenum, et l'extrémité gauche recouvre une partie de la face antérieure de l'estomac. Le bord inférieur, oblique en haut et à gauche, va du cartilage de la huitième côte droite à celui de la septième côte gauche, et masque la petite courbure de l'estomac.

Conformation intérieure. — Le foie est enveloppé par une membrane fibreuse très-mince, *capsule de Glisson*, recouverte par le péritoine, sauf au niveau des sillons de la face inférieure et des parties qui donnent attache à des replis péritonéaux. De sa face profonde partent des tractus celluleux fins pénétrant dans la substance hépatique, dont on peut cependant la détacher facilement. Au niveau du sillon transverse elle accompagne les divisions de la veine porte, de l'artère hépatique et des canaux hépatiques, en leur fournissant des gaînes qui sont très-adhérentes au tissu du foie, et rattachées au contraire aux parois des vaisseaux qu'ils contiennent par un tissu cellulaire très-lâche.

Le foie a une consistance très-ferme, mais il se laisse déchirer très-facilement. Sa cassure est grenue, et par la déchirure il se laisse diviser en granulations, *lobules hépatiques*, ayant une longueur de 0^m,004 à 0^m,006, supportées comme des feuilles sur une tige par de fines ramifications vasculaires, *veines hépatiques interlobulaires*. La partie centrale et la partie périphérique du lobule n'ont pas habituellement la même coloration; d'ordinaire la partie centrale est rouge sombre et la partie périphérique jaune clair; et il en résulte un aspect marbré, visible à l'extérieur, et caractérisé par des granulations sombres, circonscrites par des lignes réticulées jaune clair; au centre de chaque granulation sombre se voit un point plus foncé, qui correspond à la veine hépatique intra-lobulaire. D'autres fois, au contraire, c'est la partie centrale qui est claire et la partie corticale foncée; cet aspect est dû alors à la congestion des rameaux de la veine porte qui occupent la périphérie du lobule.

Les coupes pratiquées sur le foie dans différentes directions montrent deux ordres de vaisseaux; les uns restent béants et adhèrent par leurs parois au tissu hépatique : ce sont les veines hépatiques; les autres s'affaissent :

phragme à gauche, dans l'état d'expiration complète. — 27) Sa limite à droite. — 28) Cul-de-sac supérieur gauche de la plèvre. — 29) Limite atteinte par le bord antérieur et le bord inférieur du poumon gauche dans l'expiration complète. — 30) Prolongement cardiaque du poumon gauche. — 31) Cul-de-sac supérieur du poumon droit. — 32) Limite atteinte par le poumon droit dans l'expiration complète. — 33. Limite atteinte par le poumon gauche dans l'inspiration. — 34) Limite atteinte par le poumon droit dans l'inspiration. — 35, 36, 37) Limites de la plèvre gauche. — 38, 39) Limites de la plèvre droite. — 40) Grande courbure de l'estomac. — 41) Petite courbure. — 42) Duodenum. — 43) Terminaison de l'intestin grêle. — 44) Cœcum. — 45) Côlon ascendant. — 46) Côlon transverse. — 47) Côlon descendant. — 48) S iliaque. — 49) Rectum. — 50) Foie. — 51) Bord antérieur du foie. — 52) Vésicule biliaire. — 53) Pancréas. — 54) Limite inférieure de la rate. — 55) Limite inférieure du rein. — 56) Vessie. — NOTA. L'espace compris entre 29 et 33 à gauche, et 32 et 34 à droite, espace rempli par des lignes obliques en bas et à droite, indique l'étendue dans laquelle se fait la locomotion des poumons entre l'expiration et l'inspiration forcées. L'espace noir compris entre 33 et 35 à gauche, et 34 et 38 à droite, indique l'espace occupé par la plèvre, mais dans lequel n'arrivent pas les poumons même dans l'inspiration forcée.

ce sont les branches de la veine porte ; cette apparence est due à la présence de la capsule de Glisson sur les dernières, à son absence sur les autres.

Structure. — Le foie se composant d'une accumulation de lobules, il suffit de connaître la structure d'un lobule hépatique pour connaître la structure du foie. Chaque lobule comprend : 1° une substance propre constituée par les *cellules hépatiques* ; 2° des conduits excréteurs, *canalicules biliaires* ; 3° des vaisseaux afférents, *veine porte* et *artère hépatique* ; 4° un réseau capillaire ; 5° une veine efférente, *veine hépatique* ; 6° des *lymphatiques* ; 7° du *tissu connectif.* Ces divers éléments ont la disposition générale suivante (Fig. 248). Les cellules hépatiques forment une sor-

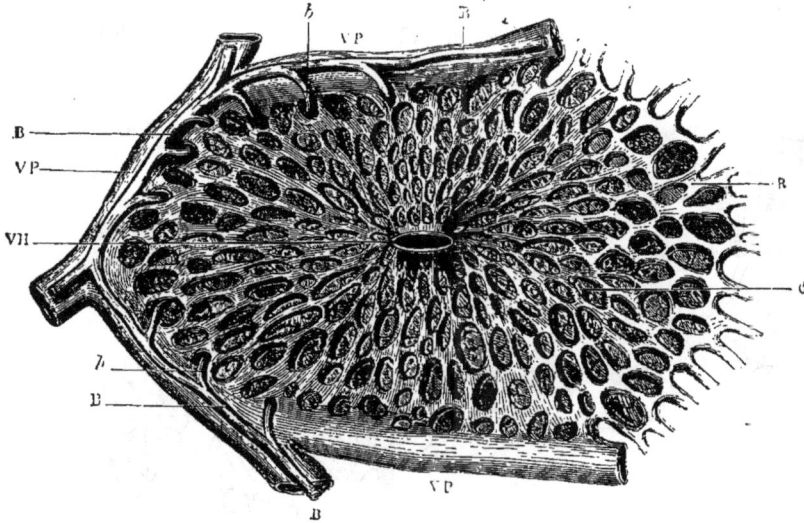

Fig. 248. — *Coupe d'un lobule hépatique* (*).

te de réseau dans toute l'étendue du lobule, réseau situé dans les mailles des capillaires sanguins ; les vaisseaux afférents, veine porte et artère hépatique, sont situés à la périphérie du lobule, ainsi que les canalicules biliaires ; la veine hépatique, au contraire, est centrale ; cette disposition se voit bien sur les coupes transversales portant sur le centre d'un lobule.

1° *Cellules hépatiques.* — Ces cellules sont interposées dans les mailles du réseau capillaire du lobule et forment ainsi un réseau plein enchevêtré étroitement avec ce réseau capillaire ; sur une coupe transversale elles sont rangées suivant une direction radiée de la périphérie au centre. Ces cellules isolées sont arrondies ou polygonales, d'un diamètre moyen de $0^{mm},016$, et contiennent, outre un noyau arrondi, une masse molle finement granulée (amidon animal de Schiff), et des molécules graisseuses. Ce contenu se comporte avec l'acide nitrique comme la matière colorante de la bile. Par une alimentation grasse, ces cellules deviennent granuleuses et plus foncées.

2° *Canalicules biliaires* (Fig. 248, B). — Les canalicules biliaires paraissent naître de la partie périphérique des lobules hépatiques par de petits culs-de-sac (L) qu'on

(*) VH) Veine hépatique intra-lobulaire. — VP) Branche interlobulaire de la veine porte. — R. Mailles du réseau capillaire du lobule. — C) Cellules hépatiques. — B) Canalicules biliaires. — b) Leur origine dans le lobule. — D'après Cl. Bernard.

ne peut suivre très-profondément dans l'intérieur du lobule. Ces culs-de-sac se jettent dans des canalicules (B) de 0ᵐᵐ,02 à 0ᵐᵐ,03, *canalicules biliaires interlobulaires*, qui marchent autour des lobules avec les branches de la veine porte et de l'artère hépatique. Ces canalicules forment, en se réunissant à ceux des lobules voisins, les *conduits hépatiques*, dont le trajet sera décrit plus loin. Les canalicules biliaires *intra* et *interlobulaires* sont constitués par une membrane propre amorphe, et un épithélium polygonal dont les cellules sont beaucoup plus petites que les cellules hépatiques.

Origine des canalicules biliaires et rapports de ces canalicules avec les cellules hépatiques. — Cette question, une des plus difficiles de l'histologie, n'est pas encore tranchée définitivement. Si on fait une injection fine dans les conduits hépatiques, on voit (Fig. 249), que l'injection pénètre non-seulement dans les culs-de-sac de la péri-

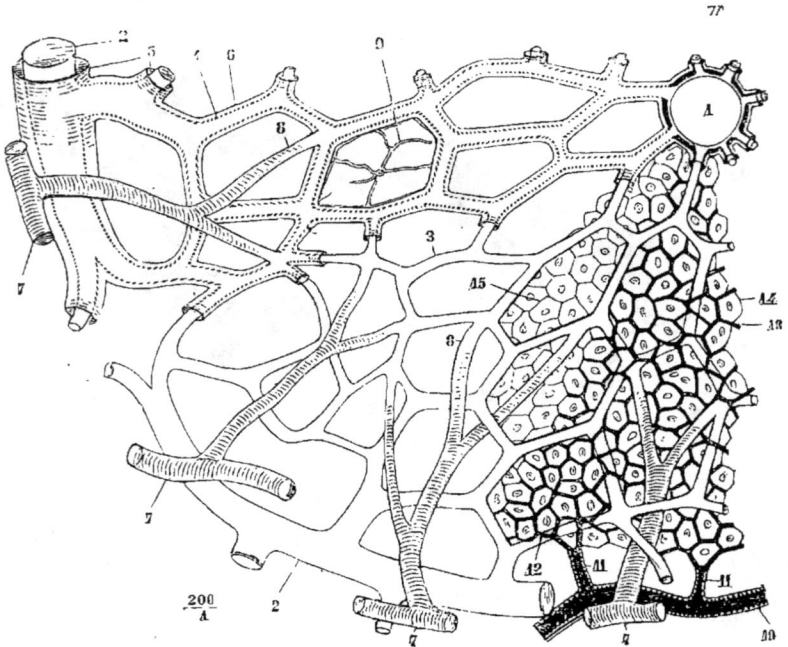

Fig. 249. — *Structure d'un lobule hépatique* (figure schématique) (*).

phérie du lobule, mais qu'elle pénètre plus profondément dans l'intérieur du lobule entre les cellules hépatiques ; il en résulte un réseau caniculé très-fin (Fig. 249, 12), dont les mailles polygonales circonscrivent les cellules hépatiques. L'existence de ce réseau n'est pas douteuse, mais sa signification est encore incertaine. D'après quelques auteurs (Budge, Andrejewicz, Mac-Gillavry, etc.), on aurait là un véritable réseau de *canalicules biliaires capillaires*, occupant toute l'épaisseur du lobule et indépendant du réseau capillaire sanguin. Ces canalicules seraient même pour

(*) 1) Veine hépatique intralobulaire. — 2) Veine porte. — 3, 4) Réseau capillaire du lobule. — 5,6) Gaines lymphatiques entrouvrant les capillaires du réseau. — 7) Artère hépatique. — 8) Ses branches se réunissant au réseau capillaire du lobule. — 9) Trabécules connectives. — 10) Canalicule biliaire interlobulaire. — 11) Canalicule biliaire intralobulaire. — 12, 13) Réseau des canalicules biliaires capillaires distendu par l'injection. — 14) Cellules hépatiques séparant les unes des autres par l'injection des canalicules biliaires capillaires. — 15) Cellules hépatiques dans la partie du lobule où l'injection n'a pas pénétré.

quelques anatomistes pourvus d'une paroi propre, et par suite les cellules hépatiques seraient situées en dehors d'eux. Pour d'autres auteurs (Reichert, etc.), ce serait un simple système de *lacunes intercellulaires* distendues artificiellement par l'injection.

3° *Vaisseaux afférents.* — a) *Veine porte* (Fig. 249, 2). Arrivées dans les espaces interlobulaires, les branches de la veine porte, *veines interlobulaires*, circonscrivent le lobule et se distribuent de telle façon qu'une branche veineuse terminale se distribue à plusieurs lobules et qu'un seul lobule reçoit des rameaux de plusieurs veines interlobulaires qui ne s'anastomosent pas entre elles. Ces rameaux vont former le réseau capillaire des lobules.

b) *Artère hépatique* (Fig. 249, 7). — Une partie des branches terminales de l'artère hépatique fournit aussi des rameaux qui pénètrent dans les lobules et contribuent à la formation du réseau capillaire.

4° Le *réseau capillaire du lobule hépatique* (Fig. 248, R) est enchevêtré dans les mailles du réseau des cellules hépatiques, de manière qu'une maille de ce réseau ne contient guère plus de deux à quatre cellules hépatiques. Les capillaires qui le constituent sont assez larges et ont $0^{mm}, 011$ à $0^{mm}, 009$ de diamètre. La direction de ces capillaires est en général rayonnée de la périphérie au centre.

5° *Veine hépatique* (Fig. 248, VH). — Les branches d'origine des veines hépatiques naissent au centre même de chaque lobule du réseau capillaire formé par la veine porte et l'artère hépatique (*veines intra-lobulaires*). Leur diamètre est de $0^{mm}, 027$ à $0^{mm}, 07$. Il ne part jamais d'un lobule qu'une seule veine intralobulaire.

6° *Lymphatiques* (Fig. 249, 5). — Les capillaires du lobule hépatique sont entourés d'une gaîne lymphatique analogue à celle qui a été décrite autour des capillaires du cerveau. La paroi externe de cette gaîne répond aux cellules hépatiques et au tissu connectif interstitiel et les sépare de la paroi des capillaires sanguins.

7° *Tissu connectif.* — Le tissu connectif interstitiel du lobule est à peine apparent et se réduit à quelques trabécules fines (Fig. 249, 9), confondues et soudées en grande partie avec la gaîne lymphatique des capillaires sanguins. Entre les lobules, le tissu connectif est aussi très-peu développé chez l'homme et se continue avec les cloisons qui partent de la face profonde de la capsule de Glisson et avec les prolongements de cette capsule qui accompagnent les branches de la veine porte.

Appareil excréteur. — Cet appareil se compose : 1° des *canaux biliaires*, s'abouchant dans le *canal hépatique;* 2° d'un réservoir, la *vésicule biliaire*, pourvu d'un canal excréteur, *canal cystique :* 3° d'un canal commun, *canal cholédoque*, formé par la réunion des deux canaux cystique et hépatique.

1° *Canaux biliaires* et *canal hépatique.* — Des canalicules biliaires interlobulaires partent des conduits, *canaux biliaires*, qui prennent un calibre de plus en plus considérable à mesure qu'ils reçoivent de nouvelles branches. Ces canaux aboutissent enfin à deux conduits de $0^m, 004$ à $0^m, 005$ de diamètre, l'un droit, l'autre gauche, qui sortent du sillon transverse, en avant de la veine porte, et forment alors le *canal hépatique* (Fig. 246, 11). Ce canal, long de $0^m, 02$, sur une largeur de $0^m, 006$, se réunit bientôt au canal cystique pour former le canal cholédoque. Si on ouvre les canaux biliaires et le canal hépatique, on trouve sur leur face interne des *dépressions* ou *fossettes*, disséminées sans ordre pour le canal hépatique, disposées, au contraire, en deux séries linéaires pour les deux branches et pour les gros canaux biliaires. On retrouve ces fossettes jusque sur des branches de 0mm,8 de diamètre. Ces fossettes donnent à ces conduits l'aspect d'un crible. Des anastomoses, niées par plusieurs anatomistes, existent entre les conduits interlobulaires.

Les canalicules biliaires les plus fins se composent d'un *épithélium cylindrique* simple et d'une *membrane fibreuse*. Dans les canaux plus volumineux et dans le canal hépatique, cette tunique connective est plus épaisse, et sa couche interne est constituée par un réseau serré de fibres élastiques fines.

Le canal hépatique présente des *glandes en grappe*, lenticulaires, s'ouvrant à la surface de la muqueuse par des orifices ponctués. Ces glandes en grappe se rencontrent aussi dans les ramifications des canaux biliaires et jusque sur des rameaux de 0mm,7 ; mais elles diminuent à mesure qu'on se rapproche des lobules. Ce sont de petites dépressions en cul-de-sac isolées ou par groupes et rattachées à la paroi du canal par un pédicule étroit. Elles sont quelquefois tellement nombreuses qu'elles cachent complétement les parois du canal qui les supporte. C'est à ces glandes, autour desquelles se distribue un réseau capillaire très-serré provenant de l'artère hépatique, que plusieurs auteurs attribuent la sécrétion de la bile, ce qui s'accorderait avec leur nombre extraordinaire, et avec ce fait qu'elles manquent dans la vésicule biliaire ; mais, d'autre part, leur variété qui s'accorde peu avec la constance de la sécrétion biliaire, leur développement en rapport avec celui des cellules hépatiques (elles sont rudimentaires dans les *vasa aberrantia*), parlent contre cette hypothèse, en dehors des idées émises plus haut à propos des fonctions du lobule hépatique. Elles nous paraissent plutôt être en rapport avec la résorption des parties liquides de la bile.

Vasa aberrantia. — Le tissu connectif qui se trouve au niveau du ligament triangulaire gauche du foie, du sillon antéro-postérieur et de la veine cave inférieure, présente des canaux biliaires qui ne sont pas entourés par de la substance hépatique. Ces canaux, *vasa aberrantia*, commencent par des culs-de-sac légèrement renflés et ont la même structure que les canalicules biliaires ordinaires ; seulement leurs glandes sont moins développées. Leur signification est encore indécise ; cependant ils paraissent tenir au mode de développement de la glande comme les *vasa aberrantia* du testicule.

2° *Vésicule biliaire.* — La vésicule biliaire (Fig. 246, 9) est située dans la fossette antérieure du sillon longitudinal droit et maintenue dans sa position par le péritoine, qui ne recouvre ordinairement que la moitié ou les deux tiers de sa surface. Elle est piriforme et présente : 1° un *fond* tourné vers le bord antérieur du foie qu'il déborde et qui répond à l'union des cartilages des huitième et neuvième côtes droites ; 2° un *corps*, et 3° un *col* recourbé en S et séparé du corps et du canal cystique par des étranglements. Sa capacité moyenne est de 30 grammes de liquide. La vésicule biliaire peut manquer dans quelques cas d'anomalie.

Le *canal cystique* (Fig. 246, 10), qui fait suite au col de la vésicule, est situé dans l'épiploon gastro-hépatique ; il se dirige en bas et à gauche, et après un trajet de 0m,03 va se réunir à angle aigu au canal hépatique. Il est un peu moins volumineux que ce dernier.

L'épaisseur des parois de la vésicule est de 0m,001 à 0m,002. A l'intérieur, sa muqueuse, d'une couleur gris pâle à l'état normal, est ordinairement colorée sur le cadavre en jaune ou en vert par la bile. Elle offre des *plis* très-fins et nombreux, qui dessinent à sa surface un treillis élégant et ne disparaissent pas par la distension. Ce treillis disparaît dans le canal cystique ; mais en revanche on y trouve des plis transversaux et obliques valvulaires, en nombre variable ; un repli plus considérable, *valvule de Heister*, simple ou double, transversal ou spiralé, sépare le canal cystique du col de la vésicule.

La vésicule biliaire comprend de dedans en dehors les tuniques suivantes : 1° un épithélium formé par une couche simple de *cellules épithéliales cylindriques* très-allongées et présentant à leur face libre un rebord épaissi et strié comme celui des cellules cylindriques de l'intestin grêle ; 2° le *derme* de la muqueuse, formé de couches alternatives de *tissu connectif* et de *fibres lisses* entre-croisées, qui constituent près du col une sorte de *sphincter* ; 3° une tunique *fibreuse* rattachant la vésicule au tissu hépatique ou au péritoine ; c'est dans cette couche que Luschka a trouvé des tubes en cœcum anastomosés qui sont probablement des restes de l'état fœtal ; 4° la tunique *péritonéale* sur la face libre de la vésicule. Le canal cystique a la structure du canal hépatique. On trouve dans la vésicule quelques rares glandes en grappe.

3° *Canal cholédoque.* — Ce canal, constitué par la réunion des canaux cystique et hépatique, semble plutôt continuer ce dernier, dont il a le calibre. Il se dirige en bas, à droite et en arrière dans l'épaisseur de l'épiploon gastro-hépatique, en avant de la veine porte, passe en arrière du duodenum, puis entre sa deuxième portion et le pancréas ; après un trajet de $0^m,06$ en moyenne, il s'accole au canal pancréatique, traverse obliquement avec lui les parois du duodenum dans une longueur de $0^m,015$ et vient s'ouvrir sur l'ampoule de Vater, à la partie inférieure et interne de la deuxième portion. Le canal cholédoque ne présente à son intérieur ni plis ni valvules, mais une très-grande quantité de *fossettes* analogues à celles du canal hépatique. A la réunion des canaux cystique et hépatique, la muqueuse de ces conduits forme une sorte d'*éperon* plus ou moins long, faisant saillie du côté du canal cholédoque.

Ce canal a la même structure que le canal hépatique. Des *fibres lisses* sont admises par plusieurs anatomistes dans les canaux cholédoque et cystique.

Vaisseaux et nerfs. — L'*artère hépatique*, très-grêle eu égard au volume du foie, est située dans le sillon transverse, en arrière de la veine porte (Fig. 246, 19). Ses divisions accompagnent les branches de la veine porte avec les canaux biliaires. Outre les *rameaux lobulaires*, déjà vus à propos des lobules hépatiques, l'artère hépatique fournit : 1° des rameaux excessivement nombreux aux parois et aux glandes des canalicules biliaires, *rameaux canaliculaires* ; 2° des rameaux flexueux à la séreuse, *rameaux capsulaires*, anastomosés avec les vaisseaux voisins (artères mammaires, phréniques, etc.) ; 3° des rameaux aux parois de la veine porte, *rameaux vasculaires*.

La *veine porte*, après sa division en deux branches dans le sillon transverse, se ramifie dichotomiquement dans le tissu du foie (Fig. 250, VP), accompagnée par le prolongement de la capsule de Glisson. La direction transversale de ses branches et leur affaissement après la section les font distinguer immédiatement des veines hépatiques. Elles n'ont pas de valvules. Leurs rameaux de terminaison, veines interlobulaires, ont été décrites avec les lobules hépatiques.

Les veines *hépatiques* ou *sus-hépatiques* (Fig. 250, VH) naissent des veines centrales intralobulaires et forment deux troncs, l'un droit, l'autre gauche, qui se jettent dans la veine cave inférieure au niveau du bord postérieur du foie; leur trajet extra-hépatique est donc à peu près nul. Leur direction antéro-postérieure et surtout leur béance et leur adhérence au tissu du foie, due à l'absence de la capsule de Glisson, font distinguer leurs branches de celles de la veine porte. En outre leur ramification n'est pas dichotomique et régulière; les gros troncs reçoivent des rameaux de tout calibre, ce qui donne à leur surface interne un aspect particulier. Quelques petites veines hépatiques s'ouvrent isolément dans la partie de la veine cave accolée au foie. Les veines hépatiques reçoivent, outre les veines intralobulaires, une partie des veines provenant du réseau qui entoure les canalicules biliaires et leurs glandes; l'autre partie va se ramifier dans les lobules (Luschka).

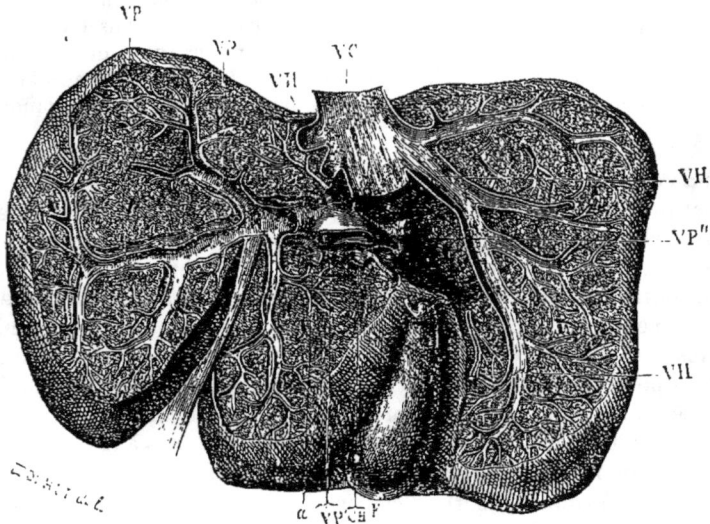

Fig. 250. — *Vaisseaux du foie* (*).

Les *lymphatiques* se divisent en superficiels et profonds. Ceux-ci, partis du réseau lymphatique intralobulaire décrit avec les lobules, suivent le trajet des veines interlobulaires et des branches de la veine porte pour arriver avec elles au sillon transverse.

Les *nerfs* proviennent du pneumogastrique et surtout du grand sympathique (plexus cœliaque); quelques filets viennent des nerfs spinaux : phrénique droit (plexus diaphragmatique) et nerfs splanchniques (plexus cœliaque). Ils accompagnent les branches de l'artère hépatique et de la veine porte par des ramifications plexiformes dépourvues de ganglions (Kölliker). Leur terminaison est inconnue.

§ IV. — Pancréas.

Le pancréas est une glande en grappe étendue transversalement dans la

(*) VP) Tronc de la veine porte coupée à son entrée dans le foie. — VP', VP″) Ses branches droite et gauche. — VH) Veines hépatiques. — VC) Veine cave inférieure. — F) Vésicule biliaire. — CH) Conduits hépatiques. — *a*) Artère hépatique. — (D'après Cl. Bernard.)

cavité abdominale, derrière l'estomac, entre la rate et le duodenum (Fig. 247, 53).

Sa *forme*, comparée à celle d'un marteau, est caractéristique ; allongé dans le sens transversal, il est un peu aplati d'avant en arrière et se divise en trois portions, une tête, un corps et une queue. 1° La *tête*, située à son ex-

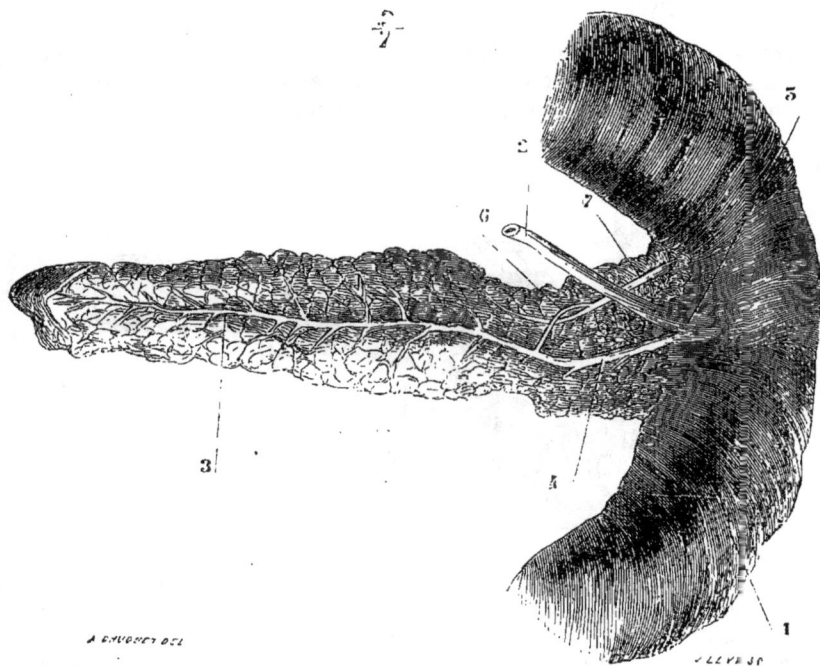

Fig. 251. — *Face postérieure du pancréas* (*).

trémité droite, est renflée et présente un lobe supérieur soudé au duodenum, et un lobe inférieur muni souvent d'un prolongement (*petit pancréas*), qui constitue avec le corps une gouttière pour la veine mésentérique supérieure. 2° Le *corps* est prismatique et offre trois faces, une antérieure, convexe, une supérieure et une inférieure, creusées toutes les deux d'un sillon, la première pour l'artère, la deuxième pour la veine splénique ; les angles qui limitent ces faces sont arrondis et pourvus quelquefois de saillies lobulées.

La *longueur* de la glande est d'environ 0ᵐ,15 à 0ᵐ,16. Son *poids* est de 70 grammes. Sa *consistance* est plus ferme que celle des glandes salivaires. Sa *couleur* est blanc grisâtre et devient un peu rose au moment de la sécrétion.

Rapports (Fig. 267). — La partie antérieure du pancréas, tapissée par le péritoine, répond à l'estomac, dont le sépare l'arrière-cavité des épiploons. Sa tête est logée dans la concavité du duodenum et creusée en arrière d'une

(*) 1) Duodenum. — 2) Canal cholédoque. — 3, 4) Canal pancréatique. — 5) Accolement des deux canaux pour pénétrer dans le duodenum. — 6) Anastomose du grand canal pancréatique et du 7) Canal pancréatique accessoire.

gouttière pour le canal cholédoque, qui se trouve plus bas entouré par la
substance glandulaire. Le corps est appliqué contre la colonne vertébrale à
la hauteur de la première et de la deuxième vertèbre lombaire. A gauche,
sa queue répond au rein gauche et à la rate. Ses rapports avec le péritoine
seront étudiés à propos de ce dernier.

Structure. — Le pancréas est une glande en grappe tout à fait comparable
aux glandes salivaires. Les vésicules glandulaires ou *acini*, larges de 0^{mm},03,
se composent d'une membrane propre et d'un épithélium qui remplit toute

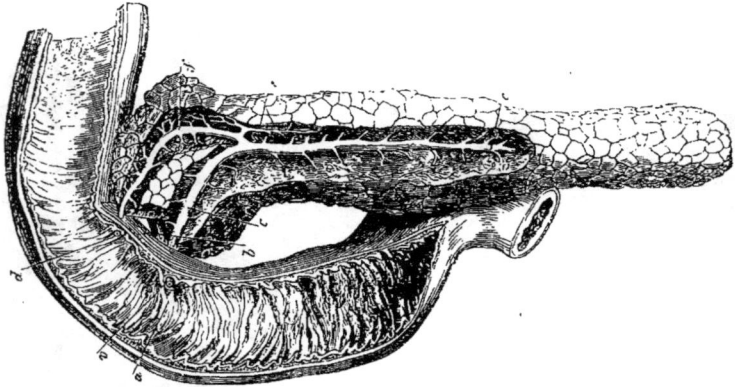

Fig. 252. — *Conduits pancréatiques chez l'homme, vue antérieure* (*).

la cavité sous forme de cellules granuleuses, de noyaux libres et de masse
moléculaire. Ces acini se groupent et constituent des lobules de la grosseur
d'un grain de millet, et la réunion de ces lobules constitue des lobes plus
facilement isolables que ceux des glandes salivaires.

Les conduits excréteurs de ces lobes aboutissent à un canal excréteur
commun, *canal pancréatique* ou *de Wirsung* (Fig. 251, 3), qui parcourt la
glande dans toute son étendue de la queue à la tête. Dans ce trajet il est
situé dans l'axe même du pancréas et entouré par conséquent de tous côtés
par la substance glandulaire; au niveau de la tête il acquiert le calibre d'une
petite plume d'oie. A ce moment il s'infléchit en bas (Fig. 252, *c*), s'accole
au canal cholédoque situé au-dessus de lui et traverse avec lui la paroi postéro-interne du duodenum pour s'ouvrir dans son intérieur.

L'embouchure des deux canaux cholédoque et pancréatique se fait ordinairement dans une sorte d'ampoule, *ampoule de Vater* (Fig. 253 et 254).
Cette ampoule, située à la partie interne et postérieure de la seconde partie du duodenum, a une longueur de 0^{m},007 à 0^{m},008. Les deux canaux
s'ouvrent à sa partie supérieure, le canal cholédoque en avant et au-dessus
du canal pancréatique; un repli en éperon sépare les deux orifices; l'orifice
même de l'ampoule est elliptique, et de son angle inférieur part un repli

(*) *a*) Face interne du duodenum. — *v*) Abouchement du grand canal pancréatique. —*b*) Canal cholédoque.
— *c*) Canal pancréatique. — *f*) Petit canal pancréatique. — *d*) Son abouchement dans le duodenum. — *e*) Canal accessoire s'abouchant dans le petit canal. — D'après Cl. Bernard.

vertical, *pli de Vater* (Fig. 253, *k*). Un *repli transversal* de la muqueuse (Fig. 254, *o*) recouvre la partie supérieure de l'ampoule. On trouve quel-

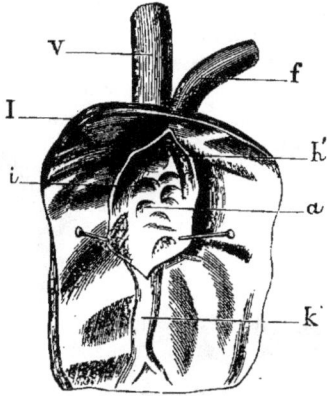

Fig. 253.
Ampoule de Vater ouverte (*).

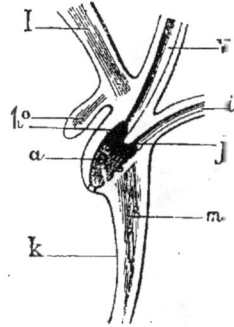

Fig. 254.
Coupe des parois de l'intestin au niveau de l'ampoule de Vater (**).

quefois une autre disposition, dont les figures 255 et 256 peuvent donner une idée sans qu'il soit besoin d'une description spéciale.

Le pancréas présente constamment, outre le canal de Wirsung, un *canal accessoire*, *canal azygos* (Fig. 252, *h*), limité à la tête de la glande. Ce canal

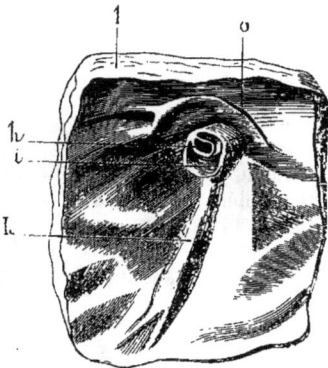

Fig. 255.
Orifice des conduits biliaire et pancréatique dans le duodenum (***).

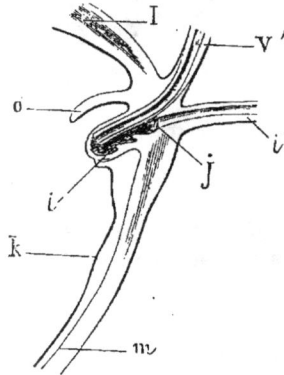

Fig. 256.
Coupe de l'intestin (même sujet que la figure précédente) (****).

(*: V) Canal cholédoque. — *h'*) Son embouchure dans l'ampoule de Vater. — *f*) Canal pancréatique. — *i*) Son embouchure dans l'ampoule de Vater. — *a*) Replis muqueux valvulaires existant dans l'ampoule. — *k*) Pli de Vater. — *l*) Intestin. — (D'après Cl. Bernard.)

(**) V) Canal cholédoque. — *h*) Son embouchure dans l'ampoule de Vater. — *i*) Canal pancréatique. — *j*) Son embouchure dans l'ampoule. — *a*) Ampoule de Vater. — *m*) Pli de Vater. — *o*) Pli supérieur. — *l*,*k*) Intestin. — (D'après Cl. Bernard.)

(***) *h*) Ouverture du canal cholédoque. — *i*) Ouverture du canal pancréatique qui forme l'ampoule. — *k*) Pli de Vater. — *o*) Repli transversal supérieur. — *l*) Intestin. — (D'après Cl. Bernard.)

(****) V') Canal cholédoque. — *i'*) Canal pancréatique. — *j*) Son embouchure. — *i*) Ampoule de Vater avec ses plis valvulaires. — *k*) Pli de Vater. — *o*) Pli transversal supérieur. — *l*, *m*) Intestin. — (D'après Cl. Bernard.)

embranché sur le canal principal par son extrémité gauche, s'ouvre par son extrémité droite dans le duodenum à près de $0^m,02$ environ au-dessus de l'ampoule de Vater. Il représente en réalité un deuxième canal (Fig. 251, 7), supérieur au canal de Wirsung, et réuni à ce dernier par une anastomose qui peut devenir considérable. On observe quelquefois une inversion dans le volume des deux conduits supérieur et inférieur (Fig. 257). Parfois le canal supérieur se termine en cul-de-sac près de l'intestin.

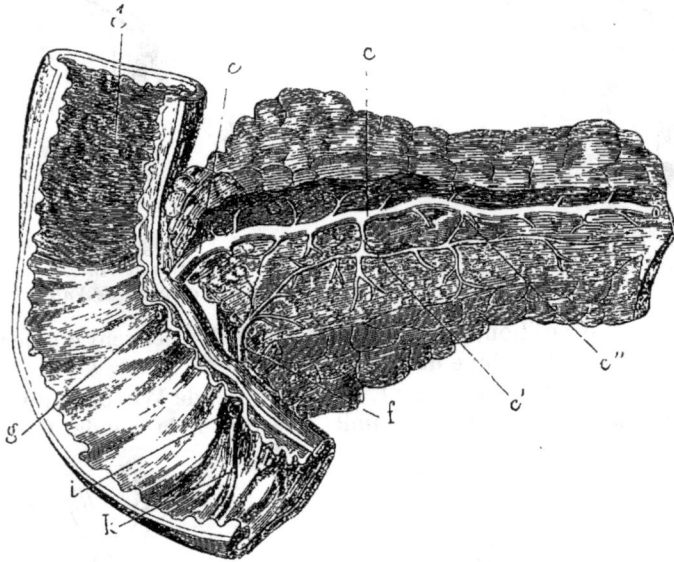

Fig. 257. — *Portion du pancréas et du duodenum* (*).

Vaisseaux et nerfs. — Les *artères* du pancréas viennent des artères hépatique (pancréatico-duodénale de la gastro-épiploïque droite), splénique et mésentérique supérieure. Les *veines* vont dans les veines splénique et mésaraïque supérieure. Les *lymphatiques* se rendent à de petits ganglions situés le long de l'artère splénique et à la racine de la mésentérique supérieure. Les *nerfs* viennent du plexus solaire et suivent les artères.

CHAPITRE II

ORGANES DE LA RESPIRATION.

Les organes de la respiration forment un conduit qui, partant de l'orifice antérieur des fosses nasales, descend jusque dans la cavité thoracique, où il se ramifie en constituant ce qu'on appelle l'*arbre aérien*, pour se terminer par des culs-de-sac analogues aux culs-de-sac glandulaires des glandes en grappe, et dont l'agglomération constitue les poumons. Ce conduit, très-

(*) *d*) Intestin. — *c, e*) Canal pancréatique supérieur. — *g*) Son embouchure. — *f*) Canal pancréatique inférieur. — *i*) Son embouchure avec le canal cholédoque. — *k*) Pli de Vater. — *c, c'*) Anastomose entre les deux conduits. — (D'après Cl. Bernard.)

modifié dans sa forme suivant les différents points de son trajet pour s'approprier à des fonctions supplémentaires, comprend de haut en bas : 1° les *fosses nasales*, qui servent en même temps à l'olfaction et qui seront décrites avec les organes des sens ; 2° l'*arrière-cavité des fosses nasales* et la *partie gutturale du pharynx* décrites avec ce dernier ; 3° un appareil à la fois respiratoire et vocal, le *larynx ;* 4° un tube membraneux qui lui fait suite, la *trachée* (Fig. 258, 10) ; 5° les deux branches de bifurcation de ce conduit ou les *bronches,* et enfin 6° les *poumons.*

ARTICLE 1. — LARYNX.

Le larynx est situé à la partie antérieure et supérieure du cou, en avant du pharynx, au-dessous de l'os hyoïde, dont il suit les mouvements, et au-dessus de la trachée. Il répond au corps des quatrième et cinquième vertèbres cervicales. Quoique recouvert par les muscles sous hyoïdiens, il est placé superficiellement et fait saillie à la partie antérieure et médiane du cou (*pomme d'Adam*).

Les parties constituantes du larynx, qu'il est utile de connaître avant d'étudier sa conformation extérieure et ses rapports, sont : 1° une *charpente cartilagineuse ;* 2° des *ligaments,* réunissant entre eux les différents cartilages ; 3° des *muscles ;* 4° une *muqueuse,* tapissant sa cavité ; 5° des *vaisseaux* et des *nerfs.*

I. CARTILAGES DU LARYNX.

Les cartilages du larynx sont au nombre de quatre, deux impairs, les cartilages *cricoïde* et *thyroïde,* et deux pairs, les cartilages *aryténoïdes.* A ces cartilages fondamentaux viennent s'annexer de petits cartilages accessoires pairs, cartilages de *Santorini* et de *Wrisberg.* Enfin on y trouve encore un fibro-cartilage impair, l'*épiglotte.*

1° *Cartilage cricoïde* (Fig. 260, 2 ; Fig. 261, 4). — Le cartilage cricoïde (κρίκος, anneau) constitue la base du larynx et supporte les cartilages thyroïde et aryténoïde. Il a la forme d'un anneau dont la partie antérieure ou *arc* est étroite et mince, la partie postérieure au contraire (Fig. 260, 2) beaucoup plus haute (*chaton du cartilage cricoïde*). La face postérieure du chaton présente deux fossettes séparées par une crête médiane verticale ; sur les parties latérales de la face externe du cartilage cricoïde se voit de chaque côté une courte apophyse mousse, qui supporte une petite *facette* circulaire articulée avec les petites cornes du cartilage thyroïde. Le bord inférieur de ce cartilage est mince, horizontal, et pourvu latéralement de deux saillies légères pour l'insertion du constricteur inférieur du pharynx ; le bord supérieur, transversal en avant, monte obliquement en arrière et de chaque côté pour aller retrouver le bord supérieur du chaton ; à l'union de cette partie transversale et des parties obliques existent deux facettes elliptiques, *facettes aryténoïdiennes.*

2° *Cartilage thyroïde* (Fig. 260, 1 ; Fig. 261, 1). — Le cartilage thyroïde

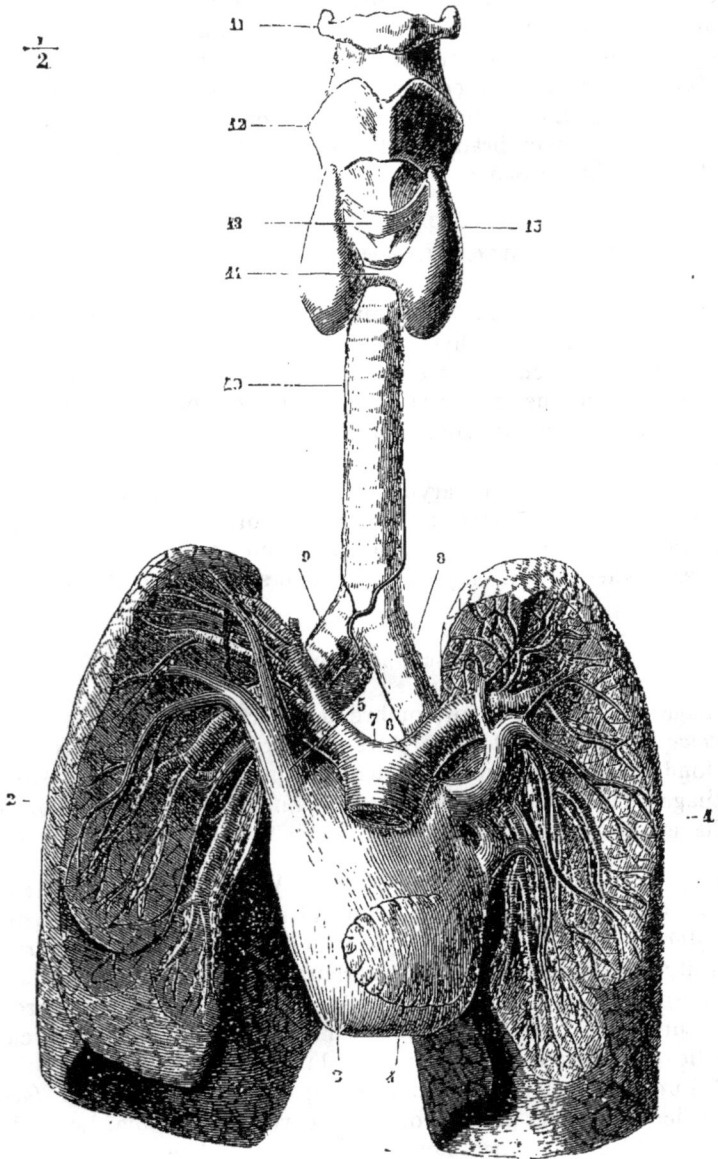

Fig. 258. — *Appareil respiratoire (vue antérieure)* (*).

(*) 1) Poumon gauche. — 2) Poumon droit. — 3) Oreillette gauche gonflée par l'injection. — 4) Auricule
gauche. — 5) Veine pulmonaire antérieure droite. — 6) Veine pulmonaire antérieure gauche. — 7) Artère pulmonaire. — 8) Bronche gauche. — 9) Bronche droite. — 10) Trachée. — 11) Os hyoïde. — 12) Cartilage thyroïde. — 13) Cartilage cricoïde. — 14) Isthme du corps thyroïde. — 15) Lobe latéral du corps thyroïde. (NOTA.
Les poumons ont été disséqués pour montrer le trajet des grosses branches aériennes, artérielles et veineuses.)

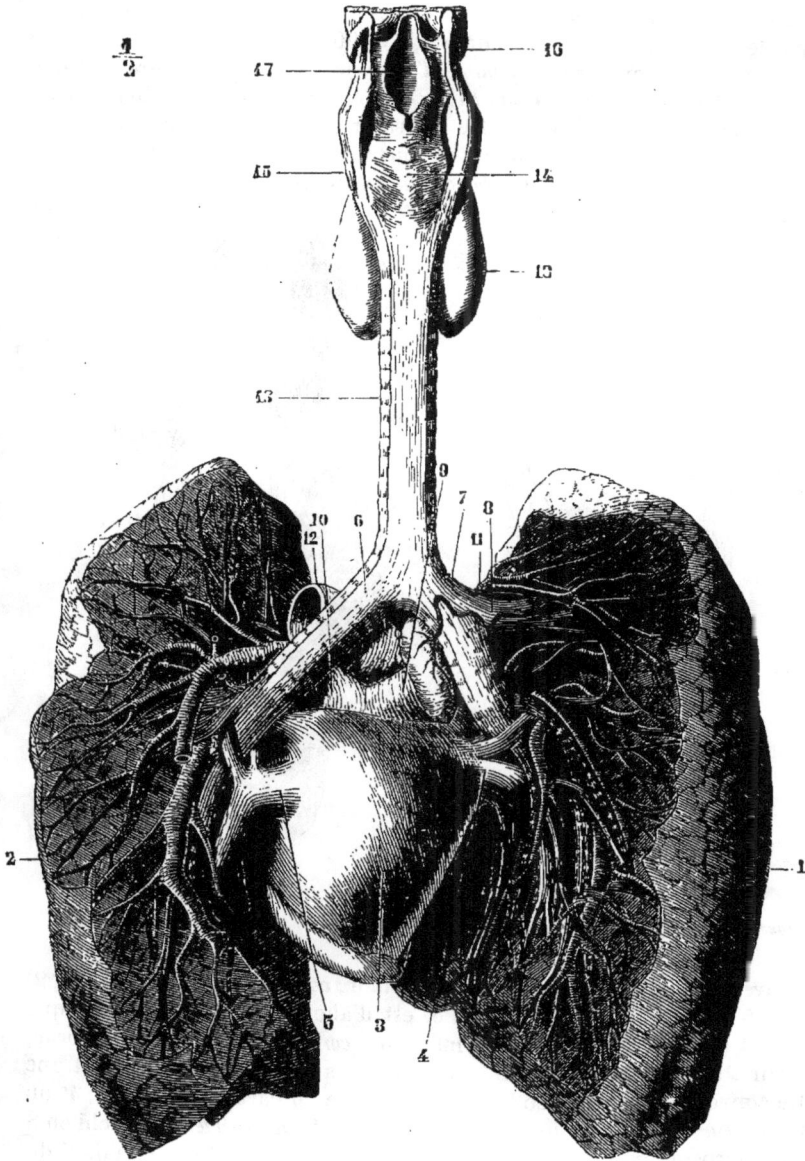

Fig. 259. — *Appareil respiratoire, vue postérieure* (*).

(*) 1) Poumon droit. — 2) Poumon gauche. — 3) Oreillette gauche. — 4) Veine pulmonaire postérieure droite — 5) Veine pulmonaire postérieure gauche. — 6) Bronche gauche. — 7) Bronche droite. — 8) Bifurcation supérieure de la bronche droite. — 9) Branche droite de l'artère pulmonaire. — 10) Sa branche gauche. — Branche de l'artère pulmonaire. — 12) Aorte. — 13) Trachée. — 14) Partie postérieure du cartilage cricoïde. — 15) Cartilage thyroïde. — 16) Os hyoïde. — 17) Orifice supérieur du larynx. — 18) Corps thyroïde.

(θυρεὸς, bouclier) se compose de deux lames quadrangulaires qui se réunissent par leur bord antérieur sous un angle de 90° et forment ainsi une saillie oblique en bas et en arrière (*pomme d'Adam*). Chaque lame offre : 1° une *face externe* lisse, pourvue de deux *tubercules*, réunis par une arcade fibreuse, l'un supérieur et postérieur, l'autre inférieur et antérieur, qui empiète un peu sur le bord inférieur ; 2° une *face interne*, qui fait avec celle du côté opposé un angle rentrant ; 3° un *bord postérieur*, qui se continue en haut et

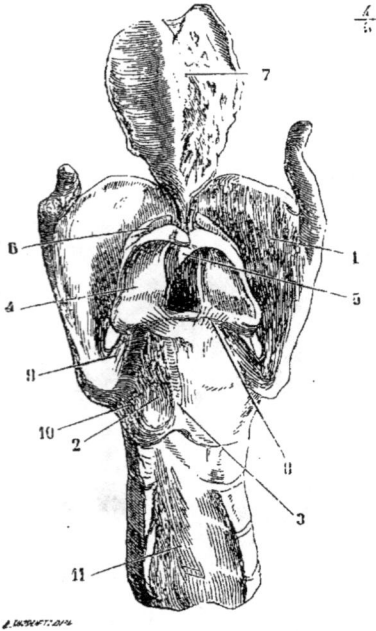

Fig. 260.
Cartilages du larynx, vue postérieure (*).

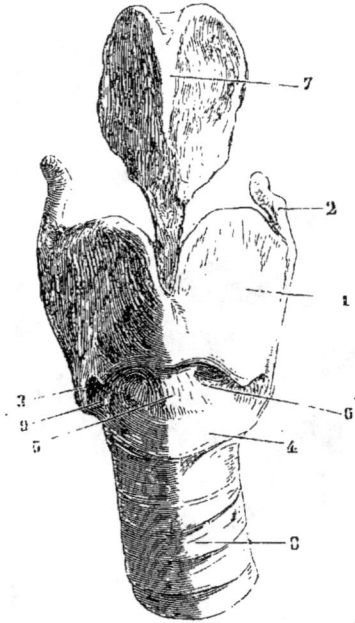

Fig. 261.
Cartilages du larynx, vue antérieure (**).

en bas avec deux prolongements : le supérieur, *corne supérieure* (Fig. 261, 2) ou *grande corne*, de hauteur variable, est d'abord aplati, puis cylindrique et souvent infléchi en divers sens ; l'inférieur, *corne inférieure* ou *petite corne*, très-court, se recourbe en avant et en dedans et porte à son sommet une facette convexe articulée avec la facette latérale du cartilage cricoïde ; 4° un *bord antérieur* uni à celui du côté opposé ; 5° un *bord supérieur*, infléchi en S et circonscrivant avec celui du côté opposé au-dessus de l'angle saillant du

(*) 1) Cartilage thyroïde. — 2) Chaton du cartilage cricoïde. — 3) Sa crête médiane. — 4) Face postérieure des cartilages aryténoïdes. — 5) Cartilage de Santorini. — 6) Cartilages de Wrisberg. — 7) Épiglotte. — 8) Ligament triquètre. — 9) Ligament crico-thyroïdien postérieur et supérieur. — 10) Ligament crico-thyroïdien postérieur et inférieur. — 11) Partie postérieure de la trachée.

(**) 1) Cartilage thyroïde. — 2) Sa grande corne. — 3) Sa petite corne. — 4) Cartilage cricoïde. — 5) Membrane crico-thyroïdienne. — 6) Ses parties latérales. — 7) Épiglotte. — 8) Trachée. — 9) Ligament crico-thyroïdien antérieur.

cartilage thyroïde une *échancrure* plus ou moins profonde et arrondie ; 6° un *bord inférieur*, mince, à peu près horizontal.

3° *Cartilages aryténoïdes* (Fig. 260, 4). — Les cartilages aryténoïdes (ἀρύ-ταινα, entonnoir) ont la forme d'une pyramide triangulaire, irrégulière, et présentent une base, trois faces, trois bords et un sommet.

La *base*, dont le plan est oblique en bas et en dehors, offre dans sa moitié postérieure une *facette* elliptique à grand axe antéro-postérieur, et profondément excavée, articulée avec la facette supérieure du cartilage cricoïde ; elle se termine par deux apophyses, l'une antérieure, *apophyse vocale* l'autre postérieure et externe, large, *apophyse musculaire*.

Des trois faces, l'*interne*, antéro-postérieure, n'occupe que la moitié inférieure du cartilage ; la *postérieure*, concave, est dirigée en dedans ; l'*antérieure*, externe, est excavée dans sa moitié inférieure, et offre là une fossette limitée en haut et en bas par deux crêtes saillantes. Le *bord interne* et postérieur est mousse ; les deux autres sont tranchants.

Le *sommet*, recourbé en dedans et en arrière, est toujours surmonté d'un petit noyau cartilagineux unique, qui se recourbe en crochet, *cartilage de Santorini* ou *corniculé* (Fig. 260, 5).

En avant du bord antérieur des cartilages aryténoïdes, près de leur sommet, se trouve un petit fibro-cartilage, épais de 0^m,002 et de longueur variable (Fig. 260, 6), *cartilage de Wrisberg*. Un autre petit fibro-cartilage, beaucoup moins constant, *fibro-cartilage sésamoïde*, se rencontre quelquefois le long du bord externe du cartilage aryténoïde.

4° *Épiglotte* (Fig. 260, 7 ; Fig. 261, 7). — L'épiglotte (ἐπί, sur ; γλωττίς, glotte) est une lame mince, souple, membraneuse, située en avant de l'orifice supérieur du larynx, derrière la base de la langue (Fig. 234, 17). Elle a une forme triangulaire comparée à celle d'une feuille de pourpier et présente : 1° une *base* supérieure, un peu échancrée ; 2° un *sommet*, s'allongeant en pétiole pour aller s'attacher à la partie supérieure de l'angle rentrant du cartilage thyroïde ; 3° deux *bords* minces et irrégulièrement dentelés ; 4° une *face antéro-supérieure*, concave de haut en bas, convexe transversalement ; 5° une *face postérieure* pourvue d'une saillie médiane verticale et criblée sur ses parties latérales de fossettes plus ou moins profondes et irrégulières.

Structure des cartilages du larynx. — Les cartilages cricoïde, thyroïde et la plus grande partie des aryténoïdes sont formés de tissu cartilagineux hyalin. Ces cartilages sont très-disposés à l'ossification ; elle débute en général chez l'homme entre trente et quarante ans, et les envahit peu à peu en commençant, pour le cartilage thyroïde, par le bord inférieur, pour le cricoïde par la partie qui avoisine les facettes aryténoïdiennes, pour l'aryténoïde par sa base et l'apophyse musculaire. L'épiglotte, les cartilages accessoires et l'apophyse vocale des cartilages aryténoïdes qui se distingue par sa couleur jaunâtre, sont composés de cartilage réticulé. Tous ces cartilages sont enveloppés d'un périchondre.

Les deux lames du cartilage thyroïde sont unies entre elles sur la ligne médiane par une *lamelle médiane* étroite, losangique, plus flexible et de couleur plus mate que le reste.

1° *Ligaments extrinsèques*. — Ils sont au nombre de trois : le premier, *membrane thyro-hyoïdienne*, s'étend du bord supérieur du cartilage thyroïde à l'os hyoïde ; le second, *membrane trachéo-cricoïdienne*, rattache le bord inférieur du cartilage cricoïde au premier anneau de la trachée ; le troisième, *ligament hyo-épiglottique*, unit l'épiglotte à l'os hyoïde.

Le premier mérite seul une description spéciale.

Membrane thyro-hyoïdienne. — Cette membrane, recouverte sur les côtés par le muscle thyro hyoïdien, comprend : 1° une partie médiane (*ligament thyro-hyoïdien moyen*), mince, élastique, séparée en avant de la face postérieure du corps de l'os hyoïde par une bourse séreuse quelquefois double, *bourse séreuse hyoïdienne*, en arrière par un coussinet graisseux assez épais de la face antérieure de l'épiglotte ; 2° deux parties latérales, s'épaississant tout à fait en arrière en deux cordons fibreux, qui vont de la grande corne du cartilage à l'extrémité postérieure de la grande corne de l'os hyoïde et contiennent dans leur intérieur deux petits nodules fibro-cartilagineux, *cartilages triticés* (Fig. 263, 2).

2° *Ligaments intrinsèques*. — Les cartilages du larynx sont rattachés les uns aux autres par des articulations diarthrodiales ou par des ligaments à distance.

a. Diarthroses du larynx. — Elles sont au nombre de deux, l'articulation crico-thyroïdienne et l'articulation crico-aryténoïdienne.

1° *Articulation crico-thyroïdienne*. — C'est une *énarthrose*. La surface articulaire convexe et très-peu bombée de la petite corne du cartilage thyroïde est reçue dans la concavité de la facette cricoïdienne. Une petite synoviale, doublée d'une capsule fibreuse orbiculaire épaisse en dehors, facilite les mouvements. Deux ligaments postérieurs, l'un supérieur (Fig. 260, 9), l'autre inférieur (10), et un ligament antérieur (Fig. 261, 3) renforcent la capsule. Ces ligaments permettent des déplacements du cartilage thyroïde en bas, en haut, en avant et en arrière.

2° *Articulation crico aryténoïdienne*. — Elle se rapproche des articulations en selle. Les surfaces articulaires sont elliptiques et leurs grands diamètres se croisent à angle droit. C'est lorsque le cartilage aryténoïde est en rapport avec la partie externe déclive de la facette cricoïdienne que les surfaces concordent le plus exactement. On trouve comme moyens de glissement et d'union une synoviale et une capsule fibreuse mince, renforcée en dedans et en arrière par un ligament, *ligament crico-aryténoïdien inférieur* ou *triquètre* (Fig. 260, 8), qui va en éventail d'un cartilage à l'autre.

Ce ligament est tendu dans la rotation du cartilage aryténoïde en dehors (abduction).

Dans cette articulation, le cartilage aryténoïde est dans une sorte d'équilibre instable sur la facette cricoïdienne ; aussi possède-t-il une mobilité extrême, comme on peut s'en assurer directement par l'examen laryngoscopique. Les mouvements de cette articulation se font autour d'un axe à peu près vertical, de façon que les deux apophyses vocale et musculaire qui terminent l'espèce de levier coudé formé par la base de l'aryténoïde, se portent en sens contraire ; quand l'apophyse musculaire se meut en arrière (Fig. 266, C), l'apophyse vocale se porte en dehors (*abduction*) et inversement. L'adduction peut être poussée jusqu'au contact des apophyses vocales des deux cartilages aryténoïdes. Un autre genre de mouvements consiste en un déplacement en totalité du cartilage aryténoïde, qui monte ou descend en glissant sur la facette cricoïdienne. Ce déplacement amène un rapprochement ou un écartement total des deux cartilages. Enfin il y a de légers mouvements d'abaissement et d'élévation de l'apophyse vocale.

b. Ligaments à distance. — Ces ligaments peuvent être considérés pour la plupart comme des épaississements et des dépendances d'une membrane élastique (*membrane élastique du larynx de Lauth*) qui double la face interne de la muqueuse. Quand on enlève la muqueuse, on enlève habituellement avec elle les parties les plus minces de cette membrane élastique, tandis que ses parties épaissies sont respectées et décrites alors comme ligaments distincts. Ces ligaments sont : la membrane crico-thyroïdienne, le ligament crico-aryténoïdien moyen ou en Y, les ligaments aryténo-épiglottiques, les ligaments thyro-aryténoïdiens et le ligament thyro-épiglottique.

1° *Membrane crico-thyroïdienne* (Fig. 261, 5). — Cette membrane, forte, élastique, comprend trois parties : 1° une partie médiane, épaisse, conoïde (*ligament conoïde*, 5), criblée de trous vasculaires; 2° deux parties latérales (6) cachées par les muscles et beaucoup plus minces.

2° *Ligament crico-aryténoïdien moyen ou en Y.* — Ce ligament, situé en arrière sous la muqueuse du pharynx, a la forme d'un Y, dont la branche inférieure, forte, s'attache au bord supérieur du chaton du cartilage cricoïde, et dont les deux branches supérieures s'écartent pour aller se fixer au sommet des cartilages aryténoïdes ou plutôt aux cartilages de Santorini. Au point d'intersection de ses trois branches il contracte des adhérences avec la muqueuse du pharynx.

3° *Ligaments aryténo-épiglottiques.* — Ces ligaments s'étendent de la face antérieure des cartilages aryténoïdes aux bords latéraux de l'épiglotte.

4° *Ligaments thyro-aryténoïdiens.* — Ces ligaments, au nombre de deux de chaque côté, sont contenus dans les replis de la muqueuse, qui constituent les cordes vocales supérieures et inférieures.

a) Les *ligaments thyro-aryténoïdiens supérieurs* (*cordes vocales supérieures*) vont de la partie moyenne du bord antérieur des cartilages aryténoïdes à l'angle rentrant du cartilage thyroïde un peu au-dessous de l'échancrure médiane.

b) Les *ligaments thyro-aryténoïdiens inférieurs* (*cordes vocales inférieures*) naissent de la face interne de l'apophyse vocale des cartilages aryténoïdes, et se portent à la partie moyenne de l'angle rentrant du cartilage thyroïde où leur insertion se fait à côté l'un de l'autre par un petit nodule cylindrique, qui reçoit le pinceau de fibres élastiques, constituant ces ligaments. L'insertion de ces ligaments, ainsi que celle des supérieurs, se fait sur la lamelle médiane du cartilage thyroïde.

5° *Ligament thyro-épiglottique.* — Ce ligament, impair, médian, forme un cordon aplati, qui va de l'angle inférieur de l'épiglotte à l'angle rentrant du cartilage thyroïde au-dessus des ligaments thyro-aryténoïdiens supérieurs.

III. MUSCLES DU LARYNX.

Préparation. — Les muscles latéraux du larynx, crico-aryténoïdien latéral et thyro-aryténoïdien, nécessitent seuls une préparation spéciale. On peut les préparer de deux façons : ou bien par la face externe du larynx (Fig. 265), en enlevant une des lames latérales du cartilage thyroïde, ou bien par la face interne (Fig. 264), après avoir fait une coupe médiane antéro-postérieure du larynx. Ce dernier procédé est indispensable pour avoir une idée nette des rapports du thyro-aryténoïdien interne avec la corde vocale inférieure.

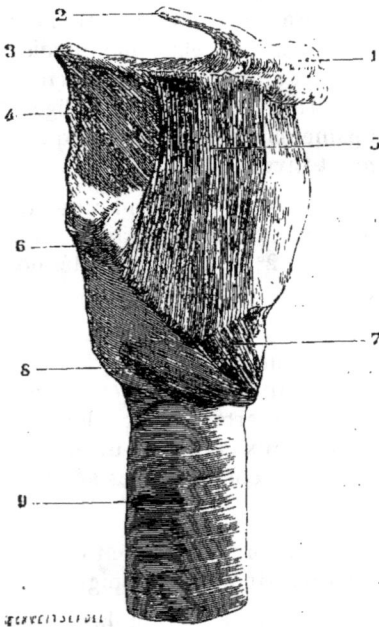

Fig. 262.
Muscles thyro-hyoïdien et crico-thyroïdien (*).

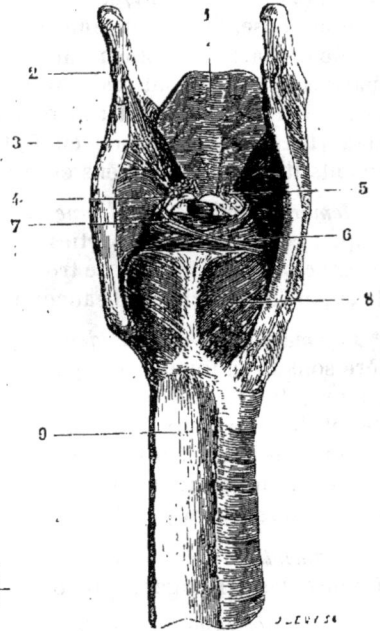

Fig. 263.
Muscles postérieurs du larynx (**).

Les muscles du larynx sont au nombre de neuf; de ces neuf muscles un seul, l'aryténoïdien, est impair. Il vient s'y ajouter de plus un certain nombre de faisceaux accessoires variables; ces muscles sont du reste sujets à des anomalies très-fréquentes suivant les individus. Au point de vue de leur situation les uns sont placés à la partie antérieure du larynx, ce sont les crico-thyroïdiens; les autres à la partie postérieure, muscles aryténoïdien et crico-aryténoïdien postérieur, les derniers enfin sur les parties latérales, en dedans

(*) 1) Corps de l'os hyoïde. — 2) Sa petite corne. — 3) Sa grande corne. — 4) Membrane thyro-hyoïdienne. — 5) Muscle thyro-hyoïdien. — 6) Tubercule supérieur de la ligne oblique du cartilage thyroïde. — 7) Faisceau antérieur du crico-thyroïdien. — 8) Son faisceau postérieur. — 9) Trachée.

(**) 1) Épiglotte. — 2) Cartilage tritic. — 3) Membrane thyro-hyoïdienne. — 4) Sommet du cartilage aryténoïde. — 5) Glandes aryténoïdiennes. — 6) Muscle aryténoïdien transverse. — 7) Muscle aryténoïdien oblique. — 8) Muscle crico-aryténoïdien latéral. — 9) Trachée.

du cartilage thyroïde; ce sont le crico-aryténoïdien latéral et le thyro-aryténoïdien. Tous ces muscles, à l'exception du crico-thyroïdien, innervé par le laryngé supérieur, sont innervés par le nerf récurrent.

1° *Crico-thyroïdien* (262, 7, 8). — Ce petit muscle, épais, triangulaire, s'attache en bas à la partie antérieure et externe du cartilage cricoïde sur les côtés de la ligne médiane et se porte en éventail vers le bord inférieur du cartilage thyroïde, la partie des deux faces voisines de ce bord et le bord antérieur de la petite corne. Les fibres antérieures sont presque verticales, les postérieures à peu près horizontales, et le muscle même se divise en deux faisceaux distincts, un antérieur (7) vertical et un postérieur (8) oblique. Entre les deux muscles de chaque côté se voit le ligament conoïde.

2° *Aryténoïdien postérieur* (Fig. 263, 6, 7). — Ce muscle épais, quadrangulaire, s'insère à la face postérieure et au bord externe des cartilages aryténoïdes et s'étend transversalement d'un cartilage à l'autre (*aryténoïdien transverse*, 6). Les fibres les plus superficielles forment deux faisceaux entrecroisés, allant de la base d'un cartilage aryténoïde au sommet de celui du côté opposé (*aryténodien oblique*, 7). Souvent ses fibres dépassent ce sommet et se perdent dans les replis ary-épiglottiques en se continuant quelquefois jusqu'à l'épiglotte (*muscle ary-épiglottique*, Fig. 265, 5).

3° *Crico-aryténoïdien postérieur* (Fig. 263, 8). — Ce muscle s'attache en bas dans la fossette latérale postérieure du chaton du cartilage cricoïde; de là ses fibres se ramassent et se portent, les supérieures, horizontalement, les inférieures presque verticalement, pour s'insérer à l'apophyse musculaire du cartilage aryténoïde (Fig. 265, 3).

4° *Crico-aryténoïdien latéral* (Fig. 264, et 265). — Ce muscle triangulaire, caché par la lame correspondante du cartilage thyroïde, qu'il faut enlever pour l'apercevoir (Fig. 265, 6), s'attache en bas à toute la largeur de la partie oblique du bord supérieur du cartilage cricoïde, et en haut à l'apophyse musculaire du cartilage aryténoïdien. Les fibres supérieures se confondent souvent avec les fibres inférieures du thyro-aryténoïdien.

5° *Thyro-aryténoïdien* (Fig. 264 et 265). — Ce muscle, situé au-dessus du précédent, se compose de deux faisceaux, l'un, externe, l'autre, interne, compris dans l'épaisseur de la corde vocale inférieure.

Le faisceau externe (Fig. 265, 4), *thyro-aryténoïdien externe*, s'insère à la moitié inférieure de l'angle rentrant du cartilage thyroïde, et de là se porte à l'apophyse musculaire et au bord externe du cartilage aryténoïde. Ses fibres inférieures, confondues avec le bord supérieur du crico-aryténoïdien latéral, sont presque horizontales; ses fibres supérieures, plus obliques, répondent aux cordes vocales supérieures et se perdent souvent en affectant diverses directions dans la membrane élastique du larynx, soit au niveau de ces cordes (Fig. 264, 8), soit plus haut dans les replis aryténo-épiglottiques et jusques à l'épiglotte (*muscle thyro-épiglottique*). C'est à ces fibres que viennent s'ajouter des faisceaux accessoires, dont la disposition est très-variable et dont le plus constant est représenté dans la Figure 265, 5.

Le faisceau interne (Fig. 264, 7), *thyro-aryténoïdien interne*, a la forme d'un prisme triangulaire et remplit complétement la corde vocale inférieure (Fig. 267, 9). Sa face externe répond à la partie interne du faisceau précédent, dont il est quelquefois difficile de l'isoler ; son bord interne répond au bord libre de la corde vocale. Il va de l'angle rentrant du cartilage thyroïde à l'apophyse vocale du cartilage aryténoïde. Un grand nombre de ses faisceaux se terminent isolément dans le tissu élastique des cordes vocales.

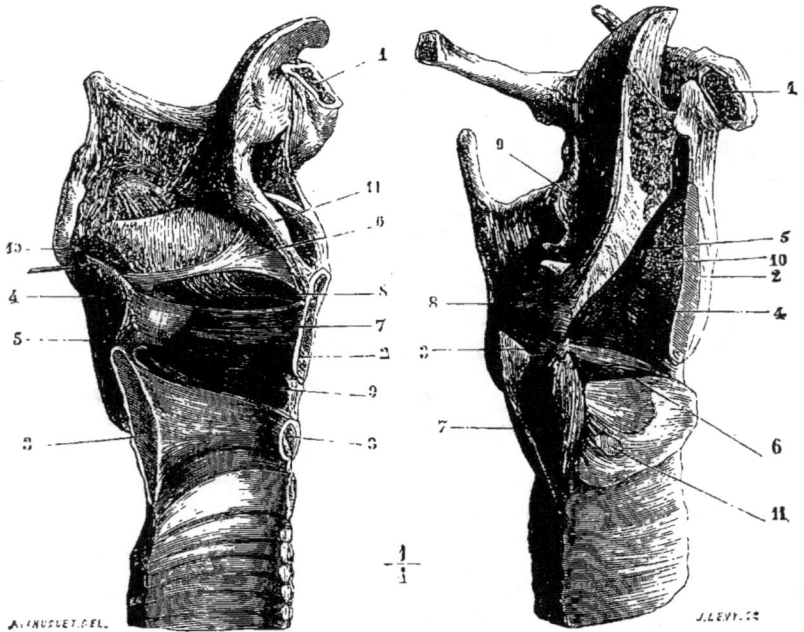

Fig. 264.
Muscles latéraux du larynx, vue interne (*).

Fig. 265.
Muscles latéraux du larynx, vue externe (**).

Variétés. — On rencontre souvent (une fois sur huit) un petit muscle allant de la partie postérieure de la petite corne du cartilage thyroïde au cartilage cricoïde (*muscle kérato-cricoïdien*). Ces variétés plus rares sont : un *muscle crico-corniculé* allant du bord supérieur du cartilage cricoïde au sommet des cartilages de Santorini ; un *muscle thyroïdien transverse*, étendu en avant du bord inférieur du cartilage thyroïde : un *muscle thyro-trachéal* allant du cartilage thyroïde à la trachée.

Action des muscles du larynx (Fig. 266). — Tous ces muscles agissent sur les cordes vocales inférieures pour modifier leur longueur, leur tension et leur degré

(*) 1) Coupe du corps de l'os hyoïde. — 2) Coupe du cartilage thyroïde. — 3) Coupe du cartilage cricoïde. — 4) Cartilage aryténoïde. — 5) Ligament triquètre. — 6) Membrane élastique du larynx et corde vocale supérieure. — 7) Muscle thyro-aryténoïdien interne. — 8) Tyro-aryténoïdien externe. — 9) Crico-aryténoïdien latéral. — 10) Glandes aryténoïdiennes. — 11) Ligament thyro-épiglottique.

(**) 1) Coupe de l'os hyoïde. — 2) Coupe du cartilage thyroïde. — 3) Apophyse musculaire du cartilage aryténoïde. — 4) Muscle thyro-aryténoïdien externe. — 5) Faisceau anormal. — 6) Crico-aryténoïdien latéral. — 7) Crico-aryténoïdien postérieur. — 8) Aryténoïdien oblique. — 9) Ary-épiglottique. — 10) Masse adipeuse glanduliforme. — 11) Facette thyroïdienne du cartilage cricoïde.

d'écartement. Les deux points d'attache de ces cordes au cartilage thyrcïde et aux apophyses vocales sont mobiles ; mais la mobilité de l'insertion postérieure ou aryténoïdienne l'emporte de beaucoup. Aussi, en général, dans la phonation, l'insertion antérieure peut-elle être considérée comme à peu près fixe, et les variations de longueur, de tension et d'écartement des cordes vocales sont-elles dues surtout aux mouvements des cartilages aryténoïdes. Cette fixité de l'attache antérieure des cordes vocales, si utile dans la phonation, est produite en grande partie par le crico-thyroïdien. Ce muscle peut en outre (Fig. 266 A) abaisser l'angle an-

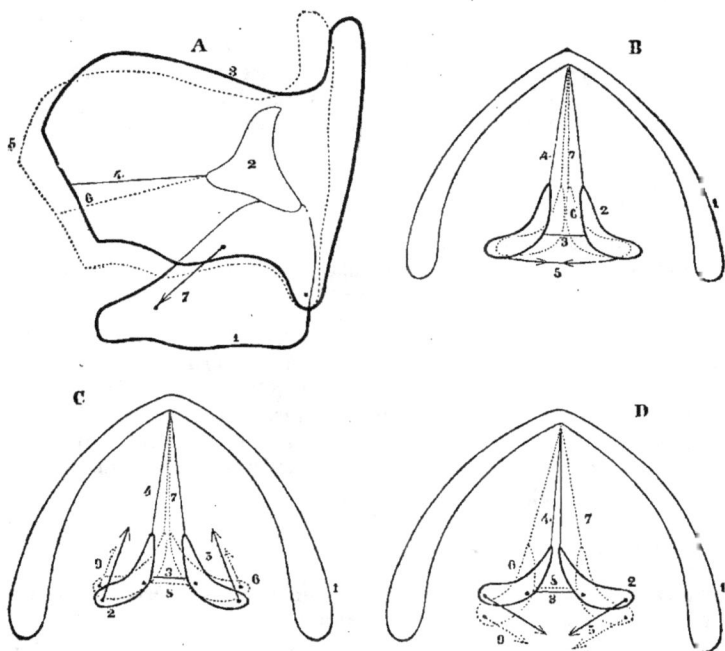

Fig. 266. — *Action des muscles du larynx (figure schématique)* (*).

térieur du cartilage thyroïde et par suite allonger et tendre les cordes vocales, qui se rapprochent en même temps. Le muscle *aryténoïdien postérieur* rapproche directement l'un de l'autre les deux cartilages aryténoïdes (Fig. 366 B). Le *crico-aryténoïdien latéral* et le *thyro-aryténoïdien* portent les apophyses vocales dans l'adduction (Fig. 266 C). La partie interne de ce dernier muscle comprise dans l'épaisseur des cordes vocales inférieures, ou *thyro-aryténoïdien interne*, a une action

(*) A. *Action du crico-thyroïdien*. (Les lignes ponctuées, ici comme pour les figures suivantes, indiquent la position nouvelle prise par le cartilage et les cordes vocales par l'action du muscle ; les flèches indiquent la direction moyenne dans laquelle s'exerce la traction des fibres musculaires.) — 1) Cartilage cricoïde. — 2) Cartilage aryténoïde. — 3) Cartilage thyroïde. — 4) Corde vocale inférieure. — 5) Cartilage thyroïde (nouvelle position). — 6) Corde vocale (id.). — 7) Direction du muscle.

B. *Action de l'aryténoïdien postérieur.* — 1) Coupe du cartilage thyroïde. — 2) Cartilage aryténoïde. — 3) Bord postérieur de la glotte. — 4) Corde vocale. — 5) Direction des fibres musculaires. — 6) Cartilage aryténoïde (nouvelle position). — 7) Cordes vocales (id.).

C. *Action du crico-aryténoïdien latéral.* — Même signification des chiffres. — 9) Direction des fibres musculaires dans la nouvelle position.

D. *Action du crico-aryténoïdien postérieur.* — Même signification des chiffres.

spéciale : d'abord, par sa contraction, il tend à rapprocher les deux insertions des cordes vocales et par suite à les raccourcir; mais il leur imprime surtout différents degrés de tension, qui jouent certainement un grand rôle dans la production des sons ; en outre, il transforme en ligne droite la courbe légère que décrit le bord de la corde vocale ; enfin, par les fibres qui vont s'attacher à la membrane élastique sous-muqueuse en divers points de son étendue, fibres qui peuvent se contracter isolément, il peut partager la corde vocale en un certain nombre de parties vibrantes distinctes, de façon que dans certains cas ce seront seulement ou une partie de leur longueur ou leur bord libre qui entreront en vibration ; ce muscle peut donc être considéré comme le *muscle vocal* par excellence.

Le *crico-aryténoïdien postérieur* (Fig. 266, D) porte les apophyses vocales dans l'abduction et est par conséquent antagoniste des trois derniers muscles. Il est le seul dilatateur de la glotte et, par suite, c'est un muscle essentiellement *respirateur*.

IV. MUQUEUSE DU LARYNX.

La muqueuse du larynx est rose pâle, lisse, et d'une épaisseur de $0^{mm},1$ à $0^{mm},2$. Elle est rattachée à la membrane élastique sous-jacente par un tissu cellulaire lamelleux.

Cette muqueuse est tapissée par un *épithélium vibratile stratifié*, sauf sur le bord des cordes vocales inférieures, et sur l'épiglotte, où on trouve un *épithélium pavimenteux* épais. Le derme de ces régions porte des papilles assez saillantes.

Les *glandes* du larynx, dont les orifices punctiformes sont visibles à l'œil nu, sont toutes des *glandes en grappe*. Les unes sont disséminées ; les autres forment plusieurs groupes : *glandes épiglottiques*, logées dans les trous de l'épiglotte, *glandes aryténoïdiennes* (Fig. 263, 5), situées en avant des cartilages aryténoïdes, *glandes des ventricules*, des *replis ary-épiglottiques* et des *cordes vocales supérieures*. Les cordes vocales inférieures en sont tout à fait dépourvues.

Vaisseaux et nerfs. — Les *artères* du larynx viennent des artères thyroïdiennes supérieures et inférieures. Leurs branches terminales forment des ramifications arborescentes tranchant sur la couleur pâle de la muqueuse. Les *veines* suivent les artères. Les *lymphatiques* sont nombreux et constituent deux réseaux : un réseau superficiel sous-épithélial et un réseau profond sous-muqueux. Ils se rendent dans les ganglions péri-carotidiens. Les *nerfs* viennent pour tous les muscles, à l'exception du crico-thyroïdien, des nerfs récurrents ; pour le crico-thyroïdien et la muqueuse, des nerfs laryngés supérieurs. Les branches sensitives du laryngé supérieur présentent de petits ganglions microscopiques.

Conformation extérieure. — Les *dimensions* du larynx varient chez l'homme et chez la femme. Les mensurations de Sappey donnent les moyennes suivantes :

	Homme.	Femme.
Diamètre vertical ([1])	$0^m,044$	$0^m,036$
Diamètre transversal ([2])	$0^m,043$	$0^m,041$
Diamètre antéro-postérieur ([3]).....	$0^m,036$	$0^m,026$

([1]) Du bord supérieur du cartilage thyroïde (non compris les grandes cornes) au bord inférieur du cartilage cricoïde.

([2]) Au niveau du plus grand écartement des bords postérieurs du cartilage thyroïde.

([3]) De la partie la plus saillante du cartilage thyroïde à une ligne transversale rasant les bords postérieurs de ce cartilage.

Le larynx de la femme est plus arrondi, moins anguleux ; ses cartilages se laissent beaucoup plus lentement envahir par l'ossification. Les différences individuelles sont beaucoup moins connues dans leurs rapports avec la voix. Ce qu'on peut dire de plus général, c'est que le larynx du ténor se rapproche du larynx féminin ; que le larynx de la basse offre au contraire des caractères plus accentués. Les dimensions du larynx paraissent tout à fait indépendantes de la stature.

La *région antérieure* du larynx présente l'angle saillant du cartilage thyroïde, la membrane crico-thyroïdienne et la partie antérieure de l'anneau cricoïdien avec le muscle crico-thyroïdien.

Les *faces latérales* (Fig. 262), recouvertes par les muscles sous-hyoïdiens, offrent les lames latérales du cartilage thyroïde, l'articulation crico-thyroïdienne et le muscle crico-thyroïdien.

La *face postérieure*, saillante (Fig. 263), déjà décrite à propos du pharynx, présente la partie supérieure du chaton du cartilage cricoïde et la face postérieure des cartilages aryténoïdes recouvertes par les muscles aryténoïdien et crico-aryténoïdien postérieurs et par la muqueuse du pharynx ; c'est sur cette face qu'on trouve en haut l'orifice supérieur du larynx. De chaque côté de la saillie du cricoïde se voient les gouttières latérales du pharynx.

Conformation intérieure. — La cavité du larynx, qui commence à l'*orifice supérieur du larynx*, est divisée en deux cavités secondaires, cavités *sus*-et *sous-glottique*, par une fente comprise entre les cordes vocales inférieures, la *glotte*. Nous étudierons successivement l'orifice supérieur du larynx, la cavité sus-glottique, la glotte, la cavité sous-glottique (Fig. 267).

1° *Orifice supérieur* ou *orifice laryngo-pharyngien*. — Cet orifice, triangulaire sur le cadavre, est dans un plan oblique en bas et en arrière ; sur le vivant il présente des formes très-variables, suivant les mouvements de l'épiglotte et des cartilages aryténoïdes (Fig. 270, A à F). Il est limité en avant par l'épiglotte, sur les côtés par les *replis ary-épiglottiques*, qui vont des bords latéraux de l'épiglotte au sommet des cartilages de Santorini, et qui sont formés par la continuation de la muqueuse pharyngienne avec celle du larynx ; à la partie postérieure de ces replis se trouvent deux et quelquefois trois renflements saillants ; le postérieur (Fig. 270, 8) répond aux cartilages de Santorini, les antérieurs (9) aux cartilages de Wrisberg et aux glandes aryténoïdiennes ; à la partie postérieure de l'ouverture supérieure du larynx se trouve une échancrure très-variable de forme (Fig. 270), comprise entre les deux sommets des cartilages aryténoïdes et qui se prolonge en bas jusqu'à la partie inter-aryténoïdienne de la glotte.

2° *Cavité sus-glottique* (Fig. 267). — Cette cavité, comprise entre l'orifice supérieur du larynx et la glotte, est séparée par la fente interceptée entre les deux cordes vocales supérieures (fente qu'il ne faut pas confondre avec la glotte et qui n'a pas de nom particulier) en deux portions, l'une supérieure, *vestibule du larynx*, l'autre, inférieure, *portion interventriculaire*, comprise entre les cordes vocales supérieures et inférieures ; la portion interventriculaire offre de chaque côté un orifice elliptique circonscrit par les cordes vocales supérieures et inférieures du même côté (Fig. 268 et 269), *orifice du ventricule ;* il conduit dans un cul-de-sac de la muqueuse, *ventricule du larynx* ou *de Morgagni* (Fig. 267, 8), qui remonte plus ou moins haut en dehors de la corde vocale supérieure, entre les deux lames du repli ary-épiglottique et atteint quelquefois le bord supérieur du cartilage thyroïde. Quand ce cul-de-sac n'est pas dilaté par l'air, ses parois s'accolent. De l'extrémité postérieure de l'orifice du ventricule par une gouttière oblique en haut et en arrière, *filtre du ventricule,* limité en arrière par la saillie du bord antérieur du cartilage aryténoïde, en avant par celle des glandes aryténoïdiennes et du cartilage de Wrisberg. La partie antérieure de la cavité sus-glottique, formée par la face postérieure de l'épiglotte, offre en bas une saillie médiane, *bourrelet de l'épiglotte* (Fig. 267, 5). Ce bourrelet, très-saillant, rougeâtre, recouvre immédiatement l'insertion antérieure des cordes vocales, et la masque plus ou moins complétement (Fig. 270, E, 2). Les quatre cordes vocales convergeant à leur insertion antérieure, la portion interventriculaire se termine en avant par une sorte de petite fossette, *fossette centrale,* point de réunion antérieur des deux orifices ventriculaires. En arrière, la cavité sus-glottique s'ouvre dans l'échancrure inter-aryténoïdienne.

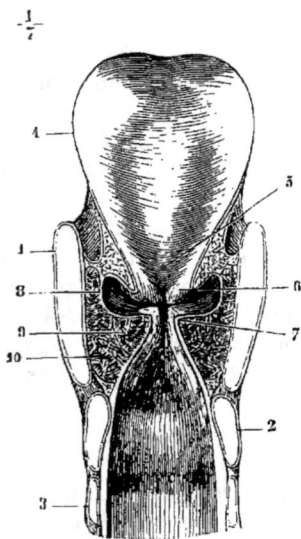

Fig. 267.
Coupe transversale du larynx (*).

Les *cordes vocales supérieures* sont simplement formées par un repli de la muqueuse et par les ligaments thyro-aryténoïdiens supérieurs, et présentent deux faces : l'une, interne et supérieure, l'autre, inférieure et externe (Fig. 267, 6).

La partie sus-glottique du larynx est susceptible des plus grandes variations de hauteur, grâce à la mobilité de l'épiglotte et des apophyses vocales; dans les sons très-aigus (Fig. 270, E), elle peut même se trouver à peu près réduite à 0 par le rapprochement au contact des cordes vocales et des replis ary-épiglottiques.

3° *Glotte.* — La glotte est l'ouverture circonscrite en avant par les cordes vocales inférieures (*glotte ligamenteuse* ou *vocale,* en arrière, par la face interne des cartilages aryténoïdes (*glotte cartilagineuse,* appelée à tort *respiratoire*).

Les *cordes vocales inférieures* sont constituées par le muscle thyro-aryténoïdien interne (Fig. 267, 7, 9), les ligaments thyro-aryténoïdiens inférieurs et la muqueuse. Un épithélium pavimenteux, la présence de papilles, l'absence de glandes, l'adhérence de la muqueuse à la membrane élastique

(*) 1) Cartilage thyroïde. — 2) Cartilage cricoïde. — 3) Premier anneau de la trachée. — 4) Épiglotte. — 5) Son bourrelet médian. — 6) Cordes vocales supérieures. — 7) Cordes vocales inférieures. — 8) Ventricules de Morgagni. — 9) Muscle thyro-aryténoïdien. — 10) Muscle crico-aryténoïdien latéral.

sous-jacente et la terminaison dans cette dernière de faisceaux du muscle caractérisent leur structure. Comme forme, elles présentent une face supérieure, une face inférieure, qui regarde en bas et en dedans, et un bord mousse légèrement concave sur le cadavre. La longueur des cordes vocales est de 0^m,024 environ chez l'homme. Deux taches jaunâtres, visibles à travers la muqueuse, se trouvent à leurs points d'insertion antérieur et postérieur, et peuvent, la dernière du moins, servir de point de repère dans l'examen laryngoscopique.

La *glotte* est la partie la plus étroite du larynx, ce qui permet de l'apercevoir à travers l'orifice supérieur du larynx et l'ouverture des cordes vocales supérieures. Elle a sur le cadavre la forme d'un triangle allongé (*glotte ligamenteuse*), appuyé par sa base à un rectangle (*glotte cartilagineuse*). Pendant la vie elle prend les formes les plus diverses, triangulaire, losangique, en sablier, elliptique, linéaire, etc., et cela avec la plus grande rapidité. Dans l'inspiration (Fig. 270, A et B), la glotte est largement ouverte; elle se ré-

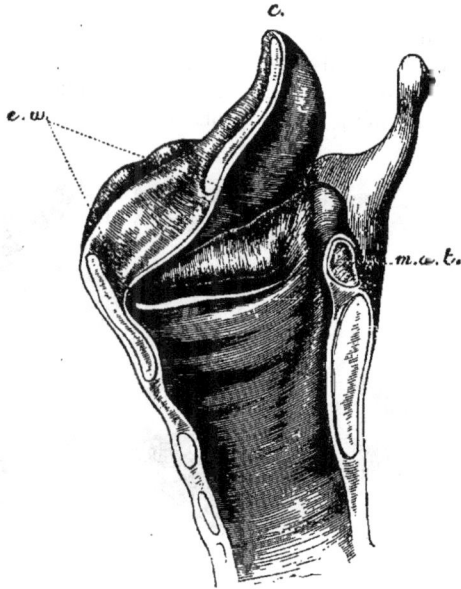

Fig. 268. — *Larynx divisé sur la ligne médiane* (*).

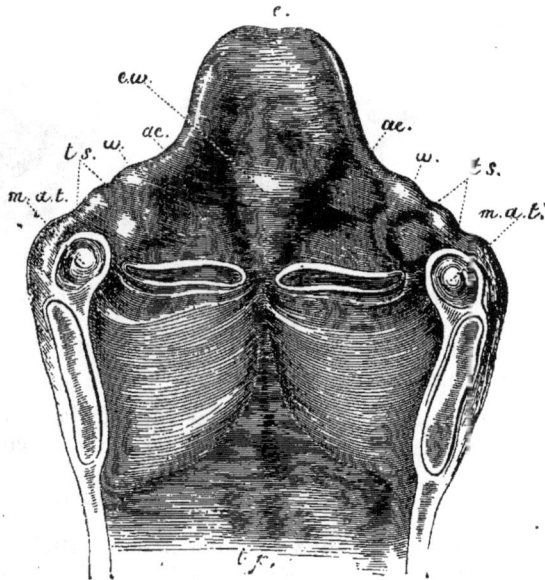

Fig. 269. — *Bourrelet de l'épiglotte (vu de face)* (**).

trécit dans l'expiration et surtout dans l'émission des sons de telle façon qu'elle est d'autant plus étroite que les sons sont plus aigus (E). Il n'y a du reste qu'à jeter un regard sur la Fig. 270 pour se faire une idée des formes les plus fréquentes qu'elle présente et de l'aspect offert à l'examen direct

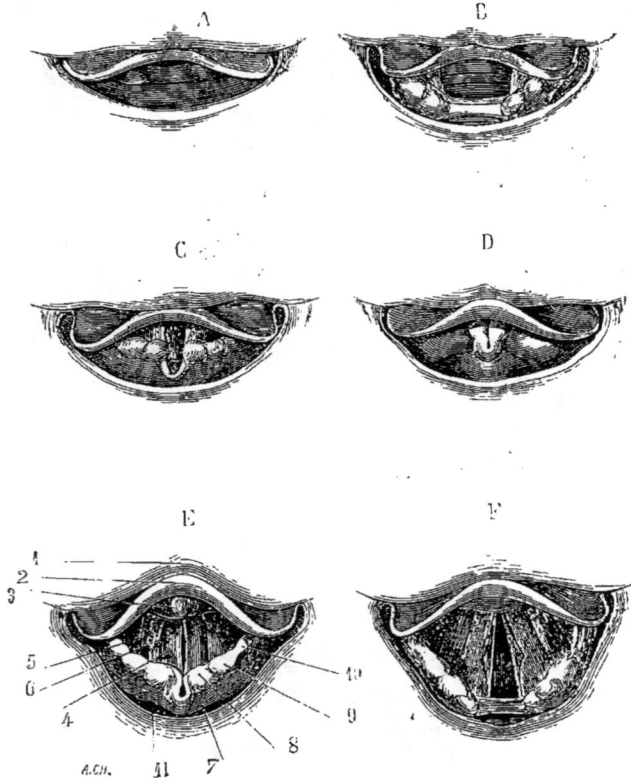

Fig. 270. — *Vue du larynx, à l'examen laryngoscopique*, d'après Czermak (*).

par les parties supérieures du larynx. La longueur de la glotte est de 0^m,023 environ chez l'homme.

4° *Partie sous-glottique*. — Au-dessous de la glotte, la cavité du larynx s'élargit rapidement et se continue sans ligne de démarcation avec la cavité de la trachée.

ARTICLE II. — TRACHÉE.

La trachée est un tube élastique étendu verticalement entre le larynx et le bronches, de la cinquième vertèbre cervicale à la face inférieure de la

(*) A. État du larynx dans la respiration tranquille. — B. ld., l'épiglotte soulevée. — C. État du larynx dans l'expiration (souffle léger). — D. Larynx dans l'émission des sons graves. — E ld., dans l'émission des sons très-aigus. — F. Retour à l'inspiration ordinaire après l'émission d'un son.

1) Base de la langue. — 2) Épiglotte. — 3) Bourrelet de l'épiglotte. — 4) Cordes vocales inférieures. — 5) Cordes vocales supérieures. — 6) Ventricules de Morgagni. — 7) Cartilages aryténoïdes. — 8) Cartilages de Santorini. — 9) Cartilage de Wrisberg. — 10) Replis ary-épiglottiques. — 11) Pharynx.

troisième dorsale. Sa longueur est de 0^m,12 environ; sa largeur, de 0^m,02 en moyenne, augmente à sa partie inférieure. Sa forme est celle d'un cylindre un peu comprimé latéralement dont on aurait enlevé le quart postérieur. Sa face postérieure est plane; le reste de sa surface est convexe et présente des saillies transversales dues aux cerceaux cartilagineux qui entrent dans ses parois. Un tissu cellulaire lamelleux l'isole des parties voisines et lui permet une certaine mobilité. Les deux tiers supérieurs, situés sur la ligne médiane, appartiennent à la région cervicale; dans son tiers inférieur elle est contenue dans la cavité thoracique et s'incline un peu à droite.

Rapports. — Sa *portion cervicale* répond en avant et de haut en bas à l'isthme de la glande thyroïde, au plexus veineux thyroïdien et au tronc brachio-céphalique; latéralement elle est embrassée par les lobes latéraux de la thyroïde et plus bas côtoyée par la carotide primitive et le nerf pneumogastrique; en arrière elle répond à l'œsophage et au nerf récurrent droit; le gauche est dans le sillon qui sépare la trachée de l'œsophage. Sa *partie thoracique* est recouverte en avant et de haut en bas par le thymus, la partie interne de la veine innominée gauche, l'artère brachio-céphalique, la crosse de l'aorte et la branche droite de l'artère pulmonaire; en arrière on retrouve l'œsophage, sur les côtés on rencontre la plèvre médiastine et les nerfs récurrents; elle est entourée de toutes parts par des ganglions lymphatiques.

La *surface interne*, continue sans ligne de démarcation avec celle de la partie sous-glottique du larynx, est lisse, jaune rosé et présente de petits orifices glandulaires. La saillie des cerceaux cartilagineux y est plus sensible qu'à la face externe.

Structure. — Les parois, épaisses de 0^m,0025 à 0^m,003, se composent de dehors en dedans des couches suivantes : une charpente fibro-cartilagineuse, une couche musculaire, une muqueuse.

1° *Charpente fibro-cartilagineuse.* — Elle se compose de dix-huit à vingt cerceaux cartilagineux en forme de C ouvert en arrière et qui manquent par conséquent à la face postérieure. Ils sont réunis par une membrane fibreuse qui leur sert de périchondre et forment en arrière la tunique externe de la trachée. Leur hauteur est d'environ 0^m,004, sur 0^m,002 d'épaisseur, et chacun d'eux offre une face externe convexe, une face interne concave, deux bords amincis et deux extrémités; l'intervalle qui les sépare les uns des autres est de 0^m,002 à 0^m,003. Souvent deux cerceaux voisins communiquent par une anastomose médiane ou oblique. Le premier cerceau est plus haut que les suivants et souvent soudé au cartilage cricoïde; le dernier présente à sa partie inférieure sur la ligne médiane une sorte d'*éperon* correspondant à l'angle de bifurcation des bronches. Ils sont formés par du cartilage hyalin. On trouve quelquefois dans la paroi postérieure de petits cartilages intercalaires.

2° La *tunique musculaire*, épaisse de 0^{mm},6, n'existe qu'à la partie postérieure de la trachée, et se compose de fibres lisses, transversales, attachées à la face interne des cerceaux près de leur extrémité, et dans l'intervalle des cartilages à la membrane fibreuse qui les réunit.

3° *Muqueuse.* — Le derme muqueux, très-adhérent aux parties sous-jacentes, surtout au niveau des cerceaux cartilagineux, est constitué par des fibres élastiques, qui forment à la paroi postérieure des faisceaux longitudinaux saillants et jaunâtres ; il est dépourvu de papilles. L'épithélium est un *épithélium vibratile stratifié ;* les mouvements des cils, dirigés de bas en haut, peuvent persister trente à cinquante heures après la mort.

Les *glandes* constituent une couche continue à la paroi postérieure et manquent seulement au niveau de la partie la plus bombée des cerceaux cartilagineux ; elles sont situées dans le tissu sous-muqueux. Ce sont des *glandes en grappe*, plus volumineuses en arrière, où elles peuvent atteindre la grosseur d'une lentille.

Vaisseaux et nerfs. — Les *artères* viennent des thyroïdiennes ; on trouve ordinairement une anse anastomotique pour chaque espace intercartilagineux. Les *veines* vont à la veine thyroïdienne inférieure et à la veine azygos. Les *lymphatiques*, très-nombreux, forment un réseau superficiel de vaisseaux très-fins, longitudinaux, dans la muqueuse, et un réseau profond sous-muqueux de vaisseaux transversaux plus larges ; ils se rendent aux ganglions bronchiques et à de petites glandes situées à la partie postérieure de la trachée. Les *nerfs*, très-multipliés, viennent du grand sympathique et du nerf récurrent ; on trouve sur leur trajet quelques ganglions microscopiques.

ARTICLE III. — BRONCHES.

Les bronches, divisées en droite et gauche, se rendent de l'extrémité inférieure de la trachée au hile des poumons, pour s'enfoncer en se ramifiant dans cet organe. Semblables comme aspect et comme forme à la trachée, les deux bronches ne présentent pas la même disposition et les mêmes rapports.

La *droite*, longue de 0m,024 sur 0m,020 de diamètre, a une direction presque horizontale et pénètre dans le poumon droit au niveau de la quatrième vertèbre dorsale. La *gauche,* plus longue et moins large, pénètre dans le poumon gauche au niveau de la cinquième vertèbre.

Rapports. — 1° La *bronche droite* est placée en partie au-dessus, en partie en arrière de la branche droite de l'artère pulmonaire et de la veine cave supérieure ; la veine azygos, après avoir passé derrière elle, contourne sa partie supérieure pour se jeter dans la veine cave. 2° Quant à la *bronche gauche*, son bord supérieur est longé par la branche gauche de l'artère pulmonaire ; sur ce bord supérieur se recourbe la crosse de l'aorte, qui descend ensuite en arrière ; elle est croisée à son origine par l'œsophage. Sa partie antérieure est en rapport avec la veine pulmonaire gauche supérieure et une petite portion de l'oreillette gauche et croisée par l'origine de la branche droite de l'artère pulmonaire. Elles sont entourées par les ganglions bronchiques.

La conformation intérieure et la structure des bronches sont les mêmes que pour la trachée. La bronche droite a six à huit cerceaux cartilagineux, la gauche neuf à douze.

Vaisseaux et nerfs. — Les *artères* viennent des artères bronchiques. Les *veines* se rendent, celles de droite dans l'azygos, celles de gauche dans l'intercostale supérieure. Les *lymphatiques* vont aux ganglions bronchiques. Les *nerfs* viennent du grand sympathique et du pneumogastrique.

Variétés. — On a observé dans quelques cas une bronche surnuméraire naissant au-dessus de la bifurcation et allant à la partie postérieure du lobe supérieur du poumon droit.

ARTICLE IV. — POUMONS.

Les poumons, au nombre de deux, sont situés dans les parties latérales de la cavité thoracique; une membrane séreuse, la *plèvre*, enveloppe chaque poumon, à l'exception du hile, et facilite son glissement contre la paroi thoracique correspondante.

Le *volume* des poumons, variable pour chaque individu suivant le moment de la respiration, est lié à la quantité d'air qu'ils contiennent. La quantité d'air contenue par les poumons peut être évaluée à environ 4400 centimètres cubes (*capacité absolue* des poumons). Il ne faut pas confondre cette capacité absolue avec la *capacité vitale*, qui s'évalue par la quantité d'air introduite dans les poumons par l'inspiration la plus profonde possible ; celle-ci est de 3200 centimètres cubes en moyenne.

Le poumon droit est un peu plus volumineux que le poumon gauche (dans le rapport de 11 à 10). Le *poids* des poumons chez l'adulte est de 1200 grammes en moyenne chez l'homme, de 950 grammes chez la femme. Leur *poids spécifique* est de 0,3429, par conséquent inférieur à celui de l'eau ; aussi surnagent-ils quand on les plonge dans ce liquide. Au contraire s'ils sont privés d'air (poumons qui n'ont pas respiré, hépatisation de la pneumonie), ils tombent au fond de l'eau.

Le tissu des poumons est mou, spongieux, et cède sous la pression du doigt en donnant une sensation spéciale de crépitation ; puis, la pression disparue, il revient par son élasticité à sa forme primitive. L'élasticité des poumons est très-grande et leur permet de suivre les mouvements d'expansion et de resserrement de la cage thoracique dans la respiration ; mais leur limite d'élasticité n'est pas atteinte aussi vite que celle du thorax; aussi voit-on, lorsqu'on ouvre le thorax et que la pression de l'air extérieur vient équilibrer la pression de l'air intra-pulmonaire, le poumon se rétracter et s'écarter des parois de la cavité thoracique pour atteindre sa limite d'élasticité. La *ténacité* du tissu pulmonaire est assez considérable ; aussi l'insufflation pulmonaire n'amène-t-elle que difficilement des déchirures.

La surface des poumons est lisse et humide et présente des divisions ou lobules de 0^m,003 à 0^m,01, limités chez l'adulte par des stries vasculaires ou pigmentaires, mais peu isolables les uns des autres. Leur couleur, variable comme intensité suivant la quantité de sang qu'ils renferment, est rosée jusqu'à l'adolescence, et devient gris rosé chez l'adulte ; puis, à mesure qu'on avance en âge, elle offre des stries ou des taches pigmentaires, situées ordinairement dans les interstices des lobules, et plus prononcées dans les endroits du poumon qui correspondent aux côtes.

Forme et rapports. — Les poumons ont une forme conique, et possèdent une base, un sommet, deux faces et deux bords. Une scissure profonde, *scissure interlobaire*, dirigée de haut en bas et d'arrière en avant, occupe leur face externe. Cette scissure, simple pour le poumon gauche qui se

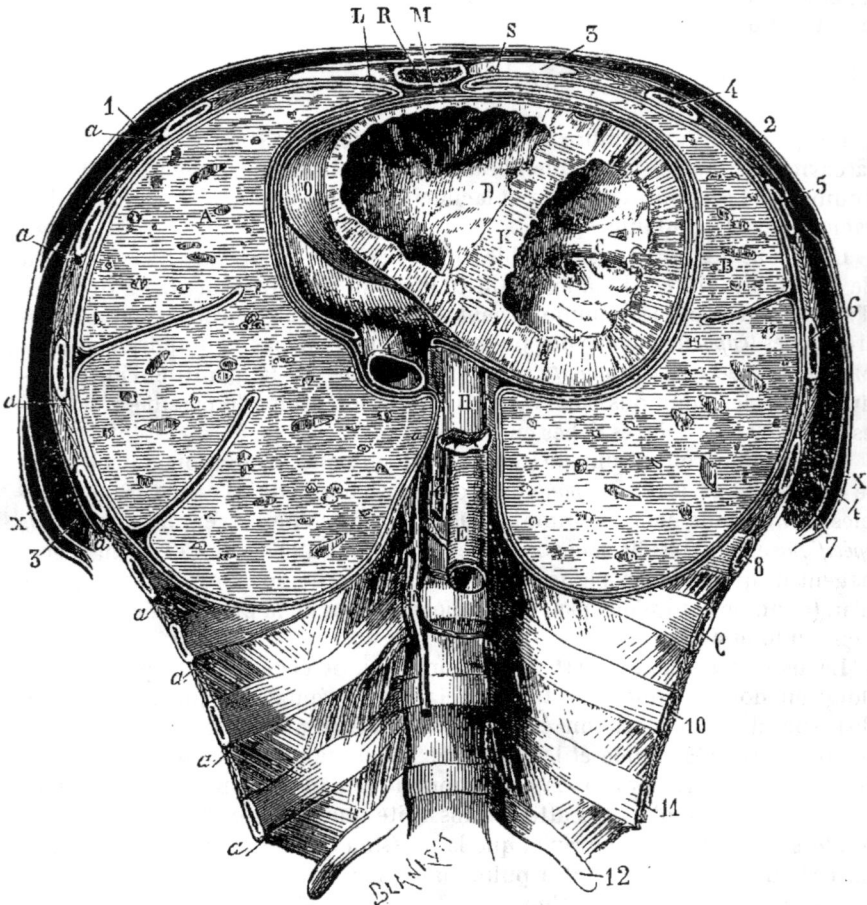

Fig. 271. — *Coupe de la poitrine*, d'après Benjamin Anger (*).

(*) La coupe du thorax passe au-dessous du cartilage de la troisième côte. La coupe des poumons forme un plan oblique en bas et en arrière. — A. Poumon droit. — B. Poumon gauche. — C. Cavité du ventricule gauche. — D. Cavité du ventricule droit. — K. Cloison interventriculaire. — O. Bord droit du cœur. — I. Oreillette droite. — H. OEsophage. — E. Aorte. — G. Canal thoracique. — F. Veine azygos. — R. Coupe du sternum. — M. Tissu cellulaire du médiastin antérieur. — S. L. Artères mammaires internes. — XX. Coupe du grand dorsal. — a, a, a, a) Artères intercostales. — 1, 2) Coupes du grand pectoral droit et gauche. — 3, 4) Coupes du grand dentelé droit et gauche. Les côtes du côté gauche portent leur numéro d'ordre depuis la troisième jusqu'à la douzième.

compose de deux lobes (Fig. 271, B), se bifurque en avant pour le poumon droit qui se divise en trois lobes (Fig. 271, A). Le nombre des lobes pulmonaires peut varier en plus ou en moins ; on rencontre aussi quelquefois des lobules accessoires tenant aux bronches et tout à fait distincts du reste des poumons.

Le *sommet* des poumons est arrondi. Sur une coupe transversale sa forme est ovalaire. Son point culminant dépasse de 0ᵐ,01 à 0ᵐ,015 la partie moyenne de la première côte. Il est embrassé par la concavité de l'artère sous-clavière, qui trace un sillon sur sa face interne.

Sa *base* ou face inférieure, concave, répond au diaphragme et représente un plan incliné qui regarde en avant et en bas ; elle a la forme d'un fer à cheval, dont le bord interne, concave, s'enfonce dans l'angle rentrant qui résulte de la réunion du péricarde au diaphragme, dont le bord externe, convexe, mince, se place entre le diaphragme et la paroi costale et descend plus bas en arrière qu'en avant. Dans l'expiration ou sur le cadavre, il suit la direction d'une ligne qui, partant du milieu de l'appendice xiphoïde, irait, en contournant le thorax, aboutir à la douzième côte. Dans l'inspiration, le bord externe descend plus ou moins sans jamais atteindre le sinus costo-diaphragmatique (Fig. 247).

Sa *face externe* convexe répond à la face interne des côtes et des espaces intercostaux, et en arrière aux parties latérales du rachis [1].

La face *interne* ou *cardiaque* est divisée en deux portions par le *hile* de l'organe ; ce hile, haut de 0ᵐ,08 sur 0ᵐ,055 de largeur, est plus rapproché du bord postérieur et du sommet du poumon ; il constitue la racine et la partie la plus fixe de l'organe. La région postérieure au hile, très-étroite, offre une gouttière verticale pour l'aorte à gauche, la veine azygos à droite ; la région antérieure plus large est creusée d'une excavation, plus profonde sur le poumon gauche, pour loger le cœur.

Le *bord antérieur*, mince et tranchant, présente à gauche une échancrure semi-lunaire, qui répond à la pointe du cœur, *incisure cardiaque*, et au-dessous de laquelle le poumon envoie souvent un prolongement en languette, contournant la pointe du cœur. Ce bord antérieur a des rapports différents à droite et à gauche avec la paroi thoracique antérieure.

Pendant l'expiration. 1° *A droite*, il suit une ligne (Fig. 247, 32) qui, partant de l'échancrure claviculaire droite, croise obliquement le manche du sternum, puis descend verticalement derrière cet os en se rapprochant plus ou moins de la ligne médiane et, arrivé à la base de l'appendice xiphoïde, se continue avec la circonférence externe de la base du poumon ; *à gauche* (29), il part de l'échancrure claviculaire gauche, descend en longeant le bord gauche du sternum jusqu'au quatrième cartilage costal, se porte alors en dehors et en bas, en laissant une partie du cœur à nu, et, arrivé au-dessous du cartilage de la sixième côte, se continue, après avoir détaché la languette cardiaque, avec la circonférence externe de la base du poumon gauche. Dans l'inspiration profonde, les bords des poumons peuvent atteindre les sinus de la plèvre.

---

[1] La portion du poumon, logée dans les gouttières latérales du thorax de chaque côté du rachis, est souvent désignée sous le nom de *bord postérieur*.

Le *bord postérieur* forme une petite crête plus ou moins saillante, située à peu de distance du hile. En haut elle se continue en arrière du sillon de l'artère sous-clavière, en bas elle se perd insensiblement avant d'atteindre la base du poumon.

Conformation intérieure. — Incisé, le poumon laisse écouler un liquide rouge, spumeux (sang mélangé d'air); la coupe a un aspect spongieux et présente çà et là les ouvertures circulaires béantes et plus ou moins larges des canaux bronchiques. Si on suit par la dissection ces divisions bronchiques depuis le hile jusqu'à la périphérie, on voit qu'elles se terminent aux lobules visibles sur la face externe de l'organe. Avec les bronches pénètrent par le hile dans l'intérieur du poumon des artères (branches de l'artère pulmonaire et artères bronchiques), accompagnées par des filets nerveux; il en sort aussi des veines (veines pulmonaires et bronchiques).

Le parenchyme pulmonaire se compose, outre les vaisseaux et les nerfs, de deux parties, les divisions bronchiques et les lobules pulmonaires.

1.° *Divisions bronchiques.* — Vers le hile du poumon (Fig. 258 et 259) on trouve : 1° sur un plan postérieur, les bronches, et au-dessous d'elles les veines pulmonaires postérieures droite et gauche ; 2° sur un plan antérieur, les deux branches de l'artère pulmonaire et au-dessous d'elles les deux veines pulmonaires antérieures. La division des bronches droite et gauche se fait en dehors du hile. La *bronche droite* donne deux rameaux inégaux ; le supérieur, presque horizontal, se recourbe au-dessus de la branche supérieure de l'artère pulmonaire droite et, après un très-court trajet (0^m,008), se divise en deux canaux, l'un antérieur, l'autre postérieur, qui se rendent au lobe supérieur. La division inférieure, beaucoup plus volumineuse (0^m,018), continue la direction de la bronche droite; elle est située en arrière de la branche inférieure de l'artère pulmonaire correspondante, et, après un trajet de 0^m,025, se partage en plusieurs branches, dont l'une, antérieure, va au lobe moyen, et les autres au lobe inférieur. La *bronche gauche* se divise en deux branches à peu près égales ; la supérieure se recourbe directement en avant au-dessous de la concavité de l'artère pulmonaire gauche et va au lobe supérieur ; l'inférieure continue le trajet primitif de la bronche et passe entre les deux veines pulmonaires pour se rendre au lobe inférieur.

La division des bronches se fait ainsi successivement, d'abord à angle aigu, puis, en se rapprochant des lobules pulmonaires, à angle droit; ces divisions se détachent du reste, tantôt en alternant, tantôt en suivant une ligne spirale ; elles diminuent graduellement de volume, de façon qu'en arrivant aux lobules elles ont moins de 0^{mm},5. Jusqu'à 0^m,004 de diamètre, les divisions bronchiques sont assez résistantes et facilement isolables, entourées qu'elles sont par un tissu cellulaire lamelleux ; puis, en s'amincissant, elles deviennent de plus en plus adhérentes au tissu pulmonaire et leurs parois sont moins résistantes; enfin, quand elles ont atteint le diamètre de 0^m,001, elles deviennent purement membraneuses. Les divisions bronchiques sont accompagnées par les branches de l'artère pulmonaire, les artères et les veines bronchiques, des nerfs et des lymphatiques; les rameaux des veines pulmonaires présentent toujours une certaine indépendance.

2° *Lobules pulmonaires.* — Les lobules pulmonaires se dessinent à l'extérieur sous forme d'espaces losangiques de 0m,01 en moyenne ; isolés, ce qui présente une certaine difficulté chez l'adulte, à cause de leur adhérence réciproque, ils constituent une pyramide, dont la base répond au losange superficiel et le sommet à une division bronchique terminale. Si on examine le losange superficiel qui en forme la base, on voit qu'il est divisé par des lignes très-fines en losanges plus petits correspondant aux infundibula.

Structure. — 1° *Bronches.* — La structure des divisions bronchiques se modifie avec leur calibre. D'abord analogue à celle des grosses bronches, elle offre, dès qu'elles ont atteint 0m,004 de diamètre, des différences importantes. Les cartilages, au lieu d'être disposés régulièrement sous forme de cerceaux sont disposés sans ordre et par fragments irréguliers dans la membrane fibreuse, et finissent par disparaître quand la bronche atteint un calibre de 0m,004 ; la couche musculaire lisse devient continue ; l'épithélium vibratile est simple au lieu de rester stratifié ; les glandes disparaissent ; enfin sur les bronches terminales (au-dessous de 0mm,3) l'épithélium vibratile est remplacé par un épithélium pavimenteux, et on remarque sur leurs parois des dépressions en cul-de-sac (*vésicules pariétales*).

Ces différences de structure sont résumées dans le tableau suivant :

	BRONCHES PRIMAIRES jusqu'à 0m,004.	BRONCHES SECONDAIRES 0m,004 à 0m,001.	BRONCHES TERTIAIRES 0m,001 à 0m,0003.	BRONCHES TERMINALES au-dessous de 0m,0003.
Cartilages.......	Cerceaux réguliers.	Fragments irréguliers.	Pas de cartilages.	Pas de cartilages.
Couche musculaire.	Discontinue.	Presque continue.	Continue.	Continue.
Épithélium.......	Vibratile stratifié.	Vibratile simple.	Vibratile simple.	Pavim ent. simpl.
Glandes.........	Glandes.	Glandes.	Pas de glandes.	Pas de glandes.

2° *Lobules pulmonaires.* — Arrivées au sommet des lobules, les bronches terminales (Fig. 272, 1) s'élargissent pour constituer la cavité du lobule pulmonaire (2). Ce lobule est formé par des cavités secondaires, *infundibula* (3), s'ouvrant dans la cavité centrale, et répondant aux petits losanges secondaires de 0m,0005 à 0m,0015, visibles à la surface du poumon. Les parois des infundibula sont couvertes de dépressions hémisphériques en cul-de-sac, *vésicules pulmonaires* (4), qui s'ouvrent dans la cavité de l'infundibulum par un large orifice. Les faces contiguës des vésicules voisines sont souvent soudées et forment alors des *cloisons* intervésiculaires, dont le bord tranchant fait saillie vers la cavité du lobule ; ces cloisons peuvent même disparaître en partie et rester à l'état de trabécules traversant cette cavité. Quelquefois une communication peut s'établir entre deux infundibula voisins par destruction des cloisons intervésiculaires. Le diamètre

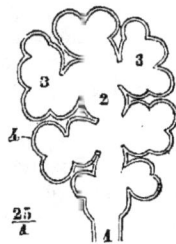

Fig. 272.
*Lobule pulmonaire ;
fig. schémat.* (*).

(*) 1) Bronche terminale. — 2) Cavité du lobule. — 3) Infundibulum. — 4) Vésicule pulmonaire.

des vésicules pulmonaires, qui augmente avec l'âge, est en moyenne chez l'adulte de 0^{mm},2 sur un poumon insufflé et desséché.

Tous les auteurs ne décrivent pas la structure d'un lobule de la même façon. D'après plusieurs d'entre eux (Fig. 273 et 274), chaque ramuscule bronchique terminal aboutirait à un cul-de-sac respiratoire indépendant ; la structure du poumon serait assimilable à celle d'une glande en grappe. La première description nous paraît plus rapprochée de la vérité.

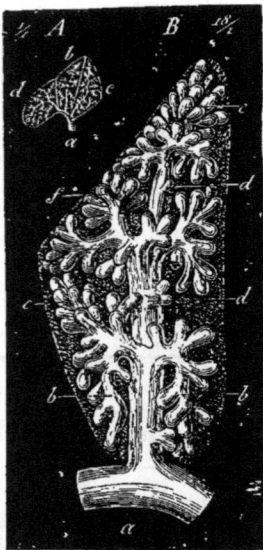

Fig. 273.

Lobule pulmonaire, d'après le *Dict. de médecine* de Littré et Charles Robin (*).

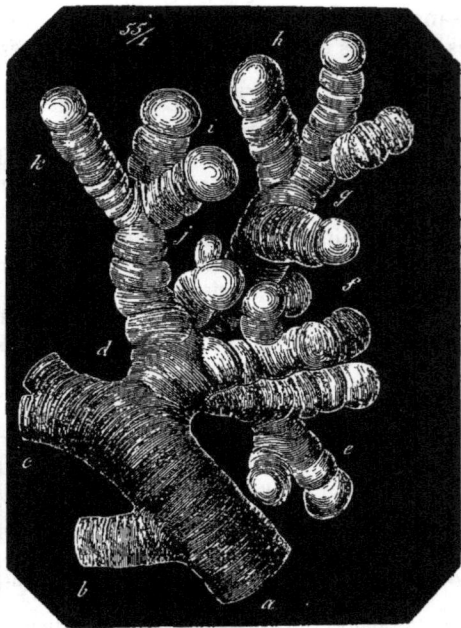

Fig. 274.

Moule d'un groupe de culs-de-sac respiratoires, d'après le *Dict. de médecine* de Littré et de Charles Robin (**).

3° *Vésicules pulmonaires* (Fig. 275). — Les vésicules pulmonaires se composent : 1° d'une membrane fondamentale connective ; 2° d'un réseau capillaire : 3° d'une couche épithéliale, niée par les uns, admise par les autres ; 4° des fibres musculaires existeraient aussi d'après certains auteurs dans les parois de la vésicule. Enfin un tissu connectif interstitiel, très-riche en fibres élastiques, sépare les vésicules les unes des autres.

A. La *membrane fondamentale* (12), continuation de la tunique fibreuse des bronches, est mince, homogène et parsemée de noyaux (13), qui deviennent visibles par certains réactifs.

B. Le *réseau capillaire* (5, 6, 7) provient de l'artère pulmonaire ; il est excessivement serré, de façon que ses mailles sont très-étroites, surtout lorsque les capillaires sont distendus par l'injection ; ils paraissent être situés dans l'épaisseur

(*) A. Groupe de lobules pulmonaires, *b, c, d*, s'ouvrant dans la bronche *a*. — B. Lobule *b* grossi. — *a*) Bronche. — *b, c, e, f*) Culs-de-sac respiratoires. — *d*) Vésicules pulmonaires latérales.

(**) *a*) Bronche. — *b, c, d*) Subdivisions bronchiques terminales. — *g*) Canal commun à trois culs-de-sac respiratoires. — *e, f, h i, j, k*) Culs-de-sac respiratoires.

même de la membrane fondamentale, ou plutôt celle-ci acquiert une telle minceur à leur niveau qu'elle est comme soudée à la paroi propre des capillaires et qu'elle semble n'occuper que les mailles qu'ils interceptent. Les noyaux de la membrane fondamentale n'existant qu'au niveau de ces mailles, ils peuvent être pris pour des noyaux de cellule qui seraient circonscrites par les capillaires sanguins (7). Ces capillaires forment souvent des anses saillantes vers la cavité de la vésicule, ou passent d'une vésicule à une voisine en débordant le bord libre de la cloison intervésiculaire (8, 9).

C. L'existence d'un *épithélium* à la surface interne des vésicules pulmonaires est une des questions les plus controversées de l'histologie moderne. Deux opinions sont en présence : les uns (Rainey, Henle, Luschka, Villemin, etc.) le nient absolument ; les autres l'admettent, mais avec des divergences de description qu'on peut rattacher aux trois opinions suivantes :

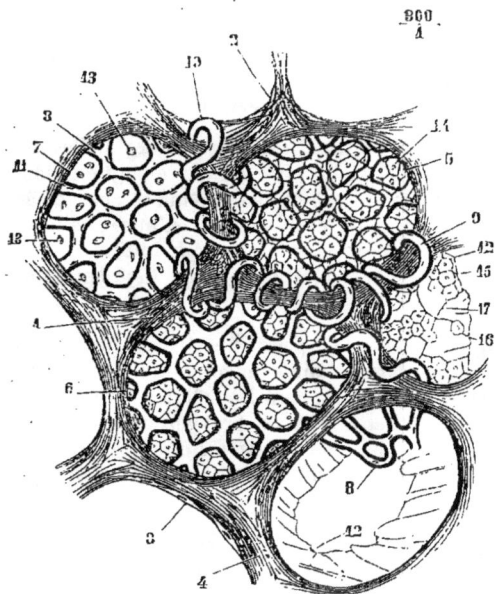

Fig. 275. — *Structure des vésicules pulmonaires ; figure demi-schématique* (*).

a) *L'épithélium des vésicules pulmonaires est discontinu* et n'existe que dans l'intervalle des capillaires. Nous croyons qu'il y a là une erreur, dont une des causes a été expliquée plus haut.

b) *L'épithélium est continu, mais il subit au niveau des capillaires une modification spéciale* (Colberg, Élenz, Schmidt). — Les cellules épithéliales s'aplatiraient et se souderaient entre elles pour former ou une membrane continue ou des lamelles larges recouvrant les vaisseaux. Nous croyons que cet aspect de lames épithéliales tient à une chute partielle de plusieurs cellules ayant encore laissé çà et là sur la

(*) 1) Trabécules séparant les vésicules. — 2) Fibres élastiques des trabécules. — 3) Fibres musculaires lisses (?). — 4) Noyaux des fibres lisses (?). — 5) Vésicules avec un épithélium continu. — 6) Vésicule dont l'épithélium a disparu au niveau des vaisseaux. — 7) Vésicule dont l'épithélium a disparu. — 8) Anses des capillaires. — 9, 10) Anses allant d'une vésicule à l'autre. — 11) Noyaux des capillaires. — 12) Membrane amorphe de la vésicule déchirée en partie. — 13) Noyaux de cette membrane. — 14) Cellules épithéliales. — 15) Groupes de cellules épithéliales. — 16) Cellule épithéliale isolée. — 17) Lignes, vestiges des contours des cellules épithéliales qui ont disparu.

membrane fondamentale des traces de leurs contours; cela est surtout visible sur les préparations au nitrate d'argent (14, 15, 16, 17).

c) *L'épithélium est continu* (5). — Cette opinion nous paraît la vraie. Il se compose de petites cellules polygonales, aplaties, régulières et pourvues d'un noyau. Elles sont facilement démontrables chez le fœtus, plus difficilement au contraire chez l'adulte, parce qu'elles disparaissent très-vite après la mort. Les procédés de préparation les détruisent avec une très-grande rapidité, surtout au niveau des capillaires distendus par l'injection (6) [1].

4° Les *fibres lisses* des vésicules, démontrées chez les animaux, sont encore niées par beaucoup d'anatomistes dans l'espèce humaine.

Nous voyons d'après la description précédente qu'on peut trouver dans la paroi de la vésicule pulmonaire quatre espèces d'éléments cellulaires ou nucléaires, ayant une signification physiologique et pathologique différente : noyaux de la membrane fondamentale, noyaux des capillaires sanguins, noyaux des fibres musculaires lisses (?) et cellules épithéliales, à quoi il faut ajouter les cellules plasmatiques du tissu interstitiel des cloisons intervésiculaires.

Tissu connectif interstitiel. — Ce tissu isole les uns des autres les lobules pulmonaires et les infundibula; il est en plus grande quantité autour des divisions bronchiques les plus volumineuses, où il peut même se charger de graisse. Il se compose de tissu connectif ordinaire et de fibres élastiques; celles-ci existent surtout dans l'intérieur des lobules et dans les cloisons intervésiculaires où l'on ne rencontre plus guère que des fibres élastiques et du tissu amorphe. On y trouve aussi des cellules et des noyaux plasmatiques.

Pigment (anthracosis, matière noire du poumon). — Dans le tissu connectif se déposent des granulations pigmentaires, tantôt isolées, tantôt réunies en amas irréguliers ou arrondis, rarement contenues dans les cellules plasmatiques. Il se dépose principalement autour des petites artères. Il provient de la matière colorante du sang, mais il en peut provenir aussi des poussières de charbon introduites du dehors. On en trouve déjà chez le nouveau-né et il augmente peu à peu de quantité avec l'âge.

Vaisseaux. — Les poumons possèdent deux systèmes de vaisseaux : les vaisseaux bronchiques, destinés à la nutrition de l'organe (*vasa privata*), et les vaisseaux pulmonaires, en rapport avec l'hématose (*vasa publica*). Les capillaires des deux systèmes communiquent à la limite des petites bronches terminales.

A. *Vaisseaux bronchiques.* — 1° *Artères bronchiques.* — Elles se distribuent :

(1) Sur la question de l'épithélium pulmonaire, on pourra consulter : Deichler, *Zur Frage ob die Lungenbläschen ein Epithelium besitzen oder nicht* (*Zeitschrift für rat. Med.* 3te Reihe. Bd. X. — P. Munk, *Ueber das Epithel der Lungenalveolen* (*Archiv für pathol. Anat. u. Physiol.* Bd. XXIV). — Remak, *Ueber das Epithel der Lungenbläschen* (*Deutsche Klinik.* 1862, n° 20). — C. J. Eberth, *Der Streit über das Epithel der Lungenbläschen* (*Archiv für pathol. Anat. u. Phys.* — Bd. XXIV. — J. Arnold, *Vorläufige Mittheilung über das Epithel der Lungenalveolen* (*Archiv für pathol. Anat. u. Phys.* Bd. XXVI). — A. Colberg, *Observationes de penitiori pulmonum structura.* Halis, 1863. — N. Chrzonszczewsky, *Ueber das Epithel der Lungenbläschen* (*Würzb. med. Zeitschrift.* Bd. IV). — E. Elenz, *Ueber das Lungenepithel* (*Würzb. naturwiss. Zeitsch.* Bd. V). — C. J. Eberth, *Zu den Controversen über das Lungenepithel,* id. — T. Bakody, *Der Streit über das Epithel der Lungenbläschen* (*Archiv. für pathol. Anat. u. Phys.* Bd. XXXIII). — J. Villemin, *Recherches sur la structure de la vésicule pulmonaire et sur l'emphysème* (*Journal de l'anatomie,* 1866). — C. Schmidt, *De l'épithélium pulmonaire* (Thèse de Strasbourg, 1866).

1° aux divisions bronchiques, à l'exception des bronches terminales fournies par l'artère pulmonaire ; elles forment un réseau superficiel très-fin pour la muqueuse et un réseau plus lâche pour la couche musculaire ; 2° à la plèvre viscérale ; 3° aux parois des vaisseaux et principalement de l'artère pulmonaire qui possède un réseau très-riche ; 4° aux glandes lymphatiques de la racine du poumon. D'après Lefort, elles s'anastomosent avec les veines pulmonaires.

2° *Veines bronchiques*. — Elles rapportent le sang : 1° des grosses divisions des bronches ; 2° de la partie de la plèvre qui avoisine le hile du poumon ; 3° des ganglions bronchiques. Leur distribution ne correspond donc pas à celle des artères bronchiques et est beaucoup moins étendue.

B. *Vaisseaux pulmonaires*. — 1° *Artère pulmonaire*. — Les branches accompagnent les ramifications bronchiques, mais leur division est plus rapide. Elles fournissent : 1° aux bronches terminales ; 2° aux lobules pulmonaires (*réseau interlobulaire, infundibulaire* et *vésiculaire*) ; 3° elles donnent, en outre, quelques branches à la plèvre viscérale.

2° *Veines pulmonaires*. — Elles proviennent de trois sources distinctes : 1° du réseau capillaire des vésicules pulmonaires (*veines pulmonaires proprement dites*) ; 2° du réseau capillaire des petites bronches (*veines broncho-pulmonaires*) ; elles s'anastomosent avec les veines bronchiques ; 3° du réseau capillaire de la plèvre (*veines pleuro-pulmonaires*). Elles proviennent donc non-seulement du réseau capillaire fourni par l'artère pulmonaire, mais encore d'une partie du réseau fourni par les artères bronchiques. Dans leur trajet vers le hile du poumon, elles ont une marche indépendante et suivent moins régulièrement les bronches que les autres vaisseaux.

Lymphatiques. — Ils se divisent en superficiels et en profonds. Les *superficiels* forment sous la plèvre un réseau serré, d'où partent des troncs qui pénètrent dans la profondeur de l'organe ; les lymphatiques *profonds* entourent les lobules de leurs réseaux [1]. Les troncs lymphatiques qui en naissent se réunissent à ceux qui proviennent des réseaux superficiels, et marchent vers le hile en accompagnant les vaisseaux et surtout les veines pulmonaires. Arrivés au hile, ils se jettent dans les ganglions pulmonaires et bronchiques ; les premiers, de la grosseur d'une lentille à un pois, sont situés au niveau du hile ; les seconds, de volume très-variable, sont réunis autour des grosses bronches et de la trachée. Ces ganglions ont une coloration noire, due à du pigment déposé en molécules isolées ou en amas dans la capsule fibreuse et dans les parois des alvéoles de la substance corticale et dans la substance médullaire le long de la paroi des vaisseaux.

Nerfs. — Ils proviennent du grand sympathique (surtout des trois premiers ganglions thoraciques) et du pneumogastrique. Leurs filets accompagnent les vaisseaux et surtout l'artère pulmonaire et les bronches ; ces derniers filets présentent de petits ganglions microscopiques (Remak).

ARTICLE V. — PLÈVRES.

Les *plèvres*, au nombre de deux, une pour chaque poumon, sont des sacs sans ouverture et présentent : 1° une face interne, lisse, libre, tournée vers

---

[1] D'après Wywodzoff, il faudrait chercher plus loin l'origine des radicules lymphatiques ; la lymphe se rassemblerait dans des espaces sans paroi propre de la membrane de la vésicule, espaces ne suivant pas exclusivement le trajet des artères, mais occupant souvent leurs mailles.

la cavité du sac; 2° une face externe, rugueuse, adhérente dans la plus grande partie de son étendue, soit à la surface du poumon, *plèvre viscérale*, soit aux parois du thorax, *plèvre pariétale;* une partie de ce dernier feuillet (*plèvre médiastine*) est libre et intercepte avec celui du côté opposé une cavité, *cavité des médiastins.*

A. *Plèvre viscérale.* — Elle tapisse la surface du poumon, à l'exception du hile.

B. *Plèvre pariétale.* — Après avoir tapissé la face interne des côtes et des espaces intercostaux (*plèvre costale*) et les parties latérales de la convexité du diaphragme (*plèvre diaphragmatique*), la plèvre pariétale abandonne la paroi thoracique, se réfléchit vers le hile du poumon pour se continuer avec la plèvre viscérale et constitue ainsi la plèvre médiastine. Dans les points où la plèvre se réfléchit des parois costales sur le diaphragme et de ces deux endroits vers le hile du poumon existent des culs-de-sac ou *sinus*, dont il est important de connaître les rapports avec les parois thoraciques, puisqu'ils indiquent les limites des cavités pleurales droite et gauche, limites qui ne coïncident pas avec celles de la cavité thoracique. Au delà de ces sinus, les parois thoraciques ne sont plus en rapport avec la plèvre.

Ces sinus sont au nombre de cinq :

1° *Sinus costo-médiastinique* ou *antérieur* ou *ligne de réflexion de la plèvre costale pour former le médiastin antérieur.* — Il ne suit pas la même direction à droite qu'à gauche, la plèvre costale étant moins étendue de ce côté.

a) A droite (Fig. 247, 38, 39), il suit une ligne qui, partant de l'échancrure sternale droite, se porterait obliquement derrière le manche du sternum en dépassant la ligne médiane ; puis il descend derrière le corps du sternum près de son bord gauche jusqu'à la base de l'appendice xiphoïde et là se continue avec le sinus costo-diaphragmatique.

b) A gauche (Fig. 247, 35, 36, 37), il part de l'échancrure gauche du sternum, descend derrière le manche en se réunissant à angle aigu avec celui du côté droit ; là les deux culs-de-sac pleuraux sont accolés et séparés seulement par un tissu cellulaire lamelleux jusqu'à la hauteur du cinquième cartilage costal; à ce niveau, il se porte à gauche, en abandonnant le sternum et en s'écartant de plus en plus du bord sternal gauche jusqu'au sinus costo-diaphragmatique.

2° *Sinus costo-médiastinique postérieur.* — Il répond à la réunion de la face latérale et de la face antérieure des corps vertébraux depuis la première jusqu'à la deuxième vertèbre dorsale.

3° *Sinus costo-diaphragmatique.* — *a) A droite* (Fig. 247, 38), il part de l'appendice xiphoïde, se porte obliquement en bas et à droite, en suivant le bord inférieur du cartilage de la sixième côte jusqu'à la ligne du mamelon, puis se porte obliquement en bas et en arrière jusqu'au milieu de la douzième côte, en croisant les côtes et en laissant libres leurs cartilages et une partie de plus en plus grande de leur arc osseux ; enfin, du milieu de la douzième côte, il se porte en dedans et un peu en haut vers la partie latérale de la douzième vertèbre dorsale, pour se continuer avec le sinus costo-médiastinique postérieur.

b) *A gauche* (Fig. 247, 35), il part du bord gauche du sternum au niveau du cinquième cartilage costal et se porte obliquement en bas, en croisant les cartilages des cinquième, sixième et septième côtes [1]; à partir de là, il suit la même disposition qu'à droite, sauf qu'il descend un peu plus bas.

4° *Sinus phrénico-péricardique.* — Ce sinus occupe la rainure qui résulte de l'union du diaphragme avec la base du péricarde.

5° *Sinus pleural supérieur* ou *sus-costal* (Fig. 247, 28, 31). — Ce sinus coiffe le sommet du poumon et dépasse, comme lui, la première côte.

On voit que certaines régions de la cage thoracique ne sont pas tapissées par les plèvres. Ces régions sont : 1° *en arrière*, la face antérieure du rachis ; 2° *en avant*, un espace triangulaire à base supérieure, correspondant au manche du sternum et empiétant sur le côté gauche ; ce triangle se continue en bas avec un interstice cellulaire à peine sensible, qui longe le bord gauche de l'os et au niveau du cinquième cartilage costal, s'élargit en un triangle situé au niveau de la partie gauche du sternum, de l'appendice xiphoïde et de la partie interne des cartilages des cinquième, sixième et septième côtes et des espaces intercostaux correspondants. C'est dans cet espace, et surtout entre le bord gauche du sternum et les cartilages des cinquième et sixième côtes, que le péricarde est en contact immédiat avec les parois thoraciques ; 3° *en bas*, l'espace compris entre les insertions costales du diaphragme et le sinus costo-diaphragmatique ; 4° plusieurs régions du diaphragme, au niveau, en avant et en arrière du péricarde, et enfin au-dessous du sinus costo-diaphragmatique.

C. *Plèvre médiastine.* — Elle forme de chaque côté de la ligne médiane une cloison allant de la paroi antérieure à la paroi postérieure du thorax ; au niveau du hile, elle se continue avec la plèvre viscérale ; au-dessus du hile, elle va sans interruption d'une paroi à l'autre, en constituant la paroi interne du sinus sus-costal. Au-dessous du hile, elle présente en arrière une disposition spéciale ; au lieu de se porter directement vers le hile, elle forme avec la plèvre costale un repli triangulaire à base inférieure très-courte, dont le bord postérieur répond au rachis et le bord antérieur au bord postérieur du poumon. En avant du hile, elle tapisse, en y adhérant assez intimement, la face externe du péricarde.

Les deux plèvres médiastines, droite et gauche, interceptent une cavité, divisée par le cœur et le péricarde en deux cavités secondaires : l'une antérieure, *cavité médiastine antérieure* ou *médiastin antérieur;* l'autre postérieure, *médiastin postérieur.*

La *cavité médiastine antérieure* [2], très-étroite, a la forme d'un sablier

[1] Les distances moyennes de ce sinus au bord gauche du sternum sont : à la hauteur de l'extrémité sternale du cinquième cartilage costal de $0^m,015$; à celle du sixième $0^m,02$; à celle du septième $0^m,035$ (Luschka).

[2] Beaucoup d'auteurs placent le cœur dans la cavité médiastine antérieure.

allongé, compris entre le péricarde et les parois thoraciques. Elle contient dans sa partie supérieure le thymus ou la graisse qui le remplace, l'artère innominée, etc., et du tissu cellulaire lamelleux.

La *cavité médiastine postérieure* contient l'aorte, l'œsophage, la veine azygos, les pneumogastriques, les grands sympathiques, le canal thoracique, etc.

Structure. — La plèvre se compose d'une charpente connective riche en fibres élastiques et d'un épithélium pavimenteux simple. Elle présente des prolongements microscopiques simples ou lobulés (*villosités pleurales*), formés par une substance homogène ou fibrillaire, quelquefois pigmentée, couverte ou non d'épithélium et contenant souvent des anses vasculaires ; on les rencontre surtout sur les replis adipeux des sinus pleuraux et le long du bord antérieur des poumons.

La plèvre est unie aux parties sous-jacentes par le tissu cellulaire sous-pleural, très-adhérent pour la plèvre pulmonaire et complétement dépourvu de graisse.

Les *vaisseaux* de la plèvre, plus nombreux pour le feuillet viscéral, forment un réseau sous-séreux à mailles larges, et un réseau plus fin sous-épithélial. Ses nerfs, très-peu nombreux, proviennent du grand sympathique, du phrénique, du pneumogastrique et probablement des intercostaux ; les filets du feuillet viscéral présentent des cellules ganglionnaires (Kölliker).

CHAPITRE III

ORGANES URINAIRES.

Les organes urinaires se composent de deux glandes : les *reins*, d'où partent deux conduits excréteurs, les *uretères*, qui s'ouvrent dans un réservoir commun, la *vessie*. A la vessie fait suite un canal, l'*urèthre*, qui débouche à l'extérieur. L'urèthre de l'homme sera décrit avec les organes génitaux (Fig. 276).

ARTICLE I. — REINS.

Les reins sont des organes pairs, situés dans la cavité abdominale, de chaque côté de la colonne vertébrale.

Leur *forme* est celle d'un haricot dont le hile serait tourné en dedans. Ils présentent deux faces convexes (l'antérieure plus que la postérieure), deux extrémités arrondies, dont la supérieure est plus large, et deux bords ; l'externe est épais, convexe ; l'interne, concave dans son tiers moyen, offre là un sillon, *hile du rein*, limité par deux lèvres, dont la postérieure est ordinairement plus saillante. Quelquefois les extrémités supérieures des deux reins sont unies par une partie (*reins en fer à cheval*).

Le *volume* du rein varie peu. Son *poids* est de 90 grammes en moyenne. Sa longueur est de $0^m,11$ sur $0^m,05$ de largeur et $0,045$ d'épaisseur. Le rein gauche est habituellement plus long et plus épais que le droit.

Rapports (Fig. 247 et Fig. 68). — Les reins sont situés symétriquement de chaque côté du rachis, à la hauteur de la première et de la deuxième vertèbre lombaire ; leurs extrémités supérieures, distantes de $0^m,085$, sont plus

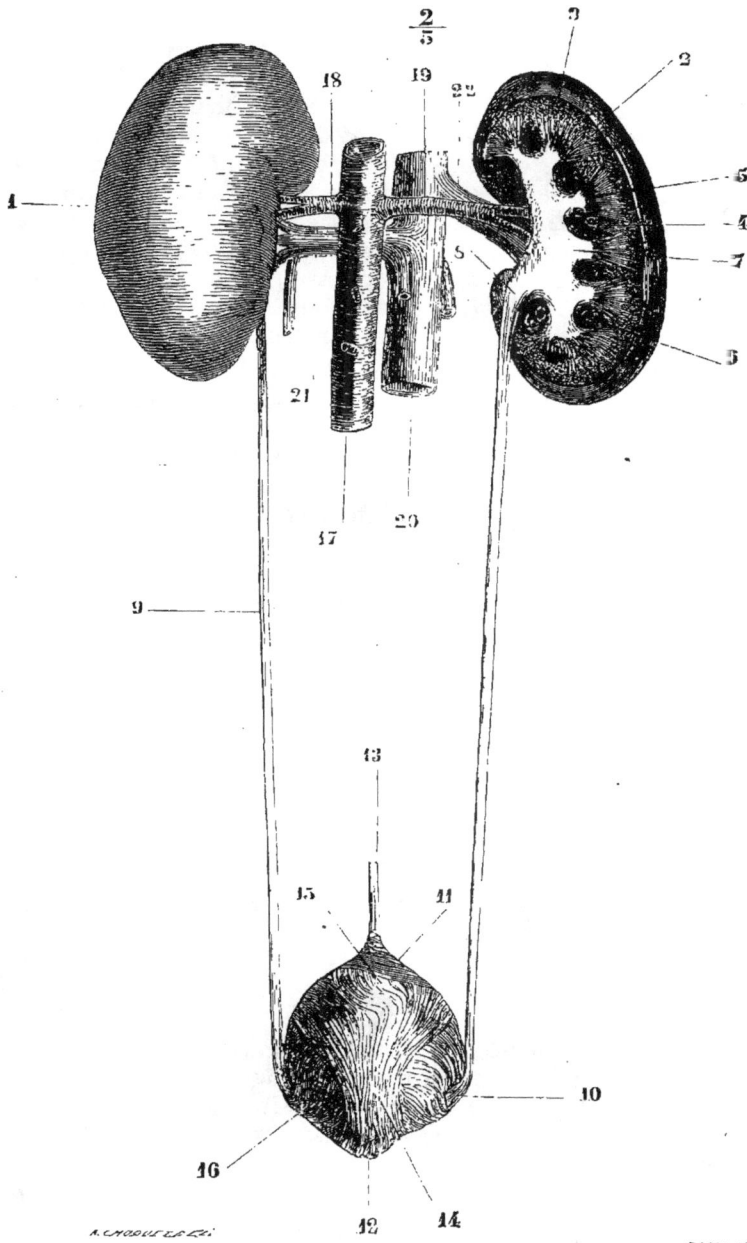

Fig. 276. — *Appareil urinaire de la femme ; vue postérieure* (*).

, (*) 1) Rein gauche. — 2) Coupe du rein droit. — 3) Substance corticale. — 4) Colonnes de Bertin. — 5) Pyramides de Malpighi. — 6) Vaisseaux. — 7) Calices distendus par l'urine. — 8) Bassinet. — 9) Uretère. — 10) Pénétration de l'uretère dans les parois de la vessie. — 11) Sommet de la vessie. — 12) Bas-fond de la vessie. — 13) Ouraque. — 14, 15) Fibres longitudinales de la vessie. — 16) Fibres transversales. — 17) Aorte. — 18) Artère rénale gauche. — 19) Artère rénale droite. — 20) Veine cave inférieure. — 21) Veine rénale gauche. — 22) Veine rénale droite.

rapprochées que les inférieures. qui le sont de $C^m.11$ environ. Leur face
postérieure répond au diaphragme. à la dernière côte et au carré des lombes
que dépasse leur bord convexe : leur bord concave est tourné vers le psoas.
Leur face antérieure. qui regarde un peu en dehors. répond dans son tiers
moyen à l'angle du côlon. et dans son tiers supérieur. à droite au foie. à
gauche à la rate. au pancréas et à la face postérieure de l'estomac. Les
capsules surrénales s'appliquent en dedans sur leur extrémité supérieure.
Le rein droit est un peu plus bas que le rein gauche. Le rein est enveloppé
par une *capsule adipeuse* quelquefois très-épaisse et recouvert en avant seulement par le péritoine. Ses déplacements (*reins flottants*) sont assez fréquents et peuvent être congénitaux ou accidentels.

Conformation intérieure. — Le rein est lisse à sa surface, sauf quelques
bosselures, très-peu prononcées chez l'adulte. vestiges de sa division en lobules. Sa couleur est comparable à celle de la chair musculaire. Il est enveloppé par une *tunique propre*. mince. transparente. assez résistante. qui
se laisse facilement détacher de l'organe jusqu'au hile. où elle adhère aux
vaisseaux.

Le *parenchyme rénal* compacte. friable. présente deux aspects différents
bien visibles sur une coupe [Fig. 276. 2]. et qui l'ont fait diviser en substance
médullaire et substance corticale.

1° La *substance médullaire* 3. plus pâle. a un aspect fibreux. dû à des
stries alternativement claires et sombres: ces stries forment des faisceaux
coniques. *pyramides de Malpighi* (au nombre de 8 à 15). dont la base est tournée vers la périphérie de l'organe et le sommet vers le hile. Chaque pyramide est enveloppée par une coque de substance corticale. à l'exception du
sommet: ce sommet ou *papille rénale*. qui fait saillie dans la cavité des calices. offre une surface lisse sur laquelle on remarque quinze à vingt orifices. de $C^m.5$ de diamètre. *lacunes papillaires*. orifices des canaux urinifères.
Vers leur base. le tissu des pyramides change un peu d'aspect *substance limitante* ; il est rouge sombre et présente sur une coupe longitudinale des
stries foncées radiées (paquets vasculaires . et des points foncés sur une
coupe transversale.

2° La *substance corticale* 3 est grenue. plus foncée. plus vasculaire. un peu
jaunâtre: elle est parsemée de points rouges *corpuscules de Malpighi*. disséminés régulièrement par petites traînées que séparent de fins faisceaux
$(0^m.3)$ d'aspect fibreux. prolongements des faisceaux fibreux des pyramides
et qui constituent les pyramides de Ferrein. Chaque pyramide de Ferrein
est donc enveloppée. comme les pyramides de Malpighi. par une petite
coque de substance corticale pure. Les prolongements de la substance corticale entre deux pyramides voisines portent le nom de *colonnes de Bertin* (4 .

Chaque pyramide de Malpighi. avec sa coque de substance corticale. représente un lobule rénal. Ces lobules rénaux (au nombre de 12 à 16). primitivement distincts. se soudent peu à peu. de façon à ne plus laisser à l'extérieur trace de leur séparation. Il suffira de décrire la structure d'un lobule
pour connaître la structure du rein.

Structure des lobules du rein (Fig. 277). — Les *canalicules uriniferes* ou *canalicules de Bellini* vont des corpuscules de Malpighi de la substance corticale au sommet de la papille, où ils débouchent dans les lacunes papillaires et par elles dans les

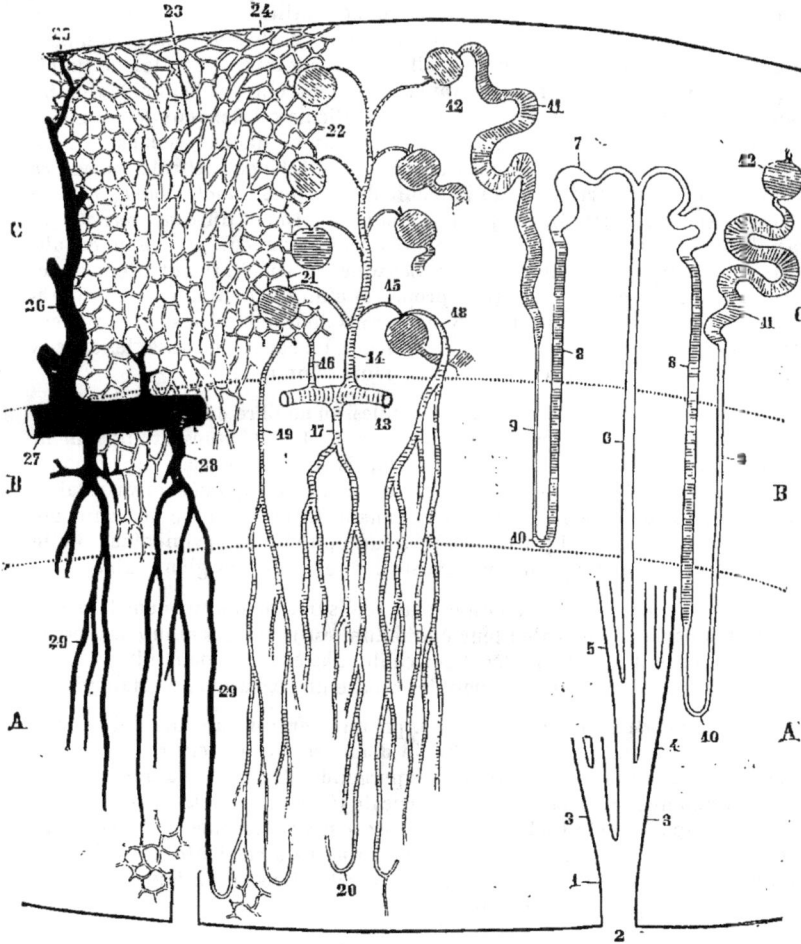

Fig. 277. — *Structure du rein ; figure schématique* (*).

(*) A. Substance médullaire. — B. Substance limitante. — C. Substance corticale. — 1) Canal papillaire. — 2) Son embouchure sur la papille rénale. — 3) Première branche de bifurcation. — 4) Deuxième branche de bifurcation. — 5) Troisième branche de bifurcation. — 6) Canal droit ou de Bellini. — 7) Canal d'union. — 8) Partie ascendante de l'anse de Henle. — 9) Sa partie descendante. — 10) Anse de Henle. — 11) Canal contourné. — 12) Corpuscule de Malpighi. — 13) Artère rénale. — 14) Branche supportant les glomérules. — 15) Rameau afférent des glomérules. — 16) Rameau allant directement aux capillaires. — 17) Artérioles droites venant directement de l'artère rénale. — 18) Artériole droite venant du rameau efférent du glomérule. — 19) Artériole droite venant du réseau capillaire. — 20) Anse vasculaire des pyramides. — 21) Branche efférente du glomérule allant au réseau capillaire. — 22) Réseau capillaire de la partie glomérulaire de la substance corticale. — 23) Réseau capillaire des pyramides de Ferrein. — 24) Réseau capillaire cortical du rein. — 25) Étoile de Verheyen. — 26) Veine revenant des capillaires de l'écorce. — 27) Tronc veineux. — 28) Veine recevant les veines droites. — 29) Veines droites. — Nota. La partie ombrée des canalicules urinifères représente les parties dans lesquelles l'épithélium est grenu et d'aspect glandulaire.

calices. Dans leur trajet assez compliqué, ils sont tantôt rectilignes, tantôt contournés, et se réunissent à plusieurs reprises à angle aigu, de façon qu'un seul canal papillaire donne naissance, par une série de bifurcations (douze en moyenne), à un faisceau de canalicules secondaires, dont le groupe constitue une pyramide de Ferrein. Leur diamètre présente de très-grandes variations, surtout dans la première partie de leur parcours. Si on suit ces canalicules depuis les corpuscules de Malpighi jusqu'à la papille, c'est-à-dire en suivant la même marche que le liquide sécrété, on trouve la disposition suivantes : d'abord le canalicule est flexueux (*canaux contournés*, 11), puis il envoie une anse qui descend plus ou moins bas dans la substance médullaire pour remonter ensuite dans la substance corticale (*canaux en anse de Henle*, 8, 9, 10); arrivé là, il s'infléchit de nouveau (*canal d'union*, 7) et se jette dans les *canaux droits* (6), qui par leur réunion forment un *canal commun* ou *canal papillaire* (1) ouvert dans la lacune papillaire. La longueur totale d'un canalicule urinifère peut être évaluée à $0^m,052$ (Schweigger-Seidel). Quant à leur structure, ils se composent d'une membrane propre et d'un épithélium simple, qui varie pour les divers segments du tube. Nous aurons donc à décrire successivement les corpuscules de Malpighi, les canaux contournés, les canaux en anse, les canaux d'union, les canaux droits et les canaux excréteurs communs.

1° *Corpuscules de Malpighi* (12). — Ces corpuscules, au nombre de cinq environ par millimètre cube (porc), ont une largeur de 0^{mm}, 2 et sont situés exclusivement dans la partie grenue de la substance corticale. Ils sont formés par une ampoule en cul-de-sac du canal contourné, ampoule contenant un glomérule vasculaire, *glomérule rénal*, qui sera décrit avec l'artère rénale. La face interne de l'ampoule ou de la capsule de Malpighi est tapissée par un épithélium pavimenteux. Cette capsule est percée d'un trou, qui laisse passer les vaisseaux du glomérule.

2° *Canaux contournés* (11). — Ils forment des replis très-nombreux dans la partie grenue de la substance corticale ; leur épithélium est trouble, granuleux ; les limites des cellules sont peu distinctes. Leur calibre, assez large, peu uniforme, varie de $0^{mm},03$ à $0^{mm},04$. Un étranglement les sépare du corpuscule de Malpighi.

3° *Canaux en anse de Henle* (8, 9, 10). — Après un certain parcours, les canaux contournés s'amincissent jusqu'à 0^{mm}, 01 de diamètre, deviennent rectilignes et descendent dans la substance médullaire des pyramides (8) ; arrivés à une distance variable, ils remontent vers la substance corticale (9), en s'élargissant subitement ($0^{mm},025$), sans jamais atteindre le diamètre des canaux contournés. La partie descendante de l'anse (9) offre un épithélium clair, la partie ascendante 8) un épithélium trouble et granuleux. Ces anses peuvent s'arrêter dans la substance limitante ou descendre jusque près de la papille.

4° *Canaux d'union* (7). — Arrivée dans la substance corticale, la branche ascendante de l'anse s'infléchit de nouveau en présentant une grande irrégularité de diamètre et va se jeter, en se rétrécissant un peu, dans un canal droit. L'épithélium des canaux d'union est clair et transparent.

5° *Canaux droits* (6). — Ces canaux, situés pour la substance corticale dans les pyramides de Ferrein, reçoivent chacun plusieurs canaux d'union et marchent dans une direction à peu près rectiligne jusqu'au canal excréteur commun. Leur calibre est de $0^{mm},03$; leur épithélium, clair et transparent, est d'abord pavimenteux ou plutôt polygonal, puis cylindrique en se rapprochant de la papille. Les canalicules plus rapprochés de la papille et formés par la réunion successive des canaux droits ont un diamètre plus considérable (jusqu'à $0^{mm},1$ à 0^{mm}, 2).

6° *Canaux excréteurs communs* ou *papillaires* (1). — Ces canaux, ordinairement très-courts, ont un diamètre de 0^{mm}, 2 à 0^{mm}, 3, et s'ouvrent chacun dans une lacune papillaire. Leur paroi propre, finement fibrillaire, se confond avec le tissu du rein, leur épithélium est clair et cylindrique.

On voit que les canaux urinifères présentent, au point de vue de leur épithélium, des caractères différents dans les divers points de leur trajet. Il est grenu, trouble et rappelle l'épithélium glandulaire dans les canaux contournés et la branche ascendante des canaux en anse qui représenteraient la partie sécrétante des tubes ; il est clair et transparent au contraire dans la branche descendante de l'anse, les canaux d'union et les canaux droits et papillaires, et se rapproche là de l'épithélium des conduits excréteurs.

La description donnée ci-dessus du trajet des canalicules urinifères s'éloigne de la description classique par l'addition des tubes en anse découverts par Henle. L'existence de canaux urinifères en anse est aujourd'hui incontestable [1].

La question de savoir si les canaux de l'écorce présentent des anastomoses n'est pas encore tout à fait résolue, au moins pour les canaux contournés. Pour les canaux d'union leur existence est certaine.

Tissu connectif interstitiel. — Ce tissu se réduit au minimum dans l'écorce, où il est tout à fait analogue au tissu réticulé. Dans la moelle il est en plus grande quantité surtout près des papilles.

Vaisseaux et nerfs du rein. — 1° *Artères.* Les branches de l'artère rénale, après sa division dans le rein, marchent à la limite de l'écorce et de la moelle en constituant des demi-arcades (Fig. 277, 13) et sans s'anastomoser entre elles. De ces arcades partent des branches qui se rendent dans la substance corticale et dans la substance médullaire.

a) *Dans la substance corticale* on voit naître de la convexité des arcades, et à des distances régulières, des branches, *branches glomérulaires* (14), d'où se détachent à angle droit de petits rameaux de 0^{mm},03 à 0^{mm},04, *vaisseaux afférents du glomérule* (15), qui pénètrent dans les corpuscules de Malpighi à l'opposite du canalicule urinifère. Arrivé dans le corpuscule de Malpighi, le vaisseau afférent se divise en deux troncs ou plus qui se ramifient indépendamment l'un de l'autre, en se pelotonnant sur eux-mêmes (Fig. 278), et constituent ainsi une petite granulation de 0^{mm}, , *glomérule rénal*, contenue dans la capsule du corpuscule de Malpighi. Les divisions du vaisseau afférent (qui ont la structure et le calibre de capillaires) se reforment ensuite d'après le mode des *réseaux admirables bipolaires*, en un seul tronc, *vaisseau efférent, plus petit que le vaisseau afférent* (Fig. 278, C), à côté duquel il se détache du glomérule. Le vaisseau efférent, *qui a la structure et la signification d'une artère*, se jette dans le réseau capillaire de la substance corticale (Fig. 278, C, E). Les glomérules ne sont pas à nu dans le corpuscule de Malpighi ; mais ils sont recouverts d'un épithélium distinct de l'épithélium pavimenteux qui tapisse la paroi interne de la capsule de Malpighi [2]. Tous les vaisseaux efférents ne se jettent pas dans le

[1] Henle donnait à ces anses une signification que les recherches ultérieures n'ont pas confirmée. Il en faisait un système de canaux fermés aboutissant aux corpuscules de Malpighi et sans connection avec les canaux droits. La discussion de cette opinion et des autres opinions émises sur cette question nous entraînerait trop loin. Outre le *Traité* de Henle, on pourra consulter sur ce sujet les travaux suivants : C. Ludwig et Zawarykin, *Zur Anatomie der Niere*, 1864. — N. Chrzonszczewsky, *Zur Anatomie der Niere* (*Archiv. für pathol. Anat. und Phys.* Bd XXXI. — M. Roth, *Untersuchung über die Drüsensubstanz der Niere.* Bern, 1864. — S. Th. Stein, *Zur Anatomie der Niere* (*Medizin. Centralblatt*). 1864. — F. Schweigger-Seidel, *Die Niere des Menschen u. der Säugethiere.* Halle, 1865. — Gross, *Essai sur la structure microscopique du rein.* Strasbourg, 1867.

[2] Cette couche épithéliale n'est pas admise par tous les auteurs.

réseau capillaire cortical. Quelques-uns (Fig. 277, 18) vont fournir des *artérioles droites* dans la substance médullaire. Outre les branches glomérulaires, les arcades donnent quelques rameaux qui se rendent directement dans le réseau capillaire cortical, de sorte qu'on ne peut pas dire d'une façon absolue, que *tout le sang qui coule dans les capillaires de l'écorce doit passer par les glomérules.*

b) *Dans la substance médullaire* les arcades envoient des branches à direction à peu près restiligne, *artérioles droites* (Fig. 277, 17), qui après un certain trajet se divisent en un pinceau de capillaires (réseau capillaire des pyramides). Beaucoup de ces vaisseaux forment des anses qui descendent jusque près du sommet de la papille (20), et qui pourraient être confondues avec les canaux en anse de Henle. Quelques artérioles droites naissent en outre du réseau capillaire de la substance corticale (19) et des vaisseaux efférents des glomérules (18). Les réseaux capillaires de l'écorce et de la moelle communiquent entre eux. La forme de leurs mailles, polygonale dans la partie glomérulaire de l'écorce, est allongée en général dans le reste du tissu rénal et correspond à la disposition même des tubes urinifères.

2° Les *veines* provenant du réseau capillaire de l'écorce et de la moelle se jettent dans des arcades veineuses, analogues aux arcades artérielles, mais qui en diffèrent en ce qu'elles s'anastomosent entre elles. Des veines droites (29) correspondent aux artérioles droites. Les veines du réseau capillaire périphérique de l'écorce (24) s'unissent en groupes étoilés, à cinq ou six branches, *étoiles de Verheyen* (25), et s'ouvrent dans un tronc veineux central qui s'enfonce immédiatement dans la substance du rein. Un réseau veineux entoure les lacunes papillaires. Les branches veineuses du rein n'ont pas de valvules.

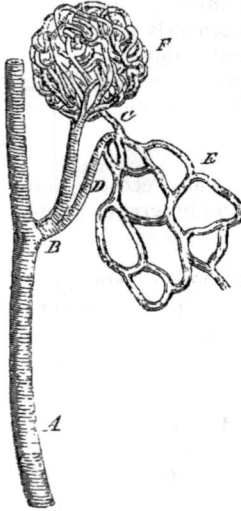

Fig. 278.
Glomérule rénal avec ses vaisseaux afférents et efférents (*).

3° *Lymphatiques.* — Les superficiels forment un réseau à larges mailles sous l'enveloppe fibreuse; quant aux profonds, larges et facilement injectables dans la partie glomérulaire de la substance corticale, ils sont très-fins au contraire dans les pyramides de Ferrein et la substance médullaire (Ludwig et Zawarykin).

4° Les *nerfs* proviennent du plexus rénal. Leur terminaison est inconnue. On trouve çà et là sur leurs filets de petits ganglions microscopiques.

ARTICLE II. — URETÈRES (Fig. 276, 8, 9).

A leur partie supérieure, les conduits excréteurs des reins présentent une disposition particulière pour recevoir l'urine, qui arrive par les conduits papillaires. Chaque papille est entourée par un petit cône membraneux, ou *calice*, dont la base répond à la papille et dont le sommet tronqué s'ouvre dans une cavité plus grande, *grand calice*. Les grands calices, au nombre de trois, s'ouvrent dans une poche, le *bassinet* (Fig. 276, 8), située à la partie postérieure du hile et qui constitue la partie supérieure évasée de l'uretère.

(*) A. Artère glomérulaire. — B. Branche fournissant le vaisseau afférent du glomérule. — C. Vaisseau afférent du glomérule. — D. Artère allant directement dans le réseau capillaire de la substance corticale. — E. Réseau capillaire. — F. Glomérule.

L'*uretère* (9), long de 0^m,27 environ, est un tube cylindrique, offrant quelquefois des renflements fusiformes, étendu du bassinet au bas-fond de la vessie. Il descend en avant du psoas, de l'artère iliaque primitive à gauche, iliaque externe à droite, est croisé par les vaisseaux spermatiques qui passent en avant de lui, pénètre dans le petit bassin et arrive à la vessie. A ce moment les deux uretères sont situés à 0^m,06 l'un de l'autre; ils traversent obliquement ses parois en se rapprochant, et après un trajet de 0^m,02 viennent s'ouvrir aux deux angles postérieurs du trigone vésical.

Les parois des calices, du bassinet et des uretères sont minces et dilatables. Leur surface interne est blanche, lisse, et offre des plis longitudinaux qui s'effacent par la distension.

Structure. — Leurs parois, épaisses de 0^{mm},001, se composent de trois tuniques : 1° une *tunique externe*, fibreuse, riche en fibres élastiques, et qui, à la base des papilles, se continue avec la capsule fibreuse du rein ; 2° une *tunique musculaire*, très-épaisse (0^{mm},5), formée par une couche externe circulaire qui s'épaissit au niveau de la base de la papille et constitue là un vrai *sphincter papillaire*, et par une couche interne longitudinale plus épaisse ; 3° une *muqueuse*, mince et facilement isolable ; son épithélium est pavimenteux, stratifié ; les formes de ses cellules sont très-variables; les plus superficielles présentent à leur face profonde des dépressions en godet, dans lesquelles s'enfoncent les bases des cellules coniques plus profondément situées. La muqueuse se réfléchit à la surface des papilles, où elle est très-mince et très-adhérente.

Variétés. — On rencontre souvent des uretères doubles, mais rarement ils s'ouvrent dans la vessie par des orifices distincts.

ARTICLE III. — VESSIE (Fig. 276).

La vessie est un réservoir musculo-membraneux situé derrière le pubis et intermédiaire aux uretères et à l'urèthre.

Sa *forme,* assez difficile à bien apprécier, est très-variable, suivant son état de vacuité ou de distension. Vide, elle est ramassée sur elle-même et n'a pas plus de 0^m,03 de diamètre. Modérément distendue, elle a la forme d'un ovoïde, souvent asymétrique, surtout chez les femmes, et dont le grand axe est dirigé en bas et en arrière. La petite extrémité de l'ovoïde est supérieure et constitue son *sommet* arrondi ou acuminé. Sa grosse extrémité ou *fond* de la vessie forme un plan triangulaire incliné en bas et en avant et se continue en avant avec l'urèthre[1] ; c'est là, dans la station droite, le point le plus déclive de la vessie. La paroi postérieure, inclinée en bas et en arrière, est convexe, surtout en bas ; la paroi antérieure n'offre rien de particulier ; les parois latérales convexes sont quelquefois le siége de di-

---

[1] On a donné le nom de *bas-fond de la vessie* et de *col vésical* à des parties de la vessie sur lesquelles il est utile de s'expliquer. On a appelé bas-fond de la vessie tantôt la région de l'orifice uréthral, tantôt le trigone, tantôt la région postérieure au trigone qui, dans l'état de distension extrême ou dans certains cas pathologiques, s'abaisse au-dessous du niveau de l'orifice uréthral. Mais, en réalité, le vrai bas-fond de la vessie ou la partie la plus déclive est constituée par l'orifice uréthral même. C'est à cet orifice uréthral que doit s'appliquer le nom de *col vésical*, improprement attribué par quelques chirurgiens à la région prostatique de l'urèthre.

latations. La vessie est en général plus aplatie chez la femme. La *capacité* de la vessie, variable comme ses dimensions, peut être évaluée en moyenne à 500 ou 600 centimètres cubes.

Situation et rapports. — Vide, la vessie est cachée derrière la symphyse : à l'état de réplétion, elle se dilate peu à peu, dépasse la symphyse et peut atteindre la réunion du tiers inférieur et du tiers moyen de la distance qui sépare le pubis de l'ombilic et même au delà. La partie la plus fixe est l'orifice uréthral, qui reste toujours à la même hauteur (plan horizontal passant par la réunion du tiers inférieur et du tiers moyen de la symphyse). Dans cet état, sa paroi postérieure répond chez l'homme au rectum et aux vésicules séminales, chez la femme au col de l'utérus et au vagin. Ses rapports avec le péritoine seront décrits à propos de cette séreuse.

Les moyens de fixité de la vessie, indépendamment des replis péritonéaux qui seront décrits plus loin, sont des ligaments antérieurs et des ligaments supérieurs. 1° Les *ligaments antérieurs, ligaments pubo-prostatiques* (homme) ou *pubo-vésicaux* (femme) sont deux cordons fibreux allant des parties latérales de la vessie et de la prostate vers le milieu de la symphyse : entre la vessie et la symphyse ils interceptent une dépression quadrangulaire tapissée par une lame fibreuse, *ligament pubo-vésical médian*. 2° Les *ligaments supérieurs (ligaments suspenseurs de la vessie)* sont au nombre de trois, un médian et deux latéraux ; tous les trois se réunissent vers l'ombilic et sont des restes de l'état fœtal. Le *ligament moyen, ouraque*, part du sommet de la vessie ; c'est un reste du canal allantoïdien ; il se compose, de l'extérieur à l'intérieur, d'une gaîne de fibres élastiques longitudinales continues aux fibres longitudinales de la vessie dont elles représentent un des tendons ; d'un axe formé par les vestiges du canal allantoïdien ; c'est un canal plus ou moins long, offrant çà et là des dilatations et des étranglements et remplacé dans une partie de son trajet par un pédicule plein ; ce canal est quelquefois ouvert jusque près de l'ombilic. C'est un prolongement tubuliforme de la muqueuse vésicale ; seulement la plupart du temps l'orifice de communication est oblitéré. Il contient un détritus de cellules épithéliales ayant subi les dégénérescences graisseuse et amyloïde. Les *ligaments latéraux* partent des côtés de la vessie et sont constitués par la partie oblitérée des artères ombilicales.

Conformation intérieure. — La muqueuse vésicale est pâle, lisse, et a l'aspect d'une séreuse. Quand la vessie est contractée, elle forme des plis qui disparaissent par la distension. Il arrive souvent qu'elle est soulevée par les faisceaux musculaires sous-jacents (*vessie à colonnes*), ou qu'elle s'enfonce en forme de diverticulums dans les mailles de ces fibres (*vessie à cellules*). La partie inférieure de la vessie présente trois ouvertures ; en avant l'*orifice uréthral*, dont la forme est celle d'un croissant à concavité postérieure : en arrière et de chaque côté les *orifices des uretères* (Fig. 288, 14), situés à $0^m,027$ l'un de l'autre. Ce sont des fentes obliques en dedans et en avant, limitées en haut par un repli mince comme valvulaire, et se terminant en bas par une gouttière. Ces trois orifices constituent les trois angles d'un triangle, *trigone vésical* ou *de Lieutaud* (Fig. 288, 15), dont les trois côtés sont concaves. A ce niveau la muqueuse est soulevée, surtout en arrière, où elle forme à la base du triangle une crête transversale qui réunit les orifices des urèthres, et en avant où elle constitue à l'orifice uréthral une saillie longitudinale (13), *luette vésicale*.

Structure. — Les parois de la vessie, dont l'épaisseur varie suivant l'état de distension de l'organe ($0^m,003$ à $0^m,015$ et plus), sont constituées de dehors en dedans par une séreuse, très-incomplète (voy. *Péritoine*), une tunique musculaire et une muqueuse unie très-lâchement à la précédente par un tissu cellulaire sous-muqueux.

1° *Tunique musculaire*. — Elle se compose de trois couches, qui sont, en allant de dehors en dedans, des fibres longitudinales, des fibres transversales et des fibres réticulées.

Les *fibres longitudinales* (Fig. 276, 14, 15), superficielles, n'existent pas sur les parties latérales, et forment deux bandes longitudinales sur les deux faces antérieure et postérieure de l'organe. En bas elles se perdent dans la région du col vésical, au milieu des fibres du sphincter uréthral (voy. *Uréthre* et *Prostate*); une partie de ces fibres vont à l'aponévrose pelvienne et à la symphyse (*muscle pubovésical*). En haut, les unes se perdent dans l'ouraque; d'autres vont sans interruption d'une face à l'autre et forment des anses embrassant le grand axe de la vessie; quelques-unes des fibres de la face antérieure se recourbent en anse derrière l'ouraque (11).

Les *fibres moyennes* sont *transversales* et vont depuis le sommet de la vessie jusqu'à l'orifice uréthral, mais sans former de sphincter vésical; au niveau des uretères elles décrivent une sorte de tourbillon spiralé.

Les *fibres réticulées*, contiguës à la muqueuse, constituent un réseau de mailles irrégulières, à direction générale verticale et très-visibles sur les vessies hypertrophiées. Au niveau du trigone viennent s'ajouter des fibres provenant des fibres longitudinales des uretères; elles forment une bande transversale d'un uretère à l'autre, et deux bandes obliques convergeant vers l'orifice uréthral.

Toutes ces fibres, sans exception, ont pour action de vider la vessie (*m. detrusor urinæ*). Les fibres transversales les plus inférieures, au lieu de former, comme on le décrit souvent, un sphincter au col vésical, et d'opposer une barrière à la sortie de l'urine, servent à en expulser les dernières portions. Le vrai sphincter de la vessie existe dans la région uréthrale. Les fibres musculaires de la vessie sont des fibres lisses, sur lesquelles la volonté n'a aucune influence. Elle ne peut intervenir pour vider la vessie que par la contraction des muscles abdominaux ([1]).

2° *Muqueuse*. — Elle est très-mince ($0^{mm},2$) et est ordinairement dépourvue de papilles, sauf à l'orifice uréthral. Elle n'a pas de glandes, excepté quelques glandes tubuleuses situées dans la même région. Son épithélium pavimenteux stratifié présente les mêmes formes singulières que celui des uretères.

Vaisseaux et nerfs. — Les *artères* viennent de l'hypogastrique. Les *veines* forment un plexus, très-marqué surtout vers le fond de la vessie et qui se jette dans les veines hypogastriques; il communique avec les plexus hémorrhoïdal et utérin. Les *lymphatiques* sont plus nombreux et plus forts au niveau du trigone; ils vont aux

([1]) Voy. sur les fibres musculaires de la vessie: A. Mercier, *Recherches anat., pathol. et chir. sur les maladies des organes urinaires et génitaux*. Paris 1841. — A. Sabatier, *Recherches anat. et physiol. sur les appareils musculaires correspondants à la vessie et à la prostate*. Montpellier, 1864.

ganglions hypogastriques. Les *nerfs* proviennent du plexus hypogastrique et des branches antérieures des troisième et quatrième nerfs sacrés ; les nerfs moteurs sont d'origine mixte, sympathique et spinale. La sensibilité de la vessie est assez obtuse, sauf au voisinage des orifices des uretères et de l'urèthre, où elle est très-vive.

ARTICLE IV. — URÈTHRE CHEZ LA FEMME.

Sa *longueur* est de $0^m,03$. Sa direction, dans la station droite, est presque verticale (Fig. 308) avec une légère obliquité en bas et en avant. Son orifice supérieur, situé à $0^m,015$ de la face postérieure de la symphyse, se trouve sur une ligne allant de son bord inférieur à l'union de la troisième et de la quatrième vertèbre sacrée. Son orifice inférieur est situé à $0^m,01$ au-dessous de la symphyse pubienne et dans le prolongement de son axe longitudinal.

Il n'est complétement isolé que dans son quart supérieur; dans le reste de son étendue il est soudé à la paroi antérieure du vagin, et il en résulte une cloison, *cloison uréthro-vaginale*, très-résistante, dont l'épaisseur atteint $0^m,012$ dans la partie moyenne.

Les parois sont accolées à l'état ordinaire et l'urèthre présente alors la forme d'une fente transversale pour sa partie la plus rapprochée de la vessie, étoilée vers le milieu, verticale pour sa partie externe. Son calibre, quand il est dilaté par le passage de l'urine, mesure $0^m,006$ à $0^m,008$. Son orifice extérieur représente une fente verticale, de $0^m,005$ de long, entourée d'une saillie plus ou moins prononcée de la muqueuse, saillie verticale au-dessus de l'orifice, transversale au-dessous; ses bords sont souvent frangés. Cet orifice est situé à un travers de doigt en arrière du gland du clitoris, au-dessus de l'entrée du vagin.

La muqueuse de l'urèthre est rose vif et offre des trous (*lacunes uréthrales*) disposés en séries longitudinales. Cette muqueuse est plissée quand le canal est fermé. On trouve sur sa paroi postérieure une saillie longitudinale médiane, continuation de l'angle antérieur du trigone.

Structure. — Les parois de l'urèthre se composent de deux tuniques, une tunique externe musculaire et une muqueuse.

A. *Tunique musculaire.* — Elle comprend deux couches. 1° La *couche externe, striée*, forme un *sphincter uréthral soumis à la volonté* ; ce sphincter est plus développé et complet dans le quart supérieur de l'urèthre; dans la partie de l'urèthre soudée au vagin, il est incomplet et n'existe que sur les parties antérieure et latérales. Quelques fibres striées longitudinales existent en arrière sur les côtés de la ligne médiane. 2° La *couche interne, lisse*, se rencontre dans toute l'étendue du canal; les fibres externes, annulaires sont plus épaisses et forment un *sphincter uréthral lisse*, qui se continue en haut avec les fibres transversales de la vessie ; ces fibres annulaires se confondent sans ligne de démarcation avec les fibres circulaires du vagin dans la cloison uréthro-vaginale. Les fibres internes longitudinales sont situées immédiatement sous la muqueuse. Toutes ces fibres sont entrecoupées de fibres élastiques et il en résulte un tissu très-résistant, de couleur jaunâtre. Elles sont en outre traversées par des plexus veineux très-riches, qui en font une sorte de tissu caverneux, dont les mailles sont surtout prononcées dans la couche sous-muqueuse.

B. *Muqueuse.* — Elle est pourvue de papilles vasculaires et recouverte d'un *épithélium pavimenteux stratifié.* Elle contient des *glandes en grappe* (glandes de Littre), visibles à l'œil nu sous forme de points blanchâtres et offrant souvent des concrétions analogues aux concrétions prostatiques.

Vaisseaux et nerfs. — Les *artères* proviennent des vésicales et d'une branche de la honteuse interne, répondant à la bulbo-uréthrale. Les *veines*, très-développées, vont aux plexus vésicaux et pubien. Les *lymphatiques*, volumineux, se rendent aux ganglions pelviens. Les *nerfs* viennent en partie du honteux interne, en partie du grand sympathique.

L'urèthre de l'homme sera décrit avec les organes génitaux.

CHAPITRE IV

ORGANES GÉNITAUX.

ARTICLE I. — ORGANES GÉNITAUX DE L'HOMME.

Les organes génitaux de l'homme se composent de deux appareils, un appareil sécréteur et un appareil érectile.

L'*appareil sécréteur*, affecté à la sécrétion et à l'excrétion du sperme, comprend : 1° deux glandes, les *testicules ;* 2° deux conduits excréteurs, les *canaux déférents*, auxquels sont annexés deux réservoirs, *vésicules séminales*, à partir desquelles ils prennent le nom de *conduits éjaculateurs ;* 3° un canal excréteur commun, l'*urèthre*, dans lequel viennent s'ouvrir les deux conduits éjaculateurs.

L'*appareil érectile*, constitué par la *verge* ou *pénis*, se compose des *corps caverneux de la verge*, et d'un corps érectile annexé à la partie périenne de l'urèthre.

§ I. — Appareil sécréteur.

I. TESTICULE ET SES ENVELOPPES.

1° Enveloppes du testicule.

Les enveloppes du testicule (*bourses*) situées entre les cuisses, au-dessous de la verge, proviennent en partie des différentes couches des parois abdominales refoulées par le testicule dans sa descente (voy. *Développement*). Ce sont de l'extérieur à l'intérieur : 1° le *scrotum*, qui répond à la peau ; 2° le *dartos*, constitué par un développement considérable du tissu musculaire lisse de la face profonde de la peau ; 3° la *tunique fibreuse*, formée par deux lames celluleuses, entre lesquelles se trouve un muscle strié, le *crémaster*, et qui se continuent, les lames celluleuses avec l'aponévrose du grand oblique et le fascia transversalis, le crémaster avec les fibres du petit oblique et du transverse ; 4° la *tunique vaginale*, dépendance du péritoine. Les deux premières enveloppes se détachent facilement des autres sans le secours du scalpel ; les autres suivent le testicule. Le scrotum forme seul une enveloppe commune pour les deux testicules ; toutes les autres sont doubles et n'enveloppent qu'un seul testicule.

A. *Scrotum.* — Le *scrotum* (*scrotum*, sac) se distingue de la peau des autres régions du corps par sa couleur brune, sa minceur, sa laxité et ses alternatives de contraction et de relâchement. Il présente des poils très-clairsemés et de nombreuses glandes sudoripares. Il est divisé en deux par une crête médiane, *raphé scrotal*, trace de la soudure de ses deux moitiés. Son tissu est riche en fibres lisses.

B. *Dartos.* — Le *dartos* (δάρω, peler, dépouiller) est intimement adhérent au scrotum. Il est divisé en deux loges par une *cloison* médiane, qui s'attache en haut au tissu cellulaire récouvrant le bulbo-caverneux et le corps spongieux de l'urèthre; l'ouverture supérieure de ces deux sacs correspond à l'anneau inguinal. Son tissu, rouge pâle, filamenteux, est constitué par des fibres musculaires lisses dont la direction générale est verticale, sauf dans la cloison, où elle est antéro-postérieure. En avant elles se continuent avec la couche musculaire lisse sous-cutanée de la verge, et vont s'attacher en haut par des tendons élastiques à la symphyse, à l'arcade pubienne et à la partie interne de l'arcade crurale. Le dartos est très-contractile, surtout sous l'influence du froid et de l'orgasme vénérien ; c'est lui qui détermine le plissement et la corrugation du scrotum.

Il est séparé de la tunique fibreuse, sauf quelques adhérences à la partie inférieure, par un tissu cellulaire lâche très-infiltrable, qui contient en arrière et en dedans de la graisse continue à celle de la région sus-pubienne.

C. *Tunique fibreuse ou tunique vaginale commune.* — Trois feuillets la composent : 1° l'*externe*, celluleux, très-mince, se continue avec l'aponévrose du grand oblique; 2° le *moyen*, musculaire, est formé par le crémaster ; 3° l'*interne*, fibreux, peut être suivi à travers le canal inguinal jusqu'au fascia transversalis, très-lâche au niveau du cordon, il devient plus résistant en bas, et se soude au feuillet externe et au feuillet pariétal de la tunique vaginale. C'est à sa surface que s'épanouit le crémaster.

Le *crémaster* (κρεμάω, je suspends) ou *tunique erythroïde* (ἐρυθρὸς, rouge) ne forme pas une tunique continue. Il se compose en partie de fibres provenant du petit oblique (Fig. 69, 15) et en très-petite quantité du transverse, en partie de fibres propres naissant de l'épine du pubis en dedans, de l'arcade crurale en dehors. De ces fibres, les unes dessinent des anses sur le cordon (Fig 67, 10, 11); les autres s'irradient sur la lame interne de la tunique fibreuse, en se soudant intimement à elle au niveau du testicule. Par sa contraction, il soulève le testicule et le rapproche de l'anneau.

D. *Tunique vaginale.* — La tunique vaginale, comme toutes les séreuses, présente un feuillet pariétal et un feuillet viscéral.

Le *feuillet pariétal* tapisse la face interne de la tunique fibreuse, mais seulement dans sa partie testiculaire; il ne remonte pas plus haut que l'endroit où les parties constituantes du cordon s'accolent au dos du testicule (Fig. 281) et à la partie interne de l'épididyme, et ne recouvre que la partie testiculaire du cordon; il remonte un peu plus haut sur le canal déférent en dehors qu'en dedans. De son extrémité supérieure part un cordon mince, *ligament vaginal*, dû à l'oblitération du canal qui faisait communiquer le péritoine et la séreuse vaginale.

Le *feuillet viscéral* tapisse toute la surface du testicule, auquel il est intimement soudé, excepté l'extrémité inférieure et la partie correspondante à l'épididyme. Sur l'épididyme, il revêt toutes les parties qui ne sont pas en contact immédiat avec le testicule et enveloppe complétement le corps de l'épididyme, qu'il rattache au bord correspondant du testicule par un repli en forme de sac ouvert en dehors, *sac de l'épididyme*.

La tunique vaginale a la même structure que le péritoine.

Vaisseaux et nerfs des enveloppes du testicule. — Les *artères* viennent des honteuses externes et de la périnéale superficielle. Les *veines* suivent les artères. Les *lymphatiques*, qui forment un très-riche réseau sur le scrotum, vont aux ganglions inguinaux les plus internes. Les *nerfs* viennent des branches abdomino-scrotales et génito-crurales, du plexus lombaire et du nerf honteux interne.

2° Testicules.

Les testicules sont deux glandes ovoïdes situées dans les bourses de chaque côté de la ligne médiane; ils sont obliques, de telle façon que leurs grands axes convergent en bas et en arrière; leur extrémité supérieure est dirigée en avant et en dehors; leur bord antérieur regarde en bas. Le testicule gauche descend un peu plus bas que le droit.

Leur forme est celle d'un ovoïde un peu comprimé latéralement, ils ont deux extrémités, deux faces et deux bords; le bord antérieur et inférieur est libre, lisse, convexe; le supérieur et postérieur est rectiligne (*hile* ou *dos du testicule*).

A. *Épididyme.* — Au testicule est annexé un organe allongé, couché sur son bord droit et empiétant un peu sur sa face externe, l'épididyme (ἐπί, sur ; δίδυμός testicule). L'épididyme a une face concave tournée vers le dos du testicule et une face convexe, libre ; en dedans elles se continuent insensiblement l'une avec l'autre. La partie antérieure, *tête de l'épididyme*, renflée, arrondie (Fig. 281,25), adhère intimement au testicule; son extrémité inférieure, *queue de l'épididyme*, y adhère aussi, mais sans continuité de tissu, puis se recourbe en formant un angle ouvert en haut pour se continuer avec le canal déférent. La partie intermédiaire, *corps de l'épididyme*, est rattachée lâchement au dos du testicule par un repli de la tunique vaginale.

Le volume du testicule est susceptible de varier, mais dans des limites assez restreintes. Le gauche est un peu plus volumineux que le droit. Sa longueur est de 0^m,05 environ sur 0^m,03 de largeur et 0^m,025 d'épaisseur. Son *poids*, y compris l'épididyme, est de 21 grammes en moyenne. Sa *consistance* est caractéristique et donne au toucher une sensation spéciale de rénitence. L'épididyme présente une plus grande mollesse.

Les testicules peuvent manquer dans les bourses, soit d'un côté (*monorchidie*), soit des deux (*cryptorchidie*); cette absence est due à un arrêt dans leur descente; on les retrouve alors dans la cavité abdominale, le canal inguinal, etc. Ils peuvent

suivre de fausses directions, et on peut les trouver au pli de l'aine, au périnée, etc.
(*ectopies du testicule*). L'*anorchidie* ou absence complète d'un ou des deux testicules
est excessivement rare. L'épididyme, au lieu d'occuper le dos du testicule, peut
occuper son bord inférieur (*inversion du testicule* (1).

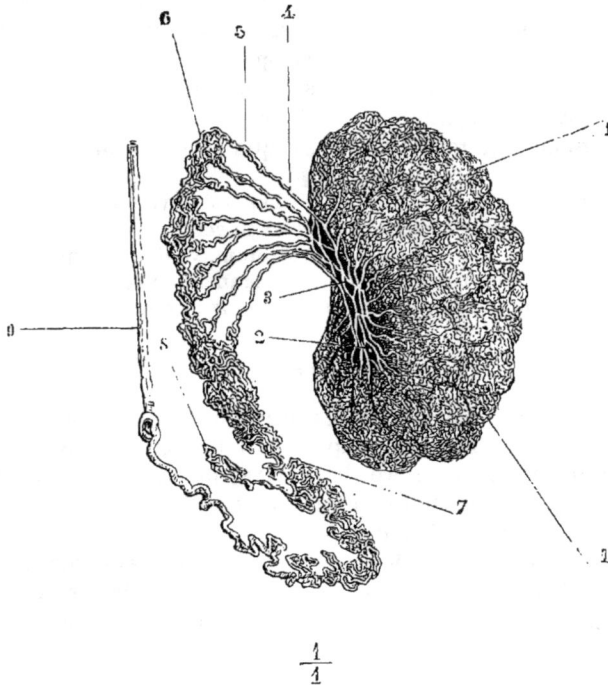

Fig. 279. — *Testicule, épididyme et origine du canal déférent* (*).

B. *Appendices testiculaires*. — Aux testicules sont annexés des appendices variables,
restes d'organes transitoires qui ont disparu chez l'adulte. Ce sont l'hydatide de
Morgagni, l'hydatide non pédiculée, les vaisseaux aberrants et le corps innominé de
Giraldès.

1° *Hydatide pédiculée de Morgagni*. — C'est une petite saillie, longue de quelques
millimètres, qui naît de la partie convexe de la tête de l'épididyme. Son extrémité
libre renflée renferme une cavité remplie d'un liquide séreux et qui ne communique jamais avec les canaux séminifères. C'est un reste du conduit de Müller.

2° *Hydatide non pédiculée*. — C'est une masse blanchâtre, molle, qui naît sur le

(1) Voir sur ce sujet : E. Godard, *Études sur la monorchidie et la cryptorchidie chez l'homme*
(*Mém. de la Société de biologie*, t. III, année 1856). Paris, 1857. — Lecomte, *Des ectopies
congénitales*. Thèse de Paris. 1851. — Royet, *De l'inversion des testicules*. Thèse de Paris.
1859.

(*) 1) Lobules testiculaires. — 2) Canalicules droits. — 3) Réseau de Haller. — 4) Partie rectiligne des
canaux efférents. — 5) Partie contournée des mêmes canaux et cônes vasculaires de Haller — 6) Tête de
l'épididyme. — 7) Canal de l'épididyme enroulé. — 8) Vaisseau aberrant. — 9) Canal déférent. — L'albuginée du testicule a été enlevée avec la séreuse et les canaux séminifères isolés. (D'après Ecker.)

testicule à quelque distance de la tête de l'épididyme ; elle renferme une cavité tapissée d'épithélium vibratile, et qui communique quelquefois avec le canal de l'épididyme. C'est un reste des culs-de-sac supérieurs du corps de Wolff.

3° *Vaisseaux aberrants*. — Ce sont des culs-de-sac, au nombre de un à trois, plus ou moins allongés, qui partent de la queue de l'épididyme et communiquent avec son canal (Fig. 279, 8) : on trouve quelquefois un canal de plusieurs centimètres, *vas aberrans de Haller*, qui remonte dans le cordon. Ils proviennent des culs-de-sac inférieurs du corps de Wolff.

4° *Corps innominé de Giraldès*. — C'est un petit corps, long de quelques millimètres, situé à la partie interne de la tête de l'épididyme, dans le tissu cellulaire qui l'unit au cordon ; il est formé par de petits noyaux jaunâtres composés de tubes ramifiés. Il provient d'une dégénérescence des culs-de-sac supérieurs des corps de Wolff, et est comparable à l'organe de Rosenmüller chez la femme.

Structure du testicule. — Le testicule se compose d'une enveloppe et d'un parenchyme.

1° *L'enveloppe du testicule* ou *albuginée* est blanche, fibreuse, très-résistante, inextensible et a une épaisseur de $0^m,001$. Sa face externe est lisse dans les points où la séreuse la recouvre, rugueuse et criblée de trous dans les points où elle manque. Elle présente, au niveau de la partie moyenne du bord droit du testicule, un renflement cunéiforme, *corps d'Highomore*, haut de $0^m,01$ environ, épais de $0^m,004$ à $0^m,005$; du sommet de ce renflement, dirigé vers l'intérieur de la glande, partent des cloisons qui rayonnent vers la périphérie et divisent l'intérieur du testicule en loges qui contiennent les lobules testiculaires.

L'albuginée ne se prolonge pas sur l'épididyme ; on trouve seulement sous la séreuse qui enveloppe ce dernier une couche mince de tissu cellulaire lâche.

2° *Parenchyme testiculaire*. — Il est formé par une masse filamenteuse, molle, pulpeuse, jaunâtre. Cette masse est divisée par les cloisons de l'albuginée en *lobules*, au nombre de 150 à 200, dont la base correspond à la périphérie de la glande et le sommet au corps d'Highmore (fig. 279).

Ces lobules se composent de filaments blanchâtres, cylindriques, de $0^{mm},16$, les *canalicules séminifères*. Les canalicules, au nombre de un à trois par lobule, sont contournés sur eux-mêmes. Ils commencent par un cul-de-sac dans la profondeur du lobule, et après un trajet de $0^m,75$, à $0^m,80$, pendant lequel ils présentent des anastomoses avec les canalicules voisins et des prolongements en cœcum, ils arrivent au sommet des lobules ; là ils deviennent rectilignes, *canalicules droits* (Fig. 279, 2), et pénètrent dans l'épaisseur du corps d'Highmore. Ils forment là un réseau anastomotique à mailles irrégulières et dont les canaux ont un calibre très variable, *réseau de Haller, rete vasculosum testis* (Fig. 279, 3). De ce réseau partent des *canaux efférents* (4), au nombre de dix à quinze, qui sortent du testicule pour pénétrer dans l'épididyme ; ces canaux, longs de $0^m,20$, larges de $0^m,0005$ en moyenne, ne s'anastomosent pas entre eux ; d'abord droits (4) à leur sortie du corps d'Highmore, ils se contournent bientôt en formant des lobules, *cônes vasculaires de Haller* (5), de $0^m,008$ de longueur, dont la base est tournée vers la tête de l'épididyme (6) ; ils se rendent successivement dans un canal unique, *canal de l'épididyme* (7). Ce dernier, long de 6 mètres environ, a un calibre de 0ᵐ,0005. Il offre des inflexions nombreuses, qu'on peut rattacher à quatre ordres (Lauth) ; les premières forment un cordon arrondi de 0ᵐ,001 d'épaisseur ; ce cordon, en se repliant, forme un cordon plus épais qui se contourne pour constituer une bandelette aplatie, s'infléchissant alternativement en dedans et en dehors. A la queue de l'épididyme, le canal se continue avec le *canal déférent* (9).

Structure des conduits séminifères. — Les parois des canalicules séminifères se composent d'une membrane fibreuse extérieure, d'une membrane propre, amorphe, très-résistante, et d'un épithélium qui remplit presque complétement la lumière du canal. Dans le réseau de Haller, la membrane propre est soudée à l'albuginée et les canaux semblent creusés dans le corps d'Highmore et dépourvus de paroi propre ; dans les canaux efférents et dans le canal de l'épididyme, entre la membrane amorphe et la tunique fibreuse, s'interpose une couche de fibres lisses ; en même temps l'épithélium devient vibratile. Le tableau suivant résume les caractères différentiels de structure de ces canaux.

CANAUX SÉMINIFÈRES.	RÉSEAU DE HALLER.	CANAUX EFFÉRENTS.	CANAL DE L'ÉPIDIDYME.
Épithélium polygonal.	Épithél. polygonal.	Épithél. vibratile.	Épithélium vibratile stratifié.
Membrane propre.	....	Membrane propre.	Membrane propre.
....	....	Fibres lisses circulaires.	Fibres lisses circulaires.
....	....	....	Fibres lisses longitudinales.
Tunique fibreuse.	....	Tunique fibreuse.	Tunique fibreuse.

Contenu des canalicules séminifères. Spermatozoïdes. Chez l'adulte les canalicules contiennent de nombreuses cellules arrondies, transparentes, pouvant atteindre 0ᵐᵐ,06, avec un à dix noyaux et plus. D'après les recherches de Kölliker, chaque noyau deviendrait un spermatozoïde de la façon suivante : le noyau s'allonge et présente un prolongement cilié, qui s'agrandit peu à peu. Les filaments sperma-

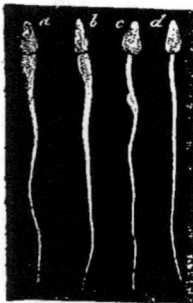

Fig. 280.
Spermatozoïdes (*).

tiques ainsi formés restent en général enfermés dans la *cellule mère* jusqu'au réseau de Haller, puis sont peu à peu mis en liberté par la rupture de son enveloppe. Dans l'épididyme et le canal déférent les cellules séminifères ont à peu près disparu, et il ne reste plus que des spermatozoïdes.

A l'état de développement complet (Fig. 280), les *spermatozoïdes* (*zoospermes, filaments spermatiques*) ont 0ᵐᵐ,05 de longueur. Ils se composent : 1° d'un renflement antérieur, *tête*, piriforme, aplati, à pointe tournée en avant ; 2° d'un appendice filiforme ou *queue*, d'abord un peu renflé, puis aplati, et se terminant en pointe à peine visible. Ils sont formés d'une substance homogène réfringente. Ils sont doués de mouvements rapides (ils parcourent 0ᵐ,004 par minute) comme spontanés, dus aux ondulations de la queue, et assez puissants pour déplacer des cristaux calcaires dix fois

(*) *a* , *b.*) Spermatozoïdes recueillis dans le testicule. — *c*, Dans le canal déférent. — *d*, Dans les vésicules séminales.

plus gros qu'eux. Ces mouvements persistent sept à huit jours dans les organes
génitaux de la femme ; on les retrouve encore sur le cadavre dix-huit à vingt-
quatre heures après la mort ; ils sont favorisés par les solutions alcalines modérément concentrées, et détruits par l'eau et les liquides acides.

Le *sperme pur*, tel qu'on le rencontre dans le canal de l'épididyme par exemple,
est composé presque uniquement de spermatozoïdes et d'une très-petite quantité
de liquide ; c'est une liqueur blanchâtre, homogène, filante, *inodore*, neutre ou alcaline. Le *sperme éjaculé* est un liquide mixte composé de sperme pur auquel viennent
s'adjoindre les sécrétions des vésicules séminales, de la prostate, des glandes de
Cooper ; il est alors assez fortement alcalin, et acquiert une odeur *sui generis*.

Vaisseaux et nerfs. — Les *artères* viennent des artères spermatiques ; après avoir
perforé l'albuginée par trois ou quatre rameaux, elles se placent à la face interne
de cette membrane et forment dans les cloisons inter- et intralobulaires des réseaux
à larges mailles de capillaires tortueux. L'épididyme reçoit en outre quelques
branches de l'artère déférentielle. Les *veines*, sauf celles de la queue de l'épididyme, vont aux veines spermatiques ; les veines de la queue de l'épididyme vont
aux veines funiculaires (Fig. 281). Les *lymphatiques* naissent d'un système de lacunes situées entre les canalicules séminifères et les vaisseaux et dans les cloisons
interlobulaires ; ils vont à un réseau serré sous-jacent à l'albuginée et qui communique avec un autre réseau situé à la face externe de l'albuginée sous la séreuse
(Ludwig et Tomsa) ; les troncs qui en partent vont aux ganglions lombaires. Les
nerfs viennent du plexus spermatique.

II. APPAREIL EXCRÉTEUR.

1° Canal déférent.

Ce canal, long de $0^m,40$ à $0^m,50$ environ, pelotonné sur lui-même dans son
quart inférieur, représente un cordon cylindrique, d'une dureté caractéristique, de $0^m,003$ d'épaisseur. Il monte d'abord le long du bord postérieur
du testicule (Fig. 281), au côté interne de l'épididyme, dont le séparent les
vaisseaux spermatiques, puis gagne en ligne droite l'anneau inguinal, franchit le canal inguinal avec les éléments du cordon spermatique, sort par
l'orifice interne en se recourbant sur l'anse de l'artère épigastrique (Fig. 281)
et s'enfonce dans la cavité pelvienne. Là il se place sur les côtés, puis en
arrière de la vessie, croise l'urèthre, en avant duquel il passe, se rapproche de plus en plus du canal déférent du côté opposé, auquel il finit par
s'accoler (Fig. 282) et, arrivé à la base de la prostate, s'unit à angle aigu au
conduit excréteur de la vésicule séminale pour constituer le canal éjacu-
lateur.

Conformation intérieure. — La lumière du canal déférent est très-étroite
($0^{mm},16$) à cause de l'épaisseur de ses parois qui atteint $1^{mm},5$; deux travers
de doigt au-dessus de la prostate, il se dilate en une ampoule fusiforme. La
muqueuse est blanche, lisse, plissée longitudinalement ; dans l'ampoule elle
est rugueuse, aréolaire, réticulée et comme criblée de fossettes de $1^{mm},0$ à
$0^{mm},1$ de largeur.

Structure. — Le canal déférent se compose, de l'extérieur à l'intérieur, de trois
tuniques : 1° une *tunique adventice*, fibreuse, assez mince ; 2° une *tunique musculaire lisse*, de $0^m,001$ d'épaisseur, qui lui donne une contractilité très-énergique et

très-rapide ; elle comprend trois couches : une externe, très-mince, de fibres longitudinales ; une intermédiaire, très-épaisse, circulaire ; une interne assez forte, longitudinale ; 3° une *muqueuse*, tapissée d'un *épithélium cylindrique*. Dans l'ampoule et au-dessous d'elle on trouve de plus quelques glandes tubuleuses.

Vaisseaux et nerfs. — Ses *artères* viennent de la déférentielle. Ses *veines* se rendent en partie dans le plexus vésical, en partie dans le plexus pampiniforme. Ses parois sont très-riches en *nerfs*, qui proviennent du plexus hypogastrique.

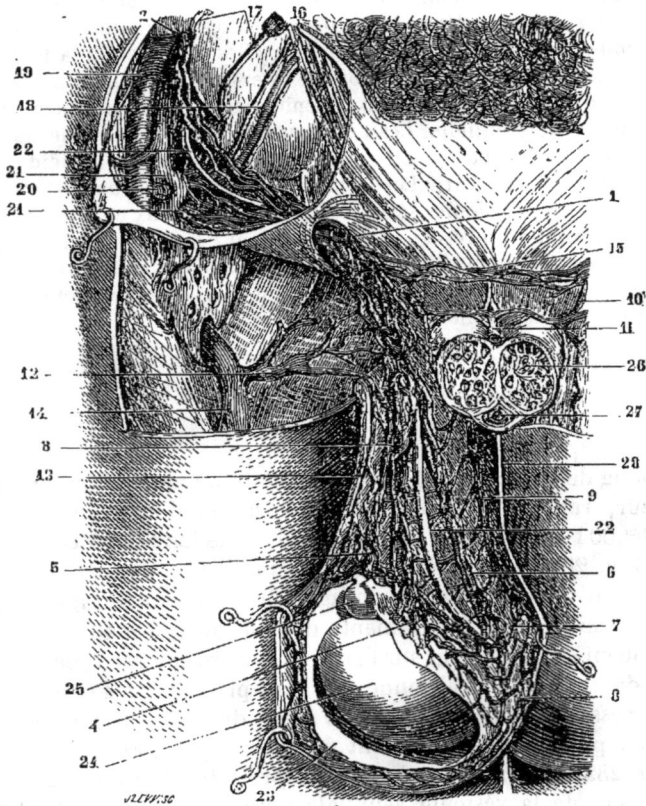

Fig. 281. — *Veines du cordon spermatique* (*).

*) 1) Veines du cordon à leur entrée dans le canal inguinal. — 2) Veines spermatiques remontant à la veine cave. — 3) Veines spermatiques se divisant en deux faisceaux 4 et 5. — 4) Faisceau de veines émergeant du corps d'Highmore. — 5) Faisceau émergeant de la tête de l'épididyme. — 6) Veines funiculaires venant de la queue de l'épididyme. — 7) Anastomoses des veines de la cloison du scrotum avec le faisceau précédent. — 8) Anastomoses des veines du scrotum avec les veines venant du corps d'Highmore. — 9) Veine de la cloison du scrotum. — 10) Branche de terminaison de la veine de la cloison, allant se jeter dans les veines du cordon. — 11) Veine dorsale de la verge. — 12) Veine honteuse externe. — 13) Veine de la paroi externe du scrotum. — 14) Veine saphène interne. — 15) Anastomose prépubienne des veines du cordon. — 17) Crochets relevant le péritoine. — 18) Artère et veines épigastriques. — 19) Artère iliaque externe. — 20) Origine des artères circonflexe et épigastrique ; sur cette dernière on voit naître l'artère funiculaire. — 21) Embouchure commune des veines épigastriques et funiculaires. — 22) Canal déférent. — 23) Feuillet pariétal de la tunique vaginale. — 24) Testicule. — 25) Tête de l'épididyme. — 26) Coupe des corps caverneux. — 27) Coupe de l'urèthre. — (D'après Charles Périer.)

Cordon spermatique (Fig. 281). — On donne ce nom à l'ensemble des organes entourant le canal déférent. Il comprend : 1° le canal déférent ; 2° des artères, artères spermatiques, déférentielle et funiculaire ; 3° des veines, veines spermatiques (plexus pampiniforme) et veines funiculaires ; 4° des lymphatiques ; 5° des nerfs ; plexus spermatique et déférentiel accompagnant les artères, et branches génitales du plexus lombaire ; 6° des fibres musculaires lisses, restes du gubernaculum testis, qui entourent les vaisseaux et le canal déférent et se prolongent jusqu'au testicule, *crémaster interne de Henle*. Un tissu cellulaire lâche réunit toutes ces parties. Ordinai-

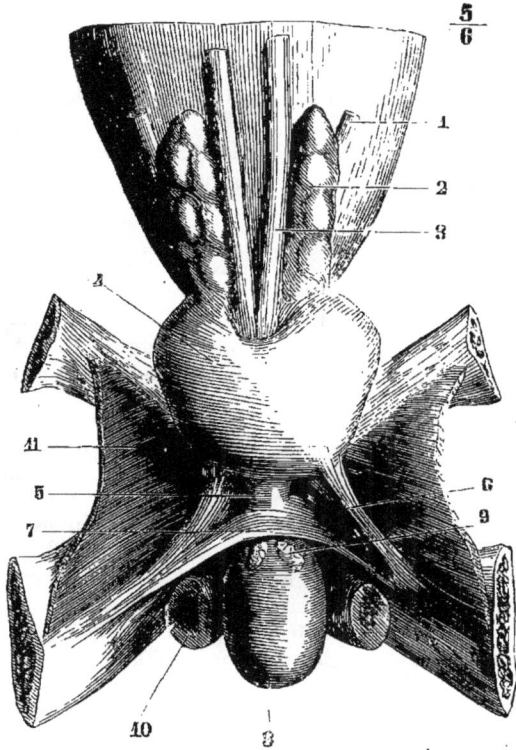

Fig. 282. — *Prostate, vésicules séminales et bulbe de l'urèthre ; vue postérieure* (*).

rement les veines spermatiques forment avec l'artère un paquet situé en avant du canal déférent ; en arrière de ce canal sont les deux ou trois veines accompagnant l'artère funiculaire. Dans le canal inguinal, le canal déférent se place au-dessous des veines spermatiques, au-dessus des veines funiculaires.

(*) 1) Uretère. — 2) Vésicule séminale. — 3) Canal déférent. — 4) Prostate. — 5) Partie membraneuse de l'urèthre. — 6) Ligaments ischio-prostatiques. — 7) Aponévrose moyenne du périnée. — 8) Bulbe de l'urèthre. — 9) Glandes de Cooper isolées de l'aponévrose moyenne. — 10) Coupe des corps caverneux. — 11) Obturateur interne.

2° Vésicules séminales (Fig. 282).

Les vésicules séminales sont deux corps aplatis, ovoïdes, mamelonnés, de 0ᵐ,055 de longueur, 0ᵐ,02 de largeur et 0ᵐ,01 d'épaisseur. Elles sont situées en dehors des canaux déférents, en arrière de la prostate et dans un plan presque horizontal, quoiqu'un peu incliné en haut et en arrière. Leur bord interne est accolé à l'ampoule du canal déférent; leur bord externe au bord supérieur de la prostate; leur extrémité postérieure et supérieure est épaisse, arrondie et tournée en dehors; leur extrémité antérieure, amincie, dirigée en bas et en dedans, s'enfonce dans la prostate pour aller se réunir au canal déférent par un conduit très-mince et très-court. Leur face antérieure est appliquée sur le fond de la vessie; leur face postérieure, tournée vers le rectum, est recouverte, ainsi que l'espace intermédiaire, par une couche lamelleuse adhérente en bas à la prostate, en haut au cul-de-sac recto-vésical du péritoine, et formée par des fibres lisses transversales mélangées de tissu connectif dense; on la désigne à tort sous le nom d'*aponévrose prostato-péritonéale*.

Conformation intérieure. — A la coupe, la vésicule séminale présente une cavité irrégulière et des lobes arrondis; si on isole et si on déplisse ces lobules, on voit qu'ils sont formés par l'enroulement sur lui-même d'un canal flexueux, de 0ᵐ,10 à 0ᵐ,14 de longueur, pourvu de nombreux culs-de-sac ramifiés, et qui représente un véritable diverticulum du canal déférent.

Structure. — Ses parois, épaisses de 0ᵐ,001, se composent de trois tuniques : 1° une externe, fibreuse; 2° une moyenne musculaire lisse, formée par des fibres externes longitudinales et des fibres internes circulaires; 3° une muqueuse tapissée par un épithélium polygonal. On y trouve les mêmes glandes que dans le canal déférent. Un tissu cellulaire dense et des fibres lisses réunissent les circonvolutions des vésicules séminales.

Ces organes jouent à la fois le rôle de réservoirs et d'organes sécréteurs. Leur sécrétion, qui se mélange au sperme, consiste en un liquide albumineux, filant, non coagulable par l'acide acétique, et dans lequel on rencontre quelquefois des corpuscules azotés transparents, friables (*sympexions de Robin*).

Vaisseaux et nerfs. — Les *artères* viennent des artères déférentielles et des vésicales inférieures. Les *veines* vont aux plexus vésicaux. Les *lymphatiques* se rendent aux ganglions pelviens. Les *nerfs* viennent de plexus hypogastriques.

3° Canaux éjaculateurs.

Ces canaux, longs de 0ᵐ,02, naissent de la réunion à angle aigu du canal déférent et de la vésicule séminale du même côté, et vont s'ouvrir dans la partie prostatique de l'urèthre. D'abord assez larges (0ᵐ,004 d'épaisseur), ils n'ont plus à leur embouchure qu'une lumière très-étroite (0ᵐᵐ,5) et 0ᵐ,001 d'épaisseur. Ils traversent la prostate en se rapprochant l'un de l'autre, et s'ouvrent de chaque côté de l'utricule prostatique.

Leurs parois ont la même structure que celles du canal déférent; dans la prostate, elles sont excessivement minces et entourées d'une couche de tissu caverneux, qui les isole de la substance dense de la prostate.

L'urèthre sera étudié avec l'appareil érectile.

§ II. — Appareil érectile.

Préparation. — L'appareil érectile de l'homme peut être injecté, soit par la veine dorsale de la verge, soit par les racines des corps caverneux.

L'appareil érectile de l'homme est constitué en grande partie par la verge ou *pénis*. Le pénis présente des variations notables de consistance, de forme, de position, de volume, etc., suivant qu'il se trouve en état de repos ou en état d'érection. Sa longueur est en moyenne de 0^m,09 dans le premier cas, de 0^m,15 dans le second. A son extrémité libre se trouve un renflement, *le gland*, dont le sommet est percé d'une fente verticale, *méat urinaire*, et dont la base, *couronne du gland*, est séparée du reste par un étranglement circulaire ou *col;* ce col donne attache à un repli cutané, le *prépuce*, qui recouvre plus ou moins complétement le gland.

Cet appareil érectile se compose des deux corps caverneux et d'un organe érectile (*corps spongieux de l'urèthre*) annexé à la partie pénienne de l'urèthre; mais pour ne pas scinder l'étude de l'urèthre, nous décrirons ce canal dans sa totalité, quoique une partie de sa longueur appartienne exclusivement aux voies urinaires. A cet appareil érectile sont surajoutés des muscles, *muscles du périnée;* enfin, la verge est enveloppée par une gaîne fibreuse et par une gaîne cutanée qui présente des dispositions spéciales.

I. CORPS CAVERNEUX DE LA VERGE (Fig. 283, 284, 285 et 286).

Les corps caverneux ont la forme de deux cylindres terminés en pointe arrondie à leurs deux extrémités. Ils naissent par deux *racines* (4), longues

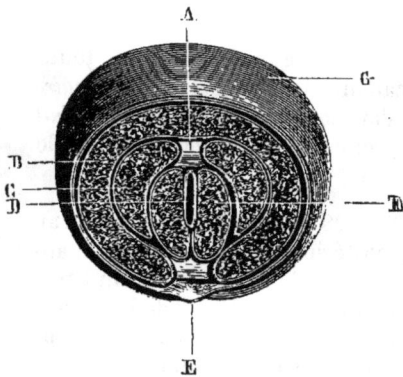

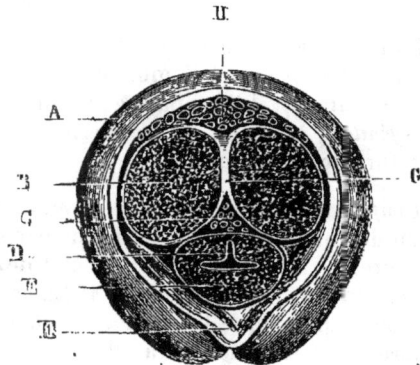

Fig. 283. — *Coupe transversale et perpendiculaire pratiquée au milieu du gland* (*).

Fig. 284. — *Coupe perpendiculaire du pénis, immédiatement en arrière de la couronne* (**).

(*) A. Prolongements fibreux des corps caverneux dans le gland. — B. Faisceaux vasculaires superficiels du gland. — C. Prolongement des corps caverneux dans le gland. — D. Canal représentant une fente verticale. — E. Coupe du frein. — F. Tissu spongieux de l'urèthre. — G. Téguments. — (B. Anger.)
(**) A. Téguments. — B. Corps caverneux droit. — C. Coupe du plexus situé entre l'urèthre et les corps caverneux. — D. Forme en I renversé du canal. — E. Tissu de l'urèthre. — F. Repli muqueux qui forme le frein du prépuce. — G. Cloison des corps caverneux. — H. Coupe des plexus situés au-dessus des corps caverneux. — (B. Anger.)

de 0^m,05, de la lèvre interne de la branche inférieure du pubis, suivant une insertion presque linéaire; ces racines, après s'être renflées (*bulbes des corps caverneux*), se réunissent sous la symphyse, s'adossent l'une à l'autre sur la li-

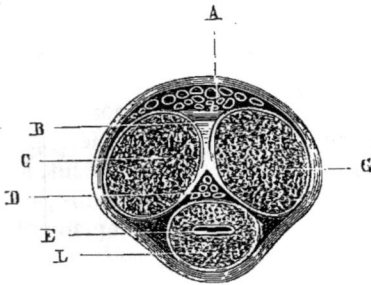

Fig. 285. — *Coupe d'un pénis pratiquée au milieu de l'espace qui sépare l'angle pré-pubien de la base du gland* (*).

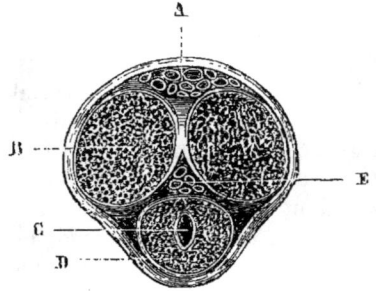

Fig. 286. — *Coupe du pénis pratiquée en avant du pubis* (**).

gne médiane en interceptant une gouttière inférieure, qui reçoit l'urèthre, et se terminent enfin en avant par une extrémité arrondie coiffée par le gland.

L'enveloppe des corps caverneux est constituée par une membrane fibreuse albuginée, brillante, qui par l'adossement des deux corps caverneux forme une cloison médiane (Fig. 281) verticale, double en arrière, simple en avant. Leur tissu appartient aux tissus caverneux ou érectiles. La cloison médiane est perforée, surtout en avant, d'orifices qui font communiquer les cavités des deux corps caverneux.

II. URÈTHRE DE L'HOMME.

L'urèthre est un canal qui va de la vessie au méat urinaire. Dans toute la partie postérieure à l'embouchure des canaux éjaculateurs (*canal urinaire proprement dit*), il livre passage à l'urine, dans la partie antérieure (*conduit uro-génital*), à l'urine et au sperme. La première partie représente seule l'urèthre de la femme.

Conformation extérieure. — *Direction* (Fig. 287). L'urèthre se divise au point de vue de sa direction en une partie postérieure fixe et une partie antérieure, mobile, séparée dans l'état de flaccidité de la verge par un angle ouvert en bas, *angle prépubien.* 1° La *partie fixe* s'étend du col de la vessie à l'angle prépubien. Elle décrit une courbe à concavité antérieure et supérieure, dont le milieu est à 0^m,02 du sommet de l'arcade pubienne. Cette courbure, assez uniforme en avant, présente en arrière une inflexion brusque. L'angle prépubien est situé à 0^m,03 en avant du sommet de l'arcade du pubis dans la direction d'une ligne qui passerait par l'orifice vésical et ce sommet. 2° La *partie mobile* change de direction, suivant l'état de la verge;

(*) A. Veines dorsales de la verge. — B. Cloison des corps caverneux. — C. Corps caverneux. — D. Plexus veineux situés au-dessus de l'urèthre. — E. Urèthre représentant une fente transversale. — G. Corps caverneux. — L. Tissu spongieux de l'urèthre. — (B. Anger.)

(**) A. Veines dorsales de la verge. — B. Corps caverneux. — C. Urèthre. — D. Tissu spongieux de l'urèthre. — E. Plexus veineux situés au-dessus de l'urèthre. — (B. Anger.)

tombante, à l'état de repos, elle se redresse dans l'érection; alors l'angle prépubien disparaît et l'urèthre a dans sa totalité une concavité supérieure.

D'après ses rapports et sa forme extérieure on a divisé l'urèthre en trois régions, qui sont, d'arrière en avant, la *région prostatique*, la *région membraneuse* et la *région spongieuse*.

La *longueur* totale de l'urèthre, mesuré en place, peut varier de $0^m,14$ à $0^m,19$, ainsi répartis pour les diverses régions : région prostatique, $0^m,025$ à $0^m,03$; région membraneuse, $0^m,015$; le reste appartient à la région spongieuse, seule sujette à varier suivant l'état de la verge.

a. Région prostatique. — Cette région est enveloppée par un organe particulier, la *prostate*.

La prostate (προστάτης, πρὸ, devant ; στάω, je pose) est un corps glandulaire qui entoure la partie prostatique de l'urèthre (Fig. 282). Elle a la forme d'une châtaigne ou d'un cône aplati à base supérieure et souvent d'aspect bilobé. Son poids est d'environ 10 grammes. Ses limites se confondent en partie en avant, en haut et en arrière avec les tissus ambiants, ce qui rend son isolement difficile. L'urèthre la traverse, non pas suivant son axe et

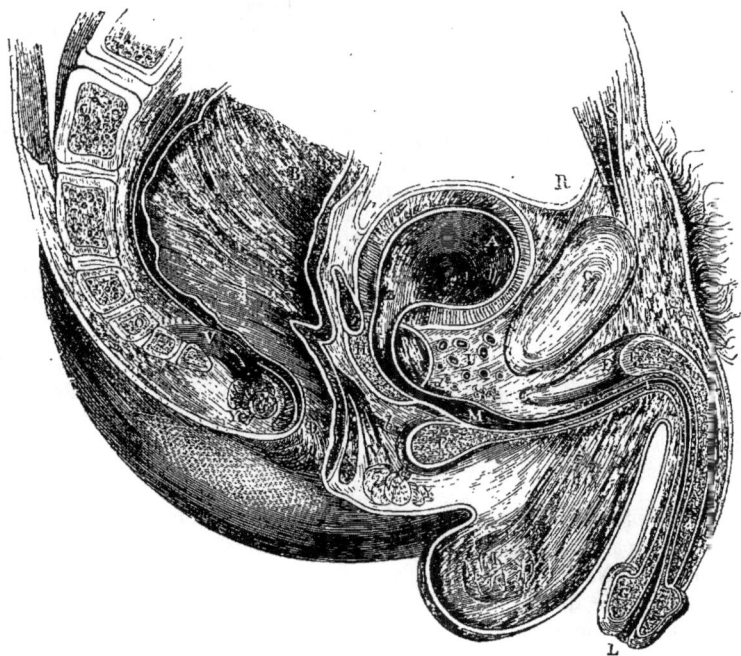

Fig. 287. — *Coupe antéro-postérieure et médiane du bassin chez l'homme* (*).

(*) A. Vessie. — B. Rectum. — C. Symphyse du pubis. — D. Anus. — E. Corps caverneux. — F. Bulbe de l'urèthre. — G. Gland. — H. Prostate. — I. Vésicule séminale. — K. Testicule. — L. Méat urinaire. — M. Cul-de-sac du bulbe. — O. Coccyx. — R. Péritoine. — S. Pyramidal. — T. Grand droit antérieur de l'abdomen. — U. Plexus de Santorini. — V. Releveur de l'anus. — X. Sphincter interne. — Y. Sphincter externe. — Z. Col de la vessie.— a) Transverse superficiel du périnée. — b) Transverse profond. — d) Orbiculaire de l'urèthre. — e) Bulbo-caverneux. — g) Tunique musculeuse de la vessie. — p) Cul-de-sac recto-vésical. — (D'après Legendre.)

dans son milieu, mais beaucoup plus près de la face supérieure, de façon qu'il ne reste ordinairement en avant du canal qu'une très-petite épaisseur de substance prostatique; souvent même la glande forme en avant une simple gouttière qui reçoit l'urèthre et dont les bords se rapprochent jusqu'au contact. Les conduits éjaculateurs traversent obliquement la prostate. Ses parties latérales constituent les *lobes latéraux* de la prostate; on appelle *lobe médian* une saillie médiane qui soulève la muqueuse de la paroi postérieure de l'urèthre (*luette vésicale*) et qui existe vingt fois sur cent chez les sujets qui ont dépassé soixante ans. Le volume de la prostate augmente du reste avec l'âge. Chez l'adulte les *rayons* de la prostate (mesures prises à partir du centre de l'urèthre) sont les suivants : rayon transverse, $0^m,015$; rayon inférieur, $0^m,017$; rayon oblique, $0^m,022$.

Rapports. — En avant elle est séparée de la face postérieure de la symphyse par les plexus de Santorini (Fig. 287, U); en arrière elle répond au rectum. Elle est enveloppée par une sorte de coque fibreuse ou fibro-musculaire, *capsule prostatique*, et rattachée au pubis par les ligaments pubo-prostatiques, à l'ischion et à la branche inférieure du pubis, par les ligaments ischio-prostatiques (Fig. 282). Cette capsule se perd dans l'aponévrose pelvienne, l'aponévrose recto-vésicale et le ligament triangulaire de l'urèthre.

La substance de la prostate est gris rougeâtre ou rouge jaunâtre; son tissu est très-ferme et très-dense.

Stucture. — Elle se compose d'une trentaine de *glandes en grappe* éparses dans un stroma de *fibres lisses* à direction générale radiée qui constitue plus de la moitié de la masse de l'organe. Ces glandes s'ouvrent toutes dans la partie prostatique de l'urèthre sur les côtés du verumontanum.

La prostate sécrète un liquide visqueux, filant, analogue à celui des vésicules séminales. On trouve souvent dans les vésicules glandulaires ou dans les conduits excréteurs des concrétions jaunes ou rouges, à couches concentriques, d'une grosseur de $0^{mm},3$ et plus, et ayant pour base une substance protéique.

Vaisseaux et nerfs. — Les *artères* viennent des vésicales et des rectales; le réseau capillaire de la prostate se continue avec celui de la muqueuse uréthrale. Les *veines* vont dans les plexus veineux qui entourent l'organe et dans le plexus sous-muqueux de l'urèthre. Les *lymphatiques* se rendent aux ganglions pelviens. Les *nerfs* viennent du plexus hypogastrique.

b. Région membraneuse. — Elle est renfermée en grande partie dans le ligament de Carcassonne, qu'elle traverse obliquement. Elle représente un cordon curviligne à concavité antéro-supérieure, dont la partie postérieure à cause de la saillie du bulbe est plus courte que l'antérieure. En avant, elle répond à l'arcade du pubis, dont elle est distante de $0^m,01$; en arrière, elle est en rapport inférieurement avec le bulbe et les glandes de Cooper, et dans le reste de son étendue, séparée du rectum par un espace triangulaire à base inférieure, *triangle recto-uréthral.*

c. Partie spongieuse. — Beaucoup plus longue que les précédentes, elle enveloppe comme dans une gaîne de tissu caverneux toute la partie pénienne de l'urèthre, qui la traverse, non pas tout à fait dans son axe, mais plus près de sa face dorsale. Elle présente deux renflements, l'un postérieur, *bulbe* (Fig. 287, F), l'autre antérieur, *gland*, séparés par une portion moyenne, *corps spongieux de l'urèthre* proprement dit (6).

1° Le *bulbe* (Fig. 288, 4) est un renflement ovoïde, dont la grosse extrémité est dirigée en bas et en arrière au-dessous de la partie membraneuse, et qui se perd insensiblement en avant dans le corps spongieux; il est divisé en deux lobes par un sillon médian plus ou moins marqué (Fig. 292, 2).

2° Le *corps spongieux* forme un cylindre un peu rétréci à sa partie moyenne, logé dans la gouttière inférieure des corps caverneux.

3° Le *gland* (Fig. 291, 4) est un renflement conoïde, développé aux dépens de la partie supérieure du corps spongieux. Sa face postérieure ou *base* concave (Fig. 288, 1) coiffe l'extrémité antérieure des corps caverneux; les bords de cette base, dont le plan est oblique vers la face dorsale et la racine de la verge, constituent la *couronne du gland*. A son extrémité se trouve le méat urinaire.

Glandes de Cooper. — A la partie spongieuse de l'urèthre sont annexées deux glandes, *glandes de Cooper* ou *de Mery* (Fig. 282, 9). Ce sont deux petits corps, de la grosseur d'un pois, situés de chaque côté de la ligne médiane dans l'épaisseur du ligament de Carcassonne, entre le bulbe et la partie membraneuse. Ce sont des glandes en grappe, dont les deux conduits excréteurs, partant quelquefois d'une petite cavité centrale, viennent s'ouvrir, après un trajet de $0^m,03$ et après avoir traversé le bulbe sur la paroi inférieure de l'urèthre, soit à côté, soit en avant l'un de l'autre. Leur secrétion est un liquide encore peu connu (mucus?).

Conformation intérieure de l'urèthre. — A l'état ordinaire les parois de l'urèthre sont complètement accolées, et le canal n'existe qu'au moment du passage de l'urine ou d'autres corps écartant ses parois. Dans le premier cas, l'urèthre a, sur des coupes transversales, l'aspect d'une fente variable de forme, suivant la région que l'on considère; verticale au gland, transversale dans la partie spongieuse, étoilée dans la région membraneuse à cause des plis longitudinaux de la muqueuse, elle prend dans la partie prostatique la forme d'un Λ renversé. Dans le second cas, l'urèthre est à peu près cylindrique; mais il n'a pas le même *calibre* (1) dans toute sa longueur. Immédiatement derrière le méat se trouve une dilatation ovoïde, *fosse naviculaire;* puis, dans tout le reste de la partie spongieuse, on a un diamètre uniforme de $0^m,008$ environ; au niveau du bulbe existe une dilatation (Fig. 287, M), tenant en grande partie à une dépression de la partie inférieure ou *cul-de-sac du bulbe* et très-variable suivant les individus; dans la partie membraneuse, la plus étroite, le diamètre descend à $0^m,006$, puis dans la région prostatique il augmente peu à peu et atteint en moyenne $0^m,011$. Dans l'érection complète la partie spongieuse du canal de l'urèthre est béante, non pas par un simple écartement mécanique des parois dû au passage du sperme, mais par le mé-

(1) On peut apprécier ce calibre en injectant une substance solidifiable dans l'urèthre sous une pression modérée; on mesure ensuite l'épaisseur du moule ainsi obtenu, épaisseur qui varie suivant le degré de dilatabilité des diverses régions.

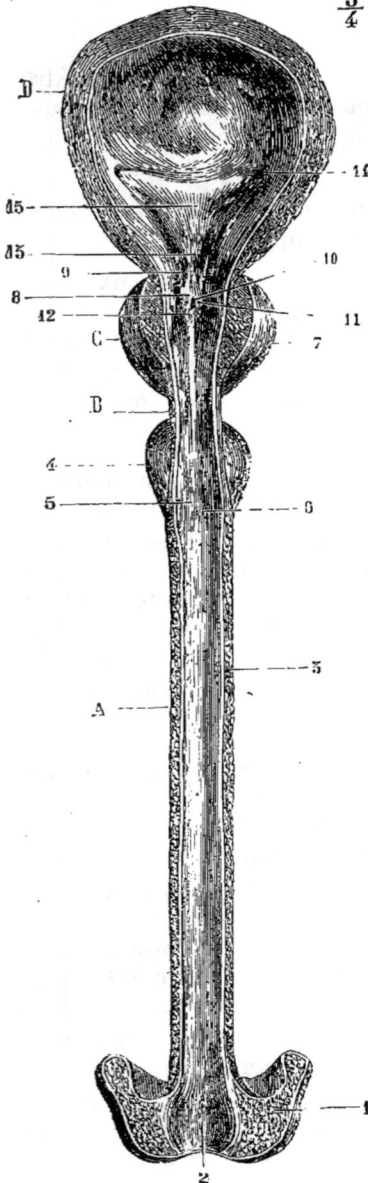

Fig. 288.
Urèthre ouvert par sa paroi supérieure(*).

$\frac{5}{4}$ canisme même de l'érection, comme le prouvent les injections artificielles bien réussies.

La muqueuse de l'urèthre, très-mince, transparente, est rouge vif à la partie antérieure du canal, pâle plus profondément. Elle présente dans les régions spongieuse et membraneuse des plis longitudinaux, qui s'effacent par la distension. Elle offre çà et là, surtout à la paroi supérieure du canal, des replis valvulaires; le plus important, *valvule de Guérin*, est situé sur la paroi supérieure, à 0^m,015 à peu près du méat; son bord libre regarde en avant et intercepte un cul-de-sac profond de 0^m,004 à 0^m,006; elle manque onze fois sur soixante-dix cas (Jarjavay). La paroi supérieure de la région spongieuse est parsemée d'orifices, *lacunes de Morgagni*, qui mènent dans de petits culs-de-sacs ayant quelquefois jusqu'à 0^m,01; les plus larges sont sur la ligne médiane et peuvent admettre la tête d'une épingle. Elles ne sécrètent aucun liquide. On trouve encore sur cette muqueuse les orifices des glandes prostatiques, des glandes de Cooper et des glandes de Littre, ces derniers à peu près invisibles à l'œil nu.

Dans la région prostatique, la muqueuse a une configuration spéciale (Fig. 288). Sur la paroi postérieure de l'urèthre s'élève une saillie de 0^m,0025 de hauteur, de 0^m,004 de largeur à sa base, le *verumontanum* ou *crête uréthrale* (8); son extrémité antérieure s'étend en avant dans la partie membraneuse; son extrémité postérieure se continue souvent par deux replis, *freins* (9), qui se perdent vers l'orifice vésical. A son sommet, le verumontanum offre un cul-de-sac, ouvert en avant, profond de 0^m,01 environ, *utricule prostatique* ou *utérus mâle* (10), de chaque côté duquel s'ouvrent les conduits éjaculateurs (11); tout autour se voient les orifices des canaux prostatiques (12). En arrière du verumontanum se rencontre souvent une dépression due au développement de la saillie antérieure du trigone.

Structure de l'urèthre. — Les parois de l'urèthre se composent de trois couches, qui sont en allant de dedans en dehors : une muqueuse, une couche sous-muqueuse et une tunique musculaire, à laquelle s'ajoutent pour la région antérieure le corps spongieux de l'urèthre, pour la région membraneuse les muscles profonds du périnée, et pour la région prostatique la prostate.

1° La *muqueuse* est lisse, sauf dans la partie antérieure de l'urèthre (0^m,04 à 0^m,05), où elle est pourvue de papilles. Elle est tapissée par un *épithélium cylindrique stratifié*, qui, dans la partie recouverte de papilles, est remplacé par un épithélium pavimenteux. Dans l'utricule prostatique, l'épithélium est vibratile.

2° La *couche sous-muqueuse* est lâche, excepté dans la région prostatique. Dans cette couche sont disséminées de petites glandes en grappe, *glandes de Littre*, qui, d'après Henle, n'existeraient que dans la région spongieuse. Dans cette couche sous-muqueuse se trouve, aux régions spongieuse et membraneuse, un véritable tissu caverneux.

3° *Tunique musculaire.* — Elle est constituée par des fibres lisses, très-épaisses surtout dans la région membraneuse et dont la couche interne la plus mince est longitudinale, l'externe circulaire (*sphincter uréthral involontaire*). Dans les régions prostatique et membraneuse existe en dehors de cette tunique une couche épaisse de fibres striées circulaires (¹), qui remontent jusqu'à l'orifice vésical et constituent un véritable *sphincter uréthral volontaire*. Ces fibres manquent dans la région spongieuse, où immédiatement en dehors des fibres circulaires lisses se trouve le tissu érectile propre du corps spongieux de l'urèthre.

Le *verumontanum* est formé par une saillie centrale de tissu élastique et musculaire lisse, tapissée par la muqueuse, au-dessous de laquelle existe une couche de tissu caverneux. Cette saillie aurait pour fonctions, pendant l'érection, d'obturer le canal de l'urèthre en arrière de l'embouchure des conduits éjaculateurs.

4° Le *corps spongieux de l'urèthre* a la structure des corps caverneux; seulement ses mailles sont plus fines. Il est divisé en deux par une cloison médiane plus ou moins complète et surtout visible au niveau du bulbe; en avant cette cloison envoie en bas un prolongement fibreux, qui se continue avec le frein du prépuce. Dans le gland, elle se divise de façon à envelopper le méat dans une sorte d'aneau ou mieux de boutonnière fibreuse élastique.

III. ENVELOPPES DU PÉNIS.

Le pénis a deux enveloppes : une fibreuse, *fascia penis*, une cutanée, *fourreau de la verge*.

1° *Fascia penis.* — C'est une lamelle fibreuse, soudée en avant à l'enveloppe membraneuse du gland, se perdant en arrière dans l'aponévrose superficielle et le fascia superficialis du périnée. En arrière elle est renforcée par des expansions des ischio- et bulbo-caverneux.

(¹) Elles se confondent dans la partie membraneuse avec les fibres musculaires décrites sous le nom de *muscle orbiculaire de l'urèthre*.

A ce fascia se rattachent les ligaments suspenseurs de la verge, au nombre de deux : un superficiel, un profond. 1° Le *ligament superficiel*, très-élastique, jaunâtre, naît de la ligne blanche au-dessus du pubis et se divise en bas en deux branches, qui se réunissent sous le pénis et le soutiennent comme une fronde ; 2° le *ligament profond*, fibreux, naît de la face antérieure de la symphyse et du pilier interne de l'anneau inguinal, et va en s'élargissant s'insérer au fascia du pénis par sa base percée d'un orifice pour la veine dorsale de la verge.

2° *Enveloppe cutanée*. — La peau de la verge est doublée à sa face profonde d'une couche mince de fibres lisses, continuation de celles du dartos ; elle contient des glandes sébacées et n'a pas de poils, ou seulement des poils rudimentaires.

Arrivée à la couronne du gland, cette peau forme un repli, le *prépuce*, qui coiffe le gland plus ou moins complétement ; ce repli, de longueur très-variable suivant les sujets, présente un orifice dont la largeur doit, pour être normale, permettre complétement la sortie du gland pendant l'érection. La lame externe du prépuce, très-extensible, a les mêmes caractères que la peau de la verge ; la lame interne, au contraire, très-peu extensible, mince, rosée, se rapproche des muqueuses ; elle est rattachée à la partie inférieure et médiane du gland par un repli, situé au-dessous du méat, *frein du prépuce*. Le derme de cette lame interne offre des *papilles* allongées, vasculaires et est recouvert d'un *épithélium pavimenteux stratifié*.

Cette lame interne, en se réfléchissant à la surface du gland, constitue en arrière de sa couronne une rainure circulaire, où s'accumule le *smegma préputial* (mélange de détritus épithéliaux et de sécrétions sébacées).

C'est dans cette rainure que se trouvent les glandes en grappe, en nombre très-variable, *glandes de Tyson*, existant aussi en moins grand nombre sur la lame interne du prépuce et la peau du gland. Ce sont des glandes sébacées, mais sans follicules pileux. L'existence de ces glandes est niée par quelques anatomistes.

La peau du gland est très-mince, très-adhérente ; le derme cutané est très-riche en fibres élastiques et porte des papilles nombreuses disposées en séries longitudinales convergeant vers le méat. Ces papilles contiennent des corpuscules particuliers, distincts des corpuscules du tact et décrits par Krause comme les terminaisons spéciales des nerfs du sens génital (*corpuscules génitaux terminaux*). Ce derme est recouvert d'un épithélium pavimenteux stratifié.

Tissu érectile ou caverneux, sa structure. — Le tissu caverneux ne constitue pas un tissu spécial ayant ses éléments caractéristiques. Dans ce tissu, le réseau capillaire intermédiaire aux artères et aux veines est remplacé par un système de lacunes ou cavités communiquant toutes entre elles et pouvant subir des alternatives considérables de dilatation et de resserrement, et par suite se trouver presque exsangues ou gorgées de sang. Les trabécules ou cloisons qui circonscrivent ces cavités, pour se prêter à ces alternatives, doivent être très-élastiques ; aussi y trouve-t-on en abondance des fibres musculaires lisses. Dans les organes érectiles, les mailles diminuent de grandeur du centre à la périphérie ; les cloisons qui circonscrivent ces mailles sont tapissées par un épithélium pavimenteux, qui manque souvent, surtout dans les cavités centrales. Ce tissu caverneux a deux états : un état de réplétion ou d'érection, et un état de vacuité. Tantôt, comme dans le tissu érectile proprement dit, l'état de vacuité est la règle et l'état de réplétion n'est que temporaire ; c'est ce qu'on voit par exemple dans les corps caverneux et le corps spongieux de l'urèthre, où cette réplétion a pour but de donner à la verge la rigidité nécessaire pour le coït. Tantôt, au contraire, l'état de réplétion est la règle et l'état de vacu té l'exception ; c'est ainsi, par exemqle, que l'urèthre, dans ses parties membrareuse et spongieuse, les conduits éjaculateurs dans leur trajet à travers la prostate sont entourés d'une couche de tissu caverneux gorgé de sang à l'état normal et qui accole leurs parois ; puis au moment où des liquides (urine, sperme) traversent ces canaux, le sang de ce tissu caverneux s'échappe pour permettre la dilatation du canal ; c'est là le *tissu compressible* de Henle, dont la structure est la même que celle du tissu érectile, mais dont la fonction est inverse.

La continuité des dernières ramifications artérielles avec les cavités du tissu caverneux peut se faire de plusieurs façons : 1° les artérioles s'ouvrent directement dans les mailles périphériques les plus petites ; c'est là le mode le plus commun ; 2° elles s'abouchent en s'élargissant en forme d'entonnoir dans les grandes cavités centrales ; 3° le troisième mode est très-controversé ; ce sont les artères dites *hélicines* (Fig. 289 et 290) : d'un pédicule commun se détache un bouquet de vaisseaux

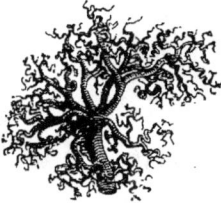

$\frac{2}{1}$

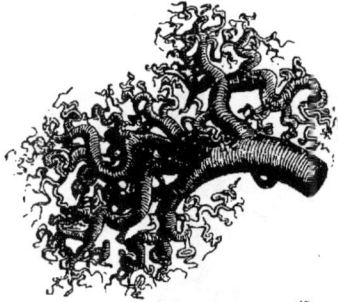

Fig. 289.
Bouquet artériel de la racine du corps caverneux (*).

Fig. 290.
Un des rameaux de la figure précédente grossi (*).

qui se tordent en spirale avant de s'ouvrir dans les mailles centrales ; on est encore incertain sur la question de savoir si ces artères hélicines ne sont pas un produit de l'art. Ce qui distingue du reste les artères qui se rendent au tissu caverneux, c'est l'épaisseur considérable de la tunique moyenne de fibres lisses circulaires.

Des mailles centrales partent des veinules qui traversent les couches périphériques du tissu caverneux, de façon qu'elles doivent se trouver comprimées lorsque ces mailles périphériques se dilatent dans l'érection.

Vaisseaux de l'appareil érectile (Fig. 291 et 292). — Les *corps caverneux de la verge* reçoivent leurs *artères* de l'artère caverneuse ; celle-ci, après avoir fourni un rameau récurrent qui se porte dans la racine du corps caverneux, va d'arrière en avant le long de la cloison dans l'intérieur des corps caverneux et, à son extrémité antérieure, s'anastomose en arcade avec celle du côté opposé ; les deux artères communiquent, en outre, par des branches transversales perforant la cloison. Les *veines* du corps caverneux vont se jeter, les unes dans la veine dorsale de la verge ; ce sont les veines *coronaires* ou *circonflexes de Kohlrausch*, qui proviennent de la partie inférieure des corps caverneux et contournent leurs parties latérales (Fig. 291, 6, et 292, 11), et les veines *émissaires*, qui proviennent de leur face dorsale ; les autres, *veines caverneuses*, vont à la veine honteuse interne, qui reçoit encore une partie des veines des racines des corps caverneux (Fig. 291, 10).

(*) D'après Rouget.

Les *artères* du *corps spongieux de l'urèthre*, plus volumineuses, proviennent aussi de la honteuse interne. Ce sont : 1° pour le gland, les artères dorsales de la verge, qui fournit aussi des branches à la peau et quelques filets très-grêles à l'albuginée des corps caverneux ; 2° pour le corps spongieux les artères bulbo-uréthrales et des rameaux des artères dorsales, qui suivent les veines coronaires ; 3° pour le bulbe, les artères bulbeuses et bulbo-uréthrales. Le tissu érectile de l'urèthre est beaucoup plus riche en artères que les corps caverneux. Les *veines* du gland et du corps spongieux vont se jeter dans un plexus veineux qui occupe la concavité du gland et l'angle de réunion des deux corps caverneux et du corps spongieux de l'urèthre (Fig. 292, 6). De ces plexus partent des branches qui vont se jeter dans la veine dorsale de la verge située sur la ligne médiane entre les deux artères. Cette veine dorsale reçoit, en outre, les veines sous-cutanées du pénis (au nombre de une à trois). Les veines bulbo-uréthrales se rendent au plexus de Santorini ; les veines bulbeuses dans les veines honteuses internes et obturatrices (Fig. 291, 10, 12). Ces veines s'anastomosent avec les veines sous-cutanées abdominales,

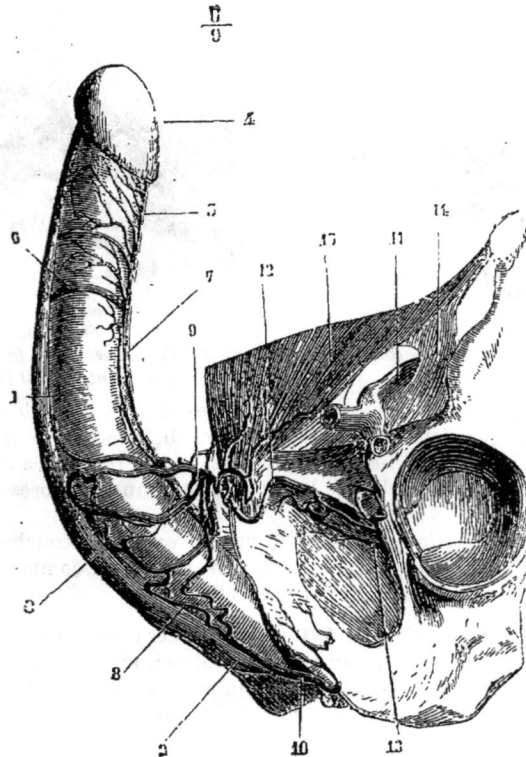

Fig. 291. — *Veines de la verge; vue latérale* (*).

(*) 1) Corps caverneux de la verge. — 2) Bulbe de l'urèthre. — 3) Corps spongieux de l'urèthre. — 4) Gland. — 5) Veines du gland et de la partie antérieure des corps caverneux. — 6) Veines circonflexes. — 7) Veine dorsale de la verge. — 8) Veines du bulbe. — 9) Plexus se jetant dans la veine dorsale de la verge. — 10) Veines postérieures du bulbe et des corps caverneux allant dans la veine honteuse interne. — 11) Veine fémorale. — 12) Anastomose avec la veine obturatrice. — 13) Veine obturatrice. — 14) Fascia iliaca. — 15) Aponévrose du grand oblique.

les plexus pampiniformes, les veines scrotales et honteuses externes (Fig. 284 et 291).

Le corps spongieux de l'urèthre et les corps caverneux communiquent par l'in-termédiaire du plexus veineux in-terposé entre le gland et le corps spongieux d'une part et les corps caverneux de l'autre (Fig. 292, 6, 7, 8, 9) ; ces communications ne sont pas cependant assez larges pour empêcher dans certains cas la ré-plétion isolée des deux systèmes.

Les *lymphatiques* de l'urèthre sont très-multipliés et forment dans la muqueuse un réseau très-riche, qui communique en arrière avec ceux de la muqueuse vésicale, en avant avec ceux du gland. Ces derniers, très-multipliés aussi, donnent nais-sance à des troncs, qui marchent sur le dos de la verge avec la veine dorsale, reçoivent les rameaux pro-venant des réseaux cutanés de la verge et se rendent, quelques-uns aux ganglions pelviens, la plupart aux ganglions inguinaux.

Les *nerfs* du pénis viennent du honteux interne et du grand sym-pathique (plexus caverneux). Leur terminaison dans le tissu érectile est à peu près inconnue. J'ai men-tionné plus haut les corpuscules génitaux de Krause. Luschka a trouvé dans le tissu sous-muqueux de l'urèthre des filets nerveux pourvus de cellules ganglionnai-res.

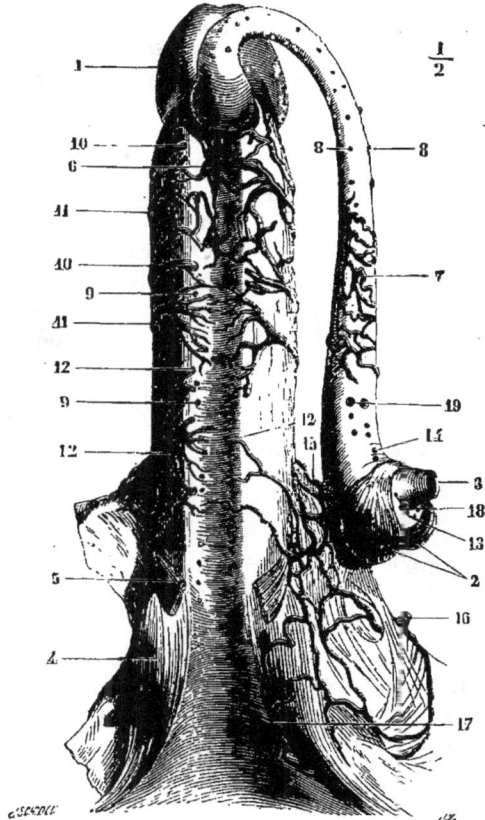

Fig. 292.
Verge vue par sa partie inférieure (*).

IV. MUSCLES DU PÉRINÉE.

Préparation. — Si on ne peut détacher complétement le bassin du reste du corps, on dis-posera le sujet de la façon suivante: les cuisses seront portées dans l'abduction et la flexion

(*) Le corps spongieux de l'urèthre est détaché des corps caverneux et récliné sur le côté. — 1) Gland. — 2) Hémisphères droit et gauche du bulbe de l'urèthre recouverts par la partie profonde du bulbo-caverneux (compresseur des hémisphères de Kobelt). — 3) Partie membraneuse de l'urèthre incisée. — 4) Racine des corps caverneux recouvertes par le muscle ischio-caverneux. — 5) Portion antérieure du bulbo-caverneux. — 6) Réseau veineux situé entre le corps spongieux de l'urèthre et les corps caverneux ; lors de la séparation des parties, il est resté dans la gouttière des corps caverneux. — 7) Portion de ce réseau adhérente à la face supérieure du corps spongieux de l'urèthre. — 8, 9) Veines communicantes entre le corps spongieux de l'u-rèthre et les corps caverneux, et coupées dans la préparation. — 10) Veines provenant du corps spongieux de l'urèthre et allant se jeter dans les veines coronaires. — 11) Veines coronaires. — 12) Veines provenant du corps spongieux de l'urèthre et allant se jeter dans la veine obturatrice. — 13) Veines provenant de la partie médiane du bulbe. — 14) Veines provenant de sa partie dorsale. 15) — Réseau veineux situé sur les par-ties latérales de la racine de la verge. — 16) Veine obturatrice. — 17) Veine honteuse interne. — 18) Artères bulbeuses coupées. — 19) Artères bulbo-uréthrales coupées. — (D'après Kobelt.)

pour tendre la région périnéale (1) ; les jambes seront fléchies sur les cuisses et les membres inférieurs fixés par des cordes dans cette situation. On découvrira successivement les muscles en se guidant sur la description ci-après. Pour le releveur de l'anus, on pourra le préparer encore, soit par sa face interne, soit par sa face externe, comme dans les fig. 297 et 298.

Les muscles du détroit inférieur se divisent en deux groupes : 1° le groupe antérieur, *muscles du périnée*, se compose d'une couche superficielle et d'une couche profonde ; la couche superficielle, affectée surtout à l'appareil érectile, comprend trois muscles qui interceptent entre eux un triangle de chaque côté de la ligne médiane ; ce sont les muscles ischio-caverneux (Fig. 293, 1) bulbo-caverneux (2) et transverse superficiel (4). La couche profonde, affectée à la partie membraneuse de l'urèthre, comprend trois muscles, le transverse profond (9), le muscle de Wilson (Fig. 296) et l'orbiculaire de l'urèthre ; 2° le groupe postérieur est formé par les *muscles ano-coccygiens*, qui constituent un diaphragme pour le détroit inférieur et sont annexés à la partie inférieure du canal alimentaire : ce sont le sphincter externe de l'anus (Fig. 297, 19), le releveur de l'anus (16) et l'ischio-coccygien (13). A ces muscles s'ajoutent des feuillets aponévrotiques, décrits sous le nom d'*aponévroses du périnée*.

1° Ischio-caverneux (Fig. 293, 1).

Ce muscle naît de la *face interne de l'ischion* et de la *lèvre interne des branches inférieures de l'ischion et du pubis* par des fibres charnues et aponévrotiques. Ces fibres, insérées à tout le pourtour de l'attache des corps caverneux, forment avec l'os iliaque un cylindre ostéo-musculaire, puis ostéofibreux, qui engaîne la racine des corps caverneux, et se confond en avant avec leur enveloppe fibreuse. Un de ses faisceaux latéraux gagne souvent le dos de la verge et se réunit à un faisceau semblable du côté opposé (*muscle de Houston*).

Nerf. — Il est innervé par une branche du honteux interne.

Action. — Ce muscle comprime les racines du corps caverneux et dans l'érection refoule le sang de ces racines dans les parties antérieures.

2° Bulbo-caverneux (Fig. 294, 2).

Les deux bulbo-caverneux peuvent être considérés comme constituant un seul muscle, médian, penniforme, composé de deux moitiés symétriques réunies par un raphé médian. Il s'insère inférieurement au *raphé ano-bulbaire* (Fig. 293, 5) et au *raphé sous-uréthral* (3). De là ses fibres se portent en avant, en haut et en dehors en contournant le bulbe et le corps spongieux de l'urèthre et se terminent de la façon suivante : les postérieures vont à la face postérieure du bulbe, les moyennes au raphé sus-uréthral ; les anté-

(1) La région périnéale comprend, suivant certains auteurs, toutes les parties molles comprises dans l'aire du détroit inférieur. Cette région est divisée par une ligne allant transversalement d'un ischion à l'autre en deux régions secondaires : une, antérieure, triangulaire, *périnée proprement dit*, une, postérieure, *région ano-coccygienne* ou *ischio-rectale*.

rieures constituent de chaque côté deux faisceaux distincts, qui, abandonnant l'urèthre, contournent les faces latérales des corps caverneux et se rejoignent sur le dos de la verge ; ce sont ces faisceaux qui, d'après Kobelt, comprimeraient la veine dorsale de la verge. Une couche de fibres profondes, limitée à la saillie postérieure du bulbe (Fig. 292, 2) l'entoure à la manière d'une fronde ou d'un anneau circulaire.

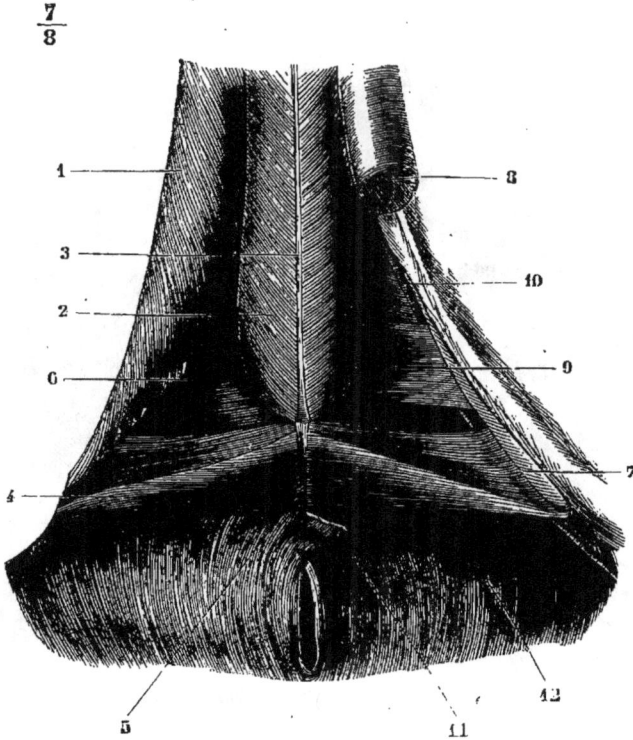

Fig. 293. — *Muscles du périnée (première et deuxième couche)* (*).

Ce muscle reçoit ordinairement des faisceaux surnuméraires: 1° du transverse superficiel, qui quelquefois se perd complétement dans son épaisseur (Fig. 294, 3) ; 2° du sphincter de l'anus (Fig. 295), avec lequel il semble s'entre-croiser pour constituer le raphé ano-bulbaire ; 3° de la partie inférieure du releveur de l'anus, *faisceaux ano-bulbaires* (Fig. 299, 10); 4° enfin des faisceaux transversaux, provenant de l'ischion, peuvent se jeter sur la partie supérieure du bulbe et de l'urèthre *(m. retractor urethræ)*. Cruveilhier a rencontré le bulbo-caverneux recouvert par une mince couche de fibres annulaires superficielles.

Nerfs. — Il est innervé par le honteux interne.

Action. — Ce muscle forme un véritable sac contractile, qui pendant l'érection refoule le sang du bulbe dans le gland ; il joue donc pour l'appareil érectile de l'urèthre le même rôle que l'ischio-caverneux pour les corps caverneux. En outre, en comprimant l'urèthre, il expulse les dernières gouttes d'urine et de sperme (*accelerator seminis et urinæ*).

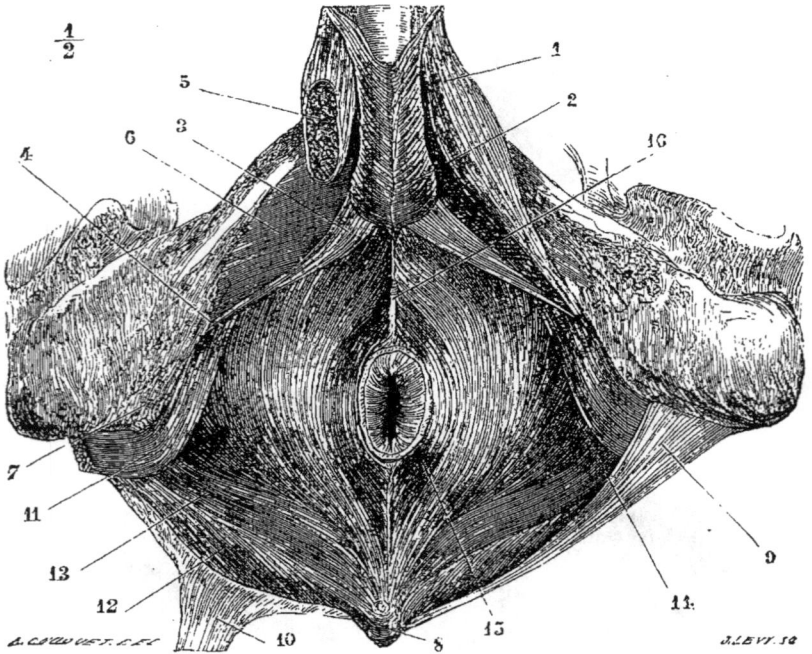

Fig. 294. — *Muscles du détroit inférieur du bassin* (*/.

3° Transverse superficiel (Fig. 293, 4).

Ce muscle présente de très-grandes variétés. Chez les sujets très-musclés (Fig. 293), sa forme est presque rectangulaire ; son insertion externe, mince, aponévrotique, se fait *au-dessus et en arrière de l'ischio-caverneux* et embrasse l'extrémité postérieure de ce muscle dans une gouttière bien visible après son ablation (7). De là il se porte directement en dedans en présentant d'abord une face supérieure et une face inférieure ; puis il subit une sorte de torsion, par laquelle sa face inférieure devient antérieure et sa face supérieure postérieure ; il en résulte que les deux muscles, arrivés sur la ligne médiane, sont placés de champ, et forment une cloison transversale entre le rectum et le bulbe. L'union des deux muscles se fait, tantôt fibre à fibre, tantôt par un raphé fibreux (5) médian, supérieur au raphé ano-bulbaire.

Chez les sujets faibles, le transverse naît plus souvent par une extrémité externe amincie, et sa forme est alors celle d'un triangle dont la base répond à la ligne médiane.

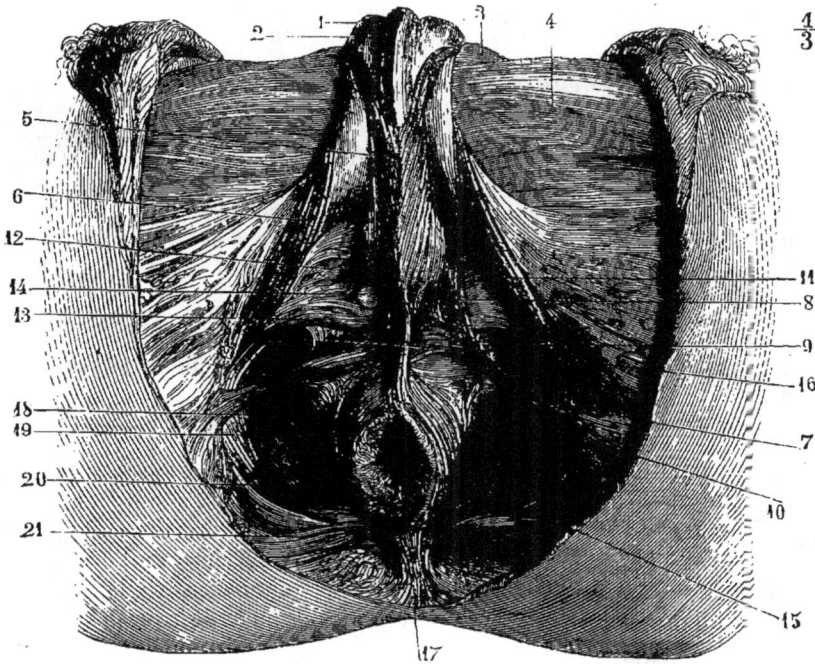

Fig. 295. — *Muscle du périnée transverse sous-cutané du périnée* (*).

Nerfs. — Il est innervé par le nerf honteux interne.

Action. — Il forme avec celui du côté opposé une sangle qui comprime la face antérieure du rectum et intervient dans la défécation. Il agit en outre comme tenseur des aponévroses superficielle et moyenne du périnée. Son action principale nous paraît être de fixer le bulbe de l'urèthre pendant la contraction du bulbo-caverneux, soit indirectement par la tension de l'aponévrose, soit directement par ses fibres bulbaires, quand elles existent. En effet, on voit assez souvent le muscle se perdre en totalité sur le pourtour du bulbe (Fig. 294, 3), et dans ce cas il ne peut en aucune façon agir sur le rectum.

Variétés. — Ce muscle offre des variétés considérables, tant au point de vue de ses insertions externes que de sa terminaison. Il peut recevoir des faisceaux acces-

(*) 1) Urèthre. — 2) Corps caverneux. — 3) Pubis. — 4) Aponévrose crurale. — 5) Bulbo-caverneux. — 6) Ischio-caverneux. — 7) Transverse sous-cutané du périnée. — 8) Les faisceaux antérieurs allant au bulbo-caverneux. — 9) Faisceaux allant au releveur. — 10) Faisceaux allant en arrière au sphincter externe et au releveur. — 11) Aponévrose moyenne du périnée. — 12) Muscle transverse profond. — 13) Transverse superficiel, confondu ici avec le transverse profond. — 14) Glandes de Cooper. — 15) Sphincter externe. — 16) Ses fibres antérieures cutanées. — 17) Ses insertions postérieures. — 18) Releveur de l'anus. — 19, Obturateur interne. — 20) Ischio-coccygien. — 21) Bord inférieur du grand fessier.

soires des branches inférieures de l'ischion et du pubis en avant de l'ischio-caverneux *(muscle ischio-bulbaire, transverse antérieur et supérieur* des auteurs), de l'ischio-caverneux, de l'aponévrose obturatrice, de l'aponévrose moyenne du périnée, du releveur de l'anus, du sphincter externe. Quant à sa terminaison, il peut envoyer des faisceaux (presque constants) ou bulbo-caverneux; quelquefois il se perd en totalité dans son épaisseur (Fig. 296); on en rencontre encore allant au releveur de l'anus, au sphincter externe, à la peau de la région anale.

Transverse sous-cutané du périnée. — On peut ranger sous ce nom des faisceaux signalés par Theile, et qui, sans être constants, se rencontrent avec de très-grandes variétés chez un certain nombre de sujets. A l'état de développement complet (Fig. 295, 7), ce muscle part de la masse cellulo-adipeuse qui recouvre l'ischion, et se porte en dedans pour se perdre dans le raphé ano-bulbaire, le releveur de l'anus et le bulbo-caverneux. Cette disposition est rare; mais on rencontre souvent des faisceaux musculaires épars au milieu de la graisse sous-cutanée et de l'excavation ischio-rectale, faisceaux qui se continuent, soit en dedans, soit en dehors, avec les lamelles élastiques blanchâtres du fascia superficialis. Une partie de ces faisceaux doit du reste être rattachée au sphincter externe et au releveur. Quant à leur variété, elle est si grande qu'on ne peut en donner une description générale. Leur développement paraît être en raison inverse de celui du transverse superficiel.

4° **Transverse profond ou muscle de Guthrie** (Fig. 293, 9).

Ce muscle, situé entre les deux lames du ligament de Carcassonne, sur un plan antérieur et supérieur au transverse superficiel, s'insère en dehors sur la *lèvre interne de l'arcade du pubis,* au-dessus des insertions de l'ischio-caverneux, et va se porter en dedans à la partie inférieure de l'urèthre, au niveau de la moitié antérieure de la région membraneuse et à la face supérieure du bulbe. Son bord antérieur s'avance plus ou moins vers la symphyse (0^m,015 environ); son bord postérieur est à peu de distance du bord antérieur du transverse superficiel. L'artère honteuse interne est située au-dessus de lui et plus profondément; les glandes de Cooper sont dans son épaisseur (Fig. 296, 14). Chez les sujets très-musclés (Fig. 293), ses faisceaux sont transversaux, parallèles et forment un corps charnu rectangulaire et nettement séparé; mais la plupart du temps ils sont entrecoupés de veines, surtout à sa partie antérieure (Fig. 295, 12), ce qui rend sa dissection difficile. A ces faisceaux transversaux s'ajoutent souvent des faisceaux obliques. A son insertion pubienne, le transverse profond offre des arcades pour le passage des veines profondes des corps caverneux qui, d'après Henle, pourraient ainsi être comprimées pendant l'érection.

Nerfs. — Il est innervé par le nerf honteux interne.

Action. — Il sert principalement à fixer la partie membraneuse et le bulbe de l'urèthre. En comprimant les glandes de Cooper, il contribue à expulser leur sécrétion.

5° **Muscle de Wilson** (Fig. 296, 7).

Ce muscle, décrit d'une façon très-diverse par les auteurs et nié par beaucoup d'anatomistes, offre de très-grandes variétés individuelles. Il correspond

à la moitié postérieure de la région membraneuse. Ses fibres latérales (7)
s'attachent de chaque côté de la symphyse, et forment une anse dont la concavité embrasse la partie postérieure de l'urèthre et se fixe au raphé sous-
uréthral. Ses fibres moyennes se portent directement du ligament transverse
(voy. *Aponévrose du périnée*) à la partie supérieure de l'urèthre (8) et forment
une masse musculaire comprise entre le plexus pubi-prostatique en haut,
l'urèthre en bas, la prostate en arrière et l'angle de réunion des corps caverneux enavant. Le muscle de Wilson est séparé de chaque côté des fibres
antérieures du releveur de l'anus par l'aponévrose latérale de la prostate (9).

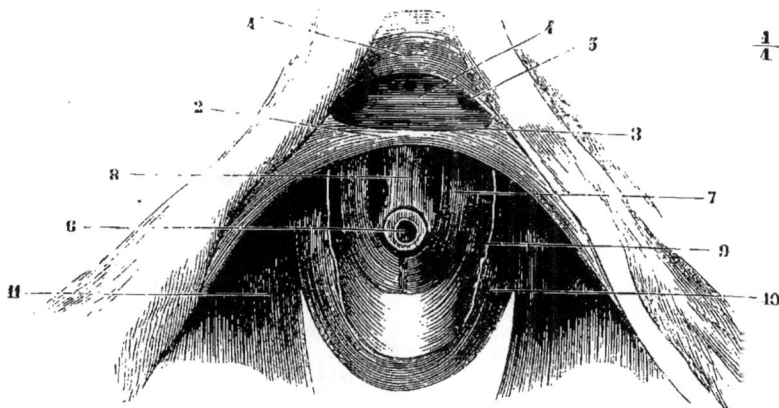

Fig. 296. — *Muscle de Wilson* (*).

Pour quelques auteurs le muscle de Wilson est formé par les fibres antérieures
du releveur ; en effet leurs fibres se confondraient si une lamelle aponévrotique ne
les séparait. Pour d'autres, ce n'est que la partie postérieure du transverse profond ; mais les fibres du muscle de Wilson sont situés sur un plan supérieur, n'ont
pas la même direction et en sont du reste séparées par une mince lamelle fibreuse.
Pour d'autres enfin, ce serait un produit de l'art et il serait formé par les insertions pubiennes des fibres longitudinales de la vessie *(muscle pubo-vésical)* et la partie horizontale du constricteur inférieur de l'urèthre. Nous devons dire que nous
avons cherché en vain ce muscle chez beaucoup de sujets ; mais sur le sujet qui a
servi pour la figure ci-dessus, il était parfaitement distinct. Aussi cette masse
musculaire pubio-membraneuse, quoique très-variable comme disposition et manquant peut-être dans un certain nombre de cas, nous paraît cependant devoir être
admise comme un muscle à part.

Nerfs. — Il est innervé par le nerf honteux interne.

Action. — Le muscle de Wilson tire l'urèthre vers la symphyse et peut comprimer le plexus pubi-prostatique. En outre, il accélère l'émission de l'urine et du
sperme.

(*) 1) Ligament sous-pubien. — 2) Ligament transverse. — 3) Section de ce ligament pour mettre à nu le
4) Sinus veineux sous-pubien. — 5) Orifices veineux béants. — 6) Urèthre. — 7) Muscle de Wilson. — 8) Sa
partie moyenne. — 9) Aponévrose le séparant des fibres du releveur de l'anus. — 10) Fibres prostatiques du
releveur de l'anus. — 11) Releveur de l'anus. — NOTA. Le bulbe de l'urèthre et la moitié antérieure de la
partie membraneuse ont été enlevés.

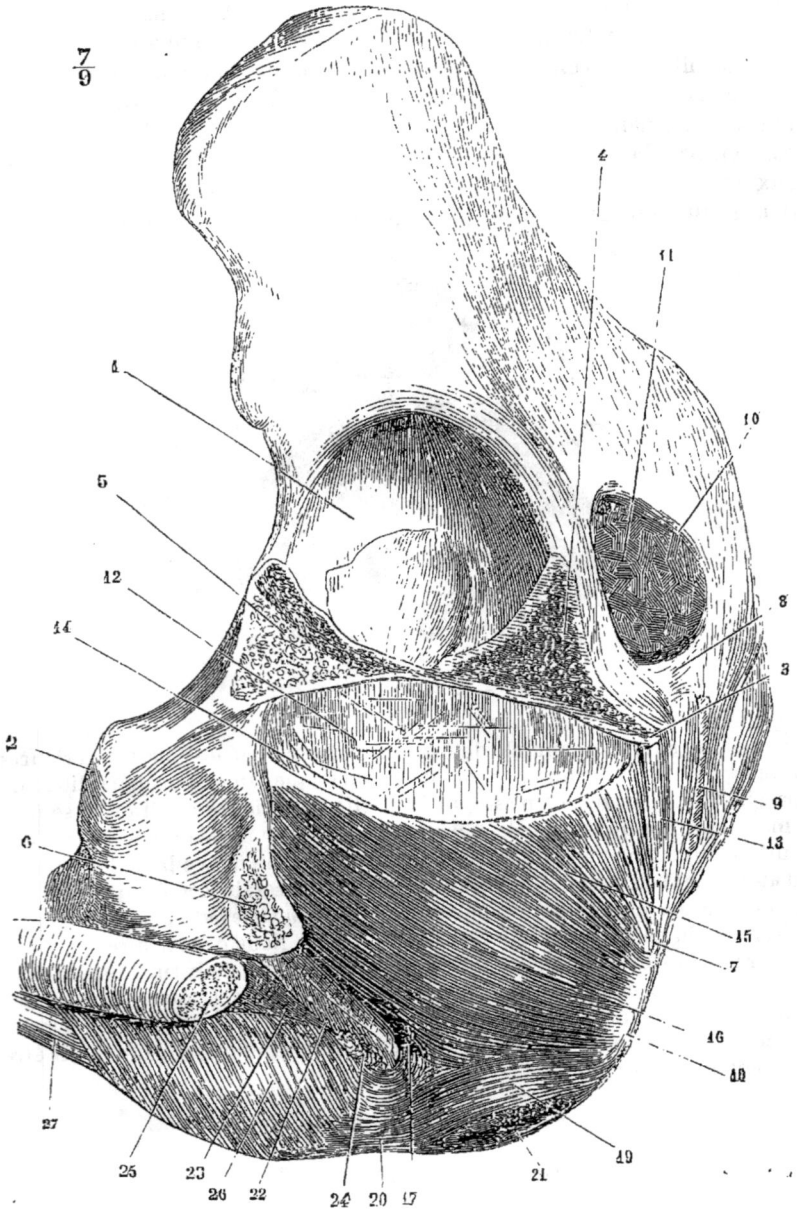

Fig. 297. — *Releveur de l'anus ; face latérale externe* (*).

(*) 1) Cavité cotyloïde. — 2) Symphyse du pubis. — 3) Épine sciatique. — 4) Section de la branche supérieure de l'ischion. — 5) Section de la branche supérieure du pubis. — 6) Section de la branche inférieure du pubis. — 7) Coccyx. — 8) Petit ligament sacro-sciatique. — 9) Section du grand ligament sacro-sciatique. — 10) Grande échancrure sciatique. — 11) Section du pyramidal. — 12) Face externe de l'aponévrose pelvienne. — 13) Muscle ischio-coccygien. — 14) Arcade aponévrotique d'insertion du releveur. — 15) Se-

6° Constricteur ou orbiculaire de l'urèthre

Ce muscle se compose de fibres internes, circulaires, continues en haut avec le sphincter prostatique volontaire, et de fibres externes ; celles-ci comprennent deux plans, l'un antérieur, l'autre postérieur, attachés aux ligaments ischio-prostatiques, et forment une boutonnière autour de l'urèthre (*stratum superius* et *stratum anterius* de Müller). Ces dernières n'existent que dans la moitié postérieure, les premières dans toute l'étendue de la région membraneuse.

7° Sphincter externe de l'anus (Fig. 295 et 297).

Ce muscle forme autour de la partie inférieure du rectum un anneau musculaire de $0^m,02$ de hauteur sur $0^m,008$ d'épaisseur. Ses *fibres superficielles*, *sphincter sous-cutané* (Fig. 294, 16), s'insèrent en avant du coccyx et en arrière du bulbe dans le tissu cellulaire sous-cutané et à la face profonde de la peau. Les *fibres profondes* naissent en arrière de la face externe et de la pointe du coccyx par un raphé, *raphé ano-coccygien;* en avant, elles se rendent à un raphé fibreux réunissant le bulbo-caverneux au sphincter, *raphé ano-bulbaire*, qui passe au-dessous du raphé des transverses superficiels; les plus profondes forment une anse, qui passe sans interruption en avant du rectum (Fig. 299, 9). Les fibres supérieures se continuent avec les fibres inférieures du releveur (Fig. 297), de façon que les deux muscles pourraient être considérés comme un seul muscle en forme d'entonnoir, dont le releveur constituerait la partie évasée et le sphincter le goulot.

8° Releveur de l'anus (Fig. 294, 297, 298).

Ce muscle mince, membraneux et dont les faisceaux sont souvent séparés par des intervalles celluleux, prend ses insertions fixes : 1° à la face interne de l'*épine sciatique;* 2° à la *face postérieure du pubis de chaque côté de la symphyse* (Fig. 24, K); 3° dans l'intervalle de ces deux points osseux à une *arcade aponévrotique* à concavité supérieure (Fig. 297, 14) adhérente à l'aponévrose pelvienne. Des faisceaux additionnels peuvent provenir : des ligaments pubo-vésicaux, de l'ischion. De ces insertions les fibres du releveur se portent en arrière et passent les unes, le plus petit nombre, en avant, les autres en arrière de l'anus et du rectum.

Les *fibres qui passent en arrière du rectum* se divisent en deux faisceaux : 1° le faisceau postérieur (Fig. 296, 15) se rend à la pointe du coccyx; 2° l'antérieur, plus considérable, va au raphé ano-coccygien (16); quelques-unes de ces fibres se continuent même sans interruption d'un côté à l'autre derrière le rectum.

Les *fibres qui passent en avant du rectum* (Fig. 296, 10) constituent une anse aplatie, mince, qui embrasse dans sa concavité la partie postérieure de la prostate (*Compresseur ou adducteur de la prostate*).

faisceaux pelvi-coccygiens. — 16) Faisceaux pubio-rectaux. — 17) Faisceaux réfléchis se rendant au bulbe. — 18) Raphé ano-coccygien du sphincter externe. — 19) Sphincter externe. —. 20) Raphé ano-bulbaire. — 21) Anus. — 22) Section de l'aponévrose moyenne. — 23) Sa face inférieure. — 24) Glandes de Cooper. — 25) Section du corps caverneux. — 27) Corps spongieux de l'urèthre.

Au releveur de l'anus se rattachent des faisceaux situés à la limite de ce
muscle et du sphincter externe et que par suite on pourrait rattacher aussi
à la partie profonde de ce dernier muscle. Ces faisceaux, à peu près constants, sont les faisceaux *ano-bulbaires* et *ano-uréthraux* : 1° les *ano-bulbaires*
(Fig. 298, 10) sont deux bandelettes minces, aplaties, qui se jettent sur le
bulbe au-dessous du bulbo-caverneux; 2° les faisceaux *ano-uréthraux*, plus
profonds (11), vont à la partie membraneuse de l'urèthre et sont cachés par
le transverse profond, qu'il faut enlever pour les apercevoir.

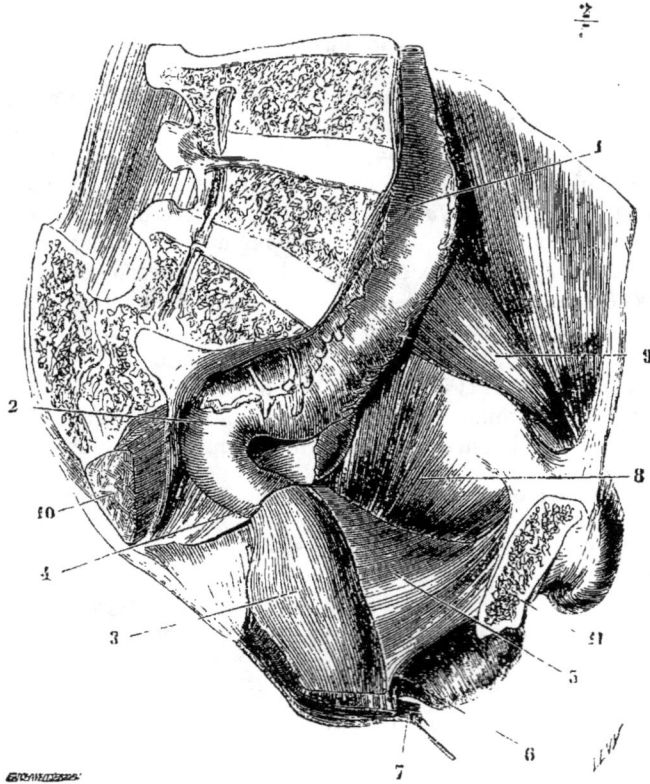

Fig. 298. — *Face interne du releveur de l'anus* (*).

Le releveur de l'anus constitue le diaphragme inférieur de l'ovoïde abdominal, diaphragme interrompu pour le passage du rectum et de la partie
prostatique de l'urèthre. Entre sa face inférieure et la face interne de l'obturateur interne est une excavation triangulaire à base inférieure, *excavation ischio-rectale.*

(*) 1) Partie supérieure du rectum. — 2) Partie moyenne du rectum. — 3) Partie inférieure du rectum et
fibres musculaires longitudinales. — 4) Section du péritoine. — 5) Face interne du releveur de l'anus. —
6) Son faisceau antérieur passant en avant du rectum. — 7) Sphincter externe de l'anus. — 8) Obturateur
interne. — 9) Psoas et iliaque. — 10) Coupe du pyramidal.

Nerfs. — Il est innervé par une branche du plexus sacré.

Action. — Il contribue à rétrécir la cavité abdominale ; en outre, il soulève la paroi postérieure du rectum en haut et en avant, et dirige en arrière l'ouverture anale ; il agit dans la défécation.

9° Ischio-coccygien (Fig. 294 et 297, 12).

Ce muscle triangulaire, court, aplati, situé en arrière du bord postérieur du releveur, va de l'*épine sciatique* au *coccyx*. Il adhère en grande partie à la face interne du petit ligament sacro-sciatique. Il complète en arrière le diaphragme musculaire du détroit inférieur.

Nerfs. — Il est innervé par le nerf du releveur de l'anus.

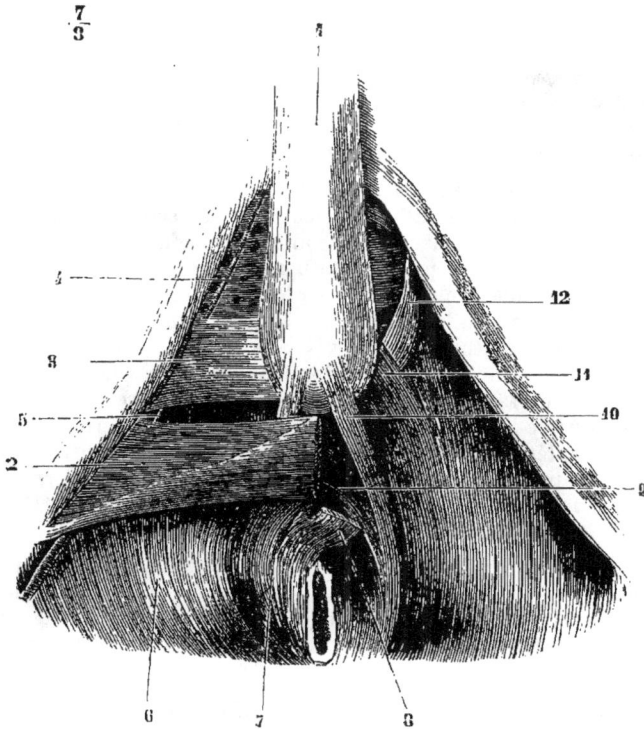

Fig. 299. — *Partie antérieure du releveur de l'anus* (*).

Aponévroses du périnée.

Ces aponévroses sont au nombre de trois : une superficielle, une moyenne et une profonde. Les deux premières appartiennent seules au périnée ; la dernière, aponévrose profonde ou pelvienne, tapisse l'excavation du petit bassin.

(*) 1) Bulbe de l'urèthre. — 2) Transverse superficiel. — 3) Transverse profond. — 4) Lame supérieure de l'aponévrose moyenne. — 5) Artère honteuse interne. — 6) Releveur de l'anus. — 7) Sphincter externe. — 8) Insertions antérieures de sa partie superficielle réclinées en arrière. — 9) Sa partie profonde passant sans interruption en avant du rectum. — 10) Faisceaux ano-bulbaires du releveur. — 11) Faisceaux ano-uréthraux. — 12) Muscle adducteur de la prostate.

A. *Aponévrose superficielle* ou *ano-pénienne*. — Cette aponévrose, qu'il ne faut pas confondre avec la lame profonde du fascia superficialis [1], n'est qu'un produit artificiel de la dissection. En réalité, chacun des muscles superficiels du périnée est contenu dans une gaîne fibreuse indépendante; on a donc deux gaînes postérieures pour les transverses; deux gaînes externes pour les ischio-caverneux, se réunissant en avant en une seule; une gaîne médiane pour le bulbo-caverneux et le bulbe; cette gaîne, double en arrière à cause de l'adhérence de son feuillet superficiel au raphé médian sous-bulbaire, est simple en avant et se continue avec l'enveloppe fibreuse du corps spongieux de l'urèthre; en dehors la lame superficielle de cette gaîne rejoint la partie interne de la gaîne de l'ischio-caverneux et s'insère avec elle à l'aponévrose moyenne. Les parois profondes de ces cinq gaînes sont formées par l'aponévrose moyenne; leurs parois superficielles, disséquées de façon à former une lame continue, constituent ce qu'on appelle l'*aponévrose superficielle*, aponévrose qui, en arrière, se recourberait derrière le transverse superficiel pour se continuer avec l'aponévrose moyenne.

B. *Aponévrose moyenne* ou *ligament de Carcassonne* ou *diaphragme urogénital*. — Cette aponévrose, très-complexe dans sa structure, se compose en réalité de deux lamelles, entre lesquelles sont compris le transverse profond, les glandes de Cooper, les vaisseaux et nerfs honteux internes, etc.

1° La *lame inférieure*, *ligament triangulaire de l'urèthre*, est mince, nacrée, mais assez résistante, surtout en avant, où, isolée par la dissection du ligament sous-pubien et de sa partie postérieure, elle constitue une bandelette fibreuse, décrite souvent comme un ligament à part, *ligament transverse* (Fig. 296, 5). Elle se voit dans le triangle intercepté de chaque côté par les trois muscles du périnée, et se voit encore mieux après leur ablation et celle des corps caverneux et des parties spongieuse et bulbeuse de l'urèthre. Elle est traversée par la partie membraneuse de l'urèthre, et en avant, près de la symphyse, donne passage à la veine dorsale et aux artères et nerfs dorsaux de la verge. Elle s'insère à la lèvre interne de l'arcade pubienne au-dessus de l'insertion des racines des corps caverneux, et en avant va jusqu'à la partie antérieure de la symphyse. Elle recouvre le transverse profond, qu'elle sépare du transverse superficiel, et vers la symphyse elle forme la paroi antérieure d'un sinus veineux en arcade, *sinus sous-pubien* (Fig. 296, 4), dans lequel se déverse la veine dorsale de la verge [2].

[1] Cette lame, *aponévrose ano-scrotale* de quelques auteurs, blanchâtre, élastique, s'attatache en partie au bord externe de l'arcade du pubis, à l'ischion, et, en arrière, contracte des adhérences avec la gaîne du transverse; elle circonscrit avec l'aponévrose superficielle une loge qui communique avec la gaîne du transverse superficiel et contient les vaisseaux et nerfs superficiels du périnée.

[2] Ce *sinus veineux sous-pubien*, passé sous silence par la plupart des auteurs, me paraît devoir être décrit de la façon suivante. Pour bien le voir, il faut couper le ligament suspenseur de la verge et disséquer la veine dorsale de la verge, les artères dorsales et les nerfs dorsaux; on les isole ainsi des corps caverneux et on les relève en avant, tandis qu'on rabat en arrière le reste de la verge (urèthre et corps caverneux). On voit alors la veine dorsale s'enfoncer sous l'arcade du pubis en semblant se dilater en une aponévrose fortement tendue. Cette aponévrose (Fig. 296, 2) forme une arcade au-dessous du ligament sous-pubien (1); si on incise au-dessus de cette arcade, on pénètre dans une cavité (4) en forme de croissant, située entre cette arcade et le ligament sous-pubien, cavité dont les deux cornes se prolongent de chaque côté le long de l'arcade pubienne; c'est le sinus veineux sous-pubien. Cette cavité, purement aponévrotique, présente: 1° une paroi *antérieure*, qui reçoit la veine dorsale de la verge, paroi insérée en haut à la lèvre externe de l'arcade du pubis et du ligament sous-pubien, et en bas continue avec la lame inférieure du ligament de Carcassonne; 2° une paroi *postérieure*, concave, formée par le ligament sous-pubien; 3° une paroi *inférieure*,

2° La *lame supérieure* du ligament de Carcassonne (*aponévrose inférieure du releveur, aponévrose latérale de la prostate*, etc.), mince, très-étendue, tapisse la face inférieure du releveur de l'anus; dans la partie ano-coccygienne du muscle, elle est réduite à une lamelle celluleuse à peine démontrable ; arrivée au bord postérieur du transverse superficiel, elle se soude à la lame inférieure, s'en sépare ensuite au niveau du transverse profond, au-dessus duquel elle passe et accompagne la face inférieure du releveur jusqu'à ses insertions pubiennes, en se confondant là avec la paroi postérieure du sinus sous-pubien. Au niveau des bords de l'échancrure ovalaire (Fig. 296) que présentent les bords internes des deux releveurs pour laisser passer la prostate, elle change de direction et se porte en haut sur les parties latérales de la prostate et du muscle de Wilson (9) ; elle forme ainsi une lame placée de champ, *aponévrose latérale de la prostate*, qui en haut se continue avec l'aponévrose pelvienne, en avant s'attache sur les côtés de la symphyse, en arrière se perd sur les parties latérales du rectum. Une lame fibreuse, très-riche en fibres lisses, appelée à tort *aponévrose postérieure de la prostate* ou *prostato-péritonéale*, sépare en outre le rectum de la prostate et des vésicules séminales et forme la paroi postérieure de la capsule qui enveloppe la prostate ; en haut elle se perd dans le tissu cellulaire sous-péritonéal du cul-de-sac recto-vésical; en bas elle forme, en se réunissant à l'aponévrose latérale de la prostate, deux replis allant jusqu'à l'ischion, *ligaments ischio-prostatiques* (Fig. 282).

convexe, qui, isolée, constitue le ligament transverse de Henle ; 4° une paroi *postérieure* (4), qui s'insère en haut à la partie postérieure de la symphyse ; cette paroi est percée d'orifices béants, orifices communiquant avec les plexus veineux pubi-prostatiques, ou laissant passer les veines postérieures de la verge (bulbe et corps caverneux). Cette cavité aponévrotique est tapissée à l'intérieur par une membrane mince, adhérente, mais facilement décollable et

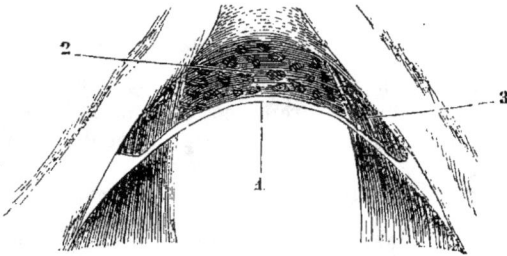

Fig. 300. — *Sinus veineux sous-pubien et plexus pubi-prostatique* (*).

qui se continue avec la paroi même des veines qui aboutissent à cette cavité. Si on enlève la paroi postérieure de cette cavité (Fig. 300), on pénètre dans un espace rempli par un lacis veineux considérable (2), qui n'est autre chose que le *plexus pubi-prostatique* ou de *Santorini*, limité en avant par cette paroi postérieure, en arrière par la prostate, latéralement par les fibres internes du releveur, en haut par le ligament pubo-prostatique, en bas par les fibres moyennes du muscle de Wilson. Ce plexus communique avec le sinus sous-pubien par quelques ouvertures béantes situées surtout sur les parties latérales. Le sinus sous-pubien est incompressible et toujours béant, tandis que les plexus pubi-prostatiques peuvent être comprimés par le rapprochement de la prostate et de l'urèthre contre la symphyse et par la contraction des releveurs. Le mécanisme de l'arrêt de la circulation veineuse dans l'érection doit être cherché au delà du sinus veineux sous-pubien et probablement dans les plexus pubi-prostatiques et vésicaux.

(*) 1) Paroi inférieure du sinus veineux sous-pubien. — 2) Plexus pubi-prostatique. — 3) Fibres antérieures du releveur de l'anus.

Les deux lamelles de l'aponévrose périnéale moyenne interceptent entre elles un espace qu'on peut diviser en trois loges, une médiane et deux latérales : 1° la loge médiane, plus haute, comprend en arrière la prostate, en avant la partie membraneuse de l'urèthre, le muscle de Wilson et le plexus pubi-prostatique ; 2° les loges latérales, très-étroites, contiennent les muscles transverses profonds, les glandes de Cooper, l'artère honteuse interne et, en outre, des fibres lisses éparses au milieu des veines comprises dans leur intérieur.

C. *Aponévrose profonde* ou *pelvienne.* — Les muscles qui tapissent le petit bassin et constituent son plancher musculaire sont, en allant d'arrière en avant, le pyramidal, l'ischio-coccygien et le releveur de l'anus, et sur les côtés la partie supérieure de l'obturateur interne. Ces muscles sont recouverts par une aponévrose dense, nacrée, résistante, qui s'attache en arrière par cinq dentelures dans les intervalles des trous sacrés, en haut au-dessous du détroit inférieur. Celle qui tapisse l'obturateur interne a une certaine indépendance, et se continue jusque dans l'excavation ischio-rectale dont elle forme la paroi externe. Sa réunion à l'aponévrose supérieure du releveur est indiquée par un épaississement fibreux linéaire. En avant l'aponévrose pelvienne constitue de chaque côté de la prostate et de la vessie deux replis qui vont de l'épine sciatique aux côtés de la symphyse, la partie de ces replis antérieure à la prostate a reçu le nom de *ligaments pubo-prostatiques* ou (*pubo-vésicaux*) *latéraux* ; entre les deux ligaments, l'aponévrose s'enfonce et forme une dépression médiane, *ligament pubo-prostatique médian*, qui va de la prostate à la symphyse et recouvre le plexus pubi-prostatique : ces ligaments complètent en haut et en avant la loge médiane de l'aponévrose moyenne du périnée. En dedans elle se perd sur les côtés du rectum et de la vessie et se continue partiellement avec les lames fibreuses qui forment la loge de la prostate, loge qui pourrait à ce point de vue en être considérée comme une expansion.

ARTICLE II. — ORGANES GÉNITAUX DE LA FEMME.

Les organes génitaux de la femme se composent, comme pour l'homme, d'un appareil sécréteur et d'un appareil érectile ; mais on les divise plus communément en organes génitaux internes et organes génitaux externes.

§ Ier. — Organes génitaux internes.

Les organes génitaux internes comprennent : 1° deux glandes, les *ovaires*, dans lesquelles se produisent les ovules (Fig. 301, *f f'*) ; 2° les deux *trompes utérines* (*d*) ; 3° l'*utérus* (*b*), cavité médiane où se développe l'œuf fécondé ; 4° enfin le *vagin* (*l*), canal qui vient s'ouvrir à la vulve au niveau des organes génitaux externes et livre passage, dans le coït, au membre viril, dans l'accouchement au fœtus expulsé par l'utérus.

I. OVAIRE.

L'ovaire a la forme d'un ovoïde légèrement comprimé et présente : deux faces convexes ; deux bords, l'un antérieur et inférieur, droit, *hile* de la glande ; l'autre postérieur et supérieur, épais, convexe, libre ; deux extrémités : l'une externe, plus grosse, à laquelle s'attache le ligament de la trompe (Fig. 301, *h*) ; l'autre interne, qui fait suite au ligament de l'ovaire (9). Sa surface, lisse chez la jeune fille, se couvre de cicatrices qui augmentent avec l'âge à partir de la puberté et devient chagrinée dans la vieillesse. Sa longeur est de 0^m,038 environ sur 0^m,02 de largeur et 0^m,015 d'épaisseur; son volume augmente temporairement à chaque menstruation, son poids est de 6 à 8 grammes.

Situation et moyens de fixité. — L'ovaire est situé dans l'aileron postérieur du ligament large (voy. *Péritoine*) et libre dans ses deux tiers supérieurs (Fig. 302, 12). Il est rattaché à l'utérus par un ligament long de 0^m,03, *ligament de l'ovaire* (Fig. 301, 9), composé de fibres lisses qui font suite aux fibres superficielles de l'utérus; des fibres lisses rattachent son extrémité externe au pavillon de la trompe, *ligament de la trompe* (Fig. 302, 10). L'ovaire possède une assez grande mobilité, grâce à la laxité de ces replis ou de ces ligaments.

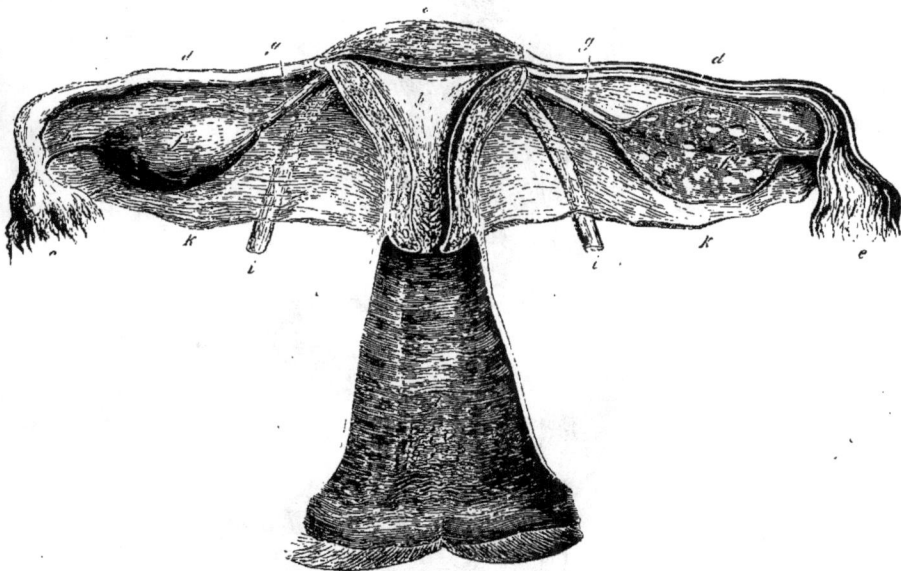

Fig. 301. — *Organes génitaux internes de la femme* (*).

Conformation intérieure. — Le tissu de l'ovaire est assez ferme, dense et enveloppé par une membrane fibreuse, *albuginée de l'ovaire*, mais qui ne se laisse pas délimiter du tissu propre de l'organe. La face externe de l'albuginée est intimement soudée au péritoine.

Le parenchyme de l'ovaire peut, sur une coupe, être divisé en deux parties : la partie périphérique, *substance corticale*, est blanche, homogène, dense et a une épaisseur d'environ un millimètre; la partie centrale, *substance médullaire*, est plus rouge, plus molle et comme spongieuse. La transition entre les deux substances se fait d'une façon insensible, de même que la transition entre la couche corticale et l'albuginée. Après la puberté, la

---

(*) 1) L'utérus et le vagin sont ouverts ; l'ovaire est fendu d'un côté ainsi que la trompe. — *a*) Fond de l'utérus. — *b*) Cavité de l'utérus. — *c*) Cavité du col. — *d*) Trompe utérine. — *e*) Pavillon de la trompe. — *f,f'*) Ovaires. — *g*) Ligament de l'ovaire. — *h*) Ligament de la trompe. — *i*) Ligament rond. — *k*) Ligaments larges. — *l*) Vagin.

couche corticale de l'ovaire présente des petites vésicules de grandeur variable (depuis une dimension microscopique jusqu'à la grosseur d'une cerise), *ovisacs*, *follicules* ou *vésicules de Graaf*; les plus grosses dépassent la

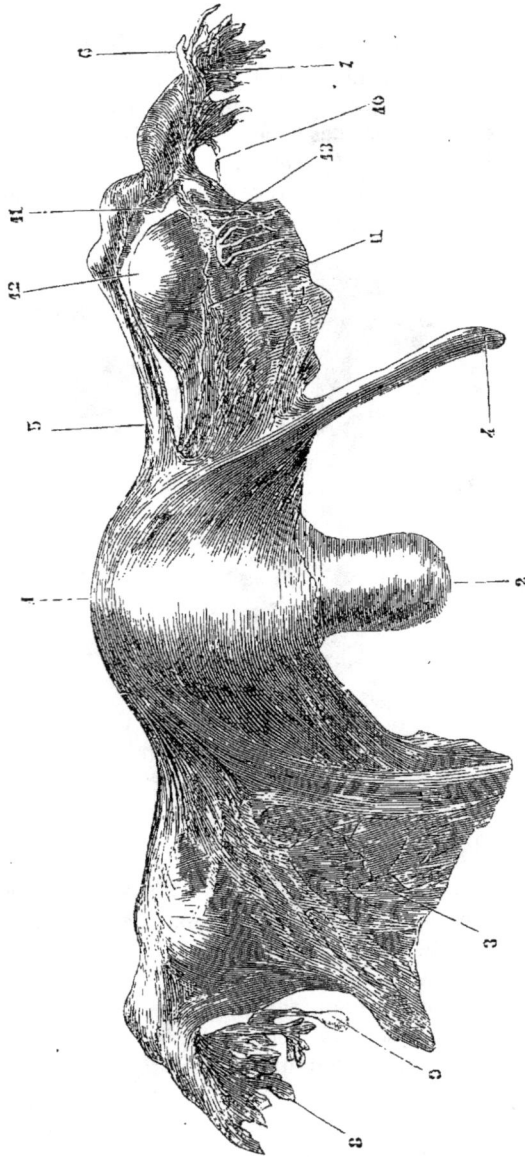

Fig. 302. — *Organes génitaux internes de la femme; vue antérieure* (*).

(*) (1) Fond de l'utérus. — (2) Col de l'utérus. — (3) Ligament large. — (4) Ligament rond. — (5) Trompe. — (6) Pavillon de la trompe. — (7) Franges du pavillon de la trompe. — (9) Vésicule appendue à une frange. — (10) Ligament de la trompe. — (11) Ligament large incisé pour montrer l'ovaire. — (12) Ovaire. — (13) Organe de Rosenmüller.

surface de l'ovaire et déterminent une saillie plus ou moins transparente; la paroi de ces vésicules tranche nettement sur le parenchyme de la glande et peut être énuclée facilement de la cavité qui la contient; à leur incision il s'écoule un liquide transparent, au milieu duquel on peut voir quelquefois nager un point blanc (*ovule enveloppé par le cumulus proligère*).

Outre ces vésicules, l'ovaire présente souvent des corps particuliers, *corps jaunes*, qui ne sont autre chose qu'une évolution particulière des vésicules de Graaf, après que celles-ci se sont rompues pour laisser échapper les ovules. Ces corps jaunes ont une évolution assez courte lorsque l'ovule n'a pas été fécondé (*corps jaunes de la menstruation*), plus longue quand il a été fécondé (*corps jaunes de la grossesse*), et il en résulte des modifications dans leur aspect extérieur (Fig. 303).

1° *Corps jaunes de la menstruation* (Fig. 303, A). — Après la rupture de la vésicule de Graaf, il reste (1) une cavité remplie d'un caillot sanguin foncé, sans adhérence avec la membrane de la vésicule. Peu à peu ce caillot se contracte, se décolore et devient plus résistant, en même temps que la membrane du follicule s'hypertrophie, se plisse et tend à remplir la cavité du follicule. Trois semaines après la rupture (2), on trouve une tumeur arrondie, solide, faisant saillie à la surface de l'ovaire et présentant là une petite cicatrice qui correspond au point de rup-

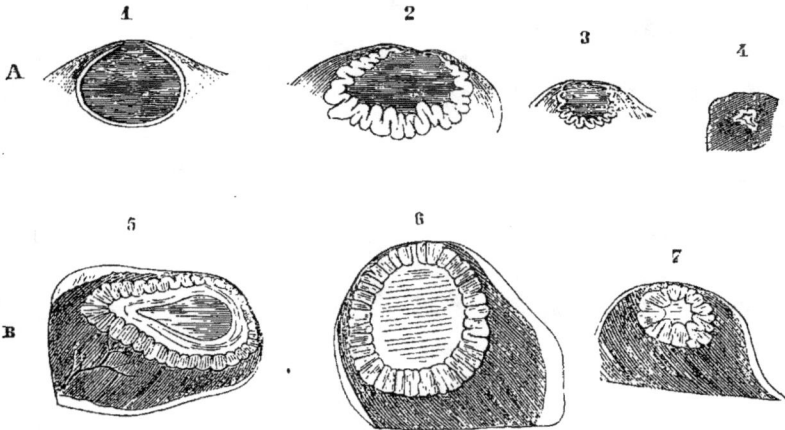

Fig. 303. — *Corps jaunes* (*).

ture ; incisée, elle se compose d'un caillot solide grisâtre et d'une membrane jaunâtre plissée qui se laisse énucléer facilement du stroma de l'ovaire. A partir de ce moment, le corps jaune diminue. A la quatrième semaine (3), il n'a plus guère que 0^m,007 de largeur ; la couleur jaune de la membrane plissée se prononce de plus en plus ; puis cette membrane et la partie centrale se confondent peu à peu en même temps qu'elles diminuent, et à la neuvième semaine (3) il ne reste plus qu'une petite cicatrice jaunâtre, dont les dernières traces ne disparaissent complétement que vers le septième mois.

2° *Corps jaunes de la grossesse.* (Fig. 303, B). — Dans les trois premières semaines, le développement est le même que précédemment. Mais à partir de ce point, l'évolution hypertrophique progresse au lieu de décroître. A la fin du second mois (5), le corps jaune a environ 0ᵐ0,2 de largeur, et il conserve ce volume jusqu'à la fin du sixième mois; alors seulement commence la période régressive, et à la fin de la grossesse (7) son volume a beaucoup diminué; à partir de la délivrance, la régression marche rapidement et, huit à neuf semaines après, il ne reste plus qu'une cicatrice peu distincte du tissu ambiant; cependant elle ne disparaît complétement que huit à neuf mois après. Dans tous les cas, à chaque rupture d'un follicule de Graaf correspond une cicatrice extérieure persistante.

Structure.—A. *Parenchyme de l'ovaire.*—1° La *séreuse* est réduite à la couche épithéliale; 2° l'*albuginée*, constituée par des fibres connectives, ne se laisse pas délimiter de la couche corticale et ne s'en distingue que par l'absence de follicules de

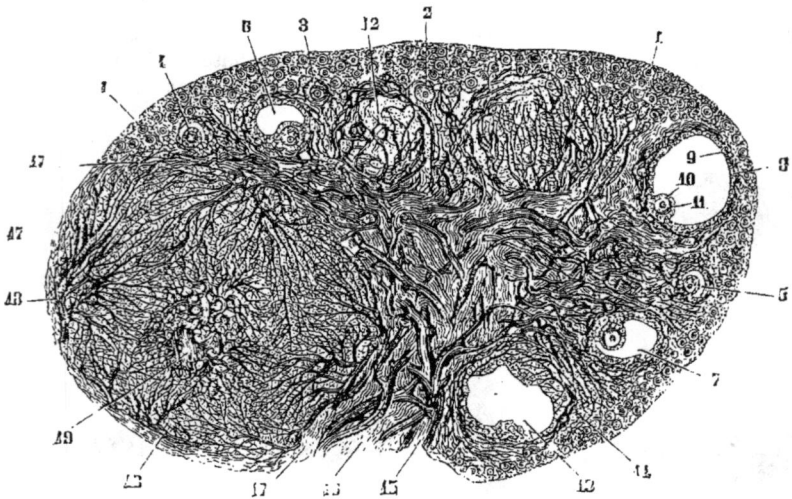

Fig. 304. — *Coupe de l'ovaire* (*).

Graaf; 3° la *couche corticale*, très-peu vasculaire, est formée par des faisceaux entrecroisés de fibres connectives et des cellules fusiformes; elle contient les vésicules de Graaf; 4° la *couche médullaire*, très-vasculaire, sans follicules, présente un stroma de fibres connectives et de fibres musculaires lisses, qui rayonnent du hile vers la périphérie de la glande.

B. *Follicules de Graaf.* — 1° *Situation* (Fig. 304). — Les plus petits, *follicules primordiaux* (1), se rencontrent dans la partie périphérique de la substance corticale (*zone corticale de His* ou *des follicules primordiaux*); les follicules plus développés (3, 4, 4, 5) se rencontrent plus profondément (*zone sub-corticale de His*); enfin les follicules complétement développés (6, 7, 8) sont situés plus profondément encore (*zone des follicules parfaits de His*); seulement à cause de leur volume, ils em-

(*, 1) Vésicules corticales. — 2) Vésicules plus volumineuses. — 3) Vésicules entourées de la membrane granuleuse. — 4, 5, 6, 7, 8) Follicules à des degrés divers de développement. — 9) Membrane granuleuse. — 10) Ovule. — 11) Cumulus proligère. — 12) Follicule qui n'a pas été ouvert, entouré par un réseau vasculaire. — 13) Follicule dont le contenu s'est échappé en partie. — 14) Stroma de la zone corticale. — 15) Vaisseaux pénétrant par le hile de la glande. — 16) Stroma du hile. — 17) Membrane externe d'un corps jaune. — 18) Artère du corps jaune. — 19) Sa veine centrale. — D'après Schron.

piètent sur les deux zones précédentes et finissent par arriver à la surface de l'o-
vaire et même à la dépasser à l'état de maturité.

2° *Structure des vésicules de Graaf à l'état parfait* (Fig. 305). — La vésicule de
Graaf comprend une enveloppe, un
épithélium, dans lequel se trouve l'o-
vule, et un contenu liquide. 1° *L'enveloppe, membrane externe du follicule*,
est fibreuse, vasculaire, contiguë au
stroma de l'ovaire, divisée par quelques
auteurs en une couche externe A),
dense, blanchâtre, et une couche interne (B), molle, plus rouge. 2° La *couche épithéliale, membrane granuleuse*
(C), qui tapisse la paroi interne de
l'enveloppe, est formée par des cellules polygonales ou arrondies, granuleuses et pourvues d'un noyau. A la
partie la plus profonde du follicule
(Fig. 304, 6, 7, 8) se trouve une agglomération de ces cellules; c'est le *cumulus proligère* (G), qui contient l'o-
vule ([1]). Dans certains cas (d'après quel-

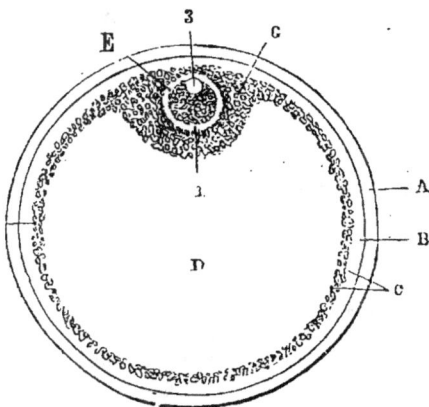

Fig. 305. — *Follicule de Graaf* (*).

ques auteurs), on trouverait entre la membrane externe et la membrane granuleuse une membrane amorphe (*membrane propre du follicule*). 3° Le *contenu* est
un liquide analogue au plasma du sang. L'*ovule* sera décrit à propos du développement.

3° *Développement des follicules de Graaf* (Fig. 304). — Les follicules de Graaf se
rencontrent déjà chez le nouveau-né et le fœtus, mais il s'en forme aussi chez l'a-
dulte. Leur mode de développement est encore douteux sur plusieurs points. D'a-
près Schrœn ([2]), il se ferait de la façon suivante: à la périphérie de la substance
corticale se trouvent les petites vésicules (*vésicules corticales*), ébauches des futurs
ovules et composées d'une enveloppe mince, d'un contenu granuléux, d'un noyau
et d'un nucléole (1). Ces vésicules, à mesure qu'elles grossissent, sont repoussées par
les vésicules corticales nouvellement formées et deviennent plus profondes (2). En
même temps elles s'entourent d'une couche de cellules, qui devient bientôt
double (3), cellules qui proviendraient des éléments nucléaires du stroma de la
glande; ces cellules représentent l'ébauche de la membrane granuleuse. Bientôt
la couche externe de cette membrane granuleuse se sépare en un point de la couche
interne accolée à l'ovule (4), et ainsi se forme la première trace de la cavité du follicule, cavité qui s'agrandit peu à peu (5, 6, 7). Cette séparation n'étant pas complète, l'ovule reste accolé en un point à la couche granuleuse externe, et ce point
correspond à la partie profonde du follicule. A mesure que la cavité augmente, les
cellules granuleuses péri-ovulaires se multiplient et constituent le cumulus proligère; en même temps, la membrane externe fibreuse se forme à la périphérie de la
membrane granuleuse par condensation du tissu de l'ovaire et reçoit un riche ré-

([1]) Schrön, His, etc. ont confirmé sous ce rapport l'opinion déjà émise par Pouchet.
([2]) O. Schrön, *Beitrag zur Kenntniss der Anat. und Phys. des Eierstockes der Säugethiere*
(*Zeitschrift für wissench. Zoologie*. Bd XII).

(*) A. Membrane externe du follicule. — B. Sa couche interne. — C. Membrane granuleuse. — D. Cavité
du follicule. — E. Ovule. — G. Cumulus proligère. — 1) Membrane vitelline. — 2) Vitellus. — 3) Vésicule
germinative.

seau sanguin (6, 7, 8, 12). Peu à peu les follicules arrivent ainsi à maturité. D'après Pflüger [1], les follicules de Graaf proviendraient de la segmentation de tubes dans lesquels se formeraient les ovules. Dans ce cas, le développement marcherait des follicules aux ovules, et les follicules représenteraient les conduits glandulaires de l'ovaire, qui serait assimilable à une glande en tube. D'après Schrœn, au contraire, le développement serait excentrique et marcherait de l'ovule vers la périphérie ; la membrane granuleuse ne serait plus alors une membrane de nature épithéliale, mais d'origine connective.

Le nombre des follicules, aux divers degrés de développement, peut être évalué à plus de 30,000 par ovaire (Henle) ; il est très-rare de rencontrer deux ovules dans le même follicule.

4° *Rupture des follicules de Graaf et chute de l'ovule.* — Depuis la *puberté* (12 à 18 ans en moyenne) jusqu'à la *ménopause* (45 à 50 ans), on observe à la surface de l'ovaire une rupture des follicules de Graaf, qui laissent échapper les ovules. Ces ruptures se succèdent à des intervalles réguliers (tous les vingt-sept jours en moyenne) et s'accompagnent de phénomènes particuliers marqués principalement du côté de l'utérus (écoulement sanguin, etc.), phénomènes dont l'ensemble a reçu le nom de *menstruation.* A chaque menstruation, un ovule se détache de l'ovaire et est reçu par la trompe. Cette rupture des vésicules de Graaf, qui se fait ordinairement vers la fin des règles (Sappey), peut être spontanée ou provoquée (coït, etc.). Cette rupture paraît pouvoir se produire en dehors de la menstruation sous certaines influences encore peu connues.

Cette rupture se fait par l'amincissement progressif de la paroi du follicule au niveau de sa partie saillante, tandis qu'au contraire les parties profondes s'hyperhémient, s'épaississent et deviennent plus vasculaires. Bientôt, sous la pression excentrique du liquide du follicule, une petite fente se déclare sur la partie amincie et l'ovule s'échappe entouré par les cellules du cumulus proligère. Au moment de sa rupture, le follicule a ordinairement $0^m,01$ à $0^m,015$.

5° *Structure du corps jaune.* — Le corps jaune, dont nous avons étudié les caractères visibles à l'œil nu, a une structure différente dans son stade de progression et dans son stade de régression : 1° le *stade de progression* consiste en une hypertrophie de la tunique fibreuse et de la membrane granuleuse, qui se plisse et présente des cellules fusiformes à granulations graisseuses (*cellules de l'ovariule de Robin*); cette hypertrophie s'accompagne d'un développement vasculaire considérable (Fig. 304, 17); les artères (18) forment à la périphérie du follicule un réseau très-riche, d'où part une veine centrale (19) volumineuse ; 2° le *stade de régression* consiste surtout en une dégénérescence graisseuse accompagnée d'une résorption graduelle [2].

Vaisseaux et veines de l'ovaire. — Les *artères* ovarique et utérine forment une anastomose en arcade (Fig. 309, 4), d'où partent huit à dix rameaux flexueux se rendant au hile. Les *veines*, plus volumineuses et plus multipliées que les artères, vont à un lacis très-serré, *bulbe* ou *corps spongieux de l'ovaire* (Fig. 306, 2), et de là au plexus sous-ovarique qui communique avec les plexus utérin et pampiniforme. Les *lymphatiques* accompagnent les veines; His décrit un réseau lymphatique dans la membrane externe des follicules. Les *nerfs* proviennent du plexus ovarique ; leur terminaison est inconnue.

---

[1] E. Pflüger, *Ueber die Eierstöcke der Säugethiere u. des Menschen.* Leipzig, 1862.
[2] La masse connective blanchâtre qui remplit le follicule rétracté a été appelée *corpus albidum* ; quelquefois on y trouve de l'hématine transformée (*corpus nigrum*).

Organe de Rosenmüller (Fig. 307). — A l'ovaire est annexé l'organe de Rosenmüller, reste des tubes glandulaires moyens du corps de Wolff. C'est un organe

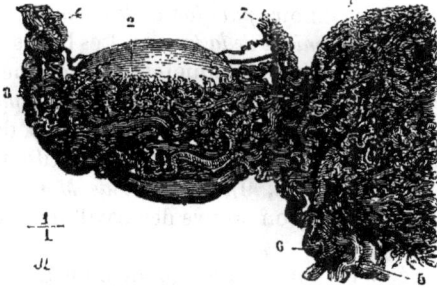

Fig. 306. — *Bulbe de l'ovaire* (*).

aplati, triangulaire, placé dans l'épaisseur du ligament large, entre la trompe et
l'ovaire; son sommet est dirigé vers le hile de cet organe.

Il se compose de quinze à vingt canaux (c), légèrement onduleux, aboutissant à

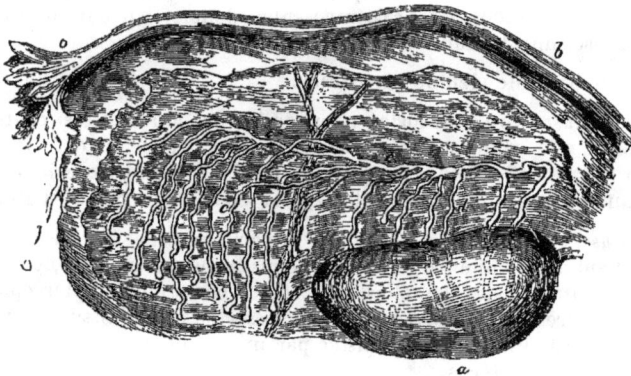

Fig. 307. — *Organes de Rosenmuller* (**).

un canal commun (e), qui occupe la base de l'organe et répond au canal excréteur
du corps de Wolff. Leurs parois épaisses sont tapissées par un épithélium vibratile;
ils contiennent un liquide jaunâtre.

II. TROMPE UTÉRINE OU DE FALLOPE (Fig. 301, 3).

La *trompe utérine* (*oviducte*) se divise en deux parties : 1° une *partie interstitielle*, rectiligne, longue de 0m,007, cachée dans l'épaisseur des parois
de l'utérus; 2° une *partie extra-utérine* ou *abdominale*, longue de 0m,10 à
0m,015, onduleuse, surtout en dehors, placée dans l'aileron moyen du liga-

(*) 1) Corps spongieux de l'utérus. — 2) Bulbe de l'ovaire. — 3) Plexus pampiniforme. — 4) Artère ovarique
avec ses veines. — 5) Artère utérine. — 6) Veines utérines. — 7) Vaisseaux du ligament rond. — (D'après
Rouget.)

(**) a) Ovaire. — b) Trompe. — c, d) Canaux du corps de Rosenmüller. — e) Canal commun. — f) Vésicule
appendue à la trompe. — g) Culs-de-sacs des canaux de l'organe. — (D'après Follin.)

ment large, dont la laxité lui donne une très-grande mobilité. Son épaisseur augmente de dedans (0^m,003) en dehors (0^m,007). Son extrémité externe, libre, s'élargit en forme d'entonnoir, *pavillon de la trompe*, large de 0^m,018 à 0^m,020, et présente l'*orifice abdominal de la trompe*. Les bords du pavillon sont découpés en dix à quinze *franges* déchiquetées, de longueur inégale (jusqu'à 0^m,015); une de ces franges, *frange ovarique* ou *ligament de la trompe* (Fig. 302, 10), rattache le pavillon à l'extrémité externe de l'ovaire. A ce bord se rattache souvent par un long pédicule une petite vésicule remplie d'un liquide transparent (Fig. 302, 9), *hydatide de Morgagni*. Quelquefois (cinq fois sur trente cas, Richard) on trouve des pavillons accessoires et plusieurs ouvertures abdominales.

La trompe est creusée dans toute sa longueur d'un canal qui s'ouvre de chaque côté à l'angle supérieur de l'utérus par un orifice, *orifice utérin de la trompe*, de 0^m,001 de diamètre. Ce canal, très-étroit dans la partie interstitielle (0^m,001), s'élargit un peu dans la partie extra-utérine (0^m,002) et acquiert près du pavillon 0^m,004 de diamètre (*ampoule*).

Structure. — Les parois de la trompe, plus minces vers le pavillon, ont une épaisseur moyenne de 0^m,001. Elles se composent de dehors en dedans de trois couches : une séreuse, une tunique musculaire, une muqueuse.

1° La *séreuse* ne présente rien de particulier.

2° La *tunique musculaire*, très-forte, se compose de fibres lisses continues à celles de l'utérus; elle comprend deux couches : une couche externe longitudinale, dont un faisceau se prolonge jusqu'à l'ovaire dans la frange ovarique (*m. attrahens tubæ*); une couche interne circulaire, plus épaisse du côté de l'utérus.

3° La *muqueuse*, grise ou rosée, offre dans sa partie interne des plis longitudinaux, qui donnent à sa coupe l'aspect étoilé; dans la partie externe ces plis sont irréguliers et constituent des lamelles foliacées, arborescentes, interceptant des lacunes de forme très-variable (*réceptacles des zoospermes*). Son tissu se rapproche du tissu connectif réticulé; elle est tapissée par un épithélium vibratile, dont le courant est dirigé vers l'utérus.

Vaisseaux et nerfs. — Les *artères*, nombreuses, flexueuses, viennent du rameau tubaire de l'artère ovarique et, pour la partie interstitielle, de l'artère utérine. Les *veines* suivent le même trajet. Les *lymphatiques* se réunissent à ceux de l'utérus. Les *nerfs* viennent des plexus utérin et ovarique.

III. UTÉRUS OU MATRICE (Fig. 302, 1).

Isolé de ses attaches, l'utérus a la forme d'une gourde fortement aplatie d'avant en arrière. On le divise en deux parties : le *corps* (1) et le *col* (2). Le *corps* est triangulaire et présente deux faces, dont la postérieure est plus convexe que l'antérieure, et trois bords mousses, un supérieur, *fond de l'utérus*, convexe, et deux latéraux, convexes supérieurement, concaves en bas pour se réunir au col. Les deux angles supérieurs reçoivent les trompes; l'angle inférieur se constitue avec le col par un étranglement circulaire. Le *col* est fusiforme, un peu aplati d'avant en arrière ; son extrémité inférieure (*partie vaginale du col*, *museau de tanche*) est libre au fond du vagin et percée d'une ouverture en forme de fente transversale de 0ᵐ,001 à 0ᵐ,002 de largeur, sur une longueur de 0ᵐ,006 à 0ᵐ,008; la lèvre antérieure de cet orifice est plus épaisse et proéminente. L'utérus a 0ᵐ,070 de longueur et 0ᵐ,032 de largeur au niveau des trompes. La longueur du corps est moins grande que celle du col chez les vierges; chez les femmes n'ayant pas eu d'enfants, les deux longueurs sont à peu près égales (Guyon). L'utérus présente en général à l'union du corps et du col une légère incurvation (*antéflexion*), due à ce que l'axe du corps fait avec l'axe du col un angle de 140° ouvert en avant. Il y a du reste, sous ce rapport, de très-grandes variétés individuelles.

Chez les femmes qui ont eu des enfants, la forme de l'utérus change. Le corps devient plus long (les trois cinquièmes de la longueur totale); la partie vaginale du col diminue et peut même presque disparaître; l'orifice vaginal s'élargit. Les modifications qu'il subit dans la grossesse seront décrites plus loin.

Le *volume* de l'utérus augmente un peu à chaque menstruation. Son *poids* est de 42 grammes.

Situation et rapports (Fig. 308). — L'utérus est placé dans le petit bassin entre le rectum et la vessie, et incline en bas et en arrière de façon que son axe longitudinal fait un angle obtus ouvert en avant avec l'axe du vagin, et coupe, si on le prolonge, le plan du détroit supérieur, suivant un angle plus ou moins rapproché de l'angle droit. Cette inclinaison est du reste sujette à varier, grâce à la laxité de ses attaches et par suite des pressions exercées sur lui par le rectum, la vessie, etc. (¹). A cette inclinaison antéro-postérieure s'ajoute ordinairement une légère inclinaison latérale, par laquelle son axe se dirige en bas et à gauche.

Moyens de fixité. — L'utérus est maintenu dans sa situation par des fibres ligamenteuses et musculaires lisses, comprises, comme l'utérus lui-même, les ovaires et les trompes, dans l'épaisseur des ligaments larges (voy. *Péritoine*). Ces fibres lisses, continuation des fibres musculaires superficielles de l'utérus (Fig. 309), forment une membrane mince doublée à l'extérieur par la séreuse et qui enveloppe l'utérus et ses annexes. Cette membrane s'épaissit en certains points pour former des ligaments spéciaux : 1° au niveau du *ligament de l'ovaire* (15); 2° au niveau de la *frange ovarique;* 3° entre les côtés de l'utérus et la symphyse sacro-iliaque pour constituer, sous le nom de *ligaments utéro-sacrés* (18), la plus grande partie du feuillet postérieur des ligaments larges; 4° entre la face postérieure de l'utérus et les parties latérales du rectum, *ligaments recto-utérins* (17) ; 5° des fibres provenant du pavillon de la trompe, de l'ovaire et de l'utérus accompagnent les vaisseaux ovariques et ont été désignées par Rouget sous le nom de *ligaments ronds supérieurs* ou *lombaires* (12); 6° enfin, les plus importantes forment un faisceau partant de toute la face antérieure de l'utérus et se ramassent en un cordon, *ligament rond* proprement dit, épais, aplati, de 0ᵐ,006 à 0ᵐ,007 de large

___

(¹) Les anatomistes sont loin d'être d'accord sur l'inclinaison normale de l'utérus. Il est plus que probable que cette inclinaison varie pendant la vie dans des limites assez étendues, soit chez les différents individus, soit sur le même individu, suivant les différents états des organes ambiants.

(Fig. 309, 20 et 301, i) nettement circonscrit. Ce cordon se dirige en bas, en avant et en dehors, s'engage dans le canal inguinal, le parcourt et se termine en se perdant dans le tissu connectif du mont de Vénus et de la grande lèvre.

Les rapports de l'utérus avec le péritoine seront décrits avec cette séreuse.

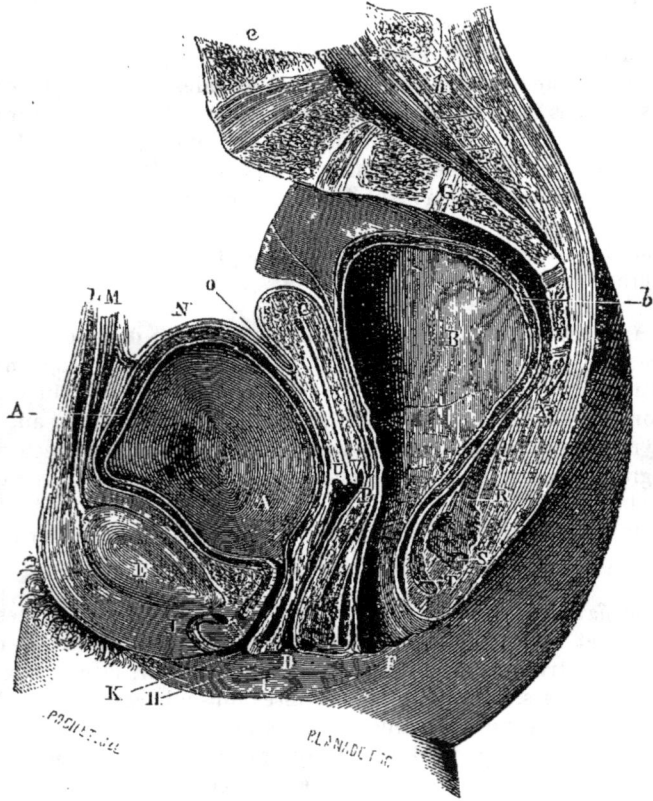

Fig. 308. — *Coupe du bassin de la femme* (*).

Cavité de l'utérus (Fig. 301). — La cavité de l'utérus, d'une capacité de 3 centimètres cubes environ, est très-étroite; à l'état normal ses parois s'accolent et sur une coupe transversale elle représente une simple fente. On la divise, comme l'utérus même, en cavité du corps et cavité du col.

1° La *cavité du corps* est triangulaire, à bords convexes; aux deux angles

(*) A. Vessie. — B. Rectum distendu par des matières fécales. — C. Corps de l'utérus. — D. Ouverture du vagin. — E. Symphyse du pubis. — F. Anus. — G. Sacrum. — H. Petite lèvre droite. — I. Clitoris, racine du corps caverneux coupée. — J. Grande lèvre droite. — K. Méat de l'urèthre. — L. Muscle pyramidal. — M. Grand droit de l'abdomen. — N. Péritoine. — O. Cul-de-sac utéro-vésical. — R. Cul-de-sac recto-utérin. — R. Releveur de l'anus. — S. Sphincter externe de l'anus. — T. Sphincter interne. — U. Lèvre antérieure du col de l'utérus. — V. Lèvre postérieure. — X. Coccyx. — Y. Plexus veineux de Santorini. — Z. Plexus veineux du vagin. — *a*) Tunique musculeuse de la vessie et de l'urèthre. — *b*) Tunique musculeuse du rectum. — *e*) Cinquième vertèbre lombaire. — *h*) Canal rachidien. — (D'après Legendre.)

supérieurs se voient les orifices utérins des trompes, offrant quelquefois un léger étranglement et des plis longitudinaux ; à l'angle inférieur se trouve la communication avec la cavité du col, *orifice interne du col*, qui peut admettre une plume de corbeau et qui s'allonge quelquefois en un véritable détroit de 0^m,005 à 0^m,006 de longueur (*isthme* de Guyon). Le fond de l'utérus (*partie cératine*) s'élargit d'une façon caractéristique dans les utérus multipares (¹).

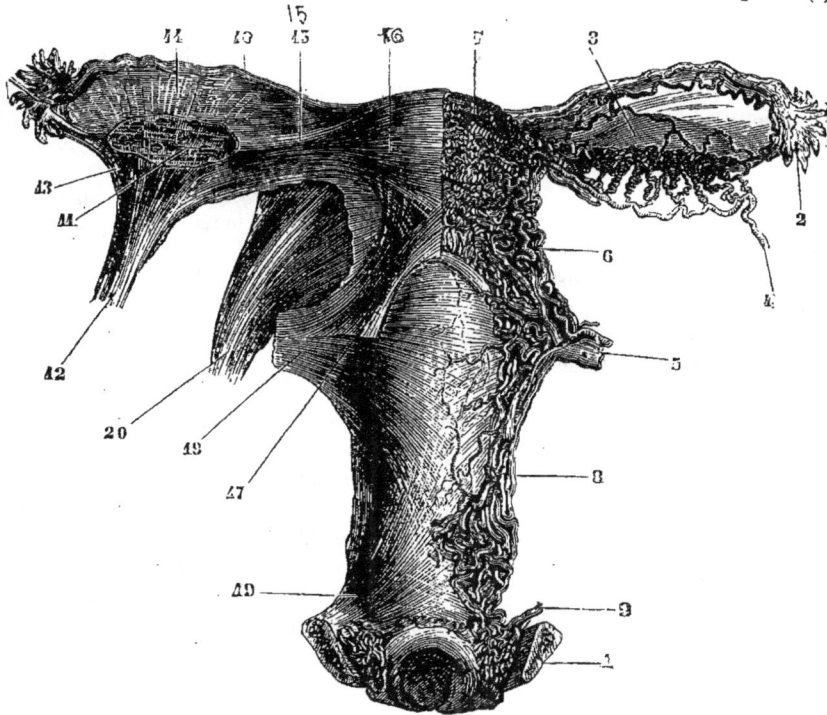

Fig. 309. — *Appareils musculaire et érectile des organes génitaux internes de la femme* (*).

La surface interne de la cavité utérine est lisse, gris rosé, un peu bombée en avant et en arrière et tapissée habituellement d'une couche mince de mucus alcalin.

2° La *cavité du col* est fusiforme ; sur ses deux faces, antérieure et postérieure, se voient les *plis palmés ;* ce sont deux crêtes verticales, d'où partent

---

(¹) F. Guyon, *Étude sur les cavités de l'utérus à l'état de vacuité* (*Journal de physiologie.* 1859).

(*) L'appareil vasculaire est représenté d'un côté ; l'appareil musculaire de l'autre. — 1) Pubis. — 2) Pavillon de la trompe. — 3) Ovaire. — 4) Artère ovarique. — 5) Artères et veines utérines. — 6) Plexus utérins. — 7) Plexus du corps de l'utérus ou corps spongieux de l'utérus. — 8) Plexus vaginaux. — 9) Veines vaginales. — 10) Trompe. — 11) Ovaire. — 12) Ligament rond supérieur ou lombaire qui enveloppe les vaisseaux ovariques. — 13) Ses faisceaux allant dans la frange ovarique. — 14) Ses faisceaux se prolongeant jusqu'à la trompe. — 15) Fibres lisses du ligament de l'ovaire. — 16) Fibres musculaires superficielles de l'utérus. — 17) Faisceaux recto-utérins. — (18 Faisceaux se rendant au sacrum. — 19) Faisceaux allant au pubis. — 20) Ligament rond pubien. — Les organes sont vus par leur face postérieure. — (D'après Rouget.

des plis latéraux obliques en haut et en dehors ; les crêtes verticales ne sont pas tout à fait médianes, l'antérieure est un peu à droite, la postérieure à gauche de façon qu'elles s'emboîtent réciproquement et ferment exactement le col. Entre ces plis existent quelquefois de petites saillies de la grosseur d'une lentille, formées par une vésicule transparente (*œufs de Naboth*) et dues à une altération glandulaire. Cette cavité est remplie par un liquide visqueux, transparent.

La cavité de l'utérus a 0^m,034 de longueur en moyenne chez la femme nullipare (0^m,028 pour le corps et 0^m,26 pour le col). Chez la femme qui a eu des enfants, ces dimensions augmentent pour la cavité du corps (0^m,032) ; elles restent stationnaires ou diminuent au contraire pour la cavité du col.

Structure. — La surface de l'utérus est lisse dans les endroits où elle est recouverte par la séreuse ; l'adhérence entre la séreuse et le tissu sous jacent est intime, sauf au niveau du col, où on trouve un tissu cellulaire lâche. Les parois de l'utérus, très-épaisses, atteignent leur maximum à la partie postérieure (0^m,012 à 0^m,016) ; leur partie la plus mince correspond à la paroi antérieure du col (0^m,004 à 0^m,009) et à l'insertion des trompes. Son tissu propre, formé de fibres lisses, est gris rougeâtre, très-compacte, d'une dureté presque fibro-cartilagineuse, et il est impossible d'y reconnaître la direction des fibres musculaires. Ce tissu se continue jusqu'au niveau de la face interne de la cavité utérine, sans qu'il soit possible de trouver à l'œil nu une ligne de démarcation entre la couche musculaire et la muqueuse, dont l'existence n'a été par suite bien établie que depuis l'emploi du microscope.

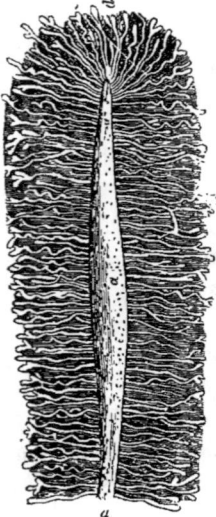

Fig. 310.
Glandes de l'utérus (*).

La séparation du vagin et de l'utérus est très-difficile et ce n'est qu'artificiellement qu'on peut les isoler ; en effet, la couche musculaire du col se continue sans interruption avec le tissu même du vagin.

Les deux couches qui constituent les parois de l'utérus, tunique musculaire et muqueuse, ont la structure suivante :

1° *Tunique musculaire.* — Cette tunique, qui forme la plus grande partie de l'épaisseur des parois utérines, se compose de fibres musculaires lisses dont la direction ne peut être bien étudiée que sur les utérus gravides (voy. *Modifications de l'utérus dans la grossesse*)

2° *Muqueuse.* — La muqueuse, épaisse de 0^m,0005 à 0^m,001, très-adhérente à la couche musculaire sous-jacente, offre à la loupe une très-grande quantité d'orifices glandulaires visibles après l'ablation du mucus qui la recouvre, orifices qui lui donnent un aspect poreux. Elle est tapissée par un *épithélium vibratile* et possède des glandes en tube très-nombreuses, simples, quelquefois bifurquées (Fig. 310) et formées par une membrane amorphe et un épithélium cylindrique.

(*) *a*) Surface de la muqueuse utérine. — *d*) Culs-de-sac glandulaires.

La muqueuse du col est plus épaisse, pourvue de papilles et tapissée d'un épithélium vibratile simple, qui se transforme en un épithélium pavimenteux stratifié au niveau des lèvres du museau de tanche. Les glandes du col sont les unes des glandes en tube simples, les autres des glandes composées ; dans les intervalles des plis palmés, elles se rapprochent des glandes en grappe (¹). Les *œufs de Naboth* ne sont autre chose que des glandes dont le canal excréteur s'est oblitéré et qui se sont distendues par l'accumulation de leur produit de sécrétion. Elles sont peu nombreuses sur le museau de tanche.

Vaisseaux et nerfs. — Les *artères* proviennent de l'artère utérine s'anastomosant avec l'artère ovarique et la branche funiculaire de l'épigastrique, qui suit le ligament rond ; les artères et les capillaires de l'utérus se distinguent par leurs flexuosités et par l'épaisseur considérable de leurs parois, épaisseur due à leur tunique musculaire. Les *veines*, dépourvues de valvules, vont aux plexus utérins et pampiniformes ; elles prennent un développement considérable dans la grossesse. Les *lymphatiques* du col vont aux ganglions du petit bassin, ceux du corps aux ganglions lombaires. Les *nerfs*, excessivement fins sur l'utérus non gravide, proviennent du grand sympathique et du plexus sacré, ils suivent les artères et se rendent pour la plupart au col (Luschka, Kœrner) ; ils présentent sur leurs filets de petits ganglions microscopiques avant leur pénétration dans le tissu utérin. La muqueuse du col reçoit des filets, niés à tort à cause de son peu de sensibilité.

Modifications de l'utérus dans la menstruation. — Pendant la menstruation l'utérus est le siège d'une fluxion temporaire et de phénomènes particuliers. L'organe augmente de volume en totalité, mais les modifications portent surtout sur la muqueuse : elle perd son aspect lisse et devient tomenteuse et comme macérée ; son épaisseur augmente considérablement (0ᵐ,004 à 0ᵐ,005) ; ses glandes s'hypertrophient et se recourbent en spirale ; les veines, et surtout le volumineux réseau superficiel sous-muqueux, se dilatent et se déchirent pour fournir le sang menstruel ; enfin l'épithélium se détache et quelquefois une partie de l'épaisseur de la muqueuse tombe avec lui sous forme de membrane continue (*membrana dysmenorrhoïca*).

Modifications de l'utérus dans la grossesse. — Les modifications de l'utérus dans la grossesse sont beaucoup plus considérables et sont des modifications générales ou des modifications de structure.

A. *Modifications générales.* — Son volume augmente peu à peu jusqu'à devenir cinquante fois plus grand. Sa longueur à la fin de la grossesse atteint 0ᵐ,37, sa largeur maximum 0ᵐ,26, sa circonférence au niveau des trompes 0ᵐ,70. Sa masse est vingt-quatre fois plus considérable. Il y a donc à la fois dilatation et hypertrophie de ses parois. La dilatation augmente jusqu'à la fin de la grossesse ; l'hypertrophie des parois au contraire ne s'accroît que jusqu'au cinquième mois ; elles s'amincissent ensuite à partir de cette époque. La forme de l'utérus change en même temps ; le corps devient ovoïde et se continue avec le col sans ligne de démarcation. La partie vaginale du col conserve sa longueur jusqu'au neuvième mois ; puis, dans la dernière semaine, elle prend part à la cavité de l'utérus et présente un orifice arrondi à bords amincis. Toute distinction en cavité du corps et cavité du col a disparu et il ne reste plus qu'une grande cavité ovoïde. Ce développement se fait surtout en haut et dans la direction de l'axe du bassin ; le fond de l'utérus dépasse

---

(¹) V. Cornil, *Recherches sur la structure de la muqueuse du col utérin à l'état normal* (*Journal de l'anatomie*. 1864).

peu à peu le détroit supérieur, l'ombilic et arrive dans l'épigastre, en même temps qu'il s'incline ordinairement un peu du côté droit.

B. *Modifications de structure.* — Elles portent sur la tunique musculaire, la muqueuse et les vaisseaux de l'organe.

1° *Tunique musculaire.* — Elle s'hypertrophie considérablement et peut acquérir une épaisseur de plus de 0^m,02. Ce développement est dû à plusieurs causes ; il y a d'abord dans la première moitié de la grossesse une formation nouvelle de fibres lisses ; ensuite les fibres lisses acquièrent des dimensions colossales ; enfin le tissu connectif interstitiel augmente et permet d'isoler les faisceaux musculaires. En

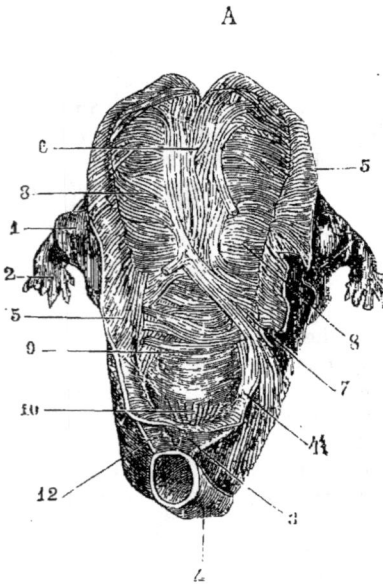

A   B

Fig. 311. — *Fibres musculaires de la face postérieure de l'utérus* (*).

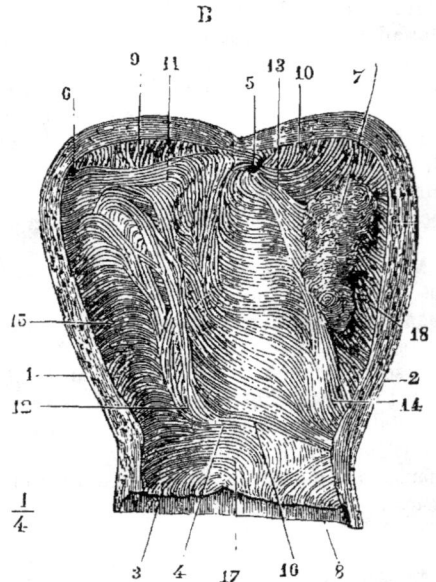

Fig. 312. — *Fibres musculaires de la face interne de l'utérus* (*).

outre les dilatations vasculaires contribuent encore à augmenter l'épaisseur des parois. Le tissu de l'utérus gravide présente une couleur rouge pâle et est entre-

(*) 1) Ovaire. — 2) Trompe. — 3) Vagin. — 4) Rectum. — 5) Fibres transversales superficielles incisées et renversées en dehors. — 6) Fibres profondes du faisceau ansiforme. — 7) Leur continuation avec les fib. es transversales. — 8) Fibres transversales. — 9) Fibres transversales du col. — 10) Partie postérieure du vagin. — 11) Fibres contribuant à former les faisceaux vagino-rectaux. — 12) Faisceaux vagino-rectaux. — (D'après Hélie.)

(**) 1) Coupe de l'utérus suivant son bord droit ; sa paroi postérieure. — 2) Sa paroi antérieure. — 3) Orifice externe du col. — 4) Orifice interne du col. — 5) Orifice utérin de la trompe gauche. — 6) Orifice de la trompe droite. — 7) Insertion du placenta sur la paroi antérieure de la cavité utérine. — 8) Vagin. — 9) Fibres verticales. — 10) Les mêmes se recourbant sur le fond de l'utérus et sur la face antérieure). — 11) Faisceau transversal allant d'une trompe à l'autre. — 12) Origine du faisceau triangulaire de la paroi postérieure. — 13) Portion du faisceau triangulaire de la paroi antérieure. — 14) Son origine. — 15) Fibres transversales. — 16) Fibres transversales au niveau de l'orifice interne du col. — 17) Fibres du col. — 18) Sinus veineux. — (D'après Hélie.)

coupé de larges sinus veineux qui lui donnent un aspect caverneux ; sa consistance, surtout au col, est plus faible que celle de l'utérus normal.

Les *fibres musculaires de l'utérus gravide* ([1]) se divisent en trois couches, une externe, une moyenne, une interne.

a) La *couche externe*, superficielle, très-mince, consiste en fibres généralement transversales (Fig. 309, 16) qui vont se continuer dans les différents replis des ligaments larges de la façon décrite plus haut. Ces fibres sont recouvertes sur la ligne médiane par un faisceau, *faisceau ansiforme* d'Hélie, qui descend du fond de l'utérus sur ses faces antérieure et postérieure ; ce faisceau, plus marqué sur le fond de l'utérus, naît au-dessus du col, et par ses parties latérales se continue avec les fibres transversales. Sur la face postérieure, à ces fibres longitudinales superficielles s'ajoute un faisceau plus profond (Fig. 311, 6). Les fibres du col sont à peu près transversales.

b) La *couche moyenne*, très-épaisse, se reconnaît facilement sur une coupe aux ouvertures béantes des sinus utérins ; elle se continue sans limite bien nette avec la couche externe et acquiert sa plus grande épaisseur au niveau de l'insertion du placenta. Elle est formée par un réseau de fibres entre-croisées dans toutes les directions ; ces faisceaux entourent les sinus utérins de façon à former autour d'eux de véritables anneaux contractiles.

c) *Couche interne* (Fig. 312). — Sur chaque paroi existe sous la muqueuse un *faisceau triangulaire*, dont la pointe (12, 14) prend naissance au niveau de l'orifice interne du col et dont la base (11) correspond au fond de l'utérus et est formée par des fibres transversales qui réunissent les orifices des deux trompes. Le reste des fibres internes de l'utérus a une direction transversale. A l'orifice des trompes les fibres forment des anneaux concentriques de grandeur décroissante, en allant de l'utérus vers la trompe et se prolongeant sur l'utérus jusque vers la ligne médiane. A l'orifice interne du col se trouve habituellement un anneau musculaire distinct soulevant la muqueuse (16).

2° *Muqueuse*. — La muqueuse utérine au moment de la grossesse se transforme en *caduque*. Avant même l'arrivée de l'ovule dans l'utérus, la muqueuse de la cavité du corps est gonflée, ramollie, rosée ; les glandes deviennent très-volumineuses ; les vaisseaux se dilatent en même temps qu'il s'en forme de nouveaux ; enfin elle acquiert une épaisseur de $0^m,006$. Les modifications qu'elle subit seront décrites plus en détail à propos du développement.

3° *Vaisseaux et nerfs*. — L'*artère* utérine double de volume, l'artère ovarique triple de volume dans la grossesse ; leurs branches forment alors dans la couche musculaire superficielle un réseau flexueux. Les *veines* deviennent énormes ; leurs parois s'épaississent et leur tunique externe adhère intimement aux fibres musculaires de la couche moyenne, dans laquelle elles constituent de larges canaux béants (*sinus utérins*) ; leur calibre augmente surtout au niveau de l'insertion du placenta. Dans la muqueuse elles se dilatent, s'anastomosent et forment par la confluence de leurs parois un véritable tissu caverneux, auquel prennent part les artères et les capillaires. Les *lymphatiques* participent au développement des autres vaisseaux. Les *nerfs* deviennent plus gros, plus mous, gris rougeâtres ; cette hypertrophie paraît due à une simple augmentation du tissu connectif ([2]).

([1]) Voy. sur ce sujet : Th. Hélie, *Recherches sur la disposition des fibres musculaires de l'utérus*, avec un atlas de dix planches, par M. Chenantais. 1864.

([2]) D'après Boulard, il n'y aurait pas d'hypertrophie des nerfs de l'utérus pendant la grossesse.

Modifications de l'utérus après la délivrance. — Après la délivrance, l'utérus ne revient jamais tout à fait à sa forme primitive : il est plus volumineux ; son fond s'élargit, ses faces sont plus bombées ; l'orifice externe du col est plus large, et les lèvres en sont moins nettes. Les parois conservent quelque temps encore après la grossesse une épaisseur notable. La diminution de volume de la couche musculaire se fait principalement par dégénérescence graisseuse des fibres musculaires. Quant aux modifications de la muqueuse et au travail de régénération qui se produit, ils seront étudiés à propos du *développement.*

IV. VAGIN.

Le vagin s'étend de l'utérus à la vulve. Sa longueur (en place) est de 0^m,08 pour sa paroi postérieure ; sa paroi antérieure est un peu moins longue (0^m,065). A l'état ordinaire ses parois sont accolées et sa coupe représente une fente transversale de 0^m,024 de largeur, un peu concave en arrière et terminée par deux branches verticales.

Situation et rapports. — Il décrit une courbe à concavité antérieure, qui suit l'axe du petit bassin. Il est en rapport (Fig. 308) en arrière avec le rectum, avec lequel il est soudé dans ses deux tiers inférieurs pour former une cloison commune riche en veines, *cloison recto-vaginale.* En avant il répond dans sa moitié supérieure au fond de la vessie, dont le sépare un tissu cellulaire lâche ; dans sa moitié inférieure il est soudé à l'urèthre (*cloison uréthro-vaginale*). Ses parties latérales sont en rapport avec le releveur de l'anus et en haut avec les urétères.

Sa *partie supérieure* embrasse le col de l'utérus en remontant plus haut en arrière du col qu'en avant ; à ce niveau ses parois se continuent sans interruption avec le tissu musculaire de l'utérus.

L'*extrémité inférieure* du vagin présente un orifice arrondi, *entrée du vagin,* au-dessus duquel est l'ouverture de l'urèthre. Cette ouverture est fermée en partie chez les vierges par une membrane, l'*hymen.*

Hymen (Fig. 313 et suiv.). — L'hymen est un repli de la muqueuse vaginale percé d'une ouverture variable comme forme et comme diamètre, *ouverture de l'hymen;* avant la puberté elle ne dépasse guère le calibre d'une plume d'oie ; après la puberté elle admet l'extrémité du petit doigt. La *face vestibulaire* ou *inférieure* de l'hymen est rose pâle, lisse ; la *face vaginale* ou *supérieure* est rose-vermeille, réticulée et pourvue de saillies verruqueuses. Son bord convexe adhère au pourtour de l'entrée du vagin ; son bord libre concave est mince, quelquefois déchiqueté. Il est constitué par une charpente connective recouverte sur les deux faces par une muqueuse tapissée par un épithélium pavimenteux. Cette membrane est assez extensible pour permettre l'introduction de corps volumineux.

On distingue quatre variétés principales d'hymen d'après la forme même de la membrane et de l'ouverture qu'elle présente : 1° dans l'*hymen semi-lunaire* (Fig. 313) la membrane a la forme d'un croissant à concavité supérieure, terminé de chaque côté par deux pointes, *cornes de l'hymen;* quelquefois les cornes remontent jusqu'au méat urinaire, *hymen en fer à cheval* (Fig. 314); 2° dans l'*hymen annulaire* (Fig. 315) l'ouverture est habituelle-

ment ovalaire et centrale; dans quelques cas rares, au lieu d'une seule ouverture, on en trouve deux situées de chaque côté de la ligne médiane
(*hymen en bride*); quelquefois même on trouve plusieurs orifices (*hymen
criblé* ou *en pomme d'arrosoir*); 3° dans l'*hymen bilabié* (Fig. 316) l'ouverture

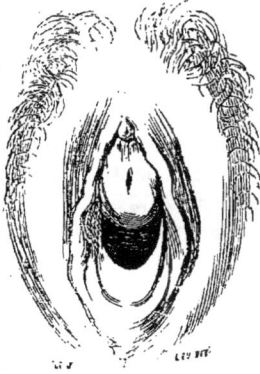

Fig. 313. — *Hymen semi-lunaire* ([1]).

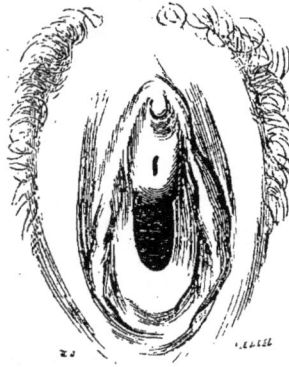

Fig. 314. — *Hymen en fer à cheval.*

consiste en une fente linéaire verticale, interceptée par deux lèvres. 4° L'*hymen frangé* (Fig. 317) est très-rare, mais a une très-grande importance mé-
dico-légale, parce qu'il pourrait être confondu avec une déchirure de
l'hymen. La membrane présente à son bord libre des franges qui lui donnent
un aspect déchiqueté. Les formes semi-lunaire et annulaire sont les plus
fréquentes.

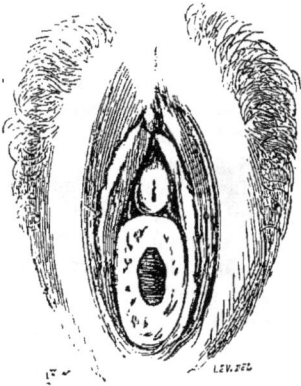

Fig. 315. — *Hymen annulaire.*

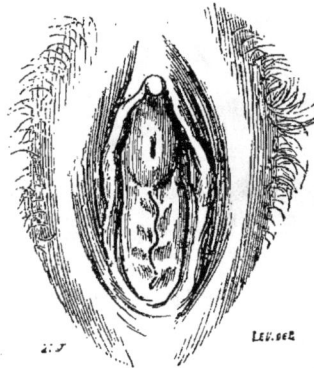

Fig. 316. — *Hymen bilabié.*

Au premier coït, ou par des causes mécaniques, l'hymen se déchire, ses
lambeaux se rétractent et après huit à quinze jours se présentent sous la
forme de petites saillies arrondies ou aplaties de la muqueuse, *caroncules*

[1] Les Fig. 313 à 316 ont été dessinées d'après Rose, *De l'hymen*, thèse de Strasbourg,
1865.

myrtiformes. Le nombre de ces caroncules dépend du nombre des lambeaux et par suite du mode de déchirure. Dans l'hymen semi-lunaire la déchirure se fait en deux endroits, et il reste un lambeau triangulaire médian et deux lambeaux latéraux. Dans l'hymen annulaire il se fait quatre et quelquefois cinq lambeaux irréguliers.

Dans certains cas d'anomalie l'hymen peut être tout à fait imperforé. Son absence congénitale est excessivement rare.

Surface interne du vagin. — La surface interne du vagin est rouge pâle, sauf au moment de la menstruation et de la grossesse, où elle est rouge vif. Elle est tapissée d'une couche mince de mucus acide contenant des détritus épithéliaux et souvent des infusoires (*Trichomonas vaginalis*). Cette face est inégale et couverte de plis transversaux rugueux ; ces plis aboutissent en avant et en arrière à deux saillies médianes antéro-postérieures, *colonnes du vagin ;* la colonne antérieure se termine à sa partie inférieure par un tubercule saillant situé en arrière de l'orifice uréthral.

Structure. — Les parois du vagin, épaisses de 0^m,0025 à 0^m,003, sont très-denses, mais très-extensibles ; elles se composent de trois tuniques, non séparables par le scalpel, mais visibles sur une couche transversale, une couche externe grisâtre, mal limitée, fibreuse, une couche moyenne rougeâtre, musculeuse et une couche interne blanchâtre formée par la muqueuse.

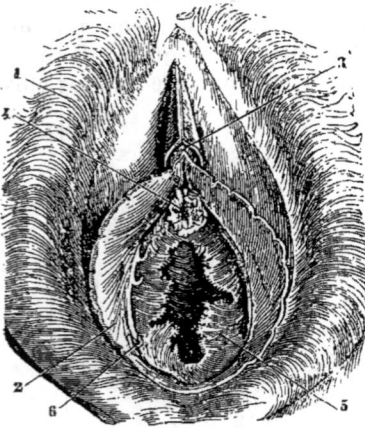

Fig. 317. — *Hymen frangé* (*).

1° La *couche externe* est constituée par un tissu cellulaire lâche extensible. Dans son cinquième supérieur la paroi supérieure du vagin est recouverte par le péritoine.

2° La *tunique musculaire*, continue à la couche musculaire de l'utérus, se compose d'une couche externe de fibres longitudinales et d'une couche interne plus mince de fibres circulaires. A ces fibres lisses viennent s'ajouter, à la partie inférieure, un anneau de fibres striées, large de 0^m,004 à 0^m,007, situé immédiatement derrière le bulbe du vagin et qui entoure l'extrémité inférieure du vagin et l'urèthre soudés à ce niveau ; c'est le *sphincter du vagin*, dépendance du transverse profond du périnée, dont il reçoit quelquefois un faisceau spécial qui monte sur le bulbe du vagin, *muscle ischio-bulbaire* de Jarjavay.

3° La *muqueuse* est pourvue de papilles et couverte d'un épithélium pavimenteux stratifié. Les glandes y sont très-rares et n'existent guère que vers l'entrée du vagin et plutôt à l'état de simples lacunes.

Vaisseaux et nerfs. — Les *artères* viennent des artères vaginales et des branches des artères utérines, vésicales et honteuses internes. Les *veines* forment un plexus épais à la partie extérieure du vagin, sans cependant constituer un véritable tissu caverneux ; elles communiquent avec celles du bulbe et de l'utérus (Fig. 309, 8).

(*) 1) Grandes lèvres. — 2) Petites lèvres. — 3) Clitoris. — 4) Orifice de l'urèthre, entouré de franges analogues à celles de l'hymen. — 5) Hymen. — 6) Lacunes. (D'après Luschka.)

Les *lymphatiques*, très-riches, se portent aux ganglions pelviens et lombaires. Les *nerfs* viennent du grand sympathique et du plexus sacré; le sphincter du vagin reçoit un filet du nerf honteux interne.

§ II. — Organes génitaux externes.

Les organes génitaux externes se présentent, lorsque les cuisses sont rapprochées, sous l'aspect d'une saillie cunéiforme (*cunnus*), large en haut, où elle se continue avec le *mont de Vénus*, éminence placée en avant de la symphyse, étroite en bas, où elle se perd en une saillie médiane qui va jusqu'à l'anus. Sur la ligne médiane elle présente une fente verticale, la *vulve* ([1]), qui dans sa moitié supérieure est occupée par la saillie du clitoris, et dans sa moitié inférieure conduit dans une cavité qui précède le vagin, *vestibule du vagin*. Nous aurons à étudier successivement les replis cutanés du vestibule et de la vulve, le vestibule du vagin, les appareils érectiles, enfin les muscles du périnée.

I. REPLIS CUTANÉS DU VESTIBULE.

Ces replis sont au nombre de deux de chaque côté, les grandes et les petites lèvres.

1° Grandes lèvres.

Les *grandes lèvres*, analogues du sac scroto-dartoïque testiculaire, limitent de chaque côté la fente vulvaire que tantôt elles tiennent fermée (*vulva connivens; labia prominentia*), tantôt elles laissent béante (*vulva hians; labia pendula*). Leur face externe, bombée, couverte de poils, est séparée par un sillon de la face interne de la cuisse; leur face interne, rosée, humide, lisse, s'accole à celle du côté opposé; leur bord libre, convexe, brun, couvert de poils, se perd en haut dans le mont de Vénus; en bas il se réunit à celui du côté opposé pour former une commissure transversale (*fourchette*) ou se perd vers le périnée d'une façon indépendante.

Structure. — Au-dessous de la peau, riche en follicules pileux et en glandes sébacées pour la face externe, se trouve un tissu analogue au dartos (*sac dartoïque de Broca*), mais sans fibres lisses.

Vaisseaux et nerfs. — Les *artères* viennent des honteuses internes et externes. Les *veines* forment un plexus très-riche, qui communique avec les veines honteuses, obturatrices, hémorrhoïdales, abdominales. Les *nerfs* viennent des branches abdomino-scrotales et du nerf honteux interne.

2° Petites lèvres ou nymphes (Fig. 317, 2).

Les petites lèvres sont cachées ordinairement dans la fente vulvaire, sauf dans certains cas où elles atteignent une longueur considérable (*tablier des Hottentotes*). Ce sont deux replis muqueux, souvent asymétriques, à surface humide, rouge, lisse ou chagrinée, hauts de 0^m,008, qui naissent de la face

---

([1]) On donne quelquefois le nom de *vulve* à l'ensemble des organes génitaux externes.

interne des grandes lèvres et se continuent par leur face interne avec la paroi latérale du vestibule du vagin. Leur bord libre ou antérieur, convexe, souvent frangé, se divise à sa partie supérieure en deux lèvres : la lèvre externe passe au-dessus du clitoris et forme, en se réunissant à celle du côté opposé, le *prépuce du clitoris;* l'interne passe au-dessous et en arrière pour constituer de la même façon le *frein du clitoris.* En bas les petites lèvres se réunissent en un repli semi-lunaire à concavité supérieure, *frein de la vulve, fourchette* de quelques auteurs.

La muqueuse des petites lèvres, riche en capillaires sanguins et pourvue de papilles, est recouverte d'un épithélium pavimenteux stratifié. Elle possède des glandes en grappe très-nombreuses, analogues aux glandes de Tyson (100 à 120 par centimètre carré; Martin et Léger).

II. VESTIBULE DU VAGIN.

Le *vestibule du vagin* est une cavité, profonde de $0^m,03$, qui précède le

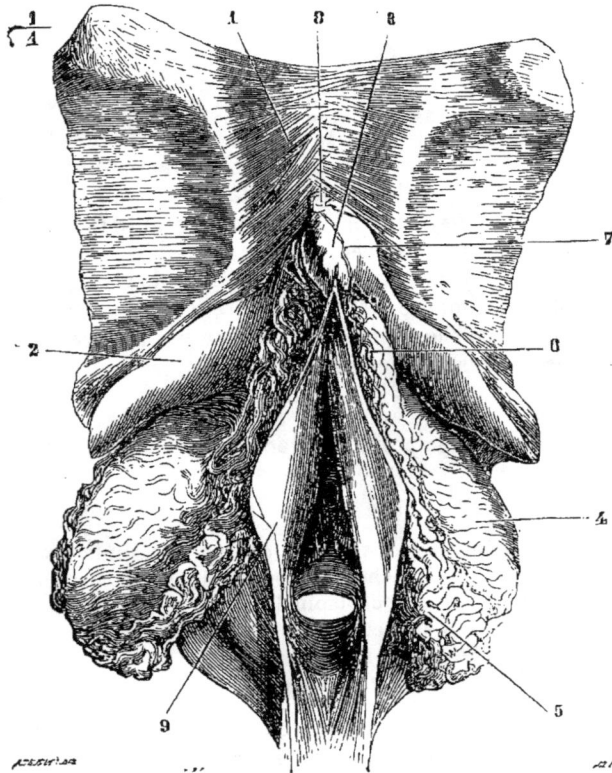

Fig. 318. — *Organes érectiles de la femme* (*.

(*) 1) Symphyse du pubis. — 2) Racines du clitoris. — 3) Gland du clitoris. — 4) Bulbe du vagin. — 5) Veines émergentes. — 6) Extrémité supérieure du bulbe se rendant vers le clitoris pour s'anastomoser avec

vagin et s'étend depuis son orifice inférieur jusqu'à la vulve. Le fond du vestibule est formé par l'hymen ou par les caroncules myrtiformes ; latéralement il est limité par la face interne des petites lèvres ; en bas et en arrière il présente entre le frein de la vulve et l'insertion postérieure de l'hymen une dépression, *fosse naviculaire ;* en haut en avant il répond à la partie inférieure et postérieure du clitoris.

La muqueuse du vestibule offre les mêmes caractères que celle des petites lèvres ; elle a comme elle un épithélium pavimenteux stratifié. Elle présente sur ses parties latérales et autour de l'orifice uréthral de petites glandes, au nombre de douze à quinze, follicules mucipares d'Huguier, s'ouvrant sur la muqueuse par de larges orifices ou lacunes (Fig. 317, 6). Outre ces petites glandes, on trouve annexées au vestibule deux glandes plus volumineuses, *glandes de Bartholin, glandes vulvo-vaginales d'Huguier,* analogues des glandes de Cooper de l'homme.

Les *glandes de Bartholin* (Fig. 320, 3) sont deux petits organes, ovoïdes, du volume d'une amande, situés en arrière et au-dessous de l'extrémité inférieure du

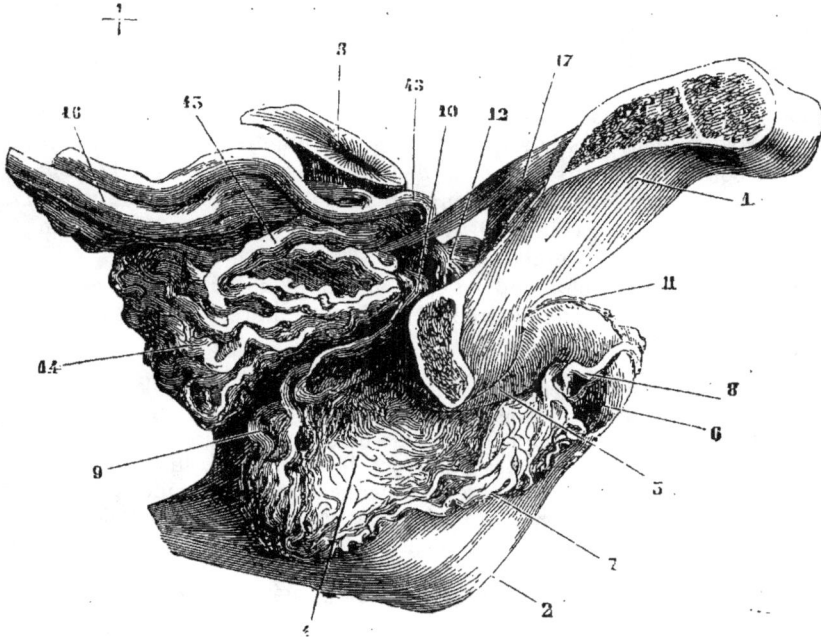

Fig. 319. — *Organes érectiles de la femme, vue latérale* (*).

bulbe du vagin. Ce sont des glandes en grappe. Les conduits excréteurs de leurs

le bulbe du côté opposé. — 7, Veinule séparant le gland du corps du clitoris et allant rejoindre 8) la veine dorsale du clitoris. — 9) Petites lèvres. — D'après une préparation de M. Eugène Bœckel.)

(*) 1) Pubis. — 2) Petites lèvres. — 3) Vessie. — 4) Bulbe du vagin. — 5) Racines du clitoris. — 6) Gland du clitoris. — 8) Veines allant du bulbe du vagin vers le clitoris. — 8) Veine allant à la veine dorsale du clitoris. — 9) Veines émergentes de la partie postérieure du bulbe. — 10) Veine qui en provient. — 11) Veine dorsale du clitoris. — 12) La même, se réunissant à des veines postérieures du bulbe pour se jeter dans 13) une veine vésicale. — 14) Plexus vésical. — 15) Veine émergente de ce plexus. — 16) Veines vésicales. — (D'après une préparation de M. Eugène Bœckel.)

lobules s'ouvrent dans un canal commun, quelquefois renflé à son origine en réservoir, canal qui, après un trajet de 0ᵐ,015 en dedans du bulbe, vient s'ouvrir dans le vestibule, à la partie inférieure de sa paroi latérale, immédiatement en avant de l'entrée du vagin et des caroncules myrtiformes. Les parois très-minces de ce conduit sont formées par une membrane fibreuse élastique et un épithélium cylindrique. Elles sécrètent un liquide blanchâtre. Leurs artères viennent de l'artère du clitoris.

III. APPAREILS ÉRECTILES DU VESTIBULE DU VAGIN.

Ils comprennent le *clitoris* et le *bulbe du vagin*.

1° Clitoris.

Le clitoris, analogue des corps caverneux de la verge, forme une saillie allongée et aplatie au fond de la moitié supérieure de la vulve, saillie terminée en bas du côté du vestibule, par un petit bourgeon rougeâtre, *gland du clitoris* (Fig. 318, 3), de la grosseur d'un pois, quand il est injecté, et imperforé. Ce bourgeon est recouvert par un capuchon provenant de la partie antérieure des petites lèvres qui lui fournissent aussi le *frein du clitoris*.

Le clitoris naît par deux *racines* des bords de l'arcade pubienne (Fig. 318, 2); ces racines se dirigent vers la symphyse en augmentant de volume, et alors s'accolent comme les corps caverneux de la verge, pour constituer le *corps du clitoris* ; ce corps, long de 0ᵐ,02 environ dans l'érection, a une direction opposée à celle du pénis (Fig. 319); il s'infléchit en genou et se dirige en bas pour se terminer par le gland.

Le gland du clitoris ne répond pas en réalité au gland du pénis ; il ne représente pas autre chose que l'extrémité antérieure, libre, des corps caverneux du clitoris.

Le clitoris a la même structure érectile que les corps caverneux. Le gland du clitoris, pourvu de nombreuses papilles, est recouvert d'un épithélium pavimenteux stratifié. Les *artères* viennent de la honteuse interne et se divisent en branches caverneuses et artères dorsales. Les *veines* ont la même disposition que chez l'homme. Les *nerfs*, d'après Krause, se termineraient par des corpuscules particuliers, *corpuscules génitaux terminaux*, distincts des corpuscules du tact et des renflements terminaux de Krause par les étranglements qu'ils présentent.

2° Bulbe du vagin (Fig. 318 et 319).

Le *bulbe du vagin*, analogue du corps spongieux de l'urèthre, se partage en deux moitiés symétriques, situées chacune de chaque côté du vestibule entre lui et l'arcade du pubis. Injecté, chaque bulbe (Fig. 318, 4) a la forme d'un ovoïde, étiré par son extrémité supérieure (¹), et a une longueur de 0ᵐ,035 sur 0ᵐ,015 de largeur et 0ᵐ,01 d'épaisseur. Sa face convexe, tournée en dehors, répond au constricteur du vagin ; sa face interne concave embrasse le vestibule ; son extrémité inférieure, arrondie, épaisse (analogue du bulbe de l'urèthre), répond en dedans à la glande de Bartholin ; son extrémité supérieure, amincie, allongée, se réunit à celle du côté opposé en

---

(¹) On l'a comparé à une sangsue fortement repue.

arrière du clitoris et envoie même jusqu'au gland du clitoris une petite traînée veineuse (Fig. 319, 8) analogue du gland du pénis.

Le bulbe du vagin est un organe érectile et a la même structure que le corps spongieux de l'urèthre. Les *artères* viennent de la honteuse interne. Les *veines* vont aux plexus vésicaux, aux veines honteuses internes, et communiquent avec les veines hémorrhoïdales et obturatrices.

IV. MUSCLES DU PÉRINÉE (Fig. 320).

Les muscles du périnée présentent chez la femme les mêmes dispositions

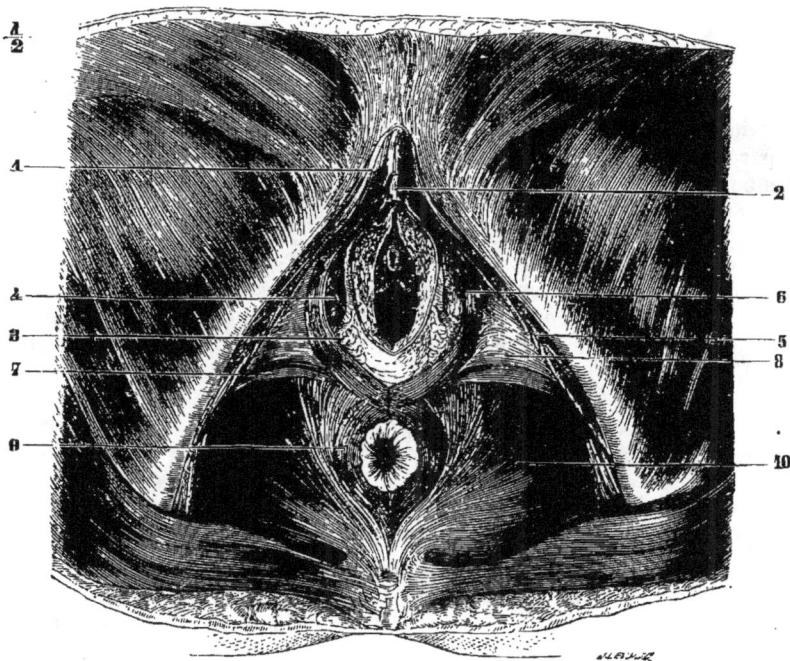

Fig. 320. — *Muscles du périnée chez la femme* (*).

fondamentales que chez l'homme. Les muscles ischio-caverneux et bulbo-caverneux méritent seuls une description spéciale.

1° Ischio-caverneux (Fig. 320, 5).

Ce muscle, plus long que chez l'homme, entoure les racines et même, en se réunissant à celui du côté opposé, une partie du corps du clitoris.

2° Bulbo-caverneux ou constricteur du vagin (Fig. 320, 6).

Ce muscle embrasse de chaque côté le bulbe du vagin, comme le bulbo-

(*) 1) Racines du clitoris. — 2) Gland du clitoris. — 3) Glande de Bartholin. — 4) Bulbe du vagin. — 5) Ischio-caverneux. — 6) Constricteur du vagin. — 7) Transverse du périnée. — 8) Aponévrose moyenne. — 9) Sphincter externe de l'anus. —10) Releveur de l'anus.

caverneux embrasse par ses deux moitiés chacune des moitiés du bulbe de l'urèthre. Ses fibres sont donc séparées comme les bulbes du vagin eux-mêmes. Sa concavité embrasse le bulbe et la glande de Bartholin ; ses fibres postérieures s'entre-croisent en 8 de chiffre avec celles du sphincter externe ; ses fibres antérieures donnent naissance à deux feuillets aponévrotiques, qui engaînent l'extrémité antérieure du clitoris.

Les aponévroses du périnée ne présentent rien de particulier chez la femme.

CHAPITRE VI

GLANDES VASCULAIRES ET ORGANES LYMPHOIDES.

On a rangé sous le nom commun de *glandes vasculaires sanguines* toute une série d'organes ayant pour caractères communs l'aspect glandulaire de leur parenchyme et l'absence d'un conduit excréteur. Quelque obscure que soit encore aujourd'hui la physiologie de ces organes, on peut cependant, en se basant sur leur structure intime, les répartir en quatre groupes assez naturels.

A. Un PREMIER GROUPE comprend la *glande thyroïde* seule, que sa structure et son développement rapprochent des glandes en grappe. D'après des recherches récentes, peut-être faudrait-il y joindre la glande pituitaire (Peremeschko).

B. Le DEUXIÈME GROUPE, le plus nombreux et le plus important de tous, se compose d'une série d'organes auxquels on peut donner le nom d'*organes lymphoïdes* à cause de leur analogie de structure avec les ganglions lymphatiques. On y trouve les amygdales, le thymus, la rate, les plaques de Payer et les follicules clos du tube intestinal. Tous ces organes ont pour caractère comme un parenchyme de tissu connectif réticulaire infiltré de globules analogues aux globules lymphatiques. Seulement à cette structure fondamentale commune s'ajoutent des dispositions spéciales (surtout du côté du système vasculaire), qui peuvent donner naissance à des formes très-complexes, la rate par exemple.

Pour bien comprendre leur structure, il importe de suivre ces organes du degré le plus simple au degré le plus complexe, dans leur progression ascendante.

1° *Infiltration lymphoïde diffuse.* — Le premier degré, le plus simple, est celui dans lequel le tissu connectif réticulaire s'infiltre de globules lymphatiques sans prendre une forme circonscrite, sans donner lieu par conséquent à un organe dans le sens propre du mot ; c'est là ce qu'on peut appeler l'*infiltration lymphoïde diffuse,* qu'on rencontre dans la muqueuse intestinale, et qui se montre surtout très-fréquemment à l'état pathologique. Toutes les formes du tissu connectif ordinaire, peuvent subir cette infiltration lymphoïde ; mais elle est plus commune dans certains endroits que dans d'autres, derme de certaines muqueuses, tunique adventice des artères, etc.

2° *Infiltration lymphoïde circonscrite.* — Dans le deuxième degré, l'infiltration lymphoïde, au lieu de rester diffuse et sans limites précises, se circonscrit plus ou moins nettement du tissu connectif ambiant, et constitue une petite granulation arrondie molle, un *follicule clos*, qui représente par conséquent la forme la plus simple d'*organe lymphoïde*. Déjà dans le follicule clos les vaisseaux offrent une disposition spéciale et il y a surtout une grande richesse vasculaire. Les corpuscules de Malpighi de la rate ne sont autre chose que des follicules clos.

Les follicules clos peuvent être *isolés*. Mais le plus souvent ils sont *agminés*, c'est-à-dire qu'ils se rapprochent pour former de petits amas. S'ils ne sont qu'en très-petit nombre, ils constituent les glandes dites *solitaires* ou *lenticulaires*, comme dans l'intestin, à la base de la langue, etc. Ordinairement ces glandes solitaires ont la disposition suivante : la muqueuse se déprime à leur niveau, et il en résulte une sorte de cul-de-sac ou de lacune, et c'est dans les parois de cette cavité que se déposent les follicules clos. Aussi trouve-t-on, en général sur le soulèvement dû à l'amas des follicules clos, une petite ouverture centrale qui conduit dans la lacune, ouverture prise longtemps pour l'orifice du canal excréteur d'une véritable glande.

Les follicules clos peuvent s'agminer au contraire en grande quantité et s'étaler dans l'épaisseur de la muqueuse, comme dans les *plaques de Payer* de l'intestin grêle.

3° *Organes lymphoïdes proprement dits*. — Jusqu'ici les follicules clos sont restés enfouis dans l'épaisseur de la muqueuse dont ils n'étaient qu'une dépendance, nous allons les voir maintenant s'isoler et acquérir une indépendance véritable, s'agminer enfin pour produire des organes distincts, dont nous allons suivre la progression ascendante.

a) Le premier de ces organes et le plus simple est l'*amygdale*. Ce n'est en réalité autre chose qu'une simple agglomération de glandes solitaires.

b) Après l'amygdale vient le *thymus*, dont la structure ne diffère pas essentiellement de celle de l'amygdale ; seulement, outre ses caractères extérieurs, il en diffère notablement en ce que les lacunes dans les parois desquelles sont contenus les follicules clos de l'organe s'ouvrent toutes dans une lacune centrale (canal central), sans communication avec l'extérieur, et limitée non plus par un épithélium, mais par le tissu réticulaire même.

c) Les *glandes lymphatiques* représentent déjà une disposition plus compliquée en rapport avec les connexions qu'ils ont avec la circulation lymphatique. Les *alvéoles* de la substance corticale et les *cordons* de la substance médullaire se composent de deux parties, une partie centrale, *pulpe centrale*, analogue aux follicules clos, et une partie périphérique, *sinus lymphatiques*, à mailles beaucoup plus larges, représentant un système de trajets intermédiaires entre les lymphatiques afférents et les lymphatiques efférents.

d) La *rate* enfin est située comme complexité de structure au sommet de la série. Les corpuscules de Malpighi sont de véritables follicules clos développés aux dépens de la tunique adventice de ses artères ; son parenchyme est constitué par un tissu connectif réticulaire remarquable par sa finesse, mais la distribution vasculaire qu'elle présente et qui sera décrite plus loin en fait un organe spécial et bien distinct des précédents.

C. Le TROISIÈME GROUPE, *glandes nerveuses* ou *sympathiques*, comprend les *capsules surrénales*, et peut-être la *glande pituitaire*. On retrouve bien dans le parenchyme des capsules surrénales le réticulum des follicules clos; seulement ses mailles contiennent des éléments spéciaux qu'on ne peut assimiler aux globules lymphatiques. En outre elles ont par leur développement et par leur structure des connexions intimes avec le système nerveux.

D. Le QUATRIÈME GROUPE, le moins important de tous, comprend deux formations récemment décrites, la *glande coccygienne de Luschka* et le *ganglion intercarotidien*.

La structure de ces petits organes n'est pas encore bien connue. Luschka les rattache aux glandes nerveuses. Mais elles paraissent plutôt devoir former un groupe à part, le seul auquel s'appliquerait avec exactitude le nom de *glandes vasculaires sanguines*.

Les flexuosités et les dilatations de leurs artères, l'épaisseur considérable de leur tunique musculaire paraissent les rapprocher de ces *cœurs périphériques* qu'on rencontre chez certains vertébrés [1].

Nous décrirons successivement la glande thyroïde, la rate, les capsules surrénales, et, dans un appendice, la glande coccygienne, le ganglion intercarotidien et la glande pituitaire; les autres organes, amygdales, glandes lymphatiques, ont été décrits dans le courant du livre. Le thymus disparaissant chez l'adulte et n'étant qu'un organe transitoire sera décrit au chapitre du développement.

§ I. — Glande ou corps thyroïde (Fig. 258).

Le corps thyroïde a la forme d'un croissant à concavité supérieure, et se compose de deux *lobes* réunis par une partie médiane ou *isthme* : 1° l'*isthme*, haut de 0m,017 environ sur 0m,012 d'épaisseur, répond aux deuxième, troisième et quatrième cerceaux de la trachée, auxquels il adhère assez intimement. De son bord supérieur part, dans un tiers des cas, un prolongement, *pyramide de Lalouette*, tantôt médian, plus souvent incliné à gauche, qui remonte plus ou moins haut, et dépasse même quelquefois le bord supérieur du cartilage thyroïde ; 2° les *lobes* ou *cornes* du corps thyroïde, hauts de 0m,07, ont trois faces : une face interne, concave, qui répond aux cinq ou six premiers anneaux de la trachée, au cartilage cricoïde, aux lames du cartilage thyroïde et à l'œsophage ; une face postérieure convexe adossée à la carotide primitive et aux muscles profonds du cou, une face antérieure convexe recouverte par le sterno-thyroïdien. L'extrémité supérieure se termine en pointe arrondie ; l'extrémité inférieure large, arrondie, déborde un peu le bord inférieur de l'isthme. Le lobe droit est habituellement un peu plus volumineux que le gauche.

Le *poids* du corps thyroïde est de 30 grammes environ. Son *volume*, assez variable, plus considérable chez la femme, augmente dans le sommeil, le décubitus dorsal, l'expiration, l'effort, etc.

---

[1] Les limites de ce traité nous interdisent de donner le développement nécessaire à cette question des glandes vasculaires sanguines (voy. sur ce sujet : Liégeois, *Des glandes vasculaires sanguines*. 1860; Beaunis, *Anatomie générale et physiologie du système lymphatique*. 1863. Bouchard, *Du tissu connectif*. 1866).

Variétés. — Quelquefois (rarement) l'isthme manque ; beaucoup plus rarement encore c'est un des lobes latéraux. La pyramide de Laouette est quelquefois détachée du reste de la glande. On peut rencontrer enfin de petites masses glandulaires surnuméraires.

On rencontre souvent, surtout quand la pyramide existe, des faisceaux musculaires striés d'origine variable (faisceaux détachés des muscles thyro-hyoïdien, crico-thyroïdien, constricteur inférieur, cartilage thyroïde), rayonnant vers l'isthme et le bord interne des lobes latéraux ou d'un seul lobe (*élévateur de la thyroïde.*

La surface de la glande thyroïde est lisse, d'une couleur qui varie, suivant la réplétion des vaisseaux, du rouge jaunâtre clair à une teinte lie de vin foncé.

Structure. — Le corps thyroïde se compose d'une enveloppe fibreuse et d'un parenchyme.

a) L'*enveloppe fibreuse* est assez résistante, mince et envoie dans l'épaisseur de la glande des cloisons connectives. Cette enveloppe est rattachée aux parties ambiantes par un tissu connectif lâche, qui s'épaissit en certains endroits pour former des espèces de ligaments, un médian et deux latéraux. 1° le *ligament médian* est un cordon fibreux qui rattache l'isthme au premier anneau ; de la trachée ou au cartilage cricoïde ; 2° les *ligaments latéraux* vont des lobes latéraux aux premiers anneaux de la trachée et au cartilage cricoïde.

b) Le *parenchyme* a tout à fait l'aspect du parenchyme des glandes en grappe. Il se divise comme lui en lobules composés de granulations de 0^m,001 à peine. On rencontre très-souvent dans ce parenchyme des vésicules d'une grosseur très-variable, visibles à l'œil nu, remplies par une masse hyaline, gélatiniforme, comparable à du sagou cuit (substance colloïde).

Structure d'une granulation glandulaire. — Chaque granulation glandulaire se compose d'une mince enveloppe membraneuse, d'où partent des cloisons, *cloisons intervésiculaires*, dans les mailles desquelles sont renfermées les éléments propres de l'organe ou les *vésicules thyroïdiennes*. Ces vésicules comprennent une *paroi* très-mince, amorphe, tapissée par un *épithélium* polygonal. Cet épithélium se détruit excessivement vite après la mort et, même pendant la vie, subit très-facilement, surtout chez l'adulte, des modifications particulières. Aussi trouve-t-on souvent comme contenu de la vésicule glandulaire un liquide tenant en suspension des noyaux libres, des cellules et des granulations moléculaires brunâtres. Elles sont très-souvent (et on peut presque considérer cet état comme normal à cause de sa fréquence) le siége d'une production de *matière colloïde*, substance liquide visqueuse, jaunâtre, qui précipite par l'acide acétique.

Vaisseaux et nerfs. — Les *artères* de la thyroïde proviennent des thyroïdiennes ; leur volume est considérable, eu égard au volume de la glande, et n'est que de très-peu au-dessous du volume des quatre artères qui se rendent à l'encéphale. D'après Hyrtl, les quatre artères thyroïdiennes se rendent chacune à une région spéciale de la glande, et les anastomoses laryngiennes établiraient seules des communications entre ces départements vasculaires distincts. Les *veines* au contraire communiquent toutes entre elles ; elles sont dépourvues de valvules. Elles se rendent dans la veine faciale commune, la jugulaire interne et la veine innominée gauche. Les *lymphatiques* vont à de petits ganglions situés au-dessous de l'isthme et derrière les lobes latéraux ; ils partent des vésicu'es glandulaires par des culs-de-sac venants'ouvrir dans des réseaux qui entourent les granulations (Frey). Les *nerfs*, peu nombreux, proviennent de la partie cervicale du grand sympathique et surtout du ganglion cervical moyen, et suivent l'artère thyroïdienne inférieure ; on trouve sur leur trajet de petits ganglions microscopiques (Luschka).

§ II. — Rate.

La rate est située profondément dans l'hypochondre gauche, entre le diaphragme, le rein gauche et le grand cul-de-sac de l'estomac (Fig. 247). Elle est rattachée à l'estomac et au diaphragme par les replis gastro-splénique et phrénico splénique, qui seront décrits avec le péritoine, replis assez lâches pour lui permettre dans certains cas de se déplacer.

Elle a une *forme* ovoïde ou quadrangulaire et présente deux faces : une face externe, costo-diaphragmatique, lisse, convexe, tournée à gauche et en arrière ; une face interne, séparée par une crête saillante, large en bas, en deux parties : la partie postérieure, concave, longe le bord externe du rein gauche ; la partie antérieure, excavée, plus large, répond au grand cul-de-sac de l'estomac ; sur cette face, en avant de la crête de séparation, se trouve un sillon vertical, *hile* de la rate, offrant dix à douze ouvertures. Les bords sont souvent échancrés ; l'antérieur est plus tranchant que le postérieur. L'extrémité inférieure est plus large que la supérieure. La rate présente souvent des traces de lobulations et quelquefois même des lobules complétement indépendants du reste (*rates surnuméraires*).

Le *volume* de la rate est excessivement variable suivant l'afflux sanguin ; aussi est-il très-difficile de donner des mesures précises. En moyenne elle a une longueur de 0^m,12 sur 0^m,08 de largeur et 0^m,03 d'épaisseur.

Son *poids* peut être évalué à 195 grammes (Sappey).

La *couleur* de la rate est lie de vin foncé, sa surface est lisse et brillante à cause de la présence du péritoine ; cette surface au contraire devient froncée si l'enveloppe fibreuse de l'organe n'est plus tendue, par exemple sur une rate incisée. Cette *enveloppe* est blanche, transparente, mince, mais résistante et intimement adhérente au parenchyme splénique. Le *parenchyme*, très-humide sur une coupe, présente une consistance et une cohésion très-faibles et qui diminuent encore et très-rapidement après la mort ; son tissu est alors transformé en une sorte de bouillie rougeâtre, *boue splénique*, qui s'écoule par la pression. Si on enlève toute cette bouillie par le lavage, il ne reste plus qu'une trame de filaments blanchâtres (*trabécules*) partant de l'enveloppe fibreuse ou accompagnant les vaisseaux, et s'entre-croisant dans tous les sens, ce qui donne à l'organe ainsi préparé un aspect aréolaire. Dans ce parenchyme, examiné à l'état frais, se voient à l'œil nu des granulations blanchâtres, arrondies, très-molles, de 0^m,005, isolables avec la pointe d'une aiguille et dispersées sur le trajet des artères ; ce sont les *corpuscules de Malpighi ;* elles disparaissent très-vite après la mort, on peut en compter une environ pour deux millimètres cubes. On voit encore sur des coupes de la rate les troncs veineux avec leurs ramifications étoilées entourées par les branches artérielles, ce qui rappelle les rapports des veines hépatiques et de la veine porte dans les lobules du foie.

Structure. — L'*enveloppe* de la rate, tapissée par l'épithélium du péritoine, est formée par du tissu connectif et contient une très-grande quantité de fibres élastiques ; chez l'homme elle ne possède pas de fibres lisses.

Le *parenchyme* se compose des *trabécules* et de la *pulpe splénique* contenue dans les mailles circonscrites par les trabécules.

1° *Trabécules.* — Elles se divisent en deux espèces : les unes sont creuses et accompagnent commes gaînes vasculaires les artères et les veines, celles-ci plus loin que les premières ; les autres sont solides, aplaties ou cylindriques et partent de la face profonde de l'enveloppe fibreuse du rein ; elles se subdivisent à l'infini jusqu'à 0^{mm},01 de diamètre et circonscrivent les mailles où se trouve la pulpe splénique. L'existence de fibres lisses dans ces trabécules est douteuse chez l'homme.

2° *Pulpe splénique* (Fig. 321). — La pulpe splénique se compose de deux parties : un réticulum connectif très-fin et des éléments cellulaires.

Le *réticulum* (3) a la structure du tissu connectif réticulaire ordinaire ; seulement il est excessivement délicat ; ce réticulum se continue d'une part avec les plus fines divisions des trabécules spléniques, de l'autre avec le tissu connectif réticulaire de la gaîne adventice des vaisseaux (4) et des corpuscules de Malpighi (6).

Les *éléments cellulaires* contenus dans les mailles du réticulum sont : 1° des noyaux libres arrondis ou elliptiques, granuleux ; 2° des globules analogues aux globules lymphatiques ; 3° des cellules contenant deux ou trois noyaux et quelquefois plus ; 4° de grandes cellules contenant des vésicules colorées analogues aux globules rouges ; 5° des globules rouges ; 6° des molécules pigmentaires en amas ou isolées ; 7° des cellules, dites *cellules spléniques*, provenant de l'épithélium des capillaires veineux.

A la pulpe splénique appartiennent encore des capillaires, qui seront décrits avec les vaisseaux.

Vaisseaux. — 1° *Artères.* — L'artère splénique, remarquable par l'épaisseur énorme de sa tunique musculaire, se divise près du hile en cinq à dix branches, qui pénètrent isolément dans la glande et se distribuent chacune à une région distincte de l'organe, sans s'anastomoser avec les branches voisines. Les rameaux qui en naissent, après un certain trajet, se résolvent en un pinceau d'artérioles (*penicilli*), d'où partent les capillaires. Jusqu'à un diamètre de 0^{mm},2 les artères sont accompagnées par les veines et contenues dans la même gaîne fibreuse ; mais à partir de ce diamètre les artères abandonnent les veines et leur tunique adventice subit une modification qui mène aux corpuscules de Malpighi ; cette tunique prend la structure du tissu réticulaire (4) et s'infiltre de globules lymphatiques (*infiltration lymphoïde diffuse*). Bientôt cette infiltration se circonscrit dans certains points (6, 16) et ainsi se forment les granulations ou les corpuscules de Malpighi, qui ne sont autre chose qu'une sorte d'hypertrophie locale de la tunique adventice des artères. Ils ont, du reste, la même structure que les follicules clos. Leur réticulum, surtout à la périphérie, est plus résistant, ce qui permet de les isoler facilement du réticulum très-délicat et facilement déchirable de la pulpe splénique ; il n'y a pas de membrane d'enveloppe distincte entourant le corpuscule et l'isolant des parties voisines ; mais comme les mailles périphériques des corpuscules de Malpighi sont assez serrées, leur communication avec les mailles de la pulpe est assez difficile.

Les *capillaires artériels des pinceaux* paraissent se terminer de la façon suivante (9, 10, 11) : la paroi des capillaires, d'abord amorphe, devient peu à peu fibrillaire, et ces fibrilles semblent se continuer directement avec les trabécules fines du réticulum de la pulpe splénique, de sorte que le capillaire lui-même s'aboucherait dans les mailles de ce réticulum.

2° *Veines*. — Si l'on suit les veines du tronc vers les branches d'origine, on voit la veine splénique se diviser dans le hile en quatre ou cinq branches dépourvues de valvules. Les divisions veineuses accompagnent d'abord les artères et sont situées dans la même gaîne ; puis, quand elles ont atteint $0^{mm},4$ de diamètre, elles abandonnent les artères en conservant encore leur gaîne et émettant des branches qui s'en détachent à angle droit. C'est dans ces branches que viennent s'aboucher les *capillaires veineux* de la rate.

Ces *capillaires veineux* (14) ont un calibre uniforme de $0^{mm},08$, et constituent un élément très-important de la pulpe splénique. Leurs parois sont très-minces et consistent : 1° en une *tunique externe*, d'abord continue, puis interrompue de distance en distance et formée alors par des *fibres annulaires* ou spiralées, d'aspect

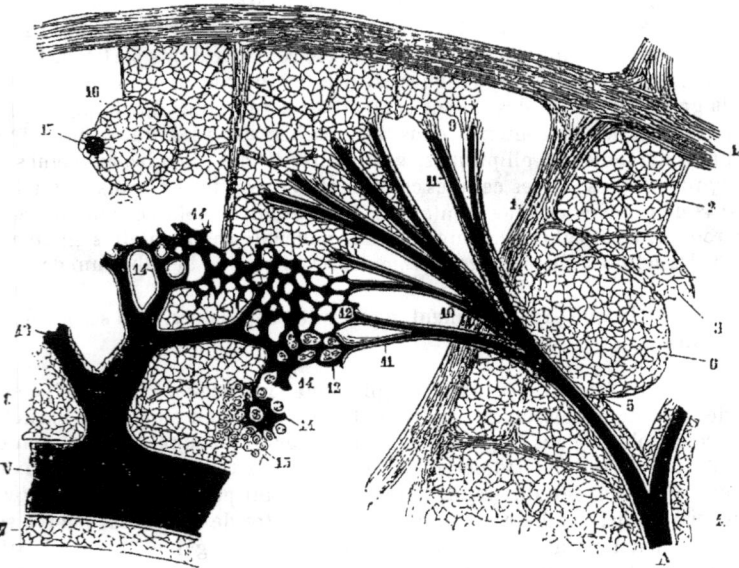

Fig. 321. — *Structure de la rate; figure schématique* (*).

élastique, régulièrement espacées ; 2° en une *tunique interne*, épithéliale, d'abord continue, puis interrompue comme la précédente ; les cellules épithéliales de ces capillaires veineux ou *cellules spléniques* sont caractéristiques : elles sont fusiformes et leur noyau est ordinairement proéminent et comme pédiculé, de façon qu'il fait saillie dans l'intérieur du vaisseau ; ces cellules sont parallèles à l'axe des capillaires. De cette absence de paroi propre en certains points, il résulte que dans ces points, les capillaires veineux sont limités simplement par la pulpe splénique qui les entoure et que par suite leur cavité communique librement avec les mailles du réticulum de la pulpe (*origines veineuses lacunaires*).

(*) A. Artère. — V. Veine. — 1) Trabécules spléniques. — 2) Trabécules plus fines. — 3) Réticulum de la pulpe splénique. — 4) Infiltration lymphoïde de la gaîne des artères. — 5) Sa continuation avec un corpuscule de Malpighi. — 7) Gaîne de la veine. — 8) Réticulum de la pulpe splénique. — 9) Terminaison de la gaine fibrillaire des capillaires artériels avec le réticulum de la pulpe. — 10) Artères des pinceaux. — 11) Capillaire artériel. — 12) Leur abouchement dans les trajets intermédiaires de la pulpe. — 13) Veines. — 14) Capillaires veineux. — 15) Partie de la pulpe où sont restés les éléments cellulaires. — 16) Corpuscule de Malpighi attenant à : 17) une artère et vu sur une coupe perpendiculaire à l'axe du vaisseau.

3° *Trajets intermédiaires entre les capillaires artériels et les capillaires veineux* (12).
— C'est là une des questions les plus difficiles de l'histologie, et dont la solution définitive ne peut encore être donnée. Nous avons vu que les capillaires artériels s'ouvrent dans les mailles mêmes de la pulpe splénique, et que c'est aussi dans ces mailles que les capillaires veineux prennent leur origine. Dans ce cas, le sang, au lieu de passer des artères dans les veines par un réseau capillaire ordinaire, passerait au milieu même des éléments de la pulpe splénique en s'y creusant, ce que Frey appelle des *trajets pulpeux intermédiaires* (12), système de lacunes inter-médiaires aux artères et aux veines. Dans cette hypothèse, la rate serait comparable à une glande lymphatique, dans laquelle les vaisseaux lymphatiques afférents et efférents seraient remplacés par des artères et par des veines. Le réticulum de la pulpe splénique représenterait la pulpe centrale des ganglions lymphatiques, les trajets intermédiaires représenteraient les sinus lymphatiques (Stieda, W. Müller, Frey). Tous les auteurs n'admettent pas cette opinion. Luschka, Billroth, etc., croient à un passage direct des artères dans les veines et rapprocheraient la rate du tissu caverneux ([1]).

4° *Lymphatiques*. — Ils sont assez nombreux à la périphérie de l'organe. L'existence des lymphatiques profonds est douteuse. Cependant Tomsa les a injectés chez le cheval.

5° *Nerfs*. — Il proviennent du plexus cœliaque et suivent l'artère splénique. Leur terminaison est inconnue.

§ III. — Capsules surrénales.

Les capsules surrénales sont deux petits organes situés au-dessus des reins dans la cavité abdominale. Ils ont la forme d'un casque comprimé latéralement ou mieux d'un bonnet phrygien, et présentent une base, deux faces, deux bords et un sommet. La base concave est appliquée sur la partie interne de l'extrémité supérieure du rein. La face antérieure, un peu convexe, est partagée en deux par un sillon, *hile* de l'organe, oblique en bas et en dedans. La face postérieure est aplatie. Le sommet, plus ou moins aigu, se continue avec les deux bords ; le bord interne est abrupt, presque vertical.

La surface des capsules surrénales est tantôt lisse, tantôt mamelonnée ; quelquefois l'organe est divisé en deux lobes. Plus rarement on trouve de très-petites glandes surnuméraires.

Leur volume est variable ; il est relativement plus faible chez l'adulte que chez le nouveau-né. Leur poids est d'environ 7 grammes.

La capsule surrénale répond en arrière au diaphragme. En avant, elle répond à droite au lobe droit du foie, auquel elle adhère intimement, à gauche au pancréas, à la rate et au grand cul-de-sac de l'estomac.

Conformation intérieure. — Les capsules surrénales sont enveloppées par une membrane fibreuse, mince, adhérente, qui envoie des cloisons dans l'in-

---

([1]) Consulter : H. Gray, *On the structure and use of the spleen*. London, 1854. — Billroth, *Beit. zur vergl. Histologie der Milz* (*Archiv. de Müller*. 1857 ; *Virchow's Archiv.*, vol. XX et XXXIII ; et *Zeitschrift für wissenschaftl. Zoologie*. Bd XI). — A. Key, *Zur Anatomie der Milz* (*Virchow's Archiv*, vol. XXI). — F. Schweigger-Seidel, *Disquisit. de liene*. Halis, 1861, et *Virchow's Archiv*, vol. XXIII et XXVII. — L. Stieda, *Virchow's Archiv*, vol. XXIV, et surtout W. Müller, *Ueber den feinern Bau der Milz*. Leipzig, 1865.

térieur de la glande. Leur parenchyme se divise en deux parties d'aspect bien différent, la *substance corticale* et la *substance médullaire.*

1° La *substance corticale*, qui forme la masse principale de l'organe, a une épaisseur à peu près uniforme de $0^m,0015$; sa couleur est blanc jaunâtre ou rouge jaunâtre; vers la profondeur, elle s'assombrit et sur une coupe elle est limitée du côté de la substance médullaire par un liséré foncé parallèle à la surface externe. La coupe paraît homogène, mais sa cassure est fibreuse et présente des stries radiées allant de la face profonde à la face superficielle.

2° La *substance médullaire* s'altère excessivement vite après la mort et se transforme en une bouillie brun foncé (*atrabile* des anciens) contenue dans une cavité centrale; mais cette cavité n'existe pas pendant la vie. Fraîche, la substance médullaire forme une masse gris rosé, spongieuse, présentant des ouvertures béantes veineuses. Cette substance n'existe pas vers les bords amincis de la glande.

Structure. — 1° *Substance corticale.* — Les cloisons partant de l'enveloppe fibreuse divisent cette substance en loges cylindriques dirigées de la périphérie vers le centre; ces loges ou *cavités glandulaires*, d'abord arrondies en allant de la surface vers la profondeur (*zone glomérulaire* d'Arnold), deviennent ensuite allongées (*zone fasciculée*), et disparaissent à peu près complétement au niveau du liséré sombre qui sépare les deux substances (*zone réticulaire*). Ces mailles sont entrecoupées par un réseau très-fin de trabécules délicates, réseau qui est seul conservé dans la zone réticulaire, où les trabécules volumineuses ont disparu. La zone fasciculée occupe la plus grande étendue de la substance corticale.

Ces cavités contiennent des cellules granuleuses, à noyau, souvent infiltrées de graisse, surtout chez l'adulte. Les cavités cylindriques de la zone fasciculée contiennent quinze à vingt de ces cellules superposées, de façon à former des espèces de colonnettes, qui, d'après certains auteurs, seraient entourées d'une membrane d'enveloppe et constitueraient des tubes fermés. Dans la zone réticulaire, les mailles ne contiennent plus qu'une seule cellule.

2° *Substance médullaire.* — Elle se compose d'un tissu interstitiel et de cellules glandulaires. Le *tissu interstitiel* est formé par un tissu réticulaire, très-fin. Quant aux *cellules* qui sont contenues dans les mailles de ce réseau, il n'y a rien de bien net à leur égard. Pour les uns elles sont analogues aux cellules glandulaires de l'écorce (Ecker, Mœrs); Luschka y décrit des cellules nerveuses ganglionnaires. Ce sujet demande de nouvelles recherches.

Vaisseaux et nerfs. — Les *vaisseaux* des capsules surrénales sont très-nombreux eu égard à leur volume. Les *artères* fournissent quinze à vingt branches, qui pénètrent l'organe par sa périphérie et se distribuent isolément dans son intérieur comme pour la rate (Mœrs). Une partie de ces branches artérielles se distribue dans la substance corticale, en formant des pelotons et des glomérules vasculaires caractéristiques (Arnold); l'autre se rend à la partie centrale de la moelle. Les *veines* se divisent en veines *corticales* et une *veine centrale* unique. Les veines corticales suivent les artères et reçoivent le sang du réseau capillaire de la substance corticale; la veine centrale part du centre de la moelle et reçoit le sang du réseau capillaire central de la moelle et, en outre, par des branches veineuses spéciales du réseau périphérique de la moelle; elle sort par le hile pour se jeter à droite dans la veine cave inférieure, à gauche dans la veine rénale. Les *lymphatiques* sont peu nombreux.

Les *nerfs* proviennent pour la plupart du ganglion semi-lunaire; quelques filets viennent du pneumogastrique et du phrénique. Ils sont excessivement nombreux (Kölliker en a compté trente-trois pour une glande) et forment un plexus surrénal, qui présente des ganglions quelquefois assez volumineux. Dans la substance médullaire, on trouve sur leur trajet des cellules ganglionnaires. Leur terminaison est inconnue.

§ IV. — Glande coccygienne, ganglion inter-carotidien et glande pituitaire.

1° GLANDE COCCYGIENNE. — La glande coccygienne est une petite granulation gris rougeâtre, de la grosseur d'une lentille ou d'un pois, située en avant de la pointe du coccyx, dans une petite fossette circonscrite par deux tendons d'attache du releveur de l'anus ; elle est suspendue à la terminaison de l'artère sacrée moyenne, qu'on peut suivre, après injection préalable, pour arriver à la glande.

D'après Luschka, ses éléments propres consisteraient en des vésicules et des tubes glandulaires remplis par un épithélium polygonal. Ces cavités paraissent, d'après les recherches d'Arnold et de Meyer, être plutôt des dépendances du système artériel [1].

Les nerfs de la glande coccygienne, au nombre de deux ou trois filets très-fins, proviennent du ganglion coccygien terminal ou du cordon de communication des extrémités inférieures des grands sympathiques. Leur terminaison est inconnue.

2° GANGLION INTER-CAROTIDIEN. — Sa structure, analogue à celle de la glande coccygienne, a donné lieu aux mêmes dissentiments. Pour Luschka, ses éléments propres sont des vésicules et des tubes glandulaires qu'Arnold considère comme des glomérules artériels.

3° GLANDE PITUITAIRE. — D'après Peremeschko (1867), le *lobe antérieur* serait divisé en deux parties par une fente transversale, sorte de canal étroit, tapissé par un épithélium vibratile. La partie antérieure au canal ou substance corticale, plus épaisse, présente des vésicules glandulaires remplies souvent de matière colloïde et comparables à celles de la thyroïde ; la partie postérieure, substance corticale, se compose de lobules radiés contenant des cellules irrégulières et fréquemment aussi de la matière colloïde. Le lobe postérieur est un prolongement de l'infundibulum et paraît contenir des cellules nerveuses. La question de savoir si le canal de la glande pituitaire communique ou non avec la cavité de l'infundibulum est laissée indécise [2].

CHAPITRE VII

PÉRITOINE.

Le *péritoine* (Fig. 322) est une membrane séreuse qui tapisse les parois de la cavité abdominale et se réfléchit de ces parois sur une partie des viscères contenus dans cette cavité en les entourant presque complétement ; de là la distinction du péritoine en *péritoine pariétal* et *péritoine viscéral*. En se réfléchissant des parois abdominales sur les viscères (14) ou en passant d'un viscère à l'autre (12), il forme des *replis* (*mésentère*, *épiploons*) constitués par deux feuillets péritonéaux adossés et contenant les nerfs et les vaisseaux

[1] Voy. à ce sujet : Luschka, *Der Hirnanhang und die Steissdrüse des Menschen*. 1860. — Arnold, *Ein Beitrag zur der Structur der sogenannten Steissdrüse* (*Virchow's Archiv*, vol. XXI). — G. Meyer, *Zur Anatomie der Steissdrüse* (*Zeitschrift für rationelle Medizin*).

[2] Peremeschko, *Ueber den Bau des Hirnanhanges* (*Virchow's Archiv*, vol. XXXVIII).

qui se rendent à ces organes. Ces replis sont plus ou moins longs et par suite permettent une plus ou moins grande mobilité aux organes auxquels ils s'attachent.

Le péritoine représente chez l'homme un sac clos; chez la femme ce sac communique au niveau du pavillon de la trompe avec la muqueuse de la trompe. Il a deux faces : 1° une face adhérente, rugueuse, unie aux parois abdominales, à la surface externe des viscères et, au niveau des replis péritonéaux, à la face profonde correspondante du feuillet qui lui est adossée ; 2° une face libre, lisse, humide, tournée du côté de la cavité péritonéale.

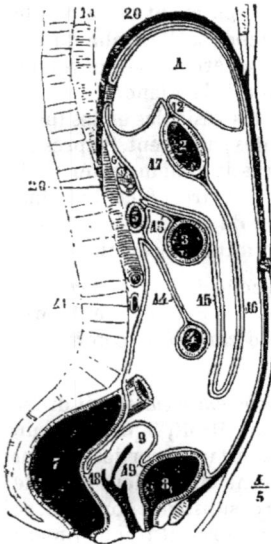

La cavité péritonéale, la plus vaste des cavités séreuses, peut être démontrée par l'insufflation ; mais, à l'état normal, elle n'existe que virtuellement et se réduit aux interstices linéaires irréguliers qui séparent les uns des autres les viscères abdominaux ou ces viscères des parois abdominales. En d'autres termes, la face libre de la séreuse est partout accolée à elle-même, sauf dans les cas pathologiques. Au-dessous du foie, entre la veine cave inférieure et la veine porte, la séreuse péritonéale s'invagine, de façon à former une cavité accessoire ou une sorte de bourse, *arrière-cavité des épiploons*, comprise dans la grande cavité péritonéale et ne communiquant avec elle que par une ouverture étroite, *hiatus de Winslow*.

Fig. 322.
Péritoine, coupe antéro-postérieure et médiane de la cavité abdominale (*).

A. Péritoine pariétal. — Il tapisse les différentes parois de la cavité abdominale et se comporte différemment sur chacune d'elles.

1° *Paroi antérieure.*—On voit partir de l'ombilic quatre replis péritonéaux, un supérieur et trois inférieurs. Le supérieur, ligament suspenseur du foie, appartient aussi à la paroi supérieure. Les inférieurs sont dus au soulèvement du péritoine par trois cordons fibreux, l'ouraque sur la ligne médiane, le cordon oblitéré des artères ombilicales sur les parties latérales ; ces trois replis se portent à la vessie; celui de l'ouraque au sommet de l'organe, ceux des artères ombilicales sur les côtés. En dehors du repli des artères ombilicales, le péritoine est soulevé par la saillie des artères épigastriques. Il en résulte de chaque côté trois dépressions, qui ont reçu le nom de *fossettes inguinales ;* une *interne*, comprise entre le repli de l'ouraque et celui de l'artère ombilicale ; une *moyenne*, entre ce dernier et le repli de l'artère épigastrique ; une *externe*, en dehors de l'artère épigastrique ; celle-ci correspond à l'anneau inguinal interne ; quelquefois,

(*) 1) Foie. — 2) Estomac. — 3) Côlon transverse. — 5) Intestin grêle. — 5) Duodenum. — 6) Pancréas. — 7) Rectum. — 8) Vessie. — 9) Utérus. — 10) Aorte. — 11) Veine cave inférieure. — 12) Épiploon gastrohépatique. — 13) Mésocôlon transverse. — 14) Mésentère. — 15) Lame postérieure du grand épiploon. — 16) Sa lame antérieure. — 17) Arrière-cavité des épiploons. — 18) Cul-de-sac recto-vaginal. — 19) Cul-de-sac utéro-vésical. — 20) Diaphragme.

chez la femme, le péritoine forme là un cul-de-sac qui se prolonge plus ou moins loin dans le canal inguinal, *canal de Nuck*. Au niveau de l'anneau crural le péritoine offre aussi une dépression légère, *fossette crurale*.

2° *Paroi postérieure*. — Sur la paroi postérieure il tapisse non-seulement la paroi abdominale proprement dite et les gros vaisseaux, mais encore la face antérieure du pancréas, du duodenum, des reins, des capsules surrénales, le tiers antérieur du côlon ascendant et du côlon descendant et la moitié antérieure du cœcum au-dessus de l'abouchement de l'intestin grêle. C'est de cette paroi que partent la plupart des replis péritonéaux qui se rendent aux viscères, le *ligament coronaire* qui va au bord postérieur du foie, le *mésocôlon transverse* (13) qui va au côlon transverse, le *mésentère* de l'intestin grêle (14) et, sur les côtés, le *ligament phrénico-splénique*, qui se rend à l'extrémité supérieure de la rate, le *mésocœcum* qui va au cœcum et à l'appendice vermiculaire, et le *mésocôlon iliaque* destiné à l'S iliaque. Le nombre de ces replis s'explique facilement, puisque la plupart des artères viscérales naissent de l'aorte située sur cette paroi postérieure.

3° *Parois latérales*. — Sur ces parois le péritoine ne présente rien de particulier.

4° *Paroi supérieure*. — Il tapisse toute la face inférieure du diaphragme et offre là un repli important, *ligament suspenseur du foie* ou *falciforme*, qui se porte de l'ombilic au foie et au ligament coronaire. En arrière, il se réfléchit du diaphragme sur le foie pour constituer le feuillet supérieur du ligament coronaire. Cette partie du péritoine est adossée à la plèvre au niveau des lacunes que présente le diaphragme.

5° *Partie inférieure ou pelvienne*. — *a*) Chez l'*homme*, il tapisse le sommet et la face postérieure de la vessie, ainsi que ses faces latérales, en descendant plus ou moins bas (ordinairement jusqu'aux vésicules séminales), et se réfléchit alors sur la face antérieure du rectum en formant le cul-de-sac recto-vésical; il ne tapisse d'abord que ses parties antérieures et latérales, mais dans le tiers supérieur du rectum il l'enveloppe complétement et offre alors un *méso-rectum*.

b) Chez la *femme*, il forme un large repli transversal, qui enveloppe les organes génitaux internes.

1° La *partie médiane* de ce repli enveloppe l'utérus et se réfléchit en avant et en arrière pour se porter sur la vessie et sur le rectum. *En avant*, il se réfléchit avant d'arriver au col, et constitue en passant de l'utérus sur la face postérieure de la vessie le *cul-de-sac utéro-vésical* (19), limité de chaque côté par les *replis utéro vésicaux*. *En arrière*, le péritoine descend plus bas, tapisse même un peu la face postérieure du vagin et, arrivé à 0^m,06 au-dessus de l'anus, se réfléchit sur le rectum en formant le *cul-de-sac recto-utérin* (18), limité latéralement par les *plis semi-lunaires de Douglas*, qui se réunissent en arrière du vagin en un repli concave, *ligament de Petit*.

2° Les *parties latérales*, *ligaments larges*, se continuent inférieurement avec le péritoine, qui revêt l'excavation du petit bassin. Leur partie supérieure, libre, présente trois replis secondaires ou *ailerons;* le postérieur contient l'ovaire; le moyen, qui constitue la partie supérieure du ligament large, contient la trompe; l'antérieur loge le ligament rond et l'accompagne jusqu'à l'anneau inguinal interne et quelquefois se prolonge en cul-de-sac jusque dans le canal même (*canal de Nuck*). Entre l'aileron postérieur et l'aileron moyen de la trompe le ligament large s'élargit en un repli triangulaire (*ala vespertilionis*) dont la base externe est libre et qui contient le corps de Rosenmüller.

B. PÉRITOINE VISCÉRAL. — Les viscères sont rattachés par des replis aux parois abdominales ou sont rattachés les uns aux autres. De là deux classes de replis péritonéaux.

a) *Replis péritonéaux rattachant les organes aux parois abdominales.* — Ces replis sont appelés *mésentères* (mésentère proprement dit, mésocôlon, etc.), s'ils se rendent au tube intestinal, *ligaments péritonéaux*, s'ils vont aux autres organes. Ils sont tous composés de deux feuillets. Nous allons les décrire successivement.

1° *Ligament suspenseur du foie ou falciforme.* — Ce ligament est triangulaire et contient le cordon fibreux de la veine ombilicale. Il part de l'ombilic et se porte de là à droite et en arrière, en s'élargissant, jusqu'au sillon longitudinal du foie; là il se divise en deux parties, une partie supérieure qui passe entre le diaphragme et la face supérieure du foie et arrive jusqu'au ligament coronaire, et une partie inférieure qui accompagne le cordon fibreux de la veine ombilicale dans le sillon longitudinal. Son bord convexe, continu au péritoine pariétal, répond d'abord à la ligne blanche, puis à la face inférieure du diaphragme; son bord concave, inférieur, libre, va de l'ombilic au sillon longitudinal; sa base se bifurque en embrassant le foie, dont elle trace la division en deux lobes. Sa face antérieure et droite est adossée au diaphragme ; sa face inférieure gauche répond au foie.

2° *Ligament coronaire.* — Ce ligament, constitué par deux feuillets péritonéaux très-écartés, se porte du bord postérieur du foie au diaphragme; il s'élargit à ses deux extrémités pour former les deux *ligaments triangulaires droit* et *gauche*.

3° *Ligament hépatico-rénal.* — C'est un repli qui va de la face inférieure du lobe droit du foie au rein. Son bord libre, tourné à gauche, limite en arrière l'hiatus de Winslow.

4° *Ligament phrénico-splénique.* — Ce repli se porte du diaphragme à l'extrémité supérieure de la rate et forme une sorte de bourse entre la rate et le rein.

5° *Ligament phrénico-gastrique.* — Ce repli, court, triangulaire, s'étend du côté gauche de l'ouverture œsophagienne au côté gauche du cardia.

6° *Ligament duodéno-rénal.* — Ce repli, horizontal, concave supérieurement, unit la partie supérieure du duodenum au sommet du rein droit.

7° *Mésentère* (14). — Le mésentère, exclusivement affecté à l'intestin grêle proprement dit, a une forme triangulaire : son sommet tronqué, *racine du mésentère*, s'étend de la deuxième vertèbre lombaire à l'articulation sacro-iliaque droite; sa base, élargie en éventail, curviligne, s'insère au hile de l'intestin grêle. C'est dans sa partie moyenne qu'il présente le plus de hauteur, et par suite les anses intestinales correspondantes ont le plus de mobilité.

8° *Mésocœcum*. — Le cœcum est enveloppé par le péritoine jusqu'à l'abouchement de l'intestin grêle. L'appendice iléo-cœcal a un petit mésentère variable qui limite avec la terminaison du mésentère une petite bourse ouverte en dedans et en bas vers le petit bassin.

. 9° *Mésocôlon transverse* (13). — Ce repli, plus large à sa partie médiane, se compose de deux feuillets : l'un, postérieur et inférieur, qui se continue avec le feuillet supérieur et droit du mésentère ; l'autre, antérieur et supérieur, qui se porte vers le pancréas et qui chez l'adulte se soude à la lame postérieure du grand épiploon (15) située au-dessous de lui. A gauche, la partie supérieure du côlon descendant est rattachée au diaphragme par un repli qui reçoit comme un sac l'extrémité inférieure de la rate.

10° *Mésocôlon iliaque*. — Ce repli, assez lâche, rattache l'S iliaque à la fosse iliaque gauche.

11° *Mésorectum*. — Ce repli, continu au précédent, n'existe que pour la partie supérieure du rectum.

12° *Ligaments larges*. — Ils ont été décrits avec le péritoine de la paroi abdominale inférieure.

b) *Replis péritonéaux rattachant les organes entre eux*. — Ces replis sont les *épiploons* et les *ligaments interviscéraux*.

1° *Grand épiploon* ou *épiploon gastro-colique* (¹). — Ce large repli s'insère en haut à la grande courbure de l'estomac, descend (16) en avant des circonvolutions intestinales (*lame antérieure du grand épiploon*), puis, arrivé plus ou moins bas, remonte (*lame postérieure du grand épiploon* (15), s'accole au feuillet supérieur du mésocôlon transverse, auquel il se soude chez l'adulte, et arrive jusqu'à la paroi abdominale postérieure. Là les deux feuillets qui le composent s'écartent ; l'inférieur se réfléchit immédiatement pour constituer le feuillet supérieur du mésocôlon transverse ; le supérieur remonte le long de la paroi postérieure de l'abdomen en avant du pancréas (6) et va former le feuillet inférieur du ligament coronaire du foie. On voit que le mésocôlon transverse n'est pas, comme on le dit souvent, formé par les deux feuillets de la lame postérieure du grand épiploon, qui s'écarteraient pour entourer le côlon ; ce qui a donné lieu à cette erreur, ce sont les adhérences qui existent chez l'adulte entre leurs lames ; mais en général on peut les séparer assez facilement sur le fœtus. Le grand épiploon descend plus bas à gauche qu'à droite; à droite et en haut, il se continue avec le ligament hépatico-colique. Entre ces deux lames est comprise la partie inférieure de l'arrière-cavité des épiploons (17); mais chez l'adulte, elles sont ordinairement soudées.

(¹) Ce nom de *gastro-colique* lui a été donné à tort, puisqu'en arrière il va jusqu'au pancréas et dépasse le côlon transverse.

2° *Petit épiploon* ou *épiploon gastro-hépatique* (12). — Ce repli s'étend du sillon transverse du foie à la petite courbure et au duodenum (*ligament hépatico-duodénal*). Il contient dans son intérieur la veine porte, l'artère hépatique et le canal cholédoque, et se continue à gauche avec le ligament phrénico-gastrique ; à droite avec le ligament hépatico-colique. Il limite en haut et en avant l'arrière-cavité des épiploons.

3° *Ligament gastro-splénique.* — Ce ligament s'étend du hile de la rate à l'estomac ; il contient les vaisseaux courts.

4° *Ligament hépatico-colique.* — Ce repli n'est autre chose que la terminaison et le prolongement de l'épiploon gastro-hépatique et du ligament hépatico-duodénal, qui se portent jusqu'à la partie supérieure du côlon ascendant.

Dans le péritoine considéré dans son ensemble, on distingue :

1° *Cavité péritonéale* et *arrière-cavité des épiploons.* — La cavité péritonéale est divisée en deux cavités par une sorte d'étranglement, mais de telle façon que la petite cavité, *arrière-cavité des épiploons* (17), se trouve invaginée dans la grande, *cavité péritonéale proprement dite.* Le lieu de l'étranglement ou l'orifice de communication des deux cavités porte le nom d'*hiatus de Winslow.*

L'*hiatus de Winslow* est une ouverture arrondie assez grande pour admettre le doigt indicateur. Elle a pour limites : en avant, la veine porte et le ligament hépatico-duodénal, qui termine à droite l'épiploon gastro-hépatique ; en arrière, la veine cave inférieure et surtout le bord concave du ligament hépatico-rénal ; en haut, la face inférieure du lobe droit du foie près du col de la vésicule ; en bas, la partie supérieure du duodenum.

L'*arrière-cavité des épiploons* (17) est limitée : en haut, par le lobe de Spigel et le feuillet inférieur du ligament coronaire ; en bas, par la réflexion des lames du grand épiploon ; en avant, par la face postérieure de l'estomac et le ligament gastro-splénique et par la lame antérieure du grand épiploon ; en arrière, par la lame postérieure du grand épiploon et par le feuillet supérieur de cette lame, qui monte en avant du pancréas jusqu'au ligament coronaire ; à gauche, par les ligaments phrénico-gastrique, phrénico-splénique, gastro-splénique et le grand épiploon ; à droite, par le ligament duodéno-rénal et le grand épiploon. Cette cavité n'est pas en général démontrable chez l'adulte, où les lames qui la circonscrivent se soudent ordinairement plus ou moins. Cette arrière-cavité des épiploons est elle-même divisée en deux cavités secondaires par un repli, *ligament gastro-pancréatique*, qui va obliquement de gauche à droite, du cardia vers la face antérieure du pancréas et la partie postérieure du duodenum, et isole la face postérieure de l'estomac du lobe de Spigel. La *cavité supérieure, petite bourse épiploïque*, loge le lobule de Spigel ; l'hiatus de Winslow y donne immédiatement accès ; la cavité inférieure, *grande bourse épiploïque*, comprend tout le reste de l'arrière-cavité des épiploons.

2° *Trajet du péritoine.* — Pour bien comprendre la disposition générale du péritoine et les rapports de ses deux portions avec la cavité des épiploons, il est utile de suivre son trajet sur une coupe verticale et médiane antéro-postérieure.

Sur une coupe verticale (Fig. 322), on voit qu'il se divise en deux parties, que nous pouvons supposer partir du sillon transverse du foie.

1° *La partie qui tapisse la grande cavité péritonéale* part du sillon transverse, descend vers la petite courbure en formant le feuillet antérieur de l'épiploon gastro-hépatique (12) et tapisse la face antérieure de l'estomac ; arrivée à la grande courbure, elle descend comme feuillet antérieur du grand épiploon, remonte comme feuillet postérieur du même et arrive à la paroi abdominale postérieure au niveau de la deuxième vertèbre lombaire, se réfléchit pour constituer le feuillet supérieur du mésocôlon transverse, enveloppe le côlon, forme le feuillet inférieur du mésocôlon (13), recouvre la face antérieure de la troisième portion du duodenum, se réfléchit pour fournir le feuillet supérieur droit du mésentère, entoure l'intestin grêle, forme ensuite le feuillet inférieur gauche et arrive sur le rectum. Dans l'excavation pelvienne il constitue les culs-de-sac recto-vésical chez l'homme, recto-vaginal et utéro-vésical chez la femme, remonte le long de la paroi abdominale antérieure, tapisse la face concave du diaphragme, se réfléchit au niveau du bord postérieur du foie pour constituer le feuillet supérieur du ligament coronaire, recouvre la face convexe du foie, son bord antérieur, sa face inférieure et arrive à son point de départ, c'est-à-dire au sillon transverse.

2° *Le péritoine qui tapisse l'arrière-cavité des épiploons* part du sillon transverse, forme le feuillet postérieur de l'épiploon gastro-hépatique, tapisse la face postérieure de l'estomac et, au niveau de la grande courbure, s'accole au feuillet externe du grand épiploon, dont il constitue le feuillet interne et l'accompagne jusqu'à la deuxième vertèbre lombaire ; là, il s'en sépare, se porte en haut et en avant du pancréas, fournit le feuillet inférieur du ligament coronaire, tapisse le lobe de Spigel et la face inférieure du foie et arrive à son point de départ au sillon transverse.

Structure. — Le péritoine est constitué par une charpente fibreuse de tissu connectif très-riche en fibrilles élastiques, recouverte par un épithélium pavimenteux simple. Le feuillet pariétal est plus épais ; le feuillet viscéral dans bien des points paraît réduit à une simple couche épithéliale. L'adhérence aux parties sous-jacentes, très-intime dans certains points, très-lâche dans d'autres, se fait par un tissu sous-séreux lamelleux.

Le péritoine est très-riche en *vaisseaux*. Les *veines* forment à sa face profonde un réseau qui communique avec les branches de la veine porte. Il contient des réseaux lymphatiques. Les *nerfs*, assez nombreux, viennent du phrénique (par le ligament suspenseur du foie), des derniers nerfs intercostaux, des nerfs lombaires et du grand sympathique.

LIVRE SEPTIÈME

ORGANES DES SENS.

PREMIÈRE SECTION

APPAREIL DE LA VISION

Préparation. — A. *Globe oculaire.* La dissection de l'œil doit se faire en grande partie sous l'eau. L'examen du globe oculaire comprend deux sortes de préparations : 1° la séparation par couches des trois membranes de l'œil, et 2° des coupes. Les coupes, soit équatoriales, soit méridiennes, peuvent être faites sur des yeux frais et plus facilement sur des yeux durcis par l'acide chromique ou le sublimé. La séparation des diverses couches se fait de la façon suivante. Pour mettre à nu la choroïde, on fait une très-légère incision à la sclérotique au niveau du plan équatorial de l'œil ; dès que la couleur noire de la choroïde apparaît au fond de l'incision, on insuffle de l'air entre les deux membranes pour les écarter l'une de l'autre, et on incise circulairement avec précaution la sclérotique, de façon à la partager en un segment antérieur et un segment postérieur. On divise chacun de ces segments en deux ou quatre lambeaux, qu'on détache de la choroïde, les uns en avant et les autres en arrière, de façon à l'isoler complétement ; il faut beaucoup d'attention au niveau du limbe de la cornée, à cause des adhérences qui existent à ce niveau entre la membrane externe et la choroïde. Pour mettre à nu la rétine, on saisit la choroïde avec deux pinces, mais de façon à ne pas saisir toute l'épaisseur de cette membrane, de peur de saisir aussi la rétine, et on la déchire. Il est facile ensuite de l'isoler complétement de la rétine par le même procédé que précédemment. Il faut une certaine précaution pour détacher les procès ciliaires de la zone de Zinn à cause de leur adhérence. Le canal de Petit peut être insufflé par une légère piqûre ; le canal de Fontana est injecté ordinairement au mercure.

L'appareil de la vision comprend de chaque côté un organe fondamental, le *globe* ou *bulbe oculaire*, et des organes accessoires ayant pour but la protection ou les mouvements du bulbe.

CHAPITRE PREMIER

BULBE OU GLOBE OCULAIRE

Après un trajet de $0^m,03$, à partir du trou optique, le nerf optique vient se terminer au globe oculaire. Cet organe, situé dans la cavité orbitaire, a la forme d'un sphéroïde irrégulier, dont la partie antérieure (*cornée*) est plus fortement bombée que le reste (Fig. 323), de façon que le diamètre antéro-postérieur dépasse les deux autres de $0^m,001$ environ. On appelle *axe de l'œil* la ligne passant par le centre du globe oculaire et le centre de la cornée ; les points où cette ligne coupe la surface du globe sont les *pôles* du bulbe oculaire. L'*équateur* de l'œil est le plan perpendiculaire à l'axe et partageant le globe en deux hémisphères, un antérieur et un postérieur. Les *méridiens* sont les plans conduits par l'axe de l'œil.

L'entrée du nerf optique dans le bulbe se fait à $0^m,003$ ou $0^m,004$ en dedans du pôle postérieur, et à $0^m,001$ au-dessous du plan méridien horizontal.

Les dimensions moyennes de l'œil sont les suivantes : diamètre antéro-postérieur 0ᵐ,024 ; diamètre transversal 0ᵐ,0235 ; diamètre vertical ᶜᵐ,023. Son poids est de 7 à 8 grammes. L'œil de femme est un peu plus petit.

Le globe oculaire se compose de membranes enveloppantes et de milieux transparents. Les membranes enveloppantes, au nombre de trois, sont, en allant de l'extérieur à l'intérieur : 1° la *sclérotique* (1), qui se continue en avant avec la *cornée* (2) pour former l'enveloppe fibreuse de l'œil ; 2° la *choroïde* (10) continue en avant avec l'*iris* (14) ; 3° la *rétine* (15). Les milieux

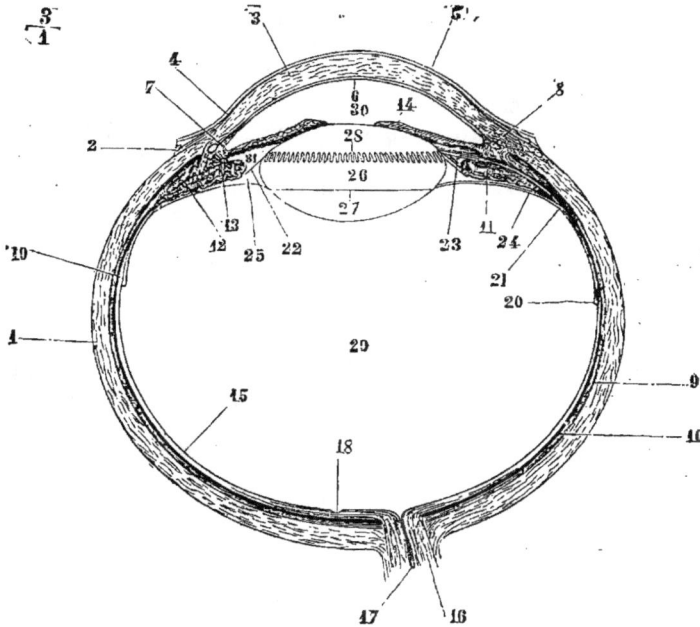

Fig. 323. — *Coupe du globe oculaire* (*).

transparents sont, en allant d'avant en arrière : 1° l'*humeur aqueuse*, qui occupe les *chambres antérieure* (30) et *postérieure* (31) de l'œil ; 2° le *cristallin* (26) ; et 3° l'*humeur vitrée* (29). Au point de vue physiologique, le globe oculaire peut être divisé en quatre appareils principaux : 1° un appareil de soutien, constitué par sa membrane fibreuse d'enveloppe (sclérotique et cornée) ; 2° un appareil d'accommodation, constitué par la choroïde, l'iris

---

(*) 1) Sclérotique. — 2) Conjonctive. — 3) Cornée. — 4) Lame élastique antérieure de la cornée. — 5) Épithélium de la cornée. — 6) Membrane de Demours. — 7) Ligament pectiné. — 8) Canal de Fontana. — 9) Choroïde. — 10) Couche pigmentaire de la choroïde. — 11) Procès ciliaires. — 12) Muscle ciliaire. — 13) Ses fibres orbiculaires. — 14) Iris. — 15) Rétine. — 16) Nerf optique. — 17) Artère centrale de la rétine. — 18) Fosse centrale. — 19) Partie antérieure de la rétine et *ora serrata*. — 20) Hyaloïde. — 21) Sa division en deux feuillets. — 22) Feuillet antérieur de l'hyaloïde ou zone de Zinn. — 23) Le même, sectionné dans l'intervalle de deux procès ciliaires. — 24) Feuillet postérieur de l'hyaloïde. — 25) Canal de Petit. — 26) Cristallin. — 27) Ligne indiquant l'attache du feuillet postérieur de l'hyaloïde sur le cristallin. — 28) Ligne onduleuse indiquant l'attache de la zone de Zinn. — 29) Corps vitré. — 30) Chambre antérieure. — 31) Chambre postérieure. (D'après Ecker.)

et le cristallin ; 3° un appareil de réfraction, qui comprend la cornée et les milieux transparents ; 4° un appareil de perception, formé par la rétine.

ARTICLE I. — MEMBRANE EXTERNE DE L'ŒIL.

§ I. — Sclérotique ou cornée opaque (Fig. 323, 1).

La sclérotique occupe les cinq sixièmes postérieurs du bulbe. Sa *couleur* est blanche chez l'adulte, blanc bleuâtre chez les enfants, jaunâtre chez les vieillards. Son *épaisseur*, de $0^m,001$ près de l'entrée du nerf optique, diminue peu à peu d'arrière en avant ($0^m,0003$ à $0^m,00\ 4$).

Sa face externe donne attache aux tendons des muscles de l'œil, et est couverte en avant par la conjonctive (*blanc de l'œil*). Sa face interne, brunâtre, creusée de sillons antéro-postérieurs pour les nerfs ciliaires, répond à la choroïde. En arrière elle présente une ouverture conique à base postérieure pour le passage du nerf optique, ou mieux son tissu se continue avec le névrilemme externe du nerf optique, du moins pour ses couches périphériques.

La sclérotique est percée de canaux obliques qui laissent passer les vaisseaux et les nerfs ciliaires. Son tissu, très-dense, fibreux, se laisse déchirer difficilement en lames quadrangulaires à bords irréguliers.

Structure. — La sclérotique se compose de faisceaux connectifs s'entre-croisant à angle droit ; les uns méridionaux, en général plus superficiels, et continus en arrière aux fibres longitudinales du névrilemme externe du nerf optique ; les autres équatoriaux, prédominant dans les couches profondes. Ces faisceaux sont séparés par des réseaux fins de fibres élastiques et des amas pigmentaires. La couleur brune de sa face interne provient de la choroïde *(lamina fusca)*.

Vaisseaux. — Les *artères* de la sclérotique viennent des artères ciliaires postérieures et antérieures. Les *veines* vont, celles du réseau capillaire postérieur, à des veines ciliaires postérieures, qui ne reçoivent rien de la choroïde ; celles du réseau capillaire antérieur, aux veines ciliaires antérieures, soit directement, soit par l'intermédiaire du plexus veineux du canal de Fontana. Le réseau capillaire de la sclérotique communique en avant avec le réseau capillaire de la choroïde, et avec celui de la conjonctive (voy. *Conjonctive*).

§ II. — Cornée transparente ou cornée proprement dite (Fig. 323, 3).

La cornée est cette membrane transparente qui occupe le sixième antérieur du globe oculaire. La courbure de sa face extérieure, plus marquée que celle de la sclérotique, appartient à un rayon de $0^m,008$; mais elle n'est pas exactement sphérique ; elle représente en réalité des méridiens presque elliptiques et à peu près symétriques. Son indice de réfraction est $1,3525$. Son épaisseur est un peu moindre au centre que près des bords.

Sa circonférence est taillée en biseau aux dépens de sa face externe, de sorte qu'elle est enchâssée dans l'ouverture antérieure de la sclérotique comme un verre de montre dans son cadre. A la réunion des deux membranes se trouve un canal circulaire, *canal de Schlemm ou de Fontana* (8), plus rapproché de leur face postérieure.

Sa face antérieure est un peu ovale, à grand axe transversal; sa face postérieure est circulaire, aspect dû à ce que la sclérotique empiète un peu sur elle en haut et en bas.

La cornée peut à l'aide du scalpel être divisée artificiellement en lamelles plus ou moins nombreuses.

Structure. — La cornée se compose d'une membrane propre comprise entre deux couches épithéliales ayant chacune pour support une lamelle élastique mince. Le revêtement épithélial antérieur est la continuation de l'épithélium de la conjonctive ; le revêtement postérieur appartient à la membrane de l'humeur aqueuse ou membrane de Descemet. On trouvera donc d'avant en arrière : 1° l'épithélium antérieur: 2° la lamelle élastique antérieure ; 3° la membrane propre de la cornée ; 4° la lamelle élastique postérieure ; 5° l'épithélium postérieur de la cornée.

1° *Épithélium antérieur* (5). — C'est un *épithélium pavimenteux* stratifié, qui se continue avec celui de la conjonctive; les cellules profondes sont cylindriques, les moyennes polygonales, les supérieures aplaties et lamelleuses.

2° *Lame élastique antérieure.* — Cette membrane, excessivement mince (4), est de nature fibreuse. Elle est percée de trous, sur lesquels nous reviendrons plus loin.

3° *Membrane propre de la cornée* (3). — Elle forme la plus grande partie de l'épaisseur de la cornée et comprend une substance fondamentale et des éléments cellulaires.

a) La *substance fondamentale* est composée de *lamelles*, réductibles elles-mêmes en lamelles plus fines, ou, suivant quelques auteurs, en faisceaux aplatis entre-croisés. Les derniers éléments paraissent être formés par des fibrilles, disposées parallèlement dans les faisceaux et les lamelles et visibles par certains réactifs. Entre ces faisceaux et ces lamelles de la cornée existent des *lacunes* qui peuvent être injectées et que quelques anatomistes ont regardées comme un système de canaux anastomosés traversant toute l'épaisseur de la cornée (*corneal tubes* de Bowman).

b) Les *éléments cellulaires* de la cornée sont de deux espèces : 1° Les uns, *corpuscules étoilés de la cornée*, sont des cellules à noyau, dont les prolongements s'anastomosent fréquemment entre eux et constituent ainsi un réseau analogue au réseau des cellules connectives du tissu muqueux ; 2° Les autres, *globules migrateurs* de Recklinghausen, sont analogues aux globules lymphatiques et situés dans les lacunes de la substance fondamentale, qu'ils parcourent dans divers sens (¹).

4° *Lame élastique postérieure (membrane de Demours ou de Descemet).* — C'est une membrane épaisse de 0ᵐᵐ,007, très-transparente (*membrane vitrée*), élastique, facilement isolable de la cornée et s'enroulant alors par ses bords, qui offrent une cassure nette.

5° *Épithélium postérieur*. — Il est formé par une couche simple de cellules polygonales à noyau arrondi.

Vers les bords de la cornée (*limbe*) ces différentes couches subissent quelques modifications. L'épithélium antérieur augmente d'épaisseur, tandis que la lame élastique antérieure se confond avec le derme de la conjonctive. Quant aux fibres de la cornée, elles se continuent sans interruption avec les faisceaux de la sclérotique, en changeant seulement d'aspect, de façon que la séparation des deux mem-

(¹) Il y a encore du doute sur la nature de ces deux espèces d'éléments de la cornée. Henle regarde les corpuscules de la cornée comme de simples lacunes de la substance fondamentale. Quant à l'étude des globules migrateurs, elle a surtout été faite sur des cornées d'animaux inférieurs.

branes est tout à fait artificielle. La lame élastique postérieure, en approchant du limbe, prend un aspect fibrillaire spécial, s'épaissit (Fig. 329, 5) et va s'attacher par ses fibres externes à la face interne du canal de Fontana, tandis que les autres, sous le nom de *ligament pectiné*, se réfléchissent de la cornée sur l'iris. L'épithélium postérieur semble disparaître au niveau du ligament pectiné.

La cornée ne contient pas de vaisseaux. Les capillaires de la conjonctive et de la sclérotique forment des anses, qui dépassent à peine le limbe de la cornée. Les lymphatiques, admis par quelques auteurs, y sont douteux.

Nerfs. — La cornée reçoit quarante à quarante-cinq troncs nerveux provenant du plexus ciliaire et passant de la sclérotique dans la cornée. Ces nerfs perdent bientôt leur gaîne médullaire et forment des plexus dans l'épaisseur de la cornée, plexus d'autant plus fins qu'ils sont situés dans les couches antérieures. D'après des recherches récentes, ces nerfs se termineraient de deux façons : 1° les uns, *nerfs de la membrane propre*, ne sortent pas de la couche moyenne et, d'après Kühne, entreraient en connexion avec les corpuscules étoilés de la cornée (nerfs trophiques ? nerfs moteurs de Kühne ?); 2° les autres, *nerfs sensitifs*, envoient des filets, qui, après avoir traversé les trous de la lame élastique antérieure, pénètrent dans la couche épithéliale antérieure et se terminent par des extrémités libres, soit entre les cellules épithéliales, soit, du moins chez les mammifères, en avant des cellules les plus superficielles ([1]).

ARTICLE II. — MEMBRANE MOYENNE DE L'ŒIL.

§ I. — Choroïde (Fig. 323, 9, 10),

La choroïde s'étend depuis l'entrée du nerf optique jusqu'au limbe de la cornée, où elle se continue avec l'iris. On peut la diviser en deux zones, séparées par une ligne circulaire dentelée, *ora serrata*, située en avant de l'équateur de l'œil, et qui correspond à une diminution subite d'épaisseur de la rétine, une *zone postérieure* ou *choroïdienne* (9, 10), une *zone antérieure* ou *ciliaire* (12, 13).

1° *Zone postérieure* ou *choroïdienne*. — Sa face externe est brun foncé, tomenteuse, lâchement unie à la sclérotique par des tractus celluleux, sauf au niveau de l'entrée du nerf optique, où son adhérence est intime. Sa face interne, plus foncée, lisse, est contiguë sans adhérence à la rétine. Son épaisseur est de $0^{mm},05$ à $0^{mm},08$.

La choroïde est une membrane excessivement vasculaire, et peut assez facilement se diviser en deux lames, une lame externe à mailles plus lâches, contenant les gros vaisseaux, et une lame interne (membrane Ruysch) qui par l'injection offre un réseau capillaire très-fin et excessivement serré. Si on enlève la couche de pigment qui tapisse sa face postérieure on voit qu'elle possède une certaine transparence.

2° *Zone ciliaire*. — A partir de l'*ora serrata*, la choroïde s'épaissit jusqu'à $0^{m},001$ et plus, et sa face externe prend une teinte grisâtre, et avant d'ar-

---

([1]) Consulter sur ce sujet : W. Kühne, *Untersuch. über das Protoplasma und die Contractilität.* Leipzig, 1864. — H. Hoyer, *Ueber den Austritt von Nervenfasern in das Epithel. der Hornhaut (Archiv für Anat., Physiol. u. wissensch. Medizin,* 1866). — Kölliker, *Ueber die Nervenendigungen der Hornhaut (Würzburger naturwissensch. Zeitschrift.* 1866). — J. Cohnheim, *Ueber die Endigung der sensiblen Nerven in der Hornhaut (Archiv für path. Anat. und Physiol.* 1867). — Th. W. Engelmann, *Ueber die Hornhaut des Auges.* Leipzig, 1867.

river à l'iris, elle adhère intimement à la face interne de la sclérotique. Cette zone ciliaire se divise en deux parties, une partie externe, en contact avec la sclérotique, *muscle ciliaire* (12), et une partie interne, plissée, plus rapprochée du centre de l'œil, *couronne ciliaire* (11).

Le *muscle ciliaire* ou *tenseur de la choroïde* (*ligament* ou *cercle ciliaire*), constitue un anneau grisâtre à l'extérieur, blanc jaunâtre à l'intérieur. Sur une coupe (12) il a la forme d'un triangle allongé ; sa face externe répond à la sclérotique, sa face interne à la couronne ciliaire, sa base à la naissance de l'iris ; son sommet aigu, dirigé en arrière, se continue avec la choroïde et surtout avec sa lame externe.

La *couronne ciliaire* (*corps ciliaire*) forme une sorte de couronne radiée située derrière l'iris, en dedans du muscle ciliaire, et qui se voit bien lorsqu'on examine par sa partie postérieure le segment antérieur de l'œil. Sa face interne est noire quand le pigment n'est pas enlevé. Cette couronne est constituée par 70 à 80 replis ou *procès ciliaires* (11). Ce sont de petites lamelles triangulaires, rayonnées, disposées de champ, qui présentent : un bord adhérent contigu au muscle ciliaire ; un bord interne libre, onduleux ; une extrémité antérieure, arrondie, dirigée en avant et en dedans et faisant librement saillie dans la chambre postérieure, en arrière de l'iris, sans atteindre la périphérie du cristallin ; un sommet dirigé en arrière et continu avec la choroïde et surtout avec sa lame interne ; enfin deux faces latérales contiguës à celles des procès ciliaires voisins. Leur tissu très-mou, facilement déchirable, est excessivement vasculaire. Les extrémités antérieures des procès ciliaires, ainsi que leurs faces latérales, sont dépourvues de pigment. Leurs bords libres et leurs deux faces contractent des adhérences avec la zone de Zinn de l'hyaloïde.

Structure. — 1° *Zone choroïdienne.* — La choroïde est essentiellement composée par une charpente connective consistant en cellules ramifiées et anastomosées, très-aptes à s'infiltrer de pigment, et par des vaisseaux. A sa face interne est une couche de pigment, *membrane pigmentaire*, qui serait peut-être rattachée avec plus de raison à la rétine.

a) La *choroïde proprement dite* comprend trois couches : 1° la *couche externe*, *lamina fusca*, brunâtre, molle, contient beaucoup de cellules pigmentaires disséminées dans une substance homogène, et des réseaux élastiques qui l'unissent aux fibres profondes de la sclérotique ; 2° la *couche moyenne, membrane vasculaire*, est constituée par les gros vaisseaux artériels (artères ciliaires postérieures) et veineux (*venæ vorticosæ*) ; les veines prédominent dans la partie antérieure ; entre les vaisseaux sont éparses des cellules de pigment. Les artères sont accompagnées par des faisceaux musculaires lisses longitudinaux (H. Müller). Un riche plexus de fibres nerveuses avec des cellules ganglionnaires parcourt cette lamelle ; 3° la *couche interne, membrane capillaire* ou *de Ruysch*, dépourvue de pigment, contient un réseau capillaire excessivement fin et serré, dont les vaisseaux sont réunis par une substance amorphe. Ce réseau capillaire ne dépasse pas l'*ora serrata*. Cette couche est limitée du côté interne par une *lamelle élastique*, transparente, très-mince.

b) *Membrane pigmentaire.* — Elle se compose d'une couche simple de cellules hexagonales remplies de pigment et dessinant une mosaïque très-régulière. Le noyau de ces cellules est très-clair, de même que la face de la cellule tournée du côté de la choroïde ; le pigment s'accumule au contraire dans la partie de la cellule qui touche la rétine.

Au niveau du trou optique, toutes les couches sont remplacées par un lacis de tissu fibreux et de cellules pigmentaires interposé aux fibres nerveuses.

2° *Muscle ciliaire* (Fig. 324 et 329). — Ce muscle se compose de fibres lisses présentant deux directions différentes : les unes antéro-postérieures, les autres circu-

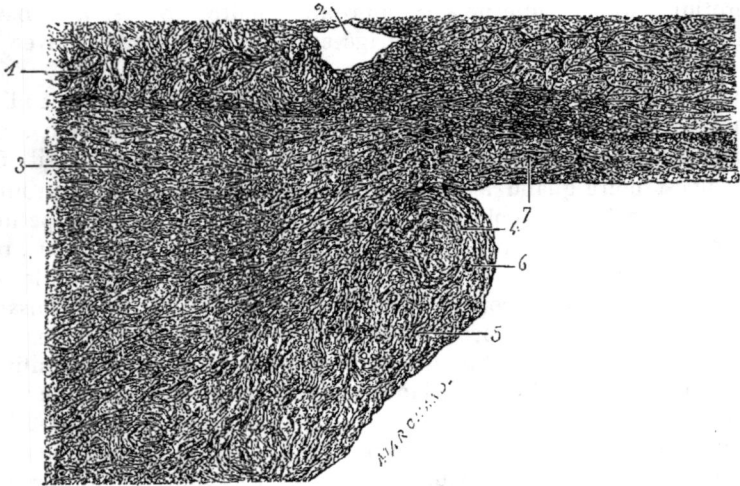

Fig. 324. — *Muscle ciliaire* (*).

laires. Les *fibres antéro-postérieures* (11) naissent de la paroi interne du canal de Fontana, de la membrane de Descemet et du ligament pectiné et de là se portent en arrière en s'irradiant vers l'iris, la base des procès ciliaires et la choroïde. Les *fibres orbiculaires* 2), situées dans la couche la plus profonde du muscle, constituent un anneau musculaire au lieu de réunion de l'iris et des procès ciliaires (Rouget, Müller). Les nerfs ciliaires forment dans ce muscle un plexus riche, qui présente des cellules ganglionnaires.

L'action du muscle ciliaire est très-controversée. Ce qu'il y a de certain, c'est qu'il est l'agent principal de l'accommodation (voy. *Corps vitré*).

3° *Procès ciliaires.* — Ils sont constitués par des faisceaux connectifs fins entrecroisés et des plexus vasculaires très-riches. On y trouve aussi des fibres lisses (Fig. 310, 5 et 6), continuation de celles du muscle ciliaire. Une couche de pigment tapisse leur face interne.

§ II. — Iris.

L'*iris* est situé en avant du cristallin et percé d'une ouverture circulaire, la *pupille*, qui permet le passage des rayons lumineux. La pupille n'est pas centrale, mais un peu rapprochée du nez. Son diamètre, susceptible de variations assez considérables, est en moyenne sur le cadavre de $0^m,003$ à

(*) (1) Sclérotique. — 2) Canal de Fontana. — 3) Muscle ciliaire. — 4) Procès ciliaire, où l'on voit des noyaux musculaires en long 5, et en travers 6. — 7) Grande circonférence de l'iris. — (D'après Morel et Villemin.

BULBE OU GLOBE OCULAIRE.

$0^m,006$. La face antérieure de l'iris est convexe et séparée de la cornée par un espace appelé *chambre antérieure de l'œil*, et rempli par l'humeur aqueuse. Sa face postérieure est accolée à la face antérieure du cristallin et se moule sur sa courbure. L'étendue de ce contact est encore indéterminée. Sa grande circonférence s'attache à la partie antérieure et interne du muscle ciliaire à $0^m,001$ du bord de la cornée. Sa petite circonférence ou *bord pupillaire* est denticulée et entourée par une zone circulaire de $0^m,001$ d'épaisseur, dont l'aspect diffère du reste de l'iris (*zones interne* et *externe de l'iris*). L'épaisseur de l'iris varie entre $0^m,0002$ et $0^m,0004$; cette épaisseur n'est du reste pas uniforme ; la zone externe augmente de la périphérie au centre, puis la zone interne diminue très-rapidement jusqu'au bord pupillaire ; la plus grande épaisseur se trouve à la réunion des deux zones.

La *couleur* de l'iris peut être ramenée à quatre *nuances* fondamentales, le brun, le vert, le bleu et le gris. Les yeux de chacune de ces nuances peuvent varier en outre du *ton* le plus clair au ton le plus foncé. Cette coloration n'est pas uniforme ; ordinairement la zone interne a une autre coloration et un autre ton que la zone externe ; en outre dans chaque zone on voit de petites taches chatoyantes irrégulières [1]. L'iris offre aussi des stries radiées très-fines et très-rapprochées, rectilignes dans la contraction de la pupille, infléchies en zigzag dans sa dilatation. La couleur de l'iris n'est pas due à la couche de pigment (uvée) qui tapisse sa face postérieure, cette couche existant avec une épaisseur égale dans les différents yeux ; elle est due exclusivement au tissu propre de l'iris. La *nuance* dépend des fibres contenues dans ce tissu et est due probablement à des interférences ; le *ton* dépend du pigment déposé dans l'épaisseur du tissu propre, pigment qui manque dans les yeux clairs. La face postérieure de l'iris est recouverte d'une couche de pigment (*uvée*), qui lui donne une coloration tout à fait noire. Dans les yeux d'albinos le pigment de l'uvée manque, et l'iris a une rougeur uniforme due à la couleur même du fond de l'œil, que l'iris laisse passer par transparence.

Structure. — L'iris se compose de deux membranes, l'*iris proprement dit* et l'*uvée* ou *membrane* pigmentaire.

1° *Iris.* — Il comprend un tissu propre, *membrane propre de l'iris*, recouverte en avant par la membrane de Descemet.

a) La *membrane propre* est formée par un tissu lâche, comme spongieux, contenant des vaisseaux et des fibres musculaires lisses. 1° La *charpente* est constituée par des fibres connectives, radiées ou circulaires, onduleuses, et des cellules étoilées, les unes incolores, les autres pigmentées ; celles-ci se rencontrent surtout dans les parties antérieures de l'iris. 2° Les *vaisseaux* ont une direction générale radiée et sont beaucoup plus fins dans la zone interne ; d'après Henle, ils sont superposés en plusieurs plans. 3° Les *fibres musculaires lisses* forment un anneau circulaire, large de $0^m,001$, autour de la pupille, *sphincter de la pupille* ; il a une épaisseur de $0^m,15$ et est plus rapproché de la face postérieure. L'existence d'un *dilatateur de la pupille*, formé par des fibres rayonnées, est encore indécise et les auteurs en donnent une description différente. Pour Henle, elles formeraient un plan de fibres interposées entre la face postérieure de la membrane propre et l'uvée (*membrane limitante postérieure*).

[1] Voy. *Mémoires de la Société d'anthropologie.* 1865, p 113.

Les *nerfs* de l'iris proviennent du plexus ciliaire ; leur terminaison est inconnue.

b) La *membrane de Descemet* ou plutôt sa continuation (*membrane limitante antérieure*) est tapissée par une couche simple de cellules épithéliales analogues à celles de la face postérieure de la cornée.

2° *Uvée.* — L'uvée est formée par plusieurs couches de cellules pigmentaires hexagonales analogues à celles de la choroïde, seulement moins bien délimitées. Leur face libre serait, d'après quelques auteurs, recouverte d'une mince lamelle amorphe.

Système vasculaire de la choroïde et de l'iris (Fig. 325). — A. *Artères.* La choroïde

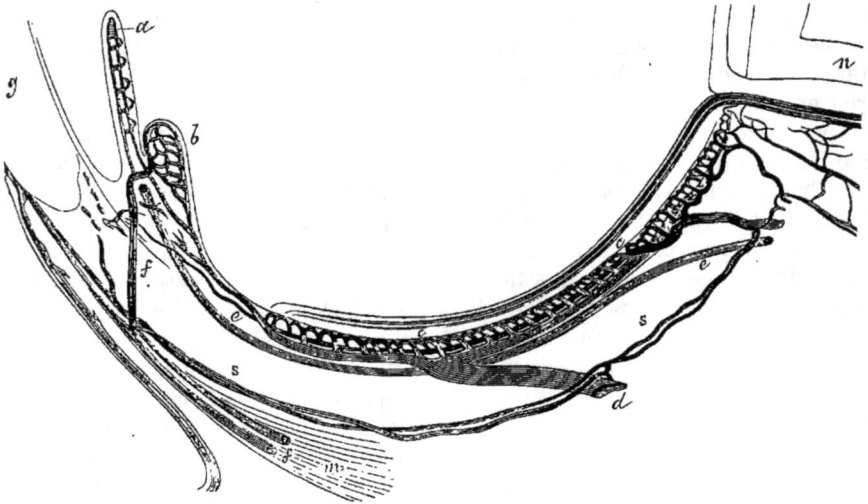

Fig. 325. — *Schéma du système vasculaire de l'œil* (*).

et l'iris reçoivent leurs artères de trois sources : des *ciliaires courtes postérieures*, des *ciliaires longues* et des *ciliaires antérieures*, qui se distribuent de la façon suivante.

1° *Les ciliaires courtes postérieures fournissent à la zone choroïdienne proprement dite.* — Ces artères, au nombre de quinze à vingt branches, perforent la sclérotique autour du nerf optique, se bifurquent peu à peu à angle aigu et vont se terminer dans le réseau fin et serré de la membrane chorio-capillaire ;

2° *La zone ciliaire de la choroïde (muscle ciliaire et procès ciliaires) et l'iris sont fournis par les ciliaires longues et les ciliaires antérieures.* — Les branches de ces artères viennent aboutir à deux cercles vasculaires, l'un antérieur, situé à l'insertion ou à la périphérie de l'iris, *grand cercle artériel de l'iris,* l'autre postérieur et externe, incomplet, *cercle du muscle ciliaire* (Leber). Ces deux cercles fournissent quatre ordres de rameaux : 1° les uns, récurrents, vont à la *choroïde,* contribuent à former la partie antérieure de la membrane chorio-capillaire et s'anastomosent ainsi avec les ciliaires courtes postérieures ; 2° quelques-uns vont au *muscle ciliaire* ; 3° d'autres vont aux *procés ciliaires*; ils sont flexueux et fournissent ordinairement chacun à deux ou trois procès ciliaires ; 4° d'autres enfin partent du grand cercle de l'*iris*, se portent en rayonnant vers le bord pupillaire et forment en s'anastomosant le *petit cercle* artériel de l'iris.

Il y a donc, sauf les anastomoses peu nombreuses entre les rameaux récurrents des ciliaires antérieures et des ciliaires longues et les ciliaires courtes postérieures, une indépendance assez grande des deux systèmes artériels de la choroïde. Le système artériel de la zone choroïdienne communique en outre à l'entrée du nerf optique avec le système capillaire de la rétine ; celui de la zone ciliaire communique au pourtour de la cornée avec le réseau capillaire sous-conjonctival et scléroticien antérieur.

B. *Veines.* — 1° *Vasa vorticosa.* — A l'inverse du système artériel, le système veineux de la choroïde et de l'iris est commun pour les deux zones de la choroïde et pour l'iris. Les veines qui proviennent de ces diverses régions vont se jeter dans des branches plus volumineuses situées dans la couche externe vasculaire de la choroïde ; ces branches se réunissent en quatre à six groupes, dans chacun desquels elles rayonnent vers un centre commun, d'où part un tronc unique qui perfore la sclérotique pour se jeter dans la veine ophthalmique. Ces veines centrales, *vasa vorticosa*, sont au nombre de quatre ordinairement et situées à égale distance les unes des autres et dans un même plan qui correspond à peu près au plan équatorial de l'œil. Les veines des procès ciliaires, pour arriver aux branches d'origine des *vasa vorticosa*, n'ont pas, comme les artères, à traverser le muscle ciliaire (Leber).

2° *Veines ciliaires antérieures.* — Une partie des veines, provenant du muscle ciliaire, vont se jeter dans le canal de Fontana, ou plutôt dans le plexus veineux annulaire qui occupe ce canal, et de ce canal partent des veines émergentes qui se rendent aux veines ciliaires antérieures ([1]).

ARTICLE III. — RÉTINE.

La rétine est une membrane mince, molle, transparente, qui s'altère très-rapidement après la mort et prend une teinte opaline. Ses deux faces sont lisses et sans adhérences avec la choroïde et le corps vitré. A l'entrée du nerf optique se trouve la *papille optique*, soulèvement situé au centre d'une tache blanche circulaire de 0^m,0015 de diamètre et d'où partent les vaisseaux centraux de la rétine (Fig. 326). Sa forme est variable et son centre présente ordinairement une dépression plus ou moins profonde, d'où émergent les vaisseaux.

En dehors de la pupille se voit la *tache jaune* (Fig. 323, 18), tache de 0^m,002 de diamètre, circulaire ou ovale dans le sens transversal ; elle a une couleur assez intense et est entourée d'une aréole faiblement jaunâtre, qui se perd insensiblement. A son centre se trouve un endroit transparent, qui fait l'effet d'un trou dont serait percée la tache jaune : c'est la *fosse centrale* de la rétine ; elle est triangulaire et a un diamètre de 0^{mm},2 ([2]). Au niveau de la tache jaune, la rétine a une certaine adhérence avec la choroïde, et

---

([1]) Voy. sur le système vasculaire de l'œil : Rouget, *Note sur la structure vasculaire de l'iris et de la choroïde*, et *Recherches anatom. et physiol. sur les appareils érectiles et les appareils de l'adaptation de l'œil* (*Gaz. méd. de Paris.* 1856). — Leber, *Anatomische Untersuch. über die Blutgefässe des menschlichen Auges.* Wien, 1865 ; et dans *Journal d'anatomie de Robin.* 1866.

([2]) Parmi les mammifères, les singes seuls ont une tache jaune et une fosse centrale.

entraîne, quand on les sépare, un peu de pigment choroïdien. La tache jaune est après la mort rattachée à la pupille par un pli transversal qui n'existe pas pendant la vie. La tache jaune est située à peu près au pôle postérieur de l'œil.

La rétine se compose de deux couches : une externe, *membrane de Jacob* ou *couche des bâtonnets ;* une interne, *rétine proprement dite*, qui peuvent être isolées par lambeaux l'une de l'autre et se comportent différemment dans les divers points de la rétine. La membrane de Jacob et la partie nerveuse de la rétine s'arrêtent au niveau de l'ora serrata ; la couche la plus interne, au contraire, *membrane limitante interne*, se prolonge beaucoup plus en avant. Au niveau de l'ora serrata, la rétine présente une adhérence assez grande avec la choroïde et avec la membrane du corps vitré.

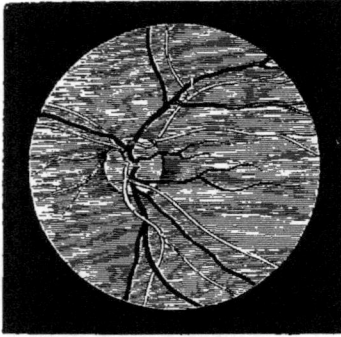

Fig. 326.

Rétine de l'œil droit et papille du nerf optique, vues à l'ophthalmoscope, d'après Sichel.

L'épaisseur de la rétine, de $0^{mm},3$ à $0^{mm},4$ au niveau de la papille, augmente un peu jusqu'à la tache jaune, puis diminue, d'abord assez vite, puis plus lentement jusqu'à l'ora serrata ($0^{mm},1$). La rétine n'a que $0^{mm},1$ au niveau de la fosse centrale.

Structure (Fig. 327). — La rétine se compose de deux ordres d'éléments : des éléments de nature nerveuse et des éléments de nature connective servant de soutien aux premiers. La distinction de ces deux espèces d'éléments est très-difficile à faire et ne date que de ces derniers temps. Ils sont disposés par couches successives, et dans chaque couche, sauf la plus extérieure, couche des bâtonnets (I), les deux espèces d'éléments sont intimement mélangés.

Les *éléments nerveux* terminaux (I), *bâtonnets* ou *cônes* (1 et 2), contigus à la choroïde, sont rattachés aux fibres nerveuses du nerf optique qui forment la couche la plus interne (B) par une série de formations cellulaires et fibreuses très-compliquées (G, F, E, D, C, B).

Les *éléments connectifs* (II) sont constitués par deux membranes parallèles aux faces de la rétine, *membranes limitantes interne* (A') et *externe* (H'), reliées entre elles par un système de fibres perpendiculaires à leurs surfaces, *fibres radiées* (12). Au niveau de la tache jaune et en avant de l'ora serrata, les deux espèces d'éléments offrent des dispositions spéciales et demandent à être étudiés à part.

A. *Rétine.* — Nous étudierons d'abord les *éléments nerveux*, puis les *éléments connectifs*.

a) *Éléments nerveux.* — Ces éléments forment six couches, qui sont en allant de l'extérieur vers l'intérieur ou de la choroïde vers le corps vitré : 1° la *couche des bâtonnets et des cônes* (I) ; 2° la *couche granuleuse externe* (G) ; 3° la *couche intermédiaire* (F) ; 4° la *couche granuleuse interne* (E) ; 5° la *couche moléculaire* (D) ; 6° la *couche ganglionnaire* (G) ; 7° la *couche des fibres du nerf optique* (B).

1° *Couche des bâtonnets* et *des cônes* ou *membrane de Jacob* (I). Ces éléments sont placés à côté les uns des autres et perpendiculaires à la surface de la rétine. Les *bâtonnets* ocupent toute l'épaisseur de la membrane de Jacob (6) ; les *cônes* sont un peu moins longs et n'atteignent pas la face externe de la membrane de Jacob (1) ; ils sont plus larges, surtout à leur partie interne. Ces deux espèces d'éléments, quoique n'ayant pas la même forme, ont en réalité la même structure. Chacun d'eux se compose de deux articles : un interne, un externe. 1° *L'article interne*, conique, plus large et plus long dans les cônes (1) que dans les bâtonnets (6), a un aspect fibrillaire ou granuleux. 2° *L'article externe*, brillant, très-réfringent, se termine en pointe pour les cônes (2), sans atteindre le niveau de la choroïde ; pour les bâtonnets, au contraire, il a à peu près la même longueur et le même diamètre que l'article interne (7). Les points de réunion des deux articles sont tous situés à la même hauteur pour les bâtonnets et forment une ligne continue. Sauf dans la fosse centrale et dans ses environs, le nombre des bâtonnets est plus grand que celui des cônes. Le nombre des cônes augmente depuis l'ora serrata jusqu'à la tache jaune ; les cônes sont d'abord séparés par trois ou quatre bâtonnets, puis seulement par deux ou trois, puis un seul et enfin, dans la fosse centrale, il n'y a plus que des cônes. Ces éléments s'altèrent très-vite après la mort et prennent alors toute espèce de formes.

2° *Couche granuleuse externe* (G). Cette couche, séparée de la précédente par la *membrane limitante externe* (H'), qui appartient au tissu connectif, se compose de deux espèces d'éléments, les *granulations des cônes* et les *granulations des bâtonnets*. 1° Les *granulations des cônes* (3) sont des renflements ovoïdes contenant un noyau et séparés de la base des cônes par un léger étranglement ; de leur extrémité opposée part une fibre fine (4), qui, vers la couche intermédiaire, s'élargit en un renflement conique (5), d'où partent des fibrilles qui se jettent dans la couche intermédiaire ; 2° les *granulations des bâtonnets* (8) sont de petites cellules à noyau, ovoïdes, rattachées à l'article interne du bâtonnet par une fibre variqueuse, et qui émettent par leur autre extrémité une fibre variqueuse, qui se dirige vers la couche intermédiaire. D'après Schultze, les éléments de cette couche sont en continuité directe avec les bâtonnets et les cônes par les trous de la membrane limitante externe.

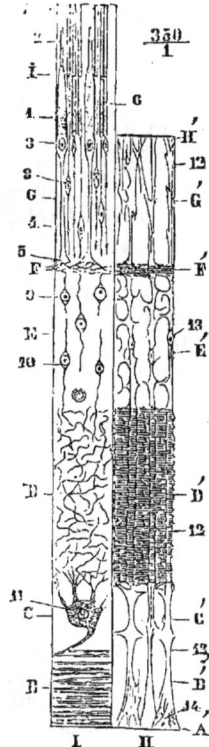

Fig. 327.
Coupe schématique de la rétine (*).

3° *Couche intermédiaire* (F). — On y trouve des fibrilles flexueuses, à direction générale horizontale et très-probablement en continuité avec les éléments cellulaires des deux couches voisines.

4° *Couche granuleuse interne* (E). — Elle renferme de petites cellules (9, 10) dont la membrane entoure étroitement le noyau, et qui sont pourvues de deux prolongements dirigés l'un vers la couche intermédiaire, l'autre vers la couche suivante :

5° *Couche moléculaire* (D). — Elle est plus épaisse que les précédentes et formée par des fibrilles fines dirigées dans tous les sens, enfouies dans une masse de tissu connectif très-délicat.

6° *Couche ganglionnaire* (C). — Elle est constituée ordinairement par une couche simple de grosses *cellules nerveuses* (11), qui présentent des prolongements externes fins, ramifiés, se perdant dans la couche moléculaire, et un prolongement interne volumineux qui s'unit à une fibre du nerf optique.

7° *Couche des fibres du nerf optique* (B). — Le nerf optique est entouré par deux gaines névrilemmatiques : une externe, plus forte, à fibres longitudinales, qui se continue avec la sclérotique ; une interne, plus mince, qui se continue avec la choroïde.

Au niveau de l'ouverture scléroticale, le tissu connectif interstitiel du nerf forme un réseau assez distinct, qui est rattaché quelquefois à la sclérotique et donne à son ouverture postérieure un aspect criblé, *lame criblée*. A ce niveau, les fibres du nerf optique s'amincissent, deviennent transparentes, constituent un cône dont le sommet est tourné vers l'œil et, arrivées à la papille, s'irradient de tous côtés. Leur direction est parallèle à celle de la surface de la rétine.

On voit d'après cette description, empruntée en grande partie à Schultze, qu'il y a *très-probablement* continuité depuis les fibres nerveuses optiques (B) jusqu'aux éléments de la couche des bâtonnets (I). On a donné le nom de *fibres de Müller* aux fibres qui servent d'intermédiaires entre ces éléments.

D'après Schultze, les cellules pigmentaires de la choroïde devraient être rattachées à la rétine, dont elles formeraient la couche la plus externe.

b) Éléments connectifs (II). — Le tissu connectif de la rétine est limité par deux membranes. La première, *membrane limitante interne* (A'), distincte de l'hyaloïde, d'après Schultze, confondue avec elle d'après Henle, est une lamelle amorphe et constitue la couche la plus interne de la rétine. La deuxième, *membrane limitante externe* (H'), est située entre la couche des bâtonnets et la couche granuleuse externe et ne forme pas une membrane continue. Ces deux membranes sont reliées entre elles par un système de fibres, *fibres radiées connectives* (*fibres de Müller de quelques auteurs*), allant perpendiculairement d'une membrane à l'autre, en traversant toutes les couches nerveuses de la rétine (12), à l'exception de celle des bâtonnets. Ces fibres présentent des noyaux ovoïdes (13) et se terminent à la membrane limitante interne par un renflement triangulaire. Elles sont reliées entre elles par un réticulum connectif excessivement fin dans la couche intermédiaire (F') et surtout dans la couche moléculaire (D').

En somme, la rétine se compose donc des couches suivantes, en allant de l'intérieur vers l'extérieur, c'est-à-dire dans le sens même des rayons lumineux. 1° Membrane limitante interne (A') ; 2° couche des fibres du nerf optique (BB') ; 3° couche ganglionnaire (CC') ; 4° couche moléculaire (DD') ; 5° couche granuleuse interne (EE') ; 6° couche intermédiaire (FF') ; 7° couche granuleuse externe (GG') ; 8° membrane limitante externe (H') ; 9° couche des bâtonnets (I), et enfin 10° la couche pigmentaire, qu'on rattache habituellement à la choroïde.

B. *Tache jaune et fosse centrale* (Fig. 328). — Dans cette région les différentes couches de la rétine présentent les modifications suivantes. Dans la couche des bâtonnets (2) il n'existe plus que des cônes ; mais ceux-ci diminuent beaucoup de diamètre ; ils ont 0^m,006 à 0^m,007 dans la tache jaune ; 0^m,003 dans la fosse centrale ; en

même temps leur article externe augmente de longueur. Ils sont disposés régulièrement en lignes courbes, convergeant vers la fosse centrale. Les *granulations des
cônes* (4) et les *fibres des cônes* (5) sont conservées, ces dernières avec une direction
non plus perpendiculaire, mais radiée; toutes les couches suivantes, au contraire,
couches intermédiaire, granuleuse interne, moléculaire, ganglionnaire et des fibres
nerveuses, disparaissent peu à peu et se fondent en une masse granuleuse commune.

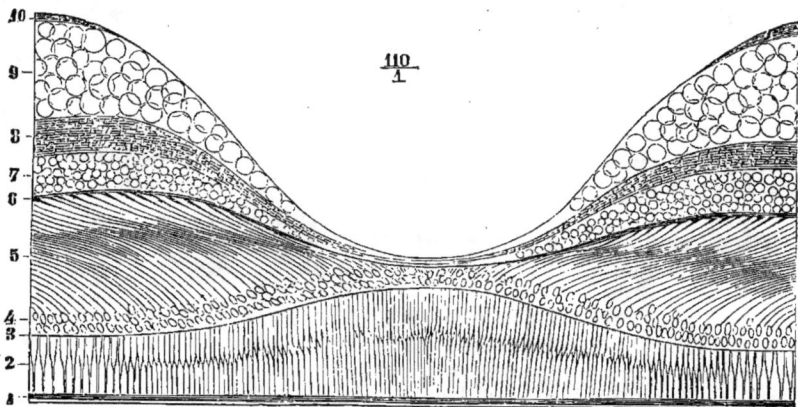

Fig. 328. — *Coupe de la fosse centrale* (*).

C. Papille du nerf optique. — Au niveau de la papille on ne rencontre que les
fibres du nerf optique.

D. Partie antérieure ou ciliaire. — Tous les éléments nerveux disparaissent peu à
peu au niveau de l'ora serrata; le tissu connectif reste seul et se condense en une
membrane, sur la nature et la terminaison de laquelle les anatomistes ne sont pas
d'accord. D'après les uns, cette membrane se souderait à l'hyaloïde (Henle); d'a-
près d'autres, elle se continuerait sur les procès ciliaires et la face postérieure de
l'iris jusqu'au bord pupillaire (H. Müller).

Vaisseaux. — L'artère et la veine centrale de la rétine pénètrent dans le nerf
optique à 0ᵐ,02 du bulbe, et arrivent au centre de la papille. Là elles donnent
chacune deux branches (Fig. 326), dirigées l'une en haut et l'autre en bas. Un
réseau capillaire très-fin existe dans le nerf optique et dans les couches de la rétine, à l'exception des couches des bâtonnets et de la couche granuleuse externe.
La fosse centrale est complétement dépourvue de vaisseaux. Le système vasculaire
de la rétine est tout à fait indépendant, à l'exception d'une communication qui se
fait au pourtour de l'entrée du nerf optique avec le système vasculaire de la choroïde par un cercle artériel entourant le trou optique de la sclérotique, et provenant des deux artères ciliaires courtes postérieures (Leber). Il n'y a pas d'anastomoses au niveau de l'ora serrata.

(*) 1) Couche de pigment. — 2) Couche des cônes. — 3) Membrane limitante externe. — 4) Granulations
des cônes. — Fibres des cônes. — 6) Couche intermédiaire. — 7) Couche granuleuse interne. — 8) Couche
moléculaire. — 9) Couche ganglionnaire. — 10) Couche des fibres nerveuses optiques. — (D'après Schultze.)

§ I. — Humeur aqueuse.

L'humeur aqueuse est un liquide clair, incolore, séreux, contenu dans deux espaces appelés *chambre antérieure* et *chambre postérieure de l'œil*.

La *chambre antérieure de l'œil* (30) est comprise entre la face postérieure du cristallin en avant, et en arrière la face antérieure de l'iris et une petite partie de la face antérieure du cristallin au niveau de la pupille.

La *chambre postérieure* (31) a la forme d'une cavité annulaire, prismatique, triangulaire sur une coupe. Elle est limitée en avant par la face postérieure de l'iris, en dehors par la partie antérieure des procès ciliaires, qui s'avancent plus ou moins dans son intérieur; en arrière par la zone de Zinn.

L'iris étant appliqué sur la face antérieure du cristallin, les deux chambres ne communiquent qu'exceptionnellement ([1]).

§ II. — Cristallin (Fig. 323, 26).

Le cristallin est une lentille biconvexe, à bords mousses, à courbures à peu près sphériques. La face postérieure, plus convexe, a un rayon de courbure de $0^m,006$, tandis que celui de l'antérieure est de $0^m,010$. Son axe (distance du centre des deux faces) a $0^m,004$ sur le cadavre et est un peu moindre sur le vivant. Son diamètre équatorial est de $0^m,009$ à $0^m,010$.

Sa transparence disparaît après la mort par l'altération de son noyau central, qui s'opacifie. Sa consistance augmente de la périphérie au centre, où il présente un noyau assez dur.

Le cristallin se compose d'une enveloppe, *capsule cristalline* ou *cristalloïde*, et d'une *substance propre*. La capsule est une membrane transparente, très-élastique, s'enroulant sur elle-même par ses bords et soudée intimement en arrière à l'hyaloïde. Tant que cette capsule est intacte, le cristallin est élastique et résiste à la pression; mais dès qu'elle est ouverte, on voit sortir quelques gouttes de liquide (*humeur de Morgagni*), et si l'incision est assez grande, le cristallin lui-même sort par la plus légère pression. On a alors une substance molle, sauf le noyau central, et qui par la pression se laisse diviser en segments (ordinairement au nombre de trois) et en grumeaux stratifiés.

Structure. — 1° *Capsule cristalline.* — Elle est amorphe, plus épaisse du double à sa paroi antérieure et recouverte à sa face interne par une couche simple de cellules hexagonales, qui sont à peine visibles sur la paroi postérieure.

Substance du cristallin — Elle est composée de fibres prismatiques aplaties, qui, sur une coupe, ont la forme de rectangles dont les petits côtés se terminent en angles aigus. Les bords de ces fibres sont dentelés, de sorte que leur adhérence est plus grande suivant leurs bords que suivant leurs faces; de là l'aptitude

---

([1]) Quand on croyait l'iris complétement isolé du cristallin, la signification du terme *chambre postérieure* était tout à fait différente, et ce terme répondait à une erreur anatomique. Mais on a tort de nier complétement l'existence d'une chambre postérieure; cette chambre existe réellement, mais seulement dans le sens indiqué plus haut.

du cristallin à se laisser diviser en lamelles concentriques. La direction de ces fibres varie dans les divers points du cristallin; dans l'axe du noyau elles sont antéro-postérieures; puis, à mesure qu'elles s'écartent de cet axe, elles marchent dans les plans méridiens du cristallin, mais en décrivant une courbe d'autant plus forte qu'elles sont plus superficielles. Les fibres situées tout à fait à la surface vont d'une face à l'autre du cristallin en contournant son bord mousse. Mais ces fibres ne partent pas d'un pôle pour aboutir à l'autre. En effet, du noyau partent trois plans radiés coupant le cristallin en trois tranches ou segments (quelquefois plus). Ces plans sont constitués par une substance amorphe, qui se coagule et s'opacifie par l'ébullition, et paraît alors sur les deux faces du cristallin sous forme d'une étoile à trois rayons (ou plus), partant d'un pôle pour se diriger vers les bords de la lentille. Ces trois rayons figurent sur la face antérieure un λ renversé et sur la face postérieure un Y droit. C'est à ces rayons et à ces plans que viennent se terminer les fibres du cristallin. Les rayons superficiels peuvent atteindre le nombre de six à neuf chez l'adulte.

Entre l'épithélium capsulaire et la substance propre du cristallin se trouvent deux ou trois couches de cellules sphériques, qui se liquéfient après la mort et donnent l'*humeur de Morgagni* (Morel).

Le cristallin ne contient chez l'adulte ni vaisseaux ni nerfs.

Le cristallin est fixé en place par l'hyaloïde (voy. plus bas).

§ III. — Corps vitré (Fig. 323, 29).

Le corps vitré est une sphère transparente, creusée en avant d'une fossette qui reçoit le cristallin. Il se compose d'une substance gélatiniforme, homogène, filante, contenue dans une membrane d'enveloppe d'une minceur très-grande et d'une transparence parfaite, *membrane hyaloïde*.

Structure. — 1° La *substance du corps vitré* (*humeur vitrée*) paraît être une masse homogène, dans laquelle on trouve encore, d'après quelques auteurs, des cellules, restes de l'état fœtal et infantile. Par certains réactifs, il acquiert une structure lamelliforme.

2° *Hyaloïde*. — C'est une membrane amorphe qui, d'après certains anatomistes, enverrait des cloisons fines dans l'intérieur de l'humeur vitrée.

Le corps vitré ne contient chez l'adulte ni vaisseaux ni nerfs.

Partie antérieure de l'hyaloïde et mode de fixation du cristallin. — Arrivée à l'*ora serrata*, l'hyaloïde (Fig. 329, 18) s'épaissit et se divise en deux feuillets, qui s'écartent peu à peu et passent l'un en arrière, l'autre en avant du cristallin.

1° Le *feuillet postérieur* (21) va tapisser la fossette lenticulaire du corps vitré et se soude à la capsule cristalline sur la face postérieure du cristallin.

2° Le *feuillet antérieur, zone de Zinn* (19) s'accole et se soude aux procès ciliaires, ou mieux à la prolongation de la membrane limitante interne de la rétine (16), se plisse comme eux et, une fois libre (20), va s'attacher à la face antérieure et à la périphérie du cristallin. Son insertion décrit une ligne onduleuse (Fig. 323, 28). Entre ces deux feuillets et le bord du cristallin se trouve un canal prismatique, annulaire, *canal de Petit* (22).

Mécanisme de l'accommodation et action du muscle ciliaire (Fig. 329). — Dans l'ac·commodation pour les objets rapprochés (A), le cristallin change de forme; la courbure de sa face antérieure augmente, et son sommet s'avance vers la cornée; la courbure de sa face postérieure ne change pas sensiblement et son sommet reste au même point; en même temps le diamètre équatorial du cristallin diminue, son volume restant le même. Ces changements sont dus au muscle ciliaire, mais les interprétations varient sur la façon dont ils se produisent. L'explicat'on la plus vraisemblable est celle de Helmoltz. Pendant la vie le cristallin est comprimé d'avant en arrière par la tension de la zone de Zinn; en effet, après la mort et lors-

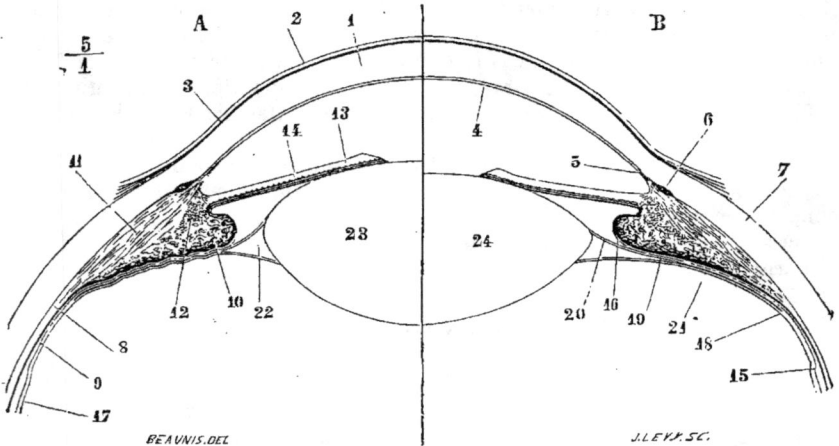

BEAUNIS.DEL   J.LEVÉ.SC.

Fig. 329. — *Mécanisme de l'accommodation* (*).

qu'on l'a extrait de l'œil, il présente une plus grande épaisseur. Dans l'accommodation pour les objets rapprochés, le muscle ciliaire, en se contractant, prend son point fixe en avant à la face interne du canal de Fontana et au ligament pectiné, et tire en avant la choroïde et par suite la zone de Zinn, qui lui est intimement soudée. Il diminue ainsi la tension de cette zone, ce qui permet au cristallin de reprendre sa forme et son épaisseur normales en vertu de l'élasticité de sa capsule. L'action des fibres orbiculaires du muscle ciliaire n'est pas expliquée. On ne sait pas non plus pourquoi le changement de forme du cristallin se fait surtout aux dépens de sa face antérieure.

CHAPITRE II

PARTIES ACCESSOIRES DE L'APPAREIL DE LA VISION

Ces parties accessoires comprennent un appareil moteur, un appareil de protection et l'appareil lacrymal.

(*) A. OEil accommodé pour la vision des objets rapprochés. — B. OEil dans la vision des objets éloignés. — 1) Substance propre de la cornée. — 2) Épithélium antérieur de la cornée. — 3) Lame élastique antérieure. — 4) Membrane de Demours. — 5) Ligament pectiné. — 6) Canal de Fontana. — 7) Sclérotique. — 8) Choroïde. — 9) Rétine. — 10) Procès ciliaires. — 11) Muscle ciliaire. — 12) Ses fibres orbiculaires. — 13) Iris. — 14) Uvée. — 15) Ora serrata. — 16) Partie antérieure de la rétine se prolongeant sur les procès ciliaires. — 17) Hyaloïde. — 18) Division de l'hyaloïde en deux feuillets. — 19) Feuillet antérieur de l'hyaloïde ou zone de Zinn, dans sa partie soudée aux procès ciliaires. — 20) Le même, dans sa partie libre. — 21) Feuillet postérieur de l'hyaloïde. — 22) Canal de Petit. — 23) Cristallin pendant l'accommodation. — 24) Cristallin dans la vue des objets éloignés.

ARTICLE I. — APPAREIL MOTEUR DU GLOBE OCULAIRE. MUSCLES DE L'ŒIL.

Préparation. — Pour les muscles de l'œil, voy. p. 622, la préparation des nerfs de l'orbite.

La graisse qui remplit l'orbite présente à sa partie antérieure une cavité cupuliforme qui reçoit le globe oculaire. Mais elle n'est pas en contact immédiat avec ce globe; elle en est séparée par une lamelle aponévrotique mince, *aponévrose orbito-oculaire* ou *capsule de Ténon.* Cette aponévrose (Fig. 337, I) forme une sorte de cloison verticale partant du rebord orbitaire, où elle se continue avec le périoste de l'orbite, et se creusant dans sa partie médiane pour recevoir la partie postérieure du globe oculaire. Elle est traversée par le nerf optique et les muscles droits et leur fournit des gaînes aponévrotiques; celle du nerf optique peut être suivie jusqu'au fond de l'orbite.

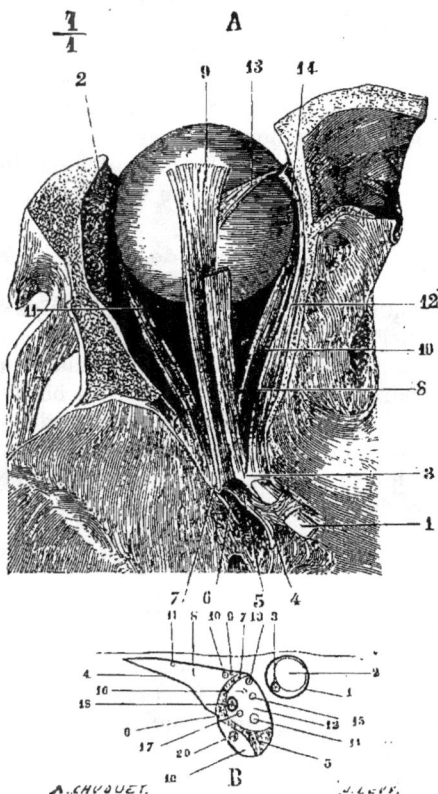

Fig. 330. — *Muscles de l'œil gauche* (*).

Cette aponévrose est séparée du globe oculaire par un tissu connectif lamelleux très-fin, qui facilite les mouvements de ce dernier et joue le rôle d'une synoviale.

Les mouvements du globe oculaire sont exécutés par six muscles: quatre muscles *droits* et deux muscles *obliques,* auxquels s'ajoute un muscle destiné à la paupière supérieure, le *releveur de la paupière supérieure.* Tous ces muscles, à l'exception d'un seul, le petit oblique, s'attachent dans le fond de la cavité orbitaire de la façon suivante (Fig. 330, B). Au fond de la cavité orbitaire se voient le trou optique et la fente sphénoïdale. Par le premier passent le nerf optique et l'artère ophtalmique

(*) A. *Muscles de l'œil.* — 1) Nerf optique. — 2) Glande lacrymale. — 3) Gaîne du nerf optique. — 4) Tendon de Zinn. — 5) Orifice pour le passage des nerfs moteurs oculaire commun et externe et du nerf nasal. — 6) Orifice pour le passage d'une veine. — 7) Insertion du droit externe. — 8) Releveur de la paupière supérieure. — 9) Droit supérieur. — 10) Droit interne. — 11) Droit externe. — 12) Grand oblique. — 13) Son tendon réfléchi. — 14) Sa poulie de réflexion.

B. *Trou optique, fente sphénoïdale et tendon de Zinn.* — 1) Trou optique. — 2) Nerf optique. — 3) Artère ophtalmique. — 4) Fente sphénoïdale. — 5) Tendon de Zinn. — 6) Insertion du droit externe. — 7) Insertion du droit supérieur. — 8) Gaîne supérieure contenant les nerfs : 9) pathétique, 10) frontal et 11) lacrymal. — 12) Gaîne moyenne contenant les nerfs : 13) moteur oculaire commun (sa branche supérieure, 14) Id., sa branche inférieure, 15) nasal, 16) naso-ciliaire, 17) moteur oculaire externe et 18) la veine ophtalmique. — 19) Gaîne inférieure contenant 20) une veine orbitaire.

contenus dans un canal fibreux spécial. En dehors et au-dessous de ce canal est une gaîne fibreuse circulaire qui donne insertion aux muscles de l'œil. Cette gaîne fibreuse, *anneau de Zinn* (5, 6, 7), s'attache en bas à un petit tubercule situé à la partie inférieure de la fente sphénoïdale, en avant de la gouttière caverneuse, par un tendon résistant, *tendon de Zinn* (5); en dehors elle adhère à une petite saillie du bord inféro-externe de la fente sphénoïdale (6) au niveau du tendon du droit externe; en haut et en dedans elle est soudée à la gaîne du nerf optique. Cet anneau de Zinn divise la fente sphénoïdale en trois ouvertures secondaires, où passent les vaisseaux et les nerfs de l'orbite, à l'exception du nerf optique et de l'artère ophthalmique. C'est au pourtour de cet anneau et à la gaîne du nerf optique que prennent insertion, sauf le petit oblique, tous les muscles du globe oculaire et le releveur de la paupière supérieure.

§ I. — Releveur de la paupière supérieure (Fig. 330, 8).

Ce muscle s'attache en arrière à la gaîne du nerf optique et à la partie voisine de l'anneau de Zinn, se dirige en avant sous la voûte orbitaire et arrive dans la paupière supérieure; là il s'élargit et se termine par un tendon triangulaire mince, qui va se fixer au bord supérieur du cartilage tarse. Les fibres marginales se recourbent en dedans et en dehors, pour aller se fixer par des aponévroses aux ligaments palpébraux interne et externe. De son bord interne se détachent quelquefois des faisceaux allant à la poulie du grand oblique (*Faisceau orbitaire interne*).

Nerfs. — Ce muscle est innervé par le moteur oculaire commun.

§ II. — Muscles droits.

Ces muscles sont au nombre de quatre et appelés, d'après leur position, *supérieur, inférieur, externe* et *interne*. Ils forment, par leur réunion, une pyramide quadrangulaire, dont la base est au bulbe et dont l'axe est occupé par le nerf optique. Leur insertion postérieure se fait à l'anneau de Zinn et à la gaîne du nerf optique de la façon décrite plus haut. De là, ils s'accolent aux parois de l'orbite et, arrivés au tiers antérieur de leur trajet, se recourbent en dedans pour aller s'attacher sur le bulbe par des tendons minces, aplatis, dont les fibres se continuent avec les fibres antéro-postérieures de la sclérotique. Cette insertion se fait pour le droit supérieur, à $0^m,0085$ du bord de la cornée; pour l'inférieur, à $0^m,0067$; pour l'externe, à $0^m,0072$; pour l'interne, à $0^m,0055$ (Sappey). Ces insertions forment un cercle de $12^{mm},4$ de rayon et dont le centre est à $0^m,001$ en dehors du centre de la cornée. Le poids du droit externe est de 7 grammes, celui des autres de 5 grammes.

Au moment où les muscles droits quittent la paroi orbitaire pour se diriger vers le bulbe, ils envoient des expansions à l'aponévrose oculaire au niveau de ses attaches à la paroi orbitaire (*portion orbitaire des muscles droits*) et pour les droits supérieur et inférieur à la paupière (*portion orbito-palpébrale*).

Nerfs. — Le droit externe est innervé par le moteur oculaire externe ; tous les autres le sont par le moteur oculaire commun.

§ III. — Muscles obliques.

Ces muscles sont au nombre de deux : le grand oblique et le petit oblique.

1° *Grand oblique* (Fig. 330, 10, 13). — Ce muscle naît de la partie la plus reculée de l'angle interne et supérieur de l'orbite par un court tendon

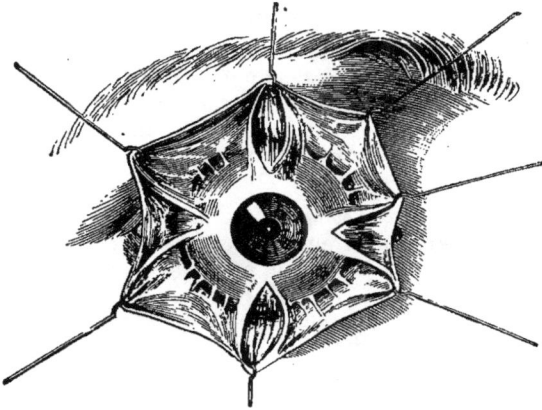

Fig. 331. — *Partie antérieure du globe oculaire et insertions antérieures des muscles droits.*

aplati, longe cet angle interne et supérieur et forme bientôt un petit tendon cylindrique. Arrivé au rebord orbitaire, ce tendon passe dans un petit anneau fibro-cartilagineux (14), *poulie du grand oblique*, attaché à une dépression du frontal. Au sortir de cette poulie, son tendon (13) se réfléchit, et se porte en arrière et en dehors au-dessous du droit supérieur pour aller s'attacher en s'élargissant à la partie postérieure de la sclérotique dans une étendue de 0^m,006 à 0^m,007, suivant une ligne antéro-postérieure. A son passage dans sa poulie, son tendon est enveloppé par une petite synoviale, dans laquelle se perdent parfois quelques-unes des fibres du muscle.

Nerfs. — Il est innervé par le nerf pathétique.

2° *Petit oblique* (Fig. 81, 10). — Ce muscle s'attache à la partie inférieure et interne du rebord orbitaire en dehors de la gouttière lacrymale ; de là il forme un muscle aplati qui passe au-dessous du droit inférieur, contourne la partie inférieure et externe du globe oculaire, en se portant un peu en arrière et s'attache à la partie postérieure et externe de la sclérotique, entre l'insertion du droit externe et l'entrée du nerf optique, suivant une ligne oblique en haut et en arrière, longue de 0^m,008 à 0^m,009, et plus rapprochée du nerf optique.

Nerfs. — Il est innervé par le nerf moteur commun.

Action des muscles de l'œil. — Au point de vue des mouvements, on a, sauf la synoviale, une véritable *énarthrose*, dans laquelle la *tête* est représentée par le globe oculaire et la *cavité* par la cupule de la capsule de Ténon. Les mouvements de l'œil se font autour d'un centre immobile, qui coïncide avec le centre du globe, et ses mouvements s'apprécient par la direction imprimée à l'extrémité antérieure de l'axe optique, c'est-à-dire de cette ligne qui joint le centre de la cornée à la fosse centrale. Les muscles du globe oculaire sont disposés par paires, et pour chaque paire, composée de deux muscles antagonistes, on a un axe de rotation distinct.

1° Pour les muscles *droit interne* et *droit externe*, l'axe de rotation est vertical, et *l'extrémité antérieure de l'axe optique se meut de dehors en dedans ou inversement dans un plan exactement transversal.*

2° Pour les muscles *droit supérieur* et *droit inférieur,* l'axe de rotation, situé dans un plan horizontal, n'est pas exactement transversal, mais un peu oblique en avant et en dedans. L'axe optique se meut donc dans un plan vertical oblique en avant et en dehors, et *son extrémité antérieure est toujours un peu déviée en dehors.*

3° Pour les muscles *grand* et *petit obliques* l'axe de rotation est antéro-postérieur avec une obliquité légère en avant et en dehors. *L'extrémité antérieure de l'axe optique est dirigée en haut et en dehors par le petit oblique, en bas et en dehors par le grand* (¹).

Les quatre muscles droits tirent le globe de l'œil vers le fond de l'orbite ; les muscles obliques ont un effet inverse.

L'œil ne reste pas immobile, comme le croyait Hunter, dans les mouvements d'inclinaison latérale de la tête, mais il suit ces mouvements.

Muscles organiques de l'orbite. — On trouve chez l'homme, dans l'orbite, des fibres lisses, représentants de la *membrane orbitaire* des animaux. Elles forment une couche épaisse de 0ᵐ,001, qui occupe la fente sphéno-maxillaire (*m. orbitaire*). Elles sont innervées par le grand sympathique et portent le bulbe en avant.

ARTICLE II. — APPAREIL DE PROTECTION DU GLOBE OCULAIRE.

Cet appareil comprend les sourcils et les paupières.

§ I. — Sourcils.

Les sourcils sont constitués par des poils dirigés de dedans en dehors et formant une arcade, plus épaisse en dedans, située un peu au-dessous de l'arcade surcilière du frontal, et dont la courbure varie suivant les individus et suivant les races.

La peau du sourcil est épaisse et se rapproche du cuir chevelu. Les muscles et en particulier le surcilier ont été décrits avec les muscles de la face.

§ II. — Paupières.

Les paupières sont des replis membraneux qui présentent une face libre cutanée, une face postérieure en rapport avec le globe oculaire, un bord li-

---

(¹) Voy. sur ce sujet : Fick, *Die Bewegungen des menschlichen Augapfels (Zeitschrift für rationn. Medizin.* Bd IV. — Ruete, *Ein neues Ophthalmotrop.* Leipzig, 1857. — Meissner, *Bericht von J. Henle u. Meissner.* 1857, et l'*Analyse de E. Meyer (Journal d'Anatomie.* 1864).

bre, et se réunissent en dedans et en dehors pour former l'angle interne et l'angle externe de l'œil. Elles interceptent la fente palpébrale.

La paupière supérieure s'étend jusqu'au sourcil, l'inférieure jusqu'à un sillon transversal qui la sépare de la joue. Chaque paupière se divise en deux portions : une *portion tarsienne*, correspondant au tarse, et une *portion orbitaire*, correspondant au rebord orbitaire. La partie tarsienne, convexe en avant, se moule et glisse sur le globe oculaire.

La *face postérieure* des paupières est tapissée par la conjonctive. Celle-ci

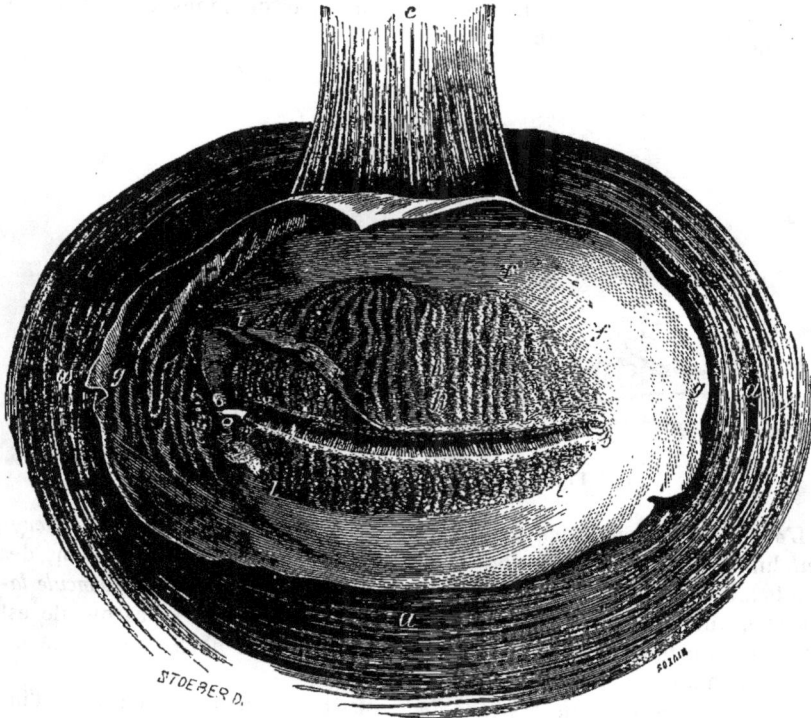

Fig. 332. — *Surface interne des paupières* (*).

se réfléchit de la face postérieure de chaque paupière sur le bulbe oculaire, en formant en haut et en bas un cul-de-sac, *sinus conjonctival supérieur* et *inférieur*. Le sinus conjonctival supérieur arrive à la hauteur de l'arcade orbitaire et est situé à $0^m,015$ en arrière de cette arcade; le sinus inférieur est au-dessus du rebord orbitaire inférieur. La hauteur des deux paupières, mesurée par leur face interne, du sinus conjonctival à leur bord libre, est pour la paupière supérieure de $0^m,024$, pour l'inférieure de $0^m,012$. Cette

(*) *a*) Sphincter des paupières, vu par sa face interne. — *b*) Fente palpébrale. — *c*) Releveur de la paupière supérieure. — *f*) Orific des conduits excréteurs de la glande lacrymale. — *g*) Conjonctive. — *k, k*) Glandes de Meibomius. — *i*) Lambeau de la conjonctive replié pour les mettre à nu. — *l*) Glandes de Meibomius de la paupière inférieure après l'ablation de la conjonctive. — (D'après Sœmmering.)

face postérieure présente les stries parallèles blanchâtres des glandes de Meibomius.

Le *bord libre* des paupières est taillé en biseau aux dépens de la face in·terne pour la paupière supérieure, de l'externe pour l'inférieure, et présente deux lèvres : une lèvre antérieure, sur laquelle se voient les rangées des *cils*, et une lèvre postérieure, qui offre les orifices régulièrement disposés des glandes de Meibomius. A la partie interne de ce bord libre se trouve un tubercule saillant, *papille lacrymale*, qui porte l'orifice des points lacrymaux. Dans l'occlusion des paupières, leurs bords libres s'accolent, sans circonscrire le canal triangulaire admis par quelques auteurs, entre les paupières et le bulbe oculaire.

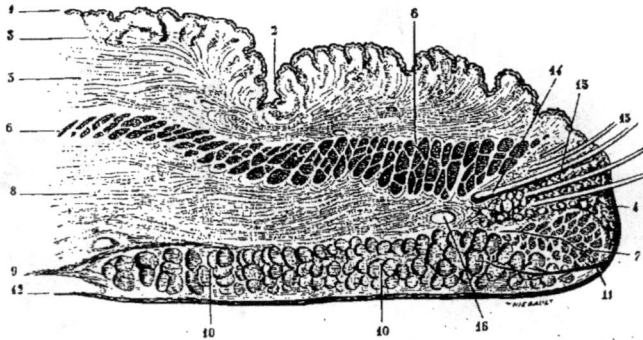

Fig. 333. — *Section de la paupière* (*).

L'*angle interne* ou *grand angle de l'œil* offre une sorte de golfe, *lac lacrymal*, limité par la partie du bord libre des paupières située en dedans des points lacrymaux. Ce lac contient une petite saillie rougeâtre, *caroncule lacrymale*, qui supporte quelques poils fins; en dehors de la caroncule est un repli semi-lunaire de la conjonctive dont le bord libre concave se dirige en dehors.

L'*angle externe* ou *petit angle de l'œil* est situé un peu plus haut que l'interne, ce qui donne à la fente palpébrale une obliquité qui varie suivant les individus et surtout suivant les races. Derrière cet angle, la conjonctive forme un cul-de-sac qui se continue avec les sinus supérieur et inférieur.

Structure (Fig. 333). — Les paupières, dont l'épaisseur est d'environ 0^m,0025, se composent de trois couches facilement séparables : la peau, la couche musculaire et les tarses avec la conjonctive.

1° La *peau* est très-mince; elle présente des poils fins avec des bulbes pileux

(*) 1) Épiderme. — 2) Ride transversale de la paupière. — 3) Derme. — 4) Bord libre. — 5) Tissu cellulaire sous-cutané. — 6) Orbiculaire des paupières. — 7) Muscle ciliaire de Riolan. — 8) Tissu cellulo-adipeux sous-musculaire. — 9) Capsule de Tenon et cartilage tarse. — 10) Glandes de Meibomius. — 11) Canal et orifice des glandes de Meibomius. — 12) Conjonctive. — 13) Cils. — 14) Bulbes des cils. — 15) Glandes sébacées des cils. — 16) Arcade artérielle palpébrale (Galezowski, *Mal. des yeux*, Paris, 1872, p. 5, d'après une préparation du docteur Trombetta).

assez développés, et quelques glandes sébacées et des glandes sudoripares. Elle est rattachée à la couche musculaire par un tissu connectif fin, lamelleux. Vers le bord libre elle contient les follicules des cils, pourvus de glandes sébacées volumineuses.

2° La *couche musculaire* a été décrite avec l'orbiculaire des paupières (p. 271). La partie ciliaire sera décrite avec l'appareil lacrymal. On trouve dans les deux paupières des fibres lisses qui ouvrent la fente palpébrale.

3° Les *tarses*, appelés aussi *cartilages tarses*, sont deux lames fibreuses, souples, flexibles, situées dans l'épaisseur de la partie tarsienne des paupières. Celui de la paupière supérieure, semi-lunaire, a 0^m,009 de hauteur; celui de la paupière inférieure n'a que 0^m,0045 de hauteur. Leur face postérieure est intimement soudée à la conjonctive. Leur face antérieure répond à l'orbiculaire des paupières. Leur bord adhérent, mince, est rattaché au rebord orbitaire par des lames fibreuses, ligaments larges, et pour la paupière supérieure donne attache au tendon du releveur. Leur bord libre, épais, adhère intimement à la peau du bord libre de la paupière. Leur extrémité interne s'attache au tendon direct de l'orbiculaire; leur extrémité externe est rattachée au rebord orbitaire externe par un trousseau fibreux.

Glandes de Meibomius (Fig. 334). — Les tarses contiennent dans leur épaisseur les glandes de Meibomius. Ces glandes, au nombre de trente à quarante pour la paupière supérieure, de vingt seulement pour l'inférieure, sont visibles surtout par la face postérieure des tarses sous forme de stries blanches parallèles, perpendiculaires au bord libre des paupières. Ce sont des glandes sébacées débouchant dans un canal excréteur commun qui vient s'ouvrir sur la lèvre postérieure du bord libre de la paupière.

4° *Conjonctive.* — La conjonctive est une membrane muqueuse, à épithélium pavimenteux stratifié. Dans sa *partie tarsienne*, elle est très-adhérente aux tarses et présente quelques papilles et quelques glandes en tube peu développées. Au niveau des sinus supérieur et inférieur, elle possède des papilles plus développées et des glandes en grappe assez volumineuses (*glandes lacrymales accessoires*), plus nombreuses à l'angle externe et pour la paupière supérieure. On y trouve quelques follicules clos. Dans sa *partie caronculaire* elle contient des bulbes pileux et des follicules sébacés volumineux. La *partie oculaire*, en rapport avec la sclérotique, est dépourvue de papilles et de glandes.

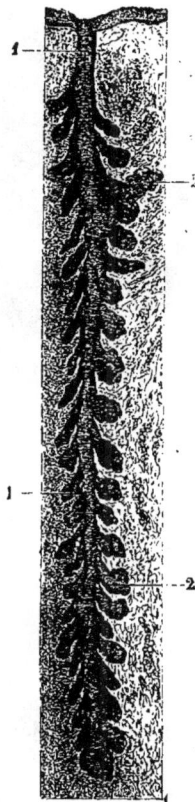

Fig. 334.
Glande de Meibomius(*).

Vaisseaux et nerfs. — Les *artères* des paupières (Fig. 335) viennent de l'ophthalmique, de la temporale, de la sous-orbitaire et de la faciale. Les *veines* sous-cutanées se rendent à la veine faciale, les veines sous-conjonctivales à la veine ophthalmique. Les *lymphatiques* vont aux ganglions sous-maxillaires et parotidiens. Les *nerfs* viennent : les sensitifs de la branche ophthalmique et du sous-orbitaire, les moteurs du facial.

(*) 1) Canal excréteur commun. — 2) Lobules. — (D'après Morel et Villemin.)

Vaisseaux et nerfs de la conjonctive scléroticale. — Les *artères* de la conjonctive scléroticale proviennent des artères ciliaires antérieures *dans la zone qui entoure immédiatement le bord de la cornée* ; ces rameaux des artères ciliaires antérieures suivent une direction radiée du bord de la cornée vers la conjonctive et après un trajet assez court se résolvent en un réseau capillaire anastomosé avec le réseau qui provient des artères palpébrales et lacrymales. Les *veines* qui proviennent de cette zone vont se jeter dans les veines ciliaires antérieures. Les *nerfs* de la conjonctive présentent sur leurs extrémités des *corpuscules terminaux de Krause.*

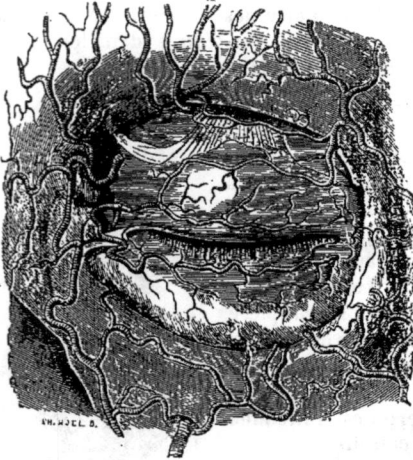

Fig. 335. — *Artères des paupières.*

(Les *corpuscules* ou *renflements terminaux de Krause* sont des corpuscules ovoïdes composés d'une enveloppe transparente et d'un contenu homogène dans lequel vient se terminer, par un renflement arrondi, le cylindre-axe d'une fibre nerveuse. Dans la conjonctive, le cylindre-axe se divise quelquefois avant d'arriver dans la capsule et y constitue une sorte de peloton.)

ARTICLE III. — APPAREIL LACRYMAL.

L'appareil lacrymal comprend la glande lacrymale avec ses conduits excréteurs, et les voies lacrymales composées elles-mêmes des conduits lacrymaux, du sac lacrymal et du canal nasal.

§ I. — Glande lacrymale.

Les glandes lacrymales sont des glandes en grappe situées à la partie supérieure et externe de l'orbite. Chaque glande se compose de deux parties, une partie supérieure ou orbitaire et une partie accessoire ou palpébrale.

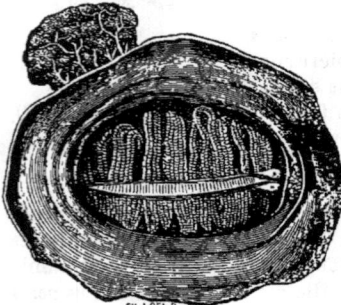

Fig. 336.
Face postérieure des paupières ; glande lacrymale.

La *partie orbitaire* (Fig. 337, K) présente une face supérieure, convexe, logée dans la fossette lacrymale de l'orbite, et une face inférieure concave appliquée sur le releveur, le globe de l'œil et le droit externe.

La *partie palpébrale* est placée dans l'épaisseur de la paupière derrière le tendon du releveur ; son bord antérieur répond au sinus conjonctival ; son bord postérieur est uni par des conduits excréteurs à la partie orbitaire.

Les *conduits excréteurs*, au nombre de trois à cinq (Sappey), rectilignes, sans anastomoses les uns avec les autres, s'ouvrent suivant une ligne courbe à concavité inférieure dans la partie externe du sinus conjonctival supérieur. Ceux de la partie palpébrale s'ouvrent en partie dans les précédents, en partie par des orifices distincts (Béraud).

§ II. — Voies lacrymales (Fig. 337).

1° *Conduits lacrymaux* (N, M). — Ils vont des points lacrymaux à la paroi externe du sac lacrymal.

Les *points lacrymaux*, situés au sommet de la papille lacrymale, sont des orifices circulaires, élastiques, de 0^{mm},25 pour le supérieur ; l'inférieur est un peu plus large. Le point lacrymal supérieur se place un peu en dedans de l'inférieur dans le rapprochement des paupières.

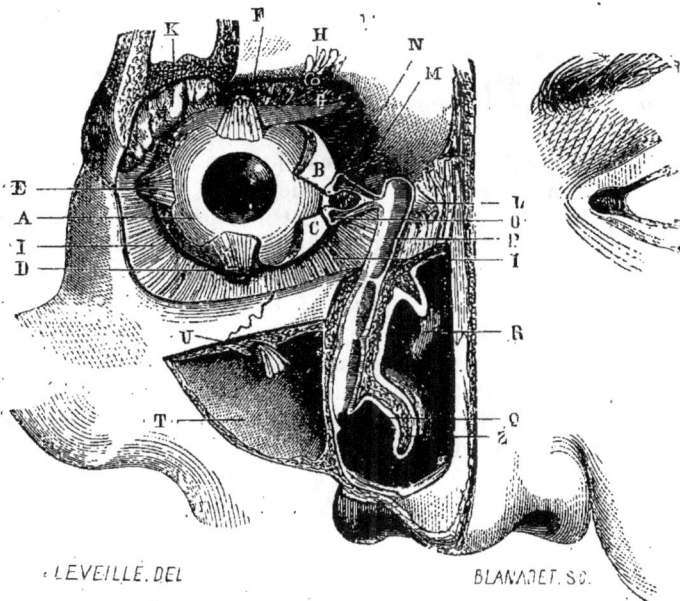

LEVEILLÉ. DEL   BLANADET. SC.

Fig. 337. — *Appareil lacrymal* (*).

Aux points lacrymaux fait suite une petite ampoule piriforme creusée dans la papille et dont le sommet est au point lacrymal. De la base et de la partie interne de cette ampoule partent les conduits lacrymaux, qui se dirigent en dedans, le long du bord du lac lacrymal, en arrière du tendon de l'orbiculaire, et s'unissent bientôt en un seul conduit, qui s'ouvre dans le sac lacrymal à la réunion de son quart supérieur et de ses trois quarts inférieurs.

(*) A. Globe oculaire. — B, C. Partie interne de la conjonctive palpébrale. — D, E, F. Tendons des muscles droits. — G. Tendon du grand oblique. — H. Vaisseaux et nerfs sus-orbitaires. — I. Aponévrose oculaire. — K. Glande lacrymale. — L. Tendon direct de l'orbiculaire. — M. Caroncule lacrymale. — N. Ampoule et canal lacrymal supérieur. — O. Canal lacrymal inférieur. — P. Sac lacrymal. — Q. Ouverture inférieure du canal nasal. — R. Cornet moyen. — S. Cornet inférieur. — T. Sinus maxillaire ouvert. — U. Vaisseaux et nerf sous-orbitaires. — (D'après Benjamin Anger.)

Les conduits lacrymaux ont une longueur de $0^m,007$ à $0^m,008$ sur un diamètre de $0^{mm},5$. Leur muqueuse, très-mince, est tapissée par un épithélium pavimenteux stratifié, et entourée par les fibres de la partie ciliaire de l'orbiculaire.

2° *Sac lacrymal* (Fig. 337, P). — Le sac lacrymal, situé dans la gouttière lacrymale de l'orbite, forme un cylindre aplati transversalement, de $0^m,011$ à $0^m,013$ de hauteur, pour un calibre maximum de $0^m,007$ dans le sens antéro-postérieur, $0^m,004$ dans le sens transversal. Il se rétrécit à sa jonction avec le canal nasal.

Sa paroi postéro-interne est constituée par la gouttière lacrymale ; sa paroi antéro-externe, par une lame fibreuse insérée aux deux lèvres de cette gouttière et soudée en avant au ligament palpébral interne, en arrière au tendon réfléchi de l'orbiculaire.

Il est tapissé par une muqueuse blanc rosé, recouverte d'un épithélium vibratile. Sa paroi externe présente l'orifice commun des conduits lacrymaux ; on trouve quelquefois au-dessus un repli semi-lunaire, *valvule de Rosenmüller*. Une valvule, non constante, *valvule de Béraud*, le sépare du canal nasal.

3° *Canal nasal* (Fig. 337). — Le canal nasal va du sac lacrymal au méat inférieur. Tantôt il n'a guère plus de longueur que le canal nasal osseux (voy. p. 74) et a alors $0^m,012$ à $0^m,015$; tantôt il se prolonge au-dessous de lui et peut atteindre jusqu'à $0^m,020$. Son calibre, à peu près cylindrique, un peu comprimé transversalement, est de $0^m,003$ en moyenne ; à sa partie inférieure, il se rétrécit et ses parois s'accolent. Sa direction est verticale avec une légère courbure dont la concavité est postérieure et interne.

Son orifice inférieur s'ouvre dans le méat inférieur à l'union de son quart antérieur et de ses trois quarts postérieurs ; cette ouverture se fait tantôt au sommet du méat, tantôt plus ou moins bas sur sa paroi externe, et est d'autant plus étroite qu'elle descend plus bas. Elle constitue, soit un orifice circulaire à bords minces, soit une fente quelquefois à peine visible, verticale ou transversale, que limite un repli de la muqueuse, mais jamais une véritable valvule.

La muqueuse du canal nasal est tapissée par un épithélium vibratile et doublée à l'intérieur d'une membrane fibreuse, continuation du périoste et de la tunique fibreuse du sac lacrymal ; elle offre souvent à la paroi interne du canal un repli valvulaire. Dans la partie inférieure, purement membraneuse du canal, l'épithélium est pavimenteux stratifié, et la couche fibreuse transformée en tissu caverneux, qui dans l'état normal accole les parois du canal (Henle). La muqueuse du canal et du sac contient quelques petites glandes en grappe.

4° *Partie ciliaire de l'orbiculaire et muscle de Horner.* — Le bord libre des paupières est longé par un faisceau mince situé en avant des racines des cils et allant de la crête lacrymale de l'unguis et du ligament palpébral interne (tendon direct de l'orbiculaire) au ligament palpébral externe. Une partie de ces fibres n'arrivent pas jusqu'à ce ligament et se terminent à la peau du bord libre de la paupière. La partie de ces fibres attachée à la crête lacrymale de l'unguis, et adhérente à la partie réfléchie du ligament palpébral interne (tendon réfléchi de l'orbiculaire), a reçu le nom de *muscle de Horner*.

L'action de ces fibres musculaires est douteuse. Pour les uns, le muscle de Horner dilate, pour d'autres, il rétrécit le sac. La marche des larmes dans les voies lacrymales est du reste loin d'être expliquée suffisamment.

Vaisseaux et nerfs de l'appareil lacrymal. — 1° *Glande lacrymale.* Les *artères* viennent de la branche lacrymale de l'ophthalmique et par quelques rameaux de la méningée moyenne. Les *veines* vont à la veine ophthalmique. Les *nerfs* viennent de la branche lacrymale de l'ophthalmique et du rameau orbitaire du maxillaire supérieur.

2° *Voies lacrymales.* — Les *artères* viennent des palpébrales et des artères des fosses nasales; le sac reçoit une branche spéciale d'une des artères musculaires de l'ophthalmique. Les *veines* suivent les artères.

DEUXIÈME SECTION

APPAREIL DE L'AUDITION

L'appareil de l'audition se compose de trois parties, l'oreille externe, l'oreille moyenne et l'oreille interne.

CHAPITRE PREMIER

OREILLE EXTERNE

L'oreille externe comprend le pavillon de l'oreille et le conduit auditif externe.

ARTICLE I. — PAVILLON DE L'OREILLE.

Préparation. — Pour les muscles du pavillon de l'oreille, on choisira un enfant de préférence à un adulte.

Conformation extérieure. — Le pavillon de l'oreille a la forme d'une sorte de coquille irrégulière rattachée par sa partie antérieure et interne aux parties latérales de la tête, et présente deux faces, deux bords et deux extrémités.

A. La *face externe* et antérieure, généralement concave, présente des saillies et des dépressions caractéristiques.

Les *saillies* sont au nombre de quatre, l'hélix, l'anthélix, le tragus et l'antitragus. 1° L'*hélix* (ἕλιξ, spirale) est ce repli qui entoure et limite le pavillon en arrière, en haut et en avant ; là il s'enfonce profondément dans la cavité de la conque, qu'il divise en deux parties. 2° L'*anthélix* est une saillie concentrique à l'hélix, en dedans duquel elle est située, et divisée en avant en deux branches, qui interceptent la *fossette scaphoïde*. 3° Le *tragus* (τράγος, bouc) est une sorte d'opercule, court, triangulaire, couvert de poils à sa face interne et situé en avant du conduit auditif et de la conque, au-dessous de l'hélix, dont il est séparé par une petite échancrure. 4° L'*antitragus* est placé vis-à-vis et en arrière du tragus, dont il est séparé par une échancrure assez profonde ; une dépression légère l'isole de l'origine de l'anthélix.

Les *cavités* sont au nombre de trois, la conque, la gouttière de l'hélix et la fossette scaphoïde. 1° La *conque* est une cavité limitée en haut et en arrière par l'anthélix ; elle est divisée par la terminaison de l'hélix en deux cavités secondaires, une supérieure plus petite, une inférieure plus large, qui donne accès dans le conduit auditif externe. 2° La *gouttière de l'hélix* est concentrique à l'hélix et placée entre lui et l'anthélix. 3° La *fossette scaphoïde* est placée entre les deux branches de bifurcation de l'anthélix.

La *face interne* est convexe, libre seulement dans ses deux tiers postérieurs ainsi que par ses parties supérieure et inférieure et plus ou moins écartée du crâne ([1]). Elle a une disposition inverse de celle de la face externe et offre une saillie périphérique qui répond à la gouttière de l'hélix, une gouttière qui répond à l'anthélix et une saillie correspondante à la conque.

B. Le *bord antérieur* du pavillon, bord adhérent, est formé de haut en bas par l'hélix, l'échancrure qui le sépare du tragus et la racine du tragus. Le *bord postérieur* est libre et constitué par l'hélix.

C. L'*extrémité supérieure* est large et se continue avec ces deux bords. L'*extrémité antérieure* ou *lobule* est arrondie et se distingue par sa souplesse, qui contraste avec la consistance sèche et cartilagineuse du reste du pavillon.

Conformation intérieure. — Le pavillon de l'oreille se compose d'une charpente cartilagineuse et de muscles intrinsèques. Le tout est recouvert par la peau et reçoit des vaisseaux et des nerfs.

1° Cartilage du pavillon ou cartilage de la conque.

Ce cartilage (Fig. 81) occupe le pavillon de l'oreille, sauf au niveau du lobule, et a la même forme et par suite les mêmes dépressions et les mêmes saillies que le pavillon. A la réunion en bas de l'hélix et de l'anthélix, il se prolonge en forme de petite languette. Au niveau du tragus et de l'anti-tragus, il se continue avec le cartilage du conduit auditif externe.

Il se compose d'une lame fibro-cartilagineuse, mince, de $0^m,001$ à $0^m,002$ d'épaisseur.

Ligaments. — 1° Des *ligaments extrinsèques* rattachent le cartilage de la conque en avant au tubercule de l'apophyse zygomatique, en arrière à l'apophyse mastoïde. 2° Des *ligaments intrinsèques*, allant de l'antitragus à la languette de l'hélix, du tragus à l'hélix, et de la convexité de la gouttière de l'hélix à la convexité de la fossette scaphoïde, maintiennent la forme et les courbures du pavillon.

2° Muscles du pavillon (Fig. 81.)

Ces muscles, souvent atrophiés chez l'adulte, sont situés, les uns sur la face externe du pavillon, les autres sur sa face interne. Ils sont tous innervés par le nerf facial.

([1]) Cet écartement se fait suivant un angle qui peut varier de 15 à 45°. La finesse de l'ouïe augmenterait à mesure qu'il grandit.

A. *Muscles situés à la face externe du pavillon*. — Ils sont au nombre de quatre :

1° *Muscles du tragus* (Fig. 81, 5, 6). — Il va du bord supérieur à la partie inférieure du tragus. Il envoie souvent quelques faisceaux jusqu'à l'hélix (5);

2° *Grand muscle de l'hélix* (3). — Ce muscle n'est pas constant ; il naît d'une petite saillie de l'hélix et se porte en haut à la peau ;

3° *Petit muscle de l'hélix* (4). — Ce petit muscle est situé au lien d'inflexion de l'hélix pour s'enfoncer dans la conque ;

4° *Muscle de l'antitragus* (7). — Il va du bord postérieur de l'antitragus à la languette cartilagineuse de l'hélix.

B. *Muscles situés à la face interne du pavillon*. — Ils sont au nombre de deux :

1° *Muscle transverse*. — Il va de la convexité de la conque à la convexité de la gouttière de l'hélix ;

2° *Muscle oblique*. — Il va de la convexité de la conque à la convexité de la fossette scaphoïde.

Les muscles extrinsèques ont été décrits avec les muscles de la tête (voy. p. 270.)

La *peau* du pavillon est mince, transparente, adhérente au cartilage sous-jacent, et présente beaucoup de poils rudimentaires avec de nombreuses glandes sébacées. A la face interne du tragus ces poils peuvent, surtout chez les vieillards, acquérir une longueur considérable.

Vaisseaux et nerfs du pavillon de l'oreille. — Les *artères* viennent, les antérieures, de la temporale superficielle, la postérieure, de la carotide externe. Les *veines* suivent les artères. Les *lymphatiques* forment un réseau excessivement riche ; les antérieurs vont aux ganglions parotidiens, les postérieurs, aux ganglions sous-occipitaux. Les *nerfs* sensitifs viennent en avant de l'auriculo-temporal, en bas, de la branche auriculaire du plexus cervical, en arrière du nerf sous-occipital. Les nerfs moteurs viennent du facial.

ARTICLE II. — CONDUIT AUDITIF EXTERNE.

Le conduit auditif externe est un canal à peu près transversal, ouvert en dehors dans la partie inférieure et antérieure de la conque, et terminé en dedans par un cul-de-sac fermé par la membrane du tympan. Cette membrane n'est pas perpendiculaire à l'axe du canal, mais très-oblique, de façon que le conduit auditif est plus long en avant et surtout en bas qu'au haut et en arrière.

Son *orifice externe* est elliptique, à grand axe vertical et limité en avant par la face interne du tragus, en arrière par une saillie qui le sépare de la conque, en haut par l'hélix.

La *direction* du conduit auditif n'est pas rectiligne. Il présente deux sortes d'inflexions, des inflexions dans le sens horizontal et des inflexions dans le sens vertical, inflexions bien visibles sur des coupes dirigées dans les deux sens.

1° Sur des *coupes horizontales* on voit qu'en partant de son orifice externe, il se porte d'abord en avant, puis en arrière, puis de nouveau un peu en avant, de façon que sa partie tympanique est sur un plan antérieur à son orifice externe. Il en résulte deux coudes, un postérieur, aigu, et un antérieur, mousse, plus profond, qui répond à l'union de l'os et du cartilage.

2° Sur des *coupes verticales et transversales*, il présente une courbure à convexité supérieure, plus prononcée pour sa partie interne osseuse, variable pour sa partie cartilagineuse. Il en résulte que le fond du conduit est sur un plan inférieur à celui de son orifice externe.

La *longueur* du conduit auditif varie pour ses différentes parois. On a, d'après Tröltsch, les longueurs suivantes : paroi antérieure, 0^m,027; paroi inférieure, 0^m,026; paroi postérieure, 0^m,022; paroi supérieure, 0^m,021.

Son *calibre* change suivant la profondeur du canal. Ce calibre diminue jusque vers le milieu de la partie osseuse, où il n'a que 0^m,006 à 0^m,007 de diamètre, pour augmenter ensuite jusqu'au tympan. Sa coupe, d'abord elliptique à grand axe vertical, devient, près du tympan, elliptique en sens inverse.

Structure du conduit auditif externe. — Le conduit auditif externe se compose de deux portions : une portion cartilagineuse et une portion osseuse.

1° *Portion osseuse du conduit auditif externe.* — Elle a une longueur de 0^m,015, mesurée du centre de son orifice externe au centre de la membrane du tympan. Elle est fortement convexe en haut; elle l'est aussi en arrière, mais d'une façon moins sensible. Elle a sur une coupe perpendiculaire à sa direction la forme d'un ovale dont la grosse extrémité serait tournée en avant.

2° *Portion cartilagineuse du conduit auditif externe.* — Ce cartilage forme une gouttière ouverte en haut, dont la partie postérieure et externe se continue avec le cartilage du pavillon. Son extrémité interne est unie aux bords de l'orifice auditif externe par du tissu fibreux. Il est séparé en trois anneaux incomplets par deux échancrures, *incisures de Santorini*, une interne, plus petite, l'autre externe, plus grande, *grande incisure*. Du tissu fibreux complète le canal.

On trouve quelquefois des fibres musculaires au niveau des incisures de Santorini. Hyrtl a mentionné un petit muscle qui existerait une fois sur six, et irait d'une languette du cartilage à l'apophyse styloïde et dilaterait la conque (*m. stylo-auriculaire*).

La *peau* qui tapisse le conduit auditif externe acquiert vers la partie osseuse l'aspect blanc nacré d'une membrane fibreuse en même temps qu'elle diminue d'épaisseur. Elle présente des poils assez rudes et des glandes assez volumineuses, *glandes cérumineuses*, analogues comme structure aux glandes sudoripares. Elles sécrètent une matière grasse, jaunâtre, le *cérumen*, et forment une couche presque continue sur la partie cartilagineuse du conduit pour disparaître sur la partie osseuse. L'épaisseur de la peau, avec la couche glandulaire, est de 0^m,0015 à 0^m,002. Sur le conduit osseux, on ne trouve plus qu'une membrane fibreuse et un revêtement épidermique.

Vaisseaux et nerfs. — Les *artères* du conduit auditif externe viennent de l'auriculaire postérieure et des parotidiennes. Les *veines* suivent les artères. Les *lympha-tiques* vont aux mêmes ganglions que ceux du pavillon. Les *nerfs* viennent de l'au-riculo-temporal, de la branche auriculaire du plexus cervical et du rameau auri-culaire du pneumogastrique.

CHAPITRE II

OREILLE MOYENNE

Préparation. — L'étude de l'oreille moyenne sera faite d'abord, comme celle de l'oreille interne du reste, sur des temporaux de fœtus et de nouveau-nés; on passera ensuite à son étude chez l'adulte. Des coupes faites dans diverses directions sur des temporaux secs seront très-utiles pour se faire une idée nette de la forme et des rapports des différentes parties de l'organe auditif. On peut multiplier ces coupes et les préparations presque à l'in-fini; nous n'indiquerons que celles qui sont indispensables. Celui qui les exécutera pour la première fois fera bien de les pratiquer en ayant sous les yeux un modèle. Pour voir la caisse du tympan, on divisera le temporal par une coupe verticale, passant en dedans de la rainure digastrique et de l'apophyse styloïde, et venant aboutir supérieurement aux deux angles ren-trants formés par la réunion de la face interne de l'écaille avec la partie mastoïdienne et avec le rocher. Pour voir les osselets en place avec leurs muscles, on fera les deux préparations suivantes : 1° on ouvrira la caisse du tympan avec précaution par sa paroi supérieure; 2° on enlèvera toute la partie antérieure et inférieure du conduit auditif pour arriver sur la mem-brane du tympan, qu'on incisera après l'avoir examinée.

L'oreille moyenne comprend une portion osseuse et des parties molles. La *partie osseuse* se compose : 1° de la caisse du tympan avec les cellules mastoïdiennes et le canal musculo-tubaire; 2° des osselets de l'ouïe. Les *parties molles* comprennent : 1° les ligaments et les muscles des osselets; 2° la muqueuse de la caisse du tympan; 3° la trompe d'Eustache; 4° la membrane du tympan; 5° la membrane de la fenêtre ronde.

ARTICLE I. — PARTIES OSSEUSES DE L'OREILLE MOYENNE.

§ I. — Caisse du tympan.

La caisse du tympan constitue une dilatation surajoutée au conduit au-ditif externe à peu près comme le chapeau d'un champignon à son pédi-cule. Elle présente une paroi interne, une paroi externe et une circonfé-rence, d'où part, en avant, un conduit, *conduit musculo-tubaire*, en arrière, l'orifice de communication des cellules mastoïdiennes. Elle est très-étroite, la distance entre ses deux parois étant au maximum (près de sa circonfé-rence) de 0m,005, au minimum de 0m,002 à 0m,003.

L'axe de la caisse ou la ligne qui joint les centres de ses deux faces ne se continue pas avec l'axe du conduit auditif; il est dirigé en bas, en dehors et en avant, de façon que la caisse est couchée obliquement sur le conduit auditif et fait un angle aigu avec sa paroi inférieure et un angle obtus, au contraire, avec sa paroi supérieure (Fig. 338, 7). Le plan de la caisse fait avec l'horizon un angle de 35° à 40°.

A. *Paroi externe de la caisse du tympan.* — Elle est occupée dans sa plus grande étendue par une ouverture à peu près circulaire de 0m,01 de dia-mètre, fermée à l'état frais par la membrane du tympan. Cette ouverture est cernée dans les deux tiers de son étendue (en avant et en bas) par une rainure demi-circulaire, qui reçoit l'insertion de cette membrane.

B. *Paroi interne* (Fig. 338). — Elle est convexe, inégale et présente à son milieu une saillie, le *promontoire* (1), dont la base correspond à l'origine du limaçon et sur laquelle se voient des sillons. Le plus visible (2) monte verticalement et loge le nerf de Jacobson ; il part d'un conduit situé à la partie inférieure du promontoire et dont l'orifice inférieur se trouve à la face inférieure du rocher, *orifice inférieur du canal de Jacobson*. Arrivé au sommet du promontoire, il se divise en plusieurs sillons, dont le principal continue

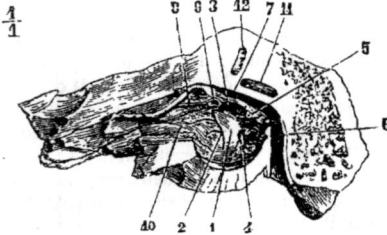

$\frac{4}{1}$

Fig. 338.
Paroi externe de la caisse du tympan (*).

le trajet primitif et vient aboutir près de l'extrémité interne du conduit du muscle du marteau à un canal, *canal du petit pétreux superficiel*, qui, après avoir fait un coude, s'ouvre à la face supérieure du rocher en dehors de l'hiatus de Fallope. De sa partie moyenne se détachent en avant deux sillons : un supérieur, qui mène dans le canal du grand nerf pétreux profond, l'autre inférieur, dans le canal tympano-carotidien.

Au-dessus du promontoire se trouve la *fenêtre ovale* (3), ouverture oblongue en forme de rein, à grand axe ($0^m,003$), dirigé dans l'axe du rocher. Elle conduit dans le vestibule. Au-dessus de son bord supérieur convexe est la saillie oblongue du canal de Fallope.

La *fenêtre ronde* (4) est située au-dessous de la fenêtre ovale, dont la sépare un pont de substance osseuse, continu avec la partie postérieure du promontoire ; elle est enfoncée, circulaire, étroite et mène dans le limaçon.

En arrière du promontoire est une petite saillie tubuleuse conique (5), qui présente sur son sommet tourné vers le promontoire et quelquefois relié à lui par un filet osseux une ouverture arrondie : c'est la *pyramide ;* elle est creusée d'un canal, qui va s'aboucher dans le canal de Falloppe.

C. *Circonférence*. — Elle est très-irrégulière et formée en haut par une lamelle osseuse primitivement distincte , *toit du tympan*. En arrière , elle présente de haut en bas l'ouverture des cellules mastoïdiennes et en dedans de la rainure tympanique, en dehors de la pyramide, l'orifice d'un canal qui conduit dans le canal de Fallope, *canal de la corde du tympan*. En avant on y trouve : 1° la *scissure de Glaser*, et un pertuis, ordinairement distinct, *orifice de sortie de la corde du tympan ;* 2° le conduit musculo-tubaire.

Cellules mastoïdiennes. — Ce sont des cavités communiquant toutes entre elles, creusées dans l'épaisseur de l'apophyse mastoïde ; elles sont très-va-

---

(*) 1) Promontoire. — 2) Sillon pour le nerf de Jacobson. — 3) Fenêtre ovale. — 4) Fenêtre ronde. — 5) Pyramide. — 6) Canal de Fallope. — 7) Sa partie horizontale.— 8) Canal du muscle du marteau. — 9) Bec de cuiller. — 10) Partie osseuse de la trompe d'Eustache. — 11) Canal demi-circulaire horizontal. — 12) Canal demi-circulaire vertical antérieur.

riables en nombre, en forme et en volume et s'abouchent à la partie postérieure et supérieure de la caisse par un canal prismatique. Ces cellules mastoïdiennes communiquent quelquefois avec des cellules creusées dans les parties condyliennes de l'occipital (trois fois sur six cents cas : Hyrtl).

Conduit musculo-tubaire (Fig. 338, 8, 10). — Ce canal va de l'angle rentrant du temporal à la partie antérieure de la caisse et a une longueur d'environ 0ᵐ,01 et une direction parallèle à l'axe du rocher. Il est divisé en deux canaux secondaires par une lamelle osseuse très-mince et ordinairement incomplète. Le *canal supérieur* (8), plus étroit, *canal du muscle du marteau*, offre à son extrémité tympanique, en avant de la fenêtre ovale, un coude en forme de bec, *bec de cuiller* (9), grâce auquel il échange brusquement de direction pour se porter en dehors et en avant dans l'étendue de 0ᵐ,001. Le *canal inférieur* ou *partie osseuse de la trompe d'Eustache* (10), plus large et à parois plus irrégulières, est évasé en entonnoir à son extrémité tympanique; puis il se rétrécit et acquiert un calibre de 0ᵐ,002. Il a la forme d'un prisme triangulaire à bords mousses; sa paroi interne le sépare du canal carotidien.

§ II. — Osselets de l'ouïe.

Ces osselets, qui forment une chaine articulée allant de la membrane du tympan à la fenêtre ovale, sont au nombre de quatre : le marteau, l'enclume, l'os lenticulaire et l'étrier.

1° *Marteau* (Fig. 339, 1). — Il présente une *tête*, un *col* et trois apophyses : le *manche*, l'*apophyse grêle de Raw* et l'*apophyse externe* : 1° la *tête* ou extrémité supérieure est arrondie et pourvue en arrière d'une facette en forme de selle articulée avec l'enclume. Elle est logée dans une fossette de la paroi supérieure de la caisse au-dessus de la partie supérieure du cadre du tympan; 2° le *col* est vertical et aplati de dehors en dedans; 3° le *manche* est une apophyse longue, qui continue le col de l'os, en faisant cependant avec lui un angle ouvert en dedans; il est aplati d'avant en arrière et se dirige en bas, en dedans et en arrière; à son sommet il se recourbe un peu en dehors et en avant, d'où une forme générale d'S italique; 4° l'*apophyse grêle de Raw* ou *apophyse antérieure* est très-longue, grêle, se brise facilement; elle se dirige en avant et s'engage dans la scissure de Glaser, où elle se termine (3); 5° l'*apophyse externe* se détache à angle droit de la partie supérieure du manche, et se porte en haut et en dehors vers la partie supérieure de la membrane du tympan.

2° *Enclume* (Fig. 339, 6). — Sa forme a été comparée à celle d'une molaire à deux racines; elle a un corps et deux apophyses : 1° le *corps*, aplati de dehors en dedans, est irrégulièrement quadrilatère; sa face antérieure offre une facette qui correspond à celle de l'enclume; 2° l'*apophyse supérieure*, courte, épaisse, se porte horizontalement en arrière pour se fixer par son sommet dans une dépression de la caisse; 3° l'*apophyse inférieure*, plus longue et plus grêle, descend verticalement en dedans et en arrière du manche du marteau. Elle porte à son sommet une petite facette concave, qui reçoit l'os lenticulaire.

3° *Os lenticulaire* (Fig. 340, 3). — Cet os, excessivement petit, présente une face externe, convexe, en rapport avec l'apophyse verticale de l'enclume, à laquelle elle est souvent soudée et une face interne, convexe, qui répond à l'étrier.

4° *Étrier* (Fig. 340, 4). — Cet os va horizontalement de l'os lenticulaire à la fenêtre ovale. Il a la forme d'un étrier et se compose d'une *tête*, d'une *base* et de deux *branches :* 1° la *tête*, concave, s'articule avec l'os lenticulaire et se continue par une partie rétrécie, *col*, avec les deux branches; 2° la *base*, réniforme, est constituée par une mince lamelle osseuse qui est reçue dans la fenêtre ovale; 3° les *branches* se portent de la tête aux deux extrémités antérieure et postérieure de la base, en interceptant une ouverture bouchée par la muqueuse. L'antérieure est plus grêle et presque droite, la postérieure plus forte et courbée.

ARTICLE II. — PARTIES MOLLES DE L'OREILLE MOYENNE.

§ I. — **Ligaments et muscles des osselets.**

I. LIGAMENTS DES OSSELETS (Fig. 339).

Les osselets sont rattachés entre eux par de véritables diarthroses, présentant par conséquent des synoviales; en outre, des ligaments à distance les rattachent aux parois de la caisse.

A. *Articulations diarthrodiales.* Elles sont au nombre de deux.

1° *Articulation du marteau et de l'enclume.* — C'est une articulation *en selle;* la facette du marteau est convexe suivant son grand diamètre, concave suivant le petit, c'est l'inverse pour l'enclume. Les deux os sont reliés par une capsule fibreuse assez serrée. L'axe des mouvements les plus étendus est perpendiculaire à la membrane du tympan.

2° *Articulation de l'enclume et de l'os lenticulaire avec l'étrier.* — C'est une *énarthrose* dont la capsule est très-mince. L'excursion du mouvement est très-faible.

B. *Ligaments rattachant les osselets aux parois de la caisse.* — Ces ligaments sont au nombre de quatre; deux pour le marteau, deux pour l'enclume. La base de l'étrier est rattachée au pourtour de la fenêtre ovale par le périoste et la muqueuse et non par un ligament annulaire distinct (Henle).

a) *Ligaments du marteau.* — 1° *Ligament suspenseur du marteau* (5). — Il va du sommet de la tête à la voûte du tympan; 2° *ligament antérieur du marteau* (4). Ce ligament, pris longtemps pour un muscle (*muscle antérieur du marteau*), naît de l'épine du sphénoïde, pénètre dans la scissure de Glaser et va s'attacher à la partie externe du col de l'os près de la base de son apophyse antérieure.

b) *Ligament de l'enclume.* — 1° *Ligament postérieur de l'enclume* (7). Il est formé par des fibres courtes, épaisses, rattachant l'apophyse postérieure du marteau à la circonférence de la caisse. D'après quelques auteurs, il y aurait là une véritable diarthrose; 2° *ligament supérieur de l'enclume.* Il va de la voûte du tympan au corps de l'enclume.

II. MUSCLES DES OSSELETS.

Ces muscles sont au nombre de deux : le muscle du marteau et le muscle de l'étrier.

1° *Muscle du marteau* (Fig. 339, 9). — Ce muscle naît de l'angle antérieur du rocher, de la grande aile du sphénoïde, de la paroi supérieure du cartilage de la trompe et de l'orifice antérieur du canal musculo-tubaire; il pénètre ensuite dans le canal osseux qui lui est destiné au-dessus de la trompe, et donne naissance à un tendon qui se réfléchit sur le coude de ce canal (10), fait un angle droit avec le corps du muscle et va s'attacher à la partie interne du manche du marteau, au-dessous de l'origine de l'apophyse grêle de Raw.

Il est innervé par une branche du ganglion otique, provenant de la racine motrice fournie par le trijumeau.

2° *Muscle de l'étrier* (Fig. 339, 11). — Ce muscle naît dans le canal de la pyramide, et donne naissance à un tendon très-fin (12), qui fait avec l'axe du muscle un angle obtus ouvert en bas, et va s'attacher à la partie postérieure de la tête de l'étrier. Il est innervé par un rameau facial.

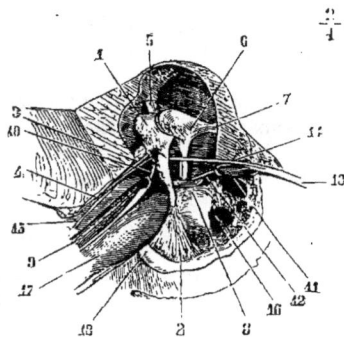

Fig. 339 . — *Muscles des osselets* (*).

Mouvements des osselets (Fig. 340). — Les mouvements des osselets sont assez limités. Ces mouvements se font autour d'un axe qui passerait par l'apophyse postérieure de l'enclume et l'apophyse grêle de Raw; ces deux points réprésentent en effet les deux points fixes, arc-boutés contre les parois de la caisse et autour desquels pivote toute la chaîne des osselets; cet axe coupe le marteau à la partie supérieure de son manche (A).

Le *muscle du marteau* (*tensor tympani*) porte en dedans le manche du marteau et avec lui la membrane du tympan qui se trouve tendue; en même temps il entraîne en dehors la tête du marteau et le corps de l'enclume (voy. Fig. 340) et par suite fait basculer la longue apophyse de l'enclume, qui enfonce l'étrier dans la fenêtre ovale. La pression se trouve augmentée dans le labyrinthe. La contraction de ce muscle accompagne involontairement celle des muscles masticateurs.

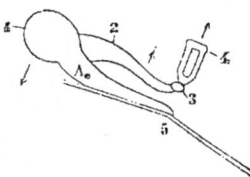

Le *muscle de l'étrier* (*laxator tympani*) tire en arrière la tête de l'étrier; mais il est difficile de dire quel peut

Fig. 340. — *Action des muscles des osselets* (**).

être son usage dans l'audition. D'après quelques auteurs il relâcherait la membrane du tympan, ce qu'il est difficile de comprendre d'après la direction de son tendon.

§ II. — Muqueuse de la caisse du tympan.

Une muqueuse mince, blanc rosé, tapisse les parois de la caisse du tympan et se prolonge dans les cellules mastoïdiennes et dans la trompe d'Eustache. En outre, elle enveloppe complétement dans ses replis la chaîne des osselets. Le repli du marteau, concave, semi-lunaire, situé à la partie interne de la caisse, contient dans son bord libre la corde du tympan et l'apophyse grêle de Raw. Celui de l'enclume va de la paroi postérieure de la caisse à l'os lenticulaire; celui de l'étrier va de la pyramide à l'étrier.

Cette muqueuse, intimement soudée au périoste, est tapissée par un épithélium pavimenteux simple, vibratile dans la partie inférieure (Tröltsch).

Quelquefois (cinq fois sur soixante-huit cas) la communication entre les cellules mastoïdiennes et la caisse est fermée par une membrane résistante (Zoja).

§ III. — Trompe d'Eustache.

La trompe d'Eustache se compose de deux parties : une partie cartilagineuse et une partie osseuse. Sa *longueur* totale est de 0ᵐ,035, 0ᵐ,024 pour la partie cartilagineuse, 0ᵐ,011 pour la partie osseuse. Son *calibre* varie dans les divers points de son trajet ; il est à son minimum à l'union des deux parties osseuse et cartilagineuse et n'a guère que 0ᵐ,002 de hauteur et 0ᵐ,001 de largeur (*isthme de la trompe*); à partir de là, il s'élargit dans les deux directions, pour atteindre à l'ouverture pharyngienne 0ᵐ,009 de hauteur et 0ᵐ,005 de largeur, et à l'ouverture tympanique 0ᵐ,005 de hauteur et 0ᵐ,003 de largeur.

Direction. — Les deux parties de la trompe ne se continuent pas en ligne droite, mais en formant un angle très-obtus ouvert en bas (Fig. 233, 4, 5). Sa direction générale est oblique en dehors, en arrière et un peu en haut, en allant de l'ouverture pharyngienne vers l'ouverture tympanique. Son axe fait avec l'horizon un angle de 40°, et avec celui du conduit auditif externe, qui est à peu près exactement transversal, un angle de 135°.

La trompe est aplatie transversalement, de façon qu'elle présente une paroi interne et postérieure et une paroi externe et antérieure. Sa face postéro-interne (Fig. 233) répond en arrière au canal carotidien et à la muqueuse du pharynx. Sa face antéro-externe répond au péristaphylin externe, qui la sépare du ptérygoïdien interne, et est reçue dans une échancrure que présente le bord postérieur de l'aile interne de l'apophyse ptérygoïde.

L'orifice tympanique s'ouvre à la partie antérieure et supérieure de la caisse. L'orifice pharyngien (Fig. 234, 8), très-évasé, ovale (*pavillon de la trompe*), est situé à 0ᵐ,07 de l'ouverture antérieure des fosses nasales, au niveau du bord supérieur du cornet inférieur.

Conformation intérieure. — La partie osseuse de la trompe a été vue plus haut. La partie cartilagineuse est constituée par une lamelle cartilagineuse repliée en gouttière et ne formant jamais un tube cartilagineux complet. Près de l'os, il ne manque qu'une bande légère de substance cartilagineuse à la partie inférieure, et la gouttière est ouverte en bas; en s'éloignant de l'os, la paroi cartilagineuse externe manque presque complètement, sauf tout à fait en haut, et sur une coupe, le cartilage de la trompe a la forme d'un crochet dont la pointe se recourbe en dehors. Une membrane fibreuse, à laquelle prennent insertion des fibres du péristaphylin externe, complète le canal de la trompe dans les endroits où la partie cartilagineuse manque (Fig. 341).

Les parois de la trompe sont habituellement accolées dans la partie cartilagineuse et s'écartent à chaque mouvement de déglutition par l'action du péristaphylin externe.

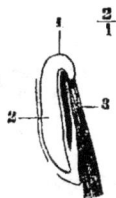

Fig. 341.
Coupe de la partie cartilagineuse de la trompe d'Eustache (*).

Le cartilage de la trompe est du tissu cartilagineux hyalin; son épaisseur à son bord libre atteint jusqu'à 0^m,009 et plus. La muqueuse, rattachée au périchondre par un tissu cellulaire lâche, est tapissée par un épithélium vibratile, dont le mouvement est dirigé de la caisse vers le pharynx. Elle contient des glandes en grappe beaucoup plus nombreuses du côté de l'orifice pharyngien.

§ IV. — Membrane du tympan.

La membrane du tympan est une membrane très-mince (moins de 0^{mm},1), transparente, d'une couleur gris perle ou rose pâle, réfléchissant fortement la lumière. Elle donne attache au manche du marteau, qui, vu de l'extérieur, paraît sous forme d'une ligne rouge jaunâtre, allant de haut en bas se fixer au centre de la membrane, qu'il déprime du côté de la caisse, de façon que la face externe de cette membrane est concave. A sa partie supérieure elle est soulevée par la courte apophyse du marteau, qui paraît à l'extérieur comme une petite saillie blanchâtre.

La membrane du tympan est à peu près circulaire (0^m,010 de hauteur sur 0^m,009 de largeur). Elle est très-fortement inclinée et fait avec la paroi inférieure du conduit auditif externe un angle très-aigu; avec la paroi supérieure, au contraire, un angle tellement obtus (140°) qu'elle semble la continuation de cette paroi. Une perpendiculaire abaissée sur cette membrane se dirige en bas, en avant et en dehors (Fig. 233, 7). Les deux membranes du tympan font entre elles un angle de 135° à 140° ouvert en haut.

La face interne de la membrane du tympan est convexe; le sommet de sa convexité est situé vis-à-vis du promontoire et n'en est séparé que par un intervalle de 0^m,002 à 0^m,003, ce qui donne à la caisse la forme d'une lentille biconcave.

Structure. — La membrane du tympan se compose de trois couches, une membrane propre, fibreuse, comprise entre deux revêtements provenant de la caisse et du conduit auditif externe.

(*) 1) Partie supérieure du cartilage de la trompe. — 2) Paroi interne de la trompe. — 3) Insertions du péristaphylin externe à la partie membraneuse de la trompe.

1° La *couche fibreuse*, intermédiaire, est constituée par des fibres connectives mélangées de cellules plasmatiques; les plus internes sont circulaires, plus épaisses à la périphérie ; les fibres externes sont radiées et plus nombreuses au centre. Cette couche est complétement dépourvue de vaisseaux.

2° Le *revêtement externe*, cutané, est formé par une couche interne, connective, soudée à la membrane propre, et par une couche épidermique épaisse, continue à celle du conduit auditif externe.

3° Le *revêtement interne* provient de la muqueuse de la caisse; il est moins riche en vaisseaux que le revêtement externe. Cette muqueuse est tapissée par un épithélium pavimenteux et présente des papilles vasculaires (Gerlach).

La membrane du tympan est quelquefois percée d'un orifice, trou de Rivinus.

§ V. — Membrane de la fenêtre ronde.

La membrane qui forme la fenêtre ronde ou *tympanum secundarium* n'est autre chose qu'un reste non ossifié de la capsule labyrinthique membraneuse; sa face externe est recouverte par la muqueuse de la caisse du tympan ; sa face interne par le périoste du labyrinthe.

Vaisseaux et nerfs. Les *artères* de la caisse du tympan viennent de la stylosmastoïdienne, de la tympanique et de la méningée moyenne. En outre, la carotide fournit quelques rameaux directs à la caisse et à la trompe. Les *veines* vont dans les veines correspondantes. Les *nerfs* sensitifs viennent du rameau de Jacobson et du grand sympathique; les nerfs moteurs ont été vus avec les muscles.

CHAPITRE III

OREILLE INTERNE.

Le labyrinthe comprend le labyrinthe osseux avec le conduit auditif interne et le labyrinthe membraneux.

Préparation. — A. *Labyrinthe osseux.* 1° On commencera par isoler le labyrinthe osseux du reste du rocher sur des temporaux d'enfants ou de nouveau-nés ; le labyrinthe se laisse alors assez facilement isoler de la substance spongieuse du rocher. On le préparera ensuite sur des temporaux d'adulte, où la substance compacte du rocher fait corps avec le labyrinthe, ce qui rend la séparation très-difficile. On commencera toujours par le canal demi-circulaire supérieur et antérieur dont la saillie est visible sur la face supérieure du rocher. Pour voir l'intérieur du vestibule, on l'ouvrira par sa face supérieure et par sa face externe. 2° Des coupes seront faites dans trois directions principales: une horizontale, par le conduit auditif interne ; une tranversale, par le plan du conduit demi-circulaire vertical antérieur ; une antéropostérieure, pratiquée à 0^m,007 en dehors du bord supérieur du rocher et parallèle à ce bord. Ces coupes peuvent du reste être multipliées avec avantage. 3° Enfin, on peut prendre le moule des cavités auditives internes avec une matière solidifiable. On pousse l'injection par la fenêtre ovale. Pour permettre à l'injection de remplir complétement les canaux demi-circulaires, il est bon de pratiquer sur le milieu de leur courbure un petit orifice, qui permet la sortie de l'air contenu dans ces canaux. On enlève ensuite le tissu osseux par la macération dans l'acide chlorhydrique affaibli.

B. *Labyrinthe membraneux.* L'examen de la partie membraneuse du labyrinthe est excessivement difficile et laborieuse [1].

[1] Voyez Voltolini (*Die Zerlegung und Untersuchung des Gehörorganes an der Leiche.* Breslau, 1862.

ARTICLE I. — LABYRINTHE OSSEUX.

Le labyrinthe osseux se compose de trois parties : une moyenne, qui fait suite à la caisse du tympan, le *vestibule* (Fig. 342, *a*); une postérieure, formée par les trois *canaux demi-circulaires* (*j*, *k*); une antérieure, le *limaçon* (*b*). Le limaçon, le vestibule et les canaux demi-circulaires sont échelonnés sur une ligne qui se confond presque avec l'axe du rocher. Le conduit auditif interne conduit le nerf acoustique aux diverses parties du labyrinthe. Nous le décrirons en premier lieu.

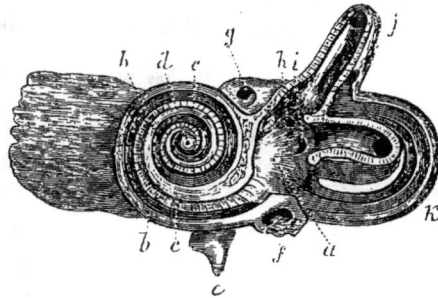

Fig. 342. — *Intérieur du labyrinthe, vu par sa face externe ou tympanique* (*).

1° Conduit auditif interne.

Ce conduit, long de $0^m,008$, s'étend presque transversalement de la face postérieure du rocher au vestibule et à la base du limaçon. Le fond du conduit (Fig. 343) forme un cul-de-sac divisé par une crête transversale (1)

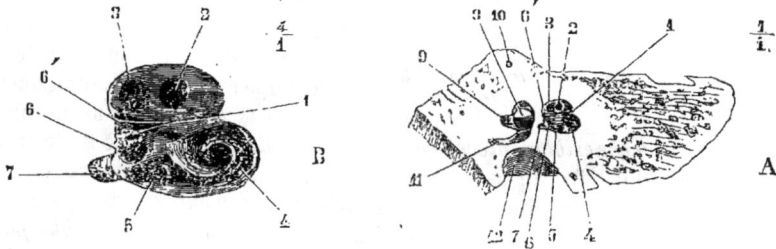

Fig. 343. — *Fond du conduit auditif interne* (**).

saillante en deux fossettes. 1° La *fossette supérieure* présente en avant l'orifice interne du canal de Fallope (2), en arrière un groupe d'orifices (3) conduisant à la tache criblée antérieure, à la pointe supérieure de la crête du vestibule ; 2° la *fossette inférieure* offre en avant une série de trous disposés, suivant une ligne spirale, *tractus spiralis foraminosus* (4) et correspondant à la base du limaçon ; un de ces trous, plus volumineux, est central et répond à l'axe du limaçon ; à l'endroit où débute cette spirale se voient des trous (5)

<hr/>

(*) *a*) Vestibule. — *b*) Lame des contours. — *c*) Lame spirale. — *d*) Orifice du sommet de l'axe du limaçon. — *e*) Aqueduc du limaçon. — *f*) Fenêtre ronde. — *g*) Canal du nerf facial. — *h*) Ouverture du canal demi-circulaire supérieur. — *i*) Ouverture du canal demi-circulaire horizontal. — *j*) Canal demi-circulaire supérieur. — *k*) Canal demi-circulaire postérieur.

(**) A. Grandeur naturelle. — B. Grossi. — 1) Crête transversale séparant en deux le fond du conduit auditif. — 2) Canal de Fallope. — 3) Orifices conduisant à la tache criblée antérieure. — 4) *Tractus spiralis foraminosus*. — 5) Trous conduisant à la tache criblée moyenne. — 6, 6) Trous conduisant à la crête du vestibule. — 7) *Foramen singulare*. — 8) Fenêtre ovale, vue par l'ablation de la paroi externe du vestibule. — 9) Ampoule du canal demi-circulaire horizontal. — 10) Partie inférieure du canal vertical postérieur. — 11) Coupe du canal vertical antérieur. — 12) Fosse jugulaire.

qui mènent dans la fossette hémisphérique à la tache criblée moyenne ; tout à fait en arrière se trouve un orifice isolé, *foramen singulare* (19), entrée d'un conduit qui va à l'ampoule du tube demi-circulaire postérieur ; enfin en arrière et au-dessus du *foramen singulare* et de l'origine du *tractus spiralis* sont des trous très-fins allant à la crête du vestibule (6, 6′).

2° Vestibule (Fig. 344).

Le vestibule a la forme d'un ovoïde à base supérieure, à pointe dirigée en bas et un peu en avant. Il est séparé par une crête transversale, *crête du vestibule* (1), en deux parties ou fossettes, plus marquées sur la face interne,

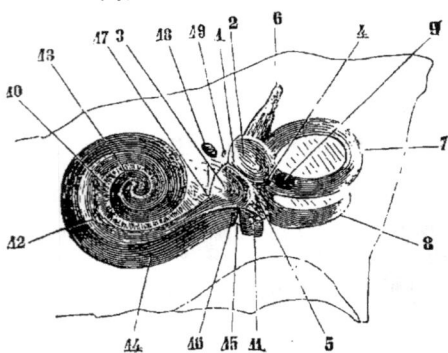

Fig. 344.

Paroi interne du vestibule avec les canaux demi-circulaires et le limaçon (*).

une supérieure et postérieure, *fossette ovoïde* (2), l'autre antérieure et inférieure, *fossette hémisphérique* (3). A l'état sec, il communique : en avant et en dehors, avec la caisse du tympan par la fenêtre ovale (Fig. 343, 8) ; en arrière et en dehors, par cinq orifices avec les canaux demi-circulaires ; en avant et en bas, avec la rampe vestibulaire du limaçon. En outre, il communique avec le fond du conduit auditif interne par des orifices très-fins, visibles à la loupe et groupés pour constituer les *taches criblées* au nombre de trois : 1° la *tache criblée antérieure* répond à la partie antérieure de la crête du vestibule ; elle offre un canal particulier (Fig. 344, 19), qui laisse passer un rameau du nerf vestibulaire ; 2° la *tache criblée moyenne*, composée de treize à seize orifices, occupe la fosse hémisphérique ; 3° la *tache criblée postérieure* présente huit orifices et occupe l'ampoule du canal demi-circulaire vertical postérieur. Reichert en admet une quatrième dans le *recessus cochlearis* (5), espace compris entre les deux branches postérieures de la crête du vestibule près de l'origine de la lame spirale. La tache criblée supérieure donne passage aux nerfs de l'utricule et des ampoules des canaux demi-circulaires vertical antérieur et horizontal ; la moyenne au nerf du saccule ; l'inférieure à l'ampoule du canal demi-circulaire vertical postérieur ; la quatrième livre passage à un rameau du nerf cochléaire, qui va à la cloison de séparation du saccule et de l'utricule.

Au sommet du recessus cochléaire se trouve une petite fossette, *fossette sulciforme* (4), conduisant dans un canal, *aqueduc du vestibule*, qui s'ouvre à la face postérieure du rocher.

(*) 1) Crête du vestibule. — 2) Fossette ovoïde. — 3) Fossette hémisphérique. — 4) Fossette sulciforme. — 5) *Recessus cochlearis.* — 6) Canal vertical antérieur et son ouverture ampullaire. — 7) Canal horizontal.— 8) Canal vertical postérieur. — 9) Ouverture commune des canaux verticaux. — 10) Coupe de la lame des contours. — 11) Origine de la lame spirale. — 12) Lame spirale. — 13) *Hamulus.* — 14) Rampe tympanique. — 15) Crête semi-lunaire. — 16) Aqueduc du limaçon. — 17) Rampe vestibulaire. — 18) Canal du nerf facial. — 19) Canal donnant passage à un rameau du nerf vestibulaire.

3° **Canaux demi-circulaires.**

Ces canaux, au nombre de trois, sont situés dans trois plans, se coupant tous les trois à angle droit. Le premier, *canal demi-circulaire supérieur* (Fig. 345, 7), est supérieur, vertical et coupe transversalement l'axe du rocher. Le deuxième, *canal demi-circulaire postérieur* (5), est vertical aussi, mais parallèle à l'axe du rocher et postérieur au précédent. Le troisième, *canal demi-circulaire horizontal* (10), est horizontal et a sa convexité dirigée en dehors ; son plan coupe à peu près par son milieu le plan du précédent.

Chacun de ces conduits a deux orifices qui s'ouvrent dans le vestibule ; un de ces orifices est ampullaire, c'est-à-dire présente une petite dilatation. Les deux extrémités non ampullaires des deux canaux verticaux se réunissent pour s'ouvrir par un canal commun (9) dans le vestibule, ce qui réduit le nombre des orifices vestibulaires à cinq au lieu de six. Ils sont tous situés sur la paroi externe du vestibule et groupés par paires de la façon suivante : une paire supérieure est formée en avant par l'orifice ampullaire du canal supérieur,

Fig. 345.

Moule du labyrinthe ; vue externe (*).

en arrière par l'orifice commun des deux canaux verticaux ; une paire inférieure est constituée par les deux orifices du canal horizontal, dont l'ampoule se trouve en dehors et en avant ; enfin l'orifice ampullaire du canal postérieur s'ouvre plus bas, à la partie inférieure, externe et postérieure du vestibule. La longueur des canaux demi-circulaires est de $0^m,022$ pour le canal postérieur, de $0^m,020$ pour le supérieur, de $0^m,015$ pour l'horizontal.

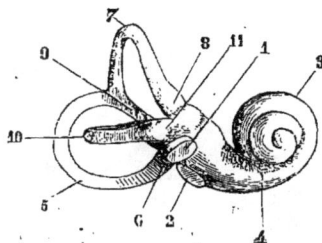

4° **Limaçon.**

Ainsi nommé à cause de sa ressemblance avec la coquille d'un limaçon, il est situé en dedans et en avant du vestibule, en avant du conduit auditif interne, en arrière de la trompe d'Eustache. Pour bien comprendre sa disposition, on peut le considérer comme formé par l'enroulement autour d'un axe d'un tube cylindrique fermé à un bout.

L'*axe* du limaçon, *modiolus* (Fig. 346, *m, l*), est constitué par un cône creux, dont la base creusée en entonnoir et percée de trous (*tractus spiralis foraminosus*) correspond au fond du conduit auditif interne. Sa hauteur est de $0^m,004$ à $0^m,005$. Cet axe est à peu près horizontal, perpendiculaire à l'axe même du rocher et fait avec le conduit auditif interne un angle un peu plus grand qu'un angle droit.

Le *tube cylindrique, canal du limaçon* ou *canal spiral*, long de $0^m,003$, monte en s'enroulant en spirale autour de l'axe, de manière à décrire deux tours et demi de spire (Fig. 345, 3), qui se superposent en se rapprochant du

(*) 1) Fenêtre ovale. — 2) Fenêtre ronde. — Limaçon. — 4) *Tractus spiralis foraminosus.* — 5) Canal vertical postérieur. — 6) Son ampoule. — 7) Canal vertical supérieur. — 8) Son ampoule. — 9) Partie commune des deux canaux verticaux. — 10) Canal horizontal. — 11) Son ampoule.

sommet de l'axe. Cet enroulement se fait à droite (*dextrorsum*) pour le limaçon gauche, à gauche (*sinistrorsum*) pour le droit ([1]). L'extrémité fermée
du tube correspond au sommet du cône et du limaçon. L'extrémité ouverte
ne prend pas part à l'enroulement et, au contraire, se tord en sens opposé
(Fig. 344) pour se porter en bas et en arrière vers la fenêtre ronde et le plan-

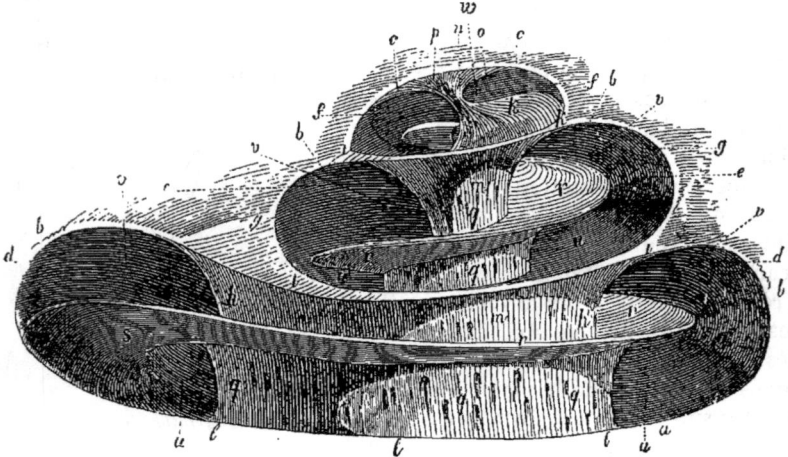

Fig. 346. — *Limaçon droit, ouvert, grossi douze fois* (*).

cher du vestibule. La lamelle osseuse qui constitue les parois du canal spiral
porte le nom de *lame des contours*.

La partie de la lame des contours attenante à l'axe du limaçon se soude
avec cet axe et disparaît comme paroi propre ; il en est de même dans les
parties accolées du canal spiral (Fig. 346).

Ce canal spiral est divisé en deux tubes secondaires ou *rampes* par une lamelle, *lame spirale*, qui à l'état frais occupe toute la largeur du canal spiral,
de sorte que la division en deux rampes est complète ; elle en occupe aussi
toute la longueur, sauf au sommet, où elle se termine par un bord concave,
qui intercepte avec la concavité du cul-de-sac du tube cylindrique un orifice
par lequel les deux rampes communiquent. Cette cloison a son plan perpendiculaire à l'axe du limaçon, de sorte que pour chaque tour de spire
(Fig. 346) une des deux rampes est plus rapprochée de la base, l'autre du
sommet du limaçon ([2]). La plus rapprochée de la base débouche à la fenêtre

([1]) La spirale *dextrorsum* ou *dextriotrope* se fait dans le sens des aiguilles d'une montre ;
la *spirale sinistrorsum* ou *lævitrope* se fait en sens inverse (De Candolle, Listing).

([2]) Les noms de *rampe inférieure* et *supérieure* donnés quelquefois aux deux rampes sont
vicieux ; en effet, la rampe inférieure, par rapport à l'axe du limaçon, est en réalité supérieure par rapport au plan du corps.

(*) *a*) Base du limaçon. — *b*) Son corps. — *c*) Son sommet. — *d*) Premier tour de spire. — *e*) Deuxième
tour. — *f*) Troisième tour. — *g*) Paroi externe du canal spiral. — *h*) Sa paroi interne. — *i*) Parois intermédiaires. — *k*) Fin de la paroi intermédiaire. — *l*) Base du modiolus. — *m*) Corps du modiolus. — *n*) Son
sommet. — *o*) Cul-de-sac de la rampe tympanique. — *p*) Extrémité supérieure de la paroi intermédiaire. —
q) Orifices du modiolus. — *r*) Lame spirale. — *s*) Son origine au vestibule. — *u*) Rampe tympanique. —
a) Rampe vestibulaire. — *w*) Cul-de-sac de la rampe tympanique.

ronde, c'est la *rampe tympanique* ou *postérieure;* la plus rapprochée du sommet débouche dans le vestibule; c'est la rampe *antérieure* ou *vestibulaire.* L'origine des deux rampes correspond du côté de la caisse du tympan à la saillie du promontoire. A l'*état sec*, cet isolement des deux rampes n'existe pas; la cloison étant membraneuse dans sa partie externe, cette

partie disparaît par la macération, et il reste une lamelle osseuse, *lame spirale osseuse*, dont le bord convexe est libre dans le canal spiral (Fig. 346, *r*) et qui se termine au sommet du limaçon par une petite pointe recourbée en crochet, *hamulus* (Fig. 344, 13), qui contribue à former l'orifice de communication des deux rampes.

Au point d'attache de la lame spirale, l'axe du limaçon est creusé d'un canal spiral, *canal spiral de l'axe*, qui monte en spirale autour de l'axe ; il contient une veine et la lame ganglionnaire du nerf acoustique. La lame spirale se compose elle-même de deux minces lamelles séparées par de la substance spongieuse. L'axe et la lame spirale sont du reste percés de canaux pour le passage des vaisseaux et des nerfs.

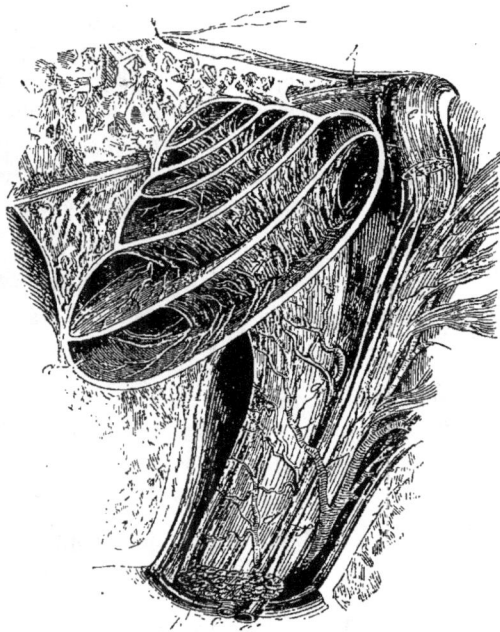

Fig. 347.
Limaçon ouvert pour montrer la disposition des deux rampes et la distribution du nerf auditif (*).

Au commencement de la rampe tympanique, en avant de la fenêtre ronde, se trouve un petit orifice, orifice de l'*aqueduc du limaçon* (Fig. 344, 16), qui s'ouvre par son autre extrémité dans une fossette triangulaire à la face inférieure du rocher; en arrière de cet orifice se trouve une crête, *crête semilunaire* (15), qui va vers la fenêtre ronde.

ARTICLE II. — LABYRINTHE MEMBRANEUX.

Le *nerf auditif* arrive au fond du conduit auditif interne, se divise en deux branches : une antérieure, une postérieure.

1° La *branche antérieure, nerf du limaçon* (Fig. 347), fournit d'abord un fin rameau qui pénètre dans la tache criblée du *recessus cochlearis* et se rend

(*) a) Limaçon. — b) Nerf auditif. — c) Vaisseaux. — d, d) Ramifications vasculaires. — e) Tronc du nerf facial renversé en haut par sa partie postérieure. — f) Nerf intermédiaire de Wrisberg. — g) Sommet du limaçon. — h) Tronc commun des nerfs pétreux.

à l'extrémité vestibulaire du canal du limaçon et à la cloison de séparation du saccule et de l'utricule. Elle donne ensuite une série de filets, qui passent par les trous du *tractus spiralis* et se rendent au premier tour du limaçon.

Le reste du nerf pénètre dans l'axe jusqu'à son sommet, et de sa partie superficielle spiralée se détachent des faisceaux qui se rendent vers la lame spirale osseuse. Arrivés au niveau du canal spiral, ils forment là une bande ganglionnaire continue, *ganglion spiral*, où se trouvent des cellules nerveuses, et pénètrent alors entre les deux lamelles de la lame spirale osseuse.

2° La *branche postérieure, nerf vestibulaire* (Fig. 348), après un gonflement léger, *gonflement gangliforme de Scarpa*, se divise en trois rameaux : 1° le *supérieur* va par les orifices situés en arrière de l'orifice du canal de Fallope (Fig. 343, 3) à la tache criblée antérieure et se termine par trois branches pour l'utricule et les ampoules du canal vertical supérieur et du canal horizontal ; 2° le *moyen* va à la tache criblée moyenne et au saccule ; 3° l'*inférieur* passe par le *foramen singulare* et va à l'ampoule du canal vertical inférieur.

Le *périoste* du labyrinthe est très-mince et très-vasculaire.

Le labyrinthe membraneux se divise en deux parties : l'utricule avec les canaux demi-circulaires et le saccule avec le limaçon.

§ I. — Utricule et canaux demi-circulaires.

1° *Utricule*. — L'utricule forme le confluent des canaux demi-circulaires. Il représente un sac allongé, elliptique, un peu aplati de dedans en dehors et occupant la partie supérieure du vestibule et la fossette ovoïde, à laquelle il est intimement adhérent par sa paroi interne et supérieure. Sur cette paroi se trouve un endroit plus résistant, *tache acoustique*, qui répond à l'entrée du nerf utriculaire.

2° *Canaux demi-circulaires*. — Ils ont à peu près la même disposition que les canaux osseux et s'ouvrent dans l'utricule à son côté externe par cinq ouvertures, dont trois sont ampullaires. Leurs parois, sauf au niveau du renflement ampullaire qui remplit exactement l'ampoule osseuse, sont séparées des parois osseuses par un liquide, la *périlymphe*.

Sur les ampoules, au niveau de l'arrivée des nerfs ampullaires, existe un pli transversal semi-lunaire, blanc jaunâtre, *crête acoustique*. Sa concavité est tournée vers la cavité de l'ampoule.

Les parois des tubes demi-circulaires et de l'utricule, épaisses de $0^{mm},02$ à $0^{mm},03$, sont formées par une membrane connective, vasculaire, tapissée par un épithélium pavimenteux simple, reposant sur une membrane basilaire amorphe. Au niveau de la tache et des crêtes acoustiques, la tunique connective s'épaissit, et sur les crêtes on trouve un épithélium cylindrique stratifié. La terminaison des nerfs est inconnue ; d'après Schultze, ils traverseraient la membrane basilaire pour s'unir aux cellules épithéliales.

L'utricule et les canaux demi-circulaires contiennent un liquide clair l'*endolymphe*. On rencontre, en outre, dans l'utricule une poussière blanche constituée par de petits cristaux de carbonate de chaux atteignant jusqu'à $0^{mm},012$ de longueur ; ce sont les *otolithes*. Ils sont unis par une masse molle, mais on ignore comment ils sont rattachés à la paroi de l'utricule.

§ II. — Saccule et limaçon.

A. *Saccule.* — Le saccule, nié par quelques auteurs (Voltolini), est situé dans la fossette hémisphérique ; sa partie supérieure, arrondie, se soude à la paroi de l'utricule en une cloison commune séparant les deux cavités ; sa partie inférieure, au contraire, s'effile en un canal étroit, long de 0mm,7 qui se porte en arrière et en bas vers l'origine de la rampe vestibulaire et se continue à angle droit avec le canal cochléaire. Il a probablement la même structure que l'utricule.

B. *Limaçon.* — Si on examine une coupe fine d'un tour de spire d'un limaçon frais, on voit qu'il y a en réalité non pas deux canaux secondaires ou rampes, mais bien quatre, qui sont constitués de la façon suivante. La lame spirale osseuse est prolongée jusqu'à la partie externe de la lame des contours, non pas par une seule membrane, mais bien par deux membranes qui semblent continuer l'une, *membrane basilaire* (Fig. 348, 5), la lamelle osseuse inférieure de la lame spirale (1) l'autre, *membrane de recouvrement* ou *de Corti* (6), sa lamelle osseuse supérieure (2). Il en résulte donc trois cavités ou rampes : une rampe supérieure (par rapport à l'axe du limaçon), *rampe vestibulaire;* une inférieure, *rampe tympanique* (B), et une *rampe moyenne*, bien plus étroite (D), comprise entre la membrane basilaire et la membrane de recouvrement ; on peut l'appeler aussi *rampe auditive;* elle contient un organe très-important, l'*organe de Corti* (9). Enfin la rampe vestibulaire est divisée à son tour par une membrane, *membrane de Reissner* (10), en deux canaux secondaires : un interne, *rampe vestibulaire proprement dite* (A), l'autre externe, *rampe collatérale* ou *de Lœwenberg* (C).

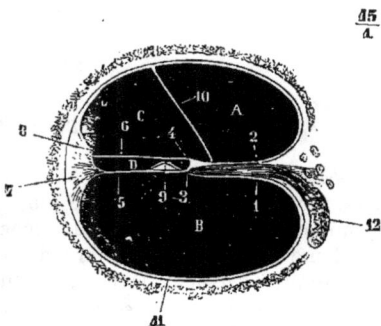

Fig. 348.
Coupe d'un tour de spire du limaçon (*).

Les *rampes tympanique* et *vestibulaire* communiquent entre elles au sommet du limaçon. A leur origine, elles aboutissent : la rampe tympanique à la membrane de la fenêtre ronde, la rampe vestibulaire au vestibule à l'intérieur du vestibule membraneux.

La *membrane de Reissner* (10) est une mince lamelle sur la structure de laquelle on n'est pas encore fixé.

La *rampe collatérale* ou *de Lœwenberg* (C) est triangulaire et rattachée par

(*) A. Rampe vestibulaire. — B. Rampe tympanique. — C. Rampe collatérale ou de Lœwenberg. — D. Rampe moyenne ou rampe auditive. — 1) Lame spirale osseuse ; sa lamelle inférieure. — 2) Sa lamelle supérieure. — 3) Lèvre tympanique de la lame spirale. — 4) Lèvre vestibulaire. — 5) Membrane basilaire. — 6) Membrane de recouvrement. — 7) Ligament spiral. — 8) Crête de la paroi externe de la rampe collatérale. — 9) Organe de Corti. — 10) Membrane de Reissner. — 11) Périoste. — 12) Nerf auditif et ganglion spiral.

quelques auteurs à la rampe auditive sous le nom commun de *canal co-chléaire*.

La *rampe moyenne* ou *auditive* (D), *canal de la lame spirale de Lœwenberg*, est beaucoup plus compliquée comme structure et mérite une description détaillée.

Rampe auditive. — Elle a une longueur de 0ᵐ,030 ; elle part du col du saccule en formant une sorte de cul-de-sac, et se termine par une extrémité fermée au sommet du limaçon. Elle présente des parois et une cavité qui contient l'organe de Corti.

1° *Parois de la rampe auditive*. — Ces parois sont au nombre de quatre : une interne, étroite, creusée en gouttière, formée par le bord externe ou *limbe* de la lame spirale ; une externe, par le périoste épaissi de la partie opposée du tube cochléen ; une inférieure, par la membrane basilaire ; une supérieure, par la membrane de Corti.

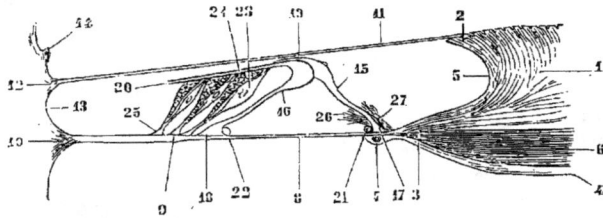

Fig. 349. — *Rampe auditive et organe de Corti* (*).

a) *Limbe de la lame spirale* (Fig. 329, 1). — Le bord libre de la lame spirale osseuse est prolongé par une lamelle molle, connective (*zone cartilagineuse* ou *médiane*), qui paraît surtout formée aux dépens du périoste de la lamelle supérieure de cette lame spirale. Le bord libre du limbe présente un sillon, *sillon spiral interne* (5), limitée par deux lèvres, une supérieure et une inférieure.

La *lèvre supérieure*, *lèvre vestibulaire* (2) est couverte à sa face supérieure (*zone denticulée*) de papilles, qui, d'abord verticales et courtes s'inclinent en approchant du bord libre et forment là une série de languettes minces, contiguës, *dents de la première rangée de Corti* (Fig. 350, 5), au nombre de 2500 environ.

La *lèvre inférieure*, *lèvre tympanique* (Fig. 349, 3) est constituée par deux lamelles, entre lesquelles passent les fibres nerveuses ; de son bord aminci part la membrane basilaire, qui paraît se continuer surtout avec la lamelle supérieure. La partie externe de cette lamelle supérieure présente des crêtes (*dents apparentes de Corti* (Fig. 350, 7) séparées par des sillons ; à l'extrémité périphérique de chaque crête se voit un orifice (8) pour le passage des nerfs (*bandelette perforée*).

b) *Périoste externe de la rampe auditive*. — Au niveau de cette paroi, le périoste de la lame et des contours s'épaissit et offre deux saillies interceptant un sillon, *sil-*

(*) 1) Limbe de la lame spirale. — 2) Lèvre vestibulaire. — 3) Lèvre tympanique. — 4) Continuation du périoste inférieur de la lame spirale osseuse. — 5) Sillon spiral interne. — 7) Vaisseau spiral. — 8) Membrane basilaire ; sa zone lisse. — 9) Id., sa zone striée. — 10) Ligament spiral. — 11) Membrane de Corti. — 12) Son insertion externe. — 13) Sillon spiral externe. — 14) Saillie et strie vasculaires. — 15) Article interne de l'organe de Corti. — 16) Article externe. — 17, 18) Leur insertion à la membrane basilaire. — 19) Leur articulation. — 20) Membrane réticulaire. — 21, 22) Cellules basilaires internes et externes. — 23) Cellules de Deiters. — 24) Cellules de Corti. — 25) Leur insertion à la membrane basilaire. — 26) Fibres nerveuses ; leur terminaison au-dessous de l'organe de Corti. — 27) Id., leur terminaison au-dessus et en dedans de l'article interne.

lon spiral externe, qui fait face au sillon spiral interne : 1° la *saillie inférieure* ou *ligament spiral* (Fig. 349, 10) a une forme triangulaire et donne attache par son sommet à la membrane basilaire; 2° la *saillie supérieure, strie vasculaire* (14) forme une bande jaunâtre très-riche en vaisseaux.

c) *Paroi inférieure de la rampe auditive* ou *membrane basilaire* (Fig. 349, 8). Cette membrane, qui s'étend de la lèvre tympanique au ligament spiral, se divise en deux zones : 1° la *zone interne* (8), *zone lisse* (*habenula tecta*), *d'une largeur uniforme dans toute son étendue et même chez les divers animaux*, supporte l'organe de Corti; 2° la *zone externe* (9), zone striée (*habenula pectinata*), plus épaisse, est recouverte sur sa face tympanique de papilles hémisphériques.

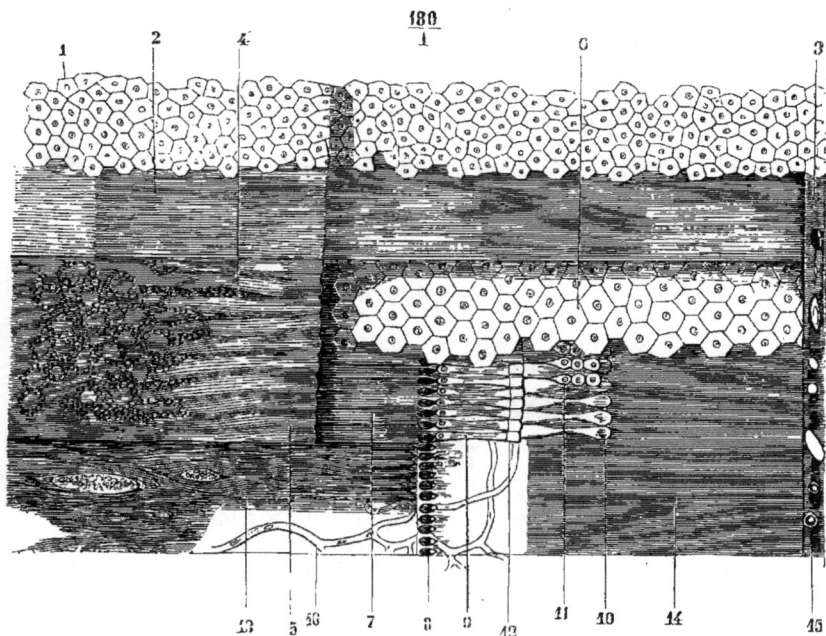

Fig. 350. — *Organe de Corti et lame spirale membraneuse, vus par leur partie supérieure* (*).

La membrane basilaire est formée essentiellement par une lamelle connective amorphe, tapissée à sa face supérieure par des cellules épithéliales. A sa face tympanique, au niveau de sa zone interne, se trouve un vaisseau, vaisseau spiral (7) qui suit à quelque distance le bord externe de la lame spirale.

d) *Paroi supérieure de la rampe auditive* ou *membrane de Corti* (Fig. 349, 11). — Cette membrane, très-fine, élastique, s'attache à la partie interne du limbe de la lame spirale, en dehors de la membrane de Reissner; en dehors elle s'insère en-

(*) 1) Épithélium qui recouvre la membrane de Corti. — 2) Membrane de Corti. — 3) Insertion externe de cette membrane. — 4) Bandelette sillonnée avec ses dents. — 5) Son bord libre et dents de la première rangée. — 7) Cellules épithéliales. — 7) Dents apparentes de Corti. — 8) Orifices pour le passage des nerfs. — 9) Article interne de l'organe de Corti. — 10) Article externe. — 11) Cellules de Corti. — 12) Articulation des deux segments de l'organe de Corti. — 13) Faisceaux de fibres nerveuses. — 14) Membrane basilaire (sa zone externe). — 15) Insertion de la membrane basilaire au ligament spiral. — 16) Vaisseaux situés sous la membrane basilaire. Les différentes couches ont été successivement enlevées; en allant des supérieures vers les inférieures. — (D'après Corti.)

tre la strie vasculaire et le ligament spiral (13). A son insertion externe, elle contient un étroit canal probablement vasculaire. Sa structure est encore l'objet de la dissidence parmi les anatomistes. Sa face supérieure est revêtue d'un épithélium pavimenteux (Fig. 350, 1).

2° *Cavité et contenu de la rampe auditive.* — La rampe auditive constitue un canal quadrangulaire très-étroit dans le sens vertical. Outre un liquide, l'*endolymphe*, il contient un appareil particulier, *organe de Corti*, constitué par deux segments ou articles, auxquels s'adjoignent des cellules particulières et une membrane encore peu connue, membrane réticulaire. C'est dans cette cavité que viennent s'épanouir les terminaisons des fibres nerveuses du nerf du limaçon. Enfin les parois de cette cavité sont tapissées d'un épithélium pavimenteux. Je décrirai successivement ces diverses parties.

a) *Organe de Corti* (Fig. 349, 15, 16). — Il se compose d'une série d'arcs élastiques, au nombre de plus de trois mille, tendus au-dessus de la zone interne de la membrane basilaire ; la base ou corde de l'arc a une longueur uniforme de 0^{mm},1, quel que soit l'arc que l'on considère : leur sommet se rapproche de la membrane de Corti, sans y toucher cependant. Chacun de ces arcs se compose de deux articles : un *article interne* (15) plus court, un *article externe* (16) plus long, cylindrique ; tous deux sont incurvés en S. Leur extrémité inférieure, élargie, s'insère à la membrane basilaire (17, 18). Leurs extrémités supérieures s'unissent pour former une sorte d'articulation (19), dans laquelle le renflement de l'article externe est reçu dans une cavité de l'article interne. Ces deux renflements articulaires se terminent par un prolongement dirigé en dehors. Les articles de l'organe de Corti paraissent constitués par une substance solide, élastique.

b) *Cellules accessoires de l'organe de Corti.* — Ces cellules, de nature encore douteuse, sont de deux espèces : 1° les unes, *cellules basilaires*, divisées en internes et externes (21, 22), de forme sphérique, sont situées à l'angle de réunion de l'extrémité adhérente des deux articles avec la membrane basilaire ; 2° les autres, *cellules de recouvrement*, sont situées au-dessus des deux articles de l'organe de Corti et ensuite se divisent comme eux en internes et en externes. Les *cellules internes*, non représentées sur les Fig. 349 et 350, sont situées au dessus de l'extrémité articulaire de l'article interne : elles sont coniques, ciliées à leur base et dirigées par leur pointe vers l'épithélium de la lèvre tympanique. Les *cellules de recouvrement externes*, en rapport avec les articles externes de l'organe de Corti, se présentent sous deux formes : les *supérieures, cellules de Corti* (Fig. 349, 24, 350, 11), sont disposées sur trois séries linéaires, imbriquées les unes sur les autres ; leur base supérieure est ciliée et répond à la membrane réticulaire ; leur extrémité inférieure s'effile et s'unit avec celle des cellules inférieures pour aller s'attacher à la membrane basilaire (Fig. 349, 25) ; les *cellules inférieures, cellules de Deiters* (Fig. 349, 23), sont fusiformes, plus grosses, plus réfringentes. Leur extrémité supérieure allongée va se fixer à la membrane réticulaire ; leur extrémité inférieure s'unit à celle des cellules de Corti, pour se fixer avec elle à la membrane basilaire par un renflement triangulaire.

c) *Membrane réticulaire* (Fig. 349, 20). — Cette membrane, encore très-peu connue comme disposition et comme structure, semble partir du sommet des arcs de Corti, pour aller se fixer à la partie externe de la rampe auditive. Elle paraît servir de moyen de fixité pour l'organe de Corti. Elle présente trois séries de trous, dans lesquels pénètrent les bases des cellules de Corti.

d) *Terminaison du nerf du limaçon.* — Les fibres nerveuses sont d'abord situées entre les deux lamelles de la lame spirale osseuse (Fig. 348), où elles forment d'abord un plexus à mailles larges, puis une bande continue. Arrivées au limbe, elles se placent entre les deux lamelles de la lèvre tympanique (Fig. 349), traversent les orifices de la bandelette perforée et pénètrent dans la rampe auditive pour s'y terminer d'une façon encore douteuse, soit au-dessus (Fig. 349, 27), soit au-dessous des arcs de Corti (26).

e) *Épithélium de la rampe auditive.* — Un revêtement épithélial, simple par places, multiple dans d'autres, revêt la face interne de la rampe auditive [1].

TROISIÈME SECTION

APPAREIL DE L'OLFACTION

L'appareil de l'olfaction comprend une partie extérieure, le nez et les cavités nasales.

CHAPITRE PREMIER

NEZ

Le nez représente une pyramide triangulaire adossée par un de ses côtés à la partie médiane de la face. Son *sommet, racine du nez,* tantôt large, tantôt étroit, s'unit à la région frontale par une dépression plus ou moins marquée. Sa *base,* dirigée en bas, offre les deux orifices antérieurs des narines, séparés par une cloison médiane, *sous-cloison.* Son bord antérieur, *dos du nez,* est tantôt rectiligne (*nez droits*), tantôt convexe (*nez busqués*), tantôt concave (*nez camus*). L'angle antérieur s'arrondit pour constituer le lobe ou le lobule du nez. Les deux *faces latérales* présentent à la réunion de leur tiers intérieur et de leurs deux tiers supérieurs un sillon, *sillon naso-labial,* qui se continue jusqu'à la commissure des lèvres. Au-dessous de ce sillon la face latérale du nez constitue un repli convexe et mobile, l'aile du nez.

Structure. — Le nez se compose d'une charpente en partie osseuse, en partie cartilagineuse, recouverte par des muscles et par la peau.

A. *Charpente osseuse.* — Elle est constituée par l'apophyse montante du maxillaire supérieur et les os du nez. Elle a été décrite en ostéologie.

B. *Cartilages.* — Ils sont au nombre de trois : un impair et médian, le *cartilage de la cloison,* deux pairs et latéraux, *cartilages latéraux* et *cartilages de l'aile du nez.*

1° *Cartilage de la cloison.* — C'est une lame quadrilatère verticale de $0^m,0015$ d'épaisseur, reçue dans l'angle rentrant formé par le vomer et la

---

[1] On consultera sur la description du labyrinthe, outre les traités généraux: A. Corti, *Recherches sur l'organe de l'ouïe des mammifères* (*Zeitschrift für wissensch. Zoologie,* Bd III). — Botteher, *Obs. micr. de rat., qua nervus cochleæ terminatur.* 1856. — M. Schultze, *Ueber die Endigungs weise der Hörnerven im Labyrinth* (*Müller's Archiv.* 1858). — O. Deiters, *Untersuch. über die Lamina spiralis membr.* 1860. — Lœwenberg, *La lame spirale du limaçon de l'oreille* (*Journal d'anatomie.* 1866). — Böttcher, *Gehörlabyrinth.* 1870.

lame perpendiculaire de l'ethmoïde. Son bord postérieur et supérieur, inégal, s'attache au bord inférieur de cette lame perpendiculaire, son bord inférieur et postérieur au bord antérieur du vomer. Son bord supérieur et antérieur répond au dos du nez et se bifurque pour constituer de chaque côté le cartilage latéral ; son bord inférieur et antérieur, très-court, va de l'épine nasale antérieure au dos du nez et surmonte la sous-cloison. Ses deux faces latérales, planes, sont souvent déviées.

2° *Cartilages latéraux.* — Ces cartilages, continuation immédiate du bord antérieur et supérieur du cartilage de la cloison, sont triangulaires et présentent : un bord supérieur, uni au bord inférieur de l'os du nez, un bord antérieur adhérent au bord antérieur du cartilage de la cloison; un bord inférieur, libre en arrière, accolé en avant à la branche externe du cartilage de l'aile du nez ; une face externe cutanée, une face interne, recouverte par la pituitaire.

Cartilages de l'aile du nez. — Ils sont constitués par la réunion de deux branches interceptant un angle ouvert en arrière. La *branche externe* est une lamelle épaisse, convexe en dehors, irrégulière, haute en avant, étroite en arrière, où elle suit le bord supérieur de l'aile du nez, pour se terminer par une extrémité postérieure effilée, qui se cache sous la branche montante du maxillaire. La *branche interne*, rectangulaire, s'adosse par sa face interne convexe à celle du côté opposé ; son bord inférieur répond à la peau de la sous-cloison, son bord supérieur au bord inférieur du cartilage de la cloison.

A ces cartilages s'ajoutent de petits *cartilages accessoires;* les uns sont situés en avant, le long du bord supérieur de la branche externe du cartilage de l'aile du nez; les autres (*cartilages vomériens*) le long du bord inférieur et antérieur du cartilage de la cloison; d'autres enfin (*cartilages carrés*) à l'extrémité postérieure des cartilages du limbe du nez.

Tous ces cartilages sont réunis par une membrane fibreuse.

C. *Muscles du nez.* — Ils ont été décrits en Myologie (p. 277).

D. *Peau du nez.* — La peau, très-mince sur le dos du nez, presque complétement dépourvue de tissu graisseux sous-cutané, est très-riche en glandes sébacées.

Vaisseaux et nerfs. — Les *artères* du nez viennent de la nasale, de la faciale et de la coronaire labiale supérieure. Les *veines* vont dans la veine faciale. Les *lymphatiques,* très-nombreux, vont aux ganglions sous-maxillaires. Les *nerfs* sensitifs viennent de la branche ophthalmique, les moteurs du facial.

CHAPITRE II

CAVITÉS NASALES

Les cavités nasales sont, en allant d'avant en arrière : 1° les *narines* ou *vestibules des fosses nasales,* au nombre de deux, situées de chaque côté de la ligne médiane ; 2° les *fosses nasales proprement dites,* doubles aussi ; 3° l'ar-

rière-cavité des fosses nasales, cavité impaire, qui appartient aussi au pharynx et a été décrite avec ce conduit (p. 758).

§ I. — Narines.

Les *narines* sont de petites cavités ovoïdes, aplaties transversalement, qui précèdent les fosses nasales et se prolongent en avant dans le lobule. Leur face externe est concave, mobile et formée par l'aile du nez. Leur orifice inférieur a un bord interne, rectiligne, qui répond à la sous-cloison, et un bord externe concave qui répond au bord inférieur de l'aile du nez. Leur cavité se continue avec celle des fosses nasales par un orifice triangulaire à base postérieure (comparé par Beau à la glotte) et dont la lèvre externe répond au sillon naso-labial.

Ces cavités sont tapissées par une peau un peu modifiée, qui porte des poils nombreux, *vibrisses*.

§ II. — Fosses nasales.

La *charpente* des fosses nasales a été décrite dans l'*ostéologie* (p. 72).

Une membrane muqueuse, *membrane pituitaire* ou *de Schneider*, presque partout soudée au périoste, la tapisse, en se moulant sur ses anfractuosités et en pénétrant dans les différentes cavités accessoires ou sinus. Elle se continue en avant avec le revêtement interne des narines, en arrière avec la muqueuse de l'arrière-cavité des fosses nasales.

En pénétrant dans les sinus, elle rétrécit en général l'orifice de communication et lui donne une forme différente de celle qu'il a sur les os secs. Ces orifices de communication sont les suivants :

1° *Sur la partie postérieure de la voûte*, l'orifice circulaire du sinus sphénoïdal ;

2° *Dans le méat supérieur* s'ouvrent les cellules ethmoïdales postérieures par un ou plusieurs orifices ;

3° *Dans le méat moyen* se trouve à la partie supérieure et antérieure une fente pour les cellules ethmoïdales antérieures ; au-dessus de cette fente est une gouttière oblique en haut et en avant, concave supérieurement, dans laquelle s'ouvrent : à la partie supérieure, le sinus frontal par un orifice circulaire ; à la partie inférieure et postérieure, le sinus maxillaire par une fente allongée. On trouve souvent pour le sinus maxillaire un deuxième orifice au niveau du bord adhérent du cornet inférieur ;

4° *Dans le méat inférieur* s'ouvre le canal nasal ;

5° *Sur le plancher des fosses nasales*, en avant et de chaque côté de la cloison, sont les orifices supérieurs des conduits incisifs qui s'ouvrent sur la voûte palatine par un orifice simple, quelquefois oblitéré.

Structure de la muqueuse pituitaire. — La muqueuse pituitaire présente des caractères très-différents, suivant qu'on considère la région où se distribue le nerf olfactif, *région olfactive*, et le reste des fosses nasales, *région respiratoire*. Les différences sont bien plus marquées chez les animaux que chez l'homme

A. *Région respiratoire.* — 1° La *pituitaire des fosses nasales* a une épaisseur considérable, qui sur les cornets inférieur et moyen atteint 0ᵐ,004. L'épithélium est stratifié, sauf sur les endroits où la muqueuse recouvre des cartilages et sur la partie antérieure du cornet et du méat inférieur, où il est pavimenteux stratifié. Le courant de l'épithélium vibratile est dirigé vers le pharynx. La muqueuse possède des glandes en grappe très-nombreuses, jusqu'à 150 par centimètre carré sur certains points (Sappey). Elle présente, en outre, un réseau veineux tellement développé qu'il lui donne, surtout sur le cornet inférieur, un aspect comme caverneux.

2° *Dans les sinus*, la muqueuse est bien moins épaisse (0ᵐ,002) et soudée intimement au périoste. Son épithélium est vibratile et son courant dirigé vers les orifices de communication. Les glandes y sont rares et très-clair-semées.

B. *Région olfactive.* — Cette région se distingue par sa couleur jaune brunâtre, à peine sensible chez l'homme, et par la mollesse de sa muqueuse, qui s'altère avec une très-grande rapidité après la mort.

Son épithélium, plus épais que celui de la région respiratoire, se compose d'une couche superficielle de cellules cylindriques, dépourvues de cils vibratiles et sous lesquelles on trouve des cellules de nature probablement nerveuse, cellules olfactives.

1° *Cellules épithéliales cylindriques.* — Elles sont très-allongées et vers la profondeur poussent des prolongements ramifiés, qui se perdent dans le tissu connectif sous-épithélial ; elles contiennent un noyau et des granulations pigmentaires. Chez l'homme, elles présentent, au moins par places, des cils vibratiles.

2° *Cellules olfactives.* — Celles-ci, situées plus profondément, sont des cellules ovoïdes, bipolaires, dont le noyau vésiculaire est intimement accolé à la paroi. Elles ont deux prolongements : l'un, inférieur, très-fin, variqueux, s'enfonce dans la profondeur pour se mettre *probablement* en connexion avec une fibrille nerveuse terminale ; l'autre, supérieur, plus large, homogène, se dirige vers la surface libre, en passant entre les cellules épithéliales cylindriques et se termine chez les amphibies et les oiseaux par un pinceau de cils allongés mobiles ou immobiles. Ces cils n'existent pas chez l'homme.

Les *glandes* de la région olfactive sont, *chez les animaux*, des glandes en tubes spéciales, *glandes de Bowman*, dont le canal excréteur est très-étroit. Chez l'homme on trouve une forme intermédiaire entre les glandes de Bowman et les glandes en grappe du reste de la muqueuse. Elles contiennent des cellules glandulaires et des granulations pigmentaires.

Vaisseaux et nerfs de la pituitaire. — Les *artères* viennent de la maxillaire interne (sphéno-palatine, sous orbitaire et alvéolaire) et de l'ophthalmique (ethmoïdales antérieures et postérieures et frontales pour les sinus frontaux). Les *veines* vont, les antérieures à la veine faciale, les supérieures au trou borgne et au sinus longitudinal supérieur, les postérieures dans la veine sphéno-palatine. Les *lymphatiques*, niés par Sappey, sont cependant admis par la plupart des anatomistes. Les *nerfs* de sensibilité générale viennent de la branche ophthalmique de Willis et du maxillaire supérieur. Quant aux nerfs olfactifs, leur terminaison est encore inconnue. Tout ce qu'on sait, c'est qu'ils sont composés de fibres pâles constituées par un paquet de fibrilles variqueuses, qui probablement entrent en connexion avec les cellules olfactives.

QUATRIÈME SECTION

ORGANE DU GOUT

L'organe du goût, qui se compose de la muqueuse linguale, a été décrit avec le canal alimentaire (p. 749).

CINQUIÈME SECTION

PEAU

La peau forme sur toute la surface du corps un revêtement qui se moule sur les parties sous-jacentes et se continue au niveau des ouvertures naturelles avec les muqueuses intestinale, respiratoire, oculaire et urinaire. Elle se compose de deux parties : une partie profonde, le *derme*, et une partie superficielle, l'*épiderme*, et présente des productions épidermiques, poils et ongles. En outre, elle possède deux sortes de glandes, glandes sudoripares et glandes sébacées, et, de plus, deux glandes volumineuses très-développées chez la femme, glandes mammaires, qui ont des relations étroites avec les organes génitaux. Elle est rattachée aux parties sous-jacentes par le tissu cellulaire sous-cutané.

ARTICLE I. — CARACTÈRES GÉNÉRAUX DE LA PEAU.

La peau a une étendue de plus d'un mètre carré (un tiers de mètre carré en plus, Sappey). Son épaisseur, considérable au talon, à la plante du pied et à la paume de la main, devient excessivement faible dans certaines régions (paupières, etc.) et du côté de la flexion. Sa *couleur* varie suivant les races. Blanche dans la race caucasique, elle est jaune brunâtre dans la race mongole, brun foncé dans la race malaise, noire chez les nègres, et présente enfin chez les indigènes de l'Amérique une teinte qui peut varier du jaune au rouge cuivre.

Cette coloration, moins intense chez la femme et susceptible de très-grandes différences individuelles, varie suivant les régions du corps.

Sa surface offre la saillie des poils diversement répartis sur les divers points de la peau, et les orifices visibles à l'œil nu des glandes sudoripares.

La peau présente des plis nombreux, plis musculaires dus à la contraction des muscles sous-jacents, plis articulaires, rides, etc. On trouve en outre à la paume des mains et à la plante des pieds des séries linéaires de papilles séparées par des sillons disposés dans un certain ordre.

La face profonde de la peau est inégale et les fibres qui en partent se continuent avec les fibres du tissu cellulaire sous-cutané.

De la peau dans les différentes régions.

1° *Tête.* — Sur la calotte crânienne la peau (*cuir chevelu*) est lisse, épaisse, résistante, très-peu extensible. Elle s'amincit vers le front et surtout vers la région temporale, pour se continuer avec la peau de la face. Celle-ci, très-épaisse au niveau des sourcils et du menton, où elle a les caractères du cuir chevelu, est encore assez épaisse sur le nez, les lèvres et les parties postérieures et inférieures des joues ; elle devient, au contraire, d'une minceur extrême au niveau des paupières.

2° *Cou*. — Très-fine sur les parties antérieures du cou (0^m,002), elle acquiert une très-grande épaisseur à la nuque (0^m,004) et ressemble au cuir chevelu.

3° *Tronc*. — En arrière, dans la région dorsale, elle a à peu près la même épaisseur et les mêmes caractères qu'à la nuque ; en avant et sur les côtés, elle ressemble à celle du cou ; autour du mamelon et dans les creux axillaire et inguinal, elle acquiert une très-grande minceur. Sur la ligne médiane de l'abdomen se trouve la cicatrice ombilicale ou *ombilic*. Dans la région périnéale et sur les bourses (voy. *Scrotum*), la peau est fine, très-brune, et présente sur la ligne médiane une crête saillante ou *raphé*.

4° *Membre supérieur*. — La peau du membre supérieur, mince du côté de la flexion, épaisse et dense du côté de l'extension, n'offre de caractères spéciaux qu'à la main ; là c'est l'inverse, la peau est fine sur la face dorsale, épaisse, au contraire, sur la face palmaire (0^m,0025) où elle est complétement dépourvue de poils, même rudimentaires, et de follicules sébacés. L'extrémité de la face dorsale des dernières phalanges supporte les ongles.

5° *Membre inférieur*. — On retrouve là absolument les mêmes caractères qu'au membre supérieur, avec cette différence que la peau présente partout une plus grande épaisseur, dont le maximum répond au talon.

ARTICLE II. — STRUCTURE DE LA PEAU.

§ I. — **Derme cutané**.

Le derme ou *chorion* est une membrane blanche, demi-transparente, élastique, très-résistante et d'une épaisseur variable (sur les paupières et le prépuce, elle a 0^m,0005 ; sur la face, l'oreille, le mamelon, le pénis, le scrotum, 0^m,001 ; à la paume des mains et à la plante des pieds 0^m,0025 à 0^m,0028, et 0^m,0017 à 0^m,002 sur les autres régions. Sa face externe est, surtout dans certaines régions, couverte de papilles ; après l'ablation de l'épiderme (macération, etc.), elle est lisse et criblée d'orifices glandulaires. Sa partie profonde (*couche réticulaire*) circonscrit des aréoles remplies de graisse ; isolée de la couche superficielle ou *papillaire*, elle a l'aspect d'une membrane criblée.

Structure. — Le derme se compose de faisceaux entre-croisés de tissu connectif avec des cellules plasmatiques et des fibres élastiques très-nombreuses et plus volumineuses dans les couches profondes. Son tissu devient plus homogène dans les parties superficielles et est limité du côté de l'épiderme par un liséré amorphe. Elle est traversée par les glandes sudoripares et par les follicules pileux avec les muscles lisses et les glandes sébacées qui leur sont annexés.

Papilles. — Les papilles du derme présentent leur plus grand développement à la paume de la main et à la plante du pied. Elles sont beaucoup plus clair-semées sur les autres parties du corps, et on peut trouver sur la peau de la face et des membres des endroits assez étendus complétement dépourvus de papilles. Au pied et à la main, elles sont disposées en doubles séries linéaires parallèles, et dans le sillon de séparation viennent s'ouvrir les conduits des glandes sudoripares. Ces séries linéaires de papilles ont des directions différentes et déterminées pour chaque région, et qui rappellent les lignes de direction des poils (voy. *Poils*). Ces papilles elles-mêmes sont très-nombreuses (Meissner en a compté 400 sur une ligne carrée de la face palmaire des doigts). Leur hauteur est de $0^{mm},1$ à $0^{mm},2$; leur forme est en général conique (main et pied) ou hémisphérique, quelquefois pédiculée (gland, mamelon). Elles peuvent être simples ou composées.

Elles se composent d'une substance fondamentale d'aspect homogène qui, par certains réactifs, paraît formée par des fibres à direction verticale.

On divise ces papilles en deux espèces : papilles vasculaires et papilles nerveuses.

1° *Papilles vasculaires.* — Celles-ci, beaucoup plus nombreuses, ne contiennent que des anses vasculaires et pas de fibre nerveuse terminale.

2° *Papilles nerveuses et corpuscules du tact.* — Les papilles nerveuses, au nombre de une pour quatre papilles à la pulpe du doigt (Meissner), contiennent un corpuscule ovoïde particulier (*corpuscules du tact* ou *de Meissner*). Chaque corpuscule possède une enveloppe fibreuse, qui contient une masse molle, claire, finement granulée, et présente des stries transversales, dont la signification est encore indécise (fibres

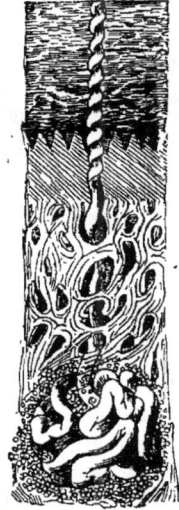

Fig. 351.
Coupe de la peau (*).

nerveuses terminales, cellules fusiformes, fibrilles élastiques?). A chaque corpuscule aboutissent au moins deux fibres nerveuses primitives, dont la terminaison est inconnue. Ces corpuscules, très-nombreux sur la pulpe des troisièmes phalanges, se rencontrent encore avec des formes un peu plus simples au bord rouge des lèvres, sur le mamelon, et paraissent manquer ou être du moins excessivement rares sur les autres régions cutanées.

Vaisseaux et nerfs du derme. — Les *artères* fournissent un réseau capillaire qui se distribue surtout à la couche papillaire ; de ce réseau partent des anses qui se rendent dans les papilles. Les *veines* vont dans les veines sous-cutanées. Les *lymphatiques* forment dans la partie superficielle du derme des réseaux très-fins, qui envoient dans le centre des papilles des prolongements en cœcum, et sont, d'après Teichmann, toujours séparés de la couche profonde de l'épiderme par un réseau capillaire sanguin. Les *nerfs* proviennent des trente et une racines spinales postérieures, sauf pour le segment antérieur de la tête, innervée par la grosse racine du trijumeau (voy. Fig. 352), la topographie de l'innervation cutanée). Ils constituent dans la couche papillaire de riches plexus portant des filets qui se rendent aux corpuscules du tact, ou, à leur défaut, à la partie superficielle du derme et dont la terminaison est inconnue.

(*) On trouve de haut en bas l'épiderme, la couche papillaire du derme, la couche réticulaire, et, plus profondément, une glande sudoripare, dont le canal excréteur traverse les couches sus-jacentes.

§ II. — Épiderme.

L'épiderme est une membrane complétement dépourvue de vaisseaux et
de nerfs et constituée uniquement par des cellules épithéliales. Elle recouvre la surface externe du derme; sa face profonde se moule sur les inégalités de cette face externe, tandis que sa face superficielle tend à s'égaliser
et ne présente pas, sauf dans certaines régions (paume des mains et plante
des pieds), des saillies et des dépressions correspondantes. Son épaisseur est
par conséquent plus considérable dans l'intervalle des papilles qu'à leur niveau. Cette épaisseur varie du reste en général avec l'épaisseur même du
derme. Considérable à la plante du pied (1^{mm},7 à 2^{mm},8) et à la paume de la
main (00^{mm},6 à 0^{mm},2), elle est beaucoup plus faible dans les autres régions,
et peut être évaluée en moyenne à 0^{mm},1.

Structure de l'épiderme. — L'épiderme se compose de deux couches : une couche
superficielle ou *couche cornée*, et une couche profonde, *couche muqueuse de Malpighi.*
Ces couches se séparent assez facilement l'une de l'autre (macération, ébullition,
vésicants). Leur épaisseur relative varie dans les diverses régions; sur la face, le
cou, le dos, les parties sexuelles, la couche de Malpighi est trois à six fois plus
épaisse; ailleurs elles sont égales (côté dorsal des membres, etc.), ou, enfin, la
couche cornée, comme à la main et au pied, est six à douze fois plus épaisse.

1° *Couche cornée.* — Elle est sèche, dure, transparente, incolore et a une apparence lamelleuse. Sa face interne présente des dépressions légères, qui correspondent au sommet des papilles, dont elles sont séparées par une couche mince du réseau de Malpighi. Elle se compose de lamelles, *lamelles cornées de l'épiderme*, dont
les inférieures ont encore un noyau et se rapprochent des lamelles superficielles
de la couche muqueuse, tandis que les lamelles cornées superficielles sont plus
irrégulières et dépourvues de noyau.

2° *Couche de Malpighi.* — Cette couche, molle, humide, adhérente au derme,
se moule sur sa face externe et présente par suite une disposition inverse de ses
saillies et de ses dépressions; il en résulte une épaisseur beaucoup moindre au niveau du sommet des papilles, par suite un aspect réticulé, *réseau de Malpighi.* Elle
se compose de cellules à noyau à des degrés différents de développement et de
forme variable. Les plus rapprochées de la couche cornée sont un peu aplaties, horizontales et hérissées à leur surface de prolongements en dentelures qui s'engrènent avec les dentelures des cellules voisines (Schultze). Plus profondément les
cellules sont plus petites, arrondies ou ovales, et alors verticales; leur membrane
d'enveloppe devient moins distincte. Enfin, tout à fait contre le derme est appliquée une couche simple de cellules cylindriques, à noyau foncé et à direction
verticale.

La *couleur* de la peau provient uniquement de cette couche muqueuse. Elle est
due à une accumulation de pigment, qui a lieu surtout dans les couches profondes
et spécialement dans les cellules cylindriques appliquées directement sur le
derme. La pigmentation porte à la fois sur le noyau et sur le contenu de la cellule. Elle ne diffère chez le nègre que par la quantité plus considérable des dépôts pigmentaires.

§ III. — Productions épidermiques de la peau.

I. ONGLES.

Les ongles sont des lames cornées d'une épaisseur de 0^m,003 à 0^m,004, dépendant de l'épiderme, avec lequel elles se détachent lorsque ce dernier est séparé du derme sous-jacent par la macération. Les ongles sont reçus dans un repli du derme, *rainure unguéale*, en forme de fer à cheval, plus profonde dans sa partie supérieure; elle limite, sauf en avant, une surface quadrangulaire, connue sous le nom de *lit de l'ongle*, qui reçoit la plus grande partie de sa face inférieure. L'ensemble des parties du derme en contact avec l'ongle constitue la *matrice* de l'ongle.

A. *Ongle*. — L'ongle, isolé de l'épiderme auquel il est annexé, a la forme d'un rectangle allongé et présente deux faces, deux bords et deux extrémités. La *face supérieure* est convexe transversalement, et striée dans le sens longitudinal. La *face inférieure*, concave, est creusée de sillons longitudinaux, séparés par des crêtes linéaires, qui s'engrènent avec des crêtes et des sillons correspondants du lit de l'ongle. Les deux bords latéraux sont parallèles, rectilignes et logés en arrière dans les parties latérales de la rainure unguéale. L'*extrémité postérieure* ou *racine* de l'ongle est plus molle que le reste et cachée en grande partie dans la rainure unguéale, sauf quelquefois sa partie antérieure semi-lunaire, qui constitue la *lunule*. La racine se termine en arrière par un bord mince et tranchant très flexible.

L'ongle se compose, comme l'épiderme, d'une couche muqueuse et d'une couche cornée, séparées l'une de l'autre par une limite très-nette, bien visible sur une coupe transversale, sous forme d'un liséré sombre.

1° La *couche muqueuse*, adhérente à toute la surface de la matrice unguéale, recouvre la face inférieure de l'ongle à l'exception de son extrémité libre, et, tout à fait en arrière, une très-petite étendue de la face supérieure de la racine. Elle se continue sans ligne de démarcation avec la couche de Malpighi de l'épiderme du doigt. Elle est composée de cellules à noyau, allongées et aplaties au niveau de la racine dans les parties profondes, semblables partout ailleurs aux cellules de la couche de Malpighi de l'épiderme.

2° La *couche cornée* s'unit à la couche muqueuse par de petites crêtes s'engrenant avec des sillons correspondants de cette dernière. Cette couche se compose d'une masse dure, transparente, homogène, dans laquelle on ne voit qu'indistinctement des lamelles aplaties et allongées. Par les alcalis, ces lamelles se gonflent et laissent voir des cellules épithéliales pourvues d'un noyau. La couche cornée de l'ongle n'est pas en continuité directe avec celle de l'épiderme; celle-ci lui forme une sorte de gaîne incomplète; en avant, la couche cornée de l'épiderme s'enfonce d'une très-petite quantité entre la face inférieure de l'ongle et le *lit unguéal*; au niveau de la rainure unguéale elle s'enfonce aussi entre les bords de cette rainure et la face supérieure de l'ongle, et à la partie postérieure de l'ongle elle s'avance, sur la face dorsale de l'ongle, sous forme d'une couche mince qui recouvre ordinairement la lunule et circonscrit en arrière, par un liséré blanc jaunâtre, la surface libre de l'ongle.

Matrice de l'ongle. — La matrice de l'ongle a la même structure que le derme cutané. La surface du lit de l'ongle est garnie de 70 à 80 petites *crêtes* linéaires, qui commencent en arrière au fond de la rainure unguéale, dans sa partie moyenne, et partent de là comme d'un pôle pour se diriger en avant, les moyennes directement, les latérales en décrivant d'abord une courbe à concavité interne. Ces crêtes, d'abord très-serrées et petites, après un trajet de $0^m,006$ à $0^m,008$, deviennent subitement plus saillantes et cons-

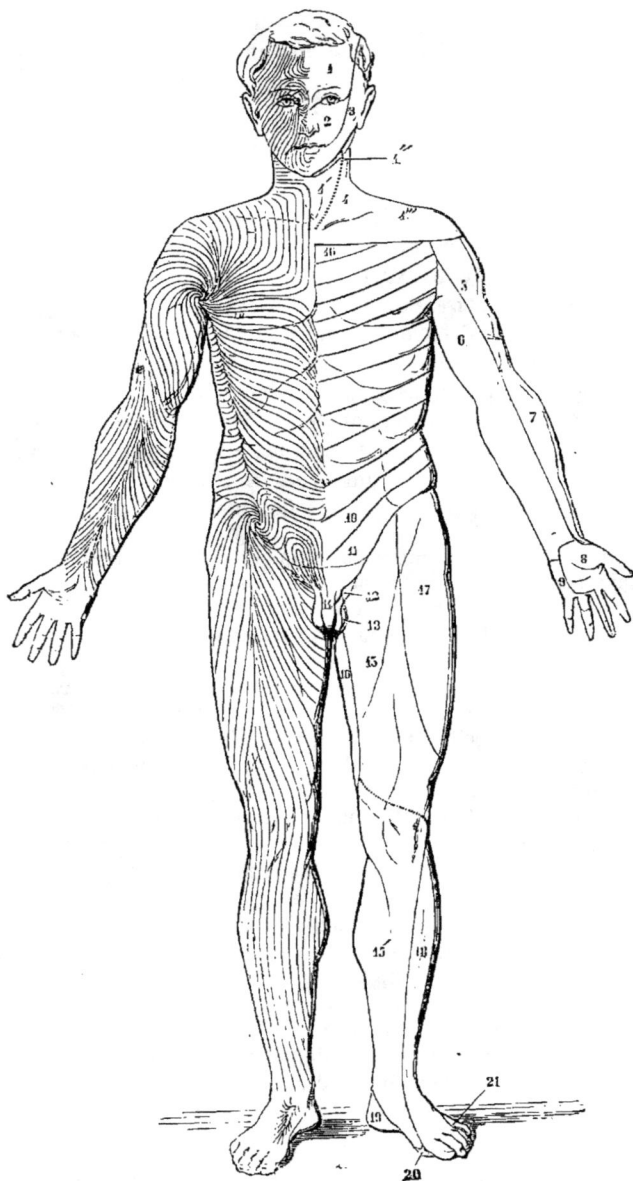

Fig. 352. — *Topographie de l'innervation cutanée et lignes d'implantation des poils ; face antérieure* (*).

(*), 1, Région innervée par le nerf ophthalmique de Willis. — 2) Maxillaire supérieur. — 3, Maxillaire inférieur. — 4) Plexus cervical. — 4') Branche cervicale superficielle. — 4") Branche auriculaire. — 4‴) Branches descendantes. — 5) Nerf circonflexe. — 6) Brachial cutané interne. — 7) Musculo-cutané. — 8) Médian.

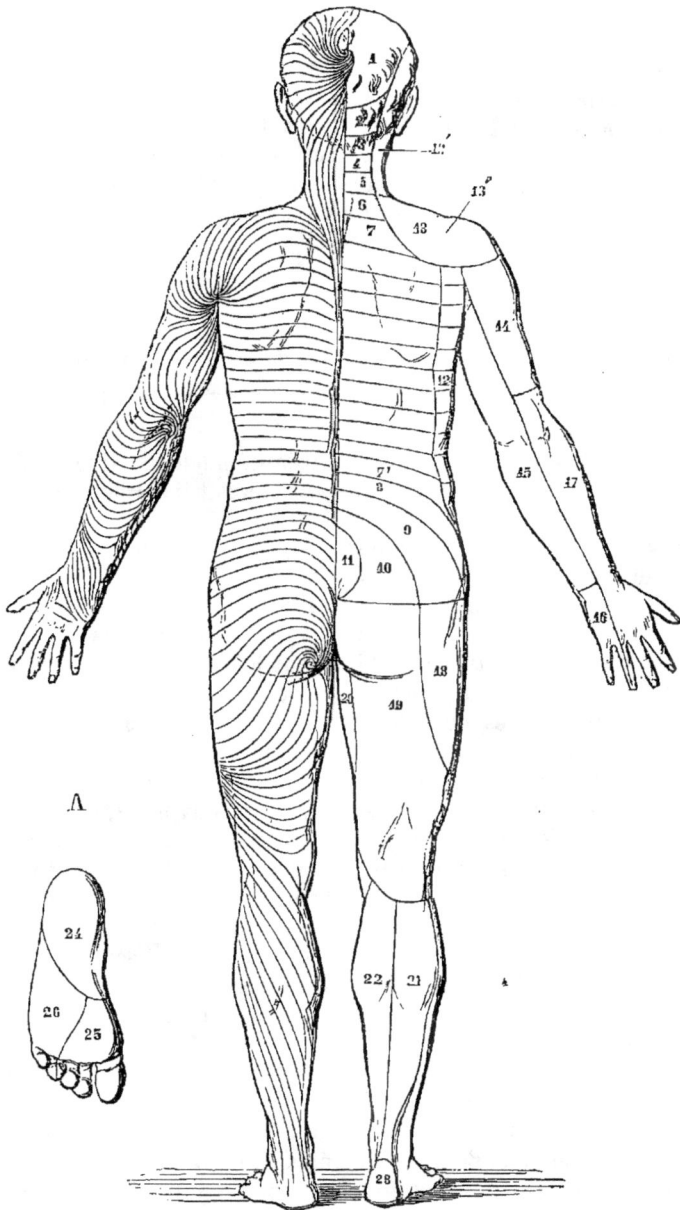

Fig. 353. — *Topographie de l'innervation cutanée et lignes d'implantation des poils; face postérieure* (*).

— 9) Cubital. — 10 à 10) Nerfs intercostaux. — 11) Branches abdomino-scrotales. — 12) Branche génito-crurale. — 13) Nerf ischiatique. — 14) Honteux interne. — 15) Nerf crural. — 15') Saphène interne. — 16) Nerf obturateur. — 17) Nerf fémoro-cutané. — 18) Sciatique poplité externe. — 19) Tibial postérieur. — 20) Plantaire interne. — 21) Saphène externe.

(*) 1) Branche postérieure du deuxième nerf cervical. — 2, 3, 4, 5, 6) Idem des troisième, quatrième, cinquième, sixième et septième nerfs cervicaux. — 7 à 7) Branches postérieures des nerfs dorsaux. — 8) Premier,

tituent de véritables lames. Cette limite des crêtes et des lames se fait suivant une ligne convexe en avant, qui divise le lit de l'ongle en deux parties inégales : une postérieure semi-lunaire, très-peu vasculaire, blanchâtre (*lunule*), cachée complétement en général dans la rainure unguéale; l'autre antérieure, plus étendue, vasculaire, rosée, qui répond au corps de l'ongle ou à sa partie visible. Ces crêtes interceptent des sillons, dans lesquels pénètrent des prolongements de la couche de Malpighi de l'ongle. Ces crêtes linéaires sont pourvues de papilles vasculaires.

II. POILS.

Le poil se compose d'une partie libre, *tige du poil*, et d'une partie implantée dans une dépression de la peau ou *follicule pileux;* c'est la *racine du poil.*

A. La *tige du poil* se termine par une extrémité finement arrondie, quelquefois divisée. Les poils présentent des caractères particuliers, suivant la région du corps sur laquelle ils sont implantés, et, à ce point de vue, on peut les diviser en trois groupes : 1° les uns sont mous et longs, comme les cheveux; 2° les autres sont courts, raides et épais (sourcils, cils, vibrisses); 3° les autres enfin, *poils follets* (*lanugo*), très-courts et très-fins, constituent une sorte de duvet sur la plus grande partie de la surface cutanée.

La *longueur* des poils est très-variable; pour les poils de l'aisselle et du pubis, elle atteint $0^m,03$ à $0^m,8$; les poils des sourcils, les cils et les vibrisses ont de $0^m,008$ à $0^m,015$; les poils follets varient de $0^m,002$ à $0^m,014$. Leur *épaisseur*, à l'exception des poils courts et raides, comme les cils, est en général en rapport avec leur longueur. Les cheveux blonds, ordinairement plus fins, ont de $0^{mm},047$ à $0^{mm},067$ d'épaisseur; les cheveux noirs, de $0^{mm},067$ à $0^{mm},077$. Les poils follets n'ont guère que $0^{mm},013$, Les poils et en particulier les cheveux offrent des différences de raideur et de flexibilité, variables dans les différentes races, et peuvent être lisses, bouclés, frisés, crépus. Ils sont *lisses* et droits dans les races américaines, chez les Chinois, les Japonais, les Malais; ils sont *bouclés* dans les races aryenne et sémitique, chez les Polynésiens et les Australiens; *frisés* chez les Égyptiens et les Abyssiniens et sporadiquement chez les Sémites et dans les races caucasiques; enfin ils sont *crépus* chez les Nègres et les Hottentots.

Ces différences correspondent à des différences de forme. Les cheveux lisses sont cylindriques; les cheveux bouclés et frisés sont, au contraire, légèrement comprimés dans le sens de l'ondulation. Dans les cheveux crépus du nègre, un des diamètres l'emporte de plus de moitié sur l'autre, ce qui leur donne une forme aplatie. Les poils de la barbe, du pubis ont ordinairement sur une coupe une forme elliptique, anguleuse ou cannelée.

La *couleur* des cheveux et des poils varie depuis le ton le plus clair (jaune

---

9) deuxième, 10) troisième nerf lombaire. — 11) Quatrième et cinquième nerfs lombaires et nerfs sacrés. — 12) Nerfs intercostaux. — 13) Plexus cervical. — 13') Branches auriculaire et mastoïdienne. — 13'') Branches descendantes. — 14) Nerf circonflexe. — 15) Brachial cutané interne. — 16) Cubital. — 17. Radial. — 18) Branche fémoro-cutanée. — 19. Nerf ischiatique. — 20) Nerf obturateur. — 21) Sciatique poplité externe. — 22) Saphène interne. — 23) Sciatique poplité interne. — A. Plante du pied. — 24) Branche plantaire du nerf tibial postérieur. — 25) Nerf plantaire interne. — 26) Nerf plantaire externe.

lisse) jusqu'au noir. Les cheveux noirs se rencontrent dans tous les points du globe et sous toutes les latitudes (Esquimaux, Nègres, Indous, Malais); toutes les races colorées ont les cheveux noirs, de même que quelques groupes parmi les races blanches (Étrusco-pélages, Caucasiens). Les cheveux rouges ont des représentants dans toutes les races.

L'*élasticité* des cheveux est assez considérable; ils peuvent s'allonger de près d'un tiers sans se rompre et reprendre ensuite leur longueur primitive. Leur *ténacité* est assez forte ; un cheveu supporte sans se briser un poids de 180 grammes.

Distribution des poils. — Les poils existent sur toute la surface cutanée, à l'exception des endroits suivants : paupière supérieure, lèvres, paume de la main et plante des pieds, face dorsale des dernières phalanges des doigts et des orteils, lame interne du prépuce et gland. Quant à leur nombre, on trouve les chiffres suivants pour un quart de pouce carré : vertex, 293; occiput, 225 ; partie antérieure du crâne, 211 ; menton, 39; pubis, 34; avant-bras, 23; dos de la main, 19; face antérieure de la cuisse, 13 (Withoff). Tantôt ils sont isolés, d'autres fois réunis par groupes de 2 à 5.

Leur *mode d'implantation* se fait en général obliquement et suivant des lignes courbes régulières (Fig. 352 et 353), qui constituent des espèces de courants, bien visibles surtout sur le nouveau-né et le fœtus. Ces courants sont tantôt convergents, tantôt divergents : 1° les *courants divergents* partent de points centraux ou *tourbillons* dans lesquels les racines des poils sont dirigées vers le centre du tourbillon et les extrémités en sens inverse. On trouve ces tourbillons à la tête, à l'angle interne de l'œil, à l'entrée du conduit auditif externe, dans le creux de l'aisselle, au pli de l'aine et sur le dos du pied et de la main ; 2° les *courants convergents* sont formés par des séries de poils dirigés en sens inverse, c'est-à-dire que les extrémités des poils sont tournées vers le tourbillon; ces tourbillons convergents se rencontrent sous l'angle de la mâchoire, sur l'olécrane, au-dessus du nez, à l'ombilic, à la racine du pénis, sur le coccyx. Les lignes suivant lesquelles deux tourbillons voisins se rencontrent ou *lignes nodales* aboutissent à des points de rencontre de quatre tourbillons ou *croix*. La ligne nodale la plus importante se trouve sur les parties antérieures et latérales du tronc et va verticalement du tourbillon axillaire au tourbillon inguinal. Les *croix* se rencontrent soit sur la ligne médiane (racine du nez, os hyoïde, sternum, hypogastre), soit sur les parties latérales (au-dessus du trou sus-orbitaire, à la nuque, au-dessus de l'oreille, aux lombes), soit enfin sur les extrémités (épaule, avant-bras, jambe) ([1]).

B. *Racine du poil.* — Elle est implantée dans le follicule pileux. Elle est toujours cylindrique. Sa partie inférieure, plus molle, renflée (*bulbe pileux*), est creusée à sa base d'une dépression, dans laquelle est reçue la *papille du poil*, bourgeon qui naît du fond du follicule pileux.

Structure. — Nous décrirons successivement le *poil* et le *follicule pileux*.

([1]) Voy. sur ce sujet : Eschricht, *Müller's Archiv.*, 1837. — C. A. Voigt, *Ueber die Richtung der Haare am menschlichen Körper*. 1856.

A. *Poil*. — Le poil se compose de trois parties : un revêtement extérieur, *épiderme du poil*, une *substance corticale* et un axe central ou *substance médullaire*.

1° *Épiderme du poil*. — Cette couche excessivement mince, très-adhérente à la substance corticale, constitue une membrane parcourue par des lignes transversales, foncées, irrégulières et comme dentelées, qui présentent entre elles des anastomoses. Elle est formée par une couche simple de lamelles épithéliales, dépourvues de noyau, dont les contours sont représentés par les lignes foncées mentionnées ci-dessus. Ces lamelles s'imbriquent de façon que les inférieures recouvrent les supérieures. Au niveau de la racine, elles cessent brusquement (Morel) et sont remplacées par des cellules à noyau, qui se continuent peu à peu avec les cellules du bulbe.

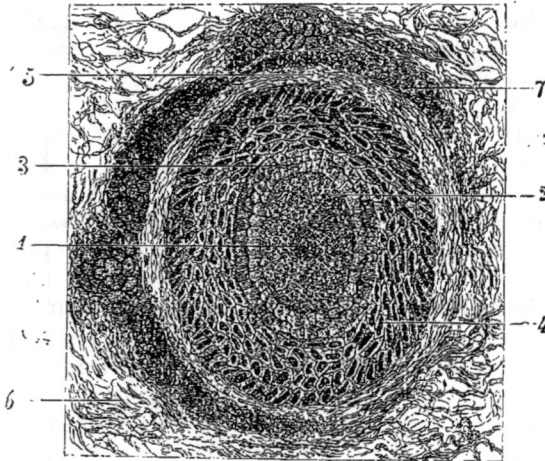

Fig. 354. — *Cil coupé en travers au niveau de son follicule* (*).

2° *Substance corticale* (Fig. 354, 2). — Elle est striée suivant sa longueur, transparente dans les poils blancs, colorée plus ou moins régulièrement dans les autres, et se décompose par les réactifs en fibres aplaties à bords dentelés, et claires ou foncées suivant la couleur des poils. Ces fibres se composent elles-mêmes de lamelles aplaties, allongées, pourvues d'un noyau. Ces lamelles contiennent du pigment, qui se dépose souvent par amas et forme des taches disséminées. D'autres taches proviennent d'espaces remplis d'air, ce qui se voit surtout sur les cheveux blancs et blonds. Ces espaces remplis d'air manquent dans les cheveux foncés et dans la racine.

Au niveau du bulbe (Fig. 353, 6) on trouve, au lieu de ces lamelles, des cellules molles, polygonales, à noyau très-net et contenant des granulations tantôt incolores, tantôt pigmentaires. La partie supérieure de la racine présente des formes de transition entre les cellules du bulbe et les lamelles corticales de la tige.

3° *Substance médullaire* (Fig. 354, 1 et 353, 8). — Elle constitue un cordon qui s'arrête au-dessus du bulbe pileux, et peut même manquer complétement (poils follets, cheveux colorés). Ce cordon est formé par 1 à 5 traînées de cellules rectangulaires, renfermant un noyau très-pâle et quelquefois des bulles d'air. Le diamètre de la moelle est à celui du poil entier comme 1 est à 3 ou à 5.

B. *Follicule pileux* (Fig. 253). — Le follicule pileux est une dépression de la peau qui reçoit la racine du poil, et par suite se compose, comme la peau, de deux parties : une partie dermique, *follicule proprement dit*, et un revêtement épidermique, *gaine de la racine du poil*.

(*) 1) Substance médullaire. — 2) Substance corticale. — 3) Couche épidermique interne. — 4) Couche épidermique externe. — 5) Couche dermique interne du follicule. — 6) Couche dermique externe. — 7) Glandes sébacées. (D'après Morel et Villemin.)

a) *Follicule proprement dit.* — Il comprend trois couches : 1° une *couche externe* (1) fibreuse, vasculaire, dont les fibres ont en général la direction longitudinale; 2° une *couche moyenne* (2) de même nature, mais dont les fibres ont la direction transversale; 3° une *couche interne* (3) amorphe, transparente, qui reste toujours dans le follicule quand on arrache le cheveu. Ces trois couches se continuent avec le derme cutané.

Du fond du follicule s'élève un petit renflement conique (Fig. 355,7), *papille du poil*, analogue aux papilles du derme. Elle est formée par un tissu connectif fibrillaire vague avec des noyaux et un réseau capillaire et recouverte à sa surface par des cellules adhérentes à celles du bulbe pileux.

b) *Gaine de la racine du poil.* — Cette gaine, intermédiaire à la racine du poil et au follicule, se compose de deux couches : 1° une *couche externe* (Fig. 355, 4), continuation de la couche de Malpighi ; elle a la même structure que cette dernière et tapisse tout l'intérieur du follicule ; 2° une *couche interne* (3), qui s'arrête ordinairement au tiers supérieur du follicule et présente une fermeté et une élasticité remarquables. Elle se compose de cellules allongées, sans noyau, sauf les plus rapprochées de la racine (*couche de Huxley*), qui possèdent un noyau et sont en outre plus larges et moins longues.

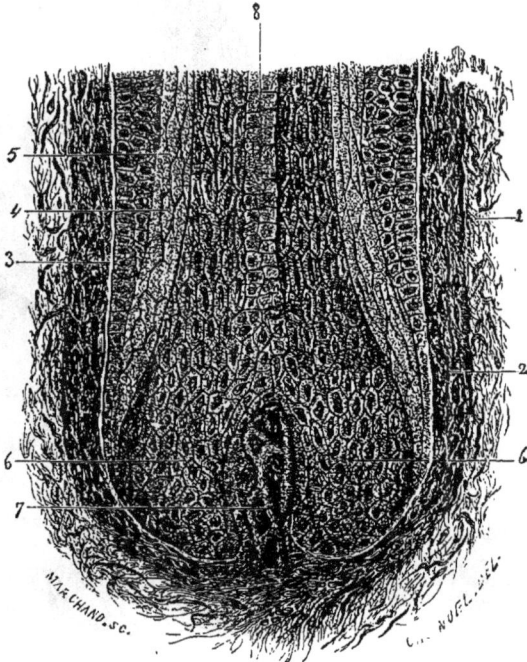

Fig. 355. — *Follicule pileux* (*,.

Aux follicules pileux sont annexés d'abord les *glandes sébacées* (voy. plus loin), puis de petits faisceaux musculaires lisses (*muscles de l'horripilation*). Ces faisceaux naissent de la partie superficielle du derme cutané et se dirigent obliquement dans le même sens que l'inclinaison du poil, contournent les glandes sébacées annexées au follicule et vont s'insérer au follicule à la réunion de son tiers moyen et de son tiers inférieur. Ils ont 0^m,0015 à 0^m,002 de longueur. Ils redressent le poil (*chair de poule*) et peuvent comprimer les glandes sébacées.

§ IV. — Glandes de la peau.

I. GLANDES SUDORIPARES.

Les glandes sudoripares (Fig. 351) sont des glandes en tube qui existent sur toute la surface de la peau, à l'exception des lèvres, des bords des pau-

---

(*) 1) Couche dermique externe du follicule. — 2) Couche dermique interne. — 3) Liséré amorphe du follicule. — 4) Couche épidermique externe. — 5) Couche épidermique interne. — 6) Bulbe pileux. — 7) Papille vasculaire. — 8) Cellules de la substance médullaire. — (D'après Morel et Villemin.)

pières, du gland et de la lame interne du prépuce. Elles sont très-nombreuses à la paume des mains et à la plante des pieds, et se trouvent en plus grande quantité à la face antérieure du corps et sur les membres supérieurs. Dans la concavité du pavillon et le conduit auditif externe elles présentent

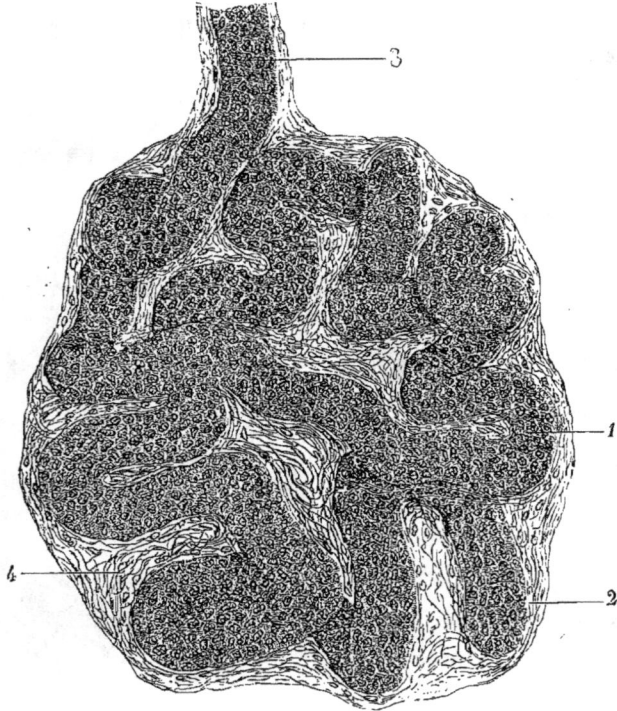

Fig. 356. — *Glomérule d'une glande sudoripare* (*).

une forme spéciale et constituent les *glandes cérumineuses*. Les conduits excréteurs des glandes sudoripares s'ouvrent à la surface de la peau par des orifices très-étroits, qui, à la paume de la main et à la plante des pieds, sont rangés en séries linéaires régulières et parfaitement visibles.

Structure. — Ces glandes se composent d'un glomérule sécréteur et d'un canal excréteur.

1° *Glomérule glandulaire* (Fig. 356). — Ces glomérules forment des granulations arrondies, jaunâtres, logées dans les mailles de la partie réticulaire du derme. Leurs dimensions varient de 0^m,0005 à 0^m,003 (aisselle). Ils sont produits par l'enroulement sur lui-même d'un canal sécréteur unique terminé en cul-de-sac. Quant au canal sécréteur même, il présente de dehors en dedans une membrane externe fibreuse,

---

(*) 1) Canal sécréteur tapissé de son épithélium. — 2) Noyau des cellules épithéliales. — 3) Origine du canal excréteur. — 4) Gangue connective parsemée de cellules plasmatiques. (Gross. 165.). — (D'après Morel et Villemin.)

une paroi propre amorphe et un épithélium pavimenteux. Dans les grosses glandes (aisselle), on trouve dans les parois des fibres musculaires lisses longitudinales. Une capsule fibreuse entoure le glomérule.

2° *Conduit excréteur.* — Il part du glomérule, traverse verticalement le derme et arrive à l'épiderme, qu'il traverse en s'enroulant en spirale, pour venir s'ouvrir obliquement à la surface de la peau. A son passage à travers l'épiderme, il est dépourvu de parois propres et limité simplement par les cellules épidermiques.

Les *vaisseaux* forment autour du glomérule un riche réseau capillaire ; les *nerfs* y sont inconnus.

Glandes cérumineuses. — Les glandes cérumineuses ne diffèrent des glandes sudoripares que par leur volume, par la présence d'un épithélium stratifié qui remplit complétement la lumière de leur canal, et par l'infiltration graisseuse et pigmentaire de leurs cellules. Elles sécrètent une matière molle, brun jaunâtre, qui se durcit rapidement à l'air, le *cérumen.*

II. GLANDES SÉBACÉES.

Les glandes sébacées, situées plus superficiellement que les glandes sudoripares, sont de petites granulations blanchâtres, annexées aux follicules pileux, dans lesquels s'ouvrent leurs conduits excréteurs, et siègent dans l'épaisseur même du derme. Elles manquent là où manquent les follicules pileux, sauf sur le gland, les petites lèvres et la face interne du prépuce. Leur volume est en général en raison inverse du volume du follicule pileux correspondant ; aussi quand les poils sont forts, les glandes sébacées en paraissent des appendices ; quand le follicule pileux, au contraire, appartient à un poil follet, c'est lui qui paraît alors un appendice de la glande.

Les glandes des gros follicules pileux sont ordinairement des *glandes en grappe simples,* au nombre de deux à cinq pour chaque follicule. Les glandes les plus volumineuses (*glandes en grappe composées*) se rencontrent au mont de Vénus, aux grandes lèvres, au scrotum, et sont au nombre de cinq à huit pour chaque follicule.

Les lobules des glandes sébacées, entourés d'une enveloppe mince connective, sont formés par des culs-de-sacs glandulaires, remplis de cellules épithéliales, infiltrées de graisse et d'autant plus infiltrées qu'on se rapproche du canal excréteur, où l'on trouve de la graisse libre par la destruction des cellules. Ce canal s'ouvre dans le follicule pileux.

Les *vaisseaux* et les *nerfs* des glandes sébacées sont inconnus.

III. GLANDE MAMMAIRE.

1° Glande mammaire chez la femme.

Les mamelles, au nombre de deux dans l'espèce humaine, sont situées au niveau du grand pectoral, dont elles dépassent un peu le bord inférieur, depuis la troisième jusqu'à la septième côte et transversalement depuis le bord sternal jusqu'à l'aisselle. Elles ont une largeur de 0ᵐ,12 environ à leur base sur 0ᵐ,09 de hauteur.

Leur volume, très-variable, dépend du volume même de la glande et surtout de la quantité de tissu adipeux qui l'entoure.

Leur forme, à peu près hémisphérique, peut être aussi légèrement conique. En tout cas, le sommet de la glande, occupé par une papille volumineuse, le *mamelon,* est dirigé en avant et un peu en dehors. Après la grossesse et l'allaitement, la mamelle change de forme, devient pendante et piriforme et peut même s'allonger considérablement dans certaines races (Hottentotes).

Le *mamelon*, situé ordinairement à la hauteur du quatrième espace intercostal, à $0^m,105$ de la ligne médiane, représente une saillie volumineuse, cylindrique ou conique, arrondie à son extrémité et de longueur variable ($0^m,010$ à $0^m,015$). Parfois il dépasse à peine la surface de la mamelle et peut même s'enfoncer au-dessous de son niveau. Sa couleur est brune ou rosée ; sa surface, rugueuse, comme chagrinée, pourvue de grosses papilles, présente les douze à quinze orifices des conduits galactophores. Le mamelon augmente de volume pendant la menstruation et la grossesse et est susceptible de durcir par des attouchements ou sous l'influence d'idées voluptueuses.

Le mamelon est entouré par une zone de $0^m,03$ à $0^m,04$ de largeur, *aréole du mamelon*, de couleur rosée, qui devient brunâtre dans la grossesse. Elle est couverte de séries circulaires concentriques de papilles, qui se continuent avec celles du mamelon. Pendant la grossesse et la lactation, on y remarque un certain nombre de nodules (5 à 10), ayant jusqu'à $0^m,003$ de grosseur, *tubercules de Morgagni*. Ce ne sont autre chose que de petites *glandes galactophores aberrantes*, incomplétement développées, et quelquefois on peut faire sourdre un peu de lait par leur orifice (Montganery, J. Duval).

Structure. — La mamelle se compose : 1° de la glande mammaire avec son tissu connectif interstitiel ; d'une couche de tissu adipeux recouverte par la peau ; 2° de la peau et du mamelon. Enfin elle possède des vaisseaux et des nerfs.

1° *Glande mammaire.* — Isolée, la glande mammaire a la forme d'un disque plus épais au centre et dont la face postérieure est un peu concave ; la face antérieure ou cutanée est convexe et creusée de nombreuses dépressions cupuliformes. Hors l'état de lactation, elle constitue une masse blanc grisâtre, homogène, d'une consistance presque fibro-cartilagineuse et très-incomplétement lobulée. *Pendant la lactation*, au contraire, les granulations glandulaires et les lobules deviennent plus évidents, sans pouvoir cependant jamais être isolés aussi facilement que dans les glandes en grappes ordinaires. On peut voir alors qu'elle se compose de douze à quinze lobules, qui donnent chacun naissance à un conduit excréteur distinct, *canal galactophore* ; ces conduits viennent s'ouvrir sur le mamelon, après avoir présenté au niveau de l'aréole une dilatation fusiforme (*ampoule* ou *sinus galactophore*), qui peut atteindre $0^m,008$ de largeur. Après cette dilatation ils subissent un rétrécissement et au niveau de leur ouverture extérieure ils n'ont plus guère que $0^m,0005$ de diamètre. On peut injecter isolément chacun des lobules ; cependant les anastomoses, niées par beaucoup d'auteurs, existent entre les canaux galactophores (Fig. 357, *a*) des différents lobules (A. Dubois).

Les glandes mammaires ont la structure ordinaire des *glandes en grappe*. Les *vésicules glandulaires* ou *acini*, arrondies ou piriformes, sont constituées par une membrane propre et un épithélium polygonal, dont les cellules, au moment de la lactation, se multiplient considérablement et s'infiltrent de graisse. Il se produit même à ce moment des acini de nouvelle formation. *Les conduits excréteurs* les plus

fins, qui partent immédiatement des acini, ont la même structure que ces derniers. Dans les conduits plus volumineux on trouve, de dehors en dedans, une membrane fibreuse, une membrane propre homogène et un épithélium cylindrique.
Il n'y a pas dans leurs parois de fibres musculaires lisses.

Le *tissu connectif interstitiel* devient au moment de la lactation excessivement riche en cellules plasmatiques. Il est dense et résistant dans la profondeur de la
glande et plus lâche à la périphérie. Sous la face profonde de la glande il s'étale
en une lame fibreuse distincte, qui la sépare de l'aponévrose du grand pectoral;
sur sa face superficielle il circonscrit des espèces de dépressions, qui logent des
pelotons graisseux et donnent à la surface de la glande, quand ces pelotons ont
été enlevés, une apparence alvéolée.

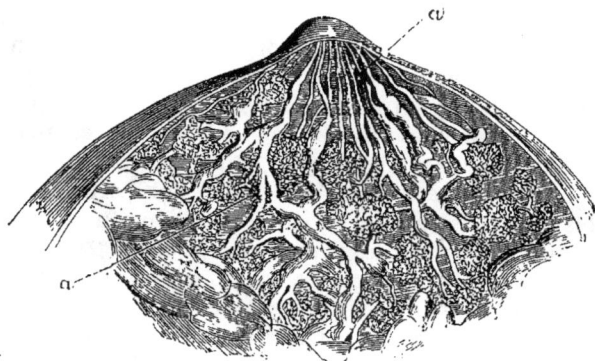

Fig. 357. — *Conduits galactophores* (*).

2° La *couche adipeuse* qui recouvre la mamelle et lui donne sa forme arrondie et son élasticité, a en moyenne 0ᵐ,03 d'épaisseur, épaisseur qui peut du
reste varier dans des limites très-étendues.

3° La *peau* de la mamelle ne présente rien de particulier, sauf au niveau
de l'aréole et du mamelon (¹). Là elle est pigmentée, pourvue de papilles
volumineuses, vasculaires ou nerveuses, et contient des glandes sébacées
avec des follicules pileux, ainsi que des glandes sudoripares. Mais ce qui la
caractérise surtout, c'est sa richesse en fibres musculaires lisses.

Ces fibres sont pour la plupart disposées circulairement dans l'aréole et
le mamelon, et jouent le rôle de sphincters par rapport aux conduits galactophores qui les traversent. Par leur contraction ; elles rétrécissent l'aréole,
allongent et durcissent le mamelon (*érection du mamelon*). On trouve aussi
dans le mamelon des fibres longitudinales, qui disparaissent à sa base dans le
tissu connectif interstitiel.

Vaisseaux et nerfs. — Les *artères* de la mamelle viennent de la mammaire interne, de la thoracique longue et des intercostales aortiques. Les *veines* profondes
accompagnent les artères; on y rencontre, en outre, des veines sous-cutanées, qui
se dessinent souvent sous la peau et qui forment quelquefois sous l'aréole un cercle
incomplet, *cercle veineux de Haller*. La plupart se jettent dans la jugulaire externe.
Les *lymphatiques*, excessivement multipliés, vont aux ganglions de l'aisselle, et par
les lymphatiques intercostaux aux ganglions de la cavité thoracique. Les *nerfs*

(*) *aa*, Canaux galactophores (Vidal, de Cassis).

viennent des quatrième, cinquième et sixième nerfs intercostaux et des branches
thoraciques du plexus brachial. La plus grande partie se rendent à la peau.

2° Glande mammaire chez l'homme.

La glande mammaire, rudimentaire chez l'homme, y présente du reste la
même structure que chez la femme et ne mérite pas de description spéciale.

§ V. — Tissu cellulaire sous-cutané.

La surface interne de la peau est rattachée aux parties sous-jacentes par
le tissu cellulaire sous-cutané. Ce tissu se compose de lamelles ou filaments
blanchâtres, qui s'anastomosent et s'entre-croisent dans toutes les directions
et circonscrivent des mailles ou aréolès communiquant toutes entre elles.
Les lamelles de ce tissu sont formées par des fibres connectives ordinaires et
des fibres élastiques, et servent de support aux vaisseaux qui se rendent à
la peau. C'est dans ces mailles que se dépose la graisse, en quantité plus
ou moins considérable, suivant les régions et suivant les individus.

L'adhérence de ce tissu, à la peau d'une part, aux parties profondes de
l'autre, est plus ou moins intime, et, suivant son plus ou moins de laxité,
la peau peut glisser ou non sur les parties sous-jacentes. Dans certaines régions (nuque, etc.), les filaments qui le constituent sont très-denses, épais,
résistants, et les mailles qu'ils circonscrivent ne communiquent que difficilement. Dans d'autres régions, exposées à des pressions prolongées (fesse,
plante du pied), la graisse contenue dans les aréoles du tissu cellulaire est
entrecoupée par des tractus fibreux résistants, qui la maintiennent dans un
état de compression permanente et lui font jouer le rôle d'un coussinet
élastique répartissant également la pression sur toutes les parties.

C'est dans le tissu cellulaire sous-cutané que rampent les veines sous-
cutanées et les nerfs de la peau : il ne contient qu'exceptionnellement des
artères volumineuses.

Dans la plupart des régions le tissu cellulaire sous-cutané peut être décomposé en deux couches : 1° la *couche superficielle* ou *aréolaire* est serrée et
renferme souvent une assez grande quantité de graisse ; elle se continue sans
interruption avec la couche réticulaire du derme ; 2° la *couche profonde*, *lamelleuse*, s'étale au-dessous de la couche précédente sous forme d'une lamelle continue, plus ou moins épaisse, désignée sous le nom de *fascia superficialis*. Dans beaucoup d'endroits cette lamelle peut être divisée en deux ou
plusieurs feuillets (ex. : au périnée), feuillets qui peuvent acquérir une résistance assez considérable pour que, dans certaines régions, on les ait
décrits comme des aponévroses.

La face profonde de la peau est doublée en certains endroits par une
couche musculaire (muscles peauciers de la face, du cou, de l'hypothénar).
A la peau de la verge et du scrotum, cette doublure est constituée par une
couche continue de fibres lisses (*dartos*).

Dans les endroits où la peau glisse sur des parties résistantes ou est soumise à des pressions répétées, on rencontre des *bourses séreuses sous-cutanées*.

(¹) J. Duval, *Du mamelon et de son auréole*. Paris, 1861.

Quelques-unes sont constantes, d'autres ne se présentent que d'une façon irrégulière ; il en est enfin qui tiennent à certaines professions et n'existent que dans des conditions spéciales. Le tableau suivant indique les principales bourses séreuses sous-cutanées qui peuvent se rencontrer :

Tête............	Face externe de l'articulation temporo-maxillaire. Angle de la mâchoire. Bord inférieur de la symphyse du menton.
Cou.............	Angle du cartilage thyroïde.
Tronc...........	Apophyse épineuse de la septième vertèbre cervicale. Face antérieure du sternum.
Membre supérieur..	Angle inférieur de l'omoplate. Acromion. Olécrane. Épitrochlée. Apophyse styloïde du radius. Apophyse styloïde du cubitus. Dos des cinq articulations métacarpo-phalangiennes. Face dorsale des articulations des phalanges. Face palmaire des quatre dernières articulations métacarpo-phalangiennes.
Membre inférieur..	Épine iliaque antérieure et supérieure. Face externe du grand trochanter. Ischion. Rotule. Condyles du fémur. Malléoles interne et externe. Partie postérieure du calcanéum. Partie inférieure du calcanéum. Face dorsale du scaphoïde. Apophyse interne du scaphoïde. Face dorsale de la tête du premier métatarsien, — sur sa face plantaire, — à son côté interne. Face externe de l'apophyse du cinquième métatarsien. Face externe de la tête du cinquième métatarsien, — sous sa face plantaire.

LIVRE HUITIÈME

DU CORPS HUMAIN EN GÉNÉRAL

Le corps humain, au point de vue de sa configuration extérieure, se compose de deux moitiés à peu près symétriques, avec une prédominance légère du côté droit dans la majorité des cas. Il se divise en *torse* ou *tronc* et *membres*, et chacun de ces segments se subdivise à son tour en un certain nombre de régions secondaires plus ou moins bien limitées, qui présentent chacune une conformation particulière. L'étude de ces régions constitue l'*anatomie des forces*.

I. TRONC.

Le tronc se divise en tête, cou et tronc proprement dit.

1° Tête.

La tête comprend le crâne et la face. Elle mesure à peu près le huitième de la hauteur totale du corps. Salvage la partageait en cinq parties égales par quatre lignes transversales passant : 1° entre les deux arcades dentaires; 2° au niveau des pommettes au devant du plancher de l'orbite ; 3° par les arcades orbitaires ; 4° par les bosses frontales. La tête est plus petite chez la femme. Son volume présente du reste des variations individuelles assez considérables et peut dans certains cas descendre aux proportions les plus exiguës (*microcéphalie*). Les différences de forme ne sont pas moins remarquables et tiennent en grande partie à la forme même de la boîte crânienne. Les différences de races ont été vues p. 78 et 79.

Les rapports de volume du crâne et de la face sont sujets à varier, et il semble même y avoir entre ces deux parties de la tête une sorte d'antagonisme, qui se rencontre non-seulement dans la série animale, mais encore chez l'homme.

A. *Crâne.* — Il a la forme d'un ovoïde à grand axe antéro-postérieur, dont la grosse extrémité correspond à l'occiput. Cet ovoïde est plus ou moins comprimé latéralement, de là la distinction des crânes en *brachycéphales* et *dolichocéphales* (voy. p. 79). Le sommet du crâne, *vertex*, est plus ou moins proéminent et peut, dans certaines races ou chez quelques individus, s'élever en forme de cône ou de pyramide. Il se divise en quatre régions : le front, les tempes et la calotte crânienne ou région occipito-mastoïdienne.

1° Le *front*, bombé, droit ou fuyant, est plus ou moins haut suivant les sujets; il présente sur la ligne médiane une dépression verticale, qui aboutit en bas à une saillie surmontant la racine du nez, *glabelle*, et en haut se perd dans la *bosse frontale médiane*, quand elle existe. Sur les côtes s'élèvent les *bosses frontales latérales*, séparées des arcades sourcilières par une rainure transversale.

2° La *tempe (région temporo-pariétale)*, couverte par les cheveux en haut et en arrière, correspond à la fosse temporale et au muscle du même nom ; légèrement déprimée en avant et en bas où elle est nettement limitée du côté de la région frontale et de la pommette, elle est convexe dans le reste de son étendue et se continue insensiblement avec la région suivante.

3° La *région occipito-mastoïdienne (calotte crânienne)*, recouverte par les cheveux, présente de chaque côté les bosses pariétales et se moule du reste sur la forme même des parties osseuses sous-jacentes.

B. *Face*. — Elle comprend : sur la ligne médiane les régions nasale, buccale et mentonnière ; sur les parties latérales, la région oculaire (sourcils, paupières, etc.), les joues, la région parotidienne et l'oreille. Les régions nasale, buccale, oculaire et auriculaire ont été décrites en *splanchnologie* ou avec les *organes des sens*.

1° Le *menton*, limité du côté de la lèvre inférieure par une rainure transversale, couvert de poils chez l'homme, fait à la partie inférieure de la face une saillie variable suivant la forme même de la mâchoire inférieure et l'embonpoint du sujet. On y remarque souvent sur la ligne médiane une petite dépression plus marquée dans l'élévation de la lèvre inférieure.

2° Les *joues* sont séparées par un sillon oblique plus ou moins profond, *sillon naso-labial*, de l'aile du nez et de la région buccale. En haut elles s'étendent jusqu'au contour inférieur de l'orbite, marqué chez les personnes grasses par un sillon qui les sépare de la paupière inférieure, en bas jusqu'au bord inférieur de la mâchoire, en arrière jusqu'au bord postérieur de sa branche montante. Molles et dépressibles dans leur partie antérieure, qui répond à la cavité buccale, elles accusent dans le reste de leur étendue les plans solides osseux ou musculaires sous-jacents, en haut et en arrière la saillie de la pommette, en arrière le plan quadrilatère du masséter, en bas le bord inférieur de la mâchoire.

3° La *région parotidienne*, située entre la saillie de l'apophyse mastoïde et celle du masséter, se réduit à une gouttière verticale plus ou moins profonde, qui en haut se continue avec la rainure séparant la face interne du pavillon de l'oreille des parties latérales du crâne, et se perd en bas dans la gouttière carotidienne du cou.

2° Cou.

La longueur du cou, dans la position droite de la tête, mesurée du menton au milieu de la fourchette du sternum, peut être évaluée au quart de la longueur antérieure du reste du tronc. Il peut être court, et comme enfoncé entre les épaules (constitution apoplectique), allongé au contraire si les épaules sont tombantes et les côtes supérieures abaissées (constitution phthisique). La circonférence, à la hauteur du larynx, est d'environ $0^m,38$. Son volume est susceptible du reste de variations périodiques, du moins chez la femme (menstruation, grossesse), variations dues en grande partie au corps thyroïde. Chez l'homme, à cause des saillies du cartilage thyroïde en avant, des sterno-mastoïdiens sur les côtés, le cou a la forme d'un prisme triangulaire à angles mousses. Chez la femme au contraire il est plus mince, presque cylindrique dans sa partie moyenne et présente parfois en avant, dans la région sous-hyoïdienne, un pli transversal, *collier de Vénus*. Le cou comprend quatre régions : une région postérieure, la *nuque*, une région antérieure et deux régions latérales.

1° *Nuque*. — La nuque, limitée en dehors par le bord externe des trapèzes, s'étend en haut jusqu'à la ligne courbe occipitale supérieure, en bas jusqu'à la saillie de la vertèbre proéminente, en s'élargissant considérablement pour se continuer avec le dos et les épaules. Forte, courbe, droite chez l'homme (Hercule Farnèse), elle décrit chez la femme une courbe onduleuse, qui en bas se continue insensiblement avec la courbure dorsale. Elle présente en haut sur la ligne médiane la fossette limitée par les bords internes des grands complexus recouverts par les trapèzes.

2° *Région antérieure du cou.* — Cette région, limitée de chaque côté par la saillie des sterno-mastoïdiens, a, lorsque la tête est renversée, la forme d'un losange. 1° La partie supérieure du losange, *région sous-hyoïdienne*, devient presque horizontale dans la position droite de la tête et présente alors chez les personnes chargées d'embonpoint la saillie qui constitue le *double menton*. 2° La *région sous-hyoïdienne*, qui forme la partie inférieure du losange, offre sur la ligne médiane la saillie, plus prononcée chez l'homme, du cartilage thyroïde, saillie qui en bas s'arrondit au niveau du corps thyroïde pour aboutir au-dessus du sternum à une dépression, *creux sus-sternal*. La partie médiane et antérieure du cou est séparée de chaque côté de la saillie latérale du sterno-mastoïdien par une gouttière oblique (*gouttière* ou *région carotidienne*), qui en haut se continue avec le creux parotidien.

3° *Régions latérales du cou.* — Elles présentent en avant la saillie oblique du sterno-mastoïdien, divisée en bas en deux saillies secondaires interceptant une petite fossette. En arrière de cette saillie est une dépression, *creux sus-claviculaire*, plus prononcée pendant les inspirations profondes et qui peut alors être parcourue par une corde oblique due à la tension du ventre postérieur de l'omo-hyoïdien. Enfin la base des régions latérales du cou est formée par la clavicule, dont la courbure en S est toujours visible, quel que soit l'embonpoint, et qui délimite le cou du côté du thorax et de l'épaule.

3° Tronc proprement dit.

Le tronc se compose de trois parties : le thorax, l'abdomen et le bassin.

A. *Thorax (buste, poitrine).* — Le thorax *(regio corporis perpetuo mobilis)* a la forme d'une pyramide quadrangulaire à base supérieure un peu comprimée d'arrière en avant. Cette forme, inverse de celle que présente la cage thoracique dépouillée des parties molles, est due à la présence du scapulum et des parties molles. La circonférence, prise sur un homme de quarante ans, mesure 0^m,95 au-dessous de l'aisselle, 0^m,90 au niveau du mamelon, 0^m,88 au niveau de l'extrémité sternale du cartilage de la sixième côte (Luschka). Son diamètre transversal est de 0^m,28 entre la huitième et la neuvième côte ; son diamètre antéro-postérieur maximum (au niveau de la base de l'appendice xiphoïde) est de 0^m,20 (Sappey). Le côté droit du thorax est en général plus volumineux que le côté gauche. Du reste l'axe du thorax ne se continue pas ordinairement en ligne droite avec l'axe de l'abdomen ; en effet, une ligne, allant du milieu de la fourchette sternale au milieu de l'appendice xiphoïde, fait avec une autre ligne, allant de cet appendice à la symphyse, un angle obtus ouvert à droite.

Les différences sexuelles du thorax sont très-prononcées, indépendamment même du volume des glandes mammaires, chez la femme. Chez elle tous les diamètres sont plus faibles que chez l'homme, mais principalement le diamètre transversal ; le maximum du diamètre antéro-postérieur, au lieu de correspondre à la base de l'appendice xiphoïde, répond au milieu du sternum, qui présente une courbure antérieure allant se perdre vers les épaules. Il a en outre une position presque verticale et non plus inclinée comme chez l'homme. Il résulte de ces modifications que la poitrine acquiert une forme plus arrondie et comme en baril.

Le thorax se divise en une région antérieure, deux régions latérales et une région postérieure.

1° *Région antérieure du thorax.* — Elle comprend plusieurs régions secondaires. 1) Sur la ligne médiane, la *région sternale*, qui va du creux sus-sternal au creux épigastrique, et présente, au niveau de la réunion du corps et de la poignée du sternum, un angle saillant, *angle sternal,* qui répond à l'articulation de la deuxième paire costale. 2) Sur les côtés, la *région mammaire* (voy. *Mamelle*), séparée de la clavicule par une dépression transversale, *creux sous-claviculaire,* et se continuant en bas par la *région sous-mammaire* avec les parties antéro-latérales de l'abdomen.

2° *Région latérale du thorax.* — Cette région, continue en haut avec le creux axillaire, a, lorsque le bras est relevé, la forme d'un triangle allongé, dont le sommet arrondi se trouve à l'aisselle, et dont la base se continue, sans ligne de démarcation, avec les parois latérales de l'abdomen.

3° *Région thoracique postérieure ou dos.* — Le dos, dont la courbe supérieure se prolonge insensiblement chez la femme dans la courbure de la nuque, se divise en une région médiane ou spinale et deux régions latérales. 1) La *région spinale* représente une gouttière médiane, plus profonde chez la femme, et au fond de laquelle se dessinent plus ou moins les saillies arrondies des apophyses épineuses et même, chez les sujets très-amaigris, les ligaments surépineux. Cette gouttière est limitée de chaque côté par le relief des muscles des gouttières vertébrales. 2) Les *régions latérales* sont convexes dans leur partie sous-scapulaire et ne présentent rien de particulier. La partie scapulaire au contraire, *région scapulaire,* se moule sur l'omoplate et se meut avec elle, de sorte qu'elle offre de grandes variétés de configuration. A l'état de repos, le bras pendant le long du corps, le scapulum s'étend de la deuxième à la septième ou huitième côte, et son angle inférieur est à 0ᵐ,09 de la ligne médiane. Cet angle et le bord spinal de l'omoplate sont en général bien dessinés sous la peau, surtout chez les personnes maigres *(épaules en ailes).* La région scapulaire est ordinairement divisée en deux versants inégaux par la saillie oblique de l'épine. Au niveau de l'origine de l'épine se trouve habituellement une petite fossette qui correspond à l'insertion aponévrotique du trapèze.

B. *Abdomen* ou *ventre.* — L'abdomen est compris entre le bord inférieur de la cage thoracique et le bord supérieur du bassin. Il est donc plus large en arrière et surtout en avant que sur les côtés, où sa hauteur est mesurée par la distance qui sépare la douzième côte de la crête iliaque (0ᵐ,06 à 0ᵐ,09), distance plus considérable chez la femme que chez l'homme.

1° La *paroi antérieure, ventre* proprement dit, est un peu bombée et présente sur la ligne médiane un sillon, qui va du creux épigastrique à l'ombilic et qui répond à la ligne blanche; il manque ordinairement dans la partie sous-ombilicale. De chaque côté se voient le relief des muscles droits et les sillons transversaux dus à leurs intersections fibreuses. Au-dessous de l'ombilic le ventre reste saillant jusqu'au pubis, au niveau duquel il subit une dépression remplacée quelquefois par un pli transversal à concavité supérieure. Cette région antérieure est séparée des régions latérales par deux sillons latéraux situés le long du bord externe des muscles droits.

2° La *région postérieure, reins* ou *lombes,* est quadrilatère et se continue en haut avec le dos, en bas avec la région fessière, dont la sépare en dehors la saillie de la crête iliaque, en dedans un méplat correspondant à la dernière vertèbre lombaire. Elle présente, comme le dos, le sillon médian des apophyses épineuses et les deux saillies latérales des muscles vertébraux, limitées en dehors par un sillon à convexité externe.

3° Les *régions latérales* ou *flancs,* convexes d'avant en arrière, sont concaves de haut en bas chez les personnes maigres, droites ou même convexes chez les gens chargés d'embonpoint. Elles sont limitées du côté de la hanche par un relief très-prononcé, formé par la crête iliaque et l'insertion à cette crête des muscles larges de l'abdomen.

L'abdomen offre des différences sexuelles assez remarquables : il est plus long chez la femme, plus saillant en avant, et plus large en bas qu'en haut. La grossesse chez la femme, l'embonpoint dans les deux sexes, amènent des modifications considérables dans le volume et dans la forme du ventre.

Pour la description des viscères contenus dans la cavité abdominale, cette cavité a été divisée en trois zones par deux plans transversaux (Fig. 358), passant le premier (AA) par l'extrémité des deux dernières côtes, le second (BB) par les épines iliaques supérieures. Ces trois zones ont été elles-mêmes subdivisées chacune en trois régions secondaires par deux plans verticaux, passant par les épines iliaques antérieures et supérieures (C, C).

1° La *zone supérieure* ou *épigastrique* comprend : 1) sur la ligne médiane l'*épigastre* (E) et sur les parties latérales les *hypochondres* (D, F).

2° La *zone moyenne* ou *mésogastrique* comprend la *région ombilicale* (G), et latéralement les *régions lombaires* ou *flancs* (H, I).

3° La *zone inférieure* ou *hypogastrique* se compose de l'*hypogastre* (M) et des *régions iliaques* (K, L).

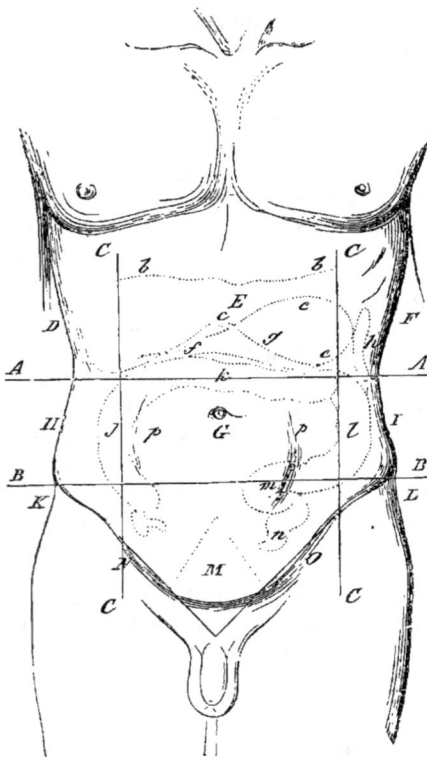

Fig. 358. — *Régions de la cavité abdominale* (*).

C. *Bassin.* — Le bassin, assez mal délimité du côté du tronc et des membres inférieurs, présente des différences sexuelles importantes. Chez la femme il est plus volumineux, plus large, et au-dessus de la saillie des trochanters il s'arrondit brusquement pour se continuer avec les parties latérales de l'abdomen, tandis qu'en bas et latéralement il se perd insensiblement dans la courbure de la cuisse. Son inclinaison peut être assez forte *(taille cambrée)*, et même exagérée, comme dans certaines races *(ensellure)*. Le bassin se divise en cinq régions : une région antérieure, deux régions latérales, une région postérieure et une région inférieure.

1° La *région antérieure* étroite, *région pubienne*, forme une saillie couverte de

(*) A A, B B, C C. Plans divisant la cavité abdominale en régions. — E. Épigastre. — D, F, Hypochondres. — G. Région ombilicale. — H, I. Flancs. — M. Hypogastre. — N, O. Régions inguinales. — K L. Régions iliaques. — *b b)* Limite entre la poitrine et l'abdomen. — *c g)* Angle épigastrique. — *e)* Situation de l'estomac. — *f)* Situation du pylore. — *h)* Rate. — *j, k, l)* Côlon. — *m)* S iliaque. — *n)* Commencement du rectum. — *p)* Portion de la cavité abdominale où sont logées les circonvolutions de l'intestin grêle. — (D'après Littré et Robin.)

poils, qui chez la femme porte le nom de *mont de Vénus* (*pénil* chez l'homme), et se continue chez elle avec la saillie cunéiforme des grandes lèvres.

2° La *région postérieure* présente les deux saillies des *fesses*, séparées par une rainure profonde, triangulaire, large en haut, étroite en bas (*région sacro-coccygienne.*) Dans quelques races (sud de l'Afrique), il se fait chez les femmes, après la première grossesse, une accumulation considérable de graisse sur le grand fessier (*stéatopygie*).

3° Les *régions latérales* ou *hanches*, abruptes chez l'homme, arrondies chez la femme, ont leur partie la plus saillante au niveau du grand trochanter ; une dépression plus ou moins profonde, due au tendon du grand fessier, sépare cette saillie de la partie latérale de la fesse.

4° La *région inférieure* ou *périnéale*, réduite à une simple rainure dans le rapprochement des cuisses, peut se diviser en deux régions secondaires : une *postérieure* ou *anale* et une *antérieure* ou *uro-génitale*, qui correspond aux organes génitaux externes et diffère essentiellement chez l'homme et chez la femme. Chez la femme, le *périnée* proprement dit, ou l'intervalle qui existe entre l'anus et la vulve, a une longueur de $0^m,023$ environ.

II. MEMBRES.

Les membres supérieurs et inférieurs se composent d'un nombre égal de segments, et par suite on les divise en un nombre égal de régions secondaires. De ces régions, les unes correspondent au corps même des divers segments qui constituent le membre (ex.: cuisse et bras, jambe et avant-bras); les autres à l'articulation de ces segments entre eux (genou et coude, cou-de-pied et poignet) ou avec le tronc (hanche et épaule). Les premières ne changent de forme que par suite des variations des contractions et des saillies musculaires; les secondes éprouvent de plus des changements de position des parties qui les constituent. La mobilité domine dans les membres supérieurs, la solidité dans les inférieurs.

A. *Membre supérieur.* — Quand il pend librement le long du corps, le membre supérieur descend un peu au-dessous du milieu de la cuisse. Dans cette position, la main est dans une situation intermédiaire à la pronation et à la supination. Le bras se divise en plusieurs régions secondaires: épaule, creux axillaire, bras, coude, avant-bras, poignet et main.

1° L'*épaule* correspond à la face externe du deltoïde, sur lequel elle se moule exactement. En haut elle présente les saillies de l'extrémité externe de la clavicule et de l'acromion; en avant et en dedans elle se continue par la dépression sous-claviculaire avec la paroi thoracique antérieure. En arrière elle se perd insensiblement dans la région scapulaire postérieure, sauf chez les sujets maigres, où les saillies osseuses sont fortement accusées.

2° *Aisselle* ou *creux axillaire.* — Réduite à une simple gouttière dans le rapprochement du bras contre le tronc, l'aisselle forme dans l'abduction du bras une cavité triangulaire nettement limitée en avant et en arrière, dont la base s'appuie sur la poitrine.

3° Le *bras* a la forme d'un cylindre un peu aplati de dehors en dedans; cet aplatissement est dû à deux sillons situés l'un en dedans, l'autre en dehors de la saillie du biceps. Le premier, *sillon bicipital interne*, descend de l'aisselle vers le pli du coude ; le second, *sillon bicipital externe*, part de la dépression triangulaire qui répond à l'insertion du deltoïde, et aboutit de même au pli du bras. La **région** postérieure du bras présente la saillie du triceps, et dans sa moitié inférieure un méplat allongé, qui s'étend jusqu'au coude et qui est dû à la présence du tendon du triceps.

4° Le *coude* se divise en deux régions secondaires : une *antérieure* ou *pli du bras*, l'autre *postérieure* ou *coude*. 1° Le *pli du bras (saignée)* offre chez l'homme une dépression triangulaire en fer de lance, dont les deux branches supérieures se continuent avec les deux sillons bicipitaux interne et externe, et dont la branche inférieure se perd sur l'avant-bras. Cette dépression est limitée par trois saillies : une médiane, saillie du biceps, deux latérales, l'une externe due au grand supinateur, l'autre interne aux muscles épitrochléens. Chez les femmes grasses, le creux du coude se réduit à un pli demi-circulaire embrassant la saillie du biceps. Les veines du pli du coude et surtout la médiane basilique sont souvent apparentes à travers la peau. 2° Le *coude* change de forme dans l'extension et dans la flexion. Dans l'extension, les saillies osseuses sont à peine indiquées ; dans la flexion, au contraire, elles se dessinent fortement sous la peau. Le sommet du coude est constitué par l'olécrane, dont la saillie tout à fait sous-cutanée s'élève ou s'abaisse avec les mouvements de l'avant-bras. En dedans et en dehors se trouvent deux saillies immobiles : l'une interne, due à l'épitrochlée et qui ne disparaît jamais complètement ; l'autre externe, arrondie, due à l'épicondyle et aux muscles épicondyliens. Deux dépressions, l'une interne, comblée souvent par la graisse, l'autre, externe, séparent ces deux saillies de l'olécrane. L'olécrane est plus rapproché de l'épitrochlée que de l'épicondyle. Au-dessous et en arrière de l'épicondyle se trouve une dépression constante, *fossette du coude*, qui n'est jamais comblée par la graisse et qui est surtout prononcée au moment de l'extension. En avant de cette fossette se rencontre la masse épaisse constituée par les insertions supérieures des muscles épicondyliens.

5° L'*avant-bras*, plus long chez l'homme, a la forme d'un cône tronqué à base supérieure, aplati d'avant en arrière. Sa *face antérieure* est renflée en haut et divisée chez les sujets vigoureux par un sillon médian, qui se continue avec la dépression triangulaire du pli du bras. Sa moitié inférieure, plus déprimée, présente deux sillons longitudinaux, entre lesquels est comprise la saillie formée par les muscles épitrochléens, saillie au côté externe de laquelle les tendons du grand et du petit palmaire se dessinent comme des cordes au-dessous de la peau, surtout pendant la flexion de la main. La *face postérieure* de l'avant-bras, plus régulièrement convexe, offre à sa partie interne la saillie allongée du cubitus et du cubital postérieur, et plus en dehors un plan longitudinal assez uniforme, dans lequel apparaissent chez les individus vigoureux au moment de leur contraction les saillies des muscles et spécialement de l'extenseur propre du petit doigt, de l'extenseur commun et en bas des long abducteur et court extenseur du pouce. Le *bord externe* de l'avant-bras est arrondi, mousse ; le *bord interne* constitue un plan triangulaire à base supérieure, qui répond au cubital antérieur.

6° Le *poignet*, comprimé d'avant en arrière, a deux faces et deux bords. Sa *face antérieure* est séparée de la paume de la main par un pli transversal correspondant à l'interligne articulaire des deux rangées du carpe. Deux autres plis cutanés moins prononcés répondent : l'un à l'articulation radio-carpienne ; l'autre, très-inconstant, à la partie supérieure de la région. Il présente, de dedans en dehors, la saillie du tendon du cubital antérieur, une rainure étroite, la saillie épaisse du fléchisseur superficiel, les cordes tendineuses du petit et du grand palmaire, le sillon qui répond à l'artère radiale et, tout à fait en dehors, le bord antérieur de l'apophyse styloïde du radius. Sa *face postérieure*, mal délimitée du côté de l'avant-bras et de la main, offre une convexité générale un peu aplatie, à la partie interne de laquelle se voit la saillie quelquefois très-prononcée de l'extrémité inférieure du cubitus. Le *bord interne* est arrondi et séparé du bord cubital de la main par une dépression sensible. Le *bord externe* présente en arrière le commencement d'une fossette qui se dirige vers la racine du pouce, *tabatière anatomique*, limitée en dehors par la saillie des tendons du long abducteur et du court extenseur du pouce, en dedans par celle du long extenseur du pouce.

7° La *main* comprend la *main proprement dite* et les *doigts*. Sa longueur, véritable unité de mesure du corps humain, égale le quart de la longueur totale du membre supérieur (¹). Sa forme, très-variable suivant les individus, peut être rattachée à deux types fondamentaux : le type masculin, dans lequel les diamètres transversaux sont relativement plus forts, et le type féminin, dans lequel ces diamètres se réduisent au minimum (²).

a) La *main proprement dite* a la forme d'un carré irrégulier, un peu moins large que long, et présente une face palmaire et une face dorsale. 1° La *face palmaire, paume de la main*, est déprimée dans son milieu, *creux palmaire ;* ce creux est limité en dedans par une saillie oblongue, qui longe le bord cubital de la main, *éminence hypothénar ;* en dehors par une saillie triangulaire, *éminence thénar*, située à la racine du pouce dont elle suit les mouvements et séparée du creux palmaire par un sillon demi-circulaire, *pli du pouce ;* vers les racines des doigts, la paume de la main se soulève et offre au-dessus de la commissure des quatre derniers doigts trois éminences arrondies, plus sensibles dans le rapprochement et l'extension des doigts et dues à des paquets adipeux. La paume de la main est parcourue par quatre sillons, dont l'ensemble trace un M majuscule à base interne ; le jambage externe de l'M est formé par le pli du pouce, le jambage interne par un pli, *pli des doigts*, qui va du bord cubital de la main à la commissure de l'index et du médius ; les deux autres, beaucoup moins constants, vont l'un, *sillon oblique*, du bord radial de la main vers l'hypothénar ; l'autre, *sillon longitudinal*, de la racine du médius vers la partie interne du poignet. Les papilles de la paume de la main sont disposées en séries linéaires régulières, qui partent des commissures des doigts et du bord radial de la main pour aller se porter au bord cubital et vers le poignet ; sur le thénar elles sont concentriques au pli du pouce ; à la racine des doigts, elles s'écartent pour constituer des *croix* analogues à celles des lignes d'implantation des poils ; un tourbillon se trouve en général entre l'annulaire et l'auriculaire. 2° Le *dos de la main*, convexe, entrecoupé de sillons superficiels circonscrivant des losanges à grand axe transversal, présente une partie externe, mobile, formée par le métacarpien du pouce et sur laquelle viennent se réunir les cordes tendineuses des long et court extenseurs du pouce, et une partie interne qui répond aux quatre derniers métacarpiens, et est soulevée par les saillies des tendons extenseurs ; sur son bord externe se voit la saillie oblongue du premier interosseux dorsal. Les deux parties sont réunies par une commissure cutanée étendue, qui permet les mouvements du pouce. Quand la main est fermée, cette face dorsale se termine par les quatre éminences de la tête des métacarpiens séparées par trois échancrures plus profondes en dehors ; quand la main est ouverte, ces échancrures sont remplacées par trois gouttières obliques, qui s'enfoncent profondément entre les doigts, *gouttières interdigitales*.

(¹) Elle égale aussi la distance existant entre l'extrémité des dents incisives de la mâchoire supérieure et le vertex ; — la longueur de la tête depuis la protubérance occipitale externe jusqu'à la racine du nez ; — la distance du milieu de la fourchette sternale à l'acromion ; — le tiers de la hauteur du rachis (non compris le sacrum).

(²) Carus (*Symbolik der menschlichen Gestalt*) divise les mains en quatre types: 1° la *main élémentaire ;* 2° la *main motrice* (type masculin) ; 3° la *main sensible* (type féminin), et 4° la *main psychique*.

(b) Les *doigts* se composent de trois phalanges, sauf pour le pouce qui n'en a que deux. Leur longueur est inégale ; le médius est le plus long ; le pouce n'atteint pas la deuxième phalange de l'index ; l'index arrive à peine à la racine de l'ongle du médius ; l'annulaire atteint le milieu de l'ongle du médius ; le petit doigt arrive à la base de la troisième phalange de l'annulaire. 1° *Du côté palmaire*, les doigts paraissent moins longs que du côté dorsal, à cause de la présence des commissures interdigitales ; ils sont séparés de la paume de la main par plusieurs plis cutanés. Des plis analogues se trouvent au niveau des articulations des phalanges ; pour l'articulation moyenne, on en trouve en général deux, dont le postérieur est le plus constant et répond à la jointure ; pour l'articulation de la seconde et de la troisième phalange, on en trouve un seul situé un peu au-dessus de l'interligne. Sur la face palmaire des doigts les lignes papillaires présentent la même disposition régulière qu'à la paume de la main, disposition qui est surtout remarquable pour la dernière phalange ; on voit en effet à sa partie centrale une sorte de tourbillon elliptique, l'ouverture est dirigée en général en dedans, au moins pour les trois derniers doigts ; 2° *du côté dorsal*, les plis articulaires sont ordinairement au nombre de trois pour chaque jointure et prononcés surtout pour l'articulation moyenne, où ils forment une ellipse dans l'extension des phalanges. La dernière phalange supporte l'ongle.

B. *Membre inférieur*. — Sa longueur, relativement moindre chez la femme, est d'un cinquième plus grande que celle du membre supérieur. Il comprend la hanche (déjà décrite à propos du tronc), le pli de l'aine, la cuisse, le genou, la jambe, le cou-de-pied et le pied.

1° *Pli de l'aine*. — Il se réduit, au point de vue exclusif de l'anatomie des formes et abstraction faite de l'anatomie chirurgicale, à une simple dépression linéaire séparant la cuisse de l'abdomen et répondant au ligament de Fallope.

2° *Cuisse*. — Conique et arrondie chez la femme, la cuisse est prismatique et triangulaire chez l'homme dans ses trois quarts supérieurs. Sa face antérieure décrit une grande courbure convexe en avant et en dehors, à laquelle succède un méplat triangulaire qui s'étend jusqu'à la rotule, méplat limité en dedans et en dehors par les saillies du vaste interne et du vaste externe. La face postérieure de la cuisse est assez régulièrement cylindrique. La surface externe de la cuisse, un peu aplatie d'avant en arrière, se continue insensiblement en avant avec la courbure de la face antérieure ; en arrière, elle est séparée de la région postérieure par un sillon profond, qui se perd en bas en dehors du genou. Vue de profil, sa courbe forme chez la femme une grande ligne, qui se continue avec celle de la hanche jusqu'à la taille. La face interne de la cuisse présente à sa partie supérieure une dépression triangulaire, limitée en bas et en dehors par la saillie oblique du couturier ; au-dessous de cette saillie se trouve le relief du vaste interne, arrondi à sa partie inférieure, tandis qu'il se termine en pointe à son extrémité supérieure.

3° *Genou*. — Il a une forme quadrangulaire et peut être divisé en quatre régions ou faces. 1° La *face antérieure* présente de haut en bas : la saillie triangulaire de la rotule, le soulèvement dû au tendon rotulien oblique en bas et en dehors et surtout au paquet graisseux sous-jacent, qui le déborde en dedans et en dehors, et enfin la tubérosité antérieure du tibia, qui semble terminer inférieurement le soulèvement triangulaire du peloton graisseux et du tendon rotulien. La saillie du genou est bien plus prononcée dans la demi-flexion que dans la flexion ou l'extension complète. 2° La *face postérieure* du genou ou *creux du jarret*, à peu près complètement effacée dans l'extension, est limitée en dedans et en dehors par les tendons des muscles postérieurs de la cuisse. 3° La *surface externe* du genou, assez profondément déprimée, présente en arrière et en haut la saillie du tendon du biceps et plus en avant celle de l'aponévrose fémorale et du condyle externe du fémur, en arrière et en bas le relief de la tête du péroné et celui de la tubérosité externe du tibia. 4° La *surface interne*, assez fortement renflée, offre en arrière la saillie du condyle interne du fémur et du vaste interne, séparée de la rotule par une dépression assez profonde, et plus bas la saillie de la tubérosité interne du tibia.

4° *Jambe*. — Volumineuse en haut, de plus en plus mince en bas, elle a trois faces et trois bords. Le *bord antérieur*, d'abord déprimé au-dessous de la saillie de la tubérosité antérieure du tibia, s'arrondit ensuite chez les sujets musclés, et se recourbe en dedans dans son tiers inférieur pour se porter vers la malléole interne. Les deux autres bords sont arrondis et mousses. La *face interne* de la jambe est étroite et aplatie ou très-légèrement bombée. La *face externe*, assez uniformément convexe, présente chez les sujets très-musclés les saillies des muscles antérieurs et des péroniers latéraux. La *face postérieure* de la jambe, large et renflée dans sa moitié supérieure, où elle constitue le *mollet*, s'aplatit ensuite en se rétrécissant dans la direction du tendon d'Achille. Les deux jumeaux forment sur le mollet deux reliefs séparés en bas par une dépression triangulaire à base inférieure, qui se continue jusqu'au talon en s'arrondissant de dehors en dedans.

5° Le *cou-de-pied*, qui réunit angulairement le pied avec la jambe, peut être divisé en quatre régions : une antérieure, une postérieure et deux latérales. La *région antérieure*, convexe de dedans en dehors, concave de haut en bas, présente les saillies tendineuses des muscles antérieurs de la jambe et surtout au côté interne, celle du jambier antérieur. La *région postérieure* est constituée par la saillie du tendon d'Achille qui s'élargit en haut pour se continuer avec la partie postérieure de la jambe, et en bas pour s'attacher au talon. De chaque côté de ce tendon se trouvent deux gouttières, *gouttières malléolaires*, qui le séparent des malléoles. Du *côté externe* se voit la malléole externe, qui descend un travers de doigt plus bas que l'interne, et dont l'extrémité se détache nettement de la partie externe du talon, grâce à la présence de la gouttière sous-malléolaire. La malléole interne, plus large que l'externe, descend moins bas que cette dernière, son sommet tronqué est circonscrit par la gouttière sous-malléolaire interne.

6° *Pied*. — Le pied, d'une longueur de 0^m,27 environ chez l'homme, un peu moins long chez la femme, se divise en deux parties, le *pied proprement dit* et les *orteils*. La face plantaire du pied et des orteils offre des lignes papillaires régulières, analogues à celles de la main.

a) Le *pied proprement dit* a la forme d'une voûte surbaissée, qui s'élargit notablement à sa partie antérieure et présente une face dorsale, une face plantaire et deux bords. 1° La *face dorsale*, ou *dos du pied*, rattachée par sa partie postérieure au cou-de-pied, est convexe, plus bombée au côté interne, et inclinée en pente douce au contraire en avant et en dehors. On y remarque en dedans la saillie du tendon du jambier antérieur et au côté externe de celui-ci celle de l'extenseur propre du pouce, en dehors le tendon du péronier antérieur souvent à peine apparent, au milieu les tendons de l'extenseur commun ; enfin tout à fait en arrière et en dehors se trouve la saillie du pédieux. 2° La *plante du pied* est excavée dans sa partie médiane, et surtout à son bord interne, pour constituer la voûte plantaire. Cette excavation est limitée en arrière par la saillie du talon, en avant par un coussinet situé au niveau de la tête des métatarsiens, coussinet épais et renflé au niveau du gros orteil, aminci au contraire en allant vers le cinquième et se continuant souvent le long du bord externe du pied jusqu'au coussinet qui forme la saillie du talon ; d'autres fois le bord externe du pied est tout à fait détaché du sol. 3° Le *bord interne* du pied, très-épais en arrière, se renfle au niveau de l'apophyse du scaphoïde en avant de la malléole et au niveau de l'articulation du gros orteil. Le *bord externe*, moins large et moins épais que l'interne, repose en général sur le sol par toute sa surface et se renfle au niveau de l'apophyse du cinquième métatarsien. Les deux bords et la plante du pied se réunissent en arrière pour constituer la saillie du talon, saillie sur laquelle vient se perdre le tendon d'Achille, et qui déborde plus ou moins en arrière; elle est très-proéminente chez les nègres.

b) Les *orteils* naissent de l'extrémité digitale du pied suivant une ligne oblique en dehors et en arrière et légèrement convexe en avant. Le premier orteil est beaucoup plus volumineux que les autres. Les trois premiers ont à peu près une longueur égale ; le quatrième est un peu moins long ; le cinquième est sensiblement plus court que les autres et atteint à peine le niveau de la première phalange du gros orteil. Sauf le pouce, les orteils se recourbent en bas et vont toucher le sol par leur extrémité libre et élargie. Leur base est rattachée à la face plantaire par une commissure ou repli cutané, situé beaucoup en avant de leur articulation métatarsienne (¹).

§ II. — Proportions du corps humain.

La taille moyenne de l'homme peut être évaluée à 1ᵐ,67. Le tableau suivant, emprunté à Kraüse, donne les mesures du corps humain et de ses principales parties chez l'homme et chez la femme; ces mesures sont exprimées en fractions de mètre.

	Homme.	Femme.
Hauteur du corps..........................	1ᵐ,737	1ᵐ,629
Du vertex à l'extrémité du coccyx...............	0 ,875	0 ,848
Du vertex à l'ombilic.........................	0 ,692	0 ,651
Tête.		
Hauteur de la tête, partie antérieure..............	0ᵐ,217	0ᵐ,203
— partie postérieure..............	0 ,142	0 ,135
Longueur de la tête de l'occiput au front...........	0 ,203	0 ,190
Largeur du crâne, diamètre temporal..............	0 ,142	0 ,128
Périmètre horizontal du crâne....................	0 ,610	0 ,570
Hauteur du visage de la racine du nez au menton....	0 ,116	0 ,101
Largeur au niveau de la pommette.................	0 ,116	0 ,101
Largeur en avant des oreilles....................	0 ,149	0 ,116
Épaisseur de la pointe du nez à l'oreille............	0 ,108	0 ,108
Cou.		
Hauteur de la partie antérieure du cou............	0ᵐ,108	0ᵐ,101
Hauteur de la nuque...........................	0 ,116	0 ,108
Largeur du cou................................	0 ,108	0 ,101
Épaisseur.....................................	0 ,108	0 ,101
Circonférence................................	0 ,339	0 ,325
Poitrine.		
Hauteur de la région sternale....................	0ᵐ,190	0ᵐ,176
Hauteur de la partie latérale du thorax.............	0 ,352	0 ,319
Largeur entre les épaules........................	0 ,420	0 ,346
Largeur au niveau du creux axillaire..............	0 ,257	0 ,237
Hauteur de la partie dorsale à partir de la proéminente	0 ,298	0 ,298
Largeur du dos avec les épaules..................	0 ,339	0 ,319

(¹) Voy. Gerdy, *Anatomie des formes extérieures*. Paris, 1829.

Ventre.	Homme.	Femme.
Hauteur de la paroi antérieure	0m,312	0m,339
Distance du creux épigastrique à l'ombilic............	0 ,176	0 ,176
Distance de l'ombilic au pubis.....................	0 ,135	0 ,162

Membre supérieur.		
Longueur du bras.....................................	0m,325	0m,298
Largeur du bras..	0 ,095	0 ,088
Épaisseur du bras................................	0 ,088	0 ,081
Circonférence du bras............................	0 ,285	0 ,257
Longueur de l'avant-bras	0 ,271	0 ,244
Son épaisseur à son extrémité supérieure...........	0 ,081	0 ,074
Sa circonférence.................................	0 ,271	0 ,244
Son épaisseur à son extrémité inférieure...........	0 ,054	0 ,047
Sa circonférence.................................	0 ,190	0 ,176
Longueur de la main..............................	0 ,196	0 ,176
Largeur de la main...............................	0 ,108	0 ,095

Membre inférieur.		
Hauteur de la hanche.............................	0m,244	0m,217
Longueur de la cuisse du pli de l'aine au genou......	0 ,475	0 ,400
Sa circonférence supérieure.....................	0 ,515	0 ,488
Sa circonférence inférieure.....................	0 ,339	0 ,319
Longueur de la jambe du genou au talon......... ..	0 ,488	0 ,414
Circonférence du mollet..........................	0 ,366	0 ,339
Longueur du pied................................	0 ,257	0 ,230

En prenant comme unité la hauteur totale du corps = 1000, on a les proportions suivantes pour les différentes parties (Quételet) :

	BELGES. Homme.
Hauteur totale du corps..................................	1000
Tête..	135
Du vertex à l'arcade orbitaire...........................	59
De la clavicule au mamelon..............................	105
Distance des deux mamelons.............................	116
Du vertex à la clavicule................................	172
Distance des deux cavités axillaires.....................	176
Diamètre de la partie supérieure de la cavité	»
Diamètre de la main....................................	53
Diamètre de l'avant-bras................................	37
Distance de l'ombilic à la rotule........................	318
Distance de la rotule au sol.............................	280
Hauteur des malléoles..................................	63
Distance du périnée au sol..............................	475
Distance du sommet de l'épaule à la racine de la main...........	341
Longueur du pied......................................	154
Distance du vertex à la base du nez.....................	96
Diamètre du pied au-dessus des orteils..................	57
Distance du coude à la racine de la main................	145

Le *poids* de l'homme peut être évalué en moyenne à 63 kilogrammes, celui de la femme à 54. Le poids de la tête est environ le quatorzième, le poids du tronc le tiers, du poids total du corps. Les deux extrémités supérieures avec les épaules en font le sixième, les deux extrémités inférieures avec la hanche les trois septièmes [1].

[1] Voy. sur les proportions du genre humain, Zeising, *Neue Lehre von den Proportionen des menschlichen Körpers*. Leipzig, 1854. — Harless, *Handbuch der plastischen Anatomie*. Stuttgart, 1858. — F. Liharzick, *Das Quadrat die Grundlage aller Proportionalität in der Natur, und das Quadrat aus der Zahl Sieben, die Uridee des menschlichen Körperbaues*. Wien, 1865. — Quételet, *Anthropométrie*. Paris, 1871.

LIVRE NEUVIÈME

EMBRYOLOGIE ET DÉVELOPPEMENT DE L'HOMME

L'étude du développement peut se diviser en trois sections principales. Dans la première, nous étudierons l'ovule et les modifications primordiales qu'il subit après la fécondation pour former d'une part l'œuf, de l'autre le nouvel être. Dans la seconde, nous étudierons le développement de l'œuf et des annexes du fœtus. La troisième sera consacrée au développement de l'homme et de ses différents organes et appareils. Le développement des éléments et des tissus n'entre pas dans le cadre de ce livre.

PREMIÈRE SECTION

DÉVELOPPEMENT DE L'OVULE APRÈS LA FÉCONDATION

§ I. — Structure de l'ovule.

L'*ovule* (Fig. 359), débarrassé des cellules du *cumulus proliger*, constitue une vésicule sphérique de $0^{mm},14$ à $0^{mm},20$ de grosseur. Il a la signification d'une cellule

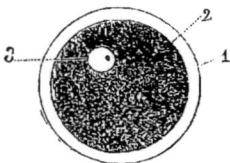

Fig. 359.
Ovule de l'homme (*).

et comprend : 1° une membrane d'enveloppe, *membrane vitelline* ou *zone pellucide* (1), épaisse ($0^{mm},01$), transparente, élastique (') ; 2° un contenu, le *vitellus*, formé par une masse semi-liquide, trouble, granuleuse, de couleur jaunâtre, consistant en noyaux fins et en granulations graisseuses ; 3° un noyau excentrique (3), la *vésicule germinative*, de $0^{m},045$ de diamètre, sphérique ; transparent, très-altérable, et dans lequel se voit une granulation arrondie, fortement réfringente, la *tache germinative*.

§ II. — Phénomènes qui se passent dans l'ovule depuis la fécondation jusqu'à l'apparition de l'embryon.

1° *Segmentation du vitellus.* — Après la fécondation, la vésicule germinative disparaît avec la tache germinative, et alors commence le phénomène de la *segmentation* (Fig. 359 à 363). Le vitellus se contracte (*retrait du vitellus*), s'écarte de la paroi interne de la membrane vitelline en même temps que dans son intérieur se forme une vésicule transparente (noyau) avec un nucléole. Bientôt cette masse vitelline s'étrangle circulairement et se divise en deux masses secondaires, *globes de segmentation* (Fig. 359), pourvues chacune d'un noyau. On trouve ordinairement à un des pôles du plan de segmentation un ou deux globules clairs, *globules polaires* de Robin, provenant probablement du liquide expulsé par le retrait du vitellus. Les

(1) Luschka en a isolé une membrane mince recouvrant immédiatement le vitellus, et qui serait la véritable membrane d'enveloppe de la cellule ; la zone pellucide ne serait alors qu'une formation secondaire.

(*) 1) Zone pellucide. — 2) Sa limite interne et contour externe du vitellus. — 3) Vésicule germinative avec la tache germinative. (Grossi 250). — (D'après Kölliker.)

deux globules de segmentation se divisent à leur tour chacun en deux globes nouveaux (Fig. 361), et cette segmentation continue ainsi (Fig. 362) jusqu'à ce que le vitellus se trouve transformé (Fig. 363) en une masse de globules, pourvus chacun d'un noyau et d'une membrane d'enveloppe, *globules vitellins*.

La segmentation du vitellus parait être un phènomène de multiplication cellullaire et débute probablement par le noyau des globes de segmentation.

2° *Formation du blastoderme*. — Bientôt un liquide s'accumule au centre de la masse des globules vitellins ; ce liquide les refoule peu à peu vers la périphérie en même temps que l'œuf augmente de diamètre, et les étale sous forme de membrane continue à la face interne de la membrane vitelline. L'œuf se trouve alors composé de deux membranes (Fig. 364) : 1° une membrane externe ou *chorion primitif*(1),constituée par la membrane vitelline amincie ; 2° une membrane interne, *vésicule blastodermique* ou *blastoderme* (2), constituée par les globules

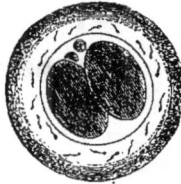

Fig. 360 (*).

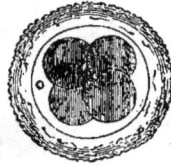

Fig. 361 (**).

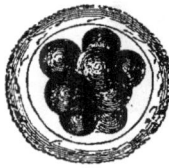

Fig. 362 (***).

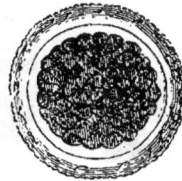

Fig. 363 (****).

vitellins, qui ont alors le caractère d'un épithélium pavimenteux simple appliqué contre la face interne de la membrane précédente. Il reste souvent en un endroit de l'œuf un amas de globules vitellins n'ayant pas subi cette transformation. A ce moment l'œuf a environ huit jours et un diamètre de $1^{mm},6$,

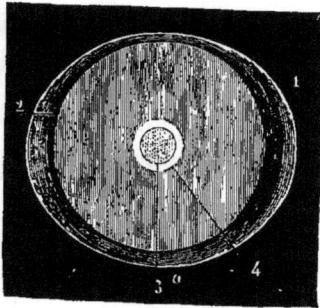

Fig. 364. — *Œuf avec la tache embryonnaire* (*****).

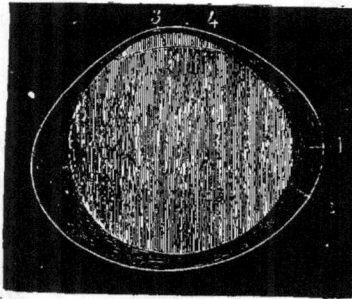

Fig. 365. — *Le même, œuf, vu de profil* (******).

3° *Apparition de la tache embryonnaire et division du blastoderme en trois feuillets.* A l'endroit où se trouvera plus tard l'embryon, parait alors une tache arrondie

(* à ****) Segmentation du vitellus, d'après Bischoff. Ovules entourées par la membrane pellucide à laquelle sont adhérents des spermatozoïdes. — (*) Ovule avec deux globes de segmentation et deux globules polaires. La zone pellucide est encore entourée par les cellules de la membrane granuleuse. — (**) Ovule avec quatre globes de segmentation et un globe polaire. — (***) Ovule avec huit globes de segmentation. — (****) Ovule à l'état de segmentation plus avancée. — (D'après Bischoff.)
(*****) (******) 1) Membrane vitelline. — 2) Blastoderme. — 3) Tache embryonnaire. — 4) Lieu où le blastoderme est déjà divisé en deux feuillets. — (D'après Bischoff.)

(Fig. 364, 3), *tache embryonnaire* ou *aire germinative*, moins transparente que les parties ambiantes et due à une multiplication des cellules qui constituent à ce niveau la vésicule blastodermique, et peut-être au reste des globules vitellins (Coste). En même temps que le blastoderme s'épaissit pour constituer la tache embryonnaire, il se divise en deux feuillets : l'un interne, l'autre externe ; cette division, limitée d'abord à la région de la tache embryonnaire (Fig. 365), s'étend peu à peu au delà de cette tache et finit par gagner toute l'étendue de la vésicule blastodermique (Fig. 366 et 367). L'œuf se compose alors de trois vésicules emboîtées

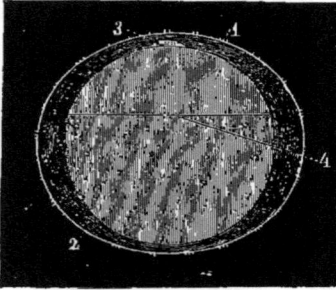

Fig. 366 (*).

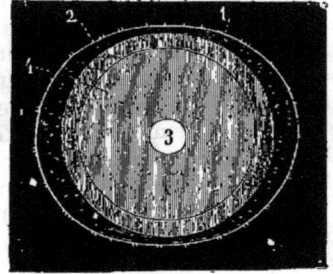

Fig. 367 (**).

(Fig. 365) : une externe, le chorion (2) ; une moyenne, feuillet externe du blastoderme (1) ; une interne, feuillet interne du blastoderme (4). Le chorion est à ce moment recouvert de fines villosités amorphes, qui donnent à l'œuf un aspect velouté. Les cellules du feuillet blastodermique externe sont pâles, granulées ; celles du feuillet interne sombres, moins distinctes, remplies de granulations graisseuses.

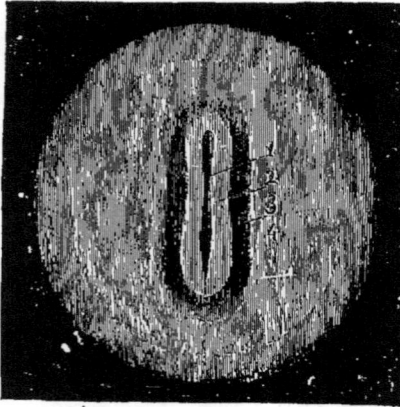

Fig. 368. — *Œuf avec la première ébauche de l'embryon* (***).

Bientôt les éléments du feuillet interne se divisent au niveau de la tache embryonnaire en deux lames, et il en résulte, entre le feuillet interne et le feuillet externe, l'apparition d'un troisième feuillet, *feuillet moyen du blastoderme* (Fig. 370, A, 3), qui se distingue des autres en ce qu'il ne dépasse pas les limites de la tache embryonnaire. Il se compose de plusieurs couches de cellules. L'œuf a alors un diamètre de $0^m,007$ à $0^m,009$.

4° *Apparition des premiers linéaments de l'embryon.* — En s'agrandissant, la tache embryonnaire s'épaissit de façon à se soulever en forme de bouclier à la surface du blastoderme et paraît alors comme une tache sombre, arrondie, *aire opaque* (Fig. 368, 4). Les feuillets

(*) Œuf dans lequel la division du blastoderme en deux feuillets a atteint près de la moitié de la vésicule blastodermique ; vue de profil, d'après Bischoff. — 1) Chorion recouvert de villosités. — 2) Vésicule blastodermique. — 3) Tache embryonnaire. — 4) Endroit jusqu'où arrive la division des deux feuillets.

(**) Le même œuf, vu de face. — 1) Feuillet externe du blastoderme. — 2) Chorion. — 3) Tache embryonnaire — 4) Feuillet interne du blastoderme.

(***) 1) Gouttière primitive. — 2) Aire embryonnaire. — 3) Aire transparente. — 4) Aire opaque (grossi 10 fois). — (D'après Bischoff.)

externe et moyen prennent seuls part à cet épaississement, et l'opacité est due à ce que les cellules du feuillet interne sont à ce niveau remplies de granulations graisseuses. Dans la partie centrale de l'aire opaque se voit un endroit clair, à forme allongée; c'est l'*aire transparente* (Fig. 368, 3). C'est au centre de cette aire transparente que se montre la première ébauche de l'embryon sous forme d'un petit bouclier épais, allongé, *aire embryonnaire* (2), un peu étranglé dans sa partie moyenne. Il se creuse bientôt sur sa face dorsale ou convexe d'un petit sillon linéaire, dont les extrémités n'atteignent pas les extrémités du bouclier, *gouttière primitive* (1), sous laquelle paraît un cordon cylindrique, la *corde dorsale*, qui constituera plus tard l'axe de la colonne vertébrale.

§ III. — Développement des trois feuillets du blastoderme
(Fig. 369 et 370).

Les trois feuillets du blastoderme contribuent à former l'embryon et une partie des enveloppes de l'œuf. Nous allons suivre successivement chacun de ses feuillets dans son évolution. A cause de leur destination ultérieure, différente pour chacun d'eux, ces feuillets ont reçu des noms particuliers : feuillet externe ou *sensitif* (feuillet séreux, feuillet animal); feuillet moyen ou *germinatif* (feuillet vasculaire); feuillet interne ou *intestino-glandulaire* (feuillet muqueux).

I. FEUILLET INTERNE DU BLASTODERME.

Ce feuillet forme : 1° comme parties appartenant au fœtus, le système nerveux central, ainsi que la rétine, le labyrinthe et l'épiderme cutané avec ses annexes (poils, ongles, glandes, etc.); 2° comme enveloppes du fœtus ou parties extra-fœtales, l'amnios et la vésicule séreuse.

1° Parties fœtales formées par le feuillet externe du blastoderme.

Au niveau de la gouttière primitive, les feuillets externe et moyen du blastoderme, après s'être soudés l'un à l'autre pendant un certain temps, s'isolent pour suivre chacun son évolution spéciale.

La partie du feuillet externe qui répond à la gouttière primitive a reçu le nom de *lames médullaires*, les parties latérales qui répondent au reste de l'aire embryonnaire forment les *lames épidermiques*. Les premières constitueront les centres nerveux; les secondes l'épiderme cutané.

A. *Lames médullaires.* — La gouttière primitive s'agrandit et devient un sillon assez large et profond, *sillon dorsal* ou *gouttière médullaire* (Fig. 369, B, 5), limité de chaque côté par deux saillies linéaires, *crêtes dorsales*, qui ne sont autre chose que le lieu de réunion des lames médullaires et des lames épidermiques. Peu à peu ces crêtes dorsales se rapprochent et finissent par se souder sur la ligne médiane, en allant du milieu de la gouttière médullaire vers ses extrémités. Cette gouttière se trouve ainsi transformée en un canal fermé, *canal médullaire* (Fig. 369, C, 5'), qui présente à sa partie antérieure une, puis plusieurs dilatations, *vésicules cérébrales*, et en arrière un élargissement, *sinus rhomboïdal*.

B. *Lames épidermiques (lames cornées).* — Ces lames forment le revêtement épidermique de toute la surface cutanée de l'embryon. *Du côté dorsal*, elles se soudent sur la ligne médiane en même temps que les crêtes dorsales et les lames médullaires (Fig. 369, C) et sont d'abord adhérentes au point de soudure du canal médullaire; puis elles s'isolent de ce canal (D) et passent directement d'un côté à

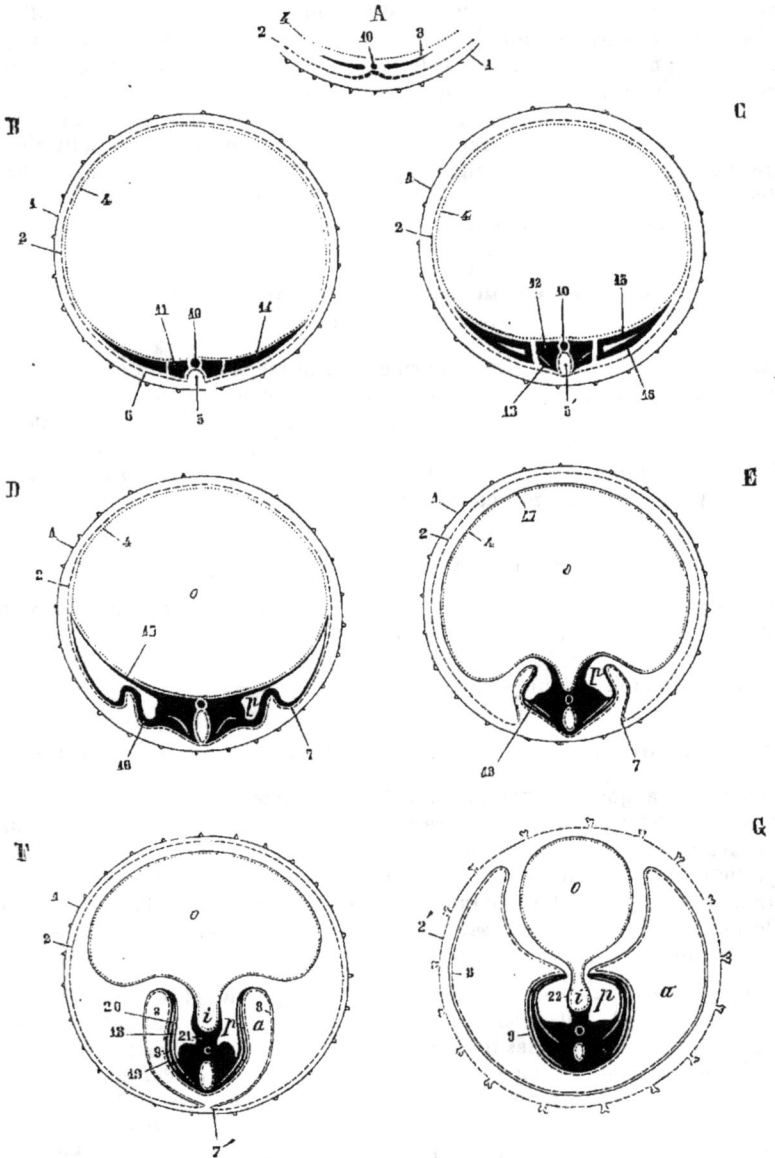

Fig. 369. — *Développement des trois feuillets du blastoderme, coupes transversales* (*figures schématiques*) (*).

(*) A. Portion de l'œuf avec la zone transparente et l'aire embryonnaire. — B, C, D, E, F, G, H. Stades divers du développement. — O. Vésicule ombilicale. — a) Amnios. — i) Intestin. — p) Cavité péritonéale. — 1) Membrane vitelline. — 2) Feuillet externe du blastoderme. — 3) Feuillet moyen du blastoderme. — 4) Son feuillet interne. — 5) Lames médullaires et sillon médullaire. — 5') Canal médullaire. — 6) Lames épidermiques. — 7) Capuchons latéraux de l'amnios. — 7') Les mêmes arrivant presque au contact. — 8) Lame interne épithéliale de l'amnios. — 9) Épiderme de l'embryon. — 10) Corde dorsale. — 11) Lame vertébrale. — 12) Lames musculaires. — 14) Lames latérales. — 15) Lame fibro-intestinale. — 16) Lame cutanée. —

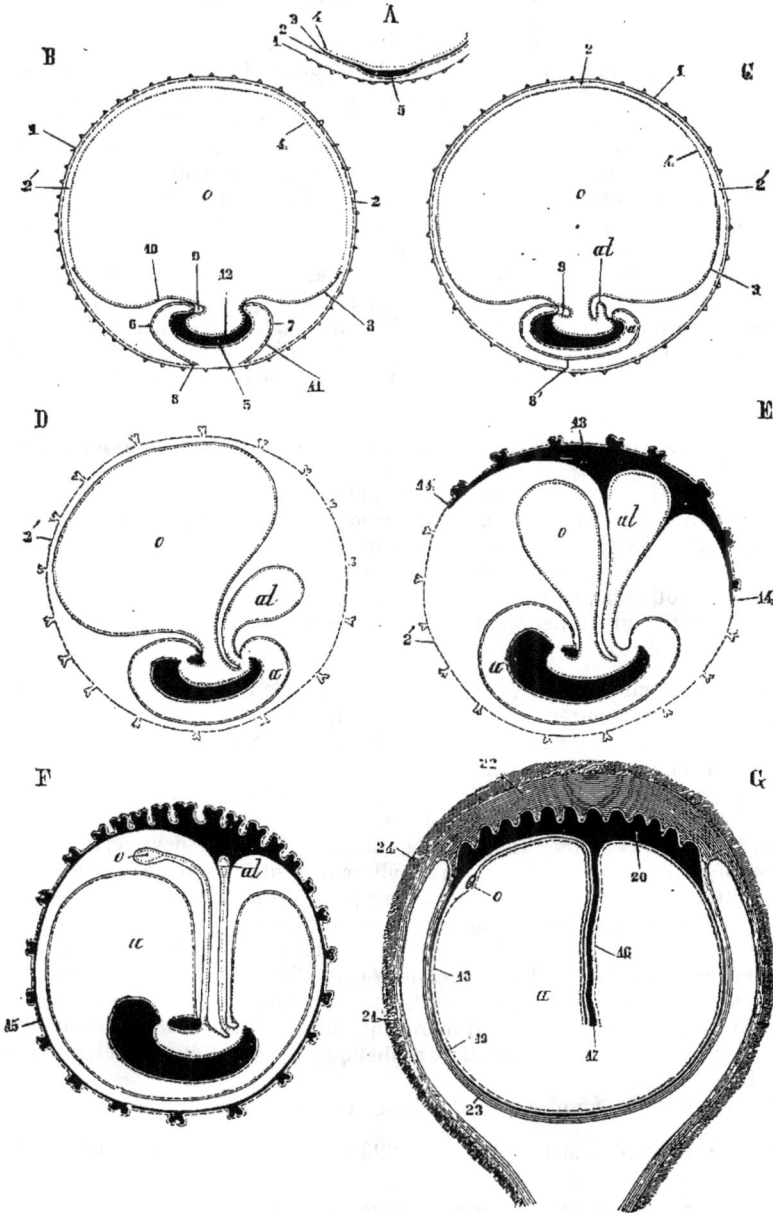

Fig. 370. — *Développement des trois feuillets du blastoderme, coupes antéro-postérieures*
(figures schématiques) (*).

17) Feuillet interne fibreux de la vésicule ombilicale. — 18) Lames musculaires se prolongeant vers les lames cutanées. — 19) Feuillet externe des lames cutanées. — 20) Feuillet interne des mêmes lames. — 21) Mésentère. — 22) Feuillet fibreux de l'intestin. — Nota. Les lignes ponctuées indiquent les parties qui appartiennent au feuillet interne du blastoderme ; les lignes pleines appartiennent au feuillet moyen ; les lignes à traits interrompus au feuillet externe.

(*) A. Portion de l'œuf avec la membrane vitelline et l'aire embryonnaire. — B, C, D, E, F. Stades divers

l'autre de l'embryon en constituant l'épiderme du dos. *Du côté ventral,* elles se recourbent peu à peu en dedans, comme les autres feuillets du blastoderme, vers un point idéal, qui constituera plus tard l'ombilic, et forment ainsi l'épiderme des parties latérales et de la face ventrale de l'embryon. Outre l'épiderme cutané, ces lames épidermiques constituent les poils, les ongles, les glandes cutanées, le cristallin, et présentent, au niveau des bourgeons qui forment l'ébauche des membres futurs, un épaississement remarquable. Plus tard, cette lame épidermique se déprime aux deux extrémités de l'embryon pour constituer les *dépressions buccale* et *anale,* qui par la suite se mettent en communication avec la cavité intestinale, de sorte que l'épithélium de ces cavités provient encore du feuillet externe du blastoderme. Enfin, dans le cours du développement, ces lames épidermiques se creusent de fentes transversales, au nombre de quatre, *fentes pharyngiennes,* qui donnent accès dans le pharynx et qui s'oblitèrent plus tard, sauf la première, destinée à former le conduit auditif externe et la caisse du tympan.

2° Parties extra-fœtales formées par le feuillet externe du blastoderme.

Les lames épidermiques se continuent d'abord sans ligne de démarcation avec le reste du feuillet externe du blastoderme (Fig. 369, B, C); mais à mesure que l'aire embryonnaire se délimite mieux du reste de l'œuf et que ses parties périphériques s'incurvent en dedans vers l'ombilic, la séparation s'accuse de mieux en mieux et aboutit à la production de l'amnios et de la vésicule séreuse, constitués par toute la partie du feuillet blastodermique externe qui ne prend pas part à la formation de l'embryon.

A. *Amnios.* — Pour bien comprendre la production de l'amnios, il faut l'étudier sur des coupes antéro-postérieures et sur des coupes transversales. .

1° *Sur des coupes antéro-postérieures* (Fig. 370), on voit que l'embryon s'incurve en dedans vers l'ombilic par ses deux extrémités céphalique et caudale, entraînant avec lui (B) la partie extra-fœtale du feuillet blastodermique externe; en même temps ce feuillet s'avance aussi du côté dorsal de l'embryon vers un point central idéal (B, 8), de façon à former aux deux extrémités de l'embryon deux replis, *capuchons céphalique* (B, 8) et *caudal;* ces deux replis marchent peu à peu à la rencontre l'un de l'autre et finissent par se souder à leur point de rencontre, *ombilic postérieur,* situé vis-à-vis du milieu du dos de l'embryon (C, 8').

2° *Sur des coupes transversales* (Fig. 369) on voit les parois ventrales se recourber en dedans vers l'ombilic et entraîner de la même façon les parties avoisinantes du feuillet blastodermique externe; il se forme de même aux côtés de l'embryon deux replis, *capuchons latéraux,* qui marchent vers le côté dorsal de l'embryon pour se souder enfin avec les capuchons céphalique et caudal et compléter l'amnios (D, E, F, 7, 7'),

L'amnios se continue au niveau de l'ombilic avec l'épiderme cutané.

B. *Vésicule séreuse* (Fig. 369 et 370, 2'). — Elle est formée par la partie du feuillet

de développement. — G. OEuf dans l'utérus et formation des caduques. — 1) Membrane vitelline. — 2) Feuillet externe du blastoderme. — 2') Vésicule séreuse. — 3) Feuillet moyen du blastoderme. — 4) Son feuillet interne. — 5) Ébauche de l'embryon futur. — 6) Capuchon céphalique de l'amnios. — 7) Capuchon caudal. — 8) Endroit où l'amnios se continue avec la vésicule séreuse. — 8') Ombilic postérieur. — 9) Cavité cardiaque. — 10) Feuillet externe fibreux de la vésicule ombilicale. — 11) Feuillet externe fibreux de l'amnios. — 12) Feuillet interne du blastoderme qui formera l'intestin. — 13, 14) Feuillet externe de l'allantoïde s'étendant à la face interne de la vésicule séreuse. — 15) Le même, appliqué complètement à la face interne de la vésicule séreuse. — 16) Cordon ombilical. — 17) Vaisseaux ombilicaux. — 18) Amnios. — 19) Chorion. — 20) Placenta fœtal. — 21) Muqueuse utérine. — 22) Placenta maternel. — 23) Caduque réfléchie. — 24) Tissu musculaire de l'utérus. — Nota. Même remarque que pour la figure précédente.

blastodermique externe qui ne prend pas part à la formation de l'amnios. D'abord incomplète (Fig. 369, F, 2 et 370, B, 2′) et continue avec l'amnios au niveau des replis amniotiques (capuchons céphalique et caudal et capuchons latéraux) et de l'ombilic postérieur, elle ne lui est plus rattachée au moment de la fermeture de l'amnios que par un fin pédicule (Fig. 370, C, 8′) qui ne tarde pas à disparaître. La vésicule séreuse se trouve alors complètement indépendante de l'amnios et constitue pour l'œuf une enveloppe concentrique au chorion primitif. Qand ce chorion primitif a disparu (Fig. 370 D), la vésicule séreuse forme la couche la plus externe de l'œuf et représente la couche épithéliale du chorion secondaire (voy. *Membranes de l'œuf*).

II. FEUILLET INTERNE DU BLASTODERME.

Ce feuillet constitue : 1° comme parties intra-fœtales, l'épithélium de l'intestin avec les glandes qui lui sont annexées, y compris l'arbre aérien et la couche épithéliale de la vessie avec les reins ; comme parties extra-fœtales, la couche épithéliale de la vésicule ombilicale et de l'allantoïde.

1° Formation de la cavité intestinale et de la vésicule ombilicale.

A mesure que les parties périphériques de l'aire embryonnaire se recourbent en dedans vers le côté ventral de l'embryon, celui-ci s'incurve en forme de barque ou de sabot, dont la concavité est tournée vers le centre de l'œuf (Fig. 369, E et 370, B). Le feuillet interne du blastoderme se trouve alors divisé en deux parties : une partie intra-embryonnaire, qui tapisse la concavité de l'embryon, c'est la *gouttière intestinale* (Fig. 369, F, *i* et 370, B, 12), et une partie extra-embryonnaire formée par le reste de ce feuillet interne, c'est la *vésicule ombilicale* (O). D'abord cette gouttière est largement ouverte et les deux cavités de l'intestin futur et de la vésicule ombilicale communiquent par un large orifice ; mais bientôt cet orifice se rétrécit au fur et à mesure de la formation des parois ventrales, s'allonge en même temps qu'il se rétrécit et devient un simple canal qui fait communiquer l'intestin avec la vésicule ombilicale, c'est le *conduit vitellin* ou *omphalo-mésentérique* (Fig. 369, G et 370, E). Ce conduit s'oblitère plus tard par les progrès du développement et la cavité intestinale est alors complétement fermée (Fig. 370, F).

La gouttière intestinale se termine en avant et en arrière par deux culs-de-sac dus à l'incurvation vers le côté ventral des deux extrémités céphalique et caudale de l'aire embryonnaire (Fig. 370, B, C, etc.). Le cul-de-sac antérieur, plus profond, *cavité céphalo-intestinale*, correspond à la région du capuchon céphalique et formera plus tard le pharynx et l'œsophage ; le cul-de-sac postérieur, *cavité pelvi-intestinale*, répond au capuchon caudal et contribuera plus tard à la formation du rectum.

Les deux cavités céphalo-intestinale et pelvi-intestinale se mettent bientôt en communication avec l'extérieur (ou mieux avec la cavité de l'amnios) par les deux orifices buccal et anal (Fig. 370, D). En outre, la cavité céphalo-intestinale dans sa partie antérieure ou pharyngienne présente en arrière de l'orifice buccal les quatre fentes pharyngiennes déjà mentionnées à propos du feuillet blastodermique externe et qui ne sont que temporaires.

2° Formation de la vessie et de l'allantoïde.

La gouttière intestinale est à peine formée que sur la paroi antérieure de la cavité pelvi-intestinale le feuillet interne du blastoderme se déprime (Fig. 370, C) et constitue une petite vésicule (*al*) d'abord contenue dans la concavité de l'embryon et qui paraît un simple appendice de la cavité pelvi-intestinale. Cette vésicule s'agrandit peu à peu (D) et devient extra-embryonnaire dans la plus grande partie de son étendue. La partie de cette vésicule qui reste dans l'intérieur de l'embryon constituera plus tard la *vessie* (épithélium vésical); la partie qui se trouve en dehors de l'embryon devient la *vésicule allantoïde* (ou mieux sa partie épithéliale); les deux cavités de la vessie et de l'allantoïde sont réunies par un canal d'abord large, puis plus étroit, *canal allantoïdien*, qui sort par l'ombilic à côté du conduit omphalo-mésentérique. La partie intra-fœtale du canal allantoïdien allant de la vessie à l'ombilic a reçu le nom d'*ouraque*. Ce canal s'oblitère plus tard, de même que le conduit vitellin (Fig. 370, F).

La partie épithéliale de l'allantoïde n'a elle aussi qu'une existence assez éphémère (voy. Fig. C à G) et ne prend aucune part à la formation du placenta. C'est la partie fibreuse de l'allantoïde qui joue le rôle essentiel dans la nutrition du fœtus.

III. FEUILLET MOYEN DU BLASTODERME.

Le feuillet moyen du blastoderme constitue toute la masse de l'embryon, à l'exception des parties centrales du système nerveux et des revêtements épithéliaux cutané et muqueux avec leurs glandes annexes. Comme organes extrafœtaux, il constitue la partie fibreuse de l'amnios, de la vésicule ombilicale et de l'allantoïde.

Le feuillet moyen du blastoderme, après sa formation aux dépens du feuillet interne, se soude au feuillet externe dans la région de la tache embryonnaire et contribue, par son épaississement, à la production de l'aire opaque et de l'aire embryonnaire. Ce feuillet ne dépasse pas d'abord les limites de la tache embryonnaire. Les deux feuillets ne tardent pas à redevenir indépendants.

Quand la gouttière primitive est formée, l'on voit paraître dans l'intérieur de ce feuillet moyen et dans l'axe de cette gouttière primitive un cordon cylindrique, *corde dorsale* (Fig. 369, A, 10). Les parties situées immédiatement de chaque côté de la corde dorsale forment les *lames vertébrales* (Fig. 369, B, 11); les parties phériphériques de ce feuillet ont reçu le nom de *lames latérales* (Fig. 369, B, 14). Dans la région du tronc, ces lames latérales se séparent bientôt des lames vertébrales; dans la région céphalique, au contraire, elles y restent réunies et leur ensemble porte le nom de *lames céphaliques*. Nous allons suivre le développement successif: 1° de la corde dorsale et des lames vertébrales; 2° des lames latérales; 3° des lames céphaliques.

1° Développement de la corde dorsale et des lames vertébrales.

La corde dorsale se termine en avant par une extrémité pointue, qui n'atteint guère que le milieu de la partie céphalique du canal médullaire, en arrière par une extrémité fusiforme. Les lames vertébrales se divisent bientôt en tronçons disposés par paires et paraissant de chaque côté de la corde dorsale (Fig. 378) comme de petites taches sombres quadrangulaires; ce sont les *protovertèbres*, ébauches des vertèbres futures et des racines des nerfs. La première paire qui paraît, répond à la partie antérieure du cou, et il s'en développe successivement de nouvelles au-dessous d'elle. Il se déclare ensuite dans chaque tronçon une cavité, *cavité protovertébrale*, qui divise la protovertèbre en deux parties : une partis dorsale, plus mince, *lame musculaire* (Fig. 369, C, 13), et une partie ventrale, plus épaisse, *protovertèbre proprement dite* (12).

a) *Lames musculaires.* — Ces lames vont se rejoindre sur la ligne médiane du dos en arrière du canal médullaire et contribuent à former les muscles des gouttières vertébrales et peut-être la peau du dos. Elles s'accroissent en outre du côté ventral (Fig. 369, E, 18) dans l'épaisseur des *lames cutanées* (voy. plus bas) et constituent les muscles intercostaux et les muscles abdominaux ; elles prennent part, en outre, probablement à la formation des extrémités.

b) *Protovertèbres proprement dites.* — Ces protovertèbres s'accroissent autour du canal médullaire et de la corde dorsale en même temps qu'elles se soudent toutes entre elles, et engainent complètement ces deux organes de façon à représenter un double canal (en 8 de chiffre), dont la partie commune est intermédiaire à la corde dorsale et au canal médullaire. Le canal ventral constitue la *gaîne externe de la corde*, et représente l'ébauche des corps et des disques des vertèbres futures ; le canal dorsal *(membrane réunissante supérieure)* entoure le canal médullaire et représente les futurs arcs vertébraux avec leurs ligaments, ainsi que les racines des nerfs. Il y a donc à ce moment une colonne vertébrale complète membraneuse, mais sans traces de division ou de vertèbres distinctes. Cette augmentation se fait plus tard (voy. Développement du rachis), ainsi que la formation des racines nerveuses, et en même temps les lames protovertébrales s'accroissent du côté ventral en dedans des lames musculaires pour constituer les arcs costaux (côtes et cartilages), les nerfs intercostaux et probablement une partie des extrémités. A ce moment les lames protovertébrales se sont soudées aux lames musculaires et aux lames latérales.

2° Développement des lames latérales.

Les lames latérales (Fig. 369, B, 14) se séparent, sauf à la tête, des lames vertébrales et se divisent bientôt en deux feuillets : l'un interne, *lame fibro intestinale* (Fig. 369, C, 15) ; l'autre externe, *lame cutanée* (16), réunis du côté de la ligne médiane par une partie intermédiaire ou *lame moyenne*. La cavité comprise entre ces deux feuillets, *cavité pleuro-péritonéale (p)*, constituera plus tard en grande partie la cavité du péritoine. Après cette division en deux feuillets, les lames latérales ne tardent pas à se souder de nouveau avec les lames vertébrales (Fig. 369, D). Nous allons suivre successivement l'évolution de ces différents feuillets.

a) *Lame fibro-intestinale.* — Cette lame, qui tapisse immédiatement la face interne du feuillet interne du blastoderme, ne s'étend d'abord que très-peu au delà de l'aire embryonnaire (Fig. 369, C, 15) ; puis, à mesure que la gouttière intestinale se forme, elle s'étend de plus en plus en dépassant les limites de l'embryon, et forme bientôt un revêtement fibreux complet autour de l'intestin et autour de la vésicule ombilicale (Fig. 369, E, F, G), feuillet dans lequel se développent des vaisseaux. Elle se comporte de même avec la vésicule allantoïde, qu'elle contribue à former primitivement (voy. *Allantoïde*) et autour de laquelle elle constitue une enveloppe vasculaire (Fig. 370, D). Cette enveloppe prend bientôt un développement considérable (E), s'applique (13, 14) à la face interne de la vésicule séreuse (2′), forme le feuillet vasculaire interne du chorion secondaire (F, 15) et s'hypertrophie au point de contact de l'œuf avec la matrice pour constituer le placenta fœtal (G, 20).

b) *Lames cutanées.* — Elles se comportent différemment du côté dorsal et du côté ventral de l'embryon.

Du côté dorsal, elles vont à la rencontre l'une de l'autre entre les lames épidermiques et les lames musculaires, et forment le derme du dos en se soudant sur la ligne médiane.

Du côté ventral, elles se divisent en deux feuillets (Fig. 369, F, 19, 20), entre lesquels viennent s'interposer les prolongements des lames musculaires (18) et des protovertèbres qui constituent les muscles intercostaux, les côtes et les nerfs intercostaux. Le feuillet externe (19) constituera le derme du tronc, le feuillet interne (20) formera le feuillet pariétal du péritoine.

Les lames cutanées, une fois arrivées à l'ouverture ombilicale, ne se terminent pas à cette ouverture, mais se prolongent en dehors de l'embryon pour tapisser toute la face externe de l'amnios, dont elles constituent le feuillet fibreux (Fig. 369, F, G); mais elles ne participent pas à la formation de la vésicule séreuse, qui est purement épithéliale.

c) *Lames moyennes ou mésentériques.* — Ces lames, après s'être soudées sur la ligne médiane, enveloppent la corde dorsale et contribuent à la production des corps de Wolff, de l'aorte, des veines cardinales, etc., et surtout du mésentère (Fig. 369, F, 20).

3° Développement des lames céphaliques.

Dans la partie céphalique de l'aire embryonnaire qui constitue la moitié de la longueur de cette aire, les lames latérales restent soudées aux lames vertébrales pour constituer les lames céphaliques, et il n'y a pas non plus de segmentation de ces lames et par suite de protovertèbres.

Ces lames céphaliques se recourbent en dedans comme toute l'extrémité céphalique de l'embryon, et contribuent à former les parois du cul-de-sac intestinal antérieur ou de la cavité céphalo-intestinale. Cette cavité céphalo-intestinale se divise en deux parties : une partie antérieure ou pharyngienne, et une partie postérieure ou œsophagienne.

La *cavité pharyngienne* se met plus tard en communication avec l'extérieur, d'abord par l'ouverture buccale (Fig. 370, D), puis par les fentes pharyngiennes, et la partie des lames céphaliques qui contribue à former sa paroi antérieure (lames pharyngiennes) s'épaissit pour former les arcs pharyngiens qui limitent ces fentes.

La *cavité œsophagienne* présente bientôt dans l'épaisseur de sa paroi ventrale une division des lames céphaliques, division qui aboutit à la formation d'une cavité, *cavité cardiaque* (Fig. 370, B, 9), communiquant avec la cavité pleuro-péritonéale et dans laquelle se formera le cœur.

Du côté dorsal, la partie moyenne des lames céphaliques (analogue des protovertèbres) enveloppe la partie antérieure du canal médullaire ou les vésicules cérébrales (*membrane réunissante supérieure*) et se divise en deux feuillets : un feuillet externe qui constitue le derme du crâne, un feuillet interne qui forme la capsule crânienne membraneuse.

DEUXIÈME SECTION

DÉVELOPPEMENT DE L'ŒUF ET DES ANNEXES DU FŒTUS

§ I. — Vésicule ombilicale.

Chez les mammifères et surtout chez l'homme, la vésicule ombilicale ne joue qu'un rôle transitoire et beaucoup moins important que chez les oiseaux et les reptiles. Formée d'abord par toute la partie extra-embryonnaire du feuillet interne du blastoderme (Fig. 370, B, C, 0), elle se compose alors d'une seule membrane de nature épithéliale (2), doublée, *dans la région de la tache embryonnaire seulement* (Fig. 370, B, 3), par une lamelle fibreuse vasculaire dépendant du feuillet blastodermique moyen (lame fibro-intestinale). Peu à peu cette lame fibro-intestinale s'étend de plus en plus (Fig. 370, C, 3) et finit enfin par entourer complétement la vésicule ombilicale (D). A ce moment (quatrième à cinquième semaine), elle a acquis son entier développement, a une grosseur de $0^m,011$ à $0^m,013$, et se compose de deux tuniques : une tunique externe, fibreuse, vasculaire, une interne épithéliale. A la vésicule ombilicale correspond une première forme de circulation (voy. plus bas), et les vaisseaux qu'elle possède, *vaisseaux omphalo-mésentériques*, absorbent les matériaux provenant de la partie extra-embryonnaire du vitellus.

Le canal de communication de la vésicule ombilicale et de l'intestin, *conduit omphalo-mésentérique*, d'abord très-large, s'allonge et se rétrécit peu à peu, et finit même par s'oblitérer complétement et par se réduire à un fin pédicule solide (Fig. 370).

Le rôle physiologique de la vésicule ombilicale est terminé vers la cinquième ou sixième semaine, c'est-à-dire au moment où paraît l'allantoïde et où l'embryon prend en dehors de lui les matériaux de nutrition. Cependant la vésicule ombilicale est visible vers le quatrième et le cinquième mois, époque où elle n'a plus guère que $0^m,006$ à $0^m,010$; elle est alors située entre l'amnios et le chorion, près du bord du placenta (Fig. 370, G, O), et présente un contenu liquide, clair et une enveloppe formée par une membrane externe fibreuse, vasculaire et un épithélium pavimenteux ; on trouve quelquefois à sa face interne de fines villosités vasculaires. Son pédicule est encore visible avec ses fins vaisseaux omphalo-mésentériques. A la fin de la grossesse, elle n'a plus que $0^m,004$ à $0^m,006$, se trouve alors en dehors du placenta, est assez adhérente à l'amnios et contient dans son intérieur de la graisse et des sels (Schultze). D'ordinaire son pédicule a alors complétement disparu.

§ II. — Enveloppes de l'œuf.

Les enveloppes de l'œuf sont au nombre de trois : une interne, l'amnios ; une moyenne, le chorion ; une externe, la caduque. Les deux premières appartiennent à l'embryon, la dernière à l'utérus. Le chorion et la caduque se soudent et se vascularisent considérablement dans le point d'insertion de l'œuf sur la matrice pour constituer un organe particulier, le *placenta*, qui met en relation le fœtus et la mère. Un cordon, *cordon ombilical*, rattache le fœtus au placenta. Nous décrirons successivement ces diverses parties, puis nous traiterons du développement de l'œuf considéré dans son ensemble.

I. MEMBRANE INTERNE DE L'ŒUF. — AMNIOS.

L'amnios commence à se former dans le cours de la deuxième semaine de la façon décrite plus haut (p. 1000) Il est d'abord étroitement collé à l'embryon et séparé de la face interne de la vésicule séreuse par un liquide albumineux ; mais bientôt du liquide, *eau de l'amnios*, s'accumule entre l'embryon et l'amnios, tandis que le liquide albumineux extra-amniotique disparaît peu à peu. L'amnios forme alors une vésicule mince remplie de liquide, dans lequel nage l'embryon, vésicule qui s'accole étroitement à la face interne du chorion (fin du troisième mois), et se prolonge comme une gaîne sur le cordon ombilical pour se continuer à l'ombilic avec la peau des parois ventrales de l'embryon.

L'amnios se compose de deux couches : 1° une couche interne, épithéliale, continuation de l'épiderme cutané et formée par une couche simple de cellules pavimenteuses ; 2° une couche externe, fibreuse, continuation des lames cutanées (derme de la peau), qui contient des cellules pâles, étoilées, à noyau, et chez les oiseaux des cellules fusiformes musculaires. L'amnios ne contient à aucune époque ni vaisseaux ni nerfs. Il est contractile chez les oiseaux et probablement aussi chez les mammifères (Vulpian). L'accroissement de l'amnios est un phénomène de multiplication cellulaire, comparable par exemple à l'accroissement d'une feuille, et non un phénomène mécanique d'enveloppement de l'embryon.

Le *liquide de l'amnios* augmente jusqu'au cinquième et au sixième mois de la grossesse, où sa quantité peut atteindre un kilogramme ; puis il diminue, et vers la fin de la grossesse se réduit à environ 500 grammes. C'est un liquide alcalin, plus concentré dans les premiers mois et qui, dans l'œuf à terme, contient 1 pour 100 de matières solides. Il a à peu près la composition du sérum du sang ; on y trouve de l'albumine, de l'urée et des traces de sucre (du moins chez les herbivores). D'abord transparent, il se trouble ensuite par la présence de lamelles épidermiques détachées du corps de l'embryon. Son poids spécifique est de 1007 à 1011 grammes. Il est sécrété par les vaisseaux des enveloppes de l'œuf et destiné à la production du fœtus et surtout du cordon ombilical.

II. MEMBRANE MOYENNE. — CHORION.

On appelle *chorion* l'enveloppe fœtale la plus externe de l'œuf. Comme à cette enveloppe vient s'ajouter une enveloppe plus extérieure constituée par la muqueuse utérine, le chorion ne forme plus sur un œuf à un certain degré de développement que la membrane moyenne.

On distingue dans le cours du développement de l'œuf deux chorions : le chorion primitif et le chorion secondaire.

1° *Chorion primitif.* — Ce chorion, constitué par la membrane vitelline (Fig. 370, 1), couvert de fines villosités amorphes ([1]), n'a qu'une existence éphémère et a complétement disparu le quinzième jour pour faire place au chorion secondaire.

2° *Chorion secondaire.* — Celui-ci, à l'état complet, se compose de deux feuillets : un externe épithélial, constitué par la vésicule séreuse (Fig. 370, 2') ; un interne vasculaire, constitué par la partie fibreuse de l'allantoïde (Fig. 370, 13, 14, 15).

La formation de la *vésicule séreuse* a été vue avec l'amnios (p. 1000).

L'*allantoïde* paraît dès que l'amnios est complétement formé (fin de la deuxième et troisième semaine). D'après Remak, l'allantoïde paraîtrait d'abord comme un bourgeon solide dans la paroi antérieure de la cavité pelvi-intestinale et aux dépens du feuillet moyen du blastoderme ; dans ce bourgeon plein s'enfoncerait, en le déprimant comme un doigt de gant, un cul-de-sac du feuillet blastodermique interne. La vésicule allantoïde (Fig. 370, al), ainsi constituée par ses deux feuillets épithélial et vasculaire, s'agrandit peu à peu (Fig. 370, D, E), à mesure que la vésicule ombilicale diminue. Quand l'allantoïde est arrivée au contact de la face interne de la vésicule séreuse (E), ses deux tuniques ne suivent pas la même évolution. Sa partie épithéliale, *vésicule allantoïde proprement dite*, s'atrophie rapidement et a presque disparu dans le cours du second mois. Sa partie vasculaire, au contraire, continue à se développer, s'applique peu à peu sur toute la face interne de la vésicule séreuse qu'elle sépare alors de l'amnios (Fig. 370, E, F, 13, 14, 15), et envoie des ramifications vasculaires dans les villosités du chorion.

A la cinquième semaine le chorion est vasculaire dans toute son étendue ; mais bientôt (vers le troisième mois) commence la formation du placenta fœtal. Les vaisseaux disparaissent peu à peu et les villosités du chorion s'atrophient, sauf dans un point de l'œuf qui répond au côté ventral de l'embryon, où les vaisseaux et les villosités s'hypertrophient considérablement pour constituer le placenta fœtal. Au milieu de la grossesse le chorion forme déjà une membrane mince, transparente,

([1]) Leur existence est encore douteuse chez l'homme.

qui se divise en deux parties : le *chorion touffu* ou *placenta fœtal* et le *chorion lisse*, dépourvu de vaisseaux et dont les villosités sont très-fines et très-clair-semées.

Le *liquide de l'allantoïde* est alcalin et contient 1 pour 100 et plus tard 4 à 5 pour 100 de matières solides. On y trouve de l'acide urique, de l'urée, de l'allantoïne, du sucre et des sels. Son poids spécifique, d'abord de 1008 grammes, est ensuite de 1025 grammes. Il se rapproche par certains points de l'urine, et provient en partie des corps de Wolff.

III. MEMBRANE EXTERNE DE L'ŒUF. — CADUQUE.

La muqueuse utérine subit pendant la grossesse des modifications importantes, qui aboutissent à la formation de l'enveloppe la plus externe de l'œuf ou caduque. Avant même l'arrivée de l'œuf dans l'utérus, elle devient molle, rouge, tuméfiée et se délimite mieux de la couche musculaire sous-jacente.

L'œuf, une fois arrivé dans l'utérus, s'engage dans un des replis de la muqueuse ; celle-ci s'hypertrophie circulairement autour de l'œuf et finit bientôt par l'envelopper complétement, comme des bourgeons charnus enveloppent un poids à cautère. La muqueuse qui tapisse la cavité du corps a reçu le nom de *caduque vraie* (Fig. 370, G, 21), sauf au niveau de l'insertion de l'œuf où elle contribue, sous le nom de *sérotine* (22), à la formation du placenta ; la partie qui s'est hypertrophiée et enveloppe immédiatement l'œuf est la *caduque réfléchie* (23). La sérotine sera étudiée avec le placenta.

La muqueuse du col ne prend pas part à l'hypertrophie de la muqueuse utérine, et la caduque vraie se continue en s'amincissant avec la muqueuse du col et des trompes. Jusqu'au quatrième mois l'œuf ne remplit pas toute la cavité de l'utérus, et il reste entre la caduque réfléchie et la caduque vraie un espace libre rempli de mucus (*hydropérione* de Breschet), communiquant avec la cavité du col et avec les trompes (Fig. 370, G). Le col même est rempli par un bouchon de mucus produit de sécrétion des glandes.

Au troisième mois, la caduque vraie a une épaisseur de 0^m,005 à 0^m,006 et forme à peu près le tiers de l'épaisseur totale de l'utérus ; puis elle diminue peu à peu d'épaisseur, et au quatrième mois, elle n'a guère plus de 0^m,004. A mesure que l'œuf augmente de volume, les deux caduques s'amincissent de plus en plus ; l'espace qui existait entre elles disparaît peu à peu, et enfin au cinquième ou sixième mois elles commencent à se souder, et à la fin de la grossesse elles ne forment plus qu'une seule membrane mince jaunâtre, qui constitue l'enveloppe la plus externe de l'œuf.

Structure. — 1° *Caduque vraie.* — L'hypertrophie de la muqueuse utérine est liée à des modifications essentielles dans sa structure ; son épithélium vibratile disparaît pour faire place à un épithélium pavimenteux (Robin). On trouve dans son tissu une très-grande quantité de cellules fusiformes. Les vaisseaux et surtout les veines y prennent un développement considérable. Enfin les glandes s'hypertrophient ; leurs tubes s'enroulent sur eux-mêmes, et les orifices glandulaires beaucoup plus larges donnent à toute la surface de la muqueuse l'aspect d'un crible. Puis peu à peu, à mesure qu'elle s'amincit pour se souder à la caduque réfléchie, elle devient de moins en moins vasculaire, et à la fin de la grossesse elle ne contient plus qu'une très-petite quantité de vaisseaux et est à peu près exclusivement formée par du tissu fibreux. La régénération de la nouvelle muqueuse utérine commence déjà dans le cours de la grossesse (Robin).

2° *Caduque réfléchie.* — Sa face interne tomenteuse est soudée avec le chorion ; sa face externe ou utérine, au contraire, est lisse et ne présente pas l'aspect criblé de la caduque vraie. Elle a du reste la même structure que cette dernière ; seulement, dès le troisième mois, elle ne contient plus de vaisseaux.

IV. PLACENTA.

Le placenta constitue l'organe d'union entre la mère et le fœtus en même temps que l'organe de nutrition de ce dernier. Il se compose de deux parties : une partie maternelle, *placenta maternel*, formée par la caduque utérine (*sérotine*), et une partie fœtale, par le chorion (*chorion touffu*). Il a la forme d'un disque aplati, dont la face convexe adhère à la paroi utérine, dont la face concave, lisse, tapissée par l'amnios, donne insertion au cordon ombilical, et dont les bords se continuent avec le chorion. L'insertion du placenta se fait ordinairement au fond de l'utérus, près de l'orifice d'une des trompes. Son tissu est mou, spongieux, vasculaire, très-déchirable. Son diamètre, de 0^m,10 à 0^m,12 vers le milieu de la grossesse, atteint à la fin 0^m,18 à 0^m,20. Son épaisseur est alors de 0^m,013 à 0^m,018 à son centre. Sa séparation en deux parties, placenta maternel et placenta fœtal, ne peut se faire que dans les premiers temps ; à partir du milieu de la grossesse, toute séparation de ces deux parties est impossible.

Structure. — 1° *Placenta fœtal* (Fig. 370, G, 20). — Les villosités du chorion se développent peu à peu, se ramifient, et chacune donne lieu à la formation d'une touffe vasculaire (*cotylédon*), qui s'enfonce dans une dépression correspondante de la muqueuse utérine. Chaque villosité se compose d'un axe fondamental de tissu connectif et d'un revêtement épithélial, et reçoit une anse vasculaire dont les parois se confondent peu à peu avec l'axe connectif de la villosité. Le système vasculaire du placenta fœtal, constitué par les artères ombilicales et la veine ombilicale, est complétement fermé et sans communication directe avec le système vasculaire du placenta maternel.

2° *Placenta maternel* (Fig. 370, G, 22). — Le placenta maternel est essentiellement formé par un système de lacunes communiquant toutes entre elles et dans lesquelles plongent librement les villosités du placenta fœtal. Ces lacunes sont formées par la dilatation des capillaires de la muqueuse utérine et leurs anastomoses ; puis peu à peu tous les autres tissus disparaissent, et il ne reste bientôt plus entre le sang de la mère et celui du fœtus que la paroi des capillaires des villosités et leur épithélium. Les artères du placenta maternel pénètrent dans ces lacunes par la face convexe du placenta et se résolvent en artérioles, qui perdent très-vite leur paroi propre. Les veines vont surtout vers le bord du placenta pour se jeter dans les sinus utérins et constituent par leurs anastomoses à la périphérie du placenta un large sinus annulaire, *sinus placentaire*. La structure du placenta utérin se rapproche donc de celle du tissu caverneux.

A la délivrance une partie du placenta maternel se détache avec le placenta fœtal et forme alors à la face externe de ce dernier une membrane de 0^m,036 à 0^m,2 d'épaisseur, qui se continue à la périphérie du placenta avec les caduques vraie et réfléchie. Le reste du placenta utérin reste adhérent à l'utérus. Les vaisseaux sanguins de cette partie du placenta maternel qui envoie entre les villosités fœtales des prolongements ramifiés, sont plus nombreux et les sinus veineux plus larges. La face externe du placenta, ainsi détachée de l'utérus, présente une lobulation irrégulière due aux cotylédons du placenta.

V. CORDON OMBILICAL.

Le cordon ombilical paraît dès la fin du premier mois. Il a au milieu de la grossesse 0^m,12 à 0^m,20 de longueur et 0^m,08 à 0^m,10 d'épaisseur, et peut atteindre à la fin de la grossesse 0^m,5 à 0^m,6 et même plus, sur une épaisseur de 0^m,11 à 0^m,13. Il s'insère habituellement au centre du placenta et, par exception, à sa circonférence (*placenta en raquette*). Il est tordu en spirale sur lui-même et, dans la plupart des cas, cette torsion se fait de gauche à droite, en allant de l'embryon vers le placenta.

Au début, le cordon contient le pédicule de la vésicule ombilicale avec les quatre vaisseaux omphalo-mésentériques, et le pédicule de l'allantoïde avec les quatre vaisseaux ombilicaux. Plus tard le pédicule de la vésicule ombilicale et les vaisseaux omphalo-mésentériques s'atrophient, une des veines ombilicales disparaît ainsi que le pédicule de l'allantoïde, et il ne reste plus vers le milieu de la grossesse que la veine ombilicale, autour de laquelle s'enroulent les deux artères du même nom. Ces vaisseaux sont enveloppés dans une masse de tissu gélatineux, *gélatine de Wharton*, qui n'est autre chose que du tissu connectif embryonnaire. Le tout est contenu dans une gaîne fournie par l'amnios, gaîne qui se continue à 0^m,01 environ de l'ombilic, avec la peau de la région ventrale de l'embryon.

VI. DE L'ŒUF EN GÉNÉRAL.

Les dimensions de l'œuf mesuré dans son plus grand diamètre sont les suivantes, depuis la fécondation de l'ovule jusqu'à la fin de la grossesse :

Ovule......................................	0^m,00014 à 0^m,0002
Ovule avec la vésicule blastodermique...	0 ,001
Œuf au douzième ou treizième jour......	0 ,006
Œuf au quinzième jour.................	0 ,01
Œuf au dix-huitième jour...............	0 ,013
Œuf à la troisième semaine.............	0 ,016
Œuf à la quatrième semaine............	0 ,020
Œuf à la cinquième semaine............	0 ,025
Œuf à la sixième semaine..............	0 ,030
Œuf à la septième semaine.............	0 ,035
Œuf à la dixième semaine..............	0 ,05
Œuf à la douzième semaine.............	0 ,06
Œuf à la quinzième semaine............	0 ,08
Œuf au quatrième mois................	0 ,09

A partir de cette époque, les dimensions varient avec le volume du fœtus et surtout avec la quantité du liquide amniotique, et ces variations se font dans des limites trop étendues pour qu'on puisse donner des mesures précises.

On n'a pas encore pu étudier l'œuf humain pendant la première semaine de la grossesse ; les deux œufs les plus jeunes ont été observés par A. Thomson. Le premier (Fig. 371) avait douze à treize jours, et son chorion était couvert de fines villosités. Dans l'intérieur du chorion se trouvait la vésicule blastodermique, sur laquelle existait en un point un embryon de 0^m,002 de longueur, attaché par sa partie dorsale à la face interne du chorion, ce qui indique l'existence de l'amnios et de la vésicule séreuse. Il n'y avait pas trace de vésicule ombilicale, d'intestin et d'allantoïde.

Le deuxième (Fig. 372 et 373) avait 0^m,013 de longueur et pouvait être considéré comme arrivé au quinzième jour. Mais cet œuf n'était pas tout à fait normal; l'embryon (Fig. 373) n'était pas beaucoup plus avancé que celui de l'œuf précédent et avait évidemment été arrêté dans son développement.

L'œuf le plus jeune après ces deux œufs est celui qui a été décrit et figuré par

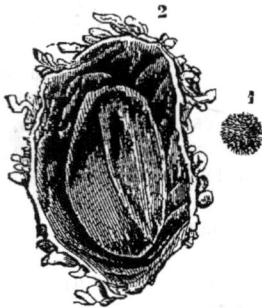

Fig. 371. — Œuf humain de douze
à treize jours (*).

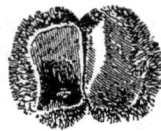

Fig. 372. — Œuf humain
de quinze jours (**).

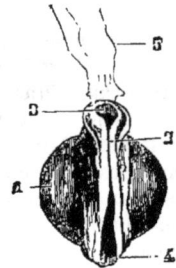

Fig. 373. — Embryon de
l'œuf de la figure pré-
cédente (***).

Coste (Fig. 374). Il avait environ quinze à dix-huit jours et mesurait 0^m,013 de

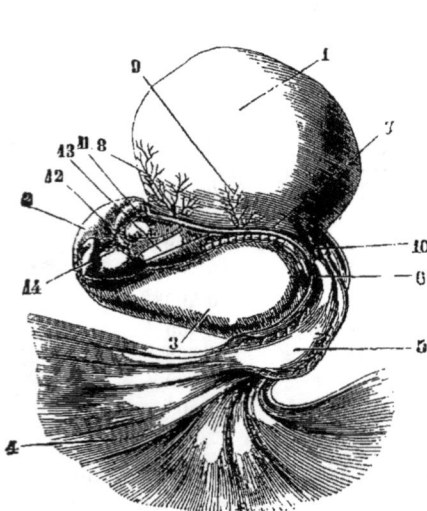

Fig 374. — Œuf humain de quinze à dix-huit
jours (****).

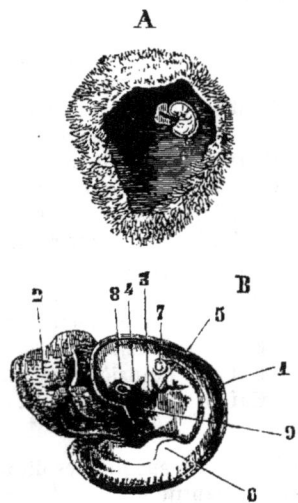

Fig. 375. — Œuf humain de la fin de la
troisième semaine ou du commencement
de la quatrième (*****).

(*) 1) Grandeur naturelle. — 2) Ouvert et grossi. — (D'après Thomson.) — (**) OEuf représenté de grandeur naturelle. — (D'après Thomson.) — (***) 1) Vésicule ombilicale. — 2) Sillon médullaire. — 3) Partie cépha- lique de l'embryon. — 4) Partie caudale de l'embryon. — 5) Appendice membraneux (amnios ?).

(****) 1) Vésicule ombilicale. — 2) Amnios. — 3) Cavité de l'amnios. — 4) Chorion. — 5) Allantoïde. - 6) Pédicule de l'allantoïde (ouraque). — 7) Bords de la large ouverture ventrale. — 8) Veine omphalo-mé- sentérique. — 9) Artère omphalo-mésentérique. — 10) Partie postérieure de l'intestin. — 11) Cœur. — 12) Aorte. — 13) OEsophage. — 14) Arcs pha yngiens. — (D'après Coste.)

(*****) A. L'œuf de grandeur naturelle. — B. L'embryon de cet œuf grossi. — 1) Amnios. — (2 Vésicule om- bilicale. — 3) Premier arc pharyngien. — 4) Bourgeon maxillaire supérieur de cet arc. — 5) Deuxième arc pharyngien, derrière lequel deux autres plus petits sont encore visibles. — 6) Ébauche des extrémités anté- rieures. — 7) Vésicule auditive. — 8) OEil. — 9) Cœur. — (D'après Thomson.)

longueur. Il était couvert de fines villosités; la vésicule ombilicale (Fig. 374), d'une grandeur de 0m,0028, communiquait largement avec l'intestin ; à l'extrémité postérieure du corps, l'allantoïde (5) s'unissait par un large pédicule avec l'intestin et se perdait de l'autre côté sur la face interne du chorion (4). Ces deux vésicules présentaient des vaisseaux. L'amnios n'était pas encore fermé.

Les œufs de la troisième et de la quatrième semaine, dans lesquels on observe l'état pédiculé de la vésicule ombilicale et la fermeture de l'amnios, ont été observés assez fréquemment. Les Fig. 375 et 376 représentent l'une un œuf de trois semaines, l'autre un œuf de quatre semaines, et peuvent en donner une idée sans autre explication.

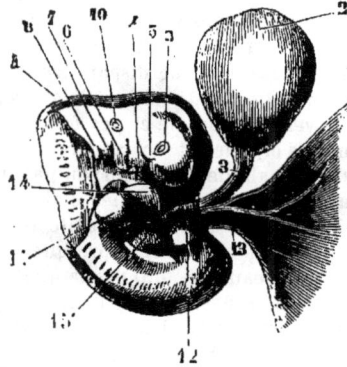

Fig. 376. — *Embryon humain de la quatrième semaine* (*).

TROISIÈME SECTION

DÉVELOPPEMENT DU CORPS ET DES ORGANES

CHAPITRE PREMIER

DÉVELOPPEMENT DU CORPS EN GÉNÉRAL

Le développement de l'embryon marche plus vite du côté céphalique que du côté caudal, et dès les premiers temps la moitié antérieure de l'aire embryonnaire appartient à la tête, un quart au cou et un quart au reste du corps. Peu à peu, au fur et à mesure du développement, il prend une forme de barque ou de sabot et fait saillie, surtout du côté de la tête, sur la vésicule blastodermique, dont il est séparé par un léger étranglement qui se prononce de plus en plus (Fig. 371). La tête augmente rapidement de volume et se détache de plus en plus de la vésicule blastodermique, ainsi que l'extrémité caudale (Fig. 373). L'embryon est d'abord convexe du côté dorsal dans le sens longitudinal ; cette courbure se prolonge bientôt d'une façon plus marquée à ses deux extrémités (Fig. 375). A l'extrémité céphalique on trouve alors deux inflexions à angle droit (*courbures céphaliques*) : l'une postérieure (Fig. 376), qui marque la limite de la tête et de la nuque ; l'autre antérieure, qui divise la tête en deux portions ; une inflexion analogue se voit à l'extrémité caudale (*courbure caudale*) ; en même temps le dos devient de plus en plus convexe, de façon que les deux extrémités de l'embryon se rapprochent et circonscrivent une sorte de golfe, qui contient le cœur et les autres viscères. L'extrémité caudale présente aussi l'ébauche d'une torsion en spirale à peine indiquée sur l'embryon humain.

(*) 1) Amnios, enlevé dans une certaine étendue dans la région dorsale. — 2) Vésicule ombilicale. — 3) Conduit omphalo-mésentérique. — 4) Bourgeon maxillaire inférieur du premier arc pharyngien. — 5) Bourgeon maxillaire supérieur du même arc. — 6) Deuxième arc pharyngien. — 7) Troisième, 8) Quatrième arc pharyngien. — 9) OEil. — 10) Vésicule auditive primitive. — 11) Extrémité antérieure. — 12) Extrémité postérieure. — 13) Cordon ombilical avec une très-courte gaine de l'amnios. — 14) Cœur. — 15) Foie. — (D'après Thomson.)

Une autre courbure, difficile à expliquer, est une courbure en spirale ou une sorte de torsion de l'embryon autour de son axe longitudinal, de façon que si on examine l'embryon, la tête est vue de profil lorsque le corps est vu de face. Ces courbures finissent plus tard par disparaître sans presque laisser de traces.

La formation de la tête est liée à celle des vésicules cérébrales et à la formation de l'ouverture buccale et des fentes pharyngiennes et sera vue avec le développement des organes et des appareils. Le tronc se sépare de très-bonne heure de la partie céphalique de l'embryon par un rétrécissement d'abord très-court qui constitue le cou. La poitrine, d'abord confondue comme forme extérieure avec l'abdomen, s'en distingue ensuite vers le milieu du deuxième mois à cause du volume du foie, qui remplit presque complétement la cavité abdominale. Quant à l'extrémité caudale, qui dès la quatrième semaine forme un bourgeon saillant à l'extrémité postérieure de l'embryon, elle disparaît peu à peu et ne fait plus de saillie à partir de la dixième semaine.

La première ébauche des membres paraît sous forme de petits bourgeons arrondis vers la quatrième semaine (Fig. 375, 6), plus tôt pour les membres supérieurs. A la cinquième semaine, on distingue déjà une sorte de prolongement spatuliforme (main ou pied), rattaché par un pédicule à un renflement radiculaire (épaule, hanche). Vers la huitième semaine se fait la distinction du bras et de l'avant-bras, de la cuisse et de la jambe, et de légers sillons tracent la ligne de séparation des doigts et des orteils, qui sont tout à fait séparés à la fin de cette semaine. Le développement des membres inférieurs est moins actif que celui des membres supérieurs.

Le *poids* et la *grandeur* du corps s'accroissent continuellement jusqu'à la naissance. A terme, le fœtus pèse environ 3200 grammes. Les longueurs du corps de l'embryon et du fœtus aux différentes époques de la vie intra-utérine sont les suivantes :

3e semaine	0m,0054		20e semaine	0m,27
4e —	0 ,0070		24e —	0 ,34
6e —	0 ,021		28e —	0 ,38
8e —	0 ,036		32e —	0 ,42
12e —	0 ,081		36e —	0 ,48
16e —	0 ,189		40e —	0 ,50

Jusqu'à la huitième semaine les mesures sont prises du vertex au coccyx ; à partir de cette époque, la longueur du corps comprend la longueur des jambes. A la naissance, celles-ci forment environ le tiers de la longueur totale.

Après la naissance, le corps continue à se développer suivant les trois dimensions. L'accroissement en longueur est d'abord très-rapide ; dans la première année, il atteint 0m,20, 0m,10 dans la deuxième, 0m,06 à 0m,07 dans la troisième. De cinq à seize ans, il se fait régulièrement et la taille gagne environ 0m,055 par an ; puis, à partir de seize ans, l'accroissement annuel diminue notablement pour devenir très-faible au début de la vingtième année. A vingt-cinq ans, l'accroissement en longueur paraît terminé. A partir de cinquante ans, on observe une diminution de taille, qui peut, à quatre-vingts ans, atteindre 0m,06 à 0m,7 (Quételet). Zeising est arrivé à des résultats un peu différents.

L'augmentation du *poids* du corps après la naissance est beaucoup plus considérable que l'accroissement de la taille, et ne suit pas, du reste, la même marche. Cet accroissement de poids est surtout sensible pendant la première année, à la fin de laquelle l'enfant a triplé de poids. Le corps atteint un maximum de poids à quarante ans environ ; vers soixante ans commence une diminution qui, à quatre-vingts ans, peut atteindre 6 kilogrammes.

Le tableau suivant donne, d'après Quételet et Zeising, la taille et le poids du corps aux différents âges :

AGE.	TAILLE (EN CENTIMÈTRES).		POIDS (EN KILOGRAMMES).	
	d'après Quételet.	d'après Zeising.	Homme.	Femme.
Nouveau-né (1).	50,0	48,5	3,20	2,91
1 an.	69,8	75,7	9,45	8,79
2 ans.	79,1	86,3	11,34	10,67
3 »	86,4	95,0	12,47	11,79
4 »	92,8	102,5	14, 3	13,00
5 »	98,8	108,4	15,77	14,36
6 »	104,7	115,0	17,24	16,00
7 »	110,5	121,4	19,10	17,54
8 »	116,2	125,4	20,76	19,08
9 »	121,9	126,0	22,65	21,36
10 »	127,2	130,5	24,52	23,52
11 »	133,0	132,3	27,10	25,65
12 »	138,5	136,0	29,82	29,82
13 »	143,9	143,7	34,48	32,94
14 »	149,3	148,6	38,76	36,70
15 »	154,6	154,0	43,62	40,37
16 »	159,4	161,5	49,67	43,57
17 »	163,4	164,9	52,85	47,31
18 »	165,8	167,2	57,85	51,02
19 »	»	169,0	»	»
20 »	167,4	171,5	60,06	52,28
21 »	»	173,1	»	»
25 »	168,0	»	62,93	53,28
30 »	»	»	63,65	54,33
40 »	»	»	63,67	55,23
50 »	(168,0)	»	63,46	56,16
60 »	(165,0)	»	61,94	54,30
70 »	(164,0)	»	59,52	51,51
80 »	162,0	»	57,83	49,37
90 »	161,0	»	57,83	49,34

CHAPITRE II

DÉVELOPPEMENT DES ORGANES EN PARTICULIER

ARTICLE 1. — APPAREIL LOCOMOTEUR.

§ I. — Os et articulations.

I. OS EN GÉNÉRAL.

Les os, au point de vue de leur ossification, peuvent se diviser en deux groupes, suivant qu'ils sont précédés ou non par un cartilage.

Le premier groupe comprend tous les os du squelette, à l'exception des os de la voûte et des parties latérales du crâne, qui constituent le deuxième groupe, et sont appelés encore *os secondaires*.

(1) Pendant les premiers jours après la naissance on observe chez le nouveau-né une diminution de poids, qui peut se prolonger jusqu'à la deuxième semaine.

A. *Os dérivés de cartilage préexistant.* — Ces os, sous leur forme cartilagineuse, ont toutes leurs parties essentielles. L'ossification y débute par l'apparition dans les parties profondes du cartilage temporaire, de dépôts calcaires, *centres* ou *points d'ossification*, qui s'aggrandissent peu à peu et finissent par arriver à la surface du cartilage jusqu'au niveau du périchondre, qui alors devient périoste. De ces points d'ossification, les uns paraissent de très-bonne heure, *points primitifs*, dans les parties centrales des os (diaphyses des os longs, centre des os courts), et la plupart d'entre eux ont déjà paru dans le cours de la vie fœtale; les autres, *points complémentaires* ou *épiphysaires* (Fig. 377, 5), apparaissent beaucoup plus tard, soit dans les épiphyses des os longs, soit au niveau des apophyses ou des bords des os courts et plats et ne se montrent guère pour la plupart qu'après la naissance et même pour beaucoup d'entre eux qu'au moment de la puberté. Ces points d'ossification épiphysaires se développent, du reste, comme les points primitifs et gagnent peu à peu la surface de l'os; mais tant que l'accroissement du squelette se fait, les différentes pièces osseuses qui dérivent de ces points d'ossification restent distinctes et séparées par une mince lamelle cartilagineuse, qui ne disparaît que lorsque l'accroissement de l'os est complet et permet la soudure de ses différentes pièces.

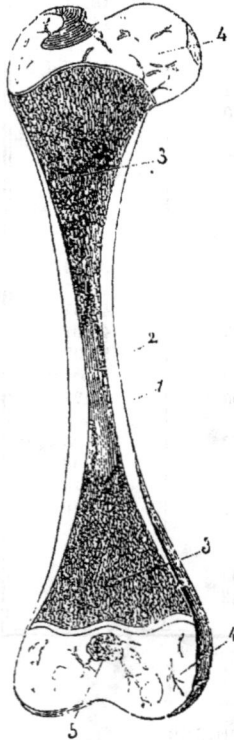

Fig. 377. — *Fémur d'un enfant de 2 semaines* (*).

L'*accroissement* des os se fait, une fois tout le cartilage temporaire envahi par l'ossification, par l'apposition successive de nouvelles couches osseuses entre le périoste et l'os récemment formé. Dans le corps des os longs, cet accroissement, à cause de la formation du canal médullaire, présente des caractères spéciaux et peut être divisé en trois processus qui se produisent simultanément : accroissement en longueur, accroissement en épaisseur, formation du canal médullaire. 1° L'*accroissement en longueur* se fait exclusivement aux dépens des couches cartilagineuses qui séparent l'épiphyse de la diaphyse, couches cartilagineuses qui se déposent successivement entre l'épiphyse et la couche cartilagineuse récemment ossifiée. L'accroissement en longueur est donc nul dans la partie médiane de l'os et ne se fait qu'aux deux extrémités de la diaphyse ; 2° l'*accroissement en épaisseur* a lieu par l'ossification de couches sous-périostiques, qui se déposent successivement au-dessous du périoste entre lui et la couche nouvellement ossifiée ; 3° la *formation du canal médullaire* est due à une résorption des parties osseuses profondes; cette résorption marche parallèlement avec la formation des nouvelles couches osseuses qui se déposent à l'extérieur, de façon que le corps de l'os, d'abord plein, se creuse d'une grande cavité centrale.

B. *Os secondaires.* — Ces os se forment et s'accroissent aux dépens d'un blastème mou non cartilagineux. Ce blastème se renouvelle à mesure qu'il s'ossifie, d'abord aux extrémités de l'os, puis sur toute sa superficie. Un point osseux, en général

(*) 1) Substance compacte de la diaphyse. — 2) Canal médullaire. — 3) Substance spongieuse de la diaphyse. — 4) Épiphyse cartilagineuse avec ses vaisseaux. — 5) Point d'ossification de l'épiphyse .— (D'après Kölliker.)

unique, paraît dans ce blastème et s'étend peu à peu par des trabécules constituant une sorte de réseau osseux. Tous les os secondaires sont des os plats, et leur accroissement se fait soit en surface, soit en épaisseur. L'accroissement en surface se fait par l'extension de plus en plus grande du point osseux primitif, qui pousse des lamelles osseuses radiées, bien visibles par exemple sur un pariétal de nouveau-né. L'accroissement en épaisseur se fait aux dépens de couches de nouvelle formation, qui se déposent sous le périoste et s'ossifient successivement.

II. SQUELETTE.

1° Colonne vertébrale.

Corde dorsale. — La première trace du système osseux chez l'embryon est la corde dorsale. C'est un cordon cylindrique, aminci à ses deux extrémités, un peu renflé à sa partie postérieure et qui s'étend de la partie céphalique à la partie caudale de l'embryon au-dessous du canal médullaire. Elle se compose d'une gaîne transparente (Fig. 379, 1, 3) et d'un axe de cellules embryonnaires. De chaque côté de la corde dorsale se forment bientôt dans la région du cou deux lames quadrangulaires, comme deux petites taches sombres ; ce sont les *plaques protovertébrales* ou *protovertèbres*, qui répondent à la première vertèbre cervicale future. Il s'en ajoute successivement derrière elle de nouvelles paires (Fig. 378, 7) jusque dans la partie caudale de l'embryon. Les protovertèbres, en se développant (protovertèbres proprement dites, voy. p. 1003), entourent peu à peu la corde dorsale (*gaîne externe de la corde*) et le canal médullaire (*membrane réunissante supérieure*), en constituant l'ébauche des arcs vertébraux. Bientôt toutes ses parties se soudent entre elles, et il en résulte une *colonne vertébrale membraneuse* continue, rappelant la colonne vertébrale des cyclostomes et représentant un double canal, dont l'antérieur enveloppe la corde dorsale et le postérieur la moelle.

Cette colonne vertébrale membraneuse se segmente ensuite pour former les vertèbres persistantes, qui deviennent en même temps cartilagineuses. Mais cette segmentation présente ceci de remarquable qu'elle ne correspond pas à la segmentation des protovertèbres originaires ; en effet, chaque protovertèbre prend part à la formation de deux vertèbres persistantes, et se divise en deux moitiés : une antérieure, qui constituera la moitié inférieure d'une vertèbre persistante ; une postérieure, qui constituera la moitié supérieure de la

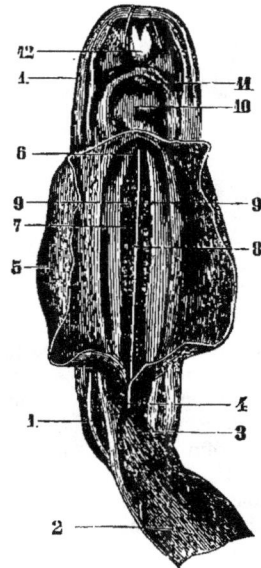

Fig. 378. — *Embryon de 15 à 18 jours* (*).

vertèbre persistante située immédiatement en dessous de la précédente et le disque intervertébral. Ainsi 5, dans la Fig. 379, représente la moitié supérieure de la deuxième vertèbre persistante et la moitié postérieure de la protovertèbre. Cette nouvelle segmentation change les rapports des arcs vertébraux et des ganglions spinaux. Les arcs vertébraux (9), qui correspondaient d'abord à la partie postérieure des protovertèbres, répondent ensuite à la partie supérieure des vertèbres persistantes, et les ganglions spinaux (10), d'abord supérieurs, deviennent ensuite inférieurs (1).

La colonne vertébrale commence à devenir cartilagineuse de la sixième à la septième semaine, et déjà à la huitième semaine tous les corps vertébraux sont cartilagineux, tandis que les arcs conservent encore l'état membraneux, de façon que la moelle et les ganglions spinaux ne sont recouverts que par la membrane réunissante supérieure. A mesure que les corps vertébraux deviennent cartilagineux, la corde dorsale s'atrophie peu à peu, sauf dans les intervalles des corps, où elle formera le noyau des disques intervertébraux. Au troisième mois, les arcs cartilagineux sont soudés dans la région dorsale, tandis que dans les régions cervicale, lombaire et sacrée, la soudure cartilagineuse n'est achevée qu'au quatrième mois. L'arc cartilagineux manque pour les vertèbres coccygiennes. A cet état cartilagineux, les vertèbres sont pourvues de toutes les apophyses qu'elles présenteront à l'état osseux.

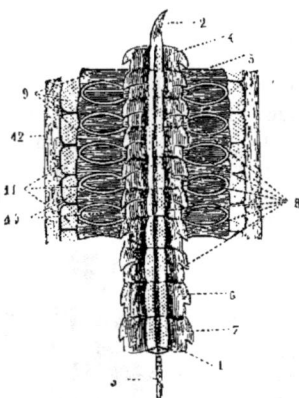

Fig. 379. — *Partie cervicale de la colonne vertébrale primitive d'un embryon* (*).

L'*ossification* de la colonne vertébrale commence à la fin du deuxième ou au commencement du troisième mois par trois points osseux *primitifs* : un pour le corps, deux pour les arcs. Le point osseux du corps, quelquefois double à son origine, se forme dans le voisinage de la corde dorsale ; les points osseux des arcs se développent à la base des apophyses transverses ; ces points osseux, dont le développement est très-rapide, envahissent très-vite tout le cartilage (quatrième ou cinquième mois), à l'exception d'une lamelle mince qui sépare les arcs des corps et de toute l'apophyse épineuse, qui est encore cartilagineuse à la naissance, de façon que les arcs osseux, quoique très-rapprochés, ne sont pas encore soudés à cette époque ; cette soudure se fait pendant la première année ; celles des arcs aux corps, de la troisième à la huitième année. Les points osseux primitifs paraissent d'abord dans la partie moyenne de la colonne vertébrale ; de là l'ossification gagne le reste du rachis, d'abord de haut en bas jusqu'au sacrum, puis de bas en haut jusqu'à l'atlas. La soudure des points primitifs entre eux se fait, au contraire, de bas en haut, de la région sacrée vers la région cervicale.

L'ossification des vertèbres est complétée par des points *complémentaires*, dont les uns sont constants, les autres variables suivant les régions. Les premiers consistent en deux lames minces qui recouvrent les faces inférieure et supérieure des corps vertébraux et paraissent de quatorze à quinze ans ; elles sont comparables aux épiphyses des os longs. De quinze à seize ans paraissent des points osseux épiphysaires pour les apophyses transverses, dont ils forment le sommet ; de seize à dix-

---

(1) Ces changements n'ont pu encore être suivis que sur l'embryon du poulet.

(*) 1) Corde dorsale. — 2) Son extrémité antérieure. — 3) Axe de la corde. — 4) Première vertèbre cervicale persistante. — 5) Partie antérieure de la deuxième vertèbre cervicale persistante. — 6, 7) Vertèbres dorsales persistantes. — 8) Vertèbres persistantes sur lesquelles se voit encore la trace de la séparation des protovertèbres. — 9) Arcs vertébraux correspondant à la partie céphalique d'une vertèbre persistante et à la partie caudale d'une protovertèbre. — 10) Ganglions spinaux. — 11) Lames musculaires. — 12) Membrane réunissante supérieure incisée sur la ligne médiane et rabattue de chaque côté. — (D'après Remak.)

sept ans pour les apophyses épineuses. Les apophyses articulaires des vertèbres lombaires, et quelquefois celles des autres régions, et les tubercules apophysaires présentent aussi de seize à dix-sept ans des points osseux complémentaires. La soudure des points épiphysaires se fait à dix-huit ans pour les apophyses transverses et articulaires ; de dix-neuf à vingt ans pour les apophyses épineuses ; les lamelles épiphysaires des corps vertébraux se soudent les dernières, de vingt à vingt-cinq ans, époque où le développement de la colonne vertébrale est terminé.

Vertèbres. — 1° *Atlas.* — L'atlas n'a que deux points primitifs latéraux correspondant aux points osseux des arcs des autres vertèbres et paraissant à la même époque. Le point primitif correspondant au corps de l'atlas reste distinct de cette vertèbre et se soude à l'axis pour constituer l'apophyse odontoïde. Dans la première année après la naissance paraît un point complémentaire pour l'arc antérieur. L'arc osseux postérieur de l'atlas se forme dans la troisième année ; la soudure des points latéraux au point de l'arc antérieur a lieu de la cinquième à la sixième.

2° *Axis.* — L'axis présente quatre points osseux primitifs : deux latéraux qui paraissent dans le cinquantième jour, un pour le corps qui se forme plus tard (cinquième mois de la vie intra-utérine), et presque immédiatement après, celui de l'apophyse odontoïde, d'abord double, représentant du point médian de l'atlas, et qui existe à la base de l'apophyse. Les points latéraux se soudent entre eux en arrière dans la deuxième année ; dans la troisième ou la quatrième année se fait la soudure des arcs au corps et du corps à l'apophyse odontoïde. Les points épiphysaires de l'axis sont les mêmes que ceux des autres vertèbres, sauf un point épiphysaire qui paraît à deux ans au sommet de l'apophyse odontoïde et se soude dans la douzième année.

3° *Septième vertèbre cervicale.* — La branche antérieure de son apophyse transverse présente un noyau osseux spécial, qui paraît au sixième mois de la vie fœtale et ne se soude au reste que dans la quatrième année. Il peut persister à l'état indépendant et former une côte cervicale.

4° *Sacrum.* — Le sacrum se compose de cinq vertèbres. Chaque vertèbre sacrée se développe par trois points osseux primitifs, auxquels s'ajoutent pour les trois premières des points additionnels pour la partie antérieure de leurs apophyses transverses élargies. Les points médians paraissent pour la première vertèbre sacrée dans le quatrième mois de la vie fœtale, les points latéraux dans le cinquième, les points additionnels du sixième au huitième mois ; puis successivement l'ossification envahit les autres vertèbres de haut en bas, de façon que tous les points primitifs existent à la fin de la vie fœtale. Chaque vertèbre sacrée présente, en outre, des points épiphysaires qui se développent de dix à treize ans pour les lamelles épiphysaires des corps, de quinze à seize ans pour les points des apophyses épineuses. Le corps et les arcs se soudent dans la deuxième année pour la cinquième vertèbre sacrée, puis successivement en remontant jusqu'à la première vertèbre où cette soudure se fait entre cinq et six ans. La soudure des épiphyses se fait très vite après leur apparition. Les vertèbres sacrées restent indépendantes et séparées par des disques intervertébraux jusqu'à la dix-huitième année ; à cette époque la soudure s'opère de bas en haut et n'est jamais complète avant vingt-cinq ans. Cette union débute par les lames, pour se terminer par le corps des vertèbres. De dix-huit à vingt ans paraît sur chaque face latérale du sacrum une lamelle épiphysaire, qui répond à la facette auriculaire et qui se soude au corps de l'os de vingt à vingt-cinq ans.

5° *Coccyx.* — Il se compose de quatre et quelquefois de cinq pièces, qui présentent chacune un point osseux primitif médian et deux lamelles épiphysaires : l'une supérieure, l'autre inférieure. Le point osseux primitif de la première vertèbre coccygienne se montre à peu près à l'époque de la naissance celui de la seconde de cinq à dix ans, celui de la troisième de dix à quinze ans, celui de la quatrième de quinze à vingt. Les points épiphysaires paraissent à partir de la douzième année. La soudure des vertèbres coccygiennes se fait de bas en haut et débute vers la treizième année ; à vingt-cinq ou trente ans la première pièce n'est souvent pas encore soudée au reste de l'os.

Disques intervertébraux. — Les disques intervertébraux sont formés par la corde dorsale, qui se développe dans l'intervalle des corps des vertèbres. Chez le nouveau-né, chaque disque est occupé par une cavité centrale piriforme remplie par une masse gélatiniforme de cellules provenant des cellules de la corde dorsale. Chez l'enfant de neuf ans, le disque a la même structure que chez l'adulte. Des restes de la corde dorsale se retrouvent aussi dans le ligament suspenseur de l'apophyse odontoïde (faisceau postérieur), qui a la signification d'un disque intervertébral par lequel la corde dorsale se continue jusqu'à l'occipital. Le ligament transverse de l'articulation atloïdo-odontoïdienne se forme aux dépens de la partie postérieure de la masse cartilagineuse originaire, qui contribue à former l'apophyse odontoïde et l'arc antérieur de l'atlas, masse cartilagineuse qui représente le corps de l'atlas.

Colonne vertébrale en général. — Au troisième mois, la colonne vertébrale est fusiforme et a une longueur de $0^m,07$ à $0^m,08$; au quatrième elle atteint $0^m,08$ à $0^m,10$ et constitue la moitié de la longueur totale du fœtus. Au cinquième mois, elle à $0^m,12$ et présente une largeur plus uniforme. Au septième mois, elle a $0^m,15$ et forme un peu plus du tiers de la longueur du corps. Au huitième mois, elle a $0^m,16$ et $0^m,18$ au neuvième. Au moment de la naissance la colonne vertébrale est presque rectiligne (Fig. 36, G); le sacrum est moins incurvé, et l'angle sacro-vertébral, qui commence à se prononcer au sixième mois de la vie fœtale, est moins prononcé que chez l'adulte. Le canal vertébral présente un très-grand développement eu égard au reste du rachis, tandis que toutes les parties et apophyses relatives à la locomotion sont très-peu marquées. Peu à peu, dans le cours de la deuxième année et des années suivantes, les courbures de la colonne vertébrale se dessinent et elle acquiert la forme qu'elle a chez l'adulte. Chez le vieillard, par suite de l'affaiblissement musculaire et de la perte d'élasticité des disques et des ligaments jaunes, le rachis s'incurve en avant et, dans l'extrême vieillesse, on peut même voir les vertèbres se souder entre elles. Cette soudure est très-fréquente entre le sacrum et le coccyx.

2° Crâne.

Le crâne est d'abord membraneux, puis cartilagineux (partiellement), puis osseux.

Le *crâne membraneux primordial* se forme aux dépens du blastème (lames protovertébrales), entourant l'extrémité antérieure de la corde dorsale, qui s'avance jusque dans la région occupée ultérieurement par la selle turcique. Ces lames protovertébrales, dans la région céphalique, ne présentent aucune segmentation et ne se divisent pas en protovertèbres. Elles entourent l'extrémité antérieure de la corde en constituant la base du crâne, et s'accroissent aussi du côté dorsal pour enfermer le cerveau ; on a ainsi une sorte de capsule membraneuse (*crâne membraneux primordial*), qui enveloppe l'encéphale. sur lequel il se moule et qui se développe peu à peu pour former les os du crâne et de la face.

La base du crâne présente en avant une sorte de plaque épaissie, d'où partent deux prolongements, *piliers latéraux du crâne* de Rathke, qui se dirigent en avant et interceptent une ouverture, *ouverture pituitaire*, fermée en partie par une mince membrane, *pilier moyen du crâne*, qui, d'après Reichert, représenterait le dos de la selle turcique et, d'après Kölliker, l'ébauche de la tente du cervelet.

Crâne cartilagineux primordial. — Le crâne membraneux ne tarde pas à se transformer en cartilage, mais seulement dans la région de la base du crâne, tandis que la voûte et les parties latérales conservent l'état membraneux. Cette transformation est déjà très-avancée au deuxième mois et tout à fait achevée au troisième. A cet état le crâne cartilagineux comprend l'occipital, la plus grande partie du sphénoïde, le rocher, la partie mastoïdienne du temporal, l'ethmoïde et la cloison du nez.

Ossification des os du crâne. — Le crâne cartilagineux primordial ne s'ossifie pas en entier; une partie s'atrophie et disparaît par les progrès du développement; l'autre reste à l'état cartilagineux et constitue les parties cartilagineuses persistantes de l'adulte (cartilages du nez, articulations, etc.). La partie membraneuse du crâne primordial se recouvre à sa face externe de lamelles osseuses (os secondaires), qui s'unissent entre eux et avec les os qui proviennent du cartilage de la base du crâne.

1° *Occipital*. — L'occipital s'ossifie à la fin du troisième mois par quatre points osseux, qui paraissent, un dans la partie basilaire, deux dans les régions condyliennes, un (d'abord double) dans la partie cérébelleuse de l'écaille. A ces quatre points s'en ajoute un cinquième, qui ne provient pas du cartilage primordial et forme la partie supérieure de l'écaille appartenant par suite aux os secondaires. Ce point osseux se soude assez vite au point inférieur de l'écaille, mais à la naissance on trouve encore sur les bords de l'écaille deux petites fissures résultant de leur réunion incomplète. La soudure des points condyliens et l'écaille commence dans la première ou la deuxième année, celle des condyles et de la partie basilaire dans la troisième, et à la cinquième ou sixième année la soudure des différentes pièces est achevée et l'occipital ne forme plus qu'un seul os. On retrouve encore chez le nouveau-né des restes de la corde dorsale dans la partie basilaire.

2° *Sphénoïde*. — Le sphénoïde est d'abord divisé en deux os : le sphénoïde postérieur avec les grandes ailes, et le sphénoïde antérieur avec les petites ailes.
Le *sphénoïde postérieur* commence à s'ossifier au troisième mois par six points osseux : deux pour le corps, qui se réunissent très-vite en un seul, un de chaque côté, pour l'origine du sillon carotidien et de l'apophyse clinoïde moyenne, un de chaque côté pour les grandes ailes et l'aile externe de l'apophyse ptérygoïde. L'aile interne de l'apophyse ptérygoïde appartient aux os secondaires et provient du maxillaire supérieur. Le point du corps et les points carotidiens se soudent dans la seconde moitié de la vie fœtale, ainsi que les deux lamelles des apophyses ptérygoïdes; chez le nouveau-né les grandes ailes sont distinctes du corps, et le dos de la selle, le clivus et les apophyses clinoïdes postérieures sont encore cartilagineuses. La soudure des grandes ailes au corps se fait dans le cours de la première année.
Le *sphénoïde antérieur* s'ossifie aussi au troisième mois par deux points qui paraissent dans les petites ailes en dehors du trou optique, et par deux points pour le corps, qui se forment un peu plus tard. La soudure de ces quatre points se fait au sixième mois de la vie fœtale. A la naissance, le sphénoïde antérieur et le sphénoïde postérieur sont encore séparés par une lamelle cartilagineuse incomplète,

très-mince, qui s'unit en avant au *rostrum* encore cartilagineux à cette époque, et par lui à la cloison des fosses nasales. Le cornet de Bertin se forme six à huit mois après la naissance sur un point osseux qui ne dérive pas du cartilage préexistant. Les sinus sphénoïdaux commencent à se former dans la vie fœtale. Le sphénoïde se soude habituellement à l'occipital à partir de la deuxième année.

3° *Ethmoïde.* — L'ethmoïde se développe par six points d'ossification. Les quatre premiers, qui paraissent pendant la vie fœtale, se forment au cinquième mois pour les masses latérales (lame papyracée), au neuvième pour le cornet inférieur. A la naissance, l'os se compose de deux labyrinthes et des deux cornets; le reste est encore cartilagineux. Dans la première année paraissent deux points osseux à la base de l'apophyse crista-galli et de ces points l'ossification s'étend vers cette apophyse et la lame perpendiculaire. La soudure des différentes pièces se fait de la cinquième à la sixième année (¹)

4° *Temporal.* — Son développement sera vu avec celui de l'organe de l'ouïe.

5° *Frontal.* — Le frontal présente deux points d'ossification, qui paraissent du cinquantième au soixantième jour, au niveau des arcades orbitaires. L'os se compose d'abord de deux moitiés, qui ne s'unissent complétement sur la ligne médiane que dans la deuxième année. Les sinus frontaux commencent à se former dès la troisième année. La suture médiane reste souvent marquée jusque dans l'âge adulte.

6° *Pariétal.* — Il se développe par un seul point d'ossification central, qui paraît vers le cinquantième jour de la vie fœtale.

Du crâne en général. — Le crâne ne se développe pas uniformément dans toutes

(¹) VERTÈBRES CRANIENNES. — En se basant sur le développement, on peut comparer le crâne aux vertèbres, et admettre quatre vertèbres crâniennes, qui sont, d'arrière en avant, la vertèbre occipitale, les deux vertèbres sphénoïdales postérieure et antérieure, et la vertèbre ethmoïdale.

1° *Vertèbre occipitale.* — Elle répond en entier à l'occipital ; le corps est formé par l'apophyse basilaire, l'arc vertébral par les parties condyliennes et la partie inférieure de l'écaille. Les condyles de l'occipital représentent les apophyses articulaires inférieures, les apophyses jugulaires, les apophyses transverses, l'écaille, l'apophyse épineuse. Les trous de conjugaison sont représentés par les trous déchirés postérieurs et condyliens antérieurs.

2° *Vertèbre sphénoïdale postérieure (vertèbre pariétale d'Owen).* — Le corps est formé par le corps du sphénoïde postérieur, l'arc vertébral par les grandes ailes et les pariétaux. L'apophyse mastoïde, qui se soude plus tard au temporal, représente l'apophyse transverse ; l'apophyse épineuse, excessivement développée, est formée par les pariétaux. Les trous de conjugaison, excessivement modifiés, sont représentés par les canaux qui laissent passer le nerf facial et les deux premières branches du trijumeau. L'appareil hyoïdien avec l'apophyse styloïde est une dépendance de cette vertèbre crânienne.

3° *Vertèbre sphénoïdale antérieure (Vertèbre frontale d'Owen).* — Le corps est formé par le corps du sphénoïde antérieur ; les lames par les petites ailes ; l'apophyse épineuse, très-modifiée, par le frontal ; l'apophyse transverse par l'apophyse orbitaire externe. Les trous de conjugaison sont représentés par la fente sphénoïdale.

4° *Vertèbre ethmoïdale (vertèbre nasale d'Owen).* — Celle-ci, presque méconnaissable et encore plus transformée que les précédentes, présente une telle déviation du type vertébral qu'il est à peu près impossible d'y retrouver chez l'homme les différentes parties des vertèbres. Le corps est représenté par l'apophyse crista-galli et la lame perpendiculaire de l'ethmoïde, et, d'après Owen, par le vomer. Müller a trouvé sur des embryons des restes de la corde dorsale jusque près de l'apophyse crista-galli et a pu la suivre à travers l'apophyse basilaire de l'occipital et le corps des deux sphénoïdes.

ses parties. Dans les premiers temps, l'accroissement porte surtout sur la partie sphéno-occipitale, qui, jusqu'à la fin du deuxième mois, forme à peu près à elle seule la base du crâne; à partir de cette époque, la partie ethmoïdale se développe rapidement, et dans la deuxième moitié de la vie fœtale son développement est même plus rapide que celui de la partie postérieure. Pendant la vie intra-utérine, les os de la base du crâne sont séparés par du cartilage intercalaire, tandis que ceux de la voûte le sont par des espaces membraneux plus ou moins larges, suivant la période de la vie fœtale, espaces dus à ce que les bords des os voisins n'arrivent pas au contact. Les bords de ces os présentent de petites dentelures fines qui ne sont que les extrémités des rayons osseux partant du point central d'ossification. Ces dentelures finissent par se rapprocher et par s'engrener avec celles des os voisins pour constituer les sutures crâniennes, sauf en certains endroits correspondant aux angles de plusieurs os; là ces espaces membraneux persistent et constituent ce qu'on appelle les *fontanelles*. Ces fontanelles sont chez le nouveau-né au nombre de six : 1° une supérieure et antérieure losangique, à la réunion du frontal et des pariétaux; 2° une postérieure et supérieure, triangulaire à la réunion de l'occipital et des pariétaux; 3° une latérale antérieure, paire, allongée, limitée en avant par le frontal, en haut par le pariétal, en bas et en arrière par le temporal; 4° une latérale et postérieure, paire, irrégulière, entre le temporal, l'occipital et le pariétal.

A la naissance, la région pariétale a, comparativement aux autres régions, le plus grand développement. A cette époque, le crâne présente les dimensions suivantes :

Diamètre antéro-postérieur (de la racine du nez à la protubérance occipitale externe)... 0^m,120
Diamètre transversal (d'une bosse pariétale à l'autre).............. 0^m,090
Diamètre vertical.. 0^m,090

Après la naissance, le crâne se développe rapidement, surtout sur la voûte, au moins dans les premiers temps. Peu à peu les fontanelles disparaissent, les latérales et la postérieure dans la première année, l'antérieure et supérieure dans la troisième et quelquefois plus tôt.

A partir de quarante à quarante-cinq ans (plus tôt dans la race nègre, d'après Gratiolet), les sutures s'ossifient et les os du crâne se soudent entre eux de façon à former dans la vieillesse une capsule osseuse continue. En même temps les os de la face s'atrophient et s'amincissent ([1]); les canaux du diploé s'élargissent et communiquent avec ceux des os voisins.

3° Os de la face et arcs pharyngiens.

Tous les os de la face, à l'exception des cornets inférieurs et du vomer, sont des os secondaires et se développent aux dépens des deux premiers arcs pharyngiens situés de chaque côté de la ligne médiane et d'un prolongement médian ou *bourgeon frontal*.

Arcs pharyngiens et *fentes pharyngiennes* ([2]). — Les arcs pharyngiens, au nombre de quatre de chaque côté, sont les prolongements qui partent de la région anté-

---

([1]) L'amoindrissement des os de la voûte des vieillards est un fait douteux; on trouve au contraire souvent un épaississement.

([2]) On les appelle encore *arcs viscéraux* et *fentes viscérales*, *arcs branchiaux* et *fentes branchiales*.

rieure de la corde dorsale en avant des protovertèbres, et se développent à la façon d'une côte dans la paroi ventrale du corps de l'embryon pour se souder en
avant sur la ligne médiane. Ces arcs interceptent des fentes transversales, *fentes
pharyngiennes* (au nombre de quatre), qui mènent dans la cavité pharyngienne.
Nous allons suivre successivement le développement de ces arcs pharyngiens.

1° *Premier arc pharyngien.* — Cet arc paraît vers le quatorzième jour (Fig. 374),
se développe aux dépens de la base du crâne dans la région du sphénoïde antérieur et se soude très-vite à celui du côté opposé. A ce moment (Fig. 378) la tête
est terminée en avant par un prolongement, *bourgeon frontal*, qui provient à la

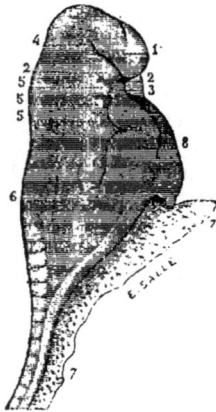

Fig. 380. — *Face d'un embryon
de 15 à 18 jours (*).*

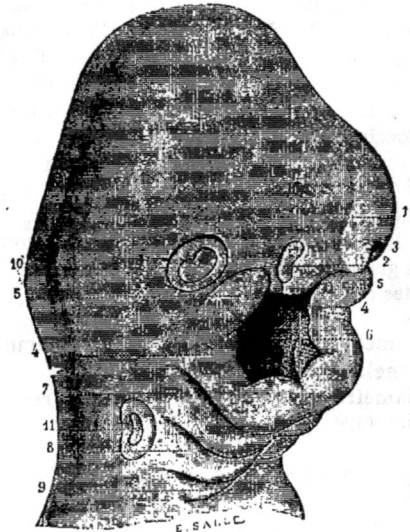

Fig. 381. — *Face d'un embryon de 25
à 28 jours (**).*

fois de la voûte et de la base du crâne et qui surmonte le premier arc pharyngien
(Fig. 379, 1). Entre le bourgeon et le premier arc pharyngien se trouve une dépression, première trace de la cavité buccale. Les changements ultérieurs portent
sur ces trois parties : bourgeon frontal, dépression buccale et premier arc pharyngien.

La dépression buccale se creuse de plus en plus et présente bientôt la forme
d'un cul-de-sac, qui s'ouvre à l'extérieur par une fente transversale et dont le
fond n'est séparé du cul-de-sac intestinal antérieur (cavité céphalo-pharyngienne)
que par une mince membrane. Cette membrane elle-même disparaît plus tard et
la bouche communique alors librement avec le pharynx.

Le bourgeon frontal, d'abord simple, se divise ensuite en deux parties latérales,

(*) 1) Bourgeon frontal. — 2) Bourgeon maxillaire inférieur. — 3) Dépression buccale. — 4) Bourgeon maxillaire supérieur. — 5) Arcs pharyngiens. — 6) Partie antérieure de l'intestin, vue par transparence. — 7) Vésicule ombilicale. — 8) Cœur (grossissement 15 diamètres.— (D'après Coste.)
(**) 1) Bourgeon frontal. — 2, 3) Fossettes olfactives droite et gauche. — 4) Bourgeons maxillaires inférieurs
réunis sur la ligne médiane. — 5) Bourgeons maxillaires supérieurs. — 6) Bouche. — 7) Deuxième arc pharyngien. — 8) Troisième arc pharyngien. — 9) Quatrième arc pharyngien. — 10) Vésicule oculaire primitive. — 11) Vésicule auditive primitive (grossissement 15 diamètres.) — (D'après Coste.)

bourgeons frontaux latéraux. Sur chacun de ces derniers se trouve une dépression, *fossette olfactive* (Fig. 381, 3), limitée en dedans et en dehors par deux prolongements, *bourgeons nasaux interne et externe.* Ces fossettes, d'abord rondes, deviennent bientôt ovales, en même temps qu'elles acquièrent plus de profondeur. En dehors du bourgeon nasal externe, entre lui et le bourgeon maxillaire supérieur, se trouve un sillon, *sillon lacrymal,* qui formera plus tard le canal nasal et qui se dirige obliquement vers l'œil. Un autre sillon, *sillon nasal,* mène de la fossette olfactive à l'entrée de la cavité buccale.

Le premier arc pharyngien se divise à son extrémité antérieure en deux parties :

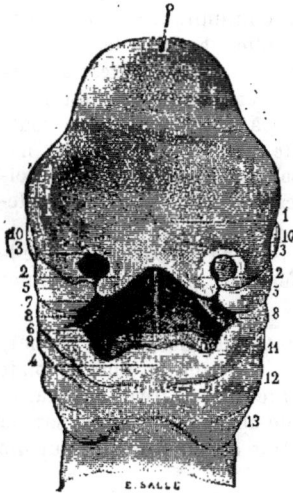

Fig. 382. — *Face d'un embryon de 35 jours* (*).

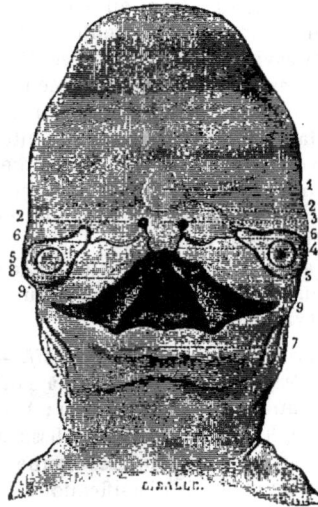

Fig. 383. — *Face d'un embryon de 40 jours* (**).

une supérieure, *bourgeon maxillaire supérieur* (Fig. 380, 5), une inférieure, *bourgeon maxillaire inférieur* (Fig. 380, 4); celui-ci se soude très-vite à celui du côté opposé pour former l'ébauche de la mâchoire inférieure. Les bourgeons maxillaires supérieurs, d'abord tout à fait latéraux, se portent peu à peu en dedans, et se soudent au bourgeon nasal externe; ils limitent avec lui en dehors le sillon nasal, limité en dedans par le bourgeon nasal interne. A un stade plus avancé, ces bourgeons maxillaires supérieurs se soudent à ce bourgeon nasal interne (Fig. 380, 5, 2) et le sillon nasal se trouve converti en un canal qui fait communiquer les fossettes olfactives avec la cavité buccale, *canal nasal.*

A mesure que les bourgeons maxillaires supérieurs se portent vers la ligne médiane, les bourgeons nasaux internes sont repoussés en dedans et finissent bientôt par se souder en un seul bourgeon médian, *bourgeon incisif* (Fig. 383, 3), qui formera plus tard la partie médiane de la lèvre supérieure et l'os intermaxillaire et

(*) 1) Bourgeon médian. — 2) Bourgeons incisifs. — 3) Narines. — 4) Lèvre et mâchoire inférieures. — 5) Bourgeon maxillaire supérieur. — 6) Bouche. — 7) Vestige de la cloison des fosses nasales. — 8) Vestige des deux moitiés de la voûte palatine. — 9) Langue. — 10) Yeux. — 11, 12, 13) Arcs pharyngiens. — (D'après Coste.)

(**) 1) Premier vestige du nez. — 2) Premier vestige des ailes du nez. — 3) Vestige de la sous-cloison. — 4) Bourgeon incisif. — 5) Bourgeon maxillaire supérieur. — 6) Sillon du sac lacrymal et du canal nasal. — 7) Lèvre inférieure. — 8) Bouche. — 9) Moitiés latérales de la voûte palatine. — (D'après Coste.)

qui, en se soudant aux bourgeons maxillaires supérieurs de chaque côté, complète la mâchoire supérieure.

En même temps que se passent ces changements extérieurs, il s'en passe d'autres plus profonds qui ont pour but la formation du palais. La cavité buccale est d'abord commune aux fosses nasales (qu'il ne faut pas confondre avec les fossettes olfactives) et au tube digestif; mais, à partir de la fin du deuxième mois, elle se divise en deux portions : une supérieure respiratoire, une inférieure digestive. Cette séparation se fait par une lamelle, *lamelle palatine* (Fig. 382, 8 et 383, 9), qui naît de chaque côté de la partie interne du bourgeon maxillaire supérieur et se porte horizontalement en dedans vers la ligne médiane. Ces deux lamelles interceptent entre elles une fente, *fente palatine*, qui fait communiquer la cavité nasale et la cavité buccale et qui se rétrécit de plus en plus. Enfin, à la huitième semaine, les deux lamelles commencent à se souder d'avant en arrière, en formant la voûte palatine et en se réunissant à la partie inférieure de la cloison nasale. A la neuvième semaine la fente palatine est tout à fait fermée, et la voûte palatine osseuse, complète à ce moment, isole la cavité buccale de la cavité nasale, dans laquelle viennent s'ouvrir les canaux nasaux partant des fossettes olfactives. Les divers stades de ce développement correspondent aux différents degrés du bec-de-lièvre.

Nous allons maintenant étudier le développement isolé de chacun des os de la face, dont la plupart se forment aux dépens des différentes parties du premier arc pharyngien.

a) *Os provenant du bourgeon incisif.* — Ce sont l'os intermaxillaire et le vomer.

L'os *intermaxillaire incisif* est à l'origine distinct chez l'homme, puis se soude très-vite au maxillaire supérieur; à la douzième semaine la soudure est ordinairement complète, sauf une petite fissure, qui reste visible après la naissance sur la voûte palatine. Il naît de très-bonne heure (quarantième ou quarante-cinquième jour) par deux points d'ossification.

Le *vomer* paraît à la fin du deuxième mois par deux points d'ossification, sous forme de deux petites lamelles osseuses, qui se réunissent très-vite en une gouttière à concavité supérieure enchâssant le cartilage vomérien.

b) *Os provenant du bourgeon nasal externe.* — Il forme les masses latérales de l'ethmoïde, l'unguis et les os du nez.

Le développement des *masses latérales* a été vu avec l'ethmoïde.

L'*unguis* paraît au troisième mois par un seul point d'ossification. Il en est de même des *os du nez.*

c) *Os provenant du bourgeon maxillaire supérieur.* — Ce sont la lame interne de l'apophyse ptérygoïde, l'os palatin, le maxillaire supérieur et l'os malaire.

La *lame interne de l'apophyse ptérygoïde* a été vue à propos du sphénoïde.

Le *palatin* se développe par un point d'ossification, d'abord double, qui paraît vers le quarante-cinquième jour de la vie fœtale et occupe l'angle de réunion des deux lames de l'os et la région du canal palatin postérieur. A la fin du troisième mois, il est complétement ossifié.

Le *maxillaire supérieur* se développe par cinq points d'ossification, y compris l'os incisif; quatre de ces points paraissent vers le quarantième ou le quarante-cinquième jour de la vie fœtale; ce sont : un pour l'os intermaxillaire, un pour l'apophyse malaire, un pour la fosse canine, un pour l'apophyse palatine. Au troisième mois paraît le cinquième point d'ossification pour le plancher de l'orbite, point orbitaire. La soudure de ces différentes pièces se fait très-rapidement et en première ligne celle de l'os incisif avec le reste de l'os. Au sixième mois de la vie fœtale, cette soudure est à peu près complète. L'apophyse montante est formée par la convergence des pièces palatine et faciale ; le rebord alvéolaire aux dépens des pièces malaire, orbitaire et de l'os incisif. Le sinus maxillaire ne commence guère à se former que dans le troisième mois de la vie fœtale.

L'os *malaire* s'ossifie par un seul point, qui paraît vers le milieu du second mois de la vie intra-utérine.

d) *Os provenant du bourgeon maxillaire inférieur.* — Il forme le maxillaire inférieur et un cartilage, cartilage de Meckel, aux dépens duquel se développent le marteau et l'enclume.

Le *maxillaire inférieur* paraît du trentième au trente-cinquième jour, après la clavicule, et son ossification est précédée d'une transformation cartilagineuse du bourgeon maxillaire inférieur. Il se développe par deux points d'ossification ([1]), et est d'abord formé de deux moitiés, qui se réunissent à la symphyse et représentent chacune une gouttière à concavité supérieure, gouttière alvéolaire. L'angle de la mâchoire n'existe pas à cette époque et les branches ont la même direction que le corps. Au troisième mois l'angle de la mâchoire se dessine un peu plus ; l'échancrure sigmoïde se creuse, le condyle et l'apophyse coronoïde sont plus saillants. La soudure des deux moitiés du maxillaire inférieur se fait peu après la naissance. A mesure que l'enfant avance en âge, la partie basilaire de l'os se prononce de plus en plus, et l'angle de la mâchoire se redresse. Chez le vieillard le rebord alvéolaire de l'os disparaît peu à peu après la chute des dents et l'angle redevient obtus.

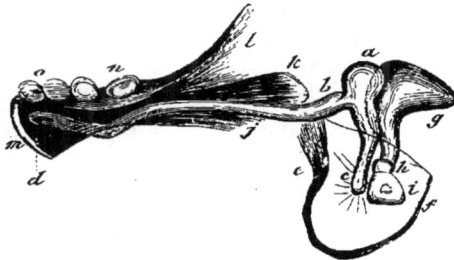

Fig. 384. — *Cartilage de Meckel, vu par sa face interne* (*).

Cartilage de Meckel (Fig. 384 et 385). — Ce cartilage est un organe transitoire, qui paraît à la fin du premier mois de la vie fœtale pour disparaître au cinquième ou sixième mois, sauf dans la partie qui formera le marteau et l'enclume. Il a la forme d'un arc situé en dedans du bourgeon maxillaire inférieur et plus tard de la mâchoire inférieure, arc dont l'extrémité antérieure se soude à celle de l'arc du côté opposé, dont l'extrémité postérieure s'étend jusqu'à la base du crâne, dans la région de la caisse du tympan. Il est situé en dedans de la parotide et de la carotide externe et recouvert par l'extrémité antérieure renflée du cercle tympanique (Fig. 385, 2). Plus en avant il est entre le

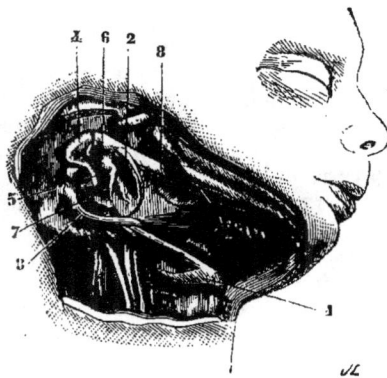

Fig. 385. — *Cartilage de Meckel, vu par sa face externe, sur un embryon de 5 mois* (**).

([1]) D'après beaucoup d'auteurs on trouverait des points d'ossification complémentaires pour l'apophyse coronoïde, le condyle, l'épine du canal dentaire (*aiguille de Spix*), les apophyses géni, etc.

(*) *a*) Marteau. — *b*) Son apophyse grêle. — *c*) Son manche. — *d*) Cartilage de Meckel. — *e, f*) Cercle tympanique. — *g*) Enclume. — *h*) Os lenticulaire. — *i*) Étrier. — *j, k, l, m*) Maxillaire inférieur. — *o, n*) Dents.
(**) 1) Os hyoïde. — 2) Cercle du tympan. — 3) Apophyse styloïde. — 4) Enclume. — 5) Son apophyse verticale. — 6) Marteau. — 7) Son manche. — 8) Cartilage de Meckel. — (D'après Kölliker.)

maxillaire inférieur et le ptérygoïdien interne, en dehors du nerf lingual, en dedans du nerf mylo-hyoïdien ; ensuite il se place au-dessous du muscle mylohyoïdien et là n'est recouvert que par le ventre antérieur du digastrique et la glande sous-maxillaire. Toute la partie tympanique du cartilage de Meckel constitue l'enclume et le marteau, qui s'ossifient au quatrième mois de la vie fœtale. La partie du cartilage recouverte par l'extrémité antérieure du cercle tympanique forme l'apophyse grêle de Raw. Tout le reste du cartilage de Meckel s'atrophie et a complétement disparu au huitième mois.

2° *Deuxième arc pharyngien.* — Ce deuxième arc, qui paraît presque immédiatement après le premier, naît de la base du crâne dans la région du sphénoïde postérieur et se divise en trois portions : une portion d'origine, qui constitue l'étrier, dont l'ossification est plus tardive que celle des autres osselets de la caisse ; une portion moyenne non cartilagineuse, qui forme le muscle de l'étrier, et une partie antérieure beaucoup plus longue, cartilagineuse en partie et qui, en s'ossifiant, se soude à la région mastoïdienne et constitue la pyramide, l'apophyse styloïde, le ligament stylo-hyoïdien et la petite corne de l'os hyoïde (Fig. 385, 3).

3° *Troisième arc pharyngien.* — Le troisième arc pharyngien constitue par ses extrémités antérieures, qui se soudent sur la ligne médiane, les grandes cornes et le corps de l'os hyoïde.

L'*os hyoïde* se développe par cinq points d'ossification : un d'abord double pour le corps, deux pour les grandes cornes, deux pour les petites cornes. Les points du corps et des grandes cornes paraissent dans le neuvième mois ou immédiatement après la naissance ; celui des petites cornes naît plus tard à une époque variable. Des points épiphysaires se montrent de quinze à seize ans à l'extrémité des grandes et des petites cornes. La soudure des grandes cornes au corps se fait de quarante à cinquante ans ; celle des petites cornes , beaucoup plus tard, si elle a lieu.

Le *quatrième arc pharyngien,* qui paraît en arrière du précédent, ne donne lieu à aucune formation spéciale et contribue seulement à former les parties molles du cou.

Les *fentes pharyngiennes,* au nombre de quatre, sont des fentes transversales situées entre les arcs pharyngiens, et pour la quatrième en arrière du quatrième arc pharyngien et qui donnent accès dans la cavité du pharynx. La première persiste seule dans une partie de son étendue pour former le conduit auditif externe, la caisse du tympan et la trompe d'Eustache. Toutes les autres disparaissent par les progrès du développement, et il n'en reste plus rien dès la sixième semaine. Les arcs pharyngiens sont les analogues des côtes.

Développement de la face en général. — Pendant la vie intra-utérine, la face a un volume très-faible comparativement au crâne et dans les différentes parties qui composent la face, c'est la partie dentaire (maxillaire supérieur et inférieur), qui présente le moins de développement. L'éruption des dents temporaires et surtout celle des dents permanentes modifie considérablement la forme de la face et augmente ses dimensions verticales. Chez le vieillard, la chute des dents et la résorption des alvéoles rapprochent par certains points la face du vieillard de celle de l'enfant ; en ce sens que les dimensions verticales diminuent de nouveau, mais avec des modifications caractéristiques, qui portent principalement sur la forme même et sur la situation respective des deux mâchoires.

4° Thorax.

Les côtes sont des prolongements, d'abord membraneux, qui partent de la colonne vertébrale (lames protovertébrales) et deviennent cartilagineux au deuxième mois, à peu près en même temps que les vertèbres. Elles s'accroissent peu à peu dans les parois ventrales de l'embryon. Les six premières côtes, dont le développement est plus rapide, se réunissent par leur extrémité antérieure avant d'atteindre la ligne médiane, et la lame verticale qui résulte de cette soudure constitue une moitié du sternum cartilagineux ; ces deux moitiés, d'abord séparées par une fissure verticale médiane, se soudent bientôt entre elles de haut en bas pour compléter le sternum.

Les *côtes* s'ossifient par un seul point d'ossification primitif, qui paraît du quarantième au quarante-cinquième jour et s'étend très-rapidement en longueur. Cette ossification débute par les côtes moyennes. De seize à dix-sept ans paraissent deux points épiphysaires pour la tubérosité et la tête de la côte. Ces points se soudent, pour la tubérosité, de dix-sept à vingt ans ; pour la tête, de vingt-deux à vingt-cinq.

L'ossification du *sternum* commence au sixième mois par la poignée, où l'on trouve un point d'ossification quelquefois double. Le corps se développe par quatre à huit points d'ossification, quelquefois plus, disposés souvent par paires et correspondant aux espaces intercostaux, points qui aboutissent à la formation des quatre pièces osseuses constituant le corps. Les points de la première pièce paraissent vers le septième ou huitième mois de la vie fœtale ; ceux des deux suivantes vers la fin de la grossesse ; ceux de la dernière au dixième mois après la naissance. La soudure des quatre pièces du corps de l'os se fait de bas en haut, celle des pièces inférieures de douze à quinze ans, celle des pièces supérieures de vingt-cinq ans à trente ans. Le point d'ossification de l'appendice xiphoïde paraît de la sixième à la quinzième année. L'appendice se soude au corps de l'os de quarante à cinquante ans. La soudure de la poignée ne se fait que dans la vieillesse.

La *forme* du thorax varie aux différentes époques de la vie. Chez le fœtus, le thorax a sur une coupe transversale une forme quadrangulaire et, à l'inverse de ce qui existe chez l'adulte, sa partie antérieure présente plus de largeur que sa partie postérieure. Les gouttières postérieures sont à peine développées ; l'angle des côtes n'existe pas. Les cartilages costaux des côtes sternales ont une direction presque horizontale et une forme aplatie. Les plus grands diamètres du thorax correspondent à sa partie inférieure à cause du volume des organes abdominaux. Après la naissance la dilatation des poumons augmente la capacité de la cage thoracique, qui se rapproche peu à peu de la forme qu'elle aura chez l'adulte. Un accroissement plus rapide se produit encore plus tard au moment de la puberté, et le thorax n'acquiert enfin sa forme et sa capacité définitives que de trente à trente-cinq ans chez l'homme et un peu plus tôt chez la femme. Dans la vieillesse les cartilages costaux s'ossifient peu à peu, se soudent au sternum et la cage thoracique perd de plus en plus son élasticité et la mobilité de ses différentes pièces osseuses.

5° Extrémités.

A. MEMBRE SUPÉRIEUR.

1° *Clavicule.* — C'est le premier os du fœtus. Il naît dans un cartilage par un point d'ossification qui paraît avant le trentième jour et s'étend avec une telle rapidité qu'il acquiert presque immédiatement une longueur de 0^m,003, longueur de l'os immédiatement après sa formation. A deux mois, la clavicule a 0^m,01 ; à trois mois, 0^m,016 ; à quatre mois, 0^m,026 ; à six mois, 0^m,033 ; à neuf mois, 0^m,04. A vingt ans environ paraît à l'extrémité sternale une lame osseuse épiphysaire, qui se soude au reste de l'os de vingt et un à vingt-deux ans.

2° *Omoplate.* — Elle se développe par un point d'ossification primitif, qui paraît du quarantième au quarante-cinquième jour dans la fosse sous-épineuse et par cinq points épiphysaires pour l'apophyse coracoïde (il est ordinairement double), l'acromion, la partie supérieure de la cavité glénoïde, l'angle inférieur, le bord spinal. Le point de l'apophyse coracoïde paraît dans la première ou la deuxième année ; celui de l'acromion de quatorze à seize ans, les deux suivants de seize à dix-huit ans, celui du bord spinal de dix-huit à vingt ans. L'apophyse coracoïde se soude la première au reste de l'os de quinze à seize ans, l'acromion, puis le point glénoïdien un peu plus tard (dix-sept à vingt ans) ; la soudure des deux derniers se fait de vingt à vingt-quatre ans.

3° *Humérus.* — Le point d'ossification primitif du corps paraît du quarantième au cinquantième jour. L'extrémité supérieure se développe par trois points qui paraissent : celui de la tête à la deuxième année, celui de la grosse tubérosité à la troisième, celui de la petite à la cinquième année. Les trois points de cette extrémité supérieure se soudent entre eux de quatre à cinq ans. L'extrémité inférieure présente cinq points d'ossification : celui du condyle se développe à la fin de la deuxième année, celui de l'épitrochlée à cinq ans, celui du bord interne de la trochlée à douze ans, celui de l'épicondyle un an plus tard. Les points épiphysaires de l'extrémité inférieure se soudent entre eux et au corps de l'os de quinze à seize ans, celle de l'épitrochlée un peu plus tard. L'extrémité supérieure ne se soude au corps de l'os que de vingt à vingt-cinq ans.

4° *Cubitus.* — Son point d'ossification primitif paraît dans la huitième semaine. Il a trois points épiphysaires : un pour l'extrémité inférieure, qui naît dans la cinquième année, et deux pour l'extrémité supérieure ; celui de l'olécrane se développe à dix ans et est surmonté à treize ou quatorze ans d'un point complémentaire qui répond au bec de l'olécrane. L'épiphyse supérieure et le corps s'unissent dans la dix-septième année ; la soudure de l'épiphyse inférieure a lieu dans la vingtième année.

5° *Radius.* — C'est vers la huitième semaine que paraît son point d'ossification primitif. Dans la cinquième année, on voit apparaître le point de l'épiphyse inférieure, et dans la sixième celui de la tête de l'os. De quatorze à dix-huit ans apparaît une lamelle épiphysaire complémentaire sur la tubérosité bicipitale à laquelle elle se soude très-rapidement. L'union de l'épiphyse supérieure avec le corps du radius se fait vers la quatorzième année ; celle de l'épiphyse inférieure plus tard, vers la vingtième année seulement.

6° *Carpe.* — Voici l'ordre et l'époque d'apparition des points d'ossification des os du carpe : grand os, un an ; os crochu, un ou deux ans ; pyramidal, trois ans ; trapèze et semi-lunaire, cinq ans ; scaphoïde, huit ans ; trapézoïde, neuf ans ; pisiforme, douze ans.

7° *Métacarpe.* — Les quatre derniers métacarpiens se développent par un point osseux primitif pour le corps, point qui paraît dans la huitième ou la neuvième semaine. Des points épiphysaires paraissent de cinq à six ans dans les extrémités digitales et se soudent au corps de l'os de seize à dix-huit ans. La base des quatre derniers métacarpiens n'a pas de point épiphysaire indépendant.

Le métacarpien du pouce présente un développement spécial. Son point diaphysaire paraît à la même époque que ceux des autres métacarpiens. A trois ans un point osseux épiphysaire se développe dans son extrémité supérieure, pour se souder au corps de l'os à seize ans. Il n'y a pas de noyau épiphysaire pour l'extrémité inférieure, mais seulement un prolongement osseux de la diaphyse rattaché à celle-ci par un pont très-mince de substance osseuse existant du côté cubital de l'os, et qui se développe comme un noyau distinct dans la tête du métacarpien pour se souder complétement au corps dans la seizième année. La présence d'un point épiphysaire supérieur le distingue des autres métacarpiens et le rapproche des phalanges. Son canal nourricier a du reste la même direction que celui des phalanges.

8° *Phalanges.* — Elles se développent par deux points d'ossification : un primitif pour le corps, qui paraît de la huitième à la dixième semaine, un complémentaire pour l'extrémité supérieure, qui naît de la troisième à la sixième année. La soudure des épiphyses et des corps se fait de seize à dix-huit ans, en commençant par les phalangettes et se terminant par les phalanges.

B. MEMBRE INFÉRIEUR.

1° *Os iliaque.* — Il se compose d'abord de trois pièces : l'ilion, l'ischion et le pubis, dont les points d'ossification paraissent, celui de l'ilion à la huitième ou neuvième semaine, celui de l'ischion au troisième mois, celui du pubis au quatrième ou cinquième. Ces trois pièces sont séparées dans la cavité cotyloïde par un cartilage en forme d'Y, qui s'ossifie de treize à quinze ans. D'autres points complémentaires se forment pour l'épine iliaque inférieure et antérieure à la même époque, pour la crête iliaque et l'ischion de quinze à seize ans, pour l'angle du pubis de dix-neuf à vingt ans. Les branches inférieures du pubis et de l'ischion s'unissent à la huitième ou neuvième année ; la soudure des trois pièces au fond de la cavité cotyloïde se fait de seize à dix-sept ans. La soudure des épiphyses ou corps de l'os est complète à vingt-cinq ans ; elle débute par l'épiphyse de l'épine iliaque antéro-inférieure et se termine par celle de la crête iliaque et de l'ischion.

Développement du bassin. — Le grand bassin paraît avant le petit, et est déjà envahi par l'ossification que ce dernier est encore cartilagineux. Le petit bassin est d'abord très-petit ; sa cavité, insuffisante pour contenir les organes abdominaux qui plus tard y trouveront place, est elliptique et allongée d'avant en arrière. A la naissance le petit bassin est déjà un peu plus large en arrière et prend la forme d'un ovale à grosse extrémité postérieure. Peu à peu ses dimensions transversales et sa capacité augmentent, et il acquiert la forme et les dimensions qu'il possède chez l'adulte.

2° *Fémur.* — Le point osseux du corps paraît dans la septième semaine. L'extrémité inférieure se développe par un seul point osseux, qui se forme dans le neuvième mois et existe toujours à la naissance. L'extrémité supérieure présente trois points d'ossification, qui paraissent : celui de la tête dans la première année, celui du grand trochanter dans la quatrième, celui du petit dans la treizième. De dix-sept à vingt-huit ans, le petit trochanter, puis le grand s'unissent à la diaphyse ; l'union de la tête ne se fait qu'un an plus tard. L'extrémité inférieure et le corps se soudent de vingt à vingt-deux ans. Chez le vieillard le tissu spongieux du col du fémur subit une raréfaction qui lui donne une grande fragilité.

3° *Rotule.* — Elle commence à s'ossifier en général dans la troisième année.

4° *Tibia.* — Le point osseux du corps paraît dans la septième semaine. Le point épiphysaire de l'extrémité supérieure paraît à la fin du neuvième mois. Celui de l'extrémité inférieure ne se forme que dans la deuxième année. Un troisième point osseux complémentaire paraît à treize ans pour la tubérosité antérieure du tibia et se soude presque immédiatement à l'épiphyse. L'extrémité inférieure se soude au corps de dix-huit à dix-neuf ans, l'extrémité supérieure de vingt et un à vingt-deux ans.

5° *Péroné*. — Il présente trois points d'ossification : un pour le corps, qui se forme immédiatement après celui du tibia ; un pour l'extrémité supérieure, qui paraît dans la deuxième année ; un pour l'extrémité supérieure, qui se montre dans la quatrième. L'épiphyse inférieure se soude au corps de dix-neuf à vingt ans, la supérieure un ou deux ans plus tard.

6° *Os du tarse*. — Les points d'ossification des divers os du tarse paraissent aux époques suivantes : calcanéum, sixième mois ; astragale, septième mois ; cuboïde, immédiatement après la naissance ; troisième cunéiforme, un an ; premier cunéiforme, trois ans ; second cunéiforme, quatre ans ; scaphoïde, quatre à cinq ans. Un point épiphysaire paraît à neuf ou dix ans pour la partie postérieure du calcanéum et se soude au reste de l'os de quinze à seize ans.

7° *Métatarsiens*. — Les points d'ossification des corps se montrent dans la huitième ou la neuvième semaine. Les points épiphysaires, qui pour les quatre derniers métatarsiens occupent les extrémités antérieures et pour le premier l'extrémité postérieure, paraissent vers la quatrième année et se soudent au corps de dix-huit à vingt ans.

8° *Phalanges*. — Les points d'ossification des corps se forment dans la neuvième ou dixième semaine. Les points épiphysaires des extrémités postérieures paraissent dans la sixième année et se soudent au corps de dix-sept à vingt ans.

Dans les os du bras et de l'avant-bras, les épiphyses les plus rapprochées du coude s'ossifient les dernières et se réunissent les premières au corps de l'os, tandis que c'est l'inverse pour les os de la cuisse et de la jambe par rapport au genou. La soudure des épiphyses au corps de l'os commence en général par l'épiphyse vers laquelle se dirige le canal nourricier de l'os.

§ II. Muscles.

Les muscles sont visibles chez l'homme au deuxième mois (sixième ou septième semaine). Au point de vue de leur développement, les muscles du corps peuvent être divisés en quatre groupes : muscles vertébraux, muscles viscéraux (muscles des parois ventrales et thoraciques, muscles du cou et des mâchoires), muscles des extrémités, muscles cutanés.

Les *muscles vertébraux* se développent aux dépens des lames musculaires des protovertèbres.

Les *muscles viscéraux* proviennent aussi des protovertèbres, par une poussée qui se fait d'arrière en avant dans les parois latérales du corps de l'embryon ; ils n'atteignent la ligne médiane antérieure du corps qu'au quatrième mois.

Quant aux *muscles des extrémités*, on n'a pas encore déterminé d'une façon précise leur mode de développement.

Les *muscles cutanés* proviennent des lames cutanées du feuillet moyen du blastoderme.

Le développement du *diaphragme* est très-obscur et paraît lié au développement des poumons et de la plèvre.

ARTICLE II. — SYSTÈME NERVEUX.

§ I. — Centres nerveux.

Cerveau. — La gouttière médullaire, formée comme on l'a vu plus haut, aux dépens des lames médullaires du feuillet corné du blastoderme, présente bientôt (troisième semaine) à sa partie céphalique trois dilatations séparées par deux étranglements (Fig. 386, 1), et à la partie postérieure un élargissement, *sinus rhomboïdal* (Fig. 386, 2). Bientôt cette gouttière médullaire se ferme et se transforme en un canal, *canal médullaire*, ébauche des centres nerveux, qui présente à sa partie céphalique trois dilatations vésiculaires, *vésicules cérébrales* antérieure, moyenne et postérieure.

La vésicule cérébrale antérieure représente l'ébauche des hémisphères cérébraux et des couches optiques, et sa cavité peut être assimilée au troisième ventricule. La vésicule moyenne formera les tubercules quadrijumeaux et les pédoncules cérébraux; sa cavité représente l'aqueduc de Sylvius. La vésicule postérieure. aux dépens de laquelle se développeront la moelle allongée, le pont de Varole, le cervelet, représente le quatrième ventricule. Ces vésicules sont remplies d'un liquide clair et communiquent avec le canal médullaire : leurs parois, d'abord très-minces, sont formées par une substance dont les couches les plus internes formeront e tissu nerveux, et les couches les plus externes les enveloppes cérébrales.

Ces trois vésicules augmentent peu à peu de volume, mais d'une façon inégale et changent en même temps de situation à cause de l'incurvation de la partie céphalique de l'embryon. La vésicule antérieure (Fig. 388, k^1) se courbe fortement en bas; la vésicule moyenne (k^2), la plus volumineuse à l'origine, s'élève notablement au-dessus des deux autres (cinquième semaine) et constitue le sommet de l'angle; enfin la vésicule postérieure (k^3) est séparée de la partie cervicale de la moelle par un angle saillant, *angle de la nuque*.

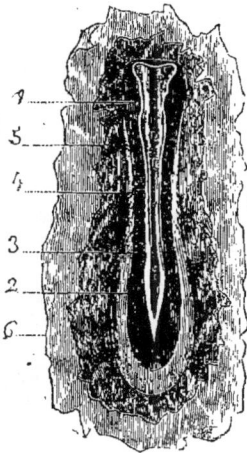

Fig. 386. — *Embryon* (*).

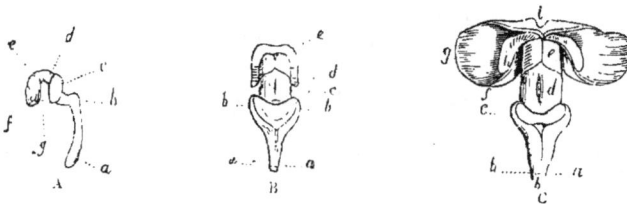

Fig. 387. — *Développement du cerveau* (**).

(*) 1) Sillon médullaire. — 2) Sinus rhomboïdal. — 3) Lames médullaires. — 4) Protovertèbres. — 5) Feuillets moyen et externe du blastoderme. — 6) Feuillet interne du blastoderme. — (D'après Bischoff.)

(**) A. *Cerveau et moelle épinière d'un embryon de sept semaines, vus de profil.* — a) Moelle épinière. — b) Inflexion de la moelle en avant. — c) Cerveau postérieur. — d) Cerveau moyen. — e) Cerveau intermédiaire. — f) Cerveau antérieur. — g) Vestige du corps strié.

B. *Cerveau d'un embryon de neuf semaines.* — a, a) Les deux cordons principaux de la moelle, séparés

Bientôt se forme un léger sillon antéro-postérieur, qui divise les vésicules cérébrales sur la ligne médiane et indique l'ébauche de la séparation du cerveau en deux moitiés, droite et gauche. Un autre sillon transversal sépare la vésicule antérieure en une partie antérieure, hémisphères cérébraux, et une partie postérieure plus volumineuse, qui formera les couches optiques. Peu à peu la prépon-

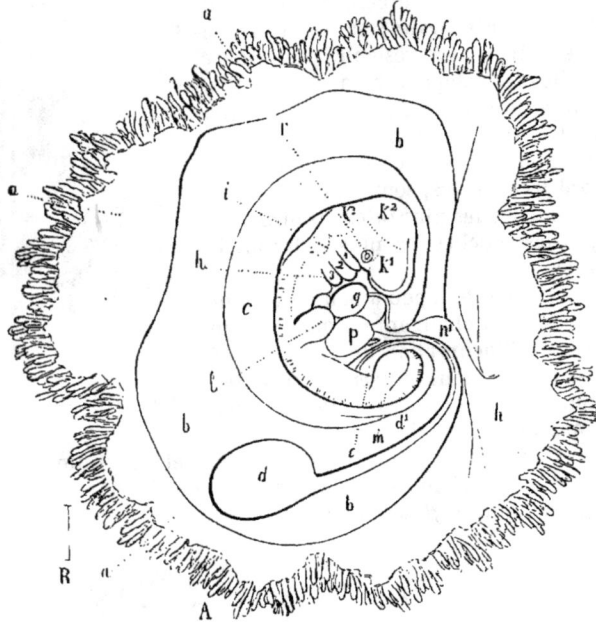

Fig. 388. — *Embryon de quatre semaines* (*).

dérance de la vésicule moyenne (tubercules quadrijumeaux) cesse à partir de la septième semaine et les hémisphères cérébraux se développent de plus en plus, en recouvrant les couches optiques, les tubercules quadrijumeaux et le cervelet. Le cerveau acquiert ainsi une forme arrondie avec prépondérance des hémisphères.

par un sillon longitudinal. — *b, b*, Cervelet. — *c*) Parties qui donnent naissance aux tubercules quadrijumeaux. — *d*) Couches optiques. — *e*) Hémisphères membraniformes écartés.

C. *Cerveau d'un embryon de douze semaines, vu en dessus, les hémisphères écartés et rejetés sur les côtés.* — *a, a*) Les deux cordons principaux de la moelle épinière. — *b*) Sillon longitudinal postérieur. — *c*) Cervelet. — *d*) Tubercules quadrijumeaux. — *e*) Couches optiques. — *f, g*) Hémisphères. — *h*) Corps striés. — *i*) Commissures des deux hémisphères.

D. *Coupe verticale et antéro-postérieure du cerveau précédent.* — *a, b*) Moelle épinière. — *c*) Canal de la moelle. — *d, e*) Bulbe. — *f*) Pont de Varole. — *g*) Cervelet. — *h*) Valvule de Vieussens. — *i*) Pédoncules du cerveau. — *k, k*) Tubercules quadrijumeaux. — *m*) Troisième ventricule. — *n*) Glande pituitaire. — *o*) Couche optique. — *p*) Nerfs olfactifs. — *q*) Corps calleux. — *r*) Pilier antérieur du trigone. — *s*) Hémisphères.

E. *Cerveau d'un fœtus de quatorze à quinze semaines, vu de côté.* — *a*) Moelle épinière. — *b*) Courbure de la moelle en avant. — *d*) Pont de Varole. — *e*) Nerf trijumeau. — *f*) Membrane obturatrice du quatrième ventricule. — *g*) Cervelet. — *h*) Tubercules quadrijumeaux. — *l*) Hémisphères cérébraux. — *m*) Nerf optique. — *n*) Nerf olfactif. — *o*) Scissure de Sylvius. — (D'après Tiedemann.)

(*) *a*) Chorion. — *b*) Espace entre le chorion et l'amnios. — *c*) Amnios. — *d*) Vésicule ombilicale. — *d¹*) Son pédicule. — *e*) Anse intestinale. — *g*) Cœur. — *h*) Mâchoire inférieure. — *i*) Oreille. — *k¹*) Hémisphères cérébraux. — *k²*) Tubercules quadrijumeaux. — *k³*) Cervelet. — *l*) Membre antérieur. — *m*) Membre postérieur. — *n*) Endroit où l'allantoïde s'unit au chorion. — *n¹*) Cordon ombilical. — *p*) Foie. — *r*) Œil. — *1, 2, 3*) Fentes pharyngiennes.

Les trois vésicules cérébrales primitives se divisent bientôt en cinq vésicules ou renflements secondaires, de la forme suivante : 1° la *vésicule antérieure* se divise en deux parties : une antérieure, *cerveau antérieur,* qui constituera les hémisphères, les corps striés et la voûte, et fournira les vésicules oculaires et les fossettes olfactives; une postérieure (*cerveau intermédiaire*), origine des couches optiques ; 2° la *vésicule moyenne (cerveau moyen)* ne se divise pas; 3° la *vésicule postérieure*, à l'inverse des précédentes, se développe surtout aux dépens de sa partie moyenne (Fig. 387, A), un angle saillant qui répond à la protubérance annulaire et la divise en deux parties : une antérieure, *cerveau postérieur* proprement dit, qui constituera le cervelet, et une postérieure, *arrière-cerveau*, ébauche de la moelle allongée. La partie postérieure de sa paroi supérieure ne se développe que très-peu et reste sous forme d'une membrane excessivement mince, qui ferme sa cavité ou le quatrième ventricule. Nous allons suivre successivement le développement de ces divers renflements.

1° *Cerveau antérieur.* — Après la division du cerveau antérieur en deux lobes ou hémisphères cérébraux, chacun de ces lobes se développe principalement d'avant en arrière.

Au troisième mois les hémisphères recouvrent complétement les couches optiques, au cinquième, les tubercules quadrijumeaux, au sixième, le cervelet. A l'origine, la surface des hémisphères est tout à fait lisse, mais, à partir du troisième mois, on voit déjà des sillons qui, après avoir atteint leur maximum de développement au quatrième mois (Fig. 387, E), disparaissent de nouveau, sauf un pour la scissure de Sylvius, de façon qu'au sixième mois (Fig. 389) la surface des hémisphères est de nouveau tout à fait lisse. Les circonvolutions cérébrales se forment au septième et au huitième mois. La scissure de Sylvius, qui paraît au troisième mois, est d'abord un large sillon superficiel dans lequel se développent au septième mois les circonvolutions de l'insula.

Les *corps striés* paraissent à la fin du deuxième mois; ce sont d'abord deux petites saillies allongées, qui naissent du plancher des hémisphères, et proéminent dans leur cavité (Fig. 390, A, 3). Ils sont situés au troisième mois au côté externe des couches optiques (4) dont les sépare un sillon profond; au quatrième mois, ils sont déjà très-développés et ont à peu près leur forme définitive.

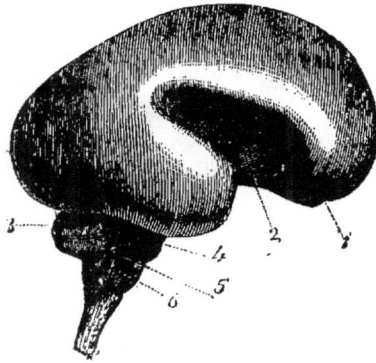

Fig. 389. — *Cerveau d'un embryon humain de six mois* (*).

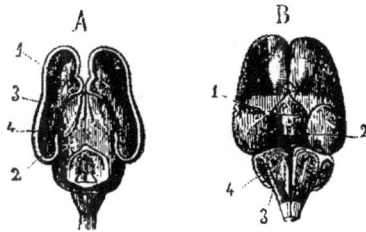

Fig. 390. — *Cerveau d'un embryon humain de trois mois* (**).

(*) 1) Bulbe olfactif. — 2) Scissure de Sylvius. — 3) Cervelet. — 4) Pont de Varole. — 5) Lobule du pneumogastrique. — 6) Olive. (Grandeur naturelle). — (D'après Kölliker.)

(**) A. *Vu d'en haut après l'ablation des hémisphères et l'ouverture du cerveau moyen.* — 1) Partie antérieure coupée de la circonvolution arquée.— 2) Sa partie postérieure.— 3) Corps strié. — 4) Couche optique.

B. *Vu d'en bas.* — 1) Masse des corps mamillaires et du *tuber cinereum.* — 2) Pédoncules cérébraux. — 3) Pont de Varole. — 4) Restes de la membrane obturatrice du quatrième ventricule. (Grandeur naturelle). — (D'après Kölliker.)

Formation des ventricules latéraux, de la grande fente de Bichat, du corps calleux et du trigone. — La cavité des hémisphères est d'abord sans communication avec l'extérieur ; mais bientôt à leur face interne se forme une fente d'abord verticale, ensuite transversale dans sa partie postérieure et par laquelle la pie-mère pénètre dans la cavité de chaque hémisphère, ou dans le futur ventricule latéral correspondant. Par la production de cette fente, ébauche de la grande fente de Bichat, et par le développement même des hémisphères, ceux-ci se séparent de plus en plus et ne sont plus soudés entre eux que par un très-petit point de substance cérébrale en avant de la fente verticale. Au troisième mois, les ventricules latéraux sont déjà bien développés. Cette fente représente bientôt une scissure curviligne qui embrasse dans sa concavité les pédoncules cérébraux et dont la convexité est limitée par une *circonvolution arquée* ; cette circonvolution par sa partie postérieure, plus volumineuse, fait saillie dans la cavité du ventricule latéral et constitue la corne d'Ammon. La couche interne de cette circonvolution arquée, et la plus rapprochée de la fente des hémisphères, constitue le *trigone* et le *septum lucidum* (Fig. 391, 10, 11.) La partie antérieure de cette couche interne ne forme d'abord qu'une seule masse indivise, et ce n'est que plus tard qu'il s'y produit sur la ligne médiane une division qui donne naissance aux piliers antérieurs du trigone et aux deux lames du septum lucidum. Le cinquième ventricule est donc une formation secondaire. La couche extérieure de la circonvolution arquée formera la partie supérieure du corps calleux (*nerfs de Lancisi*) et le corps dentelé.

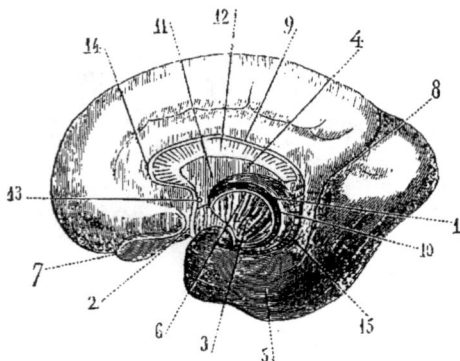

Fig. 391. — *Face interne de l'hémisphère droit du cerveau d'un embryon de six mois* (*).

Le *corps calleux* paraît au quatrième mois dans la partie antérieure de la circonvolution arquée dont il sépare les deux couches et se forme par soudure des fibres rayonnantes des pédoncules cérébraux (Tiedemann, Schmidt). C'est d'abord un très-petit cordon cylindrique, qui se développe peu à peu vers la partie postérieure ; le genou du corps calleux ne se forme qu'au quatrième mois ; au sixième mois le corps calleux a à peu près une forme définitive. La *commissure antérieure* paraît un peu avant le corps calleux.

2° *Cerveau intermédiaire.* — Il constitue d'abord une vésicule à parois minces ; mais bientôt sur ses parois latérales se forment deux saillies ovoïdes, les *couches optiques*, qui rétrécissent la cavité de la vésicule ou le futur ventricule moyen. Cette cavité est d'abord fermée en haut par la paroi supérieure de la vésicule intermédiaire, mais bientôt cette paroi s'ouvre sur la ligne médiane et d'avant en arrière, et il en résulte une fente qui représente l'ouverture supérieure du ventricule moyen, fente par laquelle pénètre un prolongement de la pie-mère. La partie postérieure de cette paroi supérieure de la vésicule intermédiaire persiste seule pour

(*) 1) Trigone. — 2) Bec du corps calleux. — 3) Pédoncule cérébral ou couronne rayonnante de Reil. — 4) *Septum lucidum.* — 5) Lobe inférieur des hémisphères. — 6) Bandelette cornée. — 7) Bulbe olfactif. — 8) Scissure interlobaire. — 9) Partie supérieure du corps calleux. — 10) Grande fente cérébrale. — 10) Partie antérieure du *Septum lucidum.* — 12) Corps calleux. — 13) Commissure antérieure. — 14) Partie antérieure du corps calleux. — 15) Circonvolution de l'hippocampe. — (D'après Schmidt.)

former la *commissure postérieure* et la *glande pinéale* qui paraît au cinquième mois. La *commissure grise* se produit par la soudure des parties latérales des couches optiques. Peu à peu cette ouverture supérieure du ventricule moyen, d'abord libre, est recouverte par le trigone qui s'accole aux bords de la fente ; un seul point reste libre en avant pour le passage des plexus choroïdes dans les ventricules latéraux et constitue le *trou de Monro*.

Le *plancher du troisième ventricule* se forme aux dépens de la paroi inférieure de la vésicule intermédiaire. Au troisième mois (Fig. 390, B), le tuber cinereum est constitué et rattaché à la glande pituitaire par l'infundibulum ; les tubercules mamillaires (1) forment une masse simple, qui ne se dédoublera que plus tard au septième mois. D'après Schmidt, cette paroi inférieure de la vésicule intermédiaire présenterait, comme la paroi supérieure, une division médiane suivie d'une soudure.

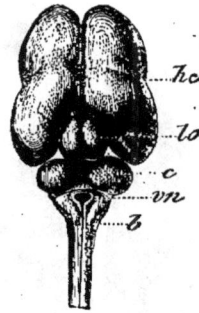

Fig. 392. — *Face supérieure du cerveau d'un fœtus d'environ trois mois (*).*

Le développement de la glande pituitaire est encore douteux. D'après Ratke, elle proviendrait d'une dépression en cul-de-sac de la muqueuse pharyngienne, qui s'enfoncerait en doigt de gant dans la région de la selle turcique. La destination réelle de ce cul-de-sac est encore inconnue.

3° *Cerveau moyen.* — La vésicule cérébrale moyenne, qui, au début, occupe le sommet de la tête, a un développement bien moins actif que les autres et subit le moins de modifications. Sa cavité se rétrécit peu à peu par l'épaississement de ses parois pour former l'aqueduc de Sylvius. Sa face supérieure est d'abord lisse et sans trace de séparation (Fig. 392, *lo*). A six mois, on y voit un sillon longitudinal, qui, au septième mois, est croisé par un sillon transversal ; alors les tubercules quadrijumeaux sont formés. Le cerveau moyen est à peu près recouvert par les hémisphères cérébraux.

4° *Cerveau postérieur.* — La paroi supérieure de la vésicule cérébrale postérieure constitue par sa partie antérieure, qui prend un développement considérable, le cervelet ; par sa partie postérieure, plus mince, une mince membrane, *membrane obturatrice*, qui ferme le quatrième ventricule. Le cervelet se forme de très-bonne heure et provient d'une poussée des parties latérales du cerveau postérieur par deux lamelles qui viennent s'unir en haut sur la ligne médiane (Fig. 392, C). Les parties latérales forment les hémisphères du cervelet, qui sont bien dessinés au sixième mois, ainsi que le lobe moyen. Les circonvolutions cérébelleuses paraissent presque immédiatement après.

La *membrane obturatrice* est une mince lamelle qui fer-

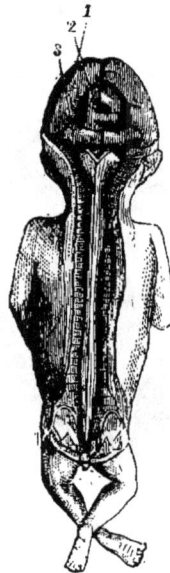

Fig. 393. — *Embryon de 3 mois, de grandeur naturelle (**).*

me en partie en arrière le quatrième ventricule et sur la nature et le développement de laquelle on n'est pas encore complétement fixé. Cette membrane paraît être refoulée par la pie-mère, qui pénètre dans le quatrième ventricule et disparaît presque en entier plus tard par les progrès du développement.

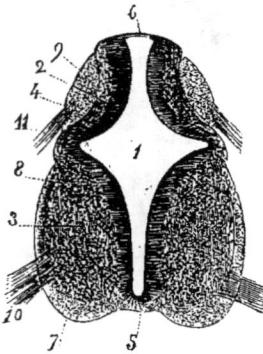

Fig. 394.— *Coupe de la moelle cervicale d'un embryon de 6 semaines* (*).

La paroi inférieure du cerveau moyen forme le pont de Varole, qui paraît dès la fin du troisième mois (Fig. 390, B, 3).

5° *Arrière-cerveau*. — Il forme la moelle allongée, olives, pyramides, corps restiformes, qui paraissent déjà au troisième mois et sont très-développés au quatrième et au cinquième mois.

Moelle. — Une fois le canal médullaire formé par la fermeture de la gouttière médullaire, la moelle occupe toute la longueur de la colonne vertébrale ; ce n'est qu'à partir du quatrième mois que, la colonne vertébrale se développant plus rapidement, la moelle semble remonter de façon à se trouver par son extrémité en rapport avec la troisième vertèbre lombaire à la fin de la vie fœtale. Cette ascension apparente de la moelle amène un allongement progressif des racines nerveuses inférieures, qui constituent alors la queue de cheval. Le *fil terminal* représente en réalité la partie inférieure de la moelle qui n'a pas continué à se développer. Le canal central, d'abord très-large, surtout au niveau du sinus rhomboïdal, finit par se rétrécir peu à peu, au fur et à mesure du développement de la substance nerveuse propre à la moelle.

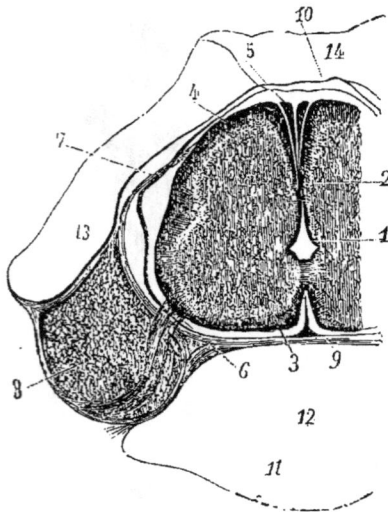

Fig. 395. — *Coupe de la moelle cervicale d'un embryon de neuf à dix semaines* (**).

Le canal médullaire a, primitivement, des parois homogènes formées par des cellules irradiées. Bientôt ces parois se divisent en deux couches : une interne qui se transforme en épithélium (Fig. 394, 2) ; une externe, qui forme la substance grise. A quatre semaines, les ganglions spinaux et les racines antérieures existent déjà ; les racines postérieures n'existent pas encore ; les cordons antérieurs et postérieurs sont ébauchés. A six semaines (Fig. 394), l'épithélium du canal central présente plusieurs couches de cellules ; les racines postérieures existent ; la commissure antérieure est bien marquée. L'épithélium du canal central arrive encore en arrière à la surface de la moelle. A neuf semaines (Fig. 395), le canal cen-

(*) 1) Canal central de la moelle. — 2) Épithélium du canal central. — 3) Substance grise antérieure. — 4) Substance grise postérieure. — 5) Commissure antérieure. — 6) Partie postérieure mince du revêtement épithélial du canal central. — 7) Cordons antérieurs.— 8) Cordons latéraux.— 9) Cordons postérieurs. — 10) Racines antérieures. — 11) Racines postérieures. (Grossissement 50 diamètres). — (D'après Kölliker.)

(**) 1) Canal central. — 2) Sa partie postérieure. — 3) Cordons antérieurs. — 4) Cordons postérieurs. —

tral est excessivement réduit et enveloppé de tous côtés par la substance médullaire. La réunion des cordons antérieurs et postérieurs, séparés jusqu'ici par un sillon latéral, est à peu près accomplie. Les cordons latéraux ne sont qu'une dépendance des cordons antérieurs.

Enveloppes des centres nerveux. — D'après Kölliker, les enveloppes des centres nerveux ne proviennent pas des lames médullaires, mais des lames protovertébrales. Elles sont déjà visibles sur l'embryon humain de six semaines. La tente du cervelet se développe de très-bonne heure et représente à l'origine une cloison presque verticale percée en haut d'une ouverture excentrique et placée entre le cerveau moyen et le cerveau intermédiaire, puis entre le cerveau moyen et le cerveau postérieur pour se placer enfin définitivement entre le cerveau antérieur et le cerveau postérieur ; changements de situation qui sont dus au développement inégal de ces différents segments du cerveau. La faux du cerveau paraît dès que se fait la division de la vésicule cérébrale antérieure en deux hémisphères.

§ II. — Nerfs.

Les ganglions spinaux ont un développement tout à fait indépendant de celui de la moelle, et proviennent des lames protovertébrales (voy. *Développement du rachis*). Ce n'est que secondairement qu'ils sont rattachés à la moelle par les racines postérieures, sans qu'on puisse dire si ces racines proviennent des ganglions (ce qui est plus probable) ou de la moelle. Les racines motrices proviennent de la moelle. Le développement des nerfs eux-mêmes n'a pas été suivi sur l'embryon humain. Il en est de même des nerfs céphaliques, sauf pour les nerfs olfactifs, optiques et acoustiques, qui sont des productions directes des centres nerveux. Les ganglions de certains nerfs crâniens paraissent, comme ceux des nerfs rachidiens, se développer d'une façon indépendante.

Le *grand sympathique* paraît d'abord comme un cordon noueux, visible dans sa partie thoracique sur un embryon de 0^m,02 (Kölliker). Bischoff a vu le ganglion cervical supérieur sur un embryon de 0^m,03. A la fin du deuxième mois le cordon du sympathique est bien évident. Au troisième mois on voit le plexus cœliaque (Lobstein), dont le développement paraît lié à celui des capsules surrénales, et les grands nerfs splanchniques.

ARTICLE III. — ORGANES DES SENS.

§ I. — Appareil de la vision.

Les premières traces du globe oculaire sont ce qu'on appelle les *vésicules oculaires primitives*. Ce sont deux saillies vésiculaires qui paraissent dans la troisième semaine à la partie antérieure, de chaque côté de la vésicule cérébrale antérieure.

Leur cavité communique avec celle de cette vésicule d'abord largement, puis par un pédicule creux, qui formera plus tard le nerf optique. Quand la vésicule cérébrale antérieure s'est divisée en cerveau antérieur et cerveau intermédiaire, la vésicule oculaire primitive correspond à la face inférieure de ce dernier. La

5) Cordons cunéiformes. — 6) Racines antérieures. — 7) Racines postérieures. — 8, Ganglion spinal. — 9) Pie-mère. — 10) Dure-mère. — 11) Corps de la vertèbre. — 12) Restes de la corde dorsale. — 13) Arc vertébral. — 14) Restes de la membrane réunissante supérieure. — (D'après Kölliker.)

vésicule oculaire est recouverte immédiatement par le derme de l'embryon (feuillet épidermique et probablement lame céphalique du feuillet moyen du blastoderme). Ce revêtement cutané prend part aussi à la formation du globe oculaire. Le feuillet épidermique formera le cristallin et l'épithélium de la conjonctive et de la cornée, le feuillet céphalique donnera naissance au corps vitré, à la partie fibreuse de la sclérotique et de la cornée, et à la choroïde et à l'iris. Nous allons suivre le développement de ces différentes parties.

Formation du cristallin (Fig. 396). — Le feuillet épidermique s'épaissit bientôt au niveau de la vésicule oculaire, et au niveau de cet épaississement il offre une petite dépression, *fossette cristalline* (A, 3), qui peu à peu se transforme en une vésicule close (B, 2), s'isolant complétement du reste du feuillet épidermique. Cette vésicule, ébauche du cristallin, déprime en s'enfonçant la partie antérieure de la vésicule oculaire qui se replie contre la partie postérieure; cette vésicule forme alors une sorte de cupule (B), d'abord en contact avec le cristallin et qui

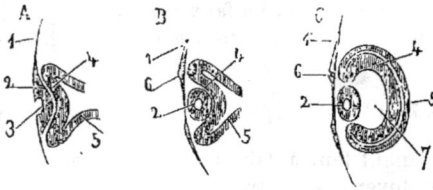

Fig. 396. — *Développement du cristallin* (*).

s'en écarte plus tard à mesure que se développe le corps vitré (C). Cette cupule représente alors une vésicule à deux feuillets, *vésicule oculaire secondaire*, dont le feuillet interne (4) constituera la rétine, et le feuillet externe (5) la couche pigmentaire de la choroïde.

La vésicule qui constitue le cristallin primitif est formée de cellules épithéliales radiées, qui se multiplient et remplissent complétement sa cavité; chacune de ces cellules se transforme ensuite en fibres du cristallin. Cette vésicule est entourée par une membrane transparente amorphe, *capsule cristalline*, qu'on trouve déjà au deuxième mois de la vie fœtale et qui paraît n'être autre chose qu'une formation cuticulaire. Le cristallin est enveloppé, en outre, chez le fœtus par une membrane vasculaire, *capsule vasculaire du cristallin* (Fig. 397), qui existe au deuxième mois et reçoit par sa partie postérieure les divisions de l'artère hyaloïdienne, bran-

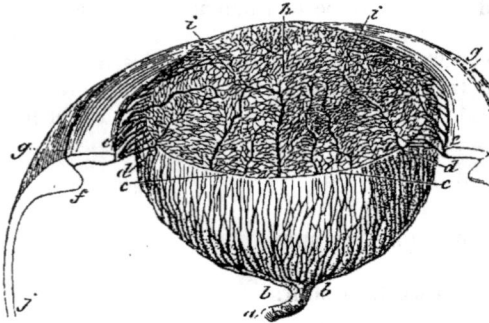

Fig. 397. — *Capsule vasculaire du cristallin et membrane papillaire* (**).

che de l'artère centrale de la rétine, qui, chez le fœtus, traverse d'arrière en avant le corps vitré. La *membrane pupillaire* ou *de Wackendorff*, qui obture la pupille, et la *membrane capsulo-pupillaire*, qui s'étend des bords de la pupille à la périphérie du cristallin, ne sont que des parties de cette capsule vasculaire décrites à tort comme des membranes distinctes. La membrane pupillaire est très-adhérente à l'iris, auquel elle est unie par ses vaisseaux (Fig. 397, *d, e*). Il n'y a pas de veine hyaloïdienne. Toutes les veines de la capsule cristalline vasculaire se jettent dans les veines de l'iris et de la choroïde. Au sixième ou septième mois, cette capsule vasculaire commence à disparaître; ses vaisseaux s'oblitèrent, et il n'en reste plus de traces à la naissance. Cette capsule vasculaire provient des lames céphaliques refoulées avec le cristallin; quant au cristallin même, c'est une formation épidermique.

Formation de la membrane fibreuse de l'œil. — Elle se forme aux dépens de la partie du derme qui ne s'est pas repliée pour constituer le cristallin; le feuillet épidermique donne l'épithélium de la conjonctive, les lames céphaliques (derme cutané) la partie fibreuse proprement dite. Cette membrane forme à l'origine une capsule qui enveloppe la vésicule oculaire secondaire et présente à sa partie inférieure une fente antéro-postérieure liée au développement du corps vitré. A la fin du troisième mois on peut déjà distinguer la cornée transparente de la sclérotique proprement dite.

Formation du corps vitré et développement de la vésicule oculaire secondaire. — La vésicule oculaire primitive constitue à l'origine une cavité qui communique avec celle de la vésicule cérébrale antérieure par le pédicule creux du nerf optique. La vésicule oculaire secondaire se forme par un refoulement de la partie antérieure et inférieure de la vésicule oculaire primitive et son accolement à la partie postérieure et supérieure, pour constituer une capsule à deux feuillets qui reçoit le cristallin comme un œuf est reçu dans le coquetier. Le cristallin est d'abord en contact avec le feuillet antérieur de cette cupule (Fig. 396, B). Mais bientôt le derme qui forme la membrane fibreuse du globe oculaire présente à la partie inférieure de ce globe un repli qui refoule la partie inférieure de la vésicule oculaire primitive, comme le cristallin en avait refoulé la partie antérieure. Ce repli, qui détermine la production de la fente scléroticale, une fois arrivé entre le cristallin et le feuillet antérieur de la vésicule oculaire secondaire, s'hypertrophie de plus en plus, sauf au niveau du pédicule qui le rattache au derme primitif, refoule de plus en plus en arrière, en haut et sur les côtés le feuillet antérieur de la vésicule oculaire secondaire et occupe alors la cavité de cette vésicule (Fig. 396, C, 7), dont l'ouverture antérieure est occupée par le cristallin. Le corps vitré est donc un produit connectif. A l'origine, il est enveloppé par une capsule vasculaire, analogue à celle du cristallin, dont les vaisseaux proviennent de ceux de la rétine et communiquent en avant avec ceux de la capsule vasculaire du cristallin. Elle disparaît à une époque indéterminée.

Formation du nerf optique, de la rétine et de la couche pigmentaire de la choroïde. — Le nerf optique est creux à l'origine et fait communiquer la cavité de la vésicule cérébrale antérieure avec la cavité de la vésicule oculaire primitive; pendant que cette vésicule s'invagine pour former la vésicule oculaire secondaire par le développement du repli dermique du corps vitré, le nerf optique s'aplatit de haut en bas, puis s'incurve de façon à représenter une gouttière dont la concavité est inférieure et se continue avec la fente inférieure de la vésicule oculaire. Il est probable que l'accolement des parois supérieure et inférieure du nerf optique et la formation de cette gouttière sont dus à la même cause, et que ce repli dermique du corps vitré refoule aussi le nerf optique pour constituer l'artère centrale de la rétine et l'axe connectif du nerf. Les deux bords de la gouttière marchent ensuite en bas et vers la ligne médiane et finissent par se souder, de façon que le nerf reprend sa forme cylindrique.

Les deux feuillets de la vésicule oculaire secondaire (Fig. 396, C) interceptent entre eux une cavité cupuliforme, reste de la cavité de la vésicule oculaire primitive; mais cette cavité devient de plus en plus étroite par l'accolement des deux feuillets et se réduit sur une coupe à une simple fente, qui finit même par disparaître comme la cavité du nerf optique. Les deux feuillets se développent en même temps pour former la rétine et la couche pigmentaire de la choroïde. Le *feuillet interne*, plus épais, constitue la *rétine*. Cette membrane se termine en avant au bord du cristallin par un épaississement qui diminue peu à peu à partir du cinquième mois pour former la partie ciliaire de la rétine. Chez l'embryon, la rétine présente des plis qui disparaissent à la fin de la vie fœtale. La tache jaune ne paraît qu'après la naissance. Le *feuillet externe*, plus mince, forme le pigment de la choroïde (1), qui paraît déjà dès la quatrième semaine. Ce pigment manque à la partie inférieure et interne du globe oculaire, ce qui détermine la production d'une ligne blanchâtre, regardée par quelques auteurs comme une fente, *fente choroïdienne,* liée au développement du corps vitré et de la vésicule oculaire secondaire.

Formation de la choroïde proprement dite et de l'iris. — Le développement de la choroïde présente encore beaucoup d'obscurités. Remak la fait provenir, comme la couche pigmentaire, du feuillet externe de la vésicule oculaire. Pour Kölliker, au contraire, elle proviendrait de la même source que la membrane fibreuse de l'œil. La choroïde ne dépasse pas d'abord le bord du cristallin; puis de sa partie antérieure se développe l'iris comme un anneau membraneux, d'abord très-étroit, qui s'élargit de plus en plus à mesure que la pupille se rétrécit. Le bord pupillaire de l'iris rencontre bientôt la capsule vasculaire du cristallin, contracte des adhérences avec cette capsule, dont la partie antérieure et médiane bouche, sous le nom de *membrane pupillaire,* l'orifice de la pupille, pour ne disparaître qu'au septième mois. La couronne ciliaire commence à se développer au deuxième mois.

Annexes du globe oculaire. — Les *paupières* se forment à la fin du troisième mois; ce sont d'abord de petits replis cutanés qui en recouvrent le globe; puis peu à peu ils s'accroissent; leurs bords arrivent au contact et se soudent pour se rouvrir à la fin de la vie fœtale. La conjonctive oculo-palpébrale est assez développée au troisième mois de la vie fœtale. Les glandes de Meibomius ne commencent à se former que lorsque les paupières sont déjà soudées, c'est-à-dire au plus tôt à la fin du quatrième mois. Elles se développent par un bourgeonnement épithélial.

Les *muscles de l'œil* sont déjà visibles dans le cours du troisième mois.

La *glande lacrymale* paraît à la fin du quatrième mois et est d'abord un bourgeon épithélial plein. La caroncule lacrymale et les conduits lacrymaux paraissent un peu après. Le canal lacrymo-nasal consiste à l'origine en une gouttière située entre le bourgeon nasal externe et le bourgeon maxillaire inférieur, gouttière qui se convertit plus tard en canal nasal et sac lacrymal.

§ II. — Oreille.

A. *Oreille externe.* — La première ébauche du labyrinthe paraît dans la troisième semaine. Le labyrinthe est à l'origine une vésicule, *vésicule auditive,* située

_____

(1) D'après Müller, ce feuillet externe formerait la membrane des bâtonnets.

dans la région du deuxième arc pharyngien (Fig. 381, 11 et 398, 1). Cette vésicule ne communique pas avec la cavité de la vésicule cérébrale postérieure,
comme on le croyait d'abord, mais se forme comme le cristallin par une dépression

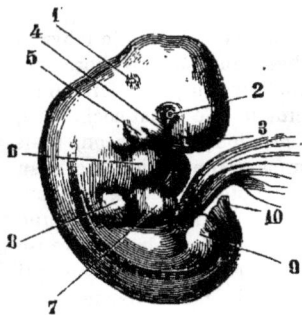

Fig. 398. — *Embryon de quatre
semaines* (*).

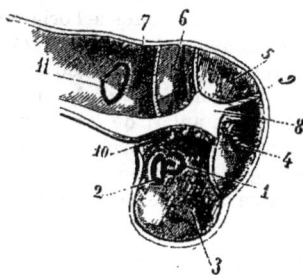

Fig. 399. — *Crâne d'un embryon de
quatre semaines coupé par le milieu
et vu sur sa partie interne* (**).

en cul-de-sac du feuillet épidermique, *fossette auditive*, qui finit par se fermer
pour se transformer en vésicule close. Cette vésicule, d'abord arrondie, devient
bientôt piriforme (Fig. 399, 11) et se divise en deux parties : une partie inférieure
plus large, sphérique, et une partie supérieure allongée, étroite, qui paraît
un appendice de la première, c'est l'*appendice du vestibule* (Fig. 400, 8), qui
disparaît par la suite et dont la signification est inconnue.

La vésicule labyrinthique, d'abord formée simplement par le feuillet épidermique, reçoit bientôt une mince enveloppe connective des lames céphaliques, en
même temps que la masse extérieure du
blastème qui l'entoure prend peu à peu
l'aspect du cartilage et forme l'ébauche du
rocher. L'enveloppe connective immédiate de
la vésicule labyrinthique se vascularise et se
divise ensuite en trois couches : une interne,
qui adhère intimement à l'épithélium de la
vésicule labyrinthique et formera la partie fibreuse du labyrinthe membraneux ; une externe, qui s'accole à la partie cartilagineuse
du labyrinthe pour en constituer le périchondre ; une moyenne, molle, lâche, formée par
du tissu connectif embryonnaire (tissu muqueux) ; cette couche se résorbe peu à peu et

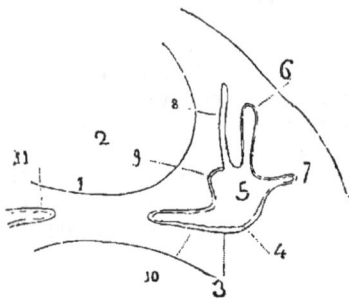

Fig. 400. — *Coupe transversale du crâne
d'un embryon de veau* (***).

(*) 1) Vésicule auditive. — 2) Vésicule oculaire. — 3) Fossette olfactive. — 4) Bourgeon maxillaire supérieur. — 5) Bourgeon maxillaire inférieur. — 6) Oreillette droite. — 7) Ventricule droit. — 8) Extrémité antérieure. — 9) Extrémité postérieure. — 10) Extrémité caudale. — (D'après Kölliker.)

(**) 1) Vésicule oculaire. — 2) Nerf optique aplati. — 3) Cerveau antérieur. — 4) Cerveau intermédiaire.
— 5) Cerveau moyen. — 6) Cerveau postérieur — 7) Arrière-cerveau. — 8) Partie antérieure de la tente du
cervelet. — 9) Sa partie latérale située à ce moment entre le cerveau intermédiaire et le cerveau moyen. —
10) Repli en cul-de-sac de la courbe pharyngienne. — 11) Vésicule auditive vue par transparence. — (D'après
Kölliker.)

(***) 1) Partie inférieure de la base du crâne. — 2) Cavité du crâne. — 3) Cavité du crâne contenant la vésicule labyrinthique. — 4, 5) Cavité de la vésicule labyrinthique. — 6) Canal demi-circulaire supérieur. —
7) Canal demi-circulaire externe. — 8) Appendice du vestibule. — 9) Ébauche du saccule. — 10) Ébauche du
limaçon. — 11) Limaçon du côté opposé. — (D'après Kölliker.)

donne naissance à une cavité intermédiaire entre les deux couches précédentes, cavité qui se remplit d'un liquide, la *périlymphe*.

Le développement des différentes parties qui composent le labyrinthe membraneux se fait de la façon suivante :

Le *limaçon* représente à l'origine un cul-de-sac allongé de la vésicule labyrinthique (Fig. 400, 10), placé horizontalement dans la base du crâne. D'abord rectiligne, il se courbe peu à peu en spirale ; à la huitième semaine, il ne fait qu'un tour et n'est complet qu'à la onzième ou douzième semaine. Ce canal cochléaire, embryonnaire, aplati de haut en bas, ne représente pas tout le limaçon, mais seulement la lame spirale membraneuse avec la rampe tympanique. Le tissu connectif qui enveloppe ce canal cochléaire comme le reste de la vésicule labyrinthique se divise, au niveau des deux faces de ce canal, en trois couches : une interne, qui forme l'enveloppe fibreuse du canal limacéen ; une externe, qui s'applique sur la face interne de la cavité cartilagineuse du limaçon, dont elle constitue le périchondre, et une moyenne gélatiniforme (tissu muqueux), qui se transforme plus tard en une cavité remplie de liquide et qui donne naissance à la rampe tympanique et à la rampe vestibulaire. Au quatrième mois, la lame spirale membraneuse est bien visible, ainsi que la strie vasculaire et le ligament spiral. L'épithélium du canal cochléaire (Fig. 401, 12, 13, 14, 15) présente à la partie inférieure de ce canal un épaississement (14) recouvert par la future membrane de Corti (17), analogue aux formations cuticulaires. L'organe de Corti, d'après Kölliker, serait une production épithéliale (15) et paraît déjà au cinquième mois. La lame spirale osseuse et l'axe du limaçon ne s'ossifient qu'à la fin de la vie fœtale et sans passer par l'état cartilagineux ([1]).

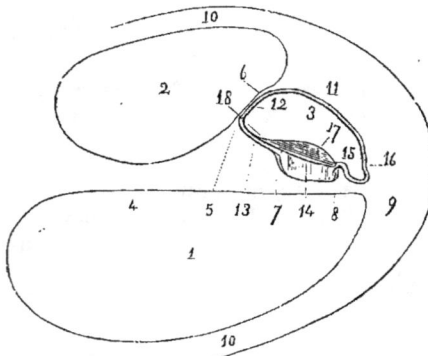

Fig. 401. — *Coupe du premier tour de limaçon d'un embryon de veau* (*).

Les *canaux demi-circulaires* sont d'abord trois replis semi-lunaires de la vésicule labyrinthique primitive ; ces replis s'agrandissent et se soudent par leur partie moyenne, de façon à déterminer la production de trois canaux qui prennent bientôt leur forme définitive. La cavité de la périlymphe se produit de la façon décrite plus haut.

L'*utricule* et le *saccule* sont les parties restantes de la vésicule labyrinthique, qui ne se sont pas transformées en canaux semi-circulaires et canal cochléaire.

Le *nerf auditif* se forme indépendamment du cerveau et de la vésicule labyrinthique et ne se réunit qu'ensuite à l'arrière-cerveau et à l'organe auditif.

B. *Oreille moyenne et oreille externe.* — L'oreille *moyenne* et l'oreille *externe* proviennent de la première fente pharyngienne qui, sur l'embryon humain, est en-

_____

([1]) Comparez la fig. 401, qui représente l'état embryonnaire du limaçon, aux 348 et 349.

(*) 1) Rampe tympanique. — 2) Rampe vestibulaire. — 3) Rampe auditive et rampe collatérale, confondues ici. — 4) Partie de la lame spirale qui s'ossifiera plus tard. — 5) Lieu d'insertion de la membrane de Reissner. — 6) Membrane de Reissner. — 7) Limbe de la lame spirale. — 8) Membrane basilaire. — 9) Ligament spiral. — 10) Périoste interne du limaçon. — 11) Région de la saillie et de la strie vasculaire. — 12, 13, 14, 15, 16) Épithélium du canal cochléaire très-épaissi en 14. — 17, 18) Membrane de Corti. — (D'après Kölliker.)

core complétement ouverte à quatre semaines et ne se ferme qu'incomplétement à la cinquième, tandis que les autres fentes pharyngiennes disparaissent. C'est d'abord une fente ou un canal qui communique avec le pharynx. Ce canal s'oblitère bientôt dans sa partie moyenne par une sorte de cloison annulaire, qui s'accroît peu à peu et finit par se souder complétement pour fermer la membrane du tympan. Le canal primitif se trouve alors scindé en deux canaux secondaires : l'un externe, excessivement court, qui correspond au conduit auditif externe ; l'autre interne, plus long, qui forme la caisse du tympan et la trompe d'Eustache.

La *membrane du tympan* est à l'origine à peu près horizontale, position qu'on retrouve encore en partie à la fin de la vie fœtale. Elle est aussi beaucoup plus épaisse que chez l'adulte, ce qui tient surtout à l'épaisseur de l'épiderme du conduit auditif externe.

La *caisse du tympan* est remplie chez le fœtus, d'après Trœltsch, par une masse gélatiniforme, analogue à celle qu'on rencontre dans le labyrinthe. Il en serait de même de la trompe d'Eustache. Cette masse gélatineuse disparaîtrait au moment de la naissance.

Pendant la vie fœtale, la trompe d'Eustache est très-courte et plus large que chez l'adulte ; son orifice tympanique est plus évasé que son orifice pharyngien, et sa direction est presque horizontale. Le cartilage de la trompe paraît au quatrième mois.

Les *osselets de l'ouïe* passent par l'état cartilagineux avant de s'ossifier et se forment à la fin du deuxième mois ou au commencement du troisième. Ils sont d'abord situés très-haut par rapport à la caisse du tympan et acquièrent plus tard seulement leur position définitive. Leur ossification se fait au quatrième mois, en allant du périoste vers les parties profondes, et se trouve achevée au cinquième mois. Chez le nouveau-né, ils sont à peu près aussi gros que chez l'adulte.

Le *cartilage de la conque* commence à se former au deuxième mois et se développe très-vite. Les glandes cérumineuses sont visibles au cinquième mois.

C. *Temporal*. — Le temporal se développe par quatre points d'ossification, qui donnent naissance à quatre pièces distinctes : l'écaille, le rocher avec la partie mastoïdienne, l'anneau tympanique et l'apophyse styloïde.

L'*écaille* appartient aux os secondaires du crâne ; son point d'ossification paraît au troisième mois à la base de l'apophyse zygomatique.

Le *rocher* commence par former une masse cartilagineuse qui entoure le labyrinthe membraneux. Cette masse cartilagineuse, déjà visible sur l'embryon humain de huit semaines, se confond à l'origine avec le cartilage primordial de la base du crâne. L'ossification commence à la fin du cinquième mois et a lieu par des dépôts calcaires qui se font dans toute l'épaisseur de cette masse (Kölliker) et non comme une mince croûte à la surface du labyrinthe membraneux. Ces dépôts ont trois centres ou points d'ossification principaux : l'un au premier tour du limaçon, les deux autres au niveau des canaux demi-circulaires supérieur et postérieur. Ce ne sont d'abord que de simples dépôts calcaires et non une ossification véritable ; l'os vrai ne se forme que dans le dernier mois de la vie fœtale aux dépens du périoste du labyrinthe et du périoste externe du rocher. L'axe du limaçon et la lame spirale osseuse ne s'ossifient qu'à partir du septième mois sans passer par l'état cartilagineux. La fenêtre ronde et la fenêtre ovale ne sont que des parties non ossifiées de la vésicule labyrinthique primitive. La région mastoïdienne ne naît pas par un point osseux spécial ; ce n'est qu'une dépendance du rocher. Les cellules mastoïdiennes sont à peine indiquées à la naissance. L'apophyse mastoïde suit le développement de ces cellules et n'acquiert son volume définitif qu'à la puberté.

L'*anneau* ou *cercle tympanique* appartient aux os secondaires et n'est pas précédé de cartilage ; il paraît à la fin du quatrième mois et constitue un anneau osseux interrompu à sa partie supérieure (Fig. 381), dans la rainure duquel est enchâssée la membrane du tympan. La lèvre externe de cet anneau tympanique se développe peu à peu et constitue le conduit auditif osseux.

L'*apophyse styloïde* et la *pyramide* proviennent de la partie cartilagineuse du deuxième arc pharyngien. L'apophyse styloïde s'ossifie par deux ou trois points qui paraissent après la naissance (huitième année). .

La soudure des trois premières pièces du temporal se fait dans la première année. L'apophyse styloïde ne se soude au reste de l'os que de quatorze à quinze ans.

§ III. — Appareil de l'olfaction.

Vers la quatrième semaine (Fig. 398, 3) paraissent, au-dessous et en avant des vésicules oculaires et des bourgeons maxillaires supérieurs, deux fossettes, *fossettes olfactives*, analogues aux fossettes cristallines et auditives et formées par une dépression du feuillet épidermique. Cette fossette, d'abord arrondie, devient de plus en plus profonde et s'entoure d'un bord saillant, sauf à la partie inférieure, où elle se déprime et se continue par un sillon, *sillon olfactif*, qui mène à l'entrée de la cavité buccale à la face interne du bourgeon maxillaire inférieur. Les deux crêtes qui limitent cette fossette et le sillon qui en part sont : en dedans le bourgeon nasal interne, en dehors le bourgeon nasal externe ; peu à peu les bourgeons maxillaires supérieurs (Fig. 383, 5) se développent de plus en plus, ainsi que les deux bourgeons nasaux, et transforment le sillon olfactif en un canal, *canal olfactif*, qui fait communiquer la fossette olfactive (3), alors très-profonde, avec la partie supérieure de la cavité buccale. Les bords de la fossette olfactive formeront les bords des orifices des narines ; la fossette olfactive, avec le canal olfactif, constituent, en s'agrandissant, le labyrinthe olfactif ou la partie supérieure des fosses nasales. En même temps, par la formation de la voûte palatine, la cavité buccale primitive se trouve séparée en deux parties : une supérieure respiratoire, qui représente le méat inférieur, et une inférieure, qui représente la cavité buccale proprement dite. Le canal olfactif, au lieu de s'ouvrir comme auparavant dans la cavité buccale, s'ouvre dans la cavité respiratoire, et son orifice inférieur est représenté chez l'adulte par la fente qui est interceptée par la cloison en dedans et le cornet inférieur en dehors. La cavité des fosses nasales provient donc : pour sa partie supérieure olfactive, de la fossette olfactive ; pour sa partie inférieure respiratoire, de la cavité buccale.

Le développement des os qui entrent dans la constitution des fosses nasales a été vu à propos de la face.

Le *nez* se forme aux dépens du bourgeon frontal et des bords des fossettes olfactives. Il paraît à la fin du deuxième mois, et, d'abord très-court et large, prend peu à peu sa forme définitive. Les ouvertures des fosses nasales sont d'abord bouchées par un tampon de mucus et de cellules épithéliales, qui disparaît au cinquième mois.

Le *nerf* et le *bulbe olfactifs* ont à l'origine, comme le nerf optique et la rétine, un prolongement creux, pédicule de la vésicule cérébrale antérieure, qui plus tard se met en connexion avec le labyrinthe olfactif.

§ IV. — Organe du goût.

Il sera étudié avec le canal alimentaire.

§ V. — Peau.

A. *Peau.* — L'*épiderme cutané* provient du feuillet externe du blastoderme ; le *derme* provient du feuillet moyen *(lames cutanées).* A la cinquième semaine l'épiderme se compose de deux couches de cellules, qui répondent à la couche cornée et à la couche de Malpighi. La graisse du tissu cellulaire sous-cutané se forme au quatrième mois, et au sixième paraissent les papilles du derme. L'épiderme subit une production et une desquamation incessantes dans la vie fœtale. A six mois, toute la peau du fœtus est recouverte d'une couche graisseuse *(vernix caseosa, smegma embryonum),* qui consiste en cellules épidermiques et sécrétion sébacée, et est surtout épaisse en certains endroits (côté de la flexion, plante des pieds, paume des mains, etc.). Une partie de ces lamelles épidermiques se mêlent aux eaux de l'amnios.

B. *Annexes de la peau.* — Les *ongles* se forment au troisième mois ; mais jusqu'à la fin du cinquième ils restent enfoncés dans la matrice de l'ongle et recouverts par la couche cornée de la peau, et ce n'est qu'à partir du sixième mois que leur bord libre se dégage, de façon qu'au septième mois, à part leur mollesse, ils ressemblent à l'ongle parfait.

Les *poils* se forment à la fin du troisième et au commencement du quatrième mois par un bourgeon plein de la couche muqueuse de l'épiderme, qui s'enfonce vers l'intérieur, *germe pileux.* Ce bourgeon épithélial s'enveloppe d'une gaine connective provenant du derme et donnant naissance à la papille du poil. Les poils sont d'abord enfouis dans le germe pileux ; ils ne commencent à paraître à l'extérieur (*éruption des poils*) qu'à la fin du cinquième mois, à la tête d'abord et plus tard seulement aux extrémités. Ces poils sont implantés suivant des séries linéaires qui forment des figures régulières (voy. p. 973 et Fig. 352 et 353). Les poils embryonnaires (*lanugo*) sont d'abord très-fins et s'accroissent peu à peu sur la tête. Une partie de ces poils embryonnaires se détachent déjà pendant la vie fœtale et se mêlent aux eaux de l'amnios ; le reste tombe après la naissance, pour être remplacé par les poils persistants. Des poils nouveaux se forment du reste aussi chez l'adulte. Une fois formés, les poils et les cheveux s'accroissent rapidement et plus pendant l'été et pendant le jour que pendant l'hiver et pendant la nuit. Enfin à un âge variable, suivant les individus, ils blanchissent et tombent.

C. *Glandes de la peau.* — Les *glandes sébacées* se forment vers le sixième mois par un bourgeonnement épithélial, d'abord plein, dont le point de départ est dans le follicule pileux.

Les *glandes sudoripares* se développent de la même façon. La première ébauche de ces glandes se montre au cinquième mois, et ce n'est qu'au sixième qu'elles présentent la trace de l'enroulement qui formera plus tard le glomérule, et au septième seulement un canal se creuse dans leur intérieur.

La *glande mammaire* a le même mode de formation que les autres glandes cutanées. Ses premiers vestiges paraissent au troisième mois par un bourgeon épithélial plein, provenant de la couche de Malpighi, et d'où partent des bourgeons secondaires, qui sont disposés comme des rayons autour du bourgeon central primitif. Jusqu'à la puberté, le développement de la glande est à peu près arrêté ; à ce moment, chez la femme, elle subit un accroissement rapide, qui atteint son maximum à l'époque de la grossesse et surtout de la lactation. Les acini, qui étaient à peine formés et en très-petit nombre avant la puberté, se produisent en très-grande quantité et s'entourent d'une masse plus épaisse de tissu connectif riche en cellules plasmatiques. Après la lactation, les acini persistent, mais sans sécréter, pour reprendre toute leur activité à la lactation suivante. Enfin, à l'âge de retour, toute la glande subit une régression atrophique, et chez la vieille femme il ne reste plus que les canaux glandulaires et du tissu connectif; tous les lobules glandulaires et les acini ont disparu.

ARTICLE IV. — APPAREIL CIRCULATOIRE.

Au point de vue de la circulation, on peut admettre quatre périodes : 1° l'embryon et ses annexes ne possèdent pas de vaisseaux et ne reçoivent pas de sang; 2° première circulation ou circulation de la vésicule ombilicale ; 3° seconde circulation ou circulation placentaire; 4° troisième circulation ou circulation pul-

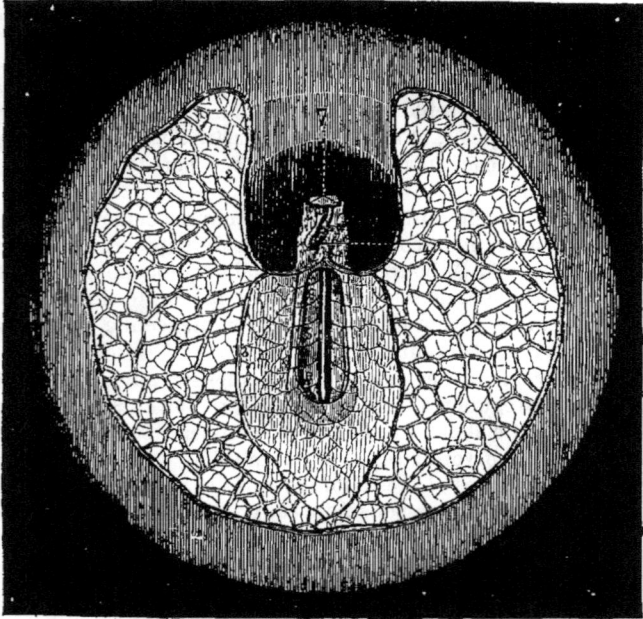

Fig. 402. — *Première circulation* (*).

monaire. Les formes de transition, liées au développement du cœur et des vaisseaux, conduisent graduellement à ces trois types de circulation. Nous étudierons d'abord la première circulation, puis le développement du cœur et des vaisseaux et les formes de transition qui en résultent pour l'appareil circulatoire, enfin la seconde circulation (Fig. 402) et les modifications qu'elle subit à la naissance pour produire la circulation pulmonaire.

§ I. — Première circulation ou circulation de la vésicule ombilicale.

La première circulation est *extra-embryonnaire* et présente ceci de particulier que le cœur forme un tube simple et que l'embryon même ne contient pas de

(*) Aire germinative d'un embryon de lapin ; l'embryon est vu par le côté ventral. — 1) Sinus terminal. — 2) Veine omphalo-mésentérique. — 3) Sa branche postérieure. — 4) Cœur, déjà incurvé en S. — 5) Aortes primitives ou artères vertébrales postérieures. — 6) Artères omphalo-mésentériques. — 7) Vésicules oculaires primitives. — (D'après Bischoff.)

ramifications vasculaires. Elle paraît vers le quinzième jour et ne dure que très-peu de temps chez l'homme; à la cinquième semaine elle a déjà presque disparu pour faire place à la circulation placentaire.

De la partie supérieure du cœur, incurvé en S à cette époque, naissent deux artères, les deux premiers *arcs aortiques*, qui montent d'abord un peu, puis redescendent dans les parois de la cavité céphalo-intestinale en avant des protovertèbres et se réunissent bientôt en un tronc simple, *aorte impaire*.

Cette aorte impaire, après un très-court trajet, donne deux branches parallèles (5), *artères vertébrales postérieures* ou *aortes primitives*, qui marchent jusqu'à l'extrémité caudale de l'embryon de chaque côté de la corde dorsale. Ces artères donnent chacune quatre ou cinq branches, *artères omphalo-mésentériques* (6), qui sortent de l'embryon sans s'y distribuer et se rendent dans l'aire germinative, où elles forment, avec la terminaison des deux artères vertébrales postérieures qui sortent aussi de l'embryon, un réseau serré superficiel. Ce réseau vient aboutir à un réseau veineux à mailles larges, limité par une veine, *veine ou sinus terminal* (1), qui occupe toute la périphérie de l'aire germinative, sauf au niveau de la partie céphalique de l'embryon. Là elle se recourbe (2) vers la tête de l'embryon, se réunit à une autre veine (3) provenant de la partie caudale du réseau veineux pour former la *veine omphalo-mésentérique*, qui se jette dans l'extrémité inférieure du cœur avec celle du côté opposé. On peut voir par la figure que la partie moyenne antérieure de l'aire germinative ne reçoit pas du tout de vaisseaux, et que la partie moyenne postérieure ne possède que des artères. Le réseau vasculaire, d'abord limité à l'aire germinative, s'étend bientôt de plus en plus et couvre alors toute la surface de la vésicule ombilicale, pour s'atrophier ensuite et disparaître avec cette vésicule.

§ II. — Cœur et vaisseaux.

1. CŒUR.

Le cœur se forme du dixième au douzième jour dans la cavité cardiaque, aux dépens du feuillet moyen du blastoderme et de la paroi intestinale antérieure. C'est d'abord une masse solide de cellules, dans laquelle se forme bientôt une cavité centrale par chute des cellules les plus internes, qui deviennent des globules sanguins, et production d'un liquide intercellulaire. Il se dégage peu à peu de la paroi intestinale antérieure, devient libre dans la cavité cardiaque et ne tient plus que par ses vaisseaux, les deux veines omphalo-mésentériques et les premiers arcs aortiques. Il présente déjà des pulsations avant même qu'il communique avec les vaisseaux, pulsations d'abord très-lentes et irrégulières, qui se régularisent plus tard lorsque la communication du cœur et des vaisseaux s'est faite, et atteignent chez le poulet quarante par minute.

Le cœur est d'abord un tube rectiligne, qui reçoit par son extrémité inférieure le tronc commun des deux veines omphalo-mésentériques et émet par son extrémité supérieure les deux arcs aortiques. Bientôt ce tube s'incurve en S, de façon que la partie artérielle (Fig. 402, 4) est située en haut, en avant et à droite, la partie veineuse en bas, en arrière et à gauche. Dans ce tube, ainsi incurvé, on voit bientôt se produire deux étranglements, qui interceptent trois dilatations : l'antérieure, à l'origine de l'aorte, forme le *bulbe aortique*; la moyenne forme la *cavité ventriculaire* encore simple ; la postérieure représente la *cavité auriculaire* encore simple et possède deux dilatations secondaires latérales, vestiges des auricules. Un rétrécissement, *canal auriculaire*, sépare la dilatation auriculaire du ventricule ; l'étranglement qui sépare le ventricule du bulbe aortique a reçu le nom de *détroit de Haller*. A ce moment la dilatation ventriculaire présente déjà un sillon, *sillon interventriculaire*, trace de la division des deux ventricules. En même temps les rapports changent; la partie veineuse ou auriculaire se porte de plus en plus en arrière de l'aorte, et comme les oreillettes se développent, elles débordent à droite et à gauche l'aorte, qui se case dans le creux qu'elles interceptent en avant (Fig. 403). Le ventricule gauche paraît plus volumineux à l'extérieur et plus arrondi (11) et paraît se continuer avec l'oreillette gauche (9) ; le ventricule droit, au contraire, est plus petit (10) et se continue avec le bulbe de l'aorte. A ce moment l'oreillette gauche est la plus volumineuse.

A partir de la quatrième semaine, le ventricule droit devient plus volumineux, tandis que le gauche perd sa forme sphérique et s'allonge un peu pour former la pointe du cœur. Les oreillettes acquièrent aussi un volume considérable, surtout la droite, et, au lieu d'une seule veine, on y voit aboutir deux, puis trois troncs veineux, la veine cave inférieure au milieu et de chaque côté les veines caves supérieures droite et gauche. Enfin le tronc artériel présente un sillon, trace de sa division en aorte et artère pulmonaire.

Les dimensions du cœur (en longueur) aux différentes époques de la vie fœtale sont les suivantes : quatrième semaine, 0ᵐ,0023 ; huitième semaine, 0ᵐ,0043 ; troisième mois, 0ᵐ,010 à 0ᵐ,012 ; cinquième mois, 0ᵐ,015 à 0ᵐ,016 (Kölliker).

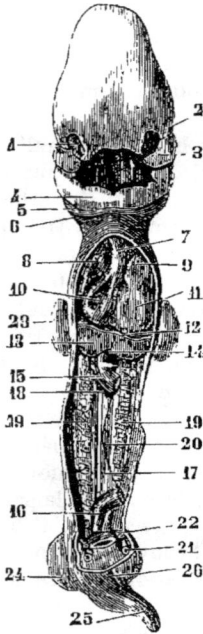

Fig. 403. — *Embryon humain de 25 à 28 jours* (*).

La séparation du cœur en cœur droit et cœur gauche commence dans la quatrième ou la cinquième semaine. Elle débute par la formation de la cloison des ventricules et ne se termine qu'après la naissance par l'occlusion du trou de Botal.

Formation de la cloison ventriculaire. — Cette cloison ne divise pas longitudinalement la cavité ventriculaire primitive en deux parties égales. Elle a, au contraire, une direction presque transversale

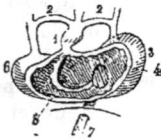

Fig. 404. — *Cœur d'embryon humain de la cinquième semaine* (**).

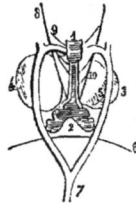

Fig. 405. — *Cœur d'embryon humain de la cinquième semaine* (***).

(*) 1) Fossette olfactive. — 2) Bourgeon nasal externe. — 3) Bourgeon maxillaire supérieur. — 4) Bourgeons maxillaires inférieurs soudés. — 5, 6) Deuxième et troisième arcs pharyngiens. — 7) Bulbe de l'aorte. — 8) Oreillette droite. — 9) Oreillette gauche. — 10) Ventricule droit. — 11) Ventricule gauche. — 12) Diaphragme. — 13) Foie. — 14) Tronc commun des deux veines ombilicales. — 15, 16) Intestin coupé. — 17) Mésentère. — 18) Artère omphalo-mésentérique. — 19) Corps de Wolf. — 20) Blastème de la glande sexuelle. — 21) Veine ombilicale. — 22) Artère ombilicale. — 23) Extrémité supérieure. — 24) Extrémité inférieure. — 25) Extrémité caudale. — 26) Ouverture du cloaque. — (D'après Coste.)

(**) Cœur ouvert du côté abdominal. — 1) Bulbe artériel. — 2) Arcs aortiques s'unissant en arrière pour former l'aorte. — 3) Oreillette. — 4) Orifice menant de l'oreillette dans le ventricule. — 5) Cloison ventriculaire commençant à se former. — 6) Ventricule. — 7) Veine cave inférieure. — (D'après Baer.)

(***) Le même cœur, vu par sa partie postérieure. — 1) Trachée. — 2) Poumons. — 3) Ventricules. — 4, 5) Oreillettes. — 6) Diaphragme. — 7) Aorte descendante. — 8) Nerf pneumogastrique. — 9) Ses branches. — 10) Continuation de son tronc. — (D'après Baer.)

et sépare la cavité ventriculaire en deux cavités très-inégales : une gauche, plus volumineuse, pour le ventricule gauche ; une droite, très-petite, pour le droit. Cette cloison débute par un repli semi-lunaire (Fig. 404, A, 5), qui part de la partie postérieure et inférieure du ventricule, et dont la concavité est tournée en haut et un peu à gauche ; ce cloisonnement marche très-vite, et à la huitième semaine la séparation des deux ventricules est complète. La cloison divise l'orifice du canal auriculaire en deux orifices secondaires, orifices auriculo-ventriculaires ; ils ne sont d'abord qu'une simple fente, dont les lèvres, peu prononcées au début, formeront plus tard les valvules mitrale et tricuspide.

Les parois des ventricules présentent jusqu'au quatrième mois une très-grande épaisseur comparativement à leur cavité ; les parois du ventricule droit sont d'abord plus minces que celles du gauche ; mais elles atteignent bientôt la même épaisseur, qu'elles conservent pendant le reste de la vie fœtale.

Division du tronc artériel. — La formation de l'aorte et de l'artère pulmonaire a lieu par une cloison connective, qui divise suivant sa longueur le tronc artériel en deux canaux secondaires ; cette cloison se produit en même temps que celle des ventricules, mais n'en est pas un prolongement ; car on trouve déjà les deux canaux artériels à la cinquième semaine, époque où les deux ventricules communiquent encore par leur base. Les valvules semi-lunaires existent à la septième semaine.

Formation de la cloison des oreillettes. — Le cloisonnement des oreillettes ne commence guère que la huitième semaine. Il débute par un repli semi-lunaire, qui part du milieu de la paroi antérieure de l'oreillette et du bord supérieur de la cloison ventriculaire, pli dont la concavité regarde en arrière et en haut. En même temps, du côté de la paroi postérieure, la cloison se forme aussi de la façon suivante : la veine cave supérieure, qui s'ouvrait d'abord dans l'oreillette primitive au-dessus de la veine cave inférieure, se porte de plus en plus à droite, et la veine cave inférieure vient s'ouvrir directement vis-à-vis du repli semi-lunaire antérieur de la cloison auriculaire. Cet orifice de la veine cave inférieure est taillé en bec de plume et limité par deux replis saillants, l'un droit, l'autre gauche, qui le séparent incomplétement des parties droite et gauche de la cavité auriculaire primitive, entre lesquelles il forme comme une sorte de cavité intermédiaire. Ces replis se réunissent en avant sous un angle aigu qui représente le bec de la plume et se continue avec la corne inférieure du repli semi-lunaire antérieur de la cloison auriculaire. Le repli gauche se développe de plus en plus en gagnant sur la paroi postérieure de l'oreillette, et son bord concave en avant et en haut intercepte, avec le repli semi-lunaire antérieur de la cloison auriculaire, un orifice circulaire, *trou de Botal,* qui fait communiquer les deux oreillettes. Le repli droit de l'orifice de la veine cave inférieure conserve sa forme triangulaire primitive et devient la *valvule d'Eustache,* qui sépare l'embouchure de la veine cave de la cavité de l'oreillette droite et dirige le sang de cette veine par le trou de Botal dans l'oreillette gauche. Une saillie, *tubercule de Lower,* existe dans l'oreillette droite à la partie postérieure et supérieure du trou de Botal, et détourne le courant sanguin de la veine cave supérieure.

Le cœur est au début placé dans la région céphalique (Fig. 402, 4), en avant des premières protovertèbres, au niveau de la deuxième ou de la troisième vésicule cérébrale. Peu à peu, à mesure que la tête se développe, il recule et se trouve dans la région du cou (Fig. 374, 11 et 378, 10). Plus tard, enfin, il est situé dans le thorax, dont il remplit toute la cavité au deuxième mois et dont il soulève fortement la paroi antérieure (Fig. 376, 14), de sorte qu'il paraît comme placé en dehors de la poitrine. Peu à peu, à mesure que les poumons se développent et que les parois thoraciques se forment, il prend sa position normale.

La formation du *péricarde* est peu connue ; il est visible à la fin du deuxième mois.

II. ARTÈRES.

Arcs aortiques. — Pendant la durée de la première circulation, du tronc artériel commun ou du bulbe de l'aorte naissent deux vaisseaux : les *arcs aortiques* (Fig. 406, A, I), qui se recourbent en arrière et en bas dans la paroi de la cavité céphalo-intestinale et se réunissent en une aorte impaire (2), d'ou partent les deux artères vertébrales postérieures. Cette première paire d'arcs aortiques est située à la face interne du premier arc pharyngien ; puis successivement il se forme de nouvelles paires d'arcs aortiques (II, III, etc.) au-dessous des arcs nouvellement

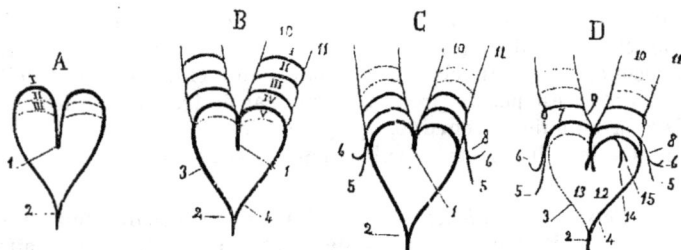

Fig. 406. — *Formation des arcs aortiques et des grosses artères, figure schématique* (*).

formés, comme des espèces d'anastomoses transversales ; il se développe en tout cinq paires d'arcs aortiques situées derrière les arcs pharyngiens correspondants, et pour la cinquième derrière la quatrième fente pharyngienne ; mais ces cinq paires ne coexistent jamais à la fois, les plus anciennement formées disparaissant à mesure qu'il s'en forme de nouvelles (Fig. 406, A à D). Les transformations de ces arcs aortiques sont les suivantes : le premier et le deuxième arc aortique disparaissent sans laisser de traces. Le troisième forme les carotides. Le quatrième forme à droite le tronc brachio-céphalique et la sous-clavière, à gauche la crosse de l'aorte et la sous-clavière. Le cinquième disparaît à droite ; à gauche, il constitue l'artère pulmonaire, le canal artériel et la partie supérieure de l'aorte descendante.

Formation des artères périphériques. — Les premiers vaisseaux se forment sur place, indépendamment du cœur, dans le feuillet blastodermique moyen et mieux dans un feuillet spécial (feuillet vasculaire de Pander). Ils sont à l'origine, comme le cœur, des cordons cellulaires pleins, qui se creusent secondairement d'un canal central.

L'aorte descendante paraît se former par soudure des deux artères vertébrales

(*) I, II, III, IV, V. Premier, deuxième, troisième, quatrième et cinquième arcs aortiques. — A. Tronc artériel commun d'où naissent les deux premiers arcs aortiques ; la place où se formeront les suivants est indiquée par des lignes ponctuées. — B. Tronc artériel commun avec les quatre premières paires d'arcs aortiques et la trace du cinquième. — C. Tronc artériel commun avec les trois dernières paires d'arcs aortiques et la trace des deux premières oblitérées à cette époque. — D. Artères persistantes ; les parties disparues sont indiquées par des lignes ponctuées.

1) Tronc artériel commun. — 2) Aorte thoracique. — 3) Branche droite du tronc artériel commun destinée à disparaître. — 4) Branche gauche persistante. — 5) Artère axillaire. — 6) Artère vertébrale. — 7, 8) Sous-clavière. — 9) Carotide primitive. — 10) Carotide externe. — 11) Carotide interne. — 12) Aorte. — 13) Artère pulmonaire. — 14, 15) Branches pulmonaires droite et gauche de l'artère pulmonaire. — (D'après Kölliker.)

ou aortes primitives. Les artères omphalo-mésentériques, qui naissent de ces artères vertébrales et étaient d'abord très-nombreuses, disparaissent peu à peu, et il n'en reste bientôt plus que deux, et ensuite une seule, la droite, qui naît maintenant de l'aorte impaire et donne des rameaux à la vésicule ombilicale et une branche à l'intestin, l'artère mésentérique supérieure.

Les artères de l'allantoïde (artères ombilicales futures) sont d'abord les terminaisons des deux artères vertébrales; puis quand ces deux artères se sont soudées en une aorte impaire, les artères ombilicales forment les deux branches terminales de l'aorte, et les artères iliaques, à cause de leur petit volume, ne semblent que des rameaux des artères ombilicales. En réalité, la terminaison de l'aorte est l'artère de l'extrémité caudale de l'embryon, ébauche de la sacrée moyenne.

III. VEINES.

1° Veines omphalo-mésentériques, ombilicales et de la veine porte.

La partie postérieure du tube cardiaque, d'abord simple, reçoit à l'origine le tronc commun des deux veines omphalo-mésentériques (Fig. 402, 4), qui appartiennent d'abord à l'aire germinative, puis à la vésicule ombilicale quand celle-ci est formée (Fig. 374, 8). Sur l'embryon de quatre semaines (Fig. 407, B), on ne

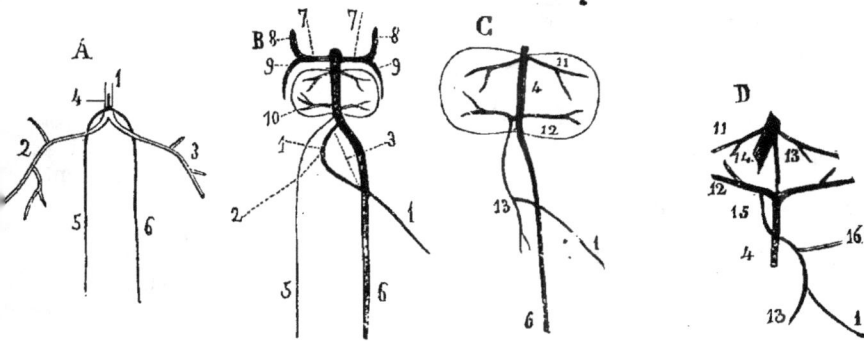

407. — Développement des veines omphalo-mésentériques et ombilicales, figure schématique (*).

trouve plus qu'une veine omphalo-mésentérique, la gauche (B, 1); mais cette veine ne correspond pas exactement à la veine omphalo-mésentérique gauche, puisque cette dernière est située à l'origine en avant de l'intestin, tandis que la

(*) A. Stade correspondant à la formation des veines ombilicales et au plein développement des veines omphalo-mésentériques. — 1) Tronc commun des veines omphalo-mésentériques. — 2) Veine omphalo-mésentérique droite. — 3) La gauche. — 4) Tronc commun des veines ombilicales. — 5) Veine ombilicale droite. — 6) La gauche..

B. Stade correspondant à la formation du foie. — 1) Veine omphalo-mésentérique persistante. — 2, 3) Traces des portions des veines omphalo-mésentériques disparues. — 5) Veine ombilicale droite en voie de disparition. — 6) Veine ombilicale gauche persistante. — 7) Canaux de Cuvier. — 8) Veines cardinales antérieures. — 9) Veines cardinales postérieures. — 10) Foie.

C. Stade correspondant à l'établissement de la circulation placentaire. — 1) Veine omphalo-mésentérique persistante. — 4) Canal veineux. — 6) Veine ombilicale. — 11) Veines hépatiques efférentes. — 12) Veines hépatiques afférentes. — 13) Veine mésentérique.

D. Stade correspondant à la circulation placentaire complète. — 1) Veine omphalo-mésentérique provenant de la vésicule ombilicale. — 4) Veine ombilicale. — 11) Veines hépatiques efférentes. — 12) Veine hépatique afférente droite. — 13) Veine mésentérique supérieure. — 14) Veine cave inférieure. — 15) Veine porte. — 16) Veine splénique. — (D'après Kölliker.)

veine persistante se trouve en arrière de lui; aussi, d'après Coste, la veine omphalo-mésentérique persistante se forme-t-elle aux dépens des deux veines primitives droite (B, 2) et gauche (B, 3,), la première fournissant la partie la plus rapprochée de l'embouchure, la seconde donnant naissance au reste. Cette veine omphalo-mésentérique reçoit, en outre, la veine mésentérique qui provient de l'intestin et paraît à une époque très-précoce.

Les *veines ombilicales*, d'abord au nombre de deux, se développent presque immédiatement après la formation des veines omphalo-mésentériques et avant l'apparition du foie. Ces deux veines (Fig. 407, A, 5 et 6) s'ouvrent d'abord par un tronc unique dans le tronc commun des veines omphalo-mésentériques (A, 1) et reçoivent les veines de l'allantoïde et aussi celles de la paroi ventrale antérieure. Une de ces veines disparaît bientôt, la droite, et il ne reste plus que la veine ombilicale gauche (B, 6), qui se place peu à peu sur la ligne médiane.

En même temps que ces changements se font, les veines omphalo-mésentériques ont peu à peu diminué de volume; les veines ombilicales, au contraire, se sont accrues, de sorte que le tronc commun des veines omphalo-mésentériques qui formait le tronc principal ne paraît plus maintenant qu'une branche du tronc commun des veines ombilicales, et que la veine omphalo-mésentérique qui reste (B, 1) n'est plus qu'une branche de la veine ombilicale persistante (B, 6).

Avec l'apparition du foie commencent des modifications importantes dans ce système circulatoire. Dès que le foie s'est formé autour de la veine ombilicale (B), cette veine envoie dans la glande des ramifications (10), branches futures de la veine porte, *veines hépatiques afférentes*, qui, après s'être distribuées dans le foie, donnent naissance à des *veines hépatiques efférentes* (veines sus-hépatiques futures). La partie de la veine ombilicale, intermédiaire entre l'abouchement des veines hépatiques afférentes et efférentes, formera plus tard, le canal veineux d'Aranzi et donne passage à une portion du sang de la veine ombilicale qui arrive directement au cœur sans traverser le foie.

La veine mésentérique (Fig. 407, C, 13) s'ouvre primitivement, comme nous l'avons vu, dans la veine omphalo-mésentérique (1) et celle-ci, lorsque les veines hépatiques afférentes se sont formées (12), s'ouvre non plus dans la veine ombilicale même, mais dans le tronc de la veine hépatique afférente du côté droit. A mesure que le développement progresse, la veine omphalo-mésentérique (1) diminuant, tandis que la veine mésentérique (13) augmente de plus en plus, la première ne paraît être qu'une branche de la seconde, et la partie de la veine omphalo-mésentérique intermédiaire entre l'embouchure de la veine mésentérique et le tronc droit des veines hépatiques afférentes constitue la veine porte (D, 15).

Ces rapports se conservent jusqu'au moment de la naissance. Alors, par l'oblitération de la veine ombilicale et du canal veineux, la veine porte amène seule du sang au foie par les veines hépatiques afférentes; la veine hépatique afférente gauche et l'origine de la droite forment la branche gauche de la veine porte; la branche droite de la veine porte est constituée par ce qui reste de la veine hépatique afférente du côté droit (Fig. 407, D).

2° Veines du corps de l'embryon, veines cardinales et système des veines caves.

Les veines du corps de l'embryon se forment après les veines omphalo-mésentériques et avant même l'apparition de l'allantoïde et des vaisseaux ombilicaux. Ces veines forment quatre troncs principaux ou *veines cardinales*, deux antérieures et deux postérieures : *veines cardinales antérieures* ou *jugulaires* (Fig. 418, 3) et *veines cardinales postérieures* (13).

Ces veines se réunissent de chaque côté pour former les deux *canaux de Cuvier* (Fig. 407, 1) qui marchent transversalement en dedans et vont s'ouvrir dans l'oreillette encore unique par le tronc commun des veines omphalo-mésentériques.

Formation des veines jugulaires et de la veine cave supérieure. — Les deux conduits de Cuvier s'ouvrent à l'origine, dans l'oreillette, par le tronc commun des veines omphalo-mésentériques, tronc qui reçoit la veine ombilicale et la veine cave inférieure ; plus tard, la veine omphalo-mésentérique restante devenant de moins en moins volumineuse par rapport à la veine ombilicale, c'est dans cette dernière (Fig. 408, 1) que s'ouvrent les canaux de Cuvier. Plus tard, encore, la veine cave inférieure prend de plus en plus d'accroissement ; la veine ombilicale ne paraît plus être qu'une de ses branches, et c'est la veine cave inférieure qui s'ouvre alors dans l'oreillette après avoir reçu les canaux de Cuvier.

La courte portion de la veine cave inférieure intermédiaire entre l'oreillette et l'embouchure des canaux de Cuvier disparaît peu à peu par le développement de l'oreillette, et celle-ci, au lieu de recevoir un seul tronc veineux, en reçoit trois, au milieu la veine cave inférieure et de chaque côté les canaux de Cuvier, qui deviendront les veines caves supérieures droite et gauche.

A la fin du deuxième mois il se forme chez l'embryon un conduit transversal (Fig. 409, A, 7) unissant les deux veines cardinales antérieures ou jugulaires. Ce conduit mène le sang de la veine jugulaire gauche dans la jugulaire droite. En même temps que cette anastomose se forme, la veine cave supérieure gauche (conduit de

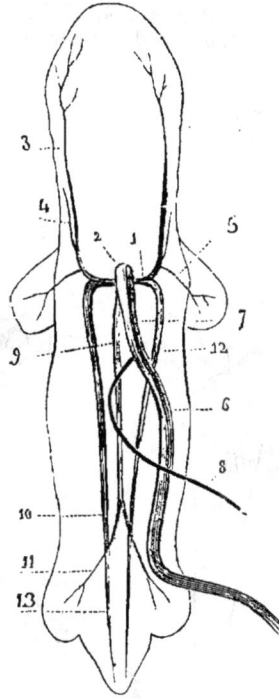

Fig. 408. — *État des gros troncs veineux au moment de la première formation de la circulation placentaire, figure schématique* (*).

Cuvier gauche) a pris une autre position que sa position transversale originaire ; elle devient oblique et s'ouvre tout à fait en bas et à gauche de l'oreillette, puis elle disparaît du troisième au quatrième mois, à l'exception de son embouchure, qui forme le *sinus coronaire* (Fig. 409, B, 17), dans lequel s'ouvre la grande veine coronaire. La veine cave supérieure droite (conduit de Cuvier droit), au contraire, persiste ; l'anastomose des deux veines jugulaires droite et gauche forme la veine innominée gauche (Fig. 409, A, B, 7) et l'extrémité de la jugulaire droite forme la veine innominée droite (B, 6).

Les veines cardinales antérieures ont leurs origines dans la cavité crânienne, où elles se réunissent pour former le sinus latéral. Ces veines sortent du crâne par un orifice qui disparaît peu à peu et se trouve en avant de la région auditive. Le sang suit un autre trajet pour revenir du crâne, et il est ramené par une veine de

(*) 1) Canal de Cuvier. — 2) Tronc veineux commun primitif. — 3) Veine cardinale antérieure ou jugulaire primitive. — 4) Jugulaire interne. — 5) Sous-clavière. — 6) Veine ombilicale. — 7) La même veine au niveau du foie (les veines hépatiques afférentes et efférentes ne sont pas figurées). — 8) Veine omphalo-mésentérique. — 9) Veine cave inférieure. — 10) Anastomose entre la veine cave inférieure et les veines cardinales à l'endroit où celles-ci reçoivent les veines crurales. — 11) Veines crurales. — 12, 13) Veines cardinales postérieures. — (D'après Kölliker.)

nouvelle formation sortant du crâne par le trou qui sera plus tard le trou déchiré postérieur, veine qui va s'ouvrir dans la veine jugulaire primitive près du canal de Cuvier (Fig. 408, 4). Cette veine de nouvelle formation devient la veine jugulaire interne, tandis que la veine jugulaire originaire représente la veine jugulaire externe.

Développement des veines cardinales postérieures et de la veine inférieure. — Les veines cardinales postérieures sont d'abord les veines du corps de Wolff dont elles suivent le trajet et dont elles reçoivent des rameaux. Elles reçoivent, en outre, des branches répondant aux veines intercostales et lombaires, et les veines crurales (Fig. 408, 11). Leur destination ultérieure sera décrite plus loin.

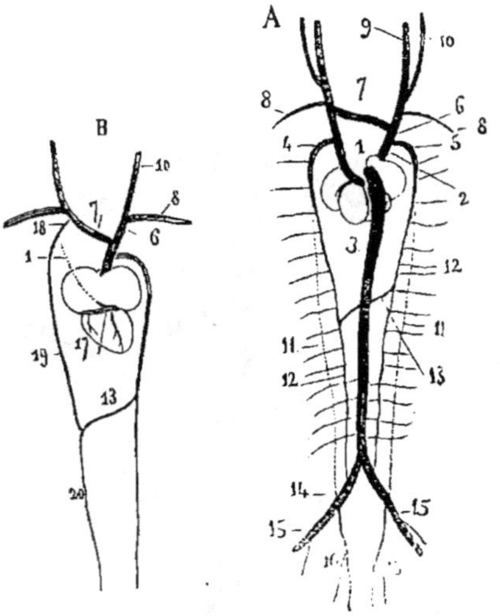

Fig. 409. — *Formation des systèmes veineux de la veine cave supérieure et de la veine cave inférieure, figure schématique* (*).

La veine cave inférieure paraît entre la quatrième et la cinquième semaine et reçoit les veines des reins, des capsules surrénales et des corps de Wolff. Elle forme d'abord un tronc qui marche entre les corps de Wolff, en arrière du foie, et s'unit en bas de chaque côté par une anastomose transversale avec les veines cardinales postérieures à l'endroit où celles-ci reçoivent les veines crurales, qui paraissent alors se jeter dans la veine cave inférieure aussi bien que dans les veines cardinales (Fig. 408, 10, 11).

Les veines cardinales disparaissent bientôt dans leur partie moyenne (Fig. 409, 11) et il n'en reste plus que les parties suivantes : 1° leur embouchure dans le canal de Cuvier (4), qui reçoit alors de chaque côté une veine de nouvelle formation, veine vertébrale postérieure ; 2° leur extrémité (16), qui constitue la veine hypogastrique ; 3° les veines crurales (15), qui s'ouvrent alors avec les veines hypogastriques dans la veine cave inférieure par les veines iliaques (anastomoses primitives entre la veine cave inférieure et les veines cardinales) (14). La partie moyenne disparue des veines cardinales est remplacée par deux veines de nouvelle formation, *veines vertébrales postérieures* (12), qui reçoivent alors les veines intercostales et lombaires, et présentent bientôt une anastomose allant obliquement de la gauche à la droite. La

(*) A. *Cœur et système à l'époque où il existe deux veines caves supérieures ; vue postérieure.* — 1) Veine cave supérieure gauche. — 2) Veine cave supérieure droite. — 3) Veine cave inférieure. — 4) Veine cardinale inférieure gauche. — 5) Veine cardinale inférieure droite. — 6) Jugulaire droite. — 7) Anastomoses entre les deux jugulaires (veine innominée gauche). — 8) Veines sous-clavières. — 9) Jugulaire interne. — 10) Jugulaire externe. — 11) Partie moyenne oblitérée des veines cardinales postérieures. — 12) Veines vertébrales postérieures nouvellement formées. — 13) Anastomose entre les deux vertèbres (tronc de la demi-azygos). — 14) Veines iliaques (anastomose primitive entre la veine cave inférieure et les veines cardinales postérieures). — 15) Veines crurales. — 16) Veine hypogastrique (terminaison primitive des veines cardinales postérieures). — 15) Veines crurales. — 16) Veine hypogastrique (terminaison primitive des veines cardinales postérieures).
B. *Cœur et tronc veineux persistants ; vue postérieure.* — 1) Veine cave supérieure gauche oblitérée. — 6) Veine innominée droite. — 7) Veine innominée gauche. — 8) Sous-clavière. — 10) Jugulaire commune. — 13) Tronc de la demi-azygos. — 17) Sinus coronaire recevant la grande veine coronaire. — 18) Intercostale supérieure. — 19) Demi-azygos supérieure. — 20) Demi-azygos inférieure. — (D'après Kölliker.)

veine vertébrale droite constitue la veine azygos avec l'embouchure persistante de la veine cardinale droite (5). L'extrémité postérieure de la veine vertébrale gauche (12), avec l'anastomose transversale (13) des deux extrémités vertébrales, forme la petite azygos. L'extrémité antérieure de la veine vertébrale gauche, avec l'embouchure de la veine cardinale gauche (4), devient la veine intercostale supérieure gauche. A la fin de la vie fœtale, la veine cave inférieure a un calibre à peu près égal à celui du canal veineux.

On voit, par ce qui précède, que les troncs veineux sont d'abord symétriques, et que ce n'est que dans le cours du développement et par disparition d'une partie des veines primitives que le système nerveux acquiert cette asymétrie qu'il possède chez l'adulte. On a cru, du reste, qu'il en est de même pour le cœur et les artères. Cette disposition des troncs vasculaires primitifs n'est souvent, du reste, que partielle et ne porte que sur certains segments de leur longueur ; les segments restreints continuent à se développer et concourent ensuite à la formation des troncs persistants. C'est ainsi qu'un tronc vasculaire définitif, qui paraît, une fois le développement achevé, un organe simple, est en réalité un organe complexe constitué par l'assemblage de plusieurs segments appartenant, à l'origine, chacun à un vaisseau primitif différent. C'est ce que montre, par exemple, le développement de l'aorte et de la veine cave inférieure.

§ III. — Seconde circulation ou circulation placentaire.

La circulation placentaire, précédée par des formes de transition qu'on retrouve facilement si on se rappelle le développement des vaisseaux de l'embryon, dure, dans sa forme parfaite, depuis l'origine du troisième mois jusqu'à la fin de la vie fœtale. Cette circulation se fait de la façon suivante :

Le sang revient artérialisé du placenta par la veine ombilicale. Arrivé au foie, une partie de ce sang passe directement dans la veine cave inférieure par le canal veineux ; l'autre partie va se distribuer dans le foie par les veines hépatiques afférentes (branches futures de la veine porte) avec le sang que la veine porte de l'embryon ramène de l'intestin, de la rate, etc. ; ce sang, après avoir traversé le foie, arrive à son tour dans la veine cave inférieure, qui reçoit encore le sang veineux revenant des extrémités inférieures et des reins.

Ce sang, contenu dans la veine cave inférieure au-dessus du foie, est donc déjà un sang très-mélangé, puisqu'il comprend : 1° du sang artériel pur venant du placenta par la veine ombilicale et le canal veineux ; 2° du sang artériel provenant du placenta par la veine ombilicale et modifié dans son passage à travers le foie ; 3° le sang veineux de l'intestin, de la rate, du pancréas, modifié aussi dans le foie ; 4° le sang veineux des reins ; 4° le sang veineux des extrémités inférieures. Ce sang arrive dans l'oreillette droite par la veine cave inférieure et, sans s'y arrêter, est dirigé immédiatement par la valvule d'Eustache dans le trou de Botal et dans l'oreillette gauche ; là il se mélange encore un sang veineux en petite quantité, qui revient des poumons par les veines pulmonaires. De là, ce sang passe dans le ventricule gauche, et du ventricule gauche dans l'aorte, qui l'envoie par les carotides et les sous-clavières dans la tête, et dans les extrémités supérieures. Au-dessous de l'origine de ces artères ce sang subit un nouveau mélange et une nouvelle addition de sang veineux, qui provient de la veine cave supérieure.

Après avoir nourri la tête et les extrémités supérieures, le sang veineux revient par la veine cave supérieure dans l'oreillette droite ; de l'oreillette droite dans le ventricule droit, et de celui-ci dans l'artère pulmonaire. Les poumons ne fonctionnant pas chez le fœtus, une très-petite quantité de sang passe dans les poumons par les branches de l'artère pulmonaire, pour revenir ensuite par les veines pulmonaires, dans l'oreillette gauche ; la plus grande partie passe dans le canal artéreil (Fig. 410, 6) qui va s'ouvrir dans l'aorte descendante au-dessous de l'origine de la sous-clavière gauche et se mélange au sang contenu dans l'aorte ascendante. C'est ce sang, très-fortement veineux, qui se distribue avec l'aorte descendante et va nourrir ses extrémités inférieures, pour revenir, à l'état de sang veineux pur, par la veine cave inférieure. Mais la plus grande partie retourne au placenta par les artères ombilicales pour s'y artérialiser au contact du sang de la mère. Le cœur du fœtus à terme bat 130 à 150 fois par minute.

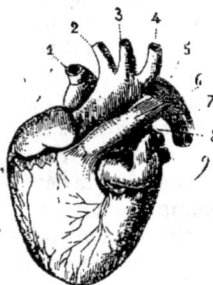

Fig. 410. — *Cœur de fœtus à terme, vue antérieure* (*).

On voit que les différents organes du fœtus reçoivent un sang qui présente des qualités différentes, suivant les points que l'on considère ; on voit aussi qu'aucun d'eux ne reçoit du sang artériel pur. Au point de vue de la qualité du sang qu'ils reçoivent, on peut classer les organes du fœtus en quatre catégories : 1° le foie ; 2° la tête, les extrémités supérieures et le cœur ; 3° les extrémités inférieures et 4° les poumons.

1° Le foie reçoit le sang le moins mélangé, puisqu'il reçoit du sang artériel pur provenant du placenta, plus le sang veineux de l'intestin, de la rate et du pancréas, amené par la veine porte, et enfin le sang amené par l'artère hépatique, sang qui provient de l'aorte descendante et a des caractères fortement veineux ; aussi le foie joue-t-il un rôle très-important dans la vie fœtale, comme le prouve du reste son volume. 2° Les extrémités supérieures, la tête et le cœur lui-même reçoivent un sang fortement mélangé, dans lequel on trouve : a, du sang artériel pur, provenant du canal veineux ; b, le sang veineux du foie ; c, le sang veineux des extrémités inférieures et d'une partie du tronc ; d, le sang veineux des reins ; e, le sang veineux des poumons. 3° Les extrémités inférieures, les organes digestifs, les reins, les organes génitaux, la rate, les parois du tronc, reçoivent un sang encore plus mélangé et plus fortement veineux, puisqu'au sang précédent est venu s'ajouter le sang veineux provenant de la tête, des extrémités supérieures et du cœur. 4° Enfin les poumons, qui, sous ce rapport, occupent le degré inférieur de l'échelle, reçoivent un sang encore plus pauvre en éléments artériels ; en effet, ils reçoivent le même mélange que les organes précédents du troisième groupe, mais dans des proportions différentes, puisqu'au sang déjà incomplétement artérialisé apporté par les artères bronchiques, s'ajoute une forte proportion de sang veineux pur apporté directement par les branches de l'artère pulmonaire.

La circulation placentaire se distingue par l'absence de petite circulation et par la communication des cœurs droit et gauche. Les quatre cavités du cœur sont utilisées pour la circulation générale.

A la naissance, les conditions d'existence du fœtus sont complétement changées et il s'ensuit dans la circulation des modifications capitales qui mènent à l'établissement de la circulation pulmonaire. Toute communication avec le placenta est interrompue et, par suite, il survient une oblitération des artères ombilicales, de la veine ombilicale jusqu'à l'abouchement de la veine porte et du canal veineux. En même temps les poumons, en se dilatant pour la première inspiration, sont le siège d'un afflux sanguin considérable, le courant sanguin de l'artère pulmonaire, qui passait presque en entier par le canal artériel dans l'aorte, est détourné vers

(*) 1) Veine cave supérieure. — 2) Tronc brachio-céphalique. — 3) Carotide primitive gauche. — 4) Sous-clavière gauche. — 5) Crosse de l'aorte. — 6) Canal artériel. — 7) Aorte descendante. — 8) Artère pulmonaire. — 9) Veines pulmonaires gauches. — (D'après Kölliker.)

les poumons; le sang passe de moins en moins dans le canal artériel qui se rétrécit, puis s'oblitère au deuxième ou troisième jour. Le sang revient en masse des
poumons par les veines pulmonaires, qui se dilatent; le courant sanguin des veines pulmonaires remplit alors l'oreillette gauche et s'oppose à ce que le courant
provenant de la veine cave inférieure pénètre dans cette oreillette par le trou de
Botal; ce trou s'oblitère à son tour dès qu'il ne donne plus passage à un courant
sanguin, et ainsi s'établit la circulation pulmonaire définitive. La fermeture du
trou de Botal n'est achevée qu'au bout de quelques semaines [1].

§ IV. — Glandes et vaisseaux lymphatiques.

Leur développement est très-peu connu. Les glandes lymphatiques paraissent
vers le milieu de la vie fœtale.

ARTICLE V. — APPAREIL DE LA DIGESTION.

§ I. — Canal alimentaire.

La formation de la première ébauche de l'intestin a déjà été décrite (p. 1001) avec
la formation de la vésicule ombilicale, à laquelle elle est liée. L'intestin originaire
représente un tube fermé à ses deux extrémités et communiquant largement avec
la vésicule ombilicale par le conduit vitellin. Le cul-de-sac antérieur, *cavité céphalo-
intestinale* ou *intestin antérieur*, forme le pharynx et l'œsophage; le cul-de-sac
postérieur, *cavité pelvi-intestinale* ou *intestin postérieur*, forme la partie inférieure
du rectum; la partie intermédiaire, ou *intestin, moyen*, donne naissance au reste du
tube digestif, estomac, intestin grêle et gros intestin jusqu'au milieu du rectum,
autrement dit à la partie du tube digestif en rapport avec le péritoine. La cavité
buccale, d'une part, la cavité recto-anale de l'autre, ne se forment pas aux dépens
de l'intestin primitif, mais représentent à l'origine des dépressions du feuillet corné
du blastoderme et ne se mettent que plus tard en communication avec les culs-de-
sac antérieur et postérieur de l'intestin primitif.

Formation de la cavité buccale. — La cavité buccale commence à se former du
quinzième au dix-huitième jour. C'est d'abord une simple dépression du feuillet
externe du blastoderme, dépression circonscrite par les bourgeons maxillaires
supérieurs et inférieurs (Fig. 380, 2). Cette dépression, *cul-de-sac buccal* de Remak,
s'agrandit de plus en plus pour constituer bientôt (Fig. 381) une large cavité qui
s'ouvre au dehors par une fente transversale; le fond de cette cavité avoisine le
cul-de-sac antérieur de l'intestin primitif (cavité céphalo-intestinale), dont il n'est
séparé que par une mince membrane, *membrane pharyngienne*; cette membrane
elle-même se résorbe peu à peu et les deux cavités communiquent alors d'abord
par une fente longitudinale, puis par une large ouverture.

La cavité buccale à l'origine est commune aux fosses nasales et au tube digestif, et
ce n'est qu'à la fin du deuxième mois que commence à se former la voûte palatine,
qui les divise en deux parties, une supérieure respiratoire, une inférieure diges-

---

[1] Il importe de se rappeler pour l'intelligence de la circulation fœtale placentaire que
beaucoup de vaisseaux appelés *veines* contiennent du sang artériel et réciproquement. Ainsi
la veine ombilicale, le canal veineux contiennent du sang artériel; l'artère pulmonaire,
le canal artériel contiennent du sang veineux, etc. En outre, des vaisseaux qui, chez l'adulte,
contiennent du sang artériel, contiennent du sang veineux chez le fœtus; exemple: les veines pulmonaires. Ces mots *artériel* et *veineux* appliqués au sang du fœtus n'ont pas la même
signification que chez l'adulte, et n'ont qu'une valeur relative (voy. les *Traités de physiologie*).
Ils sont employés ici uniquement pour la commodité de la démonstration.

tive. Ce développement a été décrit plus haut (voy. *Dévelop. de la face*, p. 1024).

La soudure des deux moitiés originaires de la voûte palatine se fait d'avant en arrière, et cette soudure est complète pour la voûte palatine osseuse à la neuvième semaine ; mais la soudure des deux moitiés qui constituent primitivement le voile du palais ne se fait que plus tard, vers la fin du troisième mois. La luette paraît déjà avant la soudure sous forme d'une petite saillie située à l'extrémité postérieure de chacune des deux moitiés du voile.

La *langue* se développe dans la cinquième semaine ; elle représente d'abord un soulèvement situé en arrière des bourgeons maxillaires inférieurs soudés à cette époque (Fig. 382, 9 et 383). A ce soulèvement vient se joindre un bourgeon naissant de la face interne du deuxième arc pharyngien, et les deux réunis constituent le corps charnu de la langue (principalement l'hyo-glosse et le génioglosse). L'épithélium lingual provient du feuillet externe du blastoderme. Les papilles paraissent au troisième mois, les follicules clos de la base de la langue au quatrième mois.

La *lèvre* supérieure se développe par trois bourgeons, un médian qui provient du bourgeon incisif, deux latéraux, qui proviennent des bourgeons maxillaires supérieurs. Son développement est en connexité intime avec celui de la mâchoire supérieure et du palais (voy. *Os de la face*). La lèvre inférieure se développe aux dépens des bourgeons maxillaires inférieurs par deux moitiés latérales, qui se soudent sur la ligne médiane comme pour le maxillaire inférieur.

Développement du pharynx et de l'œsophage. — Le pharynx, d'abord très-court, s'agrandit peu à peu à mesure que la tête se forme et que le cœur prend sa situation définitive. Le développement de l'œsophage est peu connu : il commence aussi par être très-court et s'allonge ensuite graduellement.

Les *amygdales* paraissent au quatrième mois sous forme d'une ouverture linéaire située sur la même ligne que l'ouverture de la trompe d'Eustache. Leurs follicules clos ne se distinguent que vers le sixième mois.

Développement de l'intestin moyen. — L'intestin moyen représente à l'origine un tube de calibre uniforme (Fig. 411, e^1, e^2), communiquant avec la vésicule ombilicale (*d*). Ce tube est d'abord rectiligne ou appliqué contre la colonne vertébrale ; puis il s'écarte de la colonne vertébrale et constitue une anse rattachée au rachis par le mésentère (Fig. 411, *o*). Les modifications suivantes que subit ce tube intestinal ont pour but la formation de l'estomac, de l'intestin grêle et du gros intestin.

1° *Estomac.* — La partie supérieure de l'intestin se dilate et représente un réservoir fusiforme à grand axe vertical, situé sur la ligne médiane et rattaché au rachis par un court repli partant de sa partie postérieure. Cette partie postérieure se dilate plus que le reste et constituera plus tard le grand cul-de-sac. Bientôt l'estomac devient oblique de vertical qu'il était et son extrémité inférieure se dirige à droite, en même temps que sa face gauche devient antérieure, sa face droite postérieure, et que son bord antérieur se tourne en haut et à droite pour former la petite courbure rattachée déjà au foie par le repli du petit épiploon.

Les glandes de l'estomac paraissent de la septième à la huitième semaine dans le feuillet intestino-glandulaire comme des bourgeons épithéliaux pleins qui se creusent d'une cavité à partir de la douzième ou de la treizième semaine. Jusqu'à cette époque la couche glandulaire et la couche fibreuse des parois stomacales ne présentent aucune union intime ; et c'est seulement à ce moment que se forment, aux dépens de la face interne de la couche fibreuse, des prolongements qui se développent et constituent autour des glandes un réseau connectif, ébauche du derme de la muqueuse. L'adhérence des couches devient tout à fait intime du cinquième au septième mois.

2º *Intestin.* — La partie du tube intestinal qui suit immédiatement l'estomac ne prend pas part à la formation de l'anse intestinale mentionnée plus haut, et par suite n'a pas de mésentère; aussi reste-t-elle accolée à la paroi abdominale postérieure, et c'est elle qui constitue le *duodenum.* Seulement à cause du changement de position de l'estomac, cette portion de l'intestin, d'abord verticale, se trouve entraînée avec lui et prend peu à peu la direction qu'il a chez l'adulte.

Le reste du tube intestinal primitif s'écarte peu à peu du rachis et forme une anse, dont la convexité est tournée en avant et dont la concavité donne attache au mésentère (Fig. 411, *o*). Du sommet de l'anse part le conduit vitellin qui fait com-

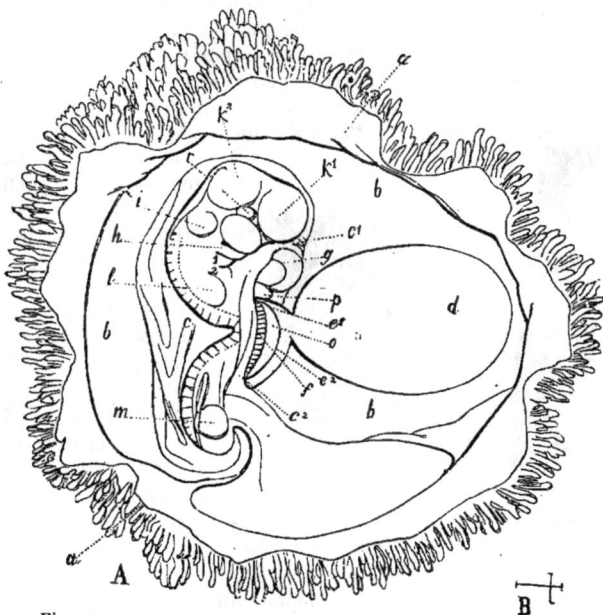

Fig. 411. — *Embryon humain de vingt et un jours* (*).

muniquer l'intestin avec la vésicule ombilicale (*d*). Bientôt les deux branches de l'anse s'accolent (Fig. 412) et se placent dans le cordon jusqu'à la fin du troisième mois, époque où l'anse rentre peu à peu dans la cavité abdominale. Pendant que l'anse intestinale est encore dans le cordon, la branche postérieure présente à peu de distance du sommet, et par suite à une certaine distance de l'insertion du conduit vitellin, un léger renflement, première trace du cœcum et de l'appendice iléo-cœcal. A la septième semaine les deux branches de l'anse subissent un déplacement, grâce auquel la branche postérieure se porte en avant et à droite de l'antérieure; en même temps les circonvolutions de l'anse antérieure et du sommet qui constitueront l'intestin grêle commencent à se former, et déjà à la

(*) A. Grossi. — B. Grandeur naturelle. — *a a*) Chorion renversé. — *b*) Espace entre le chorion et l'amnios. — *c*) Amnios qui est encore ouvert depuis *c¹*, en avant jusqu'à *c²*, en arrière. — *d*) Vésicule ombilicalc. — *e¹, e²*) Intestin. — *f*) Corps de Wolff. — *g*) Cœur. — *h*) Bourgeon maxillaire inférieur. — *i*) Oreille. — *k¹, k²*) Vésicules cérébrales antérieure et moyenne. — *l*) Ébauche du membre supérieur. — *n*) Ébauche du membre inférieur. — *o*) Mésentère. — *p*) Foie. — *r*) Œil. — 1) Deuxième arc pharyngien. — 3) Troisième arc pharyngien. — (D'après R. Wagner.)

huitième semaine on trouve dans le cordon un petit peleton de circonvolutions intestinales.

La branche postérieure, qui deviendra le gros intestin, s'agrandit à son tour, et forme au troisième mois une grande anse atteignant l'estomac et recouverte par le grand épiploon (Fig. 413). Le cœcum (3) se trouve à ce moment sur la ligne médiane, et le côlon ascendant (4) est très-court, tandis que les autres parties du gros intestin sont plus complétement formées (5). Le côlon ascendant n'est bien formé qu'au sixième mois; les cellules et les ligaments du côlon sont visibles au septième mois. Cette rotation de l'anse intestinale primitive, qui détermine la position du gros intestin par rapport à l'intestin grêle, est encore assez peu expliquée; en tout cas ce n'est pas un phénomène mécanique, mais un simple phénomène d'accroissement végétatif.

Jusqu'à la huitième semaine la muqueuse de l'intestin grêle est tout à fait lisse, sans villosités et sans glandes. Les glandes de Lieberkühn, à l'inverse des glandes stomacales, seraient à l'origine, d'après Kölliker, des culs-de-sac de l'épithélium, et non des bourgeons pleins. Les villosités apparaissent au début du troisième mois. Les glandes de Brunner ne se forment que plus tard vers le cinquième mois, et un mois plus tard paraissent les plaques de Payer, qui se forment aux dépens du feuillet fibro-intestinal. Au septième mois les follicules clos sont évidents.

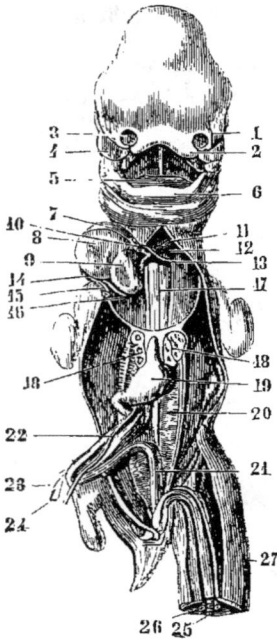

Fig. 412. — *Embryon humain de 35 jours* (*).

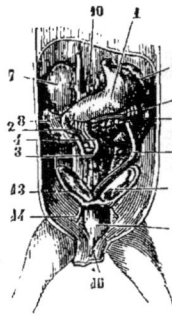

Fig. 413. — *Embryon féminin de 3 mois* (**).

D'après Kölliker la muqueuse du gros intestin se développerait comme celle de l'estomac.

Développement de l'intestin postérieur. — Il contribue à former le rectum et ne présente du reste rien de particulier.

Développement de l'anus. — L'anus se développe comme la cavité buccale par une dépression du feuillet externe, qui se met ultérieurement en communication avec l'intestin postérieur de la même façon que la cavité buccale avec l'intestin antérieur. Cette cavité anale originaire étant commune aux organes urinaires et sexuels en même temps qu'aux organes digestifs, son développement sera décrit plus loin.

§ II. — Annexes du canal alimentaire.

I. DENTS ET DENTITION.

Le développement des dents comprend trois stades : un stade de formation du germe dentaire, un stade d'ossification et un stade d'éruption. Ces trois stades se passent de la même façon pour toutes les dents, soit temporaires, soit permanentes, mais pas à la même époque. Nous étudierons d'abord la formation des dents en général, puis la dentition temporaire et enfin la dentition permanente.

1° Dents.

L'émail des dents provient de l'épithélium de la cavité buccale ; l'ivoire, le cément et la pulpe dentaire du derme muqueux sous-épithélial. D'après leur développement les dents seraient donc plutôt assimilables aux poils qu'aux os, dont les rapprochent leurs caractères physiques. Le développement des dents commence par la formation du germe dentaire.

1° *Formation du germe dentaire* (Fig. 414). — Les premiers germes dentaires, qui paraissent à la sixième semaine de la vie fœtale se développent dans la profondeur de la muqueuse qui remplit la gouttière osseuse formée à cette époque par les deux maxillaires.

Structure du germe dentaire. — Les germes dentaires se composent de trois parties : l'*organe de l'émail*, la *papille dentaire* et le *sac dentaire*. 1° Le *sac dentaire* (Fig. 414, D) constitue l'enveloppe extérieure du germe dentaire et se compose de deux couches, une couche externe (18) connective, dense, et une couche interne (19) molle, gélatiniforme. 2° La *papille dentaire*, qui se soulève du fond du sac dentaire, se compose de deux parties : *a*, une partie médiane ou axe (16), formée par une substance connective contenant des vaisseaux et des nerfs ; *b*, une couche externe (17), *membrane de l'ivoire*, formée par des cellules juxtaposées revêtant la papille dentaire à la manière d'un épithélium, *cellules dentaires*. Beaucoup d'auteurs admettent en outre une membrane limitante externe, *membrane préformative*, qui séparerait la papille dentaire de l'organe de l'émail ; mais elle paraît n'être qu'un produit de l'art. 3° L'*organe de l'émail* constitue une sorte de capuchon dont la concavité coiffe le sommet de la papille dentaire et dont la convexité s'applique à la face interne du sac dentaire. Il se compose de trois couches : *a*, une externe, épithéliale (13), qui possède à sa face externe des bourgeons (21) avec lesquels s'engrènent des villosités vasculaires du sac dentaire ; *b*, une couche moyenne (14) ou *pulpe de l'émail*, d'aspect gélatiniforme, dont les cellules les plus internes forment la *membrane intermédiaire d'Hannover* ou *matrice de l'émail* (15) ; *c*, une couche interne, épithéliale (12) ou *membrane de l'émail*. Un prolongement, *gubernaculum dentis* (11), rattache l'organe de l'émail et le germe dentaire à l'épithélium buccal.

C'est l'organe de l'émail qui paraît en premier lieu. Avant la formation des germes dentaires, l'épithélium buccal, qui remplit les gouttières dentaires des maxillaires, se compose de trois couches : une couche externe, épaisse, de cellules pavimenteuses (Fig. 414 A, 5), une couche moyenne, mince, de petites cellules arrondies (4), et une couche profonde de cellules cylindriques (3). Au-dessous se trouve le derme de la muqueuse (2). Au moment de la formation des germes dentaires, l'épithélium offre un soulèvement (A') *crête dentaire* de Kölliker. C'est de la partie profonde de cette crête dentaire que se développe l'organe de l'émail,

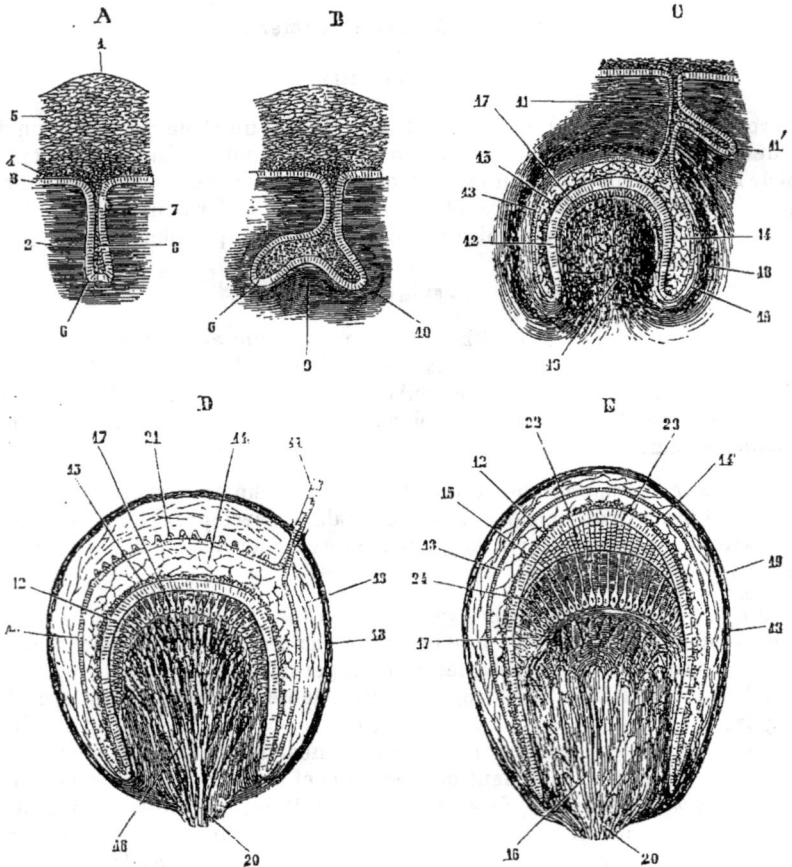

Fig. 414. — *Développement des dents ; figures demi-schématiques* (*).

(*) A. Première ébauche de l'organe de l'émail. — B. Première trace de la papille dentaire et du sac dentaire. — C. Stade plus avancé. — D. Germe dentaire complètement formé. — E. Ossification du germe dentaire ; apparition de l'émail et de l'ivoire.

1) Crête dentaire. — 2) Derme de la muqueuse. — 3) Couche profonde de l'épithélium ; cellules cylindriques. — 4) Couche moyenne ; cellules arrondies. — 5) Couche superficielle ; cellules pavimenteuses. — 6) Germe de l'organe de l'émail. — 7) Sa partie extérieure formée par les cellules cylindriques de la couche épithéliale profonde. — 8) Son intérieur, rempli par les cellules arrondies de la couche épithéliale moyenne. — 9) Saillie du derme muqueux soulevant le fond de l'organe de l'émail et constituant l'ébauche de la papille dentaire. — 10) Premières traces du sac dentaire. — 11) Pédicule rattachant l'organe de l'émail à l'épithélium buccal *(gubernaculum dentis).* — 11') Première trace de l'organe de l'émail de la dent permanente. — 12) Membrane de l'émail formée par les cellules internes cylindriques de l'organe de l'émail. — 13) Cellules externes de l'organe de l'émail. — 14) Cellules intermédiaires étoilées formant la pulpe de l'émail. — 15) Membrane intermédiaire ou cellules germinatives. — 16) Papille dentaire. — 17) Cellules de l'ivoire. — 18) Partie externe du sac dentaire. — 19) Partie interne de ce sac plus lâche. — 20) Pédicule de la papille dentaire donnant passage aux vaisseaux et aux nerfs. — 21) Bourgeons épithéliaux de la membrane externe de l'organe de l'émail. — 22) Prismes de l'émail. — 23) Préteudue membrane préformative. — 24) Ivoire de nouvelle formation avec les fibres dentaires.

aux dépens seulement des deux dernières couches (3 et 4). Ce germe de l'émail représente alors (A, 6) une sorte de bourgeon, limité à l'extérieur par une couche de cellules cylindriques (7), et renfermant à l'intérieur des cellules arrondies (8). Bientôt le fond de ce germe de l'émail se déprime comme le fond d'une bouteille (B) et prend la forme d'un petit capuchon rattaché par un court pédicule à l'épithélium de la crête dentaire. A ce stade, la papille dentaire (9) commence à se former et paraît comme un bourgeon coiffé par l'organe de l'émail ; on trouve aussi les premières traces du sac dentaire (10), simple condensation du tissu connectif du derme muqueux autour de l'organe de l'émail.

A un stade plus avancé (C), le capuchon de l'organe de l'émail est bien dessiné. Les cellules cylindriques qui le limitaient à l'extérieur ont pris des caractères différents, suivant qu'elles sont en contact avec le sac ou avec la papille dentaire. Les premières (13) sont plus petites, deviennent pavimenteuses et se couvriront bientôt de bourgeons ; les secondes (12) restent cylindriques pour constituer la membrane de l'émail. Les cellules arrondies qui remplissaient l'intérieur de l'organe de l'émail se sont aussi modifiées pour former la pulpe de l'émail (14), analogue au tissu muqueux comme aspect, quoique d'origine épithéliale. Les cellules les plus internes seules gardent leur caractère primitif et forment la *membrane intermédiaire* de Hannover (15). Le pédicule qui rattachait le capuchon à la crête dentaire devient alors le *gubernaculum dentis*. En même temps les cellules les plus externes de la papille dentaire se sont groupées de façon à former une couche régulière de cellules, *cellules dentaires* (17), qui limite la surface de cette papille. Enfin, le sac dentaire s'est constitué par la condensation progressive du tissu connectif, condensation qui est plus prononcée à une certaine distance de l'organe de l'émail (18) que dans son voisinage immédiat (19).

2° *Ossification du germe dentaire.* — Au moment de l'ossification, la papille dentaire avec son capuchon de l'organe de l'émail a la forme de la dent future et présente par conséquent autant de pointes que la dent future aura de tubercules.

Formation de l'ivoire. — C'est par l'ivoire que commence l'ossification. Il se dépose sous forme d'un petit disque au sommet de la papille ou des pointes de la papille. Ce dépôt d'ivoire se fait de la façon suivante (Fig. 414, E) : les cellules dentaires (17) poussent des prolongements, *fibres dentaires*, qui s'allongent de plus en plus en se ramifiant, et la substance intercellulaire, intermédiaire à ces cellules et à ces fibres dentaires (24), se durcit en s'incrustant de sels calcaires couche par couche, en allant de l'extérieur à l'intérieur. La partie de la papille dentaire non transformée en ivoire constitue la pulpe dentaire.

Formation de l'émail. — Immédiatement après l'apparition de l'ivoire, chaque disque d'ivoire se coiffe d'un petit capuchon d'émail. La production de l'émail (22) se fait entre l'ivoire et la membrane de l'émail, au-dessous par conséquent de cette membrane, par un mécanisme encore obscur [1]. Chaque prisme de l'émail paraît répondre à une cellule cylindrique de la membrane de l'émail (12) ; ces cellules se calcifieraient du centre à la périphérie ; et les cellules transformées seraient remplacées par de nouvelles cellules cylindriques provenant de la membrane intermédiaire de Hannover (15), cellules destinées à se clarifier à leur tour. Les dépôts des couches de l'émail se feraient donc de l'intérieur à l'extérieur, en

[1] La difficulté de comprendre la production de l'émail était beaucoup plus grande lorsqu'on admettait l'existence de la *membrane préformative* (23), séparant l'émail de la membrane de l'émail. Nous avons dit plus haut que l'existence de cette membrane préformative est plus que douteuse.

sens inverse, par conséquent, des dépôts de l'ivoire. La pulpe de l'émail disparaît peu à peu, et la membrane externe de l'organe de l'émail (13) constitue la *cuticule de l'émail*.

Formation du cément. — Le cément se forme, comme les dépôts périostiques des os, aux dépens de la paroi interne du sac dentaire. Cette production du cément précède de très-peu de temps l'éruption des dents.

3° *Éruption des dents*. — Avant l'éruption des dents de lait, la gencive est dure, solide, blanchâtre, et les dents, enfoncées dans l'épaisseur des gencives et entourées par le sac dentaire, ne possèdent que la couronne et n'ont encore ni racine ni cément. La racine, en se formant, repousse peu à peu la couronne, qui presse contre la partie supérieure du sac dentaire soudée à la gencive ; par suite de cette pression et aussi d'un phénomène de résorption concomitante, ces parties se perforent et livrent passage à la couronne, qui apparaît à l'extérieur ; la gencive se rétracte sur la dent et la partie restante du sac dentaire constitue le périoste alvéolo-dentaire.

2° Dents de lait.

Les germes dentaires des dents de lait commencent à paraître à la sixième semaine de la vie fœtale ; à la dixième, tous les germes ont paru. Leur *ossification* se fait du cinquième au septième mois de la vie intra-utérine. Leur *éruption* ne commence qu'après la naissance, à partir du sixième ou septième mois. Les dents de même espèce apparaissent ensemble par paire, à droite et à gauche, et celles de la mâchoire inférieure précèdent celles de la mâchoire supérieure. Leur éruption se fait *habituellement* dans l'ordre suivant : incisive moyenne inférieure, six à huit mois ; incisive moyenne supérieure, quelques semaines plus tard ; incisive latérale inférieure, septième au neuvième mois ; incisive latérale supérieure, quelques semaines plus tard ; première molaire, un an ; canine, quinzième au vingtième mois ; deuxième molaire, deux à six ans. Ces chiffres ne représentent que des moyennes. La dentition temporaire est habituellement complète au début de la troisième année. La *chute* des dents de lait est liée à l'éruption des dents permanentes.

3° Dents permanentes.

Les *germes dentaires* des dents permanentes se forment à partir du cinquième mois de la vie fœtale, et avant la naissance, sauf ceux des troisième, quatrième et cinquième molaires, qui paraissent quelques mois après la naissance. Ces germes dentaires se forment du reste de la même façon que les germes dentaires des dents de lait, et aux dépens du pédicule qui rattache ces derniers à l'épithélium buccal (Fig. 414, C, 11, 11').

Leur *ossification* se fait dans l'ordre suivant : la première grosse molaire s'ossifie au neuvième mois de la vie fœtale ; les autres dents s'ossifient après la naissance, les incisives, dans la première année ; les canines, dans la seconde ; les petites molaires, dans la troisième ; à cinq ans elles ont toutes paru, sauf les dents de sagesse, et à six ou sept ans l'enfant a quarante-huit dents, les vingt dents de lait et de plus toutes les dents persistantes, sauf la dernière molaire (Fig. 415).

L'*éruption* des dents permanentes débute par la résorption des cloisons osseuses qui séparent les alvéoles des dents de lait d'avec les alvéoles des dents permanentes placées au-dessous ; en même temps les racines des dents temporaires se résorbent aussi par un mécanisme encore inconnu, tandis que les racines des dents persistantes s'allongent et que les couronnes des dents de lait se trouvent peu à peu repoussées pour finir par tomber. Cette éruption se fait dans l'ordre suivant : première grosse molaire, sept ans ; incisives moyennes, huit ans ; incisives latérales, neuf ans ; première petite molaire, dix ans ; deuxième petite molaire, onze ans ; canine, douze ans ; deuxième grosse molaire, treize ans ; dent de sagesse, dix-huit à vingt-cinq ans et quelquefois plus tard.

$$\frac{1}{2}$$

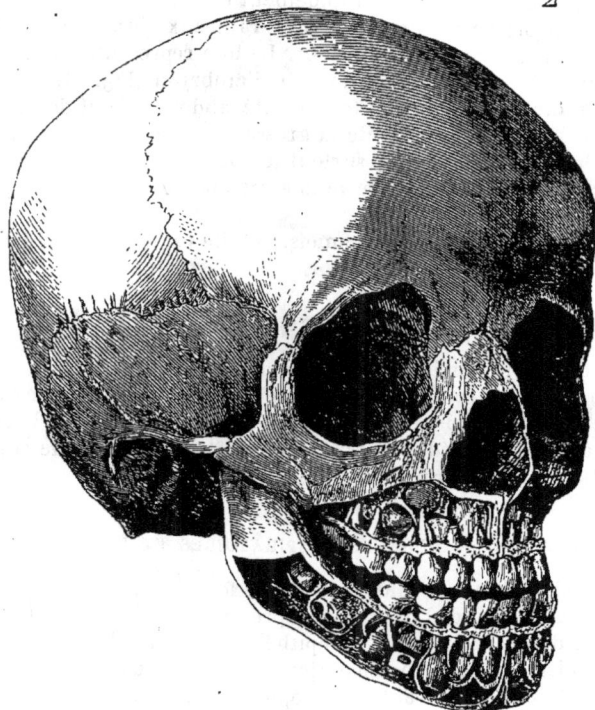

'ig. 415. — *Crâne d'un enfant de sept ans, montrant la position des dents permanentes* (*).

La *chute* des dents permanentes a lieu habituellement à un âge plus ou moins avancé. Cette chute paraît être précédée d'une ossification de la pulpe dentaire. On observé quelques cas de troisième dentition dans la vieillesse. Cette chute des dents mène une atrophie des alvéoles et la disparition du rebord alvéolaire des maxillaires.

II. GLANDES SALIVAIRES.

Ces glandes semblent débuter, comme les glandes de la peau, par un bourgeon épithélial solide. Elles paraissent de très-bonne heure, dans la seconde moitié du deuxième mois, et au troisième mois elles sont complétement formées. C'est la glande sous-maxillaire qui paraît la première ; la parotide ne vient qu'en dernière ligne.

(*) Les mâchoires ont été sculptées pour mettre à découvert les dents permanentes. La première grosse molaire supérieure a déjà fait éruption. Le trou mentonnier a été conservé. — (D'après une préparation du Musée de Strasbourg.)

III. FOIE.

Le *foie* paraît chez l'homme à la troisième semaine, après les corps de Wolff. Ses premiers vestiges sont deux culs-de-sac naissant de la partie antérieure de l'intestin dans la région du duodenum futur. Ces deux culs-de-sac qui représentent les deux lobes du foie sont formés par une dépression du feuillet épithélial et du feuillet fibro-intestinal. Ils se développent très-rapidement et entourent la veine omphalo-mésentérique qui envoie en même temps des rameaux (branches futures de la veine porte) se ramifiant dans leur intérieur. Le foie représente alors un corps rougeâtre, qui fait saillie du côté concave de l'embryon (Fig. 376, 15). Au troisième mois, il remplit presque toute la cavité abdominale et descend jusqu'à l'hypogastre. Dans la seconde moitié de la grossesse, il se développe relativement moins que dans les premiers temps, surtout le lobe gauche, qui reste plus petit que le droit; cependant à la naissance le foie est encore relativement plus volumineux que chez l'adulte.

La *vésicule biliaire* paraît au deuxième mois. La bile est déjà versée dans l'intestin au troisième mois.

IV. PANCRÉAS.

Le *pancréas* se développe sur le même type que les glandes salivaires, c'est-à-dire par un bourgeon épithélial solide, qui se creuse consécutivement d'une cavité. A la fin du deuxième mois la glande est à peu près formée. La façon dont le canal pancréatique s'unit au canal cholédoque est inconnue. A l'origine un de ces conduits s'ouvre en avant, l'autre en arrière du duodenum.

ARTICLE VI. — ORGANES RESPIRATOIRES ET LARYNX.

Les *poumons* paraissent un peu plus tard que le foie. Ils se développent aux dépens de la partie antérieure de l'intestin et représentent à l'origine un petit cul-de-sac formé par une dépression du feuillet épithélial et du feuillet fibreux de l'intestin. Du vingt-cinquième au vingt-huitième jour on trouve deux petits sacs piriformes situés au-dessus du cœur et en avant de l'œsophage, et s'ouvrant dans la partie postérieure du pharynx par un pédicule commun (Fig. 416). Il se développe peu à peu sur ces deux culs-de-sac des culs-de-sac secondaires, qui se multiplient de plus en plus, de façon qu'à la huitième semaine on trouve déjà l'ébauche des principaux lobules pulmonaires.

A la fin du premier mois les deux culs-de-sac primitifs sont séparés de corps de Wolff, du foie et de l'estomac par une mince membrane, ébauche du diaphragme. Au deuxième mois les poumons sont situés au-dessous du cœur, entre les corps de Wolf et le foie. Puis ils remontent peu à peu et acquièrent leur forme

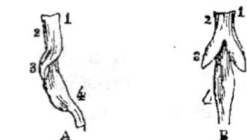

Fig. 416. — *Développement des poumons* (*).

et leur situation normales.

La *trachée* se développe aux dépens du pédicule primitif, dans lequel les cerceaux cartilagineux paraissent vers la neuvième semaine.

Le *larynx* se forme aux dépens de la partie supérieure de ce pédicule ; il est déjà visible à la sixième semaine. On trouve alors à l'ouverture pharyngienne deux

(*) A. Vue de profil. — B. Vue de face (poulet au quatrième jour de l'incubation). — 1, 2) OEsophage. — 3) Poumons. — 4) Estomac. — (D'après Rathke.)

petites crêtes, ébauches des cartilages aryténoïdes, et, en avant de la fente qu'elles interceptent, une saillie transversale, dépendante du troisième arc pharyngien, qui constituera l'épiglotte. Le larynx devient cartilagineux de la huitième à la neuvième semaine. Les cordes vocales et les ventricules du larynx existent déjà au quatrième mois.

Le développement du larynx est très-incomplet jusqu'à l'époque de la puberté ; à la naissance, les cartilages aryténoïdes sont rudimentaires et les cordes vocales n'ont que $0^m,01$ de longueur dans leur partie membraneuse. Jusqu'à deux ou trois ans la forme et le volume du larynx subissent peu de variations. A partir de cette époque jusqu'à la puberté, le développement est un peu plus marqué, mais encore très-faible ; à dix ans, la longueur des cordes vocales est de $0^m,011$; à quatorze ou quinze ans, de $0^m,015$. Après la puberté, ce développement est très-rapide et continue environ jusqu'à vingt-cinq ans, époque où le larynx atteint son développement complet.

Le développement de la *plèvre* est peu connu. A l'origine, la cavité pleurale ne forme qu'une avec la cavité péritonéale (*cavité pleuro-peritonéale*, Fig. 417, 16). Dès que le diaphragme paraît, on trouve un sac distinct pour chaque poumon. La séreuse est déjà distincte comme membrane à la dixième semaine.

ARTICLE VII. — ORGANES URINAIRES.

L'allantoïde communique à l'origine avec l'intestin postérieur (paroi antérieure du rectum) par un pédicule canaliculé, qui constitue l'*ouraque* (voy. p. 1002). A partir du deuxième mois, l'ouraque s'élargit dans sa partie inférieure pour constituer le réservoir urinaire ou la *vessie*, réservoir qui se continue en haut avec le canal de l'ouraque et en bas par un canal, futur canal uréthral, avec le rectum. Le canal de l'ouraque s'oblitère à la fin de la vie fœtale, et il n'en reste plus qu'un cordon fibreux qui va du sommet de la vessie à l'ombilic. La formation de l'urèthre sera étudiée avec celle des organes génitaux externes.

Les *reins* sont tout à fait indépendants des corps de Wolff. Ils se développent aux dépens de la paroi postérieure de la vessie ou mieux de la partie vésicale de l'ouraque et représentent à l'origine deux culs-de-sac creux formés à la manière des poumons. Ces culs-de-sac donnent naissance aux uretères, et, en se multipliant et se ramifiant, aux calices et aux canaux urinifères les plus volumineux, tandis que les canalicules plus petits sont à l'origine des bourgeons cellulaires pleins de la paroi des culs-de-sac primitifs. Au troisième mois paraissent les corpuscules de Malpighi ; à cette époque une partie des canalicules urinifères constitue encore des cordons cellulaires pleins sans cavité intérieure. A l'origine, les reins sont aplatis et situés en arrière de la partie inférieure des corps de Wolff (sixième à septième semaine) ; à la huitième semaine (Fig. 418, A, 5), leur surface est lobulée, et cette lobulation du rein se retrouve jusqu'après la naissance.

ARTICLE VIII. — ORGANES GÉNITAUX.

Le développement des organes génitaux internes est lié à des organes transitoires, qui ont reçu le nom de *corps de Wolff*, et dont l'étude préalable est nécessaire. Nous étudierons successivement : 1° le corps de Wolff ; 2° le développement des organes génitaux internes ; 3° celui des organes génitaux externes.

§ I. — Corps de Wolff.

Les *corps de Wolff*, *corps d'Oken* (*reins primordiaux*), paraissent de très-bonne heure et avant même la formation de l'allantoïde. Ils ont à l'origine deux conduits situés de chaque côté de la ligne médiane en avant des protovertèbres et étendus du cœur à l'extrémité pelvienne. Leur extrémité supérieure se termine en cœcum, leur extrémité inférieure s'ouvre dans la partie inférieure de la vessie, au-dessous des uretères. Ces canaux se développent aux dépens du feuillet moyen du blastoderme (lames latérales) et sont à l'origine des cordons pleins se creusant ultérieurement d'une cavité. Dans ce canal viennent s'ouvrir des conduits transversaux d'abord rectilignes, puis tortueux, qui se forment aux dépens d'une masse cellulaire ([1]) située en dedans du canal excréteur principal. On y trouve, en outre, des corpuscules de Malpighi analogues à ceux des reins persistants. A l'état de développement complet, les corps de Wolff forment de chaque côté de la colonne vertébrale une glande épaisse dont le conduit excréteur se trouve placé au côté antérieur et externe.

Les corps de Wolff sont recouverts en avant par le péritoine ; en haut et en bas le péritoine présente deux replis ; le supérieur, *ligament diaphragmatique du corps de Wolff* (Fig. 418, B , C , 13) va de l'extrémité supérieure de l'organe au dia-

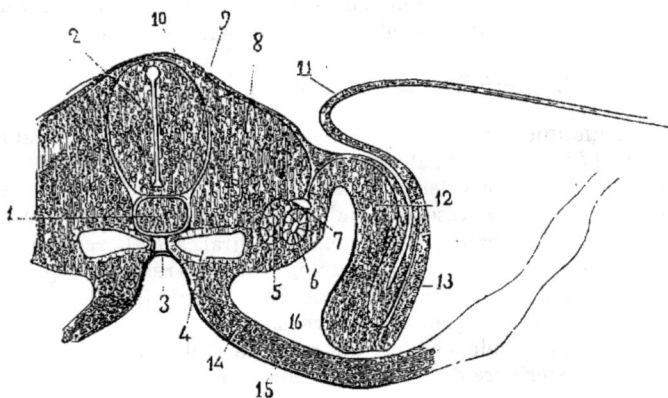

Fig. 417. — *Coupe d'un embryon de poulet au commencement du troisième jour* (*).

phragme ; l'inférieur, *ligament lombaire du corps de Wolff* (Fig. 418, A, 3), part du conduit de Wolff au niveau de l'extrémité inférieure de la glande.,

Les corps de Wolff ne sont autre chose que des reins temporaires. Le liquide qu'ils sécrètent a à peu près la même composition que l'urine. Quand les reins persistants sont formés, les corps de Wolff commencent à disparaître, ce qui a lieu environ vers le troisième mois de la vie fœtale ; seulement une partie de ces organes prend part à la formation des organes génitaux internes.

§ II. — Organes génitaux internes.

Les organes génitaux, avant d'acquérir le type féminin ou masculin, passent par un état qu'on peut appeler *état indifférent*, dans lequel il n'y a pas encore de dis-

([1], D'après His, les cellules glandulaires du corps de Wolff proviendraient du feuillet épidermique du blastoderme.

(*) 1) Corde dorsale. — 2) Moelle épinière. — 3) Gouttière intestinale. — 4) Aortes primitives. — 5) Corps de Wolff. — 6) Canal excréteur des corps de Wolff. — 7) Veine cardinale. — 8) Vestige de la cavité protovertébrale. — 9) Lame musculaire. — 10) Lame épidermique. — 11) Repli amniotique ou capuchon latéral. — 12) Lame cutanée. — 13) Lame cutanée formant le feuillet fibreux de l'amnios. — 14) Lame fibro-intestinale. — 15) Feuillet intestino-glandulaire. — 16) Cavité pleuro-péritonéale. — (D'après Kölliker.)

tinction de sexes. Nous étudierons successivement : 1° l'état indifférent des organes génitaux ; 2° le développement du type féminin ; 3° le développement du type masculin.

I. ÉTAT INDIFFÉRENT.

Outre les corps de Wolff, deux organes prennent part à la formation des organes génitaux internes : ce sont la *glande génitale*, ébauche du testicule ou de l'ovaire, et le *conduit de Müller*.

1° *Glande génitale.* — De la cinquième à la sixième semaine on trouve chez l'embryon, à la partie interne des corps de Wolff, une ligne blanchâtre, ébauche de la glande génitale et développée aux dépens du feuillet moyen du blastoderme (*lames moyennes*). Cette glande est enveloppée par le péritoine, qui la rattache au corps de Wolff et lui forme une sorte de mésentère ; en outre, de ces deux extrémités partent deux replis : un supérieur, qui va au ligament diaphragmatique du corps de Wolff (Fig. 418, B, 12) ; l'autre, inférieur, qui va au canal de Wolff juste à l'endroit de l'insertion du ligament lombaire de ce dernier (Fig. 418, C, 16). Comme structure, la glande génitale se compose de cellules formatrices sans signification spéciale.

2° *Conduit de Müller, conduit génital.* — En même temps que la glande génitale se développe, il se forme au côté interne et antérieur du conduit de Wolff (Fig. 418), et accolé à ce dernier, un conduit dont l'extrémité supérieure est fermée et dont l'extrémité inférieure s'ouvre dans la partie inférieure de la vessie près du conduit de Wolff. Les conduits de Müller sont à l'origine des cordons pleins, dans lesquels une cavité ne se produit que secondairement. Ils se forment du reste, comme la glande génitale dont ils représentent les conduits excréteurs, aux dépens du feuillet moyen du blastoderme.

C'est vers le début du troisième mois que l'état indifférent cesse pour faire place aux types sexuels masculin ou féminin.

II. DÉVELOPPEMENT DU TYPE FÉMININ.

1° *Ovaire.* — A la fin du deuxième mois la glande génitale devient plus allongée et prend une position plus oblique, ce qui à la neuvième ou à la dixième semaine peut faire reconnaître l'ovaire du testicule. A ce moment l'ovaire est situé au côté interne et antérieur des corps de Wolff (Fig. 418, A, 4). A mesure que ces corps disparaissent, l'ovaire descend vers la région inguinale et se place très-obliquement ; mais il reste longtemps dans la région du grand bassin, et ce n'est que dans les derniers temps de la vie fœtale qu'il descend dans l'excavation pelvienne.

En même temps les cellules primitives de la glande génitale subissent peu à peu les transformations histologiques qui aboutissent à la formation du stroma de l'ovaire, des ovules et des follicules de Graaf. D'après His, le stroma de l'ovaire provient du stroma fibreux et des glomérules des corps de Wolff ; l'ovule et la membrane granuleuse des follicules proviennent de l'épithélium des canaux du corps de Wolff [1].

2° *Conduits excréteurs des organes génitaux internes de la femme.* — Ces conduits excréteurs, constitués par les trompes, l'utérus et le vagin, dérivent des conduits de Müller (voy. Fig. 418 et 419).

a) *Trompe.* — La trompe est formée par la partie du conduit de Müller qui s'étend

---

[1] Voy. p. 877, pour la formation des ovules et des follicules de Graaf.

de l'extrémité supérieure de ce conduit au point où s'attache le ligament lombaire du corps de Wolff. Ce conduit, primitivement fermé à son extrémité supérieure, présente bientôt une fente linéaire, qui deviendra l'orifice abdominal du pavillon, et son cul-de-sac terminal persistant forme l'hydatide de Morgagni.

b) *Utérus et vagin*. — A l'extrémité inférieure, les conduits de Müller et les conduits de Wolff s'unissent par un cordon arrondi, *cordon génital*, dans lequel on trouve en avant les conduits de Wolff, en arrière les conduits de Müller. Ces con-

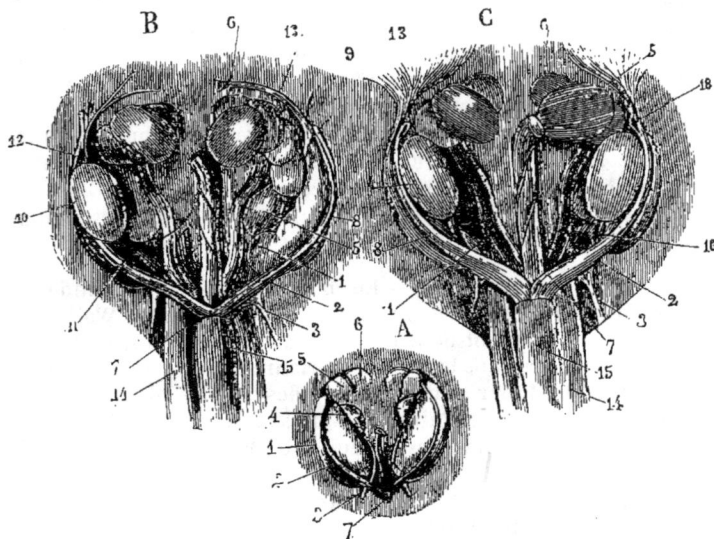

Fig. 418. — *Organes urinaires et sexuels d'un embryon de veau* (*).

duits de Müller sont dans le cordon génital très-rapprochés l'un de l'autre, la cloison qui les sépare finit même par disparaître, et les deux conduits de Müller sont alors réunis en un seul canal, *canal utéro-vaginal*, qui constituera le vagin et le corps de l'utérus ; la partie du conduit de Müller, située en dehors du cordon génital et au-dessous du ligament lombaire du corps de Wolff, constitue les cornes de l'utérus. La soudure des deux conduits de Müller débute par le milieu du cordon génital, c'est-à-dire par la partie qui répond au corps de l'utérus, tandis qu'au-dessus et au-dessous on trouve encore deux canaux distincts.

Le canal utéro-vaginal ne présente à l'origine aucune distinction de l'utérus et du vagin ; ce n'est qu'au cinquième mois que paraît au niveau du futur orifice externe du col un petit bourrelet annulaire qui trace la délimitation des deux cavités. Les parois de l'utérus commencent à s'épaissir à partir du sixième mois.

3° *Ligaments larges et ligament rond.* — L'ovaire est rattaché à l'origine aux corps de Wolff par un *mesovarium*; quand les corps de Wolff ont disparu, le péritoine qui les recouvrait forme les ligaments larges ; le ligament diaphragmatique des corps de Wolff disparaît ; le ligament supérieur qui rattachait l'extrémité supérieure de la glande génitale constitue la frange qui relie l'ovaire au pavillon de la trompe ou à l'extrémité du conduit de Müller; le ligament inférieur de l'ovaire (Fig. 418, C, 16) devient le ligament qui rattache l'ovaire à l'utérus ; enfin le ligament lombaire des corps de Wolff (C, 3) constitue le ligament rond, qui traverse le canal inguinal accompagné par un prolongement du péritoine en forme de cul-de-sac ou *canal de Nuck*, qui disparaît plus tard.

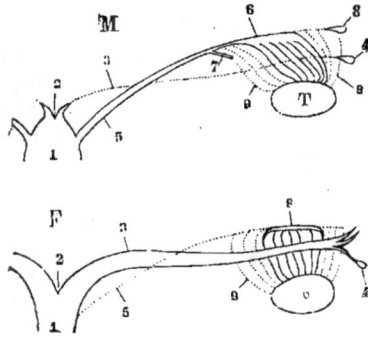

Fig. 419. — *Formation des organes génitaux internes des deux sexes (figures schématiques)* (*).

4° *Restes du corps et du conduit de Wolff.* — Les corps et les conduits de Wolff disparaissent à peu près complétement, sauf dans la partie moyenne, qui constitue le corps de Rosenmüller (Fig. 419, F, 6).

III. DÉVELOPPEMENT DU TYPE MASCULIN.

1° *Testicule.* — Vers la fin du deuxième mois, la glande génitale, un peu avant la formation des canalicules séminifères, devient plus large et plus courte, et, à partir de la huitième à la neuvième semaine, paraissent les canalicules qui sont d'abord droits, puis flexueux. L'albuginée est déjà visible au troisième mois.

2° *Conduits excréteurs des organes génitaux internes de l'homme.* — Chez l'homme les conduits de Müller disparaissent, à l'exception de leurs extrémités inférieures qui se soudent pour s'ouvrir dans le sinus uro-génital par un orifice commun ; cette partie persistante constitue l'*utricule prostatique*. Son extrémité libre paraît aussi quelquefois comme *hydatide pédiculée de Morgagni*.

La *tête de l'épididyme* est formée par la partie moyenne du corps de Wolff, dont les canaux se mettent en communication avec ceux du testicule et par la partie correspondante du conduit de Wolff. Le reste du *canal de l'épididyme*, le *canal déférent* et les *canaux éjaculateurs* sont produits par le conduit de Wolff qui, d'abord rectiligne, devient ensuite flexueux dans sa partie épididymique. Au troisième mois, il n'y a encore aucune trace du corps et de la queue de l'épididyme.

Les *vésicules séminales* paraissent vers le troisième mois comme des culs-de-sac de l'extrémité inférieure du canal déférent.

Le *corps de Giraldés*, les *vaisseaux aberrants* et l'*hydatide non pédiculée de Morgagni* sont des restes des canaux du corps de Wolff.

(*) M. *Type masculin.* — T. Testicule. — 1) Sinus uro-génital. — 2) Extrémités inférieures des deux conduits de Müller, formant l'utricule prostatique. — 3) Partie du conduit de Müller qui disparaît. — 4) Son extrémité libre formant l'hydatide pédiculée de Morgagni. — 5) Canal de Wolff. — 6) Partie du canal de Wolff correspondant au canal de l'épididyme. — 7) Vas aberrans. — 8) Hydatide non pédiculée de Morgagni. — 9) Partie du corps de Wolff qui disparaît. La partie non ponctuée représente la tête de l'épididyme.
F. *Type féminin.* — O. Ovaire. — 1) Sinus uro-génital. — 2) Utérus. — 3) Conduit de Müller formant la trompe. — 4) Extrémité de ce conduit formant l'hydatide de Morgagni. — Canal de Wolff qui a disparu dans la plus grande partie de son étendue. — 6) Sa partie persistante formant avec les canaux d'une partie du corps de Wolff l'organe de Rosenmüller, analogue de la tête de l'épididyme. — 7) Partie disparue du corps de Wolff.

Descente du testicule. — Le testicule est situé à l'origine dans la cavité abdominale et a les mêmes rapports que l'ovaire. Bientôt il descend et au troisième mois il se trouve près de la région inguinale (Fig. 420, 4). Il est enveloppé par le péritoine et rattaché au corps de Wolff par un petit mésentère (*mesorchium*) d'où partent deux replis : l'un, supérieur, qui va au ligament diaphragmatique des corps de Wolff et

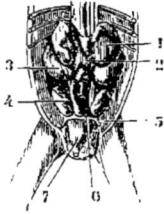

qui disparaît assez vite ; l'autre, inférieur, qui se rend au conduit de Wolff, au lieu d'attache du ligament lombaire du corps de Wolff. Ces deux ligaments constituent le *gubernaculum testis* ou *de Hunter*, qui s'attache par conséquent à la partie inférieure du testicule et à l'endroit où le canal de l'épididyme se continue avec le canal déférent.

Ce *gubernaculum testis*, examiné du troisième au cinquième mois, se compose de trois parties : 1° un cordon central mou, gélatineux, de nature con-

Fig. 420. — *Organes urinaires et sexuels d'un embryon masculin de 3 mois* (*).

nective, *gubernaculum testis* proprement dit, contenant aussi des fibres lisses ; 2° une gaine musculaire de fibres striées, *musculus testis* ; 3° un repli péritonéal entourant le tout en avant et sur les côtés.

Arrivé dans la région inguinale, le *gubernaculum* traverse obliquement la paroi abdominale avec un prolongement péritonéal (*prolongement vaginal*), en dehors duquel il est situé et va s'insérer en s'étalant à la face interne du scrotum. Le mécanisme et la cause de la descente du testicule à travers le canal inguinal jusque dans le scrotum sont encore controversés et ne sont pas suffisamment éclaircis. En général, du huitième au neuvième mois, le testicule est arrivé dans le scrotum. La gaine musculaire du *gubernaculum* constitue une portion du crémaster. La partie du prolongement vaginal du péritoine qui se trouve dans les bourses forme la tunique vaginale qui communique jusqu'au moment de la naissance avec la grande cavité péritonéale par un canal étroit, *canal vaginal*. Ce canal s'oblitère dans les premiers jours qui suivent la naissance et il n'en reste plus de traces, sauf parfois un cordon fibreux mince, *ligament vaginal*.

§ III. — Organes génitaux externes.

On trouve pour les organes génitaux externes, comme pour les organes génitaux internes, un état indifférent qui précède la distinction des deux sexes.

I. ÉTAT INDIFFÉRENT.

L'intestin postérieur est, à l'origine, comme l'intestin antérieur, terminé en cul-de-sac et sans communication avec l'extérieur. L'ouverture anale se fait, comme l'ouverture buccale, aux dépens d'une dépression en cul-de-sac du revêtement cutané, dépression qui s'agrandit peu à peu en même temps que la cloison de séparation disparaît. A ce moment (quatrième semaine) on trouve à l'extrémité postérieure du corps une seule ouverture (Fig. 421, I, 1), qui mène dans une cavité simple ou *cloaque*, dans laquelle s'ouvrent en avant l'ouraque ou la vessie future, en arrière le rectum. Vers le milieu du deuxième mois il se produit dans cette cavité une cloison transversale, ébauche du périnée, qui la divise en deux cavités secondaires : une postérieure, *cavité* ou *ouverture anale* ; une antérieure, dans laquelle s'ouvre la vessie, *ouverture uro-génitale*.

(*) 1) Capsules surrénales. — 2) Veine cave inférieure. — 3) Rein. — 4) Testicule. — 5) Gubernaculum testis. — 6) Canaux déférents. — 7) Vessie. — (D'après Kölliker.)

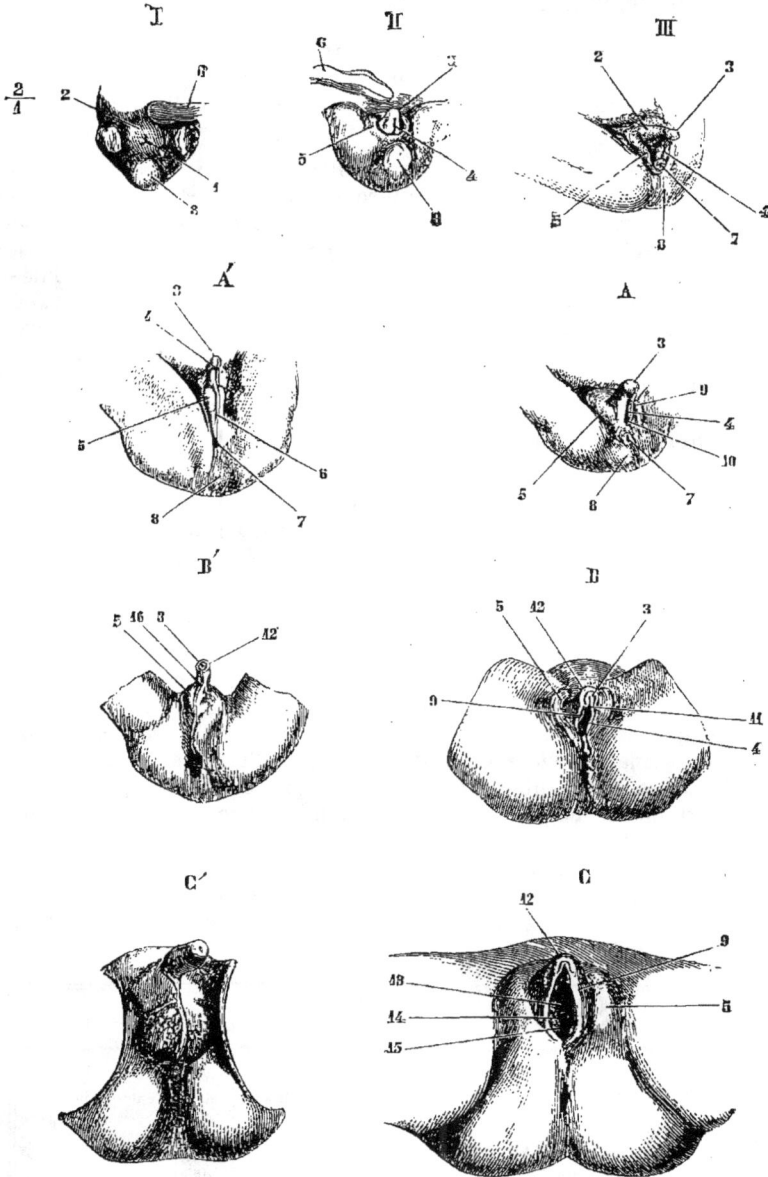

Fig. 421. — *Développement des organes génitaux externes* (*).

1) Cloaque. — 2) Tubercule génital. — 3) Gland. — 4) Sillon génital. — 5) Plis génitaux externes ou grandes lèvres ou plis scrotaux). — 6) Cordon ombilical. — 7) Anus. — 8) Extrémité caudale et tubercule vagien. — 9) Petites lèvres. — 10) Sinus uro-génital. — 11) Frein du clitoris. — 12) Prépuce du gland ou clitoris. — 13) Ouverture de l'urèthre. — 14) Ouverture du vagin. — 15) Hymen. — 16) Raphé scrotal. état indifférent. — I. Embryon de 0^m,016. — II. Embryon de 0^m,020. — III. Embryon de 0^m,027. type féminin. — A. Embryon de 0^m,031. — B. Embryon du milieu du cinquième mois. — C. Embryon du commencement du sixième mois.
type masculin. — A'. Embryon de 0^m,57 (fin du troisième ou début du quatrième mois). — B'. Embryon milieu du quatrième mois. — C'. Embryon de la fin du quatrième mois. — (D'après Ecker.)

BEAUNIS et BOUCHARD, 2e édit.

68

Sinus uro-génital. — La vessie reçoit dans sa partie supérieure les deux uretères et dans sa partie inférieure les quatre conduits de Wolff et de Müller; c'est cette partie inférieure de la vessie, située entre ces quatre conduits et l'ouverture de la vessie dans le cloaque, qui a reçu le nom de *sinus uro-génital.*

Premières traces des organes génitaux externes. — Dans la sixième semaine, avant même que la division du cloaque en ouverture anale et ouverture uro-génitale soit faite, paraît en avant du cloaque du tubercule, *tubercule génital* (I, 2), qui se trouve bientôt entouré par deux replis cutanés, *replis génitaux* (II, 5.) Vers la fin du deuxième mois, le tubercule génital s'est accru et présente à sa partie inférieure un sillon, *sillon génital* (4), qui se dirige vers l'ouverture cloacale. Quand la séparation des deux ouvertures anale et uro-génitale est accomplie, toutes ces parties ont pris un développement assez marqué, sans que pourtant la distinction sexuelle soit encore possible (III).

II. DÉVELOPPEMENT DU TYPE FÉMININ (Fig. 421, A, B, C).

Le sinus uro-génital présente et constitue le vestibule du vagin. Le tubercule génital forme le clitoris; les deux lèvres du sillon génital forment les petites lèvres; les grandes lèvres sont constituées par les replis génitaux. Le sillon génital reste ouvert, sauf en arrière, où sa soudure constitue le raphé périnéal.

III. DÉVELOPPEMENT DU TYPE MASCULIN (Fig. 421, A', B', C').

Chez l'homme les organes génitaux externes acquièrent un développement plus complet. Le tubercule génital constitue le pénis, et dès le troisième mois présente un petit renflement qui deviendra le gland; le prépuce se forme au quatrième mois, ainsi que les corps caverneux. Le sillon génital se ferme et se trouve ainsi transformé en un canal, partie spongieuse du canal de l'urèthre, tandis que les parties membraneuse et prostatique sont constituées par le sinus uro-génital primitif qui acquiert plus de longueur que chez la femme. Les replis génitaux se soudent sur la ligne médiane pour former le scrotum; cette soudure, ainsi que celle du sillon génital, est en général accomplie à la fin du troisième ou au commencement du quatrième mois. La prostate paraît dès le troisième mois.

Le tableau suivant résume, en les comparant, les différents états des organes génitaux internes et externes.

		ÉTAT INDIFFÉRENT.	TYPE FÉMININ.	TYPE MASCULIN.
Organes génitaux internes........	Glande génitale.................		Ovaire.	Testicule.
	Corps de Wolff....	canalicules. ...	Organe de Roseumüller.	Tête de l'épididyme; vaisseaux aberrants; organe de Giraldès.
		canal excréteur.	Disparu; canal de Gartner de quelques animaux.	Canal de l'épididyme; canal déférent; conduit éjaculateur.
	Conduit de Müller.	partie supér^re..	Trompe.	Hydatide pédiculée de Morgagni (extrémité libre du conduit).
		partie infér^re. .	Utérus et vagin.	Utricule prostatique.
Organes génitaux externes.....	Sinus uro-génital.................		Vestibule du vagin.	Parties prostatique et membraneuse de l'urèthre.
	Tubercule génital.................		Clitoris	Pénis.
	Sillon génital.................		Petites lèvres.	Partie spongieuse de l'urèthre.
	Replis génitaux.................		Grandes lèvres.	Scrotum.

ARTICLE IX. — GLANDES VASCULAIRES SANGUINES ET ORGANES LYMPHOÏDES.

Tous ces organes, à l'exception de la glande thyroïde et peut-être de la glande pituitaire, se développent aux depens du feuillet moyen du blastoderme. Nous allons les passer successivement en revue.

1° *Glande thyroïde.* — Son premier développement n'a pas été suivi chez les mammifères ; chez le poulet on trouve d'abord un bourgeon plein de l'épithélium du pharynx, bourgeon qui se creuse ultérieurement d'une cavité communiquant avec la trachée. Son développement est très-rapide et, à la septième ou huitième semaine, on trouve déjà sa structure normale.

2° *Amygdales.* — Les amygdales se forment vers le quatrième mois. On trouve d'abord une simple fente linéaire qui conduit dans un cul-de-sac de la muqueuse, bien marquée au cinquième mois. Les follicules clos ne sont distincts dans les parois de ce sac que vers les derniers mois de la vie fœtale. Il en est de même pour les *follicules clos* de la base de la langue. Les *plaques de Payer* paraissent vers le sixième mois.

3° *Thymus.* — Le thymus est un organe transitoire, qui disparaît chez l'adulte. Son premier développement est encore peu connu. A l'état de développement complet, comme il existe chez le nouveau-né, le thymus constitue un organe blanc rosé, de forme irrégulière, situé à la partie inférieure du cou, en avant de la trachée et se prolongeant en bas dans le médiastin antérieur jusqu'au niveau de la cinquième côte. Il est ordinairement composé de deux moitiés fusiformes ou symétriques, réunies en haut par une sorte d'isthme.

Comme structure, le thymus comprend une enveloppe fibreuse mince et un parenchyme mou, séparable en lobes et en lobules, dont la coupe laisse échapper à la pression un suc laiteux. Chaque moitié est creusée d'un canal central, dans lequel s'ouvrent par de petites fentes linéaires les cavités centrales des lobules. Les lobules eux-mêmes se composent de granulations identiques comme structure aux follicules clos.

Les *vaisseaux* du thymus sont très-nombreux. Les *artères* viennent de la mammaire interne et de la thyroïdienne inférieure. Ordinairement un gros tronc artériel, accompagné par une veine, marche le long du canal central de l'organe. Les *veines* vont aux mammaires internes, thyroïdiennes inférieures, innominées. Les *lymphatiques* accompagnent les artères. Les *nerfs* viennent du ganglion cervical inférieur et du premier ganglion dorsal et accompagnent la branche artérielle qui vient de la mammaire interne.

Vers quinze ans, la glande subit la régression graisseuse, et de vingt-cinq à trente ans elle a tout à fait disparu et est remplacée par du tissu graisseux, qui se confond peu à peu avec le tissu cellulaire du médiastin.

4° *Rate.* — La rate paraît au deuxième mois. Son développement est assez lent. Elle ne consiste d'abord qu'en cellules embryonnaires, et les vaisseaux et les trabécules ne se forment que dans le troisième mois. Les corpuscules de Malpighi ne se rencontrent qu'à la fin de la vie fœtale.

5° *Capsules surrénales.* — Elles se forment au deuxième mois et constituent à l'origine une seule masse placée en avant de l'aorte. Elles sont d'abord plus volumineuses que les reins, et ce n'est qu'à partir du troisième mois que le volume de ces derniers prédomine.

ARTICLE X. — PÉRITOINE.

La cavité péritonéale est limitée à l'origine par la lame fibro-intestinale, la lame cutanée et les lames moyennes, et on ne trouve pas de trace de séreuse péritonéale. Cette séreuse se forme sur place par transformation histologique des tissus qui limitent cette cavité. Un repli de cette séreuse, le *mésentère primitif*, attache l'intestin à la colonne vertébrale. Ce mésentère est vertical et situé sur la ligne médiane, et forme peu à peu, par suite du développement et des changements de position de certaines portions du canal intestinal, le mésentère proprement dit et le mésocôlon transverse.

La partie du mesentère primitif qui va à l'estomac a reçu le nom de *mésogastre*. Ce mésogastre est à l'origine, comme l'estomac lui-même, vertical et médian et se compose de deux feuillets, un droit et un gauche. Cette insertion du mésogastre se fait à l'endroit de l'estomac qui prend le plus de développement et qui deviendra la grande courbure, de façon que le feuillet gauche du mésogastre se prolonge sur la face antérieure de l'estomac, le feuillet droit sur sa face postérieure ; ces deux feuillets se rejoignent à la petite courbure pour se continuer jusqu'au foie, comme l'épiploon gastro-hépatique. A mesure que l'estomac devient transversal, le mésogastre change de situation et forme alors un repli transversal allant directement de la grande courbure à la paroi abdominale postérieure ; il limite ainsi une sorte de bourse, ébauche de l'arrière-cavité des épiploons, dont la paroi postérieure est constituée par le mésogastre, l'antérieure par l'estomac, dont le fond est tourné à gauche et l'entrée (hiatus de Winslow) à droite. Puis, cette bourse s'agrandit en bas au-dessous de la grande courbure, au-dessous de laquelle on trouve déjà au deuxième mois un court repli, ébauche du grand épiploon. Ce repli s'allonge ensuite et descend de plus en plus. La bourse épiploïque originaire descend d'abord jusqu'à l'extrémité inférieure de ce repli ; mais bientôt, par suite de la soudure des feuillets du grand épiploon, elle s'oblitère en partie. La lame postérieure du grand épiploon se rend à l'origine directement à la colonne vertébrale, sans contracter d'adhérences avec le mésocôlon transverse ; mais ces adhérences s'établissent vers le quatrième mois et il devient bientôt impossible de les séparer.

CHAPITRE III

TABLEAU CHRONOLOGIQUE DU DÉVELOPPEMENT DU FŒTUS.

Fin de la deuxième semaine. — Formation de l'amnios et de la vésicule ombilicale. — Corde dorsale et gouttière médullaire. — Cœur.

Commencement de la troisième semaine. — La membrane vitelline a tout à fait disparu. — Plaques protovertébrales. — Premier arc pharyngien. — Dépression buccale. — Première circulation.

Fin de la troisième semaine. — Apparition de l'allantoïde et des corps de Wolff. — Fermeture de l'amnios. — Vésicules cérébrales. — Vésicules oculaires et auditives primitives. — Soudure des bourgeons maxillaires inférieurs. — Foie. — Formation des trois derniers arcs pharyngiens.

Quatrième semaine. — La vésicule ombilicale a atteint son développement complet. — Bourgeons de l'extrémité caudale. — Bourgeons des membres supérieurs et inférieurs. — Ouverture cloacale. — Séparation du cœur en cœur droit et cœur gauche. — Ganglions spinaux et racines antérieures. — Fossettes olfactives. — Poumons. — Pancréas.

Cinquième semaine. — L'allantoïde se vascularise dans toute son étendue. — Première ébauche de la main et du pied. — L'aorte primitive se divise en aorte primitive et artère pulmonaire. — Conduit de Müller et glande génitale. — Ossification de la clavicule. — Cartilage de Meckel. — Ossification du maxillaire inférieur.

Sixième semaine. — Le rôle physiologique de la vésicule ombilicale est terminé. — Disparition des fentes pharyngiennes. — Les muscles commencent à être visibles. — La colonne vertébrale, le crâne primordial, les côtes prennent l'état cartilagineux. — Racines nerveuses postérieures. — Enveloppes des centres nerveux. — Vessie. — Reins. — Langue. — Larynx. — Glande thyroïde. — Germes dentaires. — Tubercule génital et plis génitaux.

Septième semaine. — Points d'ossification des côtes, de l'omoplate, du corps de l'humérus, du fémur, du tibia, de l'intermaxillaire, du palatin, du maxillaire supérieur (les quatre premiers).

Huitième semaine. — Distinction du bras et de l'avant-bras, de la cuisse et de la jambe. — Apparition des sillons interdigitaux. — Capsule cristalline et membrane pupillaire. — La séparation des deux ventricules est complète; le cloisonnement des deux oreillettes commence. — Glandes salivaires. — Rate. — Capsules surrénales. — Le larynx commence à devenir cartilagineux. — Tous les corps vertébraux sont cartilagineux. — Points d'ossification du corps du cubitus, du radius, du péroné, de l'iléon. — Soudure des deux moitiés de la voûte palatine osseuse.

Neuvième semaine. — Corps strié. — Péricarde. — Distinction de l'ovaire et du testicule. — Formation du sillon génital. — Points osseux primitifs des corps et des arcs vertébraux. — Points osseux du frontal, du vomer, de l'os malaire, du corps des métacarpiens, des métatarsiens et des phalanges. — La soudure de la voûte palatine est achevée. — Vésicule biliaire.

Troisième mois. — Formation du placenta fœtal. — La saillie de l'extrémité caudale disparaît. — La distinction des organes génitaux externes mâles et femelles est possible au début du troisième mois. — Division de l'ouverture cloacale en deux parties. — Soudure des arcs cartilagineux dans la région dorsale. — Points d'ossification primitifs de l'occipital, du sphénoïde, de l'unguis, des os du nez, de l'écaille du temporal, de l'ischion. — Point orbitaire du maxillaire supérieur. — Le sinus maxillaire commence à se former. — Pont de Varole. — Scissure de Sylvius. — Formation des paupières. — Formation des poils et des ongles. — Glande mammaire. — Épiglotte. — Union du testicule et des canaux du corps de Wolff. — Prostate.

Quatrième mois. — La soudure des arcs vertébraux cartilagineux est complète. — Points osseux du corps de la première vertèbre sacrée, du pubis. — Ossification du marteau et de l'enclume. — Corps calleux. — Lame spirale membraneuse. — Cartilage de la trompe d'Eustache. — Cercle tympanique. — Graisse du tissu cellulaire sous-cutané. — Amygdales. — Fermeture du sillon génital et formation du scrotum. — Formation du prépuce.

Cinquième mois. — Les deux caduques commencent à se souder. — Points osseux du corps de l'axis et de l'apophyse odontoïde. — Points latéraux de la première vertèbre sacrée. — Points médians de la deuxième. — Points osseux des masses latérales de l'ethmoïde. — Ossification de l'étrier et du rocher. — Ossifications des germes dentaires. — Apparition des germes dentaires des dents persistantes. — Organe de Corti. — Éruption des poils (tête). — Glandes sudoripares. — Glandes de Brunner. — Follicules clos des amygdales et de la base de la langue. — Glandes lymphatiques. —L'utérus et le vagin commencent à se délimiter.

Sixième mois. — Points d'ossification de la branche antérieure de l'apophyse transverse de la septième vertèbre cervicale. — Points latéraux de la deuxième vertèbre sacrée. — Points médians de la troisième. — L'angle sacro-vertébral se prononce. — Points osseux de la poignée du sternum et du calcanéum. — Les hémisphères cérébraux recouvrent le cervelet. — Papilles du derme. — Glandes sébacées. — Le bord libre de l'ongle se dégage de la couche cornée de la peau. — Plaques de Payer. — Les parois de l'utérus s'épaississent.

Septième mois. — Points additionnels de la première vertèbre sacrée. — Points latéraux de la troisième. — Point médian de la quatrième. — Point osseux de la première pièce du corps du sternum. — Point osseux de l'astragale. — Disparition du cartilage de Meckel. — Circonvolutions cérébrales. — Insula. — Dédoublement des tubercules maxillaires et séparation des tubercules quadrijumeaux. — Disparition de la membrane pupillaire. — Le testicule s'engage dans le prolongement vaginal du péritoine.

Huitième mois. — Points additionnels de la deuxième vertèbre sacrée. — Points latéraux de la quatrième. — Points médians de la cinquième.

Neuvième mois. — Points additionnels de la troisième vertèbre sacrée. — Points latéraux de la cinquième. — Point osseux du cornet moyen de l'ethmoïde. — Points du corps et des grandes cornes de l'os hyoïde. — Points des deuxième et troisième pièces du corps du sternum. — Point osseux de l'extrémité inférieure du fémur. — Ossification de la lame spirale osseuse et de l'axe du limaçon. — Ossification de la première grosse molaire. — Ouverture des paupières. — Les testicules sont dans les bourses.

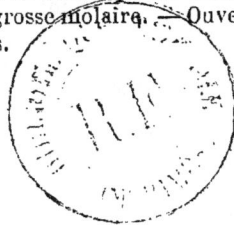

FIN.

TABLE DES FIGURES [1]

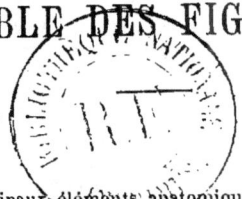

[1] Toutes les figures dont le titre n'est pas suivi d'un nom d'auteur entre parenthèse, ont été faite d'après nos préparations.

TABLE ALPHABÉTIQUE DES MATIÈRES

P

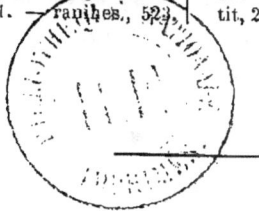

ANGER. Nouveaux éléments d'anatomie chirurgicale, par Benjamin Anger, chirurgien des hôpitaux, professeur agrégé à la Faculté de médecine. Paris, 1869, 1 vol. in-8 de 1,055 pages, avec 1,079 figures et atlas in-4 de 12 planches coloriées, avec texte explicatif, cartonné... 40 fr.

BRESCHET. Recherches anatomiques, et physiologiques sur l'**Organe de l'ouïe** et **sur l'Audition dans l'homme et les animaux vertébrés,** par G. Breschet. Paris, 1836, in-4, avec 13 planches gravées.................................... 6 fr.

BRESCHET (G.). Études anatomiques, physiologiques et pathologiques de l'œuf dans l'espèce humaine et dans quelques-unes des principales familles des animaux vertébrés. Paris, 1835, 1 vol. in-4 de 144 pages, avec 6 pl............... 5 fr.

CARUS. Traité élémentaire d'anatomie comparée, suivi de **Recherches d'anatomie philosophique ou transcendante** sur les parties primaires du système nerveux et du squelette intérieur et extérieur, par C. C. Carus, professeur d'anatomie comparée; traduit de l'allemand et précédé d'une *esquisse historique et bibliographique de l'anatomie comparée,* par A. J. L. Jourdan. Paris, 1835, 3 forts volumes in-8, *avec atlas de 31 planches grand in-4.*................................. 10 fr.

CRUVEILHIER (J.). **Traité d'anatomie pathologique générale.** *Ouvrage complet.* Paris, 1849-1864, 5 vol. in-8.. 35 fr.

DUBREUIL. Des anomalies artérielles considérées dans leur rapport avec la pathologie et les opérations chirurgicales, par le docteur J. Dubreuil, professeur d'anatomie à la Faculté de médecine de Montpellier. Paris, 1847, 1 vol. in-8 et atlas in-4 de 17 planches coloriées.. 5 fr.

ENCYCLOPÉDIE ANATOMIQUE, comprenant l'Anatomie descriptive, l'Anatomie générale, l'Anatomie pathologique, l'histoire du Développement, par G. T. Bischoff, J. Henle, E. Huschke, T. G. Sœmmerring, F. G. Theile, G. Valentin, J. Vogel, G. et E. Weber, traduit de l'allemand par A. J. L. Jourdan, membre de l'Académie de médecine. Paris, 1843-1847, 8 forts volumes in-8, avec deux atlas in-4............. 32 fr.

FAU. Anatomie artistique élémentaire du corps humain, par le docteur J. Fau. *Nouvelle édition.* Paris, 1873, in-8, avec 17 planches, figures noires............. 4 fr.
— Le même, figures coloriées.. 10 fr.

FLOURENS (P.). **Théorie expérimentale de la formation des os,** par P. Flourens. Paris, 1847, in-8, avec 7 planches gravées.............................. 3 fr.

GEOFFROY SAINT-HILAIRE. Histoire générale et particulière des **Anomalies de l'organisation chez l'homme et les animaux,** ouvrage comprenant des recherches sur les caractères, la classification, l'influence physiologique et pathologique, les rapports généraux, les lois et causes des **Monstruosités,** des variétés et vices de conformation, on *Traité de tératologie,* par Isid. Geoffroy Saint-Hilaire, D. M. P., membre de l'Institut, professeur au Muséum d'histoire naturelle. Paris, 1830-1836, 3 vol. in-8 et atlas de 20 planches lithog... 27 fr.

LE GENDRE. Anatomie chirurgicale homalographique, ou Description et figures des principales régions du corps humain représentées de grandeur naturelle et d'après des sections plans faites sur des cadavres congelés, par le docteur E. Q. Le Gendre, prosecteur de l'amphithéâtre des hôpitaux, lauréat de l'Institut de France. Paris, 1858, 1 vol. in-fol. de 25 planches dessinées et lithographiées par l'auteur, avec un texte descriptif et raisonné... 20 fr.

LEURET et GRATIOLET. Anatomie comparée du système nerveux considéré dans ses rapports avec l'intelligence, par Fr. Leuret, médecin de l'hospice de Bicêtre, et P. Gratiolet, aide-naturaliste au Muséum d'histoire naturelle, professeur à la Faculté des sciences de Paris. Paris, 1839-1857. Ouvrage complet. 2 vol. in-8 et atlas de 32 planches in-fol. Figures noires.. 48 fr.
Le même, figures coloriées.. 96 fr.

MALGAIGNE. Traité d'anatomie chirurgicale et de chirurgie expérimentale, par J.-F. Malgaigne, professeur de médecine opératoire à la Faculté de médecine de Paris, membre de l'Académie de médecine. *Deuxième édition, revue et considérablement augmentée.* Paris, 1859, 2 forts vol. in-8.............................. 18 fr.

MASSE. Traité pratique d'anatomie descriptive, mis en rapport avec l'Atlas d'anatomie, et lui servant de complément, par le docteur J. N. Masse, professeur d'anatomie. Paris 1858, 1 vol. in-12 de 700 pages, cartonné à l'anglaise............. 7 fr.

MOREL. Traité élémentaire d'histologie humaine, précédé d'un exposé des moyens d'observer au microscope, par C. Morel, professeur agrégé à la Faculté de médecine de Strasbourg. Paris, 1864, 1 vol. in-8 de 200 pages, avec un atlas de 34 planches dessinées d'après nature par le docteur A. Villemin, professeur agrégé à l'École d'application de médecine militaire du Val-de-Grâce... 12 fr.

ROBIN. Programme du cours d'histologie, par Ch. Robin, professeur d'histologie à la Faculté de médecine de Paris, membre de l'Institut (Académie des sciences) et de l'Académie de médecine. *Seconde édition,* revue et développée. Paris, 1870, 1 vol. in-8 de XL-416 pages.. 6 fr.

VELPEAU. Traité complet d'anatomie chirurgicale, générale et topographique du corps humain, ou Anatomie considérée dans ses rapports avec la pathologie chirurgicale et la médecine opératoire. *Troisième édition,* par A. A. Velpeau, professeur à la Faculté de médecine. Paris, 1837. 2 forts vol. in-8, avec atlas de 17 pl. in-4 gravées. 20 fr.